최신 운동치료학 – 임상결정에 따른 계획과 실행 –

CLINICAL DECISIONS IN THERAPEUTIC EXERCISE PLANNING AND IMPLEMENTATION

최신

운동치료학

— 임상결정에 따른 계획과 실행 —

역자 채 윤 원 외

CLINICAL DECISIONS IN THERAPEUTIC EXERCISE

PLANNING AND IMPLEMENTATION

John Nyland, PT, EdD, SCS, ATC, CSCS, FACSM

University of Louisville
Department of Orthopaedic Surgery
Louisville, Kentucky

영 문 출 판 사

■ 옮긴이(가나다 순)

강순희 충주대학교 물리치료학과 교수
김근조 김천대학 물리치료과 교수
김미현 인제대학교 물리치료학과 교수
김원호 울산과학대학 물리치료과 교수
김종만 서남대학교 물리치료학과 교수
김호봉 제주한라대학 물리치료과 교수
송명수 원광보건대학 물리치료과 교수
안창식 을지대학교 물리치료학과 교수
양회송 순천청암대학 물리치료과 교수
엄기매 여주대학 물리치료과 교수
이한숙 수원여자대학 물리치료과 외래강사
이한준 울산대학교 체육학부 교수
정형국 안산1대학 물리치료과 교수
채윤원 광주보건대학 물리치료과 교수
채정병 마산대학 물리치료과 교수
최재원 경북전문대학 물리치료과 교수
최재청 대전보건대학 물리치료과 교수
홍완성 동남보건대학 물리치료과 교수

CLINICAL DECISIONS IN THERAPEUTIC EXERCISE PLANNING AND IMPLEMENTATION

by John Nyland, PT, EdD, SCS, ATC, CSCS, FACSM

Original English language edition, entitled CLINICAL DECISIONS IN THERAPEUTIC EXERCISE: PLANNING AND IMPLEMENTATION, 1st Edition, ISBN: 0130480363 by NYLAND, JOHN, published by Pearson Education, Inc, publishing as Prentice Hall, Copyright © 2006

최신 운동치료학

— 임상결정에 따른 계획과 실행 —

2008년 11월 3일 초판인쇄
2008년 11월 10일 초판발행

지은이 : John Nyland, PT, EdD, SCS, ATC, CSCS, FACSM
옮긴이 : 채 윤 원 외
발행인 : 박 병 조
발행처 : 도서출판 영문출판사
등 록 : 1987년 12월 21일 제2-419호
주 소 : 서울시 강남구 삼성동 69-1
전 화 : (02)514-5590, 776-5590
팩 스 : (02)756-8943
E-mail : yeongmunsa@empal.com
정 가 : 45,000원
ISBN 978-89-7224-195-9 93510

• 파본은 교환해 드립니다.

To my parents John and Betty for everything.

목차 요약(Brief Contents)

제 II 부 치료적 운동프로그램 수행 :

목차(Contents)

제 7 장 고유감각과 운동감각을 위한 훈련 297

제 8 장 신경근육 협응과 재-교육 훈련 333

제 II 부 치료적 운동프로그램 수행 : 환자사례 소개(Introduction to Client Cases) 551

교육용 CD-ROM 해설

(Legends for Items on the student CD-ROM)

Section 1 (Chapter 5). 근력, 근파워, 근지구력 및 근비대를 위한 훈련

Section 2.(Chapter 10) 움직임과 운동에 대한 보완과 대체적 접근

Section 3. (Chapter 11) 운동 프로그램 설계 시 고려사항

서문(Preface)

재활치료사들은 건강수준(신체적, 사회적, 정서적, 정신적 등)이 다른 개개의 환자들의 요구사항과 환자들에게 합당한 치료적 운동을 처방하기 위해 지속적으로 노력하고 있다. 우리는 현존하는 연구결과에 대한 평가와 그것의 적합성에 대한 이해의 중요성을 인정함으로써, 우리는 치료적 운동프로그램과 환자의 목표가 서로 일치해야 좋은 결과를 기대할 수 있다는 것을 잊어서는 안된다. 일반적으로, 사람이 아닌 질병, 기능이상, 또는 움직임 손상이 있는 환자로서 의뢰인을 대한다면, 잘 짜여진 치료적 운동프로그램도 좋은 결과를 기대하기 힘들 것이다. 개개인에 대한 포괄적인 이해를 통해, 좀 더 나은 운동중재의 결과를 기대할 수 있을 것이다.

이 책은 치료적 운동 프로그램 개발과 관련해서 재활치료사들의 의사결정에 영향을 주는 최근 근거에 입각한 전반적인 원칙을 제공하기 위해 만들어졌다. 섹션 1에서, 독자는 신체기능에 고정과 비사용이 미치는 영향, 신경근육 활동의 생리, 근육힘줄의 신장성, 관절유연성, 다양한 방법의 치료적 운동중재와 강도조절에 대해 알게될 것이다. 치료적 운동중재의 방법에는 근력, 지구력, 비대, 심폐능력, 그리고 심장혈관계에 대한 훈련, 관절안정성, 위치감각, 운동감각, 신경근육 협응과 재교육, 균형, 민첩성에 대한 훈련이 있다. 이후 움직임에 근거한 대안적인 운동치료에 대해 논의되어 있다. 섹션 1의 마지막 부분은 환자/의뢰인의 심리행동적 문제, 교육, 순응/불순응, 치료에 대한 논리체계 설계, 현장 복귀를 위한 고려사항, 치료적 운동 프로그램 효과성에 대한 측정법에 대한 언급을 통해 종합적으로 다루려고 노력하였다. 이 책의 마지막에 있는 가장 필수적인 부분은 섹션2에 있는 10가지의 실제 환자사례를 다루고 있다. 독자는 치료적 운동 프로그램중재를 필요로 하는 10명의 독특하고 다양한 환자에 대해 알게 될 것이다. 초기 병력부터 각 사례의 저자들은 환자관리를 어떻게 하는 것이 가장 좋은지에 대해 독자에게 질문을 할 것이다. 각 사례의 저자들은 근거 중심의 자료를 이용한 효과적인 치료적 운동프로그램 처방에 관한 지침을 독자에게 보여줄 것이다. 또한 각 사례의 저자들은 의사결정을 위한 논리체계를 독자에게 보여줄 것이다. 각 저자와 독자간 의견 차이가 토론을 자연스럽게 유발할 것이고, 근거 중심적 논리전개를 위한 기초가 될 것이다. 각 장에서 필수 요소들을 독자들이 쉽게 이해할 수 있도록 만들기 위해 이 책에서는 삽화들을 제시하고 있다. 삽화들은 독자들이 좀 더 사례에 친숙하게 만들기 위해 제공된 것이고, 각 사례의 저자들이 처방한 운동프로그램에 사례환자들이 왜 그리고 어떻게 반응하는지에 대해 토론을 독려하기 위해 제시되었다.

또한 치료적 운동에 대한 '임상적 결정 회사'에서는 교육패키지도 함께 제공될 것이다. [The Instructor's Resource Manual]은 강사진들이 그들의 교과과정을 계획하고 관리하는데 도움을 주는 풍부한 요소를 가지고 있다. 각 장의 개요, 토론질문, 목표학습 등이 포함되어 있다. [The Instructor's Resource CD-ROM]은 전자미디어체제에 대한 많은 요소를 제공한다. 첫째, 퀴즈, 둘째, 파워 포인트로 된 강의자료. 강의는 교실에서 경험에 대한 여분의 추가지식을 주입시키는데 도움이 되는 주요 토론요점과 영상이 포함되어 있다. 강사는 이 발표프로그램 그대로 혹은 그들의 특정요구에 맞게 맞추어 사용할 수 있다.

이 책은 두 개의 학생용 CD-ROMs이 있다. CD는 그림과 컴퓨터그래픽 형태로 다양한 특정 치료적 운동중재를 제공할 것이다. 이 책을 개선시킬 수 있는 방법에 대한 좋은 아이디어를 가진 독자는 연락하길 바랍니다.

John Nyland
2005

감사의 글(Acknowledgments)

이 책 작업에 참여한 모든 공저자들에게 감사를 표한다. 나의 아내 로빈에게도 감사의 말을 전한다. 또한 나를 지지하고 독려해준 나의 스승, 동료, 지도자, 학생, 그리고 의뢰인에게도 감사의 말을 전하고 싶다. 특히 이 책 출판을 위해 수고하신 Annette Ferran에게 감사의 말을 전한다. 원고를 다시 꼼꼼히 살펴주신 여러분께 감사드립니다:

John Bartholomew, MS, ATC, CSCS
Head Athletic Trainer
Department of Athletic Training
Graceland University
Lamoni, Iowa

Elizabeth Chape, PT, MS
Coordinator/Instructor
Physical Therapist Assistant Program
Sacramento City College
Sacramento, California

Robert H. Fuchs, PT, MA, ATP, CSCS
Assistant Professor
Physical Therapy Education
University of Nebraska Medical Center
Omaha, Nebraska

Burke Gurney, PT, PhD
Assistant Professor
Department of Physical Therapy
University of New Mexico
Albuquerque, New Mexico

Christopher Hughes, PT, PhD, OCS, CSCS
Professor
School of Physical Therapy
Slippery Rock University
Slippery Rock, Pennsylvania

Christine Kasinkas, MS, PT
Assistant Professor
Department of Physical Therapy
Quinnipiac University
Hamden, Connecticut

James Laskin, PT, PhD
Assistant Professor
Department of Physical Therapy
The University of Montana
Missoula, Montana

Heather Levering, MS
Assistant Athletic Trainer and Instructor
Department of Health, Physical Education and Recreation
Henderson State University
Arkadelphia, Arkansas

Robert Manske, Med, MPT, ATC, CSCS
Assistant Professor
Department of Physical Therapy
Wichita State University
Wichita, Kansas

Thomas Mohr, PT, PhD
Professor and Chairman
Department of Physical Therapy
University of North Dakota
Grand Forks, North Dakota

Jaime C. Paz, MS, PT
Associate Clinical Specialist
Department of Physical Therapy
Northeastern University
Boston, Massachusetts

Rosalyn Pitt, EdD, PT, SPE
Department Head
Department of Physical Therapy
Tennessee State University
Nashville, Tennessee

Nicholas Quarrier, MNS, PT, OCS
Clinical Associate Professor
Department of Physical Therapy
Ithaca College
Ithaca, New York

기고에 도움을 주신 분들(Contributors)

Kent J. Adams, PhD, FACSM, CSCS
Associate Professor
Department of Health Promotion
Physical Education and Sport Studies
College of Education and Human Development
University of Louisville
Louisville, Kentucky
Client Case 9

Claudia Angeli, PhD
Gait Laboratory Director
Frazier Rehabilitation Institute
Adjunct Associate Professor
Department of Mechanical Engineering
University of Louisville,
Clinical Assistant Professor
Division of Physical Medicine and Rehabilitation
University of Louisville
Adjunct Professor, Department of Physical Therapy
Bellarmine University
Chapter 9: Training for Agility and Balance

Timothy J. Brindle, PT, PhD, ATC
Post Doctoral Research Physical Therapist
Physical Disabilities Branch
National Institutes of Health
Bethesda, Maryland
Chapter 8: Training for Neuromuscular Coordination and Re-Education

Joseph A. Brosky Jr., PT, MS, SCS
Associate Professor
Department of Physical Therapy
Lansing School of Nursing and Health Sciences
Bellarmine University
Louisville, Kentucky
Chapter 5: Training for Muscular Strength, Power, Endurance and Hypertrophy

Angela M. Corio, MPT
Staff Physical Therapist
Florida Orthopaedic Institute
Tampa, Florida
Client Case 2

Tony English, PT, MS Ed
Associate Professor
Division of Physical Therapy
Department of Rehabilitation Sciences
University of Kentucky
Lexington, Kentucky
Client Case 4

Jason Gauvin, PT, MS, SCS, ATC, CSCS
Senior Physical Therapist
Duke Sports Medicine Physical Therapy
Duke University Health System
Durham, North Carolina
Client Case 6

Andrea Gallagher Hoff, PT, MS, OCS
Senior Physical Therapist
Duke Sports Medicine Physical Therapy
Duke University Health System
Durham, North Carolina
Client Case 1

Barbara Hoogenboom, PT, MHS, SCS, ATC
Assistant Professor
Program in Physical Therapy
College of Health Professions
Grand Valley State University
Grand Rapids, Michigan
Client Case 7

Theresa J. Kraemer, PT, PhD, ATC
Assistant Professor
Department of Physical Therapy
Arizona School of Health Sciences
A.T. Still University
Mesa, Arizona
Chapter 10: Complementary and Alternative Approaches to Movement and Exercise

Thomas W. Miller, PhD, ABPP
Professor and Head
School of Allied Health
Department of Health Promotion and Allied Health Sciences
University of Connecticut
Storrs, Connecticut
Chapter 11: Therapeutic Exercise Program Design Considerations: "Putting It All Together"

Michael J. Mullaney, MPT
Senior Physical Therapist
Research Assistant
Nicholas Institute of Sports Medicine & Athletic Trauma
Lenox Hill Hospital
New York, New York
Chapter 6: Training for Joint Stability

J. Timothy Noteboom, PT, PhD, SCS, ATC
Associate Professor
Department of Physical Therapy
Rueckert-Hartman School for Health Professions
Regis University
Denver, Colorado
Chapter 2: The Physiology of Muscle Activation
Chapter 3: Stretching for Musculotendinous Extensibility and Joint Flexibility

John Nyland, PT, EdD, SCS, ATC, CSCS, FACSM
Assistant Professor
Division of Sports Medicine
Department of Orthopaedic Surgery, School of Medicine
University of Louisville
Frazier Rehabilitation Institute
Adjunct Professor, Bellarmine University
Louisville, Kentucky
Chapter 1: Effects of Immobilization and Disuse on Body System Function
Chapter 11: Therapeutic Exercise Program Design Considerations: "Putting It All Together"

William K. Ogard, PT, PhD
Assistant Professor
Department of Physical Therapy
School of Health Related Professions
The University of Alabama at Birmingham
Birmingham, Alabama
Chapter 7: Training for Proprioception and Kinesthesia

Christine Price, PT, MMSc, CWS
Associate Professor
Department of Physical Therapy
Lansing School of Nursing and Health Sciences
Bellarmine University
Louisville, Kentucky
Chapter 1: Effect of Immobilization and Disuse on Body System Function

Mark F. Reinking, PT, PhD, SCS, ATC
Assistant Professor and Assistant Chair
Department of Physical Therapy
Doisy College of Health Sciences
Saint Louis University
Saint Louis, Missouri
Chapter 4: Introduction to Training for Cardiopulmonary and Cardiovascular Fitness

Tom Squires, PT, ATC, MBA
Director of Rehabilitation
South Bend Orthopaedic Associates
South Bend, Indiana
Client Case #3

Ann M. Swartz, PhD
Assistant Professor
Department of Human Movement Sciences
College of Health Sciences
University of Wisconsin-Milwaukee
Milwaukee, Wisconsin
Client Case #8

Laura Lee (Dolly) Swisher, PT, PhD
Assistant Professor
School of Physical Therapy
College of Medicine
University of South Florida
Tampa, Florida
Client Case #5

Timothy F. Tyler, PT, MS, ATC
Clinical Research Associate
Nicholas Institute of Sports Medicine and Athletic Trauma
Department of Orthopaedics
Lenox Hill Hospital
New York, New York
Chapter 6: Training for Joint Stability

Harvey Wallmann, PT, DPTSc, SCS, ATC, CSCS
Associate Professor and Chair
Department of Physical Therapy
University of Nevada, Las Vegas
Las Vegas, Nevada
Chapter 3: Stretching for Musculotendinous Extensibility and Joint Flexibility
Chapter 4: Introduction to Training for Cardiopulmonary and Cardiovascular Fitness

Rick W. Wilson, PT, PhD
Assistant Professor
School of Physical Therapy
Member, H. Lee Moffitt Cancer Center & Research Institute
College of Medicine
University of South Florida
Tampa, Florida
Client Case #10

Wendy Wormal, MS, LMT, CSCS
Pro-Formance Fitness and Training
Louisville, Kentucky
Chapter 11: Therapeutic Exercise Program Design Considerations: Putting It All Together

Glenn A. Wright, PhD, HFI, CSCS
Assistant Professor
Director, Graduate Program in Human Performance
University of Wisconsin-LaCrosse
LaCrosse, Wisconsin
Chapter 5: Training for Muscular Strength, Power, Endurance and Hypertrophy

Jerrad Zimmerman, MD
Director of Sports Medicine
Carle Clinic
Team Physician
University of Illinois
Champaign-Urbana, Illinois
Chapter 1: Effects of Immobilization and Disuse on Body System Function

역자 서문

건강한 삶을 영위하기 위해서는 신체적 기능, 사회적 기능 그리고 정신적 기능의 조화와 완성이 있어야 한다. 그러나 이러한 기능 중 하나라도 문제가 발생한다면 독립적인 삶을 살아간다는 것은 어려울 것이다. 물리치료사는 이러한 기능 중 신체적 기능의 회복에 좀 더 중점을 두게 되고, 환자가 정상적인 신체기능으로 회복되거나 잔여 기능을 최대화시키는데 최선을 다해야 한다. 신체적 기능부전의 회복을 위해서는 환자나 의뢰인이 갖고 있는 병리, 손상, 기능이상에 대한 평가가 필요하다. 최근 근거에 입각한 물리치료의 제시에 따라 연구결과에 대한 평가와 적합성에 대한 신뢰도가 증가하고 있다. 이는 환자가 요구하는 목표에 좀 더 접근하는데 있어 타당한 근거를 가지고 접근하는데 도움이 되리라 생각한다. 따라서 이러한 요구에 부응하기 위해 근거한 입각한 논문은 물론 이에 부응하는 교재도 필요한 상황에서 본 교재는 추천이 될 수 있을 것이다.

본 교재는 기본적 지식으로 고정과 비사용에 따른 신체의 영향, 신경근 생리, 근육힘줄 신장성, 관절 유연성에 대해 다루고, 그 다음으로 신체적 기능을 구성하는 요소들인 근력, 지구력, 심폐 및 심혈관 훈련, 관절안정성, 감각훈련, 신경근 재교육, 균형 민첩성에 대해 제시한다. 또한 이 교재의 마지막에는 10가지의 환자 사례에 대해 제시함으로서 교재에서 제시된 여러 가지 운동치료의 적용에 대한 내용을 체계적으로 적용하는 과정을 경험하게 해준다. 이러한 과정을 통해 다른 사례에 대해서도 쉽게 체계적으로 접근할 수 있도록 많은 도움을 주리라 생각된다. 또한 교육용 CD-ROM을 제공하여 눈으로 직접 보면서 학습할 수 있는 기회를 제공한다.

마지막으로 이 교재를 번역하기 위해 수고해 주신 여러 교수님들과 선생님들에게 지면을 통해 감사의 말씀을 드립니다. 그리고 이렇게 훌륭한 교재를 소개해 주신 영문출판사 박병조 사장님과 임직원 여러분들께 진심으로 감사의 말씀을 드립니다.

2008년 9월

역자 일동

제 I 부

치료적 운동 프로그램 계획의 기초

Foundations of Therapeutic Exercise Program Planning

제 1 장

고정과 무사용이 신체 기능에 미치는 영향

Effects of Immobilization and disuse on Body System Function

목적(Objectives)

학습자는 다음과 같은 사항을 할 수 있을 것이다:

- 장기간의 침상 안정과 고정의 적응증과 금기증을 확인한다.
- 침상 안정과 고정의 신체적, 정서적 결과를 설명한다.
- 침상 안정과 고정의 해로운 효과에 대한 지식을 이용해 좋은 치료적 운동 중재를 개발한다.
- 치료적 운동 프로그램 개발의 초기 시점에서 소실될 수 있는 것을 방지하기 위해, 침상 안정과 중재의 특별한 결과를 확인한다.
- 장애모델을 기술하고, 그 모델들이 어떻게 환자-대상자 관리를 향상시키고 변화시킬 수 있는지를 설명한다.
- 치료적 운동 중재의 금기증과 사용가능한 수정안에 대해 기술한다.

개요(Outline)

서론(INTRODUCTION)

사례 시나리오(Case Scenario)

Virgil은 49세의 남자로 농장에서 일하다가 1톤짜리 황소에 받쳐, 두덩뼈가지의 골절과 우측 정강뼈의 비전위성 골절을 입었다. Virgil은 지역병원의 응급실로 운송되었고, 다른 주요 연부조직이나 뼈의 손상은 없었다. 그는 지역병원에서 정형외과적 치료를 받아, 현재 우측 다리에 장족 석고 고정(long leg cast)을 한 상태이고, 골반 골절의 치료를 위해 침상 안정을 취하고 있다(**그림 1.1**). Virgil은 퇴원하기 전에, 관찰을 위한 3일 동안 입원을 했고, 경구용 약물을 처방받았다. Virgil은 6−8주 동안의 석고 고정과 두덩뼈가지 골절을 위해 같은 기간 동안의 침상안정을 취해야 한다는 진단을 받았다. Virgil의 아내, Alice와 그의 아들인 Donny가 함께 살기 때문에, 그의 회복을 도와 줄 것이다. 농장일이 그의 직업이자 여가 활동이지만, 그는 낚시도 즐기고, 또 친구나 아들과 함께 야구를 하기도 했다.

본 장은 신체 기능에 대한 고정과 무사용의 효과를 이야기하고 있고, 또 치료적 운동프로그램을 재활임상가들이 설계할 때, 장애 모델을 이용할 것인지를 다루고 있다. 고정은 근육 질량의 감소와 근력 약화에서부터 심리적 영향에 이르기까지 인체에 많은 유해한 효과를 제공한다. 치료방법으로써 침상안정은 수면(잠)이 정상적인 일상의 기능에 꼭 필요하다는 견해로부터 시작되었다. 자기 몸이 아프면, 그 사람은 약해지고 수면(잠) 이외에 어떤 것도 원하지 않게 되는데, 이런 견해에 의해 침상안정이 환자에게 실제적으로 도움을 줄 것이라는 믿음이 최초로 생기게 된 것이다. Hippocrates은 "일상 활동으로 통증이 발생할 때는 안정(휴식)을 통해 그 고통을 감소시킬 수 있다"고 말했다.

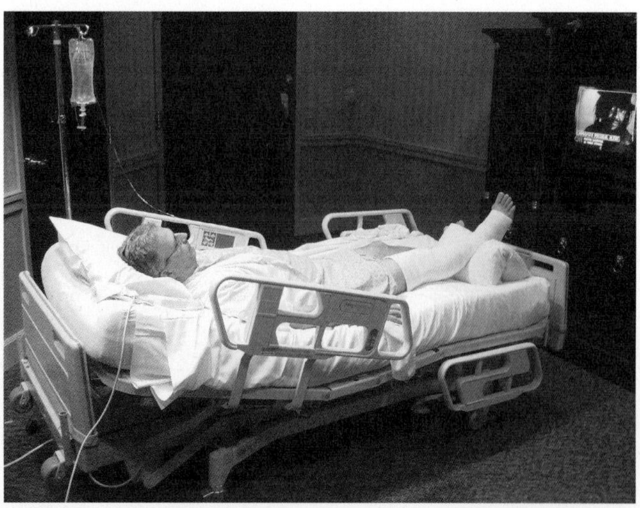

그림 1.1 49세의 농부인 Virgil은 농장 사고 이후로 병실에서 회복 중에 있다.

다양한 질환의 치료방법으로써, 고정을 사용한다는 것은 오늘날의 건강관리 상황에서 보면, 종종 너무 안일한 처치 방법이 될 수도 있다. 대부분의 병실에는, 환자용 침대, 바퀴가 달린 테이블(보조 침상), 딱딱한 의자, TV 및 화장실 등이 갖추어져 있다. 여러분이 병원 내를 돌아다니다보면, 특별한 치료적 절차나 진단적 절차가 없을 때는 대부분의 환자들이 침상에서 그들의 시간을 대부분 보내고 있음을 알 수 있다. 많은 환자에 있어, 침상 안정은 특별한 치료적 조치가 아니라, 판에 박힌 병원 시스템일 뿐이다.

> **핵심(Key Point):**
>
> 침상 안정과 장기간의 무사용은 특별한 치료적 조치가 아니라, 건강관리 시스템일 뿐이다.

침상 안정의 해로운 효과를 보여주는 많은 연구가 있음에도 불구하고, 건강관리 커뮤니티는 이런 변화를 매우 느리게 받아들이고 있다. 1998년의 한 연구에 따르면, 영국에서 신경외과 병동의 80%가 요추천자 이후에 침상 안정을 처방했다는 것이다. 재미있는 것은 17년 전에 영국에서 나온 자료에 따르면, 요추천자 이후의 침상 안정이 치료적인 면에서 효과가 없었다는 것이다. 의학적 처치나 절차의 한 방법으로서 침상 안정과 조기 가동(mobilization)의 효과를 비교연구한 것 중, 무작위로 39개 연구를 검토한 결과 Allen 등에 따르면, 39개 연구 중 의학적 절차 이후에 침상 안정의 효과를 연구한 것이 24개 연구였지만, 결과가 뚜렷하게 향상된 것은 없었고, 8개 연구는 오히려 나쁜 결과를 나타냈다는 것이다. 그리고 15개 연구는 침상 안정을 1차 치료절차로서 연구한 것인데, 이것에서도 뚜렷히 결과가 좋게 나온 연구는 없었고, 9개 연구에서 오히려 더 나쁜 결과가 나타났다.

다음과 같은 3가지 이유 때문에, 일반적으로 환자에게 신체 분절을 고정하거나 침상 안정을 취하도록 지시한다: 1) 신체적 질병의 결과로 환자 자신이 약해졌기 때문에, 2) 통증을 완화하기 위해, 3) 회복 속도를 높이기 위해. 건강관리 제공자들이 고정이나 완전 침상 안정에 대한 진짜 적응증을 더 많이 알게 될 때, 환자를 보다 효과적으로 관리할 수 있게 될 것이다. 이제부터 여러 신체 조직에 대한 고정과 침상 안정의 해로운 효과를 공부해 보자. 우리는 고정과 침상 안정의 유해한 효과를 줄일 수 있는 몇 가지 예방 조치를 알게 될 것이다.

고정과 무사용이 근골격계에 미치는 효과 (EFFECTS OF IMMOBILIZATION AND DISUSE ON THE MUSCULOSKELETAL SYSTEM)

근육에 미치는 효과 (Muscular Consequences)

무사용과 고정은 근골격계에 여러 가지 방법으로 영향을 준다. 특별히 우리는 근육에 대한 고정의 효과를 먼저 다룰 것이다. 근육의 무사용은 근질량의 감소와 근력 감소를 초래하는데, 이런 현상은 무사용이나 고정 후 며칠 이내에서 시작해, 무사용이나 고정의 기간이 증가할수록 더욱 악화된다(**그림 1.2**). 침상 안정의 결과로 일어난 근질량과 근력의 감소는 다음과 같은 2가지 요소의 결과이다: 첫째는 직립(수직) 자세에서 뼈에 작용하는 정상 체중부하력의 부족이고, 둘째는 근활동의 횟수와 활동량의 감소.

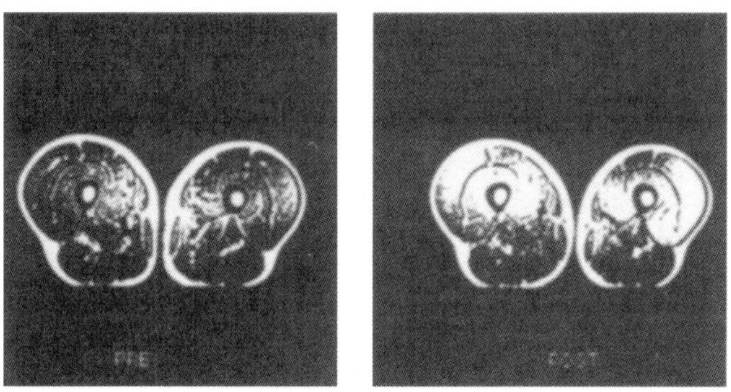

(a) (b)

그림 1.2 좌우측 넙다리뼈 중간지점의 MRI 사진으로써 (a)는 기준선이고, (b)는 좌측 다리(각 그림의 우측 사진)를 5주간 현수한 조건의 사진이다. 좌측 다리의 현수는 체중부하력의 비부하를 초래한다. 오른쪽 영상은 현수 이후의 좌측 다리의 감소된 근육 횡단면을 보여주고 있다(출처: *Med Sci Sports Exerc*의 G.A. Dudley와 L. Ploutz-Synder).

> **핵심(Key Point):**
> 직립 자세에서 뼈에 작용하는 정상 체중부하력의 부족과, 근활동의 횟수와 활동량의 감소는 침상 안정과 관련된 근질량과 근력의 감소에 영향을 준다.

석고나 섬유유리에 의한 고정이나 슬링과 같은 현수장치에 의해 고정은 단독 침상 안정보다 더 빠르고 큰 근질량과 근력의 감소를 초래한다. Veldhuizen[7] 등은 8명의 건강한 봉사자(남성:6명, 여성:2명, 연령: 19-26세)를 대상으로 장족 석고 고정으로 무릎을 고정시킨 후, 4주간의 비체중부하에 대한 연구를 했다. 그들에 따르면, 넙다리네갈래근이 21% 감소했고, 16%의 근섬유직경 감소, 29%의 평균 근육횡단면적 감소, 그리고 무릎 폄근과 굽힘근의 모멘트가 각각 52%와 26%가 감소했다는 것이다.

Vandenborne[8] 등은 MRI에다 분광기, 등속성 검사, 등척성 근력검사 및 단순 기능 검사 등을 함께 이용하여, 폐쇄성 양측 복사뼈 골절과 개방성 정복-내고정의 8주간 발목관절 고정(4주간 비부하, 4주간 체중부하)과 그 이후 10주 간의 물리치료 중재에 대한 효과를 연구했다. 그들에 따르면, 8주간의 고정으로 인해 가쪽 장딴지근, 안쪽 장딴지근및 가자미근의 횡단면적이 각각 32.4%, 22.9% 및 20%가 감소되었다. 치료적 운동의 첫주 동안에, 발바닥 굽힘근의 근력이 약 50%가 감소되었다. 치료적 운동 중재의 10주경에는 전체 근육의 횡단면이 5.5% 감소된 것만 제외하고, 모든 변화가 역전되었다. Kitahara[9] 등은 6명의 건강한 남성(연령; 21.5±1.4세)을 긴 석고고정으로 손목과 팔꿈치를 21일간 고정했는데도, 아래팔의 둘레에 변화가 없었음을 보고했다. 그러나 최대 악력은 18% 감소했고, 최대하 운동 수행 후 인산크레아틴의 회복은 느리게 나타났다.

침상 안정과 고정 동안에도, 근육을 지배하는 신경은 여전히 정상이었고, 그 근육도 등척성 수축을 수행할 수 있었다. 고정이나 무사용 이후의 근육 변화는 집중적으로 연구되어 왔다. 오줌 내의 질소 함량은 고정 직후부터 증가하기 시작했고, 5일째에 뚜렷한 증가 양상을 보였다. 오줌 내의 질소함량을 통해 단백질이나 근육의 퇴화를 간접적으로 측

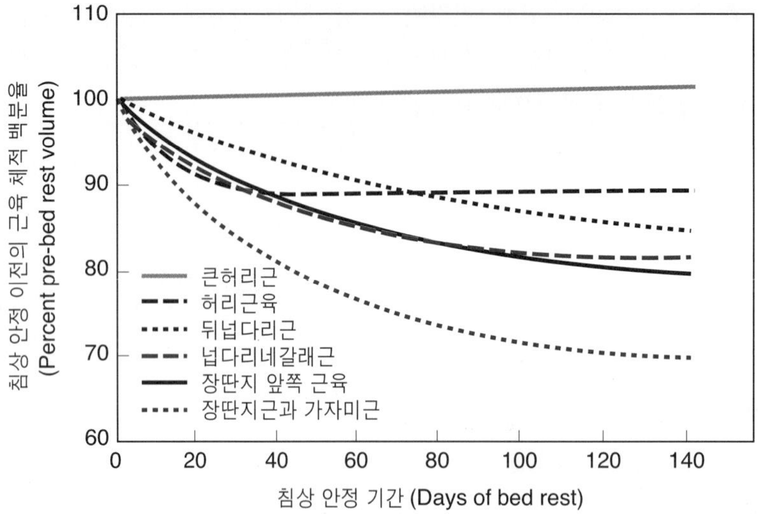

그림 1.3 MRI를 이용한 침상 안정 이전의 근육 체적 백분율과 침상 안정 기간 동안의 근육 체적에 대한 비교(출처: LeBlanc A. 등의 논문, *Int Sport Med.*1997;18; S283-S285).

정할 수 있다. 최대 질소함량은 침상 안정이나 고정의 2주째에 발생한다.

사지 현수를 이용한 고정과 침상 안정 이후의 근육질량에 대한 연구도 생검과 현미경 기법을 통해 이루어져 왔다. 9일간의 짧은 현수 석고 고정으로도 전완 근육의 횡단면적이 4% 감소되었다. 다른 근육그룹은 무사용에 대해 다른 비율과 양으로 반응했다: 예를 들어, 발목 발바닥 굽힘근은 발등굽힘근 보다 횡단면적과 근력에 있어서 침상 안정에 더 많이 영향을 받지만, 엉덩관절(고관절) 굽힘근이며 허리 안정화 근육인 큰허리근은 침상 안정에 큰 영향을 받지 않는다(**그림 1.3**).

고정이나 침상 안정에 주로 영향을 받는 주요 근섬유들은 무사용의 기간에 따라 달라진다. 동물을 고정한 연구에서는 일반적으로 빠른 수축섬유보다 느린 수축섬유에서 위축이 더 많이 나타났지만, 사람의 경우는 정반대로 나타났다. 이런 차이는 고정하기 전의 상대적인 근섬유 크기에 의해 설명될 수 있다. 쥐와 같은 동물의 경우는, 느린 수축섬유가 직경이 크지만, 사람의 경우는 빠른 수축섬유가 직경이 더 크다. 이것으로 사람과 동물의 연구에서 다르게 나타나는 근섬유 위축의 차이점을 설명할 수 있다. 기준이 되는 근섬유 횡단면적은 위축의 크기와 위치를 결정하는 주요 요소이다. 느린 수축섬유이든 빠른 수축 섬유이든 간에, 근섬유가 클수록, 침상 안정 동안 일상의 부하를 상대적으로 덜 받게 되고, 그 결과로 위축이 더 심해진다. 사람의 경우는 주로 크고 빠른 수축섬유가 고정에 의해 영향을 받는 것 같다. 고정이 근섬유에 미치는 효과에 있어서 우리가 기억해야 할 요점은 사람의 경우는 느린 수축섬유보다 빠른 수축섬유가 더 심한 영향을 받기 때문에, 치료적 운동프로그램은 특정 근육 그룹 뿐만 아니라, 특정 근섬유에도 초점을 맞추어야 한다는 것이다.

핵심(Key Point):

일반적으로 사람의 경우, 크고 빠른 수축섬유가 고정과 무사용에 더 많은 영향을 받는다. 그러므로, 치료적 운동프로그램의 초점은 이들 근섬유에 맞춰질 필요가 있다.

장기간 침상 안정 동안의 체액 이동도 근질량 감소에 영향을 준다. 장기간의 침상 안정 동안, 근육내 체액 용적은 상지에서 증가하고, 하지에서 감소한다. 이런 체액 이동은 침상 안정 동안 왜 상지 근육보다 하지 근육에서 위축이 더 빠르게 진행되는지를 설명하는데 도움을 준다.

무사용 이후에 오는 근질량 감소와 횡단면적 감소를 통해, 근력도 약해진다는 것을 알 수 있다. 30일 동안의 침상 안정은 무릎관절 폄근의 근력을 약 20% 감소시키는데 비해, 무릎관절 굽힘근의 근력은 뚜렷하게 감소되지 않았다. 침상 안정에 의해 폄근의 근력이 굽힘근의 근력 보다 더 쉽게 약해진다는 것을 여러 기록을 통해 알 수 있다. 무사용 동안 일반적으로 상지 근육이 하지 근육보다 덜 약화된다. 60일 동안의 침상 안정에서, 상지 근육은 거의 근력 소실이 없었다. 그러나 단단한 고정-특히 석고 고정의 경우-는 상지 근육도 고정 9일째부터 약화가 일어나기 시작한다.

핵심(Key Point):

장기간의 고정, 침상 안정 및 무사용 동안 일반적으로 하지 근육이 상지 근육보다 더 쉽게 영향을 받고, 하지의 폄근이 굽힘근 보다 더 쉽게 영향을 받는다.

침상 안정 이후에 근육이나 근육군의 최대 순간 파워도 감소할 수 있다. 파워의 측정은 대상자가 수직 점프를 할 때, 힘판(force platform)으로 통해 얻어질 수 있다. 최대 순간 근육 파워는 이론적으로 근력 감소와 근질량 감소에 비하여 감소해야 하지만, 실제로는 그렇지 않다. 근질량의 감소만으로는 무사용 이후에 오는 최대 순간 파워의 감소를 완전하게 설명할 수 없다. 어떤 연구자들은 하지 근육 파워 감소가 근육의 역학적 특성이 변화함으로 일어난다고 생각하지만, 다른 연구자들은 근섬유 내의 칼슘 레벨이 변화하여 일어난다고 생각한다. 또다른 연구자들은 신경근 접합부의 변화 때문에 근육 파워가 감소된다고 생각한다. 위의 모든 견해들은, 연구자들이 무사용이나 침상 안정 동안에 관찰된 근육 파워의 과도한 감소를 설명하는데 도움을 줄 수 있다.

침상 안정 이후에는, 근섬유의 미세구조에서 세포 변화도 일어난다. 몇몇 변화들로는 Z 라인의 유동과 근원섬유 단백질의 분해가 일어난다(**그림 1.4**). 그리고 세포 부종도 일어나고, 경우에 따라서는 미토콘드리아가 세포외 기질에서 발견되기도 하는데, 이는 근형질막과 세포벽의 붕괴를 의미한다. 오랜 침상 안정 이후에 나타나는 이런 소견이 제시하는 것과 그들이 근육의 기능에 미치는 영향에 대해서는 아직 밝혀지지 않았다.

침상 안정, 고정 및 무사용 이후에 기준선으로 회복되는 근력, 근질량, 파워의 회복 속도는 근육군과 훈련방법에 따라 달라진다. Dudley 등은 현수하지 않고 운동을 시켰을 때, 침상 안정을 중단한 후 30일 이내에 무릎 폄근의 근력

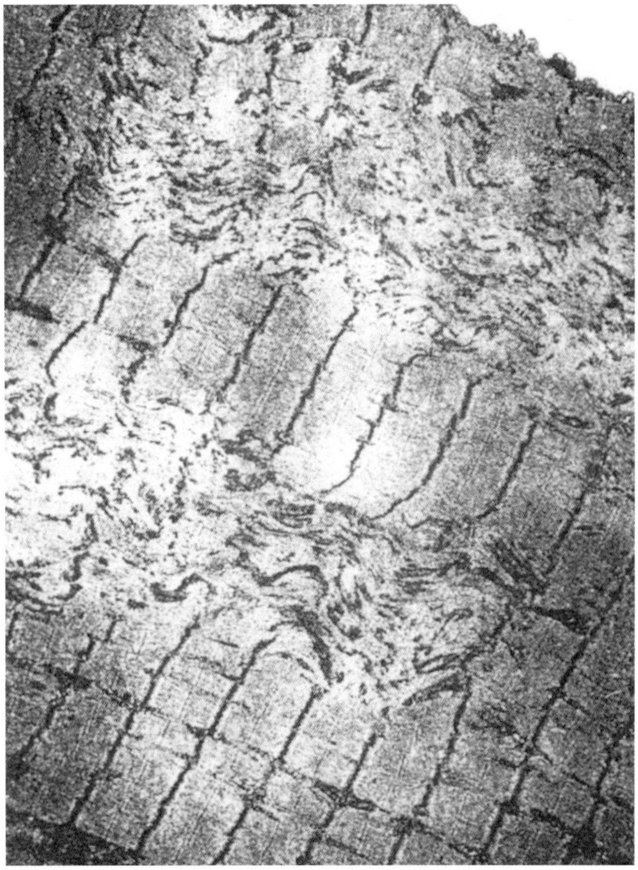

그림 1.4 30일 침상 안정 이후 건강한 남성의 가자미근에서 채취된, 근세포의 미세 구조에서 관찰되는 현미경적 변화들. Z라인의 유동과 근원섬유 단백질의 분해가 관찰된다(출처: *Med Sci Sports Exerc.* 1997;29:197-206의 R.S. Hikida).

회복이 92%까지 회복되었다고 보고했다. Sale[15] 등은 평균 5주간의 고정 경우에도, 저항운동을 시작한 후 18주만에 엄지두덩근의 근력이 회복되었다고 보고했다. 어떤 연구들은 집중적인 치료적 운동프로그램을 신뢰한 반면, 다른 연구들은 정상적인 일상 활동의 점진적인 회복을 신뢰했다. 여러분이 중요하게 기억해야 할 것은 잃어버린 적이 없는 기능의 회복에 대해서는 걱정하지 않아야 한다는 것이다. 재활임상가들은 침상 안정, 고정 및 무사용의 필요성에도 불구하고, 현재 근질량, 근력 및 근파워의 감소를 예방하는 혁신적인 새로운 방법에 집착하고 있다. 오늘날 증명된 최상의 방법은 환자를 안전하게 케어할 수 있는 침상 안정과 고정의 기간을 줄이는 것이다.

근육 기능에 대한 무사용이나 침상 안정의 영향은 치료적 운동프로그램을 설계할 때 고려되어야 할 사항이다. 재

활임상가는 일반적으로 폄근이 굽힘근 보다 더 쉽게 약화되고, 또 상지 근육 보다 하지 근육의 크기와 근력의 감소가 더 빠르게 약화되는다는 사실을 기억해야 한다. 그리고 석고 고정된 근육이나 현수된 근육이 고정되지 않은 근육보다 더 쉽게 약화된다는 것도 기억해야 한다. 치료적 운동프로그램에는 근파워 감소를 고려한 방법과 근섬유의 유형을 고려해야 한다. 그리고 치료적 운동프로그램은 환자가 중요시하는 기능적 활동을 고려해야 하고, 또 표적 근육군의 신경근 회복에 가장 영향을 많이 주는 방법을 고려해야 한다. Virgil의 치료적 운동프로그램에는 농장일을 수행하고, 가족과 친구와 상호작용하고, 야구를 즐기고, 낚시 등을 수행할 수 있는 근력과 근파워가 포함되어 있지만, 제한이 없다.

뼈에 미치는 효과(Bony Consequences)

Bloomfield[16]는 침상 안정 시, 4~6주 이내에 하지 근육의 근질량이 드라마틱하게 감소하고, 또 근력이 6~40% 감소한다고 보고했다. 적절하게 설계된 치료적 운동프로그램은 이런 변화들을 바꿀 수 있다. 그러나 허리뼈, 넙다리뼈목 및 발꿈치뼈 등에서 일어난 무기질 밀도의 감소는 6개월 동안의 정상 체중부하활동을 해도 변화되지 않을 수도 있다. 근질량과 근력의 회복과 무기질 밀도의 감소가 복합적으로 일어나면, 골절 위험이 증가한다. 정상 활동의 감소는 무사용의 첫 번째 현상이고, 체중부하가 감소되는데, 이런 현상들은 척수손상으로 일어나는 극단적인 결과이기도 하다.

골격에 미치는 고정과 침상 안정 혹은 무사용의 주요 효과는 앞에서 언급한 근육에 대한 변화와는 달리 빠르게 나타나지 않는다. Nishimura[18] 등은 19-29세의 건강한 9명(남성; 6명, 여성; 3명)을 대상으로 20일간의 침상 안정에 대한 효과를 연구했다. 그들에 따르면, 초기 고정 동안에는 파골세포의 활동없이도 뼈 물질들이 부분적으로 흡수되어, 해부학적 구조의 뚜렷한 변화를 일으키지 않고도 척추와 피질골의 빠른 탈칼슘화를 일으켰다는 것이다. 뼈 리모델링이 피질골 보다 해면골에서 더 빠르게 일어나듯이, 해면골이 역학적 부하의 중단에 더 민감할 수 있다. 이것은 무사용에 의한 뼈의 약화가 체중부하를 하는 골격의 골소주에서 주로 일어난다는 것을 의미한다.

식이요법성 칼슘 흡수는 일반적으로 침상 안정 동안에 감소된다. 건강한 성인을 대상으로 20주간의 침상 안정을 연구한 Schneider[19] 등에 따르면, 대변에 의한 칼슘소실 때문에 연구 대상자의 50%가 음성 칼슘 균형을 나타냈다고 한다. 나머지 칼슘 소실은 오줌을 통해 이루어지는데, 이것에 대해서는 나중에 설명하겠다. LeBlanc[17] 등에 따르면, 4개월 침상 안정을 경험한 대상자들에게서 내장성 칼슘 흡수가 섭취한 칼슘의 31%~24%까지 감소되었다고 했다.

내장성 칼슘 흡수는 부갑상선에 의해 조절된다. 부갑상선 호르몬은 비활성 25-하이드로옥시바이타민 D을 활성 1,25-다이하이드로옥시바이타민 D로 전환시킨다. 그리고 이것은 소화내장성 칼슘 흡수를 직접적으로 촉진한다. Bergmann[20] 등에 따르면, 척수손상환자는 낮은 1,25-다이하이드로옥시바이타민 D과 부갑상선 호르몬 혈장레벨을 가지고 있는데, 이것을 통해 칼슘 흡수의 감소를 설명할 수 있다. 장기간 침상 안정을 취한 건강한 사람에게는, 감소되거나 약간 증가된 부갑상선 호르몬 혈장 레벨이 보고되었다. 침상 안정 동안에 일어나는 칼슘 흡수 감소의 기전을 완전하게 알 수 없고, 그렇기 때문에 더 많은 연구가 필요하다. 연구들에 따르면, 침상 안정 동안 하루에 1,000 ㎎까지 식이요법성 칼슘 섭취를 증가하면 음성 칼슘 균형이 감소된다는 것이다. 요성 칼슘 배출은 침상 안정을 시작한 후 7일경에서부터 증가한다. 오줌에 유리된 칼슘은 골격계나 다른 신체 부위에서 나온 것이다. 건강한 남성을 침상 안정시킨 Schneider[19] 등에 따르면, 침상 안정 20주 이후에 요성 칼슘 레벨이 60% 증가했고, 침상 안정 5-7주 쯤에서 요성 칼슘 소실이 최대로 일어났다는 것이다. Bergmann[20] 등은 침상 안정을 취한 건강한 사람보다 척수손상환자에게서 2-4배 정도 더 많은 칼슘뇨(calciuria)가 검출되었고, 또 그 상태가 손상 후 12개월까지 지속되었다고 보고했다. 칼슘 소실의 증가는 근육활동을 할 수 있는 건강한 사람의 침상 안정보다 완벽한 고정을 이루는 척수손상환자를 통해 가장 잘 설명될 수 있다.

> **핵심(Key Point):**
>
> 침상 안정 동안에 1일 1,000 mg의 식이요법상 칼슘 흡수는 부정적인 칼슘 균형의 효과를 적게하여 뼈의 변질을 막게 해 줄 수 있다.

침상 안정에 대한 연구들은 주로 체중부하는 뼈에서 무기질 밀도가 감소되었음을 보였다. 뼈 무기질 밀도를 측정할 수 있는 정량적 CT 스캔을 통해 뼈 강도를 정확하게 알 수 있다. Krolner와 Toft[24]는 허리뼈사이원반 질환자를 대상으로 침상 안정과 견인치료를 적용했을 때, 1주일에 1% 정도 허리뼈의 무기질 밀도 감소가 나타났음을 보고했다. 건강한 사람을 대상으로 4개월간의 침상 안정을 했을 때, 허리뼈, 넙다리뼈목, 정강뼈 및 발꿈치뼈 등에서는 무기질 밀도의 감소가 관찰되었지만, 요골에서는 변화가 없었다 **(그림 1.5)**. 그리고 장기간의 우주비행을 했을 때도, 허리뼈에서는 무기질 밀도의 변화가 거의 없었다. 침상 안정과 우주 비행 동안에 나타난 이런 현상은 하지와 척추 등의 일상적인 체중부하가 감소되었기 때문에 나타난 것으로 설명될 수 있다. 요골의 무기질 밀도는 체중부하 뼈가 아니기 때문에 침상 안정과 우주비행 동안에도 거의 영향을 받지 않는 것 같다.

> **핵심(Key Point):**
>
> 고정, 무사용 및 장기간의 침상 안정 동안 체중부하 뼈는 비체중부하 뼈 보다 탈무기질화가 빠르게 그리고 크게 일어난다.

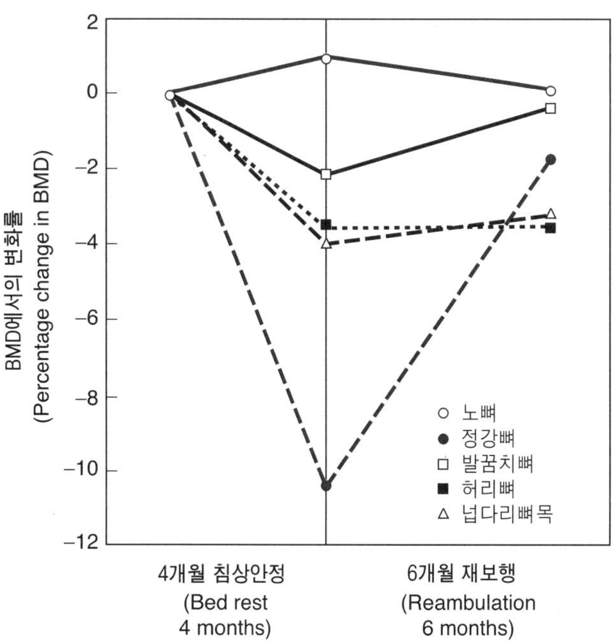

그림 1.5 건강한 젊은 남성의 6개월 재보행과 4개월 침상 안정을 한, 뼈 무기질 밀도에 대한 효과. 무기질 밀도는 시도했을 때의 뼈 무기질 밀도의 변화률로 나타낸다 (출처: LeBlanc A 등. J. Bone Min Res. 1990:5:843-850. 그림 출처: Med Sci Sports Exerc. 2001;29:197-206)

연구자들은 뼈 생검을 통해 침상 안정을 취한 건강한 사람의 뼈 무기질 감소가 뼈흡수의 증가(파골세포의 활동)로 인한 것인지, 뼈 형성(골아세포의 활동)의 감소로 인한 것인지, 아니면 둘다에 의해 일어난 것인지를 설명하려고 한다. 사람을 대상으로한 대부분의 뼈 생검은 엉덩뼈능선 부위에서 이루어지는데, 그 이유는 체중부하 뼈의 생검이 골절 위험의 증가를 제대로 나타내기 때문이다. 20명의 남성을 대상으로 침상 안정(120일간) 전후의 엉덩뼈능선 부위 생검을 현미경 검사로 통해, 51%의 뼈 흡수 증가와 26%의 무기질화 감소가 나타났음을 알 수 있다. 그러나 전체 뼈 질량은 변하지 않았고, 비무기질화된 새로운 뼈 기질의 양도 뚜렷하게 다르지 않았다. 침상 안정 이후에 오는 이런 현상은 척수손상으로 인한 것과 다른 것이다. 척수손상 이후의 뼈 체적은 뼈 흡수 증가와 뼈 형성 감소의 결과로 감소한다. 이런 결과로, 척수손상 후 약 6개월이 지나면, 뼈 기질 기준선의 감소가 나타난다. 영장류를 의자에 고정시킨 연구에서, 6개월이 지났을 때 정강뼈의 무기질 밀도가 31% 감소했다.

침상 안정 이후에 관찰되는 무기질 밀도의 감소를 설명하기 위해 생화학적 뼈 흡수 마커도 연구되어 왔다. 단지 침상 안정 4일 이후에, pyridinoline, deoxypyridinoline 및 hydroxypyridinoline를 포함한 뼈 흡수의 생화학적 마커가 기준선 보다 뚜렷하게 증가되었다. 그러나 이런 증가는 오직 침상 안정의 20일 까지만 지속되다가, 다시 정상으로 돌아왔다. 이런 소견의 중요성을 결정하기 위해서는 더 많은 연구가 필요하다.

> **핵심(Key Point):**
>
> 침상 안정, 고정 혹은 무사용이 중단된 이후에, 뼈 질량과 무기질 밀도는 근력 및 근질량 보다 느리게 회복된다.

뼈 질량과 밀도의 회복은 뼈 질량과 밀도가 감소되는 속도 보다 훨씬 느리고, 또 근육 질량과 근력이 회복되는 속도 보다 훨씬 느리다. 17주간 침상 안정을 한 대상자의 연구에서, 허리뼈와 넙다리뼈목의 무기질 밀도가 6개월의 규칙적인 보행 훈련으로 기준선으로 돌아왔다. 그러나 발꿈치뼈의 무기질 밀도는 우주 비행 이후 5년이 지날 때까지 감소된 채로 남아 있었다. 노화함에 따라, 골아세포 활동의 감소가 자연적으로 일어나는데, 이것은 침상 안정하는 사람의 연령이 높을수록, 뼈 무기질 밀도의 회복이 더디게 일어난다는 것을 의미한다. 이런 사실과, 노화에 따라 뼈 무기질의 기준선이 감소한다는 사실은 손상 이후에 오는 뼈 약화를 예방하는 것이 매우 중요하다는 것을 제시한다. 모든 뼈는 자기만의 골절 역치를 가지고 있다. 여기에서는 골절 역치란, 골절을 일으킬 수 있는 최소한의 뼈 무기질 밀도를 의미한다. 누운 자세는 척추와 엉덩뼈에 가해지는 종축의 압박힘을 실제로 제거할 수 있다.

> **핵심(Key Point):**
> 기능적 중요성의 관점에서 보면, 각 뼈는 최소 외상에 의한 골절을 이겨낼 수 있는 자기만의 골절 역치나 뼈 무기질 밀도를 가지고 있다.

건강관리제공자는 침상 안정이나 장기간의 무사용을 하기 전에 골절의 위험을 최소화하기 위해 환자의 뼈 무기질 밀도를 알고 있어야 한다. 예를 들어, 건강한 20세 남성은 86세의 골다공증 여성환자보다 침상 안정과 무사용 이후의 골절 역치에 도달할 위험이 적다.

침상 안정이나 고정에 따른 뼈의 변화는 매우 뚜렷하게 나타난다. 뼈 무기질이 감소되는 대상자가 침상을 안정하는 동안에 칼슘 흡수가 감소하고, 배출이 증가한다. 이런 정보는 적절한 칼슘 섭취의 중요성과 외상이나 손상 이후 조기 가동의 중요성을 알려 준다. 이런 변화는 골다공증이나 뼈감소증의 결과로 인한 노인 골절환자를 다룰 때 특히 중요하다.

고령의 대상자는 이미 골절역치에 도달했는지도 모르고, 침상 안정을 하는 동안 매일 뼈 무기질밀도가 점점 내려가는지도 모른다. 다행스럽게, Virgil은 골다공증이나 뼈감소증과 관련된 문제가 나타나지 않은 비교적 건강한 사람이다. 재활 임상가들은 대상자들에게 어떤 문제가 있을 때, 예를 들어, 90세 골다공증 여성 환자를 위해, 치료적 운동 프로그램이 어떻게 수정되어야 하는지를 고려해야 한다.

> **핵심(Key Point):**
> 적절한 칼슘 섭취와 조기 가동은 뼈무기질 밀도 수치를 유지하거나 증가시키는데 필수적이다.

고정과 무사용이 인대와 힘줄에 미치는 효과 (Ligament and Tendon Effects of Immobilization and Disuse)

관절구조물들을 해부학적으로, 생리학적으로, 혹은 생체역학적으로 검사하든 간에, 고정이나 무사용은 모든 관절구조물에 악영향을 준다. 통제된 실험과 임상 시험의 확신적인 증거에 따르면, 통제된 가동은 고정을 할 때 보다 골격계 연부조직의 손상에 있어 보다 나은 결과를 나타냈다는 것이다. 이것은 급성 손상의 일차적 치료에서 뿐만 아니라, 수술후 관리에서도 똑같은 결과를 나타난다(상당한 통증과 염증이 있음에도 불구하고). Wren[36] 등에 따르면, 성숙한 동물에 적용되는 고정은 부하를 크게 감소시켜, 결국에는 힘줄과 건에서 일어나는 스트레인 자극의 감소를 초래한다. 이런 스트레인 자극의 감소는 횡단면적, 탄성 계수 및 강도의 빠른 감소를 초래한다. 치료적 운동을 통해 부하가 회복될 때, 스트레인 자극이 상승되고 역학적 특성이 빠르게 회복된다. 그리고 이를 통해 기형학적 특성과 재료적 특성이 증가된다.

고정으로 인한 인대의 역학적 특성의 뚜렷한 변화는 무릎 곁인대의 시간 의존성 변형을 통해 증명되어 왔다. 즉, 횡단면적의 감소와 역학적 특성과 구조적 특성의 감소가 일어났다. 고정은 콜라겐 합성과 퇴행의 속도를 증가시켜 관절주위에 있는 결합조직의 콜라겐 교체율을 증가시킨다. 고정의 시간 의존성 효과에도 불구하고, Amiel[39] 등에 따르면, 고정 9주 경에는 전체 콜라겐의 질량이 작게 감소(2%)되었다고 했지만, 12주경에는 전체 콜라겐의 질량이 크게 감소되었다(27%)고 했다. 힘줄과 인대의 역학적 특성과 형태학적 특성은 역학적 자극에 반응하여 변한다. 스트레스가 소실되는 동안 이들 조직의 역학적 특성은 시간 및 부하 의존적 방법에 의해 빠르고 본질적으로 감소한다.

힘줄은 약 85%의 콜라겐으로 조직화된 결합조직이다. 근육과 인대 처럼, 힘줄은 장력을 전달한다. 그러나 근육과 비교해 볼 때, 힘줄 조직의 대사성 교체율은 몇 배나 느린데, 그 이유는 혈관이 풍부하지 않고, 순환이 잘 되지 않기 때문이다. 그러므로, 훈련이나 치료적 운동중재에 대한 힘줄의 적응적 반응도 근육보다 매우 느리다. 힘줄 치유를 위해 조기에 적용되는 장력은 콜라겐 섬유의 방향을 잡는데 도움을 주고, 또 회복의 최종 강도를 증가시킨다.

Montgomery와 Steadman[41]은 무릎 수술 이후의 고정을

3주 이상하지 않도록 권고한다. 그리고 그들은 고정을 적용한 이후의 초기에는 운동을 제한하지만, 점차 운동량과 강도를 증가시키는 것을 권장하고 있다. Tipton[42] 등은 지구력 운동 훈련이 인대-뼈 연결부와 힘줄-뼈 연결부의 강도를 강화시킨다고 했다. 그들은 수술 후 12주에서 개의 굽힘근 힘줄의 치유에 대한 조기 운동, 지연된 운동과 고정의 효과를 각각 평가하기 위해 개를 이용했다. Gelberman[44] 등에 따르면, 즉각적인 가동 그룹은 관절가동범위의 95±10% 증가를 얻었지만, 고정 그룹은 단지 19±2%의 증가만 얻었다고 했다. 그래서, 그들은 조기의 보호적인 수동 가동기법이 굽힘근 힘줄의 강도와 운동폭을 궁극적으로 결정하는 생리적 과정을 증대시킨다고 결론을 내렸다. Gelberman[44] 등은 보호적인 수동가동기법과 굽힘근 힘줄 고정 기법을 비교한 나중의 연구에서, 보호적인 수동가동기법을 받은 굽힘근 힘줄에서 힘줄 주위의 혈관 밀도가 가속적으로 증가되는 것을 발견했고, 또 전체 DNA의 증가를 일어났음을 발견했지만, 고정된 힘줄에서는 힘줄의 표면과 힘줄 수초 사이의 공간을 메워버리는 유착이 일어났음을 발견했다. Takai[45] 등은 개의 굽힘근 힘줄의 치유에 대한 통제된 수동가동기법의 효과를 평가하기 위해, 하루에 5분 동안 분당 12회 운동을 받은 그룹과, 하루에 60분 동안 분당 1번 받은 그룹을 비교하여 생체역학적 힘줄 특성이 어느 그룹에서 우세하게 나타났는지 연구했다. Loitz[46] 등은 토끼의 앞정강근 힘줄의 생화학적 특성과 생체역학적 특성을 비교하기 위해, 지속적인 수동가동기법과 짧은 기간의 고정(3주)의 효과를 비교했는데, 그들에 따르면, 지속적인 수동가동기법(CPM)에 의한 반복적인 장력 부하가 고정의 유해한 효과를 감소시켰다고 했다.

조기 가동이 좋은 효과를 나타낼 수 있다하더라도, 재활 임상가는 주치의와 치밀하게 의견 교환을 해야 한다. 모든 근골격계 조직이 반복적인 부하에 반응할 수 있지만, 특정 활동에 반응하는 크기와 형태가 다양하게 나타날 수 있다. 더구나, 이런 반응은 노화의 진행에 따라 감소할 수 있다. 그러나 손상 조직에 대한 조기 운동과 부하는 위험없이 이루어지지 않는다. 그래서 보호의 수준, 가동범위의 제한 및 적용 힘의 제한이 대상자의 연령과 조직의 손상, 그리고 수술 고정 방법 및 수술의사의 요구에 따라 다양하게 적용되어야 한다.

> **핵심(Key Point):**
>
> 조기 가동이 힘줄 치유에 장점이 된다할지라도, 보호의 수준, 안전한 힘 적용, 가동범위 등이 연령, 조직손상 정도, 수술고정 방법 및 수술의사의 요구에 따라 다양하게 적용되어야 한다.

Stehno-Bittel[48] 등은 아킬레스힘줄 회복 이후에 기능적 석고고정을 이용하여, 보호적 기능을 통해 고정의 복합적인 장점을 평가하기 위해 토끼를 대상으로 연구했다. 그들에 따르면, 기능적 석고고정이 고정된 석고고정에 비해 전체 콜라겐 함량이 60% 증가되고, 또 최대 파손 부하도 20% 증가되었다. Pneumaticos[49] 등도 토끼를 대상으로 연구하여, 아킬레스 힘줄 회복의 조기 가동이 지속적인 고정 보다 빠르게 기능적 특성을 회복시킨다고 했다.

고정과 무사용이 관절연골에 미치는 효과 (Articular Cartilage Effects of Immobilization and Disuse)

고정과 무사용은 윤활관절의 관절연골에 부정적인 영향을 미친다. 관절연골은 섬유성 조직으로써, 관절내의 뼈의 표면을 덮고 있다. 관절연골은 뼈 표면에 있는 연골세포에 의해 형성된다. 고정으로 인해 연골세포가 관절연골과 연골기질의 생성을 감소시켜, 관절주머니 내의 관절연골의 기능을 감소시킨다. 고정된 관절의 반복적인 근 자극은 관절연골의 퇴화를 느리게 만들지만, 부하와 가동은 관절 연골을 완전하게 유지하는데 필수적이다.

부적절한 체액흐름의 기전과 관련된 정상적인 하중 부하능력의 파괴에 의해 퇴행성 과정이 설명될 수 있다. 이런 파괴를 초래하는 요소로는, 직접적인 외상, 비만, 고정 및 과도한 반복적인 부하 등이다.

골관절염은 역학적 환경, 생물학적 양상 및 노화 등으로 인해 정상적인 관절연골의 구조와 기능이 진행적으로 소실되는 것이다. 질환의 진행에 따라, 관절면에 틈이 생기고, 관절면이 더욱 거칠어지고 불규칙해진다. 섬유화(fibrillation)가 관절연골의 깊숙한 부위(연골아래 뼈에 도달할 때)까지 진행한다.

동물 연구에 따르면, 고정 후 6일과 6주 사이에서 관절연골의 변화가 일어났다고 한다. 이들 변화에는, 연골세포의 합성 활동 감소, 프로테오글라이칸 농도 감소, 연골두께의 감소 등이 일어났다. Olah와 Kostensky[58]는 개를 대상으로 연구하여, 고정 6일째 프로테오글라이칸 합성이 41% 감소되었음을 보고했다. 또 3주째 프로테오글라이칸 집합체가 감소했고, 고정 40일째 글라이코스아미노글라이칸(GAG)가 감소되었음을 보고했다. 간헐적인 부하로 인한 관절연골의 반복적인 압박과 팽창에 의해 세포 영양공급이 정상적으로 일어나는데, 고정 때문에 이런 세포 영양공급이 차단될 수 있다.

> **핵심(Key Point):**
>
> 관절연골의 건강은 규칙적이고, 통제된 부하와 비부하를 필요로 한다.

개의 연구에 따르면, 석고 고정 6주 이후에 관절연골 두께의 감소, 하이알루론산 함량의 감소, 프로테오글라이칸 함량의 감소가 뚜렷하게 나타났다. 이들 변화는 3주 이후의 단순한 보행에 의해 변화가 일어났다. 연구에 따르면, 강한 부하와 반복 부하는 고정 이후의 관절연골의 상태를 방지하거나 더욱 악화시킬 수 있다. 재활임상가는 고정된 관절을 치료할 때 주의해야 한다. 관절면의 상태를 향상시킬 수 있는 만큼만 관절을 가동해야 한다. 너무 지나친 가동은 관절연골을 손상시킬 수 있다. 불행하게도, 현재에는 강도와 빈도와 같은 요소를 이용해 치료적 운동량을 혼합할 때 사용되는 공식이 존재하지 않는다. 그래서 재활임상가는 장기간 침상 안정이나 고정을 한 고령의 대상자를 치료할 때는 보다 주의를 요해야 한다.

장기간의 고정은 관절 손상을 영원히 회복시킬 수 없게 된다. 장기간의 무사용 이후, 관절 공간과 관절연골이 섬유성 강직증을 초래하는 섬유-지방조직으로 대체될 수 있다. 일단 섬유-지방 조직이 관절공간에 침투하면, 침범된 관절을 움직이는 강력한 시도는 외상과 관절면의 열상을 초래할 수 있다. 이것은 이미 약화된 관절에 반흔조직을 일으키거나, 관절의 기능을 악화시킬 수 있다. 동물연구에 따르면, 1개월의 고정으로도 불가역적인 관절면 손상이 야기될 수 있다는 것이다.

장기간의 관절 고정은 2가지의 방법으로 관절연골 손상을 야기시킬 수 있다. 첫 번째 방법은 압박 괴사이다. 이것은 고정된 관절면에 지속적인 압박의 결과로 일어나며, 관절내의 윤활액 흐름을 방해한다. 압박된 관절연골으로 윤활액 흐름이 부족하면 괴사가 일어나는데, 그 이유는 연골이 윤활액으로부터 필요한 영양분을 나머지 건강한 부분으로 뽑아낼 수 없기 때문이다.

> **핵심(Key Point):**
>
> 관절운동은 관절연골로 영양분을 배달하고, 관절연골로부터 노폐물을 제거하는 펌핑 작용을 일으킨다. 압박은 윤활액과 대사성 노폐물을 제거하고, 비부하는 대사 요구를 지지하기 위해 관절연골이 풍부한 영양분의 윤활액을 흡수하게 만든다.

장기간 고정 동안 관절연골손상의 두 번째 기전은 *말살성 퇴행(obliterative degeneration)*이다. 이것은 관절면이 더 이상 장기간 동안 반대측 관절면에 접촉하지 못할 때 일어난다. 이것은 관절내의 윤활액과 지속적으로 관절면이 접속하게 되는 것이다. 연구에 따르면, 윤활막과 관절연골 사이의 지속적인 접촉이 두 조직의 유착을 초래한다는 것이다. 이런 유착은 윤활액을 담아두는 관절연골의 기능을 못하게 만든다. 관절연골은 영양분 부족으로 인해 괴사된다.

고정이나 무사용으로 인한 관절연골 기능장애 중 가장 흔한 예는 유착성 관절주머니염과 관련된 어깨뼈위팔관절에서 일어난다. 이런 상태는 일반적으로 돌림소매 열상, 봉우리빗장관절의 분리 혹은 빗장뼈 골절을 치료하기 위해 장기간 슬링을 사용했을 때 발생한다. 유착성 관절주머니염은 고령의 대상자와 당뇨병과 같은 만성 질환자에게 자주 발생하는 질병이다. 이런 상태가 있다면, 감소된 어깨위팔관절의 가동범위는 진행성 관절연골 퇴행을 초래시킬 것이다. 치료가 되지 않았다면, 관절 상태는 점진적으로 악화될 것이다. 초기 치료는 침범된 관절을 가동시키는 것이다. 가동기법이 어깨관절의 기능적 상태를 향상시키기 못한다면, 마지막 치료로써 마취를 하고 관절을 가동시킨다.

단기간 고정 이후에 적용된 치료적 운동은 역효과를 반전시키는 것으로 알려졌다. 가동 기간, 가동 형태, 침범된 관절과 고정 후의 치료적 운동의 강도 등은 모두 고정 이후의 정상 상태로 회복되는 관절연골의 능력에 영향을 주어왔다. Palmoski와 Brandt[59]는 개를 대상으로 연구했는데,

그들에 따르면, 고정 이후 낮은 강도의 치료적 운동이 높은 강도의 운동 보다 관절연골의 정상 회복에 더 큰 영향을 주었다. 그들에 따르면, 비부하와 부하의 교대적인 적용을 사용해야 한다고 했고, 또 치료적 운동의 초기 단계에서는 비부하 기간이 부하 기간 보다 더 길어야 하고, 빠른 운동이 일어나야 한다고 했다. Jurvelin[57] 등은 고정 11주 이후에 이루어진 15주 동안의 치료적 운동이 개의 관절연골을 향상시켰지만, 원래의 역학적 특성을 완전하게 회복시킬 수 없다고 했다. Suh[62] 등은 전단력이 최소로 일어난다면, 관절연골 손상 이후의 능동 가동기법과 수동가동기법이 치유를 촉진시킬 수 있는지를 연구했다. 관절연골은 압박 부하를 이겨낼 수 있지만, 전단력은 칼슘층과 비칼슘층 사이의 경계면에서 병변을 일으킬 수 있다. 지속적인 수동가동기법은 동물의 관절연골 손상을 회복시키는데 도움을 주는 것으로 알려졌다. 한 연구에 따르면, 관절연골 회복을 최대로 하기 위해서는 하루에 지속적인 수동가동기법을 6시간 하는 것이 권장하고 있다. Shimizu 등은 토끼를 대상으로 하여, 8시간의 지속적인 수동가동기법이 관절연골의 회복을 촉진시킨다고 했다. 그러나 고정에 의해 1주일간 이런 수동가동기법이 지연되면, 회복의 효과가 사라진다고 했다. 동물연구에서, 관절연골 병변(연골아래뼈까지 침범된 경우에도)의 초기 회복 기간 동안에 수동 가동기법을 적용하면, 조직을 향상시키는 효과가 있는 것으로 알려졌다. 전단스트레스가 관절연골의 압박과 혼합되면, 치유에 악영향을 줄 수 있지만, 통제된 압박만 일어나면 좋은 효과를 제공할 수 있다.

고정과 무사용이 신경근에 미치는 효과 (NEUROMUSCULAR EFFECTS OF IMMOBILIZATION AND DISUSE)

고정이나 무사용은 신경근 연결부에 많은 반응을 일으킨다. 무사용의 초기 단계에서 짧게 나타나는 첫 번째 변화는 근육내의 전기적 효율성의 감소이다. 이런 전기적 효율성의 감소는 같은 레벨의 힘을 달성하기 위해 운동신경원내의 근전도 활동 증대를 초래한다. 감소된 신경근 연결부의 효율성은 7일간의 단기간 우주비행 이후에 나타났다. 신경근 효율성에서의 이런 변화는 운동신경원이 질병 이후에 운동단위의 많은 기능 만큼 활성화될 수 없는 결과를 초래할 수 있다. 사람의 엄지두덩근육의 5주간 석고 고정은 최대 등척성 수축의 57% 감소를 초래했고, 운동단위가 29% 감소되었고, 반사활동이 감소되었다. 그러나 이런 변화들은 근력강화 훈련이나 저항 훈련의 18주 이후에 역전된다.

Duchateau와 Hainaut[68]는 아래팔 골절로 인해 엄지를 6주간 석고 고정한 연구를 했는데, 그들에 따르면 엄지모음근의 수의적 등척성 수축이 55% 감소되었고, 전기에 의해 최대 강축이 33% 감소되었다(이완없이 지속적인 근수축). 최대 강축의 감소는 장력 발생의 최대 비율 감소와 최대 이완 비율의 감소와 관련된다(**그림 1.6**). 이 결과에 따르면, 고정은 수축과 관련된 말초 신경근 과정을 변화시킬 뿐만 아니라, 수축의 중추 혹은 말초의 신경 요구의 변화도 일으킨다. 그들은 세포내 수축 과정이 고정 동안에 관찰되는 수축성 손상에 중요한 역할을 한다고 말했다.

고정 전과 고정 이후의 엄지 근육에 대한 평균 운동신경원 흥분과 평균 최대하 수의적 수축힘 사이의 관계가 연구되었다. 고정 동안이나 직후에, 최대하 수의적 수축력을 이끌어내는데 필요한 평균 운동신경원 흥분율이 감소된 반면, 연축의 힘은 증가되었다. 이들 신경근 변화의 원인은 완전하게 밝혀지지 않았지만, 감소된 수의적 근의 힘은 위축으

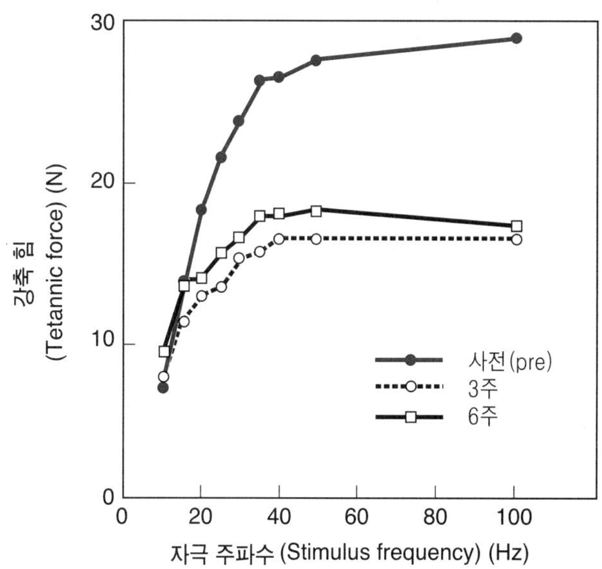

그림 1.6 자극 주파수–힘발생 관계에 대한 고정의 효과. 침상안정의 3주와 6주 이후에, 각 자극 주파수에서 달성되는 강축의 힘이 어떻게 감소되는지를 체크한다 (출처: Seki K 등. *J. Physiol.* 2001; 530. 3:507-519).

로 간단하게 설명될 수 있다. 이것은 신경근 단위의 흥분-수축의 적응을 초래한다.

평균 최대 운동신경원 흥분의 감소로 근육 약증을 부분적으로 설명할 수 있지만, 이것이 왜 그리고 어떻게 발달하는지에 대해서는 더 많은 연구가 필요하다. 침상 안정과 고정 동안, 신경근 단위의 기능적 레벨이 변화한다. 이들 변화가 왜 그리고 어떻게 일어나는지는 완전하게 이해되지 않아, 더 많은 연구가 필요하다.

> **핵심(Key Point):**
> 신경근 단위의 기능적 레벨이 침상 안정과 고정 동안에 변화한다.

White와 Davis[70]에 따르면, 하퇴 골절 이후에, 사람의 장딴지 근육의 수축 특성이 각각 10㎐와 20㎐에서 최대 강축이 51%과 46% 감소되었고, 최대 수의적 등척성 수축이 50% 감소되었다. 손상된 다리에서 최대 장력이 빠르게 나타났기 때문에, 그들은 느린 수축 섬유(type Ⅰ)의 위축이 더 많이 발생했다라고 보고했다. Booth[71]에 따르면, 근육 단백질 합성 비율의 감소는 고정 후 초기 6시간에서 시작되었고, 고정 몇 주 이후에 느린 연축 근육 섬유가 빠른 연축 섬유와 비슷한 특성을 발달시키기 시작했다. Sale[67] 등은 사람의 엄지두덩 근육에 대한 근력훈련과 고정의 효과를 평가했고, 그들에 따르면 고정 첫 5주 동안 최대 등척성 수축 근력이 42%, 이완 진폭이 37%, 연축 장력이 25%, 그리고 수축 시간이 8% 감소했다. 그들은 고정으로 인해 신경과 근육의 적응이 일어났고, 또 고정을 하기 전에, 근력강화 훈련을 하면 고정의 효과를 약화시킬 수 있는 신경근 기능을 활성화시킬 수 있다라고 하였다.

MacDougall[72] 등은 생검을 통해 사람 근육에 대한 근력훈련과 고정의 효과를 연구했다. 그들에 따르면 팔꿉관절을 석고로 5~6주 동안 고정했을 때 빠른 연축 근섬유(33%)와 느린 연축근 섬유(25%) 모두가 위축되었다고 했다.

> **핵심(Key Point):**
> 고정하기 전의 근력강화훈련은 고정의 부정적 효과를 줄이는 신경근 기능을 활성화한다.

단기간의 지절 고정이 근피로의 과제 의존적 특성과 상호작용하는 신경근 시스템의 선택적 적응을 일으키기 때문에, Yue[73] 등은 느리고 중등도의 최대하 등척성 수축을 유지하는 사람의 능력에 대한 연구를 위해, 팔꿉관절의 고정에 대한 연구를 수행했다. 그들이 MRI로 측정한 결과, 4주간의 고정이 위팔두갈래근의 단면적과 체적을 뚜렷하게 감소시켰다. 그리고 팔꿉 굽힘근의 최대 수의적 등척성 수축의 진폭과 근력을 감소시켰다. 고정은 근피로에 대한 과제-의존적 효과를 가졌다. 즉, 낮은 수축력(최대 수의적 등척성 수축력의 20%)으로 했을 때 지구력 시간이 증가되었지만(피로가 적음), 중등도의 수축력(최대 수의적 등척성 수축력의 65%)으로 했을 때는 효과가 나타나지 않았다. 위축에도 불구하고, 전기자극에 의한 위팔두갈래근의 수축력은 고정 이후에도 증가했다. 낮은 수축력에 의한 이런 선택적 근피로 저항력의 향상은 흥분-수축 과정의 효율성을 어느 정도 향상시키는 고정 유도 적응을 일으켰다. 이것은 상대적으로 낮은 수축력과 장시간의 수축을 운동했을 때 근지구력이 향상된다는 기전을 지지해주고 있다.

> **핵심(Key Point):**
> 고정으로 유도된 신경근 적응은 상대적으로 낮은 수축력과 장기간의 수축 동안에 흥분-수축 과정의 효율성을 향상시킬 수 있다.

Duchateau와 Hainaut[74]은 엄지모음근과 첫째 등쪽 뼈사이근(배측 골간근)의 수축 특성과 운동단위 활성화의 특성을 위해 6-8주 동안의 고정 효과를 연구하였다. 그들에 따르면, 낮은 역치(느린 연축)과 높은 역치(빠른 연축)의 운동단위 모두가 장력 크기의 감소와 시간 지연을 나타냈다. 비록 무사용 근육의 높은 역치 운동단위가 통제된 근육에 비해 최대 수의적 등척성 수축의 변화를 크게 나타났고, 최대 흥분이나 활성 비율이 양쪽 운동단위에서 모두 감소되었다 할지라도, 이들 감소는 낮은 역치 운동단위 보다 크게 일어났다.

고정과 무사용이 심혈관에 미치는 효과 (Cardiovascular Effects of Immobiliztion and Disuse)

침상 안정은 심혈관계에서 중추와 말초의 변화를 모두 일으켰다. 침상 안정 동안에 일어나는 첫 번째 변화 중의 하나는 대상자의 혈장 부피의 감소이다. 이런 감소는 적혈구 질량의 5~25% 감소와 관련된다. 적혈구 질량의 감소는 위에서 언급한 혈장 부피의 감소 때문에 대상자의 헤모글로빈이나 헤모크리트의 뚜렷한 감소와 무관한다. 침상 안정 동안에 나타나는 혈장부피와 적혈구 질량의 감소는 일반적으로 전혈구 측정(complete blood count)으로 확인되지 않는데, 그 이유는 대개 대략적으로 계산하기 때문이다.

1회 심박출량의 감소도 침상 안정과 관련된다. 1회 심박출량은 심장이 한번 뛸 때 좌심실에서 말초혈관으로 보내는 혈액의 양이다. 1회 심박출량 감소는 침상 안정 동안에 일어난 좌심실 충만압력(ventricular filling pressure) 변화로 인한 혈장 부피의 감소로 설명될 수 있다. 이런 충만압력의 감소는 *Frank-Starling 곡선*에서 나타나듯이 1회 심박출량을 감소시킬 것이다. Frank-Starling 곡선은 충만압력 차이에 따른 1회 심박출량 반응이다. 충만압력이 증가하면, 1회 심박출량도 증가하고, 충만압력이 감소하면, 1회 심박출량도 감소한다. 충만압력의 변화로 1회 심박출량의 감소를 어느 정도 설명할 수 있다. 침상 안정의 대상자와 비슷한 충만 압력을 가진 통제그룹의 사람과 비교해 볼 때, 침상 안정을 하는 대상자의 1회 심박출량은 좌심실의 이완기말 부피를 교정했을 때, 여전히 낮은 편이다. 이것은 침상 안정이 좌심실로 들어오는 혈액양의 예기치 못한 감소를 일으키고, 1회 심박출량이 감소한다는 것이다.

> **핵심(Key Point):**
> 장기간의 침상 안정은 좌심실로 유입되는 혈액의 양을 감소시켜, 좌심실 1회 박출량의 감소를 일으킨다.

감소된 충만압력만으로 침상안정 시 나타나는 1회 심박출량의 감소를 완벽하게 설명할 수 없다. 심장의 *확장성*의 감소(압력에 반응하는 심장의 확장 능력)가 감소된 1회 심박출량에 중요한 역할을 하는 것으로 믿어지고 있다. 이것은 **그림 1.7**의 압력-부피 관계에서 보여진 이동(shift)을 가장 잘 설명할 수 있다. 심장 확장의 감소가 일어나는 이유의 하나는 심장 리모델링이다. 연구자들은 침상 안정이나 우주 비행 이후에, 심근질량이 5-12% 감소되었음을 알아냈다. 심장 질량의 감소는 많은 것에 영향을 줄 수 있다. 혈장 부피 감소는 감소된 심장 충만압력의 결과로서 심근 질량의 감소를 초래할 수 있다. 심장 부하를 감소시키는 신체 활동의 감소도 심근 리모델링을 촉진할 수 있다. 비슷한 심근 리모델링이 운동이나 심장 충만압력의 증가 이후에 이완기 고혈압의 결과로서 심근 질량의 증가로 인해 나타났다.

최대 산소섭취(VO_{2MAX})는 말초신경으로 전달되는 산소량이고, 심혈관 기능의 측정값이다. 침상 안정을 한 대상자의 최대 산소섭취량은 침상 안정 이후의 최대 심박동수와 최대하 심박동수 모두에서 보상적인 증가가 일어나기 때문에, 1회 박출량 감소로 인한 예상치 보다 적게 감소된다.

심박동수의 이런 뚜렷한 증가는 1회 심박출량의 감소를 완벽하게 보상할 수 없지만, *심박출량(cardiac output)*이 1회 심박출량에다 심박동수를 곱한 값이기 때문에 심박출량을 향상시킬 수 있다. 침상 안정 이후에 증가된 심박동수는 β 아드레날린 심장 수용기의 민감성 증가와 노어에피네프린의 교감성 분비 증가의 결과인 것 같다. 이것은 침상 안

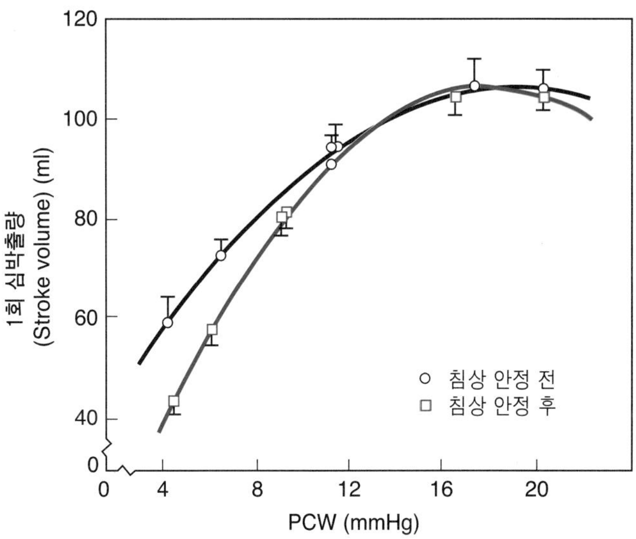

그림 1.7 침상 안정 시 나타나는 압력-부피 관계(PCW = 폐모세혈관 쐐기압). 대부분의 폐모세혈관 쐐기압에 대한 2주간의 침상 안정 이후에 1회 심박출량이 어떻게 감소되는지를 체크한다(출처: Levine B 등 *Circulation.* 1997;96: 517-525).

정 이후의 최대 운동 시에 노어에피네프린의 증가가 일어난다는 소견과, 다른 주동 β 수용기인 isoproterenol에 반응하여 심박동수가 증가된다는 소견에 의해 지지된다. 최대 산소섭취에 대한 연구는 대상자가 가지고 있는 *심장 예비력*(다른 스트레스 레벨에서 부피가 증가하는 능력이나 활성화 비율의 능력)이 클수록, 혹은 신체 피트니스의 수준이 클수록, 심박출량의 소실 백분율도 커진다.

> **핵심(Key Point):**
> 장기간의 침상 안정은 최대 심박동수와 최대하 심동수의 증가를 초래한다.

침상 안정의 심혈관 효과에는 1회 심박출량의 감소와 심박동수 증가가 포함된다. 이런 변화들은 관상동맥질환, 선천성 심부전, 심근병리 혹은 심장판막질환 등의 심장 문제를 가진 대상자에게 매우 중요하다는 것을 기억해야 한다. 이들 심장 질환들은 1회 심박출량을 감소시킬 수 있고, 또 심박동수를 제한할 수 있다. 재활임상가들은 침상 안정 때문에 심장 변화가 일어나는지를 확인하기 위해, 침상 안정 이전의 대상자의 기본 심혈관 상태를 살펴볼 필요가 있다. Virgil의 경우, 심장판막 질환이나 선천성 심부전을 가지고 있었다면, 치료적 운동 프로그램을 수정할 필요가 있다.

고정과 무사용이 폐에 미치는 효과 (Pulmonary Effects of Immobilization and Disuse)

호흡에 대한 고정의 효과는 뚜렷하지 않다(**그림 1.8**). McGuire[78] 등은 30세의 건강한 성인 5명을 대상으로, 3주간 침상 안정을 했을 때 나타나는 폐의 기능을 연구했다. 그들에 따르면, 대상자들이 30년간 노화되었을 때 보다 신체 활동 능력이 더 심하게 나빠졌다는 것이다. 감소된 폐 능력과 효율적으로 가동되지 않은 분비물이 폐렴과 *무기폐*(폐의 일부나 전체가 찌그러지거나 공기가 전달되지 않는 상태)를 유발시킨다. 고정된 대상자들이 누운 자세로 시간을 보내거나 약간의 자세 변화만 취하는데, 이것은 특히 건강관리사나 간병인에 의해 정규적으로 처치를 받지 못하는 환자에게 그러하다. 누운 자세일 때, 복부 장기들이 횡격막을 압박한다. 횡격막이 위로 올라가, 폐의 팽창과 *일회 호흡량*(한번 호흡할 때 흡기하고 호기하는 공기량)을 제한한다. 그리고 호흡률이 증가하여, 얕은 호흡을 보상해 준다. 폐의 정상적인 *기능적 잔존량*은 누운 자세일 때 평균적으로 800cc 감소된다.

중력도 혈류 문합과 폐 아래쪽 부위의 분비물에 영향을 준다. 위에서 언급한 얕은 호흡은 혈류가 가장 적은 폐의 위쪽 부분에서 대부분의 가스교환이 일어나게 만든다. 폐 저부의 부종은 폐 안의 혈류와 체액의 이동에 의해 발생하여, 심한 호흡 곤란과 심지어 폐 색전을 초래할 수 있다. 이들 자세성 요소는 PO_2의 감소와 혈액의 산소포화의 감소를 일으킨다. 클라이언트는 휴식 시간에도 저산소증을 갖게 될 것이다.

침대 안정의 수평 자세는 폐 기능에 악영향을 주지만, 그것이 유일한 요소는 아니다. 고정으로 인해 호흡근육이 덜 사용되고 근력이 소실된다. 약화된 호흡근은 대상자로 하여금 심호흡이나 효율적인 호흡을 할 수 없게 만든다. 흉벽의 팽창도 감소된다. 심지어 침대 머리를 올려도 대상자의 휴식기(일회) 호흡량이 감소된다. 약화된 호흡근, 누운 자세 및 통증 등도 침상 안정시의 기침에 악영향을 주어 기침이 약해지고 비효율적으로 변한다. 약한 기침은 분비물을 효율적으로 배출할 수 없게 만든다.

> **핵심(Key Point):**
> 약한 호흡근, 누운 자세에서 보낸 시간 및 통증 등 모든 요소가 장기간 침상 안정시의 기침에 악영향을 주어 기침이 약해지고 비효율적으로 변한다.

분비물을 깨끗하게 배출할 수 없는 능력은 문제가 되는데, 그 이유는 분비물이 폐 안에 남아 있어, 기도를 폐쇄할 수 있기 때문이다. 폐쇄된 기도는 폐포를 쪼그라들게 만들어, 무기폐(atelectasis)나 저환기를 초래한다. 저환기는 산소와 이산화탄소의 교환을 감소시켜, *저산소증*(산소 수준이 내려가는, hypoxia)이나 *고탄산혈증*(이산화탄소의 수준이 올라가는, hypercarbia)을 초래한다. 잔존한 분비물도 고정된 대상자의 일반적인 사망 원인인 폐렴을 유발할 위험을 크게 만든다.

간과 심장계에 대한 고정의 효과는 폐에 심각한 악영향을 줄 수 있다. 고정은 정상적인 간 기능을 방해하고, 혈전

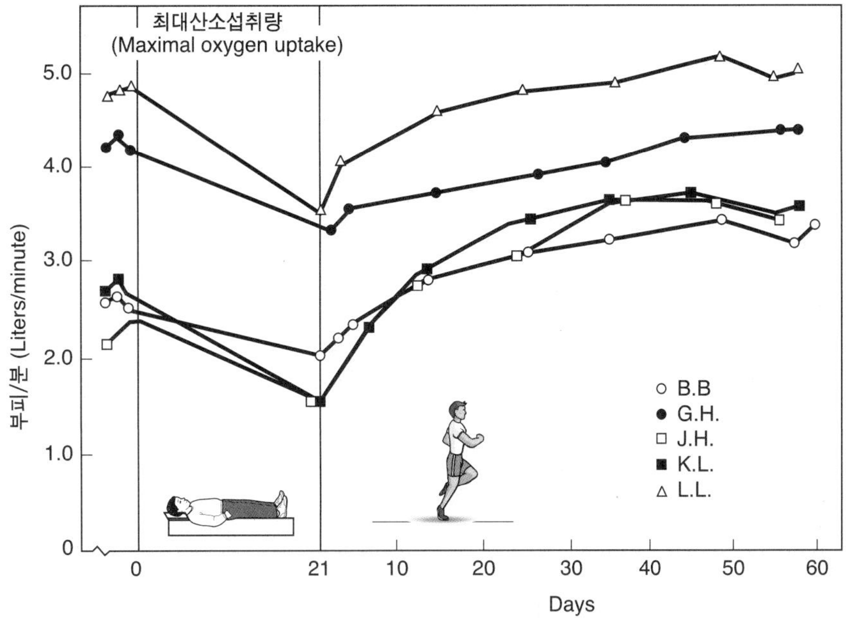

그림 1.8 시간 경과에 따른 최대 산소 섭취량의 그래프. 그래프는 21일간의 침상 안정을 취한 후, 60일간 회복하고 있는 상태를 나타내고 있다. 대상자의 기능 회복율이 다양함을 보여주고 있고, 또 실험에 참여한 모든 대상자들이 침상 안정 21일 이후에 최대 산소섭취량이 감소되었음을 보여 주고 있다.(출처: Buskirk E. *J Nutr.* 1999;129:295S-302S, American Society for Nutritional Science)

정맥염과 심부 혈전증(DVT)를 초래할 수 있는 혈액응고를 초래할 수 있다. 폐계에 대한 뚜렷한 위험은 혈전이 폐로 이동할 가능성과 폐색전과 같은 폐동맥의 폐쇄이다. 폐색전의 위험은 골반, 엉덩이, 혹은 다리에 골절을 당한 Virgil과 같은 환자에게 증가된다.

고정의 저산소 효과는 세포가 산소를 제대로 이용할 수 없게 만들어, 세포 기능 손상을 초래한다. 산소는 콜라겐 합성에 필수적이고, 세포로 산소가 제대로 공급되지 못하면, 조직회복이 방해를 받게 된다.

> **핵심(Key Point):**
> 산소를 세포 수준에서 충분히 이용할 수 있는 능력은 조직 회복에 매우 중요한 역할을 한다.

아이러니하게도 Virgil를 포함한 대부분의 환자들은 조직 회복을 위해 손상이나 수술 이후에 고정을 하게 되지만, 고정은 조직 치유를 방해하는 *저산소혈증*(산소농도가 낮은)을 초래한다. 재활임상가는 조직치유 속도에 대해 고정이 폐에 미치는 효과를 고려해야 하고, 또 심호흡, 체간 운동 및 효율적인 기침 운동을 치료 계획에 포함시켜야 한다. 대상자는 치료적 운동 기간 동안에 심호흡하는 방법과 기침하는 방법을 배워야 한다. 중요한 것은 이런 간단한 활동도 치유를 촉진시키고, 폐부종의 위험을 감소시킬 수 있다는 것을 대상자와 보호자나 간병인에게 강조시켜야 한다.

고정과 무사용이 혈액작용에 미치는 효과 (HEMATOLOGICAL EFFECTS OF IMMOBILIZATION AND DISUSE)

장기간의 침상 안정은 감소된 심박출량과 함께, 말초혈류에 영향을 미친다. 여러 개의 큰 혈관에 대한 도플러 혈류 연구에 따르면, 침상 안정 이후에 복부 대동맥과 넙다리동맥(대퇴동맥)으로 혈류량이 적게 전달되었다. 같은 대상자에서, 공통 목동맥으로의 흐름은 침상 안정 이후에도 변함이 없었다. 이들 소견에 따르면 신체는 비교적 덜 중요한 기관에는 혈류량을 감소시키고, 심장과 뇌과 같은 중요한 기관에는 혈류량을 그대로 유지시켜, 심박출량의 감소에 적응한다는 것이다.

> **핵심(Key Point):**
>
> 신체는 심장과 뇌 이외의 다른 기관에는 혈류량을 감소시켜 장기간 침상 안정에서 오는 심박출량의 감소에 적응한다.

이들 소견은 더 많은 연구를 필요로 하고, 다른 발견들은 침상 안정, 항응고제 그리고 비체중부하와 관련된 비치유 궤양성 말초혈관질환을 치료하는 오늘날의 치료법을 변화시킬 수 있다.

침상 안정을 취하는 대상자들에게는 심부 혈전증과 폐색전의 위험이 높아진다. 심부 혈전증은 주로 하지의 말초 심부 정맥에서 혈병이 발생한 것이다. 폐색전은 심부 혈전증이 혈류를 따라 움직여, 폐조직 안에 안착될 때 일어난다. 이렇게 안착된 부위의 먼쪽 폐 영역에는 혈류가 전달되지 않는다. 혈병이 클수록, 혈병이 갖는 혈중산소의 효과가 커진다. 큰 폐색전은 치명적일 수 있다. 폐색전의 일반적인 징후는 빠른 맥박, 빠른 호흡, 가슴통증 및 저산소증 등이다.

> **핵심(Key Point):**
>
> 폐색전의 일반적인 징후는 빠른 심박동, 빠른 호흡성 가슴 통증 및 저산소증이다.

본장의 초반부에서 언급했듯이, 혈장 부피가 침상 안정 동안에 감소되었다. 이것은 혈류의 점성을 증가시키고, 과응고 상태를 일으킨다. 고정된 환자는 과응고 상태가 될 뿐만 아니라, 하지의 정맥 정체가 증가된다. 하지 근육의 펌핑 작용은 정맥 정체를 감소시켜, 혈액이 심장으로 잘 전달되도록 만든다. 하지 심부 정맥혈전증의 징후와 증상은 **그림 1.9**에 나타나 있다.

통증(Pain)
부종(Edema)
온감(Warmth)
장딴지나 허벅지에서 촉진되는 혈전성 띠코드 (Palpable thrombus cord in calf or thigh)
발목 굽힘 시의 통증 (Pain with ankle flexion)

그림 1.9 심부 정맥 혈전증의 공통 임상 마커들(징후와 증상).

고정과 무사용이 피부에 미치는 효과 (INTEGUMENTARY EFFECTS OF IMMOBILIZATION AND DISUSE)

고정과 무사용의 피부에 대한 효과는 종종 간과되어 왔다. 피부의 *팽창*(부종)과 위축이 고정으로 일어날 수 있고, 이것에 의해 피부가 약해질 수 있고 손상 위험도 커진다. 가동성과 활동의 제한이 압박성 궤양의 주요 위험요소이다. 입원한 환자에게 발생하는 압박성 궤양의 유병률은 3.5~29.5%이고, 장기간 동안 장애를 갖거나 중환자실에 입원한 환자일수록, 유병률의 수치가 높아진다. 특히, 근골격계 환자가 장기간의 고정, 무사용 및 침상 안정 등과 관련된 피부 문제를 가진 확률이 높다. 골절로 입원한 환자가 다른 선택적 절차로 입원한 환자 보다 피부 문제의 높은 위험을 가진다. 넙다리뼈 골절로 입원한 노인 환자 그룹이 가장 높은 위험성을 가진다. 즉, 그들의 66%에서 입박성 궤양이 발생한다. 보고에 따르면, 3주간 침상 안정이나 제한된 의자생활을 하는 입원 환자의 8~25%에서 압박성 궤양이 발생한다고 한다. 가정관리를 받고 있는 대상자의 20%까지 압박성 궤양이 발생하는데, 이 압박성 궤양을 압박성 상처(pressure sore)라고도 부른다. 압박성 궤양은 건강관리제공자에게 있어 매우 중요한 요소이다. 단지 비용적인 측면 뿐만아니라, 압박성 궤양을 가진 너싱홈 대상자가 그렇지 않는 대상자 보다 사망률이 2~6배가 높기 때문이다.

압박성 궤양이란? 피부 표면이 뼈 돌출부의 압박에 의해 국소화된 연부조직 손상이다. 압박성 궤양은 4 단계로 나눠진다. 압박성 궤양의 첫 번째 단계는 연부조직이 단지 붉어지는 단계이다. 피부색이 짙은 경우에 있어, 궤양의 첫 번째 단계는 자줏빛으로 탈색이 되고, 국소적인 온감과 경화가 일어난다. 압박성 궤양의 두 번째 단계는 부분적인 피부 두께 소실이 있고, 얕은 구멍이나 수포가 나타난다. 궤양이 피부 전체와 피하조직까지 퍼져 있을 때를 압박성 궤양의 세 번째 단계라고 한다. 조직손상이 근막을 지나, 근육, 뼈, 힘줄, 관절주머니 및 다른 지지 구조물까지 퍼져 있을 때를 압박성 궤양의 네 번째 단계라고 한다. 압박성 궤양의 네가지 단계를 **그림 1.10**에서 잘 표현하고 있다. Allman[92] 등에 의하면, 압박성 궤양으로 비창백성 홍반, 림프구감소증(lymphopenia), 비가동성, 건조한 피부 및 체중 감소 등이 독자적으로 나타나고, 침상이나 의자에 제한된 활동을 하는 입원 환자에게서 압박성 궤양의 위험 요소가 커진다.

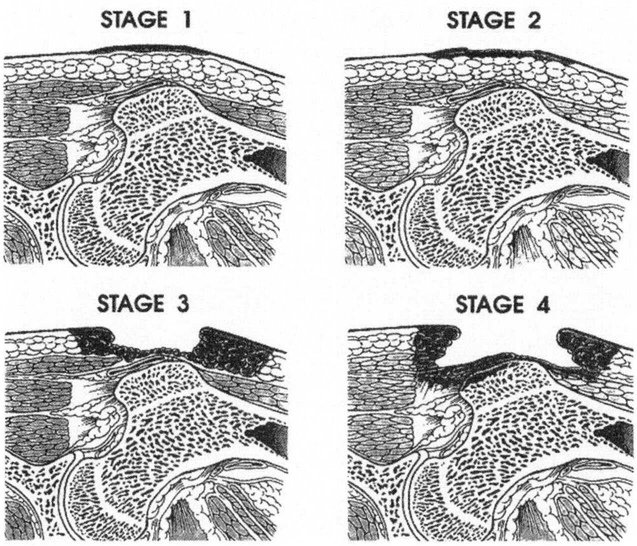

그림 1.10 압박성 궤양의 분류. 단계 1은 비창백성 홍반이 나타나고, 단계 2는 부분적인 피부 소실이 나타나고, 단계 3은 피부 전체의 소실이 나타난다. 그리고 단계 4는 피하조직의 파괴와 손상을 통반한 피부 전체의 소실이 나타난다(출처: Smith D. *Annals Int Med.* 1995;123:433-442).

> **핵심(Key Point):**
> 3주의 침상 안정이나 의자에서의 제한된 활동만 하는 입원 환자의 25%까지 압박성 궤양이 발생한다.

건강한 대상자의 모세혈관성 충만압력은 약 32 mmHg이다. 침상 안정을 하고 있는 대상자가 32 mmHg보다 큰 모세혈관 충만압력을 가지고 있을 때, 저산소증이 일어난다. 이런 저산소증은 압박성 궤양을 유발시킨다. 연부조직에 60 mmHg의 충만압력이 1−2 시간 가해져도, 조직 손상이 일어날 수 있다. 대상자가 병원 침대 누워 있어도 엉치뼈(천골)의 연부조직에 100−150 mmHg의 압력이 가해지기 때문에, 위의 사실은 매우 중요하다. 앉은 자세일 때는 충만압력이 300 mmHg까지 올라갈 수 있다. 연구들에 따르면, 혼자서 움직일 수 있는 건강한 사람은 잠자는 동안 50번 정도 자세를 바꾼다고 하였고, 또 2시간 마다 간병인에 의해 대상자의 자세가 변화되면, 압박성 궤양의 위험이 낮아진다는 것이다. 압박성 궤양을 감소시키는 다른 방법은 특수한 매트리스를 사용하거나 피부에 보호 패드를 사용하는 것이다.

압박성 궤양은 전단력, 마찰력, 습기, 화학물 등에 의해서도 일어날 수 있다. 재활임상가는 대상자에게 노출되는 전단력과 마찰력을 감소시켜야 한다. 전단력과 마찰은 대상자가 침대에서 미끄러질 때 그리고 고정된 물체에 피부가 문지러질 때 피부에 가해지는 힘이다. 거친 시트에 가해지는 피부의 마찰은 종종 표피 손상을 초래한다: 찰과상, 수포, 피부 열상 등. 전단력은 심한 손상을 일으키고, 단계 3에 이르기까지 발견되지 않는 심부 궤양의 발생에 기여한다. 가끔 침대머리를 거상했을 때, 전단력이 엉치뼈에 가해져 문제 시 된다. 침대머리를 30° 이상 올리면(**그림 1.11**), 마찰계수가 높아져, 엉치뼈의 피부와 표층근막을 침대보에 고정시키고, 한편 중력이 심부 근막과 뼈대를 침대의 발쪽으로 잡아당긴다. 조직층 사이의 전단력은 조직 사이에 있는 혈관을 비틀게 되어, 혈액 폐쇄나 조직 허혈을 초래한다. 근조직의 위축으로 인한 느슨해진 피부와 함께, 혈류 방해는 피부 문제를 더욱 악화시킨다. **그림 1.11**에서 묘사되었듯이, 반쯤 기대어 누운 자세는 매우 편안한 자세일 수 있지만, Agency for Healthcare Research and Quality는 압박성 궤양을 방지하기 위해 의학적 상태와 다른 제한과 함께 침대머리를 가능한 낮추는 것을 권장한다.

습기와 화학물은 압박성 궤양의 위험을 증가시킨다. 가장 흔한 화학물은 대상자의 오줌, 용변 및 땀이다. 장기간 습기에 노출되면, 피부가 연약해진다. 연약한 피부는 건조한 피부 보다 더 쉽게 손상될 수 있고, 또 더 적은 힘과 더 짧은 시간에 파괴될 수 있다. 압박성 궤양을 유발시킬 수 있는 모든 위험 요소들은 적절한 관리 지침을 통해 최소화되어야 한다. 특히 대상자를 이동시키고 청결하게 유지할 때 더욱 조심해야 한다.

> **핵심(Key Point):**
> 가능하다면, 대상자의 의학적 상태와 다른 제한들을 고려하고, 압박성 궤양의 발생을 방지하기 위해 침대머리를 가장 낮은 위치로 유지해야 한다.

여러 가지 문제를 가진 대상자에게 있어 종종 피부 파손이 간과되고 있다. 피부는 외부 환경에 노출된 방어막이다. 압박성 궤양은 움직이지 못하고 침상 안정을 하는 대상자에게 있어 심각한 결과를 초래할 수 있는 감염의 피부창

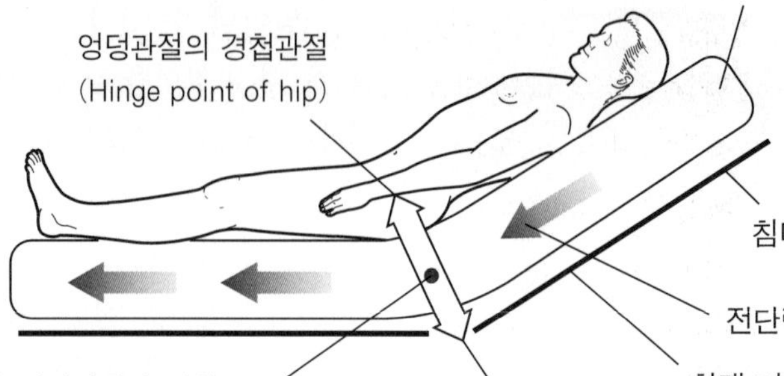

그림 1.11 기대어 누운 자세와 압박성 궤양의 생성(출처: Sussman C, Bates-J둔두 B. Wound Care: A Collaborative Practice Mannual for Physical Therapists and Nurses, 2nd ed. Gaithersburg, MD:A네두 Publishers, 2001).

(opening)이 될 수 있다. 건강관리팀은 압박성 궤양의 발생을 줄이기 위해, 침상 생활을 하는 대상자를 위해 매일 피부관리를 해야 한다. 가동성이 제한된 모든 대상자들은, 심지어 일시적으로 그렇게 된 대상자들이라 할지라도, 피부 파손의 위험을 평가받아야 한다. Braden Scale이나 Norton Scale 과 같은 위험 평가 도구로 평가하는데 1-2분 밖에 소요되지 않는다. **표 1.1**에 Braden Scale의 예를 들었다.

고정과 무사용이 소화기관에 미치는 효과 (GASTROINTESTINAL EFFECTS OF IMMOBILIZATION AND DISUSE)

고정에 관련된 비활동과 자세 제한은 소화기관의 가동성과 소화액 분비를 감소시킨다. 오심, 식욕 부진 및 변비 등이 일반적으로 나타난다. 이들 문제는 대상자를 불편하게 만들 뿐만 아니라, 치유에 나쁜 영향을 준다. 손상이나 수술로 고정된 대상자는 조직 회복을 위해 적절한 칼로리와 수분을 섭취해야 한다. 불행하게도, 움직이지 못하는 대상자는 종종 오심, 식욕부진 및 소화기관의 불편감으로 인해 음식물과 수분을 제대로 섭취하지 못하다.

> **핵심(Key Point):**
> 적절한 수분과 칼로리 섭취는 조직 회복에 필수적이다. 그러나 움직이지 못하는 대상자는 종종 오심, 식욕부진 및 소화기관의 불편감으로 인해 음식물과 수분을 제대로 섭취하지 못하다.

고정된 신체 부분으로 인해 역학적 어려움이 발생하기 때문에, 음식과 음료의 섭취도 감소될 수 있다. 기대어 누운 자세에서는 삼키기를 어렵게 하고, 침대 머리가 거상되어도 삼키기가 어색해진다. 고정과 처방된 약에 의해 미각과 후각이 손상될 수 있고, 더 나아가 식욕이 감소될 수 있다. 소화액의 분비도 고정에 의해 감소된다. 결과적으로, 음식이 무엇이든간에, 대상자는 충분하게 소화시킬 수 없게 된다. 고정에 의한 이화과정(catabolic process)도 6일에서 10일째에 부정적인 질소 균형을 초래하고, 식욕부진을 일으킬 수 있다.

고정과 관련된 생리적 체액 이동도 특히, 고정 후 며칠이내에 오심과 변비를 일으킬 수 있다. 침상 안정 1–2일 경에 대상자는 600cc의 체액을 소실하고, 2주 이내에 체액의 15–20%가 감소된다. *이뇨*(많은 오줌량에 의한 분비)에 의한 이런 체액 소실은 앞에서 언급되었듯이, 부적절한 수분 섭취와 관련된 문제를 일으킨다. 입원 동안에는 보충적인 IV로 이런 체액 소실을 보상할 수 있지만, 가정에서 회복하고 있는 대상자에게는 IV를 제대로 적용할 수 없다.

비활동은 내부장기에 대한 복부 근육의 익숙한 외적 압박을 감소시킨다. 기대어 누운 자세가 소화기관에 가해지는 중력을 제거한다. 이런 외적 힘의 소실은 소화기관의 연동운동 혹은 장 운동을 감소시킨다. 변비와 소화기관의 가스에 대한 불편도 종종 발생한다. 위에서 거론된 감소된 수분 섭취와 생리적 체액 이동이 변비 문제를 증가시킨다. 오래되고 심한 변비는 의학적 중재가 필요한 배변 밀착을 초래할 수 있다. *연동운동*(소화기관을 통해 평활근 수축이 음식물을 먼쪽으로 움직이는)이 일어날 때까지 구강 섭취가 제한되고, 이것에 의해 음성 질소균형과 조직치유의 방해가 악화될 수 있다. Virgil은 소화기관에 압박을 증가시킬 수 있는 복부의 등척성 수축과 골반 안정화 운동을 통해 장 운동의 감소를 방지해야 한다. 그의 가족과 재활임상가는 변비를 방지하고 정상적인 수분 섭취를 유지할 수 있도록 Virgil에게 자주 식사를 하고, 충분히 물을 마시도록 권장해야 한다.

고정과 무사용이 비뇨기에 미치는 효과 (URINARY EFFECTS OF IMMOBILIZATION AND DISUSE)

비뇨기계에 대한 고정과 무사용의 효과는 이뇨작용의 초기 증가와 함께 시작하고, 방광 팽창, 뇨배출 감각 상실, 요정체, 빈번한 감염, 사구체 여과율 감소 및 신장 칼슘 형성 등을 초래할 수 있다.

이뇨 작용의 초기 증가는 기대어 누운 자세에 적응함으로써 시작되는 세포외액-세포내액 이동의 결과로 나타난다. 비가동은 염분과 물의 배출을 조절하는 reninangiotensin 주기를 활성화시키는, aldosterone의 큰 방출을 유발시킨다. 신장과 호르몬 수용기의 활성화는 고정의 둘째날에 약 600cc의 세포액 감소를 일으킨다. 대상자가 2주 동안 침상안정을 하면, 체액의 15-20%가 감소된다.

> **핵심(Key Point):**
>
> 비가동과 무사용은 이뇨작용, 요팽창, 요방출 감각 소실, 요정체, 빈번한 요도감염, 신장 칼슘 형성을 증가시키고, 사구체 여과율을 감소시킨다.

이런 생리적 체액 이동은 요생산의 초기 증가를 일으켜, 대상자가 자주 요배출을 하도록 만든다. 불행하게도, 이런 초기 고정 기간은 가동성이 제한되고 대상자가 독자적으로 침대용 변기나 소변기를 이용하기 어려운 때인 초기 외상 이후나 수술 이후와 일치한다. 요 카테터는 요생산이 많을 때 유용하게 사용할 수 있지만, 가정에서 사용하지는 쉽지 않다. 조기에 집으로 퇴원하고, 여전히 이뇨작용이 증가되어 있다면, 대상자에게 침대용 변기나 소변기의 사용이 필요함으로 알려 준다.

고정된 대상자는 종종 오줌 배출을 꺼려한다. 왜냐하면, 그들은 침대용 변기나 소변기 사용에 당황해 하고, 또 가족들에게 오줌 배출을 요구하기 싫기 때문이다. 대상자가 이런 형태의 오줌 배출을 회피하면, 방광 압박근이 과도한 팽창될 수 있고, 또 시간이 경과하면, 오줌배출 감각이 상실된다. 오줌 배출을 대상자가 느끼지 못하거나, 참을 수 없거나 무시하면, 요 정체, 오줌 배출의 어려움, 과도한 배뇨, 정체, *배뇨후 잔존량*(오줌 배출 후 방광에 남아 있는 오줌량) 및 요도감염 등과 관련된 부가적인 문제가 발생할 수 있다.

비체중 상태도 비뇨기계에 영향을 줄 수 있다. 긴뼈가 정상적인 체중부하를 받지 못할 때 일어나는 칼슘과 인의 탈무기화는 본 장의 앞부분에서 기술되었다. 뼈에서 혈액으로 유리되는 과도한 칼슘과 인은 신장에서 여과되는데, 이것은 신장 칼슘(신장결석)의 형성을 야기시킨다.

고정과 무사용이 대사에 미치는 효과 (METABOLIC EFFECTS OF IMMOBILIZATION AND DISUSE)

침상 안정의 대사 효과는 매우 자세히 연구되고 있다. 20일간 침상 안정을 취하고 일정한 칼로리를 섭취한 건강한 14명을 대상으로한 연구에 따르면, 신체 질량, 체지방율, 전체 콜레스테롤 수준(HDL과 LDL), triglycerides, 자유지방산 등이 변하지 않았다고 한다. 그러나 장기간 침상 안정을 취했을 때는, 20일간의 침상 안정에서 나타난 apoliproprotein -AI감소의 결과로서 HDL 콜레스테롤(좋은 콜레스테롤)이 감소될 수 있다. apoliproprotein -AI는 HDL 콜레스테롤 소립자 내에 함유되어 있다.

대상자의 글루코스 내성 검사에 따르면 침상 안정 동안이나 이후에, 경구용 글루코스를 섭취해도 혈장내의 글루코스 농도에는 변화가 없다고 한다. 연구들은 침상 안정 동안에 인슐린 민감성이 감소됨을 증명했고, 또 경구용 글루코스의 섭취 이후에 최대 인슐린 농도가 지연되었음을 증명했다. 인슐린 민감성의 감소는 인슐린에 덜 효율적으로 반응한 비활성 근육 때문이라고 믿어지고 있다. 이런 가설을 완전하게 증명되지 않았고, 계속 연구되고 있는 중이다.

기초대사율에 대한 침상 안정의 효과를 모순되게 발표한 몇몇 연구들이 있었다. 몇몇 연구에 따르면, 침상 안정 동안 약간의 기초대사율 감소가 나타났고, 다른 연구들에 따르면 그런 변화가 없었다고 했다. *기초대사율*이란 휴식동안에 일어나는 신체의 산소 소비량이다. 기초대사율을 측정하기가 매우 어렵기 때문에, 침상 안정에 대한 효과를 명확하게 정의할 수 없다. 기초대사율이 감소한다는 주장이 있고, 오늘날 많은 연구들이 이런 내용을 지지하고 있다. 이런 가설을 증명하기 위해서는 더 많은 연구들이 이루어져야 한다. 식욕이 결국 회복되면, 감소된 기초대사율, 장기간의 침상 안정과 고정, 그리고 신체 질량 감소가 합쳐져, 대상자의 체지방을 상대적으로 증가시키는데 영향을 준다. 이것은 비만과 관련된 위험 요소에 대상자를 내몰게 되는 것이다.

적절히 기술되지 않았지만, 당뇨병과 같은 대사 장애를 가진 대상자들은 침상 안정과 고정으로 인해 심각한 대사 영향을 가질 수 있다. 위에서 언급된 다른 대사 변화들은 대상자의 건강에 나쁜 영향을 준다.

심리사회적 고려 사항 (PSYCHOSOCIAL CONSIDERATIONS)

심리사회적 관심은 치유와 재활에 대한 뚜렷한 효과를 갖는다. 고려되어야 할 몇몇 주요 측면에는 대상자의 보험, 가족 지지 및 직업으로 복귀 등이 포함된다. 기능 상태나 독립성의 변화는, 단기 혹은 장기적으로 대상자가 자신은 물론, 자신의 역할과 가족, 친구 직장 동료간의 상호작용을 어떻게 바라볼 것인가에 영향을 준다.

> **핵심 (Key Point):**
> 기능 상태나 독립성의 변화는 대상자가 자신은 물론, 자신의 역할 및 가족, 친구, 동료 사이의 상호작용을 어떻게 바라볼 것인가에 영향을 준다.

Virgil은 신체 활동이 많은 농부였다. 그의 가족은 지지적이었지만, Virgil의 책임을 떠맡을 그들의 능력은 어느 정도였는가? Virgil의 농장 일을 누가 관리하고 책임을 지는가? Virgil의 아내와 아들은 Virgil이 농장일을 다시 할 수 있을 때까지 농장일을 맡았는가? 만약 그렇지 못했다면, 누가 그리고 어떻게 비용을 충당했는가? 손상과 재활에 대한 관심은 Virgil을 위한 관심일 것이고, 그것은 치료적 운동프로그램의 참여에 대한 그의 결정에 영향을 줄 것이다. 일상 활동에 필요한 근력, 지구력, 유연성을 회복하기 전에 농장 활동을 너무 빠르게 시도하거나, 너무 많이 하거나, 너무 자주 하는 것은 재손상이나 장기적인 장애를 초래할 수 있다. Virgil의 의사와 재활임상가는 그가 일상생활로 안전하게 돌아가기 전에 근력, 협응력, 민첩성을 먼저 회복해야 한다는 것을 강조해야 한다. 연쇄적인 회복은 가능할 것이고, Virgil의 평안한 마음에 유리할 것이다.

장애와 삶의 질 (DISABILITY AND QUALITY OF LIFE)

최근의 건강관리산업은 다양한 질병의 치료에서부터 건강을 관리하고 질병을 예방하는 쪽으로 흐르고 있다. 이런 흐름은 질병이 일단 발생하면, 질병을 치료하는 쪽으로 건강관리의 목표를 설정했던 것 이외에, 질병의 예방, 이환율 및 사망에 대한 목표를 제공해 준다. 연이어, 건강관리산업은 건강 스크린 프로그램과 건강 촉진을 위해 수백만 달러를 사용해 왔다. 건강 촉진과 예방에 대한 이런 흐름은 보다 발전한 단계로 넘어가야 하고, 또 건강한 개인은 물론, 장애와 만성 질병을 가진 대상자들에게도 적용되어야 한다. 장애를 가진 대상자가 직면하는 대다수 이차성 질병들에는 비만, 고혈압, 압박성 궤양 등이 있다. 질병을 가진 많은 대상자들은 침상 생활을 하게 되고, 결과적으로 본장의 앞부분에서 언급된 침상 안정의 나쁜 효과를 경험하게 된다(**표 1.2**).

대상자의 건강 상태는 연속적으로 앞뒤로 이동한다. 이것은 장애를 가진 대상자와 건강한 대상자 모두에게 적용된다. 예를 들어, 경련성 뇌성마비를 가진 대상자는 항상 장애를 가지고 있을 것이다. 예방 차원의 조치는 대상자의 건강을 최대로 유지하기 위해 적절한 영양공급, 압박성 궤양, 정규적인 의학적 검진과 치료적 운동프로그램 중재 등이 포함된다. 이런 치료의 부정은 더 나쁜 건강을 초래하게 되고, 삶의 질을 더욱 나쁘게 만든다. 영구 장애를 가진 대상자는 가장 나쁜 건강 상태에서 시작하기 때문에, 건강한 사람 보다 실제로 건강 촉진과 예방이 더욱 필요할 것이다. 이것은 장애를 가진 대상자가 심하지 않는 질병을 가졌다 하더라도, 일상 생활의 기능적 가동성과 독자성이 크게 손상될 것이다. 그러나 장애를 갖지 않은 대상자가 위와 같은 질병을 가졌다면, 그는 일상의 삶에 나쁜 영향을 거의 받지 않을 것이다.

> **핵심(Key Point):**
>
> 영구 장애를 가진 대상자는 건강한 사람 보다 더 많은 건강 촉진과 예방을 필요로 할 것이다. 장애인이 작은 질병을 가지면, 일상생활의 기능적 가동성과 독자성이 크게 손상될 것이다.

*Healthy People with Disability 2010*는 장애인을 위한 건강 촉진에 대해 기술했다. 첫 번째는 건강한 생활 스타일과 건강한 환경을 제공하는 것이다. 두 번째는 합병증의 예방이다. 세번째, 건강관리제공자는 장애인이 자신의 건강관리를 이해하고 모니터링할 수 있도록 노력해야 한다. 끝으로 건강관리 전문가들은 장애인이 일상 생활에 참여할 수 있도록 많은 기회를 제공해야 한다.

장애를 예방하는 건강관리 산업의 미래 목표는 많은 장벽이 있는데, 이들 장벽에는 비용, 에너지와 의욕의 부족, 지식의 부족, 운송 부족 및, 이용가능성의 부족 등이 있다. 건강관리제공자들은 포괄적인 전략을 개발할 때와 대상자에게 시기적으로 적절하고 비용적인 면에서 효율적으로 제공할 방법들을 찾을 때, 이들 이슈를 고려해야 한다. 치료적 운동 프로그램을 설계할 때, 대상자들이 효율적으로 참여할 수 있도록 하기 위해, 그들이 인지하고 있는 장벽을 고려해야 한다.

본 장의 시작 부분에서 기술한 사례에서 볼 때, 대상자는 급성 손상으로 인해, 다리와 골반이 치유될 때까지 사회에 대한 자신의 능력에 많은 제한이 있었다. 장애 모델에 있어, 건강관리제공자의 목표는 가능한 빠르게 손상을 치유할 수 있는 관리를 제공하는 것이다. 건강관리제공자는 Virgil의 전반적인 건강 악화를 예방할 필요가 있다. 장기간의 침상 안정에서 오는 건강의 악영향을 방지하는 것이 포함되어야 하고, 또 일단 퇴원했을 때 건강관리에 어떻게 해야 하는지에 대한 배치가 포함되어야 한다. 그리고 위에서 언급한 모든 장벽을 고려해야 한다. 끝으로, 그의 안전을 위협하지 않고 가능한 곧바로 개인의 건강 상태에 따른 권리를 가질 수 있도록 대상자를 취하는 것이 목표이다.

장애의 정의(Definitions of Disability)

*장애(disability)*의 개념은 특정 신체 시스템의 기능, 사람의 기본적인 수행과, 그리고 평상적이고 예상적이고, 바람직한 사회적 역할의 수행에 대한 건강 상태의 악영향으로 간주된다. Jette의 정의에 따르면, 장애(disblement)는 질병, 손상 혹은 선천성 이상이 사람의 기능을 여러 수준으로 나눌 수 있다는 다양한 결과를 반영하는 전세계적인 용어이다. 장애는 중요한 임상적 치료 결과를 확인하기 위한 유용한 틀을 제공한다. Jette에 따르면, 장애 모델 개발의 목적은 2가지다: 1) 질병, 손상, 혹은 선천성 이상이 기본적인 신체 및 정신적 활동에 대한, 그리고 일상생활의 행동과 역할에 대한 특정 기관이나 시스템의 기능에 미치는 잠재적인 효과를 이론화한다; 그리고 2) 장애 과정을 가속하거나(잠재적인 위험 요소) 혹은 지연(치료적 운동 중재)시킬 수 있는 개인적 요소와 환경적 요소를 기술하는 토대를 제공한다. 1965년에 개발된 Nagi 모델(**그림 1. 12**)은 최초의 장애 모델로써, 질병 상태에 대한 대상자의 건강 상태를 검사했다. 이 모델 이전에, 대상자의 건강 레벨은 대상자의 삶에 영향을 주었던 질병이나 병리상태의 크기에 대한 것 보다는 주로 질병이나 병리 상태의 발현에 직접적으로 근거되었다.

> **핵심(Key Point):**
>
> Nagi 모델 이전의 건강 레벨은 질병이나 병리상태가 대상자의 삶에 어떤 영향을 주었는가에 대한 내용 보다는 질병이나 병리 상태 자체에 근거되었다.

*Nagi 모델*은 4가지 개념으로 이루어졌다: 병리, 손상, 기능 제한 및 장애이다. 병리는 감염, 외상, 퇴행성 상태 및 질병을 포함하는 많은 잠재적인 원인을 가지고 있다. *손상*은 기관레벨(예, 무릎관절의 굽힘 구축, 돌림소매 약증)에서 일어난다. *기능 제한*은 전체 기관 레벨(옷입기, 목욕하기,

표 1.1 압박성 궤양의 위험을 예측하는 Braden Scale

환자 ______	평가자 ______		날짜 ______		
					점수
감각인지 불편함과 압박을 느낄 수 있는 능력	**1. 완전한 제한** 대부분의 신체 영역에서 통증이 감각 상실되거나 의식의 상실 때문에 통증자극에 반응이 없음	**2. 심한 제한** 통증자극에만 반응함. 신체 1/2 영역 이상에서 통증이나 불편함을 느끼는 감각 손상을 가졌거나 신음소리로만 의사소통을 할 수 있을 때	**3. 약간의 제한** 구두 요구에 반응하지만, 불편함이나 요구사항에 대한 항상 의사소통을 할 수 없는 경우. 팔다리 중 1-2개의 팔다리에서 통증이나 불편함을 느낄 수 없음	**4. 손상 없음** 구두 요구에 반응함. 통증이나 불편함을 느낄 수 없는 능력이 제한된 감각 소실이 없음	
습기 습기에 노출된 피부의 정도	**1. 지속적인 습기** 땀과 오줌에 의해 거의 항상 피부가 축축함. 환자를 움직일 때마다 습기가 확인됨	**2. 심한 습기** 피부가 종종 축축해져 있음. 이동할 때마다 옷을 갈아 입혀주어야 함	**3. 약간의 습기** 피부가 경우에 따라 축축하고, 하루에 한번 정도 옷만 갈아 입혀줌	**4. 습기 없음** 대개 피부가 건조함. 일정한 간격으로 옷만 갈아 입혀줌	
활동 신체활동의 정도	**1. 침상 안정** 침대에서만	**2. 의자생활** 걷는 능력이 심하게 제한되거나 걷을 수 없을 때. 자신의 체중을 지탱할 수 없거나 휠체어로 이동할 때 보조가 필요한 경우	**3. 약간의 보행** 경우에 따라 도움 없이 걷지만, 짧은 거리를 걷고, 주로 침대나 의자에서 생활을 한다.	**4. 빈번한 보행** 적어도 하루에 두번은 실외에서 걷고, 두시간 마다 적어도 한번은 실내에서 걷는다.	
가동성 신체위치를 바꾸고 조절할 수 있는 능력	**1. 완전한 비가동** 도움 없이는 신체나 팔다리를 조금도 움직일 수 없음	**2. 심한 제한** 신체나 팔다리의 위치를 경우에 따라 약간 움직일 수 있지만, 독자적으로 자주 혹은 눈에 띠게 움직일 수 없음	**3. 약간의 제한** 독자적으로 신체나 팔다리의 위치를 약간씩 자주 움직일 수 있음	**4. 제한 없음** 도움없이 신체 위치를 자주 움직일 수 있고, 크게 움직일 수 있음	

(계속)

총 점수가 낮을수록, 압박성 궤양 발생의 위험이 높아진다.
(Barbara Braden과 Nancy Bergstrom에게 허락받음, 1988)

표 1.1 (계속)

영양상태 유용한 음식섭취 패턴	**1. 매우 나쁨** 식사를 완전히 할 수 없음. 제공된 음식의 1/3 이상을 먹는 경우가 거의 없음. 하루에 단백질을 2 서빙 미만을 먹음. 수분 섭취가 거의 없음. 5일 이상 깨끗한 액체나 IV를 유지하지 않거나 음료 보충제나 NPO를 섭취하지 않음	**2. 부적절함** 식사를 완전하게 하는 경우의 거의 없고, 일반적으로 제공된 음식의 1/2만 먹는다. 단백질 섭취는 하루에 3 서빙 정도만 한다. 경우에 따라 보충제를 먹고, 최적량보다 적게 먹는다.	**3. 적절함** 식사의 절반만 먹는다. 하루에 단백질을 4 서빙만 한다. 경우에 따라 식사를 거부하지만, 대개 보충제를 섭취한다. 대부분의 영양분을 가진 TPN을 먹는다.	**4. 우수함** 매 식사를 대부분 먹는다. 식사를 거부하지 않는다. 하루에 4번 이상을 먹는다. 경우에 따라 식사시간 중간에도 먹는다. 보충제가 필요하지 않다.
마찰과 전단력	**1. 문제가 있음** 움직일 때 중등도에서 최대 도움이 필요함. 미끄럼판 없이는 환자를 완벽하게 이돌할 수 없다. 침대나 의자에서 자주 미끄러져, 최대 도움을 통해 자주 자세를 바로 잡아주어야 한다. 경축, 구축 혹은 동요에 의해 지속적인 마찰이 초래된다.	**2. 잠재적인 문제가 있음** 최소 도움을 통해 이동된다. 이동하는 동안 피부가 시트, 의자, 보호판 및 다른 장비위에서 어느 정도 미끄러진다. 의자나 침대에서 비교적 좋은 자세를 유지하지만, 경우에 따라 미끄러기도 한다.	**3. 문제가 없음** 침대와 의자에서 독자적으로 움직일 수 있고, 이동할 때 자신의 체중을 완벽하게 들어 올릴 수 있다. 침대나 의자에서 좋은 자세를 유지한다.	
				총 점수

표1.2 건강관리 계획을 개발할 때, 장애를 가진 대상자에게 영향을 주는 다음과 같은 이차성 질환들을 고려해야 한다

골다공증(Osteoporosis)
골관절염(Osteoarthritis)
균형 감소(Decreased balance)
근력 감소(Decreased strength)
지구력 감소(Decreased endurance)
피트니스 감소(Decreased fitness)
관절 유연성 감소(Decreased joint flexibility)
근힘줄 신장성 감소(Decreased musculotendinous extensibility)
경축 증가(Increased spasticity)
체중 문제(Weight problems)
우울증(Depression)

식사하기, 계단 오르기, 공 던지기)에서만 볼 수 있다. 장애에 대한 Nagi의 정의는 사회적 역할을 수행할 수 없는 대상자의 *무능*이나 제한으로 간주된다. Virgil의 경우, 남편이나 아버지로써 농장일에 제한없이 참여한 것이다.

세계보건기구(WHO)는 1970년 중반에 *손상, 장애 및 핸디캡에 대한 국제 분류*를 개발했다(**그림 1.13**). 오늘날, 병리에 대한 치료는 만성이거나 장애가 있지만 다루기 쉬운 상태로 만드는 것이다. 이들 모델 내에서, 손상과 장애 사이의 상호작용은 매우 중요하다. ICIDH 장애 모델은 건강 상태와 관련된 4 가지 요소를 가지고 있다: 질병, 손상, 장애 및 핸디캡. ICIDH 모델에서의 질병은 기관 레벨(예, 감염, 염증, 혹은 Virgil의 경우 처럼 골절)에서 일어나는 변화로 간주된다. 이것은 Nagi의 병리와 매우 비슷하지만, 완전히 똑같지는 않다. 질병에 대한 ICIDH 개념은 신체 구조나 기능을 독특하게 변화시키는 것으로 간주된다. 손상(impairment)은 Nagi 모델이나 ICIDH 모델 모두에서 같은 의미를 갖는다. 예를 들어, 손상은 통증, 부종, 삼출물, 불안정, 관절가동범위 감소, 근육 약증 및 피로, 느슨한 관절, 고유수용성 혹은 균형감각 소실 등을 포함한다.

> **핵심(Key Point):**
>
> 손상(impairment)은 Nagi 모델이나 ICIDH 모델 모두에서 같은 의미를 갖는다. 예를 들어, 손상은 통증, 부종, 삼출물, 불안정, 관절가동범위 감소, 근육 약증, 느슨한 관절, 고유수용성 혹은 균형감각 소실 등을 포함한다.

WHO의 모델에서, 장애는 대상자 레벨에서 일어난다. 즉, 대상자는 정상적인 방법으로 일상 활동을 수행하는데 제한을 갖거나 수행할 수 없게 된다. ICIDH 모델에서의 장애에 대한 정의는, Nagi 모델의 기능 제한과 비슷하다. 기능 제한은 일상 활동을 수행하거나, 도구를 이용한 일상활동을 하거나, 스포츠 활동을 하는데 제한을 갖는다는 의미한다.

> **핵심(Key Point):**
>
> Nagi 모델에 따르면, 기능 제한이란? 일상 활동을 수행하거나, 도구를 이용한 일상활동을 하거나, 스포츠 활동을 하는데 제한을 갖는다는 의미한다.

기능 제한이란 용어는 활동 제한과 같은 의미이다. 계단을 오르내릴 수 없거나, 앉은 자세에서 일어설 수 없거나, 침대에서 돌아누울 수 없는 기능 제한이 ICIDH 모델에서 보면 장애가 된다. 손상에 의한 운동 제한도 ICIDH 모델에서 보면 장애가 된다. 장애란, 스스로나 다른 사람을 돌보거나, 직업을 갖거나, 여가활동이나 스포츠활동을 하는 것과

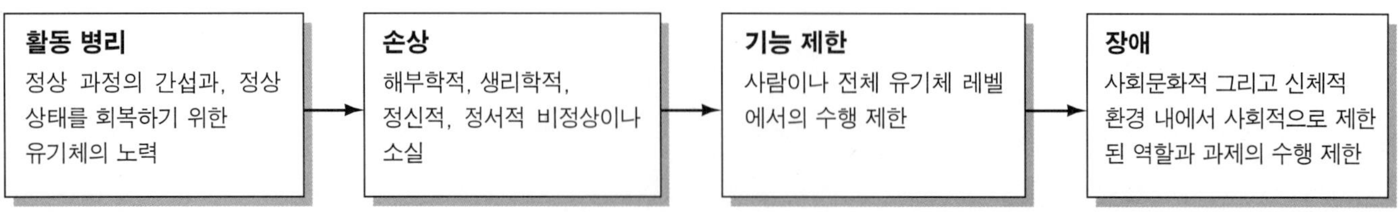

그림 1.12 Nagi의 장애 모델.

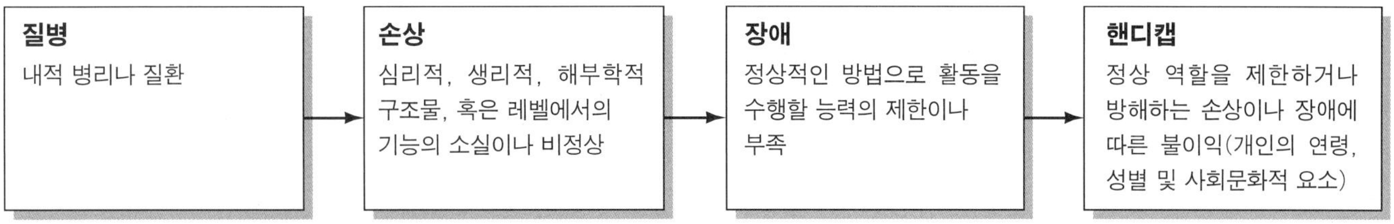

그림 1.13 손상, 장애 및 핸디캡 모델의 국제 분류(ICIDH).

같은 사회적 참여가 대상자에게 제한되는 것을 의미한다. 장애는 참여 제한과 비슷한 의미로 간주될 수 있다.

> **핵심(Key Point):**
>
> 장애는 사회적으로 자신의 역할을 수행하거나 참여하는 대상자의 능력이 제한되는 것을 의미한다. 장애에는 자기 스스로 혹은 남을 돌보는 능력의 제한, 직업을 갖는 능력의 제한, 여가활동이나 스포츠활동에 참여하는 능력의 제한이 포함된다.

ICIDH 모델은 사회적 역할의 제한이란 의미로 핸디캡이라는 용어를 사용한다. 그러므로 핸디캡은 Nagi 모델의 장애와 비교할 수 있다. 즉, 두 모델은 신체적 환경, 사회적 환경, 혹은 둘 다에 의해 제한이 부가된다고 기술하고 있다. Nagi 모델과 달리, ICIDH의 핸디캡, 장애 및 손상은 계층적 관계가 아니라, 상호관련성을 갖는 개념이다. 최근에, National Center for Medical Rehabilitation Research (NCMRR)는 장애에 관련된 기능적 문제를 분리하기 위해 Nagi 모델에 *사회적 제한*의 개념을 접목시킨 *수정된 장애 모델*을 제시했다. NCMRR에 따르면, 사회적 제한은 완전한 사회 참여와 관련된 서비스와 기회에 접근할 수 없도록 만드는 사회적 정책이나 장벽(구조적 혹은 태도적)에 영향을 줄 수 있는 제한이다. NCMRR에서 기술한 사회적 제한은 ICIDH 모델의 핸디캡과 비슷하다. 기술된 개념적인 장애 모델들에는 완전하게 일치되는 것은 없다.

*삶의 질과 관련된 건강*은 웰빙의 의미를 갖는다. 즉, 건강을 신체적, 사회적, 심리적 측면에서 다루고 있다. 삶의 질과 관련된 건강은 자신의 건강에 대한 대상자의 인식에서 주로 근거된다. 그리고 자신의 건강에 대한 대상자의 인식에는 정서적 웰빙, 에너지, 생명력, 수면 및 휴식, 행동 능력 및 전반적인 삶에 대한 만족도 등이 포함된다.

> **핵심(Key Point):**
>
> 삶의 질과 관련된 건강은 건강을 신체적, 사회적, 심리적 측면에서 다루고 있다. 여기에는 자신의 건강에 대한 대상자의 인식이 포함된다. 그리고 자신의 건강에 대한 대상자의 인식에는 정서적 웰빙, 에너지, 생명력, 수면 및 휴식, 행동 능력 및 전반적인 삶에 대한 만족도 등이 포함된다.

역할(남편, 아버지, 농부)을 제한 없이 수행하는 대상자의 능력은 삶의 질의 필수 요건이다. 재활임상가는 대상자의 신체적 상태나 제공된 치료가 의사에 대한 의존성이나 장애와 관련된 우울증을 일으키는지를 고려해야 한다. 의존성과 우울증은 대상자의 역할 수행을 제한할 것이다. 삶의 질은 치료 계획과 목표의 개발에 있어 중요한 고려사항이다. 삶의 질이 신체적, 정서적, 사회적 기능 능력과 상호작용에 좌우되기 때문에, 이들 영역을 재활 분야에서 다루어야 한다. 삶의 질에 대한 대상자의 인식은 치료적 운동 프로그램에 대한 동기화와 순응에 커다란 영향을 가질 수 있다. Jette는 환경과 관련된 대상자의 능력에 삶의 질을 직접 연결시켰다(**그림 1.14**). 그러므로 기능 제한과 핸디캡 혹은 장애는 삶의 질에 영향을 줄 수 있다. 장애 모델과 삶의 질과 관련된 건강의 계속된 수정과 동화는 특히 최근에 증가된 지지 연구와 함께 일어나는 것 같다. 계속된 이런 수정은 장애를 최소화하는데 도움을 주는 다학문적 의사소통과 연구 가설 개발을 향상시킬 수 있는 잠재 능력을 가지고 있다.

Virgil를 치료했던 재활임상가는 환자의 병력을 기록하고 또 의학적 기록을 통해 환자의 병리와 친숙했을 것이다. 근본적으로 병력에 대한 상담은 대상자와의 긍정적인 교감을 발달시킬 수 있는 임상가의 능력이다. 그리고 그는 병력에 대한 상담을 통해 대상자의 장애, 특히 병리의 기능적 결과에 대한 포괄적이고 정확한 이해를 하려고 노력한다. 예방 측면과 건강 측면에서 동시에 볼 때, 긍정적인 건강 행동이 Virgil를 어떻게 자극할 수 있는가? 우리가 고려해야 할 것은 대상자가 최적의 기능 레벨을 달성하고 회복할 수 있도록 돕고, 현재 갖고 있는 손상, 기능 제한 및 장애를 최소하고, 상태의 악화나 질병을 예방하고, 또 독자적 기능을 강화하기 위해 적절한 환경적 적응을 만드는 것이다.

장애의 예방(Prevention of Disability)

예방은 3가지(일차, 이차, 삼차) 구성 요소를 고려해야 한다. *일차 예방*은 전반적인 건강 촉진 중재를 통해 대상자의 질병, 질환, 혹은 병리를 방지하려는 시도이다. *이차 예방*은 조기 확인과 중재를 통해 질병, 질환, 혹은 병리 상태 등의 심각성, 기간 및 후유증을 예방하는 것이다. *삼차 예방*은 만성이나 불가역적 질환을 가진 대상자를 대상으로 장애 레벨을 제한하고, 기능 회복을 촉진하는 시도이다.

Virgil은 2종류의 근골격계 외상(골반의 두덩뼈가지 골절과 비전이성 정강뼈 골절)으로 고생하고 있다. 현재 우리는 Virgil에 대한 제한된 정보만 가지고 있다. 그러나 우리는 장기간 침상 안정과 제한된 체중부하활동이 여러 신체 시스템에 부정적인 영향을 줄 수 있다는 것을 알고 있다. 일차 예방의 관점으로부터, 우리는 근약증, 뼈무기질 밀도 감소, 우울증, 심부 정맥염 등의 위험을 감소시킬 수 있는 치료적 운동 중재가 필요하다는 것을 느낀다. 이차 예방의 관점으로, 우리는 중재를 통해 손상된 근골격계의 기능적 회복을 촉진시키는 시도를 해야 한다. Virgil에 대해서는 삼차 예방에 대한 뚜렷한 고려사항이 없다. 그러나 그가 골절된 정강뼈의 반대쪽 무릎에 퇴행성 골관절을 가지고 있었다면, 과도한 체중부하활동이 골관절염을 더욱 악화시킬 수 있기 때문에 우리는 반대측 다리에 과도한 보상적 체중부하를 촉진시키지 않았을 것이다.

치료적 운동과 그의 금기증 (THERAPEUTIC EXERCISE AND ITS CONTRAINDICATIONS)

운동 훈련은 무수히 많은 유익한 생리적 적응을 유발시킬 수 있다. 규칙적인 운동은 운동반응으로써 신체 대사 조절의 생화학적 변화인 생리적 변화를 유도한다. 몇 가지 천연 화합물(호르몬을 포함한)이 종종 처방약으로 사용되기도 하지만, 현대식 중환자실 조차도 운동을 통해 생화학 화합물을 유도하는 엄청난 신체 시스템의 능력에 미치지 못한다. 이런 관점에서 보면, 운동 자체가 약이다. 현재 의학적 상태의 악화를 최소화하는 한편, 긍정적 변화를 획득할 수 있는 적절한 치료적 운동의 운동량이나 용량을 결정하는 것은 도전으로 남아 있는데, 특히 노인 대상자 사이에서 더욱 그러하다.

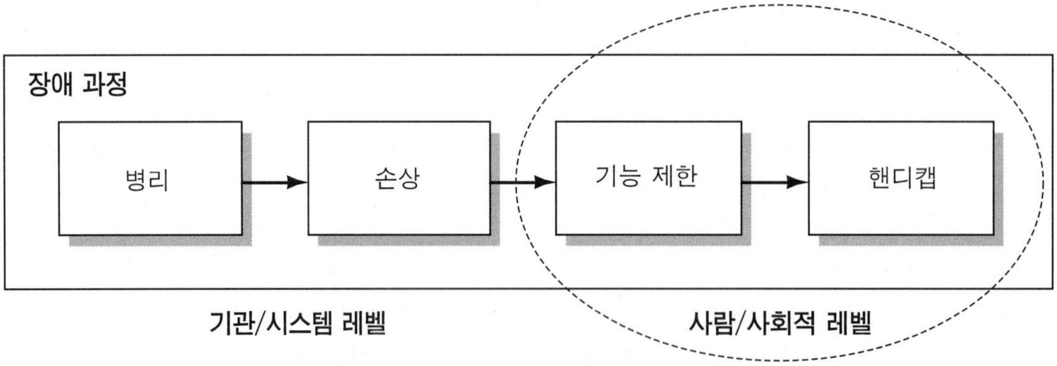

그림 1.14 삶의 질과 장애 개념과의 관계를 나타낸 Jette의 도표(출처: Jette AM. Using health related quality of life measures in physical therapy outcome research. *Phys Ther* 1993;73:528-537).

비록 잘 설계된 치료적 운동 프로그램이 무수히 많은 신체 시스템을 유익하게 할 수 있다 할지라도, 몇몇 상태는 치료적 운동이 금기시되거나, 치료적 운동프로그램의 수정을 필요로 한다. 특히, 관상동맥질환, 고혈압, 당뇨병, 비만, 말초혈관질환이나, 혹은 열내성 감소, 과호흡-호흡곤란, 혹은 스트레스 증가 등을 촉진시키는 질환 등과 같은 심혈관계나 심폐계에 영향을 주는 질병이나 상태는 심장전문의의 선별검사를 받아야 하고, 또 운동 프로그램을 시작하기 전에 의사의 처방을 받아야 한다. 부가적으로, 이들 질병이나 상태의 가족력을 가진 대상자나 혹은 이들 질병을 조절하기 위해 약처방을 받고 있는 대상자들은 치료적 운동 프로그램을 시작하기 전에 전문의로부터 처방을 받아야 한다. 류마티스 관절염이나 홍반성 루퍼스와 같은 결합조직에 영향을 주는 질병이나 상태는 관절가동범위 운동은 물론, 관절주머니나 인대와 같은 관절 안정장치의 손상없이 동적 관절안정성을 촉진하는 부하를 이용하는 저항 운동도 피해야 한다. 골관절염(퇴행성 관절염)과 골다공증은 제한된 체중부하 활동을 필요로 한다. 특히 점핑(바운딩) 활동이나 플라이오메트릭(plyometric) 운동 훈련 활동이 더욱 그러하다. 체중부하감소는 치료적 운동의 장소를 바꾸어 줌(클리닉에서 수중운동 장소)으로써 쉽게 달성할 수 있다. 균형의 감소나 고유수용성의 감소를 가진 대상자는 점진적인 체중부하활동을 통해 좋은 효과를 얻을 수 있다. 여기에서 점진적인 체중 부하 활동에는, 체중 이동을 통한 자세 조절이 포함된다. 예를 들어, 똑바로 앉은 자세에서, 선 자세에서, 그리고 한발로 선 자세에서 체중 이동 훈련을 할 수 있다. 치료적 운동의 다양한 형태는 끝을 달성하기 위해 유용한 전략을 제공한다. 자세 조절과 균형 훈련이 동반된 체간과 하지 근력 강화 훈련은 치료적 운동 프로그램의 기능적 타당성을 강화해야 한다. 협응이나 민첩성의 문제를 가진 대상자는 점진적인 상지와 하지의 운동을 적용하는 치료적 운동 프로그램으로부터 좋은 결과를 얻을 수 있는데, 대개 아령이나 저항 밴드를 사용하는 저항 운동을 하기 전에 도수 접촉을 먼저 적용한다.

> **핵심(Key Point):**
>
> 몇몇 질환이나 상태들은 치료적 운동이 금기시되거나 치료적 운동 프로그램의 수정을 필요로 한다. 특히, 관상동맥질환, 고혈압, 당뇨병, 비만, 말초혈관질환, 혹은 열내성 감소, 과호흡-호흡곤란, 혹은 스트레스 증가 등을 촉진하는 상태와 같은 심혈관계나 심폐계에 영향을 주는 몇몇 질환들은 프로그램을 시작하기 전에 심장전문의의 선별검사를 받아야 한다.

재활임상가가 무산소 에너지 시스템 쪽으로나 유산소 에너지 시스템 쪽으로 치료적 운동 프로그램을 편향적으로 시도할 때, 그는 하나의 에너지 시스템이 결코 단독적으로 완전하게 작용할 수 없다는 것을 꼭 알아야 한다. 그리고 모든 일상 활동, 여가 활동, 직업 활동을 대상자가 수행하기 위해서는 위의 두 에너지 시스템이 최소한 기본 기능을 해야 한다. 치료적 운동 프로그램에 한번도 참여하지 않는 대상자는 다음과 같은 상황이 필요할 것이다: 지식에 대한 부가적인 교육과 평가, 프로그램의 적응이나 지지를 강화하는 사전 행동적 전략, 보다 빈번한 재평가, 그리고 치료적 운동의 제한된 수의 적절한 수행의 멀티미디어의 예. 특별한 치료적 운동의 선택과 관련된 높은 학습 곡선의 내용은 재활임상가에 의한 고려사항을 정당화시킨다. 규칙적인 치료적 운동 프로그램의 참여로부터 얻을 수 있는 이익을 획득하는 대상자에게 기본이 되는 것은 적절한 영양분과 수분에 대한 이해와, 강도 수준과 프로그램에 근거된 운동 회기사이의 회복시간이다. 대상자의 지식 수준, 지지 시스템, 건강 조절 장소, 실제 혹은 인식된 장벽 등에 대한 이해는 재활임상가가 대상자의 기능적 요구뿐만 아니라, 개성에 알맞는 치료적 운동 프로그램을 설계하는데 도움을 준다(11장 참고). 재활임상가는 대상자가 근골격계 통증-염증이나 신경근 수축, 그리고 인지, 뼈무기질 밀도, 조직 치유와 피로에 대한 영향을 위해 섭취할 수 있는 처방약(호르몬 대체요법)과 비처방약과 보충제(본초제조)에 친숙해야 한다. 적절한 웹사이트와 데이터베이스에 접속할 수 있는 인터넷 이외에 *Physician's Desk Reference*[111]의 최근판이 새로운 진전에 곧바로 접근할 수 있는 방법을 재활임상가에게 알려준다. 대상자의 외수용기 상태(시각, 청각, 미각, 후각)를 고려하고 보조장비를 사용하면, 대상자가 자신의 목표를 달성할 가능성이 증가할 것이다. 끝으로, 완전한 활동으로의 회복을 위한 대상자의 준비와 적절한 타이밍의 결정도 중요한 치료적 운동 프로그램 결정이다.

요약(Summary)

본 장은 침상 안정, 고정, 무사용, 혹은 비활동이 대상자의 회복에 악영향을 주는 효과들을 포괄적으로 거론했다 **(그림 1.15)**. 2장인 "근활성화 생리"와 3장인 "근힘줄의 신장성과 관절 유연성을 위한 신장기법"으로 진행하는 동안, 이런 복잡성의 파생 효과를 고려하도록 여러분께 조언하고, 또 4장과 5장에 다루어지는 심폐 훈련과 근력 훈련을 위한 치료적 운동 프로그램의 필수 요소를 고려하도록 조언한다. 그런 후, 여러분은 대상자의 기능 레벨을 어떻게 최적화해야 하는지에 대한 여러분의 개념 안에 관절 안정성(6장), 고유수용성－근운동감각(7장), 협응과 신경근 재교육(8장)과, 민첩성과 균형(9장) 등을 위한 훈련의 개념을 통합시키려는 시도를 해야 한다. 10장을 통해, 몇가지 대체보완 운동치료(alternative and complimentary exercise)를 여러분께 소개한다. 여러분은 11장에서, 이 정보를 각 개별 대상자에 맞는 적절한 상호작용의 개발과 종합하도록 요구받는 것은 물론, 관리 계획에 대한 알고리즘의 설계, 특별한 치료적 운동 프로그램 선택의 마무리, 치료적 운동 프로그램의 적응 향상, 활동으로의 복귀와 관련된 올바른 결정, 그리고 진전과 기능적 결과의 평가와 종합하도록 요구받을 것이다.

단원 Ⅱ에서, 여러분은 의학적 진단, 손상, 기능제한 및 장애를 변화시킴으로써 10명의 실제 대상자에 대한 치료적 운동 프로그램의 설계를 위해 이런 지식을 사용할 기회를 가질 것이다. 여러분이 중요한 대상자 관리 결정을 할 때, 각 사례의 저자는 여러분께 지침을 제공할 것이다(사례의 저자들이 선택했던 특별한 치료적 운동 프로그램은 치료적 운동 프로그램의 3차원 묘사를 제공하기 위해 CD에 포함되어 있다). 대상자의 고려사항에 초점을 맞추는 토의도 권장되고, 또 비슷한 대상자 사례에 대한 여러분 개인의 경험이 클래스 토의에 영향을 줄 것이다. 여러분은 사례 저자들이 제안한 답과 다소 다른 해답을 찾을 수 있을 것이다. 여러분이 대상자에 의해 제시된 상황과 관련된 올바른 과학적 근거로 여러분의 결정을 지지할 수 있다면, 여러분의 답은 좋은 답이 될 것이다.

적절한 건강관리팀 중재를 적용한다면, Virgil은 자신의 일로 되돌아오는데 많은 시간이 소요되지 않을 것이다**(그림 1.16)**. 여러분이 책으로 계속 공부할 때도, Virgil를 생각하길 바라고, 또 그의 상황에 여러분의 새로운 지식을 어떻게 적용할 것인지를 생각하길 바란다. 학급 토의와 실험실 경험이 인턴십과 조기의 전문적 실습으로 진행하기 때문에, 이 책이 귀중한 참고문헌으로서 여러분께 도움을 주길 바란다.

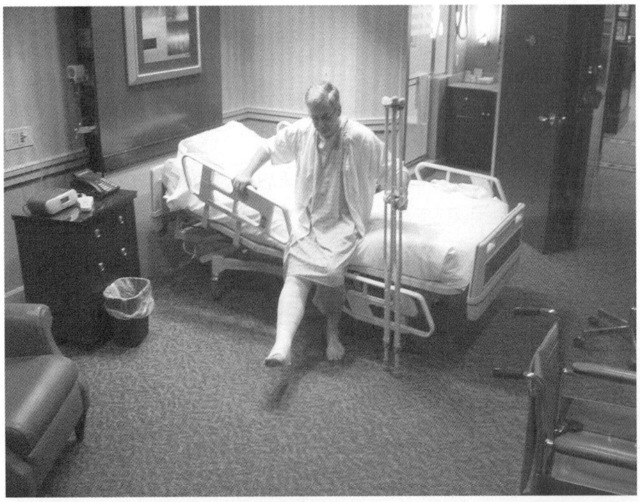

그림 1.15 운동과 체중부하 보호장비는 Virgil이 회복을 시작할 때 사용되었다.

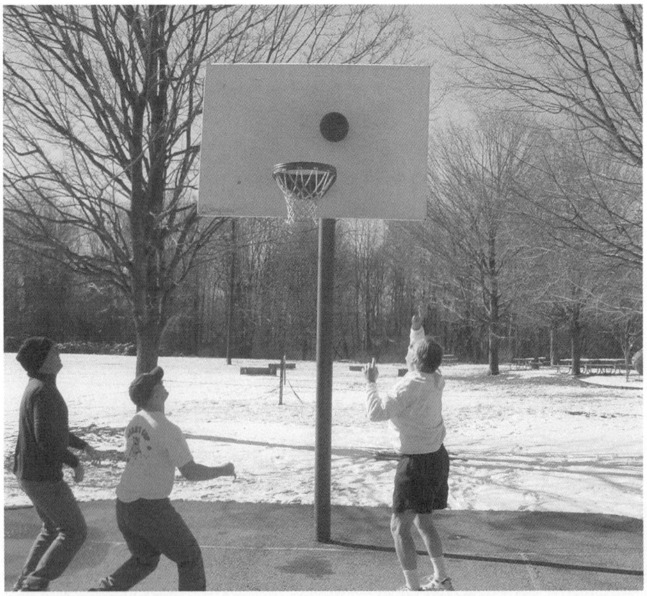

그림 1.16 Vrigil 아들과 친구들과 함께 농구 게임을 다시 하고 있다.

참고문헌(References)

1. Hippocrates. *The genuine works of Hippocrates*. London: The Sydenham Society, 1849.
2. Serpell MG, Haldane GJ, Jamieson DRS, Carson D. Prevention of headache after lumbar puncture: Questionnaire survey of neurologists and neurosurgeons in United Kingdom. *BMJ*. 1998;316: 1709–1710.
3. Carbaat PA, van Crevel H. Lumbar puncture headache: Controlled study on the preventive effect of 24 hours' bed rest. *Lancet*. 1981;ii:1133–1135.
4. Allen C, Glasziou P, Del Mar C. Bed rest: a potentially harmful treatment needing more careful evaluation. *Lancet*. 1999;354:1229–1233.
5. Miles MP, Clarkson PM, Bean M, et al. Muscle function at the wrist following 9 d of immobilization and suspension. *Med Sci Sports Exerc*. 1994;26: 615–623.
6. Tesch PA, Berg HE, Haggmark T, et al. Muscle strength and endurance following lower limb suspension in man. *Physiologist*. 1991;34:S104–S106.
7. Veldhuizen JW, Verstappen FTJ, Vroemen JPAM, et al. Functional and morphological adaptations following four weeks of knee immobilization. *Int J Sports Med*. 1993;14:283–287.
8. Vandenborne K, Elliott MA, Walter GA, et al. Longitudinal study of skeletal muscle adaptations during immobilization and rehabilitation. *Muscle Nerve*. 1998;21:1006–1012.
9. Kitahara A, Hamaoka T, Murase N, et al. Deterioration of muscle function after 21-day forearm immobilization. *Med Sci Sports Exerc*. 2003;35(10): 1697–1702.
10. Deitrick JE, Whedon GD, Shorr E. Effects of immobilization upon various metabolic and physiologic functions of normal men. *Am J Med*. 1948; 4:3–36.
11. LeBlanc A, Rowe R, Evans H, et al. Muscle atrophy during long duration bed rest. *Int J Sports Med*. 1997:18:S283–S285.
12. LeBlanc A, Gogia P, Schneider V, et al. Calf muscle area and strength changes after five weeks of horizontal bed rest. *Am J Sports Med*. 1988;16: 624–629.
13. Hikida RS, Gollnick PD, Dudley GA, et al. Structural and metabolic characteristics of human skeletal muscle following 30 days of simulated microgravity. *Aviat Space Environ Med*. 1989;60: 664–670.
14. Dudley GA, Duvoisin MR, Convertino VA, Buchanan P. Alterations of the in vivo torque-velocity relationship of human skeletal muscle following 30 days exposure to simulated microgravity. *Aviat Space Environ Med*. 1989;60:659–663.
15. Sale DG, McComas AJ, MacDougall JD, Upton AR. Neuromuscular adaptation in human thenar muscles following strength training and immobilization. *J Appl Physiol*. 1982:53(2):419–424.
16. Bloomfield SA. Changes in musculoskeletal structure and function with prolonged bed rest. *Med Sci Sports Exerc*. 1997;29(2):197–206.
17. LeBlanc A, Schneider V, Spector E, et al. Calcium absorption, endogenous excretion, and endocrine changes during and after long-term bed rest. *Bone*. 1995;6(4, Suppl):301S–304S.
18. Nishimura Y, Fukuoka H, Kiriyama M, et al. Bone turnover and calcium metabolism during 20 days bed rest in young healthy males and females. *Acta Physiol Scand*. 1994;150 (Suppl):616:27–35.
19. Schneider VS, Hulley SB, Donaldson CL, et al. Prevention of bone mineral changes induced by bed rest: modification by static compression, simulated weight bearing, combined supplementation of oral calcium and phosphate, calcitonin injections, oscillating compression, the oral diphosphonate disodium etidronate, and lower body negative pressure (Final Report). NASA CR-141453, Public Health Service Hospital, San Francisco, CA. NTIS No. N75-13331/1st, 1974.
20. Bergmann P, Heilporn A, Schoutens A, et al. Longitudinal study of calcium and bone metabolism in paraplegic patients. *Paraplegia*. 1977–1978;15: 147–159.
21. Morukov BV, Orlov OI, Grigoriev. Calcium homeostasis in prolonged hypokinesia. *Physiologist*. 1989;32:S37–S40.
22. Ruml LA, Dubois SK, Roberts ML, Pak CYC. Prevention of hypercalciuria and stone-forming propensity during prolonged bed rest by alendronate. *J Bone Min Res*. 1995;10:655–662.
23. Mack PB, Lachance PL. Effects of recumbency and space flight on bone density. *Am J Clin Nutr*. 1967;20:1194–1205.
24. Krolner B, Toft B. Vertebral bone loss: an unheeded side effect of therapeutic bed rest. *Clin Sci*. 1983;64: 537–540.
25. LeBlanc AD, Schneider VS, Evans HJ, et al. Bone mineral loss and recovery after 17 weeks of bed rest. *J Bone Miner Res*. 1990;5:843–850.
26. Vogel JM, Whittle MW. Bone mineral changes: the second manned Skylab mission. *Aviat Space Environ Med*. 1976;47:396–400.
27. Vico L, Chappard D, Alexandre C, et al. Effects of a 120-day period of bed-rest on bone mass and bone cell activities in man: attempts at countermeasure. *Bone Miner*. 1987;2:383–394.

28. Minaire P, Meunier P, Edouard C, et al. Quantitative histological data on disuse osteoporosis: comparison with biological data. *Calcif Tissue Res.* 1974;17:57–73.
29. Young DR, Niklowitz WJ, Brown RJ, Jee WSS. Immobilization-associated osteoporosis in primates. *Bone.* 1986;7:109–117.
30. Young DR, Niklowitz WJ, Steele CR. Tibial changes in experimental disuse osteoporosis in the monkey. *Calcif Tissue Int.* 1983;35:304–308.
31. Lueken SA, Arnaud SB, Taylor AK, Baylink DJ. Changes in markers of bone formation and resorption in a bed rest model of weightlessness. *J Bone Miner Res.* 1993;8:1433–1438.
32. Pfeilschifter F, Diel I, Pilz K, et al. Mitogenic responsiveness of human bone cells in vitro to hormones and growth factors decreases with age. *J Bone Miner Res.* 1993;8:707–717.
33. Ross RD, Wasnich RD, Vogel JM. Detection of prefracture spinal osteoporosis using bone mineral absorptiometry. *J Bone Miner Res.* 1988;3:1–11.
34. Convertino V, Bloomfield S, Greenleaf J. An overview of the issues: Physiological effects of bed rest and restricted physical activity. *Med Sci Sports Exerc.* 1997;29:187–190.
35. Kannus P. Immobilization or early mobilization after an acute soft-tissue injury. *Physician Sportsmed.* 2000;28(3):55–56;59–60;62–63.
36. Wren TA, Beaupre GS, Carter DR. Tendon and ligament adaptation to exercise, immobilization, and remobilization. *J Rehabil Res Dev.* 2000;37(2):217–224.
37. Yasuda K, Hayashi K. Changes in biomechanical properties of tendons and ligaments from joint disuse. *Osteoarthritis Cartilage.* 1999;7:122–129.
38. Akeson WH, Amiel D, Mechanic GL, et al. Collagen cross-linking alterations in joint contractures: changes in the reducible cross-links in periarticular connective tissue collagen after nine weeks of immobilization. *Connect Tissue Res.* 1977;5(1):15–19.
39. Amiel D, Akeson WH, Harwood FL, Frank CB. Stress deprivation effect on metabolic turnover of the medial collateral ligament collagen. *Clin Orthop.* 1983;172:265–270.
40. Kannus P, Jozsa L, Natri A, Jarvinen M. Effects of training, immobilization and remobilization on tendons. *Scand J Med Sci Sports.* 1997;7(2):67–71.
41. Montgomery JB, Steadman JR. Rehabilitation of the injured knee. *Clin Sports Med.* 1985;4(2):333–343.
42. Tipton CM, Matthes RD, Maynard JA, Carey RA. The influence of physical activity on ligaments and tendons. *Med Sci Sports.* 1975;7(3):165–175.
43. Gelberman RH, Woo SL, Lothringer K, et al. Effects of early intermittent passive mobilization on healing canine flexor tendons. *J Hand Surg.* 1982;7(2):170–175.
44. Gelberman RH, Manske PR, Akeson WH, et al. Flexor tendon repair. *J Orthop Res.* 1986;4(1):119–128.
45. Takai S, Woo SL, Horibe S, et al. The effects of frequency and duration of controlled passive mobilization on tendon healing. *J Orthop Res.* 1991;9(5):705–713.
46. Loitz BJ, Zernicke RF, Vailas AC, et al. Effects of short-term immobilization versus continuous passive motion on the biomechanical and biochemical properties of the rabbit tendon. *Clin Orthop.* 1989;244:265–271.
47. Buckwalter J. Effects of early motion on healing of musculoskeletal tissues. *Hand Clinics.* 1996:12:13–19.
48. Stehno-Bittel L, Reddy GK, Gum S, et al. Biochemistry and biomechanics of healing tendon: Part I. Effects of rigid plaster casts and functional casts. *Med Sci Sports Exerc.* 1998;30(6):788–793.
49. Pneumaticos SG, Noble PC, McGarvey WC, et al. The effects of early mobilization in the healing of Achilles tendon repair. *Foot Ankle Int.* 2000;21(7):551–557.
50. Salter R. History of rest and motion and the scientific basis for early continuous passive motion. *Hand Clinics.* 1996:12:1–11.
51. Buckwalter J. Osteoarthritis and articular cartilage use, disuse, and abuse: Experimental studies. *J Rheumatol.* 1995;22(Suppl 43):13–15.
52. Cohen NP, Foster RJ, VC Mow. Composition and dynamics of articular cartilage: Structure, function, and maintaining healthy state. *J Orthop Sports Phys Ther.* 1998;28(4):203–215.
53. Walker JM. Pathomechanics and classification of cartilage lesions, facilitation of repair. *J Orthop Sports Phys Ther.* 1998;28(4):216–231.
54. Praemer AP, Furner S, Rise DP, eds. *Musculoskeletal Conditions in the United States.* Park Ridge: American Academy of Orthopaedic Surgeons, 1992.
55. Wakabayashi S, Akizuki S, Takizawa T, Yasukawa Y. A comparison of the healing potential of fibrillated cartilage versus eburnated bone in osteoarthritic knees after high tibial osteotomy: An arthroscopic study with 1-year follow-up. *Arthroscopy.* 2002;18(3):272–278.
56. Behrens F, Kraft E, Oegema T. Biochemical changes in articular cartilage after joint immobilization by casting or external fixation. *J Orthop Res.* 1989;7:335–343.
57. Jurvelin J, Kiviranta I, Saamanen A, et al. Partial restoration of immobilization-induced softening of canine articular cartilage after remobilization of the knee (stifle) joint. *J Orthop Res.* 1989;7:352–358.
58. Olah E, Kostenszky K. Effects of altered functional demand on the glysaminoglycan content of the ar-

ticular cartilage of dogs. *Acta Biol Hung.* 1972; 23:195–200.
59. Palmoski M, Brandt K. Immobilization of the knee prevents osteoarthritis after anterior cruciate ligament resection. *Arthritis Rheum.* 1982;25:1201–1208.
60. Stockwell RA. Structure and function of the chondrocyte under mechanical stress. In: Helminen HJ, Kiviranta I, Saamanen A-M, Tammi M, Paukkonen K, Jurvelin J (eds.), *Joint Loading*, pp. 126–148. Bristol: Wright, 1987.
61. Finsterbush A, Friedman B. Reversibility of joint changes produced by immobilization in rabbits. *Clin Orthop.* 1975;236:279–285.
62. Suh J, Aroen A, Muzzonigro T, et al. Injury and repair of articular cartilage: Related scientific issues. *Oper Tech Orthop.* 1997;7(4):270–278.
63. Eberhardt AW. An analytical model of joint contact. *J Biomech Eng.* 1990;112:407–413.
64. Shimizu T, Videman T, Shimazaki K. Experimental study on the repair of full thickness articular cartilage defects: Effects of varying periods of continuous passive range of motion, cage activity and immobilization. *J Orthop Res.* 1987;5:187–197.
65. Salter RB. The biological concept of continuous passive motion of synovial joints. The first 18 years of basic research and its clinical application. *Clin Orthop.* 1989;242:12–25.
66. Kozlovskaya IB, Grigoryeva LS, Gevlich GI. Comparative analysis of effects of weightlessness and its models on velocity and strength properties and tone of human skeletal muscles. *Kosm Biol Aviakosm Med.* 1984;18:22–26.
67. Sale DG, McComas AJ, MacDougall JD, Upton ARM. Neuromuscular adaptation in human thenar muscles following strength training and immobilization. *J Appl Physiol.* 1982;53:419–424.
68. Duchateau J, Hainaut K. Electrical and mechanical changes in the immobilized human muscle. *J Appl Physiol.* 1987;62:2168–2173.
69. Seki K, Taniguchi Y, Narusawa M. Effects of joint immobilization on firing rate modulation of human motor units. *J Physiol.* 2001;530. 3:507–519.
70. White MJ, Davies CT. The effects of immobilization, after lower leg fracture, on the contractile properties of human triceps surae. *Clin Sci.* 1984; 66(3):277–282.
71. Booth FW. Effect of limb immobilization on skeletal muscle. *J Appl Physiol.* 1982;52:1113–1118.
72. MacDougall JD, Elder GC, Sale DG, et al. Effects of strength training and immobilization on human muscle fibres. *Eur J Appl Physiol Occup Physiol.* 1980; 43(1):25–34.
73. Yue GH, Bilodeau M, Hardy PA, Enoka RM. Task-dependent effect of limb immobilization on the fatiguability of the elbow flexor muscles in humans. *Exp Physiol.* 1997;82(3):567–592.
74. Duchateau J, Hainut K. Effects of immobilization on contractile properties, recruitment and firing rates of human motor units. *J Physiol.* 1990;422: 55–65.
75. Convertino V. Cardiovascular consequences of bed rest: effect on maximal oxygen uptake. *Med Sci Sports Exerc.* 1997;29:191–196.
76. Levine B, Zuckerman J, Pawelczyk J. Cardiac atrophy after bed-rest deconditioning. *Circulation.* 1997; 96:517–525.
77. Takenaka K, Suzuki Y, Kawakubo K, et al. Cardiovascular effects of 20 days bed rest in healthy subjects. *Acta Physiol Scand.* 1994:150:Supp 616:59–63.
78. McGuire DK, Levine BD, Williamson JW, et al. A 30-year follow-up of the Dallas Bedrest and Training Study: I. Effect of age on cardiovascular response to exercise. *Circulation.* 2001;104(12): 1350–1357.
79. Faria SH. Assessment of immobility hazards. *Home Care Provid.* 1998;3(4):189–191.
80. Totten VY, Sugarman DB. Respiratory effects of spinal immobilization. *Prehosp Emerg Care.* 1999; 3(4): 347–352.
81. Krohler B, Toft B. Vertebral bone loss: an unheeded side effect of therapeutic bed rest. *Clin Sci.* 1983; 64(5):537–540.
82. Mahoney JE. Immobility and falls. *Clin Geriatric Med.* 1998;14(4):699–726.
83. Convertino V, Bloomfield S, Greenleaf J. An overview of the issues: physiological effects of bed rest and restricted physical activity. *Med Sci Sports Exerc.* 1997;29:187–190.
84. Guyton AC, Hall JE. *Textbook of Medical Physiology*, 10th ed. Philadelphia, PA: Elsevier Science, 2000.
85. Slipman C, Lipetz J, Jackson H, Vresilovic E. Deep venous thrombosis and pulmonary embolism as a complication of bed rest for low back pain. *Arch Phys Med Rehabil.* 2000;81:127–129.
86. Patterson J, Bennett R. Prevention and treatment of pressure sores. *J Am Geriatr Soc.* 1995;43:919–927.
87. Versluysen M. How elderly patients with femoral fractures develop pressure sores in hospital. *Br Med J.* 1986;292(6531):1311–1313.
88. Versluysen M. Pressure sores in elderly patients. The epidemiology related to hip operations. *J Bone Joint Surgery Br.* 1985;67(1):10–13.
89. Jensen TT, Juncker Y. Pressure sores common after hip operations. *Acta Orthop Scand.* 1987;58(3): 209–11.
90. Clarke M, Kadhom HM. The nursing prevention of pressure sores in hospital and community patients. *J Adv Nurs.* 1988;13(3):365–73.
91. Smith D. Pressure ulcers in the nursing home. *Ann Int Med.* 1995;123:433–442.
92. Allman RM, Goode PS, Patrick MM, et al. Pressure ulcer risk factors among hospitalized patients with activity limitation. *JAMA.* 1995;273:865–870.

93. Agency for Health Care Policy and Research. Pressure ulcer in adults: Prediction and prevention. *Clinical Practice Guideline*, Number 3. AHCPR Pub. No. 92-0047. Rockville, MD: Public Health Service, U.S. Department of Health and Human Services; May, 1992.
94. Sussman C, Bates-Jensen B. *Wound Care: A Collaborative Practice Manual for Physical Therapists and Nurses. 2nd edition*, Austin, TX: Pro-Ed, 2001.
95. Bergstrom N, Braden BJ, Laguzza A, Holman V. The Braden Scale for predicting pressure sore risk. *Nurs Res.* 1987;36:205–210.
96. Rybuck RS, Trimble RW, Lewis DF, Jennings CL. Psychological effects of prolonged weightlessness "bed rest" in young healthy volunteer. *Aerospace Med.* 1971;42(4):408–415.
97. Buschbacher RM, Porter CD. Deconditioning, conditioning, and the benefits of exercise. *In* RL Braddom (ed.), *Physical Medicine and Rehabilitation*, 2nd ed. Philadelphia: WB Saunders, 2000, p. 704.
98. Haruna Y, Suzuki Y, Kawakubo K, et al. Decremental reset in basal metabolism during 20-days bed rest. *Acta Physiol Scand.* 1994;150:Supp 616:43–49.
99. Going S, Davis R. Body composition. In JL Roitman (ed.), *ACSM's Resource Manual for Guidelines for Exercise Testing and Prescription*, 3rd ed. Baltimore: Williams & Wilkins, 1998, pp. 378–386.
100. Rimmer J. Health promotion for people with disabilities: the emerging paradigm shift from disability prevention to prevention of secondary conditions. *Phys Ther.* 1999;79:495–502.
101. National Blueprint, Increasing Physical Activity Among Adults Age 50 and Older. The Robert Wood Johnson Foundation, Princeton, NJ, 2001.
102. Irrgang J. Outcomes management for orthopaedic surgery. *Orthopaedic Grand Rounds*, University of Louisville, Louisville, KY, October 16, 2002.
103. Jette AM. Physical disablement concepts for physical therapy research and practice. *Phys Ther.* 1994; 74(5):380–386.
104. Nagi SA. Disability concepts revisited. In A. Pope and A. Tarlov (eds.), *Disability in America: Toward a national agenda for prevention.* Washington, DC: National Academy Press.
105. World Health Organization. *International Classification of Impairments, Disabilities and Handicaps: A manual of classification relating to the consequences of disease.* Geneva, Switzerland, 1980.
106. Jette AM. Using health related quality of life measures in physical therapy outcomes research. *Phys Ther.* 1993;8:528–537.
107. American Physical Therapy Association, *Guide to Physical Therapist Practice.* Alexandria, VA, 1999.
108. Moore GE, Durstine JL. Framework Chapter 2. In JL Durstine, ed., *ACSM's Exercise Management for Persons with Chronic Diseases and Disabilities.* Champaign, IL: Human Kinetics, 1997, pp. 6–16.
109. Woodard CM, Berry MJ. Enhancing adherence to prescribed exercise: Structured behavioral interventions in clinical exercise programs. *J Cardiopulm Rehabil.* 2001;21:201–209.
110. Thompson LV. Skeletal muscle adaptations with age, inactivity, and therapeutic exercise. *J Orthop Sports Phys Ther.* 2002;32(2):44–57.
111. *2004 Physicians' Desk Reference*, 58th ed. Montvale, NJ: Thomson Healthcare, 2003.

제 2 장

근육활성에 대한 생리학
The Physiology of Muscle Activation

목적(Objectives)

학습자는 다음과 같은 사항을 할 수 있을 것이다:

- 신체활동과 관련된 에너지체계를 설명한다.
- 영양분이 어떻게 신경근육계에 영향을 미치는지를 설명한다.
- 근육생리와 기능에 대한 기본적인 원리를 나열한다.
- 운동에 대한 생리적 반응에 약물제재들이 어떤 영향을 미치는지를 토론한다.
- 근력생성과 조절에 운동단위의 신경생리가 어떤 영향을 미치는지 설명한다.
- 감각되먹임의 원리와 이것이 운동수행력에 미치는 영향을 요약한다.

개요(Outline)

서론(INTRODUCTION)

인간 활동은 적절하게 작용하는 신경근육체계에 따라 매우 달라진다. 신체에 작용하는 힘들이 균형을 이루는 안정적인 자세유지를 통해, 신체움직임을 정교하게 조절하는 힘을 생성하기 위해 신경근육계는 화학에너지를 운동에너지로 지속적으로 전환한다. 근육기능은 여러 세포 신진대사에 의존하는데, 특히 수축과정에 포함되고 근육에서 많은 효소반응을 위한 자원인 아데노신 삼인산염(adenosine triphosphate; ATP)에 의존한다. 그러므로 재활치료사가 인간 기능을 개선하기 원한다면, 이러한 생체에너지 기전을 이해하는 것은 필수적이다.

이 장에서는 운동훈련에 따른 기본적인 생리적 적응, 특히 근육 신진대사에 대해 고찰할 것이다. 그러나 근육은 중추신경계에 의한 효과기관이기 때문에, 이 장에서는 기본적인 인간 행동에 따른 신경생리학에 초점을 둘 것이다. 중추신경계의 최종 통로인 운동단위(운동신경원과 이 운동신경이 지배하는 근육으로 구성)는 자세하게 다룰 것이다. 신체적 훈련과 퇴화, 피로, 노화, 그리고 다양한 질병과정을 포함한 요인들 역시 여기에서 다룰 것이다. 이 장의 내용은 움직임에 대한 운동학적 이해와 이 후 장에서 소개될 운동훈련을 이해하는데 도움이 될 것이다.

근육 신진대사(MUSCLE METABOLISM)

평균적으로 근육은 신체질량의 50%를 차지한다. 또한, 근육 신진대사는 매우 다양하며, 신체 활동에 따라 10배정도 증가한다. 그러므로 이 시스템이 요구되는 에너지를 충당하는 것은 내적 기능뿐만 아니라 움직임을 만들어내기 위해 필요하다. 신진대사 활동은 생물학적 체계에서 에너지 이용과 생산에 기초를 둔다. 에너지는 일을 수행하는 능력으로 정의된다. 화학적, 기계적, 그리고 열과 같은 다양한 형태의 에너지는 한 형태에서 다른 형태로 전환될 수 있다. 생물학적 체계에서 에너지 흐름을 다루는 생체에너지학(bioenergetics)은 음식을 생물학적으로 이용 가능한 에너지로 전환하는 것과 관련이 있다. 음식분자에 있는 다양한 결합을 분해하는 과정을 통해(화학적 에너지를 가지고 있는 탄수화물, 단백질, 그리고 지방) 일을 수행하는데 필요한 에너지를 생산할 수 있다[1]. 모든 에너지 처리과정(에너지 생산과 에너지 소비)을 신진대사라 부른다. *아데노신 삼인산염(adenosine triphosphate; ATP)*은 큰 분자(이화작용)의 분해 동안 분비되는 매개분자이다. 하지만, 작은 분자들이 합쳐져 큰 분자가 되기 위해서(동화작용)는 부가적인 에너지가 필요하다.

$$\mathrm{ATP} \Leftrightarrow \mathrm{ADP} + \mathrm{P_i} + \mathrm{e}$$

(여기에서 ADP는 아데노신 이인산염 adenosine diphosphate; P_i는 무기질 인산염; e는 에너지이다).

ATP는 아데닌(adenine), 질소염기; 리보오스(ribose), 5-탄당(총칭적으로 아데노신이라 부름); 그리고 삼인산염 집단으로 구성된다. 인산염 집단을 가수분해로 분리하면 아데노신 이인삼염이 된다. 가장 외측에 있는 두개의 인산염을 연결하는 고-에너지 결합은 ATP 분자 내에 상당한 에너지를 저장하는 곳이다. 근육세포내에서 방출된 에너지는 여러 세포 기능을 활성화하는데 사용된다. 대부분의 에너지는 수축성 요소를 활성화하는데 사용된다. 따라서 ATP는 가는근육잔섬유(actine)로부터 굵은근육미세섬유(myosine)의 교차결합을 분리시켜 제자리로 돌아가도록 하는데 사용된다.[2] 게다가, ATP는 두개의 중요한 신진대사적 펌프를 활성화하는데 필요하다. Na^+-K^+ 펌프는 근육활성화 동안 흥분상태에서 근육세포 횡문근형질막을 유지시키고, 반면에 칼슘 펌프는 근육의 흥분-수축결합의 마지막 부분에서 근육세포질세망으로 Ca^{2+}를 재 흡수시킨다.

> **핵심(Key Point):**
> ATP는 수축성 요소를 활성화시키고 나트륨-칼륨 펌프와 칼슘 펌프를 활성화시키는데 사용된다.

비록 에너지소비가 계속되더라도, 근육세포는 적은 량이라도 ATP를 저장한다. McAadle[3] 등은 80−100g의 ATP만 있어도, 몇 초 동안 폭발적인 최대 근육수축을 할 수 있다고 하였다. 게다가, 앉아서 일하는 사람의 경우는 신체질량의 75%에 해당하는 ATP만을 사용하는 것으로 추정된다. 근육에 저장된 에너지는 일상생활에서 요구되는 에너지의 양과 조화를 이루지 못한다. 따라서 근육 내에 적절한 에너지를 유지하기 위해서는 ATP를 재충전시키는 여러 체계들이 필요하다. 단거리, 역도 같은 즉각적인 에너지가 필요한 경우는 산소 없이 ATP 분자들이 분해되면서 에너지를 제공한다.

ATP-PC 체계(ATP-PC system)

ATP 재합성을 위한 일부 에너지는 다른 세포내에 있는 고-에너지 화합물인 인산크레아틴(phosphocreatine, PCr)에서 인산이 가수분해 되면서 직접적으로 만들어진다. 다른 세포와는 다르게, 근섬유들은 PCr 형태로 풍부한 에너지를 보유하고 있다. 에너지가 소모되면, 크레아틴키나아제 효소작용에 의해 즉시 PCr이 재충전된다:

$$ADP + PCr \Leftrightarrow ATP + Cr$$

(여기에서 Cr은 크레아틴이다).

비록 PCr 공급이 없어지더라도, 근육이 피로를 느낄 때까지 운동을 했을 때, 충분한 ATP 수준을 유지하는데 있어 PCr은 매우 효과적이다. 안정시 근육 내에 PCr의 저장은 ATP의 저장보다 3-4배 정도 많다; 그러나 강한 운동을 시작하면, PCr의 가수분해는 약 10초 이내에 최대에 이른다. 따라서 PCr은 산소이용 없이 사용할 수 있는 고-에너지결합 "저장소"라 할 수 있다.

> **핵심(Key Point):**
> 근육이 피로를 느낄 때까지 운동을 했을 때 ATP 수준을 유지하는데 인산크레아틴은 도움이 되며, 안정시 근육 내에 PCr의 저장은 ATP의 저장보다 3-4배 정도 많다.

일반적으로, Ⅱ형(빠른 연축섬유) 근섬유는 Ⅰ형 근섬유에 비해 인원질(phosphogen)의 농도가 더욱 높다.[4] (근섬유 형태는 이 장 후반부에서 더욱 자세히 다루겠다). 게다가, ADP의 근육세포질 농도는 PCr 분해를 촉진하는 효소 촉매의 역할을 하는 크레아틴키나아제 활동수준을 자극한다. 따라서 이용가능한 고-에너지 인산으로부터 빠르게 ATP를 형성하는 중요한 되먹임 기전을 만든다.[3] 고강도에서 운동을 지속하면, 크레아틴키나아제의 활동은 상승된 채 유지된다. 운동이 중지되거나 에너지 요구에 부합하는 충분한 양의 ATP를 공급하는 산소체계 또는 해당과정이 일어날 만큼 저강도의 운동이 지속되면, ATP의 근육세포질 농도는 증가할 것이고, 따라서 크레아틴키나아제의 활동은 억제된다.[1]

운동수행력을 높이기 위한 인산크레아틴의 잠재력은 크레아틴 보충제를 통해 이루어져 왔다. 대학 운동선수들을 대상으로 한 설문에 의하면, 응답자 중 25%가 크레아틴을 사용하고 있었다.[5] 최근 문헌고찰을 통해 Mesa와 그의 동료들은[6] 20mmol/kg 이상으로 근육내 크레아틴 함유를 높이기 위한 크레아틴 보충제 사용은 고강도, 간헐적 고강도, 그리고 지구력 운동에서 기능을 향상시킨다고 결론을 내렸다. 그러나 다른 저자들은 크레아틴의 약동학(pharmacokinetics)에 대한 자료가 부족하고, 더 나아가 크레아틴 흡수 특성, 제거역학, 가수분해 수준, 복용량에 대한 연구들이 필요하다고 지적한다.

> **핵심(Key Point):**
> 크레아틴을 많이 사용함에도 불구하고, 크레아틴의 약동학(pharmacokinetics)에 대한 자료가 부족하고, 더 나아가 크레아틴 흡수 특성, 제거역학, 가수분해 수준, 복용량에 대한 연구들이 필요하다.

그러므로 비록 크레아틴의 부작용에 대해 명확하게 제시된 것은 없지만,[6] 장기간 크레아틴 보충제를 사용하는 것은 주의해야 한다.

마지막으로, ATP는 다른 방법으로 ADP로부터 합성될 수 있다. 마이오아데니에이트(myoadenylate) 분해효소는 두 분자의 ADP를 한 분자의 ATP와 한 분자의 AMP (adenosine monophosphate)로 전환할 수 있다.

$$2\ ADP \Leftrightarrow ATP + AMP$$

그러나 McCcomas는[2] 이런 경로는 ATP 생성을 위한 주요 경로가 아니라고 지적한다.

해당과정(Glycolysis)

근육이 지속적으로 수축함에 따라, PCr부터 ATP의 생성은 불충분해진다. 근섬유는 다른 형태의 자원인 지방과 포도당의 산화에 전적으로 의존한다. 포도당은 다당류 형태로 저장되어 있는 당원(glycogen)이 분해된 것이다.[2] *해당과정(glycolysis)*은 탄수화물을 분해하는 것이다. 즉, ATP를 생성하기 위해 근육에 저장된 당원 또는 혈관계에 의해 전달되는 포도당을 분해하여, 고강도 운동 동안 인원질(phosphagen)체계를 보충한다. 해당과정은 두 가지 경로 중 한 가지가 진행된다: 빠른(무산소) 해당과정과 느린(산소) 해당과정. (무산소와 산소라는 용어는 산소 참여여부로 두 경로의 차이를 설명하기 위해 사용하는 것으로 적절하지 않다. Brooks 등의 내용을 참조하라[7]). 빠른 해당과정 동안, 느린 해당과정에 비해 빠르게 ATP를 제공하기 위해 피루브산염(pyruvate)이 젖산(lactic acid)으로 전환되고, 산소체계를 이용하기 위해 피루브산염은 미토콘드리아로 수송된다. 최종 산물은 근육세포 내 에너지 요구에 의해 조절된다. 예를 들어, 만일 에너지가 빠르게 공급되어야 하는 경우(예, 체중훈련 동안), 기본적으로 빠른 해당과정이 사용되고, 반면에 요구가 적고 적절한 산소량이 있으면 느린 해당과정이 활성화 된다.[1]

빠른 해당과정은 근육세포에서 산소 이용도가 줄어든 시기에 발생하고 결국 최종 유기 산물인 *젖산(lactic acid)*을 만든다. 장시간, 고강도 운동은 일반적으로 조직 내 고농도의 젖산과 관련이 있다. 이는 생성과 이용 사이의 불균형으로 인해 발생한다.

> **핵심(Key Point):**
> 장시간, 고강도 운동은 조직 내 고농도의 젖산과 관련이 있다.

수소이온 농도 상승에 따라 젖산의 축적은 해당반응을 억제하고 근육 흥분-수축 결합을 방해한다. 아마도 칼슘과 트로포닌의 결합을 억제함으로, 교차-결합 형성억제, 또는 세포 효소활동의 감소로 인해 발생할 것이다.[8] 인간인 경우 해당과정을 위한 세포의 제한된 능력은 90초까지 최대 노력을 요하는 신체활동 동안 중요한 역할을 한다.[3]

산화체계(지방과 단백질) (The Oxidative System(Fat and Protein))

산화체계는 안정시와 기질(substrate)로서 탄수화물과 지방을 기본 자원으로 사용하는 저강도 운동 동안 일차적인 ATP의 자원이다.[9] 장기간 굶주림과 장시간 운동(90분 이상)인 경우를 제외하고, 유의한 양의 단백질 신진대사는 일어나지 않는다. 안정시, ATP생성의 70%는 지방에서 만들어지고, 나머지 30%는 탄수화물에서 만들어진다. 운동 시작 후, 운동 강도가 증가함에 따라 ATP를 위한 기질로서 점차 지방에서 탄수화물로 변경된다.

> **핵심(Key Point):**
> 안정시, ATP생성의 70%는 지방에서 만들어지고 나머지 30%는 탄수화물에서 만들어 진다. 운동 시작 후, 운동 강도가 증가함에 따라 ATP를 위한 기질로서 점차 지방에서 탄수화물로 변경된다.

고강도 유산소 운동 동안, 만일 적절한 공급이 가능하다면 에너지의 거의 100%는 탄수화물에서 나온다. 그러나 장시간 안정적으로 최대하(submaximal) 운동을 하면, 에너지 기질로서 다시 탄수화물에서 지방과 단백질로 전환된다.

혈중 포도당과 근육의 인원질의 산화적 신진대사는 해당과정과 함께 시작한다. 산소가 충분히 공급되면, 해당과정의 최종 산물인 피루브산염은 젖산으로 전환되지 않고 미토콘드리아로 수송되어 *크렙스주기(Krebs' s cycle)* 또는 구연산주기(citric acid cycle)로 들어간다. 크렙스주기는 각 포도당 분자를 위한 구아닌삼인삼(guanine triphosphate, GTP)으로부터 간접적으로 2개의 ATP를 생성하기 위해 해당과정에서 시작된 기질의 지속적이고 연속적인 산화반응으로 구성된다. 또한 포도당 한 분자로부터 환원된 6개의 니코틴아미드 아데닌 디뉴크레오티드(nicotinamide adenine dinucleotide, NADH)분자와 2개의 환원된 프라빈 아데닌 디뉴크레오티드(flavin adenine dinucleotide, $FADH^2$)를 만든다. 이러한 분자들은 ADP에서 ATP를 만드는데 사용되기 위해 수소원자를 전자전달고리(electron transport chain, ETC)로 수송한다. 수소원자들은 최종 전자수용기로서 작용하는 산소와 함께 ATP 생성을 위한 에너지를 제공하는 양성자 농도변화를 유발하기 위해 시토크롬(cytochrome)으로 알려진 전자전달자에 의해 전자전달고리를 통과한다.

NADH와 $FADH^2$는 다른 장소에서 각각 ETC로 들어가기 때문에, 이들이 ATP를 생성하는 능력은 다르다. 한 분자의 NADH는 3분자의 ATP를 생성하지만, $FADH^2$는 2분자의 ATP를 생성한다. 이 과정을 통한 ATP생성을 산화적 인산화(phosphorylation)로 부르고 있다. 해당과정의 시작과 함께 산화체계는 한 분자의 포도당 분해를 통해 결국 대략 38개의 ATP를 만든다(**표 2.1**).[1]

표 2.1 한 분자의 포도당의 산화로부터 만들어지는 전체 에너지

과정	ATP 생성
한 분자의 포도당 산화로부터 만들어지는 전체 에너지	
느린 해당과정	
인산화 기질수준	4
산화적 인산화: 2 NADH (각 3 ATP)	6
크렙스주기(포도당마다 크렙스주기를 2회전)	
인산화 기질수준: 8 NADH (각 3 ATP)	2
산화적 인산화: 8 NADH(각 3 ATP)	24
구아닌삼인삼을 통해: 2FADH (각 2 ATP)	4
	전체=40*
한 분자의 중성지방 산화로부터 만들어지는 전체 에너지	
글리세롤 1분자	22
18-탄소자유지방 신진대사**	
지방산마다 147 ATP × 3 지방산/중성지방분자	441
	전체=463

**해당과정 2 ATP를 소모한다(만약 해당과정부터 시작하면). 따라서 ATP생성은 40-2=38. 또한 미토콘드리아에 NADH를 수송하는 체계에 따라 36 ATP로 표현될 수 있다.*
***다른 양의 탄소를 가진 다른 중성지방은 ATP생성이 다소 달라질 수 있다.*

(출처: Conley M. Bioenergetics of Exercise and Training. In TR Baechle, RW Earle (eds), *Essentials of Strength Training and Conditioning.* Champaign, IL: Human Kinetics, 2000, p.81.)

지방산화(Fat Oxidation)

지방 역시 산화체계에 의해 사용된다. 호르몬-민감 지방분해효소는 지방세포에 저장된 중성지방을 분해하여 자유지방산을 분비하여 혈액을 통해 골격근섬유로 이동하게 한다. 근육 내에 저장된 적은 양의 중성지방과 지방분해효소는 근육내의 자유지방산을 만든다. 자유지방산은 미토콘드리아로 들어가고, 베타-산화과정이 발생한다. 이것은 자유지방산이 분해 되는 연속 반응으로, 결국 acetyl CoA와 수소원자를 만든다. acetyl CoA는 직접 크렙스주기로 들어가고, 수소원자는 NADH와 $FADH^2$에 의해 ETC로 전달된다.

운동하는 근육의 에너지 요구에 부응하는 탄수화물 신진대사와는 다르게, 지방 이용도는 에너지 요구에 의해 조절되지는 않는다. 에너지 지출에 따른 지방 이용도와 신진대사에 관여하는 기전은 없다. 그러므로 운동 동안 지방의 산화율은 탄수화물 이용률과 혈액 중 지방산의 유효성에 의해 기본적으로 결정된다.

> **핵심(Key Point):**
> 운동 동안 지방의 산화율은 탄수화물 이용률과 혈액 중 지방산의 유효성에 의해 기본적으로 결정된다.

안정시 지방을 기본적으로 에너지 연료로 사용한다. 운동 강도가 증가함에 따라, 우선적으로 사용하는 자원이 지방에서 탄수화물로 변경된다. 물론, 장시간(1시간 이상) 운동을 지속하면 전체 에너지 신진대사에서 지방의 기여도는 높아진다. 그러나 혈액 속에 있는 지방산의 이용도를 높이는 전략(카페인 섭취, L-carnitine 보충 같은)을 사용하더라도, 운동능력이 향상된다는 결과는 아직 없다는 것을 알아야 한다.[11]

단백질 산화(Protein Oxidation)

대부분의 운동 동안 주요 에너지원이 아니지만, 단백질

은 여러 단계의 신진대사를 통해 아미노산으로 분해 된다. 이러한 아미노산은 ATP를 생성하기 위해 포도당(포도당신합성을 통해), 피루브산염, 또는 크렙스주기 중간생성물로 전환된다. ATP 생성에 아미노산이 미치는 영향은 단시간 운동에서는 거의 없지만, 장시간 운동 동안에는 필요한 에너지의 3-18%를 담당한다. 비록 알라닌(alanin), 아스파테이트(aspartate), 글루탐산염(glutamate)도 사용되지만, 골격근에서 산화되는 주요 아미노산은 가지-고리(branched-chain) 아미노산(류신 leucine, 이소류신 iso-lushine, 발린 valine)이다. 아미노산 분해로 인한 질소산물들은 소량의 암모니아와 요소형성을 통해 제거된다. 암모니아는 독성이고 축적되면, 피로를 유발하기 때문에 암모니아의 제거는 중요하다.[1]

산화체계의 조절 (Oxidative System Regulation)

비록 크렙스주기에는 여러 단계가 있지만, 핵심 단계는 동위구연산(isocitrate)을 케톤글루타염(ketoglutarate)으로 전환하는 것이다. 이 반응은 동위구연산 탈수소효소에 의해 촉진된다. 동위구연산 탈수소효소는 ADP에 의해 촉진되고, ATP에 의해 억제된다. 비슷하게, NADH 또는 $FADH^2$는 크렙스주기에 영향을 준다. 만일 NAD+와 FAD^2+가 수소를 받아 들일만큼 충분히 존재하지 않으면, 크렙스주기율은 감소된다. 또한, GTP가 축적되면, 숙신(succinyl) CoA는 증가하고, 크렙스주기의 초기 반응이 억제된다 (oxaloacetate+acetyl CoA → citrate+CoA). 전자전달고리는 ATP에 의해 억제되고 ADP에 의해 촉진된다.[7]

에너지 생성과 능력 (Energy Production and Capacity)

다양한 활동 강도와 시간 동안 인원질, 해당과정, 그리고 산화에너지체계는 에너지를 공급하는 능력이 다르다(**표 2.2와 2.3**). *운동 강도(exercise intensity)*는 파워출력(단위시간당 일 수행)의 측면에서 정량화되는 근육활동수준으로 정의된다.[17] 자전거 어고노미터(ergonometer)에서 최대산소섭취 동안 파워는 최대 파워의 20-30%에 해당한다. 그러므로 비록 최대산소섭취의 100%에 도달하더라도, 기본적으로 유산소기전에 의해 에너지를 공급받는 운동은 고강도운동으로 간주되어서는 안된다. 저항훈련 같은 활동은 고강도이며 빠르게 에너지공급이 필요한 파워출력이다; 대부분의 에너지원은 인원질체계에서 공급된다. 저강도지만 장시간 지속되는 운동(예, 마라톤)은 많은 에너지를 요구하고, 기본적으로 산화에너지체계에 의해 공급을 받는다. 운동 강도와 시간에 따라 우세하게 작용하는 에너지 공급체계가 달라진다.

표 2.2 에너지체계에 시간이 미치는 영향

시간	강도	일차적 에너지체계
0-6초	매우 강함	인원질
6-30초	강함	인원질과 빠른 해당과정
30초-2분	힘듬	빠른 해당과정
2-3분	다소 힘듬	빠른 해당과정과 산화체계
3분 이상	가벼움	산화체계

(출처: Conley M. Bioenergetics of Exercise and Training. In TR Baechle, RW Earle (eds.), *Essentials of Strength Training and Conditioning*. Champaign, IL: Hnman Kinetics, 2000, p.83.)

표 2.3 ATP 생성 능력 순위

체계	ATP 생성율	ATP 생성 능력
인원질	1	5
빠른 해당과정	2	4
느린 해당과정	3	3
탄수화물의 산화	4	2
지방/단백질의 산화	5	1

1= 가장 빠르거나 많은; 5= 가장 느리거나 적은

(출처: Conley M. Bioenergetics of Exercise and Training. In TR Baechle, RW Earle (eds.), *Essentials of Strength Training and Conditioning*. Champaign, IL: Hnman Kinetics, 2000, p.83.)

> **핵심(Key Point):**
> 활동 동안 주요 에너지원은 강도와 시간에 따라 다르다. 활동 강도가 낮고 시간이 길어지면, 주요 에너지원이 점차 느린 해당과정과 산화적 에너지체계로 이동한다.

일반적으로, 단시간 강한 활동은 인원질과 빠른 해당과정에 의존한다. 강도가 낮아지고 시간이 길어질수록, 느린 해당과정과 산화에너지체계로 이동한다.[10,12,16]

또한 활동 시간은 사용되는 에너지체계에 영향을 준다. 운동경기는 1-3초에서부터 4시간 이상 지속되는 경우가 있다. 일차적으로 강도, 이차적으로 시간에 의해 각 에너지체계가 에너지 생성에 영향을 준다. 운동 또는 휴식 동안 단지 하나의 에너지체계가 모든 에너지를 공급하는 경우는 없다.[1]

> **핵심(Key Point):**
> 운동 또는 휴식 동안 단지 하나의 에너지체계가 모든 에너지를 공급하는 경우는 없다.

운동 강도와 시간 (Intensity and Duration of Exercise)

신체의 에너지전달체계는 운동생체에너지학 측면에서 연속성을 가진다. 무산소 자원은 빠른 움직임 동안, 또는 일정 속도에서 저항이 증가하는 동안 대부분의 에너지를 공급한다. 또한, 움직임이 빨라지거나 느려지면(단거리에서 장거리까지), 근육 내 인원질은 근육활동에 필요한 무산소 에너지를 즉시 공급한다.

단시간 최대 노력이 필요한 경우, 근육 내 인원질 ATP와 PCr은 대부분의 에너지를 공급한다. ATP−PCr과 젖산체계는 2분 이내 "최대−노력"이 요구되는 운동에 필요한 에너지의 1/2을 공급하면, 이후는 유산소반응에 의해 공급된다. 2분 동안 최대 노력이 필요한 운동에서, 최고 수행력을 위해 유산소와 무산소 신진대사 능력을 소유하고 있어야 한다. 중거리 달리기와 수영 또는 농구와 축구 같이 움직이고 멈추는 운동, 5~10분 동안 강한 운동을 하는 선수들은 유산소 에너지전달이 더욱 요구된다. 마라톤, 장거리 수영과 사이클, 크로스-컨트리 스키 같은 장거리 운동은 젖산 축적 없이 지속적으로 유산소적 에너지전달이 필요하다. 적절한 훈련은 젖산축적의 증가 없이 이러한 지구력 활동의 수행력을 향상시킬 수 있다. 역으로, 높은 고도에서 지구력 과제수행 같은 활동은 비슷한 부하에서도 젖산축적을 더욱 유발한다.

강도와 시간은 운동 동안 주도적인 에너지체계와 신진대사과정을 결정한다. 유산소체계는 일차적인 에너지원으로 지방산을 저강도 운동 동안 사용한다. 간은 저강도에서 고강도 운동으로 진행함에 따라 활동하는 근육으로 현저하게 포도당 분비를 증가시킨다. 동시에, 근육 내의 저장된 당원은 운동 초기, 그리고 운동 강도가 증가할 때 우세한 에너지원으로 사용된다. 고강도 유산소 동안, 탄수화물 신진대사인 선택적 의존의 장점은 지방산과 단백질 연료보다 2배 빠르게 에너지전달능력이 있다는 것이다. 지방과 비교해, 탄수화물은 산소소비당 약 6% 정도 더 많은 에너지를 생성한다.[3] 운동이 지속되고 근육 당원이 고갈됨에 따라, 점진적으로 지방(근육 내 중성지방과 혈중 자유지방산)이 더욱 ATP를 생성하기 위한 신진대사과정에 들어간다. 최대 무산소적 노력(해당과정의 반응)에서, 탄수화물은 ATP 생성을 위한 유일한 자원이 된다.

> **핵심(Key Point):**
> 간은 저강도에서 고강도 운동으로 진행함에 따라 활동하는 근육으로 현저하게 포도당 분비를 증가시킨다.

운동훈련을 위한 좋은 접근은 특정 에너지 요소를 위해 활동을 분석하고 적절한 생리적 및 신진대사적 적응을 만드는 훈련프로그램을 확립하는 것이다. 에너지전달을 위한 능력 향상은 일반적으로 운동수행력을 높인다.

> **핵심(Key Point):**
> 효과적인 운동훈련 프로그램은 특정 에너지 요소를 위해 활동을 분석하고 적절한 생리적 및 신진대사적 적응을 개발하는 것이다.

피로와 관련된 영양소 (Nutrient Related Fatigue)

비록 이용가능한 산소가 충분하고 저장된 지방으로부터 무한한 에너지를 생성할 수 있어도, 운동 동안 근육과 간에 있는 당원의 심각한 고갈은 피로를 유발한다. 골격근은 세포로부터 포도당을 분비하는 인원질효소(간에 있음)가 없다; 따라서 상대적으로 비활성 근육은 당원의 대부분을 함유하고 있다. 장시간 운동 동안 간과 근육의 당원고갈이 운동능력을 감소시키는지에 대한 논쟁이 존재한다. 관련된 대답 중 일부는 다음과 같다:

- 에너지 생성을 위해 혈중 포도당을 중추신경계가 사용
- 지방 신진대사에서 근육 당원이 "도화선"으로 작용
- 탄수화물 분해와 비교하여 지방으로부터 만들어지는 에너지가 너무 느리게 생성

회복 동안 산소섭취: "산소부채"로 알려짐 (Oxygen Uptake During Recovery: The So-Called "Oxygen Debt")

신체 대사과정은 운동중지 후 안정시 수준으로 즉시 되돌아오지 않는다. 가벼운 운동(골프, 볼링, 양궁)인 경우, 안정상태로 빠르게 돌아온다. 그러나 강한 운동(800m 달리기, 200m 수영)인 경우, 안정수준으로 되돌아오는데 상당한 시간이 필요하다. 가벼운 운동과 강한 운동에서 회복에 걸리는 시간의 차이는 각 운동 형태에서 발생하는 생리적 및 신진대사적 과정과 관련되어 있다.

영국 노벨상 생리학자인 A.V. Hill(1866-1977)은 ***"산소부채(oxygen debt)"***로 표현하였다. 현재는 더 이상 이 용어를 사용하지 않고 있다. 대신에 ***회복기 산소섭취(recovery oxygen uptake)*** 또는 ***과도한 운동 후 산소소비(excessive post-exercise oxygen consumption, EPOC)***로 표현하고 있으며, 이는 운동이전 수준을 초과한 운동 후 전체 산소소비를 말한다.

그림 2.1(a)은 가벼운 운동 후 빠르게 안정시로 회복되고 소량의 산소부채를 보이는 그림이다. 중등에서 힘든 유산소 운동인 경우(**그림 2.1(b)**), 안정상태로 돌아오는데 많은 시간이 걸리고, 산소부채는 가벼운 운동과 비교하여 상당히 많다. 상대적으로 강한 유산소 운동으로부터 회복기 산소섭취는 더욱 느리게 운동이전 수준으로 돌아온다. 회복기 산소섭취와 EPOC는 운동 산소(에너지)요구를 맞추기 위해 항정상태(steady-rate) 산소섭취를 사용한다. 탈진에 이르는 운동 동안, 유산소 신진대사의 항정상태는 이루어지지 않는다. 따라서 많은 젖산이 생산된다. 혈중 젖산이 축적되고, 이로 인해 운동이전 상태로 산소섭취를 되돌리는데 많은 시간이 걸리게 한다. 항정비율이 존재하지 않기 때문에 이와 같은 운동에서 산소결핍정도를 결정하는 것은 불가능하고, 에너지 요구는 개인의 최대산소섭취를 초과한다.

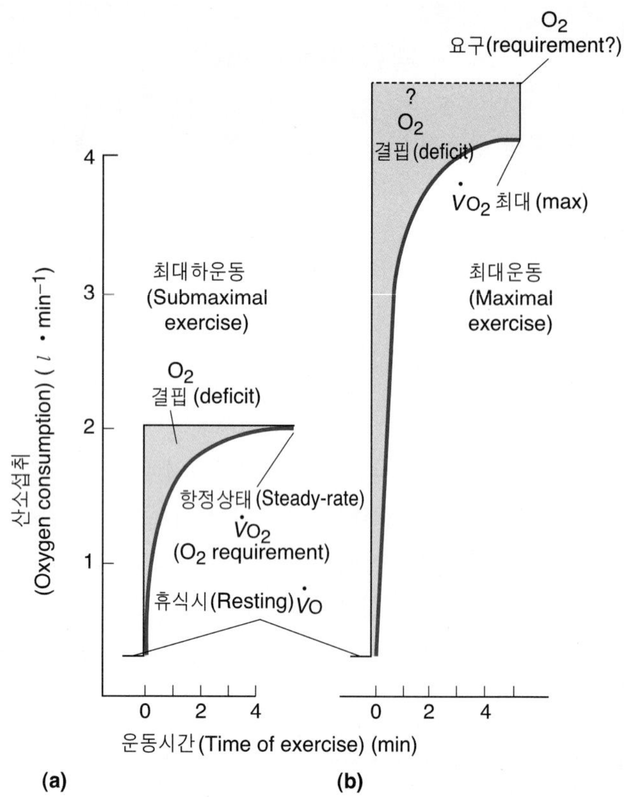

그림 2.1 운동 동안 산소소비. 항정상태 최대와 최대하 운동에서 운동 전 및 운동 동안 산소소비. 최대하 운동인 경우(a), 산소부채는 항정상태 산소소비량과 그 상태 도달하기 전까지의 실제 산소소비량 차이로 측정된다. 최대 운동인 경우(b), 산소요구량을 정확히 알 수 없기 때문에 산소부채도 측정할 수 없다. 이러한 이유 때문에 과학자들은 운동 중 무산소 대사를 평가하기 위해 산소부채를 사용하고자 시도해 왔다. (출처: GA Brooks, TD Fahey, TP White. *Exercise Physiology: Human Bioenergetics and Its Applications*, 3rd ed. Mountain View, CA: Mayfield Publishing Company, 2000, p.202(Figure 10-5)).

강한 운동 또는 기능적 과제에 관계없이, 운동이 중지될 때 안정시 산소섭취 정도를 초과하는 산소섭취는 항상 존재한다. **그림 2.1**에서 회복기 곡선 아래 그림자 영역은 이 산소량을 보여주는 것이다; 회복기에 소모된 전체 산소(기준 수준에 도달할 때까지)에서 같은 시간 동안 안정시에 소모되는 전체 산소량을 뺀 것과 동일하다.

> **핵심(Key Point):**
> 강한 운동 또는 기능적 과제에 관계없이, 운동이 중지될 때 안정시 산소섭취 정도를 초과하는 산소섭취는 항상 존재한다.

그림 2.2에서 회복기 곡선은 회복기 동안 산소섭취에 대한 2개의 원칙을 보여준다.

1. **빠른 요소(fast component)**: 저강도, 기본적인 유산소 운동(체온변화가 거의 없는 운동)인 경우, 전체 EPOC의 반은 약 30초 이내에 이루어진다; 완전한 회복은 수분이내에 이루어진다.
2. **느린 요소(slow component)**: 두 번째 느린 단계는 좀 더 강한 운동(체온과 젖산이 상당히 올라가는 운동) 후 회복기에 발생한다. 운동 강도와 시간에 의존하지만, 회복기 중 느린 단계는 운동이전 수준으로 산소섭취를 되돌리는데 24시간 또는 그 이상의 시간이 필요하다.

EPOC를 설명하기 위한 최근 이론 (Updated Theory to Explain EPOC)

회복기 유산소 신진대사의 상승은 운동이전 상태로 신체 대사과정을 회복하는데 도움이 된다는 것에는 이견이 없다. 중등도 이하 운동 후 산소섭취는 이전에 운동으로 고갈된 인원질을 보충하고, 생리적 기능이 좀 상승된 것을 유지하는 역할을 한다. 강한 운동 후 회복기인 경우, 일부 산소는 젖산부분을 포도당으로 재합성한다. 그러나 회복기 산소섭취의 중요 역할은 회복기 동안 실제 발생하는 생리적 기능을 지지하는 것이다. 고강도 운동에서 산소부채와 비교하여 상당히 더 많은 산소섭취가 회복기에 일어난다. 탈진 운동은 체온상승을 초래한다. 흔히 중심부 체온은 격렬한 운동 동안 약 3℃ 상승하고, 회복기에도 수 시간 동안 상승된 채 유지된다. 이 온도기인성 "활성화(boost)"는 직접적으로 신진대사를 자극하고 EPOC를 증가시킨다.

실제적으로, 근육활동에 맞추기 위해 활성화된 모든 생리적 체계는 회복기 동안 자신의 산소요구를 증가시킨다. 회복기 산소섭취는 다음을 반영하는 것이다:

- 이전 운동의 무산소 신진대사
- 이전 운동에 의해 유발된 호흡, 순환, 호르몬, 전해질, 그리고 체온 불균형[1]

운동과 회복기 동안 EPOC의 의미(Implications of EPOC for Exercise and Recovery)

산소섭취는 운동 간격의 구성과 강한 신체적 활동 후 적절한 회복을 위한 기초를 제공한다. 안정비율 운동이나 근육내 고에너지 인원질에 의해 5-19초 동안 격한 운동을 했을 때, 혈중 젖산은 많이 축적되지 않는다. 회복은 빠르게 진행되고(빠른 요소), 짧은 시간 이내에 운동이 다시 시작될 수 있다. 반대로, 기본적으로 해당과정에 의해 힘을 사용하는 무산소운동은 젖산을 축적하고 생리적 과정을 방해한다. 이로 인해 완전한 회복(느린 요소)을 하는데 상당히 많은 시간이 요구된다. 운동 수행자들은 높은 수준의 무산소 신진대사를 해야 하기 때문에 농구, 하키, 축구, 테니스, 배드민턴 같은 스포츠에서 짧은 시간 휴식은 문제가 된다.

운동 후 빠른 회복을 위한 과정은 능동적 또는 수동적으로 발생한다. *능동적 회복*(active recovery; 마무리운동이라 부름)은 운동 직후 수행되는 최대하 유산소운동이다. 일반적으로 지속적인 움직임이 근육경련과 근육 단단함(stiffness)을 방지하고 회복과정을 촉진한다고 믿고 있다. 반대로, *수동적 회복(passive recovery)*인 경우 사람은 그냥 누워 쉰다. 완전한 비활동은 안정시 에너지요구를 줄인다. 능동 및 수동 회복을 수정한 방법에는 냉수샤워, 마사지, 특정한 신체 자세, 얼음적용, 그리고 차가운 음료수 마시기가 있다. 연구결과 이러한 방법간에는 차이가 없다고 보고되고 있다.[7]

운동 후 최적의 회복 (Optimal Recovery from Exercise)

대부분의 사람은 혈중 젖산의 축적이 거의 없고 항정상

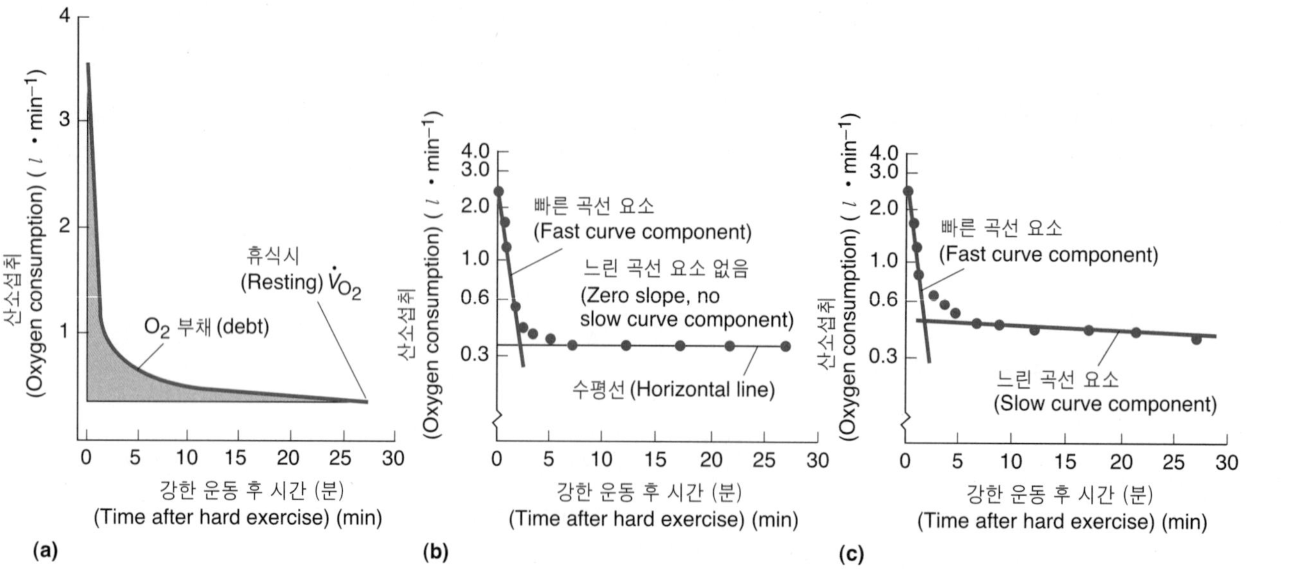

그림 2.2 운동 후 산소소비. (a) 직선좌표에서, 산소부채는 운동 후 산소소모곡선 아래 영역으로 안정시 산소소모보다 많다. (b)와 (c) 가벼운 운동과 강한 운동 후 산소소모곡선이다. 가벼운 운동 후 소비한 산소량 추이곡선은 하나의 요소(빠른 요소)만 가지고 있다. 강한 운동 후 산소소비 곡선은 두 요소(빠른 요소와 느린 요소)를 가지고 있다.
(출처: GA Brooks, TD Fahey, TP White. *Exercise Physiology: Human Bioenergetics and Its Applications*, 3rd ed. Mountain View, CA: Mayfield Publishing Company, 2000, p.202(Figure 10-6)).

태에서 VO_{2max}(체중 1kg당 사용되는 최대 산소량 *ml*)의 55~60% 아래에서 운동을 수행한다.[7] 이러한 운동 후 회복은 고에너지 인산염을 재합성하고, 혈중 산소, 체액, 그리고 미오글로빈(myoglobin)을 보충하고, 그리고 혈액순환과 환기를 유지하기 위해 소량의 에너지를 공급한다. 운동은 전체 신진대사를 항진시키고 회복을 지연시키기 때문에 이러한 운동의 경우 수동적 회복과정을 이용하는 것이 빠른 회복을 유발한다.

젖산축적이 제거율을 초과하고 운동 강도가 최대안정상태를 초과하면 혈중 젖산이 축적된다. 운동 강도가 증가함에 따라 젖산수준은 빠르게 증가하고, 운동은 곧 탈진상태를 유발한다. 강한 무산소운동 동안 명확한 피로기전은 아직 밝혀지지 않았지만, 혈중 젖산수준은 상대적 운동 강도를 의미하며 회복의 적절성을 나타낸다.

> **핵심(Key Point):**
>
> 강한 무산소 운동 동안 명확한 피로기전은 아직 밝혀지지 않았지만, 혈중 젖산수준은 상대적 운동 강도를 의미하며 회복의 적절성을 나타낸다.

회복에서 능동적 유산소운동은 젖산제거를 촉진한다. 회복기 적당한 운동수준은 자전거 운동인 경우 VO_{2max}의 30-45%이고, 트레드밀을 이용하는 경우 VO_{2max}의 55-60%이다. 이러한 두 운동 형태에 따른 적정 운동수준 범위의 차이는 자전거인 경우 국소적인 특성(예, 근육질량당 더 강한 노력이 필요)이 있고, 달리기에 비해 젖산역치를 내리기 때문이다. 회복기에 중등도(moderate)의 운동은 수동적 운동에 비해 젖산제거를 촉진시킨다. 고강도 운동 후 저강도 운동을 시행하는 것은 중등도 운동 하나만 시행하는 것보다 이점이 없다. 젖산역치 이상의 회복운동은 젖산축적을 촉진하여 회복을 지연시킨다. 일반적으로, 회복운동을 운동자 자신이 선택하도록 하면, 젖산제거를 위해 자신에게 적절한 회복운동 강도를 선택할 것이다.

간헐적 운동: 훈련접근의 간격 (Intermittent Exercise: The Interval Training Approach)

해당과정을 통해 무산소 에너지전달의 부정적 효과를 줄이면서, 힘든 운동량을 수행하게 하는 여러 접근법이 있다. 높은 비율의 무산소 에너지전달체계를 이용하면서 지속되는 운동에 대한 의뢰인의 능력을 향상시키는 훈련이 있다. 다량의 젖산축적 없이 VO_{2max}의 90%에 가까운 강도로 운동을 시행하는 엘리트 마라톤 선수, 장거리 수영선수, 그리고 크로스-컨트리 선수들은 높은 안정상태 능력을 보유해야 한다.

어떤 접근방법은 운동과 휴식 간격을 미리 설정하여 3-5분 이내에 탈진에 도달하도록 만드는 운동도 있다. 운동과 휴식 간격 조절은 훈련프로그램을 만드는데 기초가 된다. 이 방법을 이용해, 운동자들은 특정 에너지전달체계에 과도한 부담을 주기 위해 초-최대(supermaximal) 노력을 이용하여 다양한 운동-휴식 간격을 사용한다. 예를 들어, 대부분의 에너지원을 근육내 인원질을 사용하고 해당과정은 거의 사용하지 않으면서 8초 동안 탈진상태에 이르게 하는 운동이다. 빠르게 회복하고(빠른 요소), 단지 짧게 휴식을 취한 후 운동을 다시 시작한다.

표 2.4는 간헐적 운동 동안 운동과 휴식 간격의 조합을 이용한 여러 실험결과에 대한 요약이다. 하루는 대상자가 5분 이내에 정상적으로 탈진에 도달하는 속도로 달렸다. 약 0.8마일을 달렸고, 이때 5.6 L/min의 산소를 섭취했고, 표처럼 상대적으로 높은 혈중 젖산수준을 보였다.[14]

그 다음날, 대상자는 같은 속도를 유지하면서 달렸다. 하지만 10초 운동과 5초 회복 시간을 갖는 간헐적 운동을 수행하였다. 30분 동안 간헐적 운동을 실시한 결과, 실제적인 운동시간은 20분이고, 이동거리는 4.0마일(5분당 1마일)로 4분 동안 지속적인 달리기를 시행한 경우(0.8마일)와 동일하였다. 30분 운동 동안 5.1 L/min의 산소섭취를 하면서 젖산은 적게 축적되는 양상을 고려하면 운동능력이 좀더 나아진 것이다. 따라서 이는 운동-휴식 간격 동안 근육 내 유산소 에너지체계와 운동 에너지요구 사이 균형이 이루어짐을 의미한다.[14] 이러한 자료는 운동-휴식 간격의 조작을 통해 특정 에너지체계를 독립적으로 과부하를 줄 수 있음을 의미한다. 5에서 10초까지 휴식간격을 늘이는 것은 평균 산소섭취(4.4 L/min)를 줄인다; 15초 운동과 30초 휴식에서는 평균 산소섭취가 3.6 L/min. 30분 동안 각각의 간헐적 운동의 경우, 지속적인 운동보다 젖산축적이 줄어들고 달리는 거리는 늘어났다. 재활치료사들은 특정 에너지전달체계의 훈련을 위해 운동과 휴식 간격을 고려해야 한다.

핵심(Key Point):

치료적 운동구성을 최적화하기 위해, 재활치료사들은 특정 에너지전달체계의 훈련을 위해 운동과 휴식 간격을 고려해야 한다.

또한 근육지구력을 향상하기 위해 *운동-휴식간격*(exercise-rest interval; E-to-R 방법)을 적용할 수 있다. 예를 들어, 앉고-서기 능력을 향상하는 두 가지 기본 방법이 있다. 첫 번째는 특정 시간 동안 가능한 많이 앉고 일어서기를 반복적으로 수행한다. 2분 동안 40번의 앉고 서기를 수행했다고 가정하자. 이후 훈련에서 수행자는 추가적인 앉고 일어서기를 시도할 것이다. E-to-R방법을 사용해서, 앉고 일어서기에 휴식시간을 넣을 수 있다. 10초 이내에 6회 앉고 서기를 수행하고, 이후 20초간 휴식을 취한다. 앉고 일어서기와 휴식을 10회 반복 수행하면, 총 60회 앉고 일어서기를 수행하게 된다. 20회를 수행하기 위해 10초 동안 두 배의 앉고 서기를 해야 한다. 비록 훈련시간에 휴식시간

표 2.4 운동: 지속적 및 간헐적 운동 동안 휴식간격, 전체 거리, 평균 산소섭취, 그리고 혈액 젖산수준

운동: 휴식간격	전체 달린 거리(야드)	평균 산소섭취($L \cdot min^{-1}$)	혈중 젖산수준 ($mg \cdot 100\ ml$ 혈액$^{-1}$)
4분 동안 지속적 운동	1422	5.6	150
10초 운동, 5초 휴식	7294	5.1	44
10초 운동, 10초 휴식	5468	4.4	20
15초 운동, 30초 휴식	3642	3.6	16

(출처: Christenson EH, Hedman R, Saltin B. Intermittent and continuous running. Acta Physiol. Scand., 1960;50:269-286, as reported in P.O. Astrand, and K. Rodahl, *Textbook of Work Physiology*. New York: Mcgraw-Hill, 1970, p.384.)

이 추가되지만, 앉고 일어서는 총 횟수는 휴식 없이 지속적으로 앉고 일어서기를 하는 것보다 늘어난다. 같은 방법의 E-to-R은 팔굽혀펴기, 여러 형태 유연성 운동, 그리고 저항 운동에도 적용가능하다.

영양(NUTRITION)

안정시 적절한 신진대사 기능을 유지하려는 사람을 위해, 특히 장시간 운동을 수행한 경우 에너지원 섭취는 에너지 지출에 따른 불균형 해소를 위해 필요하다. 그러나 칼로리 섭취의 양이 신진대사 기능에 영향을 줄뿐만 아니라, 구성성분도 운동수행력과 전신적인 건강상태에 영향을 준다. 그러므로 적절한 영양섭취는 전신건강증진을 위해 중요하게 고려되어야 한다. 다량영양(macronutrient)은 칼로리 섭취의 초석이 된다. 다량영양은 음식을 통해 상당한 양이 섭취되어야 하는 영양소이다. 다량영양의 3가지 중요 요소에는 단백질, 탄수화물, 그리고 지질(지방과 관련된 복합물)이 있다.

단백질(Protein)

비록 근육발달을 원하는 모든 선수들이 단백질 섭취에 관심을 가지고 있지만, 식이요법에서 단백질 섭취를 강조하는 Atkim 식이요법처럼 최근에는 여러 식이요법 프로그램이 등장하고 있다. 여기에서는 *단백질(protein)*의 기능을 고찰하고, 운동이 단백질 신진대사에 미치는 영향과 선수를 위한 필수 음식에 대해 알아보겠다.

탄수화물과 지방처럼, 단백질은 탄소, 수소, 그리고 산소 원자로 구성되어 있다. 또한 탄수화물과 지방과는 다르게, 단백질은 질소를 포함하고 있다. 아미노산은 자연에 있는 수 천 가지 단백질의 기초단위가 되는 분자이다. 신체 내의 단백질은 20개의 아미노산으로 구성되고, 이들 중 반 이상이 인체에 의해 합성되며, 식이를 통해 섭취할 필요가 없기 때문에 흔히 비필수아미노산이라 불린다.[17] 아미노산 중 9가지는 신체에서 합성할 수 없기 때문에 필수아미노산이다: 히스틴(histine), 동위류신(isoleucine), 리신(lysine), 메티오닌(methionine), 페닐알라닌(phenylalanine), 트레오닌(threonine), 트립토판(tryptophan), 발린(valine). 그러므로 필수아미노산은 식이를 통해 섭취되어야 한다.

아미노산은 펩티드결합을 통해 함께 연결된다. 두 개의 아미노산 연결을 디펩티드(dipeptide)라 부르며, 여러 개의 아미노산이 연결되면 폴리펩티드(polypeptide)라 부른다. 폴리펩티드 사슬은 다양한 기능과 구조를 가지는 다수의 단백질을 형성하기 위해 연결된 것이다. 근육조직은 신체에서 단백질 비율이 가장 높고, 골격근에 많이 있다. 때로는 모두 단백질로 여겨지지만, 조직은 대부분 물과 다양한 단백질로 구성되어 있다. 예를 들어, 심장, 골격근, 간 그리고 샘(gland)의 무게 중 단백질이 20%를 차지하고, 뇌조직의 경우 10%가 단백질이다. 효소, 항체, 지질단백질, 호르몬, 혈색소, 알부민 그리고 트렌스페린(transferrin) 같은 비구조적 또는 혈장 단백질은 신체 단백질 중 작은 부분을 차지한다. 그러나 이들은 매우 강하며 영양상태가 불량한 경우 부정적으로 작용한다.

식이성 단백질 (Dietary Protein)

식이성 단백질의 아미노산 성분은 이들이 신체에서 어떻게 작용할 것인가에 영향을 준다. 단백질이 신체의 요구에 맞는 아미노산을 공급하느냐에 따라 단백질의 질이 결정된다. 고품질 단백질, 높은 생물학적 가치, 그리고 완전한 단백질이란 용어는 신체의 요구와 비슷한 형태의 아미노산을 묘사하기 위해 사용된다. 고품질의 단백질은 동물성 단백질이다(달걀, 고기, 콩, 생선, 가금류, 낙농제품). 하나 이상의 필수아미노산이 부족한 단백질(곡물, 콩, 야채, 그리고 젤라틴)은 불완전 단백질, 저품질 단백질, 또는 낮은 생물학적 가치를 가진 단백질로 불린다. 식물성 단백질은 라이신(곡류) 또는 메티오닌과 시스테인(콩)이 낮다.[17] 식물성 단백질 중 소이(soy)는 고품질 단백질이다. 채식주의자(식물성 단백질만 섭취하는 사람)의 문제 중 하나가 단백질의 질이다. 저품질 단백질에 의존할 때, 여러 형태의 음식을 통해(일반적으로 보완 단백질로 여김) 각기 다른 아미노산을 섭취하는 것이 중요하다. 이를 통해 매일 필수아미노산을 섭취하도록 해야 한다.[17,18] 보완 단백질의 흔한 예는 콩과 쌀, 옥수수 빵과 튀긴 콩, 또는 땅콩버터와 빵이다. 일반적 규칙에 의하면, 곡류와 함께 콩 또는 콩류를 섭취하는 것은 적절한 비율의 필수아미노산을 제공한다. 때로는 보완 단백질이 식사마다 섭취되어야 한다고 여기고 있지만, 아직 명확하게 밝혀지지 않은 상태이다.

단백질 요구(Protein Requirements)

비록 추천되는 식이성분으로 단맥필이 포함되어 있지만, 사실은 아미노산의 필요하다. 앉아서 일하는 건강한 사람에게 단백질/아미노산이 필요한 이유는 세포의 지속적인 전환이 일어나기 때문이다. *세포전환(cell turnover)* 동안, 세포의 분해와 재합성이 끊임없이 일어나고, 이때 아미노산을 바로 공급하는 곳을 *아미노산풀(amino acid pool)*이라 한다. 풀은 조직 전환에서 유리된 아미노산뿐만 아니라 식이성 단백질 섭취에 의해 재충전된다. 평균 섭취되는 것보다 많은 단백질 분해가 매일 일어나는데, 이는 아미노산이 재이용됨을 의미한다. 그러나 이 과정은 완벽한 효율성을 가지는 것이 아니기 때문에, 상실된 부분을 보충하기 하기 위해 식이성 아미노산 섭취가 필요하다.

개인의 단백질 요구를 평가할 때, 두 가지 핵심요인인 칼로리 섭취와 단백질의 생물학적 가치를 고려해야 한다. 단백질은 음성적 칼로리 균형상태(지출되는 것보다 섭취되는 칼로리가 적은 것)에서 에너지 근원으로 신진대사가 이루어진다. 이 경우, 단백질은 아미노산풀을 충전하기 위한 목적으로 사용되지 못한다. 그러므로 칼로리 섭취와 단백질 요구 사이 역상관관계를 보인다. 칼로리 섭취가 떨어지면, 단백질 요구는 높아진다. 식이성 단백질 요구는 적절한 칼로리를 섭취하는 대상자에 대한 연구에서 시작한 것이다. 적절한 칼로리를 섭취하지 못하는 사람의 요구는 일반적인 요구보다 높다.

> **핵심(Key Point):**
>
> 식이성 단백질 요구는 적절한 칼로리를 섭취하는 대상자에 대한 연구에서 시작한 것이다. 적절한 칼로리를 섭취하지 못하는 사람의 요구는 일반적인 요구보다 높다.

게다가, 이러한 연구에서 단백질의 65-75%는 동물성 음식(고기, 생선, 가금류, 낙농제품과 달걀), 생물학적 가치가 높은 단백질이다.[17] 생물학적 가치가 높을수록, 단백질 요구는 낮아진다. 적절한 칼로리 섭취와 2/3 이상을 동물성 단백질을 섭취하는 경우를 가정하자. 성인 남여에게 요구되는 식이성 허용기준은 0.8g/체중 1㎏이다.[19] 비록 자료가 정량화되지 않았지만, 음성적 칼로리 균형 또는 저품질 단백질을 섭취하는 사람들은 더욱 많은 단백질 요구가 필요하다.

이전에 언급된 단백질 요구의 유지에 관계없이, 운동은 단백질 요구를 증가시킨다. 비록 명확한 기전은 밝혀지지 않았고 운동형태에 따라 요구가 틀려지지만, 유산소 지구력 운동과 근력강화운동은 단백질 요구를 증가시킨다. 유산소 지구력 운동선수인 경우 기본적인 기전에는 조직재생과 보조 에너지원을 위한 가지사슬(branched-chain) 아미노산의 이용이 포함된다. 반면에 근력과 파워 운동선수인 경우, 기전은 아마도 과비대 자극이 최대가 되기 때문에 양성적 질소균형의 유지와 조직재생을 위해 단백질 요구가 증가하는 것으로 생각된다.[20]

연구에 의하면, 무산소 지구력 운동선수의 단백질 요구는 0.8g/체중 1㎏이 약간 넘으며, 운동 동안 에너지원으로 단백질의 사용이 증가하여 1.4g/체중 1㎏까지 될 수 있다고 한다.[20] 근력강화훈련의 경우 1.7g/체중 1㎏ 만큼이나 단백질 요구가 증가한다는 연구가 있다. 대부분의 운동선수들은 한 범주에만 포함되지 않기 때문에(유산소 지구력 또는 근력훈련 운동선수), 일반적으로 1.5에서 2.0g/체중 1㎏의 단백질 섭취가 적당하다고 추천되고 있으며, 단백질 중 적어도 65%는 생리적 가치가 높은 단백질을 섭취하는 것이 좋다. 채식주의 또는 제한된 칼로리를 섭취하는 운동선수는 2.0g/체중 1㎏ 이상의 단백질을 섭취해야 한다.

0.8g/체중 1㎏ 이상으로 단백질을 섭취하는 경우 나타나는 잠재적인 부정적 영향에 대한 우려가 제기되어져 왔다. 하지만 이러한 우려는 대부분 발견되지 않았으며, 특히 건강한 운동선수에게는 나타나지 않았다. 단백질 합성을 위해 요구되는 것보다 많이 섭취된 단백질은 분해 된다. 분해산물인 질소는 소변에서 요소(urea)로서 배출되고, 나머지 케톤산(ketoacid)은 에너지원으로 직접 이용되거나, 탄수화물 또는 신체 지방으로 전환된다. 신장기능이 좋지 않은 운동선수, 또는 저용량 칼슘섭취, 또는 액체섭취가 제한된 경우 매일 4g/체중 1㎏ 이상의 단백질을 섭취하는 것은 바람직하지 않다는 것을 재활치료사는 알아야 한다.[17] 마지막으로, 최근에 체계적으로 고찰된 연구들은 단백질이 어떻게 전신건강상태에 영향을 주는지에 대해 자세히 소개하고 있다. Liu 등은[21] 식이성 단백질 섭취와 혈압 사이 역상관관계를 보인다고 결론을 내렸다. 이는 단백질 섭취수준이 높아지면 혈압이 떨어지는 것을 의미한다. 비슷하게 Cochrane 고찰보고에 의하면, 영양불량의 위험이 있는 허약한 노인에서 보충제는 적지만, 지속적인 체중증가와 사망률 및 병원 입원기간을 단축시키는 긍정적 영향을 미친다.[22]

탄수화물(Carbohydrates)

인체 생리에서 *탄수화물(carbohydrate)*의 일차적인 역할은 에너지 관련 부분이다. 운동선수와 육체노동자의 식이요법에서 탄수화물의 중요성은 20세기 초반부터 인식되어져 왔다. 탄수화물 성분이 높은 식사는 힘든 신체활동을 가능케 하고 지구력을 높인다. 많은 연구들은 탄수화물 섭취와 근육 당원농도 상승이 근육힘 관련 효과, 유산소 지구력 수행, 작업량, 그리고 고강도 및 간헐적 활동에 미치는 영향에 대해 보고하였다.

> **핵심(Key Point):**
>
> 탄수화물 섭취와 근육 당원농도 상승은 근육힘 관련 효과, 유산소 지구력 수행, 작업량, 그리고 고강도 및 간헐적 활동을 향상시킨다.

또한 당원농도는 단시간 고강도 운동에 유일할 수 있다.[23] 탄수화물은 탄소, 수소, 그리고 산소로 구성되어 있다. 탄수화물은 자신이 함유한 당(당류; saccharide)단위에 따라 3 집단으로 분류된다: 단당류, 이당류, 그리고 다당류.

단당류(monosaccharide; 포도당 glucose, 과당 fructose, 그리고 갈락토오스 galactose)는 하나의 당분자이다. 포도당은 가장 흔한 단당류이고 더욱 큰 당의 기본 단위로 여겨진다. 혈액에서 순환하는 당으로 신체에 있는 포도당은 세포를 위한 일차적 에너지원이고, 근육과 간세포에 저장된 다당류인 *당원(glycogen)*으로 합성된다. 일반적으로 다른 단당류와 연결되어져(예, 설탕) 음식으로 섭취된다. 포도당은 정맥주사액으로 사용되고 때로는 스포츠 음료로 사용된다. 과당은 포도당과 화학식은 같지만, 원자의 배열이 달라 좀 더 달고 속성이 다르다. 과당은 꿀의 단맛이 나게 하며, 야채와 과일에 존재하고, 단맛의 음료수에서 흔히 발견된다(예, 탄산음료). 인체에서, 과당은 다른 당보다 인슐린분비를 줄이는 원인이 되어, 무산소 지구력 수행영역에서 초점이 되는 연구주제이다. 그러나 다량의 과당이 위경련의 위험, 설사를 유발하는 것으로 보고 되고 있어, 운동 동안 탄수화물의 일차적 자원으로 과당의 적용은 제한을 받고 있다.[24] 갈락토오스는 우유당(milk sugar)으로 알려져 있는 젖당(lactose)을 형성하기 위해 포도당과 합쳐진다.

*이당류(diaccharide)*는 2개의 기본 당이 합쳐져 만들어진 것이다. 가장 흔한 이당류인 설탕은 포도당과 과당이 합쳐진 것이다. 이것의 단맛은 과당 때문이다. 설탕은 대부분의 과일로부터 얻을 수 있고, 가루, 흰색 당, 그리고 갈색으로 만들기 위해 시럽으로부터 결정화된다. 비록 젖당(포도당+갈락토오스)은 포유동물 우유에서만 발견되지만, 엿당(maltose; 포도당+포도당)은 다당류가 소화되는 동안 분해 되면서 만들어진다. 또한 알코올이 발효되면서 발생하며 맥주에서 기본적인 탄수화물이다.

탄수화물 복합체로 알려진 *다당류(polysaccharide)*는 수천 개의 포도당단위를 가지고 있다. 영양상 중요하면서 가장 흔한 다당류 중 일부는 녹말, 섬유, 그리고 당원이다. 곡류, 콩류, 견과류, 그리고 야채는 녹말을 위한 좋은 자원이 된다. 녹말이 에너지원으로 사용되기 전, 먼저 포도당 요소로 분해 되어야 한다. 또한 식물 세포벽 구성성분인 *식이성 섬유(dietary fiber)*는 탄수화물의 한 형태이다. 셀룰로오스(cellulose)와 비탄수화물 섬유물질(리그닌, lignin) 같은 섬유는 일반적으로 소화효소에 잘 견디어 수분함량과 부피를 증가시키고 배변시간을 단축시킨다.

당원은 저장된 일시적 에너지원으로 인간과 동물 조직에서 소량이 발견된다. 우리가 먹는 음식에는 많은 량이 존재하지 않는다. 포도당이 근육과 간으로 들어올 때, 만일 이것이 에너지를 위해 사용되지 않는다면 당원으로 합성된다. 인체에서 당원의 2/3는 골격근에 저장되어있다; 나머지 1/3은 간에 저장된다.[17] 포도당을 당원으로 전환하는 과정을 *당원합성(glycogenesis)*이라 한다. 간은 인체 조직 중 당원비율이 가장 높다. 간은 소화 후 최종산물을 당원으로 전환시킨다 - 이를 *포도당신합성(gluconeogenesis)*이라 한다.

식이성 탄수화물 (Dietary Carbohydrates)

전통적으로 빵, 곡류, 파스타(pasta), 과일, 그리고 녹말야채는 운동능력을 증진하는 이상적인 탄수화물로 여겨져 왔다. 그러나 당뿐만 아니라 녹말 같은 식이성 탄수화물의 모든 형태는 운동선수에게 포도당과 당원을 공급하는데 효과적이며 다양한 당분의 섭취가 바람직하다.[17]

현실에서, 운동선수는 정상적인 식사를 통해 다양한 탄수화물을 섭취한다. 때로는 특정 계절에 운동하는 선수는 훈련 중 탄수화물 신진대사 반응이 정교하게 되는 특정 지점이 있고 이후 이로 인해 운동수행력이 좋아지게 된다. 연구자들과 임상가들은 탄수화물 소화 변경이 어떻게 음식에 대한 당뇨병반응에 영향을 주는지에 관심을 두고 있다. 당뇨병을 가진 사람에 대한 음식지표로서 흔히 사용되는 것이 *당뇨병지표(glycemic index, GI)*이다. GI는 소화된 탄수화물이 혈당수준을 얼마나 올리는지를 보여주는 양적인 지표이다.[3] 기준 음식은 포도당, 또는 흰 빵이며, 100을 부여한다.[25] 빠르게 소화된 음식은 빠르게 혈당을 올리고 GI가 높아진다. 예를 들어, 당근의 GI는 101이지만, 소화하는데 오랜 시간이 걸리는 렌즈콩은 혈당수준이 느리게 올라가며, GI는 41이다. 그러나 McArdle과 그의 동료들은 GI가 관심의 대상이지만, 음식이 섭취되었을 때 다양한 변화가 존재하기 때문에 음식이 어떻게 작용하는지에 대한 전반적인 이해가 필요하다고 경고하였다.[3] 저탄수화물 식이요법에 대한 관심이 증가하고 있지만(예, Atkins와 South Beach diet), 섬유가 많은 탄수화물, 중등에서 고수준의 단백질, 그리고 저수준의 지방을 혼합하여 먹는 것에 대한 관심도 증가하고 있다. 이러한 혼합 식이는 정상 체중을 가진 사람에서 체중증가를 방지하고, 과체중 사람에서 체중감소를 유발하고, 혈액지질과 혈압수준에 유익한 영향을 줄 수 있다.[26]

지질(Lipids)

지방과 지질은 혼용되어 사용되지만, 지질이 좀 더 넓은 의미의 용어이다. *지질(lipid)*에는 중성지방(지방과 오일)뿐만 아니라 관련된 지방복합물(예, 스테롤과 인삼지질)이 포함된다.[17] 중성지방, 지방산, 인삼지질, 그리고 콜레스테롤은 관심대상이 되는 일차적 지질이다. 탄수화물과 비슷하게, 지방은 탄소, 수소, 산소원자로 구성된다. 하지만 지방산은 산소보다 상대적으로 탄소와 수소가 많기 때문에, 지방은 그램당 좀 더 많은 에너지를 제공한다(탄수화물: 9 ㎉/g 대 단백질: 4 ㎉/g).[17]

다양한 지방은 지방산 포화도가 다른 특징이 있다. 포화지방은 자신의 수소를 운반하는 능력이 최대이지만, 잠재적 수소결합위치 중 일부는 불포화지방에서 사용되지 않는다. 또한 이중결합이 없는 지방산은 포화된 것이고, 이중결합이 하나 있는 경우는 단일포화라고 부르며, 이중결합이 2개 이상인 경우는 다중포화라고 부른다. 비록 운동선수와 건강관리자는 흔히 지방산을 부정적으로 인식하고 있지만, 지방은 여러 측면에서 생리기능에 작용한다. 지방조직 형태로 저장된 지방은 단열작용과 보호기능뿐만 아니라, 비타민 A, D, E, K 같은 비타민을 용해한다. 이들 비타민은 지방산에 의해 전달된다.

> **핵심(Key Point):**
> 지방은 내부 장기에 대한 단열과 보호, 세포막의 형성, 비타민 A, D, E, K의 전달자, 그리고 여러 호르몬 생성 같은 중요한 생리적 작용을 한다.

또한 세포막 형성은 지방산의 여러 필수기능 중 하나이고, 여러 호르몬 생성에도 관여한다.[17]

세포막의 구조와 기능에 중요한 역할을 수행함에도 불구하고, 지방과 비슷하게 인체 내의 콜레스테롤은 부정적인 측면이 있다. 또한 콜레스테롤은 비타민 D와 여러 호르몬 생성을 위해 필요하다. 그러나 높은 수준의 콜레스테롤 또는 지질단백에서 바람직하지 않은 비율은 비만과 심장질환 위험과 연관이 있다.

약물학적 인자와 운동 (PHARMACOLOGICAL AGENTS AND EXERCISE)

이전에 보았듯이, 운동에 대한 생리적 반응은 복잡하다. 여러 계통이 관여하고 운동 강도, 시간, 형태에 따라 달라진다. 운동하는 근육에 혈액량 증가와 더불어 심장박출량(cardiac output)과 심장근육의 산소소비의 증가는 여러 변화 중 일부에 지나지 않는다. 많은 흔한 약물이 운동에 따른 생리적 요구를 위한 신체반응에 어떻게 영향을 미치는지에 대해서는 잘 알려져 있다. 따라서 재활치료사와 건강관리자는 운동과 흔히 처방되는 약물의 상호작용을 잘 인식하고 있어야 한다.

심장근육 수축성 또는 심장활동전위 시작과 전도를 변경함으로써 심장에 직접 영향을 주는 약물은 심장박출량에 영향을 준다.[27] 수축촉진제인 디지털리스(digitalis)는 수축력을 증가시키지만, 다양한 베타-아드레날린 수용기 대항제(베타-차단제)는 반대 효과를 나타낸다. 비슷하게, 베타-차단제 사용에 의해 동방결절의 탈분극율이 감소하여 심장박동수가 줄어든다. 또한 약물은 심장근육 산소요구와 산소전달을 결정하는 요인을 변경함으로써 운동반응에 영향을 줄 수 있다.[27] 산소요구를 증가시키는 일차적인 요인에는 심장박동수 증가, 대동맥압력, 그리고 일회박출량(stroke volume)이다. 심장동맥확장으로 인한 혈류와 산소전달의 증가는 산소요구증가와 조화를 이루어야 한다. 그러나 만일 심장동맥 협착이 충분한 혈류증가를 방해한다면, 심장박동수, 심장근육 수축력, 그리고/또는 전체 말초저항 억제를 통해 산소요구를 줄일 수 있다. 이러한 기전을 이용하여 산소요구를 줄일 수 있기 때문에, 가슴조임증(angina)을 치료하기 위해 사용되는 일부 약물은 효과가 있다.[28]

> **핵심(Key Point):**
> 약물은 심장근육 산소요구와 산소전달을 결정하는 요인을 변경함으로써 운동반응에 영향을 줄 수 있다.

또한, 운동 동안 말초혈류변화는 약물에 의해 영향을 받는다. 만일 골격근에 대한 정상적인 혈류증가가 손상되면, 운동시간은 감소한다. 왜냐하면 신진대사물의 축적은 무산소 신진대사와 연관이 있기 때문이다. 예를 들어, 비특이성 베타-수용기 차단제는 베타-2 수용기를 차단하여 운동하고 있는 근육의 혈관 평활근 이완을 억제한다. 결과적으로, 베타-수용기 중재 혈관확장에 감소하여 산소전달 능력이 감소한다. 그러나 이 효과는 국소 신진대사물의 축적에 대한 반응으로 나타나는 혈관확장에 의해 대개 상쇄된다.

약물은 *당원분해(glycogenolysis)*의 차단 또는 지방산 이동과 이후의 산화 차단 때문에 운동에 대한 신진대사적 반응에 영향을 준다.[29] 부적절한 당원은 중등도에서 고강도 운동수행과 더불어 지구력 시간에 제한을 유발할 수 있다. 지방산의 부적절한 이동과 산화는 장시간 동안 운동을 수행하는 능력을 감소시킨다. 운동에 대한 신진대사적 반응에 영향을 주는 측면에서 연구된 약물의 분류는 베타-아드날린성 수용기 대항제이다. 왜냐하면 교감신경계에 중요하게 작용하고 강한 작업 동안 항상성을 유지하는데 카테콜아민(catecholamine)이 중요하게 작용하기 때문이다. 간에서 베타-2 수용기를 차단함으로써, 이러한 약물들은 당원분해를 손상시킨다. 비슷하게, 사람이 베타-수용기 대항제를 복용했을 때, 운동 동안 지방산 산화에 덜 의존한다는 것이 밝혀졌다.[30,31] 또한, 근육 당원분해 비율이 증가하지 않았다. 당원분해에서 보상적 증가의 부족은 지구력시간을 줄이는데 기여할 수 있다.

운동단위와 근섬유 (Motor Units and Muscle Fibers)

이전까지는 음식을 이용 가능한 에너지로 전환하고 기초 신진대사뿐만 아니라, 목적 있는 움직임을 만드는 생리적인 기전에 중점을 두어 살펴보았다. 근육은 운동신경원에서 발생되는 전기적 신호에 의해 작용하는 효과기관으로, 움직임에 필요한 힘을 생성한다. 따라서 운동단위 기능에 대한 이해가 필요하다. 이 운동단위에 의해 생성되는 힘은 가볍게 물건 잡기에서부터 최대의 힘으로 물건 들어올리기까지 다양하게 나타날 수 있다. 다음의 내용들은 근육세포와 운동단위의 속성, 그리고 힘 생성과 관련하여 알아보겠다.

근육생리학: 조직학적 측면 (Muscle Physiology: a Historical Perspective)

다양한 실험을 통해 좋은 조직학적 자료를 제공한 Mc Comas에 의해 목적 있는 움직임을 위해 어떻게 근육이 수축하는지를 이해할 수 있게 되었다.[2] 1950년대에, Andrew Huxley와 Hung Huxley는 근섬유 내에 있는 가는 근육잔섬유(actin)와 굵은 근육미세섬유(myosin)로 구성된 근육잔섬유(myofilament)들이 근육길이와 장력의 변화를 유발하기 위해 체계적으로 움직인다는 것을 보고하였다.

전자현미경으로 관찰한 결과, 근섬유 내에 있는 각각의 근육원섬유(myofibril)들이 많은 근육잔섬유로 구성된 것을 알 수 있었으며, 최근에 2형태가 발견되었다: 굵은 것과 얇은 것.[32] 근섬유를 횡단면을 절제하여 살펴보면, 각각의 굵은 미세섬유는 육각형배열의 가는 미세섬유에 의해 둘러싸여져 있다: 종단면에서 보면 근육원섬유의 굵은 미세섬유들이 각기 서로 평형하게 배열되어 있다. 오랫동안 근육의 수축성 단백질은 가는 근육잔섬유와 굵은 근육미세섬유로 알려져 왔고, 이러한 단백질이 각각 굵은미세섬유와 가는미세섬유로 알려졌다.[32]

Andrew Huxley는 간섭현미경을 이용하여 근육 수축과 이완동안 살아있는 개구리 근섬유의 무늬를 검사하였다. 같은 시기에 Hung Huxley도 이와 관련된 연구를 하였다.

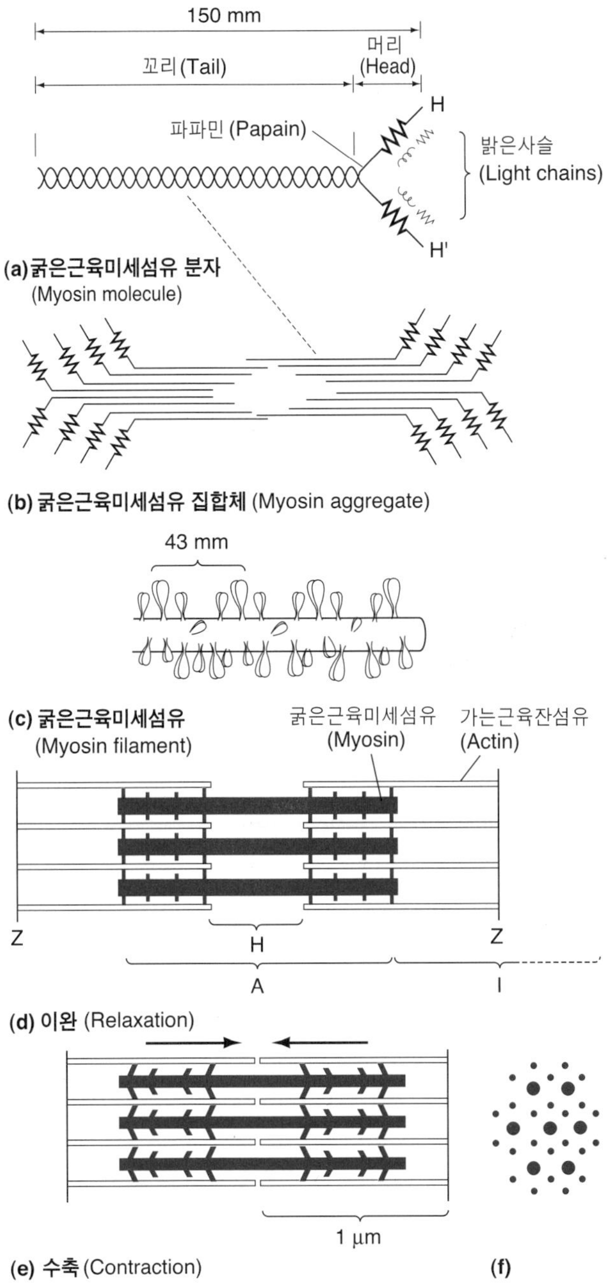

그림 2.3 가는근육잔섬유와 굵은근육미세섬유. 굵은근육미세섬유분자와 근섬유의 굵은 미세섬유에서 배열. (a) 이중 나선형 추 끝 부분에 2개의 방물모양 머리가 달려있는 한 분자, 두개의 밝은 사슬(light chain)이 붙어있다. 파파인(papain)이 있는 효소분열부위가 보인다. (b) 분해하면, 굵은근육미세섬유 한 분자는 양 끝에 머리를 가진 미세섬유를 형성하기 위해 인위적으로 모인다. (c) 굵은 미세섬유인 경우, 교차결합을 형성하기 위해 한 분자의 굵은근육미세섬유는 두개의 방울모양 머리를 가지고 있다. 교차결합 사이 거리는 14.3㎚이고 60° 기울어져 있다. (d) 이완된 근육원섬유에서 가는근육잔섬유와 굵은근육미세섬유의 겹쳐짐과 여러 가지 띠(band). (e) 굵은근육미세섬유 속으로 가는근육잔섬유들이 미끄러져 발생하는 근육수축으로 Z-선이 압축되고 H-영역이 좁아진다. (f) 굵은근육미세섬유를 육각형으로 둘러싸고 있는 가는근육잔섬유를 보여주기 위한 근원섬유의 횡단면.
(출처: AJ McComas, Skeletal Muscle: Form and Function. Champaign, IL: Human Kinetics, 1996, p. 164 (figure 11.2)).

그는 수축동안 밝은 I-대가 짧아지는 반면, 어두운 A-대는 길이변화가 없음을 관찰하였다; A-대 속으로 엷은 H-영역이 들어가 좁아지고 나중에는 사라진다. 서로 독립적으로, 그들이 발견한 이러한 소견은 가는근육잔섬유와 굵은근육미세섬유들이 서로 미끄러지는 움직임으로 설명될 수 있다고 주장하였다. 이것이 바로 *미끄러지는 미세섬유 가설(sliding filament hypothesis)*이다.[3]

그림 2.3은 가는근육잔섬유만 존재하는 섬유영역인 I-대를 보여주는 것이다; 굵은근육미세섬유에 해당하는 A-대.[2] 이완된 상태인 경우, 가는근육잔섬유와 굵은근육미세섬유가 겹쳐지는 부분이 일부 있지만, 마주보는 가는근육잔섬유들은 굵은근육미세섬유를 끼고 서로 분리되어 있다. 가는근육잔섬유들 사이 간격이 A-대 중앙에 있는 엷은 H-영역이다.

근육이 수축할 때, 가는근육잔섬유들은 중간에 있는 굵은근육미세섬유을 따라 서로를 향해 미끄러진다. 가는근육잔섬유들이 서로 가까워지면, H-영역은 좁아진다; 비슷하게, 굵은근육미세섬유 공간 속으로 가는근육잔섬유들이 서로 더욱 끌어당기면, I-대는 더욱 짧아진다. 굵은근육미세섬유들은 모양이 변하지 않기 때문에, A-대의 길이는 변하지 않은 채 유지된다.

Z-선(또는 Z-디스크)의 기능은 가는근육잔섬유를 잡아매어 놓는 것이고, 반면에 A-대 중앙에 있는 M-선은 굵은근육미세섬유들 사이를 연결하는 것이다; Z-선과 M-선은 미세섬유 사이 기하학적인 관계를 유지하기 위해 있는 것이다. 미끄러지는 미세섬유에 대한 기전은 굵은근육미세섬유에 있는 작은 돌기에 의해 설명될 수 있다. 이 돌기들은 교차결합(cross-bridge)이라 불리며, 자신을 가는근육잔섬유에 일시적으로 부착시켰다가 다시 제자리로 돌아오는 작용을 한다. 교차결합은 길이가 13㎚이고, 굵은근육미세섬유를 따라 6줄로 뻗어 있다; 각 줄은 굵은근육미세섬유을 둘러싸고 있는 가는근육잔섬유 중 하나와 결합한다. 1회 젓기(stroke) 동안, 1분자의 ATP가 가수분해 되고, 교차결합은 2㎳ 동안 가는섬유잔섬유를 10㎚ 정도 끌어당긴다.[34]

미끄러지는 미세섬유 가설에 대한 예측 중 하나는 각각의 교차결합은 독립적인 힘 발생기로서 작용하는 것이고, 수축으로 형성된 힘은 얼마나 많은 수의 교차결합과 가는근육잔섬유들이 동시에 상호결합 하는가에 따라 달라진다. 실험적으로 볼 때, 근섬유가 늘어나 가는근육잔섬유와 굵은근육미세섬유 사이 겹쳐지는 정도가 달라지면, 교차결합-가는근육잔섬유 상호결합의 수는 달라진다. 임상적인 경우, 발목뒤굽힘(dorsiflexion) 각을 다양하게 하여 장딴지근의 수축력을 비교하여 알 수 있다. 근육길이가 길어지면 수축력이 증가하다가, 정점을 지나 더욱 늘어나면 힘이 감소하기 시작한다. 비슷하게, 가는근육잔섬유와 굵은근육미세섬유의 결합 정도에 따라 형성되는 장력이 달라진다. 만일 계속 근섬유가 짧아지면, 서로마주보는 가는근육잔섬유들이 겹쳐지게 되고 굵은근육미세섬유 속으로 들어가게 되어, 등척성 장력은 감소한다. 이러게 짧아진 근육원섬유마디(sarcomere) 길이에서 겹쳐진 가는근육잔섬유는 교차결합 기전을 방해할 수 있다.

> **핵심(Key Point):**
> 가는근육잔섬유와 굵은근육미세섬유 사이 겹쳐지는 정도에 비례하여 근육에서 생기는 장력이 달라진다.

근섬유가 너무 늘어나 가는근육잔섬유와 굵은근육미세섬유 사이 겹쳐짐이 없어지면, 교차결합이 가는근육잔섬유에 도달하지 못하기 때문에 장력이 발생하지 않는다.[35,36] 이 현상은 심실확장과 관련된 심장기능부전이 있는 경우에 흔히 발생한다. 허용되는 관절움직임 범위가 너무 작기 때문에, 정상적인 근육이 과도하게 늘어날 수 있을지에 대한 의문은 있으나 질환이 있는 경우, 과도한 신장은 가능해 보인다. 왜냐하면 상대적으로 비탄력적인 섬유조직에 의해 근섬유의 위치가 부분적으로 이동하는 보상이 일어나기 때문이다.[2]

완전한 교차결합주기는 약 50㎳까지 지속된다; 이 시간 중 굵은근육미세섬유의 머리가 가는근육잔섬유에 부착되는 시간은 2㎳이다. 따라서 강력한 젓기(stroke)는 매우 짧다. 앞에서 언급하였듯이, 각 굵은근육미세섬유의 머리는 두개의 *밝은 사슬(light chain)*을 가지고 있다. 밝은 사슬은 굵은근육미세섬유의 목 부위에 부착되어 있고, 각각 *조절(regulatory)*과 *필수(essential)*로 불린다. 강한 젓기 동안 머리움직임을 수정하는 방법으로, 밝은 사슬은 굵은근육미세섬유의 머리에 영향을 줄 것으로 생각된다. 밝은 사슬의 인산화(phosphorylation)는 힘을 증가시키는 등척성 수축 장력을 위한 기전으로 여겨져 왔다.[2]

가는근육잔섬유(Actin Filaments)

교차결합과 결합을 통해 가는근육잔섬유는 수축기전에 기여한다. 여기에서는 이들의 구조와 근섬유 중 가는미세섬유와 관련된 트로포닌(troponin)과 트로포마이오신(tropomyosin) 같은 특수 단백질에 대해 좀 더 알아보겠다.

전자현미경으로 설펴보면, 가는근육잔섬유는 길이 1㎛와 폭 8㎚의 가는 실처럼 보인다. 미세섬유는 300−400개의 가는근육잔섬유 분자를 가지고 있고, 이들 각각은 373개의 아미노산으로 구성되어 있다.[2] 비록 가는근육잔섬유 분자들이 구형이지만, 뚜렷한 극성을 가지고 있으며 같은 방향으로 향하고 있고, 축을 중심으로 꼬인 이중 나선형 섬유모양이다. 가는근육잔섬유 분자의 융합은 뉴클레오티드(nucleotide)를 필요로 하는 중합반응에 의해 발생된다. 가는근육잔섬유는 자신을 굵은근육미세섬유 머리에 노출하여 화살촉과 같은 모양으로 된다. 가는근육잔섬유 분자는 같은 방향으로 향하고 있기 때문에, 화살촉도 비슷한 방향으로 향하고 있다.

*트로포마이오신(tropomyosin)*은 굵은근육미세섬유의 꼬리이다(**그림 2.4**). 이것은 가는근육잔섬유 표면에 놓여

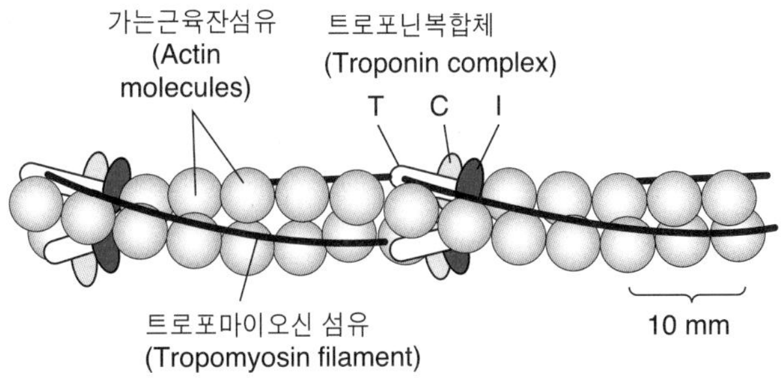

그림 2.4 가는근육잔섬유. 가는근육잔섬유 분자, 트로포마이오신, 그리고 3가지 형태의 트로포닌을 보여주는 그림.(출처: AJ McComas, *Skeletal Muscle: form and Function*. Champaign, IL: Human Kinetics, 1996, P. 171(Figure 11.9)).

있는 이중나선형 구조로 가는근육잔섬유를 단단히 매어 놓는 역할을 한다; 각각의 트로포마이오신은 7개의 가는근육잔섬유마다 걸쳐져 있다.[2] *트로포닌(troponin)*은 3개 폴리펩티드의 복합체이고, 이중 하나(트로포닌 T)는 트로포마이오신에 부착되어 있다. 이와 반대로, *트로포닌 I*은 가는근육잔섬유와 결합하고 간접적으로 굵은근육미세섬유의 머리와 상호결합하는 것을 억제한다. 근육수축동안, 트로포닌 I의 억제 효과는 세포기질성 칼슘(cytosolic calcium)의 증가에 의해 상실된다; 각 *트로포닌 C*분자는 4개의 세포기질성 칼슘이온을 잡아둔다. 이로 인해 트로포마이오신 분자들이 가는근육잔섬유에서 떨어지도록 하는 형태학적 변화가 일어난다. 수축이 진행되게 하기 위해, 트로포마이오신의 이 움직임은 굵은근육미세섬유의 머리가 부착되는 가는근육잔섬유의 부위를 노출시킨다.

흥분-수축 결합 (Excitation-Contraction Coupling)

앞에서 보았듯이, 가는근육잔섬유와 굵은근육미세섬유 부근에서 갑자기 칼슘농도가 증가하면 근육수축의 신호가 된다. 여기에서 칼슘은 이차전달자, 또는 활동전위와 수축성 기관 사이 중재자로서 역할을 한다. 칼슘농도 증가에 의한 세포기전을 흥분-수축 결합이라 부르고, 2단계에 걸쳐 발생한다: 1) T-관의 탈분극과 2) 근육세포질세망(sarcoplasmic reticulum)으로부터 근육미세섬유까지 칼슘이온의 확산. 흥분-수축 결합은 운동신경원 명령 또는 활동전위가 근섬유의 힘으로 전환되는 과정으로 표현되기도 한다.

7단계로 구성되는 이 과정은 다음과 같이 요약될 수 있다: 1) 횡문근형질막 활동전위(sarcolemmal action potential)의 전파; 2) T-관 아래로 활동전위의 전파; 3) 근육세포질세망에서 칼슘전도성 변화와 활동전위의 결합; 4) 근육세포질세망으로부터 칼슘방출; 5) 근육세포질세망으로 칼슘흡수; 6) 칼슘과 트로포닌의 결합; 7) 교차결합(굵은근육미세섬유)과 가는근육잔섬유의 상호결합.[2] 마지막 7단계가 실제적인 가는근육잔섬유와 굵은근육미세섬유 사이 상호결합이고, 1-6단계는 상호결합을 준비하는 단계이다.

근섬유 형태(Muscle Fiber Type)

인간 골격근은 효율적으로 기능적 활동을 하기 위해 이질의 근섬유들로 구성되어 있다.[37,38] 또한, 근섬유들은 형태와 크기 변경을 통해 요구변화에 적응할 수 있다. 이 가역성 때문에, 이 특성을 이용하기 위한 여러 중재전략들이 개발되어져 왔다. 여기에서는 근섬유의 형태분류를 알아보겠다. 근섬유의 형태를 아는 것은 근육기능을 이해하는 기초가 된다. 운동단위의 형태를 생리학적으로 측정하는 것이 있는 반면에, 근섬유의 조직학적, 생화학적, 그리고 분자적인 특성으로 분류하는 방법도 있다. 조직학적 및 생화학적 기술은 근육조직의 효소 성분을 알아보는 것이다. 효소는 화학적 반응을 촉진하기 때문에, 효소량을 측정하여 반응 속도와 양을 알 수 있다. 분자학적 기술은 수축에 참여하는 핵심 분자의 형태 종류를 알아보는 것이다. 따라서 조직학적, 생화학적, 그리고 분자적인 기술의 목적은 다양한 생리적 속성의 기전을 알아보는 것이다. 화학적 반응 또는 분자 수와 생리적 반응 사이 관련성이 결정되어 지면, 효소 또는 분자의 수는 생리적인 반응과 관련이 있는 것으로 해석된다.[39] 일반적으로, 3가지 형태의 효소가 측정된다: 한 형태는 수축성 속도이고, 나머지 두 형태는 수축을 위해 에너지를 생성하는 신진대사와 관련된 것이다. 무산소 신진대사를 알아보기 위해 흔히 분석되는 효소는 숙신산탈수소효소(succinic dehydrogenase, SDH)와 니코틴아미드 아데노신 디뉴크레오티드-테트라조리늄 환원효소(nicotinamide adenine dinucleotide-tetrazolium reductase, NADH-TR)이다; 무산소 능력을 알아보는 효소는 인산화효소와 알파-글리세로인산 탈수소효소(α-GPD)이다.[39]

근섬유에 대한 이러한 효소분석에 근거하면, 근섬유를 3집단으로 분류할 수 있다. 이러한 분류를 만들기 위해 이용되는 두 가지 체계가 있다. 첫 번째 체계는 단지 굵은근육미세섬유 ATP분해효소를 기준으로 하여 *Ⅰ형, Ⅱa형* 그리고 *Ⅱb형*으로 분류하는 것이다. Ⅰ형과 Ⅱ형 근섬유사이 구별은 pH 9.4의 용액에서 배양 후 근섬유에 남아있는 ATP분해효소의 활동성 정도로 결정된다. Ⅰ형 섬유는 느린수축을 Ⅱ형 섬유는 빠른 수축을 보인다. Ⅱ형 섬유는 pH 4.3(Ⅱa)과 pH 4.6(Ⅱb)의 용액에서 배양 후 두 집단(Ⅱa와 Ⅱb)으로 더욱 세분화될 수 있다. 근섬유들 사이 구분은 **그림 2.5**에 표시되어 있는데, 고양이 뒷다리 근육을 횡단면으로 절제한 것을 굵은근육미세섬유 ATP분해효소로 염색한 것이다. 다른 체계는 근육수축 속도(굵은근육미세섬유 ATP분해효소)와 관련된 효소를 알아보는 것이다. 무산소 능력(SDH 또는 NADH-TR)과 유산소 능력(인산분해효소와 α-GPD)으로 분류되며, 또는 느린 수축, 산화적(SO 형태); 빠른 수축, 산화-해당적(FG 형태)으로 불리기도 한다.

근육형태를 알아보기 위해 사용되는 분자가법은 굵은근육미세섬유의 굵은사슬(myosin heavy chain, MHC)과 유전적으로 같은형태(isoform)를 가지는 섬유의 분포를 평가한다.[40] 이러한 기술을 통해, 근섬유 표본의 분자요소는 겔전기이동(gel electrophoresis)에 의해 분리될 수 있고, 농도측정기를 이용해 각 요소의 양을 측정할 수 있다. MHC 같은 형태를 기준으로, 3가지 형태의 근섬유들이 인간 근육에서 발견된다: MHC-Ⅰ, MHC-Ⅱa, MHC-Ⅱd. 인간에서 MHC-Ⅱb 유전자와 전사(transcript)가 발견되었지만, Ⅱb형 섬유는 MHC-Ⅱb 같은 형태가 아닌 MHC-Ⅱd 또는 HMC-Ⅱx 같은 형태를 함유하고 있다. 조직학적 분류인 Ⅰ형, Ⅱa형, 그리고 Ⅱb형과 MHC-Ⅰ, MHC-Ⅱa, 그리고 MHC-Ⅱd 사이 높은 관련성이 전기이동법에 의해 밝혀졌다. 분자분석의 장점은 잡종 근섬유를 확인할 수 있다는 것이다.

이 장 초기에 언급된 근섬유의 특성은 개구리 근섬유를 관찰하여 밝혀졌지만, 기술이 발달하여 포유류의 근섬유와 비교할 수 있게 되었다. 대부분의 조사는 투과되는 섬유들이었다. 화학물 투여, 기계적으로 막 제거, 또는 냉동-건조를 통해 바깥 막의 투과성이 만들어 졌다. 비록 이 조사는 정상적인 근섬유의 통합성이 손상되지만, 다양한 근섬유 형태의 기계적 속성을 비교하는데 사용되어져 왔다. 예를 들어, 여러 연구들은 단축 속도의 지표인 수축 속도가 섬유

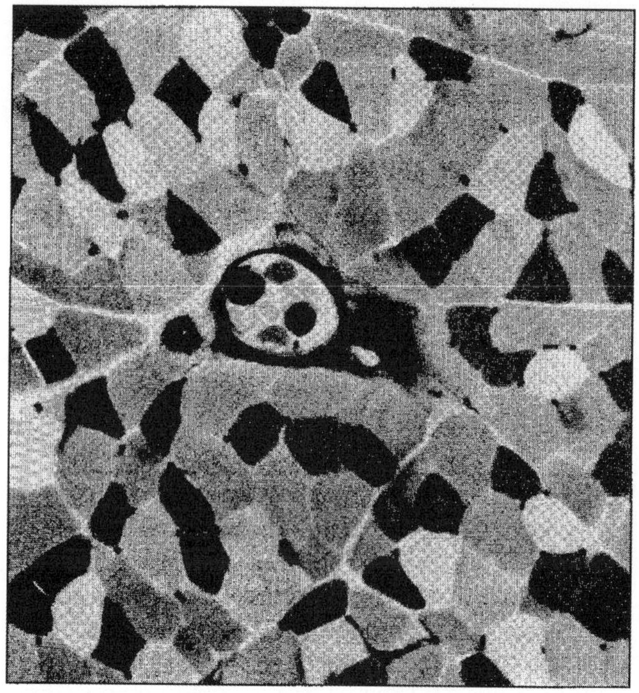

그림 2.5 굵은근육미세섬유 ATP분해효소로 염색한 후, 고양이 정강이뒤근에 있는 근섬유형태에 대한 현미경사진. Ⅰ형 근섬유는 가장 어둡고, Ⅱa형 섬유는 가장 밝고, Ⅱb형 섬유는 회색으로 보인다. 그림 중간에 있는 구조는 방추속근섬유와 피막을 가지고 있는 근육방추이다. (출처: RM Enoka. *Neuromechanics of Human Movement.* Champaign, IL: Human Kinetics, 2002, p. 287 (Figure 6.45)).

형태에 따라 다양하다고 제시하여 왔다. 이러한 측정을 수행하는 동안 투과되는 섬유는 잘 부어오르기 때문에, 섬유의 직경을 정확하게 측정할 수 없어 온전한 섬유에서 얻은 값과 특정 장력에서 추정된 값은 차이가 있다.

인간 근육에서 운동단위 속성에 대한 측정은 근섬유의 측정보다 분류체계가 덜 분명하다. 이 차이는 4가지 정도로 설명이 가능하다. 첫째, 측정되는 생화학적 및 분자적 속성은 수축성과 강하게 연관되어 있지만, 운동단위는 그러하지 않다. 둘째, 하나의 운동단위에 있는 근섬유들의 수축성이 손상될 수 있지만, 우리가 측정하는 것은 일부 근육이 아닌 하나의 운동단위에 속하는 모든 근섬유만 측정할 수 있다. 한 근섬유의 분자구성은 근육 길이마다 다양하여, 수축기능이 운동단위의 근섬유에 따라 다양할 수 있다는 것이다. 셋째, 하나의 근섬유에서 발휘되는 힘은 섬유에서 골격까지의 전달경로에 의해 변경될 수 있다. 예를 들어, 수축성 단백질

에 의해 생성되는 힘은 외부의 힘에 저항을 받기 전에 세포뼈대와 결합조직을 통하여 전달된다. 넷째, 인간을 대상으로 한 실험은 거의 저역치 운동단위만을 중심으로 진행되었다; 이는 모든 운동단위에 존재할 수 있는 연관성을 왜곡할 수 있다. 이러한 이유 때문에, 인간 운동단위를 사용하여 분류체계를 만드는 것은 불명확하다.[39]

> **핵심(Key Point):**
>
> 인간을 대상으로 한 실험은 거의 저역치 운동단위만을 중심으로 진행되었다. 그러므로 인간 운동단위를 사용하여 분류체계를 만드는 것은 현재까지 불명확하다.

그럼에도 불구하고, 근섬유 형태와 근육기능 사이 일부 연관성이 있다. Monster, Chan, 그리고 O' Connor가[41] 8시간 작업하는 동안 15개의 근육의 이용정도를 조사한 결과, Ⅰ형 이 많은 근육들이 가장 많이 사용되었다. Ⅰ형이 많은 근육이 산화적 능력이 더 좋고, 신진대사 요인 때문에 피로가 적게 오는 것으로 여겨진다. 비슷하게, 위팔두갈래근에서 빠른 수축섬유의 비율과 최대 팔굽굽힘근력 사이, 그리고 Ⅰ형 섬유의 비율과 최대산소소비사이 양적 상관성이 있었다.

이 문제를 체계적으로 알아보기 위해, Harridge 등은[42] 서로 다른 3개의 근육으로부터 생검표본을 추출하여, 섬유형태 분포와 생리적 속성을 측정하였다. 이 연구에서 사용된 근육은 가자미근(MHC-Ⅰ=70%), 가쪽넓다리근(MHC-Ⅰ=47%), 그리고 위팔세갈래근(MHC-Ⅰ=33%)이었다. 3개의 근육에서, 수축(twitch)시간, 근육이 전기적 자극에 의해 활성화되었을 때 강축성(tetanic) 힘의 비율, 그리고 2분 동안 간헐적 전기자극 후 피로도는 근육에 있는 MCH-Ⅱ의 비율과 관련이 있었다**(그림 2.6)**. 한 근섬유에서 강축성 힘의 최대 비율과 최대 단축속도 같은 생리적 속성이 MHC 같은형태에 의해 결정되지만, 이 관련성은 생화학적 및 분자적 결정인자 같은 다른 속성도 MHC에 의해 결정된 근섬유의 특성과 함께 다양할 수 있음을 의미한다. 그러나 이러한 자료에서 중요한 특성은 각 사람마다 특정 근육 사이 유의한 관련성이 없다는 것이다. 사람들 사이 특정 근육의 섬유형태를 비교할 때, 섬유형태 차이는 생리적 차이를 단지 일부만 설명할 수 있음을 의미하는 것이다.

비록 운동단위와 근섬유의 활동성이 느린 수축(S), 빠른 수축 피로저항(FR), 그리고 빠른 수축 빠른 피로(FF)로 표현되어 종종 토론되지만, 인간 근육에서 이것은 적절하지 않다. 게다가, 작고 느린 수축 운동단위에서 크고 빠른 운동

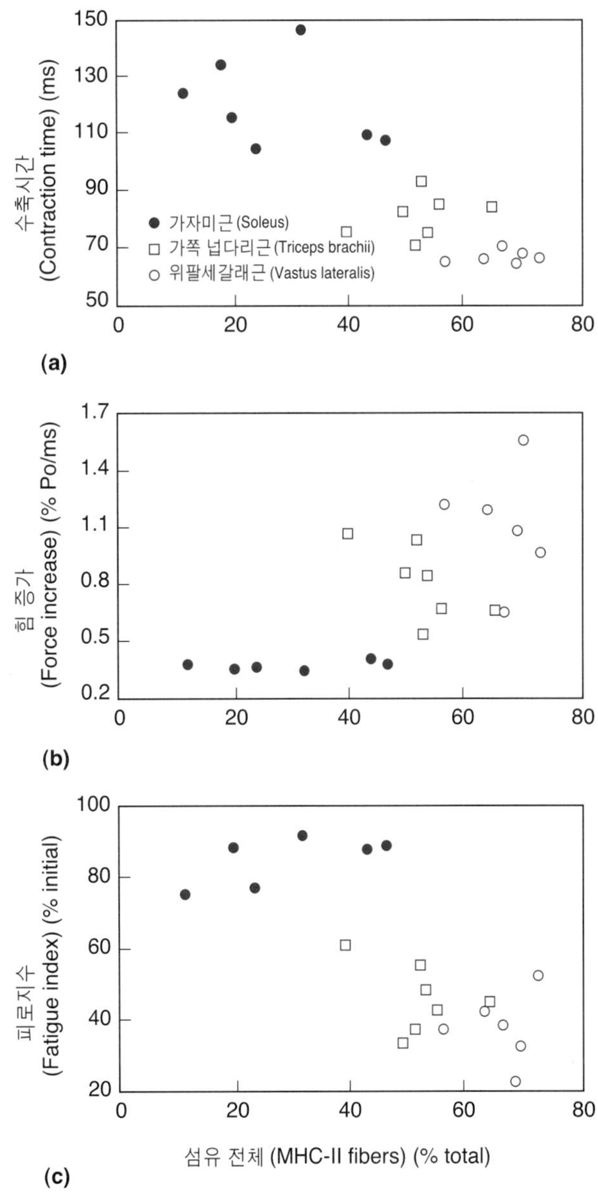

그림 2.6 굵은근육미세섬유 굵은 사슬 Ⅱ(MHC-Ⅱ)섬유와 수축시간(a), 강축성 힘의 비율(b), 3개 근육의 피로도(c). (출처: RM Enoka. *Neuromechanics of Human Movement*. Champaign, IL: Human Kinetics, 2002, p. 289 (Figure 6.46)).

단위 순으로 동원된다는 *운동단위 동원의 크기 원리(size of principle of motor recruitment)*는 적절하지 않을 수 있다. 첫째, 연구자들은 인간 근육에서 운동단위 형태 비교를 할 수 없었다. 둘째, 수의적인 수축으로 먼저 동원되는 운동단위가 느린 수축 또는 빠른 수축일 수 있다. 셋째, 많은 동물에서 그러하듯이, 인간 근육의 횡단면이 Ⅰ형에서 Ⅱ형으로 갈수록 증가하지 않을 수 있다. 다른 섬유 형태의 상대적인 크기는 근육들 사이 다양하고 남자와 여자간에도 다양하다; Ⅰ형 섬유는 Ⅱ형 섬유와 크기가 같을 수 있다. 이러한 결과는 인간에서 운동단위의 기능적 조직화에 대해 좀 더 연구할 필요가 있음을 암시하는 것이다.

> **핵심(Key Point):**
>
> 운동단위 동원의 크기 원리는 적절하지 않을 수 있다. 인간에서 운동단위의 기능적 조직화에 대해 좀 더 연구할 필요가 있음을 암시하는 것이다.

운동단위(Motor Units)

근력은 운동단위로 알려진 신경근육계의 개별적인 성분의 활성화를 통해 점차 생성된다. *운동단위(motor unit)*는 운동신경원의 세포체와 가지돌기(dendrite), 원동신경원의 축삭가지, 그리고 운동신경원에 의해 지배를 받는 근섬유로 정의된다. 대부분의 골격근은 수백의 운동단위를 가지고 있다.[2,43] 각 운동단위는 근육에 따라 5-2,000개의 근섬유를 지배하고 있기 때문에, 수백의 운동단위들은 각 근육을 구성하고 있는 수천의 근섬유를 활성화시킨다.

> **핵심(Key Point):**
>
> 각 운동단위는 근육에 따라 5-2,000개의 근섬유를 지배하고 있다.

신경계에서 근육으로 보내지는 명령을 통해 지배를 받고 있어, 운동단위는 최종 통로로서 표현되고 있다.[39,44] 골격근을 지배하는 운동신경원은 척수와 뇌줄기에 위치하고 있고, 각 운동신경원은 축삭인 말초신경을 통해 자신이 지배하고 있는 근섬유까지 정보를 보낸다.

형태학, 흥분성, 그리고 분포에서 운동신경원은 다양한 특성이 있다. 가장 큰 관심을 받았던 신경 성분의 형태학적 특성은 운동신경의 크기이다. 운동신경원의 활성화에서 역할 때문에 이 특징이 중요하게 여겨지고 있다. 운동신경원의 크기는 체세포의 지름, 세포체의 표면영역, 체세포에서 나오는 가지돌기의 수, 축삭의 지름, 그리고 세포용량을 통해 알 수 있다.[39] Henneman[45] 등이 지적하였듯이, 운동신경원의 크기와 활성화 순서는 강한 관련성이 있다. 예를 들어, 활동전위를 생성하기 위해 운동신경원 속으로 들어가는 전류의 양으로 정의되는 흥분성 수준이 큰 운동신경원보다 작은 운동신경원이 낮다. 크기에 따라 다른 운동신경원의 다른 특성에는 후-과탈분극, 전도속도, 그리고 받아들이는 입력(연접 수와 형태)의 형태이다.[39]

비록 하나의 운동신경원에 의해 근섬유가 지배를 받지만, 각 운동신경원은 하나 이상의 신경섬유를 지배한다. 하나의 운동신경원에 의해 지배를 받는 근섬유의 수는 *지배율(innervation ratio)*로 표현되고, 하지 근육에서는 1:1,900이고, 일부 눈동자 근육은 1:6으로 근육마다 다양하다. 예를 들어, 손에 있는 첫 번째 뒤뼈사이근(dorsi interosseous)은 41,000개의 근섬유와 120개의 운동단위를 가지고 있어, 지배율은 약 1:3.42이다(**표 2.5**). 반대로, 안쪽장딴지근은 1,120,000개의 근섬유와 580개의 운동단위를 가지고 있어, 평균 지배율은 1:1,934이다. 그러나 Enoka와 Fuglevand가[46] 보고하였듯이, 특정 근육의 지배율의 범위는 알 수 없다. 중추신경계에 의해 운동신경원이 활성화될 때마다, 운동신경원은 하나 이상의 활동전위를 근섬유에 보낸다; 따라서 지배율이 낮을수록, 활성화되는 근섬유의 수는 적다. 또한 지배율은 축삭이 근섬유를 수축시키기 위해 명령을 수행하는 시간을 나타낸다.

다른 중요한 개념은 하나의 운동단위에 의해 지배를 받는 근섬유의 분포에 관한 것이다. 고양이 안쪽종아리근으로부터 얻은 자료에 의하면, 한 운동단위에 속하는 근섬유들은 근육부피 중 일부에 지나지 않는다는 것이다. 100개의 근섬유마다 한 운동단위에 속하는 것은 2-5개의 섬유이고, 이 부위는 근육부피의 15%까지 차지할 수 있다.[47] 이는 근육에서 일정 부위는 20에서 50개의 서로 다른 운동단위를 가지는 근섬유들이 있음을 의미한다.

하나의 운동단위가 지배하는 영역은 근육에서 일부 부분일 뿐만 아니라 다른 부위는 다른 운동단위들이 지배하고 있다. 이 관찰이 *신경근육 구획(neuromuscular com-*

표 2.5 인간 골격근에서 운동축삭과 근섬유의 수에 대한 해부학적 측정치

근육	표본	운동축삭	근섬유 수	지배율
위팔두갈래근	사산아	774	580,000	750
첫 번째 뒤뼈사이근	남자 22세	119	40,500	340
첫 번째 벌레근	남자 54세	93	10,038	108
	여자 29세	98	10,500	107
안쪽장딴지근	남자 28세	579	1,247,000	1934
가쪽넓다리근	사체 2구	4150	22,000	5
정강이앞근	남자 40세	445	250,200	562

(출처: RM Enoka, *Neuromechanics of Human Movement*. Champaign, IL: Human Kinetics, 2000, p.83.)

*partment)*의 개념으로 발전되어져 왔다.[48]

> **핵심(Key Point):**
>
> 신경근육 구획은 전체 근육 중 특정 운동단위를 가지고 있는 특정 부위를 말하는 것이다.

Enoka는 근육신경의 일차가지에 의해 지배를 받는 근육의 부피로서 구획을 정의하였다.[39] 구획은 특정 운동단위를 가지고 있고, 하나의 운동단위에 속하는 근섬유는 하나의 신경근육 구획이 된다. 근섬유 형태의 비율은 한 근육에서 구획마다 다르다. 전부는 아니지만, 신경근육 구획은 일부 근육에서 발견되어져 왔다. 구획은 독립적으로 활성화될 수 있기 때문에, 해부학적으로 하나의 근육은 생리적 기능이 다른 여러 영역으로 구성되어 있다.[49] 또한, 구획의 존재는 근육이 부착된 부위를 중심으로 근육의 기능을 해석하는 것이 잘못된 것이라는 것을 보여주는 것이다. 근육기능의 분석은 근육의 구조와 지배형태를 고려해야 한다.[39]

위팔두갈래근은 명확한 구획을 가지는 근육의 예로 인용된다. 근육피부신경의 3-6개의 일차 가지가 근육을 지배하고, 기능적으로 볼 때 위팔두갈래근의 운동단위는 두개의 명확한 구획이 있다. 하나는 긴머리(long head) 가쪽면에 위치하는 것으로, 팔굽관절에서 굽힘토크가 발휘될 때 활성화된다. 다른 하나는 팔굽관절에서 굽힘과 뒤침(supination) 요소가 발휘될 때 활성화된다.

수축 특성(Contractile Properties)

운동신경원의 방전 속성, 수축 속도, 힘의 크기, 그리고 피로에 대한 저항 같은 생리적 속성에 근거하여 한 운동단위는 다른 운동단위와 비교된다. 대부분의 비교는 운동단위의 수축성에 중점을 두어 이루어진다. 이러한 변수를 평가하는데 흔히 사용되는 두 가지 방법(직접과 간접)이 있다. *직접평가(direct evaluation)*는 운동단위에 대한 생리적 속성을 측정하는 것이고, *간접평가(indirect evaluation)*는 수축성과 관련하여 조직학적, 분자학적, 그리고 생체화학적 측정을 하는 것이다. 운동단위 직접적인 생리학적 특징은 운동단위 활동전위의 방전형태와 수축 속성에 중점을 둔다.

수축 속도(Contractile Speed)

*근육 단일수축(muscle twitch)*은 하나의 입력에 대한 합산적인 힘-시간 반응이다(**그림 2.7**). 정상적인 상황인 경우, 입력은 신경계로부터의 활성화 신호에 반응하는 활동전위이다. 그러나 일부 실험에서, 입력은 활동전위를 인공적으로 만드는 전기쇼크이다. *단일수축반응(twitch response)*은 일반적으로 3가지 측정으로 특징이 나타난다: 힘 개시에서 최고 힘까지 걸리는 시간(수축시간), 최고 힘의 크기, 그리고 최고 힘의 반까지 떨어지는데 걸리는 시간(반-이완시간). 비록 수축시간은 근육세포질세망에서 칼슘이 유리되는 비율에 의존하지만, 수축시간은 수축성 기계의 속도에 관한 측정치로 사용된다. 만일 수축시간이 길어

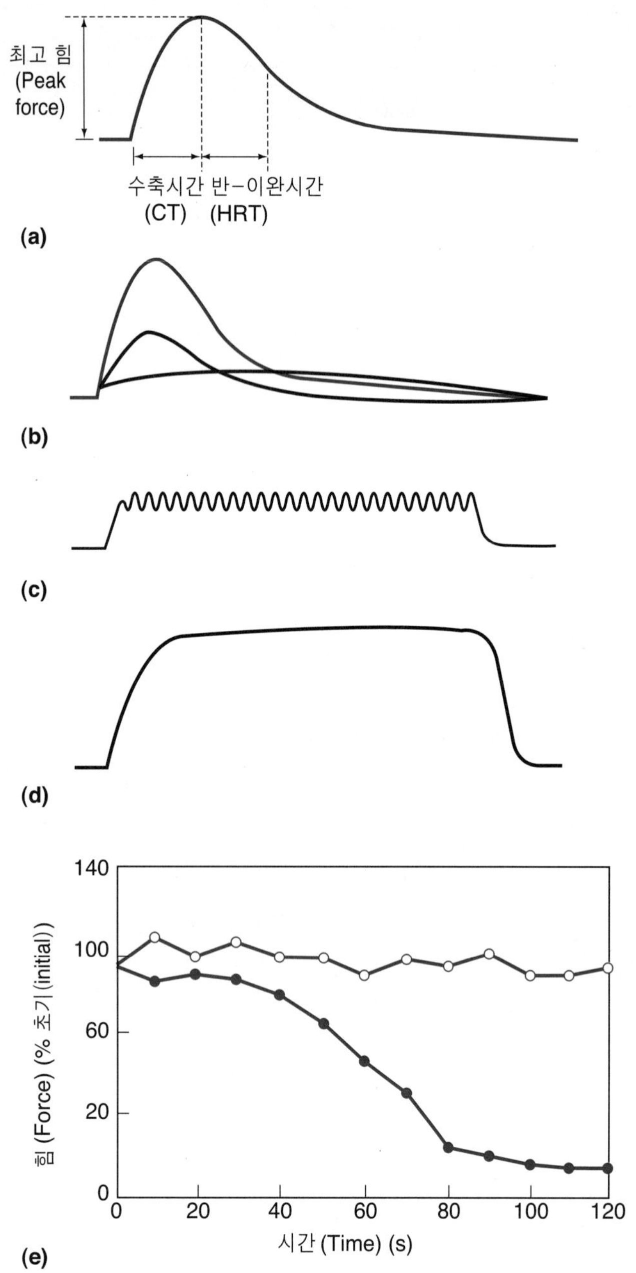

그림 2.7 고양이 뒷다리 근육에서 운동단위의 단일수축과 강축반응. (a) 운동단위 단일수축(수축시간=24㎳;반-이완시간=21㎳; 최대 힘=0.03N); (b) 빠른 및 느린 단일수축 운동단위; (c) 빠른 단일수축 운동단위(최대 힘=0.42N)를 위한 융합되지 않은 강축(28㎐로 자극); (d) 빠른 단일수축 운동단위(최대 힘=1.30N)를 위한 융합된 강축(200㎐로 자극);
(e) 피로-저항과 피로 운동단위를 위한 피로검사.
(출처: RM Enoka. *Neuromechanics of Human Movement.* Champaign, IL: Human Kinetics, 2002, p. 282 (Figure 6.42)).

지면, 운동단위는 느린 단일수축 운동단위로 표현되고, 반대로 짧은 수축시간이면 빠른 단일수축 운동단위로 표현된다.[39]

운동단위의 힘(Motor Unit Force)

운동단위는 개별적인 단일수축을 유발하기 위해 활성화되지 않는다. 일반적으로 입력은 여러 활동전위로 구성되어 있어, 결국 연속적인 단일수축반응을 유발한다. 이로 인해 단일수축반응이 겹쳐지게 되고 한번의 단일수축보다 더 큰 힘이 생성된다. 단일수축반응이 겹쳐져 만들어지는 힘-시간 윤곽은 ***강축****(tetanus)*으로 알려져 있다. 활동전위의 빈도가 빨라지면, 강축은 불규칙적인 힘 윤곽(융합되지 않은)에서 좀 더 부드러운 평면(융합된 강축)을 변한다. 운동신경원에서 근섬유로 보내지는 활동전위의 비율은 운동단위 힘의 크기와 부드러움을 결정한다.

활성화 비율과 평균 강축 힘 사이 관계는 ***힘-빈도 관계*** *(force-frequence relation)*로 알려져 있다. 운동단위를 위한 힘-빈도 관계를 결정하기 위해, 운동단위는 다양한 비율의 전기쇼크로 활성화 되어야 하고 이때 생성되는 힘을 측정해야 한다. 이 관계는 최대 힘을 생성하기 위해 활성화되어야 하는 운동단위의 비율을 의미한다. 그러므로 수의적인 수축 동안 활동전위의 방전율 기록을 통해, 운동단위가 발휘할 수 있는 최대 힘의 비율을 평가한다.[39]

힘을 발휘하는 운동단위의 능력은 단일수축으로 측정되는 것이 아니다; 하나의 융합된 강축상황에서 최대 힘을 평가한다. ***단일수축-강축 비율****(twitch-tetanus ratio)*로 알려진, 최대 단일수축 힘과 융합된 강축에서 최대 힘 사이 차이는 일반적으로 1:1.5에서 1:10까지 다양하다. 따라서 융합된 강축에서 힘은 단일수축 힘보다 1.5에서 10배 정도 더 크다. 인간 운동단위를 위한 최대 강축 힘은 단일수축시간의 작용만큼 다양하지 않다. 대신에, 융합된 수축에서 나오는 최대 힘은 같은 단일수축시간의 범위에 따라 변한다. 반대로, 단일수축시간은 최대 힘수준의 변화와 함께 변할 수 있다. 이러한 자료는 손바닥 근육에 있는 운동단위에 의해 발휘되는 최대 힘은 단일수축시간과 관련이 없고, 일부 빠른 단일수축 운동단위도 상대적으로 낮은 힘을 발휘할 수 있음을 의미한다.[50]

피로도(Fatigability)

연속적인 강축이 유발되도록 운동단위가 자극 되면, 하나의 강축에서 발휘되는 힘은 시간이 지날수록 감소한다. 감소를 방지하기 위한 운동단위의 능력은 피로에 대한 저항을 의미하는 것이다. 활성화 시작과 힘이 감소하는 시점 사이 시간은 운동단위마다 다르고, 이 시간은 피로검사를 위해 사용되고 있다. Burke와 동료들은[51] 고양이 뒷다리로 처음으로 피로검사를 실시하였다. 2-3분 동안 매초마다 하나의 강축이 유발되도록 하였다 – 각 강축을 만들기 위해 13번의 자극을 주었고, 강축은 330ms까지 지속되었다. 초기 강축 동안 발휘되는 이러한 힘들 사이 비율은 *피로지수(index of fatigue)*로 사용된다. 피로검사는 중추신경계에서 나오는 전기적 신호와 근육수축 사이 연결에 중점을 두고 있어, 피로저항 운동단위와 그러지 않은 운동단위를 구별할 수 있다. 피로저항 운동단위(S형과 FR형)는 피로 운동단위(FF형; 피로지수=0.25)보다 높은 피로지수(0.75 이상)를 가지고 있다. 피로지수 0.25는 운동단위에 의해 발휘되는 힘이 2분후 초기 측정된 힘의 25%가 되는 것을 의미한다. 이러한 자료는 S형과 FR형 운동단위의 활성화는 피로에 대한 저항 때문에 오랫동안 수축을 유지할 수 있음을 보여주는 것이다.

운동단위 형태(Motor Unit Types)

수축 속성의 분포를 중심으로, 운동단위를 분류하는 것이 가능하다. 이 분류체계는 운동단위의 생리적 속성에 기초를 둔다. 그러나 동물자료를 통해 만들어진 분류체계는 인간 운동단위의 기능을 정확하게 반영하지 못한다.[52] 인간 운동단위는 수축시간이 아닌, 강축성 힘과 피로에서 구별된다. 예를 들어, Enoka[39]와 다른 연구자들은[53] 인간 손 근육에 있는 대부분의 피로저항 운동단위들이 강축성 힘이 강하지 않음을 보고하였다. 대상자들이 수의적인 수축을 수행하는 동안 첫 번째로 활성화되는 운동단위는 약하고 피로저항성을 보였으나, 이들은 느리거나 빠른 수축 운동단위일 수 있다. Enoka[39]는 인간에 의해 발휘되는 작은 힘은 단지 느린 단일수축 근섬유에 의해만 유지된다고 단정하는 것은 바르지 않다고 강조하였다.

> **핵심(Key Point):**
> 인간에 의해 발휘되는 작은 힘은 단지 느린 단일수축 근섬유에 의해서만 유지되는 것은 아니다.

인간 운동단위에서 힘과 수축 속도 사이 강한 연관성은 없지만, 인간 운동단위에서 느린 단일수축과 빠른 단일 수축은 연관성이 있어 보인다. 인간 운동단위에서 빠른 단일 수축시간은 다양하다. 예를 들어, 깨물근(masseter muscle)인 경우 20-72ms(평균 35ms), 긴손가락굽힘근과 손 근육들인 경우 43-91ms(평균 57ms), 안쪽장딴지근인 경우 40-110ms(평균 76ms)이다.[39] 여러 요소들이 굵은근육미세섬유 ATP분해효소의 변이, 근육세포질세망에서 유리되는 칼슘의 비율, 그리고 근육 구성 같은 것이 수축 속도에 영향을 준다.

인간 운동단위 중 구별되는 수축 속도의 한 가지 특성은 최대 힘의 반까지 힘을 발휘하는데 필요한 활성화율이다. Fuglevand 등은[53] 긴손가락굽힘근과 손 근육에서 운동단위에 관한 힘-빈도 관계를 평가함으로써 두 집단으로 분류할 수 있었다. 운동단위 중 한 집단은 최대 힘의 반에 해당하는 힘이 만들어지기 위해 9㎐의 입력이 필요하고, 다른 집단은 16㎐의 입력이 필요하다. 두 집단의 평균 수축 속도는 각각 66ms와 46ms이다. 그러나 두 집단 사이 피로도에서는 차이가 없다.

운동단위의 활성화 형태 (Motor Unit Activation Patterns)

근육이 발휘하는 힘은 운동단위 활성화 정도에 따라 다양하다.[54] 이는 활성화되는 운동단위의 수*(운동단위 동원, motor unit recruitment)* 또는 운동신경원의 활동전위 비율의 변화에 의해 결정된다. 특정 움직임 수행을 위해서는 운동단위들이 순서대로 활성화 된다는 것이 오래전부터 알려져 왔다.[55] 운동단위 활성화 순서는 상대적으로 고정되어 있기 때문에, *순서적 동원(orderly recruitment)*이라 불렸다. 근육에 의해 발휘되는 힘이 증가함에 따라, 추가적으로 운동단위들이 활성화되고, 동원된다. 일단 동원되면, 힘이 감소할 때까지 운동단위는 활성화된 채 유지된다(**그림 2.8**). 요구되는 힘에 맞게 처음으로 반응하는 운동단위

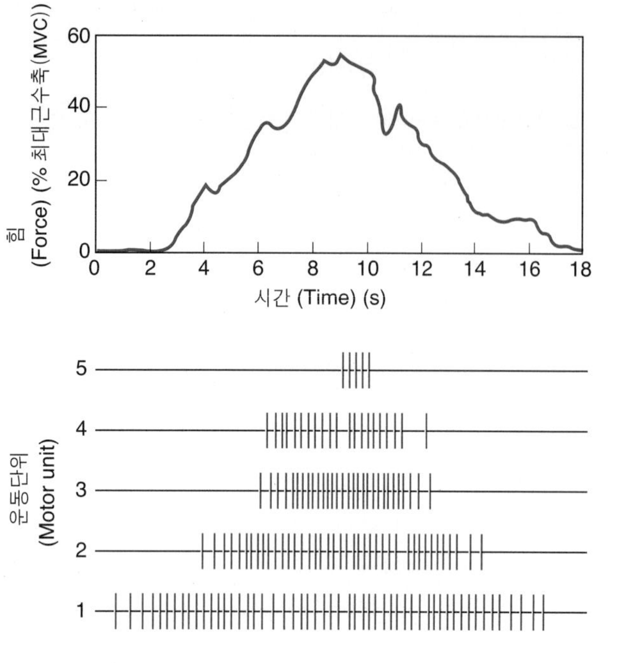

그림 2.8 최대 힘의 50%에 도달할 때까지 근육수축 동안 5개의 운동단위의 방전형태와 동원.
(출처: RM Enoka. *Neuromechanics of Human Movement.* Champaign, IL: Human Kinetics, 2002, p. 282 (Figure 6.42)).

들이 먼저 동원되고, 힘이 감소하지 않는 한 지속적으로 활성화된 채 유지된다. 운동단위 지속적인 동원과 동원된 운동단위의 활성화비율이 증가하기 때문에 힘은 증가한다. 힘이 감소되어지면, 운동단위는 동원된 역순으로 비활성화된다. 이것은 마지막에 동원된 운동단위가 맨 먼저 비활성화됨을 의미한다.[39]

근육 힘에 운동단위의 동원이 미치는 상대적인 영향은 근육마다 다양하다. 예를 들어, 손에 있는 일부 근육들인 경우, 최대 힘의 50%에 도달했을 때 모든 운동단위들이 동원된다. 위팔두갈래근, 어깨세모근(deltoid), 정강이앞근 같은 다른 근육들인 경우, 최대 힘의 85%에 도달할 때까지 운동단위들이 지속적으로 동원된다.[39,50,56] 운동단위 동원의 상한선을 넘어선 근육의 힘 증가는 활동전위의 방전율 변이를 통해 전적으로 이루어진다.

> **핵심(Key Point):**
>
> 근육 힘에 운동단위의 동원이 미치는 상대적인 영향은 근육마다 다양하다.

운동단위의 동원 순서 (Motor Unit Recruitment Order)

순서적 동원은 다양한 과제수행 동안 여러 근육집단과 동물표본을 통해 보고 되어져 왔다. 이는 하나의 기전에 의한 것이기 보다는 여러 생리적 과정의 결과라고 생각된다.[39] 순서적 동원에 기초가 되는 한 요인은 운동신경원의 크기로서, 세포체와 가지돌기의 표면영역을 의미하는 것이다. 이 영향은 흔히 *크기원리(size principle)*로 알려져 있으며, 운동단위의 동원 순서는 운동신경원의 크기에 의해 결정된다는 것이다. 크기원리에 의하면, 가장 작은 운동신경원을 가진 운동단위들이 먼저 동원되고, 가장 큰 운동신경원을 가진 운동단위들이 마지막에 동원된다.[57]

그러나 운동단위의 동원은 단지 운동신경원의 크기에만 의존하지 않는다; 운동신경원의 다른 특성 및 풀(pool)에서 운동신경원의 세포체와 가지돌기에 대한 연접입력의 구조에 의해 영향을 받는다. 일부 형태학적(가지돌기의 수, 축삭직경, 지배율), 세포막(입력저항 input resistance, 후-과탈분극 after-hyperpolarization, 기전류 rheobase), 그리고 연접입력 특성은 가장 작은 운동신경원이 쉽게 활성화되는 것 같이 운동단위의 크기에 따라 다양하다. 운동신경원의 최대 힘은 크기에 따라 발휘되기 때문에, 크기원리에 의한 동원은 근육 힘이 체계적으로 점차 증가됨을 의미한다.

순서적 동원의 한 가지 장점은 힘이 발휘되도록 명령이 근육에 전달될 때, 운동단위의 동원 순서는 척수기전에 의해 결정되고, 뇌에 의해 특별히 조절될 필요가 없다는 것이다. 그러므로 뇌에 의해 생성되는 명령은 운동단위의 활성화에 관한 정보를 포함할 필요가 없어 미세한 움직임에 뇌의 역할이 없게 된다. 그러나 동원순서는 척수기전에 의해 크게 미리 설정되어있기 때문에, 선택적으로 운동단위를 활성화하는 것은 불가능하다.

미리 설정된 순서의 결과는 과제를 위해 동원되는 운동단위들이 요구되는 운동신경원풀의 비율에 의존한다는 것이다. 동원되는 운동단위의 비율은 과제의 파워요구 정도에 따라 달라진다. 예를 들어, 느린 속도로 조깅하는 것은 근육 파워 요구가 미미하다. 따라서 단지 저역치의 운동단위만 동원되면 된다. 동원순서는 고정되어 있기 때문에, 과제에서 점진적인 파워요구가 증가하면 점차적으로 고역치의 운동단위가 동원된다. 수직 점프 같은 과제의 파워요구가 높을 때, 미리 설정된 순서에 의해 저역치와 고역치의 운동단위들이 동원될 수 있다.

> **핵심(Key Point):**
> 동원되는 운동단위의 비율은 과제의 파워요구에 따라 달라진다.

방전율(Discharge Rate)

근육에 의해 발휘되는 힘은 활성 운동단위의 수와 운동신경원 방전 활동전위의 비율*(발화율 firing rate)*의 다양한 조합에 기인하는 것이다. 운동단위가 동원되고 근육에 의해 발휘되는 힘이 증가할 때, 운동신경원의 방전율은 일반적으로 증가한다. 비록 각각의 운동단위의 활동전위가 운동단위의 단일수축을 유발하지만, 활동전위들이 서로 가까이서 생기면 단일수축이 함께 일어나 나타나는 힘은 더욱 커진다. 단일수축의 가중(summation) 정도는 활동전위의 방전율에 의존하며, 결국 힘-빈도 관계를 보인다(**그림 2.9**). 비록 각 상황별 차이는 5㎐로 같지만, 활동전위 방전율이 5에서 10㎐로 이동할 때와 20에서 25㎐이동할 때 증가하는 힘은 다르다. 가장 크게 힘이 증가하는 경우는 중간 방전율(9에서 12㎐)에서 발생한다.

힘-빈도 관계에 근거하여, 우리는 운동신경원 방전율을 측정하여 운동단위에 의해 유발되는 힘을 추측할 수 있다. 연구되어져 왔던 대부분의 과제에서, 방전율은 최대하 힘을 유발하는 수준까지 적용되었다. 기술적인 제한이 있고 등척성 수축 상황에서 약한 힘발생 동안 운동단위에 대한 연구가 잘 이루어져 있기 때문이다. 운동단위의 동원과 방전율이 동시에 증가하는 과제가 있다. **그림 2.10**은 운동단위 동원과 탈동원 및 방전율에 의해 힘이 증가하였다가 감소하는 예를 보여주는 것이다.[58] 그림에서 각 얇은 선은 넙다리근에 있는 운동단위의 활성화를 보여주는 것인데, 왼쪽 점에서 시작한다. 예를 들어, 운동단위 1은 최대 힘의 28%에서 동원되고, 9㎐로 시작하여 최고 15㎐까지 도달한다. 이

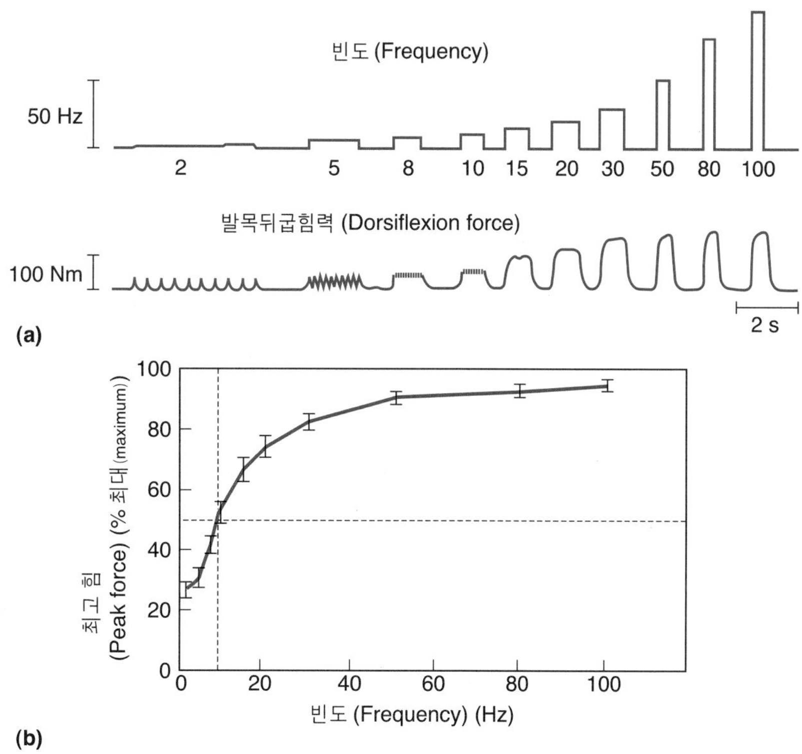

그림 2.9 인간의 발가락폄근에서 운동단위의 힘-빈도 관계. (a) 신경속 자극에 의해 활성화된 운동단위(위 그림)들이 발뒤굽힘근에서 힘(아래 그림)을 생성한다; (b) 13개 운동단위들이 만드는 힘-빈도 관계로서, 각 운동단위의 힘은 최대값으로 정량화하였다.(출처: RM Enoka. *Neuromechanics of Human Movement*. Champaign, IL: Human Kinetics, 2002, p. 284(Figure 6.43)).

운동단위의 힘-빈도 관계가 **그림 2.9**에 제시된 것과 비슷하다면, 이 운동단위는 최대의 약 60%에서 최고 힘을 발휘할 것이다. 그러나 운동신경원 방전율은 특정 과제의 진행 동안 상당히 변한다는 것을 알아야 한다. 수의적인 수축 동안 반복적인 운동신경원의 최소 방전율은 약 5에서 7㎐이다.[50,59,60] 근육이 중등도 힘(최대의 35%)을 발휘하는 동안 방전율은 측정된다; 저역치 운동단위인 경우 최대 방전율은 더 크다. 강한 힘에서, 일부 연구들은 고역치 운동단위들이 더 큰 방전율을 가진다고 보고하여 왔지만, 다른 연구에서는 저역치 운동단위들이 더 큰 방전율을 보인다고 보고하였다. 그러나 최대 방전율은 근육마다 다양하다. 첫 번째 뒤뼈사이근인 경우는 35~40㎐의 평균 방전율을, 어깨세모근은 29㎐, 위팔두갈래근은 20에서 25㎐, 가자미근은 29㎐라고 보고되고 있다. Linnamo와 동료들은[61] 구심성 및 원심성 수축을 하는 동안 다양한 수준의 힘에서 운동단위 활성화 형태를 비교하였다. 위팔두갈래근에 대한 근육 속과 표면근전도 기록에 의하면, 등척성 활성화에 비해 동적인 활성화에서 운동단위의 동원역치가 낮았다. 게다가, 수축형태는 동원형태에 영향을 주었다. 등척성 수축 동안, 심지어 강한 힘수준에서도 빠른 운동단위들이 지속적으로 동원되었다. 반대로 구심성 및 원심성 수축 동안, 강한 힘수준에서 새로운 운동단위들이 동원되기 보다는 활성중인 운동단위의 방전율이 더욱 증가하였다.

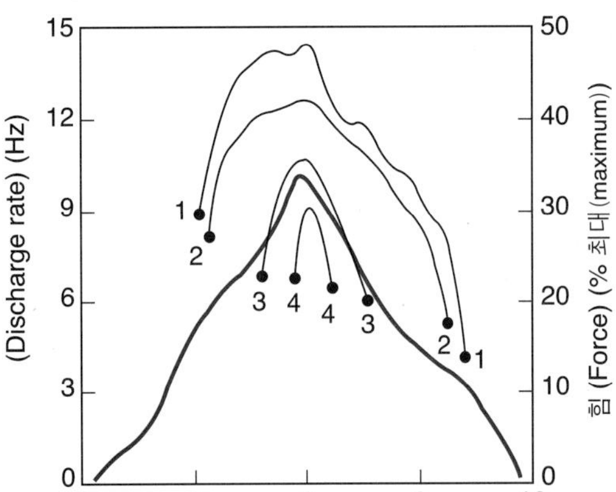

그림 2.10 무릎폄근에 의해 발휘되는 힘(굵은 선)의 증가와 감소 동안 4개의 운동단위의 방전율 조정. (출처: RM Enoka. *Neuromechanics of Human Movement*. Champaign, IL: Human Kinetics, 2002, p. 292 (Figure 6.50)).

움직임 속도도 운동단위 활성화 형태에 영향을 주었다. 대상자에게 일정한 속도로 움직이게 했을 때, 위팔두갈래근의 구심성 및 원심성 수축에서 활성 운동단위의 동원과 탈동원 역치는 빠른 속도로 운동을 수행했을 때보다 낮았다.[62]

피로(Fatigue)

부동자세, 노화, 또는 훈련 같은 만성적인 자극에 신경근육계가 노출되면, 적응현상이 발생한다. 비슷하게, 신경근육계는 지속적인 활동 같은 격심한 상황에도 적응한다. 골격근의 의지적 활성화는 중추신경계와 말초신경근육경계의 적절한 기능이 필요하다. 중추 또는 말초경로의 기능이상은 결국 피로를 유발한다. *피로(fatigue)*는 이전의 활성화로 인해 근육에서 힘을 생성하는 능력이 감소하는 것이고 말초 또는 중추 기능이상에 영향을 받는다.[63-65] 비록 많은 연구들이 하나의 요인을 알아보기 위해 시도하였지만, 피로의 개념은 운동수행력을 손상시키는 여러 격심한 요소들의 집단과 연관이 있다. 이러한 관찰을 통해, 피로에 대한 기본적인 기전은 과제에 의존한다는 개념에 이르게 되었다.[66]

> **핵심(Key Point):**
> 피로의 개념은 운동수행력을 손상시키는 여러 격심한 요소들의 집단과 연관이 있다. 피로의 기본적인 기전은 과제에 따라 달라진다.

피로를 유발하는 수축 동안 근육단위의 활성화는 수축형태와 강도에 따라 달라진다. 여러 근육에서 운동단위의 평균 방전율은 지속적인 최대근육수축 동안 감소하게 된다.[67,68] 게다가, 비록 방전율 변화는 등척성과 등장성 수축에서 차이가 있지만, 최대하 등척성 수축 동안 운동단위의 평균 방전율은 실질적으로 변하지 않는다.[69] Enoka에 의하면, 최대하 힘이 지속되어 피로를 유발하는 근육수축 동안 근전도상 진폭의 증가는 추가적인 운동단위들이 동원되기 때문이다.[39] 또한, 근육의 활성화 이력은 운동단위의 동원 유연성에 영향을 준다. 예를 들어, 근육이 피로상태에서 최대하 근육수축을 수행하면, 특히 고역치 운동단위의 방전율은 더욱 다양해진다.[70,71]

Semmler와 동료들은[72] 지속적인 근육수축을 한 대상자에서 운동단위의 적응성에 관한 또 다른 특징을 제시하였다. 대상자들은 4주간 깁스를 적용하기 전과 후에 최대근육 수축의 15%의 힘으로 지속적인 등척성 수축을 시행하였다. 부동자세이전에 피로를 유발하는 근육수축 동안 모든 대상들에서 점진적으로 근전도 값이 증가하였지만, 대상들은 두 가지의 특징적인 형태를 보였다. 일부 대상자(남자 6명 중 5명)들은 부동자세이전과 같은 형태를 보였다. 다른 대상들은(여자 모두와 남자 1명) 근전도 진폭의 증가 없이 간헐적인 근육수축 형태를 보였다(**그림 2.11**). 게다가, 비록 간헐적 근전도 형태를 보인 대상자의 지구력 시간은 평균 207% 증가하였지만, 근전도 형태가 같은 대상자들은 지구력 시간에 변화가 없었다. 간헐적 근전도 형태는 운동단위의 특정집단이 돌아가면서 활성화를 보이기 때문에 나타나는 것이다.

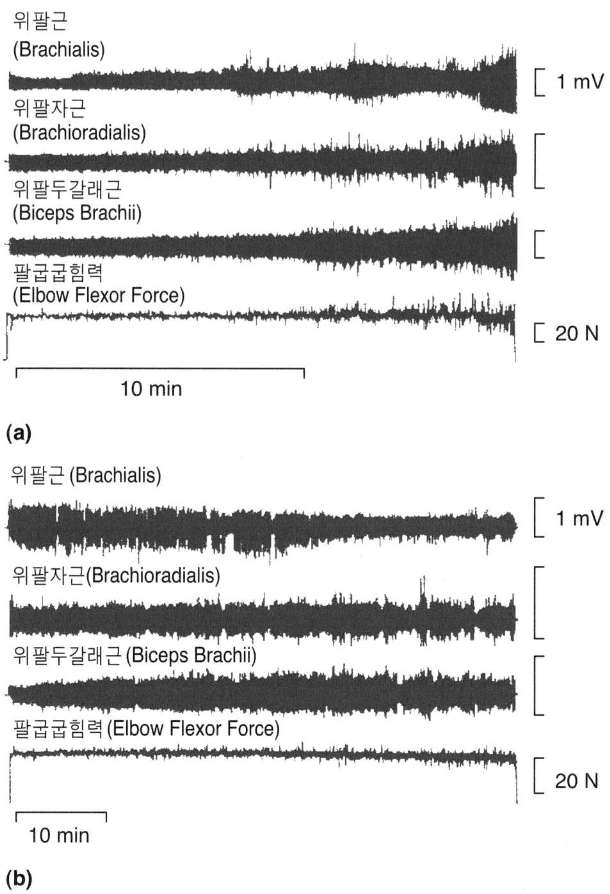

그림 2.11 4주 깁스 적용 전(a)과 적용 후(b) 최대하에서 피로를 유발하는 근육수축 동안 위팔근(brachialis)과 위팔노근(brachioradialis), 그리고 위팔두갈래근의 근전도. (출처: RM Enoka. *Neuromechanics of Human Movement*. Champaign, IL: Human Kinetics, 2002, p. 382 (Figure 8.20)).

노화(Aging)

비록 사람은 연령에 맞게 능동적인 삶을 유지할 수 있지만, 신경운동계의 여러 변화들이 노화과정(근육이 얇아지고, 근력감소, 움직임이 느려지고 정확성이 떨어짐)과 함께 나타난다.[2,73] 또한, 이러한 신경근육변화는 반사반응의 크기 감소, 민첩성 감소, 자세 불안정성 감소, 최대하에서 힘 조절능력이 떨어짐, 정확한 움직임 어려움 등을 유발한다.[74] 근력과 근육협응의 상실은 남과 여에서 비슷하게 영향을 주고 대부분의 근육집단에서 나타난다. 예상대로, 연령이 많을수록 많이 감소하고, 이전 근력에 비해 일부 노인들의 근력은 반으로 떨어진다.[75] 그러나 연령 관련 수행력 감소 정도는 점진적으로 나타나고, 훈련과 생활양식에 따라 달라진다.

> **핵심(Key Point):**
>
> 근육수행력에 노화의 영향은 생활양식에 따라 달라지고 규칙적 운동수행에 따라 달라진다.

Vandervoort와 McComas는[76] 발목뒤굽힘근과 발바닥굽힘근을 대상으로 한 연구에서 50세를 넘어서면 자신의 이전 근력에 비해 매년 1.3%씩 감소한다고 보고하였고, 다른 근육도 비슷하게 감소한다고 결론을 내렸다.

운동계에 노화가 미치는 뚜렷한 효과 중 하나는 근육질량과 근력의 감소를 피할 수 없다는 것이다. 이 상태는 *근육결핍증(sarcopenia)*으로 알려져 있다.[75,77] 그러나 근력감소는 근육질량감소보다 더 크다. Frontera 등은[78] 평균 20–30%의 근력감소에 비해 무릎폄근의 횡단면이 16%감소하고, 무릎굽힘근의 횡단면이 15%감소하였다고 보고하였다. 근육의 횡단면과 근력감소 사이 차이가 나는 이유는 노화에 의해 수축성 조직이 지방과 결합조직으로 대치되는데, 횡단면에 대한 측정치에는 이러한 것이 반영되지 않기 때문이다.[76] 또한 노화에 따른 근력과 근육질량의 상실로 노인들은 근육의 수축 속도가 느려지는데, 단일수축 반응에 대한 근육 수축과 이완시간의 증가, 빠른 수축 속도 감소 그리고 근육이 생성할 수 있는 파워감소가 나타난다.

노화된 근육에 대한 생검 결과, 70세까지는 개별 근섬유의 크기는 유지되지만, 70세를 넘어서면 Ⅱ형 근섬유의 점진적 위축이 생긴다. 하지만 Ⅰ형 섬유에서는 변화가 적다.[2]

그러므로 근섬유의 나이 관련 변화는 운동수행력 감소와 관련된 신경근육계의 적응을 설명하는 것은 아니다. 60세까지, 기능적인 운동단위의 수는 거의 변하지 않는다; 60세가 넘어서면 기능적인 운동단위의 수가 감소하고, 70세까지 운동단위가 원래 크기의 반 아래로 감소한다(**그림 2.12**). 다행이도, 노화에 따른 운동단위의 상실은 죽어가는 운동단위에 의해 지배를 받는 모든 운동섬유들이 비기능적으로 된다는 것을 의미하는 것은 아니다. 측부축삭의 싹돋음(sprouting)으로, 버려진 근섬유 중 일부가 재신경지배를 받게 되고, 자신의 기능을 보존하게 될 것이다.

> **핵심(Key Point):**
> 측부축삭의 싹돋음은 노화로 인한 상실된 근육기능을 보존하는데 도움이 된다.

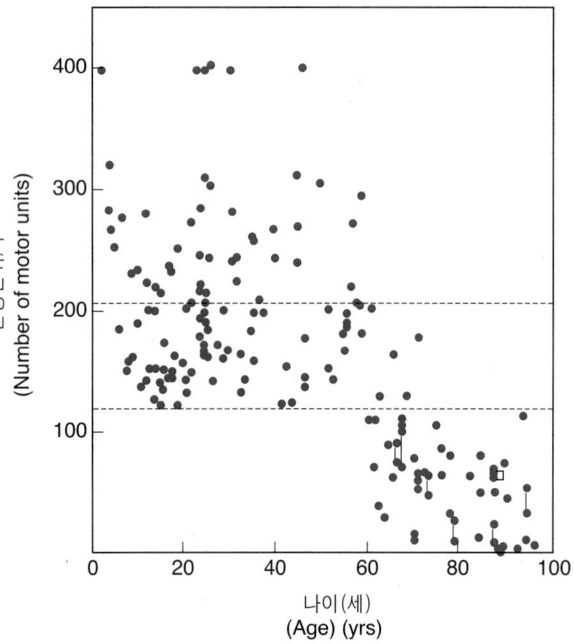

그림 2.12 노화에 따른 기능적인 운동단위의 상실. 207명의 건강한 대상자(7세에서 97세)의 짧은 손가락폄근에서 얻어진 결과. 위와 아래의 수평선은 각각 평균값(210 단위)과 60세 미만 대상자의 하한범위(120단위)를 보여주는 것이다. (출처: AJ McComas. *Skeletal Muscle: Form and Function.* champaign, IL: Human Kinetics, 1996, P. 332(Figure 22.5)).

살아있는 운동단위에 의해 탈신경화된 근섬유에 대한 재지배는 운동단위의 지배율을 높인다. 지배률이 높아지기 때문에, 노화로 인해 하나의 운동단위에 의해 발휘되는 힘은 강해진다.[39,80] 이것은 두 가지 측면에서 힘을 부드럽게 상승시키는데 영향을 준다. 첫째, 약한 힘을 만드는 운동단위가 적다. 일반적으로 강한 힘을 내는 운동단위의 심한 감소로 인해 운동단위풀은 많은 약한 힘을 내는 운동단위를 구성한다. 약한 힘을 내는 운동단위는 최대하 수축에서 미세한 움직임을 조절하는데 중요하다. 둘째, 근육에 의해 발휘되는 힘의 부드러움은 가장 최근에 동원된 운동단위의 힘에 의해 영향을 받는다. 융합되지 않은 강축을 형성하기 위해 낮은 방전율에서 운동단위들이 동원되기 때문에, 운동단위의 동원은 합산적인 힘(net force)의 요동(fluctuation)에 영향을 준다. 더 나아가, 노화로 인해 운동단위의 힘 증가는 결국 동원되는 각 운동단위의 요동을 더 크게 한다. 그러나 평균 힘이 증가함에 따라, 합산적인 힘에 최근 동원된 운동단위가 미치는 영향은 감소한다. 이는 힘 요동에 거대해진 운동단위가 미치는 영향은 낮은 힘을 내는 상황에서 더 커지는 것을 의미하는 것이다. 젊은 사람에 비해 노인들은 약한 힘을 낼 때와 가벼운 일을 할 때 안정성이 감소하는 현상이 지속적으로 나타나고 있다.

척수반사(SPINAL REFLEXES)

비록 운동단위와 운동신경원풀의 구조에 대해 잘 알려져 있지만, 이 구조가 어떻게 행동에 영향을 주는지는 명확하지 않다. 들(afferent)신경원과 날(efferent)신경원의 연결이 포함되어 있어 척수반사는 감각운동 통합의 한 형태이다. 척수반사는 척수수준에서 중재되고, 다른 것은 뇌줄기와 고위 중추가 간섭을 한다. 척수반사는 운동조절에서 3가지 중요한 기능이 있다: 1) 예상하지 못한 외부자극(perturbation)을 위한 조절; 2) 교차억제 같은 협응형태를 구조화; 3) 통증성 및 유해한 자극으로부터 빠르게 회피.

> **핵심(Key Point):**
> 척수반사는 예상하지 못한 외부자극을 위한 조절하고, 교차억제 같은 협응형태를 구조화하고, 통증성 및 유해한 자극으로부터 자신을 보호하는데 도움을 준다.

비병적인 척수반사는 운동계획에 있어 효율성을 제공하고 의식적인 생각 또는 척수상부의 조절 없이 움직임을 효과적으로 만드는 역할을 한다(8장 참조). 예를 들어, 고위중추는 줄넘기와 같은 목표 지향적 계획을 제공하지만, 굽힘근과 폄근의 교차적 활성화 같은 세부적인 계획은 척수상부의 조절보다는 척수반사회로에 의해 가능하다.

또 다른 예는 여러분의 손 위에 작은 박스를 받을 때 예상보다 무거운 물건이 놓여지게 되면, 여러분은 큰 노력 없이도 자동적으로 이 무게를 보상할 수 있다. 무게에 대한 보상이 가능하도록 하는 것은 근육신장이다; 이를 ***신장반사(stretch reflex)*** 또는 ***근육신장반사(myotatic reflex)***라 부른다. 신장반사는 대뇌피질이 완전 손상된 후에도 나타난다. 비록 피질이 근육신장반사에 포함되지만, 중추신경계 중 나머지 부분이 영향을 미친다.

여러 다른 신경회로들은 부하(load)증가에 반응하기 위해 근육활성화를 높인다(**그림 2.13**). 신장반사를 위해 많은 신경회로들이 척수에 정보를 준다. 이전의 예로 돌아가서, 여러분이 박스를 받을 때, 근육활동성의 변화는 빠르게 일어난다. Ⅰa형 근육방추 들섬유는 박스 무게로 인한 근육 신장 때문에 활성화된다. 이들섬유는 뒤뿌리(dorsal root)를 통해 척수로 들어가 동일 근육의 운동신경원과 연접한다. 충분한 들섬유들이 운동신경원에 충분한 신경전달물질을 분비하면, 운동신경원은 척수의 앞뿌리로 전달되는 활동전위를 생성하여 근육을 수축시킨다. 우리는 ***반응시간(reaction time)*** 또는 근육방추로부터 척수까지 전달되는 활동전위를 위한 시간, 그리고 운동신경원에서 다시 근육으로 활동전위가 전달되는 시간을 측정할 수 있다. 인간에서, 신장반사는 19~25ms의 반응시간이 걸린다. 근육에서 처음 나타나는 반응전위를 기준으로, 신장반사로부터 척수까지 활동전위는 약 0.5ms 걸린다. 이것은 하나의 연접을 통해 전달물질을 보내기에 충분한 시간이다. 이 시간을 우리는 ***중추지연(central delay)***이라 부른다. 신장반사를 위한 가장 빠른 구성은 하나의 연접만을 가지는 것이다. 즉, Ⅰa 들섬유가 직접적으로 α-운동신경원과 연결되는 것이다. 신장반사를 위한 가장 빠르게 구성된 경로를 ***단일연접경로(monosynaptic pathway)***라 부른다. 만일 다른 구성이 추가되면 시간은 더 오래 걸린다.

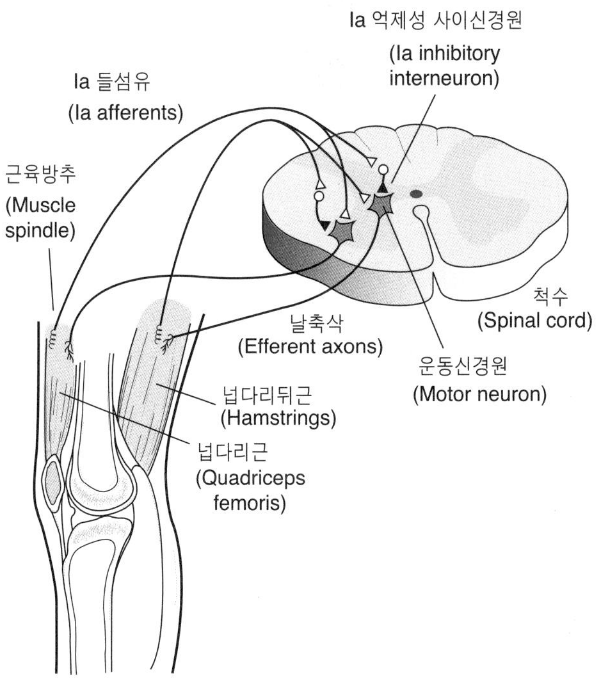

그림 2.13 신장반사와 교차–억재 반사를 위한 신경회로. (출처: RM Enoka. *Neuromechanics of Human Movement*. Champaign, IL: Human Kinetics, 2002, p. 299 (Figure 6.59)).

그러나 단일연접회로는 다른 입력(척수상부 센터 또는 말초로부터 오는 다른 들섬유 정보입력)에 의해 영향을 받을 수 있다. 축삭 입력은 알파–운동신경원과 연결된 가지돌기 가지 중 하나와 연결되기 때문에, Ⅰa 형 들섬유 입력은 동일 가지돌기에 들어오는 다른 입력에 의해 영향을 받을 수 있다. 그러므로 단일연접경로에서, 회로 관련 입력/출력은 고착화된 것이 아니다.

척수반사의 고전적인 정의는 적절한 자극이 정형화된 운동반응을 유발한다는 것이다. 반사는 1) 감지기(sensor), 2) 처리기(processor), 그리고 3) 효과기(effector)를 가지고 있다. 감지기 또는 "들사지(afferent limb)"는 수용기와 일차감각 들섬유로 구성된다. 예를 들어, 근육방추와 Ⅰa 들섬유는 신장반사에서 감지기에 속한다. 처리기는 척수에서 통합센터로서, 단일연접 신장반사인 경우 앞뿔(ventral horn)에서 연접이 이에 속한다. 마지막으로, 효과기는 날사지(efferent limb)로서, 알파–운동신경원과 알파신경원에 의해 지배를 받는 근섬유이다.

핵심(*Key Point*):

반사는 감지기, 처리기, 그리고 효과기를 가지고 있다.

척수반사는 척수에 국한되어 있어, 감지기, 처리기, 그리고 효과기는 같은 척수분절과 연관되어 있다. 대신에, 여러 척수분절을 포함되어 있는 *분절사이 척수반사(intersegmental spinal reflex)*는 들신호를 상위 또는 하위척수분절에 전달하기 위해 사이신경원을 이용한다. 분절 사이 척수반사는 나중에 다루어질 *굽힘근 철회반사(flexor withdrawal reflex)*와 같이, 상승 효과기반응(synergistic effector response)의 기초가 된다.

최근 신경생리학의 발전으로, 척수반사는 이전에 우리가 생각해왔던 만큼의 "하드웨어"가 아닐 수 있음을 알게 되었다. 비록 척수와 뇌줄기수준에서 작동되는 유해성 및 보호적 반사(예, 굽힘근 철회반사)는 상대적으로 하드웨어이지만, 다른 저역치 고유감각성 반사는 반응시기와 상황, 특히 특정 과제에 따라 달라진다. 즉, 보호적 반사를 위한 입력-출력관계는 척수상태에서 변화에 의해 기본적으로 변경되지 않지만, 변화는 동일 감각입력에 대한 출력의 반사적 반전을 유발할 수 있다.[84] 척수반사경로의 다양성에 대한 개념이 수십년 동안 발전되어 왔지만, 척수반사를 다루는 책들이 이에 대해 내용을 제외하고 있다.

신장반사(Stretch Reflex)

신장반사는 방추속근섬유(intrafusal fiber)와 Ⅰa형과 Ⅱ형 들섬유 및 근육방추에 의해 중재된다. 근육이 신장되었을 때, Ⅰa 들섬유의 축삭은 뒤뿌리를 통해 척수로 들어간다. 이러한 축삭의 가지는 척수의 회색질을 가로질러 앞뿔에 도달하고 동일 근육을 지배하는 운동신경원과 직접 연접을 한다. 그러므로 근육을 신장시키는 외적인 힘은 Ⅰa형 섬유를 흥분시키고, 이로 인해 운동신경원출이 흥분되고, 근육이 활성화되어 외적인 힘에 대항하게 된다. 이 과정을 *자가촉진(autogenic facilitation)*이라 한다; 반사에 의해 활성화되는 동일 근육에서 시작되는 신장자극. 또한, 억제성 신경원을 통해 대항근(antagonist)은 억제된다.

각 Ⅰa형 들섬유는 동종의 운동신경원풀에 있는 거의 모든 운동신경원에 신호를 전달한다. 신장반사에 의해 동원되는 운동신경원은 크기원리를 따른다: 작고 느린 운동단위가 먼저 동원되고, 크고 빠른 운동단위의 동원의 거의 없다. 또한 크기원리는 Ⅰa-INs(inhibitory interneurons)형의 억제성 작용에도 적용된다: 느린 운동단위를 가진 대항근이 빠른 운동단위를 가진 대항근보다 쉽게 억제된다.

Ⅰa 들섬유의 단일연접경로에 비해, Ⅱ형 들섬유는 같은 운동신경원풀과 여러연접연결(polysynaptic connection)을 한다. 또한 Ⅱ형 들섬유들이 연접후 세포에 미치는 평균적인 억제성 효과는 Ⅰa 들섬유에 의한 것에 비해 절반수준에 해당한다. 따라서 Ⅱ형 들섬유의 동원능력은 Ⅰa 들섬유에 비해 떨어진다. 단일연접경로는 Ⅰa 감각신경에 의해 만들어지기 때문에, 느린 신장보다 빠른 신장이 더욱 이 경로를 자극하게 된다. 단일연접경로는 신장반사의 일부라는 것을 알아야 한다; 다른 경로들은 느린 신장을 다루는데 더욱 적당하다.

빠른 신장을 묘사하기 위한 가장 쉬운 방법은 무릎반응으로, 무릎뼈에 있는 힘줄 끝을 두드리면 반응이 유발된다. 짧은 거리지만, 근육이 빠르게 신장된다. 단일연접통로의 자극으로 무릎반사가 일어난다. Ⅰa섬유는 동적 민감성 때문에 빠른 신장에 매우 민감하다는 것을 기억하라. 따라서 흔히 *심부힘줄반사(deep tendon reflex, DTR)*라 불리는 *무릎반사(knee jerk reflex)*는 신장반사의 간단한 특수한 예이다. 신호는 근육길이변화율(속도)에 대한 것이고, 반응은 Ⅰa형 섬유와 연접하는 동일 근육의 운동신경원에 의해 유발된다.

DTR을 설명할 때 중요한 부분이 다루지지 않고 있다. 무릎 폄근의 반사적 활성화 때문에 무릎이 펴지며, 무릎 굽힘근이 빠르게 신장된다. 무엇이 굽힘근의 신장반사를 억제하는가? 물론, 이 작용은 또 다른 신장반사 반응이다. 폄근으로부터의 감각축삭이 폄근의 알파-운동신경원을 흥분시킬 때, 동시에 이들은 Ⅰa-IN형을 통해 굽힘근을 억제한다. 이 두 연접경로는 대항근이 DTR을 방해하지 못하게 한다. 작용근이 활성화될 동안 대항근이 억제되는 이 과정을 *상반억제(reciprocal inhibition)*라 한다.

회귀억제(recurrent inhibition)는 상반억제와 반대의 효과가 있다: 작용근과 협력근 억제와 대항근 탈억제. 회귀억제를 만드는 사이신경원인 Renshaw세포는 알파-운동신경원의 회귀성 측부가지에 의해 자극을 받는다. 회귀성 측부가지는 자기 자신의 세포체로 되돌아오는 축삭의 옆가지이다. Renshaw세포는 측부가지가 나오는 알파-운동신경원을 억제하고 또한 협력근의 운동신경원도 억제한다. Renshaw세포는 운동 활동성에 관여하여, 전반적인 활동성(gross activation)으로부터 원하는 활동성을 분리하는 역할을 한다.[85] Renshaw세포의 활동성에 하행성 명령의 상실은 정교한 운동조절을 어렵게 한다.

> **핵심(Key Point):**
> Renshaw세포는 전반적인 활동성에서 원하는 운동 활동성을 분리시킨다.

근육방추의 민감성은 방추속 근섬유를 조정하는 감마-운동신경원에 의해 조절된다. 즉, 감마-운동신경원은 신장반사의 기준점을 설정하는데 도움을 준다. 감마 운동신경원이 너무 활성화되면, 빠른 신장에 대해 너무 민감하게 반응하게 되고, 감마-운동신경원이 덜 활성화되면, Ⅰa섬유의 속도 민감성이 떨어져 반사반응이 어려워진다. 그러므로 만일 기준점이 낮으면, 근육 힘에서 같은 변화를 유발하기 위해 더 큰 신장이 필요하다.[39]

골지힘줄기관(Golgi Tendon Organs)

운동 활동성에서 반사를 조절하는데 중요한 또 다른 감각수용기가 골지힘줄기관이다. *골지힘줄기관(Golgi tendon organ)*은 근육과 힘줄이 만나는 부위에서 들신경종말(afferent nerve ending)에 의해 감싸져 있다(**그림 2.14**)(7장과 8장 참조). 각 힘줄기관은 Ⅱb형 감각축삭과 연결되어 있다(Ⅱb 축삭은 근육방추와 연결된 Ⅰa 축삭보다 약간 작다). 방추외 근섬유와 근육방추는 병렬로 배열되어 있는 반면에, 골지힘줄기관과 방추외 근섬유는 직렬로 연결되어 있다. 근육이 수동적으로 신장되면, 근육은 힘줄에 비해 좀 더 탄력성이 있기 때문에, 대부분의 길이변화는 근육에서 일어난다. 그러나 근육이 능동적으로 수축할 때, 힘은 직접적으로 힘줄에 작용하여, 힘줄기관에 있는 콜라겐원섬유의 장력을 높이고 뒤얽혀있는 감각수용기를 압박한다. 결과적으로, 근육방추는 수동적 신장에 민감하지만 골지힘줄기관은 근육수축으로 인해 발생하는 근육장력의 증가에 매우 민감하다.

골지힘줄기관에서 나오는 Ⅰb 축삭은 척수에서 억제성 국소회로 신경원(Ⅰb 억제성 사이신경원)과 연결되어 동일 근육의 알파-운동신경원을 억제한다. 따라서 골지힘줄기관의 회로는 근육장력을 조절하는 부정적 되먹임체계이다; 이상하게 큰 힘이 생성될 때, 근육의 활성화를 줄여 근육힘줄 통합성의 손상을 방지한다. 또한 반사회로는 근육힘이 감소된 상황에서도 작동한다. 알파-운동신경원 억제의 증가 또는 감소를 통하여 근육장력에서 작은 변화에 대처한다. 근육 힘이 감소된 경우(피로 같은) 대립작용효과를 통하여 골지힘줄기관은 안정된 힘 수준을 유지한다. 간단히 말해, *근육방추계(muscle spindle system)*는 근육길이를 감시하고 유지하는 되먹임체계이고, 골지힘줄기관은 근육장력을 감시하고 유지하는 되먹임 체계이다. 근육방추와는 비슷하게, 골지힘줄기관은 닫힌고리(closed loop)가 아닙니다. Ⅰb 억제성 사이신경원은 피부수용기, 관절수용기, 근육방추, 그리고 하행성 상위운동신경원경로를 포함한 다양한 정보를 받는다. 이러한 다양한 입력은 Ⅰb 사이신경원의 활동성을 조절한다.

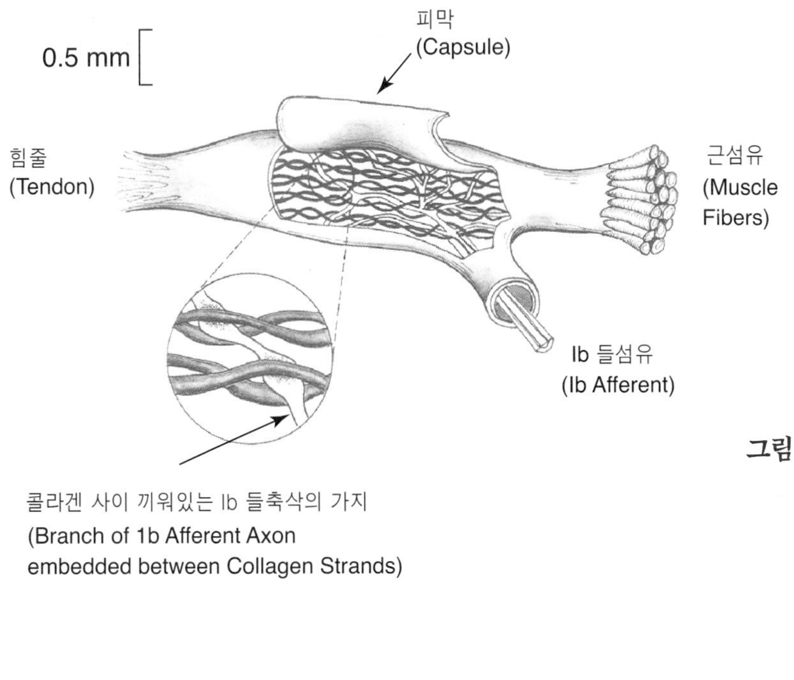

그림 2.14 골지힘줄기관. (출처: RM Enoka. *Neuromechanics of Human Movement.* Champaign, IL: Human Kinetics, 2002, p. 237 (Figure 5.22)).

철회반사(Withdrawal Reflex)

지금까지는 근육과 힘줄 내에 있는 감각수용기에 의해 유발되는 반사를 중점으로 살펴보았다. 그러나 다른 반사회로는 유해성 자극(계단, 날카로운 물체 등)으로부터 사지를 피하는 반사를 중재한다. 비록 빠른 움직임이 철회반응과 관련되어 있지만, 이 반사는 여러 연접연결이 관여한다(**그림 2.15**). 이 회로의 활성화 결과로서, 유해성 감각섬유의 자극은 같은 측의 굽힘근 흥분과 폄근의 상반억제가 일어난다. 또한 자극을 받은 사지의 굽힘은 반대측 사지에서 반대 움직임과 함께 일어난다(예, 반대측 사지에서 굽힘근이 억제되고 폄근이 활성화됨). 이 *교차적 폄반사(crossed extension reflex)*는 통증성 자극을 받은 사지가 철회되는 동안 자세지지를 높이는데 기여한다.

다른 반사경로와 비슷하게, 국소회로 신경원은 피부수용기, 다른 척수의 사이신경원, 그리고 상위운동신경원경로를 포함한 다양한 자원으로부터 정보를 수렴하여 받는다. 비록 복잡한 연결에 대한 기능적 중요성은 명확하지 않지만, 하행성 경로의 손상 후 나타나는 반사 속성의 변화는 일부 관찰된다. 정상적인 경우, 유해성 자극은 철회반사를 유발한다; 그러나 하행성 경로가 손상된 후 사지 압박 같은 다른 자극에도 같은 철회반사가 나타나는 경우가 있다. 이 현상은 척수로 가는 하행성 경로가 다양한 감각입력을 받아들이는 국소회로의 반응성을 조절하는데 관여함을 보여주는 것이다.[39]

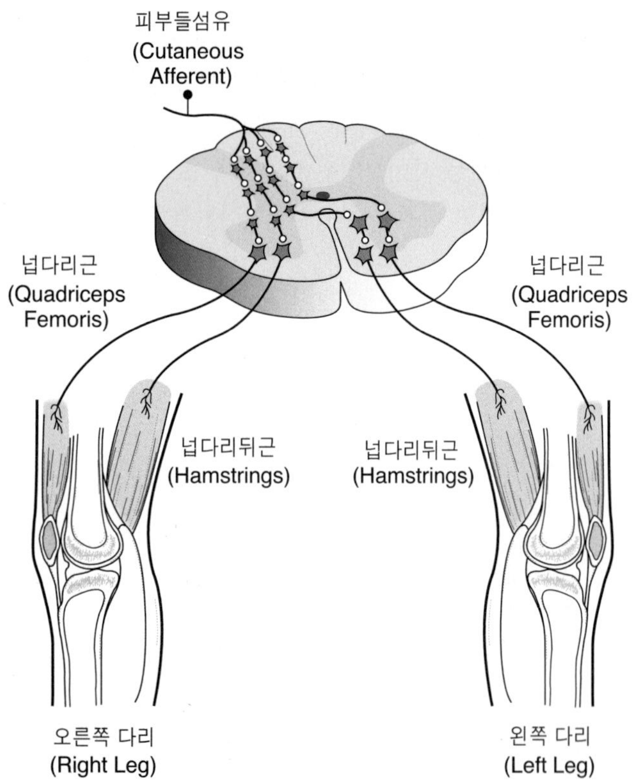

그림 2.15 철회와 교차폄근반사를 위한 신경회로. (출처: RM Enoka. *Neuromechanics of Human Movement*. Champaign, IL: Human Kinetics, 2002, p. 300 (Figure 6.60)).

자동반응 (Automatic Responses)

감각수용기로부터 되먹임은 *자동반응(automatic response)*이라 알려진 행위에 중요하게 작용한다.[39] 이러한 행위는 반사보다 좀 더 복잡한 신경회로에 의해 유발된다.[87] 빠른 시간 내에 감각되먹임에 의해 유발된다는 것이 반사와 자동반응의 유사한 점이다. 복잡한 움직임인 자세조절은 자동반응의 한 예이다. 최근 Hodges와 동료들은 말초관절의 빠른 움직임 이전에 어떻게 몸통근육이 활성화되는지를 알아보는 일련의 연구를 수행하였다.[88-93] 근육활동성의 개시를 알아보기 위해 표면근전도를 이용하여 측정하였다. 갑자기 앞쪽으로 굽히는 동작을 만드는 어깨 앞쪽근육과 몸통이 펴지도록 하는 복부와 허리근육을 비교하였다. 3차원 몸통 움직임, 몸통근육에 대한 근전도, 그리고 복부내압을 한쪽 상지의 수의적인 움직임과 관련한 몸통근육의 예비조절을 알아보기 위해 측정하였다. 예비움직임은 반응모멘트(reactive moment)와 반대되는 3차원 방향으로 발생하였다. 표층 몸통근육으로부터 수집된 근전도 기록은 예비몸통 움직임과 일치하였다. 그러나 배가로근(transversus abdominis)은 몸통에 작용하는 모멘트 방향과 일치하지 않았다. 이 결과는 선행자세조절이 움직임을 유발한다는 증거가 된다.[89] 비록 자동반응이 고착화된 것처럼 보이지만, 여러 요인들이 이러한 반응의 입력-출력에 영향을 준다. 예를 들어, 요통이 없는 사람에 비해 요통이 있는 사람의 자동반응은 달라진다.[90] 또한 훈련은 이러한 변경을 정상화할 수 있다. 여러 자료를 종합해보면, 중추신경계는 감각 되먹임의 복잡한 상호작용을 이용하고 자세 요구의 변화에 따라 자동반응을 생성하는 반응을 한다. 그리고 이러한 반응은 훈련이나 다른 외적인 요소에 의해 변경될 수 있다.

> **핵심(Key Point):**
> 중추신경계는 자세요구 변화에 대한 자동반응을 만들기 위해 감각 되먹임과 운동반응의 복잡한 상호작용을 이용한다.

운동수행력에 각성이 미치는 영향 (The Effects of Arousal on Motor Performance)

감각 되먹임은 근골격계 관련 기능보다는 생리적 기능을 담당하는 신경기전을 활성화시킨다. 예를 들어, 감각 되먹임에 의해 유발되는 *알림반응(fight-or-fight response)* 같은 행위는 각성수준을 높여, 움직임에 간접적으로 영향을 줄 수 있다. *각성(arousal)*은 각성도(alertness)에 대한 내적 상태로서, 신경내분비계에 의해 중재되는 공포와 불안 같은 여러 감정적인 반응으로 구성되어 있다.[39] 이것의 생리적 특징은 혈압과 심박동수 증가; 땀배출; 입마름; 과환기; 그리고 약해짐, 떨림 같은 근골격계 기능이상이 있다.[94-97] 개인적 각성수준은 깊은 수면상태에서 알림반응까지 다양하다. 이것은 개인의 움직임에 실질적인 영향을 미친다.[39] 그러나 각성의 생리적 특징을 유발하는 신경전달물질과 호르몬은 운동 수행력에 관련된 척수회로에 잠재적으로 영향을 줄 수 있다. 이러한 상호작용 때문에, 높아진 각성 동안 신경내분비 활동성의 상승은 운동수행력을 변경할 수 있는 것으로 여겨져 왔다.[98]

실험적인 스트레스로서 전기적 쇼크를 이용하는 일련의 연구에서, Noteboom과 동료들은[99] 유해수준의 쇼크 또는 쇼크의 위협을 경험한 대상자는 각성에 대한 생리적 및 인지적 지표들이 상승하였다. 또한 각성이 높을수록, 안정감이 떨어졌다. 안정감은 힘의 평균값 주변에서 요동치는 힘의 표준편차 변화로 측정되었다. 흥미롭게도, 운동수행력에 각성이 미치는 영향은 쇼크 상황에서 남자보다 여자에서 더욱 심하게 나타났다.[98,100] 또한 전기적 쇼크는 최대근육수축을 방해하였다. 최대근육수축 동안 최고 힘은 쇼크 없이 시행할 때보다 쇼크 적용직 후 유의하게 낮았다.

또한 각성수준의 상승은 과제를 수행하기 위한 근육 활성화 정도를 향상시켰다.[39] 예를 들어, Weinburg와 Hunt는[100] 불안수준(각성지수)이 높은 대상자는 낮은 대상자에 비해 던지기 과제 동안 근전도 값이 높게 형성되었는데, 이로 인해 수행력에 부정적 되먹임으로 반응한다는 것을 알았다. 근전도 활동성의 변화는 불안이 높은 대상자에서 수행력 감소를, 불안이 적은 대상자에서 수행력 향상을 유발하였다.

각성반응의 활성화는 결국 신경전달물질 분비를 보여주는 자동출력을 상승시킨다. 비록 신경전달물질의 기본 역할이 신경소통을 빠르게 하는 것이지만, 신경전달물질인 세로토닌과 노르에피네피린 같은 신경내분비 물질이 운동출력과 관련된 척수회로에 신경조절성 효과가 있다는 최근 증거가 있다.[101-103] 그러므로 각성에 대한 생리적 및 인지적 측정치 상승과 더불어 스트레스 상황은 신경내분비 물질의 활성화를 통해 운동수행력을 손상시킨다. 이러한 최근 결과는 여러 가지의 임상적 의미를 가진다. 잠재적인 스트레스 사건의 효과를 최소화하는 심리적 및 행위적 전략을 조합하는 것이 효율적인 치료적 운동프로그램을 위해 바람직하다(11장 참조). 치료사는 감각과 신체적 수행력 사이 상호작용에 대해 인식하고 있어야 한다.

> **핵심(Key Point):**
> 스트레스 상황은 운동수행력을 떨어뜨린다. 잠재적인 스트레스 사건의 효과를 최소화하는 심리적 및 행위적 전략을 조합하는 것이 효율적인 치료적 운동프로그램을 위해 바람직하다.

요약(Summary)

신경근육계는 복잡한 인간 움직임을 책임지는 기본적인 체계이다. 신진대사적 에너지체계는 저강도 활동, 고강도에서 장시간 활동, 단시간 활동 같은 여러 활동에서 필요한 에너지를 제공한다. 비록 근육이 움직임을 책임지는 마지막 효과기이지만, 중추와 말초신경계는 골격근의 기능을 만들어내기 위해 감각과 운동반응을 통합시킨다. 세포에서 행위적 수준까지, 근골격계에 대한 이해를 통해 재활치료사는 움직임과 관련된 기능장애를 더욱 잘 관리할 수 있을 것이다.

참고문헌(References)

1. Conley M. Bioenergetics of exercise and training. In TR Baechle, RW Earle (eds.), *Essentials of Strength Training and Conditioning*. Champaign, IL: Human Kinetics; 2000;73–90.
2. McComas AJ. *Skeletal Muscle: Form and Function*. Champaign, IL: Human Kinetics, 1996.
3. McArdle WD, Katch FI, Katch VL. *Essentials of Exercise Physiology*, 2nd ed. Philadelphia: Lippincott Williams & Wilkins, 2000.
4. Jansson E, Sylven C, Nordevang E. Myoglobin in the quadriceps femoris muscle of competitive cyclists and untrained men. *Acta Physiol Scand*. 1982; 114(4):627–629.
5. LaBotz M, Smith BW. Creatine supplement use in an NCAA Division I athletic program. *Clin J Sport Med*. 1999;9(3):167–169.
6. Mesa JL, Ruiz JR, Gonzalez-Gross MM, et al. Oral creatine supplementation and skeletal muscle metabolism in physical exercise. *Sports Med*. 2002;32 (14):903–944.
7. Brooks GA, Fahey TD, White TP. *Exercise Physiology: Human Bioenergetics and Its Applications*. 3rd ed. Mountain View, CA: Mayfield Publishing Company, 2000.
8. Mader A. Glycolysis and oxidative phosphorylation as a function of cytosolic phosphorylation state and power output of the muscle cell. *Eur J Appl Physiol*. 2003;88(4–5):317–338.
9. Stone MH, O'Bryant HS. *Weight Training: A Scientific Approach*. Minneapolis, MN: Burgess International, 1987.
10. Holloszy JO, Kohrt WM, Hansen PA. The regulation of carbohydrate and fat metabolism during and after exercise. *Front Biosci*. 1998;3:D1011–1027.
11. Hawley JA. Effect of increased fat availability on metabolism and exercise capacity. *Med Sci Sports Exerc*. 2002;34(9):1485–1491.
12. Brooks GA. Amino acid and protein metabolism during exercise and recovery. *Med Sci Sports Exerc*. 1987;19(5 Suppl):S150–S156.
13. Smith SA, Montain SJ, Matott RP, et al. Creatine supplementation and age influence muscle metabolism during exercise. *J Appl Physiol*. 1998;85(4): 1349–1356.
14. Astrand PO, Rodahl K. *Textbook of Work Physiology*, 2nd ed. New York: McGraw-Hill, 1970.
15. Conley MS, Stone M, O'Bryant HS, et al. Peak power versus power at maximal oxygen uptake (abstract). *J Strength Cond Res*. 1993;7(4):253.
16. Hawley JA. Adaptations of skeletal muscle to prolonged, intense endurance training. *Clin Exp Pharmacol Physiol*. 2002;29(3):218–222.
17. Reimers K, Ruud J. Nutritional factors in health and performance. *In* TR Baechle, RW Earle (eds.) *Essentials of Strength Training and Conditioning*. Champaign, IL: Human Kinetics, 2000; pp. 229–257.
18. Young VR, Pellett PL. Plant proteins in relation to human protein and amino acid nutrition. *Am J Clin Nutr*. 1994;59:1203S–1212S.
19. Council NR. *Recommended ·Dietary Allowances*. Washington, DC: National Academy Press; 1989.
20. Lemon PW. Effects of exercise on dietary protein requirements. *Int J Sports Nutr*. 1998;8:426–447.
21. Liu L, Ikeda K, Sullivan DH, et al. Epidemiological evidence of the association between dietary protein intake and blood pressue: A meta-analysis of published data. *Hypertens Res*. 2002;25(5):689–695.
22. Milne AC, Potter J, Avenell A. Protein and energy supplementation in elderly people at risk from malnutrition. *Cochrane Database Syst Rev*. 2002;3:CD003288.
23. Maughan RJ, Greenhaff PL, Leiper JB, et al. Diet composition and the performance of high-intensity exercise. *J Sports Sci*. 1997;15:265–275.
24. Fujisawa T, Mulligan K, Wada L, et al. The effect of exercise on fructose absorption. *Am J Clin Nutr*. 1993;58:75–79.
25. Jenkins DJ, Wolever TM, Taylor RH, et al. Glycemic index of foods: a physiological basis for carbohydrate exchange. *Am J Clin Nutr*. 1981;34 (3):362–366.
26. Astrup A, Ryan L, Grunwald GK, et al. The role of dietary fat in body fatness: Evidence from a preliminary meta-analysis of ad libitum low-fat dietary intervention studies. *Br J Nutr*. 2000;83 (Suppl 1):S25–32.
27. Ciccone CD. Current trends in cardiovascular pharmacology. *Phys Ther*. 1996;76(5):481–497.
28. Ciccone CD. *Pharmacology in Rehabilitation*. Philadelphia: F.A. Davis; 2002.
29. Peel C, Mossberg KA. Effects of cardiovascular medications on exercise responses. *Phys Ther*. 1995; 75(5):387–396.
30. Frisk-Holmberg M, Jorfeldt L, Juhlin-Dannfelt A. Metabolic effects in muscle during antihypertensive therapy with beta 1- and beta 1/beta 2-adrenoceptor blockers. *Clin Pharmacol Ther*. 1981;30(5): 611–618.
31. Cleroux J, Van Nguyen P, Taylor AW, Leenen FH. Effects of beta 1- vs. beta 1 + beta 2-blockade on exercise endurance and muscle metabolism in humans. *J Appl Physiol*. 1989;66(2):548–554.
32. Huxley H. Changes in the cross-striations of muscle during contraction and stretch and their structural interpretations. *Nature*. 1954;173:973–976.

33. Huxley AF, Niedergerke R. Structural changes in muscle during contraction. Interference microscopy of living muscle fibres. *Nature.* 1954;173:971–973.
34. Huxley HE. Sliding filaments and molecular motile systems. *J Biol Chem.* 1990;265(15):8347–8350.
35. Gordon AM, Huxley AF, Julian FJ. The variation in isometric tension with sarcomere length in vertebrate muscle fibres. *J Physiol.* 1966;184(1):170–192.
36. Gordon AM, Huxley AF, Julian FJ. Tension development in highly stretched vertebrate muscle fibres. *J Physiol.* 1966;184(1):143–169.
37. Staron RS. Human skeletal muscle fiber types: Delineation, development, and distribution. *Can J Appl Physiol.* 1997;22(4):307–327.
38. Pette D, Staron RS. Mammalian skeletal muscle fiber type transitions. *Int Rev Cytol.* 1997;170: 143–223.
39. Enoka RM. *Neuromechanics of Human Movement.* Champaign, IL: Human Kinetics, 2002.
40. Pette D. The adaptive potential of skeletal muscle fibers. *Can J Appl Physiol.* 2002;27(4):423–448.
41. Monster AW, Chan H, O'Connor D. Activity patterns of human skeletal muscles: Relation to muscle fiber type composition. *Science.* 1978;200(4339): 314–317.
42. Harridge SD, Magnusson G, Gordon A. Skeletal muscle contractile characteristics and fatigue resistance in patients with chronic heart failure. *Eur Heart J.* 1996;17(6):896–901.
43. McComas AJ. Motor unit estimation: Methods, results, and present status. *Muscle Nerve.* 1991;14: 585–597.
44. Liddell EGT, Sherrington CS. Recruitment and some other factors of reflex inhibition. *Proc Royal Soc London Biol Sci.* 1925;B97:488–518.
45. Henneman E, Somjen G, Carpenter DO. Excitability and inhibitability of motoneurons of different sizes. *J Neurophysiol.* 1965;28(3):599–620.
46. Enoka RM, Fuglevand AJ. Motor unit physiology: Some unresolved issues. *Muscle Nerve.* 2001;24(1): 4–17.
47. Burke RE, Tsairis P. Anatomy and innervation ratios in motor units of cat gastrocnemius. *J Physiol.* 1973; 234(3):749–765.
48. Peters SE. Structure and function in vertebrate skeletal muscle. *Am Zool.* 1989;29:221–234.
49. English AW, Wolf SL, Segal RL. Compartmentalization of muscles and their motor nuclei: The partitioning hypothesis. *Phys Ther.* 1993;73(12): 857–867.
50. Van Cutsem M, Feiereisen P, Duchateau J, Hainaut K. Mechanical properties and behaviour of motor units in the tibialis anterior during voluntary contractions. *Can J Appl Physiol.* 1997;22(6): 585–597.
51. Burke RE, Levine DN, Tsairis P, Zajac FE III. Physiological types and histochemical profiles in motor units of the cat gastrocnemius. *J Physiol.* 1973;234(3):723–748.
52. Bigland-Richie B, Fuglevand RJ, Thomas CK. Contractile properties of human motor units: Is man a cat? *Neuroscientist.* 1998;4:240–249.
53. Fuglevand AJ, Macefield VG, Bigland-Ritchie B. Force–frequency and fatigue properties of motor units in muscles that control digits of the human hand. *J Neurophysiol.* 1999;81(4):1718–1729.
54. Kernell D. Organized variability in the neuromuscular system: A survey of task-related adaptations. *Arch Ital Biol.* 1992;130(1):19–66.
55. Denny-Brown D, Pennybacker JB. Fibrillation and fasciculation in voluntary muscle. *Brain.* 1938;61: 311–334.
56. Kukulka CG, Clamann HP. Comparison of the recruitment and discharge properties of motor units in human brachial biceps and adductor pollicis during isometric contractions. *Brain Res.* 1981;219(1):45–55.
57. Henneman E. Relation between the size of neurons and their susceptibility to discharge. *Science.* 1957; 126:1345–1347.
58. Person RS, Kudina LP. Discharge frequency and discharge pattern of human motor units during voluntary contraction of muscle. *Electroencephalogr Clin Neurophysiol.* 1972;32(5):471–483.
59. Spiegel KM, Stratton J, Burke JR, et al. The influence of age on the assessment of motor unit activation in a human hand muscle. *Exp Physiol.* 1996; 81(5):805–819.
60. Kudina LP, Alexeeva NL. After-potentials and control of repetitive firing in human motoneurones. *Electroencephalogr Clin Neurophysiol.* 1992;85 (5):345–353.
61. Linnamo V, Moritani T, Nicol C, Komi PV. Motor unit activation patterns during isometric, concentric and eccentric actions at different force levels. *J Electromyogr Kinesiol.* 2003;13(1):93–101.
62. Christova P, Kossev A. Human motor unit activity during concentric and eccentric movements. *Electromyogr Clin Neurophysiol.* 2000;40(6):331–338.
63. Bigland-Ritchie B, Woods JJ. Changes in muscle contractile properties and neural control during human muscular fatigue. *Muscle Nerve.* 1984;7(9): 691–699.
64. Bigland-Ritchie B, Furbush F, Woods JJ. Fatigue of intermittent submaximal voluntary contractions: Central and peripheral factors. *J Appl Physiol.* 1986; 61(2):421–429.
65. Gandevia SC, Allen GM, Butler JE, Taylor JL. Supraspinal factors in human muscle fatigue: Evidence for suboptimal output from the motor cortex. *J Physiol.* 1996;490(2):529–536.

66. Enoka RM, Stuart DG. Neurobiology of muscle fatigue. *J Appl Physiol.* 1992;72(5):1631–1648.
67. Bigland-Ritchie B, Johansson R, Lippold OC, et al. Changes in motoneurone firing rates during sustained maximal voluntary contractions. *J Physiol.* 1983;340:335–346.
68. Peters EJ, Fuglevand AJ. Cessation of human motor unit discharge during sustained maximal voluntary contraction. *Neurosci Lett.* 1999;274(1):66–70.
69. Griffin L, Ivanova T, Garland SJ. Role of limb movement in the modulation of motor unit discharge rate during fatiguing contractions. *Exp Brain Res.* 2000;130(3):392–400.
70. Carpentier A, Duchateau J, Hainaut K. Motor unit behaviour and contractile changes during fatigue in the human first dorsal interosseus. *J Physiol.* 2001;534 (Pt 3):903–912.
71. Duchateau J, Balestra C, Carpentier A, Hainaut K. Reflex regulation during sustained and intermittent submaximal contractions in humans. *J Physiol.* 2002; 541 (Pt 3):959–967.
72. Semmler JG, Kutzscher DV, Enoka RM. Limb immobilization alters muscle activation patterns during a fatiguing isometric contraction. *Muscle Nerve.* 2000;23(9):1381–1392.
73. Enoka RM, Burnett RA, Graves AE, et al. Task- and age-dependent variations in steadiness. *Prog Brain Res.* 1999;123:389–395.
74. Grabiner MD, Enoka RM. Changes in movement capabilities with aging. *Exerc Sport Sci Rev.* 1995; 23:65–104.
75. Hurley BF. Strength training in the elderly: Effects on risk factors for age-related diseases. *Sports Med.* 2000;30(4):249–268.
76. Vandervoort AA, McComas AJ. Contractile changes in opposing muscles of the human ankle joint with aging. *J Appl Physiol.* 1986;61(1):361–367.
77. Vandervoort AA. Aging of the human neuromuscular system. *Muscle Nerve.* 2002;25(1):17–25.
78. Frontera WR, Hughes VA, Fielding RA, et al. Aging of skeletal muscle: A 12-yr longitudinal study. *J Appl Physiol.* 2000;88(4):1321–1326.
79. Hunter SK, White M, Thompson M. Techniques to evaluate elderly human muscle function: A physiological basis. *J Gerontol.* 1998;53A:B204–B216.
80. Galganski ME, Fuglevand AJ, Enoka RM. Reduced control of motor output in a human hand muscle of elderly subjects during submaximal contractions. *J Neurophysiol.* 1993;69(6):2108–2115.
81. Graves AE, Kornatz KW, Enoka RM. Older adults use a unique strategy to lift inertial loads with the elbow flexor muscles. *J Neurophysiol.* 2000;83(4):2030–2039.
82. Laidlaw DH, Bilodeau M, Enoka RM. Steadiness is reduced and motor unit discharge is more variable in old adults. *Muscle Nerve.* 2000;23(4): 600–612.
83. Fuglevand AJ, Zackowski KM, Huey KA, Enoka RM. Impairment of neuromuscular propagation during human fatiguing contractions at submaximal forces. *J Physiol.* 1993;460:549–572.
84. Stuart DG. Reflections on spinal reflexes. *Adv Exp Med Biol.* 2002;508:249–257.
85. Thach WT. Fundamentals of motor systems. *In* MJ Zigmond (ed.), *Fundamental Neuroscience.* San Diego: Academic Press; 1999, 855–863.
86. Nichols TR. The contributions of muscles and reflexes to the regulation of joint and limb mechanics. *Clin Orthop.* 2002;403 (Suppl):S43–50.
87. Prochazka A, Clarac F, Loeb GE, et al. What do reflex and voluntary mean? Modern views on an ancient debate. *Exp Brain Res.* 2000;130(4):417–432.
88. Hodges PW, Cresswell AG, Thorstensson A. Perturbed upper limb movements cause short-latency postural responses in trunk muscles. *Exp Brain Res.* 2001;138(2):243–250.
89. Hodges PW, Cresswell AG, Daggfeldt K, Thorstensson A. Three dimensional preparatory trunk motion precedes asymmetrical upper limb movement. *Gait Posture.* 2000;11(2):92–101.
90. Hodges PW, Richardson CA. Altered trunk muscle recruitment in people with low back pain with upper limb movement at different speeds. *Arch Phys Med Rehabil.* 1999;80(9):1005–1012.
91. Hodges PW, Butler JE, McKenzie DK, Gandevia SC. Contraction of the human diaphragm during rapid postural adjustments. *J Physiol.* 1997;505 (Pt 2):539–548.
92. Hodges PW, Richardson CA. Relationship between limb movement speed and associated contraction of the trunk muscles. *Ergonomics.* 1997;40:1220–1230.
93. Hodges PW, Richardson CA. Contraction of the abdominal muscles associated with movement of the lower limb. *Phys Ther.* 1997;77(2):132–142.
94. Bonnet M, Bradley MM, Lang PJ, Requin J. Modulation of spinal reflexes: Arousal, pleasure, action. *Psychophysiology.* 1995;32:367–372.
95. Hoehn-Saric R, Hazlett RL, Pourmotabbed T, McLeod DR. Does muscle tension reflect arousal? Relationship between EMG and EEG recordings. *Psychiatry Res.* 1997;71:49–55.
96. Spielberger CD, Rickman RL. Assessment of state and trait anxiety. *In* N Sartorius (ed.), *Anxiety: Psychobiological and Clinical Perspectives.* New York: Hemisphere Publishing, 1990, 69–83.
97. Noteboom JT, Fleshner M, Enoka RM. Activation of the arousal response can impair performance of a simple motor task. *J Appl Physiol.* 2001;91(2):821–831.
98. Marder E. From biophysics to models of network function. *Ann Rev Neurosci.* 1998; 21:25–45.

99. Noteboom JT, Barnholt KR, Enoka RM. Activation of the arousal response and impairment of performance increase with anxiety and stressor intensity. *J Appl Physiol.* 2001;91(5):2093–2101.
100. Weinberg R, Hunt V. The interrelationships between anxiety, motor performance and electromyography. *J Mot Behav.* 1976;8(3):219–224.
101. Katz PS. Intrinsic and extrinsic neuromodulation of motor circuits. *Curr Opin Neurobiol.* 1995;5:799–808.
102. Dickinson PS. Interactions among neural networks for behavior. *Curr Opin. Neurobiol.* 1995;5:792–798.
103. Marder E. From biophysics to models of network function. *Ann Rev Neurosci.* 1998;21:25–45.

제 3 장

근육힘줄 신장성과 관절 유연성을 신장운동

Stretching for Musculotendinous Extensibility and Joint Flexibility

목적(Objectives)

학습자는 다음과 같은 사항을 할 수 있을 것이다:

- 스트레스-스트레인 곡선 그리고 곡선변화에 영향을 미치는 요인에 대해 논할 수 있다.
- 결합조직의 구조적 그리고 생역학적 특성과 그것의 기계적 특성에 부과될 수 있는 외적 요인들의 영향을 설명할 수 있다.
- 점탄성 특성을 정의하고 결합조직 특성을 바꿀 수 있는 능력을 논할 수 있다.
- 유연성과 신장성에 관련된 임상 기법과 전략 그리고 그러한 계획에 영향을 미치는 결정적인 요소를 논할 수 있다.
- 근육힘줄 신장기법의 수행 이점에 대해 논할 수 있다.
- 신장프로그램 개발의 필수적인 구성요소와 주의사항을 요약할 수 있다.

개요(Outline)

(계속)

서론(INTRODUCTION)

심폐지구력과 근력과 더불어 유연성을 증진시키기 위한 신장은 전체적인 건강프로그램(fitness program)의 중요 요소로 인식되어왔다. 많은 재활임상가들은 신장이 특정 스포츠 종목뿐만 아니라, 일상적인 활동에서 전반적인 유연성을 획득하고 유지하는데 유용하다고 동의하였다. 신장의 필요성은 특히 가동성이 손상되어 관절가동범위(ROM)와 유연성이 제한되는 상해 후 아주 중요하다. 단축된 근육힘줄 조직과 관련된 관절상태의 변화는 잠재적으로 좋지 못한 자세정렬을 일으킬 수 있고, 손상과 관절 기능이상을 야기할 수도 있다. 관절가동범위를 회복하는 것은 어떤 재활프로그램이라도 중요하기 때문에 정상 관절가동범위와 유연성을 회복하기 위한 신장운동을 이해하고 계획에 반영하는 것이 비손상(non-impaired) 기능을 촉진하도록 돕기 위한 주요 목표가 된다.

전통적인 지식에서는 신장의 주요 목적이 전반적인 유연성을 증진시키는 것이라고 하였다. 하지만, 많은 전문가들은 신장이 손상을 예방하는데 도움을 주고, 훈련으로부터 빠른 회복을 허용하고, 운동 후 통증을 감소시키고, 이완을 촉진하고, 수행을 향상시킨다고 주장한다.[1] 게다가 그들은 유연한 신체가 더 효율적이고, 근력과 지구력훈련을 더 쉽게 받을 수 있고, 반대되는 근육군 사이의 근육힘줄 길이의 균형을 유지하고, 자세를 증진시킨다고 강조한다.

> **핵심(Key Point):**
> 유연성은 근력과 지구력 훈련을 안전하게 받고, 반대되는 근육군 사이의 균형 잡힌 근육힘줄 길이를 유지하여 자세를 개선시키는데 필수적이다.

앞서 설명된 이점들은 전문적이지 않은 문헌에서 널리 보급된 여러 가지의 개념을 인식하게 하였다. 그러나 제한된 과학적 증거가 이러한 대중적인 개념 중 일부를 지지한다고 연구에서 밝혀졌다. 실제로 신체에 대한 신장의 효과를 결정하려는 시도가 현재 진행중이다. 그 결과, 특히 운동 이전에 실시하는 신장에 대해 오랫동안 유지되었던 확신들 중 일부는 의심을 받고 있다.

이 장에서는 관절 유연성과 근육힘줄 신장성에 영향을 미치는 내 · 외적 요인에 대해서 논할 것이다. 부가적으로 다른 유형의 신장에 관한 증거, 신장과 유연성의 알려진 이점, 신장이 수행에 미치는 영향에 대해 다루고, 신장과 유연성 프로그램 개발을 위해 필수적인 기준에 대한 논의로 맺을 것이다.

점탄성조직의 특성 (VISCOELASTIC TISSUE PROPERTIES)

특정 조직의 생물학적 그리고 기계적 특성들을 논의하기 전에 우리는 나중에 제시되는 내용의 기초를 형성하는 몇 가지 일반적인 생역학적 개념들을 살펴볼 것이다. 특히 장력 부하, 변형, 부하율, 점탄성 변수와 관련하여 스트레스와 스트레인 개념을 논할 것이다.

스트레스와 스트레인(Stress and Strain)

스트레스와 스트레인이라는 용어는 흔히 정서적 또는 행태적 질을 묘사하는데 사용되어왔을지라도 그것은 우리가 반드시 이해해야 할 특별한 기계적 의미를 가지고 있다. *스트레스* 또는 *부하*는 압력을 설명하기 위해 사용되는 것으로 면적당 힘의 단위로 제시되고, 단위는 pounds/inch^{2}나 N/

㎠이다. 그러므로 스트레스는 힘의 크기에 직접적으로 관련되고 단위면적과는 역으로 관련되며, 물질의 양과는 관계없다.[2]

기계적 스트레스의 예는 나무박스 위에 서 있을 때, 발에 의해 가해진 스트레스와 같이 어떤 구조에 외적 부하를 적용하는 것이다. 신체의 무게는 외적 부하인 반면, 발과 박스 사이의 접촉면은 단위면적이다. 이 상황에서 직관적 지식은 우리에게 나무박스는 박스 위에 부하된 무게를 지탱할 것이고 박스의 구조를 유지할 것이라고 말해준다. 하지만 나무상자가 비슷한 크기의 발포고무(foam rubber)로 대체된다면 그 발포고무가 자신의 구조를 유지하면서 무게를 지탱할 수 있는지는 의문이다. 비록 같은 스트레스가 각 상황에 적용될지라도 다른 반응이 예상된다. 다시 말해서, 주어진 스트레스에 대한 반응은 다른 변수에 달려있다. 스트레스와 관련된 보족치수(complementary measure)는 *스트레인* 또는 *변형*이다.

> **핵심(Key Point):**
>
> 스트레스가 면적(또는 횡단면적)에 의해 힘(force)을 표준화하는 것처럼 스트레인은 부과된 부하로 인한 물질의 신장 또는 변위를 표준화한다.

따라서 스트레인(e)은 길이의 변화량 나누기 원래의 길이로 정의할 수 있다:

$$e = \frac{\Delta L}{L_0} = \frac{L - L_0}{L_0}$$

여기서 L은 측정시 길이이고, L_0는 원래 길이이고, ΔL은 계산된 길이 변화이다. 스트레인은 잴 수 없지만 단위는 부하에 적용된 크기(scale)를 나타내기 위해 종종 제공된다.

나무상자나 스펀지 위에 올라서는 예로 다시 돌아가 보면, 적용된 스트레스가 동일할지라도 스트레인은 이 두 물질에서 매우 다르다. 나무와 고무의 성분은 명백하게 다르며, 두 개의 스트레인 값은 구별된다. 나무와 같은 물질은 높은 역치 혹은 긴장에 대한 저항성을 가지고 있다. 그러나 일단 스트레스 수준에 이르게 되면 물질은 그것이 부서지기 전에 작은 양만 변형될 것이다. 이와 대조적으로 고무와 같은 물질들은 뚜렷한 스트레인을 생성할 수 있는 스트레스에 대해 낮은 역치를 가지고 있으나 그 물질이 부서지기 전까지의 변형(strain)의 크기는 클 것이다. 고무 위에 올라섰을 때 기계적 스트레스는 뚜렷한 스트레인을 야기할 것이다. 그러나 구조는 부서지기 전에 훨씬 더 큰 크기로(나무와 비교해서) 변형될 것이다. 이 경우 체중부하는 고무물질의 압박을 일으키며, 이는 적용된 부하에 대한 물질의 반응이다. 다른 부하가 적용될 수 있으며, 적용되는 부하에 따라서 물질의 반응은 달라진다. 예를 들어, 신장 부하는 대상자가 탄력밴드나 수건을 이용하여 발을 발등굽힘으로 당김에 의해서 적용될 수 있으며, 하퇴삼두근과 아킬레스힘줄은 장력 부하를 받게 된다. 다른 유형의 부하는 구부러짐, 전단, 비틀림, 그리고 다양한 부하가 복합된 상태를 포함한다.

앞서 언급한 내용으로부터 스트레스와 스트레인의 관계는 물질의 특성, 스트레스의 크기, 적용된 스트레스의 속도와 같은 몇 가지 요소에 달려 있다고 볼 수 있다. 따라서 스트레스와 스트레인 관계에 대한 도표는 각 물질 유형에 따라 달라질 것이다. 이러한 설명은 *스트레스-스트레인* 또는 *부하-변형* 곡선으로 알려져 있다.[3] **그림 3.1**은 인대조직에 대한 몇 개 영역의 스트레스-스트레인 관계를 나타내며, 관계를 규정짓는 기울기는 근본적으로 다르다.

각 영역은 조직의 생역학적 특성을 나타낸다. *끝 영역(toe region)*이라 불리는 A 영역에서는 가볍게 신장된 조직이 조직 내에 작은 양의 긴장을 일으키고, 조직의 느슨함이 줄어들게 된다. 이 극히 작은 상승 기울기는 조직 내 교원섬유에 어떤 뚜렷한 긴장이 기록되기 이전에 반드시 단단하게 당겨져야 한다는 것을 나타낸다. 하지만 조직이 보다 높은 스트레스수준으로 계속 당겨지게 되면 스트레인에서 선형적 변화가 나타나게 되고, 이것은 B 영역으로 표시된다. B 영역에서 스트레스와 스트레인 사이의 선형적 관계는 신장된 고무밴드의 일반적 모델과 비슷하다. 고무밴드에 대한 부하스트레스가 클수록 밴드는 더 많이 늘어나게 된다. 유사하게, 밴드에 부가된 긴장이 제거되면 밴드는 원래 길이에 가깝게 짧아진다. 이 때문에 B 영역은 스트레스-스트레인 관계의 *탄성영역* 또는 Hookean 영역으로 언급된다. 이 영역에서 조직에 적용된 신장량(스트레인)은 뚜렷하며 많은 자연스러운 신체움직임 동안 경험된다. 이 영역 내에서 변형력이 제거되면 조직은 원래 길이 또는 기울기로 되돌아온다. 이 영역에서 스트레스-스트레인 관계의 기울기는 조직의 상대적인 *경직(stiffness)*을 나타내며, 경직은

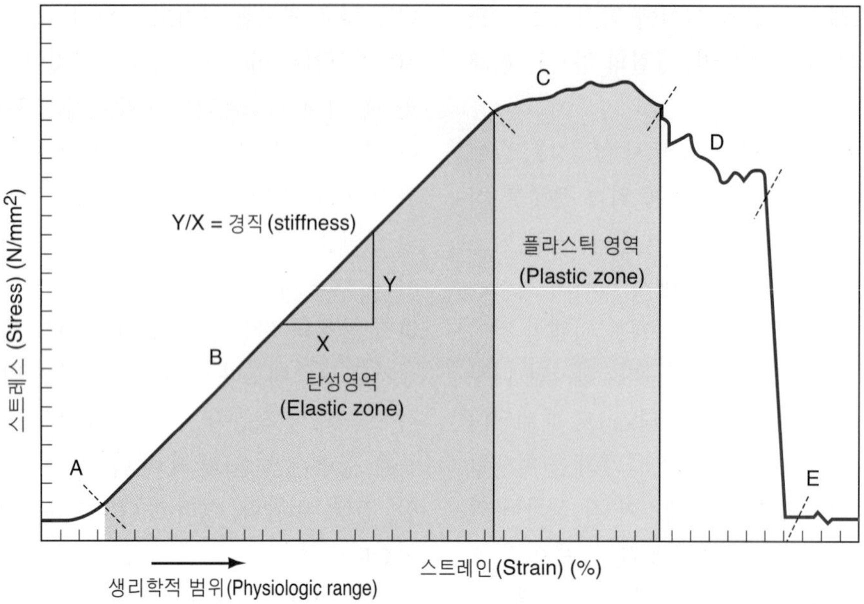

그림 3.1 스트레스-스트레인 곡선. (Modified from DA Neumann: Arthrokinesiologic considerations for the aged adult. In AA Guccione (ed.): *Geriatric Physical Therapy*, 2nd ed. Chicago: Mosby-Yearbook, 2000.)

길이의 단위변화당 힘의 변화로 정의된다.[4] 그러므로 조직이 단단해질수록 기울기는 더 경사지게 된다. 다시 말해서, 힘줄과 같은 조직은 느슨한 결합조직 또는 인대와 같은 덜 단단한 조직과 비교해서 보다 높은 수준의 스트레스에서만 길이가 변할 것이다.

B 영역의 제일 윗부분에 있는 특정 지점은 스트레스와 스트레인의 선형적 관계로부터 기울기가 편평해지기 시작하는 영역으로의 전환을 구분 짓는다. 따라서 그 지점은 조직에 대한 스트레스수준의 증가와 비례하여 조직의 길이 변화가 증가하는 지점이다. 극도의 큰 신장은 아마 조직의 미세 기능상실(failure)로 인해 조직의 연장을 증가시키게 된다. 이러한 조직 손상은 영구적인 변형을 일으키기 때문에 이 C 영역은 *플라스틱영역(plastic zone)*이라 불린다. 탄성영역(zone B)과 달리 플라스틱 에너지는 변형력이 제거될 때 원래 상태로 회복되지 않고, 안정시 길이가 변하게 된다. 조직이 지속적으로 신장된다면, D 영역의 *초기 기능상실 지점*과 E 영역의 *완전 기능상실*에 이를 때까지 조직은 부가적인 변형이 일어날 것이다. 다양한 영역과 관련된 스트레인 값이 많은 요인, 특히 조직 유형에 좌우될지라도 힘줄의 경우 A 영역은 3%, B 구역은 6~10%, C와 D 영역은 10에서 15%까지의 스트레인을 포함할 수 있다.[4,5]

점탄성과 조직의 기능 (Viscoelasticity and Tissue Function)

결합조직이 신체를 통하여 많은 형태로 보여질지라도 모든 결합조직은 공통된 *점탄성(viscoelasticity)* 특성을 나타낸다. 점탄성 물질의 성질은 탄성과 점성 특성의 조합이다.[6,7] 이전 절에서 기술한 것처럼 *탄력성*은 변형을 가하는 부하가 제거된 후에 원래의 상태로 되돌아가는 물질의 능력을 언급한다. *점성*은 전단력을 완화시키는 물질의 능력이다. 힘이 점성 물질에 가해졌을 때 조직은 시간-의존적이고, 속도-의존적인 특성을 나타낸다.

점탄성 물질은 힘이 제거된 후 원래 상태로 돌아가기 전에 장력 또는 압박력 하에서 변형될 수 있다. 그러나 정상 조건 하에서 점탄성 물질은 원래 상태로 즉시 돌아가지 않는다. 순수한 탄성 물질과 달리, 점탄성 물질은 시간-의존적인 역학적 특성을 가진다. 다시 말해서, 점탄성 물질은 지속적인 압박력 또는 장력 부하를 받았을 때, 물질은 초기에 빠르게 변형되고, 그 후 부하가 일정하게 유지될 때조차도 한정된 시간(시간, 일, 월)에 걸쳐 계속 변형된다. 조직의 변형은 부하가 균형 잡혀져서 평형상태에 도달할 때까지 계속된다. 이 현상을 *크리프(creep)*라 부르고 이것은 다른 물질들에서 다른 기전에 기인한다.[6] 크리프는 단순히 조직 길이의 점차적인 증가이며, 일정한 스트레스를 유지하기 위해 필수적이다. 뼈의 경우 현미경적 수준에서, 크리프을 일으키는 압박력은 골원 내에 있는 골층판의 미끄러짐과 세포간 질액의 흐름 때문에 생긴다고 할 수 있다. 유사하게, 압박력을 받기 쉬운 초자관절연골에서 크리프은 조직으로부터 조직액의 점진적인 소실에 기인한다. 힘줄과 인대에서 크리프는 고체기질 속에 있는 긴 글리코사미노글리칸(glycosaminoglycan; GAG) 체인의 움직임 때문에 생긴다. 일반적으로 힘 적용 기간이 길수록 변형은 더 커진다. 유사하게, 적용된 부하의 크기 증가는 크리프율(rate)을 증가시키는 경향이 있다. 일부 조직에서는 크리프율의 가속화는 연장된 시간비율(rate of time) 후에 일어난다. 온도의 변화 또한 크리프율에 영향을 미친다. 높은 온도는 크리프율을 증가시키고, 낮은 온도는 크리프율을 감소시킨다. 이론적으로 누군가 결합조직을 늘이고 싶다면 그 부위를 따뜻하게 해야 하고, 크리프를 일으키기 위해서 장기간에 걸쳐 큰 부하를 적용해야 한다. 일시적인 생역학적 현상인 크리프 변형의 임상적 예는 뒤넙다리근(hamstring)을 사용하여 설명될 수 있다. 근육을 느리고 수동적으로 신장하려 할 때 근육에 대해 지속적인 힘을 적용한다면, 근육은 결국 늘어날 것이다. 그러나 부하가 제거되었을 때 조직은 신장하기 전 원래 길이로 즉시 돌아가지 않는다. 이 불완전한 회복은 아교질의 점성 특성 때문이라고 믿어진다.[7]

크리프와 달리 *스트레스-이완* 또는 *힘(force)-이완*은 점탄성 물질이 계속적인 변형을 경험할 때 발생한다. 이것은 처음에 높은 초기 스트레스에 반응하고, 평형상태에 도달할 때까지 시간에 걸쳐 스트레스는 감소하며, 스트레스가 0에 이르면 "이완"이라고 불린다. 결과적으로 길이 변화는 없다. 이전의 시나리오를 사용하여, 뒤넙다리근이 시간에 걸쳐서 특정한 길이로 유지된다면 스트레스는 감소하지만, 길이 변화는 없을 것이다(신장은 일어나지 않는다). 생물학적 조직의 점탄성 특성 또한 조직의 부하단계와 무부하단계에 의해 영향을 받는다. 부하와 무부하에 대한 스트레스-스트레인 관계의 차이는 ***이력현상(hysteresis)*** 영역을 측정함에 의해 정량화될 수 있다(**그림 3.2**). 부하가 조직에 적용되고 그후 제거되었을 때, 스트레스와 스트레인은 부하단계(**그림 3.2**의 위쪽 화살모양)와 무부하단계(**그림 3.2**의 아래쪽 화살모양) 동안 측정된다. 생물학적 물질에서, 무부하단계에 대한 선은 부하단계 아래에 놓이게 된다. 두 선 사이의 영역은 이력현상 영역이라고 알려져 있고, 이 영역은 부하와 무부하 과정에서 사라진 에너지의 양을 나타낸다.[4,7]

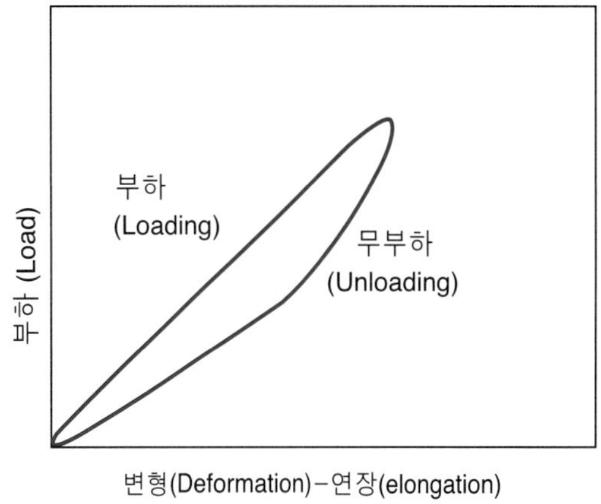

그림 3.2 히스테레시스 고리.

> **핵심(Key Point):**
>
> 크리프, 스트레스 이완, 이력현상의 점탄성 특성을 이해하는 것은 유연성과 신장성 훈련을 통해 결합조직 길이를 변경하려는 재활임상가에게 있어 중요하다.

결합조직의 적응 (ADAPTATIONS IN CONNECTIVE TISSUE)

힘줄과 인대의 물질 특성은 사용 감소(비가동, 지속적인 침상 안정, 좌식생활습관 등), 나이 그리고 스테로이드 약물 사용과 같은 조건에 의해 저하되는 경향을 보이나 규칙적인 운동으로 증가된다.[5,8,9] 예를 들어, 사람이 50~60대에 이르면 뼈와 힘줄 그리고 인대 사이의 결합은 더 약해지고, 힘줄과 인대의 교차 연결이 증가되어 조직의 순응이 줄어들게 된다.[5,10] 더욱이, 운동이 인대의 경직과 힘을 증가시키는 것으로 보이나 대개 약 10~20%이다.[11] 반대로, 관절의 고정은 인대의 힘과 경직을 감소시키는 것으로 나타났다.[8,10] 특정 신체조직에서 원하는 "역학적-생물학적" 효과를 획득하기 위한 최적의 운동 자극을 결정하려는 연구영역이 증대되고 있다.

조직의 구조, 점탄성 특성과 기능 (Structure, Viscoelastic Properties, and Function of Tissue)

힘줄과 인대(Tendons and Ligaments)

힘줄(뼈에 근육을 부착하는 것)과 인대(뼈와 뼈에 부착하는 것)는 그들의 기능이 상당히 다양할지라도, 그것들은 두 개의 주요 구성요소인 세포와 세포외기질로 구성되어 있다. 총 조직양의 단지 20%로 구성된 섬유세포(섬유모세포로도 알려짐)와 같은 세포들은 나머지 80%를 구성하는 세포외기질 요소들을 형성하고 분비한다. 힘줄과 인대의 건조 중량의 약 86%는 중요한 기계적 안정성을 지니는 섬유성 단백질인 type I 아교질로 구성되어있다. 아교섬유는 짧은 소단위(원섬유)로 이루어져 있고,[4,12] 힘줄과 인대의 전형적인 부하-지지 단위이다. 삼단 나선의 알파체인으로부터 미세원섬유 내에 있는 모아교질(tropocollagen) 분자 묶음까지의 원섬유구조는 힘줄과 인대에서 동일하다(**그림 3.3-3.4**).

Type I 아교섬유는 다발로 모여 있는 두껍고 울퉁불퉁한 섬유이고, 긴장상태에 있을 때 거의 늘어나지 않는다. 반대로, type II 아교섬유는 더 얇고 장력이 약간 더 낮다. 이러한 섬유들은 관절연골과 같은 더 복잡한 조직의 전반적 모양과 견고함을 유지하기 위해 연성의 짜여진 틀을 제공한다. 그럼에도, type II 아교섬유는 모든 결합조직에 내적 힘을 제공한다. 조직의 힘에 직접적으로 영향을 미치는 아교질 유형 간의 차이점은 아교질분자들 사이의 교차-연결의 상태와 수이다. 이러한 교차-연결은 미세원섬유 내 아교질 분자들의 열 사이와 내에서 일어난다.

근육-힘줄 단위의 수동적 부하[13,14]와 근육 수축 동안[15] 동물의 힘줄 스트레인에 대한 직접적인 측정에서 근육의 최대 강축 장력 시 힘줄은 약 3% 긴장되는 것으로 나타났다. 하지만 생리적인 상태를 측정하기 어려운 인간 힘줄의 특성이 덜 생리적인 상태의 동물로부터 얻어진 값과 비슷할지는 명확하지 않다. Lieber는 정상적으로 노출되는 부하하에서 결정되는 힘줄 특성에 대한 상태에서 근육의 생리적인 횡단면적과 최대 강축장력(P_0) 사이의 관계가 극복되어야 한다고 제시하였다.[13] 손목 주동근을 모델로 하여, Loren과 Lieber[16]는 먼저 생리적인 횡단면적을 결정하기 위해서 사체의 근육-힘줄 복합체의 구조를 분석하였다. 그 후 근육-힘줄 단위에 최대 강축장력으로 부하한 후 그들은 각 힘줄의 장력이 현저히 다름을 발견하였으며, 척측수근굴근이 가장 큰 스트레인을 가지고 장요측수근신근이 가장 낮은 스트레인을 가지고 있었다. 이러한 결과는 전통적인 연장-기능상실(failure) 방법으로 발견되지 않은 힘줄 사이의 특정 분화수준을 나타낸다.

> **핵심(Key Point):**
> 힘줄과 대조적으로, 인대는 직접 뼈 또는 뼈막으로 삽입되고 그것에 의해 관절 안정성에 대한 전적인 책임을 지게 된다.

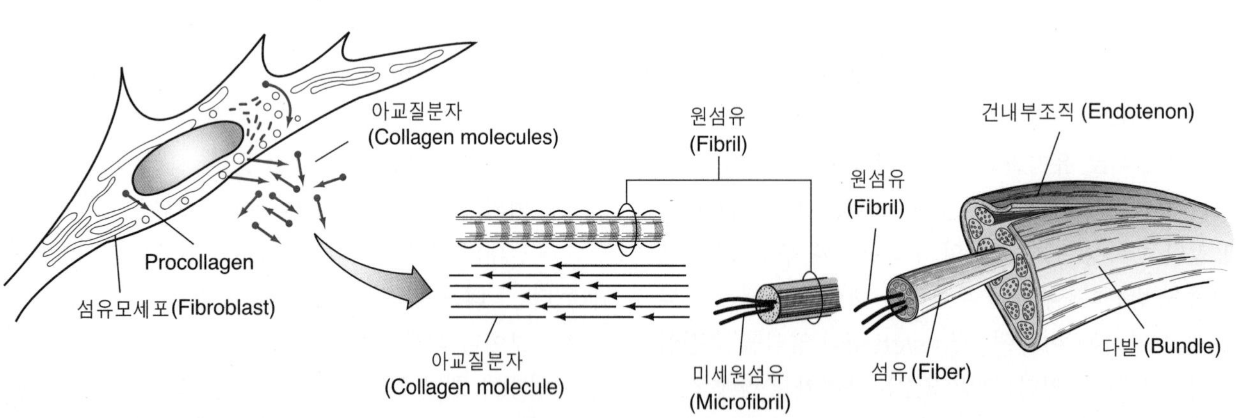

그림 3.3 힘줄과 아교질인대의 아교질 원섬유, 섬유, 다발에 대한 도식 묘사. (출처: M Nordin, VH Frankel. *Basic Biomechanics of the Musculoskeletal System,* 3rd ed. Philadelphia: Lippincott Williams and Wilkins, 2001, Figure 4.1)

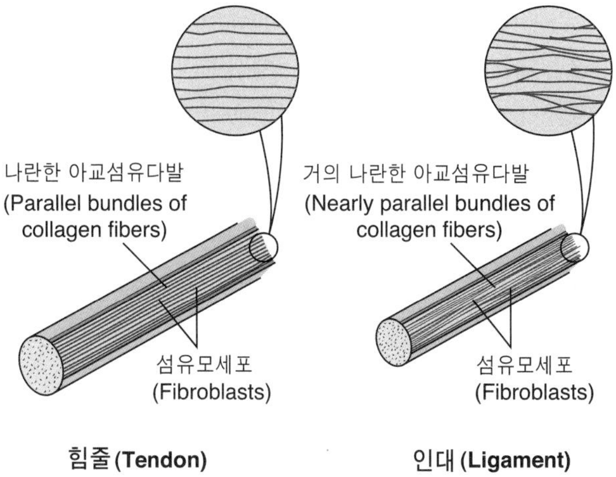

그림 3.4 힘줄과 인대 섬유의 구조적 정렬에 대한 도식. (출처: M Nordin, VH Frankel. *Basic Biomechanics of the Musculoskeletal System,* 3rd ed. Philadelphia: Lippincott Williams and Wilkins, 2001, Figure 4.4).

인대에 있는 주요 단백질은 아교질이며, 이것은 원섬유 형태로 존재하고 인대가 장력에 저항할 수 있도록 한다. 아교질은 인대 건조중량의 75%를 구성한다.[4] 아교섬유의 힘이 그 직경에 달려있음에도 불구하고, 전체 인대의 부하–변형 특성은 인접 아교섬유의 수와 길이에 좌우된다.[5,8] Tipton 등[11]과 Viidik[17]은 동물모델에서 장력 부하 증가와 함께 반복적인 근력 훈련에 대해 인대가 반응하는 것을 증명하였다.

스트레스-스트레인 곡선에 관련된 개념은 초기 절에서 소개되었다. **그림 3.5**는 인대의 전형적인 곡선을 보여준다. 끝 영역(toe region)에서 조직 연장과 결과로서 생기는 1.2~1.5%의 스트레인을 이끌어내는 미미한 스트레스의 증가가 나타난다.[18] 이런 유형의 스트레인을 만들어내는 스트레스는 무릎인대의 느슨함을 검사하는 동안 임상가들에 의해 적용된 것과 유사하다. 반대로, 선형적인 것과 관련된 보다 가파른 기울기나 곡선의 탄성영역은 적용된 부하가 조직의 더 큰 연장을 일으킨다는 것을 나타낸다. 이 영역에서 시작하는 구조적인 미세기능상실(microfailure)은 곧게 펴져있는 아교섬유의 신장으로 인한다고 믿어진다. 이 영역에서 장력이 제거되었을 때 인대는 스트레스를 받기 전 길이로 되돌아간다. 그러므로 곡선의 선형적 부분은 정상적인 생리적 움직임의 일부인 스트레스와 스트레인과 연관되어 있다.

곡선의 세 번째 영역은 점진적 기능상실(failure)과 관련되며, 가소성범위로 알려져 있다. 이 범위에서 장력 부하는 곡선의 기울기를 줄이기에 충분한 양의 아교섬유를 파괴한다. 따라서 변형을 일으키는 부하가 제거되었을 때 인대는 신장 이전의 수준으로 완전히 되돌아갈 수 없으며, 이것은 염좌의 임상적 병리와 일치한다. 변형 부하가 가소성범위에서 경험된 양을 초과하면, 주요 기능상실이 발생한다. 인대가 여전히 정상일지라도 초미세구조 손상이 일어나며, 조직의 좁아짐으로 가시화될 수도 있다. 마지막 단계는 완전한 기능상실(failure)이며, 변형 부하가 8% 또는 그 이상의 스트레인을 생성할 때 일어날 수 있다.[19] 폭넓은 다양성이 인대와 힘줄에 존재하며, 변형의 크기와 속도, 연령, 성호르몬 수준, 활동수준에 의해 영향을 받을 수 있다는 것을 주목해야 한다.[18]

근육(Muscle)

골격근, 심장근, 평활근에서 우세한 아교질은 type I과 III이다. 근육 수축의 활주필라멘트 이론(sliding filament theory)의 초기 제안 이후로 근필라멘트의 힘 생성 기능을 촉진시키는 추가적인 구조가 존재할 것이라는 게 분명해지

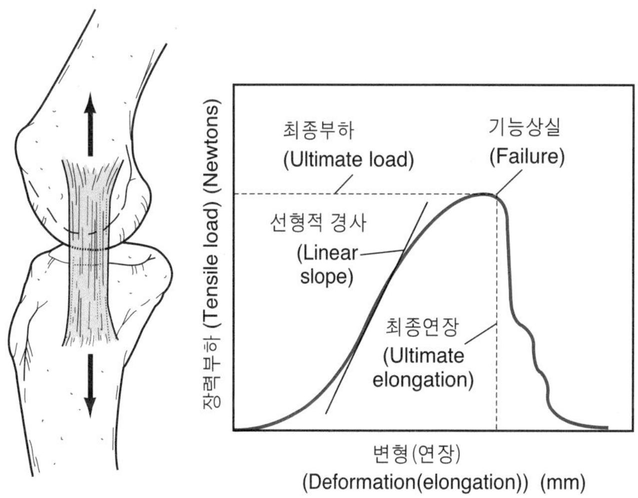

그림 3.5 뼈-인대-뼈에 대한 전형적인 부하 변형 곡선. (출처: MA Lockard. *Biomechanics of tendons and ligaments. In Kinesiology: The mechanics pathomechanics of human movement,* CA Oatis(ed). Philadelphia: Lippincott Williams & Wilkins, 2002, pp.80-95 (Figure 6.3)).

고 있다.[20,21] 세포골격(cytoskeleton)이라고 불리는 이러한 구조는 얇고 두꺼운 필라멘트와 나란히 정렬되어있고, 근육원섬유마디에서부터 골격으로 힘을 전달한다. 더구나, 이 세포골격구조는 사지의 수동적인 신장 동안 일어나는 것과 같이 동작이 골격에 부과될 때 관련된다. 세포골격은 두 가지의 격자로 이루어져 있다고 설명되어왔다; 근육원섬유마디내(endosarcomeric) 세포골격은 근육원섬유마디 내에 얇고 두꺼운 근필라멘트의 정렬을 유지하고, 근육원섬유마디외(exosarcomeric) 세포골격은 근원섬유의 외측(나란히) 정렬을 유지한다.

전통적이 길이-장력 관계에서 설명하였듯이 근육이 안정시 길이 이상으로 신장되었을 때 근육원섬유마디는 수동적인 긴장을 발생시킨다. 그러나 어디에서 이러한 수동적인 긴장이 시작되는지는 불분명하다. Magid와 Law[22]의 독창적인 연구에서 수동적 근육 긴장의 근원은 추정된 횡문근 내 세포외 결합조직보다는 오히려 근원섬유 자체 내에 있으며, 주로 커다란 구성단백질인 티틴(titin) 때문이라고 설명하였다. Lieber[13] 의해 지적된 것처럼 티틴의 발견은 굉장한 임상적 중요성을 지닌다. 전통적인 신체검사 동안 골격근의 수동적 특성이 가장 쉽게 평가되고 정량화되며, 이것은 임상 의사결정을 위한 기초가 된다. 수동적 특성은 티틴에 의해 좌우되기 때문에 아마 티틴분자가 그러한 검사에 가장 강한 영향을 미칠 것이다.[13] 게다가 티틴은 이 단원 후반부에 논의되는 신장프로그램에서 제시되는 만성 길이 변화와 같은 변화된 근육의 기계적 조건에 대한 감지기 역할을 할 수도 있다(티틴과 다른 구성단백질에 대한 보다 세부적인 내용은 Lieber[13]를 참고하세요).

세포외 결합조직이 이전의 생각처럼 수동적 조직 긴장 생성에 대한 역할이 확장되지 않을지라도 근육원섬유마디외(exosarcomeric) 세포골격은 액틴과 미오신에 의해 생성된 힘을 근육내 결합조직과 골격에 전달하는 연결을 제공한다. 중간 필라멘트와 코스타미어(costameres)를 포함한 근육원섬유마디외(exosarcomeric) 단백질은 특히 힘의 외측 전달에 관련된다.[23] 단일 근섬유에 의해 생성된 힘의 약 80%가 종적보다는 오히려 횡적으로 전달되는 것이 가능하다.[24] 코스타미어는 다수의 구성단백질-데스민(desmin), 인테그린(integrins), 디스트로핀(dystrophin), 엔키린(ankyrin)-로 이루어져 있다. 이런 분자그룹은 세포내와 세포외 분자를 함께 연결할 수 있는 능력이 있으며, 따라서 기초막과 세포골격 사이의 연결을 제공한다.[24] 이러한 분자들의 기능적 상호작용에 관해 더 많이 연구되어야 하겠지만, 근육힘줄 결합과 코스타미어에서 이러한 분자의 존재는 힘 전달 기전에 역할을 한다는 것을 제안한다.

> **핵심(Key Point):**
>
> 근육에 부과된 수동적 힘 그리고 근육에 의해 생성된 능동적 힘의 영향에 관한 이해를 증진시키는 것은 더 효과적인 근력과 유연성 훈련 중재를 개발하도록 우리의 능력을 향상시킬 것이다.

관절연골(Articular Cartilage)

관절연골은 관절의 부하 지지면을 형성하는 특별한 유형의 조차연골이다. 무혈성이며 무신경성인 관절연골은 낮은 압박 영역에서 1~4㎜부터 높은 압박 영역에서 5~7㎜ 범위의 두께이며, 뼈의 양 끝을 덮고 있다.[25,26] 상대적으로 작은 수의 연골세포로 구성된 관절연골은 다양한 기계적 특성을 가진 복합체이다. 수는 작을지라도, 연골세포는 기저물질 내 다양한 층에 존재하며 모양과 위치도 다양하다. 영양이 풍부한 활액으로 둘러싸인 세포는 간헐적인 관절 부하 동안 관절 표면의 변형 작용으로부터 이득을 얻는다(**그림 3.6**).[3]

조직의 나머지는 주로 프로테오글리칸(proteoglycans)과 아교질로 이루어져 있다. 건조중량으로 관절연골의 30%를 구성하는 프로테오글리칸은 히알루룰산(hyaluronic acid)의 중심지주와 연결될 때 거대분자를 형성하는 글루코사미노글리칸 GAGs(예, chondroitin sulfate, keratin sulfate) 부착물과 단백질 핵심으로 이루어져 있다. 프로테오글리칸 농도와 수분 함유량은 서로 역으로 변화한다. 관절 표면에서 프로테오글리칸 농도는 상대적으로 낮은 반면, 수분 함유량은 다른 것에 비해 높다. 유사하게, 연골하골 근처 부위와 같은 연골의 심부 영역에서 프로테오글리칸 농도는 최대이고, 수분 함유량은 가장 낮다. 프로테오글리칸과 대조적으로 아교질은 관절연골의 건조중량의 60~70%를 이루는 섬유성단백질이다. 주로 type II 아교섬유는 전형적으로 조직에 구조적 안정성을 증가시키는 제한적 연결망(restraining network)을 형성하기 위해 배열되어 있다. 골화된 지대에서 가장 심부 섬유는 연골하골에 단단히 붙어있다. 이러한 섬유들은 인접 심부지대(IV)에 있

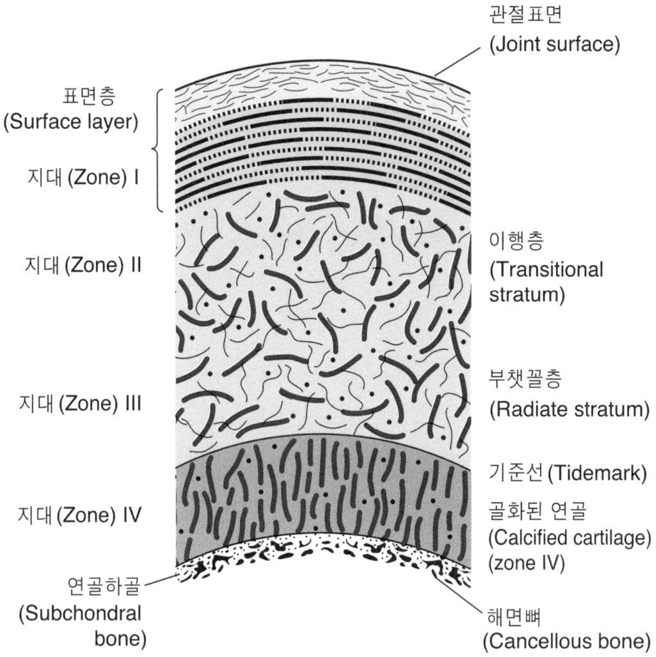

그림 3.6 관절(유리)연골의 구조.

는 수직으로 정렬된 섬유와 연결되어있고, 차례로 중간지대(II, III)의 사선으로 정렬된 섬유와 연결되고, 마지막으로 표면에 접하는 지대(I)에 있는 횡으로 정렬된 섬유와 연결되어있다. 화학적으로 상호연결된 일련의 섬유들은 관절표면하의 큰 GAGs 분자를 둘러싸고 있는 그물 같은 섬유구조를 형성한다. 이어서 GAGs는 관절연골의 유일한 경직(rigidity) 요소를 제공하며, 수분을 끌어당긴다. 경직은 부하에 적절히 저항하기 위한 연골의 능력을 증가시킨다.[3] 관절연골의 주요 기능은 높은 스트레스로부터 뼈를 보호하는 것이다. 관절연골의 경직(stiffness)은 연골하해면뼈의 약 1/20이고, 겉질뼈의 약 1/65이다. 그러므로 같은 부하 하에서 뼈보다 더 많이 변형된다. 물침대처럼, 관절연골은 접촉면적을 증가시키기 위해 관절면에 걸쳐 부하가 퍼지도록 하고, 균일하지 않게 채워서 접촉 스트레스를 감소시킨다.

뼈(Bone)

뼈는 신체에 단단한 지지를 제공하고 근육에 지렛대 원리를 제공함으로써 근 활성화가 움직임으로 변환되게 한다. 유사하게, 환자의 결합조직에 변형부하를 일으키는 수동적 움직임을 부과하는 재활임상가들은 이같은 뼈 지렛대를 이용할 수 있다. 뼈는 기계적 부하에 더 많이 저항하지만 여전히 내, 외적 요인에 의해 영향을 받는 매우 역동적인 구조이다. 뼈의 기계적 특성은 주로 그것의 구조적 구성요소에 의해 결정된다. 다른 결합조직들처럼 뼈는 세포 요소와 세포외기질로 이루어져 있다. 아교질과 *수산화인화석(hydroxyapatite(HA))*은 뼈를 이루는 주된 유기적, 그리고 비유기적 물질이다. 아교질은 뼈의 유기적 물질 중 거의 90%를 이루며, 유기적 물질은 뼈 건조중량의 40%이다. 다른 연골-특성의 아교질이 있을지라도 뼈에 있는 아교질은 주로 type I 아교질이다.[27] 뼈 건조중량의 나머지 60%는 인산칼슘-기저의 미네랄 HA가 주를 이루는 비유기적 물질이다. 세라믹 특성을 띄는 HA 크리스탈은 주로 아교섬유 사이에서 발견된다.

뼈의 구조적 소단위는 아교섬유를 층상형태로 형성하는 일련의 동심나선상으로 조직된 *골원(osteon)* 또는 *하버시안* 시스템(haversian system)이다. 뼈의 세포는 뼈의 층판 사이에 있는 좁은 *흡수공(lacunae)* 또는 공간(spaces)으로 제한된다.[3] 뼈는 거의 변형되지 않기 때문에 혈관 공급은 외부 골막과 내부 골내막 표면 사이의 뼈구조 내에서 흐른다. 골막과 골내막의 결합조직은 혈관이 풍부하고 압력과 통증 감각수용기가 분포되어 있다.[3,28]

뼈의 세포 구성요소는 섬유아세포, 섬유세포, 골아세포, 골세포, 골조직간세포(osteoprogenitor cells)로 이루어져 있다. 이러한 세포들은 신체활동 동안 생성된 힘과 조직의 칼슘 저장고의 호르몬 조절과 같은 다른 조절기전에 반응하여 일어나는 진행성 재조합(remodeling)을 책임진다. *섬유아세포*와 *섬유세포*는 아교질 생성에 필수적인 반면, *골아세포*는 뼈를 합성하는 것뿐만 아니라 뼈 침착(deposition)과 광화작용(mineralization)을 조절한다. 골아세포가 뼈 생성 활동을 멈출 때, 그것들은 뼈 격자의 또 다른 요소인 *골세포(osteocyte)*로 바뀐다. 대조적으로 커다란 다형태 세포인 *파골세포*는 뼈의 재흡수를 책임진다.

아마도 성숙한 뼈는 다양한 구조적 요구에 더 잘 저항할 수 있도록 하기 위해서 이종으로 되어있다. 겉질뼈는 치밀하고 딱딱한 반면, 해면뼈는 스펀지 뼈라고도 불리며 덜 치밀하며 전체 뼈의 내부공간을 채우는 경향이 있다. 예를 들어, 겉질뼈는 대퇴부의 *중간줄기(diaphysis)*에서 발견되며, 해면뼈는 양 끝의 *벌어진 부위(metaphysis)*와 대퇴골두의 내부를 차지하고 있다. 미성숙 동물에서 메타피시스는 *연골 성장판(epiphyseal plate)*에 의해 메타피시스와 결합된 *에피피시스(epiphysis)*로 덮여있다. 성장판은 관절연골의 석회화가 일어나는 부위이다. 성장이 멈추면 에피피시스는 주변의 메타피시스와 융화된다. 다이아피시스의 겉질뼈와 연속되어 있는 겉질뼈의 얇은 층은 조개처럼 에피피시스와 메타피시스를 덮고 있다. 해면뼈에서 석회화된 조직은 기둥(trabeculae)이라 불리는 얇은 판을 형성하고, 이것은 뼈에 대한 스트레스에 반응하여 만들어지며, 그것에 의해서 자가-조절된 모델링을 경험한다.[28] 치밀뼈는 압박 부하 하에서 강하며, 장력부하 하에서는 중간 정도의 힘을 보이며, 전단력 또는 비트는 부하 하에서는 약하다.

> **핵심(Key Point):**
> 해면뼈와 겉질뼈의 구조와 기능은 성장하고 있거나 성숙한 뼈에 대한 동적 부하에 의해 영향을 받는다.

Wolff의 법칙을 재진술한 Nigg과 Grimston은 물리적 법칙이 뼈의 모델링과 재형성에 영향을 주는 주요 요소라고 지적한다.[29]

근골격계 조직에 대한 운동, 무사용, 나이, 성별의 영향 (Influence of Training, Disuse, Aging, and Gender on Tissues of the Musculoskeletal System)

이 시점에서 독자들은 결합조직이 근골격계 내 모든 조직의 아주 중요한 요소라는 것을 인식해야 한다. 이들 조직의 구조적 그리고 생역학적 특성은 설명되었다. 이 단원에서는 조직에 영향을 미칠 수 있는 여러 가지 요인들-즉, 훈련 또는 치료적 운동 강도, 무사용(또는 고정), 노화, 성-에 대해 보다 상세하게 다룰 것이다.

뼈(Bone)

이전에 언급되었던 것처럼 뼈는 매우 역동적인 조직이다. 관절과 관련된 조직 중에서 뼈는 조직 재형성, 회복, 재생을 위한 능력이 현저하게 더 높다.[3] 증가된 부하에 대한 기둥(trabecular) 뼈의 생리적 반응은 비대(hypertrophy)이고, 반면에 부하가 감소되거나 제거된 경우에는 기둥(trabeculae)이 더 작아져서 지지력을 제공하는 능력이 줄어든다.[6] 감소된 신체적 활동은 뼈의 질량을 감소시키는 것과 직접적인 관련이 있다.[30]

> **핵심(Key Point):**
> 신체활동의 감소는 뼈 질량의 감소와 직접적으로 관련 있다.

최근 문헌 고찰에서 마이크로중력에 노출되는 동안 특정 뼈의 미네랄 밀도가 개월 당 평균 1~2% 소실되는 것으로 추정할지라도 개인의 반응 범위가 사실상 더 클 수도 있다.[31] 유사하게, 뼈는 부하의 유형, 기간, 빈도, 율(rate)에 영향을 받으며, 낮은 부하의 높은 반복이든지 또는 높은 부하의 낮은 반복이든지 간에 반복적인 부하상태에서 영구적인 스트레인을 야기할 수 있고 골절이 생길 수도 있다. 조직에 반복적으로 부하가 주어질 때 일어나는 크리프(creep) 스트레인의 결과로 물질이 크리프되는 것처럼 반복적인 부하와 함께 뼈는 경직(stiffness)과 힘(strength)을 잃게 된다.

나이가 듦에 따라 뼈의 대사는 골절 치유가 느린 것에 대한 원인이 된다. 변화된 대사 또한 *골다공증*, 특히 type II 골다공증-남자와 여자 모두 겉질뼈와 기둥뼈가 얇아지는 골다공증 형-의 원인이 된다.[32] 골다공증은 골화가 되지 않거나 뼈조직의 구조적 완전성을 감소시키는 뼈의 전체적인 질량이 감소되는 것이다. Zioupos와 Currey[33]는 35~92세 사이 사람들의 뼈를 연구하였으며, 나이가 듦에 따라 감소하는 몇 가지 기계적 특성을 발견하였다. 주요 변화는 1) 35세 이후 매 10년 동안 탄성의 *Young 계수*가 2.3% 감소; 2) 매 10년 동안 4% 비율로 뼈 골절에 대한 저항(뼈 강도에 의해 측정됨) 감소; 3) 매 10년 동안 약 3.7%의 구부리는(bending) 힘 감소이다. 탄성의 Young 계수는 탄성 영역 또는 부하-변형 곡선의 Hookean 구역의 어떤 지점에서 스트레인에 대한 조직 스트레스의 비율이다. 무용성 골다공증의 인간모델, 즉 침상 안정, 척수 손상, 마이크로중력에 대한 노출은 음의(negative) 칼슘 균형, 뼈 재형성에 관한 생화학적 물질의 변화, 그리고 하지에서 뼈 미네랄 밀도의 소실이 감소된 체중부하[34]기전과 함께 일어나며 또한 뼈 노화와 관련될 수도 있음을 나타낸다.

인대/관절낭(Ligaments/Joint Capsule)

인대는 힘줄보다 아교질의 비율이 낮으며 더 무질서하게 조직화되어 있고, 바탕질(ground substance)의 비율은 높다. 골격의 성숙과 노화는 인대의 생역학적 특성에 중대한 영향을 미친다.[18] 인대와 다른 결합조직의 기하학적, 물질적 특성은 성장하고 발달하는 동안 변한다. 일부 변화는 기계적인 부하 없이도 일어나지만, 정상 발달은 정상적인 신체 활동에 의해 제공되는 기계적 자극을 필요로 한다.[35] 일반적으로 장력, 파열에 대한 부하, 탄성계수 모두 뼈끝 폐쇄에 의해 정의되는 골격 성숙기에 이를 때까지 성숙 동안 빠르게 향상된다. 유사하게, 정적 그리고 주기적 부하 모두에 반응하는 스트레스-이완과 크리프는 아주 어린 동물들에서 더 크고, 성숙과 더불어 향상된다.[18] 일련의 동물 연구로부터 얻어진 실험적 자료를 이용하여 Woo[36,37] 등은 최대의 조직 힘이 골격 성숙기 즈음에 획득되며, 성인기와 노년기 동안 점차적으로 감소된다. 손상패턴도 영향을 받는데, 뼈끝이 열려있는 어린 동물들은 찢김골절(avulsion fractures)이 일어나기 더 쉬운 반면에, 성숙한 동물에게 적용된 같은 장력부하는 중간-물질(mid-substance) 인대 파열을 일으킨다.[36]

각 조직이 노화되는 과정과 속도는 다르다. 그러나 노화와 관련된 전반적인 변화는 아교섬유와 GAG 교체와 회복 속도가 느려지는 것을 포함한다.[38,39] 노화된 세포에 의해 생성된 GAG 분자는 어린 세포에서 생성된 것보다 수가 더 적고 크기도 더 작다. 유사하게, 수분결합능력에서 GAG-관련 감소는 결합조직이 서로 쉽게 미끄러지지 않게 한다. 결과적으로 인대의 섬유다발은 부과된 힘과 나란히 정렬되지 않아서 빠르게 적용된 힘에 대한 저항이 지체된다. 예를 들어, 젊은 성인(22~35세)의 경우 전십자인대의 경직, 최종 부하, 탄성계수는 노인들과 비교하여 약 3배 더 높다.[40,41]

활막관절낭이 동질의 구조로 생각되는 경향이 있을지라도, 몇몇 연구결과 위팔어깨관절,[42-43] 고관절,[45] 경추[46,47] 관절낭의 기계적 특성에서 부위별 차이가 확인되었다. 예를 들어, Tonetti[46] 등은 낭의 기술해부학에 밀접하게 부합되는 하경추 관절낭에서 부위별 차이를 보고하였으며, 낭의 인대 보강은 경직과 같은 기계적 특성을 증가시켰다. 이러한 자료는 관절낭의 기계적 특성이 주로 조직의 횡단면적과 관련된 차이가 있으며, 일반적인 결합조직의 특성과 유사하다는 것을 나타낸다. 이러한 관점은 같은 횡단면적을 가진 두 개의 관절낭 조직은 비슷한 경직을 가질 것이라는 관점과 일치된다. 따라서 전반적으로 관절낭의 기계적 특성은 횡단면적과 조직의 길이에 따라 다양할 것이고, 이러한 점에서 인대조직과 비슷한 특성을 가진다.

결합조직 힘의 감소 정도는 특정 조직의 정상 대사활동에 얼마간 달려있다. 예를 들어, 고정은 몇 주 내에 무릎인대의 장력을 현저히 감소시킨다.[9,48]

힘줄(Tendon)

근육힘줄 복합체의 구성요소가 관절에 대한 안정성과 역동적 동작을 생성할 수 있으므로 힘줄은 정상 움직임에 필수적이다. 주로 그것의 아교섬유 요소와 정렬 때문에 힘줄은 연부조직 중 가장 높은 장력을 가진다. 인대와 유사한 결합조직 특성을 지닌 힘줄은 다양한 내적 그리고 외적 요인에 의해 영향을 받을 수 있다. 이전에 설명한 것처럼 힘줄 유형, 근육의 상호작용, 측정기법이 스트레인 값에 영향을 미칠 수 있을지라도 힘줄 스트레인은 약 3%로 보고되어왔다. 힘줄과 인대는 스트레인 율(rate)에 대한 영향이 같지 않다.

힘줄은 인대와 비교하여 더 높은 스트레인율에 민감하다.[18] 예를 들어, 힘 적용율이 증가함에 따라 경직과 최종 부하 또한 증가한다; 따라서 기능상실(failure)은 파열(rupture)에 의해 더 많이 일어나는 것 같다. 반대로, 느린 속도에서 기능상실은 주로 힘줄-뼈 경계면의 찢김에 의해 일어난다. 정상적인 조건 하에서 힘줄은 그것의 중간-물질에서보다 오히려 양끝 중 어느 한 부위(뼈 부착부위, 그리고 근육-힘줄 변이(transition) 사이의 조직학적 "회색지대")에서 가장 손상 받기 쉽고, 사실 전형적인 부하조건 하에서 파열되는 경우는 드물다.

> **핵심(Key Point):**
>
> 힘줄은 인대보다 스트레인율에 더 민감하다. 더 높은 부하율의 기능상실(failure)에서 파열이 더 잘 일어난다. 반대로, 더 느린 속도에서의 기능상실은 주로 힘줄-뼈 경계면에서 찢김(avulsion)이 일어난다.

힘줄에 대해 이전 절에서 언급한 것처럼 생역학적 그리고 조직학적 변화는 성숙과 노화 동안 일어난다. 아교질 농도와 합성과 함께 아교질 원섬유의 크기 증가는 청소년과 비교해서 성숙한 성인이 더 크다. 게다가, 아교섬유 사이의 교차연결 또한 성인이 더 크다. 하지만, 50대와 60대를 지나면서 아교질 농도가 감소하고, 작은 직경의 아교원섬유 수가 증가하여 최대 조직장력이 감소된다.[49] 노화된 힘줄의 기계적 특성 변화가 근육–힘줄 상호작용을 변경시킬 수 있을지라도 이것은 인간의 생체실험에서 적절히 연구되지 않았다.

지속적인 관절 고정은 일반적으로 결합조직의 생역학적, 조직학적, 그리고 기계적 특성에 유해한 영향을 미칠 수 있으며, 특히 힘줄에 영향을 준다. 지속적인 고정(수 주 정도의 짧은 기간)은 결합조직의 경직과 기능상실(failure)로 부하의 생역학적 특성을 감소시킬 수 있다.[50] 이러한 기계적 변화와 관련된 기초가 되는 생역학적 그리고 조직학적 변화는 아교질 합성과 퇴행(degradation)을 증가시키고, 아교질 전환(turnover)을 일으킨다. 유사하게, 새롭게 합성된 아교질의 다량이 미성숙하고 장력을 증진시키지 못할지라도, 고정에 의해 영향을 받는 아교질 교차연결은 증가한다. 수분 함유량과 전체 GAGs와 함께 교차연결은 고정된 치밀 결합조직 구조의 유착 또는 결합조직 구축의 발달과 관련될 수 있다.[51] 그러나 보다 큰 장력 하에 힘줄을 위치시키고 고정한 사지는 아교섬유의 조직화를 증진시킬 수 있음을 주목해야 한다.

근육(Muscle)

다발(fascicles), 횡문근형질막(sarcolemma), 근외막(epimysium), 근육다발막(perimysium), 근섬유막(endomysium)을 포함하는 근육의 비수축성 또는 수동적 구성요소는 힘줄에 있는 것보다 더 순응적인 4개 크기의 순서이다.[24] 그러므로 이 구조들은 수동적인 신장에 의해 발생되는 기계적 스트레스를 대부분 수용하는 것 같다. Williams와 Goldspink[52,53]는 쥐의 근육을 이용해서 근육이 일정한 신장상태로 4주 동안 고정되었을 때, 근육원섬유마디(sarcomere) 수가 약 20% 증가하였다고 설명하였다. 그러므로 수동적 신장을 감지하는 근육은 근육원섬유마디의 정상 길이로 되돌아가기 위해 새로운 근육원섬유마디를 합성하였다. 반대로, 짧아진 상태로 4주 동안 고정된 근육(즉, 길항근은 늘어남)은 더 뻣뻣해지거나 수동 신장에 대해 더 큰 저항을 보였으며, 근육원섬유마디의 수는 약 40% 감소하였다.[52,53] Lieber[13]는 길이 변화에 대한 근육의 적응 경향은 항중력 자세근육과 그러한 역할이 없는 근육 사이에 차이가 있음을 제안하였다.

임상적 조건에 더 밀접하게 모방된 모델을 이용하기 위해서 William 등[54]은 간헐적인 고정모델을 사용하였으며, 쥐의 가자미근을 석고붕대 밖으로 내어 매일 수동관절가동운동을 실시하였다. 관절이 하루 30분 정도 비교적 느린 속도로 가동범위에 걸쳐 수동적으로 신장되었을 때, 치료적 중재는 동작 소실과 근육원섬유마디 수의 감소를 예방하기에 충분하였다.[54] 근육원섬유마디 수와 ROM 사이의 긴밀한 상호관계는 근육의 수축성 요소가 비수축성 결합조직 요소에서의 변화보다 길이 변화의 원인이 된다고 제안하였다.[13] De Deyne[24]는 근섬유의 수동적 신장 결과에 관한 우수한 고찰논문에서 신장성 변화의 뚜렷한 요소가 되는 근육의 이러한 관점에 동의한다. 수동적 신장 후 즉시 증가된 ROM은 근육 신장성의 단기 변화와 근육의 점탄성 반응에 의해 설명될 수 있다. 하지만, 신장을 기초로 한 운동프로토콜에 의해 획득된 가동성이 스트레스–스트레인 곡선에 의해 설명되는 이력현상(hysteresis) 과정 때문인지 또는 근육원섬유마디의 변화가 주요 기전인지는 명확하지 않다. 근육원섬유형성(myofibrillogenesis)이 근육의 신장성에 기여하는 방법을 설명하기 위해서 De Deyne는 3가지 가능한 기전을 제안하였다: 1) 필수적인 막단백질(integrins, dystroglycan 복합체)과 관련된 세포골격 분자의 인산화; 2) 자가분비(autocrine, 호르몬을 생성하는 세포유형에 영향을 미치는 호르몬 작용양식) 또는 주변분비(paracrine, 호르몬을 생성한 세포유형 외의 세포에 영향을 미치는 호르몬 작용양식) 기전에 의해 조절되는 선택적 성장 요소의 분비; 3) 신장을 통한 세포내 이온 흐름의 변화는 이온채널을 활성화시킨다.[24] 특정한 기전과 상관없이, ROM을 획득하기 위해 사용된 전통적인 신장기법은 주로 근섬유의 세포나 분자의 적응 기전에서 발견될 수 있다.

핵심(Key Point):

다른 결합조직과 유사하게, 근육은 그것의 기계적 특성과 기능을 바꿀 수 있는 고정, 노화, 그외 만성적 요인에 의해 영향을 받는다. 그러나 인대와 힘줄과 달리, 근육은 이러한 요인들에 의해 영향을 받는 수축성 구성 요소가 있다.

이전 장에서 논의된 것처럼 고정 또는 무사용은 단백질 합성 감소와 근섬유의 소실을 일으키며, 근육의 위축을 일으킬 수 있다.[55,56] 게다가, 단기간의 고정(immobilization)은 근육의 전기적 활동 감소, 근육 질량의 소실, 횡단면적 감소, 수행의 손상을 일으킬 수 있다. 사지 고정에 관한 연구로부터 흔히 보고된 또 다른 관찰은 서근, 산화적 근섬유의 비율 감소와 속근, 산화적-해당과정 근섬유의 비율 증가와 함께 서근에서 속근으로(slow-to-fast) 근섬유 형태의 전환이다.[4]

이 전환의 상대적 중요성이 명확하지 않고 논쟁이 되어 왔을지라도 고정 후 손상된 신경근 수행은 일관되게 증명되어왔다. 예를 들어, 근 피로에 대한 고정의 영향은 높고 낮은 힘 수축 동안 다르게 나타났다. 4주 동안 고정된 주관절 굽힘근의 지구력 시간은 65% MVC (최대 수의적 수축)의 높은 힘 수축 동안 고정 전 수준과 유사한 반면에, 20% MVC 수축 동안 지구력 시간은 약 60%로 증가되었다. 게다가, 대상자들이 15% 최대 수의적 수축력 수준에서 수축을 수행했을 때 여자들의 지구력 시간이 남자들의 지구력 시간과 비교해서 더 높았다.[57] 또 다른 결과는 고정된 근육에서 변화된 운동 드라이브(drive)가 나타난다. 6주에서 8주 동안의 고정은 운동단위의 특성과 행태 둘 다에 영향을 미친다.[58] 높은 역치의 운동단위 수가 증가하였을지라도 단위에 의해 발휘된 평균 힘은 더 낮았고, 운동단위 활동전위의 최고점-대-최고점 진폭(peak-to-peak amplitude)은 감소되었다. 이러한 발견들은 고정이 근육 힘을 조정하기 위해 이용된 활성화 전략을 변화시킨다는 것을 나타낸다.[4]

노화와 더불어 근육은 여러 가지 이유로 더 약해지게 된다. 첫째, 근섬유 크기가 감소되어, 근육의 횡단면적이 더 작아진다. 둘째, 속근섬유의 수가 감소되며, 그것은 근력 소실을 의미한다. 게다가, 운동단위를 활성화시키는 능력이 나이가 들면서 감소되어 근육에 남아있는 근섬유들조차도 충분히 이용되지 못한다는 증거가 있다. 하지만, 이러한 변화의 어느 정도가 엄격히 노화과정으로 인한 것인지 그리고 어떤 영향이 나이가 들면서 낮은 수준의 근육 사용에 기인한 것인지는 덜 명확하다. 보다 더 최근의 증거는 감소된 활동수준이 적어도 몇 가지 영향을 미친다는 것을 지적한다. 그러므로 노인들에 의해 경험되는 삶의 질은 자신들이 선택한 생활방식에 좌우된다. 근력과 유연성 훈련은 근력의 증진, 증진된 자세 안정성 유지, 근 위축 수준의 감소, 가동성 증진과 관련이 있다.[4] 노화와 감소된 활동이 신경근계에 미치는 영향에 대한 좀 더 깊이 있는 논의를 위해서 Enoka[4]를 참고하시오.

유연성에 대한 감각과 운동계의 영향 (Influence of Sensory and Motor Systems on Flexibility)

유연성과 관련된 임상 기법과 전략을 논의하기 전에 생물학적 조직의 단기 또는 장기 변화의 발생은 조직의 생역학적 특성에 더 의존적이라고 기억하는 것이 중요하다. 이 장 후반에 논의되는 많은 유연성 전략은 근육의 수축성 요소에 의해 영향을 받는다. 예를 들어, 뒤넙다리근 유연성을 증진시키도록 고안된 임상적 기술은 신장절차 동안 뒤넙다리근(길항근인 무릎 폄근과 함께)의 이완수준에 따라 아주 다른 결과를 나타낼 수 있다. 그러므로 신경계의 감각과 운동요소는 유연성 프로그램의 효력에 중요한 영향을 미칠 수 있다. 이러한 이유 때문에 독자들은 근방추와 다른 수용기 그리고 수용기 입력에 반응하는 감각운동 반사에 대해 보다 상세하게 다루고 있는 2, 7, 8장을 재검토하는 것이 추천된다.

> **핵심(Key Point):**
> 근육의 활성화 또는 이완의 상대적인 상태는 많은 유연성 프로그램의 중요한 구성요소이다.

근방추와 골지힘줄기관(GTOs)은 근활동을 감시하는 두 가지 감각수용기이고, 구심성 통로를 통해 척수반사와 상척수중추와 관련된 장기회로통로(long-loop pathway) 모두 활성화시킬 수 있다. 조정될 수 있는 기계적 수용기 민감성을 지닌 근방추에는 두 가지 유형의 추내근섬유가 있으며, 이들 섬유는 수축과 이완이 될 수 있다. 따라서 근방추는 전체적인 길이뿐만 아니라, 더 중요한 길이변화율을 모니터하기 위해 추외근섬유 내에 이상적으로 위치되어있다. 추내근 섬유에 있는 감각신경 종말이 길이변화에 의해 자극될 때, 감각 입력은 Ia와 II 감각 축삭을 통해 척수로 전달된다. 충분히 크다면, 이들 축삭은 동측(homonymous) 운동신경원을 활성화시켜 신장된 근육을 수축시킬 것이며, 그것에 의해 근육의 신장이 감소될 수 있다.

근방추와 대조적으로, 골지힘줄기관은 비교적 단순한 감각수용기로서 하나의 구심성 섬유가 있고, 원심성 연결은 없다. 그것의 이름에도 불구하고, 몇몇 힘줄기관들은 힘줄 자체에 위치하고 있다. 대부분의 기관들은 힘줄막 근처에 부착된 몇 개의 추외근 섬유 주위에 모여 있다.[4] 근육의 수동적인 신장이든 또는 능동적인 수축이든 간에, 근육과 그것의 결합조직 부착부가 신장될 때, 기관은 Ib 구심성 신경을 흥분시킨다. 따라서 힘줄기관은 근육 힘에 대한 탐지장치이고, 활성화를 위한 역치는 과제와 상태에 따라 다를 수 있다.[4,59]

신장과 근육힘줄 유연성 (STRETCHING AND MUSCULOTENDINOUS FLEXIBILITY)

신장이란 무엇인가?(What Is Stretching?)

신장은 대개 이용 가능한 ROM의 끝으로 움직이는 신체부위에 의해 근육과 힘줄의 신장성을 증가시키거나 늘이는 것과 관련된다. 근육은 장력(당기는) 힘을 받을 때 일시적인 변형이 일어나며, 그것에 의해 근육힘줄 단위가 늘어나서 신장을 일으킨다.[1,60] 발생하는 신장의 양은 근육과 결합조직(즉, 피부, 근막, 인대, 힘줄, 관절낭, 근막)의 생리학에 좌우된다. 아교질 수준은 주로 결합조직의 점탄성 행태를 관장한다.[7,61]

신장은 또한 근육과 힘줄에 있는 다른 감각기관에 영향을 미치고, 이것은 중요한 신경생리학적 현상을 일으킨다. 결과로서 생기는 근육과 힘줄의 연장이 점차적으로 유연성을 증가시킬지라도, 다른 유형의 적응이 규칙적인 신장프로그램으로부터 일어날 수 있다. 연구는 적응적 가소성이 중추신경계에서 가능하다고 증명하였다.[62,63] 훈련의 결과로써 신장반사는 다른 수준으로 조정될 수 있다. 동물 연구에서 증가된 신장은 근육원섬유마디 수를 증가시켰다.[52,64] 여러 가지 유형의 신장운동이 문헌에서 상세히 서술되어왔으며 후반부에 설명될 것이다.

유연성이란 무엇인가?(What Is Flexibility?)

적절한 정도의 유연성을 유지하는 것은 능률적인 움직임을 위해 필수적이다. 관절가동성과 ROM 감소는 부정확한 자세정렬을 일으킬 수 있으며, 잠재적으로 만성적 근 긴장, 잘못된 보상패턴, 비능률적인 신체역학, 손상의 위험을 증가시킬 수 있다. 유연성은 완전한(full) ROM[1]을 통해 근육과 관절을 움직일 수 있는 능력으로 정의되어 왔으며, 관절에서 충분한 ROM을 허용하기 위한 근육과 결합조직의 신장성 양을 언급한다. 신장은 근육과 다른 결합조직의 연장과정을 언급하는 반면, 유연성은 대개 이용 가능한 정상 움직임의 양을 언급한다.

> **핵심(Key Point):**
>
> 유연성은 근육과 관절을 완전한 범위에 걸쳐서 움직이는 능력을 언급한다. 신장은 근육과 다른 결합조직의 연장과정을 의미하는 반면, 유연성은 일반적으로 이용 가능한 정상 동작의 양을 언급한다.

유연성은 수행되는 신장유형에 따라 다른 범주로 분류될 수 있다. 예를 들어, 정적 유연성은 *정적인 신장*(속도가 관련되지 않음)의 결과로서 관절에 대한 ROM을 언급하는 반면, *동적 유연성*은 정상 또는 빠른 속도로 ROM을 통해 움직이는 능력과 관계있다.[1] 그러나 이용 가능한 문헌을 근거로, 유연성이 신체의 단일 일반적 특성으로 존재한다는 가정에 대한 증거는 없으며, 오히려 그것은 각 관절, 관절 작용, 또는 움직임에 특정적이다.[65-67] 유연성은 근육과 관절의 경직에 따라서 다양한 운동에서 다른 수준의 유연성을 보이는 개인들 사이에서 가치가 높다. 많은 연구에서 어떤 기능적 과제를 수행하는 동안 일어나는 특정 관절의 기능적 ROM이 확인되었다.[68-71] 예를 들어, 대략 105°의 무릎 굽힘은 계단을 오르내릴 때 필요하다(계단의 높이에 따라 다름).

물론 운동 경기 동안 필요한 유연성은 보통 일상적인 활동과 다르다. 유연성이 관절 특이적인 것처럼 그것은 스포츠 또는 활동 특이적이다. 예를 들어, 야구투수는 비투구 팔과 비교해서 투구 팔의 어깨 외회전 ROM이 더 크며, 내회전범위는 더 작다(**그림 3.7**).[72,73] 수영선수는 육상경기와 단거리 달리기 선수보다 양측 어깨의 유연성이 더 요구될 것이다.

많은 사람들은 성공적인 경기 수행과 손상 방지를 위해 좋은 유연성이 필수적이라고 생각한다. 증가된 유연성이 운동 수행력을 증진시킨다는 것이 직관적인 것처럼 보일지

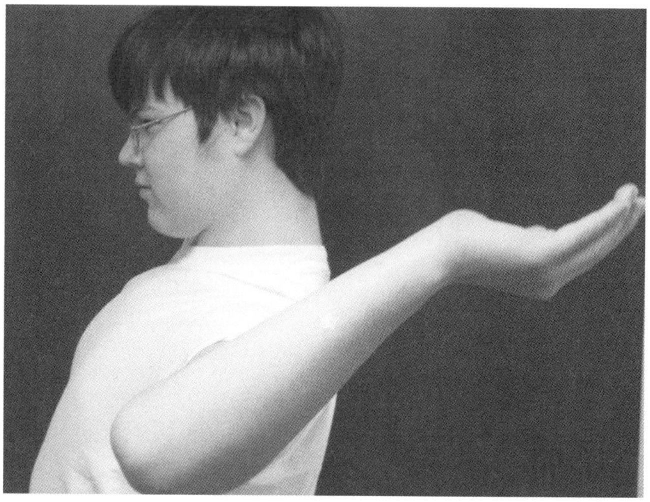

그림 3.7 위팔어깨관절의 외회전 증가.

라도, 실제로 이러한 주장을 입증한 연구는 없다. 상식은 대부분의 운동치료 또는 휘트니스 프로그램에 신장활동을 포함하는 것이 좋은 생각이라고 제안한다. 예를 들어, 허들 선수의 감소된 유연성은 허들을 효율적으로 넘는 그 또는 그녀의 능력을 잠재적으로 방해할 수 있다. 유연성은 스포츠활동 동안 움직이는 능력을 관장하기 때문에 훈련프로그램의 중요한 부분이다. 그러나 주목할 만한 예외로, 대부분의 스포츠 기술(예, 농구공 던지기, 골프)에서 관절 유연성과 안정성 사이의 효과적인 균형이 요구되기 때문에 최대의 유연성이 모든 스포츠에서 꼭 필요한 것은 아니다.

유연성은 규칙적이고 적절한 신장운동을 통해 유지되며, 조직이 신장되지 않거나 훈련되지 않는다면 시간이 지나면서 감소할 것이다.[1] 따라서 유연성의 소실은 근육의 변형능력을 감소시켜서 관절 ROM을 감소시킬 것이다.[74] 그것은 어떤 유연성 프로그램의 목표가 분리된 낭인대 구조보다 오히려 관절 주위의 근육힘줄 신장성을 증가시킴에 의해서 모든 관절에서 ROM을 증진시키는 것에 대한 이유가 된다. 수많은 연구로부터의 증거를 토대로 미국스포츠의학대학(ACSM)은 다음과 같은 유연성 훈련에 관한 지침을 개발하였다[75]:

- **유형** : 일반적 신장 절차는 정적 신장 또는 고유수용성 신경근촉진기법을 이용하여 주요근육 그리고/또는 힘줄 그룹을 훈련함.
- **빈도** : 일주일에 최소 2~3일
- **강도** : 약간 불편한 위치까지
- **기간** : 정적 신장은 10~30초; PNF 신장은 6초 수축 후 보조신장 10~30초
- **반복** : 각 신장 동안 3~4회

유연성과 관련된 주제 (Flexibility and Associated Topics)

유연성에 대한 제한 (Limitations to Flexibility)

근육, 힘줄과 그것의 주위 근막이 ROM 제한에 대한 대부분의 책임이 있을지라도, 뼈 구조, 지방, 결합조직 병변, 피부, 자세문제와 같은 다른 요인들도 유연성과 관절 ROM의 제한을 일으킬 수 있다. 평가 동안 재활임상가는 ROM 제한 또는 한계가 기능적 움직임 제한에 기여하는지를 결정해야 한다. 부가적으로, 관절 특이성이 주어지면, 임상가는 제한을 일으키는 원인이 무엇인지 확인해야 하고, 그 후 유연성을 증진시키기 위한 적절한 운동기법을 선택해야 한다. 유연성에 영향을 끼치는 또 다른 요인은 나이와 성이다.

노화와 유연성(Aging and Flexibility)

초기 연구에서 아동들은 초등학교 시절 동안 가장 큰 유연성을 가지는 것으로 나타난다고 보고하였다. 청소년기에 유연성은 변화가 없는 것처럼 보이며, 그 후 성인기를 지나면서 감소되기 시작한다.[76,77] 몇몇 저자는 뼈가 근육-힘줄 단위보다 더 빠르게 성장한다면, 근육-힘줄 단위가 증가된 *전부하(preload)*를 경험할 수 있다고 제안하였다.[78] 전부하는 단순히 신체의 정상 이완상태에서 조직에 의해 지속된 힘의 양이며, 유연성 측정을 통해서 평가될 수 있다. 조직 전부하의 이러한 증가는 유연성을 감소시키고 조직 경직을 증가시킬 수 있으며, 8세에서 13세 사이 소년들에서 다리와 등의 유연성 감소를 설명할 수 있다.[78] 청소년기를 지나 나이가 드는 동안 일어나는 생리학적 변화는 또한 전반적인 근골격계 유연성 감소를 일으킬 수 있다. 이것은 특히 노년층에서 사실이다. 근 기능 소실과 함께 근육 내 결합조직의 경직이 증가하여, ROM 감소와 일상적인 활동의 효율성이 점차적으로 감소된다. 일정한 신체적 그리고 생역학적 변화는 노화와 더불어 아교질에서 일어나며, 신장성을 감소시킨

다. 분자내 그리고 분자간 교차연결 형성의 수 증가와 조직 수분의 동시적인 감소는 서로 지나치며 움직이는 아교섬유의 능력을 제한하는 것으로 나타났다.[79]

유연성 훈련프로그램에 규칙적으로 참여한 노인들의 관절 ROM이 증가하였다는 증거가 있다.[80-87] 이러한 연구의 일부에서 ROM 증가가 기능적인 능력의 향상과 직접적으로 관련되지 않았다는 것을 주목해야 한다. 또한 노인들의 유연성 감소를 다룰 때 시간은 중요한 고려사항이다. 이것은 주로 젊은 사람들에 비해 나이든 사람들의 아교질이 덜 움직이고 신장에 대해 더 느리게 반응하기 때문이다.[88] 그러나 시간에 대한 어떤 보상이 주어지면 노인들 또한 그 또는 그녀의 유연성을 증진시킬 수 있다.[89] 노인들을 위한 최적의 신장 중재 변수에 관한 후속연구가 제안된다.

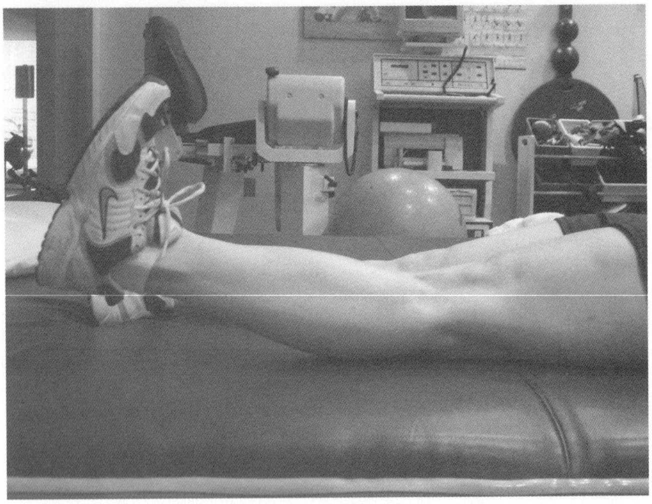

그림 3.8 무릎 과신전.

성별 차이(Gender Differences)

증거는 일반적으로 여자가 남자보다 더 유연하다고 제안한다.[1] 이러한 유연성 증가는 생리학적 그리고 해부학적 차이 때문에 몇몇 부위에서 나타날 수 있다. 18세 이상의 남자와 여자 사이의 차이를 검사한 한 연구에서 뒤넙다리근만 남자가 여자보다 유연성이 낮은 것으로 밝혀졌다.[90] 여자의 유연성은 또한 임신에 의해 영향을 받으며, 임신기간 동안 골반관절과 관절낭인대 조직이 이완되고 더 많이 움직일 수 있다. 부가적으로, 유연성 차이의 일부는 각 성별의 사람들에 의해 수행되는 각기 다른 일상적 그리고 사회적 활동 특성 때문일 수도 있다.[76] 확고한 결론을 내릴 수 없을지라도, 호르몬 변화가 관절의 인대 이완을 일으킬 수도 있으며, 따라서 잠재적으로 남자보다 여자들이 더 큰 ROM 차이를 보이게 된다.

병리와 관절 이완 (Pathology and Joint Laxity)

어떤 유연성 프로그램의 목적은 근육의 신장성을 개선시켜서 관절 ROM을 증진시키는 것이다. 그러나 일부 사람들은 관절의 연부조직 부하를 변경시키고 근골격 신장에 영향을 줄 수 있는 골격 부정렬을 보인다는 것을 기억해야 한다. 그 후 이것은 보상성 자세를 유도하여 관절연골 퇴행을 일으키는 비정상적인 관절부하 분포와 수축압력과 함께 병리적인 상태를 야기한다.[91]

유연성의 제한이 반드시 필요한 것은 아닐지라도, 관절 이완은 유연성이 평가되는 방법에 영향을 미칠 수도 있다. 많은 사람들은 좋지 않은 근육힘줄 신장성으로 인해 평균보다 더 큰 관절 이완을 보인다. 일부 연구자들은 과가동성을 보이는 개인은 잠재적으로 손상에 대한 위험이 높기 때문에 강렬한 신체적 활동을 피한다고 제안하였다.[92] Carter와 Wilkinson[93]에 의해 개발되었고, 후에 Beighton 등[94]에 의해 수정된 과가동성을 선별하는 방법은 특정 관절 유연성을 검사하기 위해 널리 이용되어왔다. 이 방법은 무릎(**그림 3.8**)과 팔꿈치(**그림 3.9**)를 10° 넘게 과신전하고, 전완과

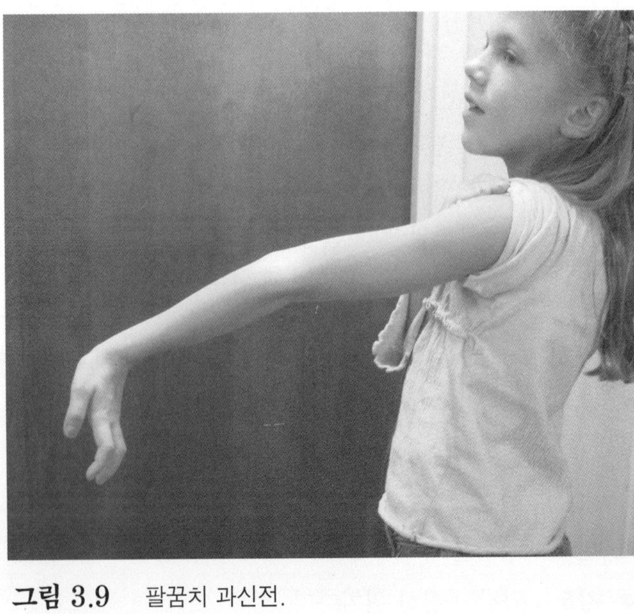

그림 3.9 팔꿈치 과신전.

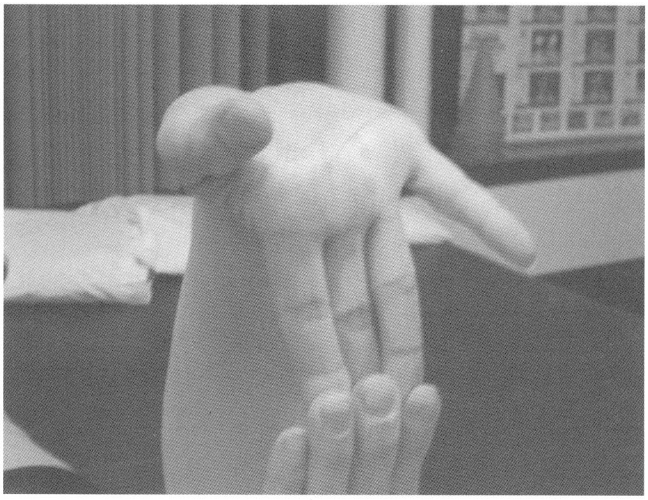

그림 3.10 손가락 과신장성.

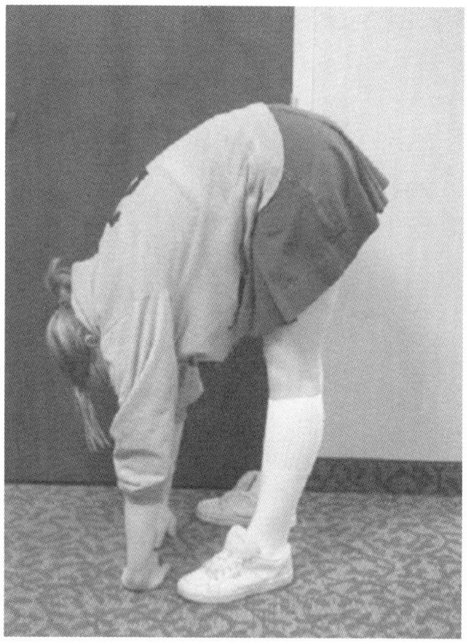

그림 3.12 체간 과가동성.

나란해지도록 손가락을 수동적으로 펴고(**그림 3.10**), 엄지가 전완에 닿도록 수동적으로 외전하고(**그림 3.11**), 손바닥이 바닥에 쉽게 닿도록 체간을 전방으로 굽히는 능력(**그림 3.12**)을 검사한다. 그러므로 이러한 사람들에게 신장프로그램을 시범보일 때 관절낭이 아니라, 근육만 신장시키는데 초점을 두면서 신장될 근육을 분리하는 것이 필요하다. 이것은 단순히 두 개 또는 세 개의 관절을 지나는 구성요소 신장을 수행하는 것보다 더 효과적인 신장을 일으킨다.

유연성 평가(Flexibility Assessment)

많은 사람들이 전반적인 유연성에 관하여 말하긴 하지만 개인의 유연성 특성에 대한 만족스런 지표를 제시할 수 있는 복합적인 검사는 없다.[65] 유연성은 각 관절의 움직임에 의해 정해지므로, 유연성 평가는 대개 특정 관절의 ROM 측정을 포함한다. 몇몇 전반적인 유연성 측정은 여러 관절에 걸친 움직임의 복잡성(즉, 앉은 자세에서 팔 뻗기 검사)과 관련되기 때문에 어려울 수 있다(**그림 3.13**). 다양한 도구가 관절 동작을 측정하기 위해서 사용될지라도, ROM을 측정하기 위해서 가장 흔히 사용되는 측정도구는 일반적

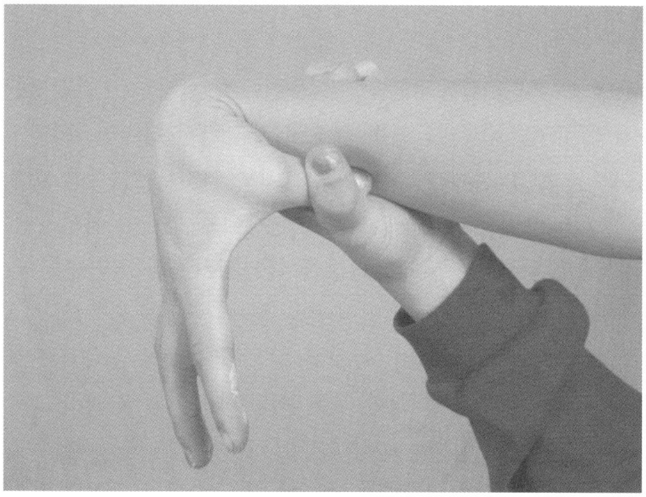

그림 3.11 손목과 엄지 과가동성.

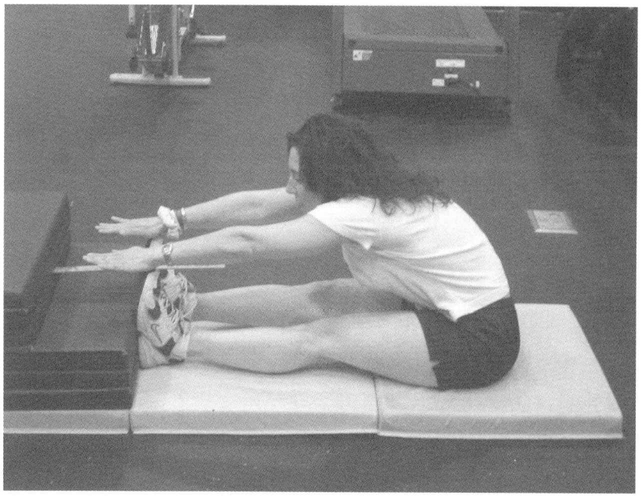

그림 3.13 앉은 자세에서 팔 뻗기 검사.

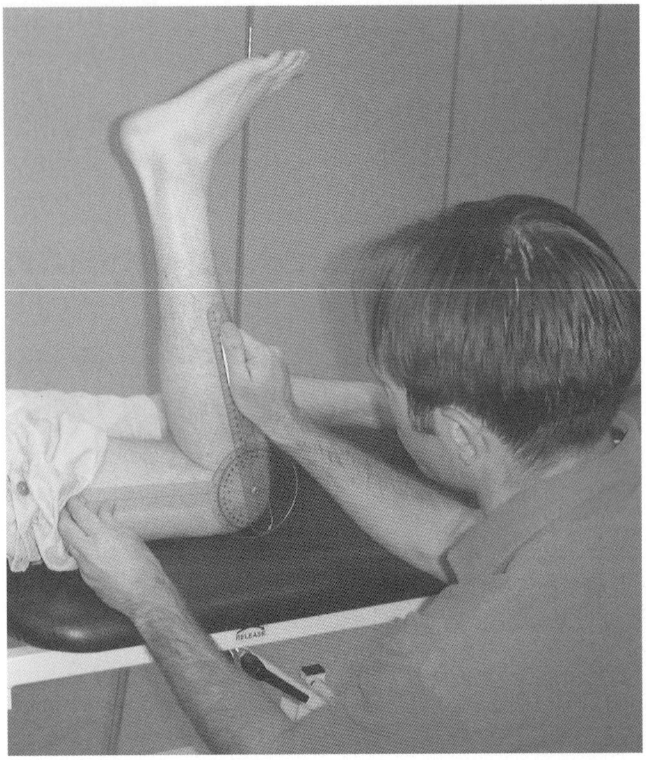

그림 3.14 관절각도 측정.

인 각도계이며, 이것은 상당히 정확하다(**그림 3.14**).

각도계는 단순히 각도를 측정하는 각도기이다. 축을 관절 위 중심에 두고 각도계의 팔은 관절 주변의 근위와 원위 요소를 따라 배치시킨다. 근위 부분으로 각도계의 원위 부분을 움직여서 특정 관절에 대한 동작의 호를 측정하게 된다. 그것의 다양성 때문에 거의 모든 신체 관절의 ROM과 관절 위치를 측정하는데 이용할 수 있다. 빈도가 적지만, 임상에서 사용되는 다른 종류의 각도계는 경사계, 진자각도계, 액체각도계이다. 전기각도계 또한 이용가능하나, 주로 연구목적으로 동적 관절 측정을 위해 이용된다. 각도를 표시하는 회전성 순환 눈금판이 있는 Leighton Flexometer 또한 유연성을 측정하기 위해 사용되어왔다.[95]

일관성은 특정 환자에게 특수한 종류의 각도계를 사용할 때 중요하다. 다른 종류의 각도계는 다른 결과를 초래할 수 있기 때문에 임상 환경에서 교체하여 사용되어서는 안된다. 예를 들어, 경사계가 특정 환자를 위한 측정도구로 선택되었다면, 미래의 재평가는 모두 그것을 사용해야 한다. 시각적 평가 또한 임상 환경에서 이용되긴 하지만, 각도계가 측정의 정확성과 신뢰성이 높기 때문에 대부분의 전문가들을 각도계 사용을 추천한다.[96,97]

신장의 원리(PRINCIPLES OF STRETCHING)

많은 사람들은 그들이 신장을 왜, 어떻게, 언제 해야 하는지에 대한 명확한 이해 없이 신장운동을 수행한다. 신장에 관해 수행된 대부분의 연구는 다양한 신장유형,[98-101] 유연성과 힘(strength)에 대한 신장의 효과,[102-108] 신장이 수행되는 방법,[109-111] 운동프로그램에서 언제 신장이 수행되어야 하는지를 포함하고 있다. 다른 연구는 손상 발생에 대한 신장의 효과를 밝히면서,[105, 106, 113-118] 또한 경기수행력의 향상을 언급한다.[119-122] 앞서 제시한 연구는 신장이 유연성을 증진시키고, 손상의 기회를 줄이며, 근력을 감소시킨다고 결론지으면서, 또한 모순되는 데이터를 제시한다.

> **핵심(Key Point):**
> 신장이 수행을 향상시킨다고 널리 추측될지라도, 이것이 사실이라는 것을 보여주는 결정적인 자료는 부족하다.

신장의 일반적인 효과 (GENERAL EFFECTS OF STRETCHING)

믿기 어렵겠지만, 신장이 폭넓게 사용되고 있음에도 불구하고 신장기전과 효과에 관한 근육-힘줄 단위의 신장 지식은 제한적이다. 신장 효과는 *기계적* 그리고 *신경생리학적* 효과에 기인한다.[61,123] 생역학적으로, 근육-힘줄 단위는 신장 동안 점탄성 반응을 보인다. 다른 방법으로, 일부 신장운동은 신장되는 근육의 신경 억제에 기초한다. 다시 말해서, 감소된 반사활동은 신장에 대한 저항을 감소시켜서, 더 큰 관절 ROM을 획득하게 한다. 문헌에서 제시되는 두갈래분지법(dichotomy)이 있는 것으로 생각되긴 하지만, 아마도 대부분 두 기전에 의해 생체조건에서 인간 근육-힘줄 단위의 신장이 이루어지는 것 같다. 신장에 대한 논의에서 관심은 주로 끝범위 관절 유연성을 증가시키는데 있다는 것을 주목해야 한다. 따라서 아마 틀림없이, 문제는 결합조직 요소와 더 많이 관련되며, 이것은 많은 저자들이 근육의 수축성 요소가 유연성에 대한 주된 저항력이 아닐 것이라고 주장하기 때문이다.[61,124] 신장 동안 근육 이완은 획득된 ROM에 대한 효과가 거의 없거나 전혀 없을 수도 있으며,[99,125] 이것은 고유수용성 신경근 촉진기법의 근거에 대한 논쟁이 될 것이다.

결합조직은 아교질(점성 성분)과 탄력섬유(탄력 성분)로 이루어져 있어서 점탄성 특성을 나타낸다. 초반에 설명했던 것처럼 점탄성은 점성과 탄력성을 동시에 나타내는 능력을 설명한다. 점성 특성은 플라스틱 또는 영구적인 변형을 허용하는 반면에, 탄성 특성은 회복할 수 있는 변형을 허용한다.[126] 장력 스트레스 하에 있을 때 결합조직은 점탄성 방식으로 움직인다.[127] 이 경우 아교질은 기계적 변형에 저항하기 위한 힘과 경직을 조직에 제공하는 한편, 탄력소(elastin)는 변형으로부터의 회복을 허용하는 스프링과 같은 특성을 조직에 부여한다.[128] 시간 의존적이라는 것은 아교질을 신장시키기 위해 요구되는 시간은 사용된 힘에 대해 역으로 변한다.[129] 그래서 높은 힘, 짧은 기간은 주로 탄력조직 변형을 촉진하는 반면, 낮은 힘, 긴 기간은 플라스틱 변형을 촉진한다.[130,131]

경직(stiffness)은 신장에 저항하는 조직의 능력이고 적용된 부하에 비례하는 변형 양을 나타내며,[124] 근육이 신장될 때 *수동적 긴장*의 증가 비율로 측정한다. 그러므로 조직이 더 경직될수록 신장이 덜 되고, *순응도(compliance)*가 더 낮다; 보다 작은 경직은 더 큰 순응도를 의미한다. 유연성 훈련은 근육-힘줄 단위의 경직을 감소시키기 위해 계획된다.[61,123]

> **핵심(Key Point):**
>
> 유연성 훈련은 근육-힘줄 단위의 경직을 감소시키기 위해 계획된다.

또한 더 빠른 신장이 점탄성조직에 적용되면 신장에 대한 저항력은 더 커진다. 서근(slow twitch muscle)은 속근(fast twitch muscle)보다 더 큰 경직을 가지고 있으며, 장기적인 사용은 근육의 기계적 특성에 영향을 준다고 보고되어왔다.[132] 근육의 유연성이 기계적 그리고 신경생리학적 요소 모두를 가지고 있긴 하지만,[61,98,133-136] 더 큰 유연성을 획득하기 위한 신장능력은 주로 근육과 결합조직의 점탄성 특성의 결과로 나타난다.[61,137] 신장에 대한 가장 큰 저항은 근육 자체(근육 자체는 안정시길이의 150%까지 신장될 수 있기 때문에)가 아니라 근육 주위와 내에 있는 결합조직 구조와 집(sheath)으로부터 발생한다; 이것은 평행한 탄력요소로 알려져 있고 근외막, 근육다발막, 근섬유막을 포함하며, 심지어 근육원섬유마디를 포함할 수도 있다.[23,126,138-140] 이러한 조직의 아교질 구조는 고유의 점탄성 특성을 책임진다. Taylor 등[61]은 PNF 신장과 마찬가지로 정적 신장도 결합조직의 스트레스 이완을 일으킨다고 제안하였다.

많은 연구자들은 근육-힘줄 단위가 ROM 증가를 방해하는 제한적인 구조라고 주장하는데 반하여,[61,102,124,141,142] 다른 사람들은 신장의 즉각적인 결과가 신경생리학적 현상에 기인할 수도 있다고 제안하였다.[123] 이러한 현상은 ***신장 내성*** 또는 능동적 수축 반응 중 하나로 분류될 수 있다. 신장 내성은 단순히 시간이 지나면서 신장의 불쾌함에 대한 적응이고 자유신경종말과 관련될 수도 있다. 근방추와 골지힘줄기관은 수축반응에 대한 책임이 있는 기계적수용기를 구성한다. 이러한 생각 선상에서 신장 동안 제한적인 요소는 반사활동일 것이고, 이차적으로 근육의 저항력일 것이다.[123] 따라서 신장의 목적은 반사활동을 억제하는 것이고, 그것에 의해 저항을 감소시키고 ROM을 증진시키는 것이다. 몇몇 연구자들은 반사활동의 감소 때문에 특정 유형의 신장을 추천하였다.[98,133-136,143,144] 그러나 다른 사람들은 특정 유형의 신장이 실제로 신장반사 활성화를 증가시켜서 신장을 더 어렵게 만든다고 보고하였다.[145] 이러한 증거에도 불구하고, 정적 신장 동안 의미있는 근전도활동 없이 일어나는 신장에 대한 저항의 뚜렷한 감소가 많이 보고되었으며,[124,146] 이것은 사실상 영향이 더 기계적일 수 있음을 제안한다; 다른 사람들은[137,147] 또한 그것이 탐지할 수 있는 근전도 활동과 관계없다는 결론을 내리면서, 신장시 인간 골격근의 점탄성 스트레스 이완을 설명하였다. 그들은 ROM을 통한 느리고, 수동적인 근육 신장이 이완된 정상 대상자에게서 전기적 활동을 일으키지 않았음을 보고하였다. 따라서 신장에 대한 저항은 근전도 활동이 없음에도 불구하고 가능할 수 있음을 현존하는 문헌에서 제시한다.

신장의 유형 (TYPES OF STRETCHING)

신장에 대한 연구는 ROM을 최대로 증가시키기 위한 최적의 신장시간뿐만 아니라, ROM 증가에 있어 다른 신장기법과 그것의 효과에 대한 비교에 초점을 맞추었다. 여러 가지 다른 유형의 신장기법이 근육힘줄과 결합조직 신장성을 증진시키기 위해 사용되어 왔을지라도, 그것들은 보통 4가지 주요범주로 구분된다: 정적(능동과 수동), 탄도적,

PNF, 동적 신장. 4가지 기법 모두 유연성을 증가시키는 것으로 나타났다.[98,100,103,148-150] 선택된 신장방식의 적절한 실행은 유연성 프로그램에서 가장 중요한 요소이다.

정적 신장(Statci Stretching)

정적 신장은 가장 일반적인 신장방식이고, 조절된 근육 신장을 유지하면서 관절 ROM을 안전하게 증가시키기 위해 이용되는 기법이다(**그림 3.15a-b**).[110] 최적의 수동 신장을 획득하기 위해서는 모든 수의적 그리고 반사적 근육 저항력은 제거되어져야 한다. ROM을 통한 느린 수동신장이 이완된 정상 대상자에게서 근육활동을 일으키지 않을 것이라고 지지하는 많은 증거가 있다.[136,147] 그래서 정적 신장을 위하여, 근육은 자신의 긴장에 의해 더 멀리 움직이는 것이 제한되는 새로운 길이로 느리고 수동적으로 신장되며, 그것에 의해 신장된 근육에서 신장반사가 유발되지는 않는다. 신장은 참을 수 있어야 하고, 통증 또는 불편함을 유발해서는 안 된다.[98,143] 그 후 시작자세로 돌아오기 전에 긴장이 감소되는 시간 동안 일정기간 자세를 유지시킨다. 결과적으로 근육의 이완과 동시에 연장이 이루어진다. 근육과 힘줄의 손상 위험을 피하기 위해서 근육은 외적이든 또는 내적이든 간에 낮은 힘으로 천천히 신장되는 것이 추천된다.[7] *수동 정적 신장*은 파트너 또는 중력에 의해 외적으로 힘을 적용하는 것을 의미한다(**그림 3.16**). 반대되는 근 작용에 의해 힘이 생성된다면, 그 신장은 *능동 정적 신장*이라 불린다. 수동적 그리고 능동적 근 신장은 비교되는 과정이 아니다. 능동 신장은 근육(직렬의 탄성) 요소와 관련이 있고 인대와 관절낭과 같은 비근육구조의 신장에 효과적이지 않다. 한편, 수동 신장은 직렬의 탄성요소뿐만 아니라, 비근육(병렬의 탄성) 요소(근막, 인대, 관절낭)와 관련이 있다(**그림 3.17**).[7]

이용되는 정적 신장유형은 선택의 하나이거나 파트너의 이용가능성에 달려있다. 예를 들어, 앉은 자세에서 발가락으로 팔 뻗기에서 개인은 다리를 펴고 앉으며, 체간과 고관절을 전방으로 굽힌다; 전방으로 굽힐 때, 팔은 똑바로 펴고 손은 발가락 쪽으로 뻗는다. 이것이 능동 정적 신장으로 수행되었다면, 대상자는 ROM 끝범위에 도달할 때까지 고관절과 체간 굽힘근을 능동적으로 사용하여 전방으로 기울일 것이다. 이것은 하요추와 뒤넙다리근의 신장을 일으킬 것이고 수 초 동안 유지될 것이다. 같은 기법이 수동 정적 신장으로 수행되었다면 대상자는 이완하고 ROM 끝에 도달될 때까지 파트너가 등을 밀 것이고, 수 초 동안 그 자세가 유지될 것이다.[151] 대부분의 준비프로그램에서 정적 신장은 주로 능동 정적 신장이고, 신장을 보조하기 위해 중력을 이용한다.

탄도적 신장(Ballistic Stretching)

두 번째 기법은 탄도적(ballistic) 신장이다. 많은 사람들에게 이것은 바람직하지 않으며 가장 논쟁이 되는 기법이

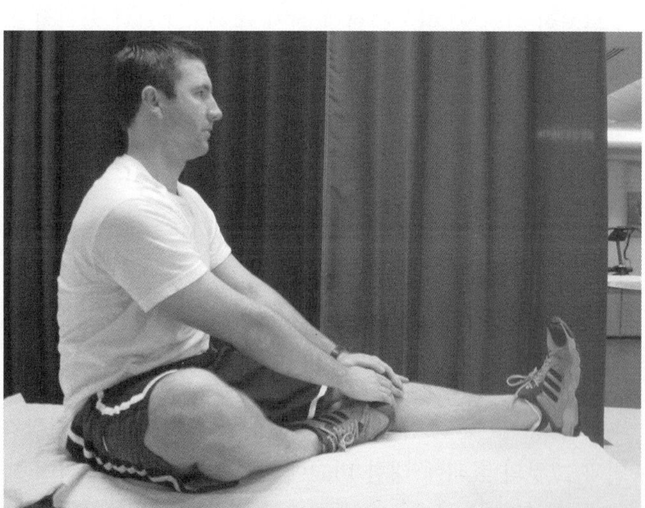

(a)

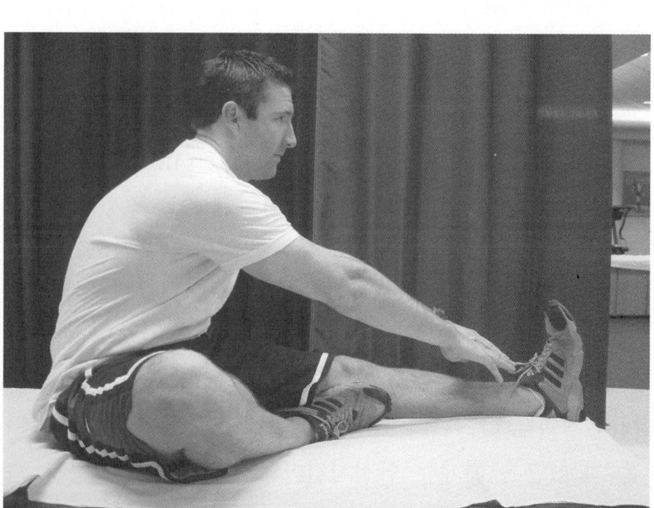

(b)

그림 3.15 정적 뒤넙다리근 신장. (a) 시작 자세; (b) 마지막 자세.

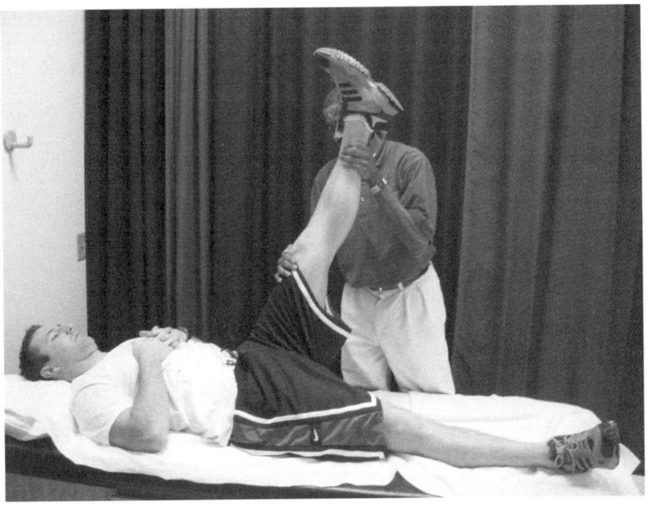

그림 3.16 수동적 뒤넙다리근 신장.

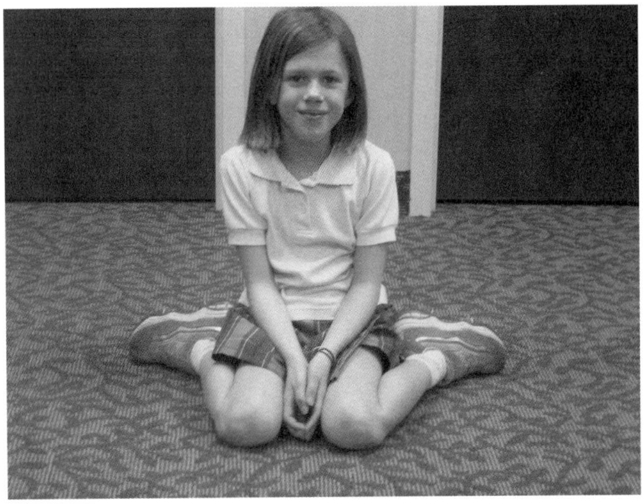

그림 3.17 "W" 앉기 자세, 내측무릎관절의 낭인대 조직에 플라스틱 변형을 일으키기 때문에 바람직한 수동신장 형태가 아님.

고, 근육을 신장시키기 위해 급히 움직이거나 되튀게 하는(bouncing) 움직임과 관련되므로 잠재적으로 조직 손상의 위험이 있다.[152] Ciullo와 Zarins[120]는 되튀게 하는 움직임이 근 수축 동안 일어난다면, 근육힘줄 단위는 구심성으로 수축하는 동안 원심성으로 추가된 에너지를 흡수해야 하며, 이것은 조직파열을 일으킬 수 있다고 경고한다. 근육은 신장을 위한 장력을 제공하는 신체분절의 움직임으로부터 생성된 운동량(momentum)에 의해 신장된다. ROM 끝에 이르렀을 때 사람은 빠르게 근육을 이완한다. 이것은 주기적인 되튀는 동작이 몇 번 반복된 후 끝나고, 능동저항이라고 불리는 신경학적 요소와 관계있다. 이러한 저항은 근육반사 활동의 형태로 연장에 저항하는 골격근 수축을 일으킨다.[153] 근육이 빠르게 신장될 때 근방추가 활성화되며, 중추신경계로 신호를 보내어 운동단위가 수축하게 되고 신장을 극복하게 한다.[60,98] 탄도적 신장은 신장 동안 근방추를 자극하여 더 많은 신장에 대해 지속적인 저항을 일으키고, 그것에 의해 잠재적으로 근육힘줄 단위를 손상시키기에 충분한 과긴장을 야기하기 때문에 바람직하지 않은 것으로 고려된다.[110,126,154]

예를 들어, 한 사람이 무릎을 펴고 발을 모으고 선 자세에서 체간과 고관절을 굽히고 팔을 발가락 쪽으로 뻗어서 발가락에 닿도록 신장을 수행하게 된다. 신체를 움직이기 위해 요구되는 힘은 신장 속도에 따라 다양할 것이다. 각각의 되튀는 동작이 ROM을 증가시킬 것이라고 기대하면서 이것을 몇 차례 행할 것이다.

대조적으로, 정적 신장은 근육힘줄 단위를 ROM 끝까지 천천히 움직여서 근육반사 활동을 피하며, 끝범위에서 수초 동안 유지한다. 근전도 기술을 이용한 연구에서 정적 신장 시 낮은 근육활동을 보이는 것으로 나타났다.[99,155,156] 이러한 결과는 또한 신장 동안 대상자가 수의적으로 이완하고 편안해 하는 것에 좌우된다.

고유수용성신경근촉진법(PNF) (Proprioceptive Neuromuscular Facilitation)

ROM 증가를 촉진시키는 세 번째 기법은 고유수용성 신경근 촉진법(PNF)이다. PNF는 실제로 고유수용기를 자극하여 신경근 반응을 증진시키도록 고안된 폭넓은 범위의 기법을 포함한 전체적인 치료방식이다.[144] PNF는 전통적 또는 수정된 것으로 인식될 수 있다. "전통적인" 것은 Knott와 Voss에 의해 설명된 임상적 접근을 언급하고, 수정된 접근은 어떤 정해진 PNF 기법과 원리를 신체훈련에 사용하기 위해 바꾸는 것이다. 신장은 이 수정된 PNF 접근법의 많은 국면(aspect) 중 하나이다. 이러한 신장기법은 척수반사 경로에 의한 저항을 최소화시킴에 의해서 ROM을 증가시키기 위한 시도에서 수의적인 수축을 이용한다.[125] 최근에는 근육의 유연성을 증가시키고 강화시키는데 이용되고, 50년 이상 동안 스포츠, 신경근 재활, 정형외과 임상적 환경에서 이용되어 왔다.[134] PNF 신장의 주요 구성요소는 대각선 패턴으로 움직이는 것이고, 신장만 하는 것보다

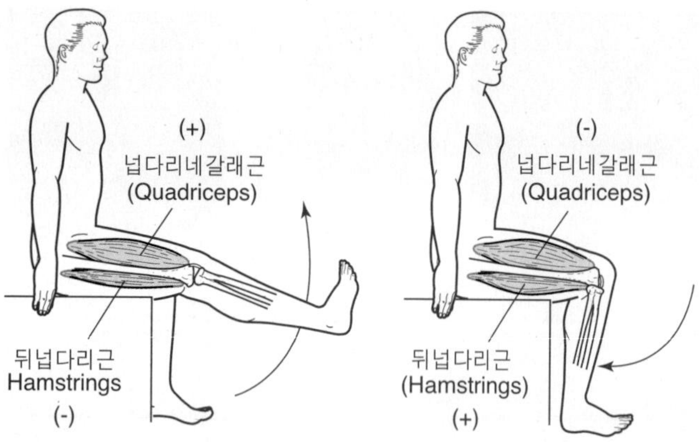

그림 3.18 상호억제.

더 큰 범위에 도달하기 위해서 신장 이전에 등척성 수축을 이용한다(6장을 보시오). 많은 임상가들은 PNF 패턴을 상당히 수정하였으며, Knott와 Voss의 의해 설명된 최초의 대각선패턴으로부터 평면 패턴으로 눈에 띄게 편향되었다. 그 후, PNF 치료의 효과가 임상가들 사이에서 일치하는지 확인하기는 어렵다.

이론적으로, PNF 기법은 고유수용기 자극을 통해 ROM을 증가시킨다.[1] Taylor 등[61]은 신장된 근육군의 수의적 등척성 수축은 골지힘줄기관반사를 통해 그 근육(자생적 억제, autogenic inhibition)의 자가 억제의 원인이 된다고 설명하였다. 길항근군의 수의적 등척성 수축은 신장된 근육군에 대해 반사적 억제를 일으킨다(상호 억제). 그래서 동시에 주동근(예, 뒤넙다리근)은 촉진되고, 길항근(넙다리네갈래근)은 억제 또는 이완된다**(그림 3.18)**. 길항근의 상호억제는 억제적 반사활동에 의해 더 큰 근육 이완을 일으키는 골지힘줄기관 촉진과 결합한다.

Moore와 Hutton[99]은 PNF와 정적 신장 동안 상대적 근이완을 결정하기 위한 연구를 수행하였다. 그들은 ROM의 더 큰 증가가 있음에도 불구하고, PNF의 주동근 수축을 동반한 수축-이완이 정적 신장보다 신장 시 증가된 근활동을 보였다고 보고하였다. 이들의 연구결과는 신장된 근육에서의 증가된 근전도활동 수준이 ROM 증가를 억제할 것이라는 이론과 모순된다. 그들은 부가적으로 길항근(이 경우 뒤넙다리근)에서 느껴지는 수의적 불쾌감은 주동근 수축(넙다리네갈래근) 동안 가려져 있어서, 신장 불쾌감의 내성 증가에 의해 ROM이 증가되었을 수도 있다고 설명하였다. 그러므로 근 이완 이외의 요인들이 ROM을 증가시키는데 중요하다.[99,157] 그러나 Etnyre와 Abraham[135]은 길항근 사이의 협력수축 현상이 실제로 전극 사이의 혼선이었다고 진술하면서 신장 동안 더 큰 근육활동에 대한 이러한 추론을 배제시켰다. 많은 다른 PNF 기법들이 사용되어지나 좀 더 흔히 사용되는 몇몇 기법은 수축-이완, 주동근 수축을 동반한 수축-이완, 유지-이완, 느린 반전-유지-이완이다. 이것은 6장에서 더 상세히 논의될 것이다.

수축-이완 기법은 임상가의 최대 저항에 대항하여 길항근의 동적인 수축 후 근육을 이완시킨다. 이것은 대상자가 신장을 느낄 때까지 ROM 끝으로 사지를 움직이는 재활임상가에 의해 시작된다. 대상자는 5~10초 동안 임상가의 저항에 대해 근육을 수축시킨 후 이완한다. 그 후 사지는 새로운 범위까지 수동적으로 움직이게 된다; 대상자는 이완하라는 지시를 받고 임상가는 10초 동안 신장을 유지한다 **(그림 3.19a-b)**. 이 과정은 요구되는 반복 횟수가 수행될 때까지 반복되고, 매번 통증이 없는 새로운 제한지점으로 사지를 움직여 그 지점부터 시작하고 지속한다. 예를 들어, 대상자는 임상가의 저항에 대항하여 뒤넙다리근(폄)을 수축하고, 그 다음에 다리를 이완하며, 이는 임상가가 뒤넙다리근을 더 신장시키고 다리를 고관절 굽힘 쪽으로 움직이는 것을 허용한다. 이 자세는 다음 반복을 시작하기 전까지 10초 동안 유지된다.

주동근 수축을 동반한 수축-이완 기법에서 먼저 사지를 신장지점에 두고 재활임상가는 신장된 근육에 대해서 5초 동안 저항을 적용한다(수축-이완 기법과 같이). 그 후 주동근이 구심성으로 수축하는 동안 근육(길항근)은 이완한다; 이것은 상호억제 원리를 이용하여 신장을 촉진하도록 돕는다. 재활임상가는 다시 신장지점에 두고, 새 자세에서 10초 동안 유지한다.

이전 예를 이용하여, 수축-이완 후에 환자는 하지를 고관절 굽힘 쪽으로 더 많이 움직이도록 돕기 위해 넙다리네갈래근을 구심성으로 수축한다(치료사가 긴장지점에 하지를 위치시킨 상태), 그것에 의해 신장이 향상되고 ROM이 증가한다. 새로운 자세는 다음 반복을 시작하기 전에 10초 동안 유지된다.

유지-이완 기법은 최대 수축에 대한 동적 수축이라기보다는 등척성 수축이 사지의 이완 이전에 적용되는 것을 제외하고는 수축-이완과 비슷하다. 그래서 우리의 예에서 대상자는 이완하고 신장되기 전에 뒤넙다리근을 등척성으로 수축한다.

느린 반전 유지-이완 움직임은 주동근 수축을 동반한

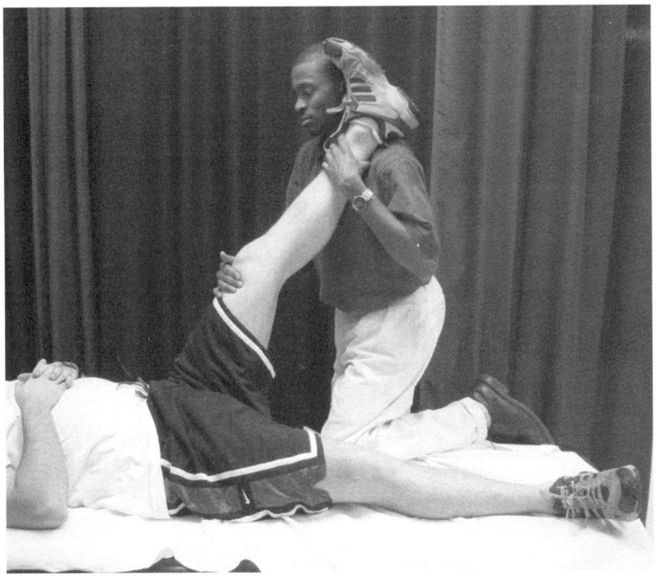

(a)

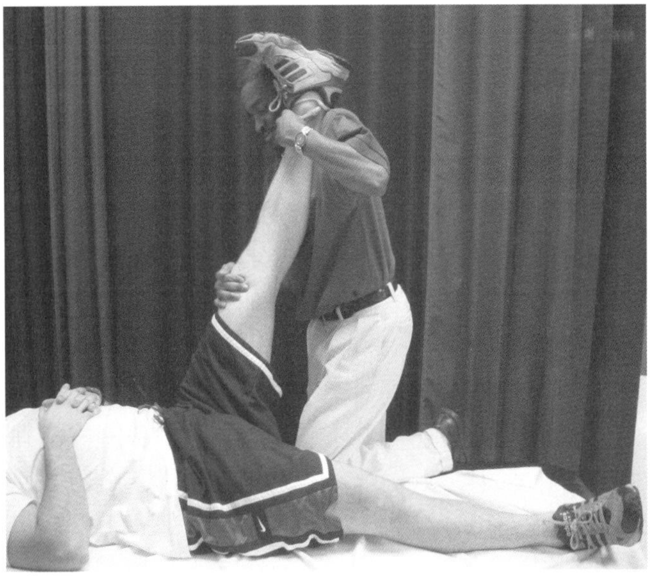

(b)

그림 3.19 (a) 뒤넙다리근 수축-이완 (시작 자세). (b) 뒤넙다리근 수축-이완 (마지막 자세).

수축-이완과 같은 움직임으로 주로 구성되어있다. 이 기법에서 사지는 재활임상가에 의해 신장지점 이전까지 신장된다. 대상자는 임상가에 대항하여 근육(이 경우 뒤넙다리근)을 등척성으로 수축한다. 그 다음 재활임상가가 긴장지점으로 다리를 위치시키는 동안 대상자는 반대되는 근육(이 경우 넙다리네갈래근)을 구심성으로 수축하여, 더 큰 범위의 ROM으로 다리를 신장시킨다. 그 후 이완하고 그 위치에서 10초 동안 유지된다. 제시된 모든 기법들은 3~5회 반복된다.

동적 신장(Dynamic Stretching)

네 번째 유형의 신장은 동적 신장이다. 이 유형의 신장에서 근육은 근 수축에 의해 신장되고 그것에 의해 근육이 가로지르는 부위의 관절 각도가 증가하거나 감소하며, 끝 ROM이 획득될 때 근육힘줄 단위가 연장된다.[158,159] 동적 신장에는 활동 특이적 움직임이 이용되고, 특정 스포츠에서 이용되는 움직임을 통해 신장하여 근육을 준비시키기 때문에 구체적인 준비운동의 요소이다. 예를 들어, 단거리 선수는 고관절 굽힘과 폄을 강조하는 긴 활보(strides)를 이용하여 걸어야 할 것이고, 그 결과 단거리 선수에 의해 이용되는 근육 즉, 고관절 굽힘근과 폄근을 능동적으로 수축하고 신장한다.[151] 동적 신장은 실제로 되튀거나 갑작스러운 끝범위 탄도적 움직임을 포함하지 않는다. 오히려, 모든 움직임은 조절 하에 있다(**그림 3.20**).

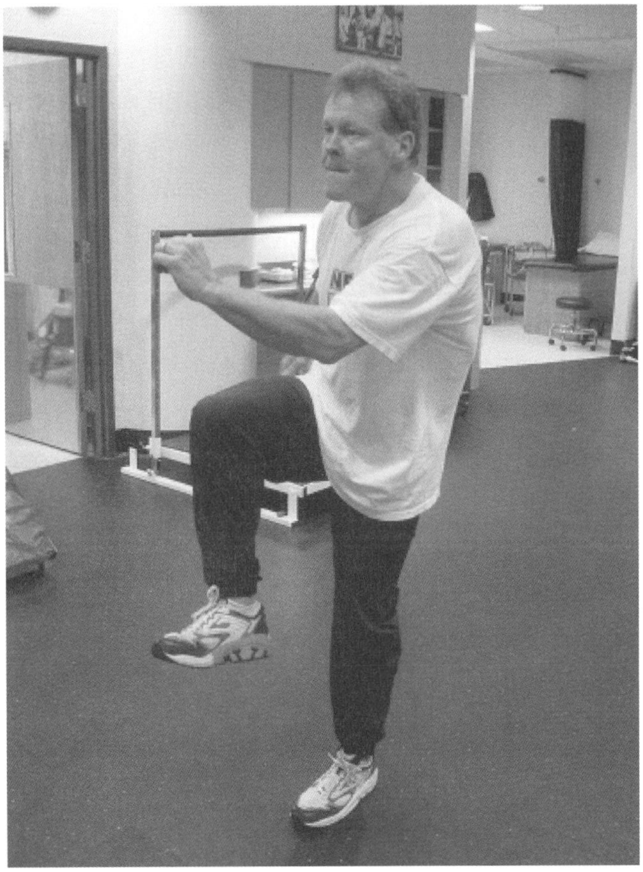

그림 3.20 동적 신장.

신장 비교 (STRETCHING COMPARISONS)

정적 신장, 탄도적 신장, 동적 신장, PNF 기법 모두 유연성을 촉진시키고, 그로 인해 ROM을 증가시킨다는 것이 잘 증명되어왔다.[160-163] 그러나 유연성의 영구적인 변화를 위해 적절한 신장빈도와 기간을 결정하기 위한 더 많은 연구가 여전히 필요하다는 증거가 제시된다.[164] 비교 연구들이 다른 기법의 효력을 밝히기 위해 시도되어왔긴 하지만 어떤 신장기법이 유연성을 증가시키는데 가장 효과적인지에 대한 명백한 증거는 없다. 탄도적 신장과 정적 신장을 비교한 초기 연구는 두 기법 사이의 차이를 보고하지 않았다.[98,100,148,160,162] 동적 신장에 대해 집계된 연구는 거의 없지만, 현재의 연구는 동적 신장이 정적 그리고 탄도적 신장과 똑같거나 더 작은 유연성 획득을 가져올 것이라고 제시한다.[148,159,162]

많은 연구들은 정적 그리고 탄도적 신장에 우선하여 유연성 증진을 위해 선호되는 방법으로 PNF에 대한 지지를 제공해왔다.[98-101,133,148,159,162,163,165,166] 그러나 방법들 사이의 직접적인 비교는 실험설계의 차이, 측정도구, 통제군 부족 또는 부적절한 통제군, 그리고 비일관적인 신장기법 적용으로 인해 실제로 불가능하다. 여러 연구에서 신장기법 사이에 현저한 차이가 관찰되지 않았다;[99,148,162,167] 따라서 PNF 방법이 정적 신장을 했을 때보다 더 나은 결과를 보였다고 결론 내릴 수는 없다. 일부 저자들은 신장연구를 재검토하고 이러한 방법들의 효과에 대해 일치하지 않는 증거를 보고하였고,[134,166] 연구들 간 대부분의 차이는 훈련 방법의 변화, 측정도구, 혼동되는 변수에 의해 설명될 수 있다고 진술하였다. 근전도 활동과 등척성 힘 발달 사이의 선형적 관계를 언급한 다른 연구자들은 정적 신장과 비교하여 PNF의 우위를 보고한 이전 연구들에서 획득된 ROM 증가는 자생적 또는 상호 억제보다는 오히려 근육힘줄 단위 내에서 보다 큰 힘의 점탄성 효과 때문이라는 가설을 세웠다.[168]

PNF는 많은 임상가들이 ROM을 증가시키기 위해 선호하는 방법이긴 하지만, 사용하는데 있어 가장 실제적인 방법은 아니다. PNF는 환자(client)가 적절한 운동패턴을 수행하도록 보장하기 위해 훈련의 초기단계 동안 파트너가 필요하다. 적절한 패턴이 확립된 후 파트너의 안내 또는 피드백 없이도, 많은 PNF 운동은 운동파트너를 대신하여 다른 종류의 저항(탄력밴드 또는 고무줄(tubing))을 사용하여 이루어질 수 있다. 파트너는 항상 이용가능하지 않으며, 환자가 PNF를 수행하기 위해 요구되는 지식을 가지고 있지 않을 수도 있다. PNF 운동은 건강한 성인들을 위한 건강증진계획(fitness plan)의 구성요소로서 널리 사용되지 않는다. 정적 신장은 파트너가 필요하지 않고, 시간과 자원이 제한되는 큰 그룹에서 수행될 수 있기 때문에 가장 흔한 형태의 신장이다. 부가적으로 정적 신장은 몇 가지 이점을 제공한다: (1) 조직의 신장성 한계를 초과할 위험이 더 적다, (2) 에너지 요구도가 낮다, (3) 아직 명확하지는 않을지라도 근육통을 감소시키는데 도움이 된다.[103,169] 유연성 증가에 있어 탄도적 신장과 정적 신장이 같다고 할지라도, 탄도적 신장은 갑작스런 신장으로 잠재적인 근육 손상 때문에 자주 사용되지 않는다.[1,134] 위와 같은 이유로 많은 유연성 프로그램에서 정적 신장이 추천되어 왔으며 널리 수행되고 있다.

제안된 신장 이점 (PROPOSED STRETCHING BENEFITS)

증진된 유연성(Enhanced Flexibility)

신장은 근육힘줄 단위의 조직 순응성을 보다 크게 증진시킬 수 있고, 그 결과 유연성을 증가시킨다. 연구는 장기적 또는 일상적인 신장이 유연성을 장기간 증진시킬 수 있는 반면, 단기 신장은 그렇지 않은 것으로 나타났다.[170-172] Wiktorsson-Moller[104] 등은 8명의 남자를 대상으로 한 연구에서 4~6초 동안 등척성 수축을 한 후 2초간 이완하고, 그 후 8초 동안 수동 신장을 한 경우에 마사지와 준비운동 각각 또는 함께 수행하여 획득된 것과 비교해서 고관절 굽힘/폄, 고관절 외전, 슬관절 굽힘과 발목관절 발등굽힘 관절가동범위가 현저히 증가하였다. 전체 신장프로그램은 15분이 소요되었다. 다른 연구에서도 유사한 결과가 나타났다. 이것으로부터 관절에 대한 특별한 준비운동이 신장과 함께 이용된다면, 유연성의 보다 큰 이득이 나타날 것이라고 가정을 할 수 있다. 건강의 부분으로서 유연성 훈련은 좋은 자세와 관절 가동성을 유지시키는데 도움을 줄 수 있다.[173] 그러나 인간의 유연성에 대한 임상적 조사에서 종속변수로 최대 관절 ROM을 사용해 왔을지라도,[98,99,135,136,140,157,163,165] 최대 관절 ROM은 신장에 대한 근육-힘줄 단위의 행태에 대한 제한된 정보를 제공한다는 것을 명심해야 한다.[124]

근육통 감소 (Relief of Muscular Soreness)

초기 연구에서 느린 신장운동은 운동 후 근육통을 감소시킬 수 있다고 제안하였다. EMG를 이용하여 De Vries[160,174]는 정적 신장이 근육통을 완화시키고 근 활동을 감소시킨다는 것을 증명하였다. 그러나 근육통에 관한 정적 신장의 효과를 검사한 또 다른 연구에서는 대조군과 비교하였을 때 정적 신장은 EMG 근 활동을 현저히 감소시켰으나, 인지되는 통증에 대한 뚜렷한 효과는 없는 것으로 나타났다.[175] 이것은 신장이 한 차례의 단기 신장 후 즉시 또는 운동 후 기간에 걸쳐 운동통증을 감소시키는 효과가 없는 것으로 나타났다고 한 후속 연구에서 확인되었다.[169,176]

매우 흥미롭게도, 신장은 또한 근육통을 야기할 수도 있다는 것이 연구에서 증명되었다. 정적 또는 탄도적 신장이 유의한 지연성개시근육통(delayed onset muscle soreness; DOMS)을 일으키는지 결정하기 위해 수행된 연구 결과, 비슷한 횟수의 정적 그리고 탄도적 신장은 그러한 운동에 익숙하지 않은 대상자에게 있어 DOMS의 유의한 증가를 야기한 것으로 나타났다. 게다가 정적 신장은 탄도적 신장보다 유의하게 더 강한 DOMS를 야기하였다. High[178] 등은 62명의 건강한 남자와 여자 지원자들을 대상으로 운동전 정적 신장이 DOMS와 관련된 통증에 영향을 미치는 정도를 결정하기 위한 시도에서 신장이 근육통을 예방하는데 도움이 되지 않았다고 보고하였다.

근 이완(Muscle Relaxation)

많은 사람들은 이완을 촉진하기 위한 방법으로서 다양한 종류의 신장을 이용한다. 이러한 유형의 유연성 훈련은 요가에서 사용되며,[1] 여기서 확신은 만성 긴장 하의 근육은 덜 강하고, 덜 유연하며, 다양한 유형의 움직임에 대한 스트레스와 충격을 흡수할 능력이 없다는 것이다(10장을 보시오). 연구에서 원치 않는 높은 근 긴장은 고혈압, 두통, 궤양, 근육과 관절 통증과 같은 해로운 부작용을 일으킬 수 있는 것으로 나타났다. 결과적으로 과도한 근 긴장은 근육의 단단함(tightness)을 야기할 수 있다. 전체 건강증진프로그램의 부분으로서 신장은 근육 이완을 촉진시키기 위해 수행될 수 있으며, 그 결과 스트레스와 근 긴장의 이완을 촉진시킨다는 것이 연구에서 제시되었다.[179] 그럴듯한 해석은 신경생리학적 또는 기계적 현상과 관련될 것이다. 예를 들어, 신장상태에서 근방추는 신장에 대한 민감성이 줄어들고 적응하게 되거나 또는 일정한 길이가 유지되는 동안, 힘 이완이 일어나며 근육 자체에 대한 긴장이 감소할 것이다. 근 활동을 측정하기 위해 EMG를 사용한 Mohr[155] 등은 16명의 건강한 지원자들(23~36세) 사이에 30초 또는 아마 더 짧은 정적 신장이 근 이완을 획득하는데 충분하였다고 보고하였다.

손상 예방(Injury Prevention)

문헌에서 운동 전 또는 운동 후 신장이 실제로 손상 위험을 감소시키거나 증가시키는 지에 관한 결과가 일치하지 않는다; 많은 지지자들을 위해, 실험에 의한 임상적 관찰결과가 있다. 어떤 연구는 신장이 손상률을 감소시킬 수 있다고 보고하였다.[105,106,115,180] 하루 3회의 신장이 수행되었을 때[105] 또는 정적 신장 프로그램이 격렬한 운동 바로 전에 시행되었을 때,[106] 그것은 하지의 근육힘줄 스트레인의 발생률 감소와 관련되었다. 다른 연구에서 준비운동의 부분으로서 운동 전 신장 또는 재활프로그램의 부분으로서 신장은 손상의 재발률 또는 퍼센트를 감소시켰다고 보고하였다.[142,180] 반대로 다른 연구에서 신장은 손상 예방에 효과적이지 않은 것으로 나타났다. van Mechelen[116] 등에 따르면, 각각의 달리기 세션 이전에 수행된 준비운동과 신장, 그리고 운동 후 정리운동은 달리기 손상 횟수 감소에 효과적이지 않은 것으로 나타났다. 더욱이, Pope 등[114]은 남자 군인신병을 대상으로 한 무작위 시도에서 신장이 달리기, 행군, 걷기와 같은 체중부하 신체훈련과 관련된 손상에 대해 효과가 거의 없었다고 보고하였다. 그들은 연구에서 정적 신장이 손상 예방에 미치는 영향을 파악하기 위해 12주 훈련프로그램에 참여한 1,538명의 남자 군인 신병들을 검사하였다. 신병들은 무작위로 두 그룹으로 분류되었다(신장그룹과 신장을 하지 않은 그룹). 두 그룹 모두 유산소 준비운동을 시행하였고 신장그룹은 주요 하지근육군 모두 정적 신장을 20초간 실시하였다. 12주에, 333명의 하지 손상이 관찰되었으나 신장그룹과 신장을 하지 않은 그룹 간의 유의한 차이는 나타나지 않았다. 건강(fitness)수준 (20m 왕복 달리기에 의해 측정됨), 체중, 나이, 입대날짜가 또한 기록되었고, 손상 위험에 대한 보다 강한 예언이 되는 것으로 보고되었다. 건강수준이 가장 낮은 사람은 가장 높은 사람에 비해 손상을 입을 확률이 14배 더 높았고, 운동프로그램에 나중에 참여했던 신병과 나이 많은 신병들 또한 보다 젊은 신병들에 비해 손상을 더 많이 입었다.

많은 재활임상가들은 관절 유연성의 증가가 손상을 예방할 수 있고,[76] 특히 최대의 근육힘줄 신장성이 요구되는 활동(즉, 체조)에서 그렇다고 믿고 있다. 비록 몇몇 재활임상가들이 손상을 예방하기 위해 유연성 훈련이 필요하다는 것을 제시하기 위해 임상적 자료가 존재한다고 진술하였을지라도, 이용 가능한 자료는 유연성 부족이 손상을 입기 쉽게 하거나 또는 최소한의 유연성이 손상을 예방하기 위해 필요한지 어떤지를 입증하지 않는다. 유연성, 신장, 손상 예방에 관련된 논문의 재검토(reviews)에서[117,181] 연구자들은 준비운동에 신장이 포함되는 가장 인정받는 이유 중의 하나는 신장이 근육 손상의 위험을 감소시킬 것이라는 개념에 기초한다고 설명한다. 그러나 그들은 사실상 연구가 종종 회고적(retrospective)이었다고 보고하였다. 그들은 연구에서 운동 전 신장이 손상의 위험을 감소시키지 않는다는 역학적 증거를 지지한다고 결론 내렸다.

> **핵심(Key Point):**
> 손상 위험을 감소시키는 방법으로서 신장만 적용하는 것은 문헌에서 잘 지지되지 않는다.

수행 향상(PERFORMANCE ENHANCEMENT)

장기적인 효과(Long Term Effects)

소수의 연구자들은 유연성 프로그램이 근력과 수행에 미치는 영향을 검사하였다. Wilson[121] 등은 16명의 남자 역도 선수를 대상으로 8주간의 점진적인 정적 신장 프로그램(6~9 세트, 가슴 신장을 위해 세트 당 8~30초)이 가슴의 근육힘줄 경직(stiffness)과 벤치프레스 수행에 미치는 영향을 연구하였다. 신장 그룹은 근육힘줄 경직의 두드러진 감소, 위팔어깨관절의 ROM 증가를 보였으며, 신장을 하지 않은 그룹보다 리바운드 벤치프레스의 수행이 더 나았다. 저자들은 순응적인 근육힘줄 단위(덜 경직됨)가 근육의 병렬 탄성요소 내의 에너지 방출과 증가된 로딩(loading)으로 인해 현저히 더 많은 일을 생성할 수 있었다고 결론지었다.

Klinge 등[156]은 등척성 근력훈련 또는 뒤넙다리근 유연성 훈련을 겸한 등척성 근력훈련이 신장 동안 점탄성 반응을 변화시키는지에 관한 실험을 수행하였다. 12명의 남자를 대상으로, 한 그룹은 등척성 훈련(근력)을 수행하였고, 다른 한 그룹은 등척성과 유연성 훈련(근력과 유연성)을 13주 동안 수행하였다. 10명의 다른 대상자들은 대조군이었다. 13주 훈련 후, 등척성 근력은 두 훈련 그룹 모두에서 약 43% 증가하였고, 근육힘줄 경직과 수동적 토크 또한 두 그룹 모두 증가한 반면, 근전도 활동은 낮게 유지되었다. 근력, 경직 또는 수동적 토크는 두 그룹 사이에 유의한 차이가 나타나지 않았다. 연구자들은 근력 훈련이 신장보다 더 강한 자극이라고 제안하였는데, 그 이유는 근육의 물질적 특성이 신장을 추가함에 의해 바뀌지 않았기 때문이라고 하였다. 유전성 근이영양증에 걸린 6주된 병아리의 비교 연구에서 Ashmore[182]는 날개근육을 1주 동안 신장하였을 때, 근성장과 근 병리에 대한 효과가 일정하지 않았다고 보고하였다. 그러나 1주 된 병아리의 근육을 6주간 신장하였을 때 근육의 무게와 횡단면적은 극적으로 증가되었다.

단기적인 효과(Short Term Effects)

경기 수행이 활동 전 신장에 의해 증진된다고 제안한 이들은 체조와 야구 투구와 같은 특정 관절에서 최대의 ROM 획득이 요구되는 스포츠를 지적하였다. 그러나 유연성과 수행의 상관관계를 지지하는 결정적 자료는 발견되지 않았다. 많은 운동선수들, 코치들, 그리고 재활임상가들을 위해 신장은 준비운동의 중요한 부분으로써 광범위하게 받아들여지고, 그들은 유연성을 숙련된 수행의 중요한 요소로 간주하였다.[172] 더욱이, 신체활동 바로 전에 수행된 신장은 전통적으로 수행을 증진시키는 방법으로서 인정받아 왔다.[117,182] 표준 ROM이 체조, 다이빙, 피겨스케이팅과 같은 특정 기술을 수행하기 위해 필요하며, 많은 활동에서 유연성 증가가 잠재적으로 수행을 증진시킬 수 있다는 것은 그럴 듯하다. 그러나 수행 전 신장이 실제로 수행을 증진시킬 수 있을지 없을지는 많은 연구자들에 의해 연구되어왔다.[172,173] 몇개의 연구에서는 수행 전 신장이 수행을 돕지도, 억제하지도 않는다고 결론지었다.[161,184] 반대로 몇몇의 수행 전 신장에 관한 연구에서는 수행에 부정적인 영향을 나타내었다.[107,108,183, 185-188] 급성 신장 직후 근육-힘줄 단위가 더 약해지고 고강도의 힘을 생성할 수 없으며, 그 기간 동안 근육-

힘줄 단위는 신장된 상태로 유지되는 것으로 나타났다. 만약 이것이 사실이라면, 신장 후 처지는 기간(lag period)에 근육-힘줄 단위는 최대 긴장에 이르기 전에 "느슨함을 조일" 필요가 있다. 그러므로, 과제 바로 전 신장은 근력 결함을 일으킬 수도 있으며, 그것에 의해 수행을 방해한다. 그 결과 낮은 강도의 근수축이 아마도 스포츠 수행 직전에 수행되어야 한다고 제안되어 왔다(즉, 동적 신장).[189]

몇몇 연구에서 수행 전 신장이 수행을 증진시킨다는 증거를 제공하였다. Godges[161] 등은 25명의 건강한 남자대학생을 대상으로 PNF와 정적 신장이 고관절 ROM과 보행 경제(economy, 주어진 속도에서 소모된 산소량)에 미치는 영향을 연구하였다. 고관절 굽힘근과 폄근은 각 기법을 사용하여 2분 동안 신장되었다. 두 기법 모두 고관절 가동범위를 유의하게 증가시켰다. ROM 증진은 40%, 60%, 80% VO_{2max} 속도의 달리기에서 보행 경제와 관련 있었다. 정적 신장 후 달리기 경제성은 기준선(baseline) 달리기 속도와 비교했을 때 VO_{2max}가 두드러지게 감소하였다. PNF 신장은 60% VO_{2max} 달리기 속도에서만 보행 경제가 유의하게 증진되었다. 다른 연구에서는 선택된 관절의 ROM(유연성)과 달리기 경제 사이의 역관계를 증명하였다. Craib[190] 등은 19명의 잘 훈련된 남자 후보엘리트 장거리 달리기 선수들을 대상으로 한 검사에서 체간과 하지의 유연성이 더 적은 선수들이 더 경제적이었다고 보고하였다. 그들의 결론은 체간과 하지의 비유연성(inflexibility)이 근육-힘줄 단위로부터 탄성 에너지의 저장과 회복을 증가시켰으며, 그것에 의해 근 활동에 대한 요구가 감소하였고, 달리기 경제가 증가하였다고 제시하였다. 신체적으로 활동적인 16명의 여자대학생과 16명의 남자대학생을 대상으로 장기 신장프로그램을 연구한 Nelson[191] 등은 신장그룹과 대조군 모두 최대하 달리기의 산소소비에서 유의한 변화가 나타나지 않았기 때문에 장기 신장프로그램이 달리기 경제에 반드시 부정적인 영향을 미치지는 않는다고 결론지었다.

대부분의 연구에서 수행 전 신장은 신장 후 즉각적인 수행을 증진시키지 않는 것으로 나타났다. 몇몇 저자들은 최대 수의적 수축(즉, 발바닥쪽 굽힘근 토크)과 근 활동(EMG)에 대한 수동 신장의 효과를 연구하였다. 그들은 수동 신장 후 단일수축 토크와 운동단위 활성화 모두 현저하게 감소되었으며, 몇몇 경우에 한 시간까지 감소된 상태를 유지했다고 제안하였다. Behm[107,183,192,193] 등은 정상성인 남자대상자들(20~43세) 사이에서 20분간의 지속적, 정적, 수동 신장 후에 발생한 힘 소실의 근본적인 요인을 조사하였다. 그들의 자료분석 결과, 신장 후의 힘 감소가 근 탄성의 변화보다 근 비활성화에 의해 더 많은 영향을 받았다고 제시하였다.

다른 연구자들은 또한 최대근력 수행에 대한 수행 전 신장의 효과를 조사하였다. 운동 전 신장은 성공이 최대 힘 출력과 관련된 기술의 수행에 대해 부정적인 영향을 미칠 수 있음을 제안하였다. Kokkonen[108] 등은 체육교육과 학생(22±5세) 15명의 남자와 15명의 여자를 대상으로 무릎 굽힘과 폄 최대 근력 수행에 대한 정적 신장의 효과를 연구하였고 양쪽 모두 현저한 감소를 보고하였다. 앉은 자세에서 팔 뻗기 점수는 근력 감소와 음의 관계가 있는 신장관리로 인해 유연성이 유의하게 증가하였음을 나타냈다. 저자들은 신장이 근 활성화(그들은 신장 후 증가된 휴식시간 다음의 자생적 억제의 가능성을 고려하지 않았음)를 감소시켰다기 보다 오히려 근육힘줄 경직(증가된 근육 순응)을 감소시켰다고 제안하였다. 이것은 길이-장력 곡선의 보다 작은 최적 범위로 근육의 수축특성이 이동한 것으로 해석될 수 있다. Nelson[188] 등은 22세에서 28세 사이의 남자 10명과 여자 5명 사이에서 5개의 최대토크 속도의 넙다리네갈래근군에 대한 정적 신장(4 세트; 1 세트 능동, 3 세트 수동) 효과를 측정하였다. 기준선 토크 측정과 비교하여, 2개의 가장 느린 속도에서만 토크가 현저하게 감소하였다. 그들은 정적 신장이 주로 서근섬유에 집중되었을 것이라고 결론 내렸다. 다른 연구에서 신장의 효과는 속도 특이적일 뿐만 아니라 관절각도 특이적인 것으로 나타났으며, 각 관절각도의 최대 수의적 수축의 평균은 신장 전 값보다 유의하게 낮은 것으로 보고되었다.[187]

뒤넙다리근의 유연성과 뒤넙다리근의 근 수행 사이의 관계를 결정하기 위한 시도에서 Worrell[194] 등은 19명의 대상자들 사이에서 등속성 최대 토크에 대한 PNF와 정적 신장의 효과를 검사하였다. 그들은 다른 신장 사이에 유연성 차이가 없다고 보고하였다. 그러나 그들은 무릎 굽힘근 원심성 힘 생성의 두드러진 증가가 60°/sec와 120°/sec에서 발생한 반면, 최대 구심성 힘에서의 증진은 120°/sec에서만 일어났다. 원심성 힘 생성의 증가는 유연성과 근육힘줄 순응성(경직 감소)의 유의한 증가로 인한 것이며, 이는 근육힘줄 단위가 힘 생성을 위해 더 많은 탄성에너지를 저장하도록 허용하였기 때문이다.

Nelson[195] 등은 10명의 훈련받지 않은 남자대학생들을 대상으로 근육힘줄 경직에 대한 수행 전 신장의 효과와 수행 전 신장이 수직점프 수행을 증진시키는지를 결정하기 위해 저장된 탄성에너지의 양을 조사하였다. 신장 후 웅크린 자세에서의 점프(squat jump)와 반동움직임 수직점프(countermovement vertical jump)의 높이 모두 유의하게 감소되었다. 연구자들은 수직점프에 대한 총힘 생성은 신장으로 감소되었으나 수행 감소가 근육의 탄성특성 변화로부터 나타나지 않았다고 결론지었다. 수행 감소의 원인이 되는 기전을 결정하기 위한 노력으로 Cornwell[185] 등은 근육힘줄 경직 또는 감소된 근 활동 중 어느 것이 원인인지 밝히기 위해 조사하였다. 그들은 10명의 남자를 대상으로 웅크린 자세에서의 점프와 반동움직임 점프를 사용하여 발바닥쪽굽힘근의 신경기계적(neuromechanical) 특성에 대한 수동 신장의 효과를 연구하였다. 신장 후 근육힘줄 경직의 유의한 차이가 나타났다. 반동움직임 점프의 높이는 유의하게 감소되었으나 근 활동에서의 감소는 나타나지 않았다. 그러나 웅크린 자세에서의 점프 높이는 변하지 않았으나 근 활동의 현저한 감소가 관찰되었다. 근육힘줄 경직에 좌우되는 반동움직임 점프의 높이는 유의하게 감소된 반면, 웅크린 자세에서의 점프 높이는 유의한 변화가 없었기 때문에 수행 감소는 운동활성화의 변화보다 오히려 발바닥쪽굽힘근 근육힘줄 경직의 변화에 기인한 것으로 결론 내렸다.

수행에 영향을 미치는 신장에 대한 이론적 근거 (Rationale for Stretching Affecting Performance)

신장 후 일어나는 수행 감소를 설명하기 위해 두 가지 주요 이론이 제안되었다. 첫 번째로 제안된 이론은 Wilson[122] 등에 의해 수행된 연구를 기초로 하며, 그들은 등척성과 구심성 수행을 최대화 하는 근육힘줄 시스템의 경직이 탄성연속체에 대한 경직 쪽으로 빗나가는 것 같다고 결론 내렸다. 뻣뻣한 근육힘줄 단위는 개선된 수축성 요소의 길이와 단축속도의 결합을 통하여 수축성 요소의 힘 생성 능력을 증가시키는 것으로 나타났다. 게다가, Wilson[122] 등은 그들의 연구에 참여했던 13명의 훈련된 대상자들 사이에 근육힘줄 경직과 원심성 수축 사이의 관계를 발견하지 못했다. 또한 근육힘줄 경직에 관한 이론을 지지하는 Gleim[117] 등은 그들의 고찰논문에서 증가된 유연성이 움직임을 위해 극단적인 동작에 의존하는 일부 스포츠에서의 수행을 위해서는 중요하나, 실제로 유연성 감소는 ROM의 중간범위만 사용하는 스포츠에서 움직임 경제를 증가시킬 수도 있다고 결론지었다. 이것은 미국프로미식축구선수들의 정적 유연성 측정에 의해 제시되었으며, 구심성 근력과 근육골격 긴장(tightness)이 관련되어있다. 이것은 근육이 더 뻣뻣할수록 수축성 힘 생성의 전도가 더 효율적으로 제공된다는 생각을 지지한다. 더욱이, Fowles[107] 등에 의하면 감소된 근육경직은 순응적 연속 요소(in-series elements)를 "단단히 죄기" 위해 더 많은 시간이 필요하기 때문에 유발된 근육단일수축 진폭과 모양에 영향을 줄 수 있다. 부가적으로, 증가된 근육길이는 주어진 관절각도에서 힘을 생성하기 위해 결합하는 관절 역학과 근육 특성의 정교한 균형을 바꿀 수 있다.

두 번째 이론은 근 신장이 자생적 억제를 일으킨다고 주장한다. 근육 또는 관절 고유감각수용기(예, 골지힘줄기관과 낮은 역치의 통증 수용기)는 신장된 근육과 그것의 협력근 모두 반사적 억제(자생적 억제)를 일으키는 것으로 지속적인 신장에 반응한다. 더욱이, 사람이 그들의 통증 역치까지 반복적으로 신장할 때 근육, 힘줄, 관절낭에 위치한 통증 수용기 또한 근육 활성화에 대한 책임이 있는 신경로를 억제할 수 있다. 이것은 이용 가능한 수의 운동단위를 감소시켜서 힘 생성을 제한한다. 또한 자생적 억제 원리를 지지하는 Fowles[107] 등은 10명(남자 6명, 여자 4명)의 젊음 성인들을 대상으로 2분간 발바닥쪽굽힘근을 지속적으로 신장시킨 후 30분 동안 최대 수의적 수축력이 25% 소실되었다고 보고하였다. 이러한 소실의 60%는 근섬유 활성화의 부족으로 인한 것이고 나머지 40%는 힘 생성에 영향을 미치는 다른 요인(예, 근육힘줄 경직, 힘-장력 관계)에 의한 것이다. 1시간까지 평균 최대 수의적 수축의 10% 소실이 유지되었다. 최대 수의적 수축의 소실(10%) 중 1%는 근섬유 활성화에 의한 것이고, 나머지 99%는 힘 생성 요인에 의한 것이다. 지속적인 2분간의 신장 후 수의적 근력이 1시간 동안 감소되었다는 것은 다시 강조되어야 한다.

> **핵심(Key Point):**
>
> 문헌고찰에서 신장은 자생적 억제와 근육힘줄 경직의 변화, 이 두 가지 요인으로 인해 힘(strength)을 감소시킬 수 있는 것으로 나타났다. 이러한 변화가 일어날 때, 힘(force) 생성이 감소될 수 있으며, 그것에 의해 수행에 직접적으로 영향을 미치게 된다.

신장시 주의사항 (STRETCHING PRECAUTIONS)

신장이 관절의 "과도한 유연성" 또는 이완(laxity)을 이끌 수 있다는 일부 추측이 있을지라도, 이러한 관점은 문헌에서 지지되지 않았다. 대부분의 이완(laxity)은 해부학적 특성이며, 신장의 결과가 아닌 것으로 나타났다. 신장은 거의 누구라도 참여할 수 있는 활동이다. 신장은 느리고 적응적 과정이라는 것을 기억하시오. 그래서 신장프로그램을 고려하거나 또는 신장을 이용한 재활을 수행할 때 몇 가지 중요한 지침과 주의사항을 따르거나 고려해야 한다:[173]

1. 신장 전에 조직을 따뜻하게 한다.
2. 신장은 편안해야 하고 통증지점(과신장)까지 하지 않아야 한다.
3. 유연성은 각 관절에 특정되므로 신장프로그램은 운동에 포함될 모든 관절을 고려해야 한다(신장을 활동 전 또는 후에 하든지).
4. 병리 또는 질환 주변부위를 신장할 때, 운동 경고와 주의로서 통증을 이용하시오(예, 골절, 염증, 감염, 골다공증, 염좌와 과도긴장, 과가동성, 피부질환).
5. 적절한 신장기법과 위치에 대해 명확하게 하시오.
6. 근불균형을 피하기 위해 길항근뿐만 아니라, 주동근을 신장하시오.
7. 안전과 효과를 보장하기 위해 다른 유형의 신장에 대해 각각의 지침을 따르시오.

신장 보조기구(STRETCHING AIDS)

신장을 위해 제시된 다양한 기법에 추가적으로 특별히 고안된 신장 보조기구가 ROM을 증가시키기 위해 이용될 수 있다(예, 경사판)(**그림 3.21**). 많은 이러한 보조기구들은 치료적 운동프로그램에서 사용되며, 비용과 정교함이 다양하다. 고려되는 요소는 제품의 안전, 효과, 내구성이 포함된다. 재활 임상가는 다른 유형의 신장 보조기구를 조사해야 하고, 환자에게 그것을 처방하기 전에 그것의 안전과 효과를 평가할 수 있어야 한다.

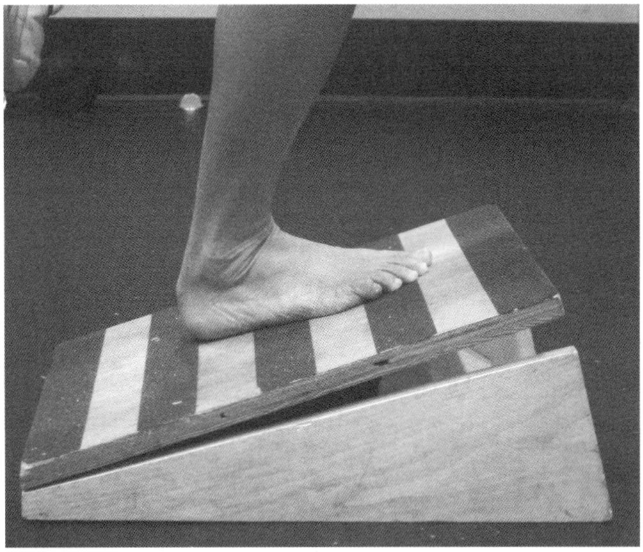

그림 3.21 경사판을 이용한 장딴지근 신장.

신장 프로그램의 필수사항 (ESSENTIALS OF A STRETCHING PROGRAM)

신장할 때(When to Stretch)

제한된 과학적 문헌이 운동프로그램에서 신장에 대한 적절한 이유와 역할을 인식하기 위해 이용할 수 있다. 첫째로 신장과 준비운동(warm up)이 같지 않다는 것을 주목해야 한다. 신장이 근육온도를 증가시키는데 충분할 지라도,[102] 준비운동은 강렬한 운동에 대비하여 신체를 준비시키기 위해 전신과 근육의 온도를 높이는 활동이다.[143] 많은 사람들은 신장이 근육힘줄 신장성을 증가시키기 위한 준비운동의 중요한 부분이지만 완전한 준비운동을 구성하지는 않는다고 믿는다.[196] 수행되는 신장유형에 따라 문헌은 이러한 후자의 견해를 지지하는 것 같다. Wiktorsson-Moller[104] 등은 준비운동이 실제로 신장으로부터 획득된 근육힘줄 신장성에 영향을 미치는 지에 대해 의문을 가지고 있을지라도, 신장 전 준비운동이 관절 ROM의 현저한 변화를 일으킨다고 보고하였다. 신장이 준비운동 초기에 시작되지 않아야 한다고 믿는 사람들도 있다. 왜냐하면, 최적의 근육힘줄 기능을 위한 조직 온도가 너무 낮기 때문에 조직이 덜 순응적이며, 결국 조직이 활동을 위한 준비가 덜 될 수도 있다. 많은 연구자들은 점진적으로 더 강한 운동이 신장 전에 수행되는 것 외에 최소 5분간의 열을 추천하는 반면,[126,196] 다른 이들은 따뜻해진 근육조직이 더 나은 신장 또는 손상을 덜 입기 위해 반드시 필요한 것은 아니라고 설명하면서 대체적으로 신장 전 운동에 찬성하지 않는다. 부가적으로, 운동에서 ROM에 대한 요구는 전반적으로 크지 않다.

많은 저자들이 실제 경기나 연습을 하기 전에 신장을 장려하는 이유는 손상에 대한 개인의 보호를 제공하기 위해서이다. 증가된 근육힘줄 신장성이 잠재적으로 관절 유연성을 향상시킨다고 인용하면서 운동 기간 후 신장을 주장하는 사람도 있다. 그러나 Cornelius[112] 등은 신장이 포함된 6주 훈련프로그램에서 ROM 증가에 있어 유의한 차이를 보이지 않았다고 보고하였다. 그들의 연구에서 정적 신장은 각 훈련 전, 후, 그리고 전과 후 모두 실시되었다. 모든 대상자들의 ROM이 유의하게 증가하였다.

프로그램(Program)

준비운동. 준비운동의 목적은 활동 또는 스포츠 동안 직면하게 될 스트레스에 대비하여 신체를 준비시키는 것이다. 준비운동은 핵심체온을 증가시키고 일시적인 결합조직 결속(bonds)을 중단시키는 것이다. 근육이 수축할 때 열이 발생하여 근육 내 온도를 증가시킨다.[120] 증가된 근육온도의 효과는 (1) 헤모글로빈과 미오글로빈으로부터 산소의 해리를 증가시키고, (2) 활동전위의 전도속도를 증가시키고, (3) 대사율을 증가시키고, (4) 근육으로 혈액 흐름을 증가시키고, (5) 근육의 점성을 감소시키며, (6) 결합조직 순응을 증가시킬 것이다.[60] 그 결과 ROM은 증가될 것이다.[120] 따뜻해진 근육은 더 강하게 수축시키고 더 빨리 이완시키는 능력이 있으며,[197,198] 그것에 의해 사용되는 근육의 일 생성과 수행을 잠재적으로 향상시킨다.[199,200] 다섯 명의 건강한 남자를 대상으로 하퇴삼두근의 수축 특성에 대한 온도의 효과를 연구한 Davies와 Young[201]은 근육 온도가 정상보다 3.1℃ 증가하였을 때 근육의 수축성 요소의 수축속도(약 7%)와 이완시간(약 22%)이 유의하게 증가하였다고 보고하였다. 근육-힘줄 단위의 행태에 대한 준비운동(신장을 하지 않음)의 효과를 조사한 연구에서 Safran[115] 등은 더 큰 힘과 길이의 증가가 따뜻해진 조직을 찢기 위해 필요하였다고 보고하였다. 그러나 비탄력적인 차가운 조직에서는 길이의 증가가 나타나지 않았다.

> **핵심(Key Point):**
>
> 따뜻해진 근육은 더 강하게 수축하고 더 빨리 이완될 수 있다.

폭넓게 수용되는 준비운동 프로토콜은 두 가지 구성요소를 포함한다: 5~10분간의 유산소운동으로 구성되는 *일반적인* 요소와 특정 스포츠 또는 활동에 알맞은 운동을 포함하는 구체적인 요소. ***구체적인*** 준비운동은 대개 8~15분간 지속되며, 특정 신장뿐만 아니라 동적인 활동을 포함한다.[151] 물론 이러한 준비운동 시간은 활동 또는 경기종목의 특성에 따라 어느 정도 다양하다. 선택된 준비운동의 유형이 무엇이든 체온을 증가시키기 위해 충분히 강해야 하나 피로를 유발할 정도로 강해서는 안 된다. 실제 운동경기 전 5~10분간의 준비운동은 점점 약하게 해야 된다.[143] 전통적으로 신장은 수행을 향상시키고 손상을 예방한다고 생각했기 때문에 구체적 준비운동에 포함되어왔다.

근육-힘줄 단위를 가장 효과적으로 신장하기 위해서는 근육 내 온도가 증가되어야 한다는 것에 동의한다. 물론, 임상적 가정은 더 순응적인 근육이 더 많이 신장될 수 있고 따라서 손상을 덜 입게 된다는 것이다.[117] 그러나 많은 사람들은 주로 증가된 조직 경직 때문에 준비운동 기간이 ROM을 증가시키기 위한 최선의 시간은 아니라고 생각한다. 수행을 향상시키고 손상을 예방할 가능성은 의문스럽고, 활동 전의 신장에 대한 인지된 이점이 맞지 않을 수도 있다. 점차적으로 강도를 증가시키는 저에서 중정도의 근 활동(동적 신장)이 준비운동으로서 정적 신장보다 더 적절할 수도 있다. 신장과 활동적인 준비운동의 병용을 검사한 연구에서 경직의 감소는 신장의 효과가 아니라 주로 증가된 근육온도의 결과인 것으로 밝혀졌다.[202,203] 신장의 포함은 준비운동 부분에 쓰이는 시간을 증가시킬 것이다.

근육 내 온도를 증가시키는 것은 또한 ROM에 대한 효과가 있는 외적인 방법을 통해서 획득될 수 있다.[113] 15명의 성인남자와 15명의 성인여자(30±6세)를 대상으로 고관절 ROM에 대한 열 단독, 신장 단독, 또는 열과 신장을 병행한 것의 효과를 파악하기 위한 무작위연구에서 Henricson[204] 등은 열(20분간 43℃ 온도로 전기열패드)만 적용한 그룹에서는 고관절 ROM이 증가되지 않았으나 열없이 신장만 적용한 그룹에서는 고관절 ROM이 증가되었고, 열과 신장을 병행한 그룹에서는 ROM의 증가가 가장 높았으며 30분간 유지되었다. 이러한 결과는 열이 아교질 신장을 증가시키고 근육힘줄 경직을 감소시킨다고 보고한 다른 연구자들의 결과와 일치한다.[205,206] 그러나 근육 내 온도를 증가시키는 주된 방법으로서 대부분 운동을 이용할 것을 추천한다.

Stewart와 Sleivert[207]는 9명의 남자를 대상으로 ROM과 무산소 수행에 대한 준비운동의 강도에 대한 효과를 연구하였다. 대상자들은 15분간 60, 70, 80% VO_{2max}로 트레드밀 달리기를 수행하였다. 준비운동 후 PNF (수축-이완) 신장이 수행되었다. 결과는 발목 발등굽힘 ROM이 모든 준비운동조건에서 유의하게 증가하였다. 그러나 80% VO_{2max} 준비운동 후에만 고관절 굽힘이 유의하게 증가된 것을 제외하고 준비운동의 강도에 따른 획득된 ROM의 변화는 없었다. 60~70% VO_{2max}의 유산소 준비운동은 무산소 수행(최대 트레드밀 달리기에서 관찰됨) 또한 증가시키는 것으로 나타났다; 80% VO_{2max}로 수행된 준비운동은 수행을 증진시키지 않았다. 따라서 60~70% VO_{2max} 강도로 15분간 준비운동을 하는 것이 ROM 증진과 차후의 무산소 수행 향상을 위해 추천되었다.

Wiemann과 Hahn[208]은 69명의 정상 성인남자(20±34세)를 대상으로 저항훈련, 정적 그리고 탄도적 신장, 고정용 자전거 타기가 ROM과 신장으로 유도된 EMG 활동에 미치는 영향에 대해 연구하였다. 그들은 정적 신장, 탄도적 신장, 유산소 자전거타기 모두 무릎 굽힘근의 ROM을 증가시켰다고 보고하였다. 무릎 굽힘근의 신장 전과 후의 검사는 정적 신장, 탄도적 신장, 그리고 자전거 타기로 인해 EMG 활동이 감소된 것으로 나타났다. 그들은 더 높은 신장 스트레인에 대한 대상자의 내성이 단기간의 신장운동 후 ROM을 증가시킨다고 제안하였다. 그러나 그들은 근육힘줄 경직의 감소는 발견하지 못했으며, 이러한 결과는 12명의 레크레이션 선수들을 대상으로 10분간의 정적 그리고 탄도적 신장 후 무릎 굽힘근의 근육힘줄 경직에서 유의한 감소가 없었다고 보고한 Magnusson[209] 등의 연구결과와 일치한다.

Taylor[210] 등은 수동 정적 신장 대 등척성 근수축을 이용하여 토끼근육의 점탄성특성 변화를 연구하였다. 그들은 신장과 수축 모두 근육-힘줄 단위의 스트레스-이완을 일으켰다고 결론 내렸다. 등척성 수축과 수동 신장 모두 결합조직의 연장을 일으키기 때문에 이러한 발견은 신장 또는 수축에 의해 힘이 생성된 후 결합조직의 점성요소가 변화된 결과일 수도 있다. 이 연구는 정상적으로 수동적 신장과 관련된 결과인 중립 근육 길이에서의 수동적 긴장 감소가 등척성 근수축에 의해서도 일어날 수 있음을 제안하였다. Rosenbaum과 Hennig[203]는 또한 신장 후 관찰된 힘 특성이 근육 순응의 증진을 나타낸다고 보고하였다; 그러나 50명의 남자 대상자들 사이에서 부가적인 준비운동 후 일어난 변화는 힘 발달의 증진과 EMG 활동의 감소와 관련하여 더 뚜렷한 효과가 있었다. Moller[111] 등은 8명의 남자 지원자들의 ROM에 대한 준비운동, 마사지, 신장에 대한 효과를 연구하였다. 다른 연구와 대조적으로 그들의 결과는 신장만 적용한 조건이 마사지, 준비운동, 또는 마사지와 준비운동과 신장을 병행한 조건보다 유연성이 더 크게 증가한 것으로 나타났다.

기간과 빈도. 특정 기간, 빈도, 신장 반복횟수는 연구 보고들 사이에 다양하다. 각 신장의 기간은 대상관절, 유연성의 목적, 사용되는 신장기법에 달려있다. 현재까지 증거는 신장이 대략 10~60초까지 유지될 수 있는 것으로 나타났다. 대부분의 연구는 신장이 15~30초 사이에서 유지되는 것을 추천하였다.[109,124,170,211] 연구자들은 ROM 증가에 대한 신장 유지의 효과를 결정하기 위해서 신장기간(duration)을 다양하게 했다. 그러나 운동기간(sessions)에 신장의 반복횟수를 연구한 조사는 매우 적었다. 근육-힘줄 단위가 주기적으로 고정된 긴장 또는 길이까지 신장될 때, 크리프(creep)와 스트레스-이완의 특성은 각 주기에 일어난다. 토끼의 근육-힘줄 단위를 이용한 실험에서, Taylor[61] 등은 길이 변화의 80%가 매 30초로 처음 네 번 신장 후 일어났다고 보고하였다. 뒤넙다리근의 수동 긴장과 경직 감소는 또는 주기적인 신장과 더불어 나타났다.[124] McNair[212] 등은 15명의 성인남자와 8명의 성인여자를 대상으로 발목관절을 신장할 때 긴장의 가장 큰 변화는 첫 20초에 발견되었다고 제시하였다. 조직의 구조적 그리고 형태학적 차이 때문에 각 조직의 신장기간을 예측하는 것은 매우 어렵다고 지적하였다.[7] 현재 ACSM 지침은 각 신장운동 동안 3번에서 5번의 반복을 추천한다.[213]

Madding[149] 등은 72명의 성인남자(27.1±4.4세)를 대상으로 15초, 45초, 또는 120초의 수동 신장을 한 번씩 반복한 후 즉시 고관절 외전 ROM을 측정하여 비교하였다. 결과는 각각의 세 가지 신장 후 고관절 외전 ROM이 유의하게 증가된 것으로 나타났다. 그러나 세 가지 신장 사이에 유의한 차이는 나타나지 않았다. 그들은 15, 45, 또는 120초 동안 신장을 유지한 것 사이에 차이가 없었다고 결론지었다. 57명의 정상성인을 대상으로 한 6주간의 연구에서 Bandy와 Irion[109]은 주 5일간 신장을 수행한 세 가지 그룹에 대해 무릎 ROM을 증가시키는데 가장 유익한 신장기간이 어느 것인지를 밝히려고 시도하였다. 적용된 신장시간은 15, 30, 60초였다. 자료분석 결과 모든 그룹에서 무릎 ROM이 유의하게 증가되었으나 15초보다 30초와 60초가 유의하게 더 효과적인 것으로 나타났다. 하지만 60초는 30초와 유의한 차이가 없었다.

93명의 정상성인을 대상으로 한 후속연구에서 Bandy 등[170]은 무릎 ROM을 증가시키는데 있어 신장 빈도와 시간 길이에 의문을 제기하였다. 그들의 이전 연구에서처럼 신장 프로그램은 6주 동안 주 5일간 수행되었다. 신장처치는 세 번의 1분 신장, 세 번의 30초 신장, 한 번의 1분 신장, 그리고 한 번의 30초 신장으로 구성하였다. 그들은 신장빈도의 증가가 ROM을 유의하게 증가시키지 않았다고 보고하였다. 세 번의 반복 신장그룹이 한 번의 반복 신장그룹보다 유의하게 더 큰 ROM을 획득하지 못했다. 부가적으로, 1분 신장그룹은 30초 신장그룹보다 더 높은 결과를 얻지 못했다. 연구자들은 30초간 한 번 신장하는 것이 유연성을 증가시키는데 최적이라고 하였다. Roberts와 Wilson[211]은 19명의 성인남자와 5명의 성인여자를 대상으로 5초간의 수동신장을 아홉 번 반복하는 것과 15초간의 수동신장을 세 번 반복하는 것을 비교하였다. 그들은 수동 ROM에서는 그룹 간 차이가 없었으나, 15초 신장한 조건에서 능동 ROM의 유의한 차이를 보고하였다. 이러한 결과는 5초와 반대로, 15초 동안 신장을 유지하는 것이 능동 ROM의 더 큰 증진을 일으킬 수 있음을 제안한다.

하지만 신장을 지속하는 것이 수동 ROM 증진에는 유의한 영향을 미치지 않을 수도 있다. Borms[214] 등은 좌업 성인여성들을 대상으로 고관절 유연성에 대한 다른 기간의 정적 신장운동 효과를 연구하였다. 세 가지 하위그룹을 구성하였으며(그룹 1, 10초; 그룹 2, 20초; 그룹 3, 30초), 정적 신장기간이 다른 것을 제외하고 각각 같은 프로그램을 수행하였다. 자료분석 결과 10주 후 고관절 유연성이 치료그룹에서 유의하게 향상되었다(two 50 minute sessions/week). 그러나 하위그룹 사이에서 차이는 나타나지 않았다. 이러한 결과는 10초간의 정적 신장이 고관절 유연성을 향상시키는데 충분하다는 것을 제시하였다.

강도. 신장강도는 ROM 증가에 유의한 영향을 미칠 수 있으며, 특히 조직 회복과 관련될 때 신중하게 고려되어야 한다.[126,215] 조절된 스트레스는 조직의 기계적 특성과 길이의 증진에 기여하는 다른 회복 단계에 유리한 영향을 미칠 것이다.[7] 증가된 힘 수준으로 신장하는 것은 구조적 손상을 야기할 수 있으며 근육-힘줄 단위의 급성 구조적 약화를 일으켜서 손상의 위험을 증가시킬 것이다.[216,217] 정적 신장 동안 적절한 강도는 낮은 힘 수준으로 천천히 신장하고 연장된 자세를 유지하는 것이다. 이것은 가장 흔히 긴장지점까지 또는 가벼운 불쾌감의 "통증 없는" 신장으로 개인에게 알려져 있다. 이용되는 기법이 무엇이든 근육과 결합조직의 점탄성 특성을 명심하시오.

정리운동. 정리운동단계는 활동 후 가벼운 운동으로 구성하고, 그것은 유연성 유지 또는 증가를 돕는 시간이기 때문에 전체활동의 중요한 부분이다. 많은 임상가들은 이 때 조직온도가 가장 높으므로 신장의 최적기라고 추천한다.[126,172] 높은 온도는 장력 스트레스 하에서 결합조직의 기계적 행태에 현저한 영향을 미치는 것으로 나타났다. 이전에 뜨거워졌던 조직을 식히는 동안 장력 힘을 유지하는 것은 조직의 플라스틱 변형을 유의하게 증가시키는 것으로 제시되었다.[205]

그것이 얼마나 오래 지속되는가? 신장의 효과가 얼마나 오래 지속되는지에 대한 보고는 거의 없다. 신장이 준비운동에서 중요하다면 단일 신장 기간(session)이 운동 또는 운동경기 동안 관련된 특정 기간에 걸쳐 지속되는지 또는 반응이 활동에 의해 수정되거나 약화되는지를 알기 위한 연구를 반드시 할 필요가 있을 것이다. 이것은 특히 30분간 앉아 있은 후 갑자기 경기에 출전하도록 요청받은 선수들을 위해 중요한 정보가 될 수 있다. 더욱이, 특정 관절움직임의 제한이 미래에 병리 또는 장애를 일으키는 보상성 움직임 패턴을 초래할 수 있기 때문에 그것은 중요한 임상적 문제가 된다. 그러므로 신장이 지속적인 효과를 가지지 않는다면, 임상가들은 재활 목적을 위한 이러한 치료의 사용에 대해 진지하게 의문을 가져야 한다.

Starring[218] 등은 정상 남자와 여자들을 대상으로 한 연구에서 5일 연속으로 15분간 주기적 그리고 지속적인 신장을 이용한 기법이 뒤넙다리근 길이를 증가시켰고, 증가된 길이의 상당한 비율이 처치 후 1주에 유지되었다. 30명의 남자 사관생도(19.8±5.1세)를 대상으로 네 번의 연속적인 무릎 굽힘근의 정적 신장(30초)을 이용하여, DePino 등[219]은 새로운 무릎 ROM은 3분 동안 유지되었으나 6분에는 신장 전 수준으로 되돌아갔다고 보고하였다. Kirsch[220] 등은 정상 성인을 대상으로 60초간의 신장을 이용한 연구에서 발바닥쪽굽힘근 수동 토크가 5분 내에 기저선으로 되돌아갔다고 결론지었다. Zito[221] 등은 19명의 정상 지원자들을 대상으로 발목을 15초씩 두 번 반복하여 신장하였고 발등굽힘 ROM의 뚜렷한 변화가 나타나지 않았다고 보고하였다. Magnussion[222] 등은 일반인을 대상으로 한 연구에서 45초 신장과 더불어 발바닥쪽굽힘근의 근육힘줄 경직이 18~20% 감소된 것을 관찰하였으나 30초 휴식기 후 기저선으로 되돌아간 것에 주목하였다.

다른 사람들은 신장으로 인해 증가된 ROM이 90분까지 유지되었다고 보고하였다.[107,111] Zito[221] 등은 이러한 차이가 준비운동, 신장자세, 신장력, 신장기간의 편차에 의해 설명될 수 있다고 진술하였다. Moller[111] 등은 15분간 저강도(50 Watt)의 자전거유산소운동 후 신장을 준비하기 위해 한 번의 최대 등척성 수축을 포함한, 광범위한 준비운동을 이용한 반면, DePino[219] 등과 Magnusson[222] 등은 신장 전에 준비운동을 하지 않았다.

Willy[223] 등은 대학생들(남자 12명, 여자 6명)을 대상으로 무릎 ROM에 대한 뒤넙다리근 신장 프로토콜의 정지와 재개시 효과를 검사하였다. 그들은 초기 6주간의 신장 프로토콜에 걸쳐 획득한 무릎 ROM이 중재 후 4주에 측정하였을 때 유지되지 않았다고 보고하였다. 부가적으로 또 다른 6주간의 신장 프로토콜을 수행한 후 무릎 ROM은 초기 6주의 신장기간 후 관찰된 증가 이상으로 향상되지 않았다. 다시 말해서, 두 번째 6주 기간에 획득된 유연성의 증가는 첫 6주에 증가된 것과 다르지 않았다. 이러한 발견의 의의는 보다 큰 유연성 증가를 원하나 시즌 사이의 긴 간격으로 인해 획득된 유연성이 아마 소실되는 경우의 운동프로그램에 적용될 수 있다. 47명의 성인 남자들을 네 가지 신장빈도 중 한 가지에 배정한 후 신장의 효과를 연구한 Wallin[154] 등은 30일간의 훈련프로그램 후 일주일에 최소 한 번의 신장을 하는 것이 훈련프로그램 동안 획득한 유연성 증가를 유지하도록 돕는다고 보고하였다.

요약(Summary)

인체의 움직임은 골격계의 구조적 기관과 신경근계의 추진력(driving force)이 신중하게 조직화되는 과정이다. 움직임에 영향을 미치는 한 가지 요인은 관절 동작의 생성과 잠재적으로 손상위험이 있는 과도한 동작의 제한 둘 다에 대한 책임이 있는 조직의 능력이다. 예를 들어, 무릎관절에서 의도하는 동작을 생성할 수 있는 그 과정은 또한 근육, 힘줄, 인대, 관절연골, 또는 뼈에 허용된 정상 생리학적 범위를 초과하는 힘을 일으킬 수 있다. 그러므로 인체 움직임을 지지하는 조직의 생역학적 그리고 생리학적 특성을 이해하는 것은 중요하다. 이러한 특성을 아는 것은 재활임상가들이 적절한 변수를 조정하도록 허용하며, 힘(strength), 협응, 지구력, 유연성에 영향을 미치는 치료적 운동프로그램에 관해 환자에게 맞는 권고를 할 수 있게 한다.

참고문헌(References)

1. Alter MJ. *Science of Flexibility*, 2nd ed. Champaign, IL: Human Kinetics; 1996.
2. Topoleski LD. Mechanical properties of materials. *In* C.A. Oatis (ed.), *Kinesiology: The mechanics and pathomechanics of human movement.* Philadelphia: Lippincott Williams & Wilkins, 2004, pp. 21–35.
3. Threlkeld AJ. Basic structure and function of the joints. *In* D.A. Neumann (ed.): *Kinesiology of the Musculoskeletal System.* St. Louis: Mosby, 2002, pp. 25–40.
4. Enoka RM. (ed.) *Neuromechanics of Human Movement.* Champaign: Human Kinetics, 2002.
5. Woo SL-Y, An K-N, Arnoczky SP, et al. Anatomy, biology, and biomechanics of tendon, ligament, and meniscus. *In* S.R. Simon (ed.), *Orthopaedic Basic Science.* Park Ridge, IL: American Academy of Orthopaedic Surgeons, 1994, pp. 45–87.
6. Levangie PK, Norkin CC. *Joint Structure and Function: A comprehensive analysis*, 3rd ed. Philadelphia: F.A. Davis, 2001.
7. Lederman E. (ed.) *Fundamentals of Manual Therapy: Physiology, Neurology, and Psychology.* New York: Churchill Livingstone, 1997.

8. Butler DL, Grood ES, Noyes FR, et al. Biomechanics of ligaments and tendons. *Exerc Sport Sci Rev.* 1978;6:125–181.
9. Noyes FR. Functional properties of knee ligaments and alterations induced by immobilization: A correlative biomechanical and histological study in primates. *Clin Orthop.* 1977;(123):210–242.
10. Frank CB. Ligament injuries: Pathophysiology and healing. *In* J.E. Zachazewski, D.J. Magee, W.S. Quillen (eds.), *Athletic Injuries and Rehabilitation.* Philadelphia: Saunders, 1996, pp. 9–26.
11. Tipton CM, Matthes RD, Maynard JA, et al. The influence of physical activity on ligaments and tendons. *Med Sci Sports.* 1975;7(3):165–175.
12. Burgeson RE, Nimni ME. Collagen types. Molecular structure and tissue distribution. *Clin Orthop.* 1992;(282):250–272.
13. Lieber RL. *Skeletal Muscle Structure, Function and Plasticity: The physiological basis of rehabilitation.* Philadelphia: Lippincott Williams & Wilkins; 2002.
14. Lieber RL, Leonard ME, Brown CG, et al. Frog semitendinosis tendon load-strain and stress-strain properties during passive loading. *Am J Physiol.* 1991;261(1 Pt 1):C86–92.
15. Lieber RL, Leonard ME, Brown-Maupin CG. Effects of muscle contraction on the load-strain properties of frog aponeurosis and tendon. *Cells Tissues Organs.* 2000;166(1):48–54.
16. Loren GJ, Lieber RL. Tendon biomechanical properties enhance human wrist muscle specialization. *J Biomech.* 1995;28(7):791–799.
17. Viidik A. Elasticity and tensile strength of the anterior cruciate ligament in rabbits as influenced by training. *Acta Physiol Scand.* 1968;74(3):372–380.
18. Lockard MA. Biomechanics of tendons and ligaments. *In* C.A. Oatis (ed.), *Kinesiology: The mechanics & pathomechanics of human movement.* Philadelphia: Lippincott Williams & Wilkins, 2004, pp. 80–95.
19. Kannus P. Structure of the tendon connective tissue. *Scand J Med Sci Sports.* 2000;10(6):312–320.
20. Roy RR, Talmadge RJ, Hodgson JA, et al. Differential response of fast hindlimb extensor and flexor muscles to exercise in adult spinalized cats. *Muscle Nerve.* 1999;22(2):230–241.
21. Sheard PW. Tension delivery from short fibers in long muscles. *Exerc Sport Sci Rev.* 2000;28(2):51–56.
22. Magid A, Law DJ. Myofibrils bear most of the resting tension in frog skeletal muscle. *Science.* 1985;230(4731):1280–1282.
23. Street SF. Lateral transmission of tension in frog myofibers: A myofibrillar network and transverse cytoskeletal connections are possible transmitters. *J Cell Physiol.* 1983;114(3):346–364.
24. De Deyne PG. Application of passive stretch and its implications for muscle fibers. *Phys Ther.* 2001;81(2):819–827.
25. Kurrat HJ, Oberlander W. The thickness of the cartilage in the hip joint. *J Anat.* 1978;126(1):145–155.
26. Stockwell RA. The interrelationship of cell density and cartilage thickness in mammalian articular cartilage. *J Anat.* 1971;109(3):411–421.
27. Topoleski LD. Biomechanics of bone. *In* C.A. Oatis (ed.), *Kinesiology: The mechanics and pathomechanics of human movement.* Philadelphia: Lippincott Williams & Wilkins, 2004, pp. 36–43.
28. Turner CH, Robling AG. Designing exercise regimens to increase bone strength. *Exerc Sport Sci Rev.* 2003;31(1):45–50.
29. Nigg BM, Grimston SK (ed.). *Biomechanics of the Musculoskeletal System.* Chichester: John Wiley & Sons, 1994.
30. Bikle DD, Halloran BP. The response of bone to unloading. *J Bone Miner Metab.* 1999;17(4):233–244.
31. Holick MF. Perspective on the impact of weightlessness on calcium and bone metabolism. *Bone.* 1998;22 (5 Suppl):105S–111S.
32. Glaser DL, Kaplan FS. Osteoporosis. Definition and clinical presentation. *Spine.* 1997;22 (24 Suppl): 12S–16S.
33. Zioupos P, Currey JD. Changes in the stiffness, strength, and toughness of human cortical bone with age. *Bone.* 1998;22(1):57–66.
34. Giangregorio L, Blimkie CJ. Skeletal adaptations to alterations in weight-bearing activity: A comparison of models of disuse osteoporosis. *Sports Med.* 2002;32(7):459–476.
35. Wren TA, Beaupre GS, Carter DR. A model for loading-dependent growth, development, and adaptation of tendons and ligaments. *J Biomech.* 1998; 31(2):107–114.
36. Woo SL, Orlando CA, Gomez MA, et al. Tensile properties of the medial collateral ligament as a function of age. *J Orthop Res.* 1986;4(2):133–141.
37. Woo SL, Peterson RH, Ohland KJ, et al. The effects of strain rate on the properties of the medial collateral ligament in skeletally immature and mature rabbits: A biomechanical and histological study. *J Orthop Res.* 1990;8(5):712–721.
38. Hamerman D. Aging and the musculoskeletal system. *Ann Rheum Dis.* 1997;56(10):578–585.
39. Buckwalter JA, Woo SL, Goldberg VM, et al. Soft-tissue aging and musculoskeletal function. *J Bone Joint Surg Am.* 1993;75(10):1533–1548.
40. Noyes FR, Grood ES. The strength of the anterior cruciate ligament in humans and Rhesus monkeys. *J Bone Joint Surg Am.* 1976;58(8):1074–1082.
41. Woo SL, Hollis JM, Adams DJ, et al. Tensile properties of the human femur-anterior cruciate ligament-tibia complex. The effects of specimen age and orientation. *Am J Sports Med.* 1991;19(3):217–225.
42. Bigliani LU, Kelkar R, Flatow EL, et al. Glenohumeral stability. Biomechanical properties of pas-

sive and active stabilizers. *Clin Orthop.* 1996;(330): 13–30.
43. Debski RE, Sakone M, Woo SL, et al. Contribution of the passive properties of the rotator cuff to glenohumeral stability during anterior-posterior loading. *J Shoulder Elbow Surg.* 1999;8(4):324–329.
44. Debski RE, Wong EK, Woo SL, et al. In situ force distribution in the glenohumeral joint capsule during anterior-posterior loading. *J Orthop Res.* 1999; 17(5):769–776.
45. Hewitt JD, Glisson RR, Guilak F, et al. The mechanical properties of the human hip capsule ligaments. *J Arthroplasty.* 2002;17(1):82–89.
46. Tonetti J, Peoc'h M, Merloz P, et al. Elastic reinforcement and thickness of the joint capsules of the lower cervical spine. *Surg Radiol Anat.* 1999;21(1): 35–39.
47. Yoganandan N, Kumaresan S, Pintar FA. Geometric and mechanical properties of human cervical spine ligaments. *J Biomech Eng.* 2000;122(6):623–629.
48. Woo SL, Gomez MA, Sites TJ, et al. The biomechanical and morphological changes in the medial collateral ligament of the rabbit after immobilization and remobilization. *J Bone Joint Surg Am.* 1987;69(8):1200–1211.
49. Strocchi R, De Pasquale V, Facchini A, et al. Age-related changes in human anterior cruciate ligament (ACL) collagen fibrils. *Ital J Anat Embryol.* 1996;101(4):213–220.
50. Kannus P, Jozsa L, Renstrom P, et al. The effects of training, immobilization and remobilization on musculoskeletal tissue. I. Training and immobilization. *Scand J Med Sci Sports.* 1992;2:100–118.
51. Amiel D, Frey C, Woo SL, et al. Value of hyaluronic acid in the prevention of contracture formation. *Clin Orthop.* 1985;(196):306–311.
52. Williams PE, Goldspink G. Longitudinal growth of striated muscle fibres. *J Cell Sci.* 1971;9(3):751–767.
53. Williams PE, Goldspink G. The effect of immobilization on the longitudinal growth of striated muscle fibres. *J Anat.* 1973;116(1):45–55.
54. Williams PE, Catanese T, Lucey EG, et al. The importance of stretch and contractile activity in the prevention of connective tissue accumulation in muscle. *J Anat.* 1988;158:109–114.
55. Gibson JN, Halliday D, Morrison WL, et al. Decrease in human quadriceps muscle protein turnover consequent upon leg immobilization. *Clin Sci (Lond).* 1987;72(4):503–509.
56. Oishi Y, Ishihara A, Katsuta S. Muscle fibre number following hindlimb immobilization. *Acta Physiol Scand.* 1992;146(2):281–282.
57. Yue GH, Bilodeau M, Hardy PA, et al. Task-dependent effect of limb immobilization on the fatigability of the elbow flexor muscles in humans. *Exp Physiol.* 1997;82(3):567–592.
58. Duchateau J, Hainaut K. Effects of immobilization on contractile properties, recruitment and firing rates of human motor units. *J Physiol.* 1990;422: 55–65.
59. Binder MD, Kroin JS, Moore GP, et al. The response of Golgi tendon organs to single motor unit contractions. *J Physiol.* 1977;271(2):337–349.
60. Enoka R. *Neuromechanical Basis of Kinesiology,* 2nd ed. Champaign, IL: Human Kinetics, 1994.
61. Taylor DC, Dalton JD, Seaber AV, et al. Viscoelastic properties of muscle-tendon units. The biomechanical effects of stretching. *Am J Sports Med.* 1990; 18(3):300–309.
62. Wolpaw JR, Carp JS. Memory traces in spinal cord. *Trends Neurosci.* 1990;13(4):137–142.
63. Wolpaw JR. Acquisition and maintenance of the simplest motor skill: Investigation of CNS mechanisms. *Med Sci Sports Exerc.* 1994;26(12):1475–1479.
64. Goldspink G. Sarcomere length during post-natal growth of mammalian muscle fibres. *J Cell Sci.* 1968;3(4):539–548.
65. Harris M. A factor analytic study of flexibility. *Res Q Exerc Sport.* 1969;40:62–70.
66. Merni F, Balboni M, Bargellini S, et al. Differences in males and females in joint movement range during growth. *Med Sport.* 1981;15:168–175.
67. Hupprich FL, Sigerseth PO. The specificity of flexibility in girls. *Res Q.* 1950;21:25–33.
68. Livingston LA, Stevenson JM, Olney SJ. Stair-climbing kinematics on stairs of differing dimensions. *Arch Phys Med Rehabil.* 1991;72(6):398–402.
69. Jevsevar DS, Riley PO, Hodge WA, et al. Knee kinematics and kinetics during locomotor activities of daily living in subjects with knee arthroplasty and in healthy control subjects. *Phys Ther.* 1993;73(4): 229–239.
70. Safaee-Rad R, Shwedyk E, Quanbury AO, et al. Normal functional range of motion of upper limb joints during performance of three feeding activities. *Arch Phys Med Rehabil.* 1990;71(7):505–509.
71. Ostrosky KM, VanSwearingen JM, Burdett RG, et al. A comparison of gait characteristics in young and old subjects. *Phys Ther.* 1994;74(7):637–644.
72. Magnusson SP, Gleim GW, Nicholas JA. Shoulder weakness in professional baseball pitchers. *Med Sci Sports Exerc.* 1994;26(1):5–9.
73. Donatelli R, Ellenbecker TS, Ekedahl SR, et al. Assessment of shoulder strength in professional baseball pitchers. *J Orthop Sports Phys Ther.* 2000;30(9): 544–551.
74. Zachazewski JE, Magee DJ, Quillen WS (eds.). *Athletic Injuries and Rehabilitation.* Philadelphia: Saunders, 1996.
75. American College of Sports Medicine Position Stand. The recommended quantity and quality of exercise for developing and maintaining cardiorespiratory and

muscular fitness, and flexibility in healthy adults. *Med Sci Sports Exerc.* 1998;30(6): 975–991.
76. Corbin CB, Noble L. Flexibility: A major component of physical fitness. *J Phys Educ Rec.* 1980;51 (6):23–24.
77. Sermeev BV. Development of mobility in the hip joint in sportsmen. *Yessis Rev.* 1966;2(1):16–17.
78. Hawkins D, Metheny J. Overuse injuries in youth sports: Biomechanical considerations. *Med Sci Sports Exerc.* 2001;33(10):1701–1707.
79. Elliott DH. Structure and function of mammalian tendon. *Bio Rev.* 1965;40(3):392–421.
80. Brown M, Holloszy JO. Effects of a low intensity exercise program on selected physical performance characteristics of 60- to 71-year-olds. *Aging (Milano).* 1991;3(2):129–139.
81. Mills EM. The effect of low-intensity aerobic exercise on muscle strength, flexibility, and balance among sedentary elderly persons. *Nurs Res.* 1994;43 (4):207–211.
82. Pendergast DR, Fisher NM, Calkins E. Cardiovascular, neuromuscular, and metabolic alterations with age leading to frailty. *J Gerontol.* 1993;48:61–67.
83. Raab DM, Agre JC, McAdam M, et al. Light resistance and stretching exercise in elderly women: Effect upon flexibility. *Arch Phys Med Rehabil.* 1988; 69(4):268–272.
84. Skelton DA, Greig CA, Davies JM, et al. Strength, power and related functional ability of healthy people aged 65–89 years. *Age Ageing.* 1994;23(5):371–377.
85. Germain NW, Blair SN. Variability of shoulder flexion with age, activity and sex. *Am Correct Ther J.* 1983;37(6):156–160.
86. Drummer GM, Vaccardo P, Clarke DH. Muscular strength and flexibility of two female master swimmers in the eighth decade of life. *J Orthop Sports Phys Ther.* 1985;6(4):235–237.
87. Bell RD, Hoshizaki TB. Relationships of age and sex with range of motion of seventeen joint actions in humans. *Can J Appl Sport Sci.* 1981;6(4):202–206.
88. Lewis CB. *Aging: The Health-care Challenge: An Interdisciplinary Approach to Assessment and Rehabilitative Management of the Elderly*, 4th ed. Philadelphia: F.A. Davis Co., 2002.
89. Frekany GA, Leslie DK. Effects of an exercise program on selected flexibility measurements of senior citizens. *Gerontol.* 1975;15(2):182–183.
90. Barnekow-Bergkvist M, Hedberg G, Janlert U, et al. Development of muscular endurance and strength from adolescence to adulthood and level of physical capacity in men and women at the age of 34 years. *Scand J Med Sci Sports.* 1996;6(3):145–155.
91. Riegger-Krugh C, Keysor JJ. Skeletal malalignments of the lower quarter: Correlated and compensatory motions and postures. *J Orthop Sports Phys Ther.* 1996;23(2):164–170.
92. Decoster LC, Vailas JC, Lindsay RH, et al. Prevalence and features of joint hypermobility among adolescent athletes. *Arch Pediatr Adolesc Med.* 1997; 151(10):989–992.
93. Carter CO, Wilkinson JA. Genetic and environmental factors in the etiology of congenital dislocation of the hip. *Clin Orthop.* 1964;33:119–128.
94. Beighton P, Solomon L, Soskolne CL. Articular mobility in an African population. *Ann Rheum Dis.* 1973;32(5):413–418.
95. Leighton JR. The Leighton flexometer and flexibility test. *J Assoc Phys Ment Rehabil.* 1966;20(3):86–93.
96. Salter N. Methods of measurement of muscle and joint function. *J Bone Joint Surg Br.* 1955;34:474.
97. Watkins MA, Riddle DL, Lamb RL, et al. Reliability of goniometric measurements and visual estimates of knee range of motion obtained in a clinical setting. *Phys Ther.* 1991;71(2):90–96.
98. Sady SP, Wortman M, Blanke D. Flexibility training: Ballistic, static or proprioceptive neuromuscular facilitation? *Arch Phys Med Rehabil.* 1982;63(6): 261–263.
99. Moore MA, Hutton RS. Electromyographic investigation of muscle stretching techniques. *Med Sci Sports Exerc.* 1980;12(5):322–329.
100. Holt LE, Travis TM, Okita T. Comparative study of three stretching techniques. *Percept Mot Skills.* 1970;31(2):611–616.
101. Etnyre BR, Abraham LD. H-reflex changes during static stretching and two variations of proprioceptive neuromuscular facilitation techniques. *Electroencephalogr Clin Neurophysiol.* 1986;63(2):174–179.
102. Hubley CL, Kozey JW, Stanish WD. The effects of static stretching exercises and stationary cycling on range of motion at the hip joint. *J Orthop Sports Phys Ther.* 1984;6(2):104–109.
103. de Vries HA. Evaluation of static stretching procedures for improvement of flexibility. *Res Q.* 1962; 33(2):222–229.
104. Wiktorsson-Moller M, Oberg B, Ekstrand J, et al. Effects of warming up, massage, and stretching on range of motion and muscle strength in the lower extremity. *Am J Sports Med.* 1983;11(4):249–252.
105. Hartig DE, Henderson JM. Increasing hamstring flexibility decreases lower extremity overuse injuries in military basic trainees. *Am J Sports Med.* 1999; 27(2):173–176.
106. Cross KM, Worrell TW. Effects of a static stretching program on the incidence of lower extremity musculotendinous strains. *J Athl Train.* 1999;34(1): 11–14.
107. Fowles JR, Sale DG, MacDougall JD. Reduced strength after passive stretch of the human plantarflexors. *J Appl Physiol.* 2000;89(3):1179–1188.
108. Kokkonen J, Nelson AG, Cornwell A, Kokkonen J. Acute muscle stretching inhibits maximal strength

performance. *Res Q Exerc Sport.* 1998;69(4): 411–415.
109. Bandy WD, Irion JM. The effect of time on static stretch on the flexibility of the hamstring muscles. *Phys Ther.* 1994;74(9):845–850; discussion, 850–882.
110. Knudson D. Stretching: From science to practice. *J Phys Ed Rec Dance.* 1998;69(3):38–45.
111. Moller M, Ekstrand J, Oberg B, et al. Duration of stretching effect on range of motion in lower extremities. *Arch Phys Med Rehabil.* 1985;66(3): 171–173.
112. Cornelius WL, Hagemann RW, Jr., Jackson AW. A study on placement of stretching within a workout. *J Sports Med Phys Fitness.* 1988;28(3):234–236.
113. Shellock FG, Prentice WE. Warming-up and stretching for improved physical performance and prevention of sports-related injuries. *Sports Med.* 1985;2(4):267–278.
114. Pope RP, Herbert RD, Kirwan JD, et al. A randomized trial of preexercise stretching for prevention of lower-limb injury. *Med Sci Sports Exerc.* 2000;32(2): 271–277.
115. Safran MR, Garrett WE, Jr., Seaber AV, et al. The role of warmup in muscular injury prevention. *Am J Sports Med.* 1988;16(2):123–129.
116. van Mechelen W, Hlobil H, Kemper HC, et al. Prevention of running injuries by warm-up, cool-down, and stretching exercises. *Am J Sports Med.* 1993;21(5):711–719.
117. Gleim GW, McHugh MP. Flexibility and its effects on sports injury and performance. *Sports Med.* 1997;24(5):289–299.
118. Strickler T, Malone T, Garrett WE. The effects of passive warming on muscle injury. *Am J Sports Med.* 1990;18(2):141–145.
119. Kubo K, Kawakami Y, Fukunaga T. Influence of elastic properties of tendon structures on jump performance in humans. *J Appl Physiol.* 1999;87(6): 2090–2096.
120. Ciullo JV, Zarins B. Biomechanics of the musculotendinous unit: Relation to athletic performance and injury. *Clin Sports Med.* 1983;2(1):71–86.
121. Wilson GJ, Elliott BC, Wood GA. Stretch shorten cycle performance enhancement through flexibility training. *Med Sci Sports Exerc.* 1992;24(1):116–123.
122. Wilson GJ, Murphy AJ, Pryor JF. Musculotendinous stiffness: Its relationship to eccentric, isometric, and concentric performance. *J Appl Physiol.* 1994;76(6):2714–2719.
123. Hutton RS. Neuromuscular basis of stretching exercise. *In* P. V. Komi (ed.), *Strength and Power in Sports.* Oxford: Blackwell Science Publications, 1993, pp. 29–38.
124. Magnusson SP, Simonsen EB, Aagaard P, et al. Mechanical and physical responses to stretching with and without preisometric contraction in human skeletal muscle. *Arch Phys Med Rehabil.* 1996;77(4):373–378.
125. Condon SM, Hutton RS. Soleus muscle electromyographic activity and ankle dorsiflexion range of motion during four stretching procedures. *Phys Ther.* 1987;67(1):24–30.
126. Sapega AA, Quedenfeld RA, Moyer RA, et al. Biophysical factors in range of motion exercise. *Physician Sportsmed.* 1981;9(12):57–65.
127. Stromberg DD, Wiederhielm CA. Viscoelastic description of a collagenous tissue in simple elongation. *J Appl Physiol.* 1969;26(6):857–862.
128. Hukins DW, Kirby MC, Sikoryn TA, et al. Comparison of structure, mechanical properties, and functions of lumbar spinal ligaments. *Spine.* 1990; 15(8):787–795.
129. Warren CG, Lehmann JF, Koblanski JN. Heat and stretch procedures: an evaluation using rat tail tendon. *Arch Phys Med Rehabil.* 1976;57(3):122–126.
130. Kottke FJ, Pauley DL, Ptak RA. The rationale for prolonged stretching for correction of shortening of connective tissue. *Arch Phys Med Rehabil.* 1966; 47(6):345–352.
131. Laban MM. Collagen tissue: Implications of its response to stress in vitro. *Arch Phys Med Rehabil.* 1962;43:461–466.
132. Kovanen V, Suominen H, Heikkinen E. Collagen of slow twitch and fast twitch muscle fibres in different types of rat skeletal muscle. *Eur J Appl Physiol Occup Physiol.* 1984;52(2):235–242.
133. Tanigawa MC. Comparison of the hold-relax procedure and passive mobilization on increasing muscle length. *Phys Ther.* 1972;52(7):725–735.
134. Etnyre BR, Lee EJ. Comments on proprioceptive neuromuscular facilitation techniques. *Res Q Exerc Sport.* 1987;58:184–188.
135. Etnyre BR, Abraham LD. Antagonist muscle activity during stretching: a paradox re-assessed. *Med Sci Sports Exerc.* 1988;20(3):285–9.
136. Guissard N, Duchateau J, Hainaut K. Muscle stretching and motoneuron excitability. *Eur J Appl Physiol Occup Physiol.* 1988;58(1–2):47–52.
137. McHugh MP, Magnusson SP, Gleim GW, et al. Viscoelastic stress relaxation in human skeletal muscle. *Med Sci Sports Exerc.* 1992;24(12):1375–1382.
138. Stolov WC, Weilepp TG, Jr. Passive length-tension relationship of intact muscle, epimysium, and tendon in normal and denervated gastrocnemius of the rat. *Arch Phys Med Rehabil.* 1966;47(9):612–620.
139. Nordin M, Frankel VH. *Basic Biomechanics of the Musculoskeletal System*, 2nd ed. Philadelphia: Lea & Febiger, 1989.
140. Cornelius WL, Hands MR. The effects of a warm-up on acute hip joint range of motion using modified PNF stretching techniques. *J Athl Train.* 1992;27:112–114.

141. Johns RJ, Wright V. Relative importance of various tissues in joint stiffness. *J Appl Physiol.* 1962;17: 824–828.
142. Ekstrand J, Gillquist J. The avoidability of soccer injuries. *Int J Sports Med.* 1983;4(2):124–128.
143. Anderson B, Burke ER. Scientific, medical, and practical aspects of stretching. *Clin Sports Med.* 1991;10(1):63–86.
144. Voss DE, Ionta MK, Myers BJ, et al. *Proprioceptive Neuromuscular Facilitation: Patterns and Techniques*, 3rd ed. Philadelphia: Harper & Row, 1985.
145. Edin BB, Vallbo AB. Stretch sensitization of human muscle spindles. *J Physiol.* 1988;400:101–111.
146. Magnusson SP, Simonsen EB, Aagaard P, et al. Viscoelastic response to repeated static stretching in the human hamstring muscle. *Scand J Med Sci Sports.* 1995;5(6):342–347.
147. Becker RO. The electrical response of human skeletal muscle to passive stretch. *Surg Forum.* 1960;10: 828–831.
148. Hartley-O'Brien SJ. Six mobilization exercises for active range of hip flexion. *Res Q Exerc Sport.* 1980; 51:625–635.
149. Madding S, Wong J, Medeiros J. Effect of duration of passive stretch on hip abduction range of motion. *J Orthop Sports Phys Ther.* 1987;8:409–416.
150. Markos PD. Ipsilateral and contralateral effects of proprioceptive neuromuscular facilitation techniques on hip motion and electromyographic activity. *Phys Ther.* 1979;59(11):1366–1373.
151. Holcomb W. Stretching and warm-up. *In* T. Baechle, R. Earle (eds.): *Essentials of Strength Training and Conditioning*, 2nd ed. Champaign, IL: Human Kinetics, 2000, pp. 321–342.
152. Lamontagne A, Malouin F, Richards CL. Viscoelastic behavior of plantar flexor muscle-tendon unit at rest. *J Orthop Sports Phys Ther.* 1997;26(5):244–252.
153. Muir IW, Chesworth BM, Vandervoort AA. Effect of a static calf-stretching exercise on the resistive torque during passive ankle dorsiflexion in healthy subjects. *J Orthop Sports Phys Ther.* 1999;29(2): 106–113.
154. Wallin D, Ekblom B, Grahn R, et al. Improvement of muscle flexibility. A comparison between two techniques. *Am J Sports Med.* 1985;13(4):263–268.
155. Mohr KJ, Pink MM, Elsner C, Kvitne RS. Electromyographic investigation of stretching: The effect of warm-up. *Clin J Sport Med.* 1998;8(3): 215–220.
156. Klinge K, Magnusson SP, Simonsen EB, et al. The effect of strength and flexibility training on skeletal muscle electromyographic activity, stiffness, and viscoelastic stress relaxation response. *Am J Sports Med.* 1997;25(5):710–716.
157. Osternig LR, Robertson R, Troxel R, et al. Muscle activation during proprioceptive neuromuscular facilitation (PNF) stretching techniques. *Am J Phys Med.* 1987;66(5):298–307.
158. Hardy L, Jones D. Dynamic flexibility and proprioceptive neuromuscular facilitation. *Res Q Exerc Sport.* 1986;57(2):150–153.
159. Bandy WD, Irion JM, Briggler M. The effect of static stretch and dynamic range of motion training on the flexibility of the hamstring muscles. *J Orthop Sports Phys Ther.* 1998;27(4):295–300.
160. de Vries HA. Electromyographic observations of the effects of static stretching upon muscular distress. *Res Q. Exerc Sport* 1961;32(4):468–479.
161. Godges JJ, MacRae H, Longdon C, et al. The effects of two stretching procedures on hip range of motion and gait economy. *J Orthop Sports Phys Ther.* 1989;7:350–357.
162. Lucas RC, Koslow R. Comparative study of static, dynamic, and proprioceptive neuromuscular facilitation stretching techniques on flexibility. *Percept Mot Skills.* 1984;58(2):615–618.
163. Prentice WE. A comparison of static stretching and PNF stretching for improving hip joint flexibility. *Athl Train.* 1983;18(1):56–59.
164. Pratt K, Bohannon R. Effects of a 3-minute standing stretch on ankle-dorsiflexion range of motion. *J Sport Rehabil.* 2003;12(2):162–173.
165. Cornelius WL, Hinson MM. The relationship between isometric contractions of hip extensors and subsequent flexibility in males. *J Sports Med Phys Fitness.* 1980;20(1):75–80.
166. Hardy L. Improving active range of hip flexion. *Res Q Exerc Sport.* 1985;56(2):111–114.
167. Medeiros JM, Smidt GL, Burmeister LF, et al. The influence of isometric exercise and passive stretch on hip joint motion. *Phys Ther.* 1977;57(5): 518–523.
168. Sullivan MK, Dejulia JJ, Worrell TW. Effect of pelvic position and stretching method on hamstring muscle flexibility. *Med Sci Sports Exerc.* 1992;24(12): 1383–1389.
169. Buroker K, Schwane J. Does postexercise static stretching alleviate delayed muscle soreness? *Physician Sportsmed* 1989;17(6):65–83.
170. Bandy WD, Irion JM, Briggler M. The effect of time and frequency of static stretching on flexibility of the hamstring muscles. *Phys Ther.* 1997;77(10): 1090–1096.
171. Bohannon RW. Effect of repeated eight-minute muscle loading on the angle of straight-leg raising. *Phys Ther.* 1984;64(4):491–497.
172. Knudson D. Stretching during warm-up: Do we have enough evidence? *J Phys Educ Rec Dance.* 1999;70(7):24–32.
173. Smith CA. The warm-up procedure: To stretch or not to stretch. A brief review. *J Orthop Sports Phys Ther.* 1994;19(1):12–17.

174. de Vries HA. Quantitative electromyographic investigation of the spasm theory of muscle pain. *Am J Phys Med.* 1966;45(3):119–134.
175. McGlynn GH, Laughlin NT, Rowe V. Effect of electromyographic feedback and static stretching on artificially induced muscle soreness. *Am J Phys Med.* 1979;58(3):139–148.
176. Gulick DT, Kimura IF, Sitler M, et al. Various treatment techniques on signs and symptoms of delayed onset muscle soreness. *J Athl Train.* 1996; 31(2):145–152.
177. Smith LL, Brunetz MH, Chenier TC, et al. The effects of static and ballistic stretching on delayed onset muscle soreness and creatine kinase. *Res Q Exerc Sport.* 1993;64(1):103–107.
178. High DM, Howley ET, Franks BD. The effects of static stretching and warm-up on prevention of delayed-onset muscle soreness. *Res Q Exerc Sport.* 1989;60(4):357–361.
179. de Vries HA, Wiswell RA, Bulbulian R, et al. Tranquilizer effect of exercise. Acute effects of moderate aerobic exercise on spinal reflex activation level. *Am J Phys Med.* 1981;60(2):57–66.
180. Millar AP. An early stretching routine for calf muscle strains. *Med Sci Sports.* 1976;8(1):39–42.
181. Shrier I. Stretching before exercise does not reduce the risk of local muscle injury: A critical review of the clinical and basic science literature. *Clin J Sport Med.* 1999;9(4):221–227.
182. Lieber RL, Woodburn TM, Friden J. Muscle damage induced by eccentric contractions of 25% strain. *J Appl Physiol.* 1991;70(6):2498–2507.
183. Knudson D, Bennett K, Corn R, et al. Acute effects of stretching are not evident in the kinematics of the vertical jump. *J Strength Cond Res.* 2001;15(1): 98–101.
184. Cornwell A, Nelson A, Sidaway B. Acute effects of passive stretching on the neuromechanical behavior of the triceps surae muscle complex [abstract]. *Med Sci Sports Exerc.* 1999;31(5):S221.
185. Nelson AG, Kokkonen J. Acute ballistic muscle stretching inhibits maximal strength performance. *Res Q Exerc Sport.* 2001;72(4):415–419.
186. Nelson AG, Allen JD, Cornwell A, et al. Inhibition of maximal voluntary isometric torque production by acute stretching is joint-angle specific. *Res Q Exerc Sport.* 2001;72(1):68–70.
187. Nelson AG, Guillory IK, Cornwell C, et al. Inhibition of maximal voluntary isokinetic torque production following stretching is velocity-specific. *J Strength Cond Res.* 2001;15(2):241–246.
188. Bracko MR. Can stretching prior to exercise and sports improve performance and prevent injury? *ACSM's Health & Fitness Journal.* 2002;6(5):17–22.
189. Craib MW, Mitchell VA, Fields KB, et al. The association between flexibility and running economy in sub-elite male distance runners. *Med Sci Sports Exerc.* 1996;28(6):737–743.
190. Nelson AG, Kokkonen J, Eldredge C, et al. Chronic stretching and running economy. *Scand J Med Sci Sports.* 2001;11(5):260–265.
191. Avela J, Kyrolainen H, Komi PV. Altered reflex sensitivity after repeated and prolonged passive muscle stretching. *J Appl Physiol.* 1999;86(4):1283–1291.
192. Behm DG, Button DC, Butt JC. Factors affecting force loss with prolonged stretching. *Can J Appl Physiol.* 2001;26(3):261–272.
193. Worrell TW, Smith TL, Winegardner J. Effect of hamstring stretching on hamstring muscle performance. *J Orthop Sports Phys Ther.* 1994;20(3):154–159.
194. Nelson AG, Cornwell A, Heise G. Acute stretching exercises and vertical jump stored elastic energy. *Med Sci Sports Exerc.* 1996;28(5)Suppl:156 [abstract].
195. Kulund DN, Tottossy M. Warm-up, strength, and power. *Orthop Clin North Am.* 1983;14(2): 427–448.
196. Martin BJ, Robinson S, Wiegman DL, et al. Effect of warm-up on metabolic responses to strenuous exercise. *Med Sci Sports.* 1975;7(2):146–149.
197. Bergh U. Human power at subnormal body temperatures. *Acta Physiol Scand Suppl.* 1980;478:1–39.
198. Bergh U, Ekblom B. Influence of muscle temperature on maximal muscle strength and power output in human skeletal muscles. *Acta Physiol Scand.* 1979;107(1):33–37.
199. Bergh U, Ekblom B. Physical performance and peak aerobic power at different body temperatures. *J Appl Physiol.* 1979;46(5):885–889.
200. Davies CT, Young K. Effect of temperature on the contractile properties and muscle power of triceps surae in humans. *J Appl Physiol.* 1983;55(1, Pt 1): 191–195.
201. McNair PJ, Stanley SN. Effect of passive stretching and jogging on the series elastic muscle stiffness and range of motion of the ankle joint. *Br J Sports Med.* 1996;30(4):313–317.
202. Rosenbaum D, Hennig EM. The influence of stretching and warm-up exercises on Achilles tendon reflex activity. *J Sports Sci.* 1995;13(6):481–490.
203. Henricson A, Fredriksson K, Persson I, et al. The effect of heat and stretching on range of hip motion. *J Orthop Sports Phys Ther.* 1984;6(2):110–115.
204. Hunter SK, Enoka RM. Sex differences in the fatigability of arm muscles depends on absolute force during isometric contractions. *J Appl Physiol.* 2001; 91(6):2686–2694.
205. Lehmann JF, Masock AJ, Warren CG, et al. Effect of therapeutic temperatures on tendon extensibility. *Arch Phys Med Rehabil.* 1970;51(8):481–487.
206. Stewart IB, Sleivert GG. The effect of warm-up intensity on range of motion and anaerobic performance. *J Orthop Sports Phys Ther.* 1998;27(2):154–161.

207. Wiemann K, Hahn K. Influences of strength, stretching and circulatory exercises on flexibility parameters of the human hamstrings. *Int J Sports Med.* 1997;18(5):340–346.
208. Magnusson SP, Aagard P, Simonsen E, et al. A biomechanical evaluation of cyclic and static stretch in human skeletal muscle. *Int J Sports Med.* 1998;19(5): 310–316.
209. Taylor DC, Brooks DE, Ryan JB. Viscoelastic characteristics of muscle: passive stretching versus muscular contractions. *Med Sci Sports Exerc.* 1997;29 (12):1619–1624.
210. Roberts JM, Wilson K. Effect of stretching duration on active and passive range of motion in the lower extremity. *Br J Sports Med.* 1999;33(4):259–263.
211. McNair PJ, Dombroski EW, Hewson DJ, et al. Stretching at the ankle joint: Viscoelastic responses to holds and continuous passive motion. *Med Sci Sports Exerc.* 2001;33(3):354–358.
212. Pollock ML, Gaesser GA, Butcher JD, et al. American College of Sports Medicine Position Stand. The recommended quantity and quality of exercise for developing and maintaining cardiorespiratory and muscular fitness, and flexibility in healthy adults. *Med Sci Sports Exerc.* 1998;30(6):975–991.
213. Borms J, Van Roy P, Santens JP, et al. Optimal duration of static stretching exercises for improvement of coxo-femoral flexibility. *J Sports Sci.* 1987;5(1): 39–47.
214. Walter J, Figoni SF, Andres FF, et al. Training intensity and duration in flexibility. *Clin Kinesiol.* 1996;50(2):40–45.
215. Taylor DC, Dalton JD, Jr., Seaber AV, et al. Experimental muscle strain injury. Early functional and structural deficits and the increased risk for reinjury. *Am J Sports Med.* 1993;21(2):190–194.
216. Noonan TJ, Best TM, Seaber AV, et al. Identification of a threshold for skeletal muscle injury. *Am J Sports Med.* 1994;22(2):257–261.
217. Starring DT, Gossman MR, Nicholson GG, Jr., et al. Comparison of cyclic and sustained passive stretching using a mechanical device to increase resting length of hamstring muscles. *Phys Ther.* 1988;68(3):314–320.
218. DePino G, Webright W, Arnold B. Duration of maintained hamstring flexibility after cessation of an acute static stretching protocol. *J Athl Train.* 2000;35(1):56–59.
219. Kirsch RF, Weiss PL, Dannenbaum RM, et al. Effect of maintained stretch on the range of motion of the human ankle joint. *Clin Biomech.* 1995;10(3): 166–168.
220. Zito M, Driver D, Parker C, et al. Lasting effects of one bout of two 15-second passive stretches on ankle dorsiflexion range of motion. *J Orthop Sports Phys Ther.* 1997;26(4):214–221.
221. Magnusson SP, Aagaard P, Nielson JJ. Passive energy return after repeated stretches of the hamstring muscle-tendon unit. *Med Sci Sports Exerc.* 2000;32(6):1160–1164.
222. Willy RW, Kyle BA, Moore SA, et al. Effect of cessation and resumption of static hamstring muscle stretching on joint range of motion. *J Orthop Sports Phys Ther.* 2001;31(3):138–144.
223. Ashmore CR. Stretch-induced growth in chicken wing muscles: effects on hereditary muscular dystrophy. *Am J Physiol.* 1982;242(3):178–183.

제 4 장

심폐계와 심혈관계 건강을 위한 훈련

Training for Cardiopulmonary and Cardiovascular Fitness

목적(Objectives)

학습자는 다음과 같은 사항을 할 수 있을 것이다:

- 유산소 운동에 대한 심혈관계와 호흡기계의 생리학적 반응을 서술할 수 있을 것이다.
- 최대산소섭취량을 정의하고 생리학적 특성에 영향을 끼치는 인자를 서술할 수 있을 것이다.
- 최대와 최대하 운동 검사와 보편적인 운동 유형을 비교하고 각각의 운동 유형의 장점과 단점을 토론할 수 있을 것이다.
- 유산소 능력을 증진시키기 위하여 처방된 운동에서 이용되는 주된 변수를 확인할 수 있을 것이다.
- 적절한 유산소 운동량 수준을 확인할 수 있을 것이다(강도, 기간, 빈도).
- 교차훈련의 장점을 확인할 수 있을 것이다.
- 심혈관계와 호흡기계의 반응, 필요한 기구 그리고 손상 위험의 관점에서 다양한 유산소 운동유형을 비교하고 대조할 수 있을 것이다.
- 운동 관련 심장 이상을 토론하고 그러한 이상을 최소화하기 위한 전략을 토론할 수 있을 것이다.
- 임신, 당뇨병, 기타 질환 상태를 포함하는 특정 상황에서 유산소 운동 처방을 수정할 필요성에 대하여 토론할 수 있을 것이다.
- 노화에 따라 심혈관계와 호흡기계에서 일어나는 변화 목록을 작성하고 특정 인구 집단에서 이러한 변화를 유산소 운동과 관련지을 수 있을 것이다.

개요(Outline)

(계속)

심폐계와 심혈관계 건강을 위한 훈련 소개 (Introduction to Training for Cardiopulmonary and Cardiovascular Fitness)

건강에 대한 신체 활동의 장점은 높은 수준의 체력을 가진 사람들의 심폐계 질환과 암으로 인한 사망률이 감소되었다는 것을 근거로 잘 확증되었다.[1,2] 미국에서 건강한 국민 2010 계획(Healthy People 2010 project)은 중요한 대중 건강 관심사를 반영하는 10가지의 건강 지표를 확인하였다. 이들 중 두 가지의 지표—과체중 또는 비만—는 체력 그리고 신체 활동과 직접적으로 관계가 있다.[3] 가장 최근의 국가 건강과 영양 검사 조사(National Health and Nutrition Examination Survey)에서 미국 성인의 35%가 과체중(Body Mass Index; BMI 25.0—29.9)이며 26%는 비만(BMI 〉 30.0)인 것으로 나타났다.[4] 1994년의 이미 진행된 조사와 비교하면, 과체중인 미국인은 55%가 증가하고, 비만은 61%가 증가한 것이다. 특히 경종을 울리는 통계는 과체중인 어린아이가 1994년 11%에서 1999년 14%로 증가되었다는 것이다.[5] 이들 자료는 미국인의 신체활동량의 전반적인 감소를 반영한다.

1995년에, 질병 통제 예방 센터(Center for Disease Control and Prevention)와 ACSM(American College of Sports Medicine)은 성인을 위한 신체활동의 권장량과 관하여 일치된 견해를 밝혔다. 그 내용은, "모든 미국의 성인들은 오히려 한 주의 대부분을 하루에 30분 또는 그 이상 중등정도의 신체활동을 하여야 한다"[2]는 것이다. 그러나 사실은 미국에서 성인의 60% 이상, 50% 이상의 어린이가 규칙적인 신체활동을 하지 않고 있다.[6] 신체적으로 활동적이지 않은 생활 유형을 가진 사람들은 관상동맥질환, 고혈압, 뇌혈관질환, 비만, 성인당뇨병, 골관절염, 골다공증, 우울증 그리고 대장암의 위험에 노출된다.

심폐훈련 또는 유산소 파워를 위한 훈련은 재활 측면에서는 충분히 활용하지 않는 훈련 방법이다. 재활 서비스를 원하는 대부분의 환자들은 피부, 근골격계 또는 신경근계 장애를 가지고 있으며 중재 방법은 이러한 문제의 해결에 초점을 맞추고 있다. 불행하게도, 흔히 임상의들이 심혈관계와 호흡기계는 평가하지 않는다. 우리가 매일 만나는 많은 환자들은 심폐질환에 대한 위험 인자를 가지고 있으며 이러한 시스템에 중요한 장애를 가지고 있을 수 있다. 건강관리에 대한 욕구를 종합적으로 검토하기 위해서는 재활 서비스를 원하는 환자에 대해서 걸러내는 검사가 완벽하게 이루어져야 한다. 이와 같은 걸러내는 검사는 치료적 운동 프로그램을 개발할 때 고려하여야 하는 심혈관 질환 또는 심폐 질환에 대한 위험 인자를 알 수 있도록 해준다. 간결하고 제한적인 걸러내는 검사는 환자와 그 가족력, 혈압, 심박수, 호흡율, 그리고 부종의 사정을 포함하여야 한다.[7] 위험 인자와 시스템 장애가 확인되면, 임상의는 환자의 담당 의사에게 그 사실을 통보하여야 한다. 검사 결과에 기초하여 심폐질환의 발생을 예방하고 지연시킬, 환자의 기능적 상태를 회복시키는데 공헌할 적절한 치료적 운동 방법이 제공된다.

건강한 국민 2010[3] 의 건강 촉진의 초점이 물리치료 업무 지침에 있어서 주요한 예방 패턴의 발달에 반영된다.[7] 지침에서 선호하는 업무 패턴은 심혈관계/폐질환의 일차 예방/위험 의 감소이다. 이 패턴은 심장질환의 가족력, 좌식 생활 유형, 비만, 흡연, 당뇨병, 고지혈증, 그리고 고혈압을 포함하는 질병에 대한 심혈관계와 심폐계의 위험 인자를 확인한다. 유산소 파워의 증진에 주안점을 둔 부가적인 치료적 운동은 환자의 체력 증진, 행복감의 증진, 체중 관리, 운동 지구력과 사망률의 감소에 공헌할 수 있다.[1,8–10] Pate 등[2]은 매일 30분 동안 중등 정도의 운동을 확실하게 수행하는 정도의 생활유형의 수정만으로도 체중 감소와 심폐계 건강의 증진을 자극하는데 충분하며 조직화된 유산소 운동 프로그램이 없어도 좋다고 보고하였다.

심폐계의 훈련은 신체 전반에 영향을 끼치는 생리학적 적응을 유도한다. 특수한 훈련 효과는 훈련 유형뿐만 아니라, 훈련의 강도, 기간, 빈도에 의하여 결정된다. 생리학적 훈련 효과뿐 아니라, 근육의 활동과 협조하는 능력은 궁극적으로 운동수행능력을 결정하며 이것은 개인별 유산소 훈련 능력의 차이에 의하여 달라질 수 있다.

수행되는 치료적 운동의 형태는 운동에 대한 폐와 심혈관 반응의 가장 중요한 결정인자이다.[11] 그러나, 운동 자극의 형태를 결정할 때, 훈련 수준과 현재의 유산소 체력 수준을 고려하여야 한다. 개인의 유전적인 잠재력은 훈련에 적응하는 가능한 정도에 영향을 끼친다. 한 사람이 훈련 적응의 상한선에 도달했을 때 생리학적 변화는 미미할 것이며 그로 인하여 주의 깊게 추적 관찰하는 일이 촉진되고, 더 나은 운동 수행 능력을 유발하기 위한 치료적 운동 프로그램의 디자인을 더욱 세밀하게 조절할 것이다. 심혈관계와 심폐계의 복잡한 통합은 적당한 지구력 훈련과 운동 수행 능력을 가능하게 한다.

신진대사 경로(METABOLIC PATHWAYS)

2장에서 언급한 바와 같이 세 가지의 경로가 인체의 골격근이 수축할 때 에너지 공급을 책임지고 있다: ATP−CP 시스템, 해당과정, 산화 시스템. 후자 두 가지의 경로가 반응 순서를 포함하기 때문에 신진대사 경로라고 한다. 그에 반해, ATP−CP 시스템은 단 하나의 반응으로 구성되기 때문에 신진대사 경로로 생각하지 않는다(**그림 4.1**). ATP의 생산에 대한 각 시스템의 상대적 공헌도는 다양하며 운

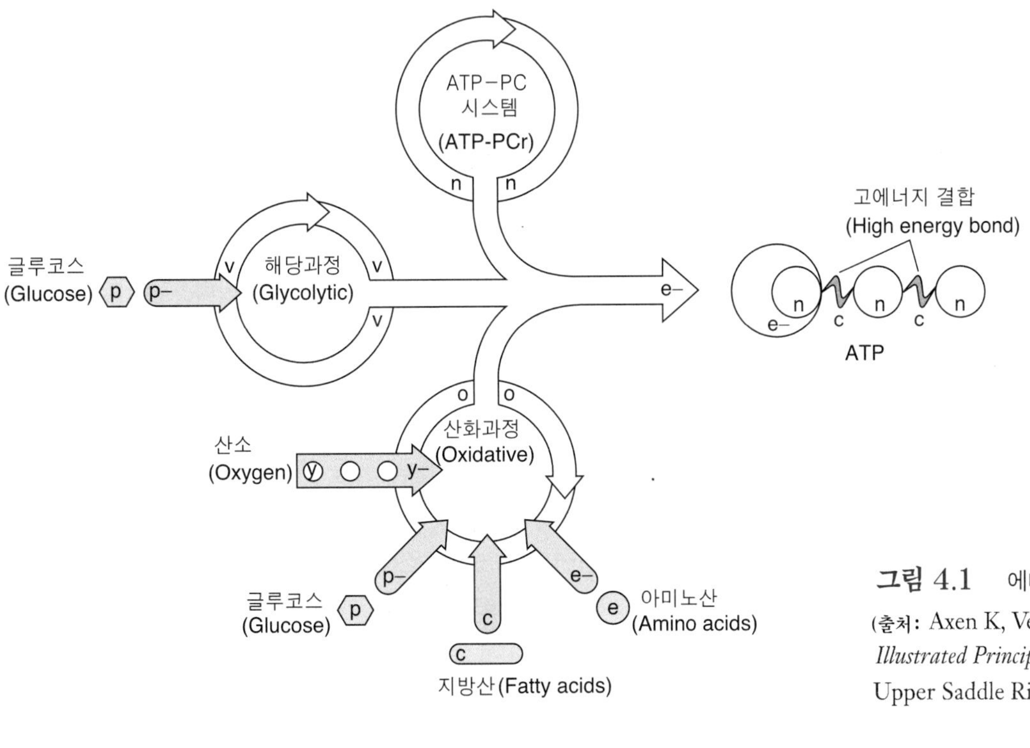

그림 4.1 에너지 시스템.
(**출처:** Axen K, Vermitsky Axen K. *Illustrated Principles of Exercise Physiology.* Upper Saddle River, NJ: Prentice Hall, 2002.)

동 강도, 기간, 그리고 휴식 간격과 같은 운동 변수들에 따라 달라진다. 무산소 대사는 주로 인산 시스템과 해당과정(또는 무산소 해당과정)을 포함하며 산화 시스템에서는 유산소 에너지 생산이 이루어진다.

근육 세포의 CP 농도는 ATP 농도보다 4–6배 더 크며 이것이 고에너지 인산저장소가 된다. 고강도 운동에 대한 에너지 공급은 제한적이지만 그것은 연료원을 이용할 수 없기 때문이 아니라 인체가 더 많은 젖산 축적을 견딜 수 없기 때문이다. 산소가 없는 상황에서 운동이 지속된다면 젖산은 근육에 축적되기 시작하고, 근수축에 영향을 끼치고, 피로를 유발한다. 그러나, 젖산은 유산소 대사가 일어나는 동안에는 연료로서 사용될 수 있다. 무산소 훈련은 강한 운동에 대한 지구력을 발달시킬 수 있다.[12,13]

> **핵심(Key Point):**
>
> 유산소 에너지는 탄수화물과 지방이 ATP를 생산하는 기본 연료로 사용되는 최대하 운동을 할 때 생산된다. 운동 강도가 증가함에 따라 적당한 산소가 공급된다면, 에너지 생산을 위하여 자유지방산이 사용될 것이다. 운동 강도가 증가할 때 좀 더 많은 탄수화물이 연료로 사용된다. 최대 강도의 운동을 하면 탄수화물이 에너지 생산의 대부분을 차지하며 지방의 사용은 감소된다.

유산소 에너지는 탄수화물과 지방이 ATP를 생산하는 기본 연료로 사용되는 최대하 운동을 할 때 생산된다. 좀 더 많은 산소가 공급되고 운동 강도나 부하가 감소될수록 좀 더 많은 지방(탄수화물보다는 자유지방산)이 에너지 생산을 위하여 사용된다. 운동강도가 증가하면 좀 더 많은 탄수화물이 에너지 생산을 위하여 사용된다. 따라서, 최대운동강도로 운동을 하면, 탄수화물이 연료로서 사용되는 비율은 증가하며 지방의 연료로서의 비율은 감소한다.

최상의 운동 수행 능력의 획득은 전형적으로 하나의 생리학적 시스템뿐만 아니라, 많은 요소의 변화와 관련이 있으며 그렇기 때문에 신체 전반을 조절하는 운동이 필요하다. 더욱이, 하나의 시스템을 훈련하기 위하여 다른 시스템을 간과하는 일은 없어야 한다. 예를 들어, 유산소 훈련이 바람직한 방법인 경우, 저항 훈련은 훈련 프로그램에서 많은 역할을 하는 것은 아니지만, 여전히 수행되어야 한다. 저항 운동만 수행하면 유산소 대사를 자극하지 않지만, 연구 결과들은 저항 훈련이 유산소 지구력 훈련과 결합하여 수행되면 유산소 대사 역시 증진된다는 보고를 하고 있다.[14–18]

혈중 젖산 축적(Blood Lactate Accumulation)

해당작용의 결과 근육 내 피루빅산의 형성은 이산화탄소와 물(유산소적으로 산화된) 또는 젖산(무산소적으로 산화된)을 생성한다. 젖산 생성은 해당작용에 의한 피루빅산과 수소 원자의 생성율이 크레브스 싸이클과 전자수송연쇄에 의하여 이것들이 제거되는 비율을 초과함으로서 일어난다. 전자수송연쇄 활동성의 감소는 크레브스 싸이클에 의한 피루빅산이 이산화탄소로 산화되는 비율을 감소시킬 뿐만 아니라, 수소원자가 세포질로부터 감소되는 비율을 감소시킨다. 결국, 이것은 젖산 농도를 증가시키는 결과를 초래한다. 혈중 젖산 수준은 안정 상태에서 중등 정도의 운동까지는 거의 일정하게 유지된다. 그러나, 모든 운동 수준에서 지속적으로 생성된다. 사실, 혈중 젖산 수준의 동시적 증가 없이 젖산 생성 수준은 5배가 될 수 있다. 다시 말해 안정 상태와 중등 정도의 운동시 혈중 젖산 수준이 거의 일정하게 관찰되는 것은 젖산 생성과 젖산 제거 사이의 평형의 결과이다.[19] 가벼운 운동에서 중등 정도의 운동을 하는 동안 생성된 젖산은 고산화 능력을 가진 심장과 다른 근섬유에 의하여 빠르게 산화된다(젖산은 연료로 사용될 수 있다는 것을 기억하라). 따라서, 유산소 활동을 하는 동안 젖산의 생성과 다른 조직에 의한 젖산의 제거 비율은 걸맞게 된다. 이렇게 됨으로써 산소 섭취량의 증가에도 불구하고, 혈중 젖산 수준이 상대적으로 안정되도록 한다. 그러나 젖산의 제거와 젖산의 축적이 균형을 이루지 못하는 경우가 하나 있다. 지속적인 최대 운동을 할 때 젖산이 가장 빠르게 축적되고, 혈중 젖산 수준이 가장 높게 된다(180초 이상 운동 지속).

혈중 젖산 수준은 젖산 생성율의 증가 또는 젖산 제거율의 감소 또는 두 가지의 결합에 의한 것이기 때문에 혈중 젖산 농도는 젖산 생성의 훌륭한 지표가 아니라는 이유로 타당하다. 아직까지, 혈중 젖산 농도는 그 시점의 젖산 축적량을 의미한다. 많은 연구자들과 운동과학자들은 이 지점을 *젖산 역치* 또는 *무산소 역치*라고 부른다. 젖산 역치는 혈중 젖산 농도가 운동 전 수준 이상으로 상승하는 것과 관계가 없는 최고의 운동 수준으로 정의된다.

> **핵심(Key Point):**
>
> 젖산 역치는 혈중 젖산 농도가 운동 전 수준 이상으로 상승하는 것과 관계가 없는, 수행 가능한 최고의 운동 수준이다.

본질적으로, 이것은 단순한 산화 작용으로부터 부가적인 해당작용에 의하여 에너지를 공급하는 쪽으로 기울어지는 것을 나타내는 이행 단계이다.[20] 젖산 역치의 중요성은 이것이 막연히 지속될 수 있는 최고 수준의 운동 강도를 보여주는 지표라는 것이다. 이것은 축적된 젖산이 근육의 피로를 유발하기 때문에 단련된 선수에게 대단히 중요하다. 젖산 역치 수준 이상의 훈련은 젖산 처리 능력을 증진시키며 최대하 운동 강도를 지속하는 능력에 영향을 끼치지 않고 젖산 역치 수준을 증가시킨다.[21,22]

혈중 젖산 농도의 체계적인 증가를 설명하는 다른 용어에는 *혈중 젖산 축적 시작 지점(onset of blood lactate accumulation)*이다. 젖산 역치와 혈중 젖산 축적 시작 지점은 때로는 혼용된다. 그러나, 혈중 젖산 축적 시작 지점이라는 용어는 이미 결정된 즉, 4mMol을 기준선으로 하여 보통 이 수준보다 높거나 동일한 수준으로 혈중 젖산 농도가 증가하는 것을 말한다.

운동에 대한 반응(RESPONSE TO EXERCISE)

유산소 훈련의 효과를 평가하기 위하여 기초적으로 운동에 대한 급성 생리학적 반응을 이해할 필요가 있다. 이에 따라서 심폐 기능의 중요성을 이해할 필요가 있다. 심폐계는 일을 하는 근육에 산소를 운반하며 운동의 부산물을 제거하는 책임을 지고 있다. 이것은 산소와 이산화탄소의 교환과 관계가 있기 때문에 운동하는 동안 항상성의 유지를 위한 특별히 중요한 것이다. 유산소 운동을 하는 동안 산소의 이동에 책임이 있는 두 가지 중요한 구성 요소가 고려된다. 첫째는 *중추성* 요소인데, 혈액을 산화하는 심폐계의 능력과 산소를 운동하는 근육으로 운반하는 능력을 말한다. 둘째 요소는 *말초성* 요소로서 근수축을 위한 연료를 에너지로 전환시키기 위하여 유산소적으로 산소를 사용하는 운동 근육의 능력을 다룬다.[23] 몇몇 인자들이 각각의 요소들을 위하여 작동한다. 근육에 산소를 운반하는 중추성 요소의 효율성은 폐 확산, 심박출량, 헤모글로빈 친화력에 좌우된다. 말초성 요소에 영향을 끼치는 중요한 요인들은 운동하는 근육의 혈관화의 정도; 근육의 글리코겐 저장량; 미토콘드리아의 수, 크기, 그리고 분포; 마이오글로빈 함유량; 그리고 산화 효소의 상태이다.[23,24] 이러한 인자들은 모두 주어진 시간 동안 얼마나 많은 산소를 소모할 수 있느냐 하는 것을 나타낸다. 요약하면, 중추성 요소는 산소를 운반하고 말초성 요소는 그 산소를 능력이 주어진 만큼 최대로 사용하는 것이다.

> **핵심(Key Point):**
>
> 중추성 요소, 말초성 요소 모두 운동하는 동안 산소의 사용에 영향을 끼친다.

어떤 경우에는, 운동 강도의 증가와 관련된 급성 반응의 중요한 특성은 산소소모량(VO_2)의 증가이다. V는 유체가 흐르는 양의 비율을 나타내는 약자이며 VO_2의 결정인자를 표현하는 등식은 *Fick의 등식*으로 알려져 있다:

$$VO_2 = \text{심박출량} \times (a - vO_2)$$

이 등식에서 $a - vO_2$는 동정맥 산소차이다.[11] 심박출량은 심장에서 품어져 나오는 혈액량을 말하며(보통 1분 동안의) 점진적인 유산소 운동을 하는 동안 증가하고 VO_2와 비례 관계를 보여준다(**그림 4.2**). 안정 시 정상적인 심박출량은 남성은 분당 5 *l*, 여성은 분당 4.5 *l* 이다. 심박출량의 최대치는 운동의 요구를 충족시키는 순환의 기능적 용량을 반영한다. 심박출량은 심박수와 1회 박동으로 품어져 나오는 혈액량 또는 1회 박출량에 따라 달라지며 그 등식은 다음과 같다:

$$\text{심박출량} = \text{심박수} \times \text{1회 박출량}$$

(**그림 4.3–4.4**). 운동하는 동안 심박출량의 증가는 심박수의 증가에 의하여 대부분 결정된다.[25] 1회 박출량은 특히 운동 초기에 심박출량의 증가에 공헌하는데 주로 운동 근육의 펌프 작용에 의한 정맥 회귀량 증가의 결과이다.

휴식 시, 인체 조직은 정상적으로 1/4 가량의 산소를 운반하는 동맥혈을 빼앗기며 동맥혈의 산소 용량과 정맥혈의 산소 용량과의 사이에 혈액 100ml 당 산소 5ml의 차이를

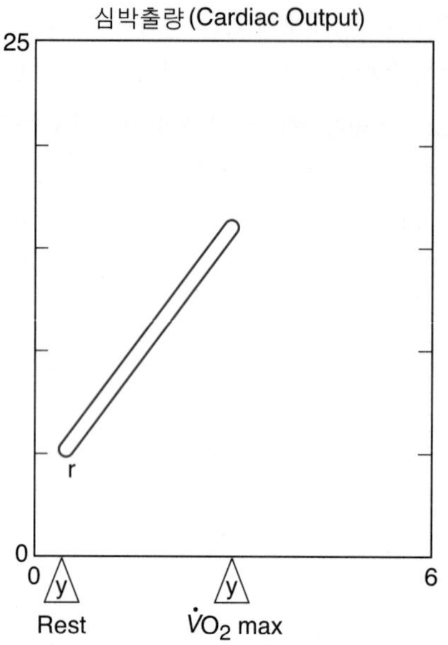

그림 4.2 운동하는 동안 심박출량과 산소 섭취량의 관계
(**출처**: Axen K, Vermitsky Axen K. *Illustrated Principles of Exercise Physiology.* Upper Saddle River, NJ: Prentice Hall,2002.)

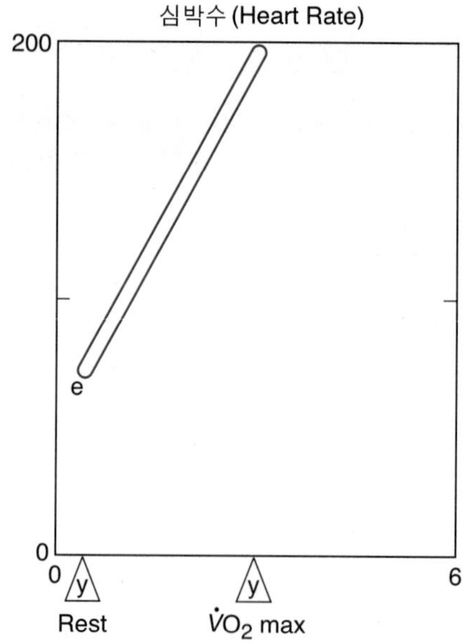

그림 4.3 운동 중 산소 섭취량과 심박수의 관계
(**출처**: Axen K, Vermitsky Axen K. *Illustrated Principles of Exercise Physiology.* Upper Saddle River, NJ: Prentice Hall, 2002.)

초래하는데 이것이 동정맥 산소차이다.

운동 중 근 조직은 동맥혈로부터 더 많은 산소를 추출함으로써 동정맥 산소차를 더욱 벌린다.[11] 이것은 운반된 산소의 "말초성" 추출로 생각된다. 중추성 산소운반은 심박출량과 초기의 동맥 산소 함량에 의하여 결정되며, 심박수와 1회 박츨량에 의하여 부과되는 최대 한계뿐 아니라, 최대 동맥 산소 함유량으로 결정된다. 그러므로, 운동에 대한 생리학적 반응은 이러한 모든 변수의 변화를 초래하며 결과적으로 산소섭취량이 증가된다. 다시 말해, 산소섭취량은 심박출량, 동정맥 산소차의 증가에 의하여 증가되거나 그 모두에 의하여 증가될 수 있으며 심박출량은 심박수, 1회 박출량, 또는 그 둘 모두의 증가에 의하여 증가될 수 있다. Fick의 등식은 훈련에 의한 산소섭취량의 증가는 더 넓어진 동정맥 산소차로 증명되는 것처럼 조직에 의한 산소 추출의 증가와 결부된 보다 높은 수준의 심박출량에 의한 것일 수 있다는 것을 보여준다.

안정 시 심박수는 미주 신경을 통한 부교감신경 조절에 의하여 대부분 결정된다. 그러나, 운동이 한 번 시작되면 이러한 미주신경의 조절은 중추신경계 기전에 의하여 합해져 초기 심박수의 빠른 증가를 초래한다.[11] 운동 강도의 증가는 이어 심박수를 증가시키고, 교감신경계의 흥분 뿐 아니라 순환하는 카테콜라민(에피네프린과 노에피네프린)의 증가에 의하여 조정된다.

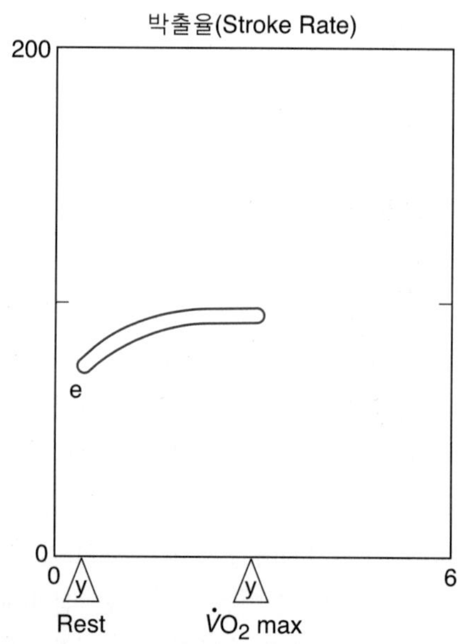

그림 4.4 운동 중 1회 박출량과 산소섭취량의 관계
(**출처**: Axen K, Vermitsky Axen K. *Illustrated Principles of Exercise Physiology.* Upper Saddle River, NJ: Prentice Hall, 2002.)

유산소 능력과 지구력 (AEROBIC CAPACITY AND ENDURANCE)

중추성 요소가 필요로 하는 만큼 충분한 산소를 운반할 수 있다면, 그리고 말초성 요소가 운반된 산소를 충분히 사용할 수 있다면 그것이 바로 가장 이상적인 시스템이 될 것이다. 그러나, 지구성 훈련을 받아 본 사람은 누구나 이것은 사실이 아니라는 것을 안다. 근육에 의하여 얼마나 많은 산소가 사용될 수 있느냐 하는 것은 한계가 있다. 운동 중 근육의 활동이 증가하면, 유산소 대사의 요구를 지원하기 위한 활동 근육에 대한 산소의 공급이 더욱 증가될 필요가 있다. *유산소 능력(aerobic capacity)*은 운동 중 개인이 소모할 수 있는 최대 산소량을 말한다. 산소 운반은 활동 중 사실상 순간적으로 20배 가량 증가하는 한편 활동을 하지 않는 근육의 산소 요구량은 본질적으로 변화하지 않고 유지될 수 있다.

> **핵심(Key Point):**
> 유산소 능력은 운동 중 개인이 소모할 수 있는 최대 산소량을 말한다.

*지구력*은 특정 수준의 운동을 특정 시간표 이상으로 유지하는 개인의 능력이다. 달리 설명하면, 지구력은 가능한 긴 시간 동안 주어진 속도 또는 *파워 출력*을 유지하는 능력으로 정의될 수 있다.[26] 유산소 능력은 절대적 인자인 반면 지구력은 좀 더 상대적인 것 같다. 지구력의 증진은 좀 더 긴 시간 동안 특정 운동 강도를 견딜 수 있는 것 또는 좀 더 짧은 시간 동안 증진된 강도를 견딜 수 있는 것을 말한다. 그러나, 이것은 일반적으로 특정 기간 동안 유산소 능력의 일정한 부분을 유지하는 능력으로 서술된다.

적어도 최소 수준의 심폐 능력과 심혈관계 능력을 가진다는 것은 모든 스포츠에 대한 선행 조건으로 생각되며 지구력 활동에 참여하는 모든 사람에게 요구되는 것이다. 이러한 최소한의 유산소 체력 수준을 *유산소 기저(aerobic base)*라고 한다. 물론, 어떤 사람이 훈련하는 정도는 활동에 대한 참여 수준에 달려있다. 어떤 스포츠와 활동은 다른 스포츠나 활동이 하는 것보다 유산소 에너지원에 크게 의존한다(즉, 지구성 달리기와 단거리 달리기). 심폐계와 심혈관계의 훈련을 위한 프로그램에는 이 장의 후반에 설명할 인터벌 훈련 또는 지속성 훈련이 포함된다. 어떤 프로그램을 실행할 것인가의 결정은 수행되는 스포츠의 특성에 달려있다. 심폐계와 심혈관계의 증강이 개인의 전체적인 생리학적 기능과 건강을 증진시킨다는 사실은 아주 잘 받아들여지고 있다. 심폐 조절과 심혈관계 조절은 전형적으로 산소 소모 또는 운동 중 산소의 효율적 사용(운동의 경제학)으로 측정된다.

최대산소섭취량 (MAXIMAL OXYGEN UPTAKE; VO_{2MAX})

Hill과 Lupton[27]은 산소 소모와 운동 부하(달리기 속력) 사이의 선형관계를 최초로 기술하였다. 이들은 최대 운동 부하에 다다르기 직전에 산소 소모 비율은 최고에 이르고 그 지점을 지나 약간 더 운동을 할 수 있다 하더라도, 더 이상 증가하지 않는다는 가정을 하였다. 이들은 바로 이 최대로 산소가 소모되는 지점을 최대산소소모량 또는 VO_{2MAX}라고 명명하였다(**그림 4.5**).

> **핵심(Key Point):**
> 최대산소소모량은 최대산소소모가 더 이상 증가하지 않는 순간을 말한다.

VO_{2max}를 서술하는 문헌에서 사용되는 다른 용어는 ***최대유산소파워(maximal aerobic power)***이다. 보편적으로 받아들여지는 최대유산소파워의 정의는 산화 기전을 통하여 근육 내에서 에너지가 생산될 수 있는 최대 비율이다. 다시 말해, 최대 유산소 파워는 운동하는 근육이 산소를 섭취하고 운반하며 이용하는 능력이고, 보통 최대산소섭취량으로 표현한다.[23] 최대산소섭취량이 심폐 능력의 측정 방법으로 받아들여지는 것과 관련된 것이다. 연구들은 최대산소섭취량과 유산소 지구성 운동의 수행 능력 사이에는 높은 상관관계가 있다는 것을 보여준다.[29,30] 이것은 오래전부터 지구성 스포츠의 성공과 관련이 있다는 것이며 보통 신체 크기에 따른 체중에 비례하는 것으로 표현된다(즉, ml/kg/min).[29,31] 이것은 또한 개인이 동일한 프로토콜과 기구로 매

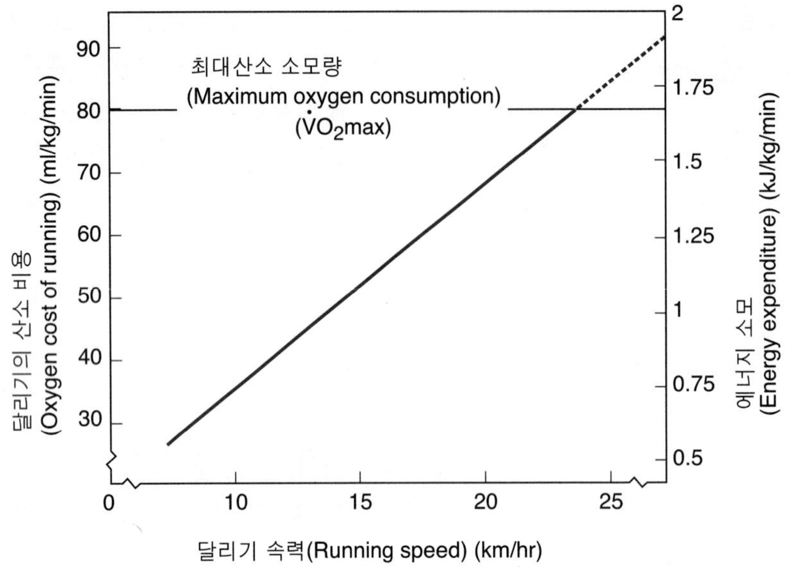

그림 4.5 최대산소소모가 일어나는 것으로 믿어지는 지점을 보여주는 산소소모와 달리기 속력 사이의 선형 관계.
(**출처:** T. Noakes. *Lore of Running*, 3rd ed. Figure 22, Champaign, IL: Leisure Press; 1991, p. 19.)

일 검사 받을 때 재현성이 높다. 많은 연구자들과 임상의들은 최대산소섭취량을 유산소 파워의 측정 방법으로 사용하는데 그것은 최대산소섭취량이 운동 수행 능력을 측정하고 다른 운동 유형에서도 사용될 수 있기 때문이다.

지난 수십 년 동안 수행된 연구는 최대산소섭취량과 관련된 논쟁을 부추겨 왔다. 가장 중대한 논쟁은 가장 넓게 연구되어 온 의문을 포함한다: 최대산소섭취량은 무엇이 제한하는가? 그 중 특별한 관심사는 최대산소섭취량이 유산소 에너지의 교환뿐만 아니라, 산소를 운반하고 이용하는 능력(즉, 중추성 요소와 말초성 요소)의 정확한 측정이라는 사실이다. 많은 연구자들은 그 제한 요인이 근육 미토콘드리아라고 하며 다른 연구자들은 근육에 대한 산소의 운반이 제한 요인이라고 제안한다.[32,33] 최대산소섭취량은 혈액으로부터 산소를 추출하는 능력에 의해서가 아니라,[34] 산소가 근육에 공급될 수 있는 비율에 의해서 제한된다는 넓게 받아들여지는 개념이 있지만, 일치된 견해는 없으며 최근의 관점은 계속 벌어지고 있다. 이들 요인에 대한 심도 있는 생리학적 토론은 이 장의 초점과는 거리가 있다. 의심할 여지없이, 무엇이 최대산소섭취량을 제한하는가 라는 질문에는 가까운 장래에 결정적인 답이 있을 것 같지 않다.

최대산소섭취량에 영향을 끼치는 요인 (FACTORS AFFECTING VO_{2MAX})

이미 언급한 바와 같이, 장시간 운동을 수행하는 능력은 유산소 대사에 달려 있다. 훈련에 따른 운동 능력의 증가 정도는 최대산소섭취량의 증가에 달려 있다고 추정된다. 그러나, 달리기 프로그램을 시작한 건강한 사람은 최대산소섭취량의 5~15%의 증가를 기대할 수 있으며 개인 사이의 대부분의 최대산소섭취량의 차이(15% 이상)는 훈련 외(예, 유전 인자) 다른 인자의 결과로 보인다. 건강하고 젊은 남녀의 최대산소섭취량은 보통 엘리트 선수의 60% 가량인 45−55ml/kg/min 정도이다. 여성은 남성보다 최대산소섭취량이 낮은데 이것은 부분적으로는 여성이 남성보다 체지방이 많고 근육량이 적기 때문이다. 안정 시 산소섭취량은 단련된 사람과 그렇지 않은 사람 사이에 많은 차이가 없지만, 단련된 사람과 단련되지 않은 사람 사이에는 실질적인 차이(거의 2배 정도 높다)가 있다. 예를 들어, 정상적인 젊은 사람에게 있어서 최대산소섭취량은 거의 45 ml/kg/min인데 훈련하면 60 ml/kg/min까지 증가할 수 있고 세계적인 훈련된 지구성 운동 선수는 80 ml/kg/min까지 증가될 수 있다.[36]

최대산소섭취량의 증가는 최대심박출량과 동정맥산소차

의 증가를 동반한다. 동정맥산소차는 체계적인 산화 능력과 혈관 전도성의 증가 때문에 증가된다.[37] 전도성은 단순히 주어진 압력의 차이에 대한 혈관을 통한 혈류의 측정이며 상반 저항이다. 훈련된 사람의 최대 심박수가 훈련되지 않은 사람의 최대 심박수와 별로 다르지 않기 때문에 심박출량은 대부분 1회 박출량의 증가에 의하여 증가한다. 다르게 설명하면, 심박수의 증가만으로는 훈련된 선수의 심박출량 증가 반응을 설명하지 못한다.[11] 그러므로, 1회 박출량 증가 능력은 훈련에 의한 심혈관계의 주된 반응이다.[38] 최대 운동을 하는 동안 운동하는 근육에 의한 심박출량과 동정맥산소차의 증가는 최대산소섭취량을 더욱 크게 하는 결과를 초래한다.[39]

대부분의 지구성 훈련에 대한 연구들에 있어서 시간이 흐름에 따라 최대산소섭취량이 약간 증가하는 결과를 보여주기 때문에 최대산소섭취량을 증가시키는 운동량과 강도는 정해져 있지 않다. 그러나, 그 증가는 아마도 몇 가지 인자에 달려 있을 것인데, 가장 현저한 요인들은 개인의 최초의 체력 수준, 훈련 프로그램의 기간과 강도, 그리고 훈련의 빈도일 것이다.[26] 문헌에 고강도의 훈련이 최대산소섭취량의 증진에 필요하다고 제시하는 어떤 근거가 있다. 몇몇의 연구는 짧은 기간의 지구성 훈련 프로그램에서 대략 5–10%의 범위에서 증가를 보였다고 하였지만[40–46] 다른 연구에서는 9주 이상의 지구력 훈련에서 23%까지 증가한 것으로 보고하였다.[47] 또한 보다 긴 기간 동안의 훈련 프로그램에서 최대산소섭취량은 운동의 효율과 젖산 역치의 증가로 인한 결과적인 운동수행 능력의 증진을 동반하여 궁극적으로 안정될 것이라는 증거도 있다.[48,49]

최대 유산소 능력 훈련 (TRAINING FOR MAXIMAL AEROBIC CAPACITY)

유산소 지구력 훈련 프로그램은 최대산소섭취량을 증가시키기 위하여 고안되어야 한다. 지구성 스포츠에서 선수는 대부분 유산소 능력(유산소 파워라고도 불린다)에 의존하기 때문에 장시간의 운동을 필요로 하는 경우 높은 유산소 능력이 대단히 중요하다는 것이 명백하다. *최대 유산소 능력(Maximal aerobic capacity)*은 이러한 유산소 체력의 측면을 말하는 것이며 주로 산화 대사를 이용하여 수행될 수 있는 최대량의 일을 수반한다.[23] 유산소 파워를 생산하는 능력은 경기에서 결정적인 것이며 이 능력이 운동을 반복적으로 할 수 있도록 하기 때문에 훈련의 목표가 되어야 한다. 예를 들어, 트랙 경기 선수나 여러 경기에 출전하는 수영 선수에게 보편적인 일이다; 따라서 높은 유산소 능력과 관련된 향상된 회복율은 여러 경기에 출전하는 선수를 어떻게 관리할 것인가에 있어 대단히 중요한 역할을 담당할지도 모른다. 높은 유산소 파워의 이익은 무산소 스포츠에도 영향을 끼친다. 젖산은 유산소적으로 제거되기 때문에 좋은 유산소 능력은 고강도 운동으로부터의 회복에 긍정적인 영향을 끼칠 것이다. 이것은 좋은 유산소 능력을 가진 선수가 특별히 주어진 시간 동안 좀 더 질적 수준이 높은 운동 수행을 할 수 있기 때문에 훈련하는 동안 특별히 중요하다.

운동의 경제학과 유산소 능력 (EXERCISE ECONOMY AND AEROBIC CAPACITY)

*운동의 경제학*은 주어진 절대적인 운동 강도에서 요구되는 산소섭취량으로 정의될 수 있다.[26] 단순히 향상된 운동의 경제학은 동일한 활동을 수행할 때 적은 산소가 소모되는 것을 의미한다. 예를 들어, 높은 유산소 능력을 가진 선수가 부족한 운동의 경제학을 가졌다면 유산소 능력은 부족하지만 좀 더 효율적으로 산소를 이용하는 사람의 운동 수행 능력에 필적하지 못할 것이다. 유사한 유산소 체력(VO_{2max}) 수준을 가진 사람에게 있어서도 최대하 운동의 산소 비용의 개인에 따른 차이는 존재한다. 연구자들은 최대산소섭취량에 관계없이 최상의 육상 선수들은 경기를 할 때 아주 유사한 강도로 달린다고 보고하였다.[50,51] 다른 연구자들은 동일한 속력으로 달리는 서로 다른 선수들에게 요구되는 산소량에는 현저한 차이가 있다고 보고하였다. 이들은 산소를 이용하는 효율에 관한 운동의 경제학의 차이는 비슷한 최대산소섭취량을 가진 선수들 사이의 달리기 능력의 차이를 설명하는 주요한 인자가 될 수 있다고 제안한다.[52] 훈련된 선수에게 있어서도 30% 정도의 차이는 있었다.[53] Horowitz[54] 등은 동일한 출력으로 운동하는 엘리트 싸이클 선수들이 서로 다른 비율의 산소 섭취를 필요로 한다는 사실을 증명하였다. 좀 더 효율적인 선수는 외측광근에 더 많은 비율의 Type I(느린 연축) 섬유가 있었고, 이것은 운동하는 동안 운동 단위의 동원이 운동의 경제학에 영향을 끼칠 수 있다는 것을 제시하고 있다.

> **핵심 (Key Point):**
> 매우 유리한 운동의 경제학은 유산소 에너지 시스템이 작동하는 동일한 운동 수행 능력 수준에서 활동을 수행하는데 보다 적은 산소를 필요로 하는 것을 의미한다.

연구에서는 최상의 선수들이 보통 높은 운동 효율성을 드러낸다는 것을 설명해왔다.[55] Conley와 Krahenbuhl[56]은 유사한 수준의 높은 최대산소섭취량을 가진 12명의 육상 선수 집단의 10km 달리기에서 달리기의 경제학이 매우 밀접한 관계가 있다고 보고하였다. 이들의 달리기 기록을 예상할 수는 없었지만 이용된 산소량과 달리기 최상의 기록 사이에는 상당한 상관관계를 보였다고 보고하였다. 가장 적은 산소를 사용하고 가장 효율적으로 사용한 선수가 가장 빠른 기록을 보유하였다. 다시 말해, 최대산소섭취량이 아닌 달리기의 효율이 10km 성공적인 달리기의 결정인자였다. 특정 운동 강도에서 낮은 비율의 최대산소섭취량을 이용하기 때문에 보다 나은 운동의 경제학(즉, 주어진 절대적인 달리기 속력 또는 파워 출력에 대한 낮은 최대산소섭취량 수준)이 지구성 운동 수행에 유리하다.[26] 엘리트 지구성 운동선수들이 기록한 낮은 최대산소섭취량은 향상된 운동의 경제학을 대변한다.[57,58] 아주 높은 최대산소섭취량을 가진 육상 선수들은 단순히 덜 효율적이고 어떤 달리기 속력의 평균보다 더 많은 산소를 요구하기 때문에 덜 인상적인 달리기 능력을 보일 수 있다. 성은 달리기 효율에 영향을 끼치지 않으며; 훈련된 여성과 남성은 동일한 효율성을 보일 것이다.[30,50]

어린 아이는 성인에 비하여 낮은 효율성을 보인다. Davies[59]는 어린 달리기 선수가 중량을 가지고 달렸을 때 증진된 달리기 효율을 보인다고 보고하였다. 그는 아이들의 체중이 가벼워서 정상적으로 수평면 상에서 에너지의 이동을 잘 할 수 없었기 때문이라고 결론을 내렸다. 그는 효율성의 증진은 중량에 의하여 수직 운동을 낮추고 피험자들이 이 에너지를 전방으로 더 잘 이동시킬 수 있었기 때문이라고 생각하였다. 유사한 체중과 신장 그리고 유사한 최대산소섭취량을 가진 좀 덜 빠른 육상 선수들에게서도 유사한 결과가 주목되었다. 기록이 낮은 선수들은 좀 더 선 자세를 취하고 지면을 지지하는 시간이 짧으며 기록이 좋은 선수들에 비하여 수직축 에너지를 두 배 가량 더 사용한다.[60]

다리 또는 발에 추가로 무게를 부하하는 것은 재활 과정에서 운동의 경제학에 상당한 영향을 끼칠 수도 있을 것이다. Martin[61]은 육상 선수를 포함하는 연구에서 양측 대퇴 또는 양 발목에 추가적으로 0.5 kg의 중량을 매다는 것은 각각 3.5%와 7.2%의 산소 비용의 증가를 가져온다고 보고하였다. 다른 연구들에서도 발에 부과한 추가적인 1 kg의 중량이 남성과 여성에 있어서 동일하게 걷기와 달리기의 산소 비용을 6−10% 정도 증가하였다는 결과를 제시하여 이전의 결과를 보강하였다.[62,63]

또한 신발 내부에 장착하는 보조기 무게의 증가는 운동의 경제학에 역효과를 보여주었다. 연구자들은 양측 운동화에 넣은 보조기 무게의 증가는 어디에서 달리든 0.4%에서 1.4%의 달리기 산소 비용의 증가가 있었다고 보고하였다.[64,65]

운동 경제학의 개념은 그것이 운동이든, 레크리에이션이든 직업적 특성을 가지고 있든 어떤 활동에서나 중요하다. 높은 운동의 경제학을 가진 사람은 동일한 과업을 수행하는데에도 비효율적인 사람보다 연료를 적게 소모할 것이다. 이 일은 인체 연료의 고갈은 피로를 조기에 불러오기 때문에 특히 지구성 활동에 중요하다.

지구성 훈련의 효과 (EFFECTS OF ENDURANCE TRAINING)

산소섭취 적응 (Oxygen Uptake Adaptations)

지구성 훈련의 적응을 가장 흔하게 측정하는 것 중 하나는 최대산소섭취량의 증가이다. 유산소 훈련은 훈련된 근육의 산화 능력을 증진시키며 결과적으로 훈련되지 않은 근육보다 산소 소모 능력이 높아져 최대산소섭취량이 증가하게 된다. 최초의 체력 수준에 따라, 지구성 훈련은 유산소 파워를 5%−30% 정도 증가시킬 수 있다. 처음에 체력 수준이 낮았던 사람들에게는 대단히 큰 체력 수준의 증가를 기대할 수 있다. 대부분의 최대산소섭취량의 적응은 6−12개월 사이에 일어나기 때문에 결과적인 운동 수행 능력의 증진은 운동 경제학의 증가, 골격근의 유산소 능력 증진(즉, 빠른 연축 섬유와 느린 연축 섬유), 그리고 무산소 대사의 변화(즉, 젖산 역치 수준의 증가)와 관련된 것으로 생각된다. 더욱이, 세포막으로부터 미토콘드리아로 산소의 추출을 증진시키는 근육 마이오글로빈의 증가가 있다. 이것이 왜 개인이 훈련을 하면 유산소 항정 상태(steady state)에 짧은 시간 내에 도달하여 운동을 시작한 초기의 산소 결함을 감소시키는지를 설명하는데 도움이 될 수 있다.

심혈관계 적응 (Cardiovascular Adaptations)

지구성 운동 훈련에 대한 심혈관계의 적응에는 어떤 주어진 최대하 수준의 운동에 대한 큰 심장 근육량, 보다 높은 심박출량, 낮은 심박수가 포함된다. 운동하는 동안, 상승된 심박수는 심장의 이완기(심주기의 이완기)에 시간을 적게 소비하는 결과를 초래한다. 훈련은 심장의 무게와 체적 그리고 좌심실의 두께와 심실의 크기를 향상시킨다. 이렇게 되면 이완기에 좌심실이 더욱 충만되어 좀 더 강하게 수축하고 이에 따라 1회 박출량이 증가하게 된다. 결과적으로, 1회 박출량은 최대하, 최대 운동을 하는 동안에 뿐만 아니라, 휴식시에도 증가한다.

단련된 사람은 안정 시와 최대하 운동 수준에서 낮은 심박수를 보이지만, 훈련되지 않은 사람에 비하여 주어진 심박출량 수준 또는 산소섭취량 수준에서 그에 상응한 만큼 높은 1회 박출량을 가진다. 이것은 결과적으로 더 적은 노력으로 동일한 양의 일을 한다는 것을 말한다. 계속하여, 주어진 운동 강도에서의 심박수는 심혈관계 체력의 지표로 간주될 수 있으며 한편, 동일한 운동 강도에서 감소된 심박수는 심혈관계 훈련 효과의 증거이다. 심박수가 감소하고 1회 박출량이 증가(심박출량 = 심박수 × 1회 박출량 을 기억하라)하기 때문에 훈련의 결과로서 안정 시 또는 최대하 운동을 하는 동안 심박출량에는 변화가 없다. 그러나, 단련된 사람은 단련되지 않은 사람보다 유의하게 높은 최대산소섭취량과 최대심박출량을 보인다(최대 운동을 하는 동안 1회 박출량의 증가에 의한). 운동하는 동안 심박출량은 심박수와 1회 박출량의 증가에 기인한 초기의 증가를 동반하여 18 − 34 liters/min 이상 증가한다.[66]

지구력 훈련에 대한 혈관계의 적응은 혈장량의 증가와 적혈구 수의 증가에 의하여 전체적인 혈액량의 증가를 초래한다. 혈장량의 증가는 신장의 물의 재흡수를 증진시키는 호르몬 수준(뇌하수체 후엽의 항이뇨호르몬과 부신피질의 알도스테론)과 혈장 단백의 증가(즉, 알부민)의 변화에 의한 것이다. 혈장 단백은 혈장 삼투압에 영향을 끼침으로써 혈장량을 증가시키고, 그렇게 됨으로써, 혈관 내부에 더 많은 물이 함유되도록 한다. 또한 훈련은 혈액량의 증가에 공헌할 수 있는 골수에서의 적혈구 생산을 자극한다. 혈액량의 증가는 주로 증가된 심실의 수축 전 부하(preload, 수축개시 직전 좌심실의 신장)를 통하여 심혈관계 기능을 증진시키며, 1회 박출량을 증가시킨다. 이것이 좌식 생활을 하는 사람보다 지구성 운동 선수의 1회 박출량이 훨씬 큰 이유이다.

호흡 또는 폐의 적응 (Respiratory or Pulmonary Adaptations)

산소가 폐포까지 운반될 수 있는 최대 비율은 최대 산소 운반 능력의 제한을 나타내는 것이 아니며, 운동 수행 능력의 폐 혹은 호흡 요소가 지구성 훈련을 하는 동안 제한 인자가 아니라는 것을 의미한다. 이에 대한 이유는 운동을 하는 동안 요구되는 공기보다 더 많은 공기가 폐에 들고 날 수 있다는 것이다. 다시 말해, 신체에 산소를 운반하는 폐의 능력은 인체가 산소를 사용하는 능력을 초과한다는 것이다.

> **핵심(Key Point):**
> 건강한 사람에서 신체에 산소를 운반하는 폐의 능력은 연료원으로 산소를 사용하는 능력을 훨씬 초과한다.

그럼에도 불구하고, 유산소 훈련을 하는 동안 적응이 일어난다. 이러한 적응에는 환기 경제학의 향상, 주로 호흡근의 지구력과 경제학의 증진에 기인한 높은 최대 수의 환기 능력의 증진을 포함한다. *환기 경제학*은 어떤 주어진 환기 수준에서 호흡근이 적은 산소를 사용하는 것을 말하며, 운동을 하는 근육에 의하여 섭취한 산소를 소모하는 비율이 높기 때문에 운동 경제학을 증진시킨다. ***최대수의환기***는 앉아 있는 사람이 15초 동안 수의적으로 수행할 수 있는 최상의 환기 수준이다. 관찰된 수치가 최대 운동을 통하여 얻어진 실제 수치보다 높다는 사실(보통 25% 정도)은 환기는 운동에 의하여 최대로 압박을 받지 않으며 따라서 제한 요인이 아니라는 개념을 지지한다.

가스 교환은 안정 시 또는 최대하 운동에서는 변화되지 않지만, 최대 운동을 하면 증가되며 결과적으로 산소의 확산을 증진시킨다. 더욱이, 훈련의 결과로서 조직에 의한 산소 추출 능력의 향상에 의하여 최대 운동을 하는 동안 동정맥산소차가 증가한다.

신진대사 적응 (Metabolic Adaptations)

지구력 훈련에 의한 신진대사 적응에는 활동적이지 않은 근 조직에 비교하여 미토콘드리아의 수와 크기가 증가되는 것을 포함한다. 유산소 시스템의 효소 수준에서도 두 배 가량의 증가가 주목된다. 이들 적응은 산화적 인산화를 경유한 ATP의 생성 능력을 대단히 증가시킨다. 훈련은 또한 근육과 간의 글리코겐 고갈을 늦추고 저장 능력을 증진시켜 운동을 보다 오랜 시간 동안 지속하도록 한다. 에너지원으로서의 탄수화물 이용 비율이 더 낮은 것은 글리코겐 절약 효과를 초래하며 최대하 운동을 하는 동안 더욱 많은 지방산을 이용하도록 한다. 그러나, 지구성 훈련은 ATP-PC 시스템 효소 또는 해당 과정 효소의 활동성을 증진시키지 않는다. 이것은 근력은 지구성 훈련에 의하여 영향을 받지 않는다는 관점과 일치한다.

혈중 젖산 적응 (Blood Lactate Adaptations)

유산소 훈련은 골격근의 산화 능력을 증진시키며 혈중 젖산의 축적을 지연시키고 고강도의 운동을 지속시키기 위하여 무산소 대사가 보조를 필요로 하는 시점을 늦춘다. 결국, 훈련된 사람의 유산소 능력의 높은 비율(80-90%)에서 혈중 젖산의 축적이 시작된다.[66,67] 젖산 역치 수준 이상(무산소적)의 훈련은 인체의 젖산 과정 능력의 증진에 공헌하며 젖산 역치 수준이 증가되도록 한다.[15,16,21,22] 축적된 근육 젖산은 피로와 관계가 있으며 젖산 역치 수준의 증가는 고강도의 지속적 최대하 운동을 유지하는 능력의 증가와 어떤 주어진 수준의 최대하 운동을 하는 동안 근육과 혈중 젖산 수준의 저하를 초래한다.[66,67] 다시 말해, 젖산 축적은 단련되지 않은 사람에 비하여 기준 작업부하보다 낮아진다. 훈련된 사람의 낮은 혈중 젖산 수준은 아마도 활동적인 골격근의 젖산 생산의 증가와 젖산 제거의 증가를 반영한다.

운동과 산소 운반(Exercise and Oxygen Delivery)

안정 시, 주 호흡근은 횡격막, 사각근, 그리고 부복장근(parasternal muscle)이다. 집합적으로 이 근육들은 하부 늑곽 팽창(횡격막), 늑곽 거상(사각근), 늑곽의 전후 직경 증가(부복장근)를 이루어 흉곽을 팽창시킨다. 활동 중, 부가적인 근육들이 동원되는데, 그것들은 흉쇄유돌근, 외늑간근들이다. 복근은 호기 동안 횡격막을 위로 밀고, 흡기 전 그 길이를 증가시켜 흡기를 간접적으로 보조한다. 내늑간근 또한 강한 운동을 할 때 호기를 보조한다. 공기가 일단 폐로 유입되면 폐포와 폐 모세혈관 사이에서 가스의 교환이 일어난다.

보편적으로 측정되는 정상적인 폐 용적 또는 용량 측정치가 **그림 4.6**에 나타나 있다. 이러한 일이 일어나기 위하여, 신선한 공기를 받아들인 폐포는 혈액으로 관류되어야 한다. 혈액은 가스의 확산을 위한 충분한 시간을 주기 위해 폐 모세혈관에 적당한 통과 시간을 가질 수 있어야 한다. 폐포로 이산화탄소가 이동하는데 필요한, 모세혈관으로 산소가 이동하는데 필요한 시간은 거의 0.25초이다.[67,68]

적절한 산소 운반계의 다른 중요한 인자는 혈액의 산소 수송력이다. 혈액의 산소 함유량은 혈중 헤모글로빈량과 혈중 산소 분압(PO_2)에 의하여 결정된다. 산화 헤모글로빈 곡선의 좌측으로의 이동은 근육에 의하여 추출된 산소량을 감소시키는 한편, 우측으로의 이동은 헤모글로빈으로부터 산소의 제거를 촉진한다. 흡연으로 인한 이산화 헤모글로빈 농도의 증가는 곡선을 좌측으로 이동시키며 산소의 운반을 감소시킨다. 운동의 결과 일어나는 산증과 체온의 상승은 헤모글로빈으로부터 산소의 제거와 모세혈관으로부터 근육 세포로의 산소의 확산을 촉진한다.[67,68]

마지막 중요한 인자는 동맥혈 가스와 pH의 큰 폭의 동요를 예방하는 조절 방법에 대한 필요성이다. 동맥혈의 산소 분압(PaO_2), 동백혈의 이산화탄소 분압($PaCO_2$), 그리고 수소 이온 농도는 호흡기계를 자극하고, 혈액 가스를 정상으로 돌아오도록 공헌하는 환기의 변화를 일어나게 한다. 운동으로 인한 신진 대사의 증가는 가벼운 운동에서 중등 정도의 운동을 할 때, 이산화탄소의 생산이 증가하여 동맥혈의 가스와 pH가 기초 수준에 근접하여 유지된다. 정확한 조절 기전은 밝혀져 있지 않으며 폐 또는 중추신경계로 흐르는 이산화탄소의 비율을 포함한다.[67,68] 대기로부터 골격근으로 산소의 이동에는 다양한 단계가 있기 때문에, 심혈관

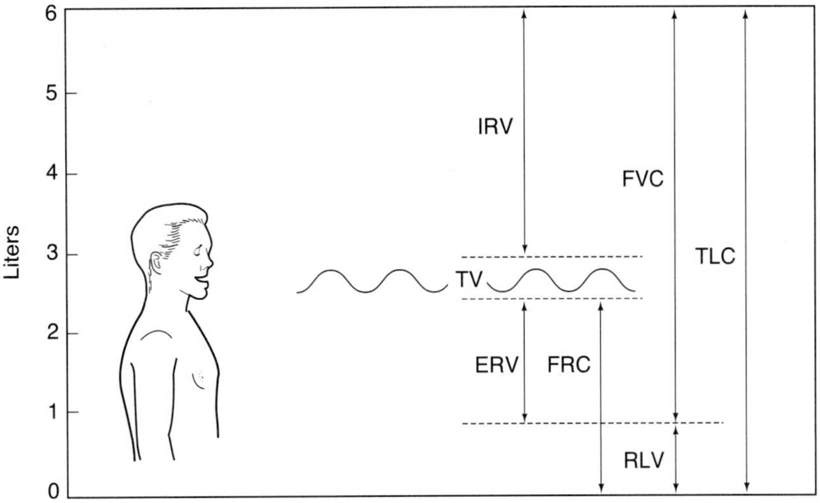

폐 용적/용량	정 의	평균치(ml)	
		남성	여성
TV 안정 시 호흡량 (tidal volume)	각 호흡의 흡기와 호기 용적	600	500
IRV 흡기 예비량 (inspiratory reserve volume)	안정 시 흡기 말기의 최대 가능 흡기량	3000	1900
ERV 호기 예비량 (expiratory reserve volume)	안정 시 호기 말기의 최대 가능 호기량	1200	800
FRC 기능적 잔량 (functional residual capacity)	안정 시 호기 이후 폐 용적	2400	1800
FVC 강제 활력 용량 (forced vital capacity)	최대 흡기 이후 최대 호기 용량	4800	3200
RLV 잔존 폐 용적 (residual lung volume)	최대 호기 후 폐 용적	1200	1000
TLC 총 폐 용량 (total lung capacity)	최대 흡기 후 폐 용적	6000	4200

그림 4.6 정상 폐 용적 또는 용량의 측정치. (출처: WD McArdle, FI Katch, VL Katch. *Exercise Physiology Energy, Nutrition, and Human Performance,* 4th ed. Philadelphia: Lippincott Williams & Wilkins, 1996, Figure 12.7, chapter 12, p. 223.)

계와 호흡기계의 기능 장애(**표 4.1**)와 다양한 징후와 증상(**표 4.2**)에 공헌할 수 있는 다양한 문제점이 있다.

체온 조절(THERMOREGULATION)

인간은 체온을 조절하는 능력을 가지고 있다. 이것은 과도한 열이 근수축에 의하여 만들어지기 때문에 운동 시 특히 중요하다. 안정 시 인체 열의 거의 70% 정도는 내장에 의하여 발생되지만, 운동 시에는 골격근이 열 발생의 90%를 설명할 수 있다. 화학적 에너지의 기계적 에너지로의 변환이 불충분하여 근육이 수축하는 동안 사용되는 화학적 에너지의 70%가 열로 소실된다. 그러나, 활동하는 골격근에서 발생되는 열의 경우, 적은 부분만 피부를 통하여 발산된다. 이 열의 대부분은 심장으로의 정맥 회귀를 통하여 신체 중심으로 전이된다. 이러한 신체 중심 온도의 증가는 피부로부터의 감각도 입력되는 시상하부에 있는 열수용기에 의하여 감지된다.[68,70]

표 4.1 심혈관계와 폐의 기능 장애에 공헌하는 구성 요소

문제	기전	예
호흡근 기능 장애와 흉벽 기형	흉곽의 팽창 능력을 제한하며, 폐 환기를 손상시킨다.	• 약간의 경추 장애를 동반한 호흡근의 부분적 혹은 완전한 마비, 길리안-바레 증후군, 근이영양증과 근위축외측경화증 같은 점진적인 근 질환
		• 강직성 척추염, 척추후만증, 척추측만증과 관련된 흉벽의 기형. 정상적 노화에 의하여 일어나는 덜 유연하거나 딱딱한 가슴이 흉곽의 팽창을 제한할 수 있다.
환기-확산 부조화	환기와 확산 영역 사이의 불균형	• 폐기종과 만성 기관지염 같은 폐쇄성 폐질환으로 발생한다.
확산 이상	폐포 또는 세포간질액의 축적에 의한 폐포-모세혈관막의 이상	• 모세혈관막이 두꺼워져 확산에 장애를 가져오는 폐질환에 의하여 야기된다. 이것은 특발성 폐 섬유화로 발생한다. 폐부종 혹은 울혈성 심기능부전에서 모세혈관과 폐포 사이의 공간에 액체가 채워진다.
부적당한 심박출량	심장 이상에 의하여 야기된다.	• 보편적인 원인에는 심근허혈증, 심장기능부전, 판막이상, 그리고 심장부정맥이 포함된다. 관상동맥경련과 동맥경화증은 심근허혈증의 원인이 될 수 있다. 만성 심기능부전은 관상동맥질환, 심근염, 고혈압, 그리고 어떤 전신 질환을 포함하는 많은 원인들의 결과 일어나는 심근 수축 특성의 장애를 말한다. 이들 중 어떤 원인이 심하다면, 심박출량은 신체의 요구를 충족시키지 못할 수 있다. 심하지 않은 상황에서는 심박출량은 안정 시에는 충분할 수 있다; 그러나 활동을 하게 되면 부족하게 된다. 이러한 일이 일어날 때 증가된 요구는 무산소 신진대사 통로에 부하를 주고, 결과적으로 대사성 산증을 만들어내는 혈중 젖산 수준을 증가시킨다.
말초 혈류의 제한	혈관 팽창 또는 혈관 수축 능력의 장애에 기인한다.	• 말초 동맥의 동맥경화는 병소 때문에 또는 동맥의 혈관 팽창 능력의 감소에 의하여 직접적으로 혈류가 감소된다.
낮은 산소 수송 능력	빈혈증에 기인한다.	• 헤모글로빈의 수준이 낮으면 산소의 수송이 저하된다. 혈액이 골격근에 도착할 때, 낮은 산소 분압 수준은 혈액으로부터 골격근으로의 산소 확산을 위한 충분한 기울기를 제공할 수 없다. 이 때 젖산이 증가하며, 대사성 산증과 피로가 초래된다. 빈맥(빠른 심장박동)은 심박출량을 증가시키고자 하는 보편적인 보상 기전이다.

표 4.2 심혈관계와 폐 기능 장애의 징후와 증상

상태	징후/증상
호흡기계 문제	• 호흡의 어려움, 헐떡임(숨참), 호흡율의 증가, 호흡 보조근 사용의 증가, 확장된 콧구멍 • 만성 기침 • 피부색 변화(창백함 또는 청색증)
심장 기능 장애	• 과도하게 높거나 낮은 심박수, 수축기 혈압의 감소, 이완기 혈압의 상승, 심전도 활동성 또는 심음의 변화, 과도한 피로와 같은 활동에 대한 비정상적 반응 • 흉통 • 호흡 곤란
말초 혈관 질환	• 간헐적 파행 • 말초 맥박의 감소 또는 부재 • 건조하거나 차가운 피부, 탈모 또는 근 위축이 포함될 수 있는 침범된 사지 외양의 변화

출처: C Peel. The cardiopulmonary system and movement dysfunction. *Phys Ther.* 1996;76:448–455.

핵심(Key Point):

근수축에서 사용되는 화학적 에너지의 70% 가량은 열로 소실된다.

신체 중심의 온도는 주변 온도의 파동에도 불구하고, 신경 기전과 호르몬 기전에 의하여 꽤 일정한 수준(37±1°C)으로 유지되어야 한다. 이러한 기전은 주변의 온도가 하강할 때(신체 중심의 온도가 37°C 이하로 떨어질 때) 인체가 열을 얻도록 그리고 온도가 증가할 때(신체 중심의 온도가 37°C 이상으로 상승할 때) 열을 떨어뜨리도록 하는 음성되먹이 조절계로서 작용한다. 열을 얻는다는 것은 열 제거율의 감소와 관련이 있는 열 생산 증가율에 의한 것이며 한편 열의 상실은 열 제거율의 증가에 의한다.

운동 중 체온은 열의 추가 발생율과 제거율 사이의 균형을 반영한다. 고강도의 운동을 하는 동안 열 생산율은 열 상실율을 초과하며, 결과적으로 신체 중심의 온도를 상승시킨다. 예를 들어, 원기왕성한 사람이 최대산소섭취량의 80－90%의 운동 강도로 운동을 할 때, 인체에 열을 하강시키는 능력이 없다면, 잠재적으로 매 5분에서 8분마다 체온을 1°C 씩 상승시키게 될 것이다. 주어진 각본대로라면, 체온이 위험 수준에 도달하여 사람이 운동을 중단하도록 할 것이다.[68,70] 열의 발생이 열의 제거를 초과할 때, 결과적으로 야기되는 상황은 *고열*로 알려져 있다. 역으로, 열의 제거가 열의 발생을 초과할 때는 *저체온증*으로 알려져 있는 상황이 초래될 수 있다. 이러한 상황이 발생하는 것을 예방하기 위하여 인체는 서로 다른 열상실 또는 열보존 기전을 요구할 수 있어야 한다.

온도 조절 제어 (Temperature Regulatory Control)

체온은 두 가지 유형의 열수용기: *중추와 말초 열수용기*를 통하여 조절된다. 중추 열수용기(시상하부에 있는)는 중심의 온도를 감지하며, 말초 열수용기(자유신경말단)는 피부의 온도를 감지한다. 시상하부는 체온의 서보 기전(servo－mechanism)으로 기능한다. 앞쪽 시상하부는 열상실의 조절을 돕고, 후 시상하부는 열 생산과 보존 중추로서 기능하도록 돕는다.

고열(Hyperthermia)

근육으로의 혈액의 흐름은 운동을 시작하면 증가하고 일을 하지 않는 근육으로부터 일을 하는 근육과 피부로 우선적으로 전환된다. 중심의 온도가 상승될 때, 중추와 말초 열수용기로부터의 상행 신호는 시상하부를 자극하여 땀을 흘리게 하고 혈관을 팽창시켜 열 상실율을 증가시킨다. 더운 날씨에 활발한 운동을 하면, 열을 발산시키기 위하여 혈류가 피부로 전환된다. 이것이 운동을 하는 근육으로의 혈류와 갈등을 일으키고 운동을 지속하기 위하여 연료와 산소를 받아야 하는 신체의 요구를 방해하게 된다. 그러나, 상반되는 요구에 직면할 때, 인체는 근육으로의 혈류의 증가를 선택하여 피부를 통한 열의 상실이 덜 하도록 할 것이다. 이것은 인체의 과열을 초래하며 뜨겁고 습도가 높은 조건에서의 운동 수행 능력의 약화를 설명한다. 특히 서늘한 날씨에서의 훈련에 익숙한 사람이 덥고 습한 환경에서 규칙적인 운동을 할 때 몇 가지 적응 반응이 일어난다. 이러한 적응 반응은 순응이라고 한다. 열 순응을 이루기 위한 가장 좋은 방법은 열 환경에서 매일 하루에 2–4시간 동안 훈련하는 것이다. 열 순응은 열 환경에서 운동을 시작한 이후 7–10일 이내에 완전히 발달된다. 한 번 이루어지면 보통 2주 정도 유지된다. 적응성 반응에는 (1) 확충된 혈액량, (2) 땀이 빨리 나고 양이 많아짐, (3) 땀의 나트륨(sodium)과 염화물(chloride) 성분의 농도 저하를 포함한다. 땀의 증발은 운동하는 사람의 주된 열 발산 기전이기 때문에 이 기전을 방해하는 어떤 일이라도 열병의 병태생리학에 이바지하게 될 것이다. 증발에 의한 열 소실에 영향을 끼치는 인자에는 땀선 순응, 수화(hydration) 상태, 그리고 상대적 습도가 포함된다. 단련되지 않은 사람이 운동하는 동안 정상적인 발한율은 시간 당 1.5 *l* 이상 일 수 있지만, 훈련된 사람은 시간 당 2–3 *l* 를 흘릴 수 있다. 하루에 땀을 흘릴 수 있는 양은 일반적으로 최대 10–15 *l* 까지이며 땀의 증가와 인체 중심의 온도 상승은 동일하다.[69] 최초의 발한율은 좀 더 많은 땀선이 땀을 흘리기 때문이지만 나중에는 개별 땀선의 발한율이 증가하기 때문이다. 상대적 습도(대기 중의 수분과 공기 중에서 운반될 수 있는 전체 수분량의 비율)는 증발에 의한 열 소실의 효율성을 결정하는데 아주 중요한 요인이다(**그림 4.7**). 공기의 온도와 상대적 습도가 높을수록, 열병의 위험이 커진다.

공기 온도 (Air temperature, °F) — Heat Sensation

상대적 습도 (Relative humidity)	70°	75°	80°	85°	90°	95°	100°	105°	110°	115°	120°
0%	64°	89°	73°	78°	83°	87°	91°	95°	99°	103°	107°
10%	65°	70°	75°	80°	85°	90°	95°	100°	105°	111°	116°
20%	66°	72°	77°	82°	87°	93°	99°	105°	112°	120°	130°
30%	67°	73°	78°	84°	90°	96°	104°	113°	123°	135°	148°
40%	68°	74°	79°	86°	93°	101°	110°	123°	137°	151°	
50%	69°	75°	81°	88°	96°	107°	120°	135°	150°		
60%	70°	76°	82°	90°	100°	114°	132°	149°			
70%	70°	77°	85°	93°	106°	124°	144°				
80%	72°	78°	88°	97°	113°	136°					
90%	71°	79°	88°	102°	122°						
100%	72°	80°	91°	108°							

열감 (Heat sensation)	열손상 위험 (Risk of heat injury)
90° – 105°	열경련 가능성
105° – 130°	열경련 또는 열에 의한 실신 가능성 열발작 가능성
130°+	명확한 열발작 위험

그림 4.7 상대적 습도. (**출처:** WD McArdle, FI Katch, VL Katch. *Exercise Physiology Energy, Nutrition, and Human Performance*, 4th ed. Baltimore: Lippincott Williams & Wilkins, 1996, Chapter 25, p. 518, Figure 25.10.)

저체온증(Hypothermia)

심한 냉에 대한 노출에 의하여 유발되는 낮은 인체 중심의 온도는 많은 생화학적 반응을 유발하고 통로가 왜곡되며 느려지게 하기 때문에 모든 기관계와 특히 중추신경계와 심혈관계를 통하여 운동 선수의 수행 능력에 부정적인 영향을 미친다. 낮은 표면 온도는 근육의 활동을 약화시키고 느리게 하여, 신경전도 속도의 지연, 국소적 그리고 전체적인 냉에 의한 손상에 의하여 운동 수행 능력이 방해 받을 수 있다.[70,71]

서늘함은 오한이 들게 한다. 중심 온도가 떨어질 때, 중심 열수용기와 말초 열수용기로부터의 상행 신호는 인체의 열 발생율을 증가시키고 열 소실 양을 감소시키기 위하여 시상하부를 자극한다. 이것은 대사율(즉, 오한, 열 발생 호르몬)을 증가시키기 위하여 교감신경계의 활동성을 증가시키고 표재 혈관 수축을 증가시켜 완수된다.

인체는 공기 온도 82°F~93°F(28°−34°C) 사이에서 중립적 온도로 유지되며 −58°F(−50°C)의 온도에서 생존할 수 있다.[72] 그러나, 인체의 중심, 뇌, 심장, 폐와 같은 내장기관의 온도는 75°F~105°F(24−40.5°C)의 범위 내에 있어야 하며, 24시간 주기 리듬, 고도, 수화 상태 그리고 취침 시의 하강으로 초래되는 약간의 변화로 99°F(37.2°C)에서 약간의 차이를 보인다.[74] 중심의 온도가 95°F(〈35°C) 이하로 떨어질 때, 많은 생화학적 통로가 변화되거나 느려진다. 낮은 중심 온도에 의하여 발생하는 다른 기관계의 변화는 저하된 인슐린 활동성, 조직 산증을 초래하는 젖산 생성의 증가, 그리고 중심 혈액의 과도한 신장 여과의 결과 나타나는 배뇨과다증을 포함할 수 있다.[74] 심한 한랭은 모든 기관계, 특히 중추신경계와 심혈관계에 영향을 끼친다(**표 4.3**).

중심의 온도와는 반대로, 체표면(피부, 근육과 사지)의 온도는 주변의 환경에 밀접하기 때문에 요동이 크다. 표면의 서늘함은 근육의 활동을 약화시키고 느리게 하며 신경전도시간을 지연시켜 선수의 능력을 방해할 수 있다.[74]

추운 날씨에 이루어지는 실외 스포츠는 많은 동호인들을 가지고 있으며 크로스컨트리 스키, 배낭여행, 등산, 설상차 운전, 그리고 사냥을 즐기는 사람들이 가장 위험하다. 거의 대부분의 냉으로 인한 손상은 주변 환경으로부터 자신을 보호하는 능력이 없어서 초래된다. 운동의 생리학적 변화는 냉 자극의 강도에 직접적으로 비례하여 영향을 받으며, 냉으로 인한 손상은 실외의 온도와 냉에 노출되는 시간에 따라 국소적(동상)이거나 전신적(저체온증)일 수 있다.

저체온증은 중심의 온도가 95°F(〈35°C) 이하로 떨어지는 것을 말한다.[72,75] 근본적인 또는 우발적인 저체온증은 정상적인 열 보존 기전이 낮은 주변 온도를 극복할 수 없을 때 일어난다.[72] 이차적인 저체온증은 시상하부의 온도 조절 능력, 오한, 혈액의 재분배, 또는 차가운 환경으로부터 벗어나는 능력에 잠재적으로 영향을 끼치는 근원적인 질병에 의

표 4.3 직장에서 측정된 중심 온도의 저하로 관찰된 기관계에 대한 영향

중심 온도		
°F	(°C)	관찰된 기관계 영향
98.6	(37)	정상 기능
95	(35)	왜곡되거나 느려진 생화학적 반응
90	(32)	뇌혈류의 감소
90	(32)	심근의 과민, 심방 세동
82	(28)	심실 세동
77	(25)	심혈관계 자동 조절능력 변화, 심박수 감소
65	(18)	심장무수축
61	(16)	성인에서 가장 낮은 생존율 보고됨
59	(15)	신생아에서 가장 낮은 생존율 보고됨

(출처: R Sallis, CM Chassay. Recognizing and treating common-cold induced injury in outdoor sports. *Med Sci Sports Exerc* 1999;31(10):1367–1373.

하여 열 보존 기전이 방해 받을 때 일어난다.[76] 신생아는 빠르게 열을 상실하기 쉬운 넓은 표면적 때문에, 노인은 온도가 떨어지는 것을 감지하는 능력의 장애 또는 말초 혈관 수축 또는 오한에 의한 열 손실을 제한하는 능력의 장애 때문에, 장애를 가지지 않은 젊은 성인보다 저체온증에 의하여 사망할 위험이 대단히 높다.

감각계를 변화시키거나 아니면 중추신경계에 작용하는 약품(바르비투르신염; 진정제, 페노티아진 유도체)은 냉에 대한 인체의 능력을 억제하여 냉에 대한 침범 가능성을 증가시킬 수 있다. 저체온증의 위험은 갑상선저하증, 뇌하수체저하증, 부신저하증, 당뇨병, 패혈증 그리고 두부 손상에 의하여 증가된다.[77]

*가벼운 저체온증*은 중심의 온도가 90°~95°F(32°−35°C)일 때 일어난다. 가벼운 저체온증 환자는 창백하고 차갑게 보일 것이며 피부에 혈액을 공급하는 혈관이 최대로 수축될 것이다. 환자가 오한을 조절하지 못할 수 있으며, 혼동 상태, 방향 감각 상실, 앞뒤가 맞지 않음, 실조성 보행을 보이며, 손의 섬세한 동작 수행을 하지 못할 것이다. 이러한 환자들은 빈맥, 빠른 호흡, 심박출량 증가에 의하여 야기된 냉 배뇨과다증을 보이며 결과적으로 증가된 신장 관류를 가지게 된다.[76]

*중등 정도의 저체온증*은 중심 온도가 82°~90°F(28°−32°C) 일 때 심각하게 손상된 판단력, 무반사를 동반한 근육의 경직, 그리고 동공의 팽창과 같은 심각한 증상을 동반하여 일어난다. 중등 정도의 저체온증에서 오한 반사가 상실되며, 혈압, 심박수, 그리고 호흡율이 감소된다. 열을 생산하는 능력이 없는 이 시점에서 공기 온도까지 차가워진 환자는 따뜻하게 해주지 않는다면 사망한다.[71]

*심한 저체온증*에서 중심의 온도는 82°F(〈28°C) 이하이다. 심한 저체온증 환자는 감지할 수 없는 혈압, 극도로 느려진 호흡, 그리고 동공이 팽창되고 근육 강직과 무반사증을 동반한 혼수상태에 빠져 죽은 것처럼 보일 것이다. 심방부정맥이 있으며 환자를 약간만 움직여도 심실 세동이 쉽게 일어난다.[71]

야외에서 저체온증의 정도는 환자의 의식 수준과 환자가 오한을 일으키는지에 주목함으로서 평가될 수 있다. 오한을 느끼는 환자는 아마도 중심의 온도가 90°F(32°C) 이상으로 덜 심한 저체온증이며, 오한을 느끼지 않거나 전반적으로 의식 상태에 문제가 있는 환자는 중심의 온도가 90°F(32°C) 이하로 좀 더 심한 저체온증이다.[71]

임상 운동 검사(Clinical Exercise Testing)

심사(Screening)

어떤 유산소 훈련 운동 프로그램을 진행하기 전에, 재활의학과 의사는 환자의 전반적인 건강 상태와 운동에 대한 생리학적 반응을 결정하기 위한 검사를 실시하여야 한다. 검사를 실시함으로서 운동 검사와 훈련의 안전성을 보장하는데 도움이 된다. 그러한 검사가 운동 선수에게는 일상적으로 수행되는 것이지만, 고위험군에 있을 수 있는 기능적 결손을 사정하려 할 때 특히 중요하다. 프로그램 진행 전 임상운동검사는 이것이 운동에 대한 환자의 생리학적 주관적 반응을 기록하기 때문에 유용하다. 환자의 증상은 전반적으로 나타나거나 운동을 하는 동안 가장 현저하게 드러난다. 운동 검사의 임상적 유용성은 운동 능력의 사정, 운동 제한/증상 진단을 돕는, 처방적인 운동 프로그램의 구성 요소와 변수를 선택하기 위한, 운동 수행 능력을 증진시키기 위한 (운동하는 동안 산소 치료) 특수한 치료에 대한 요구를 평가하기 위한, 그리고 치료적 운동 프로그램에 대한 환자의 예상되는 반응을 평가하기 위한 사정을 포함한다.[78] 서로 다른 의학적 상태에 있는 환자에 대한 보편적인 심혈관계와 폐의 반응을 **표 4.4**에 나타내었다. 이러한 결손은 운동에 대한 비정상적인 반응 그리고/또는 감소된 운동 능력에 반영될 수 있다. 건강과 평가를 위한 지침이 운동 검사를 통한 증상이 있는 사람과 증상이 없는 사람의 윤곽을 그리는데 도움이 되도록 확립되었다.

단계적 운동 검사 (Graded Exercise Testing)

심폐지구력을 위한 치료적 운동 처방의 적절한 개발은 정확한 최대산소섭취량의 검사를 포함한다. 이것은 지구성 운동을 수행하는 개인의 유산소 능력에 관한 되먹임을 제공하는 지식이며 *단계적 운동 검사*로 알려져 있다. 그러나, 산소섭취량의 측정을 통하여 설정된 운동 강도가 상당히 정확하다 하더라도, 산소소모량의 검사는 설비 이용의 제한과 이들 수준을 직접적으로 측정하기 위한 실험 기구의 제한된 접근성 때문에 많은 의사들에게 편리하지 않다. 결과적으로, 다양한 최대하 검사와 최대 검사를 구체화하는 효과적이며 변형된 방법이 상대적인 강도를 위한 운동을 조절하기

표 4.4 보편적인 의학적 상태에 대한 심혈관계와 폐 반응

	만성폐쇄성 폐질환 (COPD)	제한성 폐질환	울혈성 심 기능부전	승모판 질환	폐 혈관 질환	체력 수준 저하
최대산소섭취량	감소	감소	감소	감소	감소	감소
최대하 운동 하는 동안 심박수	증가	증가 또는 변화 없음	증가	증가	증가	증가
최대심박수	감소, 거의 변화 없음	감소	감소 또는 변화 없음	변화 없음	감소	변화 없음
최대하 작업하는 동안 분당 환기량	증가 또는 변화 없음	증가	증가	증가	증가	무산소 역치 이상 증가
최고 분당환기량/최대 수의환기량	두 요소 모두 증가	증가	변화 없음	변화 없음	변화 없음	변화 없음/감소
최고 안정 시 호흡량/활력 용량	변화 없음 또는 감소	변화 없음	변화 없음	변화 없음	변화 없음 또는 의심스러운 효과	변화 없음
동맥 산소 불포화 반응	운동에 의한 + 또는 − 산소 불포화 반응	운동에 의한 + 산소 불포화 반응	운동에 의한 − 산소 불포화 반응	운동에 의한 − 산소 불포화 반응	운동에 의한 + 산소 불포화 반응	운동에 의한 − 산소 불포화 반응

(**출처:** CG Gallagher. Exercise and chronic obstructive pulmonary disease. *Med Clin N Am.* 1990;74(3):619–641.)

위하여 고안되었으며 그렇게 됨으로써 훈련 계획안을 설정하는데 도움이 된다.

최대 단계적 운동 검사 (Maximal Graded Exercise Testing)

최대 단계적 운동 검사는 개인이 피로 시점까지 운동하는 것을 요구한다. 개방 회로 폐활량 측정법(open−circuit spirometry)을 통한 직접적 측정이 최대산소섭취량을 사정하는데 이용된다. 많은 받아들여지는 훈련 계획이 최대 단계적 운동 검사를 시행하기 위하여 사용될 수 있다고 하더라도 모든 훈련 계획은 작업 강도의 규칙적이며 점진적인 증가를 이용한다.[70] 평균적인 사람에 대하여 서로 다른 기구를 이용하여 측정하는 경우, 최대산소섭취량과 최대심박수가 변화한다는 점(예로, 최대산소섭취량은 자전거 에르고미터에서 측정하는 값 보다 트레드밀에서 측정할 때 일반적으로 더 높다)에 주목하여야 한다. 그러나, 운동 강도가 그들 각각의 최대치의 비율로 표현될 때, 그 관계는 거의 일치한다. 최대 단계적 운동 검사는 비싸고 가끔은 대부분의 재활의학과 의사들이 수행하는 편리한 사정 방법이 아니기 때문에 주로 특수한 환자군의 검사를 위하여, 연구를 위하여, 그리고 운동 선수의 검사를 위하여 준비된다. 그러나, 최대산소섭취량은 예측 등식과 최대하 검사로부터 측정될 수 있다. 차후에, 최대하 검사는 보편적으로 심폐계 지구력을 검사하기 위하여 사용된다.

최대하 단계적 운동 검사(Submaximal Graded Exercise Testing)

최대하 운동 검사에서 사용되는 등식은 자신의 오류를 증가시키는 경향이 있다는 것을 가정한다(**표 4.5**). 최대 운동 검사만큼 정확하지 않지만, 최대하 운동 검사는 보통 최대산소섭취량을 예측하기 위하여 사용된다. 의심할 여지 없이, 최대하 단계적 운동 검사는 개인의 유산소 체력 수준

표 4.5 최대하 운동 검사의 가정

- 각 운동의 일율에 대하여 항정상태의 심박수가 얻어진다.
- 심박수와 일율 사이에는 선형 관계가 존재한다.
- 나이에 대한 최대심박수는 일정하다.
- 역학적 효율(즉, 주어진 일율에 대한 산소섭취량)은 모든 사람에게 동일하다.

(출처: *American College of Sports Medicine's Guidelines for Exercise Testing and Prescription*, 6th ed. Baltimore: Lippincott Williams & Wilkins, 2000, p. 69.)

의 유용한 평가 결과를 제공한다. 최대하 단계적 운동 검사에 포함되는 절차들은 체계적 방법으로 심박수를 점진적으로 증진시키기 위하여 일율을 점진적으로 증가시키는 개인적인 운동이 요구된다. 심박수가 나이에 맞게 수정된 최대심박수의 85% 수준에 다다르면 검사를 종료한다. 그래프에 찍은 점들은 평가된 최대산소섭취량(일율)을 말한다.

어떤 증상을 보이거나 관상동맥 질환을 경험한 환자에 대한 최대 검사나 최대하 단계적 운동 검사를 하는 동안에는 의사의 감독이 필수적이다. ACSM은 또한 증상은 없지만 관상동맥 질환의 위험 인자를 둘 또는 그 이상 가지고 있는 40대 이상의 남성 또는 50대 이상의 여성에 대하여 단계적 운동 검사를 하는 동안에는 의사의 감독이 필요하다고 권고한다. 그러나, 증상이 없는 40–50대 이하의 남성과 여성을 검사하는데는 일반적으로 의사의 감독이 필요하지 않다. 이러한 경우에, 특수한 단계적 운동 검사 계획에 익숙한 재활의학과 의사는 검사를 안전하게 수행할 수 있다. 더 많은 정보를 위해서는, *운동 검사와 처방을 위한 ACSM의 계획*[70]과 최대하 운동 검사의 임상적 적용과 해석에 대한 Noonan과 Dean의 종합적 저서를 참조한다.[79]

실험실에서 검사(Laboratory Testing)

트레드밀, 자전거 에르고미터, 스텝 테스트와 같은 실험실의 운동 검사는 보통 최대산소섭취량을 예측하기 위하여 사용된다. 검사 방법의 선택은 몇 가지 기준에 기초를 두어야 하는데: 안전성, 검사 방법에 대한 지식, 기구의 가용성, 그리고 환자가 가지고 있는 제한점 등이다.

트레드밀(Treadmill)

최대하 트레드밀 검사는 체력이 좋은 사람부터 약한 사람을 위하여 개발되었다. 검사의 목적은 항정상태의 심박수를 적어도 두 개의 연속적인 단계 동안 나이를 감안하여 예상되는 최대심박수의 85%까지 상승시키는 것이다. 단일 단계의 최대하 트레드밀 검사는 위험이 적은 사람들을 위하여 개발되었다. 그러나, ACSM에 따르면 검사 단계는 3분 또는 그 이상이어야 하며; 이 제한은 각각의 단계에 대한 항정상태 심박수 반응을 안정시키는 노력에 적용하여야 한다.[70] 보편적인 검사 계획을 **그림 4.8**에 제시하였다. 최대유산소 파워에 대한 표준 값은 **표 4.6**에 제시하였다. Balke 검사를 사용한 Blair 등[1]의 연구는 모든 원인으로 인한 증가된 사망 위험은 20번째 변수구간(20th percentile) 이하의 최대산소섭취량과 관계가 있다고 제시하였다.

자전거 에르고미터(Cycle Ergometer)

Astrand–Rhyming 검사[80]는 성(gender)과 활동 상황에 기초한 일률로 수행하는 6분 단일 단계 검사이다. 이 검사에서 심박수는 운동을 한 5분과 6분에 측정된다. 다음 두 개의 심박수 평균으로부터 최대심박수를 평가하기 위하여 계산 도표가 사용되며, 여기에서 계산된 수치는 교정 인자에 따라 나이에 따라 조정된다(심박수는 나이가 들어감에 따라 감소하기 때문에)(**그림 4.9; 표 4.7**).[70] YMCA 자전거 검사는 또 다른 보편적으로 사용되는 단계적 운동 검사이다.[81]

스텝(Step)

심폐 체력과 심혈관계 체력을 분류하기 위하여 다양한 스텝 테스트 방법들이 개발되어 왔으며 많은 수의 사람들을 검사하기 위하여 사용된다. 예를 들어, Astrand와 Rhyming[80]은 최대산소섭취량을 측정하기 위하여 남성에게는 40 cm 높이의 단일 스텝을 이용하고 여성에게는 33 cm 높이의 단일 스텝을 이용하여 22.5 step/min의 비율로 운동하는 방법을 이용하였다. 일률은 스텝 비율은 증가시키고 스텝의 높이는 동일하게 유지하여 또는 스텝의 높이를 높이고 분당 스텝 비율을 변화시켜 다양하게 적용할 수 있다. 이렇게 함으로써 체력 수준이 낮은 사람뿐만 아니라, 활

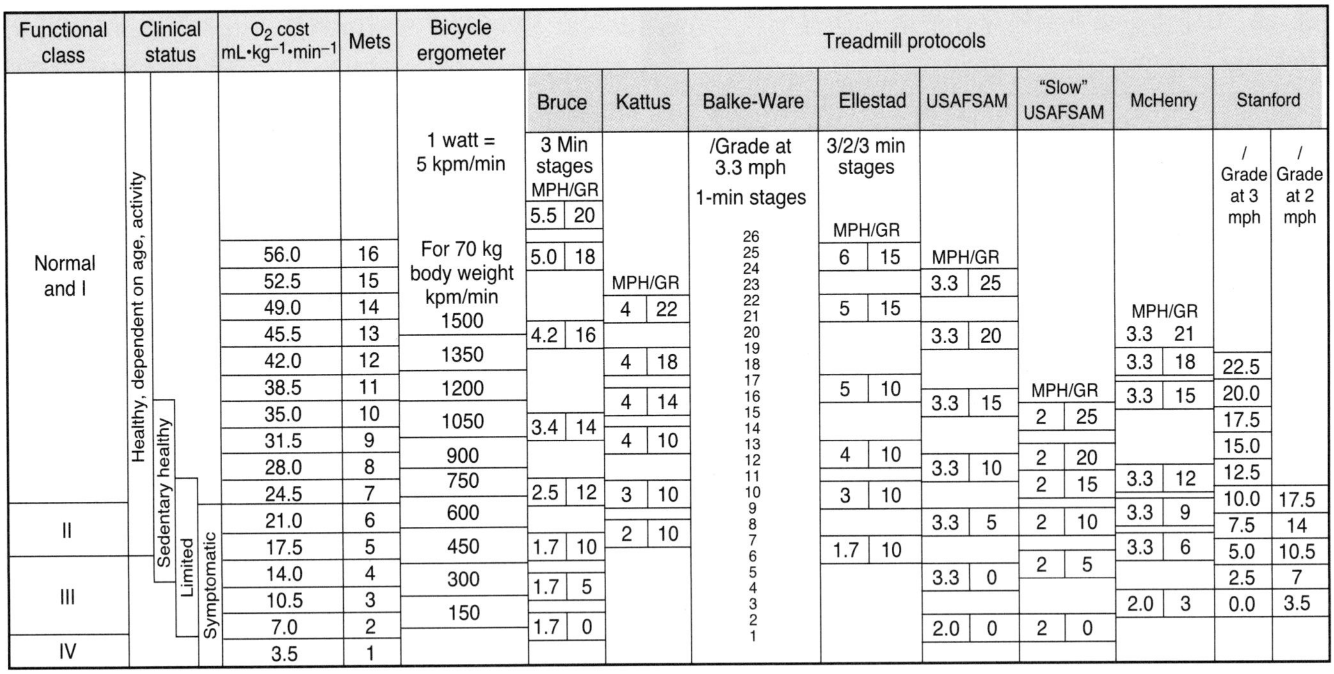

그림 4.8 보편적인 운동 계획. 전통적인 Bruce 계획의 1 단계는 1.7mph, 10% 등급에서 출발한다. 수정된 Bruce 계획은 1.7mph, 0% 등급 또는 1.7mph, 5% 등급에서 출발할 수 있으며 여기에 보여주고 있다.

(**출처:** *American College of Sports Medicine's Guidelines for Exercise Testing and Prescription*, 6th ed. Baltimore: Lippincott Williams & Wilkins, 2000, p. 98.)

동적인 사람도 검사할 수 있게 된다. ACSM은 이러한 검사들이 검사를 받는 인구 집단에 적당하도록 수정되어야 한다고 권장한다.[70]

경기장에서 검사(Field Testing)

운동장 검사는 최대하 부하 특성을 가진 것으로서, 많은 사람들의 검사를 위하여 사용되며, 꽤 실행하기 쉽다. 가장 보편적으로 사용되는 운동장 검사는 Cooper의 12분 검사와 1.5마일 검사가 있다. Cooper의 12분 검사는 12분 동안 가장 먼 거리를 견딜 수 있는 사람들을 위한 것이다. 1.5마일 검사의 목적은 가능한 짧은 시간 내에 그 거리를 달리는 것이다. 이 때 등식을 이용하여 1.5마일 검사의 최대산소섭취량이 평가될 수 있으며, 등식은 다음과 같다; 최대산소섭취량=3.5+483/(time in minutes).[70] 너무 많은 노력을 하도록 고무시키면, 잠재적 위험이 있을 수 있으며 좌식 생활자나 어떤 증상을 가지고 있는 사람에게는 부적당할 수 있다.

수명의 변화(Lifespan Changes)

산소섭취량이 나이와 관계되어 쇠퇴하는 주된 요소는 최대 심박출량의 쇠퇴이다.[82,83] 25세 이후, 사람들은 점진적으로 10년에 5−9% 정도의 최대산소섭취량의 감소를 경험하는데, 개별적으로 운동을 얼마나 유지하느냐에 따라 달라진다.[83] 나이에 따라 최대산소섭취량이 감소하는 잠재적 원인은 심박수가 감소하고, 이에 따라 최대 심박출량이 감소되는 것과 관련될 수 있다. 그것은 또한 점진적인 근수축성의 감소 또는 나이에 따른 근육량의 상실을 반영할 수 있다. 흥미롭게도, 연구들은 나이의 증가와 관련된 유산소 능력의 변화는 전적으로 나이와 관계된 것이 아니라고 제안하고 있다. 그러므로, 나이는 최대산소섭취량이 훈련에 의하여 증가되는 정도, 젊은 사람들에서와 같이 노인에 있어서도 유사하게 증가하는 정도에 영향을 끼치지 않을 수 있다.[84,85]

비활동적인 생활 유형은 심장기능에 영향을 끼치고 따라서 최대산소섭취량의 감소에 공헌한다는 것을 지지하는 증거가 있다. 지구력이 단련된 사람의 검사에서, Meredith 등[86]은 최대 유산소 능력이 나이와는 관계가 없고, 오히려

표 4.6 최대 유산소 파워에 대한 변수 구간 값 (mL · kg⁻¹ · min⁻¹)*

Percentile	20-29	30-39	40-49	50-59	60+
남성					
90	51.4	50.4	48.2	45.3	42.5
80	48.2	46.8	44.1	41.0	38.1
70	46.8	44.6	41.8	38.5	35.3
60	44.2	42.4	39.9	36.7	33.6
50	42.5	41.0	38.1	35.2	31.8
40	41.0	38.9	36.7	33.8	30.2
30	39.5	37.4	35.1	32.3	28.7
20	37.1	35.4	33.0	30.2	26.5
10	34.5	32.5	30.9	28.0	23.1
여성					
90	44.2	41.0	39.5	35.2	35.2
80	41.0	38.6	36.3	32.3	31.2
70	38.1	36.7	33.8	30.9	29.4
60	36.7	34.6	32.3	29.4	27.2
50	35.2	3.8	30.9	28.2	25.8
40	33.8	32.3	29.5	26.9	24.5
30	32.3	30.5	28.3	25.5	23.8
20	30.6	28.7	26.5	24.3	22.8
10	28.4	26.5	25.1	22.3	20.8

(헤더 "나이"는 20-29 ~ 60+ 열에 걸침)

** 유산소 연구소(Institute for Aerobic Research), Dallas, TX 에 의하여 제공된 자료(1994). 자료에 대한 연구 대상은 백인이었으며 대학 교육을 받은 자였다. 수정된 Balke 트레드밀 검사가 마지막으로 달성된 등급/속력으로부터 평가된 최대산소섭취량과 함께 사용되었다. 다음은 변수 구간 순위에 대한 표현으로 사용될 수 있다: 평균 이상 좋음(90), 평균 이상(70), 평균(50), 평균 이하(30), 그리고 평균 이하 낮음(10).*

(출처: *American College of Sports Medicine's Guidelines for Exercise Testing and Prescription*, 6th ed. Baltimore: Lippincott Williams & Wilkins, 2000, p. 77.)

일주일에 운동하는 시간 수와 관련이 있다고 보고하였다. 다른 연구들은 최대산소섭취량의 쇠퇴가 지구력 훈련을 함으로서 늦춰지며 좌식 생활 노인이 충분한 운동을 하면 젊은 시절과 동일한 수준으로 증가할 수 있다는 것을 보여준다.[87,88]

다른 연구들은 유산소 능력의 확실한 증진은 20–30대 초반의 좌식 생활자와 60–70대 노인 사이에서 유사하다는 것을 보여준다.[84] 이 연구에서, 연구자들은 규칙적인 최대하 운동에 적응하는 기전은 이 두 집단에서 서로 다르게 나타난다고 보고하고 있다. 근육의 산화 능력이 젊은 사람보다 노인이 두 배 이상으로 나타나는 것은 훈련 후 수행된 근육 생검을 통하여 확인되었다.

또한 훈련에 의하여 최대산소섭취량이 증가하는 기전은 남성 노인과 여성 노인 사이에서 서로 다르다는 것을 보여준다. Spina[89] 등은 남성 노인에서는 최대산소섭취량의 증가는 주로 1회 박출량의 증가를 통하여(66%) 이루어진다고 보고하였다. 반대로, 여성 노인에서는 1회 박출량의 변화가 없으며; 최대 운동을 하는 동안 전체적인 최대산소섭취량의 증가는 동정맥 산소차의 증가에 의하여 계산되었다는 것을 보여준다. 요약하면, 노인 집단에서 규칙적인 운동의 유지는 심폐계와 심혈관계의 이익을 극대화한다는 것이다.

유산소 운동 처방의 소개 (Introduction to Aerobic Exercise Prescription)

유산소 운동 처방에서 고려할 점 (Consideration in Aerobic Exercise Prescription)

재활의학과 의사는 생리학적 반응과 생활 유형과 각 개인의 동기의 조절 이 모두를 유도하는 치료적 운동 프로그램을 고안할 때 중요한 도전에 직면한다. 적당한 치료적 운동 처방은 프로그램의 효과성, 효율성, 그리고 안전성에 영향을 끼칠 수 있는 인자들을 주의 깊게 고려하여야 한다. 이러한 문제를 다루기 위해서는 생리학, 해부학, 생체역학, 신경과학, 심리학적 지식과 임상의사 결정과정에 이러한 기초과학을 적용하는 일이 필요하다. 치료적 운동 처방의 목적을 특히 유산소 파워의 증진에 둘 때, 특정 핵심 질문에 대한 해답은 대단히 중요하다. 아래의 질문 목록은 종합적인 것을 의미하는 것이 아니라 치료적 운동 프로그램의 개발에 영향을 끼치는 문제를 고려하도록 자극하는 것이다.

- 환자의 전반적인 건강 상태는 어떠한가?
- 폐 질환 또는 심혈관계 질환에 대한 위험인자를 의미하는 개인적인 또는 가족력이 있는가?
- 투약 중 인가 그렇다면, 그 약물은 운동에 어떤 영향을

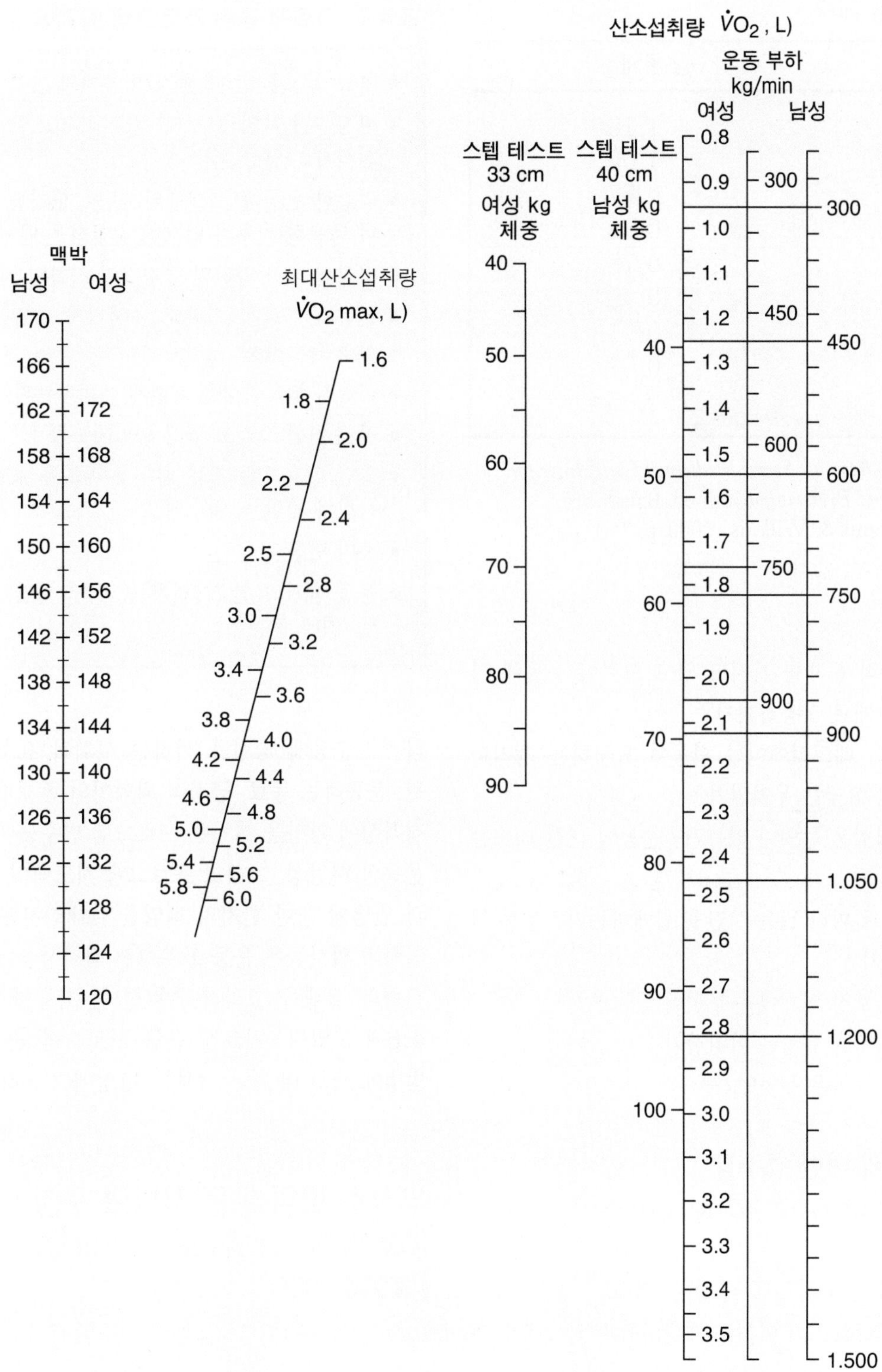

그림 4.9 수정된 Astrand–Ryhming 계산 도표.

(출처: PO Astrand, I Ryhming. A nomogram for calculation of aerobic capacity [physical fitness] from pulse rate during submaximal work. *J Appl Physiol* 1954;7:218–221.)

표 4.7 나이 조정 계수

나이	조정계수
15	1.10
25	1.00
35	0.87
40	0.83
45	0.78
50	0.75
55	0.71
60	0.68
65	0.65

(출처: *American College of Sports Medicine's Guidelines for Exercise Testing and Prescription*, 6th ed. Baltimore: Lippincott Williams & Wilkins, 2000, p. 74.)

끼치는가?

- 환자가 병리학적 문제를 가지고 있고 그것이 운동에 영향을 끼치는 장애로 작용하는가?
- 환자의 일 또는 레크리에이션 활동이 요구하는 생리학적, 생체역학적 요구는 무엇인가?
- 환자의 운동 경험은 무엇이 있는가? 운동에 대한 태도는 어떠한가?
- 운동을 위하여 얼마나 많은 시간을 할애하는가? 운동 시설에 출입하는가?
- 환자의 사회적 보장 체계에는 무엇이 있는가?
- 환자의 예전의 학습 유형은 어떠한가?
- 환자의 특수한 목적은 무엇인가?

운동 프로그램에 대한 집착성 (Exercise Program Adherence)

치료적 운동에 집중하는데 영향을 끼치는 행동 감응(behavioral influences)의 이해는 재활의학과 의사에게 대단히 중요하다. 운동 프로그램을 시작한 사람들 중 거의 50%는 1년 이내에 중단할 것이다. 운동 프로그램에 대한 집착성은 행동 특성, 태도 특성을 포함하는 개인적 요인, 사회적 요인, 그리고 프로그램 요인에 의하여 영향을 받는다.[90,91] 연구들은 운동 프로그램의 집착성에 부정적인 영향을 끼치는 중요한 개인적인 요인에는 흡연, 비활동적 직업과 레저 그리고 사무직 종사를 포함한다는 것을 보여준다.[92,93] 순응에 영향을 끼치는 사회적 요소에는 배우자 지원, 운동하는 동료, 긍정적 되먹이의 존재가 포함된다. 운동 집착성에 영향을 끼치는 프로그램 변수들에는 시간과 장소, 운동의 다양성, 그리고 프로그램 지도력이 포함된다.[92] 건강과 안녕에 대한 환자의 책임을 극대화하는 노력에서, 재활의학과 의사들은 운동 프로그램 집착성을 고무시킬 수 있는 전략의 실행을 고려하여야 한다. 가능한 전략 목록을 **표 4.8**에 모았다. 치료적 운동 프로그램 순응을 증진시키는 방법에 관한 더 많은 정보는 11장에 기술하였다.

표 4.8 치료적 운동 프로그램 집착을 고무하는 전략

- 목표 설정을 할 때 환자/이용자의 참여
- 환자/이용자의 요구와 목표에 기초한 운동의 적절한 선택과 다양성
- 적절한 운동 프로그램의 진행. 환자를 너무 압박하거나 충분한 진보가 없으면 집착성을 억제할 것이다.
- 성취에 대한 약간의 긍정적인 강화의 사용
- 운동의 진행을 기록하는 시각적 도표 또는 프로그램 성적표의 사용
- 근골격계의 손상을 어떻게 예방하는지에 대한 교육
- 잘 훈련된 그리고 열성적인 지도력
- 집단 프로그램 또는 배우자 지원을 통한 환자에 대한 사회적 지원 체계의 창조
- 흥미 만점
- 운동 습관의 창조: 하루 중 어떤 시간, 1주일 중 어느 날, 기타 등등

유산소 파워 운동 처방의 구성 요소 (COMPONESTS OF AEROBIC POWER EXERCISE PRESCRIPTION)

임상 운동 검사에 따라 적절한 치료적 운동 프로그램이 고안될 수 있다. 심폐계 재활 프로그램은 호흡하는데 드는 힘을 감소시키는데, 폐 기능을 증진시키는데, 동맥혈 가스를 정상화하는데, 호흡 곤란을 경감시키는데, 에너지 이용 효율을 증가시키는데, 영양 섭취 습관의 교정, 일상생활에서의 운동과 일상생활동작을 증진, 환자의 긍정적인 사고방식의 회복, 건강 관리 비용의 감소, 삶의 질 향상, 수명 연장

에 초점을 맞춰야 한다.[95] 종합적인 심폐재활 프로그램은 환자와 그 가족의 교육, 호흡곤란 사정, 종합적인 치료적 운동 프로그램, 영양 섭취의 사정과 유지, 호흡의 재훈련과 담 배출 기법, 그리고 심리적 지원을 포함하여야 한다.[96] Troosters[97] 등은 심한 COPD 환자에 대한 치료적 운동 프로그램의 효과를 평가하였다. 이들의 무작위 연구에서, 50명의 환자는 고정식 자전거, 걷기와 근력 훈련으로 구성된 프로그램을 진행하도록 하였으며, 50명의 환자는 일상적인 의학적 처치만을 받았다. 프로그램을 진행한 6개월 후, 치료적 운동 집단은 6분 걷기 거리와 최대 운동 수행 능력, 말초 근육과 호흡 근육, 삶의 질에 있어서 대조군에 비하여 대단히 유의하고 임상적으로 타당한 증진을 보였다. 대부분의 이러한 긍정적 효과는 프로그램이 시작된 18개월 이후에도 명백하게 나타났다. 심폐계 훈련 프로그램은 복잡성과 비용 수준에 있어서 매우 다양하다. 식견이 있는 재활의학과 의사에 의하여 지도된 단순한 치료적 운동 프로그램에 비하여 좀 더 복잡하고 종합적인 프로그램이 주관적이고 객관적인 성과 변수의 증진을 가져온다는 우월성을 지지하는 증거는 거의 없다.[98] O' Donnell[98] 등은 운동 능력을 향상시키고 숨참을 감소시키는 주된 목적을 가진 폐의 훈련 프로그램을 제안하였다. 이들 프로그램은 교육적 구성요소를 가진 다중 양식 지구력 훈련 프로그램으로 구성되었으며, 폐 전공의의 자문을 받은 두 명의 물리치료사에 의하여 수행되었다. 이 프로그램은 사전 검사 결과를 토대로 환자에게 개별적으로 적용되었다. 가능한 큰 근육에 대하여 걷기, 계단 오르기, 트레드밀 운동, 고정식 자전거 운동, 상지 운동을 이용하여 지구력 훈련이 수행되었다. 이 프로그램은 증상을 얼마나 견디느냐에 기초하여 주로 훈련 강도를 조절하였다. 이들은 전통적인 훈련 심박수는 고려하지 않았는데 그것은 질병을 가지지 않은 사람과 비교하여 COPD 환자에게는 훈련 목표 심박수는 덜 타당한 것으로 생각되었기 때문이다.[99] 훈련 강도는 사전 프로그램 평가를 하는 동안 관찰되었던 수준과 관련된 숨참에 대한 목표 Borg의 운동 자각도 척도로 통제하였다. 단계적이고 순차적인 방법을 이용하여, 환자가 가장 오래 견딜 수 있는 시간 동안 자신들이 가장 높게 도달할 수 있는 수준의 일을 할 때까지 점진적으로 보다 높은 운동 강도로 운동하도록 격려하였다. 이들의 8주 동안의 프로그램은 세 가지로서, 매주 2−3시간 동안 운동하며 질병과 효과적인 관리를 위한 이론적 근거에 관한 환자의 지식을 증진시키는 목적을 가진 2주에 1회 실시하는 교육 시간으로 구성되었다. 숨참을 견딜 수 없는 환자에 대해서는, 입술 오므리기 호흡(pursed−lips breathing)을 포함한 호흡 재훈련 기법을 사용하였다.[98]

유산소 능력을 증진시키는 운동을 처방하는데 있어서 주된 변수는 운동의 강도, 기간, 빈도, 그리고 유형이다. 그러나, 이러한 변수들은 병력, 건강 상태, 운동 경력, 기능적 요구, 동기, 환자의 목표, 치료적 운동 프로그램이 안전하고 효과적일 것이라는 정신적 결말과 같은 환자마다 특수한 요인의 배경이 고려되어야 한다. 치료적 운동 처방은 행동 기법과 함께 운동 과학의 효과적인 통합이 요구된다(11장 참조). 이러한 구성 요소들이 효과적으로 통합될 때 결과는 장기간 동안의 운동 지속과 개개인의 목적 달성으로 나타난다.

과부하의 원칙(Overload Principle)

신체가 주어진 수준의 운동 자극에 적응할 때, 운동 수행 능력의 증진을 위하여 운동의 주된 변수들의 조작이 이루어져야 한다. 다른 말로 설명하면, 훈련 적응이 일어나도록 하기 위해서는 각 개인은 전형적으로 수행되는 것 이상으로 운동을 하여야 하며; 이것이 바로 과부하의 원칙으로 알려져 있는 것이다. 과부하의 원칙은 좌식 생활자, 장애인뿐 만 아니라 운동선수에게도 적용된다. 적절하게 적용하면, 과부하는 인체가 더 높은 수준에서 좀 더 효율적으로 기능하도록 한다. 운동 수행 능력이 얼마나 증진되느냐 하는 것은 연령, 성, 유전적 특성, 그리고 현재의 체력 수준과 같은 인자에 달려 있다.

가역성의 원리
(Reversibility Principle)

신체 상태를 최고 수준으로 유지하기 위해서는, 규칙적인 훈련 프로그램을 고수하는 것이 중요하다. 훈련이 중단되었을 때, 훈련을 통하여 얻었던 운동 수행 능력은 아주 빠르게 사라진다. 이 개념은 *가역성의 원리* 또는 훈련 중단이라고 하며, 운동 능력의 실질적인 감소가 1주 또는 2주 정도의 짧은 기간 동안의 비활동으로 일어날 수 있다는 개념을 포함한다. 개인이 운동 또는 훈련을 얼마나 오랜 동안 수행하였느냐에 관계없이 운동의 유리한 효과는 역전될 수 있다. 그러므로, 재활 기간 동안 현재의 신체 조절 수준을 유지하고 운동 능력 감소를 상쇄시키기 위해서 필요하다면 회복 프로그램을 시작하는 것이 중요하다.

유산소 운동 강도 (Aerobic Exercise Intensity)

강도는 유산소 파워를 증진시키기 위한 치료적 운동 프로그램을 적절하게 처방하는데 있어서 중요한 문제이다. 이 변수는 수행되는 운동이 얼마나 강한가를 인지하는데 가장 강한 영향을 끼칠 것이다. 운동 강도를 측정하는 몇몇 임상적 방법이 문헌에 설명되는데 최대산소섭취량의 비율 또는 ***산소섭취예비량***(*oxygen uptake reserve*; VO_2R), ***심박수 비율 또는 심박수 예비량***(*heart rate reserve*; HRR), ***운동 자각도 척도***(*rating of perceived exertion*; RPE), 대사 평형의 배수(multiples of metabolic equivalents; METs), 그리고 젖산 역치 이하, 역치 수준 또는 역치 이상의 운동을 포함한다. VO_2R은 최대산소섭취량과 휴식시 산소섭취량과의 차이이며, HRR은 최대심박수와 휴식시 심박수와의 차이이다. Swain[100] 등은 심박수 예비량의 비율은 VO_2R의 비율과 동등하다는 것을 보여주었다. 이상적으로는, 운동 강도는 최대심박수 또는 이 장에서 이미 기술한 바와 같이 특수한 임상 운동 검사를 통하여 결정된 최대산소섭취량에 기초하여야 한다. 이러한 자료가 이용 가능하다면 HR_{max}, HRR, VO_{2MAX} 또는 VO_2R을 이용한 계산식이 사용될 수 있고 제공될 수 있으며, 이것은 운동 검사에서 사용된 것과 동일한 운동 도구에 대한 표준을 설정하는데 이용된다.

운동 검사 자료가 이용 가능하지 않다면, HR_{max}가 나이에 기초하여 예측될 수 있다(예상 최대심박수=220−나이). 그러나, 이러한 예측 모델은 잠재적인 부정확성을 가지고 있다.[101,102] "220−나이"의 등식은 젊은 사람에게는 최대심박수를 과도하게 평가할 수 있고 노인에게는 저평가 될 수 있다. 최근의 메타 분석은 이 방법은 노인에 대하여 최대심박수를 낮게 평가한다고 확인하였으며, 저자들은 최대심박수를 예측하는 등식을 208−(0.7×나이)로 개정할 것을 추천하였다.[103] 이 개정된 공식은 젊은 사람에 대해서는 약간 낮게 예측하지만 노인에 대해서는 유의하게 증가시킨다.

Londeree와 Moeschberger가 수행한 메타 분석은 나이가 최대심박수를 예측하는 가장 중요한 도구였으며 평가에 있어서 상당한 변이성이 있었다고 확인하였다. 다른 연구자들은 평가된 HR_{max} 값은 자전거 타기 또는 달리기를 하는 동안 정확하게 운동 강도를 안내한다고 신뢰하기에는 너무 가변성이 많다고 보고하였다. O'Toole 등[105]은 공식적인 최대 운동 검사는 각각의 운동 유형에서 진정한 HR_{max} 값을 결정하기 위하여 수행될 것을 추천하였다. HR_{max} 의 평가에 포함된 소정의 오차 때문에 이것을 단지 지표로서만 사용한다는 것을 기억하는 것이 중요하다.

ACSM에 따르면, 운동 강도는 HR_{max}의 55%−90% 범위에, VO_2R 또는 HRR의 40%−85% 범위 사이에 있어야 한다. 개인의 체력 수준과 목표가 최대심박수, VO_2R 또는 HRR의 특정 비율이 사용되는지 결정할 것이다. 상당히 컨디션이 저하된 사람에게는, HR_{max}의 55% 또는 VO_2R 또는 HRR의 40%가 유산소 체력을 증진시키는 훈련하기 시작할 때 적절하다.[106] Swain과 Franklin[107]은 훈련 연구에서 VO_2R의 45%가 체력이 좋은 피험자에게는 효과적인 훈련 강도로서 최소한의 수준이며, 체력이 낮은 사람에게는 30%가 최소 수준이라고 보고하였다. 그러나 유산소 파워 훈련으로 컨디션 조절이 잘 된 선수들은 HR_{max}의 85%−90% 또는 VO_2R이나 HRR의 80%−85%의 강도가 요구된다. 대부분의 심폐계 또는 심혈관계의 질환이 없는 사람을 위해서는, HR_{max}의 70%−85% 또는 VO_2R이나 HRR의 60%−80%의 범위에서 훈련하는 것이 VO_{2MAX} 또는 젖산 역치로 측정된 것과 같이 유산소 기능의 증진을 자극하는데 적절하다.[106]

젖산 역치에 기초한 운동 강도의 확정은 이것이 유산소 파워를 증진시키는 효과적인 방법이 된다는 것을 증명해주었다.[108] 이미 서술한 바와 같이, 젖산 역치는 혈중 젖산 농도가 4mM를 초과하기 시작하는 것으로 정의함으로써 정량화될 수 있다. 젖산 역치 수준에서의 훈련은 증강된 강도에서 일을 하는 신체를 자극하는데 본질적인 것이며, 젖산을 처리하는 능력을 증진시키는데 공헌하며, VO_{2MAX} 뿐만 아니라, 젖산 축적 시점 이전에 효과적으로 사용될 수 있는 VO_{2MAX}를 증진시킨다.[20] 이 방법이 불리한 점은 운동하는 동안 운동 강도와 관련하여 혈중 젖산 농도를 결정하기 위하여 주기적인 혈액 채취가 필요하다는 점이다. 젖산 축적 시점을 약간 지나거나 젖산 축적 시점에서의 운동은 유산소 파워를 증진을 자극할 강도에서 훈련하는 것을 확실하게 한다. 유산소 체력이 증진됨에 따라, 젖산 역치는 변화한다. 그러므로, 운동 강도가 언제 증진되어야 하는지를 알기 위하여 주기적인 젖산 역치의 재평가가 수행되어야 한다.

운동 강도를 확정하기 위하여 사용되는 다른 방법은 대

사 평형 또는 METs이다. 1 MET는 휴식 시 에너지 소모(안정 대사율)를 말하며 3.5 ml/kg/min과 같다. 또한 MET는 1 Kcal/kg/hr과 동등하다. 이 측정 단위는 재활의학과 의사와 연구자들이 휴식 시 대사율의 배수로서 활동 또는 운동의 에너지 요구량을 서술하도록 해준다.

Ainsworth[109]는 500가지 이상의 신체 활동의 대사 비용에 대한 일람표를 제시하였다(**표 4.9**). 이 일람표는 주로 이미 발표된 신체 활동 에너지 소모 목록에서 얻었다. 코드 번호 다음의 "T"는 Minnesota Leisure Time Physical Activity Questionnaire로부터 얻은 활동 에너지 소모를 말한다. 예를 들어, 평지이며 단단한 표면에서 3마일 걷기에 요구되는 에너지는 거의 3.5 METs이다.[109] 남성과 여성의 최대 유산소 능력은 보통 8−12 METs 범위에 있고, 노인들은 전반적으로 평균 5−8 METs 의 최대 능력을 보인다. 그러나 최고로 훈련된 성인은 15−20 METs 또는 그 이상에 도달한다는 것을 보여준다.[110] 처방된 운동 강도에 대한 범위는 요구되는 최대산소섭취량(즉, 최대산소섭취량의 60−80%는 전체 METs의 60−80%와 동등할 수 있다)의 비율에 해당된다. METs를 중심으로 한 운동 처방은 등급화된 검사 결과에 기초한 최대 METs 값의 이해를 필요로 한다. 이 값을 알게 되면, 목표 METs 수준이 계산될 수 있으며 다음의 공식이 사용된다:

목표 MET = (요구되는 운동 강도)(최대 MET−휴식 시 MET) + 휴식 시 MET

이 등식에서, 휴식시 산소섭취량(VO_{2rest})은 1 MET 또는 3.5 ml/kg · min으로 표현된다. 예를 들어, 최대산소섭취량이 14 METs 또는 49 ml/kg · min인 경우, 바람직한 운동 강도는 65%이며 목표 MET 수준은 9.45 METs 또는 33 ml/kg · min이 될 것이다. **표 4.9**를 이용하여 요구되는 MET 수준에 기초한 적절한 신체 활동이 선택될 것이다. 이 예에서, 1마일을 11분 동안 달리기는 목표 MET 수준을 달성하는데 적합할 것이다. 이렇게 운동을 결정하는 방법은 단순하지만 자신의 제한점을 가지고 있다. **표 4.9**에 기록된 MET 값은 에너지 소모량을 사정하며; 실질적인 값은 대사율, 기술, 환경적 상황에 기초하여 다양하다. 이렇게 운동 강도를 설정하는 방법이 심박수 또는 산소소모량의 추적을 필요로 하지 않더라도 조심스럽게 사용되어야하며 환자에 대한 생리학적 추적이 바람직하다. 3개월 동안의 규칙적인 운동으로 최대 MET 수준이 20±10%까지 증가될 수 있다는 것을 보여주었다.[106]

운동 자각도 비율은 유산소 지구력 훈련을 하는 동안 훈련 강도를 조절하는데 사용될 수도 있으며, 이러한 측정치는 심박수, 산소 소모와 같은 운동 강도의 다른 지표와 상관관계를 가진다(**표 4.10**). 이러한 방법은 생리학적 측정이 가능하지 않거나, 심박수 측정이 환자의 복용하는 약이나 질병 상태가 강도를 판단하는데 부적절하다면 추천된다. 운동자각도 척도는 운동 강도를 추적 관찰하는데 타당하다는 것을 보여주었다.[111−115]

자각도는 15점 Borg 척도를 이용하여 숫자로 나타낼 수 있다(**그림 4.10**).[116,117] 환자는 자신의 운동자각도를 6−20 사이의 숫자로 표현하는데, 그 범위는 "아주, 아주 가벼운"에서 "아주, 아주 힘든"까지 이다. 에너지소모와 생리학적 스트레인이 높을수록 운동자각도도 높아진다. 심박수가 일반적으로 운동자각도와 상당하지만, 동일한 운동자각도에서 어떤 사람은 낮은 심박수를, 다른 사람은 높은 심박수를 보일 것이다. 운동자각도 비율을 정확하게 설정하기 위하여, 등급화된 운동부하 검사가 운동 강도의 넓은 범위에 걸쳐서 자각도 비율과 생리학적 측정을 관련시키기 위하여 사용되어야 한다. 이 방법을 사용함으로써 요구되는 심박수 또는 VO_2에 부합하는 운동자각도 비율에서 치료적 운동수행이 가능하게 된다. 치료적 운동의 강도를 설정하는데 있어 운동자각도 방법의 장점은 환자가 "자기 신체의 소리를 듣도록"하는 것이다. 아주 힘들다고 느낀다는 것은 안전한 운동강도를 초과하는 것이다.

유산소 운동 기간 (Aerobic Exercise Duration)

기간이란 1회의 운동에서 소모된 시간을 말한다. 운동 강도와 운동 기간의 결합은 1회 운동의 에너지 소모량을 확립한다. 적당한 기간의 결정은 환자의 운동 목적과 체력 수준에 달려 있다. ACSM은 20−60분의 유산소 운동을 추천한다.[106] 운동이 지속적인 것이 아니고 간헐적이라면, ACSM은 매회의 운동이 적어도 10분은 되어야 하며, 운동 시간의 총합이 20−60분이 되도록 반복할 필요가 있다고 제안한다.[106] 현재, 유산소 파워를 훈련하는데 있어 최적의 기간과 강도의 결합에 대한 결정적인 증거는 없다. ACSM이 추천하는 기간의 범위는 환자가 낮은 강도의 운동을 긴 시간 동

표 4.9 신체 활동 목록(코드, METS)

코드	METS	분류	활동
01009	8.5	자전거 타기	자전거 타기, 사이클 모터크로스 경주(BMX) 또는 등산
01010	4.0	자전거 타기	자전거 타기, 10 mph 이하, 일반적인, 레저, 느린, 힘이 덜 드는
01020	6.0	자전거 타기	자전거 타기, 10−11.9 mph, 레저, 느린, 힘이 덜 드는
01030	8.0	자전거 타기	자전거 타기, 12−13.9 mph, 레저, 중등정도
01040	10.0	자전거 타기	자전거 타기, 14−15.9 mph, 경주 또는 레저, 빠른, 활동적 노력
01050	12.0	자전거 타기	자전거 타기, 16−19 mph, 경주/앞에 아무도 달리지 않는 또는 19 mph 이상, 매우 빠른, 일반적 경주
01060	16.0	자전거 타기	자전거 타기, 20 mph이상, 경주, 앞에 아무도 달리지 않는
01070	5.0	자전거 타기	외바퀴 자전거 타기
02010	5.0	조절운동	자전거 타기, 고정식 자전거, 일반적인
02011	3.0	조절운동	자전거 타기, 고정식 자전거, 50W, 아주 적은 노력
02012	5.5	조절운동	자전거 타기, 고정식 자전거, 100W, 적은 노력
02013	7.0	조절운동	자전거 타기, 고정식 자전거, 150W, 중등 정도의 노력
02014	10.5	조절운동	자전거 타기, 고정식 자전거, 200W, 강력한 노력
02015	12.5	조절운동	자전거 타기, 고정식 자전거, 250W, 매우 강력한 노력
02020	8.0	조절운동	유연체조(예, 팔굽혀펴기, 턱걸이, 윗몸 일으키기), 힘든, 강력한 노력
02030	4.5	조절운동	유연체조, 가정운동,가벼운 또는 중등 정도의 노력, 일반적인(T 150) (예: 등 운동), 바닥에서 올라서고 내려가기
02040	8.0	조절운동	써키트 트레이닝, 일반적인
02050	6.0	조절운동	역도(자유중량, 노틸러스형 또는 유니버설형), 파워 리프팅 또는 바디빌딩, 강력한 노력(T 210)
02060	5.5	조절운동	헬스클럽 운동, 일반적인(T 160)
02065	6.0	조절운동	계단 오르기 운동 에르고미터, 전반적인
02070	9.5	조절운동	노젓기 운동, 고정식 자전거 에르고미터, 일반적인
02071	3.5	조절운동	노젓기 운동, 고정식 자전거, 50W, 적은 노력
02072	7.0	조절운동	노젓기 운동, 고정식 자전거, 100W, 중등 정도의 노력
02073	8.5	조절운동	노젓기 운동, 고정식 자전거, 150W, 강력한 노력
02074	12.0	조절운동	노젓기 운동, 고정식 자전거, 200W, 매우 강력한 노력
02080	9.5	조절운동	스키 운동기구, 일반적인
02090	6.0	조절운동	감량체조
02100	4.0	조절운동	스트레칭, hatha 요가
02110	6.0	조절운동	에어로빅 운동 강습
02120	4.0	조절운동	수중 에어로빅, 수중 유연체조
02130	3.0	조절운동	역도(자유형, 노틸러스 또는 유니버설형), 적은 또는 중등 정도 노력, 가벼운 연습, 일반적인
02135	1.0	조절운동	월풀, 앉아 있기
03010	6.0	춤추기	유산소, 발레 또는 현대 무용, 트위스트
03015	6.0	춤추기	유산소, 일반적인
03020	5.0	춤추기	유산소, 충격이 약한
03021	7.0	춤추기	유산소, 충격이 심한
03025	4.5	춤추기	일반적인
03030	5.5	춤추기	볼룸댄스, 빠른(디스코, 포크, 스퀘어 댄스)(T 125)
03040	3.0	춤추기	볼룸댄스, 느린(예, 왈츠, 폭스트로트, 느린 춤)
04001	4.0	낚시, 사냥	낚시, 일반적인

표 4.9 신체 활동 목록(코드, METS)(계속)

04010	4.0	낚시, 사냥	삽으로 벌레 둥지 파기
04020	5.0	낚시, 사냥	강둑에서 낚시하고 걷기
04030	2.5	낚시, 사냥	보트에 앉아서 낚시하기
04040	3.5	낚시, 사냥	강둑에 서서 낚시하기(T 660)
04050	6.0	낚시, 사냥	방수복 입고 물속에서 낚시하기(T 670)
04060	2.0	낚시, 사냥	앉은 자세로 얼음낚시
04070	2.5	낚시, 사냥	활 또는 석궁으로 사냥하기
04080	6.0	낚시, 사냥	사슴, 엘크 사슴 사냥 또는 넓은 지역에서의 사냥 게임(T 710)
04090	2.5	낚시, 사냥	오리 사냥
04100	5.0	낚시, 사냥	일반적인 사냥
04110	6.0	낚시, 사냥	꿩, 뇌조 사냥(T 680)
04120	5.0	낚시, 사냥	토끼, 다람쥐, 초원의 병아리, 미국너구리 사냥, 좁은 지역의 사냥 게임 (T 690)
04130	2.5	낚시, 사냥	서서 권총 쏘기 또는 클레이 사격
05010	2.5	가사 활동	카페트 또는 마루 바닥 청소
05020	4.5	가사 활동	크고 무거운 물건 힘차게 닦기(세차, 창문 닦기, 대걸레질, 차고 청소하기)
05030	3.5	가사 활동	일반적인 집 청소 또는 오두막 청소
05040	2.5	가사 활동	가볍게, 중등정도로 청소하기(쓰레기 치우기, 정리정돈, 청소기 사용, 시트 교환, 쓰레기통 비우러 나가기)
05041	2.3	가사 활동	일반적인 서서 그릇 닦기(서서 일하기를 유지)
	2.3	가사 활동	접시 닦기; 걸으면서 접시 닦기
05050	2.5	가사 활동	일반적인 또는 서서 또는 앉아서 요리하거나 음식 준비하기(서거나 걷기 유지)
05051	2.5	가사 활동	걷거나 서서 음식 나르거나 상차리기
05052	2.5	가사 활동	요리하거나 음식 준비하기—걷기
05055	2.5	가사 활동	식품 저장하기(예, 식품 운반, 카트를 사용하지 않고 쇼핑하기)
05056	8.0	가사 활동	위층으로 식품 운반하기
05060	3.5	가사 활동	카트를 사용하여 식품 쇼핑하기
05065	2.0	가사 활동	서서 쇼핑하기(식품 외)
05066	2.3	가사 활동	걸어서 돌아다니면서 쇼핑하기(식품 외)
05070	2.3	가사 활동	다리미질
05080	1.5	가사 활동	앉아서 뜨개질, 바느질, 가벼운 선물 포장
05090	2.0	가사 활동	세탁실에 서 있는 것을 포함한, 옷 개고 널기, 옷을 세탁기에 넣기, 옷 가방 싸기
05095	2.3	가사 활동	걷는 것을 포함한—옷을 치우기, 옷 보따리 꾸리기, 세탁물 치우기
05100	2.0	가사 활동	잠자리 준비
05110	5.0	가사 활동	단풍나무 수액으로부터 시럽을 얻는 작업/설탕으로 시럽, 케익, 사탕을 만드는 일(양동이 운반, 나무 운반을 포함한)
05120	6.0	가사 활동	가구나 가정용품 만드는 일
05130	5.5	가사 활동	네발기기 자세로 바닥 닦기
05140	4.0	가사 활동	차고, 보도, 집 밖 쓸기
05145	7.0	가사 활동	가정용품 옮기기, 상자 운반하기

표 4.9 신체 활동 목록(코드, METS)(계속)

05146	3.5	가사 활동	서서 상자 쌓고 내리기, 경우에 따라서 가정용품을 가벼운–중등정도의 노력으로 들어올리기
05147	3.0	가사 활동	걷기를 포함한–가정용품 치우기–중등정도의 노력
05150	9.0	가사 활동	가정용품 위층으로 움직이기, 상자 또는 가구의 운반
05160	2.5	가사 활동	서서 하는 일–가벼운(전구 교환하기, 등)
05165	3.0	가사 활동	걷기–가벼운 일, 청소가 아닌(떠날 채비, 문 잠그는 일, 창문 닫는 일, 등)
05170	2.5	가사 활동	앉은 자세–아이와 놀아주기–가벼운 일
05171	2.8	가사 활동	서서–아이와 놀아주기–가벼운 일
05175	4.0	가사 활동	걷기/달리기–아이와 놀아주기–중등정도
05180	5.0	가사 활동	걷기/달리기–아이와 놀아주기–활발한
05185	3.0	가사 활동	아이 돌보기: 앉아서/무릎 꿇고–옷 입히기, 닦아주기, 단장해주기, 음식 먹이기, 경우에 따라서는 안아 올리기–가벼운 노력
05186	3.5	가사 활동	아이 돌보기: 선 자세–옷 입히기, 닦아주기, 음식 먹이기, 경우에 따라서는 안아 올리기–가벼운 노력
06010	3.0	고장 수리	항공기 수리
06020	4.5	고장 수리	자동차 차체 작업
06030	3.0	고장 수리	자동차 수리
06040	3.0	고장 수리	목수일, 일반적인 작업장에서의 일(T 620)
06050	6.0	고장 수리	목수일, 집 밖에서(T 640) 처마의 물받이 달기
06060	4.5	고장 수리	목수일, 케비닛 또는 가구의 끝손질 또는 재끝손질
06070	7.5	고장 수리	목수일, 단단한 나무 톱질하기
06080	5.0	고장 수리	통나무집 코킹하기, 틈 메우기
06090	4.5	고장 수리	통나무집을 제외한 코킹하기
06100	5.0	고장 수리	배수구 청소하기
06110	5.0	고장 수리	차고 굴착
06120	5.0	고장 수리	폭풍에 창문 붙잡아 매기
06130	4.5	고장 수리	카패트 깔고 걷기
06140	4.5	고장 수리	타일 또는 마루 장판 깔기
06150	5.0	고장 수리	집밖 페인트칠하기(T 650)
06160	4.5	고장 수리	집안 페인트칠하기, 벽지 바르기, 석고 바르기, 긁어 내기, 베니어판 달기, 리모델링(T 630)
06170	3.0	고장 수리	요트의 타르 칠한 방수포 덮고 걷기
06180	6.0	고장 수리	지붕 이기
06190	4.5	고장 수리	동력 사포기로 마루 사포질하기
06200	4.5	고장 수리	요트나 모터보트의 페인트 긁어내고 칠하기
06210	5.0	고장 수리	삽으로 흙을 덮다
06220	4.5	고장 수리	요트, 자동차, 모터보트, 비행기의 외피 닦기와 왁스칠하기
06230	4.5	고장 수리	담장 청소하기
06240	3.0	고장 수리	배선, 배관
07010	0.9	완전비활동	조용히 누워 있기, 기대어 있기(TV 보기), 깨어 있으면서 조용히 누워 있기
07020	1.0	완전비활동	조용히 앉아 있기(차에 타고, 강의 또는 음악 들으면서, TV 또는 영화 감상)
07030	0.9	완전비활동	잠자기

표 4.9 신체 활동 목록(코드, METS)(계속)

07040	1.2	완전비활동	조용히 서 있기(줄서기)
07050	1.0	약간 활동	비스듬히 기대어 글쓰기
07060	1.0	약간 활동	비스듬히 기대어 말하기 또는 전화 통화하기
07070	1.0	약간 활동	비스듬히 기대어 책 읽기
08010	5.0	잔디, 정원	나무 운반, 적재 또는 쌓기, 재목 적재/하역 또는 운반
08020	6.0	잔디, 정원	도끼질
08030	5.0	잔디, 정원	개간, 잔가지 운반
08040	5.0	잔디, 정원	모래 통 파기
08050	5.0	잔디, 정원	땅파기, 삽질하기, 정원 흙 쌓아 올리기(T 590)
08060	6.0	잔디, 정원	무거운 동력 도구로 정원 손질하기, 정원 경작(작업, 삽질 참조)
08080	5.0	잔디, 정원	자갈 깔기
08090	5.0	잔디, 정원	잔디 깔기
08095	5.5	잔디, 정원	일반적인 잔디 깎기
08100	2.5	잔디, 정원	잔디 깎는 기계 타고 잔디 깎기(T 550)
08110	6.0	잔디, 정원	손으로 걸면서 잔디 깎기(T 570)
08120	4.5	잔디, 정원	잔디 깎는 기계 밀고 다니기(T 590)
08130	4.5	잔디, 정원	눈 송풍기 작동하기, 걷기
08140	4.0	잔디, 정원	묘목, 관목 심기
08150	4.5	잔디, 정원	나무 심기
08160	4.0	잔디, 정원	잔디 갈퀴질하기(T 600)
08170	4.0	잔디, 정원	눈 고무래로 지붕 위 눈 쓸어내기
08180	3.0	잔디, 정원	분사식 제설기(snow blower) 타기
08190	4.0	잔디, 정원	목초 나뭇잎 자루에 담기
08200	6.0	잔디, 정원	손으로 눈 삽질하기(T 610)
08210	4.5	잔디, 정원	관목 또는 나무를 톱으로 다듬기
08215	3.5	잔디, 정원	관목 또는 나무를 전기톱으로 다듬기
08220	2.5	잔디, 정원	걸어서, 거름 주고 파종하기
08230	1.5	잔디, 정원	서서, 걸어서 잔디 또는 정원에 물주기
08240	4.5	잔디, 정원	잡초 제거하고 갈기(T 580)
08245	5.0	잔디, 정원	일반적인 정원 손질
08250	3.0	잔디, 정원	걷기/서기를 포함한－정원에서의 채집활동－가벼운
09010	1.5	잡다한 일	앉아서, 카드게임, 보드게임
09020	2.0	잡다한 일	서서－그림 그리기(글쓰기), 카지노 도박
09030	1.3	잡다한 일	앉아서 책, 신문 등 읽기
09040	1.8	잡다한 일	앉아서 글쓰기, 책상위의 일
09050	1.8	잡다한 일	서서 말하거나 전화하기
09055	1.5	잡다한 일	앉아서 말하거나 전화하기
09060	1.8	잡다한 일	앉아서 일반적인 읽기와 쓰기
09065	1.8	잡다한 일	반에 앉아서 일반적인 노트 챙기기나 학급 토론하기
09070	1.8	잡다한 일	서서 읽기
10010	1.8	음악 연주	아코디언
10020	2.0	음악 연주	첼로

표 4.9 신체 활동 목록(코드, METS)(계속)

10030	2.5	음악 연주	지휘
10040	4.0	음악 연주	드럼
10050	2.0	음악 연주	플루트(앉아서)
10060	2.0	음악 연주	호른
10070	2.5	음악 연주	피아노 혹은 오르간
10080	3.5	음악 연주	트럼본
10090	2.5	음악 연주	트럼펫
10100	2.5	음악 연주	바이올린
10110	2.0	음악 연주	목관악기
10120	2.0	음악 연주	앉아서 클래식, 포크 기타
10125	3.0	음악 연주	기타, 락앤롤(서서)
10130	4.0	음악 연주	취주악대, 악기연주, 지휘봉 돌리기(걸으면서)
10135	3.5	음악 연주	취주악대, 메이저 드럼(걸으면서)
11010	4.0	직업	일반적인 빵 굽기
11020	2.3	직업	제본
11030	6.0	직업	건축현장(공사 잔해 운반, 중장비 운전을 포함한)
11035	2.0	직업	건축현장, 차량 유도(서서)
11040	3.5	직업	일반적인 목수일
11050	8.0	직업	벽돌과 같은 무거운 물건 운반
11060	8.0	직업	중등정도의 물건 위층으로 운반, 박스 옮기기(16−40 파운드)
11070	2.5	직업	호텔 객실 담당
11080	6.5	직업	채탄, 석탄, 바위 천공
11090	6.5	직업	채탄, 곧게 캐도록 보조
11100	6.0	직업	일반적인 채탄
11110	7.0	직업	채탄, 석탄 삽으로 퍼내기
11120	5.5	직업	건축, 외부에서, 리모델링
11130	3.5	직업	전기 관계 작업, 배관공사
11140	8.0	직업	농사, 건초 다발 꾸리기, 헛간 청소, 가금류 키우는 일
11150	3.5	직업	농사, 소 몰기, 심하지 않은
11160	2.5	직업	농사, 수확기 운전
11170	2.5	직업	농사, 트랙터 운전
11180	4.0	직업	농사, 작은 동물 먹이 주기
11190	4.5	직업	농사, 소 먹이 주기
11200	8.0	직업	농사, 밀짚 건초를 쇠스랑으로 헤치기
11210	3.0	직업	농사, 손으로 우유 짜기
11220	1.5	직업	농사, 기계로 우유 짜기
11230	5.5	직업	농사, 알곡 삽으로 퍼내기
11240	12.0	직업	일반적인 소방관
11245	11.0	직업	소방관, 모든 도구를 가지고 사다리 올라가기
11246	8.0	직업	소방관, 소방호스 바닥에서 당기기
11250	17.0	직업	임업, 빠르게 도끼질하기
11260	5.0	직업	임업, 천천히 도끼질하기

표 4.9 신체 활동 목록(코드, METS)(계속)

11270	7.0	직업	임업, 나무껍질 벗기기
11280	11.0	직업	임업, 통나무 운반
11290	8.0	직업	임업, 나무 베어 넘어뜨리기
11300	8.0	직업	임업, 일반적인
11310	5.0	직업	임업, 괭이질로 껍질 벗기기
11320	6.0	직업	임업, 손으로 나무 심기
11330	7.0	직업	임업, 손으로 톱질하기
11340	4.5	직업	임업, 전동 톱으로 톱질하기
11350	9.0	직업	임업, 나무 다듬기
11360	4.0	직업	임업, 간벌
11370	4.5	직업	모피 가공
11380	6.0	직업	말 돌보기
11390	8.0	직업	경주마, 구보
11400	6.5	직업	경주마, 속보
11410	2.6	직업	경주마, 걷기
11420	3.5	직업	자물쇠 제조
11430	2.5	직업	기계 세공, 기계 가공, 평판 금속 작업
11440	3.0	직업	기계 세공, 선반 작업
11450	5.0	직업	기계 세공, 금속 성형기 조작
11460	4.0	직업	기계 세공, 두들기고 구멍 뚫기
11470	3.0	직업	기계 세공, 용접
11480	7.0	직업	벽돌공사, 콘크리트
11485	4.0	직업	마사지, 안마(앉아서)
11490	7.0	직업	75 파운드 이상의 물건 움직이고 밀기(책상, 소형 화물자동차 움직이기)
11500	2.5	직업	다루기 어려운 기구 다루기/자동화된, 운전하지 않는
11510	4.5	직업	오렌지 과수원 작업
11520	2.3	직업	서서 인쇄하기
11525	2.5	직업	경찰, 서서 교통정리
11526	2.0	직업	경찰, 앉아서 순찰차 운전하기
11527	1.3	직업	경찰, 순찰차에 타기
11528	8.0	직업	경찰, 체포하기(서서)
11530	2.5	직업	일반적인 신발 수선
11540	8.5	직업	삽질, 도랑 파기
11550	9.0	직업	힘든 삽질(16파운드. min^{-1} 이상)
11560	6.0	직업	가벼운 삽질하기(10파운드. min^{-1} 이하)
11570	7.0	직업	중등정도의 삽질하기(10−15파운드. min^{-1})
11580	1.5	직업	일반적인 앉아서 하는 사무실 업무(화학 실험실, 손 도구의 가벼운 사용, 시계 수선 또는 미세 조립, 가벼운 조립/수선 작업)
11585	1.5	직업	일반적인 회의, 말하기를 포함한
11590	2.5	직업	앉아서; 대화가 포함된 일반적인 회의
11600	2.5	직업	서서; 가벼운(바텐더 일, 상점 종업원, 조립, 파일 정리, 복사, 성탄절트리 설치)

표 4.9 신체 활동 목록(코드, METS)(계속)

11610	3.0	직업	서서: 가벼운/중등정도 (무거운 부품 조립/수선, 용접, 스타킹 신기, 자동차 수리, 이사할 짐 꾸리기, 등), 환자 돌보기(간호사)
11620	3.5	직업	서서: 중등정도(빠른 속도로 조립하기, 50 파운드 무게 들기, 밧줄 걸기/꼬기
11630	4.0	직업	서서: 중등정도/무거운(50 파운드 이상 들기, 돌쌓기, 페인트칠하기, 벽지 걸기
11640	5.0	직업	제철소, 주물에서 모래 털기
11650	5.5	직업	제철소, 단조
11660	8.0	직업	제철소, 손으로 돌리기
11670	8.0	직업	제철소, 상업용 제철소 굴리기
11680	11.0	직업	제철소, 슬래그 제거
11690	7.5	직업	제철소, 용광로 손질
11700	5.5	직업	제철소, 주조 마무리
11710	8.0	직업	제철소, 일반적 작업
11720	2.5	직업	양복점업, 재단
11730	2.5	직업	양복점업, 일반적 작업
11740	2.0	직업	양복점업, 손으로 꿰매기
11750	2.5	직업	양복점업, 재봉틀 작업
11760	4.0	직업	양복점업, 압축하기
11766	6.5	직업	트럭운전, 적재와 하역(서서)
11770	1.5	직업	타이핑, 전동, 수동 또는 컴퓨터
11780	6.0	직업	공기압축식 도구와 같은 무거운 동력 기구 사용(공기 해머, 드릴 등)
11790	8.0	직업	삽, 곡괭이, 터널 가로봉, 가래와 같은 무동력 무거운 도구 사용
11791	2.0	직업	직업상 걷기, 2.0 mph 이하로(사무실 또는 실험실에서) 느리게
11792	3.5	직업	직업상 걷기, 3.0 mph, 사무실에서, 아무것도 들지 않고 중등 정도 속력으로
11793	4.0	직업	직업상 걷기, 3.5 mph, 사무실에서, 아무것도 들지 않고 순간적으로 빠르게
11795	3.0	직업	걷기, 25 파운드 이하의 물건을 들고 2.5 mph로 천천히
11800	4.0	직업	걷기, 25 파운드 이하의 물건을 들고 3.0 mph로 중등정도로
11810	4.5	직업	걷기, 25 파운드 이하의 물건을 들고 3.5 mph로 순간적으로
11820	5.0	직업	25–49 파운드의 물건을 들고 걷기, 계단 내려오기, 서 있기
11830	6.5	직업	50–74 파운드의 물건을 들고 걷기, 계단 내려오기, 서 있기
11840	7.5	직업	75–99 파운드의 물건을 들고 걷기, 계단 내려오기, 서 있기
11850	8.5	직업	100 파운드 이상 물건을 들고 걷기, 계단 내려오기, 서 있기
11870	3.0	직업	극장에서 배우, 무대 뒤, 종업원으로 일하기
12010	6.0	달리기	직업/걷기의 결합(10분 이하의 간단한 요소를 가진)(T 180)
12020	7.0	달리기	일반적인 조깅
12030	8.0	달리기	5 mph(12 min · mile^{-1}) 달리기
12040	9.0	달리기	5.2 mph(11.5 min · mile^{-1}) 달리기
12050	10.0	달리기	6 mph(10 min · mile^{-1}) 달리기
12060	11.0	달리기	6.7mph(9 min · mile^{-1}) 달리기
12070	11.5	달리기	7 mph(8.5 min · mile^{-1}) 달리기
12080	12.5	달리기	7.5 mph(8 min · mile^{-1}) 달리기
12090	13.5	달리기	8 mph(7.5 min · mile^{-1}) 달리기

표 4.9 신체 활동 목록(코드, METS)(계속)

12100	14.0	달리기	8.6 mph(7 min · $mile^{-1}$) 달리기
12110	15.0	달리기	9 mph(6.5 min · $mile^{-1}$) 달리기
12120	16.0	달리기	10 mph(6 min · $mile^{-1}$) 달리기
12130	18.0	달리기	10.9 mph(5.5 min · $mile^{-1}$) 달리기
12140	9.0	달리기	달리기, 크로스컨트리
12150	8.0	달리기	일반적인 달리기(T 200)
12160	8.0	달리기	제자리 달리기
12170	15.0	달리기	달려서 계단 올라가기
12180	10.0	달리기	트랙에서 팀으로 달리기
12190	8.0	달리기	달리기, 의자차 밀기 훈련, 의자차 마라톤 훈련
12195	3.0	달리기	달리기, 일반적인 의자차 굴리기
13000	2.5	자조활동	서서-일반적인 잠자리 준비
13009	1.0	자조활동	변기에 앉아 있기
13010	2.0	자조활동	앉아서 목욕하기
13020	2.5	자조활동	서거나 앉아서 옷 입고 벗기
13030	1.5	자조활동	앉아서 음식 먹기
13035	2.0	자조활동	먹고 말하기 또는 서서 먹기만 하기
13040	2.5	자조활동	앉거나 서서-단장하기(씻기, 면도하기, 이 닦기, 빈뇨, 손 씻기, 화장하기)
13050	4.0	자조활동	샤워하기, 타월로 닦기(서서)
14010	1.5	성 활동	능동적인 왕성한 노력
14020	1.3	성 활동	일반적인 중증정도의 노력
14030	1.0	성 활동	수동적인 가벼운 노력, 키스하기, 껴안기
15010	3.5	스포츠	활쏘기(사냥이 아닌)
15020	7.0	스포츠	배드민턴 시합(T 450)
15030	4.5	스포츠	배드민턴, 일반적인 사교적 단식, 복식
15040	8.0	스포츠	농구 시합(T 490)
15050	6.0	스포츠	농구, 일반적으로 시합하지 않는(T 480)
15060	7.0	스포츠	농구, 심판보기(T 500)
15070	4.5	스포츠	농구, 슈팅
15075	6.5	스포츠	의자차 농구
15080	2.5	스포츠	당구
15090	3.0	스포츠	볼링(T 390)
15100	12.0	스포츠	일반적인 링에서의 권투
15110	6.0	스포츠	권투, 샌드백 치기
15120	9.0	스포츠	권투, 스파링
15130	7.0	스포츠	빗자루와 배구공을 쓰는 일종의 아이스하키
15135	5.0	스포츠	아이들 게임(hopscotch, 4-square, dodgeball, playground apparatus, t-ball, tetherball, marbles, jacks, arcade games)
15140	4.0	스포츠	코치: 럭비, 축구, 농구, 야구, 수영 등
15150	5.0	스포츠	크리켓(배팅, 투구)
15160	2.5	스포츠	크로케
15170	4.0	스포츠	컬링

표 4.9 신체 활동 목록(코드, METS)(계속)

15180	2.5	스포츠	다트 게임
15190	6.0	스포츠	마차 끌기 게임, 자동차 밀거나 운전하기
15200	6.0	스포츠	펜싱
15210	9.0	스포츠	미식축구 시합
15230	8.0	스포츠	미식축구, 터치, 플래그, 일반적인(T 510)
15235	2.5	스포츠	축구 또는 야구, 볼 받기
15240	3.0	스포츠	원반던지기, 일반적인
15250	3.5	스포츠	원반 멀리 던지기
15255	4.5	스포츠	일반적인 골프
15260	5.5	스포츠	골프, 가방 매고 다니기(T 090)
15270	3.0	스포츠	소규모 골프장, 드라이브 범위
15280	5.0	스포츠	골프, 골프백을 카트에 싣고 끌고 가기(T 080)
15290	3.5	스포츠	골프, 전동 카트 이용하기(T 070)
15300	4.0	스포츠	일반적인 체조
15310	4.0	스포츠	Hacky sack
15320	12.0	스포츠	일반적인 핸드볼(T 520)
15330	8.0	스포츠	핸드볼 팀 훈련
15340	3.5	스포츠	행글라이딩
15350	8.0	스포츠	필드하키
15360	8.0	스포츠	아이스하키
15370	4.0	스포츠	일반적인 승마
15380	3.5	스포츠	승마, 안장 얹기
15390	6.5	스포츠	승마, 속보(trotting)
15400	2.5	스포츠	승마, 걷기
15410	3.0	스포츠	편자 박기, 말 잡는 고리 던지기
15420	12.0	스포츠	하이알라이(핸드볼과 비슷한 공놀이)
15430	10.0	스포츠	유도, 주지스, 가라데, 킥복싱, 태권도
15440	4.0	스포츠	공 곡예
15450	7.0	스포츠	발야구
15460	8.0	스포츠	라크로스(하키의 일종)
15470	4.0	스포츠	자동차 랠리
15480	9.0	스포츠	오리엔티어링
15490	10.0	스포츠	패들볼 시합
15500	6.0	스포츠	일시적이고 일반적인 패들볼(T 460)
15510	8.0	스포츠	폴로
15520	10.0	스포츠	라켓볼 시합
15530	7.0	스포츠	일시적이고 일반적인 라켓볼(T 470)
15535	11.0	스포츠	암벽 등반, 오르기
15540	8.0	스포츠	암벽 등반, 레펠
15550	12.0	스포츠	빠른 줄넘기
15551	10.0	스포츠	일반적으로 중등정도의 줄넘기
15552	8.0	스포츠	느린 줄넘기
15560	10.0	스포츠	럭비

표 4.9 신체 활동 목록(코드, METS)(계속)

15570	3.0	스포츠	원반밀어치기(셔플보드), 론 볼링
15580	5.0	스포츠	스케이트보드 타기
15590	7.0	스포츠	스케이팅, 롤러스케이팅(T 360)
15600	3.5	스포츠	스카이다이빙
15605	10.0	스포츠	축구 시합
15610	7.0	스포츠	일시적이고 일반적인 축구(T 540)
15620	5.0	스포츠	일반적인 소프트볼 또는 야구, 속구 또는 느린 투구(T 440)
15630	4.0	스포츠	소프트볼 심판
15640	6.0	스포츠	소프트볼 투구
15650	12.0	스포츠	스쿼시(T 530)
15660	4.0	스포츠	탁구(T 410)
15670	4.0	스포츠	타이치(Tai chi)
15675	7.0	스포츠	일반적인 테니스
15680	6.0	스포츠	테니스 복식(T 430)
15690	8.0	스포츠	테니스 단식(T 420)
15700	3.5	스포츠	트렘폴린
15710	4.0	스포츠	체육관에서 배구 시합(T 400)
15720	3.0	스포츠	시합하지 않는 배구; 일반적인 6-9인제
15725	8.0	스포츠	비치발리볼
15730	6.0	스포츠	레슬링(1회전 5분)
15731	7.0	스포츠	일반적인 wallyball
16010	2.0	운송	자동차 또는 소형 트럭 운전
16020	2.0	운송	항공기
16030	2.5	운송	스쿠터, 오토바이
16040	6.0	운송	항공기를 격납고에 밀어 넣고 밀어 내기
16050	3.0	운송	중량 트럭, 트렉터, 버스 운전
17010	7.0	걷기	일반적인 배낭여행(T 050)
17020	3.5	걷기	아기나 15 파운드의 물건(예, 가방) 가지고, 평지 또는 계단 걷기
17025	9.0	걷기	일반적으로 물건 들고 계단 오르기
17026	5.0	걷기	1-15 파운드 무게 가지고 계단 오르기
17027	6.0	걷기	16-24 파운드 무게 가지고 계단 오르기
17028	8.0	걷기	25-49 파운드 무게 가지고 계단 오르기
17029	10.0	걷기	50-74 파운드 무게 가지고 계단 오르기
17030	12.0	걷기	74 파운드 이상 무게 가지고 계단 오르기
17035	7.0	걷기	0-9 파운드 무게 가지고 언덕 오르기
17040	7.5	걷기	10-20 파운드 무게 가지고 언덕 오르기
17050	8.0	걷기	21-42 파운드 무게 가지고 언덕 오르기
17060	9.0	걷기	42 파운드 이상 무게 가지고 언덕 오르기
17070	3.0	걷기	계단 내려오기
17080	6.0	걷기	하이킹, 크로스컨트리(T 040)
17090	6.5	걷기	빠른 행진, 군인
17100	2.5	걷기	아이와 함께 유모차 밀고 끌기

표 4.9 신체 활동 목록(코드, METS)(계속)

17110	6.5	걷기	경보
17120	8.0	걷기	암벽 등반 또는 등산(T 060)
17130	8.0	걷기	계단 오르기 또는 사다리를 이용하여 위층 오르기(T 030)
17140	4.0	걷기	목발 사용하기
17150	2.0	걷기	걷기, 2.0 mph 이하, 평지, 돌아다니는, 천천히 걸으면서 집안일
17160	2.5	걷기	걷기, 2.0 mph, 느린 보폭으로 단단한 평지 걷기
17170	3.0	걷기	걷기, 2.5 mph, 단단한 평지 걷기
17180	3.0	걷기	걷기, 2.5 mph, 언덕 내려가기
17190	3.5	걷기	걷기, 3.0 mph, 중증정도의 보폭으로 단단한 평지 걷기
17200	4.0	걷기	걷기, 3.0 mph, 단단한 평지 빠르게 걷기
17210	6.0	걷기	걷기, 3.5 mph, 언덕 올라가기
17220	4.0	걷기	걷기, 4.0 mph, 아주 빠른 보폭으로 단단한 평지 걷기
17230	4.5	걷기	걷기, 4.5 mph, 아주 빠른 보폭으로 단단한 평지 걷기
17250	3.5	걷기	걷기, 일을 마치고 개와 함께 즐겁게 산책하기
17260	5.0	걷기	잔디 트랙 걷기
17270	4.0	걷기	직장 또는 학교에 걸어가기(T 015)
18010	2.5	수상 활동	파워 보트
18020	4.0	수상 활동	카누, 캠핑 여행(T 270)
18030	7.0	수상 활동	카누, 연수육로운반
18040	3.0	수상 활동	카누, 노젓기, 2.0−3.9 mph, 가벼운 노력
18050	7.0	수상 활동	카누, 노젓기, 4.0−5.9 mph, 중증정도의 노력
18060	12.0	수상활동	카누, 노젓기, 6 mph, 활발한 노력
18070	3.5	수상활동	카누, 노젓기, 일반적으로 즐겁게(T 250)
18080	12.0	수상활동	카누, 노젓기, 경주, 또는 선수단 또는 스컬(T 260)
18090	3.0	수상활동	다이빙, 스프링보드 또는 플랫폼
18100	5.0	수상활동	카약
18110	4.0	수상활동	외륜선(노젓는 배)
18120	3.0	수상활동	세일링, 보트와 보드 세일링, 윈드서핑, 아이스 세일링, 일반적인(T 235)
18130	5.0	수상활동	세일링 경주
18140	3.0	수상활동	세일링, Sunfish/Laser/Hobby Cat급, 용골선, 대양세일링, 요트
18150	6.0	수상활동	수상 스키(T 220)
18160	7.0	수상활동	제트스키
18170	12.0	수상활동	잠수부와 같은 스킨, 스쿠바 다이빙
18180	16.0	수상활동	빠른 스킨 다이빙
18190	12.5	수상활동	중등정도의 스킨 다이빙
18200	7.0	수상활동	일반적인 스킨, 스쿠바 다이빙(T 310)
18210	5.0	수상활동	스노클링(T 320)
18220	3.0	수상활동	서핑, 보드
18230	10.0	수상활동	아주 빠르고 힘든 자유형 수영
18240	8.0	수상활동	느린 중등정도 또는 가벼운 노력으로 하는 자유형 수영
18250	8.0	수상활동	일반적인 배영
18260	10.0	수상활동	일반적인 평영

표 4.9 신체 활동 목록(코드, METS)(계속)

18270	11.0	수상활동	일반적인 접영
18280	11.0	수상활동	크롤수영, 빠른(75yards · min^{-1}), 힘든 노력
18290	8.0	수상활동	크롤수영, 느린(50yards · min^{-1}), 중등정도 또는 가벼운 노력
18300	6.0	수상활동	호수, 강, 바다에서의 수영(T 280, T 295)
18310	6.0	수상활동	레저 수영, 일반적인 경기가 아닌
18320	8.0	수상활동	일반적인 횡영
18330	8.0	수상활동	수중 발레
18340	10.0	수상활동	서서 수영하기, 빠르고 힘든 노력
18350	4.0	수상활동	서서 수영하기, 일반적인 중등정도의 노력
18360	10.0	수상활동	수구
18365	3.0	수상활동	수중 배구
18370	5.0	수상활동	해면 래프팅, 카약타기, 카누타기
19010	6.0	동계활동	얼음집 움직이기(설치/구멍 뚫기 등)
19020	5.5	동계활동	아이스 스케이팅, 9 mph 또는 그 이하
19030	7.0	동계활동	일반적인 아이스 스케이팅(T 360)
19040	9.0	동계활동	아이스 스케이팅, 9 mph 이상 빠르게
19050	15.0	동계활동	빠른 스피드, 스케이팅 경주
19060	7.0	동계활동	스키 점프(스키 가지고 점프대 올라가기)
19075	7.0	동계활동	일반적인 스키
19080	7.0	동계활동	크로스컨트리스키, 2.5 mph, 느린 또는 가벼운 노력, 스키 걷기
19090	8.0	동계활동	크로스컨트리스키, 4.0−4.9 mph, 중등정도 속력과 노력, 일반적
19100	9.0	동계활동	크로스컨트리스키, 5.0−7.9 mph, 아주 빠른, 힘든 노력
19110	14.0	동계활동	크로스컨트리스키, 8 mph 이상 경주
19130	16.5	동계활동	크로스컨트리스키, 딱딱한 눈 최대로 언덕 오르기
19150	5.0	동계활동	스키, 언덕 내려오기, 가벼운 노력
19160	6.0	동계활동	스키, 언덕 내려오기, 중등정도의 노력, 일반적인
19170	8.0	동계활동	스키, 언덕 내려오기, 최대의 노력, 경주
19180	7.0	동계활동	썰매타기, 터보건 활강, 봅슬레이, 루지(T 370)
19190	8.0	동계활동	설피 걷기
19200	3.5	동계활동	설상차 운전

(출처: (Appendix I) BE Ainsworth et al. Compendium of physical activities: Classification of energy costs of human physical activities. *Med Sci Sports Exerc.* 1993;25(1):71–80.)

안, 보다 강한 운동을 짧은 기간 동안 실시하는 방법 사이에서 선택하도록 한다. Pollock, Ward와 Ayres[18]의 연구 결과는 전체 에너지 소비량이 같다면 낮은 강도, 오랜 시간 동안의 운동과 높은 강도, 짧은 시간 동안의 운동의 동일성을 지지한다. 보다 강한 강도의 운동이 근골격계, 심혈관계 손상, 그리고 보다 큰 소모와 관련이 있기 때문에,[119] 30−40분 동안의 낮은 강도에서 중등정도의 유산소 운동이 운동선수에 초점을 맞추지 않은 일반적인 훈련 프로그램으로 바람직하다. 이것은 1995년 “모든 미국 성인은 1주일의 대부분, 오히려 1주일 내내 30분 또는 그 이상 중등정도의 신체 활동을 하여야 한다”는 질병통제본부와 ACSM의 합의 성명과 일치하는 것이다.[2]

표 4.10 60분 이상 지속되는 신체 활동을 기초로 한 신체 활동 강도의 분류

	상대적 강도		
강도	%HRR or VO_2R%	$\%HR_{max}$	RPE
아주 가벼운	<20	<35	<10
가벼운	20−39	35−54	10−11
중등정도	40−59	55−69	12−13
힘든	60−84	70−89	14−16
아주 힘든	≥85	≥90	17−19
최대	100	100	20

(출처: *American College of Sports Medicine's Guidelines for Exercise Testing and Prescription*, 6th ed. Baltimore: Lippincott Williams & Wilkins; 2000, p. 150.)

유산소 운동 빈도 (Aerobic Exercise Frequency)

일주일에 운동을 몇 차례나 하여야 하는가 하는 것이 빈도이다. ACSM은 심폐 적성을 위해서는 매주 3−5일의 빈도가 필요하다고 추천한다.[106] 낮은 강도의 운동(3METs)으로 제한된 사람들에게는 전체적인 체력과 체중 조절을 위한 에너지 소모량에 접근시키기 위해서는 활동을 매일 반복하는 것이 바람직하다고 하였다. 높은 운동 강도의 개인적인 운동을 하는 사람들은 최대산소섭취량의 유지와 증진을 위해서는 1주일에 3일의 운동이 충분하지만, 중등정도의 운동을 하는 경우에는 1주일에 5일이 바람직하다. 다시 한 번, 특수한 치료적 운동 처방은 환자의 운동 전 체력 수준뿐 아니라, 그들이 좋아하는 것과 각자의 목적을 기초로 정교하게 만들어져야 한다.

유산소 운동의 강도, 기간, 그리고 빈도를 모두 합한 것이 훈련량이다. "더 많이 하면 더 좋다"라는 것은 훈련량 증진이 체력에 대하여 어떤 영향을 가질 것인가와 관련하여 정확한 사상인가? 현재, 문헌은 심폐 체력 측정과 관련하여 이러한 사상을 지지하지 않는다. Costill 등은[120] 남자 대학생 수영 선수를 대상으로 시행한 연구에서, 6주 동안 매일 1시간 30분 동안 2회 훈련한 선수는 매일 1시간 30분 동안

범주 척도		범주-비율 척도		
6		0	아무 것도 아님	"No I"
7	아주, 아주 가벼운	0.3		
8		0.5	극도로 약한	딱 눈에 띄는
9	아주 가벼운	0.7		
10		1	아주 약한	
11	꽤 가벼운	1.5		
12		2	약한	가벼운
13	약간 힘든	2.5		
14		3	중등정도	
15	힘든	4		
16		5	강한	무거운
17	아주 힘든	6		
18		7	아주 강한	
19	아주, 아주 힘든	8		
20		9		
		10	극도로 강한	"가장 강한 I"
		11		
		●	절대 최대	가능한 최상

그림 4.10 운동자각척도(RPE)에 대한 범주와 범주 비율 척도. 범주 비율 척도에서 "I"는 강도를 나타낸다. Borg의 척도를 사용하기 위해서는 Borg의 운동자각 척도와 통증 척도에서 주어진 적용 원칙과 사용 설명을 따를 필요가 있다. (Champaign, IL: Human Kinetics; 1998.)

(출처: *American College of Sports Medicine's Guidelines for Exercise Testing and Prescription*, 6th ed. Baltimore: Lippincott Williams & Wilkins, 2000, p. 79.)

1회 훈련한 선수와 비교하여 역영 속도가 감소되었다는 사실을 발견하였다. Pollock[119] 등은 고강도의 달리기를 하여 최대산소섭취량이 대단히 증가하더라도, 낮은 강도의 운동에 비하여 높은 손상 빈도와 훈련으로 인한 소모가 있었다는 것을 발견하였다. 일찍이 Fox[121] 등의 연구에서, 매주 2주와 4주 훈련한 집단 사이에 최대산소섭취량 증진에 대한 유의한 차이가 없었다. NCAA Division I 크로스컨트리 달리기 선수에 대한 연구는 경기 전 훈련 단계에서 매일 두 차례의 달리기가 경기 수행 능력의 감소와 관련이 있었다는 것을 발견하였다.[122]

증가된 훈련량이 증진된 심폐 적성 측정치를 이루는데 꼭 필요한 것은 아니지만, 적은 훈련량과 비교하여 전체 칼로리 소모는 증진시킨다. 운동의 특수한 유산소 체력 목표에 따라, 많은 훈련량은 체중 감량 목표에 대해서는 바람직할 수 있다. 그러나, 이러한 결정은 많은 훈련량과 관련된 손상의 위험은 칼로리 소비의 증가라는 장점을 정당화하지 않을 수 있기 때문에 조심스럽게 이루어져야 한다.

유산소 운동 준비 (Aerobic Exercise Preparation)

유산소 운동 처방의 일부분으로서, 환자들은 "준비운동"의 개념과 같은 운동 활동에 대한 준비에 대하여 교육 받아야 한다. 이러한 활동들은 실제 운동에 선행되어야 하며 운동에 대한 생리학적 그리고 정신적 준비로 역할을 하여야 한다. 준비운동은 능동적 또는 수동적 수단으로 얻어질 수 있다. 능동적 준비운동은 낮은 강도의 운동으로 구성되는 한편, 수동적인 준비운동에는 체온을 상승시키기 위한 외적 수단의 사용이 포함된다. 두 방법 모두 운동 수행 시간을 증진시키는 것으로 보이지만, 능동적인 준비운동이 더 나은 수행 능력을 초래하는 것으로 나타난다.[123] 능동적인 준비운동은 휴식 수준의 1MET에서 그 운동에 맞는 유산소 요구 수준으로 신진대사율을 증진시키는데 도움이 된다.

생리학적으로, 운동 전 준비운동의 주된 장점은 조직 온도의 상승이다. 온도 반응의 효과는 근육에 대한 혈류의 증가, 마이오글로빈으로부터 산소의 해리 증진, 신경전도속도의 증가 그리고 근–건 단위의 탄력성의 증가[124]를 포함한다. 종합적으로, 이러한 기전들은 운동에 대하여 근육이 잘 준비되도록 하는 것으로 보이며, 준비 운동은 손상 가능성을 감소시키는데 공헌한다는 보편적인 믿음을 가지도록 한다. 이러한 믿음은 준비운동의 심리학에 강한 영향을 가지게 될 수 있다. 사람들이 운동을 위한 준비를 할 때, 준비운동은 분위기에 적응하도록 할 뿐 아니라, 이러한 활동을 하였기 때문에 손상이 일어나지 않을 것이라는 자신감을 제공하는데 도움이 된다. 근골격계 손상을 예방하는데 있어 준비운동의 효율성에 대한 증거가 부족하지만, 이러한 믿음을 반대할 만한 증거 또한 없다. 결과적으로, 신체 중심의 온도와 근육의 온도를 상승시키기 위한 점진적인 준비운동 기간은 운동 전문가에 의하여 지속적으로 강조되어야 한다.

> **핵심(Key Point):**
>
> 근골격계 손상을 예방하기 위한 준비운동의 역할에 대한 증거가 부족하지만, 이 믿음을 저버릴 만한 아무런 증거도 없다. 그러므로 신체 중심의 온도와 근육 내 온도의 상승을 위한 점진적인 준비운동 기간은 지속적으로 강조되어야 한다.

유산소 파워를 증진시키기 위한 운동 처방에서 고려하여야 할 다른 중요한 것은 중등정도에서 고강도의 운동을 할 때 심장에 대한 부정적인 효과가 갑작스럽게 나타날 잠재력이 있다는 것이다. 연구들은 준비운동 없이 갑작스럽게 강렬한 운동을 하면 급성 심근 허혈을 초래할 수 있다는 것을 보여주며, 결과적으로 ECG의 비정상뿐만 아니라, 수축기 혈압의 유의한 증가를 초래한다는 것을 보여준다.[125] 이 연구들은 2분 동안의 준비운동이 운동에 대한 심근의 반응과 혈압의 반응을 유의하게 증진시킨다는 사실을 증명한다. 이것은 유산소 운동 프로그램의 안전성을 최대화하는데 결정적인 것이다.

유산소 운동 전에 신장 운동을 포함하는 것은 재활의학과 의사가 추천하는 보편적인 것이다. 역사적으로, 신장은 손상 예방의 한 방법으로 준비운동 활동과 조화를 이루어왔다. Safran[124] 등은 토끼의 건을 모델로 실행한 연구에서 운동 전 근육의 준비운동은 탄력성을 크게 향상시키며 찢어지도록 당겨지는 힘에 대하여 상당히 높은 변형력을 가지게 되었다는 증거를 제시하였다. Gleim[126] 등은 근건 단위의 타이트함이 빈곤한 달리기 경제학을 초래하는 것을 발견하였다. 그러나, 문헌들은 손상 예방 전략으로서의 신장을 지지하는 증거에 결합된다. 이것은 3장에서 아주 상세하게 보완된다. 신장과 관련된 기본적인 과학적 증거의 관점에서

Shrier[127]는 운동에 앞선 신장은 손상을 예방하기보다는 보다 쉽게 손상을 야기할지도 모른다고 결론을 내렸다. 이들은 다중 중재를 이용한 운동 전 신장이 좋은 효과를 보여준다는 연구에서, 신장 단독으로 인한 특수한 효과는 알려지지 않았다고 보고하였다.[127] 신입병사의 손상을 예방하기 위한 무작위 임상 시험에서, Pope[128] 등은 신장은 손상의 위험을 유의하게 감소시키지 않는다고 보고하였다. 결과적으로, 현재 유산소 운동 전에 신장을 포함하는 것을 지지하는 증거의 우월성은 없다.

지구성 활동 이후 이루어지는 점진적인 정리운동은 준비운동과 같이 중요하다. 정리운동은 하지로 쏠린 혈액이 돌아오도록 하고, 심장으로의 정맥혈의 회귀를 촉진하여 현기증을 예방하는데 도움이 된다. 또한 조직에서 생성된 대사 부산물을 제거하도록 한다. 정리운동을 수행하지 않으면, 회복이 더디게 되는 위험에 빠지게 되며 수행 능력의 지속적 증진을 위하여 적응이 필요하게 된다. 운동 후 즉시 정리운동을 실시하지 않는다는 것은 심혈관계 합병증을 증가시킬 수 있다. 정리운동은 5−10분 동안 지속되어야 하며 가벼운 유산소 운동과 또는 신장 활동을 포함한다.

유산소 운동 유형(Aerobic Exercise Mode)

유산소 운동의 유형은 환자가 유산소 파워를 증진시키고자 시행하는 특수한 활동을 처방한다. 심폐 훈련의 효과는 특수한 운동 유형보다는 훈련량−강도, 기간 그리고 빈도의 결합−에 달려있다.

> **핵심(Key Point):**
> 유산소 운동의 효율성은 사용되는 특수한 운동 유형보다는 훈련량에 달려있다.

보통 유산소 파워를 증진시키기 위하여 이용되는 치료적 운동은 큰 근육 집단의 율동적인 수축을 포함한다(특히, 하지의 큰 근육 집단). 운동선수와 같은 경기에 준비가 안된 사람을 위해서는 개인의 선호도, 목적, 그리고 가용한 기구가 유산소 운동 유형의 선택뿐만 아니라, 활동을 함으로서 나타나는 신경근, 근골격계 스트레스와 관련된 문제에 영향을 끼칠 수 있다. 예를 들어, 트레드밀에서의 달리기는 체중이 가해져 충격이 발생될 때(3 − 4×체중), 유의한 지면 반발력을 포함하게 되며, 이것들은 하지의 골격, 관절 구성요소를 통하여 전달된다. 더욱이, 트레드밀에서의 달리기는 적절한 균형과 공간 인지 능력을 요구한다. 이러한 유형의 운동은 건강하고 비만하지 않은 사람에게는 적절할 수 있지만, 비만이거나 운동지각감각(7장 참조)이나 균형(9장 참조)에 영향을 끼치는 신경학적 장애를 가진 사람에게는 부적절할 수 있다. 유산소 운동 프로그램의 집착성을 촉진하기 위해서는, 선택된 유형 또는 운동 유형은 각자의 목표에 맞으면서 환자가 즐길 수 있는 것이어야 한다. 이것은 치료적 운동 처방 기술에 있어서 또 다른 고려 사항이다.

선수에 대해서는, 유산소 운동 유형의 선택은 스포츠의 요구에 의하여 결정된다. 훈련의 특수성이라는 원리는 훈련의 효과가 사용되는 근육과 훈련 활동에서 요구하는 에너지 시스템에 대하여 특수하다는 것을 의미한다. 따라서, 스포츠에 특수하게 유산소 훈련 프로그램을 고안하기 위해서는 스포츠의 생리학적, 생체역학적 요구에 대한 완전한 지식이 필요하다.

> **핵심(Key Point):**
> 특수한 스포츠가 요구하는 에너지 시스템에 역점을 둔 유산소 훈련 프로그램을 고안하기 위해서는, 스포츠의 생리학적, 생체역학적 요구에 대한 완전한 지식이 요구된다.

Helgerud[129] 등은 축구선수의 운동 수행 능력에 대한 유산소 훈련 프로그램의 효과에 대하여 조사하였다. 축구의 생리학적 요구를 시험하는 앞서의 연구를 이용함으로써, 이들은 축구의 요구를 면밀히 모의 실험하는 훈련 프로그램을 고안하였다. 두 팀의 선수들은 훈련 집단 또는 통제 집단으로 무작위 배치되었다. 모든 집단은 일상적인 기술 훈련, 전술 훈련, 강도 훈련, 속력 훈련을 하였다. 훈련 집단은 여기에 더하여 최대심박수의 90−95% 수준으로 4분 동안 4회 달리기 훈련을 한 후, 최대심박수의 50−60% 수준의 3분 동안의 조깅으로 구성된 인터벌 트레이닝을 수행하였다. 8주 동안의 훈련 전과 후에 수직 점프, 1RM 벤치프레스, 1RM 쪼그려 앉기, 40m 스프린트 스피드, 킥 속도, 킥의 정확성, 최대산소섭취량, 그리고 젖산 역치가 측정되었다. 저자들은 훈련 집단에서 최대산소섭취량은 증진되었지만 점프력, 스프린트 스피드, 또는 킥의 측정치는 변화가 없었다고 보고하였다. 두 게임의 비디오 분석은 훈련 집단의 선수들이 통제군의 선수들과 비교하여 더 먼 거리를 달렸고, 더 많은 단거리 질주를 하였으며, 경기 내내 더 많은 횟수의 볼 키핑을 보여주었다. 저자들은 증강된 유산소 수행 능력은 축구의 수행 능력을 증진시킨다고 결론을 내렸다.[129]

생리학적 요구와 관련된 논문들은 수영[130,131], 필드하키[132], 배구[133,134], 미식축구[135], 노르딕 스키[136-139], 알파인 스키[140], 크로스컨트리 달리기[141,142], 농구[143-145], 소프트볼[146], 체조[147], 아이스하키[148-150], 그리고 레슬링[151-154]을 포함한 많은 스포츠에 대하여 가용하다. 개별 스포츠의 생리학적 요구를 상세하게 토론하는 것은 이 장의 초점을 벗어난 것이다. 그러나, 재활의학과 의사가 특정 스포츠 선수에 대하여 유산소 파워 조절 운동 프로그램을 고안할 때, 그 스포츠의 생리학적 요구를 이해하기 위하여 그리고 거기에 따라 프로그램을 고안하기 위해서는 의무적인 사항이다.

교차 훈련(Cross-Training)

교차 훈련은 하나 이상 유형의 운동을 충분히 사용하는 것을 포함하는 운동 방법이다. 운동 전문가 집단에서는 교차훈련이 여러 가지 이유로 수행된다. 교차훈련은 과훈련이나 단일 운동 유형의 이용과 관련된 손상 가능성 때문에 운동선수에게는 필수적인 것이다. 손상 후, 각 개인의 치료적 운동 프로그램은 일반적으로 조직 치유의 한계 이내에서 심폐계 기능, 심혈관계 기능, 그리고 근골격계 기능을 향상시키기 위하여 고안된다.[20] 예를 들어, 경골의 스트레스 골절로 알려진 여성 크로스컨트리 선수에게는 이 선수의 골 관련 병리학적 문제의 치유를 허용하는 교차 훈련을 할 필요가 있다. 이 예에서 교차훈련은 초기에 경골에 부하를 가하지 않는 활동을 필요로 한다. 그러한 활동에는 풀에서 달리기 또는 수영과 같은 수중 치료 활동 또는 상지 훈련기와 고정식 자전거 타기와 같은 지상 활동이 포함된다. 골의 치유가 진행됨에 따라, 계단 훈련기와 같은 부하가 충격을 주는 운동이 포함되지 않은 체중 부하 활동으로 진행할 수 있을 것이다. 이 여자 선수의 마지막 재활 단계에서는, 하지에 부하를 가하는 운동으로 진행하는데, 트레드밀에서 빠르게 걷기로 출발하여 참을 수 있는 한 조깅과 달리기로 발전시킨다.

손상받지 않은 선수들은 두 가지 다른 방법으로 교차 훈련을 할 수 있다. 첫째, 이들은 정상적인 운동 유형을 수행능력의 증진이나 손상 위험을 최소화하는 시도로 변화된 유형으로 교체할 수 있다. 둘째, 어떤 선수들은 전체적인 훈련량을 증가시키기 위하여 자신의 주된 유형에 변화된 유형을 추가한다. 교차 훈련에 대한 종합적인 문헌의 조사 결과, Loy 등은[155] 주된 운동 유형과 유사하지 않은 운동 유형을 사용하는 교차훈련은 신참자 또는 유산소 능력이 보다 낮은 선수의 수행 능력과 심장호흡기계 체력에 긍정적인 영향을 줄 수 있다고 결론 내렸다. 그러나, 전체적으로, 유산소 능력이 뛰어난 선수일수록 수행 능력과 체력의 증진에 대해서는 크게 유리하지 않다. 수행 능력의 증진이 주된 목적인 엘리트 선수에 대해서는, 유사한 운동 유형이 유사하지 않은 운동 유형보다 더욱 효과적이다. Foster 등[156]의 연구는 육상 선수 집단의 훈련 프로그램에 수영을 추가한 것이 달리기 능력의 약간의 증가를 가져왔지만, 그들의 훈련에 추가적으로 달리기 훈련을 실시한 집단만큼 증가된 것은 아니라는 것을 발견하였다. Loy 등[157]은 달리기 능력에 대한 계단오르기 훈련의 효과 비교 연구에서, 계단 오르기는 육상 선수의 효과적인 교차훈련 방법이었으며, 결과적으로 달리기 능력의 향상을 가져왔음을 발견하였다. 이들은 계단 오르기와 달리기의 비슷한 요구 때문에 계단 오르기의 훈련 효과가 달리기 능력에 효과적으로 전이되도록 하였다고 결론을 내렸다. 그러나, 일반적으로, 유사한 또는 유사하지 않은 유산소 운동 유형을 이용하는 교차훈련이 주된 활동 유형으로 훈련을 하여 얻을 수 있는 것보다 운동 수행 능력에 더 큰 효과를 가진다는 증거는 없다. 사실, 교차훈련을 하는 시간은 선수의 주된 활동 능력에 해로울 수 있다. 간단히 말하여, 달리기를 위해서는 달려야 하고, 수영을 위해서는 수영을 하여야 하며, 싸이클 능력을 극대화하기 위해서는 자전거를 타야 한다.

> **핵심(Key Point):**
>
> 교차훈련이 손상 예방에 도움이 될 수 있지만, 육상 선수로서, 수영 또는 싸이클 선수로서의 능력을 증진시키기 위해서는, 달리고, 수영하고, 자전거를 타야 한다.

적응은 훈련에 포함된 근육에 특별하게 일어나기 때문에, 다른 근육 집단과 혼합된 근육에 대해서는 바람직한 증진이 일어나지 않는다. 이것은 환자가 근력과 지구력을 동시에 발달시키고자 할 때 특별히 중요하게 된다. 한 유형의 운동에 대한 적응은 다른 운동의 훈련 효과에 대해서는 방해가 될 수 있다. 근력과 지구력 훈련이 결합된 훈련에 대한 조사는 저항 운동과 유산소,지구력 활동의 결합은 지구력 수행 능력을 향상시키는데 중요할 수 있지만,[14] 근력과 파워에 대해서는 방해가 될 수 있다는 것을 나타내 준다.[158-160]

> **핵심(Key Point):**
>
> 근력을 위한 저항 운동과 지구력을 향상시키기 위한 유산소 훈련의 결합은 무산소 근력과 파워의 발달에는 방해가 될 수 있다.

손상을 예방하기 위한 교차 훈련의 사용과 관련하여 빈번한 일화가 많지만, 문헌에는 거의 근거가 없다. 7년 이상 NCAA Division I 그룹의 여자 수영 선수에 있어서 McFarland와 Wasik[161,162]는 손상의 44%는 수영 때문이었고, 나머지 44%는 교차 훈련 때문이었다고 보고하였다. 수영 손상은 전형적으로 상지에서 나타나며, 교차훈련 손상은 주로 하지에서 발생한다. 이러한 자료는 엘리트 수영 선수에 있어서 전체적인 손상 예방 방법으로 교차 훈련의 가설을 지지하지 않는다.

경쟁적인 스포츠에 가담하지 않는 사람에게 있어서, 교차훈련은 치료적 운동 프로그램 순응을 조장하기 위한 기법으로서 바람직할 수 있다. 한 가지 운동 유형에 집중하기 보다는, 사람들은 정신적인, 시각적인, 그리고 생리학적인 다양성을 위하여 다양한 운동 유형을 선택한다. 이렇게 하면 치료적 운동 순응을 조장할 뿐 아니라, 어떤 한 운동을 오래 지속할 때 발생할 수 있는 반복적인 부하를 제한함으로써 과사용 손상 위험을 최소화한다. 교차훈련은 계절적 요구에 따라 달라지기도 하는데; 겨울에 크로스컨트리 스키는 북쪽 지방에 사는 사람들에게는 여름에 즐기는 자전거를 대체할 수 있다.

지속적 훈련 대 인터벌 훈련 (Continuous vs. Interval Training)

각각의 운동 유형 이내에서, 운동하는 동안 일정한 강도로 훈련할 가능성이 있는데, 지속적 훈련, 또는 강도의 다양성을 말하며, 또한 인터벌 트레이닝으로 알려진 것도 있다. 지속적 훈련을 위해서는, 운동 강도는 환자의 건강과 체력뿐 아니라, 개인의 목표와 선호도를 기초로 선택된다. 이러한 유형의 훈련은 치료적 운동 프로그램을 시작하는 환자에게 또는 특수한 체중 감량 목표를 가진 사람들에게 적절하다. 지속적 훈련은 보다 긴 시간 동안 중등정도의 강도로 수행될 수 있으며 결과적으로 유의한 에너지 소모가 일어난다. 운동선수에게는 훈련의 특수성 원리에 따라 장거리 달리기, 수영, 또는 싸이클이 포함된 지속적 훈련이 적절하다. 경쟁적인 운동이 운동 시간 내내 지속적 운동 수행을 요구하기 때문에, 지속적 훈련의 생리학적 요구는 특수한 운동단위 동원과 신진대사 통로를 발달시킨다.

인터벌 트레이닝의 한 가지 장점은 에너지 요구 때문에 지속적으로 수행할 수 없는 고강도의 운동과 협력한다는 것이다. 예를 들어, 1마일을 4분에 달리기는 단 몇 사람만 성취할 수 있는 선수 수준의 기술이다. 400 m를 1분 이하에 달리는 것조차 대부분의 육상 선수에게는 도전 과제이다. 그러나, 단 몇 초 동안 1마일을 4분에 주파하는 정도의 페이스로 달리기는 가능하다. 약간의 회복 시간을 준다면, 이러한 페이스의 달리기를 몇 차례 반복할 수 있다. 그러한 이유로, 인터벌 트레이닝은 고강도의 운동을 실시하고 나서 운동을 하지 않고 쉬게 하거나 낮은 강도의 운동을 하면서 쉬도록 한다. 이 훈련 방법의 중요성은 운동 강도 수준, 고강도 운동 간격 그리고 휴식 시간의 처방뿐만 아니라, 수행되는 순환 횟수이다. 일정한 간격에 따른 운동 수행을 요구하는 스포츠에 참여하는 운동선수를 위해서는, 이 처방은 이미 서술한 스포츠의 에너지 시스템 요구에 관한 지식에 기초한다. 이 경우, 인터벌 트레이닝은 훈련의 특수성 원리와 일치한다. 운동 시간과 휴식 시간의 비율은 훈련에 대한 요구되는 에너지 시스템에 달려 있으며, **표 4.11**에 요약하였다.

지속적 또는 인터벌 어떤 유형의 운동이 유산소 파워를 증진시키는데 더 효과적인가? Smith와 Wengner[162]는 10일 이상 장애가 없는 남성 피험자를 대상으로 낮은 유산소 파워와 높은 유산소 파워에서 고정식 자전거 에르고미터를 이용한 지속적 훈련과 인터벌 훈련의 효과를 비교하였다. 이들은 10일 동안의 훈련에서 높은 파워의 지속적 훈련이 유산소 파워의 증진에 가장 효과적이었다고 결론을 내렸다. Perry[163] 등은 에어로빅 댄스를 이용하여 장애가 없는 피험자의 인터벌 훈련과 지속적 훈련을 비교하였다. 이들의 결론은 지속적 훈련보다 인터벌 댄스가 최대산소섭취량

표 4. 11 인터벌 트레이닝 지침

에너지 시스템	운동 간격 (운동 기간:휴식 기간)
즉각적 에너지 시스템(〈 10초)	1:3
짧은 기간 에너지 시스템(〉10초, 〈 1.5분)	1:2
장기간 에너지 시스템(〉1.5분)	1:1에서 1.5

의 증진에 더 효과적이었다는 것을 보여준다. Overend[164] 등은 훈련되지 않은 피험자를 대상으로 지속적 싸이클 에르고미터 훈련과 낮고 높은 파워 인터벌 트레이닝을 비교하였다. 10주 동안의 훈련이 종료된 후, 세 집단은 유산소 변수들의 증진을 보였지만, 어느 집단이 특히 우월하다는 것을 보여주지는 못했다. Meyer[165] 등은 관상동맥 우회술을 받은지 24–26일이 경과된 환자들을 대상으로 한 연구에서, 싸이클 에르고미터에서의 인터벌 트레이닝이 심폐 적성의 유산소 무산소 측정치의 증진을 중심으로 지속적 훈련에 비하여 우월하다는 것을 발견하였다. 현재는, 유산소 파워를 증진시킨다는 관점에서 하나의 훈련 방법을 다른 방법보다 더 지지한다는 우세한 증거는 없다. 그러나, 이러한 변수는 환자의 노력과 즐거움의 인지에 영향을 끼치고 궁극적으로 프로그램의 순응에 영향을 끼치기 때문에 치료적 운동 처방 학문과 과학에서 중요한 고려 요소이다.

핵심(Key Point):

지속적 훈련 또는 인터벌 트레이닝 중 어느 방법이 유산소 파워를 증진시키는데 더 효과적일 것이라고 지지하는 우세한 증거는 없다.

유산소 체력을 증진시키기 위한 운동 유형 (EXERCISE MODES TO IMPROVE AEROBIC FITNESS)

걷기(Walking)

가장 간단한 유산소 운동 유형은 걷기이다. 이 운동은 안전하며, 인생 내내 즐기는데 적합하고, 단지 적당한 신발만 있으면 되며, 개인적으로 또는 그룹으로, 실내에서 또는 실외에서 트레드밀 위에서(**그림 4.11**) 또는 맨 땅위에서도(**그림 4.12**) 할 수 있는 운동이다. Rippe[166] 등은 걷기의 체력에 대한 효과에 대한 몇몇 연구들을 재검토하였는데, 걷기는 근심을 덜어주며, 기분을 좋게 하고 그리고 체중을 감량시키며, 유산소 운동 수행 능력을 증진시킬 수 있다는 결론을 내렸다. 유산소 파워에 대한 걷기의 효과에 영향을 끼치는 주된 변수는 걷기의 강도이며 이것은 걷기 속도와 지면의 경사도이다. 걸을 때 손에 무게를 들거나 폴을 들고 걸으면 걷기의 에너지 소모량을 증진시키지만,[167,168] 심장 병력을 가진 사람에게는 금기가 될 수 있는 수축기 혈압의 상승[168]과 관계가 있을 수도 있다.

무작위 임상 시험에서, Duncan[169] 등은 장애가 없으며 폐경 이전 여성들을 대상으로 심폐 적성을 증진시키기 위하여 요구되는 걷기 강도를 연구하였다. 피험자들은 걷지 않는 집단, 유산소 걷기 집단, 기운차게 걷는 집단, 그리고 산책 집단으로 나누었다. 부여된 강도의 70%로 걷기 시작

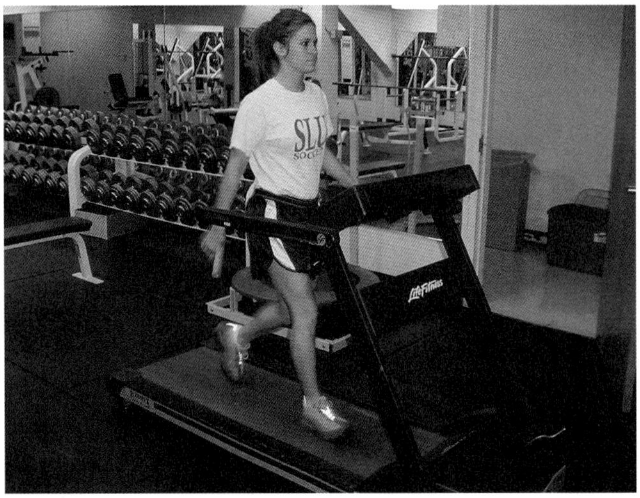

그림 4.11 트레드밀 걷기.

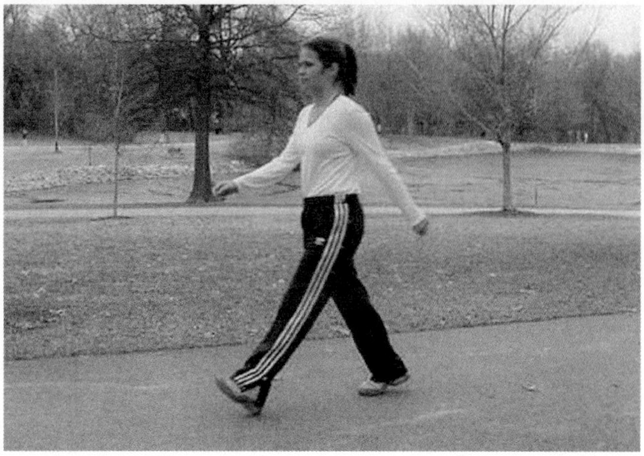

그림 4.12 땅위에서 걷기.

하였으며(유산소 걷기는 8.0km/h, 기운차게 걷기는 6.4km/h, 산책은 4.8km/h) 훈련 14주에는 100%까지 증가시켰다. 이 결과는 걷기 강도가 강할수록 유산소 능력의 증진이 더욱 커진 결과를 초래하였다. 그러나, 모든 피험자들은 운동 강도에 관계없이 지단백 측면에서는 증진되는 모습을 보였다. 저자들은 심폐 적성에 중요한 효과를 가지지 않은 낮은 강도의 걷기도 의심할 여지 없이 심혈관계 위험 측면에서 동등한 유리한 변화를 만들 수 있다는 결론을 내렸다.[169]

Kukkonen-Harjula[170] 등의 최근의 연구는 Duncan[169] 등의 연구 결과를 지지하였다. 이 연구자들은 15주 이상의 훈련 기간 동안 중등 정도의 걷기 프로그램을 수행한 장애가 없는 중년들의 최대산소섭취량이 증진되었으며 지단백 내력이 증진된 것을 발견하였다.[170] Manson[171] 등은 1986년에서 1994년에 걸쳐 72,000명의 간호사들을 대상으로 신체 활동과 관상동맥 문제 사이의 관계를 조사하였다. 운동의 유형과 강도에 관련된 상세한 사항을 사정하기 위하여 질문지가 사용되었다. 전체적으로, 연구자들은 신체 활동과 관상동맥 문제 발생 위험 사이에 아주 높은 역상관관계가 있음을 발견하였다. 6METs 보다 강한 운동으로 정의되는 활발한 운동은 활발하게 걷기(4.0-4.5METs)에서와 같이 유사하게 그 위험을 감소시켰다. 38명의 장애가 없는 노인 여성들(79-91세)을 대상으로 한 6개월 동안의 걷기 프로그램의 효과에 대한 연구는 의욕, 심폐 적성, 그리고 활동 수준의 증진을 보여주었다.[172] 이들 연구는 환자는 매일 2마일의 걷기를 통하여 현재의 신체활동 표준을 달성할 수 있다고 주장하는 Pate[2] 등의 권고를 실증한다.

걷기의 손상 위험은 매우 낮은데, 예측치는 1.4%[173]에서 걷기의 속도를 증가시키는 경우 14%[174]까지이다.[174] 가장 흔한 걷기 손상은 다리와 발에서 발생한다.[174,175] 걷기는 하지의 관절염을 가진 환자를 위한 유산소 운동으로 유익한 것으로 보고되고 있다.[175] Hootman[176] 등은 남자 4,304명과 여자 967명을 대상으로 신체 활동의 유형, 기간과 근골격계 손상율 사이의 관계를 시험하였다. 이들은 걷기는 대부분 성인을 위한 안전한 신체 활동이었으며, 달리기 또는 다른 스포츠에 참여하는 것보다 손상의 위험이 낮다는 결론을 내렸다.[176]

달리기(Running)

달리기는 걷기와 유사한 효과를 가지고 있으며, 도구는 단지 적당한 신발만 있으면 되고, 개인적으로 또는 집단으로, 야외에서 또는 실내에서, 그리고 트레드밀 위에서(**그림 4.13**) 또는 지면에서(**그림 4.14**) 수행될 수 있다.

그러나, 달리기는 고관절, 슬관절, 그리고 족관절의 더 큰 운동범위를 요구하는 것, 보다 강한 지면 반발력, 그리고 증가된 운동 강도와 칼로리의 소모 관점에서는 걷기와 매우 다르다.[177,178] 달리기의 운동 강도에 영향을 끼치는 변수들에는 속도와 지면의 경사도가 포함된다. 연구들은 달리기의 칼로리 소모는 달리기의 속도와 관계없이 상대적으로 일정하다(1kcal/km · kg)는 것을 보여준다. 이에 의하면, 체중 80kg인 성인이 5km 달리기를 하면 15분이 걸리든 30분이 걸리든 400kcal가 소모된다. 느린 속도로 달리는 사람은 분당 보다 적은 칼로리를 소모하지만, 빠른 속도로 달리는 사람보다 더 오래 달릴 수 있다.

달리기와 조깅은 초심자와 경험자 모두의 심폐적성을 증진시킨다. 연구들은 최대산소섭취량의 증진[157,179-182], 혈압의 감소[183], 혈중 지단백 특성의 증진을 보여준다.[181,183,184] Marti[184]는 체중조절과 골밀도의 증진을 포함한 달리기의 부가적인 장점을 설명하였다. Zeni[185,186] 등은 주어진 RPE 수준에서 유산소 운동을 위한 서로 다른 기구를 사용하는 경우의 에너지 소모를 교차 비교하였다. 트레드밀 걷기/조깅/달리기는 RPE 수준 11-15 범위에서 심장호흡기계 훈련과 칼로리 소모를 위한 "적당한" 유산소 운동 기구라고 확인되었다. Moyna[187] 등은 트레드밀, 계단 오르기 기구, 크로스컨트리 스키 시뮬레이터, 고정식 자전거, 노젓기 기

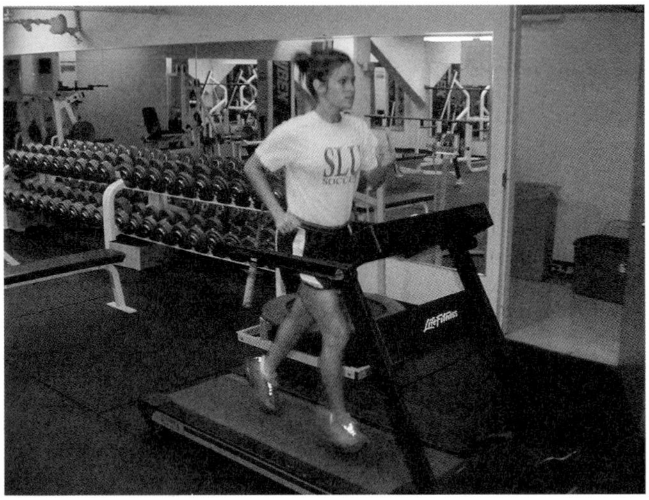

그림 4.13 트레드밀 달리기.

구를 포함하는 서로 다른 운동 기구를 교차 비교하여 유사한 결과를 보고하였다.

지면에서 달리기와 트레드밀 달리기 사이에는 차이가 있을까? McMiken과 Daniels[188]는 8명의 육상 선수를 연구하였는데 바람이 잔잔한 트랙 달리기와 트레드밀 달리기의 최대산소섭취량을 비교하였다. 이들은 세 가지 속력에서 두 상황 사이에는 아무런 차이가 없음을 발견하였다. 다른 연구에서는 트레드밀 달리기와 지면에서의 달리기 사이에 운동현상학적 차이가 있었다고 하였다. Nigg[189]는 보통 트레드밀에서 달리기를 하는 장애가 없는 피험자들을 대상으로 한 연구에서 지면에서 달리기를 하는 경우보다 트레드밀 달리기에서 발을 더 "평평하게" 디딘다고 보고하였다. 이 피험자들은 또한 하지의 운동현상학적 변수에서 다른 변화를 보였지만 이러한 변화들은 피험자 사이에서 일치되는 것은 아니었다. Schache[190] 등은 최소의 트레드밀 벨트 속력 파동을 가진 높은 동력의 트레드밀과 적절한 지면 상태와 유사한 표면 강도는 지면 달리기를 하는 동안 일어나는 요추-골반-고관절 복합체의 전형적인 3차원 운동현상학적 패턴에 있어 밀접한 설명을 제시한다는 보고를 하는 지면 달리기와 트레드밀 달리기 사이의 요추-골반-고관절 복합체의 움직임 사이의 차이를 연구하였다. 요약하면, 트레드밀 달리기와 지면 달리기 사이에는 작은 운동현상학적 차이가 있지만, 유산소 파워를 증진시키는데 둘 다 적절한 운동 유형이다. 다른 운동 유형 대신 하나의 운동 유형을 추천하는 결정은 주로 환자의 선호도와 가용한 기구에 기초하여야 한다.

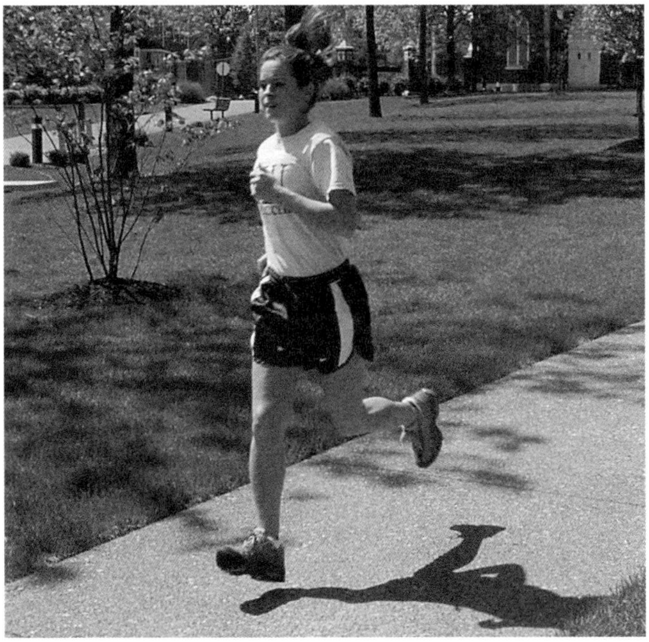

그림 4.14 지면에서 달리기.

유산소 파워를 증진시키기 위한 운동 유형으로서의 달리기의 단 하나의 단점은 다른 운동 유형에 비하여 근골격계의 손상 위험이 증가한다는 것이다.[191] Walter[192] 등은 12개월 이상 1,680명의 달리는 사람들을 추적하여 48%의 사람들이 적어도 1회의 손상을 경험하였으며, 그러한 손상의 54%는 최초의 손상이었다고 보고하였다. Van Mechelen[193]은 달리기 역학 논문의 재조사에서 손상 비율의 범위는 37-56%였다고 보고하였다. 달리기 손상은 가장 보편적으로 발, 다리, 그리고 슬관절의 손상을 동반하는 축적된 미세외상(과사용)에 의하여 현저하게 유발된다. 아주 많은 훈련 마일리지는 보편적으로 근골격계 손상의 위험 증가와 관련이 있으며;[184,192,194-196] Wexler[196]은 1주에 40마일 이상 달리기를 할 때 증가된 근골격계의 위험 역치를 확인하는데 매우 특별하다.

인라인 스케이팅(In-line Skating)

인라인 스케이트와 롤러블레이드(**그림 4.15**)는 지난 20년 동안 대중적인 유산소 운동 유형이 되어 왔다. 이 운동은 딱딱한 신발에 3-5개의 바퀴가 일렬로 부착되어 있는 인라인 스케이트가 필요하다. 원래, 인라인 스케이트는 스피드 스케이팅과 아이스하키 선수의 맨 땅위에서의 훈련 기법으로 개발되었다. 그러나, 이제 미국에서는 가장 빠르게 성장하는 레크리에이션 스포츠이며,[197] 모든 연령의 사람들을 참여하도록 유혹하는 것이 되었다. 인라인 스케이팅의 열광자들은 이 운동 유형의 중요한 장점은 달리기와 비교하여 부하의 충격이 감소된다고 주장한다. Mahar[198] 등은 인라인 스케이트와 달리기의 충격 특성을 비교하고 인라인 스케이팅에서 충격이 현저하게 낮다고 보고하였다. 이들은 유산소 훈련을 하는 동안 충격의 감소를 원하는 사람들에게는 달리기를 대체할 수 있는 유용한 운동이 될 수 있다는 결론을 내렸다.[198]

인라인 스케이팅 인구의 증가에 자극을 받은 몇몇 연구자들이 이 운동 유형의 생리학적 요구와 훈련 효과를 조사하였다. Snyder[199] 등과 Wallick[200] 등은 인라인 스케이팅의 생리학적 반응을 전통적인 유산소 운동, 달리기, 그리고 싸이클과 비교하는 시험을 하였다. Snyder[199] 등은 인라인 스케이팅의 산소 이용도는 운동 강도의 결정인자로서 심박수를 이용하는 달리기나 싸이클 보다는 낮았지만, 유산소 파워 훈련에는 충분하다는 것을 발견하였다. 이들은 건강한 사람은 의미 있는 심폐 강화를 위해서는 언덕 오르기나 더 빠른 속도로 달릴 필요가 있다고 제안하였다.

Wallick[200] 등은 인라인 스케이팅 달리기 속도 17.7−20.9 km/h는 최대산소섭취량의 60−75%의 유산소 운동 강도 또는 최대심박수의 75−90%의 운동 강도에 해당한다고 보고하였다. 이러한 수치는 이미 언급한 ACSM에서 추천하는 훈련 범위에 상응한다. 연구자들은 이러한 자료로부터 "인라인 스케이팅은 트레드밀 달리기에 필적할 정도의 생리학적 반응을 유도하며 따라서 유산소 능력을 증진시키거나 체중을 유지하는 또 다른 대체 운동이 될 수 있다"고 결론을 내렸다.[200]

Melanson[180,201] 등의 두 연구는 유산소 파워의 증진에 있어서 인라인 스케이팅의 효율성을 더욱 지지하는 근거를 제공하였다. 첫째 연구에서, Melanson[201] 등은 최대산소섭취량은 달리기에서 유의하게 높았지만 달리기와 인라인 스케이팅 사이에서 심박수, RPE, 환기량에는 차이가 없었다고 보고하였다. 차후의 계속 연구에서, Melanson[180] 등은 9주 동안의 트레드밀 훈련과 인라인 스케이팅의 최대산소섭취량의 변화를 비교하고, 훈련량이 동등한 두 운동 유형의 최대산소섭취량의 증진은 유사하다고 보고하였다.

인라인 스케이팅과 관련된 중요한 문제는 손상 위험이다. 인라인 스케이팅 인구의 증가와 동시에 일어나는 일은 손상 때문에 응급실을 찾는 수가 증가하는 것이다.

Schieber[202,203] 등은 1995년에 인라인 스케이팅 인구 2,250만 명중 100,000명(4%)이 응급실을 찾았다고 보고하였다. 가장 흔한 인라인 스케이팅 손상은 손목, 전완, 주관절의 골절이다.[197,202] 모든 손상의 20% 가량이 하지의 타박, 열상 그리고 골절이며 머리의 손상은 모든 손상의 5%를 차지한다.[197] 대부분 초심자의 손상과 보편적인 손상의 원인은 조절을 하지 못하는 것이다. 손상의 위험을 증가시키는 행위 유형은 보호 장구를 사용하지 않는 것과 과도한 속력이었다.[197,202] 대부분의 인라인 스케이팅 손상은 1) 주관절 패드, 슬관절 패드, 손목 보호대, 헬멧 사용함으로써, 2) 스케이팅 조절을 통하여 예방될 수 있다. 이러한 사항들이 실행되면, 인라인 스케이팅은 유산소 파워를 증진시키는데 효과적이며 안전한 수단이 될 수 있다.

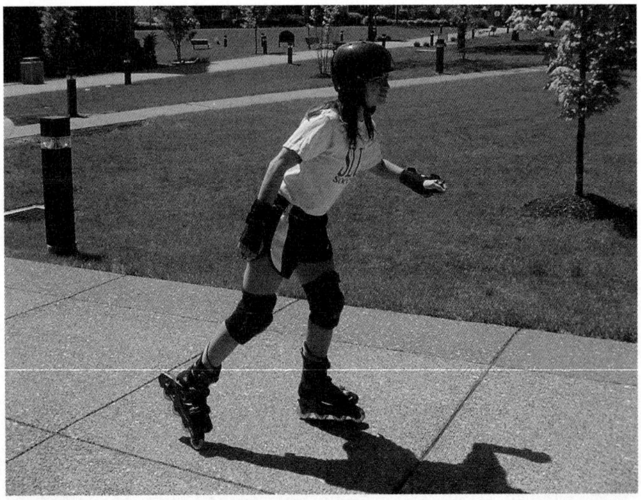

그림 4.15 인라인 스케이팅

> **핵심(Key Point):**
>
> 조절하지 못하는 것이 초심자 사이의 인라인 스케이팅 손상의 주된 사유이기 때문에 일정하게 동작을 조절할 수 있는 훈련 속력에 더하여 적절한 헬멧과 패드를 사용하도록 하여야 한다.

스텝 에어로빅(Step Aerobics)

스텝 또는 벤취 에어로빅은 4인치 또는 10인치 높이의 플렛폼을 사용하는 운동이다(**그림 4.16**). 참가자는 플랫폼에 발을 디디고 떼는 인체의 움직임을 결합하는 지도자의 안내를 따른다. 각각의 참가자는 스텝 플랫폼 주위에서 운동하며; 운동하는 동안 유의한 양의 과도기적 움직임은 없다. 운동 강도는 스텝 비율, 상지의 활동, 스텝의 높이와 같은 변수들에 의하여 조절된다. Sutherland[203] 등은 세 가지 서로 다른 높이의 스텝을 이용하여 스텝 에어로빅 운동의 생리학적 반응과 RPE를 시험하였다.

연구에서, 10명의 규칙적인 운동을 하는 여성 참가자들이 무작위로 제공된 세 가지 높이의 스텝(6인치, 8인치, 10인치)에서 40분 동안 스텝 에어로빅 운동을 수행하였다. 모든 참가자들은 동일한 안무를 따랐으며 산소 섭취, 심박수, RPE 등의 종속 변수들이 수집되었다. 저자들은 8인치와 10인치 스텝에서의 운동이 ACSM에 의하여 확립된 것과 같이 심폐적성을 증진 또는 유지하는데 충분한 강도였다고 보고하였다. 이들은 일상적인 6인치 높이의 스텝 플랫폼은 RPE와 유산소 파워를 증진시키는 유산소 훈련의 측정에 관해서는 덜 적당하다는 결론을 내렸으며, 낮은 체력 수준을 가진 사람들에게만 사용될 수 있다고 제시하였다.[203] 조사자들은 또한 심박수는 에어로빅 운동 기간 중 운동 강도를 과대평가할 수 있으며, RPE는 산소섭취와 낮은 상관관계를 가졌기 때문에, 이러한 특수한 운동 유형의 강도를 판단하는데 유용하지 않다는 것을 발견하였다.

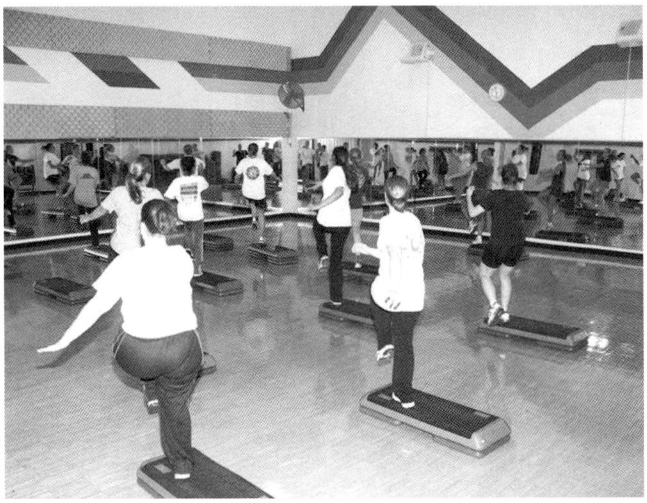

그림 4.16 스텝 에어로빅 운동

Anderson[10] 등은 비만 여성을 대상으로 16주 동안의 구조화된 일상생활의 활동 수정 프로그램과 스텝 에어로빅 운동의 심혈관계 위험 인자에 대한 효과를 비교하였다. 스텝 에어로빅 운동 집단이 근육의 부피 또는 근육 부피를 더 잘 유지하였지만 두 집단은 16주 동안의 운동으로 체중이 감소되었음을 보여주었다. 더욱이, 두 집단 모두 총 콜레스테롤과 트리글리세리드의 의미 있는 감소를 보여주었다. 저자들은 두 집단의 활동 유형은 체중 감소와 지질 특성의 향상을 포함하는 건강에 유리한 장점을 가지고 있다는 결론을 내렸다. Kraemer[204] 등은 스텝 에어로빅 운동과 스텝 에어로빅 운동에 저항 훈련을 더한 운동 프로그램의 생리학적 효과를 조사하였다. 35명의 건강한 여성 참가자들을 무작위로 세 훈련 집단에 분배하였다: 25분 스텝 에어로빅 운동 집단, 25분 에어로빅 운동+저항 훈련 집단, 40분 에어로빅 운동 집단, 그리고 통제군. 이들의 결과는 모든 훈련 집단은 최대산소섭취량이 유의하게 증진되고, 안정 시 심박수와 체지방 비율이 감소되었음을 보여주었다. Williford[182] 등은 건강하고 젊은 여성 사이에서 벤취 스텝 운동과 달리기를 비교하고 유산소 벤취 스텝 운동은 최대산소섭취량에 있어서 달리기와 유사한 변화를 보여준다고 결론을 내렸으며 유산소 파워를 증진시키기 위한 운동 유형으로서 스텝 에어로빅 운동의 효력을 증명하였다.

스텝 에어로빅 운동을 수행하는 사람들의 손상 비율과 관련된 연구는 거의 없다. 스텝 에어로빅 운동으로 인한 보편적인 손상은 운동 관련 다리 통증, 발 통증, 슬개 대퇴 통증과 같은 것으로 확인된다는 일화들이 존재한다. Maybury와 Waterfield[205]는 스텝 높이와 지면 반발력 사이의 관계를 검사하였다. 이들의 결과에 따르면 6인치 높이보다 8인치와 10인치 높이의 스텝은 지면 반력이 유의하게 높았으며 하지의 손상을 피하기 위하여 낮은 플랫폼을 사용하도록 추천하는 원인이 되었다. 스텝 에어로빅 운동을 하는 동안 스텝의 비율이 증가하면 지면 반력이 더 커졌다.[207] 스텝 에어로빅 운동을 하는 동안 1.5−1.87 × 체중 정도의 지면 반력이 기록되었으며, 이것은 달리기의 지면 반력보다는 낮은 것이지만 보행보다는 높은 것이었다.[206,207] 결과적으로, 이 운동 유형은 중등 정도의 충격력을 가졌으며, 외상성 손상에 대한 위험이 최소화되어 상대적으로 안전한 운동으로 드러났다.

에어로빅 댄스(Aerobic Dance)

에어로빅 댄스는 스텝 에어로빅 운동과 유사하지만 전형적으로 플랫폼을 사용하지 않는 운동이다. 이러한 유형의 유산소 운동은 전형적으로 지도자와 함께 집단으로 수행되지만 비디오를 보면서 가정에서 수행될 수도 있다. 지도자는 음악에 맞춘 안무에 따라 참가자들을 유도하지만; 음악의 장르는 다양하며, 참가자와 지도자의 선호도에 따라 달라진다. 춤 동작은 상지와 하지 운동을 결합하는 동작을 포함하며 째즈, 발레, 힙합, 라틴, 또는 펑키 스타일의 스텝을 포함할 수 있다. 춤 치료와 다른 대체 운동 형태는 10장에서 토론한다. 최근, 킥복싱과 태보와 같은 에어로빅 댄스와 태권도 또는 권투 타입의 동작을 섞은 운동이 대중화되었다. 일반적으로, 낮은 충격과 강한 충격의 두 수준의 에어로빅 댄스가 있다. 낮은 충격을 주는 것은 항상 적어도 한 다리가 바닥에 접촉되는 것으로 연령, 임신, 또는 체중으로 인하여 이차적으로 충격이 제한되는 사람들을 위하여 고안되었다. 강한 충격의 활동들은 두 발이 잠깐씩 마루에서 떨어지는 깡충 뛰거나 점프하는 동작이 포함된다. 강한 충격과 낮은 충격의 에어로빅 댄스의 비교 연구에서, Grant[208] 등은 낮은 충격의 에어로빅 댄스는 건강한 사람에게는 훈련 효과를 기대할 수 없지만 이러한 유형의 운동은 상태가 좋지 못한 사람이나 과체중인 사람에게는 적합한 운동이라는 결론을 내렸다.

보조와 충격 수준이 증가하면 산소소모량과 RPE가 증가하며;[208,209] 팔의 운동이 첨가되면 에어로빅 댄스를 하는 동안 심박수의 증가에 대단한 영향을 끼치게 된다.[209] Schaeffer[210] 등은 에어로빅 운동을 하는 동안의 지도자의 RPE는 심박수와 최대산소섭취량 사이의 상관관계는 낮다는 것을 발견하였으며 RPE는 이 훈련 유형에 있어서 운동 강도를 측정하는 유일한 방법으로 사용되어서는 안된다고 결론을 내렸다. 계속된 연구에서, Schaeffer-Gerschutz[211] 등은 심박수와 RPE는 에어로빅 댄스를 하는 동안 운동 강도를 판단하는데 이용된다고 추천하였다. Bell과 Bassey[212]는 에어로빅 댄스 운동에 참여한 건강한 성인 여성의 맥박은 원격측정법으로 측정된 심박수를 시종일관 과소평가하였다고 보고하였다. 따라서, 재활의학과 의사는 참가자의 측정된 심박수만으로 운동 강도를 측정하는 방법으로 믿는 것을 주의하여야 한다. 다중 연구는 에어로빅 댄스는 유산소 파워를 증가시키는 효과적인 방법이라는 것을 보여준다. Milburn과 Butts[213]는 여자 대학생을 대상으로 에어로빅 댄스와 조깅이 심폐 적성에 대하여 어떤 효과를 가지는지 비교하였으며 이 운동 유형은 7주 동안의 프로그램에서 심폐 지구력을 증진시키는데 동일하게 효과적이었다고 보고하였다. McCord[214] 등에 의한 연구는 여자 대학생을 대상으로 12주 동안의 낮은 충격의 에어로빅 댄스가 최대산소섭취량과 신체 구성 성분에 끼치는 영향을 검사하였다. 이 연구자들은 낮은 충격의 에어로빅 댄스가 다른 유형의 유산소 운동과 같이 유산소 파워의 증가와 체지방의 감소에 효과적이었다고 결론을 내렸다. Perry[163] 등은 지속적인 에어로빅 댄스와 인터벌 에어로빅 댄스의 훈련 효과를 비교하였다. 지속적인 집단은 1주 3회 준비 운동과 정리 운동을 하면서 30−35분 지속적인 에어로빅 댄스를 수행하였다. 인터벌 집단은 같은 기간 동안 훈련하였지만 3−5분 동안의 댄스에 이어 3분 동안의 간단한 걷기 또는 조깅을 실시하였다. 12주 동안의 프로그램 수행 이후 두 집단은 신체 조성과 유산소 역치의 증가를 보였다. 인터벌 집단은 통제 집단과 지속적 집단에 비교하여 최대산소섭취량이 유의하게 큰 증진을 나타냈다. 지속적 집단은 통제 집단에 비하여 최대산소섭취량의 증진은 유의하지 않았다. 이 연구자들은 인터벌 댄스 훈련은 에어로빅 댄스에 성공적으로 적용될 수 있으며, 지속적 훈련에서 이용하는 전통적인 에어로빅 댄스 프로그램에 대한 효과적인 대체 훈련으로 고려될 수 있다는 결론을 내렸다.[163]

에어로빅 댄스를 하는 사람의 손상은 전형적으로 과사용 유형이며 주로 발목, 다리, 슬관절, 그리고 등을 포함한다.[215] Requa[191]는 체력 활동을 하는 동안의 손상율에 대한 연구에서, 에어로빅 댄스의 손상율은 달리기와 함께 중간 범주에 있었다고 보고하였다. 에어로빅 댄스 참가자 사이에서 기록된 손상율은 문헌에 따라 24%[216]에서 77%[217]까지 다양하게 나타났으며 몇몇 손상은 높은 충격운동 보다 낮은 충격의 운동에서 나타났다.[191,216] 이러한 자료는 낮은 충격을 주는 활동에서 보다 고강도의 충격을 가하는 에어로빅 댄스에서 더 강한 지면 반발력이 유의하게 발생한다고 하는 Michaud[218] 등의 연구와 일치한다. Garrick[219] 등은 에어로빅 댄스의 손상에 대한 위험 인자에는 근골격계 병력, 다른 체력 활동에의 참여 부족 그리고 에어로빅 댄스 프로그램의 유형이 포함되는 것을 발견하였다. 두 가지의 연구에서 에어로빅 댄스 강사에서 손상의 발병율이 매우 높게 나타났으며; 이것은 여러 반을 지도한 결과 강사들의 과사용에 의한 것으로 보인다.

계단 오르기(Stair Stepping)

계단 에르고미터(step ergometer; **그림 4.17**)는 과거 15년 동안 체력센터와 재활의학과에서 매우 대중화되었다. 가장 보편적으로 사용되는 두 가지 유형이 있는데 하나는 스텝의 높이는 일정하고 속력은 다양하게 조절 가능하며 축을 중심으로 회전하는 것이고, 나머지 하나는 두 개의 독립적인 발판이 있는데 운동하는 사람이 그 높이와 보조를 조절하는 유형이다. 후자의 것에서 발판의 움직임은 전기 모터나 유압식 피스톤으로 작동될 수 있다. 실제 계단에서 유산소 운동을 하는 것은 불편하고 안전하지 않을 수 있기 때문에 이 기구는 사용자에게 계단 꼭대기까지 오르는 일 없이 계단 오르기를 반복할 수 있도록 한다.

유산소 운동 강도는 전형적으로 이 기구의 발판 높이, 보조, 그리고 상지의 지지 정도를 변화시켜 조절된다. Howley[220] 등은 손과 팔을 사용하면, 10 MET 수준에서는 심박수와 초대산소섭취량을 유의하게 낮출 수 있지만, 4−7 MET 수준에서는 그렇지 않다는 것을 발견하였다. 또한 이들은 어떤 MET 수준에서 운동을 하더라도, 스텝 비율이 심박수에는 영향을 끼치지 않는다는 사실을 발견하였다. 과학적 근거가 부족한 일화이지만, 이 기구를 이용하여 운동하는 사람들은 보조를 증가시킬 때, 전형적으로 스텝의 높이를 감소시키는 경향이 있다는 관찰 결과에 대한 제안이 있다. 이러한 보조의 증가와 스텝 높이의 감소의 결합은 전체적인 일의 변화를 최소화하며, 따라서 최대산소섭취량의 유의한 변화를 가져오지 않는다. 재활의학과 의사는 이 기구를 이용하는 사람에게 적절한 자세와 움직임 질의 생리학적 중요성을 알릴 필요가 있다.

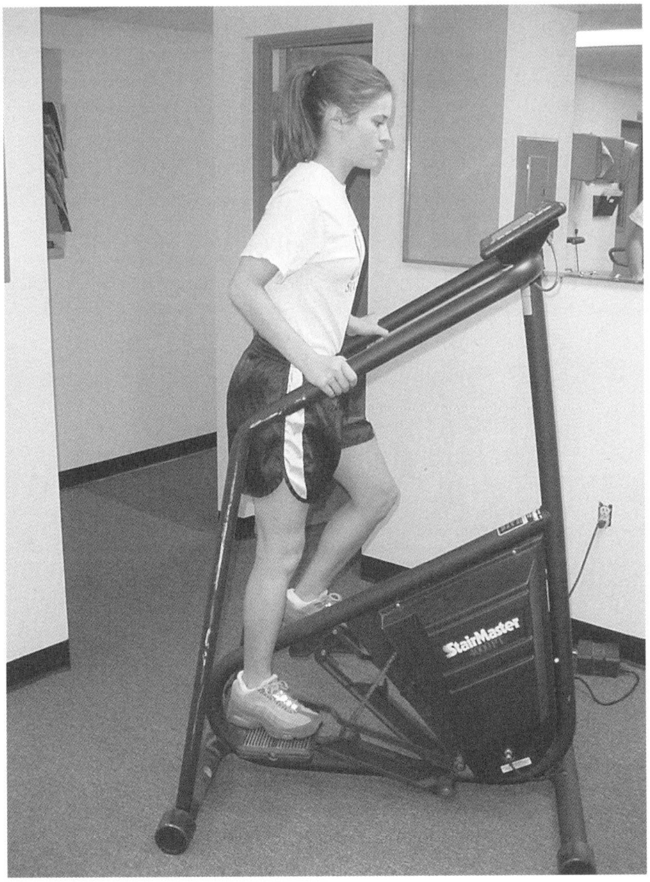

그림 4.17 계단 오르기 기구.

계단 오르기는 유산소 파워를 증진시키는 효과적인 운동유형으로 알려져 있다. Ben−Ezra와 Verstraete[221]는 건강한 계단 오르기 집단과 트레드밀 훈련 집단을 대상으로 특수한 과제에 따른 반응을 검사하였다. 두 집단은 운동 전과 10주 후에 검사하였다. 이들의 연구 결과는 계단 오르기가 최대산소섭취량을 증가시키는데 효과적이었으며 훈련 효과는 계단 오르기에만 국한되는 것은 아니며 그 효과가 트레드밀 달리기로 전이된다는 것을 보여주었다. Loy[157] 등은 9주 동안 신체적으로 활발한 여자 대학생을 대상으로 계단 오르기와 달리기 집단으로 나눠 훈련 효과를 비교하였다. 두 집단은 최대산소섭취량의 증진과 2,414 m 달리기 시간의 증진 효과를 보여주었다. 계속된 연구에서 Loy[222] 등은 계단 오르기 운동은 중년 여성에 대하여 유산소 운동으로서 그리고 대퇴사두근 강화 운동으로서 효과적이라는 것을 보여주었다. Ryan[223] 등은 건강한 남자 대학생을 대상으로 계단 앞으로 오르기와 뒤로 오르기가 심박수, RPE, 혈압, 칼로리 소모량에 끼치는 영향을 연구하였다. 이들의 연구 결과는 보다 높은 강도 수준에서 뒤로 오르는 운동이 좀 더 많은 생리학적 반응을 보였지만; 그러나 이것들은 실질적으로 의미 있는 차이로 생각되지는 않았다.[223]

계단 오르기 기구와 관련된 극히 적은 손상율에 대한 사례가 발표되었다. Loy[222] 등의 훈련 연구에서, 걷기 프로그램과 유사한 16%의 손상율이 보고되었다. Vereschagin[224] 등은 7개 헬스클럽의 212명을 대상으로 실시한 조사 연구에서, 39%의 사람들이 계단 오르기 기구에서 과도한 훈련의 결과인 발과 발가락의 저측면에 일시적인 감각 이상이 나타났다고 보고하였다. 계단 오르기의 슬개대퇴반응력을 기초로, 이러한 운동 유형은 문제에 노출되기 쉬운 사람들의 슬개대퇴관절(특히 관절면)을 잠재적으로 자극할 수 있다는 것은 그럴듯하다.[225] 저자들의 개인적 경험은 사람들이 이러한 유형의 운동을 할 때 체간을 과도하게 굴곡하는 바람직하지 않은 자세 변화를 보이고 상지로 지지하는 경향이 있다고 말한다. 이 기구가 적당하다고 생각되는 사람들은 운동을 하는 동안 적절한 바른 자세를 취하고 균형을 유지하며 팔의 사용을 최소화하는 것과 관련된 교육을 받아야 한다.

타원형 훈련기(Elliptical Trainers)

타원형 훈련기(**그림 4.18**)는 유산소 파워를 발달시키는 목적을 가진 기구 목록에 새롭게 추가된 기구들 중 하나이다. 이 기계는 상호 교대적인 타원형 동작을 통하여 움직이는 발판을 가졌으며 달리기의 운동학을 흉내 내는 기구이다. 그러나, 사용자의 발이 항상 발판에 접촉되어 있어서, 발에 가해지는 충격력을 감소시킨다. 어떤 타원형 기구는 이 운동에 포함되는 전체적인 근육의 부피를 증가시키기 위하여 크로스컨트리 스키기구와 유사하게 팔과 다리의 운동을 결합시킨다. 운동의 강도는 저항과 속력을 다양하게 할 뿐만 아니라, 상지의 운동을 추가하여 조절한다.

우리는 이러한 유산소 운동 유형의 효과와 관련하여 단 하나의 근거만을 발견할 수 있었다. Mercer[226] 등은 신체적으로 활동적인 대학생들을 대상으로 타원형 운동을 하는 집단과 트레드밀 운동을 하는 집단의 최대산소섭취량과 심박수의 생리학적 반응을 비교하였다. 이들은 이들 두 집단의 유산소 운동 사이의 최대산소섭취량, 심박수, 최대운동을 하는 동안의 RPE에는 유의한 차이가 없었다고 보고하였으며 타원형 운동 기구는 트레드밀에서 달리기를 하는 운동에 대한 "적합한 대체운동"[226]이라는 결론을 내렸다. 이 기구가 아주 최근에 개발되었고 아주 재미있는 기구라고 가정하면, 아직은 이 기구와 관련된 손상율에 대한 정보는 없다. 그러나, 충격력의 감소에 근거하면, 손상의 패턴은 달리기의 패턴보다는 계단 오르기의 손상 패턴과 유사할 것으로 기대된다. 이것이 만약 앞으로의 연구에서 진실로 밝혀진다면, 타원형 훈련기는 손상 위험을 최소화하고 유의한 유산소 훈련 효과를 가지는 매우 매력적인 형태의 훈련이 될 것이다.

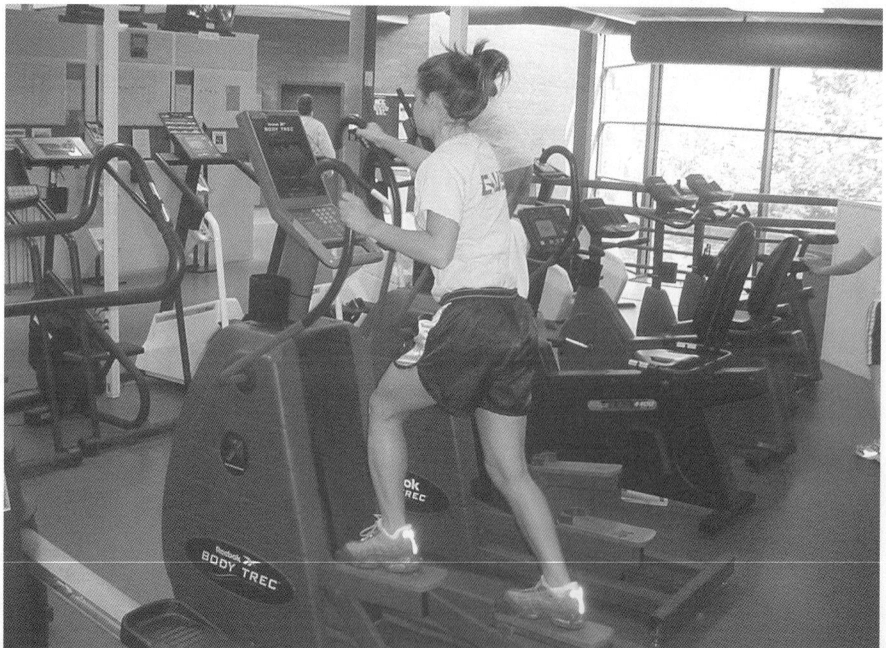

그림 4.18 상지를 참여시키는 타원형 훈련.

크로스컨트리 스키 (Cross-Country Skiing)

크로스컨트리 스키는 스키를 지치는 동작으로 하지의 큰 근육을 훈련하고 폴을 움직여 상지의 근육 집단에 대한 훈련을 하는 전신을 포함하는 운동 유형이다.

크로스컨트리 스키(**그림 4.19**)는 스키, 부츠, 그리고 폴 뿐만 아니라, 가장 중요한 없어서는 안될 눈이 필요하다. 의심할 여지없이, 실외 스포츠인 크로스컨트리 스키는 유산소 파워를 유지, 증진시키는 훌륭한 유형의 운동이다. 세계적 수준의 크로스컨트리 스키 선수들 중에는 모든 선수들 중 가장 높은 최대산소섭취량을 기록하는 선수들이 있다.[31,227] 이 운동을 하는 동안 전진하기 위해서는 팔과 다리를 동시에 사용하게 되는데 상하지의 근육 집단을 동시에 사용할 것을 요구하며, 결과적으로 유의한 에너지 소모와 산소를 요구한다. 크로스컨트리 스키의 운동 강도는 속력, 스키 기술, 지형, 그리고 뭉쳐진 것인가 또는 가루 같은 눈인가와 같은 설질, 기온, 그리고 수분 함유량에 의하여 결정된다. Oja[228] 등은 훈련받지 않은 핀란드인 중년 남성을 대상으로 달리기 집단과 크로스컨트리 스키 집단의 두 집단으로 나눠 9-10주 동안 1주에 3회씩 처방된 강도에서 40분 동안 훈련을 실시하고 비교하는 훈련 연구를 시행하였다. 이들의 결론은 크로스컨트리 스키와 달리기는 동일하게 심폐 체력을 증진시키는데 효과적이라는 것을 의미한다.

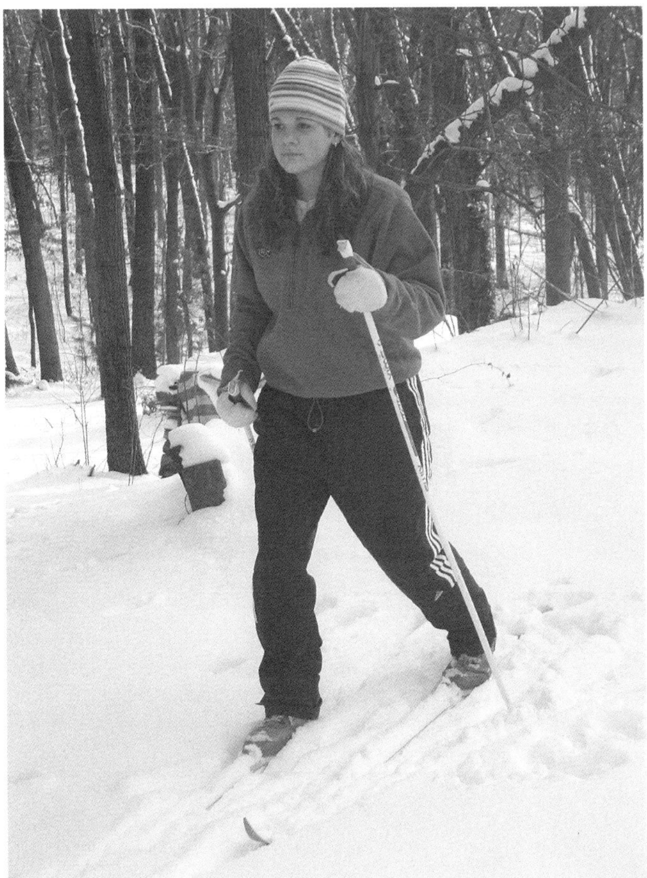

그림 4.19 크로스컨트리 스키.

크로스컨트리 스키가 유산소 파워를 증진키는 훌륭한 선택이지만, 장비와 기후 요건은 이러한 유산소 운동에 폭 넓게 접근하는 것을 제한하며 흥미를 가지기 어렵게 제한한다. 결과적으로, 크로스컨트리 스키 시뮬레이터가 특수한 장비와 눈 없이 이 운동으로 유산소 훈련을 할 수 있도록 개발되어 왔다. 실제 크로스컨트리 스키와 같이 시뮬레이터는 상하지의 동작에 저항을 주도록 고안되었다. 그러나, 이 기구의 단점은 사용자가 팔과 다리의 움직임을 협조성 있게 조절하기 위하여 적절한 균형 능력과 정상적인 운동 조절 능력을 가져야 한다는 것이다. Goss[229] 등은 기구에서의 속도가 증가함에 따라 증가된 높은 최대산소섭취량을 요구하는 5명의 남성을 대상으로 크로스컨트리 스키 시뮬레이터에서 유산소 운동을 하는 동안 생리학적 요구를 연구하였다. 이들은 크로스컨트리 스키 시뮬레이터 운동은 유산소 파워를 증진시키는 효과적인 유형의 운동이었으며 전통적인 심혈관 운동을 대체할 수 있는 유용한 운동이었다고 결론을 내렸다.[229] Zeni[185] 등의 연구는 RPE 수준 13-16에서 크로스컨트리 스키 시뮬레이터로 운동을 하는 건강한 여성이 산소 섭취의 증가를 나타냈고, 이것은 심폐 체력을 증진에 대하여 ACSM이 처방한 범위 이내에 있는 것이었다는 것을 증명하였다. Moyna[187] 등은 크로스컨트리 스키 시뮬레이터와 트레드밀을 이용하는 사람들은 주어진 RPE에서 계단 오르기, 고정식 자전거, 노젓기를 이용하는 사람들보다 일관되게 높은 에너지 소모량을 보여주었다.

실제의 크로스컨트리 스키에서, 손상율은 스키를 하는사람 1,000명 당 0.49-5.63 사이이다.[230] 가장 보편적인 외상성 손상은 슬관절의 내측측부인대와 엄지손가락의 척측측부인대이다. 발, 하퇴, 슬관절, 그리고 요부의 과사용 손상이 보편적이다.[231] 크로스컨트리 스키 시뮬레이터를 이용한 경우의 손상과 관련된 자료는 발표된 것이 없다.

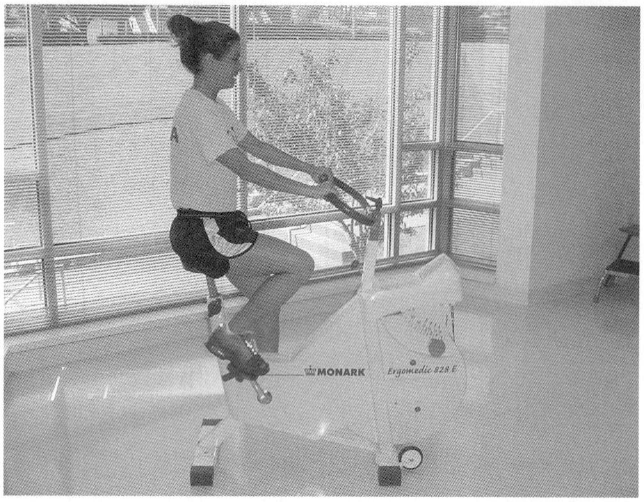

그림 4.20 표준 고정식 자전거.

자전거 타기(Bicycling)

고정식 자전거 에르고미터(**그림 4.20**) 또는 도로 자전거 또는 일렬로 타는 자전거(**그림 4.21**)를 타는 것은 매우 대중적인 유산소 운동이다. 자전거 타기의 중요한 장점은 고관절, 슬관절, 족관절에 대한 체중 부하와 충격력을 최소화한다는 것이다.

그러나, 이것은 대퇴사두근, 슬괵근, 장요근, 대둔근, 그리고 비복근-가자미근 복합체를 포함하는 하지의 큰 근육 집단의 율동적인 수축을 수반한다. 이러한 근육의 수축은 자전거를 타는 동안 유의한 산소 요구를 창출하며 심폐계의 훈련을 자극한다.

많은 변수들이 에너지 요구와 편안한 자전거 타기에 영향을 끼친다. 고정식 자전거와 도로 자전거에 대한 보편적인 변수에는 자세, 패달의 보조, 패달과 신발의 연결 여부를 포함한다. 안장의 높이는 다리를 앞으로 밀었을 때, 슬관절은 약간 굴곡(10° –20°)되고, 중족골두가 패달의 축 위에 놓이도록 조정하여야 한다.[175,232] Nordeen-Snyder[233]는 세 가지 안장의 높이가 산소섭취량에 영향을 끼치는 것을 비교하였으며 안장이 너무 높거나 낮으면, 에너지 효율에 부정적인 영향을 끼친다는 것을 발견하였다. 안장은 수평으로 하거나 안장 코가 약간 아래 방향으로 가도록 하여야 한다. 이러한 안장의 자세가 남성과 여성의 회음부에 대한 과도한 압박을 예방할 것이며 남성의 음부 신경병과 발기불능을 예방하는데 도움이 될 것이다.[232] 유산소 운동의 이점을 얻기 위해서는 패달 스피드는 관절 압박력을 최소화하는 한편 운동의 효율성을 극대화하기 위하여 상대적으로 높게(70-90 RPM) 유지되어야 한다.[175,234]

발가락 끼움 쇠, 앞발 묶는 끈, 또는 징은 엘리트 선수의 역학적 효율성과 최대산소섭취량을 증진시킬 수 있지만, 훈련되지 않은 사람에게는 신진대사 반응과 심폐의 반응에 아무런 영향을 주지 않는다.[236]

고정식 자전거는 기본적으로 두 가지로 나눈다: 곧은 자전거(**그림 4.20**)와 기울인 자전거(**그림 4.22**). 타는 사람의 자세의 영향에 대한 두 건의 연구는 두 가지 형태의 자전거 타기 사이에서 산소소모량에 차이가 없다는 것을 보여 주었다.[237,238] 곧은 자세는 안장에 앉을 때, 체중 부하가 주로 좌골결절에 이루어진다는 측면에서 실제의 자전거와 더욱

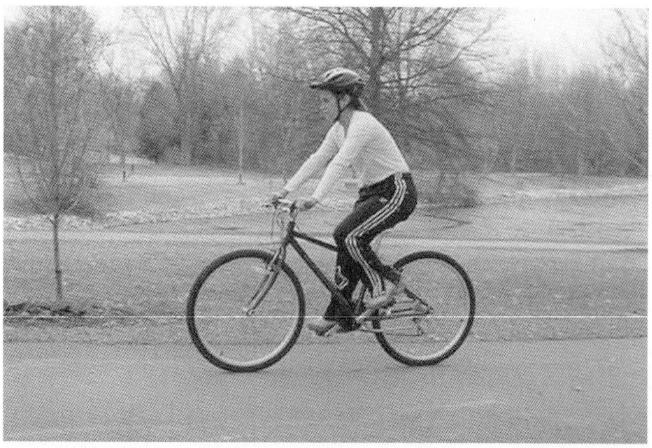

그림 4.21 도로 자전거.

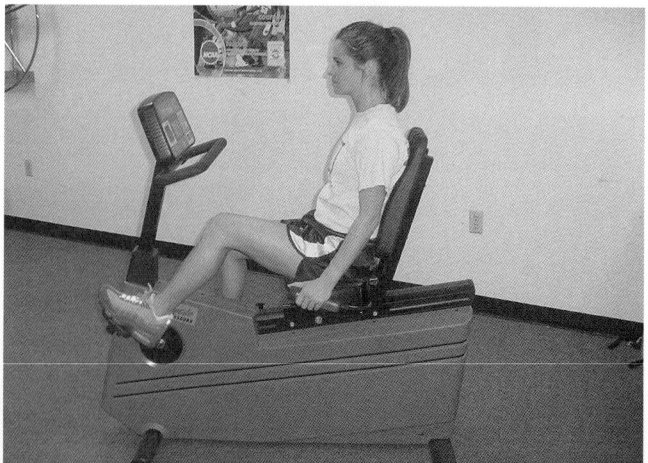

그림 4.22 기울인 고정식 자전거.

흡사하다. 어떤 사람들은 기울어진 유형을 좋아하는데 이것은 더욱 넓은 안장에 앉을 수 있고 등받이가 달린 자동차 의자와 같기 때문이다. 이러한 유형의 자전거는 체중이 과하거나 임신 중인 사람에게는 아주 좋은 자전거이다. 자세와 관계없이, 고정식 자전거의 에너지 소비는 패달 보조와 저항의 결합에 의하여 결정된다. 자전거의 제작 디자인에 따라 저항은 날개, 자석, 마찰 벨트, 마찰 패드, 또는 정수압 기전에 의하여 만들어진다. 저항은 운동하는 사람이 70–90 RPM의 보조를 유지할 수 있는 수준에서 설정되어야 하며, 유산소 운동의 운동 강도 목표에 도달하는 충분한 부하를 제공하여야 한다.

비교적 새로운 형태의 고정식 자전거 운동이 "spinning(급회전)"이다. 이 운동 유형은 손의 자세를 다르게 취하고 안장의 작동과 고정을 허용하는 특수한 고정식 자전거를 필요로 한다. 급회전은 인터벌 타입의 운동을 통하여 지도자가 참가자들을 유도하는 집단에서 수행된다. 운동 프로그램의 강도는 운동에 대한 심박수 반응에 기초하며, 참가자들은 운동에 대한 자신의 신체 반응을 따르도록 하며, 다른 집단의 참가자들과 경쟁하지 않도록 한다. 현재에는, 유산소 파워를 증진시키는 훈련 방법으로서 급회전의 효율성에 관련된 문헌은 없다.

유산소 운동 기구의 효율성에 관련된 조사에서, Zeni[185, 186] 등은 고정식 자전거 타기는 주어진 RPE에서 조작된 크로스컨트리 스키, 노젓기 운동, 계단 오르기, 그리고 트레드밀 달리기보다 더 낮은 심박수를 보인다는 것을 발견하였다. 더욱이, Zeni[186] 등은 RPE 11 또는 13에서의 싸이클 훈련은 산소소모와 관련된 심폐적성을 유발시키기 위한 ACSM의 지침에 미달하였다고 보고하였다. Moyna[187] 등은 서로 다른 유산소 운동을 이용하여 에너지 소모를 비교하는 연구에서 유사한 결과를 발표하였다. 이들은 주어진 RPE에서의 6가지 도구를 가지고 검사한 결과 싸이클 에르고미터는 낮은 에너지 소모와 심박수 반응을 가지고 있었다고 보고하였다. 결과적으로, 주어진 운동 시간 동안 지속적인 고정식 자전거 타기는 트레드밀 달리기나 크로스컨트리 스키 기구만큼 칼로리를 소모하는데 효과적이지는 않은 운동이다. 그러나 이 운동은 매우 안전한 운동 유형으로; Requa[191] 등은 고정식 자전거 타기는 걷기를 포함한 성인이 즐겨하는 다른 활동에 비하여 낮은 손상 비율을 가지고 있었다고 보고하였다. 고정식 자전거의 특성상 충격이 낮기 때문에 하지의 관절에 관절염 증상을 보이는 사람들에게 아주 좋은 운동이다.[175]

> **핵심(Key Point):**
>
> 고정식 자전거 타기는 충격이 작기 때문에 하지에 관절염적 변화를 가진 사람들에게 훌륭한 유산소 운동 기구이다.

도로에서 타는 자전거도 세 가지 유형이 유행한다: 도로 자전거, 산악자전거, 그리고 혼성 자전거(편안한). 어떤 자전거를 선택할지에 관하여 도움을 주는 많은 책들이 있다. 그러한 결정을 하는데 있어 가장 중요한 것은 어디에서 자전거를 탈 것이냐, 얼마나 편안할까 하는 것이다. 그러나 어떤 자전거를 선택하느냐와 관계없이 유산소 훈련을 위하여 가장 훌륭한 것은 실외에서 자전거를 타는 것이다. 도로에서 자전거를 타는데 있어 에너지 소모에 영향을 끼치는 부가적인 변수에는 바퀴에 대한 저항(rolling resistance), 공기의 저항, 지형이 포함된다. *바퀴에 대한 저항*은 타이어와 지면과의 사이에서의 저항이다. 자전거 달리기에서 타이어는 매우 좁고 고압의 공기로 채워져 있다. 결과적으로, 타이어의 아주 좁은 면이 지면과 접촉하여 바퀴의 저항을 최소화한다. 반대로, 산악자전거는 도로와 도로가 아닌 곳에서 정지마찰력을 최대화하기 위하여 넓고 돌기가 있는 타이어를 가지고 있다. 이러한 타이어는 평평하고 단단한 표면에서는 바퀴의 저항이 더욱 커지지만, 거칠고 불규칙한 표면에 대하여 매우 좋은 디자인이다. 공기의 저항은 자전거의 속력에 따라서, 타는 사람의 앞면에 따라 증가한다. 이러한 저항을 최소화하기 위한 자전거의 디자인은 핸들은 하방으로 돌리고, 차체와 바퀴는 공기 역학적 설계를 한다. 핸들을 낮추고 전면을 최소화함으로써, 부드러운 운동복을 착용함으로써 공기의 저항을 적게 받을 수 있도록 할 수 있다. 평평한 지형에 있을 때, 자전거 타는 사람의 체중은 자전거에 의하여 지지되며 그것이 구를 때 저항이 된다. 그러나, 오르막길을 만나면, 중력의 효과는 언덕을 오르는 동작에 반대되는 힘을 초래한다. 결과적으로, 이러한 힘을 극복하기 위하여 파워를 증진시켜야 하며 산소소모량이 증가한다. 엘리트 선수는 매우 낮은 체지방율을 보이는 것은 당연한 일이며 이 때문에 언덕 오르기에 대한 저항을 최소화하기 위하여 경량 자전거의 고안을 더하게 한다.[234]

유산소 파워를 증진시키기 위한 운동 유형으로서 도로

자전거를 이용하는데 있어서의 도전 과제는 타는 동안 운동 강도를 일정하게 유지하는 것이다. 지형, 교통 상황, 그리고 패달 속력에 따라, 적성 목적에 맞는 필수적인 강도를 유지하는 일은 어려울 수 있다. 어떤 사람들에게는 도로 자전거는 동료와 함께 경치를 즐기는 레크리에이션 활동이다. 혁신적인 지자체는 시민들에게 안전한 운동 장소를 제공하기 위하여 자전거 도로를 만드는데 충분한 인식을 가지기 시작하였다. 유산소 파워를 증진시키기 위하여 도로에서 자전거 타기를 처방하는데 있어서 또 다른 고려할 점은 손상 위험이다. Wilber[239] 등은 500명의 자전거 동호인 중 85%가 의학적 처치를 필요로 하는 한 번 또는 그 이상의 과사용 손상을 경험하였다고 보고하였다. 가장 보편적으로 손상되는 부분은 목, 무릎, 사타구니, 그리고 손이었다. 자전거 타는 자세는 과사용 손상을 만드는 주된 요인이다. 부적절한 척주의 자세, 안장의 높이, 안장의 각도, 그리고 손의 자세는 신체 조직에 비정상적인 부하를 가져올 수 있으며 근건 또는 신경의 병리학적 변화를 초래한다. 그러한 손상을 피하기 위하여 자전거 타는 사람이 자전거의 조절과 관련된 상담을 받고, 적절한 보호 기구를 사용하며, 적당한 자세를 유지하는 일은 대단히 중요하다.

자전거 사고는 모든 자전거 동호인들이 응급실을 방문하는 가장 주된 사건이다.[240] 외상성 자전거 사고에 공헌하는 요인들에는 흥분,[241] 경험 부족,[242] 타는 사람의 부주의, 자전거 고장, 그리고 환경적 상황[240]이다. 도로 자전거 주행과 관련된 사고의 주된 관심사는 뇌손상 위험이다. 외상성 뇌손상은 자전거 관련 사망의 67%의 원인이며 모든 자전거 관련 사고의 5%는 두부의 손상이다.[243] 다중 조사 결과는 자전거 주행의 뇌손상은 헬멧의 사용으로 예방될 수 있다는 것을 보여준다.[243-246] 불행하게도, 자전거 헬멧의 사용은 보편적이지 않으며 문헌에 의하면 13–69%의 사람들만 헬멧을 착용하는 것으로 나타났다. 이것이 건강 관리자가 활동적이어야 하는 한 분야이며, 모든 자전거를 즐기는 사람들을 위하여 헬멧의 사용을 주장하고 모형화하여야 하는 분야이다.

노젓기(Rowing)

노젓는 운동 기구(**그림 4.23a–b**)는 크로스컨트리 스키와 같이 상지와 하지, 체간의 근 수축을 동시에 이용한다. 이러한 이유로, 노젓기 운동의 주창자들은 전신 체력 증진을 위하여 이러한 유형의 운동을 장려한다. Moyna[187] 등에 의한 운동 유형의 비교에서 노젓기는 고정식 자전거와 남자의 승마 모의 장치보다는 에너지 소모가 많지만 트레드밀 달리기, 계단 오르기 기구, 스키 모의 장치보다는 적다고 하였다. 여성에서는, 노젓기의 에너지 소모가 트레드밀, 스키 모의 장치와는 동일하고 승마 모의 장치, 계단 오르기 기구와 고정식 자전거보다는 크다고 하였다.[187] Zeni[186] 등은 RPE 수준 11–15에서 훈련 받지 않은 자원봉사자를 대상으로 한 노젓기 운동은 ACSM에서 권장하는 심폐적성을 위한 범위에 든다고 보고하였다. Marriot과 Lamb[247]는 유산소 운동 강도를 결정하기 위하여 노젓기 운동을 하는 동안 RPE의 사용의 정확성을 시험하였다. 9명의 조정 선수

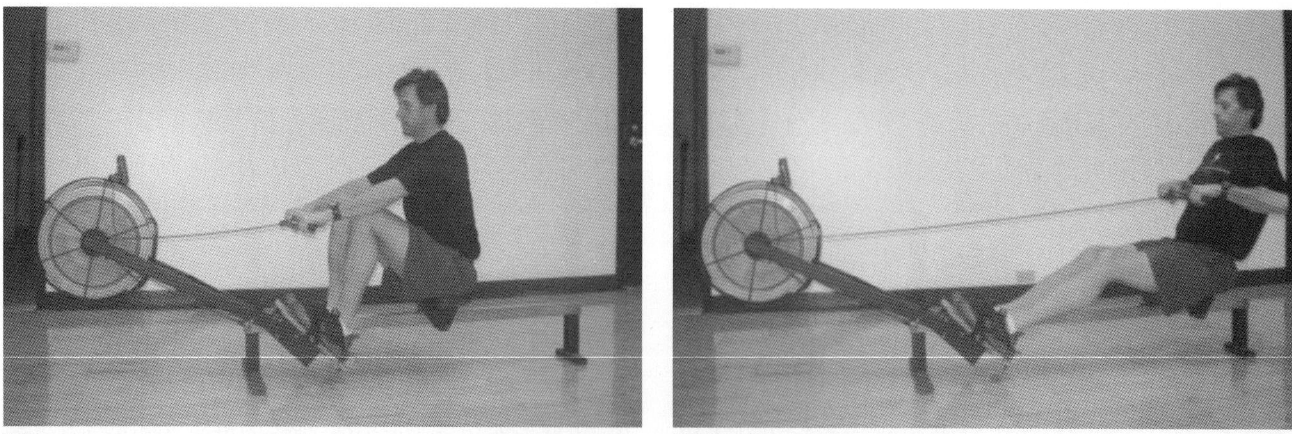

(a) (b)

그림 4.23 실내 노젓기 운동. (a)출발, (b)끝.

를 이용하여, 이 저자들은 RPE, 운동 출력(work output), 그리고 심박수 사이에서 매우 밀접한 관계를 발견하였으며 RPE는 피험자 사이에서 유산소 운동 강도의 타당한 평가였다고 결론을 내렸다. Hagerman[248] 등은 훈련되지 않은 남녀를 이용하여 싸이클과 노젓기 기구 운동을 하는 동안 심폐의 반응을 비교하였다. 조사자들은 파워 출력을 일정하게 유지하는 동안 노젓기 운동의 에너지 비용은 고정식 자전거에 비하여 유의하게 높았다고 보고하였다. 이들은 큰 하지의 근육을 사용하는 앉는 장치가 미끄러지는 노젓기 기구를 사용하여 운동을 한다면 전통적인 유산소 운동보다 유산소 에너지 시스템에 대한 요구가 매우 크며 따라서 노젓기 운동은 현대의 신체 적성과 심장 재활 프로그램에서 처방된 운동의 범주에서 확고한 위치를 가진다고 결론을 내렸다.[248] 노젓기 운동과 관련된 손상에 대한 발표된 정보는 거의 없다. Requa[191]는 자신의 체력 활동에서의 손상을 회고해 보면, 노젓기 운동의 손상 비율은 낮다고 보고하였다. 노젓기 운동과 관계된 문헌에서 가장 보편적으로 언급하는 과사용 손상은 늑골의 스트레스 골절이다.[249,250] 노젓기 운동의 다른 잠재적 손상은 척주이며; Soler[251]는 조정 선수의 척추용해증(spon-dylosis) 발병율이 16.9%라고 보고하였다.

상지 에르고미터(Arm Ergometry)

노젓기, 크로스컨트리 스키, 일부 타원형 훈련기, 그리고 고정식 자전거와 같은 유산소 운동 유형은 상하지 근육의 활동을 통합한다. 그러나, 하지의 손상이나 질병은 이러한 기구를 사용할 수 없게 한다. 상지운동기(upper body ergometry; **그림 4.24**)는 자신의 심폐 적성을 유지, 증진시키고자 하는 사람들에게 접근 가능한 최상의 임상적 선택이 될 수 있다. 부가적으로, 하지의 문제가 없는 사람들도 교차 훈련 또는 운동의 다양성의 이유로 상지의 운동을 이용할 수 있다. 훈련의 특수성(specificity of training)에 기초하여, 팔을 훨씬 많이 사용하는 일에 종사하거나 스포츠 활동을 하는 사람들에게는 바람직한 운동일 수 있다. 상지운동기의 다른 장점은 안전하고 편안한 자세에서 수행할 수 있으며 이용이 쉽다는 점이다.

훈련을 위하여 상지운동을 적용하는데 있어 중요한 고려할 점은 다리 운동의 심장혈관계 반응과 팔 운동의 심장혈관계 반응이 서로 다르다는 것이다. 이러한 생리학적 반응의 차이는 하지 운동에 비하여 상지 운동에서 사용되는 근

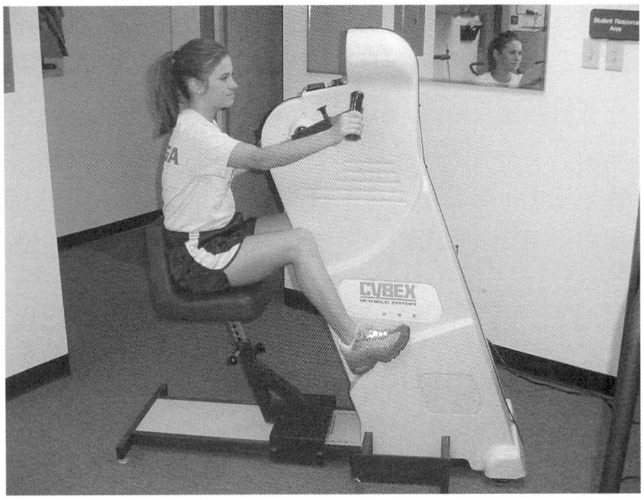

그림 4.24 상지 에르고미터(upper body ergometry).

육의 부피가 감소된 결과이다. 최대산소섭취량은 하지 운동을 하는 사람에 비하여 상지 운동을 하는 사람에서 20-30% 가량 낮다.[252] 유사하게, 상지 운동을 하는 동안 최대 심박수와 1회 박출량 또한 낮다.[252,253] 상지 운동을 하는 동안 다리의 운동에 비하여 주어진 파워 출력에서 보다 높은 심박수, 산소 섭취량, 환기율, 이완기와 수축기 혈압, 그리고 RPE에 의하여 증명되는 바와 같이 생리학적 스트레인이 더욱 크다.[254]

상지 에르고미터에 대한 유산소 운동 강도를 처방할 때, 재활의학과 의사는 이러한 운동 유형의 유일한 생리학적 스트레스를 고려하여야 한다. 상지 에르고미터 훈련을 위한 심박수 강도 처방은 이상적으로 등급화된 상지 에르고미터 검사에 기초하여야 한다. 트레드밀 또는 자전거 에르고미터에서 수행되는 등급화된 운동 검사에 기초한 치료적 운동 유형으로서 상지 에르고미터의 규정된 사용은 매우 부적절할 것이다. Franklin[253]은 하지의 등급화된 운동 검사에 기초한 치료적 운동 수준 비율은 상지 에르고미터를 훈련에 이용하기 위해서는 10 beat/min 정도 낮출 것을 추천하였다. 상지 에르고미터를 사용하는 동안의 RPE는 상지 에르고미터의 강도를 조절하는데 효과적이며 타당한 것으로 나타났으며 심박수를 이용하여 운동 강도 수준을 확정하는 유용한 도구이다.[254]

상지 에르고미터 훈련은 10주 이상의 훈련을 통하여 건강한 사람들의 최대산소섭취량을 증진시키는 것으로 나타났다.[255] 이러한 운동 유형은 심장 질환을 가진 환자들을 위한 유산소 훈련으로도 성공적으로 사용될 수 있다.[256,257] 상

지 에르고미터 훈련에 의한 손상과 관련된 문헌은 발견되지 않았다. 명백하게, 이러한 유형의 운동에 의한 하지의 손상과 관련된 염려는 할 필요 없다. 상지 에르고미터에서는 상지 관절에 충격 부하를 가하는 일이 없기 때문에 환자가 운동 기구에서 적절한 자세를 취하고 생명 징후와 RPE를 주의 깊게 추적 관찰한다면 손상의 위험은 거의 없는 것으로 나타났다.

수중운동(Aquatic Exercise)

유산소 파워를 증진시키는 운동은 수영(**그림 4.25a–b**)이나 풀에서 달리기(**그림 4.26**)를 이용하는 수중 환경에서 수행될 수 있다. 이들 운동 유형은 체중을 부하하는 운동이 제한된 근골격계 장애를 가진 사람들을 위하여 특히 바람직하다. 그러나, 수중 운동의 단점에는 수영장에 대한 규칙적인 접근성 또는 적당한 물의 밀도(점성)에 대한 요구, 구조원 또는 동료, 수중운동과 수영과 관련된 두려움과 공포, 필수적인 기술 수준에 대한 요구가 포함된다.

상지 에르고미터 훈련과 유사하게, 수영의 생리학적 반응은 지상에서의 하지 운동과는 다르다. 이러한 반응은 물이라는 매체, 관절 운동과 근육의 활동, 저항력, 수온, 그리고 수영자세의 결합에 따라 일어난다. 인체는 물에서 운동할 때 물의 항력(drag)을 만난다. 항력은 몸의 자세, 수영하는 사람의 체형과 크기, 물의 와류, 그리고 물과 피부 사이의 접촉면에 따라 달라진다.[258] 수영하는 사람은 이러한 항력을 극복하기 위하여 힘을 발휘하여야 하며 이러한 힘은 수영 속도가 증가함에 따라 잠재적으로 증가할 수 있다.[259] 이러한 항력은 공기에서보다 물에서 더욱 크기 때문에 원거리 수영의 에너지 비용은 동일한 거리를 달릴 때 비용의 거의 4배에 달한다. 평균적인 여성은 남성에 비하여 체구가 크지 않고 체지방 비율이 높기 때문에 여성은 부력이 더 크고, 항력은 작으며, 따라서, 남성에 비하여 에너지 비용은 30% 정도 작다.

유산소 파워를 증진시키기 위한 수영 훈련은 네 가지 영법; 전방크롤, 배영, 평영, 접영으로 수행될 수 있다. 각각 영법의 에너지 비용은 동일하지 않은데; 평영과 접영은 전방 크롤과 배영에서 필요로 하는 에너지의 두 배를 소모한다.[259,260] 수영의 에너지 비용은 훈련에 의하여 영향을 받는데; 수영 선수는 수영 동호인에 비하여 에너지 효율이 매우 높게 나타난다.[261] 수영 속도는 스트로크의 빈도와 길이의 곱으로 결정된다. 훈련된 수영 선수의 높은 효율은 이들의 스트로크의 길이가 크다는 것을 반영한다.

수영에 있어서의 심박출량과 최대심박수는 지상에서의 하지 운동보다 낮다. 이것은 자세, 추진하는데 사용되는 작은 근육 덩어리, 말초 혈관의 충만 그리고 잠수 반사(diving reflex)라고 서술되는 현상의 결과이다. 잠수 반사는 얼굴이 물속에 잠겼을 때, 서맥효과(bradycardiac effect)를 유도한다. 수영의 강도를 서술할 때, 나이에 다른 최대심박수는 10–15박동 감소되어야 한다. Tanaka[262]와 Magel[263] 등은 수영 훈련으로 인한 최대산소섭취량의 증진 효과는

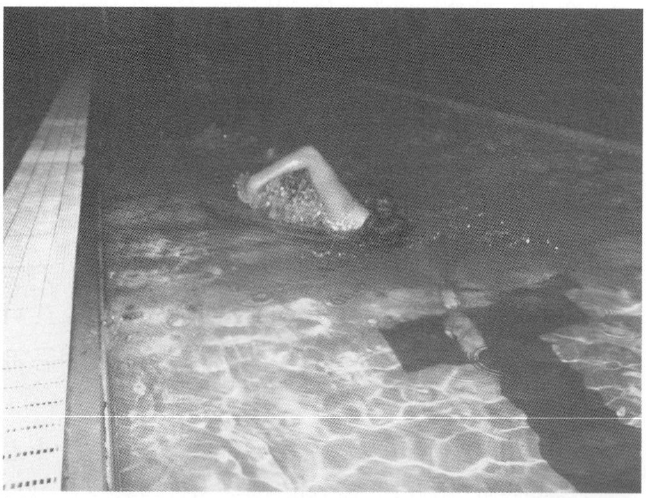
(a)

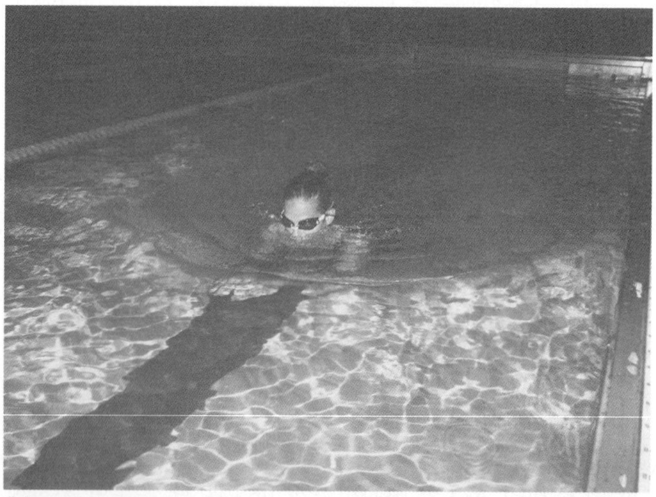
(b)

그림 4.25 수영. (a)자유형 또는 크롤수영법, (b)평영.

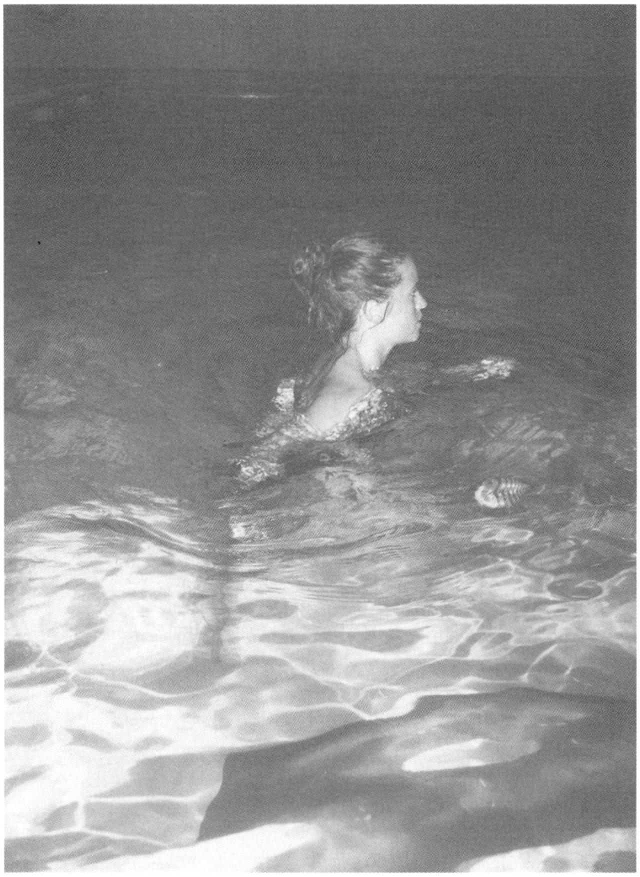

그림 4.26 수중 조깅 또는 달리기.

트레드밀 달리기나 싸이클에 영향을 끼치지 못한다는 것을 보여주었다. 이러한 자료는 지상에서의 훈련에 비하여 수영에 의한 유일한 심폐 반응이라는 것을 반영한다.

수영이 두려운 것이 아니라면, 깊은 풀에서의 조깅이나 달리기는 심폐, 심혈관계 조절 운동을 위한 또 다른 운동 유형이다. 깊은 풀 달리기에서 참가자는 발이 풀의 바닥에 닿지 않은 상태에서 달리기 동작만을 하게 된다. 결과적으로, 지상에서 달리기를 할 때와 같은 충격력을 만나지 않게 된다. 이 운동은 머리를 밖으로 내밀고 물속에서 수직 자세를 유지하도록 부유 벨트 또는 조끼를 착용하고 수행한다. 깊은 풀에서의 달리기는 체중부하가 제한된 사람과 손상 받지 않은 사람에 대한 교차훈련으로서 대중화되었다.[264-266]

Wilber[266] 등은 훈련된 남자 장거리 육상 선수 집단을 위한 유산소 조절 운동의 유지에 있어서 트레드밀 달리기와 깊은 풀 달리기의 효율성을 연구하였다. 이 연구의 결과는 두 집단의 최대산소섭취량에 유의한 차이는 없었지만, 깊은 풀 달리기는 트레드밀 달리기를 대신할 효과적인 대안이었다는 것을 보여주었다. 다른 연구들은 깊은 풀 달리기는 육상 선수들의 경기 능력에 부정적인 영향을 끼치지 않았다는 것을 보여주었다.[265,267] Burns와 Lauder[264]는 특별히 손상을 입은 군인에게 체중을 부하하지 않은 상태에서 깊은 풀에서의 달리기 수행 능력을 검사하였다. 22개월 동안 181명의 군인들이 1주일에 3회, 1회에 한 시간씩 풀에서 훈련하였다. 이 연구자들은 깊은 물에서의 달리기 운동은 신체 상태를 유지하는데 그리고 일시적으로 비체중부하 상태에 있는 군인들의 지상에서의 달리기 수행 능력에 이상적인 운동이었다고 보고하였다.[264] Gehring[268]등은 관련 연구에서, 육상 선수와 일반 동호인을 대상으로 부유 조끼를 착용하였을 경우와 착용하지 않았을 경우의 차이를 검사하고, 육상 선수는 부유벨트를 착용하건 하지 않건 지상에서의 훈련과 동일한 운동 강도에 도달할 수 있었다고 보고하고 있다. 반대로, 일반 동호인들은 부유벨트를 착용하고, 운동하는 동안에는 효과적인 심폐 훈련을 자극할 정도의 훈련 강도 수준에 도달할 수 없었다.

D' Aquisito[269]등은 노인 여성 집단(60−80세)의 낮은 물에서의 운동에 대한 신진대사, 심혈관계 반응을 평가하였다. 운동은 가슴 깊이의 물에서 진행되었는데 10분 동안 물속에서 걷기와 신장으로 준비운동을 하고 25분 동안 체조, 다양한 형태의 조깅, 그리고 다중 평면에서의 기능적 운동을 실시하였다. 마지막으로 5분 동안 수중 걷기와 신장으로 정리운동을 하였다. 연구자들은 이 운동의 강도는 예상 최대심박수와 MET의 비율로 측정한 결과 유산소 운동에 대한 ACSM의 지침을 충족하는 것으로 결론을 내렸다. 낮은 물에서의 운동의 장점은 하지의 관절에 대한 심각한 체중부하 스트레스를 감소시킨다는 것이다. 흉골의 검상돌기 수준 이상 깊이의 물에서는 서 있을 때 지상에서의 체중의 40%가 하지에 부하를 가한다.[175]

깊은 물과 낮은 물속에서의 운동과 관련된 운동 손상에 대해서는 문헌 기록이 없다. 그러나 수영에서는 상지의 과사용 손상 특히 견관절의 손상을 초래한다. 반복적인 자유형, 배영, 또는 접영은 회전근개에 대한 미세외상의 축적을 초래할 수 있다. 이러한 상황은 보통 수영 어깨로 알려져 있으며, 주로 견봉하 영역을 침범하는 견관절의 찝힘 증후군(impingement syndrome)의 한 유형이다. 관절의 불안정성, 기술 부족, 그리고 과훈련이 이러한 상황을 초래할 수 있다. 수영의 다른 잠재적 부정적 결과에는 실외 수영의 경우 햇빛에 대한 과다 노출과 풀에서 다이빙을 하는 경우 머리와 목에 대한 심한 손상을 포함한다. 수영은 결코 혼자 하지 않고 뜻하지 않은 사고를 만나 익사할 위험이 있다는 것을 아는 일이 대단히 중요하다.

유산소 운동의 진행 (AEROBIC EXERCISE PROGRESSION)

유산소 운동의 시작 단계(1단계) (Aerobic Exercise Initiation; Phase I)

유산소 운동 프로그램의 시작 단계는 집착력을 고무시키고 운동 목표의 성취를 성공적으로 이끄는 단계를 설정하는데 중요한 것이다. 유산소 파워를 증진시키기 위한 운동 프로그램을 처방할 때, 재활의학과 의사는 운동 프로그램의 초기 단계에서 너무 공격적이지 않도록 인식하여야 한다. 운동 변수-강도, 빈도, 기간, 또는 운동 유형-와 관련한 부적절한 운동 처방은 손상이나 프로그램의 붕괴를 초래할 수 있다. ACSM은 조절 운동 프로그램에는 쉬운 지구력 운동과 중등 정도의 유산소 활동(예비심박수(heart rate reserve)의 40~60%)이 포함되어야 한다고 권고한다. Swain과 Franklin[107]은 체력이 적당한 사람에 대한 예비 산소섭취량의 45%의 훈련 강도, 그렇지 않은 사람에 대한 30%의 훈련 강도는 유산소 체력을 위한 최소한의 훈련 강도라고 보고하였다. 이 단계는 운동에 대한 반응에 따라 4~6주 동안 지속될 것이다. 이 단계의 마지막에 운동에 참여하는 사람들은 원치 않는 근육통이나, 피로, 또는 손상 없이 1회 운동에 30분씩, 주당 3~5회 운동할 수 있을 것이다.

유산소 운동의 진전단계(2단계) (Aerobic Exercise Advancement; Phase II)

1단계의 초점이 유산소 프로그램의 물리적, 생리학적 요구에 참여자가 점진적으로 순응하도록 하는데 있다면, 2단계의 목표는 운동부하를 증진시키고 참여자의 심폐적성과 심혈관계 적성의 증진을 자극하는데 있다. 운동 처방의 소개정보에서 살펴본 바와 같이 ACSM은 유산소 운동 강도는 최대심박수의 55~90% 사이 또는 예비 산소섭취량이나 예비심박수의 40~85% 사이 있어야 한다고 권장한다.

> **핵심(Key Point):**
> 유산소 운동 강도는 최대심박수의 55~90% 사이 또는 예비 산소섭취량이나 예비심박수의 40~85% 사이에 있어야 한다.

따라서, 초기 운동 강도를 설정하기 위하여 어떤 측정 방법이 동원되느냐에 따라 참가자는 최대심박수, 예비산소섭취량, 또는 MET 수준의 보다 높은 비율로 진전되어야 한다. 운동 강도를 얼마나 빨리, 얼마나 많이 증진시키느냐 하는 결정은 참여자의 과거 운동 전력, 나이, 그리고 운동에 대한 지구력과 반응에 기초한다. 운동 시간은 이 기간 동안 조정되거나 조정되지 않을 수 있는데;이 결정은 개인이 운동 프로그램에 참여할 수 있는 가용한 시간과 칼로리 소모의 목표에 기초한다. 재활의학과 의사는 전체적인 훈련량(강도×시간×빈도)을 고려하여야 하며 운동 목표의 척도로서 근육통, 피로, 손상 또는 이 기간 동안 감소된 집중력을 관찰하여야 한다. 경험적으로는 좀 더 체력 수준이 좋은 사람에게는 너무 보존적일 수 있지만, 훈련량을 1주일에 10% 이상 증가시키지 않는다는 것이다. 이 훈련 기간은 4-6개월 동안 지속될 것이며 운동에 대한 생리학적 반응의 증진과 체중 감량의 목표를 성취하는 결과를 초래할 것이다.

> **핵심(Key Point):**
> 경험적으로는 좀 더 체력 수준이 좋은 사람에게는 너무 보존적일 수 있지만, 훈련량을 1주일에 10% 이상 증가시키지 않는다는 것이다.

유산소 운동의 유지단계(3단계) (Aerobic Exercise Maintenance; Phase III)

제목이 의미하는 바와 같이, 이 마지막 단계는 이미 앞서의 두 단계에서 성취한 유산소 능력 수준을 유지하는 것이다. 이 단계는 참가자가 유산소 운동 프로그램의 초기에 설정된 자신의 목표를 성취하였을 때 시작된다. 이 시기에 유산소 운동은 매주 생활의 습관적인 부분이 될 것이며 이들은 증진된 체력의 장점을 충분히 즐기게 될 것이다.

이 시기의 하나의 잠재적 문제점은 운동에 대한 권태이다. 이상적으로, 이러한 유지 단계는 참여자의 일생을 통하여 둘째 단계로부터 확장되어야 한다. 그러나, 참여자의 나이, 흥미 또는 체력 목표가 변화될 때, 그리고 건강 상태의 변화는 치료적 운동 프로그램 순응에 영향을 끼칠 수 있다. 치료적 운동 프로그램에 대한 권태를 예방하고 순응을 최대화하기 위한 전략은 참가자가 수행하는 유산소 운동의 유형을 다양화하는 것이다. 이 단계에서 새로운 유산소 운동 유형을 참가자에게 소개하는 것은 치료적 운동 프로그램에 참여하는데 있어서 흥미를 북돋는데 필요한 자극이 될 수 있다.

재활의학과 의사는 환자가 걷기, 계단 오르기, 잔디 깎는 일, 집안 청소를 포함한 육체적 일상생활활동의 가치를 인식하도록 돕는 일 또한 중요하다. 다른 활동으로부터 격리되는 시간을 필요로 하는 분리된 일상의 한 부분으로서의 운동을 계획하는 것보다는 건강한 생활 유형을 선택하는 것으로서의 신체 활동을 일상으로 인식하게 되어야 한다. 적절한 영양 섭취, 숙면, 적절한 음주, 그리고 금연과 규칙적인 신체 활동이 결합되면, 사람들의 잠재적 건강을 최대화하는 결과를 초래한다.

> **핵심(Key Point):**
>
> 궁극적으로 참가자는 자신의 건강한 생활 유형을 선택하는 것으로서 신체 활동을 일상에 통합하는 것이 중요하다는 것을 인식하기 시작할 것이다.

유산소 운동에서 특별히 고려할 점 (SPECIAL CONSIDERATIONS IN AEROBIC EXERCISE)

운동 관련 심장 사고 (Exercise-Related Cardiac Events)

갑작스러운 심장사, 급성 심근 경색, 그리고 심부정맥의 위험은 운동하지 않을 때보다 운동 중 훨씬 크며 좀 더 활발한 운동에서 더 커진다.[271] 30-65세 연령대의 인구가 조깅을 하는 도중 갑작스럽게 사망하는 위험 확률은 15,240-18,000명 중 하나 꼴이다. 30대 이상의 사람들에서, 갑작스러운 심장사 또는 급성 심근경색의 가장 보편적인 원인은 관상동맥질환이다.[272,273] 30대 이하의 사람들의 갑작스러운 심장사의 가장 보편적인 원인은 선천적 이상 또는 비후성 심근 질환이다.[272] Giri[274] 등의 연구에서는 운동과 관련된 심장 사고를 쉽게 겪는 사람들은 비활동적이면서 많은 심장 위험인자를 가지고 있는 사람들이라는 것을 보여주었다. Thomson[273]은 운동 중 좋지 않은 심장 사고 건수를 감소시키는 두 가지의 전략을 기술하였는데: 전구적 증상을 인식하고 고위험군에 있는 환자들의 운동 부하검사이다. 몇몇 연구자들은 많은 위험인자를 가지고 있지 않은 증상이 나타나지 않는 사람들을 대상으로 광범위하게 걸러내는 것은 비용을 엄청나게 줄이는 것이라는데 동의한다.

> **핵심(Key Point):**
>
> 운동 중 심장 사고의 건수를 감소시키는 두 가지 전략은 징후와 증상(흉부 불편감, 숨을 헐떡이는 것, 목, 등, 팔, 턱 또는 위 영역의 불편감, 현기증, 머리가 어찔어찔함, 발한)의 조기 인식 그리고 고위험군에 대한 운동 전, 운동 부하 검사이다.

Firor와 Faulkner[272]는 좋지 않은 심장 사고의 위험은 운동과 함께 증가하기 때문에 심장사 관련 운동 문제를 "역설"이라고 서술하였는데 그러나, 운동은 전체적인 심장 사고의 위험을 감소시킨다. 이들의 결론은 전체적인 운동에 의한 예방 효과가 운동 중 일시적으로 위험을 증진시키는 것에 비하여 대단히 중요하다는 것이며 많은 다른 연구자들이 지지하였다.

임신(Pregnancy)

유산소 운동 프로그램을 시작하고, 진전시키고, 또는 유지하기 전에 임신부는 운동을 금기할 어떤 가능한 상황을 제외하기 위하여 의사와 상담하여야 한다. 이러한 금기증에는 임신 고혈압, 자궁경부무력증, 전치태반, 조기 양막 파열, 현재 또는 과거의 조산, 임신 2기 또는 3기의 지속적 출혈 또는 자궁 내 성장 지연이 포함된다. 2002년에 ACOG (the American College of Obstetrians and Gynecologists)는 운동과 임신에 관한 새로운 권고안을 발표하였다. ACOG는 의학적, 산과학적 합병증이 없다면 30분 또는 그 이상 하루의 대부분을 아니면 주중 거의 매일 운동에 할애

할 것을 권고한다.[276] 이러한 권고안은 1995년의 질병통제본부(the Center for Disease Control)와 ACSM의 합의 성명과 일치한다.[2] 어떤 연구 자료는 규칙적인 체중 부하 유산소 운동이 체중이 부족한 신생아의 출산을 유도할 수 있다고 제시하지만 이것은 신생아의 건강에 좋지 않은 영향을 가지지 않는다.

임신부에 대한 유산소 운동을 처방할 때는 운동 강도와 유형에 대하여 고려하여야 한다. ACOG는 임신에 의한 심박수의 변화에 주어지는 운동 강도를 설정하고, 추적 관찰하기 위하여 심박수보다는 RPE를 사용할 것을 권고한다. 운동 유형과 관련하여, 임신 동안의 보다 안전한 형태의 유산소 운동은 수영, 고정식 자전거, 충격이 낮은 에어로빅 운동, 그리고 걷기를 포함한 복부 외상 위험이 없는 충격이 낮은 활동들이다. ACOG는 충격이 있는 운동, 넘어질 위험이 있는 활동, 그리고 스쿠바 다이빙을 피할 것을 권고한다.[276] 임신 기간 동안 운동하는 여성은 적절한 칼로리의 섭취, 적절한 수분 섭취와 관련된 것과 뜨겁고 습도가 높은 환경에서의 운동을 피하고 운동에 대한 자신의 반응을 밀착하여 듣는 것을 교육받아야 한다. 임신부들은 다음의 증상 중 어떤 것을 경험하게 되면 운동을 중단하고 의사를 찾아야 한다: 질 출혈, 지속적 자궁 수축(〉30분), 체중 감소 또는 불충분한 체중 증가(〈 1kg/월), 운동 후 맥박 또는 혈압의 상승, 또는 복부 통증.[277]

당뇨병(Diabetes Mellitus)

유산소 운동은 타입 1과 2 당뇨병을 가진 사람의 전체적인 건강관리 프로그램의 중요한 부분이다. 사실, 비활동은 타입 2 당뇨병의 발달에 대단히 중요한 위험 인자 중 하나이다.[278-280] 조절되지 않은 당뇨병은 고혈당증을 초래하며, 이 상태는 눈, 심장, 혈관 조직, 말초 신경, 그리고 신장의 손상과 기능 부전을 초래할 수 있다. 타입 1 당뇨병에서, 혈당 조절은 의사에 의하여 처방되는 특수한 복용 계획에 따른 외부에서의 인슐린 투여에 의하여 이루어진다. 타입 2 당뇨병은 어떤 사람들은 체중 관리와 운동으로 조절될 수 있으며; 다른 사람들은 저혈당 제재가 필요할 수 있다. 당뇨병 환자의 유산소 운동을 처방하는데 주된 과제는 저혈당 사고의 위험에 역점을 두는 것이다. 운동과 인슐린은 혈중 글루코스 수준을 감소시키는데 유사한 효과를 가진다. 결과적으로, 운동하는 사람은 저혈당증의 증상을 인식할 필요가 있으며 적당한 처치 방법을 알아야 하고 더욱 중요한 것은 저혈당 사고의 위험을 최소화하기 위한 전략을 이해하여야 한다.

운동을 시작하는 단계에서는 당뇨병을 가진 사람은 낮은 강도의 운동으로 시작하여야 하고 운동 활동에 대한 자신의 반응을 이해하기 위하여 혈당 수준을 자주 점검하도록 충고하여야 한다. 이 단계에서 환자들은 적절한 혈당 조절 전략을 결정하는데 자신의 주치의와 밀접하게 노력할 필요가 있을 것이다. 다음 단계로의 진행은 운동에 대한 환자의 혈당 적응에 기초하여 매우 점진적이 될 것이다. 외부에서 인슐린을 투여하는 환자를 위해서는 운동 전후에 투여량을 감소시키는데; 감소량은 운동량에 따라 달라질 수 있다. 인슐린 투여, 운동과 결합된 부적절한 탄수화물 수준은 아주 빠르게 저혈당 상태를 유도할 수 있기 때문에 환자가 적절한 영양 섭취를 하는 것은 매우 중요하다. 저혈당증의 증상에는 빈맥, 심계항진, 안절부절증, 떨림, 배고픔, 발한, 두통, 우울함, 그리고 혼란상태가 포함된다. 치료하지 않으면 이것은 기면, 정신 장애, 의식 상실, 그리고 발작으로 진행될 수 있다.

저혈당증 사고의 부정적 위험을 최소화하기 위하여 당뇨병 환자는 경고를 줄 수 있는 장신구를 착용하여야 하며, 혼자는 운동하지 않고, 운동하는 도중 쉽게 섭취할 수 있는 탄수화물 제재를 준비하여야 한다. 어떤 저혈당증의 증상이 발견되면, 운동을 즉시 중단하고 탄수화물을 섭취하여야 한다. 이러한 탄수화물 보충제재는 지방을 함유하지 않거나 그 수준이 낮아야 하는데 지방은 탄수화물의 빠른 흡수를 방해하기 때문이며; 스포츠 음료, 각 설탕, 쥬스, 또는 과일이 좋다. 10~15분 휴식 후 혈중 글루코스 수준은 100mg/dL 이상이 되어야 한다. 혈중 글루코스 수준이 100mg/dL 이하인 경우, 좀 더 많은 탄수화물을 섭취하여야 한다. 그 날은 더 이상 운동을 하지 않는 것이 좋고 혈당 수준을 계속 관찰하여야 한다. 운동을 종료한 이후에는 나중에 나타날 수 있는 저혈당 사고를 피하기 위하여 탄수화물 복합물을 섭취하여야 한다. 당뇨 환자가 이 전략을 따른다면 유산소 파워를 증진시키기 위한 운동은 성공적이고 가치가 있는 것이 될 것이며 당뇨를 관리하는데 매우 긍정적으로 공헌할 것이다.

연령: 어린이와 노인 (Age: Children and Elderly)

개인에 대한 운동 처방은 전 생애를 통하여 신진대사적, 해부학적, 생리학적, 심리학적 변화를 고려하여야 한다. 따라서, 젊은이나 중년을 위하여 개발된 표준을 어린이나 노인의 유산소 운동 처방에 사용해서는 안된다. 재활의학과 의사가 젊은이 또는 노인을 위한 유일한 운동 요구를 인식하지 못한다면 운동 프로그램에 순응하지 못하거나, 참여자를 더 나쁘게, 역효과를 가져오는 결과를 초래할 것이다.

어린이는 성인에 비하여 주어진 작업 수준에서 더 높은 안정 시 심박수와 더 낮은 1회 박출량을 가져 더 낮은 심박출량을 보인다.[282] 어린이는 또한 더 낮은 절대적 최대산소섭취량을 보이지만, 체중에 비교하면 그 수치는 어른 보다 더 크거나 동일하다.[281] 어린이는 어른 보다 기계적으로 덜 효율적이며 신진대사 과정에서 열을 발생시키기 위하여 더 많은 에너지가 손실된다. 정상 상태에서 어린이는 체온을 조절하는 능력을 가졌지만, 높은 온도에서는 잘 반응하지 못한다. 뜨겁고 습도가 높은 환경에서, 어린이와 부모들은 적절한 환경 순응을 하도록, 적절한 수분이 공급되도록, 훈련량을 최소화하도록 충고하여야 한다. 차가운 환경에서 어린이는 신체 크기에 대하여 표면적이 넓기 때문에 성인 보다 더 빨리 저체온증에 빠진다. 결과적으로, 보온을 위한 운동복, 수분 보충, 그리고 노출되는 시간을 적절하게 하여야 한다.

미국에서 중대한 공공의 건강 문제는 어린이 비만의 증가이다. 이러한 경향에 공헌하는 중요한 인자는 어린이들의 운동 부족이다.[282] 어린이는 텔레비전과 컴퓨터를 멀리하고 뛰어 놀도록 하여야 한다. 어린이는 놀이를 하면서 적당한 활동 수준을 스스로 선택하기 때문에 ACSM은 건강한 어린이를 훈련시키기 위한 특정한 강도에 대한 지침을 장려하지 않는다. 어린이는 거의 매일 적어도 30분 동안 신체 활동을 하도록 격려하여야 하며 매일 할 수 없으면, 1주일의 대부분 동안 운동하여야 한다. 최근의 문제가 되는 경향은 활동적인 어린이의 과사용 손상 건수가 증가하는 것이며 조기에 스포츠 전문가를 만들려고 하는데서 비롯된다.[283] 미국 소아과학회는 최근 어린이는 성인이 되기 전에 일년 내내 스포츠 전문가와 같이 특수화 시켜서는 안된다는 권고안을 발표하였다.[283]

> **핵심(Key Point):**
> 활동적인 어린이가 경험하는 높은 빈도의 과사용 손상 때문에 미국 소아과학회는 성인이 되기 전에 하나의 스포츠에 전문가가 되도록 일년 내내 운동하지 않을 것을 권고한다.

어린이와는 다르게, 장년(남자≥45세, 여자≥55세)은 운동 프로그램을 시작하기 전에 완전한 신체검사를 받아야 한다. ACSM은 활발한 운동을 하려는 사람 또는 중등 정도의 운동을 하려 하는데 부가적 위험 요인 또는 심폐 징후 또는 증상을 가진 사람에게는 운동 부하 검사를 포함하여야 한다고 말한다. 나이 든 사람의 나이와 관련된 심폐 측정치들의 변화에는 최대심박수와 심박출량의 감소, 최대산소섭취량의 감소, 그리고 생명 능력의 감소를 포함한다. 현재 이러한 변화들이 진실로 나이와 관련된 것들인지 아니면 나이 든 사람들의 신체활동의 전반적인 감소를 반영하는 것인지는 의문으로 남는다.

의심할 여지없이, 심폐 적성을 증진시키기 위한 유산소 운동은 삶의 질에 심각한 영향을 받을 수 있는 노인에게 있어 건강상의 많은 장점을 가지고 있다. 이러한 장점에는 심폐 운동 수행능력의 생리학적 측정치의 증진, 관상동맥질환의 위험성 감소, 혈중 지질 특성의 개선, 타입 2 당뇨병의 발병률 감소, 골밀도의 증가, 그리고 전체적인 신체의 안녕 감각의 증진이 포함된다.[284] 그러나, 적절한 치료적 운동 처방은 운동에 대한 순응을 독려하는 것이 기본이다. 이 장의 앞부분에서 제시한 치료적 운동 처방에 대한 지침이 사용될 수 있지만 초기의 운동 강도는 주의 깊게 마련되어야 하며 환자들의 운동에 대한 반응을 면밀하게 관찰하여야 한다. Swain과 Franklin[284]은 체력이 좋지 않은 사람을 위한 심폐계의 증진은 잔여 산소섭취량의 30% 정도의 수준의 운동에서 일어날 수 있다는 것을 보여주었다. 운동 강도는 가용한 기구와 인원에 따라 심박수, RPE 또는 MET 수준으로 추적 관찰될 수 있다. 심박수를 사용한다면 노인들에게 타당한 측정 방법으로 생각되는 나이 예상 심박수보다는 등급화된 운동 검사를 실시하는 동안 측정된 최고 심박수에 기초한 훈련 수준을 설정하는 것이 바람직하다. 훈련 강도의 지침으로 심박수를 이용하는 운동 강도의 설정에 있어 다른 중요한 고려하여야 할 것은 어떤 처방된 약물의 효과이다. 환자가 베타 차단제, 질산염, 칼슘 경로 차단제, 이뇨제, ACE 억제제, 항 부정맥 제제, 기관지 확장제 또는 유사한 약을 복용하고 있다면, 심박수는 운동 강도의 측정 방법으로 사용되어서는 안된다. 이러한 경우, RPE가 운동 강도를 나타내는 좀 더 적당한 방법이다.

> **핵심(Key Point):**
> 심박수보다는 RPE 가 베타 차단제, 질산염, 칼슘 경로 차단제, 이뇨제, ACE 억제제, 항부정맥제, 기관지 확장제 또는 유사한 약을 복용하는 노인 환자의 운동 강도를 측정하는데 사용될 수 있다.

질병 통제 본부(Center for Disease Control)와 ACSM 협의체는 신체 활동에 대한 언급을 하였는데 노인들은 거의 매일 중등 정도의 운동을 아니면, 주중 며칠은 운동을 하여야 한다고 하였다. 노인 환자들에게는 자신들이 참여하는 신체 활동이 긍정적인 효과를 가지기 위해서 지속적일 필요는 없고; 하루에 누적된 운동 시간이 30분 정도이면 충분하다는 것을 알려줘야 한다. 운동 유형의 선택은 환자의 흥미, 전반적인 건강 그리고 시설물의 이용성에 기초한다. 수영장에서의 걷기, 수영, 자전거타기가 체중 부하를 제한하는 사람들에게는 바람직하다. 가능하다면 골의 건강에는 체중부하 운동이 바람직하며 노인들에게는 걷기가 이상적인 선택이다. 어린이에게서와 같이 다양한 활동은 운동에 대한 순응의 독려, 전신쇠약의 최소화, 그리고 과사용 손상을 피하는데 바람직하다.

요약(Summary)

유산소 파워의 증진에 초점을 둔 치료적 운동은 개인의 전체적인 건강과 안녕에 공헌하고 행복감을 조장하며, 심장 질환과 타입 2 당뇨병의 위험을 낮춘다. 조사 연구들은 유산소 운동이 심근의 크기, 심박출량, 안정 시 심박수, 혈압, 그리고 환기량에 긍정적인 효과를 가진다는 것을 보여준다. 손상 또는 질병에 대한 치료적 운동 프로그램은 항상 유산소 파워를 위한 훈련 요소를 포함하여야 한다. 그러나, 유산소 운동이 처방되기 전에 의사는 환자를 완벽하게 알아야 하고 적당한 운동 부하 검사가 수행되어야 한다.

심혈관계와 호흡기계 변수의 훈련에 의한 변화는 훈련량－훈련 강도, 기간, 그리고 빈도의 결합에－따라 달라진다. 안전하고 효과적인 유산소 운동 처방의 핵심은 개개인의 병력, 체력, 기능적 활동, 운동 목적 그리고 동기에 기초한 이러한 변수들의 적절한 선택이다. 손상 위험을 최소화하기 위한 운동 유형의 선택, 운동 효율의 최대화 그리고 운동에 대한 집중력의 조장에 대해서는 주의 깊은 고찰을 하여야 한다. 심장 또는 폐질환자, 임신부, 당뇨병 환자, 퇴행성 관절질환자, 어린이와 노인에 대한 치료적 운동 처방을 할 때는 특별히 숙고하여야 한다. 유산소 운동에 대한 집중력과 훈련 효과를 최대화하기 위해서는 심폐 또는 심혈관계 운동 프로그램은 근력 강화와 유연성 운동, 좋은 영양 섭취, 숙면, 흡연량의 감소 또는 금연 그리고 알콜 섭취의 절제와 함께 건강한 인생의 필수적인 부분으로서 개념화되어야 한다.

참고문헌(References)

1. Blair SN, Kohl HW, III, Paffenbarger RS, Jr., et al. Physical fitness and all-cause mortality: A prospective study of healthy men and women. *JAMA.* 1989;262(17):2395–2401.
2. Pate RR, Pratt M, Blair SN, et al. Physical activity and public health: A recommendation from the Centers for Disease Control and Prevention and the American College of Sports Medicine. *JAMA.* 1995;273(5):402–407.
3. U.S. Department of Health and Human Services. Healthy People 2010: Understanding and Improving Health, 2nd ed. Washington, DC: U.S. Government Printing Office, 2000.
4. National Center for Health Statistics. Prevalence of overweight and obesity among adults: United States, 1999. Hyattsville, MD: U.S. Department of Health and Human Services, 2000.
5. National Center for Health Statistics. Prevalence of overweight among children and adolescents: United States, 1999. Hyattsville, MD: U.S. Department of Health and Human Services; 2000.
6. U.S. Department of Health and Human Services. Physical Activity and Health: A Report of the Surgeon General. Atlanta: U.S. Department of Health and Human Services, Centers for Disease Control and Prevention, National Center for Chronic Disease Prevention and Health Promotion, 1996.
7. American Physical Therapy Association. Guide to Physical Therapist Practice. *Phys Ther.* 2001;81(1): 9–744.
8. Norris R, Carroll D, Cochrane R. The effects of aerobic and anaerobic training on fitness, blood pressure, and psychological stress and well-being. *J Psychosomatic Res.* 1990;34(4):367–375.
9. McMurdo ME, Burnett L. Randomised controlled trial of exercise in the elderly. *J Epidemiol Com Health.* 1992;46(3):222–226.
10. Andersen RE, Wadden TA, Bartlett SJ, et al. Effects of lifestyle activity vs. structured aerobic exercise in obese women: A randomized trial. *JAMA.* 1999;281 (4):335–340.
11. Charlton GA, Crawford MH. Physiologic consequences of training. *Cardiol Clin.* 1997;15(3):345-354.
12. Kraemer WJ, Noble BJ, Clark MJ, Culver BW. Physiologic responses to heavy-resistance exercise with very short rest periods. *Int J Sports Med.* 1987; 8(4):247–252.
13. Kraemer WJ, Fleck SJ, Callister R, et al. Training responses of plasma beta-endorphin, adrenocorticotropin, and cortisol. *Med Sci Sports Exerc.* 1989; 21(2):146–153.
14. Hickson RC, Dvorak BA, Gorostiaga EM, et al. Potential for strength and endurance training to amplify endurance performance. *J Appl Physiol.* 1988; 65(5):2285–2290.
15. Dudley GA, Fleck SJ. Strength and endurance training. Are they mutually exclusive? *Sports Med.* 1987;4(2):79–85.
16. Fleck SJ. Cardiovascular adaptations to resistance training. *Med Sci Sports Exerc.* 1988;20(5 Suppl): S146–51.
17. Kraemer WJ, Volek JS, Clark KL, et al. Physiological adaptations to a weight-loss dietary regimen and exercise programs in women. *J Appl Physiol.* 1997; 83(1):270–279.
18. Kraemer WJ, Duncan ND, Volek JS. Resistance training and elite athletes: Adaptations and program considerations. *J Orthop Sports Phys Ther.* 1998;28 (2):110–119.
19. Brooks GA. Anaerobic threshold: Review of the concept and directions for future research. *Med Sci Sports Exerc.* 1985;17(1):22–34.
20. Wallmann H, Rosania J. An introduction to periodization training for the triathlete. *Strength Cond J.* 2001;23(6):55–64.
21. Weltman A, Seip RL, Snead D, et al. Exercise training at and above the lactate threshold in previously untrained women. *Int J Sports Med.* 1992;13 (3):257–263.
22. Belman MJ, Gaesser GA. Exercise training below and above the lactate threshold in the elderly. *Med Sci Sports Exerc.* 1991;23(5):562–568.
23. Docherty D, Sporer B. A proposed model for examining the interference phenomenon between concurrent aerobic and strength training. *Sports Med.* 2000;30(6):385–394.
24. Sutton JR. VO_{2max}—new concepts on an old theme. *Med Sci Sports Exerc.* 1992;24(1):26–29.
25. Stone HL, Liang IY. Cardiovascular response and control during exercise. *Am Rev Respir Dis.* 1984; 129(2, Pt 2):S13–16.
26. Jones AM, Carter H. The effect of endurance training on parameters of aerobic fitness. *Sports Med.* 2000;29(6):373–386.
27. Hill AV, Lupton H. Muscular exercise, lactic acid and the supply and utilization of oxygen. *Quarterly Med J.* 1923;16:135–171.
28. Thoden J. Testing aerobic power. *In* J. MacDougall, H. Wenger, H. Green, (eds.). *Physiological Testing of the High-Performance Athlete.* Champaign, IL: Human Kinetics, 1991, pp. 107–173.
29. Costill DL, Thomason H, Roberts E. Fractional utilization of the aerobic capacity during distance running. *Med Sci Sports.* 1973;5(4):248–252.
30. Maughan RJ, Leiper JB. Aerobic capacity and fractional utilisation of aerobic capacity in elite and

non-elite male and female marathon runners. *Eur J Appl Physiol.* 1983;52(1):80–87.
31. Saltin B, Astrand PO. Maximal oxygen uptake in athletes. *J Appl Physiol.* 1967;23(3):353–358.
32. Taylor CR. Structural and functional limits to oxidative metabolism: Insights from scaling. *Ann Rev Physiol.* 1987;49:135–146.
33. Wagner PD, Reeves JT, Sutton JR. Possible limitations of maximal O_2 uptake by peripheral tissue diffusion. *Ann Rev Resp Dis.* 1986;133:A202.
34. Saltin B, Strange S. Maximal oxygen uptake: “Old” and “new” arguments for a cardiovascular limitation. *Med Sci Sports Exerc.* 1992;24(1):30–37.
35. Daniels JT, Yarbrough RA, Foster C. Changes in VO_{2max} and running performance with training. *Eur J Appl Physiol.* 1978;39(4):249–254.
36. Mitchell JH, Blomqvist G. Maximal oxygen uptake. *N Engl J Med.* 1971;284(18):1018–1022.
37. Rowell LB. Muscle blood flow in humans: How high can it go? *Med Sci Sports Exerc.* 1988;20(5 Suppl):S97–103.
38. Blomqvist CG, Saltin B. Cardiovascular adaptations to physical training. *Ann Rev Physiol.* 1983;45: 169–189.
39. Spina RJ. Cardiovascular adaptations to endurance exercise training in older men and women. *Exerc Sport Sci Rev.* 1999;27:317–332.
40. Weston AR, Myburgh KH, Lindsay FH, et al. Skeletal muscle buffering capacity and endurance performance after high-intensity interval training by well-trained cyclists. *Eur J Appl Physiol.* 1997; 75(1):7–13.
41. Billat VL, Flechet B, Petit B, et al. Interval training at VO_{2max}: Effects on aerobic performance and overtraining markers. *Med Sci Sports Exerc.* 1999;31 (1):156–163.
42. Franch J, Madsen K, Djurhuus MS, Pedersen PK. Improved running economy following intensified training correlates with reduced ventilatory demands. *Med Sci Sports Exerc.* 1998;30(8):1250–1256.
43. Mier CM, Turner MJ, Ehsani AA, Spina RJ. Cardiovascular adaptations to 10 days of cycle exercise. *J Appl Physiol.* 1997;83(6):1900–1906.
44. Gibbons ES, Jessup GT, Wells TD, Werthmann DA. Effects of various training intensity levels on anaerobic threshold and aerobic capacity in females. *J Sports Med Phys Fitness.* 1983;23(3):315–318.
45. Carter H, Jones AM, Doust JH. Effect of 6 weeks of endurance training on the lactate minimum speed. *J Sports Sci.* 1999;17(12):957–967.
46. Spina RJ, Chi MM, Hopkins MG, et al. Mitochondrial enzymes increase in muscle in response to 7-10 days of cycle exercise. *J Appl Physiol.* 1996; 80(6):2250–2254.
47. Hickson RC, Hagberg JM, Ehsani AA, Holloszy JO. Time course of the adaptive responses of aerobic power and heart rate to training. *Med Sci Sports Exerc.* 1981;13(1):17–20.
48. Pierce EF, Weltman A, Seip RL, Snead D. Effects of training specificity on the lactate threshold and VO_2 peak. *Int J Sports Med.* 1990;11(4):267–272.
49. Rusko HK. Development of aerobic power in relation to age and training in cross-country skiers. *Med Sci Sports Exerc.* 1992;24(9):1040–1047.
50. Davies CT, Thompson MW. Aerobic performance of female marathon and male ultramarathon athletes. *Eur J Appl Physiol.* 1979;41(4): 233–245.
51. Scrimgeour AG, Noakes TD, Adams B, Myburgh K. The influence of weekly training distance on fractional utilization of maximum aerobic capacity in marathon and ultramarathon runners. *Eur J Appl Physiol.* 1986;55(2):202–209.
52. Daniels J. Physiological characteristics of champion male athletes. *Res Quart Exerc Sport.* 1974;45: 342–348.
53. Svedenhag J, Sjodin B. Physiological characteristics of elite male runners in and off-season. *Can J Appl Sport Sci.* 1985;10(3):127–133.
54. Horowitz JF, Sidossis LS, Coyle EF. High efficiency of type I muscle fibers improves performance. *Int J Sports Med.* 1994;15(3):152–157.
55. Noakes TD. Implications of exercise testing for prediction of athletic performance: A contemporary perspective. *Med Sci Sports Exerc.* 1988;20(4): 319–330.
56. Conley DL, Krahenbuhl GS. Running economy and distance running performance of highly trained athletes. *Med Sci Sports Exerc.* 1980;12(5): 357–360.
57. Londeree BR. The use of laboratory test results with long distance runners. *Sports Med.* 1986;3(3): 201–213.
58. Morgan DW, Bransford DR, Costill DL, et al. Variation in the aerobic demand of running among trained and untrained subjects. *Med Sci Sports Exerc.* 1995;27(3):404–409.
59. Davies CT. Metabolic cost of exercise and physical performance in children with some observations on external loading. *Eur J Appl Physiol.* 1980;45(2-3): 95–102.
60. Miyashita M, Miura M, Murase Y, Yamaji K. Running performance from the viewpoint of aerobic power. In L. J. Folinsbee, J. A. Wagner, J. F. Borgia, B. L. Drinkwater, J. A. Gliner, J. F. Bedi (eds.). *Environmental Stress: Individual Human Adaptations.* New York: Academic Press, 1978, pp. 183–194.
61. Martin PE. Mechanical and physiological responses to lower extremity loading during running. *Med Sci Sports Exerc.* 1985;17(4):427–433.
62. Jones BH, Toner MM, Daniels WL, Knapik JJ. The energy cost and heart-rate response of trained and

untrained subjects walking and running in shoes and boots. *Ergonomics*. 1984;27(8):895–902.

63. Jones BH, Knapik JJ, Daniels WL, Toner MM. The energy cost of women walking and running in shoes and boots. *Ergonomics*. 1986;29(3):439–443.
64. Berg K, Sady S. Oxygen cost of running at submaximal speeds while wearing shoe inserts. *Res Q Exerc Sport*. 1985;56:86–89.
65. Burkett LN, Kohrt WM, Buchbinder R. Effects of shoes and foot orthotics on VO_2 and selected frontal plane knee kinematics. *Med Sci Sports Exerc.* 1985;17(1):158–163.
66. Williams CA, Armstrong N, Powell J. Aerobic responses of prepubertal boys to two modes of training. *Br J Sports Med.* 2000;34(3):168–173.
67. Peel C. The cardiopulmonary system and movement dysfunction. *Phys Ther.* 1996;76:448–455.
68. Gleeson M. Temperature regulation during exercise. *Int J Sports Med.* 1998;19 Suppl 2:S96–99.
69. Wenger CB. Human heat acclimatization. In K.B. Pandolf, M.N. Sawka, R.R. Gonzalez (eds). *Human Performance Physiology and Environmental Medicine at Terrestrial Extremes.* Indianapolis, IN: Benchmark Press, 1988, pp. 153–199.
70. American College of Sports Medicine. *ACSM's Guidelines for Exercise Testing and Prescription*, 6th ed. Baltimore: Lippincott Williams & Wilkins, 2000.
71. Sallis R, Chassay CM. Recognizing and treating common cold-induced injury in outdoor sports. *Med Sci Sports Exerc.* 1999;31(10):1367–1373.
72. Hixson EG. Cold injury. *In* JC DeLee, D. Drez Jr (eds). *Orthopaedic Sports Medicine: Principles and Practice.* Philadelphia: Saunders, 1994, pp. 385–396.
73. Bowman WD Jr. Safe exercise in the cold and cold injuries. In M.B. Mellion, W.M. Walsh, GL Shelton (eds). *The Team Physician's Handbook.* St Louis: Mosby-Yearbook, 1990, pp. 70–77.
74. Lloyd EL. ABC of sports medicine: temperature and performance. I. Cold. *Br Med J.* 1994;309:531–534.
75. Danzl DF, Pozos RS. Accidental hypothermia. *N Engl J Med.* 1994;331:1756–1760.
76. Varon J, Sadovnikoff N, Sternbach GL. Hypothermia: saving patients from the big chill. *Postgrad Med.* 1992;92:47–54,59.
77. Weinberg AD. Hypothermia. *Ann Emerg Med.* 1993;22:370–377.
78. Gallagher CG. Exercise and chronic obstructive pulmonary disease. *Med Clin N Am.* 1990;74(3): 619–641.
79. Noonan V, Dean E. Submaximal exercise testing: Clinical application and interpretation. *Phys Ther.* 2000;80(8):783–807.
80. Astrand P O, Rhyming I. A nomogram for calculation of aerobic capacity (physical fitness) from pulse rate during submaximal work. *J Appl Physiol.* 1954; 7:218–221.
81. Golding LA, Myers CR, Sinning WE (eds.). *Y's Way to Physical Fitness*, 3rd ed. Champaign, IL: Human Kinetics Publishers, 1989.
82. Stratton JR, Levy WC, Schwartz RS, et al. Beta-adrenergic effects on left ventricular filling: Influence of aging and exercise training. *J Appl Physiol.* 1994;77(6):2522–2529.
83. Pollock ML, Foster C, Knapp D, et al. Effect of age and training on aerobic capacity and body composition of master athletes. *J Appl Physiol.* 1987;62 (2):725–731.
84. Meredith CN, Frontera WR, Fisher EC, et al. Peripheral effects of endurance training in young and old subjects. *J Appl Physiol.* 1989;66(6): 2844–2849.
85. Hagberg JM, Graves JE, Limacher M, et al. Cardiovascular responses of 70- to 79-yr-old men and women to exercise training. *J Appl Physiol.* 1989; 66(6):2589–2594.
86. Meredith CN, Zackin MJ, Frontera WR, Evans WJ. Body composition and aerobic capacity in young and middle-aged endurance-trained men. *Med Sci Sports Exerc.* 1987;19(6):557–563.
87. Pickering GP, Fellmann N, Morio B, et al. Effects of endurance training on the cardiovascular system and water compartments in elderly subjects. *J Appl Physiol.* 1997;83(4):1300–1306.
88. Kohrt WM, Malley MT, Coggan AR, et al. Effects of gender, age, and fitness level on response of VO_{2max} to training in 60-71 yr olds. *J Appl Physiol.* 1991;71(5):2004–2011.
89. Spina RJ, Ogawa T, Kohrt WM, et al. Differences in cardiovascular adaptations to endurance exercise training between older men and women. *J Appl Physiol.* 1993;75(2):849–855.
90. Robinson JI, Rogers MA. Adherence to exercise programmes. Recommendations. *Sports Med.* 1994; 17(1):39–52.
91. Rhodes RE, Martin AD, Taunton JE, et al. Factors associated with exercise adherence among older adults. An individual perspective. *Sports Med.* 1999; 28(6):397–411.
92. Franklin BA. Program factors that influence exercise adherence: Practical adherence skills for clinical staff. In R.K. Dishman (ed.,). *Exercise Adherence: Its Impact on Public Health.* Champaign, IL: Human Kinetics, 1988, pp. 237–258.
93. Oldridge NB, Jones NL. Preventive use of exercise rehabilitation after myocardial infarction. *Acta Med Scand - Supplementum.* 1986;711:123–129.
94. Swain DP, Leutholtz BC. Heart rate reserve is equivalent to $\%VO_2$ reserve, not to $\% VO_{2max}$. *Med Sci Sports Exerc.* 1997;29(3):410–414.
95. Celli BR. Pulmonary rehabilitation for patients with advanced lung disease. *Clin Chest Med.* 1997;18: 521–534.

96. Lacasse Y, Guyatt GH, Goldstein RS. The components of a respiratory rehabilitation program: A systematic overview. *Chest.* 1997;111:1077–1088.
97. Troosters T, Gosselink R, Decramer M. Short- and long-term effects of outpatient rehabilitation in patients with chronic obstructive pulmonary disease: A randomized trial. *Am J Med.* 2000;109(3):207–212.
98. O'Donnell DE, Webb KA, McGuire MA. Older patients with COPD: Benefits of exercise training. *Geriatrics.* 1993;48:59–66.
99. Belman MJ. Exercise in chronic obstructive pulmonary disease. *Clin Chest Med.* 1986;7:585–597.
100. Swain DP, Leutholtz BC, King ME, et al. Relationship between % heart rate reserve and % VO_2 reserve in treadmill exercise. *Med Sci Sports Exerc.* 1998;30(2):318–321.
101. Engels H-J, Zhu W, Moffatt RJ. An empirical evaluation of the prediction of maximal heart rate. *Res Q Exerc Sport.* 1998;69(1):94–98.
102. Whaley MH, Kaminsky LA, Dwyer GB., et al Predictors of over- and underachievement of age-predicted maximal heart rate. *Med Sci Sports Exerc.* 1992;24(10):1173–1179.
103. Tanaka H, Monahan KD, Seals DR. Age-predicted maximal heart rate revisited. *J Am Col Cardiol.* 2001;37(1):153–156.
104. Londeree BR, Moeschberger ML. Effect of age and other factors on maximal heart rate. *Res Q Exerc Sport.* 1982;53(4):297–304.
105. O'Toole ML, Douglas PS, Hiller WD. Use of heart rate monitors by endurance athletes: Lessons from triathletes. *J Sports Med Phys Fitness.* 1998;38(3): 181–187.
106. Pollock ML, Gaesser GA, Butcher JD, et al. American College of Sports Medicine Position Stand. The recommended quantity and quality of exercise for developing and maintaining cardiorespiratory and muscular fitness, and flexibility in healthy adults. *Med Sci Sports Exerc.* 1998;30(6): 975–991.
107. Swain DP, Franklin BA. VO_2 reserve and the minimal intensity for improving cardiorespiratory fitness. *Med Sci Sports Exerc.* 2002;34(1):152–157.
108. Londeree BR. Effect of training on lactate/ventilatory thresholds: A meta-analysis. *Med Sci Sports Exerc.* 1997;29(6):837–843.
109. Ainsworth BE, Haskell WL, Leon AS, et al. Compendium of physical activities: classification of energy costs of human physical activities. *Med Sci Sports Exerc.* 1993;25(1):71–80.
110. Franklin BA, Fletcher GF, Gordon NF, et al. Cardiovascular evaluation of the athlete. Issues regarding performance, screening and sudden cardiac death. *Sports Med.* 1997;24(2):97–119.
111. Okura T, Tanaka K. A unique method for predicting cardiorespiratory fitness using rating of perceived exertion. *J Physiol Anthropol Appl Hum Sci.* 2001;20(5):255–261.
112. Dishman RK. Prescribing exercise intensity for healthy adults using perceived exertion. *Med Sci Sports Exerc.* 1994;26(9):1087–1094.
113. Dunbar CC, Glickman-Weiss EL, Edwards WW, et al. Three-point method of prescribing exercise with ratings of perceived exertion is valid for cardiac patients. *Percept Mot Skills.* 1996;83(2): 384–386.
114. Dunbar CC, Robertson RJ, Baun R, et al. The validity of regulating exercise intensity by ratings of perceived exertion. *Med Sci Sports Exerc.* 1992;24(1): 94–99.
115. Dunbar CC, Bursztyn DA. The slope method for prescribing exercise with ratings of perceived exertion (RPE). *Percept Mot Skills.* 1996;83(1):91–97.
116. Borg G. Perceived exertion as an indicator of somatic stress. *Scand J Rehabil Med.* 1970;2(2):92–98.
117. Borg GA. Psychophysical bases of perceived exertion. *Med Sci Sports Exerc.* 1982;14(5):377–381.
118. Pollock ML, Ward A, Ayres JJ. Cardiorespiratory fitness: Response to differing intensities and durations of training. *Arch Phys Med Rehabil.* 1977; 58(11):467–473.
119. Pollock ML, Gettman LR, Milesis CA, et al. Effects of frequency and duration of training on attrition and incidence of injury. *Med Sci Sports.* 1977;9(1): 31–36.
120. Costill DL, Thomas R, Robergs RA, et al. Adaptations to swimming training: influence of training volume. *Med Sci Sports Exerc.* 1991;23(3):371–377.
121. Fox EL, Bartels RL, Billings CE, et al. Frequency and duration of interval training programs and changes in aerobic power. *J Appl Physiol.* 1975;38 (3):481–484.
122. Kurz MJ, Berg K, Latin R, DeGraw W. The relationship of training methods in NCAA Division I cross-country runners and 10,000-meter performance. *J Strength Cond Res.* 2000;14(2):196–201.
123. deVries HA. Effects of various warm up procedures on 100-yard times of competitive swimmers. *Res Q Exerc Sport.* 1959;30:11–20.
124. Safran MR, Garrett WE, Jr., Seaber AV, et al. The role of warmup in muscular injury prevention. *Am J Sports Med.* 1988;16(2):123–129.
125. Barnard RJ, Gardner GW, Diaco NV, et al. Cardiovascular responses to sudden strenuous exercise—heart rate, blood pressure, and ECG. *J Applied Physiol.* 1973;34(6):833–837.
126. Gleim GW, Stachenfeld NS, Nicholas JA. The influence of flexibility on the economy of walking and jogging. *J Orthop Res.* 1990;8(6):814–823.
127. Shrier I. Stretching before exercise does not reduce the risk of local muscle injury: A critical review of the clinical and basic science literature. *Clin J Sport Med.* 1999;9(4):221–227.

128. Pope RP, Herbert RD, Kirwan JD, Graham BJ. A randomized trial of preexercise stretching for prevention of lower-limb injury. *Med Sci Sports Exerc.* 2000;32(2):271–277.
129. Helgerud J, Engen LC, Wisloff W, Hoff J. Aerobic endurance training improves soccer performance. *Ann Neurol.* 2001;50(2):133–141.
130. Holmer I. Swimming physiology. *Ann Physiol Anthropol.* 1992;11(3):269–276.
131. Lavoie JM, Montpetit RR. Applied physiology of swimming. *Sports Med.* 1986;3(3):165–189.
132. Reilly T, Borrie A. Physiology applied to field hockey. *Sports Med.* 1992;14(1):10–26.
133. Fleck SJ, Case S, Puhl J, Van Handle P. Physical and physiological characteristics of elite women volleyball players. *Can J Appl Sport Sci.* 1985;10(3): 122–126.
134. Smith DJ, Roberts D, Watson B. Physical, physiological and performance differences between Canadian national team and universiade volleyball players. *J Sports Sci.* 1992;10(2):131–138.
135. Pincivero DM, Bompa TO. A physiological review of American football. *Sports Med.* 1997;23(4):247–260.
136. Mahood NV, Kenefick RW, Kertzer R, Quinn TJ. Physiological determinants of cross-country ski racing performance. *Med Sci Sports Exerc.* 2001;33(8): 1379–1384.
137. Hoffman MD. Physiological comparisons of cross-country skiing techniques. *Med Sci Sports Exerc.* 1992;24(9):1023–1032.
138. Hoffman MD, Clifford PS. Physiological aspects of competitive cross-country skiing. *J Sports Sci.* 1992; 10(1):3–27.
139. Eisenman PA, Johnson SC, Bainbridge CN, Zupan MF. Applied physiology of cross-country skiing. *Sports Med.* 1989;8(2):67–79.
140. Andersen RE, Montgomery DL. Physiology of alpine skiing. *Sports Med.* 1988;6(4):210–221.
141. Mayers N, Gutin B. Physiological characteristics of elite prepubertal cross-country runners. *Med Sci Sports.* 1979;11(2):172–176.
142. Butts NK. Physiological profiles of high school female cross country runners. *Res Q Exerc Sport.* 1982; 53(1):8–14.
143. Vaccaro P, Clarke DH, Wrenn JP. Physiological profiles of elite women basketball players. *J Sports Med Phys Fitness.* 1979;19(1):45–54.
144. Smith HK, Thomas SG. Physiological characteristics of elite female basketball players. *Can J Sport Sci.* 1991;16(4):289–295.
145. McInnes SE, Carlson JS, Jones CJ, McKenna MJ. The physiological load imposed on basketball players during competition. *J Sports Sci.* 1995;13(5): 387–397.
146. Withers RT, Roberts RG. Physiological profiles of representative women softball, hockey and netball players. *Ergonomics.* 1981;24(8):583–591.
147. Kirkendall DT. Physiologic aspects of gymnastics. *Clin Sports Med.* 1985;4(1):17–22.
148. Agre JC, Casal DC, Leon AS, et al. Professional ice hockey players: physiologic, anthropometric, and musculoskeletal characteristics. *Arch Phys Med Rehabil.* 1988;69(3, Pt 1):188–192.
149. Montgomery DL. Physiology of ice hockey. *Sports Med.* 1988;5(2):99–126.
150. Cox MH, Miles DS, Verde TJ, Rhodes EC. Applied physiology of ice hockey. *Sports Med.* 1995;19(3): 184–201.
151. Horswill CA. Applied physiology of amateur wrestling. *Sports Med.* 1992;14(2):114–143.
152. Kraemer WJ, Fry AC, Rubin MR, et al. Physiological and performance responses to tournament wrestling. *Med Sci Sports Exerc.* 2001;33(8): 1367–1378.
153. Shaver LG. Effects of a season of varsity wrestling on selected physiological parameters. *J Sports Med Phys Fitness.* 1974;14(2):139–145.
154. Taylor AW. Physiological effects of wrestling in adolescents and teenagers. *J Sports Med.* 1975; 3(2): 76–84.
155. Loy SF, Hoffmann JJ, Holland GJ. Benefits and practical use of cross-training in sports. *Sports Med.* 1995;19(1):1–8.
156. Foster C, Hector LL, Welsh R, et al. Effects of specific versus cross-training on running performance. *Eur J Appl Physiol.* 1995;70(4):367–372.
157. Loy SF, Holland GJ, Mutton DL, et al. Effects of stair-climbing vs. run training on treadmill and track running performance. *Med Sci Sports Exerc.* 1993;25(11):1275–1278.
158. Hickson RC. Interference of strength development by simultaneously training for strength and endurance. *Eur J Appl Physiol.* 1980;45(2-3):255–263.
159. Kraemer WJ, Patton JF, Gordon SE, et al. Compatibility of high-intensity strength and endurance training on hormonal and skeletal muscle adaptations. *J Appl Physiol.* 1995;78(3):976–989.
160. Dudley GA, Djamil R. Incompatibility of endurance- and strength-training modes of exercise. *J Appl Physiol.* 1985;59(5):1446–1451.
161. McFarland EG, Wasik M. Injuries in female collegiate swimmers due to swimming and cross training. *Clin J Sports Med.* 1996;6(3):178–182.
162. Smith DJ, Wengner HA. The 10 day aerobic mini-cycle: the effects of interval or continuous training at two different intensities. *J Sports Med Phys Fitness.* 1981;21(4):390–394.
163. Perry A, Mosher P, La Perriere A, et al. A comparison of training responses to interval versus continuous aerobic dance. *J Sports Med Phys Fitness.* 1988;28 (3):274–279.
164. Overend TJ, Paterson DH, Cunningham DA. The effect of interval and continuous training on the

aerobic parameters. *Can J Sport Sci.* 1992;17(2): 129–134.
165. Meyer K, Lehmann M, Sunder G, et al. Interval versus continuous exercise training after coronary bypass surgery: a comparison of training-induced acute reactions with respect to the effectiveness of the exercise methods. *Clin Cardiol.* 1990;13(12): 851–861.
166. Rippe JM, Ward A, Porcari JP, Freedson PS. Walking for health and fitness. *JAMA.* 1988;259(18): 2720–2724.
167. Rodgers CD, VanHeest JL, Schachter CL. Energy expenditure during submaximal walking with Exerstriders. *Med Sci Sports Exerc.* 1995;27(4):607–611.
168. Evans BW, Potteiger JA, Bray MC, Tuttle JL. Metabolic and hemodynamic responses to walking with hand weights in older individuals. *Med Sci Sports Exerc.* 1994;26(8):1047–1052.
169. Duncan JJ. Women walking for health and fitness. How much is enough? *J Am Geriatrics Soc.* 1991;39 (12):1155–1159.
170. Kukkonen-Harjula K, Laukkanen R, Vuori I, et al. Effects of walking training on health-related fitness in healthy middle-aged adults—a randomized controlled study. *Scand J Med Sci Sports.* 1998;8 (4):236–242.
171. Manson JE, Hu FB, Rich-Edwards JW, et al. A prospective study of walking as compared with vigorous exercise in the prevention of coronary heart disease in women. *New Engl J Med.* 1999;341(9): 650–658.
172. Hamdorf PA, Penhall RK. Walking with its training effects on the fitness and activity patterns of 79-91 year old females. *Aust New Zeal J Med.* 1999;29(1): 22–28.
173. Powell KE, Heath GW, Kresnow MJ, et al. Injury rates from walking, gardening, weightlifting, outdoor bicycling, and aerobics. *Med Sci Sports Exerc.* 1998;30(8):1246–1249.
174. Carroll JF, Pollock ML, Graves JE, et al. Incidence of injury during moderate- and high-intensity walking training in the elderly. *J Gerontol.* 1992;47(3): M61–66.
175. Westby MD. A health professional's guide to exercise prescription for people with arthritis: A review of aerobic fitness activities. *Arthritis Rheum.* 2001;45(6):501–511.
176. Hootman JM, Macera CA, Ainsworth BE, et al. Association among physical activity level, cardiorespiratory fitness, and risk of musculoskeletal injury. *Am J Epidemiol.* 2001;154(3):251–258.
177. Ounpuu S. The biomechanics of walking and running. *Clin Sports Med.* 1994;13(4):843–863.
178. Pink M, Perry J, Houglum PA, Devine DJ. Lower extremity range of motion in the recreational sport runner. *Am J Sports Med.* 1994;22(4):541–549.
179. Mutton DL, Loy SF, Rogers DM, et al. Effect of run vs. combined cycle/run training on VO_{2max} and running performance. *Med Sci Sports Exerc.* 1993;25 (12):1393–1397.
180. Melanson EL, Freedson PS, Jungbluth S. Changes in VO_{2max} and maximal treadmill time after 9 wk of running or in-line skate training. *Med Sci Sports Exerc.* 1996;28(11):1422–1426.
181. Suter E, Marti B, Gutzwiller F. Jogging or walking—comparison of health effects. *Ann Epidemiol.* 1994;4(5):375–381.
182. Williford HN, Richards LA, Scharff-Olson M, et al. Bench stepping and running in women. Changes in fitness and injury status. *J Sports Med Phys Fitness.* 1998; 38(3):221–226.
183. Suter E, Marti B, Tschopp A, et al. Effects of self-monitored jogging on physical fitness, blood pressure and serum lipids: A controlled study in sedentary middle-aged men. *Int J Sports Med.* 1990; 11(6):425–432.
184. Marti B. Health effects of recreational running in women. Some epidemiological and preventive aspects. *Sports Med.* 1991;11(1):20–51.
185. Zeni AI, Hoffman MD, Clifford PS. Relationships among heart rate, lactate concentration, and perceived effort for different types of rhythmic exercise in women. *Arch Phys Med Rehabil.* 1996;77 (3):237–241.
186. Zeni AI, Hoffman MD, Clifford PS. Energy expenditure with indoor exercise machines. *JAMA.* 1996;275(8):1424–1427.
187. Moyna NM, Robertson RJ, Meckes CL, et al. Intermodal comparison of energy expenditure at exercise intensities corresponding to the perceptual preference range. *Med Sci Sports Exerc.* 2001;33(8): 1404–1410.
188. McMiken DF, Daniels JT. Aerobic requirements and maximum aerobic power in treadmill and track running. *Med Sci Sports.* 1976;8(1):14–17.
189. Nigg BM, De Boer RW, Fisher V. A kinematic comparison of overground and treadmill running. *Med Sci Sports Exerc.* 1995;27(1):98–105.
190. Schache AG, Blanch PD, Rath DA, et al. A comparison of overground and treadmill running for measuring the three-dimensional kinematics of the lumbo-pelvic-hip complex. *Clin Biomech.* 2001; 16(8):667–680.
191. Requa RK, DeAvilla LN, Garrick JG. Injuries in recreational adult fitness activities. *Am J Sports Med.* 1993;21(3):461–467.
192. Walter SD, Hart LE, McIntosh JM, Sutton JR. The Ontario cohort study of running-related injuries. *Arch Int Med.* 1989;149(11):2561–2564.
193. van Mechelen W. Running injuries. A review of the epidemiological literature. *Sports Med.* 1992;14(5): 320–335.

194. Koplan JP, Rothenberg RB, Jones EL. The natural history of exercise: a 10-yr follow-up of a cohort of runners. *Med Sci Sports Exerc.* 1995;27(8):1180–1184.
195. Hootman JM, Macera CA, Ainsworth BE, et al. Predictors of lower extremity injury among recreationally active adults. *Clin J Sport Med.* 2002;12(2): 99–106.
196. Wexler RK. Lower extremity injuries in runners. Helping athletic patients return to form. *Postgrad Med.* 1995;98(4):185–187.
197. Frankovich RJ, Petrella RJ, Lattanzio CN. In-line skating injuries: patterns and protective equipment use. *Physician Sportsmed.* 2001;29(4):57–64.
198. Mahar AT, Derrick TR, Hamill J, Caldwell GE. Impact shock and attenuation during in-line skating. *Med Sci Sports Exerc.* 1997;29(8):1069–1075.
199. Snyder AC, O'Hagan KP, Clifford PS, et al. Exercise responses to in-line skating: comparisons to running and cycling. *Int J Sports Med.* 1993;14(1): 38–42.
200. Wallick ME, Porcari JP, Wallick SB, et al. Physiological responses to in-line skating compared to treadmill running. *Med Sci Sports Exerc.* 1995;27(2): 242–248.
201. Melanson EL, Freedson PS, Webb R, et al. Exercise responses to running and in-line skating at self-selected paces. *Med Sci Sports Exerc.* 1996;28(2): 247–250.
202. Schieber RA, Branche-Dorsey CM, Ryan GW, et al. Risk factors for injuries from in-line skating and the effectiveness of safety gear. *N Engl J Med.* 1996;335 (22):1680–1685.
203. Sutherland R, Wilson J, Aitchison T, Grant S. Physiological responses and perceptions of exertion in a step aerobics session. *J Sports Sci.* 1999;17(6): 495–503.
204. Kraemer WJ, Keuning M, Ratamess NA, et al. Resistance training combined with bench-step aerobics enhances women's health profile. *Med Sci Sports Exerc.* 2001;33(2):259–269.
205. Maybury MC, Waterfield J. An investigation into the relation between step height and ground reaction forces in step exercise: A pilot study. *Br J Sports Med.* 1997;31(2):109–113.
206. Scharff-Olson M, Williford HN, Blessing DL, et al. Vertical impact forces during bench-step aerobics: Exercise rate and experience. *Percep Mot Skills.* 1997;84(1):267–274.
207. Scharff-Olson M, Williford HN, Blessing DL, Brown JA. The physiological effects of bench/step exercise. *Sports Med.* 1996;21(3):164–175.
208. Grant S, Davidson W, Aitchison T, Wilson J. A comparison of physiological responses and rating of perceived exertion between high-impact and low-impact aerobic dance sessions. *Eur J Appl Physiol.* 1998;78(4):324–332.
209. Darby LA, Browder KD, Reeves BD. The effects of cadence, impact, and step on physiological responses to aerobic dance exercise. *Res Q Exerc Sports.* 1995;66(3):231–238.
210. Schaeffer SA, Darby LA, Browder KD, Reeves BD. Perceived exertion and metabolic responses of women during aerobic dance exercise. *Percep Mot Skills.* 1995;81(2):691–700.
211. Schaeffer-Gerschutz SA, Darby LA, Browder KD. Differentiated ratings of perceived exertion and physiological responses during aerobic dance steps by impact/type of arm movement. *Percep Mot Skills.* 2000;90(2):457–471.
212. Bell JM, Bassey EJ. Postexercise heart rates and pulse palpation as a means of determining exercising intensity in an aerobic dance class. *Br J Sports Med.* 1996;30(1):48–52.
213. Milburn, Butts NK. A comparison of the training responses to aerobic dance and jogging in college females. *Med Sci Sports Exerc.* 1983;15(6):510–513.
214. McCord P, Nichols J, Patterson P. The effect of low impact dance training on aerobic capacity, submaximal heart rates and body composition of college-aged females. *J Sports Med Phys Fitness.* 1989;29(2): 184–188.
215. Rothenberger LA, Chang JI, Cable TA. Prevalence and types of injuries in aerobic dancers. *Am J Sports Med.* 1988;16(4):403–407.
216. Janis LR. Aerobic dance survey. A study of high-impact versus low-impact injuries. *J Am Pod Med Assoc.* 1990;80(8):419–423.
217. du Toit V, Smith R. Survey of the effects of aerobic dance on the lower extremity in aerobic instructors. *J Am Pod Med Assoc.* 2001;91(10):528–532.
218. Michaud TJ, Rodriguez-Zayas J, Armstrong C, Hartnig M. Ground reaction forces in high-impact and low-impact aerobic dance. *J Sports Med Phys Fitness.* 1993;33(4):359–366.
219. Garrick JG, Gillien DM, Whiteside P. The epidemiology of aerobic dance injuries. *Am J Sports Med.* 1986;14(1):67–72.
220. Howley ET, Colacino DL, Swensen TC. Factors affecting the oxygen cost of stepping on an electronic stepping ergometer. *Med Sci Sports Exerc.* 1992; 24(9):1055–1058.
221. Ben-Ezra V, Verstraete R. Step ergometry: Is it task-specific training? *Eur J Appl Physiol.* 1991;63 (3–4):261–264.
222. Loy SF, Conley LM, Sacco ER, et al. Effects of stairclimbing on VO_{2max} and quadriceps strength in middle-aged females. *Med Sci Sports Exerc.* 1994; 26(2):241–247.
223. Ryan PT, Plowman SA, Ball TE, Looney MA. Physiologic responses to forward and retrograde simulated stair stepping. *Arch Phys Med Rehabil.* 1994;75(7):798–802.

224. Vereschagin KS, Firtch WL, Caputo LJ, Hoffman MA. Transient paresthesia in stair-climbers' feet. *Physician Sportsmed.* 1993;21(2):63–69.
225. Powers CM. Rehabilitation of patellofemoral joint disorders: A critical review. *J Orthop Sports Phys Ther.* 1998;28(5):345–354.
226. Mercer JA, Dufek JS, Bates BT. Analysis of peak oxygen consumption and heart rate during elliptical and treadmill exercise. *J Sports Rehabil.* 2001;10: 48–56.
227. Rusko H, Havu M, Karvinen E. Aerobic performance capacity in athletes. *Eur J Appl Physiol.* 1978; 38(2):151–159.
228. Oja P, Kukkonen-Harjula K, Nieminen R, et al. Cardiorespiratory strain of middle-aged men in mass events of long-distance cycling, rowing, jogging, and skiing. *Int J Sports Med.* 1988;9(1):45–51.
229. Goss FL, Robertson RJ, Spina RJ, et al. Aerobic metabolic requirements of simulated cross-country skiing. *Ergonomics.* 1989;32(12):1573–1579.
230. Smith M, Matheson GO, Meeuwisse WH. Injuries in cross-country skiing: A critical appraisal of the literature. *Sports Med.* 1996;21(3):239–250.
231. Renstrom P, Johnson RJ. Cross-country skiing injuries and biomechanics. *Sports Med.* 1989;8(6): 346–370.
232. Weiss BD. Clinical syndromes associated with bicycle seats. *Clin Sports Med.* 1994;13(1):175–186.
233. Nordeen-Snyder KS. The effect of bicycle seat height variation upon oxygen consumption and lower limb kinematics. *Med Sci Sports.* 1977;9(2): 113–117.
234. Ryschon TW. Physiologic aspects of bicycling. *Clin Sports Med.* 1994;13(1):15–38.
235. Brodowicz GR, King DS, Ribisl PM. Effect of toeclip use during cycle ergometry on ventilatory threshold and VO_2 max in trained cyclists and runners. *Ergonomics.* 1991;34(1):49–56.
236. Wilde SW, Knowlton RG, Miles DS, et al. Effects of toeclip use on metabolic and cardiopulmonary responses to bicycle ergometer exercise. *J Hum Ergol.* 1980;9(1):47–54.
237. Welbergen E, Clijsen LP. The influence of body position on maximal performance in cycling. *Eur J Appl Physiol.* 1990;61(1-2):138–142.
238. Begemann-Meijer MJ, Binkhorst RA. The effect of posture on the responses to cycle ergometer exercise. *Ergonomics.* 1989;32(6):639–643.
239. Wilber CA, Holland GJ, Madison RE, Loy SF. An epidemiological analysis of overuse injuries among recreational cyclists. *Int J Sports Med.* 1995;16(3): 201–206.
240. Kiburz D, Jacobs R, Reckling F, Mason J. Bicycle accidents and injuries among adult cyclists. *Am J Sports Med.* 1986;14(5):416–419.
241. Yelon JA, Harrigan N, Evans JT. Bicycle trauma: a five-year experience. *Am Surg.* 1995;61(3):202–205.
242. Dannenberg AL, Needle S, Mullady D, Kolodner KB. Predictors of injury among 1638 riders in a recreational long-distance bicycle tour: Cycle Across Maryland. *Am J Sports Med.* 1996;24(6): 747–753.
243. American Academy of Pediatrics. Committee on Injury and Poison Prevention. Bicycle helmets. *Pediatrics.* 2001;108(4):1030–1032.
244. Goh KY, Zhu XL, Poon WS, Linn S. Epidemiology of bicycle injury, head injury, and helmet use among children in British Columbia: A five year descriptive study. Canadian Hospitals Injury, Reporting and Prevention Program (CHIRPP). *Childs Nerv Sys.* 1996;12(10):611–614.
245. Linn S, Smith D, Sheps S. Epidemiology of bicycle injury, head injury, and helmet use among children in British Columbia: A five year descriptive study. Canadian Hospitals Injury, Reporting and Prevention Program (CHIRPP). *Inj Prevent.* 1998;4(2): 122–125.
246. Attewell RG, Glase K, McFadden M. Bicycle helmet efficacy: A meta-analysis. *Accid Anal Prev.* 2001;33(3):345–352.
247. Marriott HE, Lamb KL. The use of ratings of perceived exertion for regulating exercise levels in rowing ergometry. *Eur J Appl Physiol.* 1996;72(3): 267–271.
248. Hagerman FC, Lawrence RA, Mansfield MC. A comparison of energy expenditure during rowing and cycling ergometry. *Med Sci Sports Exerc.* 1988; 20(5):479–488.
249. Karlson KA. Rib stress fractures in elite rowers. A case series and proposed mechanism. *Am J Sports Med.* 1998;26(4):516–519.
250. Gregory PL, Biswas AC, Batt ME. Musculoskeletal problems of the chest wall in athletes. *Sports Med.* 2002;32(4):235–250.
251. Soler T, Calderon C. The prevalence of spondylolysis in the Spanish elite athlete. *Am J Sports Med.* 2000;28(1):57–62.
252. Miles DS, Cox MH, Bomze JP. Cardiovascular responses to upper body exercise in normals and cardiac patients. *Med Sci Sports Exerc.* 1989;21 (5 Suppl):S126–131.
253. Franklin BA. Aerobic exercise training programs for the upper body. *Med Sci Sports Exerc.* 1989;21 (5 Suppl):S141–48.
254. Kang J, Chaloupka EC, Mastrangelo MA, Angelucci J. Physiological responses to upper body exercise on an arm and a modified leg ergometer. *Med Sci Sports Exerc.* 1999;31(10):1453–1459.
255. Magel JR, McArdle WD, Toner M, Delio DJ. Metabolic and cardiovascular adjustment to arm training. *J Appl Physiol.* 1978;45(1):75–79.

256. Clausen JP, Klausen K, Rasmussen B, Trap-Jensen J. Central and peripheral circulatory changes after training of the arms or legs. *Am J Physiol.* 1973;225(3):675–682.
257. Ben Ari E, Kellermann JJ. Comparison of cardiocirculatory responses to intensive arm and leg training in patients with angina pectoris. *Heart & Lung.* 1983;12(4):337–341.
258. Troup JP. The physiology and biomechanics of competitive swimming. *Clin Sports Med.* 1999;18(2): 267–285.
259. Sharp RL. Physiology of swimming. *In* W.E. Garrett, Jr., D.T. Kirkendall (ed.). *Exercise and Sports Science.* Philadelphia, PA: Lippincott Williams & Wilkins, 2000.
260. Holmer I. Propulsive efficiency of breaststroke and freestyle swimming. *Eur J Appl Physiol.* 1974;33(2): 95–103.
261. Holmer I. Oxygen uptake during swimming in man. *J Appl Physiol.* 1972;33(4):502–509.
262. Tanaka H. Effects of cross-training. Transfer of training effects on VO_{2max} between cycling, running and swimming. *Sports Med.* 1994;18(5):330–339.
263. Magel JR, Foglia GF, McArdle WD, et al. Specificity of swim training on maximal oxygen uptake. *J Appl Physiol.* 1974;38(1):151–155.
264. Burns AS, Lauder TD. Deep water running: An effective non-weightbearing exercise for the maintenance of land-based running performance. *Mil Med.* 2001;166(3):253–258.
265. Bushman BA, Flynn MG, Andres FF, et al. Effect of 4 wk of deep water run training on running performance. *Med Sci Sports Exerc.* 1997;29(5): 694–699.
266. Wilber RL, Moffatt RJ, Scott BE, et al. Influence of water run training on the maintenance of aerobic performance. *Med Sci Sports Exerc.* 1996;28(8): 1056–1062.
267. Eyestone ED, Fellingham G, George J, Fisher AG. Effect of water running and cycling on maximum oxygen consumption and 2-mile run performance. *Am J Sports Med.* 1993;21(1):41–44.
268. Gehring MM, Keller BA, Brehm BA. Water running with and without a flotation vest in competitive and recreational runners. *Med Sci Sports Exerc.* 1997;29(10):1374–1378.
269. D'Acquisto LJ, D'Acquisto DM, Renne D. Metabolic and cardiovascular responses in older women during shallow-water exercise. *J Strength Cond Res.* 2001;15(1):12–19.
270. Ciullo JV. Swimmer's shoulder. *Clin Sports Med.* 1986;5(1):115–137.
271. Vuori I. The cardiovascular risks of physical activity. *Acta Med Scand Suppl.* 1986;711:205–214.
272. Firor WB, Faulkner RA. Sudden death during exercise: How real a hazard? *Can J Cardiol.* 1988;4(6): 251–254.
273. Thompson PD. Cardiovascular risks of exercise. *Physician Sportsmed.* 2001;29(4):33–42.
274. Giri S, Thompson PD, Kiernan FJ, et al. Clinical and angiographic characteristics of exertion-related acute myocardial infarction. *JAMA.* 1999;282(18): 1731–1736.
275. Kiningham RB. Exercise and primary prevention of cardiovascular disease. *Clin Fam Pract.* 2001;3(4): 707–732.
276. American College of Obstetricians and Gynecologists Committee on Obstetric Practice. ACOG Committee Opinion: Exercise during Pregnancy and the Postpartum Period. Washington, DC: American College of Obstetricians and Gynecologists, 2002, p. 3.
277. Wang TW, Apgar BS. Exercise during pregnancy. *Am Fam Physician.* 1998;57(8):1846–1852, 1857.
278. Narayan KM, Gregg EW, Fagot-Campagna A, et al. Diabetes—A common, growing, serious, costly, and potentially preventable public health problem. *Diabetes Res Clin Pract.* 2000;50(Suppl 2):S77–84.
279. Fletcher B, Gulanick M, Lamendola C. Risk factors for type 2 diabetes mellitus. *J Cardiovasc Nurs.* 2002;16(2):17–23.
280. Pfohl M, Schatz H. Strategies for the prevention of type 2 diabetes. *Exp Clin Endocrinol Diabetes.* 2001;109 (Suppl):S240–S249.
281. Cook PC, Leit ME. Issues in the pediatric athlete. *Orthop Clin North Am.* 1995;26(3):453–464.
282. Luepker RV. How physically active are American children and what can we do about it? *Int J Obes Relat Metab Disord.* 1999;23(Suppl 2):S12–17.
283. Hawkins D, Metheny J. Overuse injuries in youth sports: Biomechanical considerations. *Med Sci Sports Exerc.* 2001;33(10):1701–1707.
284. Nied RJ, Franklin B. Promoting and prescribing exercise for the elderly. *Am Fam Physician.* 2002;65(3): 419–426.

제 5 장

근력, 근파워, 근지구력 및 근비대를 위한 훈련

Training for Muscular Strength, Power, Endurance and Hypertrophy

목적(Objectives)

학습자는 다음과 같은 사항을 할 수 있을 것이다:

- 신체활동과 관련된 에너지체계를 설명한다.
- 저항 훈련 프로그램을 설계할 수 있다: 1) 근력, 2) 근비대, 3) 근지구력, 4) 근파워를 향상시키기 위해.
- 저항 훈련 프로그램 적응의 특이성에 대한 1) 훈련량, 2) 운동부하, 3) 운동세트사이의 휴식시간, 4) 운동 속도, 5) 훈련 빈도, 6) 운동 선택, 7) 운동 순서 등의 영향을 설명할 수 있다.
- 선택된 상태에 대한 특별한 치료적 활동을 설계할 때, 운동을 촉진하거나 최소화하는 다면적 접근의 사용에 대한 판단을 실증할 수 있다.
- 준비자세가 동적 자세 안정성과 근골격계 균형에 관련될 때, 준비자세의 기능적 의미를 설명할 수 있다.
- 하지와 몸통을 위한 치료적 운동 프로그램의 중요한 요소로써, 쪼그려 앉기와 수정된 쪼그려 앉기 활동들의 중요성과 효율성을 설명할 수 있다.
- 상지와 하지의 척추-사지 근골격계의 예를 제공할 수 있고, 중심 안정성을 발달시키는데 이들이 왜 기본적으로 작용해야 하는지를 설명할 수 있다.
- 폭발적인 파워를 향상시키는 플라이오메트릭 훈련의 신경생리적 원리를 기술할 수 있다.
- 일반적인 저항훈련 프로그램의 방법을 나열하고, 그들의 장점과 단점을 기술할 수 있다.
- 일반적으로 이용되는 기능 수행 검사의 강점과 약점을 기술할 수 있다.
- 효율적인 앞십자인대 손상 예방 프로그램에 대한 공통적인 특성을 설명할 수 있다.

개요(Outline)

서론(INTRODUCTION)

1998년, 미국 대학 스포츠의학회(ACSM)는 "The recommended quantity and quality of exercise for developing and maintaining cardiopulmonary and muscular fitness, and flexibility in healthy adults" 라는 타이틀로 책을 출간했다. 2001년에, ACSM은 건강한 성인을 위한 저항훈련 운동프로그램을 출간했고, 이것은 '건강과 피트니스에 저항훈련이 중요한 역할을 한다' 라는 과학커뮤니티의 첫 번째 인정 중의 하나였다. 저항훈련을 권장하는 것이 구태의연한 것인지는 모르겠지만, 모든 연령대의 성인은 '더 이상 저항 훈련이 운동선수만을 위한 운동이 아니다' 라는 것을 알고 있다. 오늘날 저항 훈련은 운동선수는 물론, 아동, 노인 및 일반 피트니스 고객을 위한 운동프로그램 중의 하나이다.

저항훈련의 주요 목적이 근력, 파워 및 지구력 등을 강화하는 것이지만, 규칙적으로 저항 훈련을 받은 클라이언트—관상동맥 심장질환의 위험, 비인슐린 의존성 당뇨병, 대장암—에게서 다른 장점도 관찰되어 왔고, 뼈건강 향상, 체지방 감소 및 근골격계 손상의 예방에도 도움을 주었다. 저항훈련은 서기 균형 및 가동성에 관련된 동적 자세 안정화를 향상시킬 수도 있어(9장 참고), 노화에 따른 독립 기능활동의 감소를 줄일 수 있다. 손상받지 않은 완전한 능동관절가동범위는 대다수의 일상활동(ADL=자가관리, 가동, 의사소통)과 도구적 일상활동(독립적 일상생활, 쇼핑, 집안 관리 등에 중요한 다른 활동)의 수행에 필요한 가동범위를 통해 저항훈련을 안전하게 수행할 수 있도록 만들 뿐만 아니라, 완전한 기능적 독립을 통해 휴가 활동이나 여가 활동을 즐길 수 있도록 한다. 이런 이유 때문에, 관절가동범위가 저항 훈련 수행을 하기 전에 먼저 고려되어야 한다.

저항 훈련시의 고려사항 (RESISTANCE TRAINING CONSIDERATIONS)

현재의 건강 및 피트니스 상태 (Existing Health and Fitness Status)

저항훈련 프로그램을 시작하기 전에, 의사에게 클라이언트를 의뢰하여 의학적 선별검사를 실시한다. 이것은 노인층이나 신체활동으로 의학적 합병증이 나타난 사람에게 있어 매우 중요하다.

의학적 소견에 아무런 문제가 없을 때는, 개별 클라이언트의 요구와 목표를 결정하기 위해 근육 피트니스의 평가를 수행해야 한다. 훈련 초기에는 훈련 프로그램에 맞는 탄력적인 목표와 목적을 설정하는 것이 중요하다. 훈련되지 않은 클라이언트나 낮은 근력을 가진 사람들이 3–6개월 이상 저항 훈련받은 사람들 이상의 큰 근육 피트니스 증가를 기대하기도 하고, 훈련 경험이 거의 없는 클라이언트들이 약 40%의 근력 증가를 기대하기도 한다. 6개월 이상 훈련받은 사람들은 16–20%의 근력 증가를 기대하고, 근육 피트니스의 향상을 어느 정도 달성한 수년 동안 저항훈련을 해온 사람들은 새로운 저항 훈련 프로그램에서 약 10%의 근력 증가를 희망한다.

> **핵심(Key Point):**
>
> 훈련 경험이 거의 없거나 전혀 없는 사람들은 저항 훈련 프로그램 이후에 드라마틱한 근력 증가를 기대한다.

클라이언트의 목표(Client Goals)

클라이언트의 요구가 근육 피트니스 평가로부터 확인되면, 저항 훈련 프로그램에 맞는 탄력적인 목표를 개발하는 것이 중요하다. 비탄력적인 목표는 역효과나, 낙담, 나쁜 치료적 운동 프로그램으로의 순응/고착(11장 참고), 손상 및 재손상 등을 초래할 수 있다. 저항훈련 프로그램의 생리적, 행동적 적응에 대한 지식은 클라이언트가 도달할 수 있는 탄력적인 목표를 결정하는데 도움을 줄 뿐만 아니라, 목표 달성을 예견하는 시간표를 설정하는데 도움을 줄 수 있다(11장 참고).

업무 수행과 건강에 관련된 피트니스와 훈련의 비교(Performance vs. Health-Related Fitness and Training)

활동적인 클라이언트와 격렬한 직업을 가진 사람들(예, 군인, 소방대원, 우편배달부)은 *건강에 관련된 피트니스*(적절한 건강 유지와 질병, 손상 및 노화에 따른 부정적 영향의 예방) 보다 *업무 수행에 관련된*(매우 강한 수준, 경쟁적) *피트니스*에 매우 흥미를 갖는다. 재활임상가는 위의 양쪽 모두에 관심을 가져야 한다. 피트니스는 적절한 수행이나 기능 수준을 제공하는 웰빙으로서 간주될 수 있지만, 훈련은 긍정적인 장기 적응 혹은 만성 적응을 촉진하기 위해 고안된 조직화된 운동프로그램이다. 재활 계획의 한 부분으로써 치료적 운동 훈련도 클라이언트의 긍정적인 장기 적응 혹은 만성 적응을 촉진하기 위해 추구된다.

일할 때 누가 여러 번 점프를 하는가? 대학 야구선수인가 아니면, 택배원인가? 일할 때 누가 머리 위로 팔을 올리는 동작을 많이 하는가? 프로 야구 투수인가 아니면, 드릴작업인부인가? 이들 직업적 업무에 요구되는 동작들이 비슷하다할지라도, 업무에 요구되는 특정 운동패턴, 근작용, 관절 운동 속도, 자세 및 자세변화, 수행 기술 등이 다르기 때문에, 치료적 운동프로그램의 처방도 *훈련 원칙*을 고려해 다르게 적용되어야 한다(나중에 설명하겠음).

근육작용의 형태(Types of Muscular Actions)

대다수 저항훈련 프로그램은 *구심성*과 *원심성* 근작용의 동적 반복 훈련을 주로 포함하고 있지만, *등척성* 근작용(근육 길이 변화가 없는)도 어느 정도 역할을 하고 있다. 원심성 근작용 동안 근질량에 의해 가장 큰 힘이 생성되는데, 그 이유는 근육이 중력에 저항하여 신체를 감속시키는 음의 일을 수행하기 때문이다. 원심성 근작용은 젖산을 덜 생성하고, 저항 훈련 동안 근질량을 증가하는데 필수적인 것 같다. 그러나 원심성 근작용은 구심성 근작용 보다 더 큰 지연성 근육통을 발생시킨다. 그러므로 근력 증가의 목적으로 저항 훈련을 할 때 구심성 근작용과 원심성 근작용을 모두 추천하는 것이 기능적인 측면에서 좋다.

저항 훈련의 원리 (RESISTANCE TRAINING PRINCIPLES)

과부하(Overload)

*과부하 원리*는 모든 훈련 프로그램의 기본이 된다. 간단하게 용어적으로 볼 때, 과부하 원리는 근육이나 근육군이 근력을 증가시키기 위해 대개 접하게 되는 저항보다 더 큰 저항을 이기는 것이다. 치료적 운동프로그램을 설계할 때, 재활임상가는 진전적이고 체계적인 과부하 방법을 선택해야 한다. 과부하는 아래와 같이 여러 가지 방법을 통해 이루어질 수 있다:

- 부하나 저항을 증가시킨다.
- 반복 횟수를 증가한다(한번 반복은 한 번의 완전한 운동과 동일하다)
- 운동 셋트수를 증가한다(특정 운동 동안 휴식없이 연속적으로 반복되는 횟수)
- 운동이나 운동셋트 사이의 휴식시간을 감소시킨다.

진전(Progression)

저항훈련 적응을 일으키는데 요구되는 과부하의 양은 근육 피트니스의 현재 수준에 좌우된다. 너무 많은 과부하는 피로와 근육통, 근골격계 손상, 혹은 과훈련(나중에 설명하겠음)을 일으킨다. 한편, 인체가 양의 적응을 계속 유지하기 위해서는, 표적 기관에 가해지는 생리적 요구의 크기가 지속적으로 증가하거나 변화되어야 한다. 저항훈련 프로그램에 대한 적응이 빠르게 일어나기 때문에, 향상을 계속 일으키기 위해서는 과부하의 증가가 체계적으로 필요하다. 진전적인 과부하를 일으키는 일반적인 방법은 훈련 부하와 반복횟수를 둘다 변화시키는 것이다. *이중 진전방법(double progression method)*으로 알려진 이 방법에 있어서, 반복횟수는 8-12로 처방된다. 이것은 클라이언트가 주어진 부하로 12회 반복을 할 수 있을 때, 부하가 증가되어야 하고 클라이언트는 적어도 8번의 반복을 성공적으로 수행할 수 있는 새로운 부하를 사용해야 한다는 의미이다. 만약 클라이언트가 8번을 반복할 수 없다면, 부하의 증가가 너무 큰 것이다. 12회 반복이 성공적으로 수행된 이후에, 새로운 부하가 사용되어야 한다. 그런 다음 다시 부하를 증가시키고, 저항훈련을 진행한다.

특이성(Specificity)

운동패턴과 속도 특성을 모두 달성하는 운동과 적응에 관련된 높은 수준의 업무 특이성이 존재한다. 근력과 근지구력의 발달은 저항 훈련시 훈련된 근육군, 사용된 에너지 체계, 그리고 사용된 근수축의 형태(등척성, 구심성, 원심성)에 특이하고, 치료적 운동의 속도와 관절가동범위도 근력향상에 특이하다. 등척성 훈련을 할 때, 근력은 훈련시의 각도에서 획득되고, 다른 관절각도에서는 다소 적은 근력이 획득된다. 등속성 훈련을 한다면, 훈련 프로그램에서 사용된 속도와 비슷한 속도로 검사할 때 근력 획득이 가장 클 것이다. *Specific Adaptation to Imposed Demonds(S.A.I.D.) 원리*는 효율적인 훈련이 되도록 하기 위해, 그들이 사용되는 방법과 비슷한 방법으로 훈련해야 한다는 것이다. S.A.I.D. 원리는 기능 해부학, 신경근 동원, 운동기술 패턴, 심혈관 기능 및 근에너지 대사에 근거한다. 종종 골격근의 대사가 훈련 특이성 중 가장 중요한 요소로 강조된다. 단기간의 활동은 해당 대사와 크레아틴 인산 생성 또는 ATP 재생성을 더 필요로 하지만, 반면 장기간의 활동은 미토콘드리아의 호흡으로부터 ATP 생성을 더 필요로 한다. 그러나 활동들은 단일 대사 방법에 전폭적인 신뢰를 주지 않는다(2장 참고). 주어진 활동에 연료를 집중적으로 공급하는 대사 방법의 혼합은 물론, 운동 수행 동안에 이루어지는 체중부하 크기, 관절가동범위, 속도, 자세 및 이웃한 관절간의 상호작용 등을 포함한 다른 요인들도 재활임상가에게 동등하게 중요하다. 훈련 자극과 사용된 근육이 비슷하다면, 한 종류의 훈련에서 다른 종류의 훈련(예, 교차 훈련)으로 피트니스의 전이가 일어날 수 있다. 대부분의 교차훈련(cross-training) 연구들은 자전거타기, 달리기, 상지 에르고메터 운동을 통해 VO_{2max}(최대 산소섭취)를 비교해 왔다. 여기에서 훈련자극이 충분히 클지라도, 치료적 운동의 방법에 따라 다른 중추성 심혈관적응이 일어난다는 것을 의미한다. 다시 말해, 특이성 원리가 가장 중요한 훈련 가이드일 수 있다는 것이다. 특이성의 개념을 저항훈련에 적용할 때, 그 개념은 다른 적용을 가진다. 저항 훈련 프로그램을 설계할 때, 스포츠나 직업활동에서 일어나는 특이한 운동패턴을 고려하는 것이 필요하다. 근육은 특정 운동을 수행할 때 일련의 순서로 활성화되고, 훈련에 의해 중추신경과 말초신경의 적응이 비슷한 특이성으로 일어난다. 그러므로 스포츠 활동을 하는 활동적인 클라이언트는 특별한 운동으로 훈련해야 하고, 특정 업무, ADL 혹은 IADL를 하는 다른 클라이언트에게는 관련된 운동 과제를 적용하는 것이 필수적이다.

> **핵심(Key Point):**
>
> 작업활동과 운동활동을 포함한 ADL의 요구에 맞도록 클라이언트를 준비하기 위해서는, S.A.I.D. 원리에 부합하는 저항 훈련 프로그램을 설계하는 것이 중요하다.

가역성(Reversibilty)

근육 피트니스(근력, 근지구력, 비대, 파워 및 신장성)의 향상은 근육에 부가된 과부하가 감소할 때 역전될 수 있다. 역전되는 범위는 주로 과부하 감소의 범위에 좌우된다. 예를 들어, 근력의 큰 감소는 클라이언트가 저항운동의 개별 요소(운동 셋트와 반복횟수의 감소, 부하 감소, 운동 빈도의 감소)를 감소할 때 보다 저항 훈련을 중단했을 때 일어날 것이다.

근육 피트니스의 기초 (FUNDAMENTALS OF MUSCULAR FITNESS)

근육 피트니스의 4가지 기본 영역은,

- 근력
- 근비대
- 근지구력
- 근파워

저항훈련 프로그램은 위의 각 영역에서 클라이언트가 어느 정도 향상을 성취하는데 도움을 줄 것이고, 특히 최근에 저항훈련을 수행하지 않을 때 더욱 그러하다. 초심자들은 적용된 과부하 만큼 저항 훈련 프로그램의 효과를 거의 얻을 수 있다. 궁극적으로, 최적의 근력, 비대, 국소 근지구력 및 파워는 체계적인 다양한 부하 전략을 필요로 한다.

근력을 위한 훈련 (Training for Muscular Strength)

*근력*이란 근육이나 근육군에 의해 발생될 수 있는 최대 힘이다. 근력의 증가는 저항을 이겨내기 위해 많은 운동단위를 동원할 수 있는 신경계의 능력이다. 반복적인 과부하에 대한 적응은 다음과 같은 신경 기전으로 훈련 초기 몇 주 내에서 빠르게 일어난다: 보다 많고 큰 운동단위의 효율적인 신경 동원 패턴, 신경 충격(neural impact)의 효율적인 코딩, 주동근 활성화의 향상, 길항근 활성화의 감소, 중추신경 활성화의 향상, 신경 억제반사의 감소와 골지건 활성 역치의 상승(2, 7, 8장 참고) 등. 빠른 연축 해당성 근섬유에서 빠른 산화성 연축 섬유로의 전환, 근원섬유의 수와 크기,

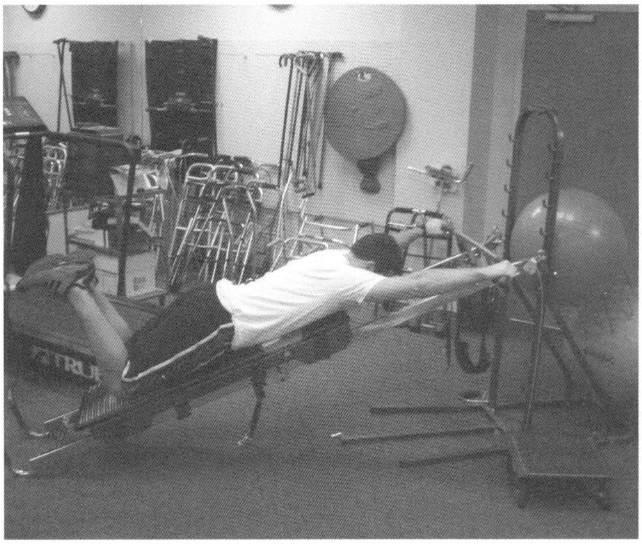

그림 5.1 Total Gym.™

그리고 강하고 잘 조직화된 결합조직 성분 등도 근력이 증가할 때 일어난다. 근력 증가의 크기는 다음과 같은 많은 요인에 따른다: 부하, 훈련 용적, 휴식시간, 운동 속도, 훈련 빈도, 운동 선택 및 운동 순서 등.

부하(저항)와 최대반복. 무게량과 반복횟수 사이에는 역관계가 성립된다. 과부하 원리란, 근육 피트니스를 향상시키기 위해 정상적인 신체 요구 보다 더 큰 부하를 근육에 부가시키는 것이다. 훈련 부하를 바꾸면, 저항 운동으로 인한 급성 대사 반응, 호르몬 반응, 신경 반응, 심혈관 반응 등이 영향을 받는다.

최대 반복(RM)은 저항 훈련을 시작하기 위해 기준 부하 설정에 이용된다(주어진 저항으로 올바르게 수행할 수 있는 반복 횟수에 근거함). 특정 운동에서 클라이언트의 10 RM은 치료적 운동의 저항량을 선택하기 위해 종종 사용된다. 손상받지 않은 운동선수의 컨디셔닝 운동 프로그램을 준비할 때, 보통 1RM이나 최대로 들 수 있는 무게의 1/5 되는 무게량을 사용한다. 이것은 재활임상가가 안전하게 저항훈련을 수행하도록 만드는 데 매우 중요한 개념이다. 급성 손상 환자나 쇠약 상태, 특히 수술 이후는 잠재적인 손상 환경이나 활동에 결코 노출되어서는 안되지만, Total Gym™(EFI, Total Gym™, San Diego, CA)과 같은 장비(**그림 5.1**).(**Section1, Animation1**)로 환경 조작, 체중부하 제한 및 가동범위 제한을 통해 유리한 변화를 촉진할 수 있도록, 안전하고, 생체역학적으로 건전하고 또 적

RM 3 6	10 12	20	25
근력/파워	근력/파워	근력/파워	근력/파워
높은 강도/지구력	**높은 강도/지구력**	높은 강도/지구력	높은 강도/지구력
낮은 강도/지구력	낮은 강도/지구력	낮은 강도/지구력	**낮은 강도/지구력**
최대파워 출력	에서		낮은파워 출력

RM: 최대반복횟수

그림 5.2 반복횟수, 강도, 근력, 파워 및 지구력 사이의 상관관계 도표(출처: S Fleck, WJ Kraemer. *Designing Resistance Training Programs.* 2nd ed. Champaign, IL:Human Kinetics, 1997)

절한 스트레스를 제공할 수 있다.

대부분의 활동적인 클라이언트에게 있어 1RM의 40−60% 되는 훈련 부하는 근력을 발달하는데 충분한 무게량이다. 그러나 1RM의 80−100% 되는 저항량은 근력을 가장 빠르게 증가하는 효과를 갖는다. 비록 1RM 무게량을 기준으로하여 특정 백분율을 적용해 무게량을 사용한다지만, 보다 안전하고 쉽고 정확한 방법은 훈련 저항을 선택한 후, 수행할 반복횟수를 결정하는 방법이다. **그림 5.2**에서 설명되었듯이, 근력과 근지구력에 대한 부하의 효과는 최대반복 숫자를 기준으로 제시되어 있다.

주기화. 주기화된 훈련, 혹은 훈련 주기화(periodization)는 훈련 자극에 변화를 주는 것으로(다양한 운동 강도와 운동량으로 수행되는 훈련), 과도한 훈련을 예방하기 위한 계획된 회복 기간을 의미한다. 훈련 주기화는 강도를 변화시킬 뿐만 아니라, 운동량(volume of exercise)도 변화시키는데, 이론적으로 이것은 장기간 동안 이루어지는 저항 훈련 진전을 위해 운동 자극을 효율적으로 유지시킬 수 있다. 주기화는 근력, 파워, 지구력 및 비대와 관련된 특별한 훈련목표에 초점을 맞추기 위해 시간을 쪼개어 그 시간틀 안에서 체계적으로 훈련하는 방법이며, 운동기술이나 생리적 능력의 후속적인 발달을 얻어낼 수 있다. 이런 시간들의 쪼갬(time block)은 몇 시간 내에 이루어지는 단일 훈련 회기에서부터 몇 달, 심지어 일 년 이상 동안 이루어지는 훈련회기(셀수 없을 만큼)들에 이르기까지 다양하다. 다양한 목적을 위해 많은 주기화 프로토콜들이 작성되어 왔다. 비록 대부분이 엘리트 운동선수를 위한 훈련으로 사용되어 왔지만, 이들 시간 쪼갬(time block)은 많은 치료적 운동에서 파워적으로 수행되는 것과 개념적으로 비슷하다. 그리고 건강시설이나 피트니스 시설에서도 시간 쪼갬 즉, 주기화에 대한 평가가 점차 좋아지고 있다. *거대주기(marcocycles)*는 클라이언트에 대한 장기목표에 비교될 수 있는데, 이것은 *중간주기(mesocycle)*와 *미세주기(microcycle)*로 불리는 단기목표로 다시 세분화될 수 있다. 여기에서 중간주기(mesocycle)는 중기목표, 미세주기(microcycle)는 단기목표와 비슷하다.

일반적으로, 초심자와 중간 정도의 경험을 가진 클라이언트에게는 8−12 RM에 해당되는 부하로 훈련하도록 추천하고, 경험이 많은 클라이언트에게는 최대 근력 발달을 위해, 1−6 RM 부하를 이용해 주기화된 방법으로 운동하도록 권장한다. 특별한 RM 부하(예, 8~12회 반복)로 훈련하는 클라이언트를 위해, 2~10%의 저항 증가를 권장한다. 큰 부하량의 증가는 여러 관절을 지나는 큰 근육군의 훈련에 사용되고, 작은 부하량 증가는 작은 근육이나 작은 근육군, 그리고 단독 근육들에 사용된다. 두 개의 연속적인 훈련 회기 동안 바람직한 반복횟수 보다 한 두번 더 클라이언트가 반복하고자 할 때, 이런 저항의 증가가 적용되어야 한다.

훈련량(training volume). 훈련량은 반복횟수에다 운동의 세트수와 각 운동에 사용된 저항량을 곱한 값이다. 훈련량의 변화는 중추신경계와 말초신경계에 영향을 주어, 근

육 크기를 증가시키고(비대), 호르몬 반응에 영향을 준다. 호르몬 반응은 장액성 테스토스테론(serum testosterone)과 성장 호르몬 레벨을 증가시키고, 장액성 코티솔(serum cortisol) 레벨을 감소시킨다. 코티솔은 몇가지 대사 조절의 역할을 하고, 글리코겐 저장을 보존하려고 할 때 단백질 대사에 부정적인 영향을 준다. 휴식기 장액성 코티솔의 감소는 근육단백 대사를 줄이는데 중요한 역할을 하고, 또 단백 퇴화를 감소시킴으로서, 단백질의 비대성 생장을 지지해 준다. 테스토스테론: 코티솔의 비율은 조직 동화(tissue anabolism)의 지적자로써 사용되어 왔다. 호르몬 반응은 수행된 일의 부하나 강도의 크기에 의해서만 일어나는 것이 아니라, 훈련량에 의해서도 일어난다.

일반적으로 근육의 횡단면이 클수록, 더 큰 근력을 발생한다. 근비대가 근력을 증가시키는데 유리하다. 근질량도 높은 훈련량(10−12 반복으로 3−5회 운동)과 중간 정도의 강도(1RM의 65−75%)로 운동할 때 증가한다. 근비대를 증가시키기 위한 훈련량의 증가는 주어진 반복 횟수의 증가로 이루어지고, 또 훈련 회기 당 전체 운동 세트수를 증가로 이루어진다. 운동세트 사이의 짧은 회복기간을 가진 높은 훈련량(약 60초, 비대 단락 참조)은 적은 근질량의 이득을 촉진하는 동화성 호르몬 환경을 생산한다.

높은 강도(1RM의 80−95%)의 낮은 훈련량 프로그램(2−6 반복으로 3−5회 운동)은 근력 증가에 필수적인 더 큰 빠른 연축섬유의 운동단위 동원을 향상시키는 경향이 있다. 저항 훈련의 초기 단계는 신경근 활성화와 협응을 향상시키기 때문에, 저항 훈련의 첫 6−12주 동안은 전체 훈련량의 중요성이 큰 편이 아니다. 전체 훈련량을 어떻게 조작하는가에 관계없이, 훈련회기 사이의 적절한 휴식이 없고 치료적 운동회기 사이의 적절한 영양공급 없다면, 저항훈련 목표가 충족될 수 없음을 기억하는 것이 중요하다.

핵심(Key Point):

운동회기 사이의 적절한 휴식, 운동 세트 사이의 회복, 및 영양공급은 저항 훈련 목표를 달성하는데 필수적인 사항이다.

운동세트 사이의 휴식시간. 운동세트 사이의 휴식량과 다른 운동사이의 휴식량은 저항 운동에 대한 대사반응, 호르몬반응 및 심혈관반응뿐만 아니라, 후속적인 운동세트의 수행과 훈련적응에 영향을 준다. 운동세트 사이의 짧은 휴식기간(60초)은 대사, 심혈관 및 호르몬 반응을 증가시킬 수 있지만, 근력증가는 감소될 수 있다. 저항훈련의 1차 목표가 근력증가일 때, 일반적인 지침은 큰 운동 강도(부하)로, 그리고 운동세트 사이의 장기간 휴식을 통해 가능한 많은 근질량을 활성화하는 것이다. 무거운 부하를 사용하는 다관절 운동의 경우는 운동 세트사이에 최소 2~3분간의 휴식을 추천한다. 단일 관절운동이나 작은 근질량으로 행해지는 운동의 경우는, 대개 1~2분 동안의 휴식으로도 충분하다.

운동속도. 운동속도는 저항운동에 대한 신경 반응, 비대 반응 및 대사 반응에 영향을 준다. 예를 들어, *등속성 훈련 시*(일정한 속도로 행해지는 운동), 훈련이 행해지는 속도에서 가장 큰 근력증가가 발생한다. 그러므로, 클라이언트가 자신의 근력이 다양한 속도범위에서 향상되길 바란다면, 그들은 빠른 속도, 중간 속도 및 느린 속도 등 다양한 속도로 훈련을 해야 한다.

일정한 저항을 사용하는 훈련(*등장성 훈련*)은 느린 속도가 *비의도적이든, 의도적이든* 간에 운동 속도를 간주될 다른 변수들을 가지고 있다: 비의도적인 느린 속도는 높은 부하 운동을 할 때 일어나며, 부하나 피로 때문에 느린 운동이 일어날 수 있다. 예를 들어, 사람이 빠른 속도로 부하를 들어올리려고 시도하겠지만, 빠르게 들 수 없는 만큼 부하가 너무 무거울 것이다. 의도적인 느린 속도 수축(매우 느린 속도의 훈련으로도 간주됨)은 이름이 갖는 의미 그대로, 원하는 운동범위 내에서, 의도적으로 느린 속도로 부하를 움직이는 것이다. 사람이 무게를 느리게 움직일 수 있기 위해서는, 적은 무게를 사용해야 한다. 그 이유는, 매우 느린 속도의 훈련은 중간정도의 속도로 수행되는 운동 만큼, 큰 빠른 연축섬유의 운동단위 동원을 자극하지 않기 때문이다. 그러므로 의도적인 느린 속도 훈련은 근력증강을 위한 적절한 자극을 제공하지 않을 것이다.

초기에 훈련 초보자가 적절한 운동기법에 집중할 수 있도록, 느린 속도에서 중간 속도의 운동을 사용하도록 권장한다. 경험이 적은 사람이 근력증가를 위해 저항훈련을 할 때는 중간 속도의 운동을 해야 한다. 경험이 많은 사람의 경우는, 다양한 속도로 운동해야 한다: 의도적으로 느린 속도, 중간 속도, 빠른 속도로 운동해야 한다. 손상의 위험을 줄이기 위해, 모든 운동속도로 적절한 운동 기법을 수행해야 한다.

훈련 빈도. 최적의 훈련빈도는 다음과 같은 요소에 좌우된다: 클라이언트의 훈련 상태, 운동 강도와 운동량, 운동 선택, 환자의 회복 능력과, 회기당 훈련되는 근육군의 숫자 등.

근력 향상을 위해, 대부분의 클라이언트에게 주당 2−3회만 각 주요 근육군의 훈련을 받도록 권장한다. 초보자에게는, 주당 2−3회의 전신 훈련(같은 운동 회기 내에서 주요 근육을 모두 훈련하는)을 권장한다. 중간 정도의 경험을 가진 클라이언트에게는 주당 2−3회 운동하도록 권장한다. 저항훈련 프로그램의 변화를 원하는 중간 정도의 경험을 가진 클라이언트에게 있어, 부하량의 변화는 물론, 훈련 빈도를 변화시키는 것도 다양성을 제공해 주는 하나의 방법이다. 훈련빈도는 일주일에 3−4일이 적당하고, 주당 1−2일은 각 주요 근육들을 훈련하는 것이 좋다.

클라이언트가 경험이 많다면, 근력 향상을 위한 훈련 빈도가 다양해 질 것이다. 클라이언트들이 일반 피트니스시설, 헬스 클럽 등 어느 곳에서 운동하는가에 관계없이, 훈련빈도(매주 개별 근육이나 근육군에 의해 수행된 작업량)는 특정 프로그램의 목표에 따라 결정된다. 보디빌더의 저항훈련 프로그램을 할 때 처럼 몇몇 경우에는, 특정 근육군에 높은 훈련량이 적용되기 때문에, 훈련 빈도는 하루에 2회의 훈련 회기를 갖는 것이 좋다. 즉, 한 번의 훈련 회기 때는 한 근육군을 위해 아침에 수행하고, 늦은 오후쯤에는 근육군을 분리하는 훈련을 수행한다. 하루에 2번 실시하는 훈련은 일주일에 8−12회의 훈련이 된다. 비록 이런 형태의 훈련이 드문 편은 아니지만, 최적의 근력 향상을 위해, 각 주요 근육군을 일주일에 2−3회만 받도록 클라이언트에게 권장한다. 하루에 2회의 저항 훈련 프로그램을 실시하면, 일반적으로 일주일에 4−6회의 훈련회기를 갖게 되는 것이다.

운동 선택. 운동 선택은 훈련 프로그램을 받는 클라이언트의 결과 목표에 의해 부분적으로 결정된다. 기본적인 ADL과 IADL을 보다 효과적으로 수행하기 위해 전신 근력의 증가를 원하는 클라이언트의 운동 선택은 특정 스포츠활동의 향상을 원하는 운동수선수들의 운동 선택과는 달라야 한다. 그러나 이들 두 부류의 클라이언트들은 그들의 목표를 달성하기 위해 성취해야 할 근력의 크기는 다르겠지만, 공통된 저항훈련 프로그램을 가질 수 있다.

운동은 수 많은 방법으로 분류될 수 있다. *전신 운동(whole body exercise)*은 몸 전체가 운동에 기여하기 때문에 가장 많은 근육군의 참여로 이루어진다. 스쿼트(squat), 파워 클린(power clean), 행 풀(hang pull), 런지(lunge) 혹은 벤치 프레스 등과 같은 ***통합된 운동****(integrated exercise)* 혹은 ***다관절운동****(multiple joint exercise)*은 두 번째로 많은 근육의 참여로 이루어진다. 그리고 의자에서 무릎펴기나 무릎굽히기(biceps curl)와 같은, ***단독운동****(isolated)* 혹은 ***단관절****(single joint)* ***운동***은 가장 적은 수의 근육군을 사용한다. 바닥에 떨어진 물건을 줍기 위해 허리를 굽히고, 또 높은 선반 위에 물건을 올리는 것과 같은, 많은 일상적인 운동들은 전신 근력을 필요로 하는 운동들이다. 풋볼, 야구, 레슬링, 육상(트랙과 필드)과 같은 스포츠 운동선수들은 전신 근력이나 전신 파워를 필요로 하는데, 그 이유는 이들 스포츠가 한 관절 운동만 사용하는 것이 아니라, 여러 관절 운동을 사용하기 때문이다. 같은 운동 안에서, 다리, 몸통 및 어깨 등 관절이 함께 일어나는 운동을 전신운동이라 한다. 최근 몇 년간, 전신 운동들이 저항훈련과 치료적 운동 프로그램에 결합되는 경향이 있어 왔다. 전신 운동과 결합된 운동들의 또 다른 이름은 ***기능적 훈련****(functional trainning)*이다. 운동 선수와 비운동 선수 모두에 있어, 스포츠, 직업, ADL, 및 IADL의 수행에 사용되는 운동 패턴으로 그들의 근육군을 훈련시키는 근력 훈련 프로그램에 이런 전신 운동이 어느 정도 사용되어 왔다.

> **핵심(Key Point):**
> 전신 운동은 인기 있는 치료적 운동 프로그램으로 되어 가고 있는데, 그 이유는 운동 프로그램을 쉽게 변화시켜 클라이언트의 다양한 기능을 촉진시킬 수 있기 때문이다.

운동하는 동안에 움직이는 관절의 수를 기준으로 단관절 운동과 다관절 운동으로 분류할 수 있다. 단관절 운동과 다관절 운동 모두가 근력 증강에 효율적인 것으로 알려져 왔다. 일반적으로 다관절 운동은 복잡한 신경학적 활성과 협응을 필요로 하는데, 그 이유는 특정 근육군을 훈련하기 위해 많은 근질량을 사용하고 큰 부하를 적용하기 때문이다. 결과적으로 다관절 운동은 전신 운동과 함께, 근력과 파워를 증가시키는 저항 훈련 프로그램에서 높은 비율을 차지하고 있다. 단관절 운동은 대개 특정한 단독 근육이나 단독 근육군을 위해 사용된다. 그렇기 때문에, 단관절 운동은 작은 근질량을 사용한다. 단관절 운동은 표적 근육이나 표적 근육군의 근력을 증가하는데 유용하다. 그러므로 최대 근력 강화나 파워 강화를 위해 다관절 운동을 강조하면서, 저항 훈련 프로그램 안에 위의 두 가지 운동을 결합하는 것을 추천한다.

저항 훈련 부하는 다음과 같은 다양한 자원을 통해 달성될 수 있다: 체중, 자유추 무게(아령), 운동 기계장비의 무게, 탄성 튜브나 밴드, 스프링, 물, 수압 혹은 공기압 실린더, 전자석.

저항훈련 방법에 관계없이, 근력 증가의 가장 중요한 요소는 관절의 운동이나 가동범위 및 속도에 영향을 주는 근육이나 근육군에 적용되는 과부하(overload)이다. 전통적인 저항훈련의 형태는 자유추 무게나 저항 기계이다. 자유추 무게의 장점은 특정 과제를 효율적으로 수행하는데 필요한 근육내 혹은 근육간의 협응과 운동 패턴을 모방하는 능력이다. 고무 튜브나 혹은 물을 이용한 저항 훈련도 어느 정도까지 저항을 제공할 있지만, 이는 구심성 근활동에 초점을 맞추게 된다. 저항 기계를 이용하는 방법이 안전하게 사용될 수 있고, 사용하는 방법을 쉽게 배울 수 있고, 또 효율적으로 저항을 적용할 수 있는 것으로 간주되지만, 이 방법은 기계 안에 클라이언트의 적절한 자세를 유지하기 위해 몸통이나 상지 혹은 하지와 같은 몸쪽(근위) 분절과 먼쪽(원위) 분절을 고정할 필요가 있다. 이것은 클라이언트의 상태나 훈련 레벨에 따라, 그리고 치료적 운동 프로그램의 목표에 따라 장점으로 작용되거나 단점으로 작용될 수 있다. ADL, IADL, 스포츠활동 참여에 알맞는 근력을 증가시키고자 할 때, 저항 기계 장비를 이용한 방법은 단점으로 작용할 것이다. 그러나 특정 근육이나 근육군을 훈련하는 것이 치료적 운동 프로그램의 목표라면, 저항 기계 장비는 근력 증강의 수단으로, 그리고 다른 결합조직(인대와 힘줄)에 가해지는 과부하를 주의깊게 조절하는 수단으로써 안전하고 효율적인 방법일 것이다.

운동 순서. 선택된 운동의 수행 순서는 저항 훈련 결과에 영향을 줄 것이다. 근력 향상은 근육에 의해 수행된 일의 강도에 좌우된다. 전신운동과 다관절 운동은 높은 에너지를 필요로 하는데, 그 이유는 근질량 향상이 크기 때문이다. 그러므로 피로가 거의 없는 훈련 회기 초기에 이런 운동을 수행하면, 질적으로 높은 일을 하게 될 것이다. 그러나 넙다리네갈래근, 뒤넙다리근과 같은 큰 근육을 훈련하는 단독적인 단관절 운동도 상대적으로 저항 훈련 초기에 수행될 필요가 있다.

운동 순서도 근육이나 근육군에 좌우되는데, 이것은 훈련 회기의 주요 초점이 된다. 근질량의 참여가 클수록, 요구되는 에너지도 커진다. 큰 근육이나 큰 근육군의 훈련을 훈련 회기의 초기에 하도록 추천한다. 많은 작은 근육군들도 큰 근육군 이상으로 약해진다. 그러므로 최적의 결과를 위해, 작은 근육이나 근육군을 이용하는 단독 운동을 훈련 초기에 수행해서는 안되고, 이 운동은 같은 훈련 회기의 나중에 수행하는 것이 좋다. 그 이유는, 피로한 작은 근육들은 다관절 운동을 제한할 수도 있기 때문이다.

초보자나, 중간 정도의 경험을 가진 사람, 경험이 많은 사람을 위한 운동 순서의 배열은 다음과 같은 방법으로 이루어지면 좋다:

- 한 번의 훈련 회기로 모든 주요 근육들을 훈련하고자 할 때, 작은 근육 운동 보다 큰 근육 운동을 먼저 한다. 그리고 전신 운동이나 다관절운동을 단관절 운동 보다 먼저 수행한다. 훈련 회기 동안, 상체 운동과 하체 운동을 교대로 사용했고, 또 반대측 근육군(주동근-길항근의 쌍)의 운동도 교대로 수행해 왔다.
- 하루에 상체 근육을 훈련하고 다른 날에 하체 운동을 하고자 할 때도, 작은 근육 운동 보다 큰 근육 운동을 먼저 한다. 그리고 전신 운동이나 다관절운동을 단관절 운동 보다 먼저 수행한다. 그리고 반대측 근육군의 운동들도 교대로 훈련시켜야 한다.
- 개별 근육군들을 훈련하고자 할 때, 클라이언트들은 단관절 운동보다 다관절 운동을 먼저 해야 하고, 낮은 강도의 운동 보다 높은 강도의 운동을 먼저 해야 한다.

근비대를 위한 훈련 (Training for Muscular Hypertrophy)

많은 클라이언트들은 근질량을 증가시킬 목적으로 저항 훈련 프로그램을 시작한다. *근육 비대*는 신체 활동 동안 일에 참여한 특정 근섬유의 크기가 증가함으로써, 근육의 횡단면적이 증가한 것이다. 빠른 연축섬유(Type Ⅱ)가 느린 연축섬유(Type Ⅰ) 보다 근비대를 이루는데 더 크게 작용하기 때문에, 빠른 연축섬유를 많이 동원하는 방법으로 과부하를 근육에 적용한다. 근비대를 위한 훈련(중간-짧은 기간의 휴식을 가지고, 중간－무거운 부하로 6~12회 반복한다)은 주로 ATP－PC 시스템과 해당작용에서 나온 에너지에 의해 이루어지고, 유산소 대사는 크게 기여하지 않는다.

근비대는 단백질 합성의 증가, 단백질 퇴화의 감소, 혹은 둘 다의 결합으로 일어난, 단백질 생장의 증가로부터 나타난다. 단백질 합성은 운동 후 24시간 경에 최대로 일어나고, 운동 후 수 시간에서 수 일 동안 증가를 유지한다. 근비대는 호르몬 반응(테스토스테론의 증가, 성장호르몬 증가, 코티솔 감소, 인슐린 같은 성장 호르몬의 증가)의 기능으로 일어나고, 훈련 프로그램의 원심성 운동에 의해 잘 발달된다. 비록 기계적 손상이 근비대를 일으키지 않더라도, 원심성 운동으로 인한 기계적 손상이 근비대를 위한 자극 처럼 보인다.

뚜렷한 근비대는 발달하는데 2 개월 이상이 걸릴 것이다. 저항 훈련에 대한 대부분의 초기 적응은 중추신경과 말초신경의 적응과 관련되고, 수의적 근력 향상을 일으킨다. 훈련되지 않은 클라이언트의 경우, 근비대는 훈련 6－8주 경에 뚜렷해진다. 기능적인 근질량의 증가는 수의적인 근력을 증가시키는 신경계 적응을 보완해 준다. 궁극적으로, 근비대와 신경계 적응의 결합은 클라이언트의 근력 증강에 영향을 준다. 부하와 훈련량의 변화가 근육 크기의 증가와 신경계 적응에 영향을 주기 때문에, 원하는 시스템에 효과를 주기 위해, 훈련을 강조하는 특별한 훈련 기간이 종종 사용된다(주기화 단락 참조). 근비대를 강화하기 위해, 프로그램 설계의 변수들이 특별히 수정될 필요가 있다. 다음 단락은 몇몇 변수들의 장점을 강조하고 있다.

부하와 훈련량. 근비대의 형성은 훈련 회기 동안에 수행된 전체 일(total work)과 관련된다. 전통적인 근력 훈련 방법(높은 부하, 적은 반복횟수, 장기간의 휴식)이 뚜렷한 근비대를 생산했다 하더라도, 보디빌딩 훈련방법과 비슷한, 높은 훈련량과 중간 정도의 반복횟수(8－12회)를 가진 훈련 프로그램이 근질량의 증가에 커다란 결과를 보여 왔다. 근비대 훈련의 특징은 중간－무거운 부하, 중간－많은 반복횟수, 그리고 다양한 운동세트이다. 전체 일(total work)이 근질량 증가의 목적을 가진 저항 훈련 프로그램의 요소처럼 보이기 때문에, 특정한 RM(최대반복)을 이용하는 훈련을 파워적으로 할 필요가 없다. 한편 부가적인 반복이 필요하지 않을 때까지 운동 세트를 자주 수행할 필요는 없을 것이다. 특히, 새로운 저항 훈련을 하는 클라이언트에게는 더욱 그러하다. 훈련으로 활성되지 않는 근섬유는 근육 크기가 증가하지 않기 때문에, 경험이 많은 클라이언트들은 많은 운동단위의 동원을 위해 근육 파손이 일어날 때까지 많은 운동 세트를 수행해야 한다. 그리고 경험이 많은 클라이언트는 근비대에 영향을 주는 크고 강한 운동단위의 동원을 위해 높은 저항으로 훈련해야 한다. 그러므로, 초보자나 중간 정도의 경험을 가진 클라이언트들에게는, 각 근육군에 6세트를 초과하지 않도록 하기 위해, 한번의 운동에 1－3의 운동 세트로 하고, 운동세트 당 8－12회 반복을 할 수 있는 중간정도의 저항을 사용하도록 추천한다. 보다 진전된 훈련을 위해, 주기화를 적용하고, 운동당 3－6 세트로 하고, 세트당 1－12 RM의 부하를 사용하도록 추천한다. 그러나 대부분의 훈련은 1－6 RM의 저항 보다는 6－12 RM의 저항을 사용해야 한다. 비록 각 RM 훈련이 자신만의 장점을 가지고 있지만, 1 RM의 100%에 해당하는 부하나 강도(예, 1 RM의 80%)로 훈련하면, 클라이언트의 진전이 더 이상을 올라가지 않게 되거나 실패할 위험이 크다. 주어진 저항 훈련 회기 동안에, 심지어 훈련의 진전이 많이 이루어졌다 하더라도, 큰 근육군(대퇴, 엉덩이, 몸통)은 10－12 운동세트가 적당하고, 작은 근육군(팔, 아래다리)은 6－8 운동세트가 적당하다.

운동 선택과 순서. 운동에 참여하는 근질량이 크면 클수록, 근비대 자극도 커진다. 그러므로 다관절 운동과 전신 운동이 체계적인 근비대 효과를 발달시키는데 중요한 역할을 한다. 이들 운동은 복잡하고, 이들 운동으로부터 신경계 적응이 일어나는데 다소 시간이 걸리기 때문에, 이런 운동을 할 때는 뚜렷한 근비대가 일어날 때까지 다소 시간이 걸린다. 그러나 결과적으로 보면, 단관절 운동보다 근비대가 훨씬 뚜렷해질 것이다. 비록 다관절 운동에 비해 근비대가 크게 나타나지 않지만, 단관절 운동으로도 근비대가 나타나는 증거가 매우 많다.

근비대에 대한 운동 순서의 효과는 많이 연구되지 않았다. 그러나, 근력 증가를 위한 운동 순서가 근비대의 촉진을 위해 적용될 수도 있다. 그러므로 근비대를 촉진하기 위해, 단관절 운동과 다관절 운동 모두가 저항 훈련 프로그램에 포함되어야 한다. 그리고 운동 순서는 근력 증가를 위한 운동 순서와 비슷한 방법으로 이루어져야 한다.

휴식 기간. 운동 세트 사이의 휴식 기간은 근력 발달에 영향을 주는 것으로 알려졌으나, 근비대에 대한 휴식 기간의 효과는 덜 증명되었다. 운동 세트 사이의 휴식 기간은 활동하는 근육의 대사 회복에 영향을 준다. 운동 세트 사이의 짧은 휴식 기간은 혈액내의 젖산 레벨 증가를 야기시키는데, 이런 현상은 격심한 저항 훈련에 대한 동화성 호르몬 반응의 증가와 어느 정도 관련되는 것으로 생각된다. 중간-높은 저항 운동강도와 훈련량의 훈련과 짧은 휴식 기간(1-2분)은 매우 높은 운동강도와 훈련량의 훈련과 장기간 휴식 기간(2장 참조) 때 보다 매우 강한 동화성 호르몬 반응을 이끌어낼 것이다. 일반적으로 말하자면, 클라이언트가 5-10초 동안 최대 파워 강도의 90-100%로 훈련할 때, 포스파겐(phosphagen) 시스템에 대한 1차 의존성이 일어나고, 최적의 회복을 위한 활동 세트나 보우트(bout) 사이의 휴식:일의 비율은 12:1에서 20:1이어야 한다. 클라이언트가 최대 파워 강도의 75-90%로 15-30초간 훈련할 때, 빠른 해당 시스템에 대한 1차 의존성이 일어나고, 최적의 회복을 위한 활동 세트나 보우트 사이의 휴식:일 비율은 3:1에서 5:1이어야 한다. 클라이언트가 최대 파워 강도의 30-75%로 1-3분간 훈련할 때(야구나 축구 처럼), 빠른 해당작용과 산화 작용에 대한 의존성이 일어나고, 최적의 회복을 위한 활동 세트나 보우트 사이의 휴식:일 비율은 3:1 혹은 4:1이어야 한다. 그리고 클라이언트가 최대 파워 강도의 20-35%로 3분 이상 훈련할 때, 최적의 회복을 위한 활동 세트나 보우트 사이의 휴식:일 비율은 3:1에서 1:1이어야 한다. 비록 호르몬 반응이 근비대에 대한 효과를 판단할 수 있는 정확한 방법이 아닐지라도, 짧은 휴식 기간은 근비대에 필요한 보다 나은 생리적 환경을 생성하는 것 같다.

일반적으로, 동화성 호르몬 반응의 근거로 볼 때, 1~2분 간의 휴식 기간을 초보자나 중간 정도의 경험자에게 추천하는 것이 바람직하다. 보다 경험이 많은 사람의 경우에는, 각 운동이나 훈련 단계의 목표에 맞게끔 휴식 기간을 조절해야 한다. 예를 들어, 2~3 분의 휴식 기간은 근력 강화를 위한 무거운 저항 훈련에 적합하고, 1~2 분간의 휴식 기간은 중간-높은 저항 강도로 수행되는 다른 운동에 적합할 것이다.

운동 속도. 근비대를 강화하는 최적의 운동속도에 대한 연구는 거의 이루어지지 않았다. 구심성 활동을 하는 동안 근육의 힘 발생에 대한 힘-속도의 상관관계(운동속도가 빠를 수록, 더 작은 힘을 발생한다)에서 볼 때, 근비대의 잠재성 높은 빠른 연축섬유의 동원은 빠른 운동속도와 다르다. 구심성 활동을 하는 동안 큰 힘은 낮은 운동속도에서 발생된다. 그러나 너무 느린 속도는 더 가벼운 부하의 사용을 강요할 것이고, 이것에 의해 빠른 연축섬유의 동원이 감소될 것이다. 만약 근비대가 저항 훈련의 목표라면, 느린-중간 속도의 운동을 추천하고 싶다.

훈련 빈도. 근비대를 위한 훈련 빈도는 환자의 회복 능력에 좌우된다. 훈련상태, 연령, 훈련 이외의 신체적 요구 및 영양상태 등이 운동 이후의 클라이언트 회복 능력에 영향을 줄 것이다. 비록 동일 근육군의 훈련이 주당 2-3회만 이루어진다 할지라도, 훈련 프로그램은 일주일에 3-6 운동 회기로 설계될 수 있다. 그러므로 전체 훈련 빈도는 전신 운동이 한번의 회기로 주당 3회로 훈련되는지, 혹은 주당 4-6회 중 격일로 다른 근육군이 훈련되는지에 따라 달라질 수 있다. 저항 훈련 빈도를 주당 4-6회로 증가하는 클라이언트는 *과도 훈련(overtrainnig)*의 위험이 노출될 수 있다. 즉, 만성 피로 때문에 훈련의 효과가 더 이상 올라가지 않거나 효과가 떨어질 수 있다.

근지구력을 위한 훈련 (Training for Muscular Endurance)

*근지구력*은 수행의 퇴행없이 최대하 부하를 반복적으로 움직일 수 있는 근육의 능력이다. 국소 근지구력을 향상시키는 훈련(높은 반복, 짧은 휴식 시간)은 유산소 대사를 통해 높은 에너지 사용에 기여한다. 근지구력 증가는 여러 방법을 통해 달성될 수 있다. 특별한 훈련 프로그램은 근지구력의 형태에 좌우되고, 또 클라이언트의 여가 활동(장거리 자전거타기와 달리기와 같은)과 직업적 요구(하루 종일 환자를 운송하는 노인)에 좌우될 수 있다. 장기간 여가활동을 할 경우에는 낮은 파워의 근지구력(장기간에 걸쳐 약 25 RM 강도의 운동)이 요구되고, 반면 많은 직업적 요구는 높은 파워의 근지구력(단기간에 걸쳐 약 10-12 RM 운동)을 필요로 한다**(그림 5.2 참고)**. 특별한 적응은 프로그램을 수정함으로써 육성될 수 있지만, 근지구력의 발달을 위한 기본적인 원리는 중간 정도에서 낮은 정도에 이르는 부하를 사용해 비교적 많은 반복횟수로 하며, 운동 세트 사이

와 운동 사이에 짧은 휴식기간을 갖고 운동하는 것이다. 운동 세트 사이의 회복 시간을 최소화하는 것은 골격근에 대한 중요한 훈련 자극 요소로서, 이것은 미토콘드리아와 모세혈관을 증가시키고, 근섬유의 전이를 촉진시키고, 젖산 완충 능력을 향상시킨다. 운동세트와 운동사이의 휴식 기간은 3 종류의 에너지 대사에 크게 기여하고, 급성 운동에 대한 대사, 호르몬 및 심혈관성 반응에 영향을 준다. 그리고 연속적인 운동세트 동안의 수행과 훈련 적응에도 영향을 준다.

> **핵심(Key Point):**
> 근지구력을 증가시키는 저항훈련은 가벼운 저항에서 중등도 저항에 이르는 부하를 이용해 많은 반복횟수로 수행하는 것을 필요로 하며, 운동세트와 운동사이에 짧은 휴식 기간을 갖는다.

훈련 전과 훈련 이후에 동일한 절대 부하로 검사했을 때, 특정 근육군의 근력 증가는 대개 근지구력의 증가와 함께 일어난다는 것도 언급되어야 한다. 근력이 증가되면 부하가 상대적으로 더 가벼워지기 때문에, 일반적으로 클라이언트는 훈련 전에 사용된 검사 부하로 더 많은 반복횟수를 수행할 수 있을 것이다.

운동 선택과 순서. 근지구력을 위한 적절한 저항 훈련 프로그램을 설계할 때, 근지구력을 요하는 과제를 이용하는 근육이나 근육군의 운동을 포함시킬 필요가 있다. 일반적으로, 다관절 운동은 가장 큰 대사 요구를 창출할 것이다. 대사 요구는 국소 근지구력 향상을 위한 바람직한 골격근 적응을 일으킬 수 있는 중요한 요소이다. 특정 근육이나 근육군의 근지구력을 향상시키기 위해 단관절 운동도 포함될 수 있다.

근육이나 근육군의 피로도 근지구력 향상을 위한 저항 훈련 프로그램에서 고려되어야 할 중요한 측면이다. 그러므로 근지구력 향상 훈련의 운동순서는 근력 강화 훈련의 운동순서 만큼 중요하지 않은 것 같다. 근지구력을 향상시키는 하나의 방법은 같은 근육이나 근육군을 훈련시키는 몇 가지 운동을 연속적으로 수행하는 것인데, 이것은 *선피로 훈련(pre-exhaustion training)*이라 불리며, 일반적으로 단관절 운동을 먼저하고, 그 다음 다관절 운동을 수행한다. 이 운동은 운동 사이의 휴식기간을 최소화함으로써 같은 근육이나 근육군을 강조하는 운동이다. 근지구력을 훈련하는 또다른 방법은 여러 가지 순환 저항훈련을 이용하는 것이다. 순환 저항훈련(circuit weight training)의 진행은 상지와 하지를 교대로 운동하거나 벤치프레스와 같은 "밀기 운동(push exercise)"을 먼저 하고, 그 다음에 넓은등근(광배근)을 이용한 풀다운 운동과 같은 "당기기 운동(pull exercide)"을 한다. 치료적 운동 프로그램에 대한 순환 저항훈련의 예는 본장의 후반부에서 설명할 것이다.

운동 저항과 훈련량. 가벼운 저항을 이용한 많은 훈련량의 훈련(15−20 반복의 운동을 2−3 운동세트로 함)은 낮은 파워의 근지구력 향상에 매우 효과적인 것으로 알려져 왔다. 그러나 짧은 휴식을 갖는 중등도에서 무거운 저항 훈련은 높은 강도의 근지구력을 향상시키는데 효율적이다. 일반적으로, 근육이나 근육군에 훈련량이 많을수록, 근지구력은 더욱 증가될 것이다.

휴식과 업무 사이의 간격. 운동 세트 사이의 휴식 기간 길이는 근지구력 향상에 중요한 요소가 된다. 근피로가 근지구력 향상에 꼭 필요한 요소임을 다시 한번 생각해 본다. 그러므로 근지구력의 효과를 높이기 위해서는 휴식기간이 상대적으로 짧아야 한다. 낮은 파워의 근지구력 훈련(15−20 반복)에 사용되는 휴식기간은 1−2분 정도가 좋고, 높은 파워의 근지구력 훈련(10−12 반복)에 사용되는 휴식기간은 1분 미만이 좋다.

훈련 빈도. 근지구력 훈련에 대한 빈도는 근비대 훈련을 위한 훈련 빈도와 비슷하다.

근 파워를 위한 훈련 (Training for Muscular Power)

*근 파워*를 증가시키는 방법은 크게 두가지가 존재한다. 파워가 일과 시간에 대한 함수(근파워=일/시간)이기 때문에, 신경근 작용시간과 효율성이 증가하려면 수행 일을 증가하거나 시간을 감소시킬 수 있다. 파워는 저항을 이겨내는 능력인 근력과 대조된다. 즉, 근력은 시간적 요소를 고려하지 않고 일을 수행하는 능력이다. 근력 훈련과 근 파워 훈련(예, 무거운 부하로 휴식없이 1−6회 반복하는 운동)은

주로 ATP−PC 시스템을 촉진시킨다. 잘 설계된 저항 훈련 프로그램은 근력을 증가시켜야 하고, 또 근 파워를 증가시킬 수 있도록 신경근 시스템의 반응성과 효율성을 증가시켜야 한다. 증가된 근 파워에 영향을 줄 수 있는 신경근 적응은 힘생산의 최대 속도 증가, 느린 속도와 빠른 반복 속도에서의 근력 증가, 효율적인 신장(플라이오메트릭 운동에서 설명함) 및 운동 패턴의 협응과 숙련성 향상을 포함한다. Bobbert와 VanSoest에 따르면, 최대 근파워 훈련은 무거운 저항 훈련과 빠른 근활성을 이용하는 운동이나 폭발적인 운동 둘다를 모두 필요로 한다는 것이다. 근파워를 증가시키는 가장 좋은 방법 중의 하나는 본장의 나중에 설명될 플라이오메트릭 훈련이다.

저항 훈련 프로그램 설계 (RESISTANCE TRAINING PROGRAM DESIGN)

치료적 운동 프로그램의 저항 훈련 요소를 설계할 때, 재활임상가는 대사 요구, 주된 관절 및 근육군, 그리고 각 운동의 생체역학적 특성에 대한 이해를 가지고 있어야 한다. 재활임상가가 이들 변수를 이해하면, *요구 분석 프로파일*을 개발하는데 도움을 받을 수 있다. 그리고 활동 요구의 특성을 이해하면, 이 분석 프로파일에는 클라이언트의 나이, 이전 운동과 활동의 경험, 과거력, 동기화 레벨(11장 참고), 속력, 파워, 근력, 유연성(3장), 협응(8장 참고), 및 일 수행력(4장)에 대한 기본적인 신체 특성이 포함된다. ACSM은, 저항 훈련프로그램에 참여하는 초심자들에게 각각의 큰 근육군을 위한 한가지 운동을 포함해, 8−10 운동을 위해 8−10회 반복 운동을 1 세트만 수행하도록 권장한다. 노약자에게는 낮은 저항으로 10−15회 반복 운동을 하도록 추천한다. 이런 지침들은 훈련 초기 3−4개월 동안 주당 2−3회로 훈련할 때, 적용되어야 한다. 클라이언트의 목표가 바뀌면, 예를 들어, 초보 단계를 벗어났으면, 저항 훈련 프로그램에 대한 추천도 바뀌어야 한다.

> **핵심(Key Point):**
> 클라이언트의 대한 수요 혹은 요구분석 프로파일은 치료적 운동 프로그램의 저항 훈련 요소를 설계하기 전에 수행되어야 한다.

Gambetta는 근력, 근파워, 근지구력 및 근비대를 발달시키기 위한 저항 훈련프로그램을 설계할 때 몇가지 지침원리를 재활임상가에게 제공할 수 있는 아래와 같은 유용한 철학적 · 생리적 개념을 제시했다.

- 자세 정렬과 근균형은 모든 훈련과 재활에 있어 기본적인 개념이다.
- 주동근을 훈련시키기 전에 협력근을 먼저 훈련시켜야 한다.
- 개별 근육이 아니라, 전체 운동을 훈련시켜야 한다.
- 사지 근육을 강화하기 전에, 중심 근육(core muscle)을 먼저 발달시켜야 한다(몸쪽 안정성을 위해).
- 부분들을 합한 것보다 전체가 더 커야 한다.

다른 저항 훈련 방법 (Other Resistance Training Methods)

파워 리프팅. 파워 리프팅은 들어올릴 수 있는 최대 무게량을 결정하는 경기 종목에서 사용되어 왔고, 또 벤치 프레스, 스쿼트, 데드 리프트(dead lift)와 같은 특별한 리프트를 하는 동안에, 클라이언트의 전반적인 근력과 폭발성(빠른 근파워 발달)을 발달시키는 목적으로 사용되어 왔다. 파워 리프트는 전통적으로 미식 축구를 위한 컨디셔닝 훈련의 형태로 이용되었다. 이런 형태의 파워 리프트는 어린 사람이나 노인들(부하량 보다 숙련성과 기술에 더 초점을 맞추고 있는), 그리고 재활의 초기나 중간 단계에서는 일반적으로 추천되지 않는다. 파워 리프팅은 효율적이지만, 운동 경험이 적은 사람이 감독없이 수행하거나 잘못 수행하면 큰 위험성을 가질 수 있다.

올림픽 웨이트 리프팅. 올림픽 스타일 웨이트 리프팅은 2가지 형태로 이루어진다: 인상(snatch)과 용상(the clean and jerk). 인상의 목적은 팔을 펴서 바닥으로부터 바벨을 머리 위로 한숨에 들어 올리는 것이다(**그림 5.3a−d**). 용상은 실제로 두 단계로 운동이 분리된다. 첫 번째 단계는 바닥 위에 놓인 바벨을 어깨 높이까지 들어 올리는 것이다. 두 번째 단계는 인상 처럼, 팔을 뻗어 바벨을 머리 위로 들어올리는 것이다(**그림 5.4a−d**). 인상과 용상의 주요 구성은 바벨을 들어올리기 전에 바닥으로부터 바벨을 들어올리기 쉽도록 당기는 동작이다. 이런 당기기 동작을 할 때, 하지,

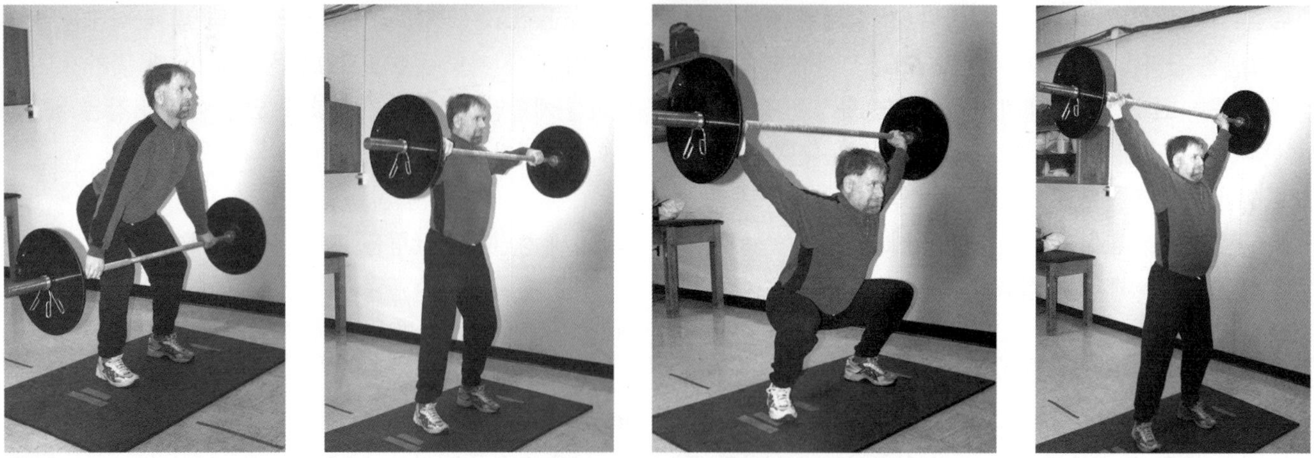

(a) (b) (c) (d)

그림 5.3 올림픽 스타일 웨이트 리프트: 인상. (a) 시작, (b) 당기기, (c) 바벨 수용하기, (d) 마무리.

어깨 및 전체 등 근육이 주로 작용한다. 이런 스타일의 리프트 운동은 고도의 기술을 필요로 한다. 즉, 부하량을 증가시키기 보다는 기술을 완벽하게 습득하는 쪽으로 운동을 한다. 올림픽 스타일 웨이트 리프트를 위한 준비 운동으로 사용되는 리프트 운동으로 프론트 스쿼트(front squat)와 백 스쿼트(back squat)가 있다. 훈련량은 주기화 원리에 따라 운동회기 마다 종종 바뀌게 된다.

바디 빌딩. 바디빌딩은 근비대를 최적화하기 위해 저항훈련을 사용하며, 바디 모습을 좋게 하기 위해 체지방을 줄이면서 몸을 대칭적으로 만든다.

교차 훈련과 순회 훈련의 치료적 운동프로그램 적용 (Therapeutic Exercise Program Applications of Cross Training and Circuit Training)

교차훈련과 교차효과 (Cross Training and Crossover Effect)

*교차 훈련*은 다른 방법들을 이용하는 훈련이거나 혹은 일차 활동의 대사 적응과 훈련 효과를 보강하거나 증대시키기 위해 이차 활동으로 훈련하는 것을 의미한다(지구력 운동

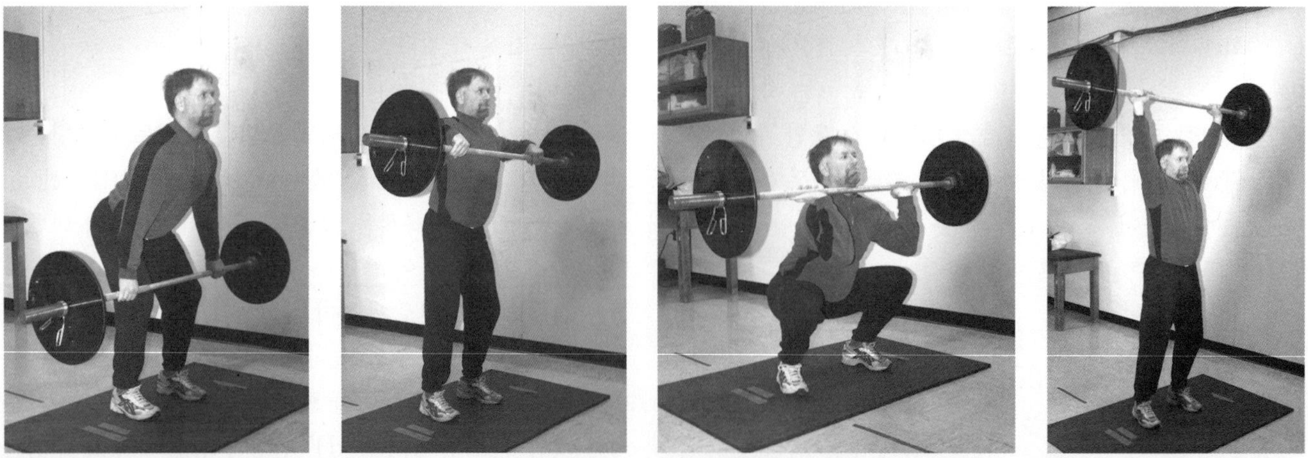

(a) (b) (c) (d)

그림 5.4 올림픽 스타일 웨이트 리프트: 용상. (a) 시작, (b) 당기기, (c) 바벨 수용하기, (d) 마무리.

혹은 지구력 활동을 하는 동안 동일 근육의 훈련 강도를 증가시키기 위해 저항운동을 첨가하는 것). 교차 훈련의 중요한 측면은 아직 연구들에 의해 지지를 받고 있지 못하고, 호기심 어린 상태에 있지만, 과사용 손상(미세손상)을 예방할 수 있다. 교차 훈련은 한쪽 지절의 근력 증가 효과를 얻기 위해 다른쪽 지절을 훈련시켰을 때 나타나는 생리적 현상인 *교차 교육* 혹은 *교차* 효과와 혼동되어서 안된다. 여기에서, 교차 효과란 매우 높은 강도로 훈련을 할 때 반대측 지절의 동종 근육에서 훈련의 효과가 나타는 것이다. 넙다리네갈래근에 신경근 자극을 하고 원심성 수축을 유도한 연구나 시각 심상을 이용한 손의 새끼두덩근육(소지구 근육)의 상상근수축(imagined muscle contraction)을 연구한 논문도 반대측 지절에서 근력 증가가 나타났음을 보고했다. 이들 연구는, 손상, 외상 혹은 수술로 인해 고정되거나, 요양상태에 있을 때, 손상받지 않은 지절의 시각 심상 훈련과 저항훈련의 이용을 지지한다. 그리고 이들 연구에 따르면, 좋은 효과를 얻기 위해서는 현재 수행하는 것 보다 더욱 열심히 그리고 규칙적으로 훈련을 해야 한다는 것이다.

순환훈련(Circuit Training)

Morgan과 Adamson은 1950년대 영국의 University of Leeds의 공식 훈련방법으로 순환훈련을 최초로 보고했다. 몇가지 피트니스 요소(근력, 심혈관 지구력, 균형력)를 동시에 훈련할 목적으로 순환훈련이 고안되었다. 기본적으로 순환훈련은 주어진 시간 안에서 혹은 특정 반복 횟수 안에서 연속적으로 이루어지는 훈련이며, 근력, 지구력, 유연성, 균형력 그리고 심혈관지구력을 향상시키기 위해 고안된 훈련이다. 심박동수가 순환훈련을 하는 동안에 뚜렷하게 증가될 수 있지만, 심혈관 지구력 효과는 달리기, 수영, 노르딕 스키 혹은 사이클링과 같은 전반적인 유산소 활동(4장 참고)으로 구성된 훈련 프로그램 보다는 일반적으로 크지 않다.

순환훈련은 원심성 활동의 강조와 관계없이 특별한 스포츠활동으로도 설계될 수 있다. 이런 순환훈련은 치료적 운동 프로그램에 다양한 방법을 첨가하여, 지루함을 방지하고 훈련으로 인한 과사용 손상의 가능성을 최소화할 수 있는 매우 훌륭한 방법이다. 그리고 아이디어만 잘 이용하면, 재활임상가는 순환훈련을 통해 특정 운동선수의 요구나 직업훈련의 요구를 충족시키는 그룹 운동 활동에 훌륭한 환경을 제공할 수도 있다. 순환훈련은 무산소 운동의 장점과 유산소 운동의 장점을 보다 얻을 수 있지만, 이것은 순환훈련의 설계에 좌우될 것이다(운동, 휴식－작업시간 간격, 운동 기간 등에 따라). 하지와 상지에 대한 순환훈련을 **표 5.1**과 **표 5.2**에 각각 제공하고 있다.

표 5.1 하지를 위한 치료적 순환 운동의 활동들

활동/운동 중제	코멘트
사이클링	워밍하는 방법으로 5－10분
한쪽 다리로만 서기	눈을 뜨고/감고, 다리를 교대로
생체역학적 발목 플랫폼 시스템이나 흔들판	레벨 1－5, 시계방향/반시계방향
까치발 서기(발꿈치 들어 올린 상태로 서기)	한발 혹은 양발
한발로 서서, 메디신 볼 던지기	파트너와 함께, 경사진 트램펄린
발꿈치나 발가락으로 일자 걷기(전방/후방)	부하를 주기 위해, 아령을 사용할 수 있다.
계단 오르내리기	다양한 높이, 전방, 후방, 측방
쪼그려 앉기	부분 쪼그려 앉기, 1/4 쪼그려 앉기, 절반 쪼그려 앉기
외측 미끄럼판	다양한 길이
carioca/grapevine/braiding	다양한 속도
런지(lunges)	전방, 측방, 후방 돌림
제자리 뛰기, quadrant drills	한발로, 두발로,
스포츠코드, 탄력밴드를 이용한 저항 걷기	전방, 후방, 측방

주의 해야할 상태나 진단에는 발목 염좌, 무릎관절경 수술 이후, 엉덩관절/허벅지 등의 근힘줄 연결부 병변 등이 포함될 수 있다. 그리고 운동회기 사이에 15－20초 동안 휴식을 취하고, 40－45초 동안 운동을 한다.

표 5.2 상지를 위한 치료적 순환 운동의 활동들

활동/운동 중제	코멘트
상지 에르고메터	워밍업 목적으로 중간 강도로 5−10분
앉은 자세에서 노젓기	기계, 탄력밴드
메디신 볼을 허리 주위로 돌리기	어깨의 안쪽돌림, 폄, 모음을 촉진한다.
Bodyblade 진동	다양한 운동 면을 이용함
벽 밀기/ 공 밀기	공동 수축을 촉진하기 위해 다양한 자세에서 수행
아령을 이용한 상지 복합운동	교대적인 펀치(몸통 돌림과 함께 내밈/뒤당김)
메디신 볼 던지기	파트너와 함께, 경사진 트램펄린
메디신 볼 대각선으로 던지기	파트너와 함께, 경사진 트램펄린
벽면에서 메디신 볼을 드리블하기	다양한 자세(머리 위의 자세, 눈높이에서)
바닥이나 벽에서 팔굽혀	펴기어깨뼈 내밈(전인)을 촉진한다.
당기기	기계, 탄력밴드

주의 해야할 상태나 진단에는 돌림소매 힘줄염, 무릎관절경 수술 이후, 가쪽위관절융기염 등이 포함될 수 있고, 운동회기 사이에 15−20초 동안 휴식을 취하고, 40−45초 동안 운동을 한다.

피라미드, 분할훈련, 슈퍼 세트, 컴파운드 세트 (PYRAMIDS, SPLIT ROUTINES, SUPER SETS, AND COMPOUND SETS)

*피라미드 시스템*은 가벼운 저항 운동에서 무거운 저항 운동으로 점차 진행하는 연속적인 운동으로 구성되어 있고, 운동 강도가 증가함에 따라 반복횟수가 줄어드는 운동으로 이루어진다. *분할훈련(split routine)*은 신체 부위에 따라 운동 회기를 나누는 방법이다. 전형적인 분할훈련 시스템은 상체와 하체의 주동근과 길항근을 각각 격일로 훈련하는 방법이다. 예를 들어, 월요일, 수요일, 금요일에는 가슴, 어깨, 등을 훈련하고, 화요일, 목요일 토요일에는 팔, 다리 및 복부를 훈련하는 것이다. *슈퍼 세트*는 앉은 자세에서 뒤넙다리근을 굽힌 후, 다시 빠르게 무릎을 펴는 동작과 같이 주동근과 길항근을 빠르게 움직여서 수행하는 훈련방법이다. *컴파운드 세트*는 동일 근육군을 대상으로 두개 이상의 저항 운동을 순차적으로 수행하는 방법이다. 다양한 중재 시스템, 방법 혹은 전략들은 체계적인 진행의 다양성과 방법을 통해 치료적 운동 프로그램을 향상시킬 수 있는 특징과 장점을 가지고 있다. 그러나 이들 훈련 방법에 대한 효율성이나 우위성에 대한 증거는 아직 부족한 편이다. 특히, 헬스장이나 저항훈련 피트니스 장소에서 더욱 그러하다.

> ***핵심(Key Point):***
>
> 오늘날 다양한 방법의 그룹 저항 훈련이 성행하고 있다. 재활임상가는 클라이언트의 치료적 운동 프로그램에 다양성을 부가시켜 이들 방법을 전략적으로 이용할 수 있어야 한다. 그러나 이들 훈련 방법에 대한 효율성이나 우위성에 대한 증거는 부족한 편이다.

운동, 치료적 운동 혹은 재활? (EXERCISE, THERAPEUTIC EXERCISE, OR REHABILITATION?)

앞 단락과 앞 장에서, 운동, 훈련 및 재활의 정의와 원리에 대해 자세히 다루었다. 이 교재의 독특한 특징은 치료적 운동 중재나 프로그램을 설계하는 모든 재활 임상가에게 요구되는 임상 문제해결과 주요 의사 결정에 대한 기본 정보를 제공하는 것이다. 재활 과학의 영역에서의 비공식적인 가정에 따르면, *치료적 운동*은 *정규적인 운동*과 다르다. 운동이 생리적인 그리고 심리적인 이점을 가지고 있다는 점에서 볼 때, 모든 운동이 치료적인 요소를 가지고 있다고 주장할 수 있다. 운동은 많은 방법으로 그리고 어디에서나 수행될 수 있고, 또 건강한 삶의 중요한 한 부분으로 간주되고 있다. 건강 촉진과 질병 예방에 대한 강조를 고취시킴으로써 *정규 운동*과 *치료적 운동* 사이의 몇 가지 차이점을 의도적으로 흐려 왔다. 예를 들어, 재활임상가들이 운동과 관련된 질환을 예방(일차 예방, 이차 예방, 삼차 예방)하는 건강관리전문가로서 점차 그 영역을 확대하고 있지만, 전통적으로 그들은 손상, 질병, 병리를 치료하는 전문가로 인식되어 왔다.

치료적 운동은 도구 사용과는 관계없이 체계적으로 설계되었다는 점에서 운동과는 다르고, 질병이나 손상된 조직의 정상 기능 회복을 위해 사용되는 근위축을 예방하고, 관절/근육의 기능을 회복하고, 근력을 증가시키고, 또 심혈관 및 폐의 효율성을 향상시킨다. 정규 운동과 치료적 운동의 차이점이 클라이언트 사이에서만－예를 들어, 운동이나 가동성과 관련된 기능장애를 가진 사람과 정상인 사이에서 － 존재하지만, 필수 원리와 지침은 동일하다. 건강한 사람을 대상으로 운동을 가르쳐 주는 전문가들 처럼, 클라이언트에게 치료적 운동 중재를 제공하고 설계하는 재활임상가는 운동 종류, 운동 유형, 운동빈도, 운동기간, 반복횟수, 그리고 운동강도를 고려해야 한다. 그리고 재활임상가는 생물학적 치유 제한과, 결합조직, 심폐계, 심혈관계의 제한에 관련된 병리 과정, 그리고 신경계 손상을 조절하는 저항 훈련의 응용 원칙을 가지고 있어야 한다. 근골격계의 기능 해부학과 응용 운동학에 대한 지식이 무시되어서는 안되고, 치료적 운동과 저항 훈련에 대한 이들 지식은 다음과 같은 Fernel의 진술을 통해 강조되고 있다: "지리학이 역사에 비교되듯이, 해부학은 생리학에 비교된다." Lieber에 따르면, 재활임상가는 근육 구조와 기능, 그리고 훈련에 대한 적응능력(근력, 파워, 지구력, 근비대)을 알고 있어야 한다는 것이고, 이것은 치료적 운동 프로그램 설계와 중재에 관련된 중요한 사항이 될 것이다. 기능해부학과 응용운동학에 대한 지식은 특정 운동 중재의 선택과 관련된 임상의사결정의 과정을 원활하게 해 주는 것이고, 일시적으로나 유행에 따라 변하는 것은 아니다.

본 장의 나머지 부분은 치료적 운동 프로그램 설계를 다루고 있고, 적절한 기능적 치료적 운동 환경을 만드는 원칙, 다면(multi－planar) 저항훈련 시의 고려사항, 열린 운동사슬운동과 닫힌 운동사슬 운동, 상지와 하지의 재활에 관련된 체간이나 중심 안정화에 대한 기본 원칙, 그리고 이들 개념들이 적용될 수 있는 선택 유형 등을 기술하고 있다.

> **핵심(Key Point):**
>
> 운동과 치료적 운동 사이의 차이점은 서비스받는 클라이언트에 따라 좌우된다. 필수 저항훈련 원치과 지침은 동일하다.

치료적 운동 중재의 일반적인 원리 (GENERAL PRINCIPLES OF THERAPEUTIC EXERCISE INTERVENTION)

기능적인 치료적 운동 환경 만들기 (Creating a Functional Therapeutic Exercise Environment)

여기에서 "기능적인"란 의미는 클라이언트가 ADLs이나 IADLs에 요구되는 과제나 역할을 수행하는데 필요한 의미있는 방법이다. 클라이언트가 사회에서 자신의 선택된 역할을 적절하게 할 수 있는 능력이 치료적 운동 프로그램 설계의 중심이 되어야 한다. 이런 계획에서 차지하는 큰 부분은 운동이 클라이언트들이 소중히 여기는 기능적 과제들을 되풀이하는 운동을 선택하는 것이다(예, 1장의 Virgil은 소를 관리할 수 있길 바란다. 그러므로, 그는 꼴망태를 들어올리고, 외양간을 치우고, 또 울타리를 올라갈 수 있어야 한다).

다면분석 평가, 분절 사슬의 통합, 그리고 협력근 작용 등의 기능적 측면을 고려해 치료적 운동 프로그램을 설계하고자 할 때, 생체역학적 전략의 지식에 대해 Gray 보다 더 큰 영향을 준 재활 임상가는 없을 것이다. 단순하지만 통찰력있는 많은 Gray의 가르침은 "*재활의 규칙*(**표 5.3**)"으로 간주되는 특별한 지침으로부터 시작한다. Gray의 재활 규

표 5.3 Gray가 제시한 재활의 규칙

1. 최상의 치유를 돕는 환경 만들기
2. 무엇보다 유해를 주지 말라.
3. 2번의 규칙을 깨뜨리지 않는 범위 내에서 여러분이 할 수 있는 것을 과감하게 실행하라.

(출처: Chain Reaction Seminars. Adrian, MI:Wynn Marketing, 1989.)

표 5.4 근골격계 치료의 일반적인 원칙

1. 첫 번째, 유해를 주지 않아야 한다.
2. 적절한 진단과 예후를 바탕으로 치료에 임해야 한다.
3. 특정 목표에 맞는 치료를 선택해야 한다.
4. 자연의 법칙과 협력해야 한다.
5. 치료가 현실성 있고 실제적인 것이어야 한다.
6. 개별 클라이언트에 맞는 치료를 선택해야 한다.

(출처: RB Salter, General principles and specific methods of musculoskeletal treatment, pp 91–93. In *Textbook of Disorders and Injuries of the Musculoskeletal System,* 3rd ed. Baltimore:Williams & Wilkins, 1999.)

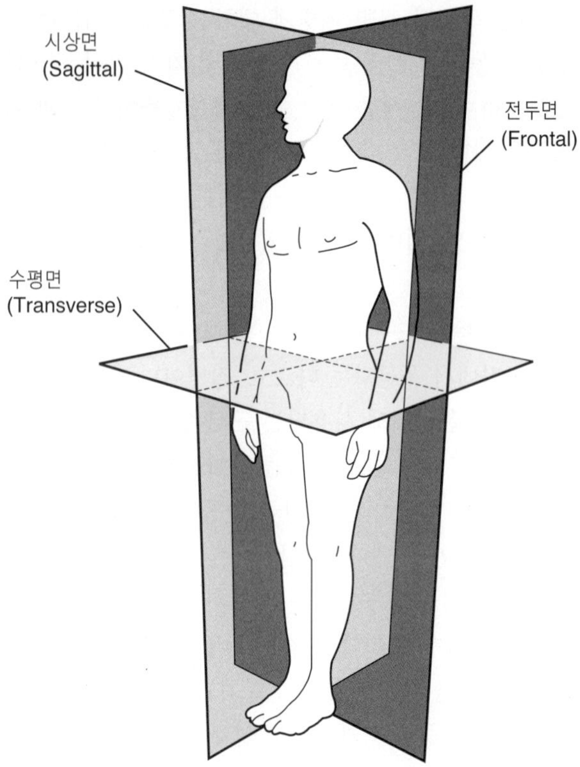

그림 5.5 기본 운동면.

칙 혹은 원칙은 Salter가 그의 책인 "*Textbook of Disorders and Injuries of the Musculoskeletal System*(**표 5.4**)"에서 제시한 일반적인 원칙과 비슷하다. 위의 두가지 원칙들은 클라이언트 관리전략, 시간표, 치료적 운동 중재 프로그램을 운영함에 있어 초보 재활임상가나 숙련된 재활임상가 모두에게 많은 도움을 줄 것이다.

재활임상가들이 최적의 치유를 이끌어낼 수 있는 치료적 운동 환경이나 시설을 만들어 내기 위해서는, 클라이언트 병력에 대한 철저한 지식과, 기능해부학이나 응용운동학에 대한 학문적 지식을 가지고 있어야 한다. 정상 혹은 손상되지 않은 것으로 고려될 수 있는 폭넓은 다양성에 대한 이해는 치료적 운동의 가능성을 폭넓게 만들어 준다. 재활임상가들이 항상 고려해야 하는 두 종류의 힘은 체중과 중력이며, 이 힘들은 언제 어디서나 존재하지만 쉽게 변화될 수 있다. 즉, 기발한 자세 변화와 간단한 기본 도구를 사용하여 이들 힘을 변화시키는 방법은 무수히 많다. *기본 운동면*(시상면, 전두면, 수평면)(**그림 5.5**)과 특별 과제, 활동 혹은 스포츠 활동을 할 때 일어나는 운동면을 이해하면, 적절한 치료적 운동을 선택하거나 만들어낼 때 많은 도움을 받을 수 있다.

이웃한 신체분절이 손상된 신체 영역의 가동성 제한이나 약증을 어떻게 보상해 주는지를 이해함으로써, 재활임상가는 손상된 신체 영역의 바람직한 관절운동을 보다 효율적으로 촉진시킬 수 있는 치료적 운동을 선택하거나 만들어낼 수 있다.

상지에 대한 이런 적용의 예는 관절오목위팔관절(관절와상완관절)의 가쪽돌림을 통해 상지의 관절가동범위, 근력과 기능적 사용을 향상시키기 위해 고안된 선택적 중재들에서 설명될 수 있다. 던지기, 리칭(reaching)과 같은 과제를 통한 동작을 전체적으로 분석하고, 또 몸통의 작용을 고려할 때, 관절오목위팔관절의 가쪽 돌림이 자주 동반되는 것을 관찰할 수 있다. 이렇게 횡단면에서 일어나는 가쪽돌림은 동측 어깨뼈의 뒤당김(후인)과 내림(하강), 척추의 동측 돌림, 엉덩관절의 반대측 가쪽돌림이 일어날 때 우세하게 나타난다.

클라이언트가 초기에 약증이나 관절오목위팔관절의 통증을 보이면, 바람직한 관절오목위팔관절의 운동 패턴을 촉진하기 위해 이들 협력 작용이 과도해질 수 있다. 이런 집단 운동패턴은 PNF(6장)의 효율성에 대한 기본 이론을 반영하고, 이것은 뇌가 개별 근육의 작용을 아는 것이 아니라 일어나는 운동만을 안다는 Beevor 이론과 일치한다. 재활 임상가들이 프로그램 계획시 분리된 치료적 운동과 통합된 치료적 운동을 조화롭게 결합할 때, Beevor의 이론이 재활임상가들에게 몇가지 지침을 제공한다.

하지의 예는 다음과 같다: 쪼그려 앉기 활동은 전두면상에서 일어나는 무릎관절의 생리적 가쪽번짐(외반)과 거골

하관절의 엎침(회내)에 의해 동반되며, 무릎관절과 발목관절의 안쪽 안정화 구조물의 손상을 초래할 수 있다. 무릎의 안쪽 곁인대와 발목관절의 세모인대 복합체가 그들의 가쪽 인대들에 비해 더 넓고, 강하고 튼튼한 것이 우연한 것이 아니다. 이것은 구조물과 기능의 관계가 어떠한지를 잘 보여주는 훌륭한 예이다. 안쪽 구조물이 손상으로 인해 위험에 처하게 되면, 재활임상가들은 구조물을 보호하는 방법과 치료적 운동 수행의 초기 단계에서 발생하는 스트레스를 최소화하는 방법을 찾아야 하는데, 그 방법이 전두면 활동을 제한하는 방법일 수 있다. 그러나, 교원성 구조물이 잘 조직화되고 기능적으로 적당한 구조물이라면, 좋은 치유 반응을 얻기 위해 이들 구조물에 전두면 스트레스를 점차적으로 적용하는 것이 필요할 것이다. 언제, 그리고 얼마나 많은 스트레스가 필요하는지를 정확하게 판단하는 것은 어려운 일이다. 불행하게도 개별 클라이언트와 질병에 대한 정확한 시간 검사 프로토콜은 존재하지 않는다. 저항훈련 부하와 운동량에 대한 결정은 생체조직 치유를 제한하는 구속요소와 침범된 조직에 나타나는 통증/ 염증의 징후에 대한 임상적 증거에 크게 좌우된다. 기능적으로 타당한 치료적 운동을 할 때 근육, 힘줄, 뼈 등의 모든 근골격계 구조에 대한 좋은 결과를 얻기 위해서는 특정 부하가 필요하다. 그러나, 단독 부하(많은 종류의 등장성 장비와 등속성 장비에 있어 이용되는)는 반드시 필요하지 않는다.

> **핵심(Key Point):**
>
> 기본 운동면(시상면, 전두면, 수평면)과 특별 과제, 활동 혹은 스포츠 활동을 할 때 일어나는 운동면을 이해하면, 적절한 치료적 운동을 선택하거나 만들어낼 때 많은 도움을 받을 수 있다.

본 장의 앞부분에서 언급한 SAID 원리는 언제든지 적용될 수 있어야 한다. 클라이언트가 수행하게 될 기능을 고려한 치료적 운동 프로그램은 훈련을 보다 쉽게 달성하도록 만든다. 이 개념에 대한 확대 해석은 재활 임상가가 근육의 작용과 기능을 어떻게 보는지에 대해 어느 정도 패러다임의 이동을 필요로 한다. 여기에서 근육의 *작용*과 *기능*은 종종 다르게 해석된다. 예를 들어, 넙다리네갈래근은 대부분의 교재에서 무릎 폄근으로 분류되고 있다. 넙다리네갈래근이 무릎 펴는 동작을 제대로 수행할 수 있다면, 근육의 기능적인 측면이 강조되는 것이다. 보행주기와 근육 작용 패턴에 대한 지식은 재활 임상가들이 하지의 치료적 중재를 개발하는데 도움을 줄 것이다(9장 참고). 등속성 검사가 개별 근육이나 근육군의 토크 발생 능력에 대해 신뢰성 있고, 객관적인 측정값을 제공해 준다는 것이 증명되었다(등속성 검사 부분 참고). 토크, 시간에 대한 최대 토크, 총 일(total work), 토크/체중 비율, 주동근:길항근 비율 및 지구력과 같은 흥미로운 수행 변인은 등속성 검사를 통해 얻을 수 있다. 토크와 같은 평가 변수는 양측 사지를 비교하는데 유용하겠지만, 통합된 근육 수행에 대한 정보를 거의 제공하지 못한다.

원형 측정 격자를 이용하는 *Lower Extremity Functional Profile (LEFP)* (**그림 5.6**)은 3차원 복합 하지 기능을 양적으로(거리), 질적으로(기법의 관찰) 평가하는 흥미있는 방법이다. LEFP는 8개의 벡터로 구성된 검사 격자를 이용하는데, 이들 각 벡터들은 원의 중심에서 45°의 각도로 퍼져 있고, 3차원 운동 패턴을 2차원적으로 측정하는 것이다. 그리고 모든 하지관절 기능은 연속적인 구심성, 원심성, 등척성 근육작용 아래에서 3개의 운동면에서 일어난

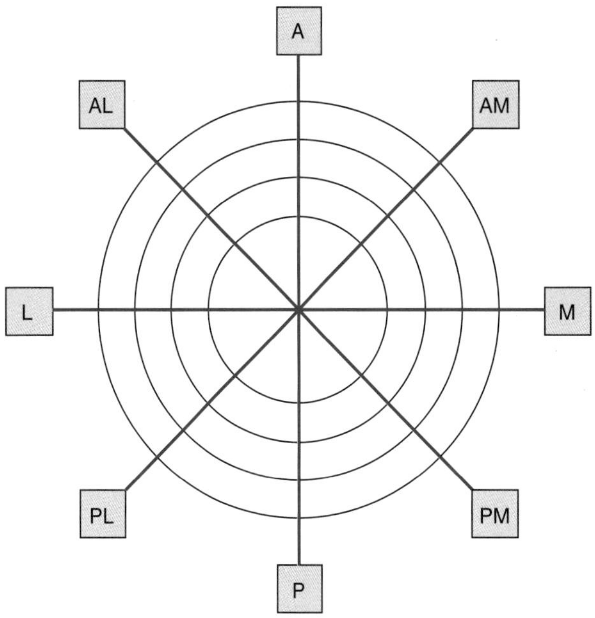

LEFP 검사 : 격자(좌측 기준)

그림 5.6 LEFP를 이용하는 왼발 격자 벡터의 시작 자세. A = 앞쪽, AM = 앞안쪽, M = 안쪽, PM = 뒤안쪽, P = 뒤쪽, PL = 뒤가쪽, L = 가쪽, AL = 앞가쪽. (출처: Wynn Marketing, Adrain, MI, 1995)

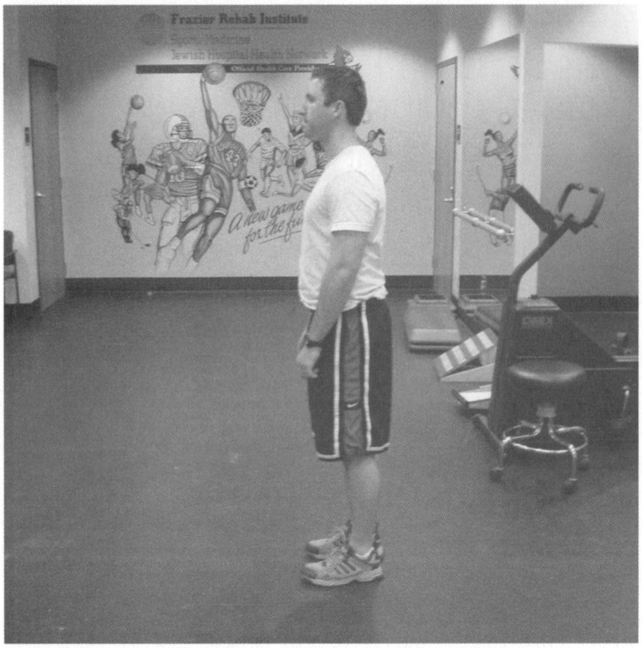
(a)

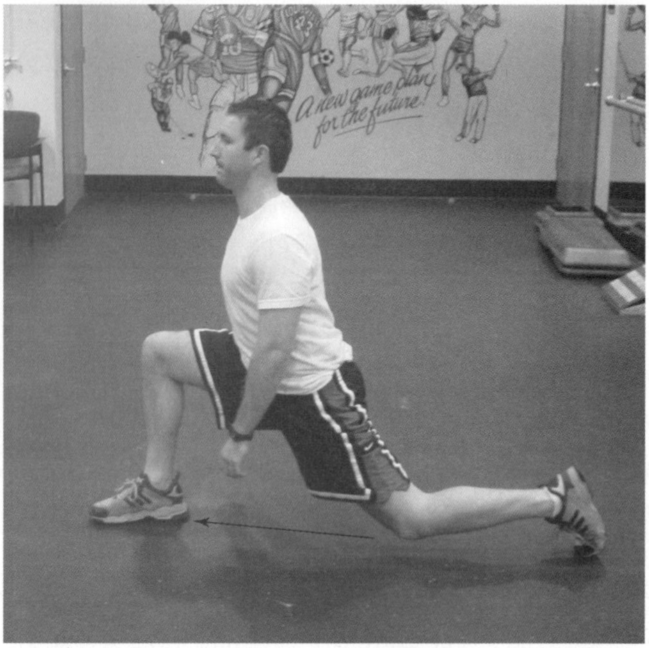
(b)

그림 5.7 우측 하지를 이용한 전방 런지 운동폭 검사: (a) 시작 자세, (b) 완성 자세.

다. 전방 런지(**그림 5.7a-b**), 대각선 런지(**그림 5.8a-b**), 측방 런지(**그림 5.9a-b**)와 같은 다관절 운동의 측정은 단관절 평가 방법(도수근력검사나 표준 등속성 검사와 같은)의 부족한 점을 보완해 주는 방법으로 작용할 것이고, 보다 기능적 중요성을 가지게 될 것이다. 직업활동이나 스포츠활동이 포함되는 ADLs과 IADLs와 같은 복잡한 활동 사이의 연합을 결정하는 연구들이 더욱 필요할 것이다.

운동면(Planes of Motion)

*운동면*과 *자유도*(특정 관절에서 일어날 수 있는 운동의 수, 3, 6, 8장 참고)는 분절의 운동 및 기능뿐만 아니라, 전체 운동 및 기능을 기술하는데 이용되는 중요한 생체역학적 개념이다. 이런 변수들은 *골운동학*(뼈지렛대의 운동)과 *관절운동학*(관절면 운동)을 이해하는데 도움을 준다. 만약 이런 원리를 제대로 알지 못하면, 관절가동범위와 가동성을 제대로 측정할 수 없게 될 것이고, 또 이들 측정으로 인한 치료적 운동 프로그램 중재의 효과를 이해할 수 없게 될 것이다.

3가지의 기본 운동면(시상면, 전두면, 횡단면)은 신체 자세와 운동의 기준으로 자주 이용된다. 그러나 이런 기본 운동면과 운동의 축은 대부분의 운동선수 활동과 많은 ADLs과 IADLs를 정확하게 묘사하는데 부적절할 수 있다. 던지기, 때리기 및 차기 등과 같은 스포츠 활동들은 기본 운동면에서 벗어난 대각선 패턴으로 이루어지고, 인체 종축(척주)과 대각선으로 이루어진다. 엉덩관절과 어깨관절의 관절가동범위는 대각선 운동면을 고려해야 한다. Logan과 McKinney는 3가지 대각선 운동면을 제시했는데, 이것은 *Logan－McKinney 대각선 운동면*으로 불리어졌다: 1) 상지의 높은 대각선 운동면(**그림 5.10**), 상지의 낮은 대각선 운동면(**그림 5.11**), 그리고 하지의 낮은 대각선 운동면(**그림 5.12**). 척주와 사지의 운동들과 목적있는 운동패턴에 관련된 협력근 활동의 관계를 이해한 후, 치료적 운동 중재 전략을 설정한다. 이것의 중요성은 나중에 ***척추***와 ***사지***(axio－appendicular)에 대한 단락에서 다루어질 것이다.

> **핵심(Key Point):**
> 3가지의 기본 운동면(시상면, 전두면, 횡단면)이 신체 자세와 운동의 기준으로 자주 이용된다. 3가지 대각선 운동면(상지의 높은 대각선 운동면, 하지의 낮은 대각선 운동면, 상지의 낮은 대각선 운동면)은 인체 종축(척주)과 대각선을 이루는 운동면에서 일어나는 활동에 이용된다.

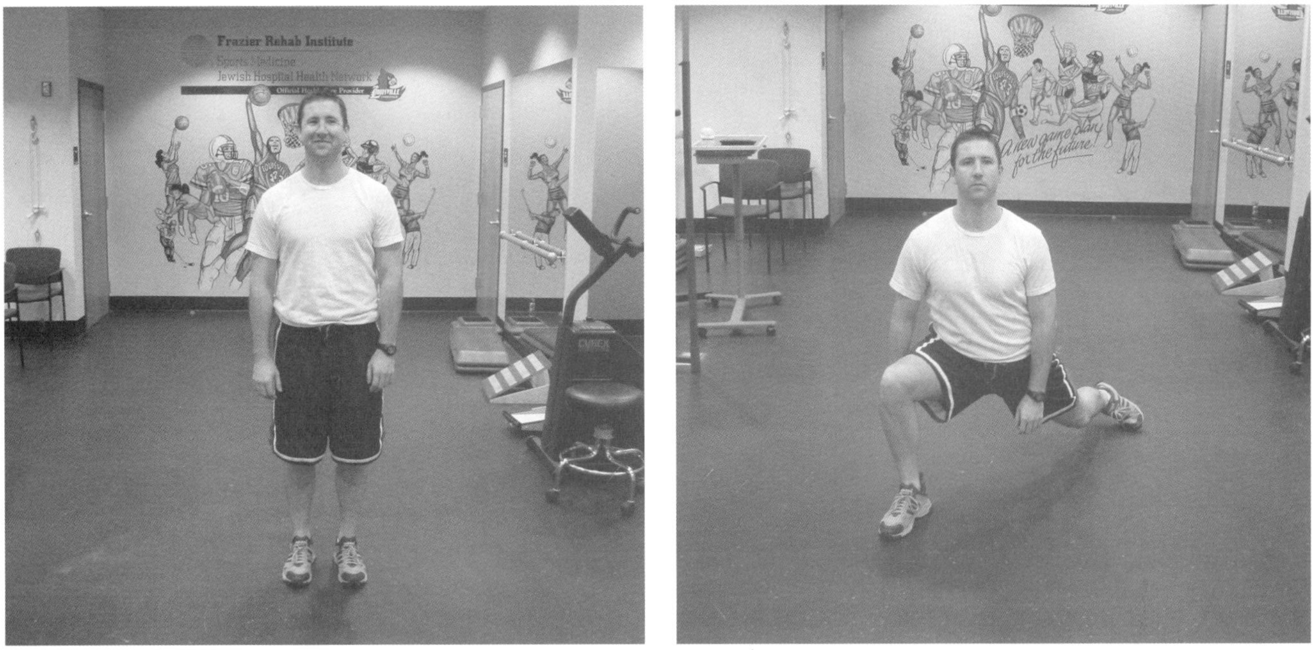

(a) (b)

그림 5.8 우측 하지를 이용한 대각선 런지 운동폭 검사: (a) 시작 자세, (b) 완성 자세.

자세와 준비자세 (Posture and the "Ready Position")

클라이언트의 자세는 적절한 치료적 운동 환경을 설계하는데 있어, 가장 중요한 요소이다. 자세 정렬과 길항근-주동근의 근력과 길이의 균형은 모든 치료적 운동 프로그램의 기본 요소이다. Sahrmann과 Kendall 등은 자세, 근균형 및 이상적인 정렬에 대해 광범위하게 기술해 왔다. 이상적

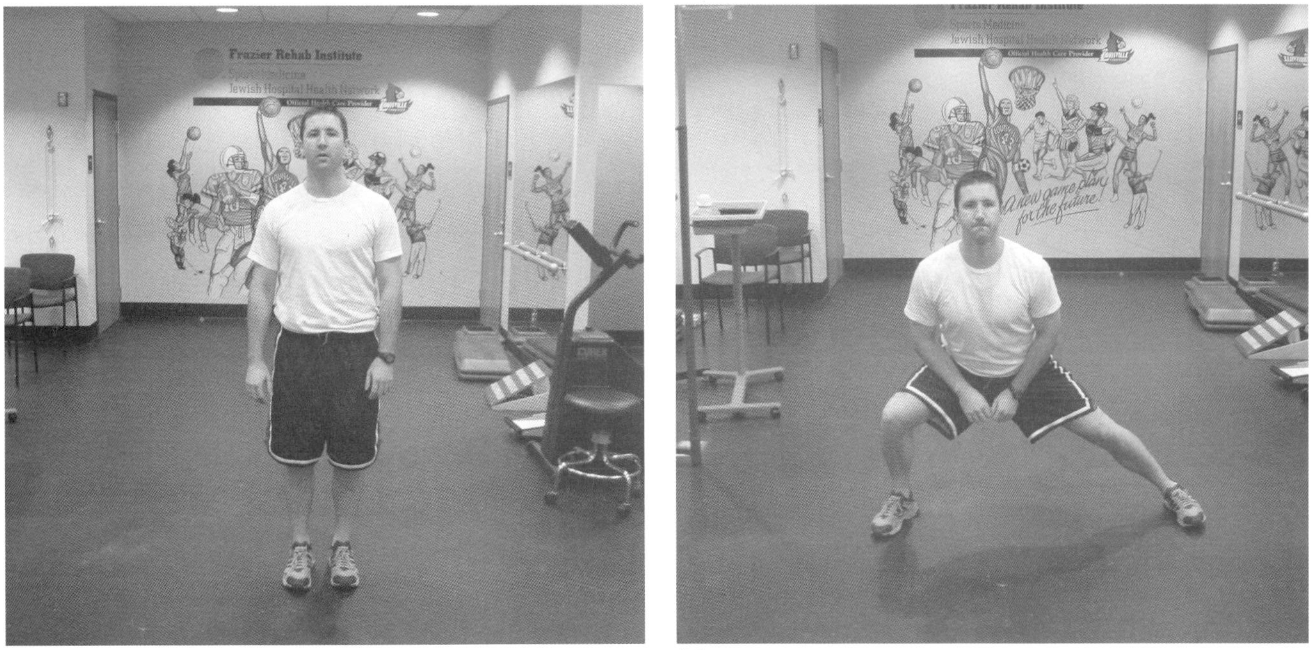

(a) (b)

그림 5.9 우측 하지를 이용한 측방 런지 운동폭 검사: (a) 시작 자세, (b) 완성 자세.

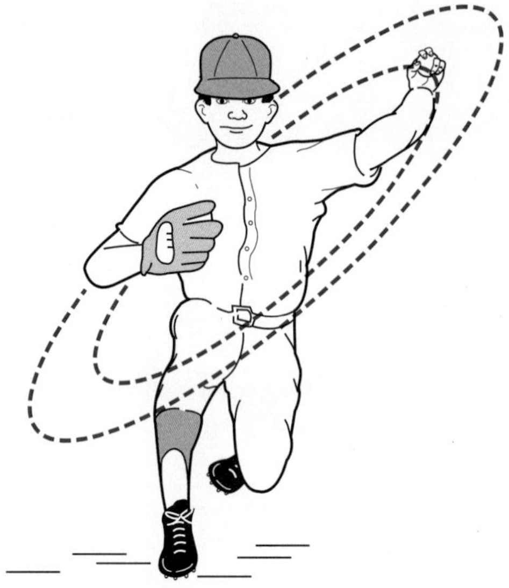

그림 5.10 좌완투수에 의해 사용된 높은 대각선 운동면.

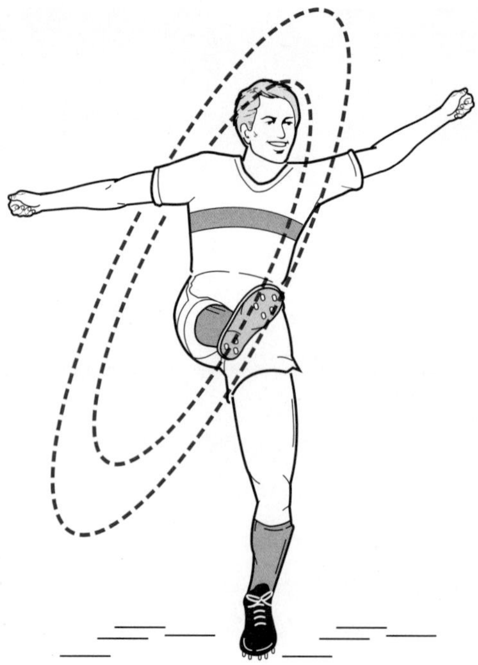

그림 5.12 축구선수에 의해 사용된 낮은 대각선 운동면.

인 자세는 현실적으로 달성될 수 없기 때문에, 재활 임상가들은 클라이언트의 휴식 자세와 기본 자세를 이해함으로써, 활동하는 동안 클라이언트가 취하는 운동 패턴을 보다 적절하게 만들 수 있다.

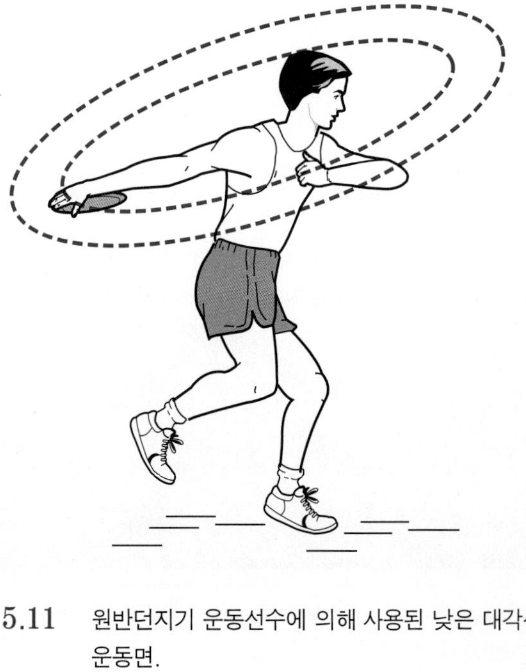

그림 5.11 원반던지기 운동선수에 의해 사용된 낮은 대각선 운동면.

치료적 운동 프로그램이 성공적으로 이루어지기 위해서는, 운동을 하는 동안 나쁜 자세와 편위를 기술해야 하고, 모니터해야 한다. *수직압박검사*(VCT)는 연추선(plumb line), 거울, 자세 격자를 이용하여, 나쁜 자세와 자세 결점을 빠르고 쉽게 선별검사하는 기법이다. VCT를 수행하기 위해, 재활임상가는 편안하게 선 자세를 취하고 있는 클라이언트의 뒤쪽이나, 의자나 벤치를 이용해 위쪽에 선 후에, 클라이언트의 양쪽 어깨 위에 통제되고 점진적인 수직 부하를 제공한다. 이런 부가적인 힘은 비정상적인 스트레스 지점을 알려 주는데, 이것은 클라이언트에 의해 보고되거나, 재활임상가에 의해 관찰될 수 있다. 클라이언트와 재활임상가는 자세 변화를 관찰함으로써, 자세 변화를 쉽게 하고, 또 VCT의 재적용을 쉽게 할 수 있다. 자세 생체역학을 클라이언트에게 교육시키고, 또 자세 향상이 안정성과 모습에 어떻게 긍정적인 영향을 주는지를 교육함으로써, 클라이언트에게 자세 조절 능력을 부여하고 동기화를 유도한다.

*준비자세*는 많은 신체 노동과 모든 스포츠활동에 있어 가장 보편적이고 중요한 자세이다(**그림 5.13**). 준비자세가 성공적이고 빠른 수직 및 측방 변화에 요구되는 균형과 안정성의 핵심이기 때문에, 선 자세에서 수행되는 치료적

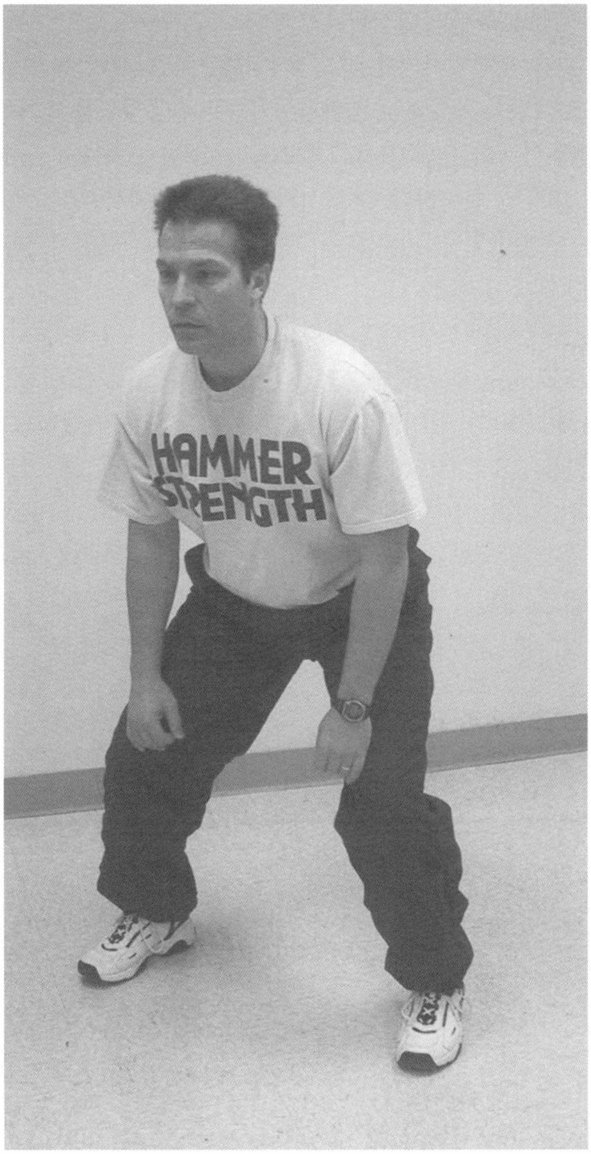

그림 5.13 준비자세.

운동의 시작 지점으로 자주 이용된다. 몸통을 전방으로 숙이고, 발목과 무릎 그리고 엉덩관절을 약간 굽히면, 부분 쪼그려 서기가 될 수 있다. 이런 중요한 자세의 조절과 관리에 참여하는 주된 근육들은 다음과 같은 큰 폄근이나, 항중력근들이다: 척주세움근, 넙다리네갈래근, 큰볼기근, 종아리세갈래근(하퇴삼두근) 등이다. 이들 근육은 집단적으로 작용하여, 대부분의 섬세한 하지 운동의 토대를 이룬다.

근육이 약간 신장되고 관절이 중간 범위에 있을 때, 근육들이 가장 큰 장력을 발생하기 때문에, 기본적인 근힘줄 생체역학과 길이-장력 관계를 다시 공부해 봄으로써, 이 자세의 중요성을 재확인해 본다. 준비자세는 치료적 운동의 주요 핵심으로써, 많은 종류의 쪼그리기 활동의 대중성과 중요성을 지지한다(쭈그리기 활동의 고려상황 참고).

> **핵심(Key Point):**
> 클라이언트의 자세는 적절한 치료적 운동 환경을 설계하는데 있어, 가장 중요한 요소이다. 안정성과 균형성을 가진 준비자세는 수직과 측방으로의 빠른 변화를 위한 시작 지점으로서 작용할 뿐만 아니라, 치료적 운동의 공통 시작 지점으로도 작용한다.

운동 용량의 딜레마: 어느 정도가 되어야 충분한가, 너무 많은가, 혹은 충분하지 않는가? (The Dosage Dilemma: How Much Is Enough, Too Much, or Not Enough?)

신체 스트레스 이론, 과부하 및 중립적 적응 (Physical Stress Theory, Overload, and Neural Adaptation)

재활 임상가에게 있어 가장 어려운 도전 중의 하나는 좋은 치료적 운동 반응을 얻고 좋은 클라이언트의 장기 결과를 얻을 수 있는 정확한 부하와 강도를 결정하는 것이다. 운동용량 지침에는 운동 빈도, 강도, 및 기간이 포함되는데, 이것들에 대해서는 본장의 앞부분에서 이미 설명되었다. 이런 운동 용량은 치료적 운동 프로그램을 계획하는데 도움을 준다.

엘리트 훈련을 받고 있는 클라이언트(올림픽 선수, 프로선수, 대학운동선수)들은 최상의 결과를 얻기 위해서, 종종 가능한 최고 훈련 수준과 과부하(나중에 설명할 것임) 사이의 훈련 레벨을 받는다. Wolf 법칙은 뼈에 가해진 스트레스에 따라 뼈조직이 반응할 것이라는 생각을 조장한다. 위와 똑같은 개념이나 이론은 인대, 힘줄 및 근육과 같은 다른 교원성 결합조직에도 쉽게 적용된다. 비특이하고, 비기능적인 운동패턴으로 표적 조직에 단독 스트레스를 적용할 때 이점들이 있는가? Muller와 Maluf는 신체 스트레스 레벨의 변화가 모든 생체조직에 예상가능한 5개 적응성 반응중의 하나를 일으킨다는 *신체 스트레스 이론*(PST)를 제안해 왔다.

신체 스트레스에 대한 이들 5개 조직 반응은 다음과 같다: 1) *스트레스 내성 감소, 위축*에서 알 수 있음; 2) *유지;* 3) *스트레스 내성 증가, 근비대*에서 볼 수 있음; 4) *손상* 및 5) *죽음*. Dye는 생리적 부하를 초과하는 과부하나 구조물 파손을 일으키지 않는 관절 부하의 범위를 의미하는 무릎관절 기능의 안전 한계를 제시했다(**그림 5.14a–b**).

> **핵심(Key Point):**
>
> 신체 스트레스 이론은 스트레스에 대한 생체조직 반응이며, 다음과 같은 5개의 반응이 스트레스 내성 감소, 유지, 스트레스 내성 증가, 손상 및 죽음 등의 반응을 나타낸다.

PST에 대한 12가지 기본 원리는 운동과 정렬의 요소, 외부 요소 및 심리사회적 생리적 요소와 같은 신체스트레스에 영향을 주는 요소와 함께 거론되고 제시된다. 현재 이 분야는 한참 연구중에 있다. 치료적 운동 프로그램 계획에 대한 과학과 재활임상가의 임상의사결정 기술은 교육, 연구 및 실험을 통해서만 향상된다.

많은 재활임상가들은, 특히 심혈관과 심폐 치료적 운동 프로그램을 개발하는 재활임상가들은 운동강도를 평가하기 위해 사용되는 인지노력 척도(perceived exertion scales)의 비율과 친숙하다. 휴식시의 60박동/분에서 최대 220박동/분까지 일어나는 성인의 평균심박동수과 관련시키기 위해, 원래 6–22 척도가 Borg에 의해 개발되었다. 이 척도는 3–5의 척도를 가진 심혈관 컨디셔닝이 포함된 0–10의 척도로 수정되고 단순화되었다. Siff는 치료적 운동 활동을 위해 근력과 근지구력에 관련된 척도를 제안했다(**그림 5.15**). Siff 척도에 있어, 최대 노력은 10점이고, 노력이 없는 경우는 0점이다. 근지구력은 1 RM의 40–60%되는 부하로 발달되고, 근력과 파워는 1 RM의 70–100%의 부하로 발달된다. 다양한 클라이언트를 대상으로한 이들 부하의 효과가 연구될 필요가 있다. 인지 노력 척도의 이용은 치료적 운동 동안에 특정 부하가 어떻게 다르게 느껴질 수 있는지를 모니터하는데 도움을 줄 수 있다.

앞에서 언급했듯이, 근력과 파워의 훈련은 근육 자체에 실제적인 구조적 적응이 부재한 경우에 있어, 좋은 근육 활

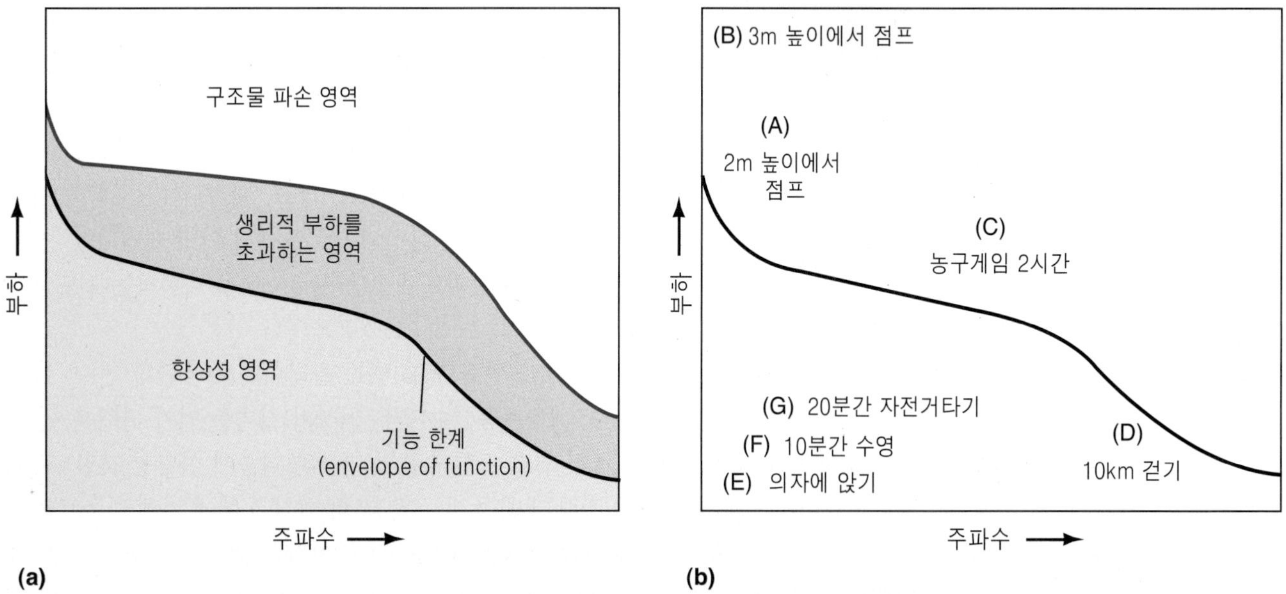

그림 5.14 기능 한계(envelope of function): 안전한 훈련 부하. (a) 특정 관절을 지나가는 부하의 3대 영역. 기능 한계(envelope of function) 이내의 영역은 항상성 영역이다. 기능 한계(envelope of function) 보다 큰 부하 영역은 생리적 부하를 초과하는 영역이지만, 큰 손상을 일으킬 만큼 부하가 크지 않다. 큰 손상을 일으킬 만큼 큰 부하가 가해지는 영역은 구조물 파손 영역이다. (b) 활동적인 젊은 성인에 대한 기능 한계. (B)을 제외한, 모든 부하는 무릎의 기능 한계 내에 있다.
(출처: SF Dye. The knee as a biologic transmission with an envelope of function:A theory. *Clin Orthop.* 1996;325(1):10–18).

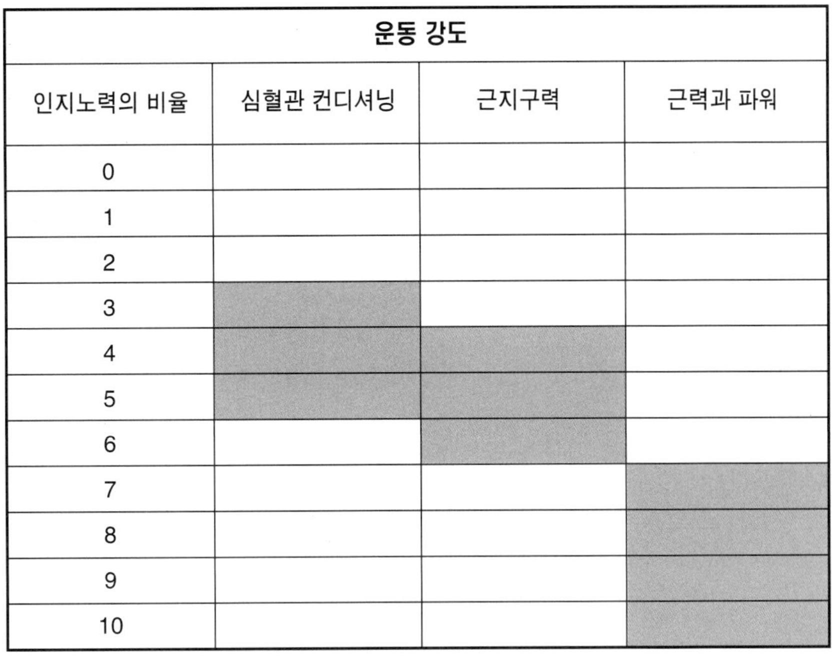

그림 5.15 인지노력(rating of perceived effort). 음영 부위는 좋은 컨디셔닝의 유형을 얻을 수 있는 권장 영역을 의미한다. (출처: MC Siff. *Supertraining,* 5th ed. Denver, CO:Supertraining Institute, 2000).

동 협응을 생산하는 신경계의 초기 변화를 일으킬 수 있다. 치료적 운동 프로그램의 수행으로부터 나타나는 중립 적응은 근력과 파워에 있어 긍정적인 단기 및 장기 변화를 조장한다. 치료적 운동 프로그램이 운동량과 진전의 설정은 프로그램 목표에 따라 크게 좌우된다. 반복 진전에 대한 일반 지침은 **표 5.5**에 제시되어 있다. 치료적 운동 프로그램 계획에 자주 기술되지 않는 다른 변인은 *운동 리듬* 혹은 *운동 박자(cadence)*이다. 운동 박자 변이성에 대한 필요성은 많은 ADLs과 IADLs, 그리고 스포츠활동에서 뚜렷해진다. 운동 박자 변화를 위한 운동으로는, 멈추기, 시작하기, 갑작스런 비계획적인 운동들이 포함된다. 이런 운동박자(리듬)의 변화는 부엌을 뛰어다니는 개구쟁이나 애완동물과 부딪히는 것을 피할 수 있게 만들어 주고, 또 스포츠 활동을 할 때, 수비자를 피할 수 있도록 만들어 준다. 운동의 리듬 혹은 박자는 운동빈도, 운동강도, 운동기간 만큼 중요하고, 그 범위는 매우 느린 것에서부터 폭발적인 리듬까지 있다(**그림 5.16**).

중요한 것은 통제된 치료적 운동을 할 때 항상 안전성이 강조되어야 한다는 것이다. 구두명령과 피드백이 클라이언트의 운동을 조절할 수 있다면, 클라이언트가 할 수 있을 만큼 빠르게 움직일 수 있도록 구두명령과 피드백을 제공할 수 있다. 운동 속도는 근파워를 발달시키는데 있어 중요한 요소로 작용한다. 그리고 플라이오메트릭을 통한 근파워를 발달시키는 방법은 나중에 설명하겠다. 플라이오메트릭의 심화 훈련 방법을 통해 파워를 발달시키는 것에 대한 병력, 생리학 및 지침이 Chu에 의해 제공된다(플라이오메트릭 단락 참고).

표 5.5 운동세트/최대반복을 기준으로 한, 기능적 목표와 반복횟수에 대한 일반적인 권장 사항

기능/목표	반복횟수
절대 근력	1−6
근비대	6−12(느리게 수행)
폭발적 근력	6−12(빠르게 수행, 플라이오메트릭 운동)
지구력 강화 (재활목표를 위해 일반적으로 사용됨)	15−30

매우 느림 – 느림 – 중등도 – 빠름 – 다양함 – 폭발적임

그림 5.16 운동 수행의 다양한 속도와 리듬 진행(출처: V Gambetta. *Rehabilitation of the Complete Athlete*, Gambetta Sports Training Systems, 1992).

핵심(Key Point):

운동 리듬 혹은 운동 박자는 운동 빈도, 운동 강도 및 운동기간 만큼 바람직한 훈련 효과를 달성하는데 도움을 주는 중요한 요소이다.

과부하와 과훈련 (Overload vs. Overtraining)

치료적 운동 프로그램 중재의 긍정적 적응은 습관되어진 것 보다 신체가 더 큰 스트레스를 경험하지 않으면 일어나지 않는다. 적절한 과부하 자극은 훈련 적응을 최적화시키고, 반면 과도한 스트레스는 과훈련을 이끌어낸다. 과훈련은 운동빈도, 운동량, 운동강도가 너무 지나친 경우를 의미하며, 이것은 피로, 소진, 고통 및 손상을 일으킬 수 있다. 과훈련은 휴식이나 운동시 교감신경 활성의 증가와 관련된다. 단기간(급성)에 일어나는 과훈련을 오버리칭(overreaching)이라 한다. 오버리칭은 긍정적인 훈련 효과를 촉진시키기 위해 종종 훈련 프로그램 안에 편성되기도 한다. 오버리칭으로부터의 회복은 며칠 이내에 일어난다. 그러나 적절한 휴식과 회복시간이 주어지기 않을 때는, 오버리칭이 만성 혹은 장기간 과훈련 증후군을 초래할 수 있다. 너무의 규칙(rules of too)은 염증/통증, 관절가동범위 소실, 손상, 혹은 침범된 부위나 인접한 신체 부위의 재손상과 같은 역효과를 방해하는 치료적 운동 프로그램(하지말것(don't do), 너무 심하게(too much), 너무 급하게(too soon), 너무 빠르게(too fast))에 적합하고, 또는 기능적 독립성의 회복을 중단하거나 지연시키는 부적응 운동 패턴에 적합하다. 앞에서 언급했듯이, 과부하 자극의 특성은 변화되고 수정될 수 있는 여러 요소에 의해 좌우되는데, 이들 요소에는 다음과 같은 것이 포함된다: 치료적 운동 강도(VO_{2max}, 최대 심박동수, 혹은 최대 폐활량, 반복, 저항, 운동리듬, 회복기간), 치료적 운동기간(훈련 길이, 운동 회기의 빈도와 회복 기간, 주당 날짜수, 능동적 혹은 수동적 회복), 선택된 치료적 운동의 종류, 그리고 피트니스의 초기 레벨(기준 레벨). 훈련의 큰 향상은 낮은 레벨의 피트니스로 훈련을 시작한 클라이언트에게서 기대된다. 기억해야 할 것은, 치료적 운동이 적응할 수 있는 자극을 제공한다는 것과, 또 적절한 영양과 수분이 제공되면, 회복 기간 동안에 적응이 일어난다는 것이다. 과훈련과 과도하게 호전적인 치료적 운동 프로그램 중재의 징후와 증상에 대한 지침은 **표 5.6**에 기록되어 있다.

표 5.6 과훈련과 과도하게 호전적인 치료적 운동 프로그램의 징후와 증상

과훈련	과도하게 호전적인 프로그램
휴식기 심박동수 증가	새로운 시작, 혹은 영구적인 부종/삼출
체중 감소	나쁜 내성에서 활동전 수준까지
식욕 감소	관절가동범위, 근력, 지구력 등의 소실이나 방해
24시간 이상 지속되는 근육통과 관절통증	6–8시간 이상 지속되는 근육통과 관절통증
크레아틴키나제와 젖산 디하이드로제나제를 위한 증가된 혈장 효소 활동	
최대하 심박동수 증가	
감기, 독감, 감염 등의 발생빈도와 위험 증가	
불규칙한 변습관(bowel habits)	
수행과 협응의 감소	
훈련, 실습 혹은 경쟁에 대한 의욕 감소	
피로와 수면장애	

> **핵심(Key Point):**
> 치료적 운동 프로그램 중재의 긍정적 적응은 습관되어진 것 보다 신체가 더 큰 스트레스를 경험하지 않으면 일어나지 않는다. 그러나 너무 심하게, 너무 급하게, 혹은 너무 빠르게 행하는 것은 기능적 독립성의 회복을 중단하거나 지연시키는 역효과를 초래할 수 있다.

운동형상학적 사슬과 운동역학적 사슬(닫힌 사슬과 열린 사슬) (Closed and Open Kinematic or Kinetic Chains)

움직이는 동물은 지면에 압박을 가함으로써 자신의 위치를 변화시킨다. Aristotle의 말에 따르면, 운동과, 구조물, 환경은 불가분의 관계에 있다는 것이다. 이런 개념의 적용은 기능적으로 타당한 치료적 운동 프로그램을 적절하게 설계할 때 관찰될 수 있다. 치료적 운동 프로그램에 적용되는 닫힌 혹은 열린 *운동형상학적 사슬*(단지 운동)과 *운동학적 사슬*(운동과 힘)의 개념은 수 십년 동안 생체역학자, 수술의사, 재활임상가 및 연구자들에게 흥미로운 연구 주제였다. 이런 발전과 관심은 앞십자인대 재건술, 생체역학, 및 재활에 대한 이해의 증가와 함께 발전되어 왔다. Palmitier 등은 몇가지 중요한 운동학적 사슬 개념의 역사적 배경을 무릎 재활에 제공했다. Grood 등과 Henning 등의 연구는 체중부하 운동의 장점을 인식하는데 도움을 주었고, 또 정강뼈의 앞쪽 병진과 ACL 염좌를 감소시킬 수 있는 닫힌 운동사슬의 환경을 이용하는데 도움을 주었다. 이 분야의 또 다른 관련 지표가 Shelbourne과 Nitz에 의해 제시되었는데, 그들은 기능적 활동을 다시 시작한 클라이언트(부목의 제거, 초기 체중부하의 시작과 직업으로의 복구)가 제한된 수술후 프로토콜에 참여한 클라이언트 보다 나쁜 효과없이 좋은 결과를 더 빠르게 가지는 것을 깨달았다. 그리고 또 그들은 우리에게 기준(norm)으로 폭넓게 수용되어온 ACL 재활 프로토콜을 제시해 주었다.

인체 운동에 적용된 운동사슬이란 용어는 Steindler에 의해 처음 사용되었다. 그는 다양한 부하 조건에 따라 사지 사이의 근육 동원과 관절 운동 차이를 관찰했고, 그는 부하 조건을 두 가지로 분류하고, 이를 열린 운동 사슬과 닫힌 운동 사슬이라고 했다. *열린운동사슬*(OKC)은 먼쪽 분절(손이나 발)이 자유롭게 움직이는 상태이고, *닫힌 운동사슬*(CKC)는 먼쪽 분절이 저항과 만나는 상태이다. ADLs, IADLs, 그리고 다양한 스포츠운동의 크기와 복잡성을 고려해 볼 때, 인간의 움직임을 너무 지나치게 단순화하게 구분하거나 분류하고 있다. 그리고 이런 분류는 잘 이해되지 않고 또 동의하기도 어렵다. CKC 운동과 OKC 운동 사이의 비교와 차이점은 일반적으로 중력효과, 생체역학적으로 일정한 스트레스와 스트레인의 특성, 고유수용성 피드백, 속도와, 안정화에 관련된 특이성의 효과를 다룬다.

Snyder-Mackler는 넙다리네갈래근 기능에 대한 선택된 CKC 운동의 훈련 자극에 대한 적정성을 인용했고, 재활임상가들이 모든 CKC 활동을 기능으로 받아드리는 현실을 경고했다. 그리고 그들은 적절한 단일축 OKC 활동이 완벽하고 균형잡힌 치료적 운동 프로그램의 일부로 작용할 수 있다고 언급했다. 도수근력검사의 절차는 근힘줄 연결부의 지점, 근섬유의 방향, 함께 작용하는 근육군(협력근), 단독으로 작용하는 근육, 그리고 근육길이, 관절각도, 중력에 대한 위치 및 지레팔과 같은 다른 요소들의 중요한 상호작용의 이해를 토대로 하고 있다. 단독으로 수행할 수 없는 근육에게 대단위적이고 다분절 기능적인 요구가 주어져 그 근육이 제대로 자신의 기능을 수행하지 못할 때, 상대적으로 분리된 근육이나 근육군의 검사는 재활임상가에게 가장 약한 연결부위를 찾아내야 하는 중요한 책임을 전가시킨다.

> **핵심(Key Point):**
> 재활임상가가 분리된 도수근력검사를 통해 약한 연결부위를 확인하는 것은 그들로 하여금 기능적으로 적절한 치료적 운동을 선택하거나 설계할 수 있게 만들어 준다. 그리고 여기에서 적절한 치료적 운동이란? 운동이 성공적으로 이루어질 수 있도록 이 영역의 기여를 원하는 치료적 운동이다.

OKC 운동과 CKC 운동의 개념은 재활임상가가 대상운동패턴을 이해하고 보다 자연스런 기능을 회복하는 치료적 운동 중재를 선택하거나 설계하는데 있어 그들의 중요한 역할을 명확하게 보여준다. 지식이 향상하고 새로운 발견이 이루어질 때, 시간의 경과에 따라 의미와 정의가 변화한다. OKC와 CKC란 용어가 오늘날 치료적 운동 분야에서 많이 이용되고 있지만, 이들 용어에 대한 혼동과 모순이 존재한다. 이런 관점에서 볼 때, 독자들은 다음의 활동들을 OKC 환경에서 일어나는지 혹은, CKC 환경에서 일어나는지를 정확하게 알 수 없다: 렉 프레스(leg press), 사이클링, 노르딕 스키, 다운힐 스키, 수상스키, 아이스 스케이팅, 롤러스케이팅, 롤러블라딩, 서핑, 혹은 슬라이드보드 활동. 먼쪽 분절이 고정된 CKC 운동이나 큰 저항이 주어지는 활동을 앞에서 언급한 활동에 적용하는 것은 몇 가지 분류의 딜레마를 초래할 수 있다.

> **핵심(Key Point):**
>
> 열린사슬운동과 닫힌사슬운동의 전통적인 개념을 렉 프레스, 스키, 롤러스케이트, 슬라이드 보드 훈련과 같은 일반적인 운동이나, 스포츠, 여가활동에 적용하기는 어려운 일이다.

훈련 특이성 개념(concept of training specificity)에 관련된 CKC 치료적 운동의 중요한 특성은 Steindler가 언급한 *동시 이동(concurrent shift)*이다. 동시 이동은 2관절 근육의 작용으로 두 관절이 동시에 움직이는 것을 말한다. 예를 들어, 한 관절에서는 굽힘이 일어나고, 다른 관절에서는 폄 동작이 일어나, 상대적으로 근육의 길이를 일정하게 만드는데, 이것을 *위등척성* 작용(pseudoisometric action)이라고 불리었다. 바꾸어 말하면, 많은 2관절 근육들은 한 관절에서 구심성 수축을 하고, 이웃한 관절에서 원심성 수축을 하여, 한쪽 끝에서만 짧아지는 수축 보다 근육 작용 전반에 걸쳐 큰 수축력을 일으킬 수 있을 것이다. 장딴지근, 넙다리곧은근, 반막모양근, 반힘줄모양근, 넙다리빗근, 넙다리두갈래근 긴머리, 위팔두갈래근과 위팔세갈래근의 긴머리 등은 일정한 길이 변화와 조절을 통해 능동 불충분성(active insufficiency)을 유지하는 2관절 근육의 예이다. 예를 들어, 달리기와 점프를 할 때, 장딴지근은 발바닥굽힘(추진)을 하는 동안 발목부위의 근육을 단축시키고, 무릎부위의 근육을 길어지게 함으로써 역학적 이점을 유지하는 중요한 역할을 한다.

본래 드라마틱하게 여러 작용을 겪는 단일 근육(혹은 근육군)의 복잡한 능력은 *근육 구획화(muscle compartmentalization* 혹은 *muscle partitioning hypothesis)*에 관련된다(2장 참고). 근육 구획 가설은 개별 근육이 독특한 운동단위 영역별로 다른 신경가지의 지배를 받는 복잡한 신경근 구획의 배열이나 하부 단위를 가지고 있다는 의미이다. 이런 근육의 구획은 훈련 특이성과 관련되는 것처럼 신경근 협동작용에 대한 우리들의 이해를 강화할 수 있었던 특정 기능의 수행을 통해 증명되어 왔다.

근골격계를 조절을 할때 , 2관절 근육은 운동 효율성과 속도, 근육 토크의 재분배, 관절 파워, 관절 안정성 및 역학적 에너지 등에 관련된 많은 이점을 제공한다. 많은 2관절 근육은 1관절 협력근과 함께, *공동수축*을 통한 관절 안정성을 제공하기 위해 길항근을 활성화시킨다. 공동수축은 관절강직(joint stiffness)과 안정성을 증가시키는데 이용되는 기전으로 일어나고, 하지의 체중부하 활동과 상지의 관절압축(joint approximation) 활동을 통해 효율적으로 촉진되는 것 같다(6장 참고). 이런 원리는 이미 CKC 환경에 적용되고 있지만, OKC나 분리된 관절 운동, 단관절 운동 패턴에서는 거의 적용되지 않는다. 하지에 이용되는 최상의 예와 가장 많이 사용되는 CKC 운동의 중재는 쪼그려 앉기와 쪼그려 앉기 활동의 변형들이다.

하지 운동의 토대로서 쪼그려 앉기와 그의 변형에 대한 고려사항
(Considerations of the Squat and Its Variations as Cornerstones of Lower Extremity Exercise)

앞에서 언급되었던 준비자세는 대부분의 경기 스포츠에서 사용되는 자세이고, 부분 쭈그리기(partial squat)에 지나지 않는다. 준비자세에서의 이동은 의자에서 일어서기나 앉기, 바닥이나 낮은 선반의 물건 줍기나, 자동차로 들어가기와 나오기 등과 같은 많은 ADLs에 적용가능하다. Klein[74]는 완전 혹은 깊은 쪼그려 앉기는 본래 무릎의 안정성을 해칠 수 있는 위험이 있다고 했지만, 많은 보고서는 이런 소견에 이의를 제기하고 있다. 다양하게 변형된 쭈그리기 운동들은 많은 치료적 운동(하지) 프로토콜의 중요한 요소로서 인식되고 있다. Chandler와 Stone[75]은 쭈그리기 운동과 그들의 효과에 대한 훌륭한 문헌을 제공했고, 또 적절한 수행 방법에 대한 지침을 제공했다(**표 5.7**). 이 표에서 제시하는 9가지 중 하나는 쪼그려 앉기(적절하게 수행되었을 때)가 안전할 뿐만 아니라, 무릎 손상의 예방에 효과가 있을 수 있다는 것이다. 쪼그려 앉기와 그의 변형된 운동이 적절하게 수행되면, 안정성을 해치지 않고 하지의 근력과 안정성을 향상시킬 수 있다는 인식과 동의가 향상되고 있는 것 같다.

표 5.7 표준 쪼그려 앉기 운동의 적절한 형태와 수행에 대한 지침과 고려사항

어깨 너비만큼 양 발을 벌린다.
천천히 쪼그려 앉는다.
적절한 호흡은 몸통을 지지하는 중요한 역할이다.
바운딩이나 비틀림을 피한다.
정상 압굽이(전만)를 유지한다. 가능하면 몸통을 수직하게 한다.
일반적으로, 허벅지가 바닥지면과 평행하거나 그 보다 약간 까지 내려간다(이것은 클라이언트의 요구, 목표, 상태, 진단에 따라 주의깊게 모니터링되어야 하고, 또 체계적으로 수정되고 발전되어야 한다).
양 발을 지면에 붙여야 한다.
앞으로 숙여짐은 무릎에 전단력을 증가시킬 수 있다.
양쪽 정강이는 양 무릎과 수직을 이루어야 하고, 발가락을 벗어나서는 안된다. 양 무릎은 양 발의 중간선(2번째와 3번째 발허리뼈를 기준으로) 위에서 움직여야 한다.

(출처: TJ Chandler and MH Stone. The squat exercise in athletic conditioning: A review of the literature. *NSCA Journal* 1991;13(5):52–68)

무릎뼈넙다리 문제들이 하지에서 가장 많이 나타나는 문제점이고, 종종 클라이언트들은 이런 증상들이 쪼그려 앉기와 계단 오르내리기와 같은 활동을 할 때 악화된다고 한다. 무릎의 가시성(visibility)과 임상적 취약성(쉽게 눈으로 확인 할 수 있고, 촉진할 수 있고, 또 통증 그 자체가 문제라는 인식)은 무릎뼈를 하지 운동 기능장애의 범죄자로 만들어 버린다. 실제로, 무릎넙다리관절은 위쪽의 엉덩관절로부터 넙다리뼈를 통해 가해지는 힘과 아래쪽의 발목관절에서 정강뼈를 타고 올라오는 힘에 반작용한다. 이에 대한 가장 좋은 표현은 "무릎관절 기능이 발목과 엉덩관절의 기능에 어느 정도 좌우된다"는 것이다. Gray는 재활임상가에게 기차(무릎뼈)와 트랙(넙다리뼈고랑) 모두를 고려하도록 함으로써 이런 점을 강조했다. MRI를 이용한 Powers[77] 등의 최근 연구는 이런 주장을 지지하고 있다. 무릎뼈넙다리 증후군을 일으키는 다원요소적 원인과 하지의 다분절 사슬은 이 증후군의 관리에 중요한 관점으로 대두되고 있다. 성공적인 치료적 운동 중재는 발 위치(보조기구 사용), 쪼그려 앉기 하는 동안의 변화된 엉덩관절과 몸통 정렬, 수정된 체중부하 활동 및 비강체 부목이나 테이핑 요법과 같은 수정과 점진적인 넙다리네갈래근의 근력강화운동을 혼용할 것이다. Powers[77]는 무릎넙다리관절 기능장애에 대한 효율적인 재활 전략을 고찰하는 중에, Steinkamp[78] 등과 Hungerford와 Barry[79]의 연구를 인용했다. 그는 무릎각도가 90–45°로 움직이는 OKC(비체중부하 운동)의 넙다리네갈래근 근력강화운동과 약 45–0°로 움직이는 CKC운동을 제안했다. Fitzgerald[80]는 OKC 운동과 CKC 운동 동안에 일어나는 무릎관절력의 훌륭한 자료를 제공했다. Beynnon[81] 등은 이들 운동이 ACL 염좌에 얼마나 많은 효과를 주는지를 기술하였다. Escamilla[82] 등은 기법의 변화를 연구한 결과, 클라이언트에게 가장 편안한 발 위치를 사용하도록 권장했고, 또 관절 스트레스를 최소화하는 50–0°의 무릎관절 각도인 기능적 범위 내에서 훈련하는 것을 권장했다.

핵심(Key Point):

쪼그려 앉기와 그의 변형 쪼그려 앉기가 적절한 기법으로 수행되면, 손상의 위험 없이 하지 근력과 안정성의 발달에 좋은 영향을 줄 수 있다.

척추 엔진(The Spinal Engine)

Gracovetsky[83]와 다른 학자들은 척추 엔진과 관련된 아이디어를 제시했는데, 이 *척추 엔진이론*은 관절돌기관절과 관절주머니, 가시사이인대, 위가시인대, 가로사이인대, 등허리널힘줄 등과 같은 척추 뒤쪽에 있는 인대 구조물에서 발생되는 수동 장력에 의해 만들어진다. 이 수동 장력은 강력한 엉덩관절 폄근에 의한 골반경사를 통해 조절되는데, 이것을 수력 *증폭장치 효과(hydraulic amplifier effect)*라 한다. 수력 증폭장치 효과는 척주옆근(방척주근)을 둘러싸고 있는 등허리널힘줄의 수동적 긴장에 의해 일어나고, 30%까지 허리근육의 근력을 강화시킨다. 복부내압(Valsalva 현상)의 증가가 몇몇 클라이언트(고혈압)에게는 피해야할 대상이지만, 클라이언트가 적절한 호흡 패턴을 교육받았다면, 척추 돌림을 조절하는데 필요한 복부내압의 증가가 일어날 수 있다.

최상의 신체 운동전략은 앞에서 언급했듯이, 엉덩, 골반 및 척주의 근힘줄 요소와 관절주머니 및 인대 요소의 복합작용과 관련되는 것처럼 보인다. 척추는 골반과 팔이음뼈를 가동시키는 일차 엔진이다. 그리고 상지와 하지 기능에 맞추어진 치료적 운동 프로그램도 초기와 종종 몸통과 허리골반 영역에 관여해야 한다. 이런 축—사지 관계의 역전에 따르면, 몸통과 허리골반 영역에 초점을 맞추는 치료적 운동 프로그램은 기능적인 방법으로 중심안정화에 적절하게 도전하기 위해서는 상지와 하지에 관여해야 한다. 그러나 중심 안정화 프로그램의 옹호자들은 심부 등근육, 주로 가시사이근, 가로사이근, 돌림근, 뭇갈래근 등은 분리된 훈련의 중요성을 다루고 있다. 이들 근육은 이미 Bergmark에 의해 *국소 근육계*로 불리웠고, *전역 근육계*는 큰 토크와 움직임을 이끌어내기 위해 더 많은 얕은 층 몸통근육의 작용에 관여해야 한다(서라피 효과 단락 참고)(6장 참고).

> **핵심(Key Point):**
>
> Gracovetsky에 따르면, 척추는 골반과 팔이음뼈를 가동시키는 일차 엔진이다. 그리고 상지와 하지 기능에 맞추어진 치료적 운동 프로그램도 초기와 종종 몸통과 허리골반 영역에 관여해야 한다.

중심 안정화를 위한 척추—사지의 관계성과 해부학적 근거 (Axial-Appendicular Relationship and Anatomical Rationale for Core Stability)

동적 자세 안정화란 용어는 역설적인 용어처럼 보인다. 왜냐하면, "동적"의 의미는 움직임을 말하고, "안정화"는 움직임을 막는 것이기 때문이다. 척추 안정화 혹은 중심(몸통과 허리골반 영역) 안정화의 중요성은 치료적 운동 문헌에서 상당히 많이 다루어져 왔지만, 자세를 유지하는데 도움을 주는 특정 근육의 정적이고 장기적인 등척성 수축을 통한 동적 자세 안정화는 대부분의 ADLs 동안에 일어나지만 거의 다루어지지 않았다.

특정 신체 부위와 마찬가지로, 중심에 대한 치료적 운동도 기능을 분석하기에 앞서 해부학적 구조물을 먼저 공부해야 한다. 중심 혹은 척추 안정화에 대한 중요성 중의 하나는, 치료적 운동 프로그램 발달이 상지, 하지, 몸통 및 허리골반 영역 간의 기능적 관계의 좋은 이해와 함께 하고 있다는 것이다. PNF 패턴의 나선(대각선) 운동의 특성(6장 참고)과 많은 운동 및 직업의 활동들은 뼈(비틀림, 번짐), 관절, 인대 및 근섬유를 포함한 근골격계 구조물의 나선 혹은 회전 방향의 운동과 관련된다. 많은 긴 뼈, 특히 넙다리뼈, 정강뼈, 위팔뼈등의 비틀림 관련성은 효율성과 역학적 이점 때문에 존재하고, 한편 외상, 손상 혹은 선천적 이상에 의해 변화는 운동 수행에 뚜렷한 악영향을 미칠 수 있다.

동적 안정성에 대한 몸통근육의 역할은 척주에 가해지는 순간적인 요구들에 좌우된다. 일반적으로 특정 과제에 길항하는 근육들이 동적 안정성을 향상시키는데 가장 효율적이다. 평균적으로, 크고 보다 넓게 펴져 있는 근육이 작고, 분절사이에 있는 근육 보다 척추 안정성을 향상하는데 더 좋은 역할을 한다. Kavic 등[86]은 많은 중요한 척추 안정근에서 나오는 영향에 관련된 운동 패턴들을 훈련시키는 치료적 운동의 사용을 권장했다. Cholewicki와 McGill[87]은 국소 근육이던 전역 근육이던 간에 단일 근육은 요추 안정성에 중요한 역할을 하지 않는다고 제안했다. 그러므로 그들은 단일 근육에 초점을 맞추는 훈련을 하지 않아야 한다고 결론을 내렸다. 모든 배근육을 활성화시키는 단일 복부 운동은 존재하지 않는다. 치료적 운동 프로그램의 목표가 이들 근육의 힘이나 지구력의 향상이라면, 두 개 이상의 운동이 필요한 것이다(**표 5.8**). 약화된 몸통 근육의 지구력은 최대하 노력의 과제(연필을 집기 위해 몸을 숙이는 것과 같은) 수행을 하는 동안 일어나는 많은 척추 손상과 관련되는 것 같다.

치료적 운동이 관절 부하률 보다 상당히 높은 근육 부하률을 일으키지 않으면, 이상적인 치료적 운동은 근육을 활성시키지만 관절에 걸리는 부하를 최소화시키는 운동이 바람직하다. McGill[87]에 따르면, 특정 클라이언트에게 가장 잘 맞는 중심 운동은 척수손상 병력, 손상의 기전, 피트니스 레벨, 훈련 목표 및 클라이언에 국한된 다른 요소 등의 무수히 많은 변수에 좌우된다고 한다. McGill은 척추수술 후나 연부조직 손상에 대한 치료적 운동 프로그램을 시작하는 클라이언트는 운동범위 전반에 걸쳐 부하가 척추에 가해지지 않도록 주의를 받아야 한다고 충고한다. 반면 잘 훈련된 운동선수는 척추에 부하를 가하는 높은 수행력을 달성해야 한다. 안전성에 문제가 있다면, 주된 핵심은 몸통근육이 훈련 자극을 만들 수 있을 만큼 충분한 부하를 제공하는 한편, 척추에 가해지는 부하를 최소화시키는 것이다. 대체로, McGill은 자연스런 허리 굽이나 약간의 압굽이(선 자세에서 관찰했을 때), 혹은 불편을 최소화하는 약간의 자세 변화가 치료적 운동 수행 내내 유지되어야 한다고 제안

표 5.8 몇 가지 복부 운동 동안에 일어나는 허리 모멘트, 근활성, 허리뼈 압박부하

		근활성		
	모멘트 (N−m)	배곧은근 (%MVC)	바깥빗근 (%mvc)	압박력 (N)
무릎 뻗고 윗몸 일으키기	148	121	~70	3,506
무릎 굽히고 윗몸 일으키기	154	103	70	3,350
CSTF 굽히기, 발 붙이고	92	87	45	2,009
CSTF 굽히기, 발을 떼고	81	67	38	1,991
1/4 윗몸 일으키기	114	78	42	2,392
무릎 펴고 다리 들어올리기	102	57	35	2,525
무릎 굽히고 다리 들어올리기	82	35	24	1,767
양무릎 교차 굽히기	112	89	67	2,964
매달리기, 무릎 편 채	107	112	90	2,805
매달리기, 무릎 굽힌 채	84	78	64	3,313
등척성 측방 지지	72	48	50	2.585

Maximal Voluntary Contraction(MVC)는 등척성 수축이다. 100% 보다 높은 값의 근활성값은 종종 다른 운동을 하는 동안에 일어난다. CSTF = 캐나다 피트니스 표준 검사법.

(출처: CT Axler, SM McGill. Low back loads over a variety of abdominal exercises: Searching for the safest abdominal challenge. *Med Sci Sports Exerc.* 1997;29:804−811).

했다. 척추 중립정렬을 강조하는 몸통에 대한 성공적인 치료적 운동 중재는 엉덩관절과 무릎관절의 가동성을 증가시키는 것이었다.

개별 클라이언트의 임상적 특징이 치료적 운동 프로그램의 설계에 영향을 주어야 한다. McGill은 허리를 위한 대부분의 치료적 운동 프로그램은 네발기기 자세에서 수행하는 굽힘−폄 동작의 반복으로 시작하는 것이 좋다고 권장했다. 그런 다음, 엉덩관절과 무릎관절의 가동성 운동이 척추의 자세 보존을 촉진하기 위해 권장되었다. 끝으로, McGill이 권장하는 운동방법은 특정 근육이나 근육군을 대상으로한 훈련은 척추의 중립 자세를 유지하는 동안 앞복부 운동으로 시작하고, 그 다음 허리네모근(요방형근)과 복벽근육을 위한 가쪽 몸통 근육 운동(**그림 5.17**)과 몸통 폄근 운동으로 진행한다. 대개, 대부분의 일상 활동을 하기 위해서는 복벽 공동수축의 적절한 수준으로도 충분할 것이다.

몸통 근조직의 중요한 역할은 개별 척추사이관절의 모든 운동 불안정성(3개의 돌림운동과 3개의 병진운동)을 가진 척추를 튼튼하게 하는 것이다. 개별적인 문제가 있을 때, 이상적인 것은 안정성, 가동성과 모멘트 발생 사이에서 적절한 균형이 이루어지는 것이다. 비수축성 조직에 의해 제공된 강직(stiffness)은 손상으로 감소되지만, 가동범위 전반에 걸쳐 수축성 조직에 의해 제공된 강직은 손상으로 인한 운동 패턴의 변화에 의해 나빠질 수 있다. 충분한 허리 안정성을 보장하는데 요구되는 근육 활동의 크기는 과제에 좌우된다. 또다시, 과제에 따라 폄근(허리네모근과 넓은등근)과 복부근(배곧은근, 배빗근, 배가로근)의 공동 수축이 안정성

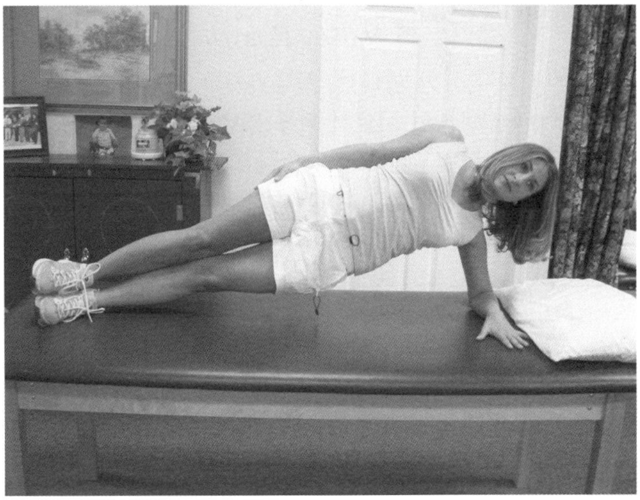

그림 5.17 가쪽몸통근육의 등척성 운동.

을 보장해 줄 것이다. 그러나 만약 손상으로 인해 관절이 비수축성 안정성을 잃어버리면, 안정성 결핍을 보상해 주기 위해 공동 근수축의 증가가 요구된다.

McGill에 따르면, 반복을 통해 안정된 몸통(허리골반영역을 포함한)을 보장해 주는 고랑운동패턴(groove motor pattern)의 치료적 운동은 중심 안정화 운동을 구성하고 있다는 것이다. 충분한 몸통 안정화의 달성은 "움직이는 표적"인데, 만약 예상치 못한 부하를 견디어낼 수 있는 충분한 강직이 있거나 빠르게 움직일 준비가 되어 있다면, 이 "움직이는 표적"은 자세를 지지하는데 필요한 3차원 토크의 기능으로써 계속적으로 변화할 것이다. 운동조절 피트니스는 수행과 손상 회피를 위한 모든 가능한 상태 아래에서 안정성을 달성하는데 필수적이다(8장 참고). 실제로 모든 몸통 근육은 모든 자유도 범위 내에서 충분한 안정성을 보장하는데 요구되는 동적 강직 균형을 이끌어내기 위해(혹은 척추 엔진의 적절한 레벨을 유지하기 위해) 함께 작용한다. 안정성을 보장해 주는 건강한 운동패턴과 근지구력(근력이 아님)의 중요성을 지지해 주는 증거를 위해, 더 많은 기본 및 응용 연구가 이 분야에서 필요할 것이다.

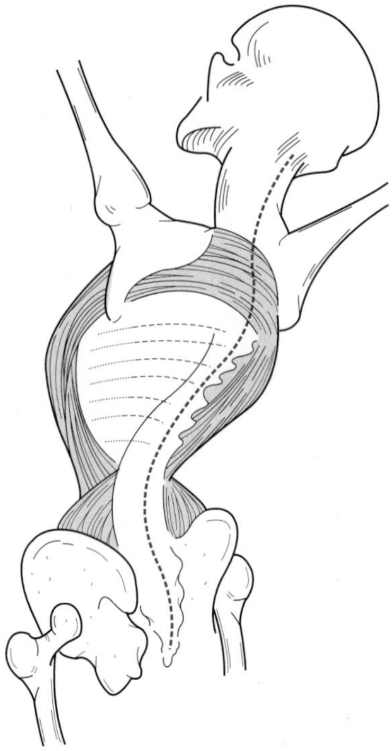

그림 5.18 "서라피(serape)", 뒷면.

핵심(Key Point):

안전성에 문제가 있다면, 척추관절과 연부조직 손상에 대한 성공적인 치료적 운동 프로그램의 주된 핵심은 몸통근육이 훈련 자극을 만들 수 있을 만큼 충분한 부하를 제공하는 한편, 척추에 가해지는 부하를 최소화시키는 것이다.

서라피 효과(Serape Effect)

해부학 차트나 해부학 교재를 통해 독특한 근섬유의 대각선 패턴을 볼 수 있다. 대개의 근섬유의 몸쪽 부착점과 먼쪽 부착점은 신체 정중선을 가로질러 좌쪽에서 우쪽으로, 그리고 우쪽에서 좌쪽으로 방향을 이루고 있다. 몸통에서의 이런 근섬유 방향의 예는 Logan과 McKinney에 의해 *서라피 효과(serape effect)*로 제시되었다. "serape"는 스페인말로 색동으로 된 모포를 의미하고, 외투로 사용된다. 이 외투는 양쪽 어깨를 걸쳐서 입게 되고, 몸통의 앞면을 따라 대각선으로 걸쳐, 반대측 골반에 닿는다(**그림 5.18**). 서라피에 의해 덮여진 부위는 마름근, 앞톱니근, 속빗근과 바깥

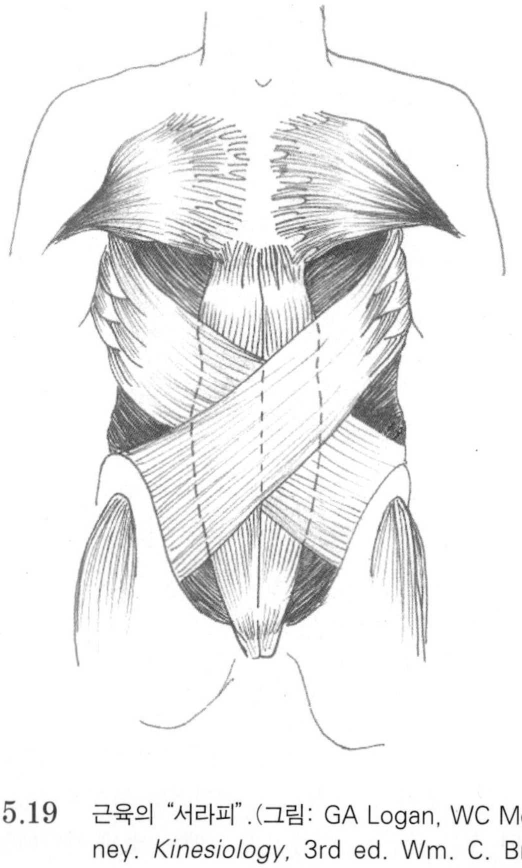

그림 5.19 근육의 "서라피".(그림: GA Logan, WC McKinney. *Kinesiology,* 3rd ed. Wm. C. Brown Company Publishers, Dubuque, Iowa: 1972)

빗근 등을 포함한 근육들의 방향과 같다(**그림 5.19**). 이들 근육의 집단 작용은 *"원거리 협력근"*으로 간주될 수 있고, 던지기와 발로 차기와 같은 대단위 혹은 큰 척도의 운동 활동을 할 때 나타나는 협력작용이다.

운동학적 모니터(Kinesiological Monitors)

구조와 기능사이의 관계를 검사해 볼 때, 깊은 층 등 근육의 형태(작은 크기, 작은 횡단면)와 상당한 역학적 불이익은 이들 근육이 척추에 적절한 힘을 제공할 수 없음을 알려 준다. 근력이나 힘의 관점에서 볼 때 이들 해부학적 특성은 중심 안정화의 발달에 반대 논리로 작용하는 것 같다. 특별히 중요하고, 중심 안정화 운동 훈련의 효율성에 대한 경험적 지지와 관련있는 것은 크고 긴 몸통 근육과 함께 평행하게 달리는 이들 근육들이 고유수용성 변환기나 혹은 운동학적 모니터로서 중요한 역할을 한다는 것이다. 척추의 모든 단일 분절 근육은 긴 척주주위근의 근방추 밀도 보다 2–6배 많은 밀도를 가지고 있는 것으로 보고되었다. 비슷하게 평행으로 달리는 근육들이 상지와 하지의 말단 관절에서 발견될 수 있다(위팔세갈래근:팔꿈치근, 넙다리네갈래근:무릎관절근, 큰볼기근:, 장딴지근:장딴지빗근).

동적 중심 안정화 운동의 예들 (Examples of Dynamic Core Stabilization Exercises)

중심 안정화 운동은 누운 자세, 엎드린 자세, 앉은 자세에서 수행될 수 있다. 이들 자세는 급성 상태를 위한 시작자세로써 아주 유용하거나 꼭 필요한 자세일지는 모른다. 그러나 재활임상가들은 다음과 같은 질문을 던져야 한다: 깊은 층의 등 근육이 척추의 운동학적 모니터로 중요한 역할을 한다면, 척추관절에 힘이 전달될 때 예상될 수 있는 범람효과(carryover effect)는 무엇인가? 중심(몸통) 안정성과 말초(사지) 안정성이 독자적으로 혹은 서로 분리되어 달성될 수 있다는 생각은 잘못된 것일 수 있다. 분명한 사실은 중심 안정성에 대한 많은 임상 연구가 여전히 필요하다는 것이다. Saunders는 간단하고, 기능적으로 적절한 방법을 통해 중심 근력과 유연성 검사를 강조하는 몇 가지 매우 기본적인 지침을 제공했다. 그는 근력과 유연성을 대상으로 잘 설계된 절차와 점수 기준을 가지고 있지만, 검사도구가

목적
어깨 굽힘근, 팔이음뼈 근육과 상부 등근육의 가동성과 근력을 검사하기 위해

이론적 근거
선 자세나 앉은 자세에서 일하는 노동자들은 종종 몸을 앞쪽으로 숙이는데 적응되어, 둥근 어깨를 갖게 된다. 둥근 어깨에 의해 팔이음뼈와 상부 등의 가동성과 근력이 종종 소실된다. 이것은 자세를 더욱 악화시켜, 노동자는 상부 등, 목 및 어깨 손상을 쉽게 당할 수 있다.

절차
1. 클라이언트는 지면바닥 위에 이마를 대고 엎드린 자세를 취한다. 팔꿈치를 펴고 양 팔을 머리 위로 올린다. 양 팔을 머리 가까이로 붙인다.

2. 클라이언트는 나무막대를 어깨넓이 만큼 벌려 잡고, 할 수 있는 만큼 천정 위로 올린다. 이때 이마는 그대로 지면바닥에 붙어 있어야 하고, 또 몸통도 움직이지 않아야 하다. 그리고 손목은 중립위를 유지한다.

점수
1. 나무막대를 지면으로부터 9° 이상 들어올리고(유연성), 30초간 유지한다(근력) = 만족

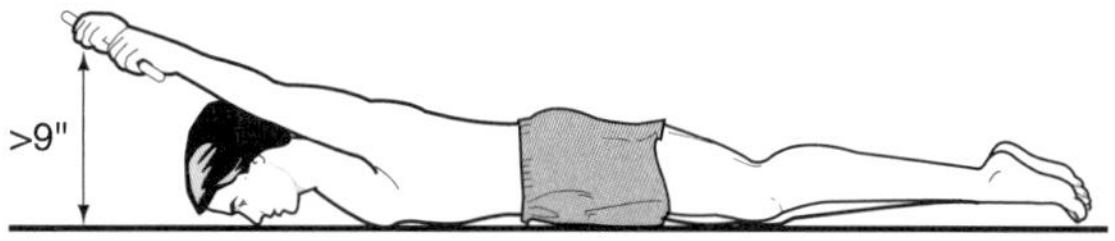

2. 나무막대를 지면으로부터 6–9° 정도 들어올리고(유연성), 30초간 유지한다(근력) = 약간 만족

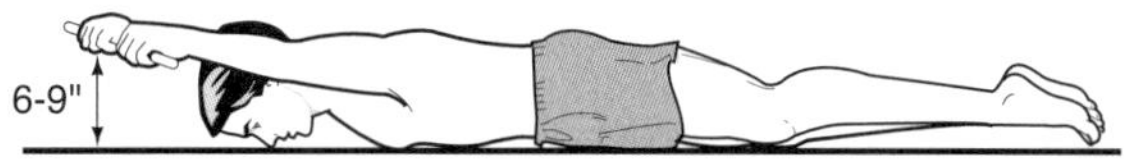

3. 나무막대를 지면으로부터 6° 이상 들어올리지 못하고(유연성), 30초간 유지한다(근력) = 불만족

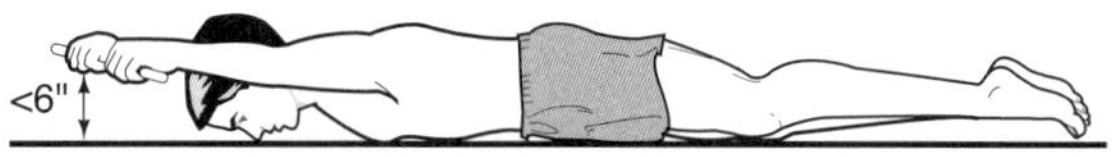

참고: 약증이나 강직 때문에 이 검사를 수행하지 못할 수 있다. 클라이언트가 나무막대를 들어올릴 수 없다면, 검사자가 나무막대를 들어올릴 수 있도록 도와주어야 한다. 클라이언트가 검사자의 도움으로 나무막대를 들어올릴 수 있다면, 문제는 유연성 때문이 아니라 근육의 약증 때문이다. 근력과 유연성에 대한 검사 점수를 매긴다.

그림 5.20 팔이음뼈(견갑대)와 상부 등의 가동성과 근력 검사 (그림: HD Sauders. *Assesing Flexibility and Strength in Industrial Workers,* 2nd ed. Chaska, MN: The Sauders Group, 1991)

거의 필요없는 임상적으로 유용한 몇 가지 치료적 운동과 평가 방법을 제시하고 있다: 1) 팔이음뼈와 상부 등의 가동성과 근력 검사(**그림 5.20**), 2) 배근육을 위한 윗몸일으키기(**그림 5.21**), 3) 배 근육을 위한 양 다리 들어올리기(**그림 5.22**), 그리고 등 근력–엎드린 자세에서 펴기(**그림 5.23**).

목적
윗배 근육의 근력을 검사하기 위해

이론적 근거
윗배 근육의 기능 중의 하나는 허리를 지지하는데 도움을 주는 것이다. 배 근육이 튼튼하면, 허리 근육과 척추사이원반(추간판)의 좌상이 감소할 것이고 손상이 덜 발생할 것이다.

절차
1. 클라이언트는 발을 지면에 붙이고 무릎을 세운 자세로 눕는다.
2. 클라이언트는 목과 몸통을 굽히고, 양 팔을 뻗어 무릎에 닿도록 노력한다. 어깨뼈가 지면으로부터 떨어지고, 아래쪽 허리가 지면으로부터 떨어질 때까지 몸통을 굽힌다. 강직 때문에 허리뼈를 굽힐 수 없는 경우를 제외하고는, 허리뼈 압굽이(요추전만)가 허용되지 않는다.
3. 클라이언트는 몸통을 오른쪽으로 약간 비트는 식으로 위의 검사를 반복한다. 이때는 왼쪽 무릎 바깥면에 손가락이 닿도록 노력한다.
4. 클라이언트는 할 수 있는 만큼 각 자세를 유지한다. 최대 10초 동안.

점수
1. 클라이언트는 위의 3 자세를 각각 10초 동안 유지할 수 있다 = 만족

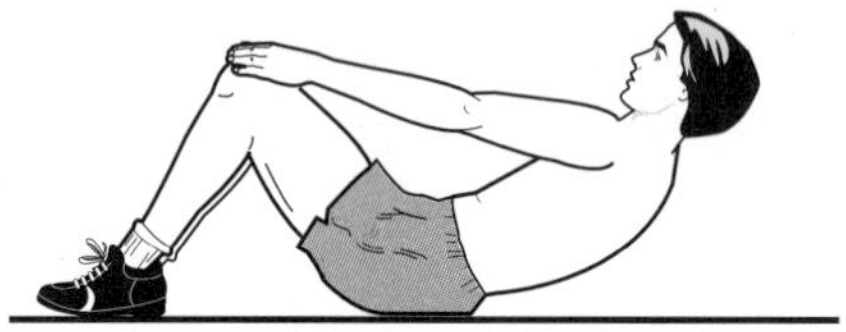

2. 클라이언트는 위의 3 자세를 취할 수 있지만, 10초 동안 유지할 수 없다 = 약간 만족

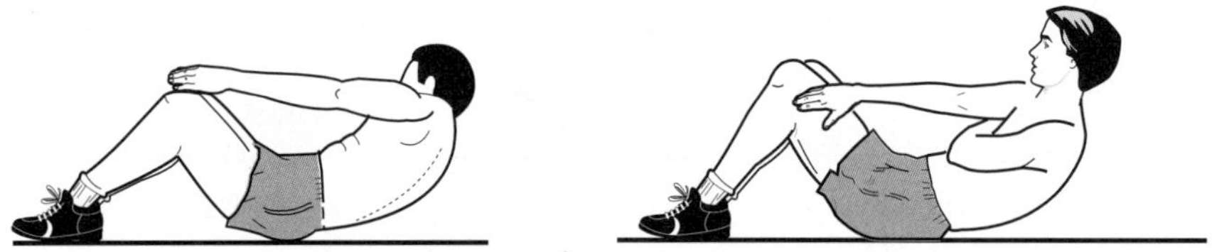

3. 클라이언트는 위의 3 자세를 정확하게 취할 수 없다 = 불만족
오른쪽 그림과 아래쪽 그림들은 잘못된 자세를 보여 준다.

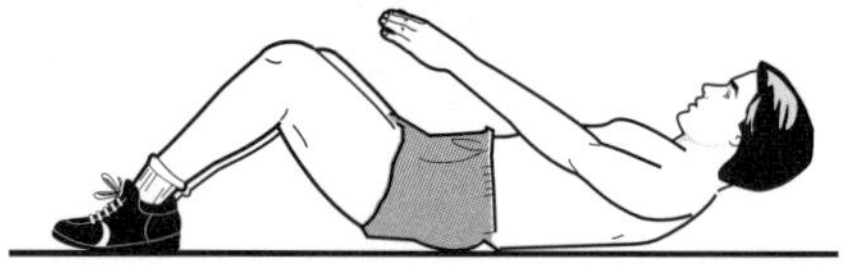

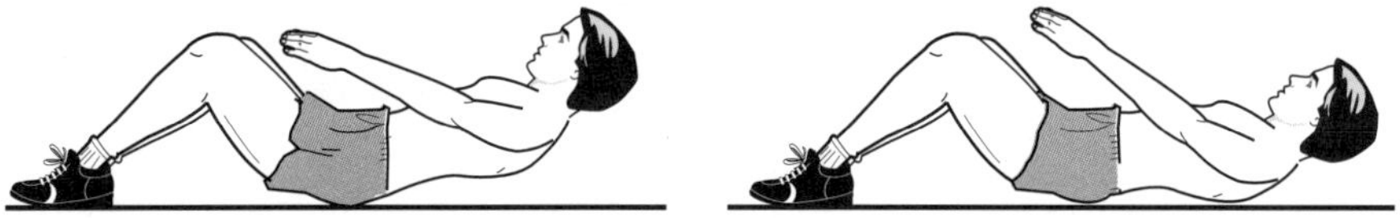

그림 5.21 복부 근력 윗몸 일으키기 검사(그림: HD Sauders. *Assesing Flexibility and Strength in Industrial Workers,* 2nd ed. Chaska, MN: The Sauders Group, 1991)

Soncrant[97]와 Gambetta[98,99] 등은 아래와 같이 메디신볼을 이용한 6 가지 중심 운동의 사용을 권장한다: 8자 그리기(**그림 5.24**), 선 자세에서 타이트한 쪽–반대쪽으로 몸통 돌리기(**그림 5.25**)(Section1, Animation 2), 동측 몸통 돌리기와 런지가 결합된 선 자세의 팔을 뻗어 몸통 돌리기(**그림 5.26**)(Section1, Animation 3), 발을 내딛고 팔을 동측으로 머리 위로 들어올리기(**그림 5.27**)(Section1, Animation 4), 한 발로 스쿼트하고 몸통을 앞으로 숙여 메디신 볼을 지면에 닿기(**그림 5.28**)(Section1, Animation5), 그리고 네발기기 패턴을 이용하여 클라이언트가 앞으로 전진한다(스파이드맨기기)(**그림 5.29**) (Section1, Animation6).

Total Gym™

이름에서 알 수 있듯이, Total Gym은 전신을 대상으로 하는 운동 장비로서, 상지, 하지, 몸통 등이 포함되어 있다. Total Gym은 체중 저항을 이용하고, 10개의 경사각도

목적
아랫배 근육의 근력을 검사하기 위해

이론적 근거
아랫배 근육의 기능 중의 하나는 허리를 지지하는데 도움을 주는 것이다. 만약 배 근육이 튼튼하면, 허리 근육과 척추사이원반(추간판)의 좌상이 감소할 것이고 손상이 덜 발생할 것이다.

절차
1. 클라이언트는 무릎을 세우고 누운 자세에서, 무릎을 펴면서 다리를 들어올린다.
2. 클라이언트는 아랫배를 수축하고, 엉덩 근육을 함께 작용시켜 아래 등이 지면에 닿도록 편다.
3. 클라이언트는 양 다리를 지면으로부터 약 6 인치되는 지점까지 천천히 내린다. 이때 등이 지면에 닿도록 유지한다.
4. 클라이언트는 위의 자세를 할 수 있는 만큼 유지한다. 최대 10초 동안.

점수
1. 클라이언트는 위의 자세를 취하고 10초 동안 그 자세를 유지할 수 있다 = 만족
2. 클라이언트는 무릎을 굽힌 자세를 취하고 10초 동안 유지할 수 있다 = 약간 만족
3. 클라이언트는 정확한 자세를 유지할 수 없다 = 불만족
   아래쪽 두 그림은 잘못된 예를 보여 주고 있다. 아래등이 지면에 붙어야 한다.

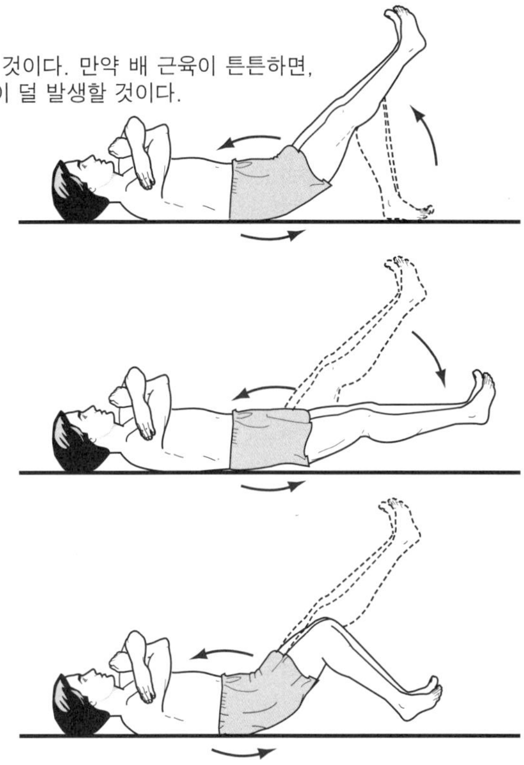

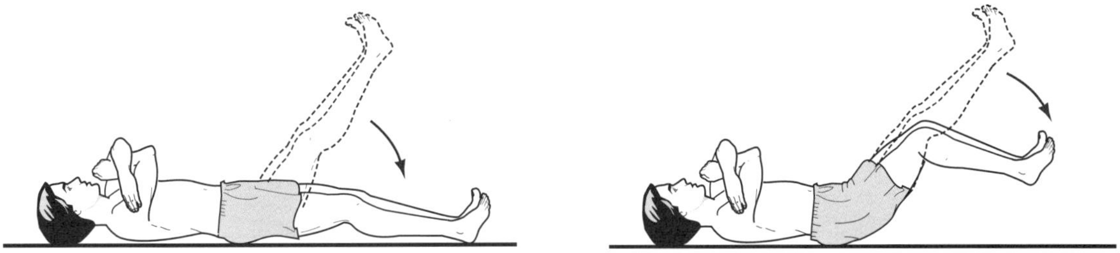

그림 5.22 복부 근력 양다리 들어올리기 검사(그림: HD Sauders. *Assesing Flexibility and Strength in Industrial Workers,* 2nd ed. Chaska, MN: The Sauders Group, 1991)

(10−30°)를 조절함으로써 신체에 가해지는 중력의 효과를 변화시킨다. 그리고 체중의 약 7−70% 사이에서 클라이언트가 운동하도록 만든다. chin−up과 pull−up과 같은 상지 운동 중재는 활차와 다른 부착품으로 쉽게 수행될 수 있다. 몇몇 중심 안정화 운동은 Total Gym™과 Backstrong Spinal Rehabilitation Machine™(Backstrong International, Brea, CA)으로 수행될 수 있다. Total Gym™을 이용한 중심 안정화 운동의 몇몇 예는 다음과 같다: 배 크런치, 넓은등근 당기기(**그림 5.30**), 그리고 점진적인 저항 몸통 돌리기(**그림 5.31**)(Section1, Animation7).

손상이나 수술이후의 급성 혹은 아급성 단계에서의 치료적 운동의 고려사항은 보호, 통제, 혹은 체중부하 제한과 가동범위 제한이다. Total Gym™은 특정 치료적 운동 중재에 무수히 많은 응용력을 가지고 있는(양다리 쪼그려 앉기, 부분 무릎 관절가동범위 범위 내에서 한발로 쪼그려 앉기, 발꿈치 들기, 무릎 굽히고 엎드린 자세에서 발꿈치 들기(가자미근 강조), 대각선으로 쪼그려 앉기 및 런지)한편, 손상된 측과 건강한 측의 하지 기능을 비교하는 평가에도 이용될 수 있다.

목적

등 근육의 전반적인 근력 검사를 위해

이론적 근거

연구들에 따르면, 강한 등 근육을 가진 사람은 등 손상을 거의 당하지 않는다는 것이다.

절차

1. 클라이언트는 지면바닥에 엎드린 자세에서 양 팔을 머리 위로 올린다.
2. 클라이언트는 가슴, 양 팔과 양 다리를 지면으로부터 들어 올린다.
3. 클라이언트는 위의 자세를 할 수 있는 만큼 유지한다. 최대 60초 동안.

점수

1. 클라이언트는 60초 동안 이 자세를 유지할 수 있다 = 만족
2. 클라이언트는 30–60초 동안 이 자세를 유지할 수 있다 = 약간 만족
3. 클라이언트는 30초 동안 이 자세를 유지할 수 없다 = 불만족

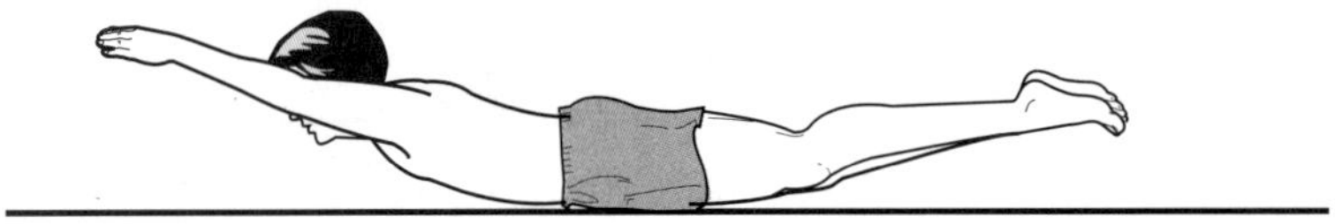

참고: 등이 심하게 굳은 경우 고관절 신전은 몇몇 대상자들에게 이 검사를 어렵게 또는 불가능하게 한다. 검사자는 대상자의 등 신전 유연성을 고려하고 필요시 번갈아 등 근력검사를 시행한다.

그림 5.23 등 근력검사(그림: HD Sauders. *Assesing Flexibility and Strength in Industrial Workers,* 2nd ed. Chaska, MN: The Sauders Group, 1991)

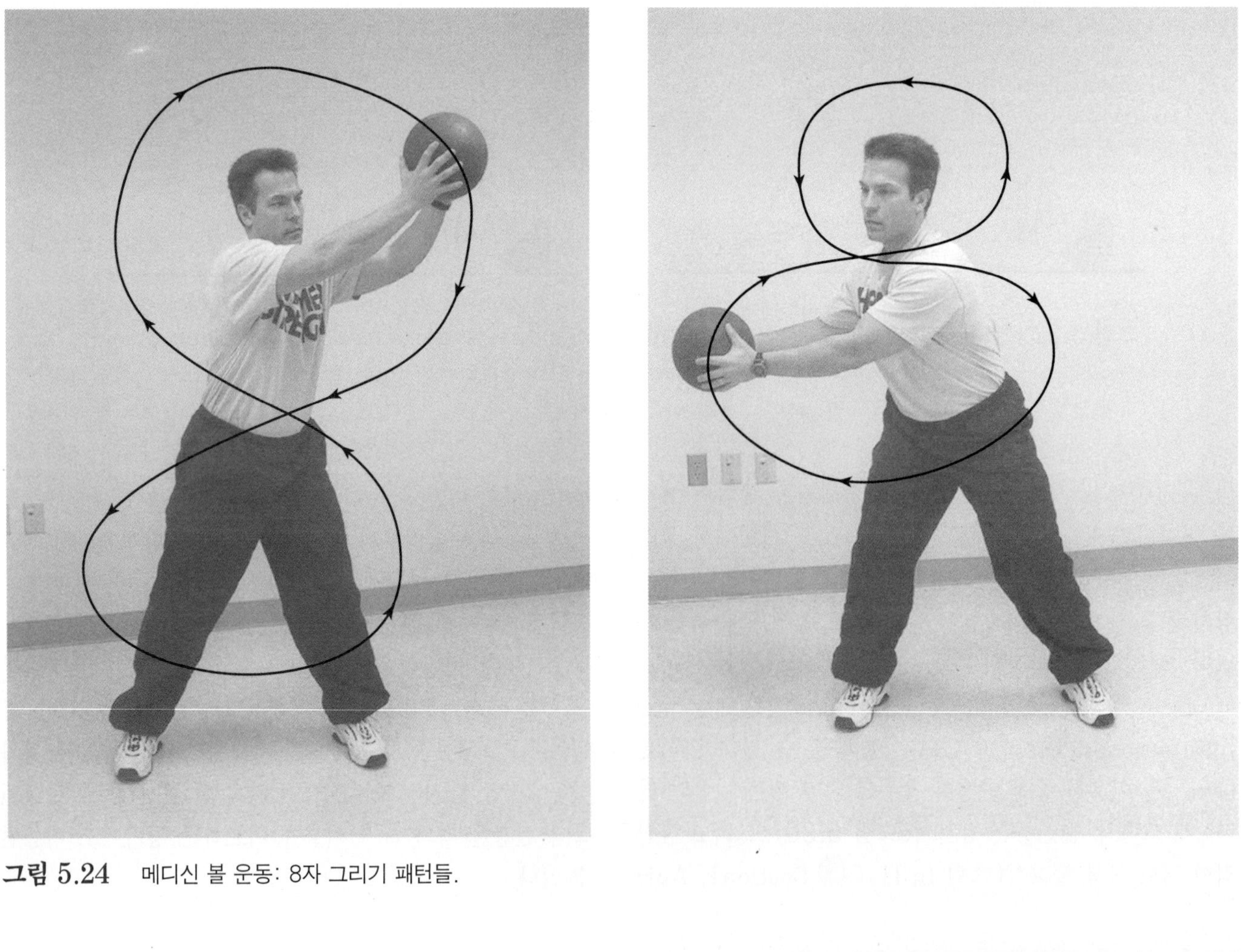

그림 5.24 메디신 볼 운동: 8자 그리기 패턴들.

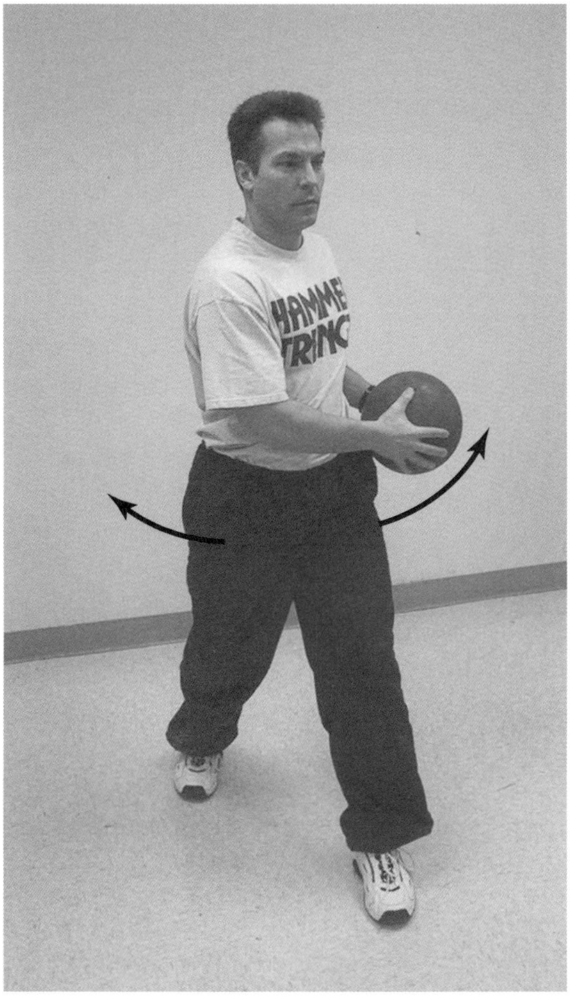

그림 5.25 메디신 볼 운동: 선 자세에서 몸통 돌리기(팔을 짧게 펴고).

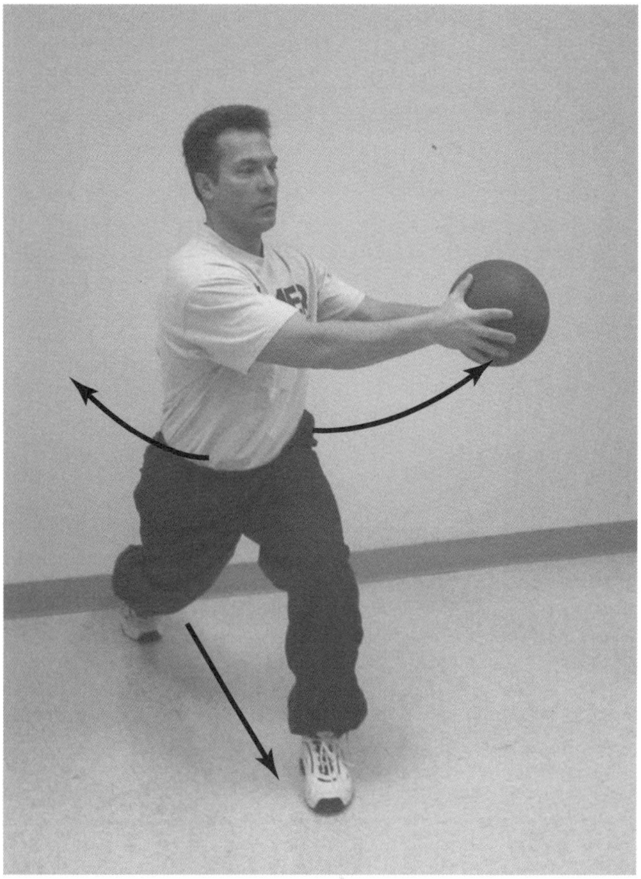

그림 5.26 메디신 볼 운동: 선 자세에서 몸통 돌리기(팔을 길게 펴고)과 런지.

*양측 균등(bilateral equivalence)*의 개념은 건측(비손상측) 사지와 환측(손상측) 사지를 비교하기 위해 이용되는 전통적인 기준이다. 이 개념은 몇 가지 제한점을 가지고 있지만, 이것은 매우 전통성이 있고, 임상적으로 실용성을 가진다. 높이뛰기와 같이 우성쪽으로만 활동해 온 클라이언트나, 양측을 모두 손상당해 정상 상태를 비교할 수 없는 경우에는 양측 균등의 개념을 이용할 수 없다. 하지 파워와 근지구력 검사는 Total Gym™으로 개발되어 왔고, 손상측 사지와 비손상측 사지를 비교할 수 있는 수단을 제공하기 위해 다양한 문제를 가진 클라이언트들에 의해 쉽게 수행될 수 있다. 하지 파워 검사는 특정 시간(20초)내에 한 다리로 쪼그려 앉기 하는 횟수로 평가하는 반면, 근지구력 검사는 한 다리로 쪼그려 앉기를 50회 하는데 걸리는 시간으로 평가한다. 그러나 이런 측정 검사의 기능적 유의성이 타당한지를 평가하는 임상 연구들이 필요하다.

관절가동범위(예, 무릎관절의 0−90°), 무릎관절의 시작과 끝 위치, 검사 동안에 사용된 슬라이드 보드 경사각도(가장 낮은 저항은 수평으로 세팅한 경우이고, 가장 큰 저항은 슬라이드 보드 경사각도가 가장 큰 경우)와 같은 몇가지 검사 매개변수와 변인들이 통제되고, 기록될 수 있다. 클라이언트가 발전함에 따라, 슬라이드 보드를 보다 수직으로 경사지게 하거나, 슬라이드 보드에 부가적인 저항을 제공함으로써 강도를 증가시킬 수 있다.

핵심(Key Point):

양측 균등(bilateral equivalence)의 개념은 건측(비손상측) 사지와 환측(손상측) 사지를 비교하기 위해 이용되는 전통적인 기준이다.

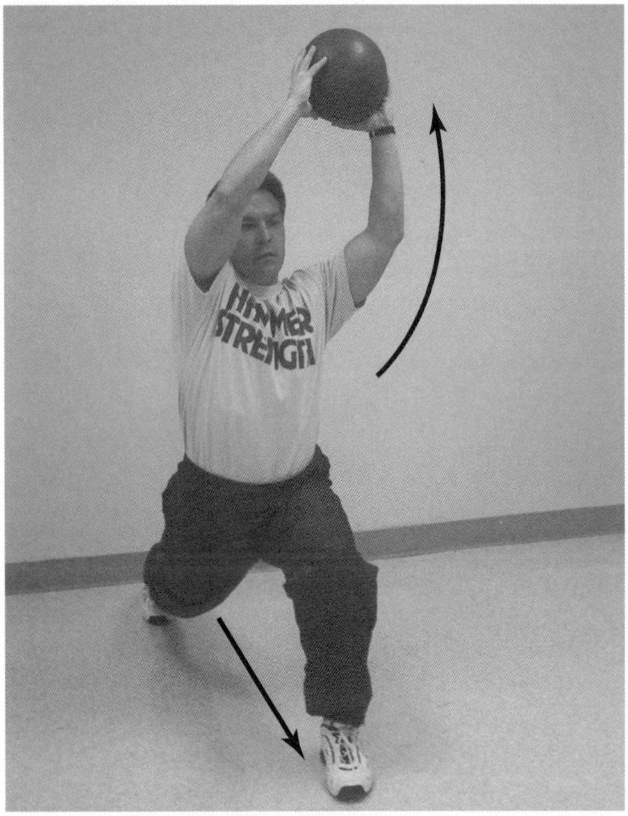

그림 5.27 메디신 볼 운동: 런지와 동측 머리 위로 들어올리기.

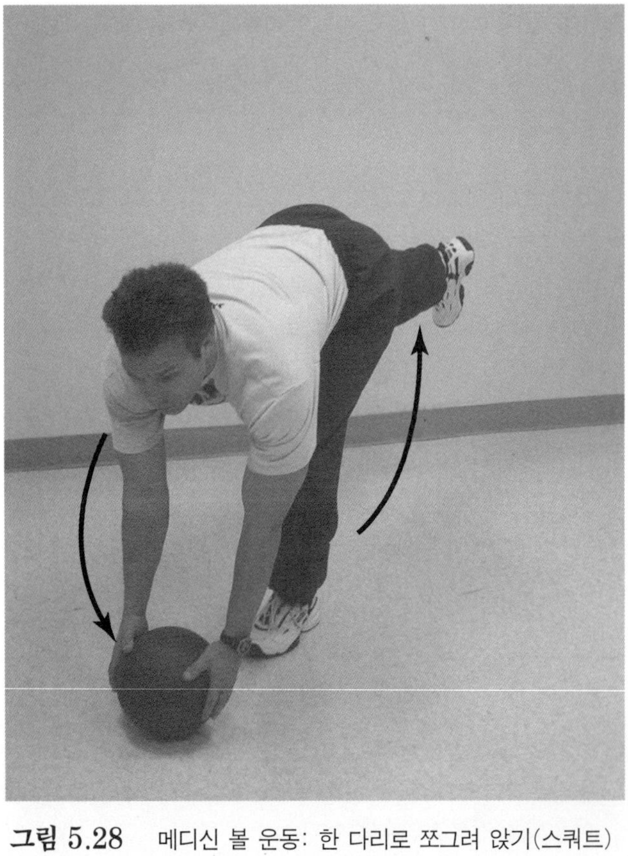

그림 5.28 메디신 볼 운동: 한 다리로 쪼그려 앉기(스쿼트) 하고, 몸통을 전방으로 숙여 볼을 지면에 닿는다.

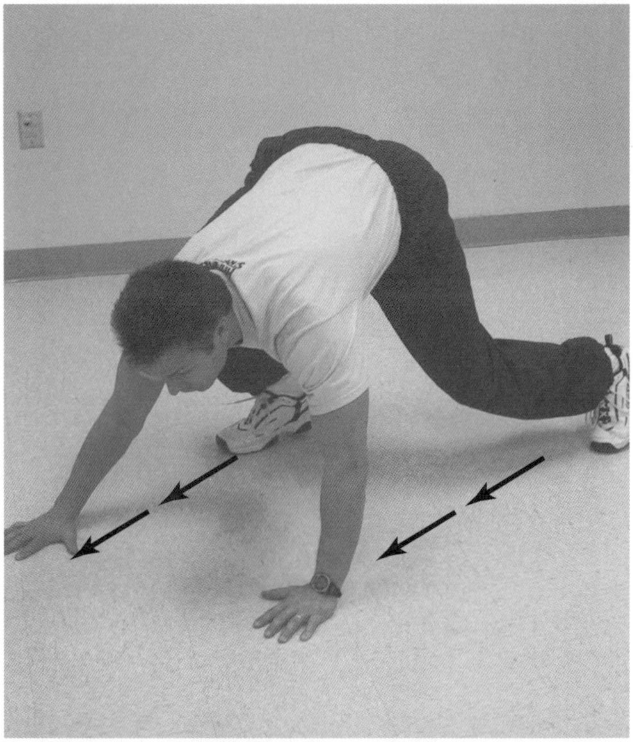

그림 5.29 스파이드맨 네발기기.

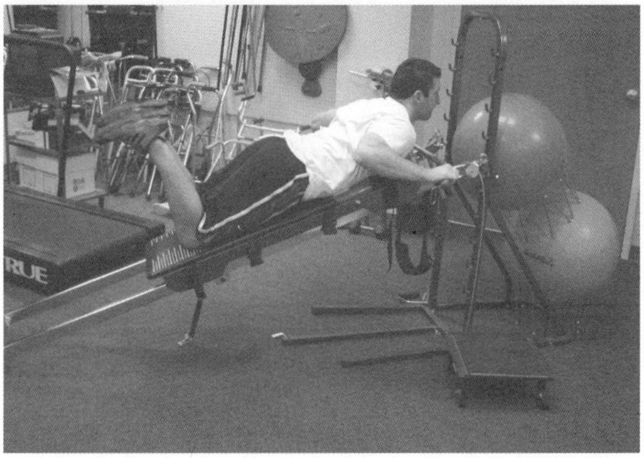

그림 5.30 종합체육관에서 넓은등근을 끌어당기기.

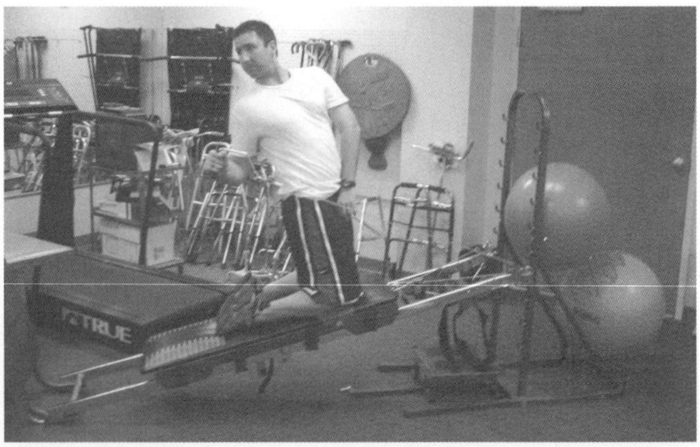

그림 5.31 종합체육관에서 무릎 꿇고 몸통 돌리기.

플라이오메트릭: 파워를 위한 훈련 (Plyometrics: Training For Power)

플라이오메트릭 훈련은 폭발적인 반응 파워를 발달시키는 효율적인 방법으로 매우 인기가 좋고, 많은 치료적 운동 프로그램의 중요한 운동 요소로 작용하고 있다. 올림픽 달리기 선수였고 대학교 육상 코치인 Fred Wilt는 플라이오메트릭이란 용어를 고안한 사람으로써 인정받아 왔다. 플라이메트릭은 실제로 "적절한 증가"를 의미한다. 플라이오메트릭 훈련은 가능한 짧은 시간 내에 근육(근육군)이 최대 근력에 도달하도록 만드는 운동이고, 또한 특정 운동이나 활동을 수행할 목적으로 빠른 근육 신장(원심성 수축) 이후에, 빠른 근수축(구심성 수축)을 유도하는 빠른 카운트 운동을 이용한다(신장-단축 순환으로 알려짐).

플라이오메트릭의 기본 개념은 파워를 증가시키기 위해 탄성 직렬 성분과 신장반사(stretch or myotatic reflex)를 통해 근육을 늘리고 단축시키는 것을 반복하는 것이다(2장 참고). 여기에서 탄성 직렬 성분에 속하는 것은 근힘줄 단위와 액틴/마이오신 교차이다. 플라이오메트릭 훈련의 목표는 최대 장력에 도달하는 신경근 반응시간을 감소시킴으로써 신경근골격계가 신장-단축 순환에 빠르게 반응할 수 있도록 만드는 훈련이다. 플라이오메트릭 훈련은 골지건기관의 역치를 증가시킬 수 있고, 신장 부하에 대한 내성을 증가시킬 수 있다. 이런 손상 예방 장점은 최근에 인식되었고, 또 ACL 손상을 감소시키는 점프 훈련 프로그램에 응용되고 있다.

> **핵심(Key Point):**
> 신장-단축 순환은 저장된 탄성 에너지를 최대로 사용하기 위해 원심성 근수축을 일으킨 이후에 가능하면 빠르고 강력한 구심성 근수축을 일으킨다.

플라이오메트릭 훈련의 생리적 원리를 이해하기 위해서는, 근수축의 기본 유형과 그들의 독특한 특성을 회상하는 것이 중요하다. 등척성 근활동은 가시적인 근육길이 변화가 일어나지 않고, 외부의 힘이나 부하와 동일한 내적 근육의 힘이 일어나는 것으로써, 움직임이 일어나지 않는 활동으로 간주된다. 구심성 근활동은 동작을 가속화시키고, 근육을 단축시키고, 양의 일을 한다. 원심성 근활동은 동작을 제어하고, 근육의 길이를 늘이고, 음의 일을 한다. 원심성 훈련 혹은 음성 훈련은 힘줄염이나 힘줄병증의 치료에 적합하고, 플라이오메트릭 훈련의 중요한 요소이다. 그러나 특별한 원심성 부하 운동을 한 클라이언트들은 지연성 근육통(DOMS)이나 운동후 근육통(PEMS) 발생을 모니터해야 하고, 또 그들의 발생 가능성에 대해 교육을 받아야 한다.

> **핵심(Key Point):**
> 등척성 근활동은 관절 안정화 기능로 작용한다. 구심성 근활동은 근육을 단축시키거나 양의 일을 한다. 원심성 근활동은 근육을 늘리고, 음의 일을 하다. 플라이오메트릭은 원심성 근활동 동안에 저장된 에너지를 강력한 구심성 근활동으로 효율적으로 이용하는 것이다.

다양한 근활동의 절대 근력을 고려함에 있어, Elftman 원리는 등척성 수축보다 원심성 수축이 더 많은 힘을 발휘하고, 또 구심성 수축보다 등척성 수축이 더 많은 힘을 발휘한다는 힘 생산의 계층도를 기술하였다. 동일 근육이나 근육군에서, 원심성 수축이 구심성 수축보다 1.8배나 더 큰 힘을 생산하였다. 길이-장력 관계(**그림 5.32**)와 힘-속도 관계(**그림 5.33**)의 생체역학적 그리고 생리학적 원리를 다시 한번 기억해 보는 것은 근활동의 속도와 근육길이의 변화가 근활동의 힘 발생에 얼마나 중요한 요소인지를 이해하는데 도움을 준다. 파워를 이해하는 중요한 개념은 수행된 일의 양과 운동을 수행하는데 걸리는 시간이다(파워=일/시간). 즉, 파워가 증가하려면, 수행하는 일의 양을 증가시키거나, 운동 수행에 걸리는 시간을 감소시키는 것이다. 운동을 수행하는데 걸리는 시간을 감소시키면, 파워 혹은 폭발성이 향상될 수 있다.

> **핵심(Key Point):**
> 근력이 수행된 일로 표현될 때, 파워는 특정 시간 내에 수행된 일이다. 그러므로 파워는 대부분의 운동 노력에 직접 크게 적용된다.

원심성 근활동에서 구심성 근활동으로 이동하는데 걸리는 시간을 *양도단계(amortization phase)*이라 한다. 짧은 지지시간(brief support time)은 근육의 열 전환을 통한 에너

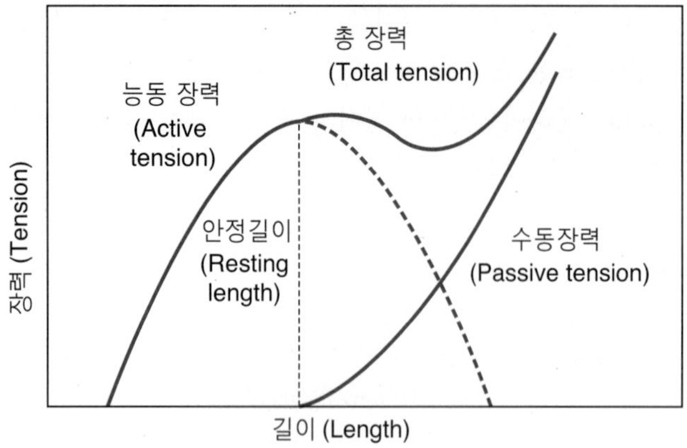

그림 5.32 최대 등척성 근활동 동안 전체 근육에 의해 발생된 능동 장력과 수동 장력은 근육 길이에 대해 일어난다. 능동 장력은 근육의 수축성 성분에 의해 발생하고, 수동 장력은 탄성의 직렬과 병렬 성분에 의해 발생된다. 그리고 이들 성분들이 안정 길이를 초과해서 신장될 때 스트레스를 발생한다. 신장이 증가함에 따라, 총 장력에 대한 탄성 성분의 기여도가 커진다. (출처: M Nordin, Frankel VH. *Basic Biomechanics of the Musculoskeletal System,* 2nd ed. Lea & Febiger, Philadelphia, 1989(from Chapter 5, Figure 5−9).

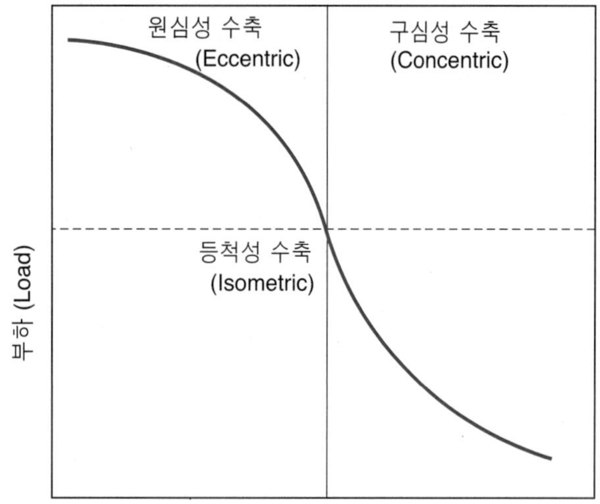

그림 5.33 부하−속도 곡선. 최소한의 외적 부하가 주어지면, 근육은 최대의 속도로 구심성 수축한다. 외적 부하와 근육의 힘이 동등할 때, 근육은 더 이상 단축되지 않고(속도 = 0), 등척성으로 수축하게 된다. 부하가 더욱 증가하면, 근육이 원심성 수축하여 근육의 길이가 길어진다. 부하가 커질수록, 이런 근육의 길이 증가가 빨라지게 된다. (출처: M Nordin, Frankel VH. *Basic Biomechanics of the Musculoskeletal System,* 2nd ed. Lea & Febiger, Philadelphia, 1989(from Chapter 5, Figure 5−10).

지 소실을 예방하는데 필요하다. 짝을 이룬 원심성−구심성 활동(신장-단축)은 *"ecconcentric"*으로 불리었고, 많은 근육의 강렬한 운동을 일으키는 진짜 현상이다. 수직 점프하기 전의 하방 운동, 던지기 직전의 와인드−업 그리고 골퍼 스윙 이전의 백스윙 등은 모두 이런 카운트운동의 예이다.

플라이오메트릭은 종종 스포츠활동으로의 복귀를 준비하는 기능 검사와 같은, 치료적 운동 프로그램의 마지막 단계에서 이용된다(11장 참고). 다른 훈련 형태와 마찬가지로, 운동강도, 운동량, 운동빈도 및 회복시간을 포함하는 훈련 프로그램의 변인들은 개별 클라이언트의 요구에 따라 고려되어야 하고, 또 수정되어야 한다. 하지를 위한 플라이오메트릭 반복훈련의 운동강도는 제자리 점프(낮은 강도)에서부터 서기 점프를 포함하는 중간 강도, 높은 강도의 점프에 이르기까지 다양하고, 또 다양한 뜀뛰기와 점프, 바운딩과 상자 훈련까지 다양하다. 운동량은 일반적으로 발 접촉 횟수에 의해 결정되고, 운동 빈도는 주당 훈련회기의 수로 표현된다. 그리고 권장되는 회기사이의 회복시간은 48−72시간이고, 일:휴식의 비율은 1:5에서 1:10이 적당하다. 그리고 여러 변인은 단지 주당 10% 정도 증가시킨다.

하지의 플라이오메트릭 훈련을 위해 일반적으로 사용되는 몇 가지 기본 장비들은 상자, 원뿔(**그림 5.34**), 허들, 계단, 탄성 저항 밴드, 미니트램폴린 등이다. 변하기 쉬운 저항 메디신볼이 하지와 상지 훈련에 주로 사용된다. 플라이오메트릭 훈련은 일반적으로 높은 레벨의 운동선수가 치료적 운동 프로그램의 최종 단계에서 이용하는 것이고, 최근 수술한 클라이언트나, 대단위 관절 불안정성/약증을 가진 클라이언트에게는 절대로 사용되어서는 안된다. 클라이언트에게 플라이오메트릭 훈련이 적절한지를 결정하고자 할 때, 몇 가지 중요한 임상 지침이 제시된다. 이런 지침에는 척추, 어깨, 엉덩관절의 유연성이 좋은지, 그리고 훈련에 참여하는 주요 근육군의 원심성 근력이 좋은지가 포함된다. 그리고 다른 고려사항으로는, 지지성 신발(보충성 보조기 사용)과 큐션이 좋은 훈련 지면, 정상 자세 기전을 위한 상지의 사용(팔 스윙 등), 발가락−중간발−발꿈치 닿기 순서로 착지하는 적절한 착지 기법 등이다.

플라이오메트릭 훈련 준비를 위한 선별검사 (Screening for Plyometric Training Readiness)

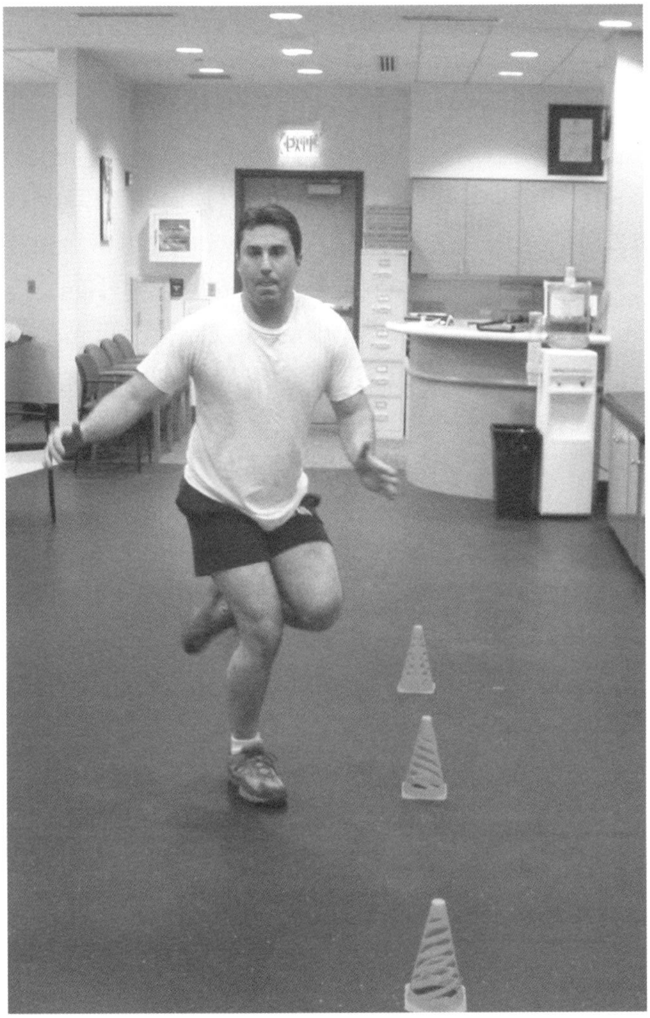

그림 5.34 한발로 지그재그 패턴으로 뜀뛰기.

Radeliffe와 Farentinos[101]는 플라이오메트릭 프로그램에 참여하기 전에 클라이언트에 의해 표출될 수 있는 몇 가지 기본적인 기준이나 요구를 추천했다. 클라이언트를 플라이오메트릭 훈련에 참여시키기 전에, 재활임상가는 어느 정도 점진적인 강도, 특별한 민첩성을 스포츠를 수행하도록 함으로써 그들의 일반적인 준비상태를 평가해야 한다. 그런 다음, 재활임상가는 하지의 자세와 허리뼈, 엉덩관절, 무릎관절 및 발목관절의 관절 운동폭에 특별히 신경을 쓰면서 쪼그려 앉기 기법을 평가해야 한다.[101]

플라이오메트릭 훈련을 하기에 앞서, 관절가동범위의 제한이나 단독 근력 결손이 있으면, 각각 신장(3장 참고)/관절가동술과 강한 근력 훈련을 통해 해결되어야 한다. 부적절한 가동범위는 과도한 관절 스트레스와 좋지 못한 원심성 활동을 초래할 수 있고, 또 힘을 완충하고 에너지를 회복하는 중요한 직렬–병렬 탄성 요소에 나쁜 영향을 줄 수 있다.

제자리 점프(standing jump)와 뻗기검사(reach test)에 대한 설명은 다음과 같다: 선 자세에서 클라이언트의 머리 위로 뻗는 거리를 기록한다. 그런 다음, 클라이언트에게 제자리 점프와 뻗기를 하도록 주문한다. 이때 카운트 운동은 가능하지만, 발 내딛기(stepping)는 제한한다. 그리고 최대 점프 높이를 기록한다. 간단한 마크를 벽에 표시하거나 수직 점프 검사장비를 이용하여 여러 번 측정한다. 그런 다음, 클라이언트를 높이가 12–18인치 되는 상자에서 내려오게 하고(점프하지 않고), 다시 빠르게 위쪽으로 점프하도록 주문한다. 만약 클라이언트가 원래 점프 높이에 도달할 수 없다면, 그들은 초보 레벨(제자리 점프와 같은) 보다 높은 레벨 훈련에 참여해서는 안된다. 이것은 신경근 조절이 좋지 못함을 의미하고, 또 양도 단계 동안 근활동을 억제하는 골지건 기관의 활동이 좋지 못함을 의미할 수 있다. 골지건기관에 대해서는 2장과 7장에서 자세히 설명된다.

플라이오메트릭 훈련의 준비를 결정하는데 도움을 주는 평가 기준으로써 사용될 수 있는 2가지 기능적 근력 검사는 체중의 75%로 수행하는 쪼그려 앉기(parallel squat)와 체중의 60%로 5초 동안 5회 반복하는 쪼그려 앉기이다.[53]

앉은 자세나 선 자세에서 메디신볼을 가슴높이로 주고받기 함으로써 상지 플라이오메트릭 검사를 수행할 수 있다(8장 참고). 앉은 자세 검사는 9, 12, 15 파운드의 메디신볼을 이용하여, 의자에서 볼이 떨어진 지점까지의 거리를 측정한다. 떨어진 거리가 10–12 피트 이하이라면, 가벼운 공으로 훈련하고 검사할 필요가 있다는 의미이다. 선 자세에서의 검사도 앉은 자세의 검사와 비슷한 방법으로 이루어진다. 이들 기준은 재활임상가가 클라이언트의 능력을 결정하는데 즉, 기본적인 근력과 신경근 조절 능력을 가지고 있는지를 결정하는데 도움을 줄 것이다.

핵심(Key Point):

플라이오메트릭 훈련에 참여하기 전에, 클라이언트는 도수근력검사로 비손상측의 근력과 통증이 발생하지 않는 하지 관절가동범위를 보여 주어야 한다. 또 클라이언트는 통증없이 쪼그려 앉기를 수행할 수 있어야 하고, 특별한 민첩성이 요구되는 중등도 강도의 스포츠 활동을 할 수 있어야 한다.

기능 수행 검사 (Functional Performance Testing)

치료적 운동 시설에서 사용되는 운동능력, 스포츠 기술 및 기능에 대한 대다수의 검사들은 체육 분야로부터 주로 수정되고 발전되어 왔다. 치료적 운동 프로그램 계획에 참여하는 모든 재활임상가들은 기능 검사의 중요성을 안전하고 적절한 시기에 직장, 여가활동 및 운동경기로의 복귀를 결정하는데 도움을 주는 최종 요소로 이해하고 있다(11장 참고). 임상 결과 측정, 클라이언트의 주관적 관점, 질적 데이터(기법을 얼마나 적절하게 사용하는지)와 양적 데이터(얼마나 멀리, 얼마나 빠르게 등) 등은 포괄적인 프로파일을 개발하는데 꼭 필요하고, 또 모든 치료적 운동 프로그램 목표의 달성을 보장해 준다. 가동범위, 사지둘레, 등속성 근력, 관절주머니인대성 관절 안정성과 같은 신체 특성이 손상이나 수술 이후 상태의 중요한 객관적 정보를 제공해 주겠지만, 그들 신체 특성이 기능과 밀접하게 관련되는 것은 아니다. 실제적인 수행 요구를 모의하는 검사는 강렬한 기능적 활동으로의 복귀 준비에 대한 평가로서 중요한 역할을 한다.

Bandy 등[111]은 기능을 정량화하려는 시도에서, 한 근육의 노력이나 연속된 활동의 수행으로써 기능검사를 정의했다. 일반적으로 가장 많이 사용되는 기능검사는 상지와 하지의 수행 능력을 평가하도록 개발되어 왔고, 검사 기준을 준수하여 사용했을 때, 비손상측과 손상측 모두에 좋은 신뢰성을 가지는 것으로 보고되었다. 일반적으로 하지에 사용되는 기능검사의 몇몇 예는 다음과 같다: 한발로 멀리뛰기(**그림 5.35a–c**), 한발로 수직 점프검사(**그림 5.36a–c**), 공동수축검사, Carioca 검사 및 셔틀 달리기(shuttle run) 검사. 대다수의 멀리뛰기(hop test)와 점프(jump) 검사가 ACL 손상이나 ACL 재건술 이후의 기능적 안정성과 수행능력을 평가하는데 일반적으로 사용되기 때문에, 다른 하지 문제에도 이들 검사가 쉽게 사용될 수 있다(11장 참고). 그러나 뛰기 검사(jump와 hop test)가 근력, 파워, 안정성을 적절하게 검사할 수 있는 방법인지에 대해서는 논란이 있다. 지면반발력, 관절모멘트, 운동형상학적 데이터를 분석하는 사전 연구들에 따르면, 발목, 무릎, 엉덩 및 상지 등의 분절 기여도가 개인에 따라 아주 차이가 많이 난다는 것이다. 발목(22–23%), 무릎(4–56%) 및 엉덩관절(10–46%)과 같은 다양한 기여정도는 재활임상가로 하여금 단일 기능검사의 결과를 함부로 판단하지 않도록 하고, 그 대신에 임상적, 기능적 그리고 주관적 결과 측정을 위한 요구를 보강해 주도록 한다.

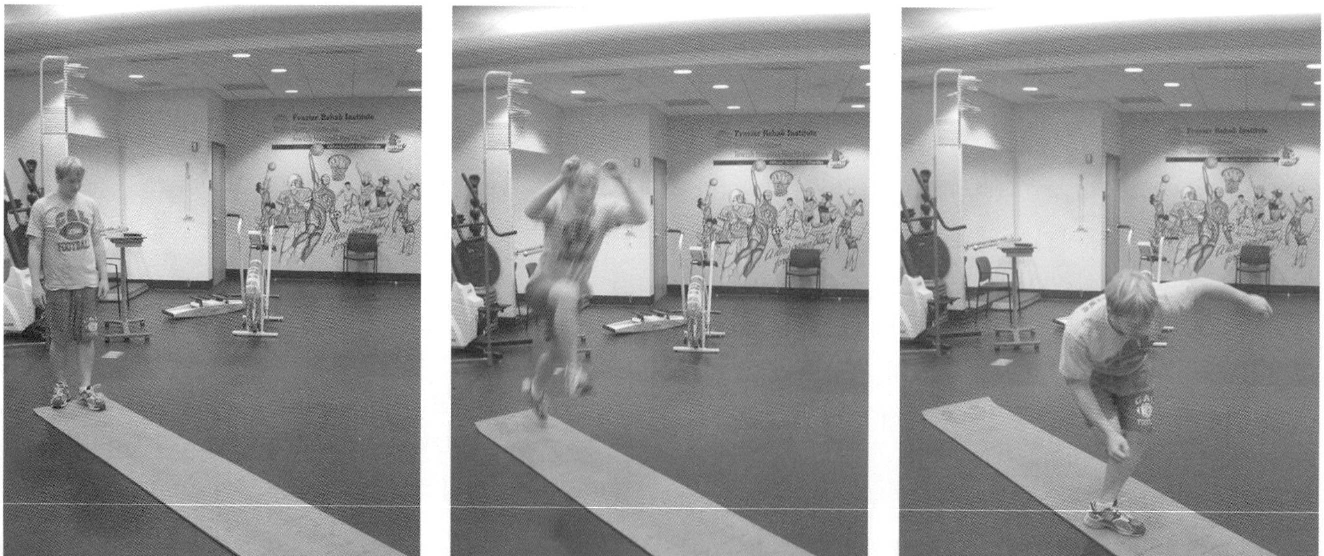

(a) (b) (c)

그림 5.35 한발로 넓이 뛰기: (a) 시작, (b) 뛰기, (c) 착지.

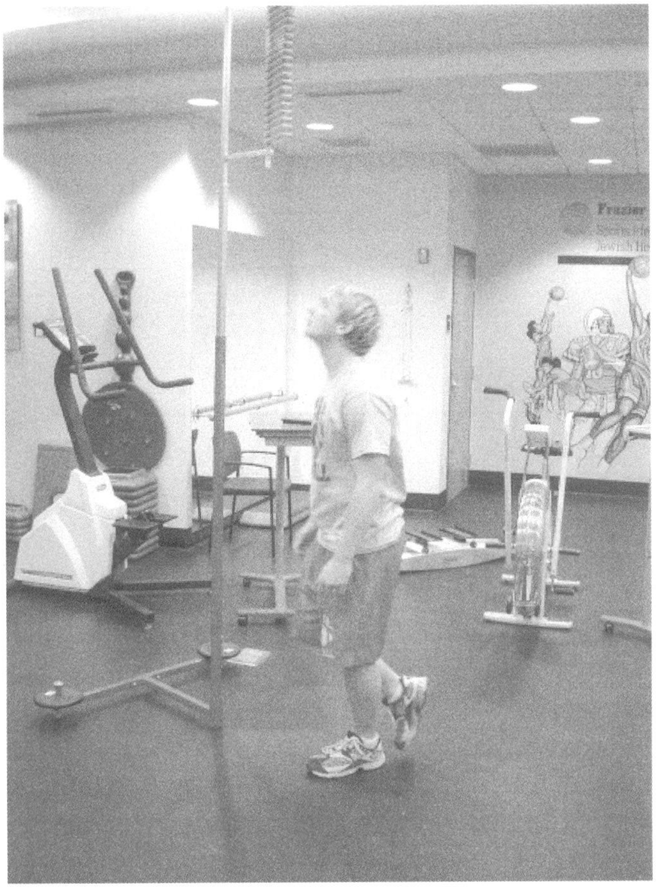

(a)

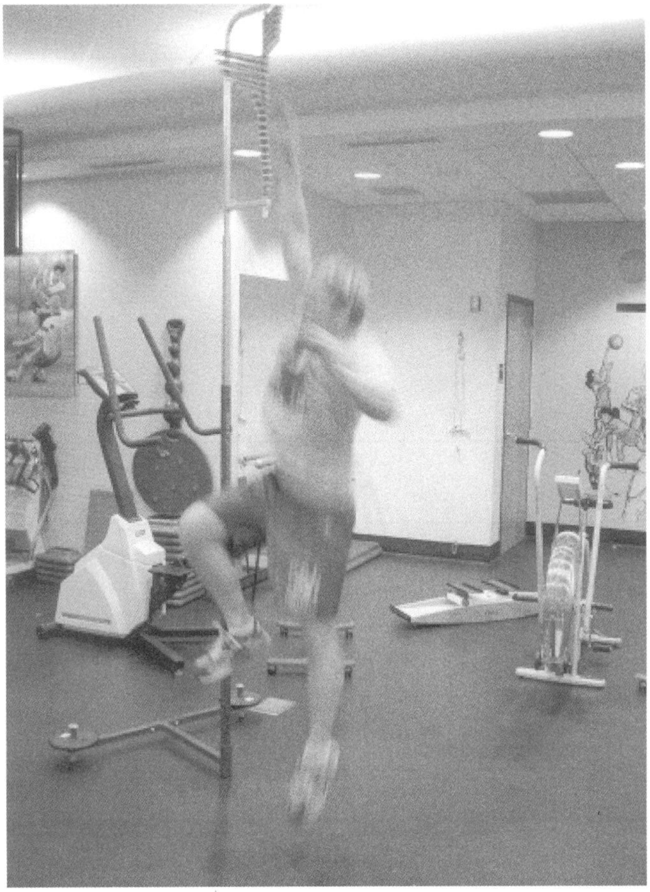

(b)

그림 5.36 한발로 수직 점프. (a) 시작, (b) 끝.

> **핵심(Key Point):**
>
> 실제로 일상생활 업무에 대한 신체 요구를 모의하는 기능검사는 치료적 운동 프로그램의 최종 요소로 클라이언트를 직장, 여가활동, 운동경기로의 복귀 혹은 정상적인 생활패턴으로의 복귀가 가능하도록 안전하게 준비시키는데 꼭 필요한 검사이다.

Timm[100]은 기능 수행 측정에 대한 흥미로운 모델을 제안했고, 전통적인 방법을 통해 몇 가지 단점을 확인했다. 그가 제안한 기능적 반복훈련 수행 시간 모델은 하키, 야구, 미식축구와 같은 스포츠와 관련되어 있고, 권위, 장비, 수행 반복훈련으로부터의 표준 데이터, 양측 균등 등의 전통적인 방법으로 존재하는 예상 문제점과 타당성을 어느 정도 설명해 주고 있다(**그림 5.37a–c**). 예를 들어, 재활임상가는 기능의 정상 정도(양측 균등)를 정의하기 위해 침범된(손상) 사지의 수행을 침범되지 않는 사지의 수행과 비교한다. 양측 균등이 임상적 행위에서부터 ADLs와 IADLs로의 클라이언트 복귀에 이르기까지 무수히 많기 때문에, 재활임상가는 많은 직업 활동, 여가활동, 높은 수준의 스포츠활동이 사지의 편측 우성과 정상적인 사지 *비대칭성*과 밀접한 관련성이 있는지를 고려해야 한다. 이런 사지 비대칭성의 예는 투수 피칭과 같은 던지기 활동, 라켓 스포츠, 트랙이나 필드에서 이루어지는 점프활동과 같은 스포츠에서 많이 나타난다. 그러므로 우성 사지의 근력이나 기능 수행력을 비침범되지 않은 비우성인 사지의 100%까지 단순히 회복시키는 것은 적절하지 않을 수 있다. 앞에서 언급한 전통적 기능 검사 방법의 타당도와 예측성을 향상시키는 연구가 더 필요할 것이고, 기능 반복훈련 수행 시간 모델이 시즌 전(pre-season) 신체 검사나, 배치전(pre–placement) 신체 검사를 통해 이것을 달성하는 수단을 제공한다.

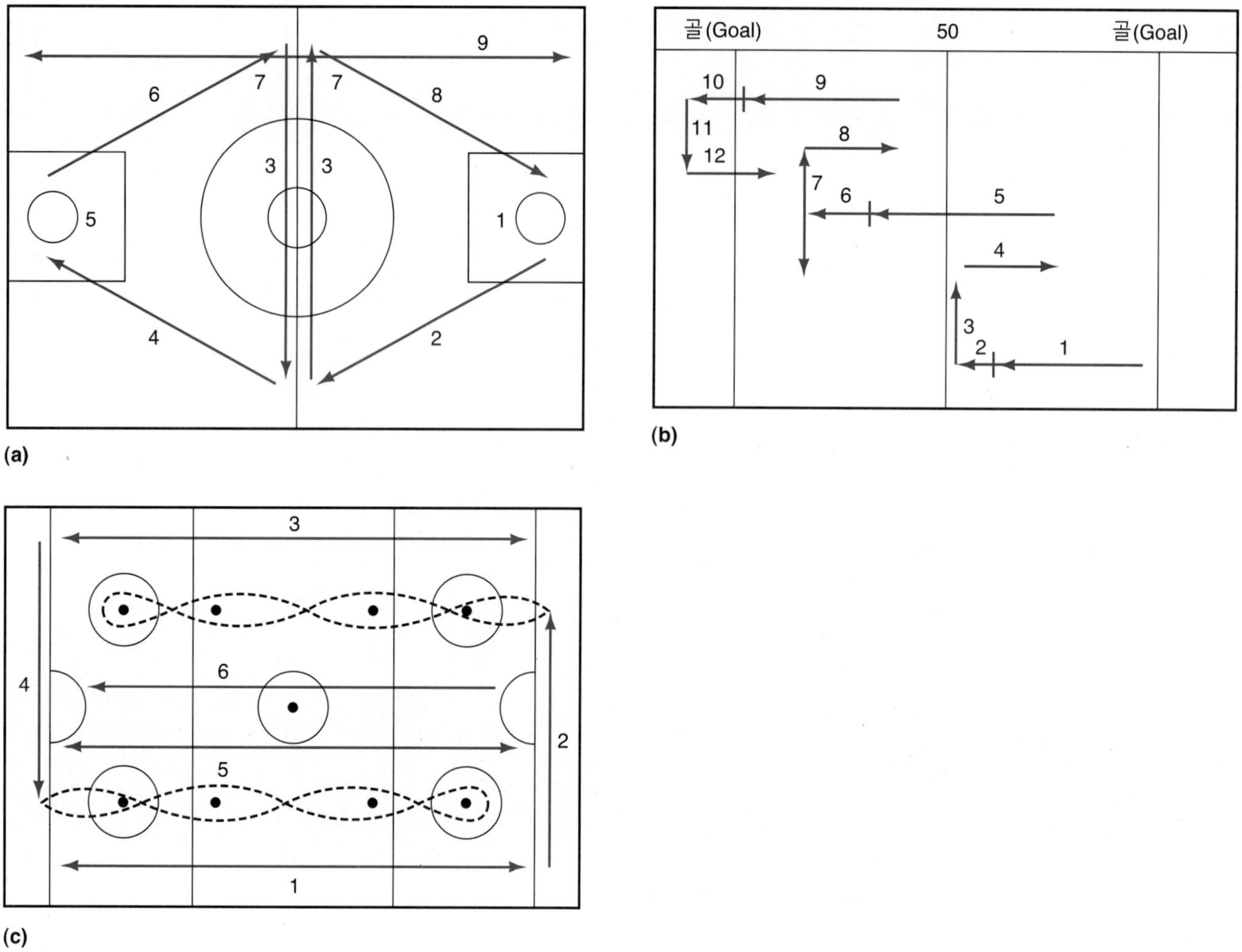

그림 5.37 기능적인 반복훈련(functional drills). (a) 야구. 1) Mikan drills; 2) sprint dribble; 3) defensive shuffle; 4) sprint dribble; 5–8) 위의 네가지를 반복; 9) 라인 달리기. (b) 미식축구. 1) 40 야드 대쉬; 2) 10 야드 drive blocking sled; 3) carioca 20 야드; 4) 20 야드 defensive run; 5–12) 위의 네 가지를 2번 반복. (c) 아이스 하키. 1) sprint skate the lines; 2) 8자 그리기; 3) sprint skate the lines; 4) 8자 그리기; 5) 전방/ 후방 라인 달리기; 6) sprint skate to score(출처: KE Timm, EA Dobrzykowski. Functional outcomes measurement in sports physical therapy: Determination on return to competition. *J. Rehabil Outcomes Meas.* 1997;1(1): 35–44).

앞에서 언급되었듯이, Gray가 개발한 Lower Extremity Functional Profile은 특별한 규칙과 지침을 제공해 주고 있고, 뜀뛰기(hop), 점프, 스테핑, 런지, 상지나 하지의 뻗기 거리와 균형 잡기 등을 이용한다면, 운동을 통해 시간적 능력과 공간적(거리) 능력을 평가하는데 이용되는 기준 벡터를 가진 격자 시스템을 가지고 있다. Lower Extremity Functional Profile에 설정된 원리는 간단하고 안전적이며, 재활의 초기에서 최종 단계에 이르는 기능적 진전을 평가하는데 이용될 수 있다. 한발로 여러 방향으로의 뜀뛰기, 점프, 스테핑, 균형, 그리고 상지와 하지의 뻗기와 같은 기능적으로 특별한 활동들은 치료적 운동으로 의미있게 적용될 수 있을 뿐만 아니라, 하지 기능 수행 검사의 신뢰성과 타당성을 보여준다.

상지 기능수행검사법에 관련된 정보는 많지 않고, 대부분이 팔꿈치펴기(push–up), 당기기(pull–up)과 같은 양측 검사와 메디신 볼 던지기와 같은 검사들이다. 편측 던지기나 기능적 기술 검사는 정확성이나 거리를 측정함으로써 쉽게 개발될 수 있다. 수직 점프, 한발로 뜀뛰기 검사(hop test), Edgren 사이드스텝 검사와 같은 기능 수행 검사의 몇몇 예는 **표 5.9**에서 이름만 볼 수 있다.

표 5.9 스포츠와 몇 가지 제시된 기능 검사

스포츠	기능검사
야구	T 검사 메디신 볼 주고받기 검사 300야드 셔틀 달리기 어깨관절의 안쪽−가쪽돌림 등속성 근력
농구	Edgren 사이드스텝검사 수직 점프검사− 한발/양발 300야드 셔틀 달리기
크로스컨츄리/트랙	2마일 달리기 특정 이벤트를 위한 시간/거리/높이 한발 뛰기검사
미식축구	*라인맨:* 10야드 달리기 메디신 볼 주고받기 검사 수직 점프 300야드 셔틀 달리기 *백:* 40야드 달리기 T 검사 300야드 셔틀 달리기 *쿼트백:* 어깨관절의 안쪽−가쪽돌림 등속성 근력 메디신 볼 주고받기 검사
축구	T 검사 300야드 셔틀 달리기
소프트볼	T 검사 메디신 볼 주고받기 검사 300야드 셔틀 달리기 어깨관절의 안쪽−가쪽돌림 등속성 근력
수영	timed distance swimming preferred stroke 어깨관절의 안쪽−가쪽돌림 등속성 근력
테니스	T 검사 300야드 셔틀 달리기
배구	Edgren 사이드스텝검사 수직 점프검사− 한발/양발 300야드 셔틀 달리기
레슬링	메디신 볼 주고받기 검사 300야드 셔틀 달리기

출처: David M. Williams, MPT, ATC, CSCS, University of Iowa.

저항 훈련의 일반적인 방법들 (COMMON METHODS OF RESISTANCE TRAINING)

저항 훈련장비(Resistance Machines)

저항 훈련 장비는 다양한 모델과 유형이 있다. 비록 가정용 장비들이 인기가 많지만, 대부분의 장비들은 업소용으로 만들어졌고, 피트니스 클럽과 재활센터에 배치되도록 설계되었다. 몇몇 장비들이 수력식, 유압식, 혹은 전자식으로 저항을 제공하고 있지만, 대부분의 저항 훈련장비들은 자유추 무게들이 딸린 활차시스템이나 캠(cam)시스템을 이용하고 있다. 캠 시스템은 관절모멘트/지레팔의 변화에 따라 저항을 바꾸고, 근힘줄의 길이−장력의 관계를 바꾼다. 수력장치와 유압장치는 자유추 무게(free weight)로 얻을 수 있는 근력의 효과와 비슷한 근력 이득을 얻을 수 있다. 저항훈련장비는 클라이언트의 체격에 맞도록 빠르고 쉽게 조절이 가능해야 하고, 불안이나 균형 및 안정성의 문제를 가진 클라이언트에게도 안전하게 적용될 수 있어야 한다. 그러나 이들 장비들이 상대적으로 안전성을 가지고 있지만, 어떤 장비들은 좌석이 너무 작고, 플랫폼이 너무 높고, 출입구가 좁기 때문에 장비를 이용하는데 성가시고 어려운 경우도 있다. 몇몇 저항훈련장비 제조회사는 노인층을 위한 장비를 개발하고 있다.

어린이와 성인 사이의 체격을 고려한 어린이를 위한 저항훈련장비는 체중저항을 이용함으로써 궁극적으로 안전하고, 또 신체 인지를 증가시키는 수단으로 사용된다(International Youth Fitness, Mount Airy, MD)(**그림 5.38**). 어린이를 위한 피트니스와 근력 훈련에 대한 특별한 지침이 National Strength and Conditioning Association에 의해 제시되었다. 10분간의 워밍업, 철저한 지도, 그리고 완벽한 감독을 통해 안전과 적절한 기법으로 수행하는 것을 보장하고, 개별 어린이의 신체적 정신적 능력에 초점을 맞추면서, 중요한 지침을 제공하고 강조한다. 운동회기는 단일관절 운동과 다관절 운동을 포함해야 하고, 시작할 때는 비교적 가벼운 부하(12−15 RM)를 사용한다. 그리고 치료적 운동프로그램의 목표에 맞게 수행한다: 1주일에 2−3일 간격을 두고 실시하며, 6−15회의 반복 운동을 1−3번 실시한다. 그리고 다음 운동회기를 넘어갈 때는 5−10% 만 증가된 부하를 이용한다.

개념적으로 볼 때, 대부분의 저항 훈련장비들은 운동이 아닌, 특정 근육이나 근육군을 훈련시킬 목적으로 고안된 것인데, 바로 이것이 많은 등장성 장비나 동적 외부 저항장비의 제한점 중의 하나이다. 일반적으로 이들 장비들은 몸쪽 분절과 먼쪽 분절에 고정된 채, 단면 운동(uniplanar motion)을 통해 통제된 저항을 제공한다. 운동은 종종 저항훈련장비 위에 앉은 채로 수행되는데, 이것을 *고정 형식 기법(fixed form technique)*이라 한다. 두 지점 혹은 2관절 근육이나 근육군들은 사지나 분절의 고정근육으로(등척성 수축), 가속근육으로(구심성 수축), 혹은 감속근육으로(원심성 수축), 자연스럽게 작용한다. 이들 등장성 장비들의 단점은 여러 관절 중 한 관절에 작용하는 근육만에 부하를 제공한다는 점이다. 예를 들어, 많은 2관절 근육은 실제로 한쪽 부착점에서는 단축하고, 다른 쪽 부착점에서는 길어진다(위등척성 작용에 대한 앞의 내용을 기억해 보자). 근육 길이의 전반적인 변화는 최소로 일어나고(동시 이동−위등척성), 앞 부분에서 이미 설명되었다. 이런 현상은 의자에서 일어나거나 쪼그려 앉을 때와 같은 활동이나 공동운동을 분석할 때, 대부분의 2관절 근육에서 관찰될 수 있다. 척추 스트레스(척추사이원반)는 클라이언트가 앉은 자

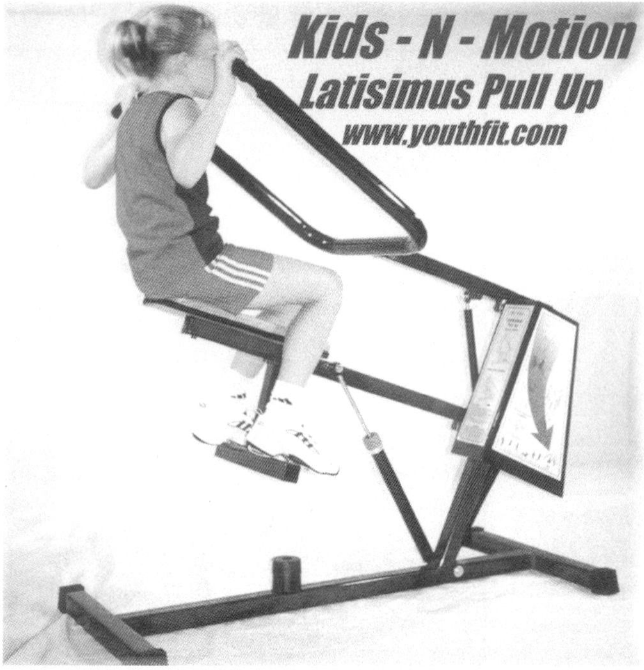

그림 5.38 어린이용 bodyweight 저항 장비(Kids−N−Motion Latissimus Pull−Up). (출처: International Youth Fitness, Mount Airy, MD;www.youthfit.com).

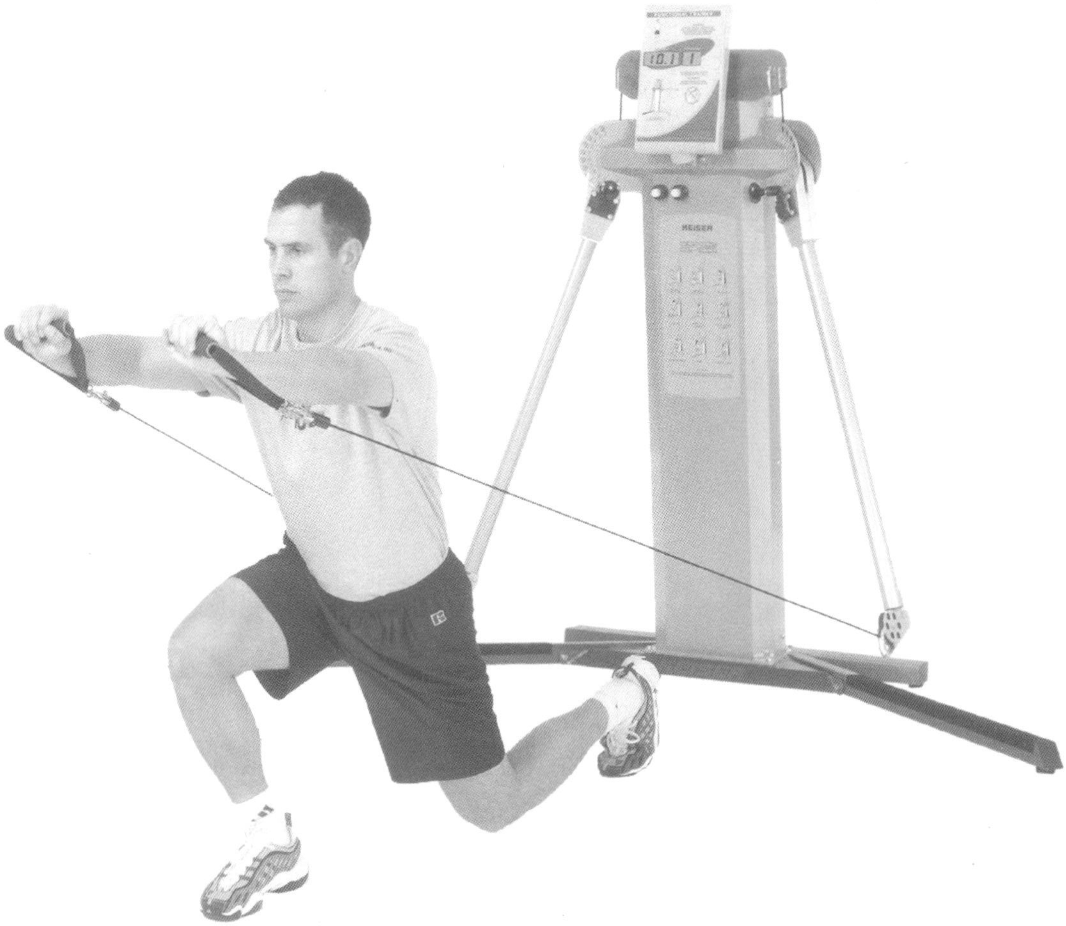

그림 5.39 Keiser Infinity Series™ Functional Trainer(Keiser Corp., Fresno, CA)을 이용한 전방 런지(아래쪽 장치 이용).

세에서 운동할 때(팔굽혀 펴기와 당기기와 같은)가 선 자세에서 운동할 때 보다 증가된다는 것으로 알려져 있다. 앉은 자세로 운동할 때가 선 자세로 운동할 때보다 허리뼈 척추 사이원반의 압력이 40% 증가되는 것으로 계산된다. 이런 현상은 모든 클라이언트에게 해당되고, 특히 척추 병리환자에게 더욱 심해진다.

많은 상지 저항 훈련장비의 장점이자 단점은 양손을 이용한다는 것이다. 이런 제한점은 자유추 무게, 아령, 메디신 볼 등을 이용해 쉽게 해결될 수 있는데, 이런 형식의 운동을 *자유 형식 기법(free form technique)*이라 한다. 이런 운동은 많은 저항훈련장비에 몇 가지 치료적 운동 장점을 실제로 덧붙여 준다. 이런 장점에는 손-눈 협응력 증가, 몸통과 사지 기능의 통합 향상, 몸통과 사지의 상호작용 증가, 그리고 강화된 운동패턴 특이성이 포함될 수 있다. 저항 훈련 장비의 설계와 적용에 대한 최근의 기술 혁신을 통해 앞에서 언급된 많은 제한점이 교정되고 있다(**그림 5.39**).

> **핵심(Key Point):**
>
> 적절한 지시사항이 주어지면, 저항으로 아령이나 메디신 볼을 이용하는 자유 형식 기법은 유용한 방법으로 상지 저항운동을 수행할 수 있게 만든다.

자유추 무게, 아령 및 메디신 볼 (Free Weights, Dumbbells and Medicine Balls)

자유추 무게, 아령 및 메디신 볼과 같은 저항 훈련의 자유형식 기법은 스포츠 수행과 피트니스/컨디셔닝 시설에서 인기가 항상 좋다. 이들 도구는 재활임상가에게도 중요하

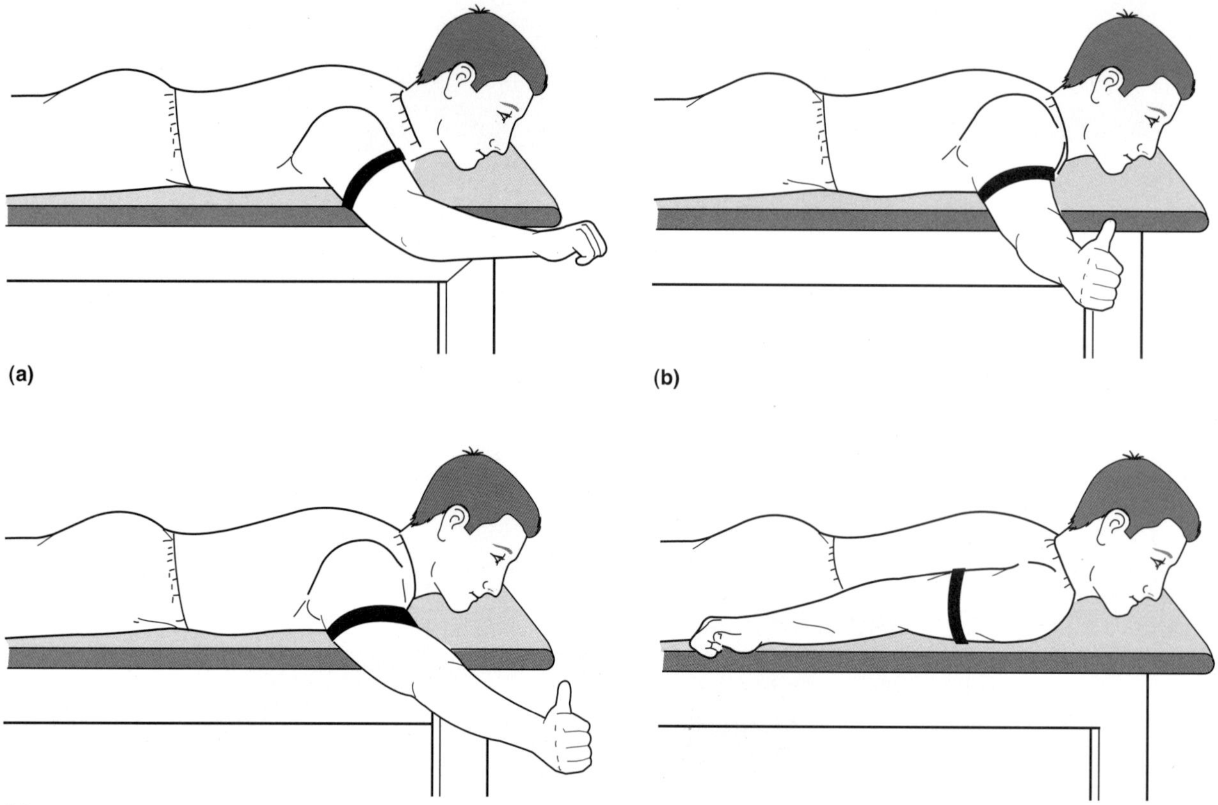

(a) (b) (c) (d)

그림 5.40 엎드린 자세에서 행해지는 어깨의 치료적 운동들. (a) 위팔을 90°로 지지하고, 팔꿈치를 90°로 굽힌 상태에서, 대상자는 팔을 가쪽으로 돌린다. (b) 팔을 테이블 밖으로 내어 놓고, 대상자는 팔을 90°의 수평 벌림으로 들어올리고, 최대로 가쪽 돌림을 한다. (c) 팔을 테이블 밖으로 내어 놓고, 대상자는 팔을 100°의 수평 벌림으로 들어올리고, 최대로 가쪽 돌림을 한다. (d) 대상자는 체간 옆에 붙이고, 가쪽 돌림을 한다. (출처: TA Blackburn 등. EMG analysis of posterior rotator cuff exercise. *J. Athl Train.* 1990;25(1):41−45)

고, 많은 저항 훈련장비에 독특한 특성을 제공한다. 자유추 무게(아령)는 몸통과 상지 및 하지의 완벽한 근력 훈련에 이용될 수 있고, 혼합 운동 패턴을 통해 전체 시스템에 과부하를 적절하게 줄 수 있는 운동과 함께 제공될 수 있다. 자유추 무게의 이점은 몸쪽 안정성을 위해 협력근 작용으로 관절 안정화 방법을 자연스럽게 만들어 주고, 자연스런 고유수용성 피드백과 자세 신경근 반응(6−8장 참고)에 대한 필요성을 제시하며, 그리고 원하는 목표를 달성하기 위해 다양한 운동을 통한 훈련을 가능하게 한다. 아령을 이용한 자유 무게 운동은 PNF 패턴과 함께 이용될 수 있다. 그러나 PNF는 대부분의 등속성 장비나 저항 훈련장비과 함께 어울어져 수행될 수 없다. 비록 다관절을 이용한 복합 패턴이 정확하게 수행되면 효율적이고 손상이나 과사용의 위험을 줄여줄 수 있겠지만, 아령만으로도 이런 효과를 얻을 수 있다. 아령 중재를 효율적으로 이용할 수 있는 분야는 돌림소매 약증과 관련된 다양한 어깨 문제를 가진 경우이다. 몇몇 연구들은 선택된 팔이음뼈 근육과 치료적 운동을 검사했고, 어떤 연구들은 최대 EMG 활동을 근거로 하여 특별한 운동을 추천했다.

Blackburn 등[135]은 근육 내 EMG을 이용하여, 주로 어깨 치료적 운동 프로그램에 처방되는 23가지 운동을 연구했고, 선 자세에서 수행될 때 보다, 엎드린 자세에서 수행될 때, 뒤쪽 돌림소매 근육(가시위근, 가시아래근, 작은원근) 전반에 걸쳐 큰 EMG 활동이 나타났음을 발견했다(**그림 5.40 a-d**). Townsend 등[136]도 17가지 어깨 운동을 수행하는 동안, 어깨세모근, 큰가슴근, 넓은등근, 및 4가지 돌림소매에 대한 EMG 연구를 수행했다(**Section1, Figures 8-24**). 그들은 연구에서 설정된 기준에 근거하여, 효

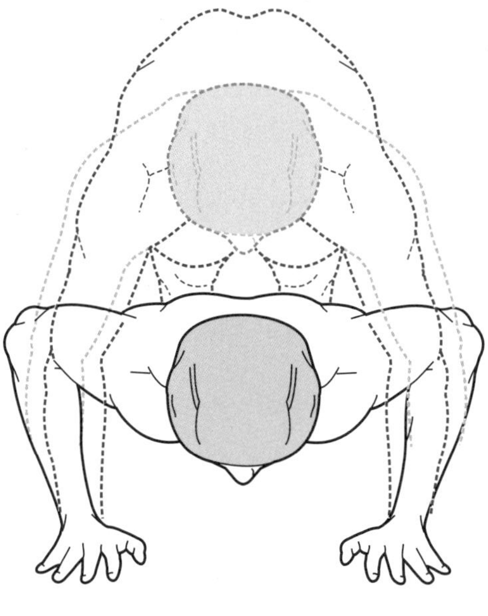

그림 5.41 푸시-업 플러스(push-up with a plus): 정상적인 팔꿈치 펴기 동작에서 팔꿈치를 완전하게 펼 때, 어깨뼈를 최대로 내민다(전인). (출처: JB Moseley, Jr., 등. EMG analysis of the scapular muscles during a shoulder rehabilitation program. *Am J Sports Med.* 1992;20(2):128-134).

율적인 어깨 치료적 운동 프로그램에 다음과 같은 운동들을 포함시키는 것을 권장했다: 어깨뼈면(scaption) 상의 위팔뼈 올림과 엄지 하방 운동, 어깨 굽힘, 위팔뼈 가쪽 돌림과 수평 벌림, 그리고 프레스-업(press-up) 등. 비슷한 연구에서, Moseley 등[137]은 다음과 같은 운동을 수행할 때, 어깨뼈 돌림근에서 뚜렷한 활동이 있었음을 보고했다: 위팔뼈 가쪽돌림(어깨뼈면상)과 엄지 상방, 노젓기, 앉은 자세에서 프레스-업 및 푸시업 플러스(끝범위에서 과도한 어깨뼈 내밈)(**그림 5.41**). 프레스-업과 팔꿈치 펴기의 사용을 지지했던 사전 연구들은 어깨 복합체에 근력과 안정성을 제공함에 있어, 몸통과 상지의 중요성과 그들간의 관련성을 지지했다. 앞에서 말한 대부분의 치료적 운동들은 근육과 힘줄에 과부하를 일으켜, 이들 구조물의 장력 특성을 향상시킨다. 이들 연구는 EMG 활동의 시작과 상대적인 활동 정도에 대해 매우 유용한 정보를 제공하였고, 또 운동과 훈련 동안에 일어나는 어깨 근육의 활동에 대한 지식을 향상시켰다.

재활임상가들은 상지 치료적 운동 수행 동안 항상 클라이언트의 자세(예를 들어, 엎드린 자세와 선 자세)를 고려해야 한다. 왜냐하면 클라이언트의 자세가 바람직한 치료적 운동 전략과 중재에 대한 뜻깊은 효과를 가질 수 있기 때문이다. 특정 자세에서 치료적 운동을 수행할 때 높은 EMG 활동 수준이 큰 근육 활동임을 의미할지라도, 클라이언트의 기능적 결과와 EMG 활동의 관련성이 유효한지에 대한 연구가 더 필요할 것이다. 특정 분리된 돌림소매 운동 수행의 장점은 상지와 몸통 모두를 통해 정상적으로 상호작용하는 협력근 사이의 자연스런 상호작용적 운동 과정을 방해를 희생으로 발생할 수 있는가? 상지 운동과 몸통 운동 패턴이 결합되고, 협력근 작용이 일어나는 부가적인 치료적 운동에는 다음과 같은 것들이 포함될 수 있다: 몸통 돌림과 함께 일어나는 어깨 내밈의 펀치 동작(**그림 5.42a**), 몸통 옆굽힘과 오버헤드 프레스(**그림 5.42b**), 어깨 가쪽 돌림과 몸통/엉덩관절의 굽힘-돌림(**그림 5.42c-d**), 그리고 손목이 교차된 전방 몸통 굽힘에서 양측 어깨뼈 뒤당김(후인)/가쪽 돌림이 동반된 몸통 폄 동작(**그림 5.42e-f**). 권투 글로브와 펀치 블로킹 미트를 사용하여, 선 자세에서 다양한 속도의 기능적 상지 운동을 할 수 있다(**그림 5.43**).

아령은 상지 근력 프로그램에 주로 사용되지만, 효율적인 하지 훈련의 수단으로 이용되는데, 쪼그려 앉기의 여러 가지 변형, 여러 방향의 런지, 스테핑 운동할 때 아령으로 과부하를 제공한다(**그림 5.44a-d**).

메디신 볼은 크기와 무게가 다양하고, 일반적으로 구형 모델은 가죽으로 만들어졌지만, 신형 모델은 고무나 폴리우레탄으로 만들어져 실내나 실외에서 사용이 용이할 뿐만 아니라, 바운드와 탄성도 향상되었다. Chu[138]는 메디신 볼을 이용한 플라이오메트릭 운동을 상지운동, 몸통 운동 및 하지 운동으로 분류했고, 토스와 던지기 사이의 중요한 차이점을 설명했다. Chu[138]에 따르면, 토스는 어깨 올림의 90° 이하로 짧게 패스하는 것이고, 던지기는 어깨 올림의 90° 이상으로 멀리 패스하는 것이다. 메디신 볼은 재활임상가에게 있어 상지 치료적운동 프로그램 중재의 모든 단계(급성, 아급성, 활동으로의 복귀 검사, 컨디셔닝 유지) 동안 훌륭한 도구로 작용한다. 활동에는 다음과 같은 것이 포함될 수 있다: 공동수축을 촉진시키기 위해 몸통 돌림과 함께 벽을 이용하는 다양한 어깨뼈 내밈-뒤당김(**그림 5.44a-b**), 혹은 중간범위의 기능적 근력과 지구력을 발달시키는 벽 드리블링 활동(**그림 5.45a-b**). 앞에서 언급되었듯이, 앉은 자세에서 메디신 볼을 가슴높이로 던지면서 주고 받는 동작은 상지의 근력과 파워를 결정하기 위한 기본 검사로

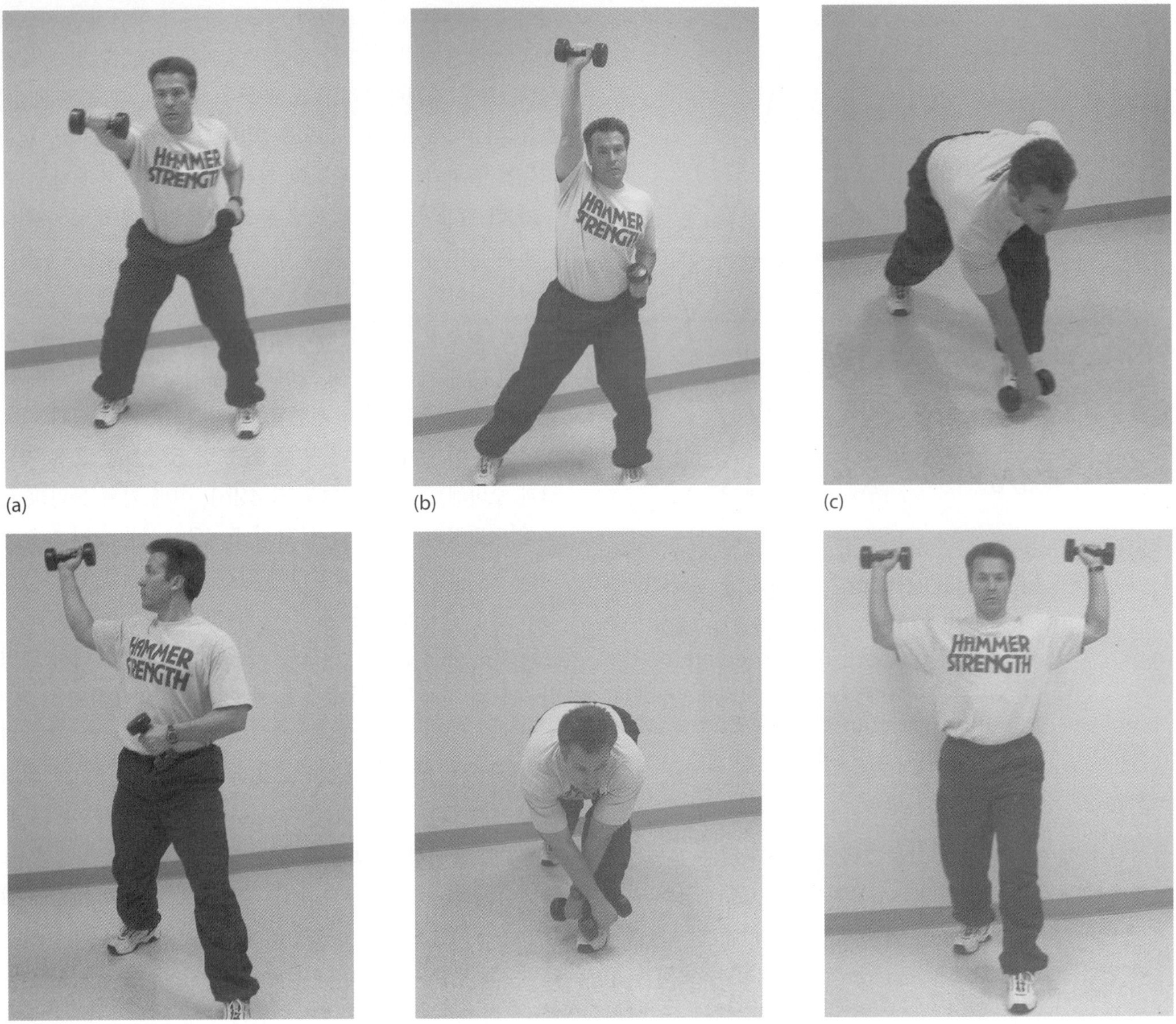

그림 5.42 아령을 이용한 상지 복합 운동들. (a) 어깨 굽힘–안쪽돌림–어깨뼈 내밈/팔꿉 폄–아래팔 엎침; (b) 몸통의 옆굽힘이 동반된 오버헤드 프레스; (c), (d) 전방 몸통 굽힘에서 편측 어깨뼈 내밈/가쪽돌림이 동반된 몸통 폄 동작으로(c, 시작; d, 끝); (e), (f) 손목이 교차된 전방 몸통 굽힘에서 양측 어깨뼈 뒤당김(후인)/가쪽 돌림이 동반된 몸통 폄 동작으로(e, 시작; f, 끝).

자주 이용된다.(**그림 5.46a–b**) 메디신 볼 훈련의 운동조절 측면과 플라이오메트릭 측면은 8장에서 설명될 것이다.

탄성 저항 도구(Elastic Resistance Devices)

다양한 두께, 재질 및 직경을 가진 탄성(고무) 밴드 또는 탄성(고무) 튜브가 기본적인 탄성 저항 도구이다. 탄성 저항 도구 중 가장 인기 있는 브랜드는 Theraband™(The Hygenic Corp, Akronm OH)로 재활임상가가 특정 운동 레벨에 맞는 적절한 저항을 제공하는데 도움을 줄 수 있도록 여러 색깔로 구성되어 있다. 이들 도구의 진짜 힘 발생 특성을 정량화하는 것은 탄성 도구의 길이, 마모, 연식 및 사용되는 환경 상태에 따라 다르기 때문에 매우 어려운 일이지만, Theraband™의 재질 특성을 조사한 최근 연구들은 힘과 스트레인 특성에 대한 정보와 승인을 제공하고 있다. 탄성 재질은 비교적 저렴하고, 어디에서나 쉽게 다면운동을 할 수 있는 장점이 있다. 그리고 체계적인 점진적인 저항(색깔별)과 중력 및 클라이언트의 자세와 관계없이 고른

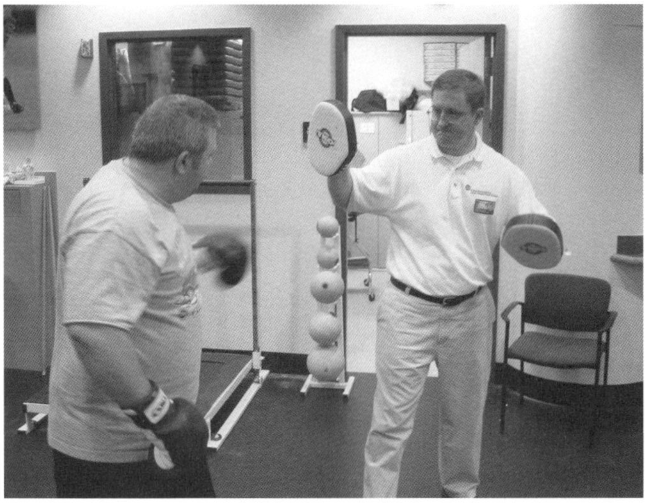

그림 5.43 펀치 블로킹.

저항을 제공한다. PNF 대각선 운동 패턴이 쉽게 일어날 수 있고, 같은 탄성 밴드 조각으로 다양한 치료적 운동과 여러 신체 부위에 이용될 수 있다. 어떤 클라이언트들은 알레르기 때문에 탄성 저항 도구를 사용할 수 없을지도 모르지만, 대부분의 제조회사들은 비-라텍스(latex-free) 제품을 만든다. 라텍스 제품과 비-라텍스 제품 사이의 재질 특성은 약간 다르지만, 그것이 갖는 의미는 아직 밝혀지지 않았다.

> **핵심(Key Point):**
> 탄성 재질은 비교적 저렴하고, 어디에서나 쉽게 다면 운동을 할 수 있는 장점이 있다. 체계적인 점진적인 저항(색깔별)과, 중력 및 클라이언트의 자세와 관계 없이 고른 저항을 제공한다.

큰 직경을 가진 탄성 밧줄(cord)과 같은 튼튼한 탄성 저항 재료는 전방/후방 달리기, 측방 및 교차 스테핑, 다양한 형태의 쪼그려 앉기, 런지, 저항 점핑 및 호핑(뜀뛰기)과 같은 특별한 치료적 운동의 저항 스포츠에 적당하다. ProFitter™(Fitter International Inc, Calgary, Alberta, Canada)는 스키와 같은 운동 패턴의 스포츠 활동을 흉내 하는 탄성 저항과 균형 훈련의 독특한 결합을 제공한다(**그림 5.47**). 이런 중요한 대단위 운동 패턴을 수행할 때, 재활임상가는 장비 파손에 의해 일어날 수 있는 손상을 예방하기 위해, 부착점, 핸들, 코드, 벨트, 혹은 밴드 등에 마모 징후가 있는지를 항상 살펴야 한다. 무엇보다, 재활임상가는 클라이언트들이 치료적 운동을 수행할 때 보상 혹은 대상 작용이 일어나는지에 특별한 주의를 기울어야 한다. 목표에 맞게, 원하는 스트레스를 최대화하기 위해 다양한 운동, 활동 및 주요 운동면을 강조할 수 있고, 혹은 원하지 않는 스트레스를 최소화하기 위해 운동 및 활동, 주요 운동면들을 피할 수도 있다(**그림 5.48(a-g)**).

도수 저항과 체중을 이용한 저항 (Manual Resistance and Body Weight Resistance)

도수 저항은 도수근력검사와, 율동적 안정화, 정지-이완, 수축-이완 기법 등의 PNF 기법의 기본으로 사용될 수 있다(6장 참고). 재활임상가가 클라이언트의 힘 발생을 지속적으로 모니터하도록 허용된 점에서 볼 때, 도수저항운동과 훈련은 여러 종류의 저항 훈련에 장점을 제공하고, 또 고유수용성 피드백을 제공한다. 숙련된 재활임상가들에 의해 적용된 도수저항은 등속성 장비의 중요한 특성중의 하나인 빠른 저항을 클라이언트에게 제공하는 수단이 된다. 도수저항시의 손의 배치(laying on of hands)는 치료적 운동 중재에 강렬한 요소가 될 수 있고, 도수저항의 장점이나 효과를 거론할 때 고려되어야 한다. 도수저항은 클라이언트가 자가 적용를 할 수 있도록 쉽게 교육을 시켜야 한다. 왜냐하면, 자가 적용은 고정과 무사용의 효과를 줄이고, 신경근 협동을 유지하기 위해 등척성 운동이 적용되는, 수술 이후의 급성 단계 동안에 주로 처방되기 때문이다. 종종 비침범된 사지에도 무릎 폄/굽힘이나 상지 근력강화를 위해 여러 각도에서 이루어지는 등척성 운동과 같은 점진적인 저항(최대하에서부터 최대 저항에 이르기까지)을 적용하기 위해 도수저항이 이용될 수도 있다.

> **핵심(Key Point):**
> 재활임상가가 클라이언트의 힘 발생을 지속적으로 모니터하도록 허용된 점에서 볼 때, 도수저항운동은 여러 종류의 저항 훈련에 이점을 제공하고, 또 클라이언트에게 고유수용성 피드백을 제공한다. 또한 도수저항은 빠른 저항력의 변화나 갑작스런 동요를 클라이언트에게 적용할 수 있는 수단이다.

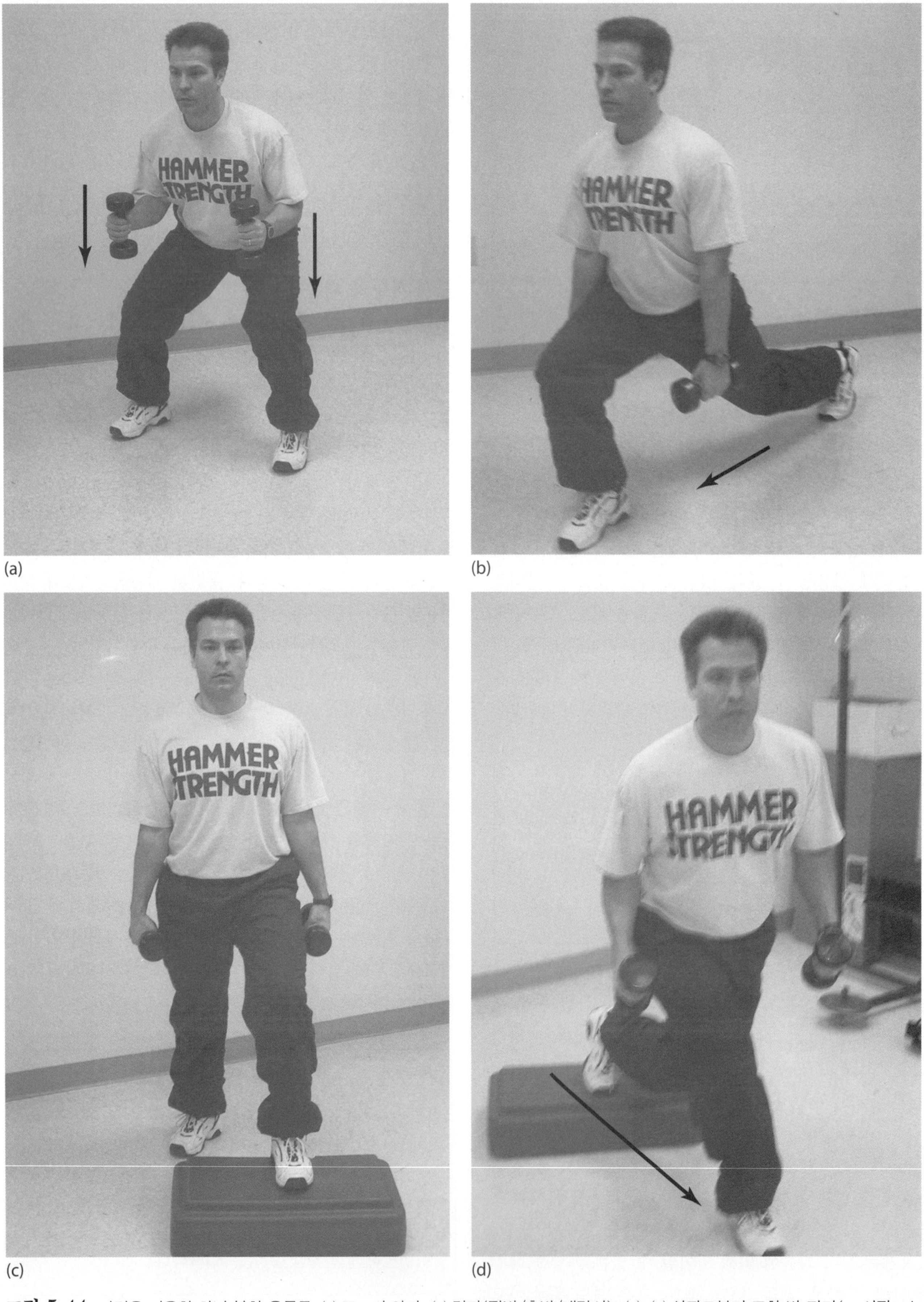

그림 5.44 아령을 이용한 하지 복합 운동들. (a) 쪼그려 앉기; (b) 런지(전방/측방/대각선); (c), (d) 상자로부터 교차 발 딛기(c, 시작; d, 끝).

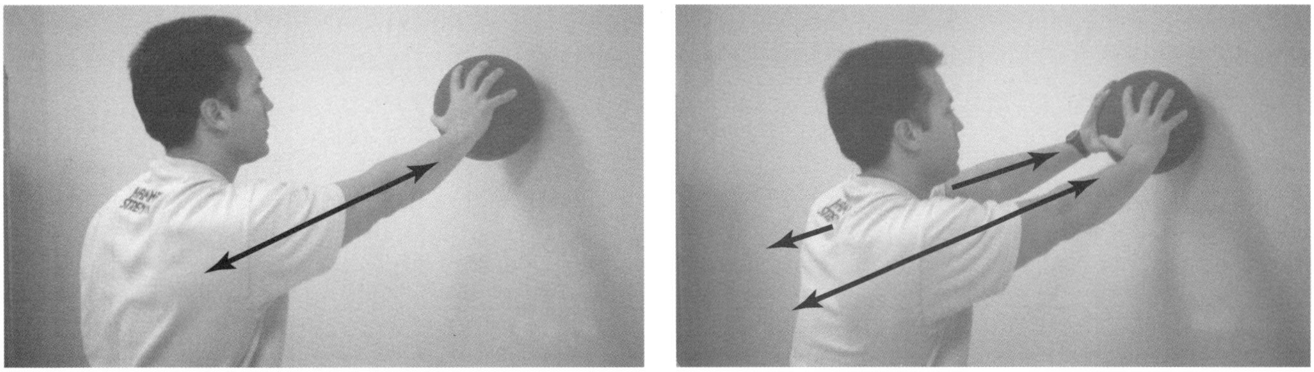

(a) (b)

그림 5.45 벽을 이용한 어깨뼈 내밈/뒤당김. (a) 편측; (b) 양측.

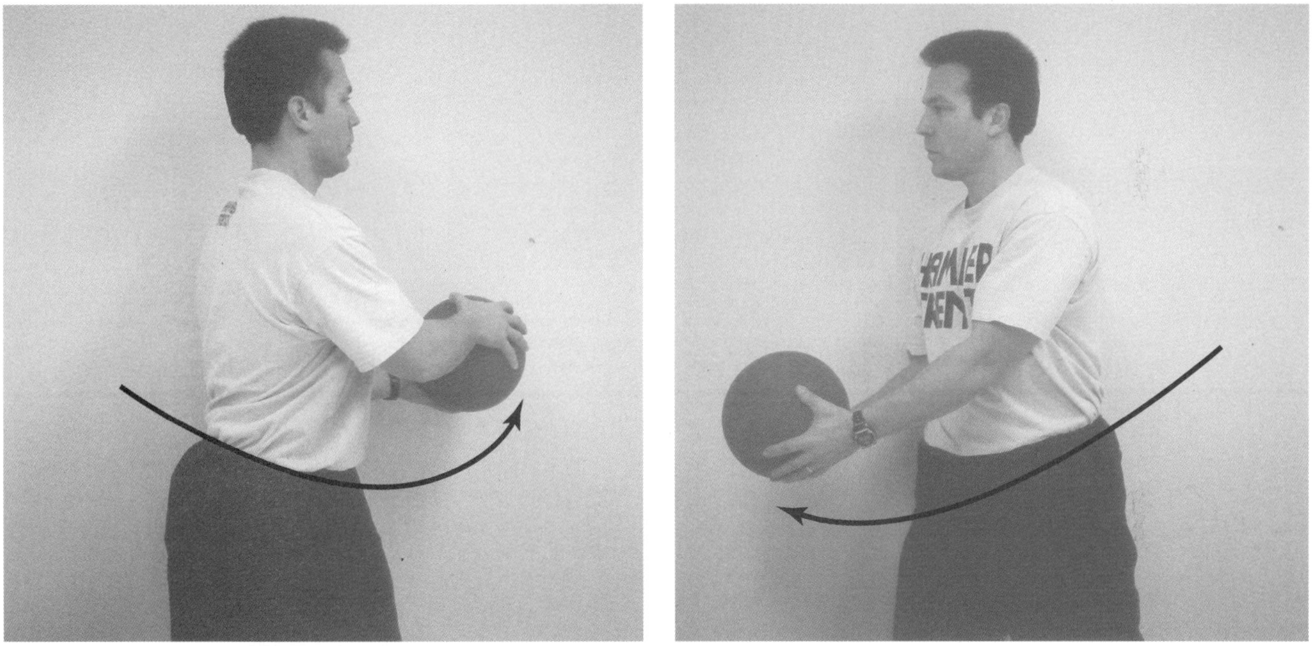

(a) (b)

그림 5.46 중간 범위의 기능적 근력과 지구력을 발달시키는 벽 드리블링 활동. (a) 시작; (b) 끝.

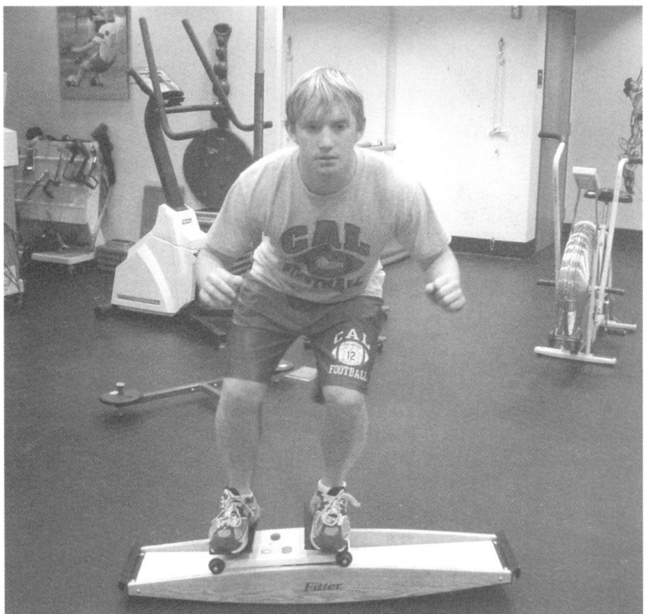

그림 5.47 Pro−Fitter™ 훈련.

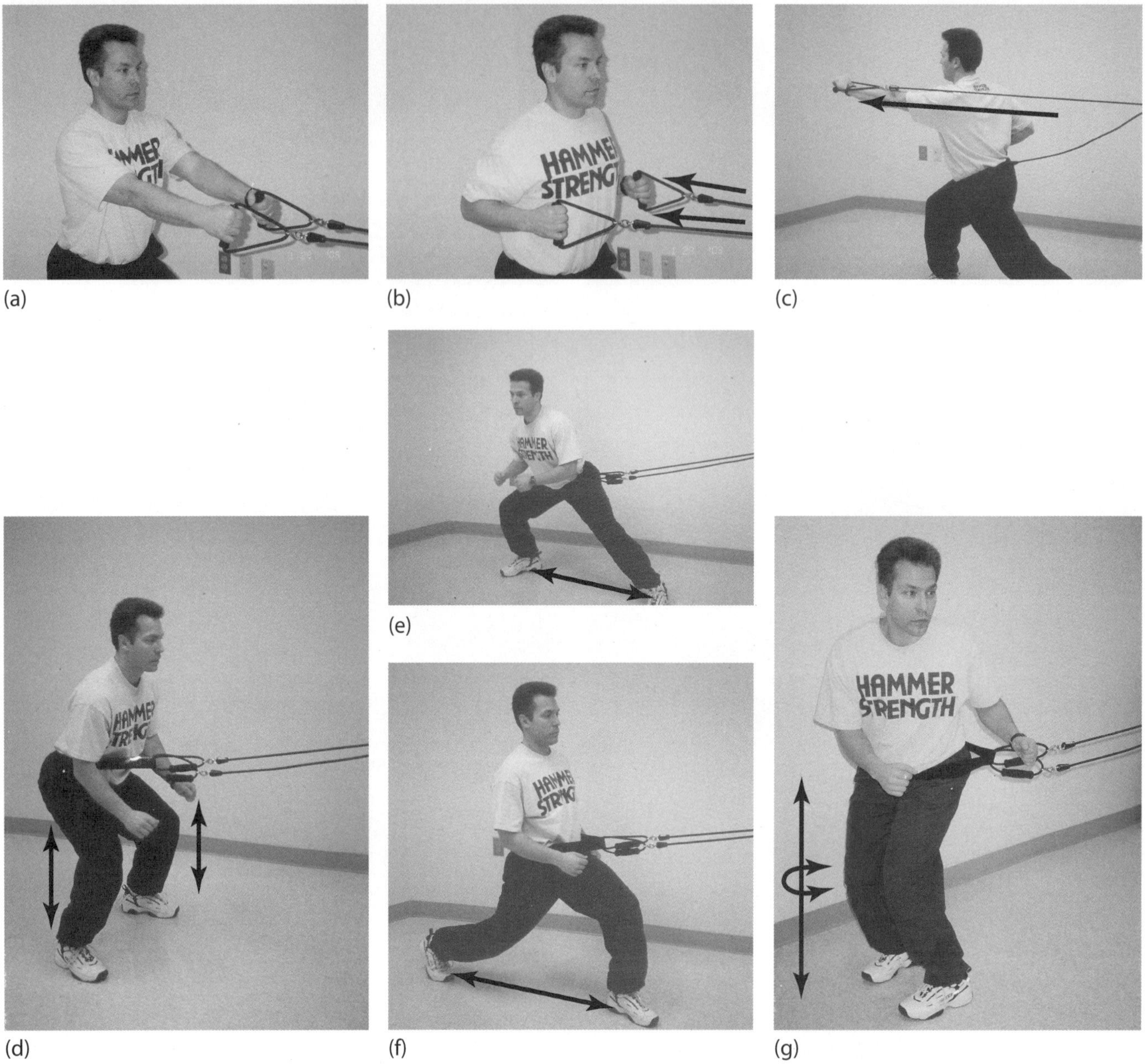

그림 5.48 탄력저항을 이용한 운동들. (a)와 (b). 노젓기운동(a, 시작; b, 끝); (c) 상지 펀치와 하지 런지의 혼합; (d) 전방 부하를 이용한 쪼그려 앉기; (e) 측방 런지; (f) 전방 부하를 이용한 후방 런지; (g) 스키 스쿼트.

등속성 장비(Isokinetics)

1960년대, Hislop과 Perrine은 등속성 운동의 개념을 처음으로 소개하고 연구했다. 운동과 검사에 사용된 임상 장비는 제한된 각속도를 이용하여 1970년대에 상업적으로 이용되었다. 등속성 장비에 대한 상세한 역사와 전체적인 내용, 그리고 임상 사용의 개요는 보다 깊게 이해될 필요가 있다. 치료적 운동으로써 등속성 장비의 이점 중의 하나는 저항을 조절할 수 있다는 것이다. 즉, 클라이언트에 의해 발생된 힘과 크기는 같지만, 방향이 반대인 역량계의 힘과 부하를 발생한다(근육 토크=등속성 토크)(**그림 5.49**). 저항을 조절할 수 있다는 것은 지레팔, 모멘트팔, 근육길이 장력 변화(근육의 힘발생에 영향을 주는 모든 요소)를 자동적으로 조절하거나 조정할 수 있는 환경을 만든다는 것이다. 이것은 사지 분절이나 관절이 생성할 수 있는 가동범위 중에서 가장 약한 부위에 의해 제한되는 등장성 장비들에 대한 이점으로 작용한다. 미리 설정된 각속도는 검사자가 원하는 운동속도(각도/초)로 조절하는 것이다. 이렇게

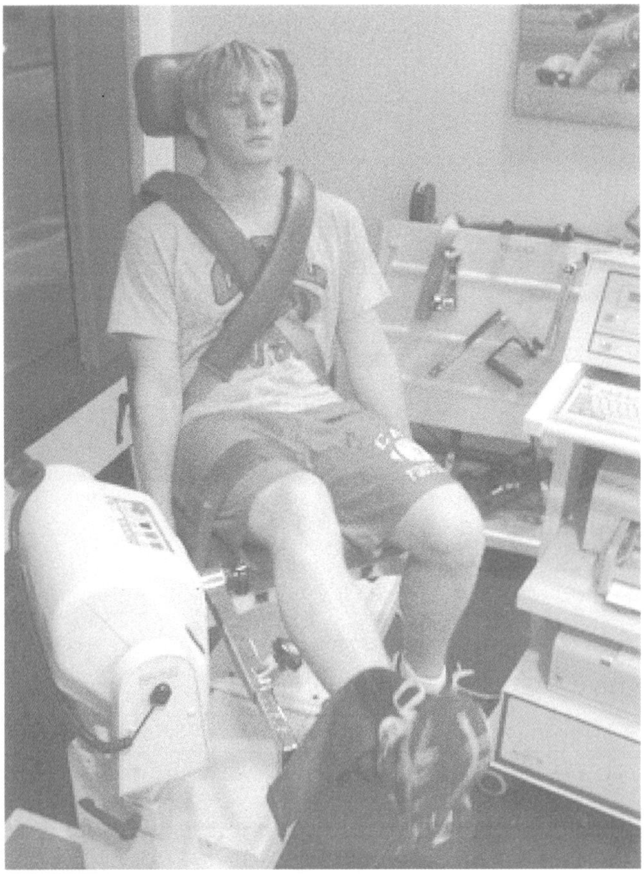

그림 5.49 넙다리네갈래근-뒤넙다리근의 등속성 검사.

미리 설정되는 속도는 대부분의 운동이 일정한 각속도로 움직이지 않고 지속적인 조정과 조절을 필요로 하는 훈련 특이성의 개념과는 다른 개념에서 출발한다. 상업용 등속성 장비의 상한 각속도 범위는 450−500°/s인데, 이것은 달리기, 던지기, 점프 활동에서 접하는 각속도와는 다른 각속도이다.

사지 비교(limb comparison)에 대한 유용한 정보를 제공할 수 있는 몇가지 등속성 검사의 매개변수가 존재한다. 많은 재활임상가들은 임상 검사의 기준인 양측 균등의 원리(본장의 앞부분에서 설명된)를 이용한다. 양측 균등의 원리는 한쪽 사지(대개 침범된 사지, 손상된 사지)를 다른쪽 사지(비침범된 사지, 혹은 건강한 사지)와 비교하는 것이다. 등속성 저항 훈련에 대한 연구는 속도 특이성을 지지하고 있고, 속도에 대한 힘 생산을 향상시키는데 있어 빠른 속도, 중간 속도, 느린 속도로 이루어지는 훈련의 중요성을 증명해준다. Fleck와 Kraemer[16]는, 등속성 저항을 검사한 대부분 연구들은 특정 훈련 속도에서 근력 증가가 크게 일어났

표 5.10 등속성 검사의 매개변수체중에 대한 최대 토크의 비율

양측 평균 최대 토크 비교
토크 곡선 분석
양측 총 일 비교
편측 최대 토크의 비율
체중에 대한 평균 파워의 비율
양측 최대 토크 비교
토크 발생에 대한 시간 비율
지구력 비율(첫번째 반복:마지막 반복)

(출처: KE Wilk, Dynamic muscle strength testing. In LR Admundsen(ed.), *Muscle Strength Testing:Instrumented and Non-instrumented Systems.* New York: Churchill Livingstone, 1990).

표 5.11 뒤넙다리근/넙다리네갈래근의 편측 비율

역량계 속도(°/sec)	비율(%)
60	60−69
180	70−79
300	80−84
450	95−100

(출처: KE Wilk, Dynamic muscle strength testing. In LR Admundsen(ed.), *Muscle Strength Testing:Instrumented and Non-instrumented Systems.* New York: Churchill Livingstone, 1990).

음을 보고했고, 또 특정 훈련 속도의 위아래 속도에서도 어느 정도 근력증가가 일어났음을 보고했다. Kanehisa와 Miyashita[144]에 따르면, 중간 속도의 훈련(180−240°/s)이 무릎 폄근에서 가장 큰 근력증가를 보였다는 것이다. 결손과 치료적 운동 프로그램의 효율성에 관한 한쪽 사지와 다른쪽 사지를 비교하여 정보를 얻는데, 몇몇 등속성 매개변수가 유용하다는 것이다(**표 5.10−표 5.12**).[142]

경험적으로 볼 때, 등속성 장비의 임상적 사용은 치료적 운동 특이성과 응용운동학에 대한 지식과 이해의 향상에 관련된 이유들 때문에, 지난 수 십년 동안 감소되었던 것 같다. 등속성 개념이 근력검사와 치료적 운동시설에 깊숙이 들어와 있기 때문에, 상당한 연구들이 수행되어 왔다. 많은 다른 종류의 근력검사와 운동과 마찬가지로, 등속성

표 5.12 체중비율에 대한 등속성 넙다리네갈래근 토크

역량계 속도 (°/sec)	남성(%)	여성(%)
60	100−115	80−95
180	60−75	50−65
300	40−55	30−45
450	30−40	20−29

(출처: KE Wilk, Dynamic muscle strength testing. In LR Admundsen(ed.), *Muscle Strength Testing:Instrumented and Non−instrumented Systems.* New York: Churchill Livingstone, 1990).

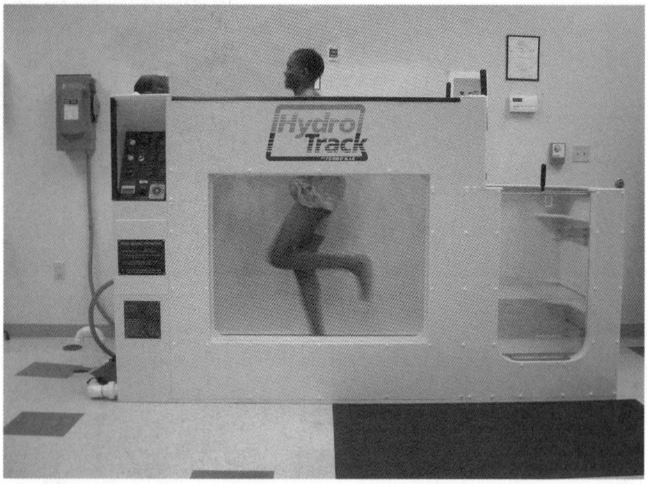

그림 5.50 수중 트레드밀.

장비도 장점과 단점을 모두 가지고 있다. 등속성 장비는 등속성 장비의 사용에 대한 가치를 떨어뜨릴 만큼 극단적인 장점과 단점을 가진 것 같다. 그리고 최근에 몇몇 제조회사는 등속성 방법을 체중부하활동과 CKC 활동에 적용하고 있다. 등속성 평가는 수행력을 산출하는 단독 근육이나 근육군의 토크에 대한 객관적인 측정을 제공한다. 우리는 등속성 연구(힘−속도의 관계, 길이−장력의 관계), 훈련 및 치료적 운동 적용으로부터 배웠던 것들을 평가해야 하고, 또 클라이언트의 기능적 상태를 더 잘 평가하기 위해, 저항 훈련과 검사의 기법에 대한 더 나은 사용 방법을 계속 찾아야 한다.

> **핵심(Key Point):**
>
> 치료적 운동으로써 등속성 장비의 이점 중의 하나는 저항을 조절할 수 있다는 것이다. 운동 속도를 조절함으로써, 등속성 역량계는 클라이언트에 의해 생성된 힘과 똑같은 크기의 저항을 제공할 수 있다(근육 토크=등속성 토크).

다른 저항 훈련 환경 (OTHER RESISTANCE TRAINING ENVIRONMENTS)

수중 환경(The Aquatic Environment)

재활임상가와 그들의 클라이언트에게 있어서, 수중환경의 독특한 특성은 치료적 운동의 또다른 분야이다. 수중 환경은 골절 치유, 골절 수술후 개방성 내고정, 관절대치술, 다양한 척추병리, 혹은 관절연골 손상 환자 등 체중부하가 제한되어야 하는 클라이언트에게 특히 장점으로 작용한다 **(그림 5.50)**. 물의 물리적 특성으로는, 비중, 부력, 정수압, 점성, 응집성/응결성 및 표면장력 등이 있다. 이들 물리적 특성은 치료적 운동 프로그램 목표를 달성되는데 이용될 수 있다. Irion은 치료적 운동 프로그램 설계를 고려할 때, 신체 유형과 수영 기술이 클라이언트의 안전에 영향을 줄 수 있기 때문에, 이들을 잘 평가해야 한다는 것을 재활임상가에게 명심시켰다. 체중이 적게 나가는(체지방이 적은) 클라이언트는 높은 비중을 가지기 때문에 쉽게 물 속에 가라앉을 것이고, 반면 체지방이 많은 클라이언트는 물에 잘 뜨게 될 것이다. 물의 온도는 환경적 변인으로써, 건조한 육지 훈련이나 운동과 같은, 대기온도와 대기습도로 고려되어야 한다. 적정온도대(thermo−neutral temperature)는 31−34℃(88−93°F)의 범위로 권장되어 왔다.[145]

부력은 물에 잠긴 신체를 상방으로 밀어내는 힘이고(중력과 반대로), 특별 운동 패턴을 보조하고, 지지하고, 혹은 저항하기 위해 적용된다. 자세, 물의 깊이, 지레팔의 길이 및 수중 치료 장비(폼, 아령, 패들, 커프, 장갑 및 벨트) 등이 치료적 운동 프로그램의 전략에 따라 부력의 효과를 수정하기 위해 사용되는 다양한 변인들이다. 물속에서 선 자세로 체중 부하할 때나 보행할 때, 부력의 효과는 Harrison 등에 의해 보고되었고, **표 5.13**에 제시되었다.

정수압은 부가적으로 중요한 생리적 연쇄 현상을 초래한다. 물속으로의 침수는 말초혈류, 부종, 혈압 및 심박동수의 변화를 일으키고, 또 심장과 폐의 혈류량을 증가시킨다. 수중 치료적 운동에 대한 부가적인 정보는 4장에서 설명되었다.

수중 치료적 운동 중재는 급성과 아급성 상태의 클라이언트를 위해 훌륭한 일시적 환경을 제공할 뿐만 아니라, 동시에, 프로그램의 다양성을 제공한다. 재활임상가는 클라이언트의 목표와 대사 시스템간의 균형을 이루어야 하고, 기능 이월(functional carryover)을 고려해야 하고, 또 가능한 빨리 육지 환경으로의 복귀를 강조해야 한다.

핵심(Key Point):

체중부하의 문제를 가진 클라이언트들은 특히 수중 치료적 운동으로부터 많은 장점을 얻을 수 있다. 재활임상가는 신체 유형과 수영 기술이 클라이언트의 안전 결정에 영향을 줄 수 있기 때문에, 이들을 잘 평가해야 한다.

마찰: 하지 슬라이딩 보드(관성/등관성) (Friction: Lower Extremity Sliding Boards (Inertial/Isoinertial)

마찰과 관성의 개념에 근거된 또다른 치료적 운동 도구는 하지 슬라이딩 보드이다(**그림 5.51**). 슬라이딩 보드는 수평 원리, 최대하 원리 혹은 플라이오메트릭 원리를 통해 직렬 탄성 성분의 선택적 부하를 통합하는 원심성 근활동과 구심성 근활동을 일으킨다. 관성은 움직임의 변화에 저항하는 또다른 물리적 현상으로, 빠른 방향 변화에 필수적

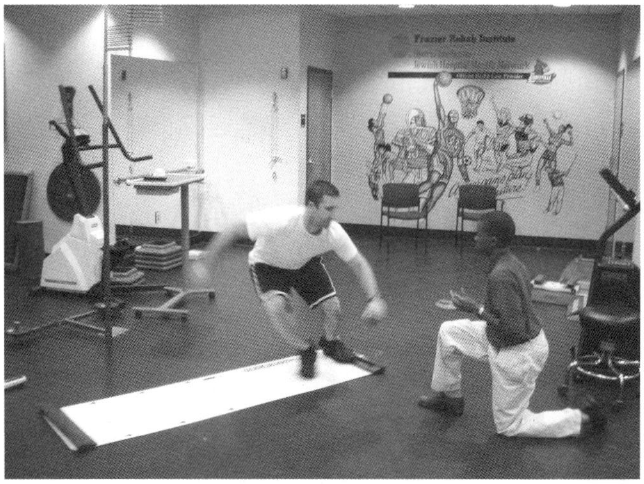

그림 5.51 상지 운동과 슬라이딩 보드.

인 구심성에서 원심성으로의 빠른 근활동의 변화를 초래한다. 운동강도, 운동량, 운동기간은 운동속도와 거리, 반복횟수 및 시간의 수정을 통해 통제될 수 있다. 슬라이딩 보드 활동은 특히 엉덩관절의 벌림근과 모음근을 훈련시킴으로써, 하지의 전두면 조절과 안정성의 발달에 매우 유용하다. 원래 스케이트 선수와 하키 선수의 실내 훈련과 컨디셔닝을 제공하기 위해 개발된 슬라이딩 보드는 많은 스포츠 활동의 측방 운동을 강화하기 위해 이용되고, 그 효과도 좋은 편이다.

스위스 볼(Swiss Ball)

스위스(Pezzi)볼은 거의 45년 동안 유럽 전역의 재활센터에서 신경근발달치료에 이용되어 왔다. Klein−Vogel-

표 5.13 부력

침수 레벨에 따른 물속에서의 체중 근사치 백분율에 대한 정량화	서기	느린 보행
척추레벨 C7	8−10 % BW	25 % BW
칼돌기	28−35 % BW	25−50 % BW
A.S.I.S.	47−54 % BW	50−75 % BW

BW= 체중, ASIS=위앞엉덩가시, C7는 7번째 목뼈.

(출처: Harrison RA 등. Loading the lower limb when walking partially immersed: Implications for clinical practice. Physiothwr: 1992;78:164−166).

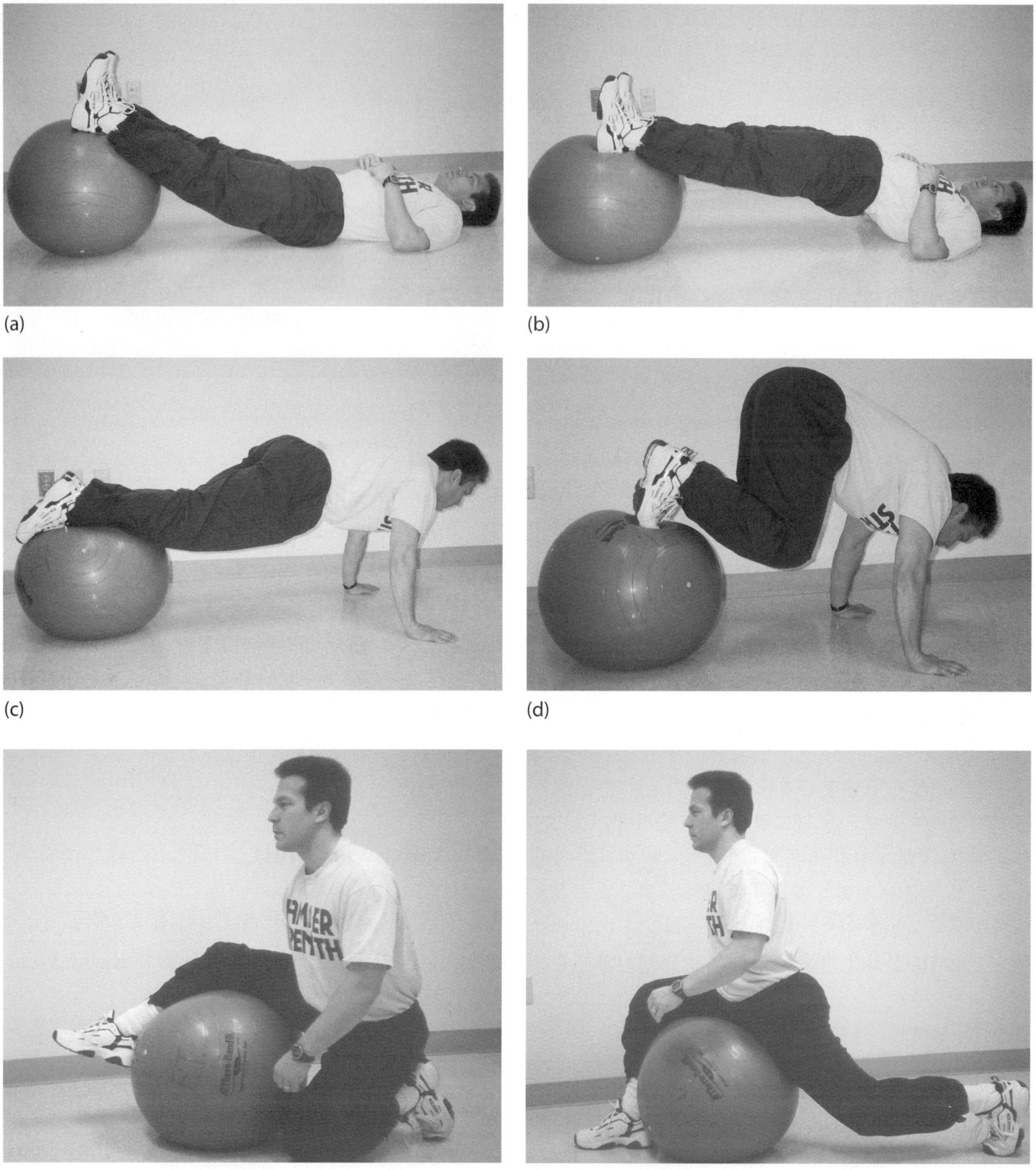

그림 5.52 스위스 볼을 이용한 운동들. (a), (b) 누운자세에서 엉덩관절과 몸통의 폄 운동(a. 시작, b. 끝); (c), (d)는 토끼자세(bunny) 운동(c. 시작, d. 끝); (e), (f) 스윙 운동(e. 시작, f. 끝).

bach가 스위스 볼 훈련의 개척자 중의 한명으로 간주되어 왔고, 그녀는 스위스의 Bazel에서 기능적 운동학을 가르쳐 왔다. Beate Carriere는 미국에서 스위스 볼의 사용을 보급해 왔고, 스위스 볼의 임상적 적용에 대한 이론을 책자로 출간했다. 스위스 볼은 헬스클럽이나 피트니스 클럽은 물론, 거의 모든 치료적 운동 시설에서 사용되고 있다. 그리고 균형, 안정성, 자세 훈련, 신장, 근력강화, 지구력 및 자가가동 기법을 위해 많은 가정에서도 스위스 볼을 이용하고 있다. 상지, 하지 및 몸통의 근력강화를 위해 사용되는 몇가지 적용의 예로는, 척추 폄(**그림 5.51a−b**), "토끼자세"(**그림 5.52c−d**), "스윙 운동"(**그림 5.52e−f**) 등이 있다. 동적 관절안정성 훈련에 이용되는 스위스 볼 사용은 6장과 11장에서 설명할 것이다.

성공적인 무릎손상 예방 프로그램의 일반 수준 (Common Denominators of Successful Knee Injury Prevention Programs)

특별히 설계된 치료적 운동 프로그램이 무릎 손상(특히 ACL)의 예방을 도울 수 있다는 의견을 최근 연구들이 지지해 주고 있다. 무릎손상과 관련된 병태역학을 피하기 위해 개별 운동프로그램들은 다음과 같은 공통적인 특성을 강조한다: 체중부하(1장 참고), 고유수용성 감각−근운동감각(7장 참고), 균형(9장 참고), 협응(8장 참고), 효율적인 신경근파워, 적절한 점프 착지 기법(11장 참고), 그리고 갑작스런 감속과 여러 방향으로의 달리기 기법(9장 참고) 등이다. 이들 각각의 운동 프로그램은 다관절적이고, 통합되고 기능적으로 타당한 운동 패턴에 좌우되고, 관절 보호(8장 참고)를 위한 적절한 운동학습을 촉진시키는 기법과 피드백에 초점이 맞추어진다. 어깨와 아래등과 같은 다른 신체 부위의 손상과 관련된 병태역학을 예방할 수 있는 비슷한 치료적 운동 프로그램의 개발이 이루어지고 있다. 이들 프로그램에 참여했던 클라이언트의 결과를 더욱 좋게 하기 위해서는 더 많은 교육적이고 행동적인 수정 전략이 이용되어야 한다(11장 참고).

요약(*Summary*)

재활임상가는 과학적 근거를 바탕으로 치료적 운동프로그램을 설계하고 있다. 재활임상가들은 저항 훈련시 근력, 근비대, 근지구력 및 근파워라는 기본 개념에다 고유수용성 감각, 근운동감각 및 운동조절의 중요성을 점차 인식하고 있다. 클라이언트의 근력, 근파워, 근지구력, 균형, 근운동 감각, 혹은 이들 요소의 복합 효과를 향상시키기 위해, 치료적 운동 프로그램이 설계되었는지에 관계없이, 재활임상가는 클라이언트의 장애 수준을 최소화하는데 도움을 줄 수 있는 그들의 선택과 그 선택에 대한 기능적 관련성에 궁극적으로 관심을 가져야 한다. 치료적 운동 프로그램의 목표를 더욱 촉진시키기 위해, 운동조절 및 운동학습의 개념과 행동수정 전략이 어떻게 이용될 수 있는가에 대한 이해가 재활임상가에게 필요하고, 또 재활임상가들은 이들 영역의 발전에 대해 특별한 관심을 가져야 한다(8장과 11장 참고). 치료적 운동 프로그램의 이득은 클라이언트가 그들의 확신감을 향상시킬 때만 현실화될 수 있다. ADLs과 IADLs를 수행하기 어려운 상황뿐만 아니라, 새롭고 친숙하지 않은 과제를 성공적으로 완성시켰을 때, 프로그램으로부터 이득을 얻을 수 있다. 단독 근육이나 근육군의 활동(예를 들어, 중심 안정화 프로그램, 단독 돌림소매 운동)에 초점을 맞추는 운동 프로그램은 종종 전통적인 치료적 운동 프로그램을 강조하는 것이다. 그러나 클라이언트들은 장애 레벨을 최소화하기 위해 궁극적으로 기능적인 운동 패턴 동안에 사지와 중심(몸통)의 기능을 통합하는 활동들을 마스터할 필요가 있다. 치료적 운동 프로그램 참여의 초기 단계 동안에는 클라이언트에게 그들의 운동을 의식적으로 계획하도록 허용하는 것이 적절한 한편, 일상생활의 준비로서 최소한의 시간으로 자발적인 활동을 수행하도록 하는 것은 클라이언트에게 있어서도 동등하게 중요하다. 재활임상가들은 치료적 운동 프로그램 요소들의 이론적 근거에 대해 클라이언트에게 교육시킬 기회를 가지고, 피트니스와 관절 보호에 대한 그들의 이해를 증가시킬 기회를 가진다. 그리고 그들은 프로그램 승인을 향상하는데 필요한 열정을 키우는 기회도 가진다. 적절한 교육이 클라이언트에게 주어지면, 클라이언트들은 가정 운동 프로그램 장비를 선택함에 있어 보다 적절한 결정을 하게 될 것이다.

참고문헌(References)

1. American College of Sports Medicine. Position Stand: The recommended quantity and quality of exercise for developing and maintaining cardiorespiratory and muscular fitness, and flexibility in healthy adults. *Med Sci Sports Exerc.*1998;30:975–991.
2. American College of Sports Medicine. Position Stand: Progression models in resistance training for healthy adults. *Med Sci Sports Exerc.* 2002;34(2): 364–380.
3. Stone MH, Fleck SJ, Triplett NT, Kraemer WJ. Health- and performance-related potential of resistance training. *Sports Med.* 1991;11(4):210–231.
4. Bryant CX, Peterson JA, Graves JE. Muscular strength and endurance. *In ACSM's Resource Manual for Guidelines for Exercise Testing and Prescription*, 3rd ed. Baltimore: Williams & Wilkins, 1998.
5. Evans WJ, Patton JF, Fisher EC, Knuttgen HG. Muscle metabolism during high intensity eccentric exercise. *In Biochemistry of Exercise, Symposium, 1982.* Champaign, IL: Human Kinetics, 1983, pp. 225–228.
6. Byrnes WC, Clarkson PM. Delayed onset muscle soreness and training. *Clin Sports Med. 1986; 5(3): 605–614.*
7. Baker D, Wilson G, Carlyon R. Generality versus specificity: A comparison of dynamic and isometric measures of strength and speed-strength. *Eur J Appl Physiol.* 1994;68:350–355.
8. Heyward VH. *Advanced Fitness Assessment and Exercise Prescription*, 3rd ed. Champaign, IL:Human Kinetics; 1991, p. 122.
9. Davies G. Assessment of strength (ch. 10). In T Malone, T McPoil, AJ Nitz (eds): *Orthopaedic and Sports Physical Therapy*, 3rd edition. St. Louis: Mosby Year Book, Inc., 1997.
10. Voloshin I, DiGiovanni BF, Baumhauer JF. Plantar heel pain: making a difficult diagnosis: The variety of possible causes and treatments poses a challenge. *J Musculoskel Med.* 2002;19(9):373-376, 378–380.
11. Kraemer WJ, Ratamess NA. Fundamentals of resistance training: Progression and exercise prescription. *Med Sci Sports Exerc.* 2004;36(4):674–688.
12. Kraemer WJ, Hakkinen K, Newton RU. Effects of heavy-resistance training on hormonal response in younger vs. older men. *J Appl Physiol.* 1999;87(3): 982–992.
13. Sale DG. Neural adaptation to strength training. *In Strength and Power in Sports*, PV Komi (ed.), 2nd ed. Malden, MA: Blackwell Science, 2003, pp. 281-314.
14. Kraemer WJ, Patton J, Gordon SE, et al. Compatibility of high intensity strength and endurance training on hormonal and skeletal muscle adaptations. *J Appl Physiol.* 1995;78(3):976–989.
15. Campos GER, Leucke TJ, Wendeln HK, et al. Muscular adaptations in response to three different resistance-training regimens: Specificity of repetition maximum zones. *Eur J Appl Physiol.* 2002;88: 50–60.
16. Fleck S, Kraemer WJ, *Designing Resistance Training Programs*, 2nd ed. Champaign, IL:Human Kinetics, 1997, p. 98.
17. Fleck SJ. Periodized strength training: A critical review. *J Strength Cond Res.* 1999;13:82–89.
18. Marx JO, Ratamess NA, Nindl BC, et al. Low-volume circuit versus high-volume periodized resistance training in women. *Med Sci Sports Exerc.* 2001; 33(4):635–643.
19. Hakkinen K, Kallinen M, Komi PV, Kauhanen H. Neuromuscular adaptations during short-term "normal" and reduced training periods in strength athletes. *Electromyogr Clin Neurophysiol.* 1991;31:35–42.
20. Bosco C, Colli R, Bonomi R, et al. Monitoring strength training: neuromuscular and hormonal profile. *Med Sci Sports Exerc.* 2000;32(1):202–208.
21. Newton RU, Hakkinen K, Hakkinen A, et al. Mixed-methods resistance training increases power and strength of young and older men. *Med Sci Sports Exerc.* 2002;34:1367–1375.
22. Bobbert MA, Van Soest AJ. Effects of muscle strengthening on vertical jump height: A simulation study. *Med Sci Sports Exerc.* 1994;26:1012–1020.
23. Gambetta V. Rebuilding the athlete completely . . . Building the complete athlete. Course Notes. Chicago, IL: Optimum Sports Training, Inc., 1992.
24. Semmler JG, Enoka RM. Neural contributions to changes in muscle strength. *In* VM Zatsiorsky (ed.), *Biomechanics in Sport: The Scientific Basis of Performance.* Oxford, UK: Blackwell Science, *Exerc Sport Sci Rev.* 2000, pp. 3–20.
25. Zhou S. Chronic neural adaptations to unilateral exercise: Mechanisms of cross education. *Exerc Sport Sci Rev.* 2000;28:177–184.
26. Housh DJ, Housh TJ. The effects of unilateral velocity-specific concentric strength training. *J Orthop Sports Phys Ther.* 1993;17(5):252–256.
27. Vuori I, Heinonen A, Sievanen H, et al. Effects of unilateral strength training and detraining on bone mineral density and content in young women: A study of mechanical loading and deloading on human bones. *Calcif Tissue Int.* 1994;55:59–67.
28. Hortobagyi T, Scott K, Lambert J, et al.. Cross-education of muscle strength is greater with stimulated than voluntary contractions. *Motor Control.* 1999;3:205–219.
29. Yue G, Cole KJ. Strength increases from the motor program: A comparison of training with maximal

voluntary and imagined muscle contractions. *J Neurophysiol.* 1992;67:1114–1123.
30. Siff MC. *Supertraining*, 5th ed. Denver, CO: Supertraining Institute, 2000, p. 298.
31. Morgan RE, Adamson GT. *Circuit Training.* London: G. Bell and Sons Ltd., 1957.
32. Fyfe I, Stanish WD. The use of eccentric training and stretching in the treatment and prevention of tendon injuries. *Clin Sports Med.* 1992;11:601–624.
33. Guide to Physical Therapist Practice. *Phys Ther.* 2001; 81(1):S1–S738.
34. U.S. Department of Health and Human Services. *Healthy People 2010: Understanding and Improving Health*, 2nd ed. Washington, DC: U.S. Government Printing Office, November 2000.
35. *Taber's Cyclopedic Medical Dictionary*, 19th ed. Philadelphia: F.A. Davis Company, 2001.
36. Fernel JF. *De naturali parte medicinae* (On the natural parts of medicine), Paris, 1542.
37. Lieber RL. *Skeletal Muscle Structure and Function: Implications for Rehabilitation and Sports Medicine.* Baltimore: Williams & Wilkins, 1992.
38. Gray G. Chain reaction: Successful strategies for closed chain and open chain testing and rehabilitation. Course notes. Adrian, MI: Wynn Marketing, 1993.
39. Salter RB. General principles and specific methods of musculoskeletal treatment, Chap.3. *In Textbook of Disorders and Injuries of the Musculoskeletal System*, 3rd ed. Baltimore, MD: Williams & Wilkins, 1999, pp. 91–116.
40. Beevor CE.*The Croonian Lectures, on Muscular Movements and Their Representation in the Central Nervous System.* London: Adlard and Son, 1904.
41. Wallis EL, Logan GA. *Figure Improvement and Body Conditioning Through Exercise.* Englewood Cliffs: Prentice Hall, 1964.
42. Gray GW. Team reaction: Lower extremity functional profile. Adrian, MI: Wynn Marketing, 1995.
43. Logan GA, McKinney WC. *Anatomic Kinesiology*, 3rd ed. Dubuque, IA: Wm. C. Brown Company, 1982.
44. Sahrman SA. *Diagnosis and Treatment of Movement Impairment Syndromes.* St. Louis, MO: Mosby, 2002.
45. Kendall FP, McCreary EK, Provance PG. *Muscles Testing and Function, with Posture and Pain*, 4th edition. Baltimore, MD: Williams & Wilkins, 1993.
46. Saliba VL, Johnson GS. Vertical compression test. In *Therapeutic Exercise: Techniques for Intervention*, WD Bandy, B Sanders (eds.), Baltimore, MD: Lippincott Williams & Wilkins, 2001.
47. Kaplan FS, Hayes WC, Keaveny TM, et al. Form and function of bone. *In* SR Simon (ed.), *Orthopaedic Basic Science.* Rosemont, IL: AAOS, 1994, pp. 127–184.
48. Snyder-Mackler L. Scientific rationale and physiological basis for the use of closed kinetic chain exercise in the lower extremity. *J Sport Rehabil.* 1996;5:2–12.
49. Mueller MJ, Maluf KS. Tissue adaptation to physical stress: A proposed "physical stress theory" to guide physical therapist practice, education, and research. *Phys Ther.* 2002;82:383–403.
50. Dye SF. The knee as a biologic transmission with an envelope of function: A theory. *Clin Orthop.* 1996; 325(1):10–18.
51. Borg GAV. Psychophysical bases of physical exertion. *Med Sci Sports Exerc.* 1982;14:377–87.
52. Sale DG. Neural adaptation to resistance training. *Med Sci Sports Exerc.* 1988;20:S135–S145.
53. Chu DA: *Jumping into Plyometrics.* Champaign, IL: Human Kinetics, 1992.
54. Fry AC, Kraemer WJ. Resistance exercise overtraining and overreaching. *Sports Med.* 1997;23 (2):106–129.
55. Kraemer WJ, Nindl BC. Factors involved with overtraining for strength and power. *In* Krieder RB, Fry AC, O'Toole ML (eds.), *Overtraining in Sport.* Champaign, IL: Human Kinetics, 1998, pp. 69–86.
56. Aristotle. *Progression of Animals.* (Peck AL, Forster ES, trans.) Cambridge: Harvard University Press, 1968.
57. Higgins S. Movement as an emergent form: Its structural limits. *Hum Mov Sci.* 1985; 4:119–148.
58. Palmitier RA, An KN, Scott SG, Chao EYS. Kinetic chain exercises in knee rehabilitation. *Sports Med.* 1991;11:402–413.
59. Grood ES, Suntay WT, Noyes FR, et al. Biomechanics of the knee-extension exercise. Effect of cutting the anterior cruciate ligament. *J Bone Joint Surg.* 1984;66A:725–734.
60. Henning CE, Lynch MA, Glick KR. An in vivo strain gauge study of elongation of the anterior cruciate ligament. *Am J Sports Med.* 1985;13:22–26.
61. Shelbourne KD, Nitz P. Accelerated rehabilitation after anterior cruciate ligament reconstruction. *J Orthop Sports Phys Ther.* 1992;15(6):256–264.
62. Steindler A. *Kinesiology of the Human Body Under Normal and Pathological Conditions.* Springfield, IL: Charles C Thomas, 1955.
63. Wilk KE., Reinold M. Closed-kinetic-chain exercise and plyometric activities, pp. 179–211. *In* WD Bandy, B Sanders (eds), *Therapeutic Exercise: Techniques for Intervention.* Baltimore, MD: Lippincott Williams & Wilkins, 2001.
64. Lefever-Button, S. Closed kinetic chain training (Chapter 15, pp. 252–273). *In* CM Hall, L Thein-Brody (eds.), *Therapeutic Exercise: Moving Toward Function.* Philadelphia: Lippincott Williams & Wilkins, 1999.
65. Dillman CJ, Murray TA, Hintermeister RA. Biomechanical differences of open and closed chain exer-

cises with respect to the shoulder. *J Sport Rehabil.* 1994;3:228–238.

66. Wilk KE, Naiquan Z, Glenn SF, et al. Kinetic chain exercise: Implications for the anterior cruciate ligament patient. *J Sport Rehabil.* 1997;6:125–140.
67. Panariello RA, Backus SI, Parker JW. The effect of squat exercise on anterior-posterior knee translation in professional football players. *Am J Sports Med.* 1994; 22:768–773.
68. Graham VL, Gehlsen GM, Edwards JA. Electromyographic evaluation of closed and open kinetic chain rehabilitation exercises. *J Athl Train.* 1993;28(1):23–30.
69. Snyder-Mackler L, Ladin Z, Schepsis AA, Young JC. Electrical stimulation of the thigh muscles after reconstruction of the anterior cruciate ligament. *J Bone Joint Surg.* 1991;73-A(7):1025–1036.
70. Snyder-Mackler L, Delitto A, Bailey SL, Stralka SW. Strength of the quadriceps femoris muscle and functional recovery after reconstruction of the anterior cruciate ligament. *J Bone Joint Surg.* 1995;77-A(8):1166–1173.
71. DiFabio RP. Making jargon from kinetic and kinematic chains. Editorial. *J Orthop Sports Phys Ther.* 1999;29(3):142–143.
72. Levangie PK, Norkin CC. *Joint Structure and Function: A Comprehensive Analysis*, 3rd ed. Philadelphia: F.A. Davis, 2001.
73. English AW, Wolf SL, Segal RL. Compartmentalization of muscles and their motor nuclei: The partitioning hypothesis. *Phys Ther.* 1993;73:857–867.
74. Klein KK. The deep squat exercise as utilized in weight training for athletes and its effect on the ligaments of the knee. *J Assoc Phys Ment Rehabil.* 1961:15(1):6–11.
75. Chandler TJ, Stone MH. The squat exercise in athletic conditioning: A review of the literature. *National Strength Conditioning Assoc J.* 1991;13(5):52–58.
76. Powers CM, Ward SR, Fredericson M, et al. Patellofemoral kinematics during weight-bearing and non-weight-bearing knee extension in persons with lateral subluxation of the patella: a preliminary study. *J Orthop Sports Phys Ther.* 2003;33(11):677–685.
77. Powers C. Rehabilitation of patellofemoral joint disorders: A critical review. *Phys Ther.* 1998;28(5):345–354.
78. Steinkamp LA, Dillingham MF, Markel MD, et al. Biomechanical considerations in patellofemoral joint rehabilitation. *Am J Sports Med.* 1993;21: 438–444.
79. Hungerford DS, Barry M. Biomechanics of the patellofemoral joint. *Clin Orthop.* 1979;144:9–15.
80. Fitzgerald GK. Open versus closed kinetic chain exercise: Issues in rehabilitation after anterior cruciate ligament reconstructive surgery. *Phys Ther.* 1997;77 (12):1747–1754.
81. Beynnon BD, Fleming BC, Johnson RJ, et al. Anterior cruciate ligament strain behavior during rehabilitation exercises in vivo. *Am J Sports Med.* 1995; 23(1):24–34.
82. Escamilla RF, Fleisig GS, Naiquan Z, et al. Effects of technique variations on knee biomechanics during the squat and leg press. *Med Sci Sports Exerc.* 2001;33(9):1552–1566.
83. Gracovetsky S. *The Spinal Engine.* New York: Springer-Verlag, 1988.
84. Farfan HF. Muscular mechanisms of the lumbar spine and the position of power and efficiency. *Orthop Clin North Am.* 1975;6:135–144.
85. Bergmark A. Stability of the lumbar spine: A study in mechanical engineering. *Acta Orthop Scand.* 1989;230:1–54.
86. Kavic N, Grenier S, McGill SM. Determining the stabilizing role of individual torso muscles during rehabilitation exercises. *Spine.* 2004;29(11):1254–1263.
87. Cholewicki J, McGill S. Mechanical stability of the in vivo spine: Implications for injury and chronic low back pain. *Clin Biomech.* 1996;11:1–15.
88. Axler CT, McGill SM. Low back loads over a variety of abdominal exercises: Searching for the safest abdominal challenge. *Med Sci Sports Exerc.* 1997; 29:804–811.
89. McGill SM. Low back exercises: Evidence for improving exercise regimens. *Phys Ther.* 1998;78:754–765.
90. McGill SM, Grenier S, Kavcic N, Cholewicki J. Coordination of muscle activity to assure stability of the lumbar spine. *J Electromyogr Kinesiol.* 2003; 13:353–359.
91. Myers TW. *Anatomy Trains: Myofascial Meridians for Manual and Movement Therapists.* Edinburgh: Churchill Livingstone, 2001.
92. Nitz AJ, Nyland J, Brosky T, Caborn D. Neurosciences. *In* B Brownstein, S Bronner, (eds.), *Evaluation, Treatment, and Outcomes: Functional Movement in Orthopaedic and Sports Physical Therapy.* New York: Churchill Livingstone, 1997.
93. Peck D, Buxton DF, Nitz AJ. A comparison of spindle concentrations in large and small muscles acting in parallel combinations. *J Morphol.* 1984;180:243–252.
94. Bastide G, Zadeh J, Lefebvre D. Are the little muscles what we think they are? *Surg Radiol Anat.* 1989;11:255–256.
95. Nitz AJ, Peck D. Comparison of muscle spindle concentrations in large and small human epaxial muscles acting in parallel combinations. *Am Surg.* 1986;52:273–277.
96. Saunders HD. *Assessing Flexibility and Strength in Industrial Workers.* Chaska, MN: The Saunders Group, 1995, pp. 12–16.
97. Soncrant J. Core stability training: The core six-pack. Course notes. Orthopaedic Section, American

Physical Therapy Association, Combined Sections Meeting, Boston, MA, 2002.
98. Gambetta V, Odgers S. *The Complete Guide to Medicine Ball Training.* Sarasota, FL: Optimum Sports Training, 1991.
99. Gambetta V, Soncrant J. *Building and Rebuilding the Athlete Seminar.* Sarasota, FL: Gambetta Sports Training Systems, 2002.
100. Timm KE. A new model for functional outcomes measurement in sports physical therapy: Determination on return to competition. *J Rehabil Outcomes Meas.* 1997;1(1):35–44.
101. Radcliffe JC, Farentinos RC. *Plyometrics: Explosive power training, 2nd ed.*, Champaign, IL: Human Kinetics, 1985.
102. Hewett TE, Lindenfeld TN, Riccobene JV, Noyes FR. The effect of neuromuscular training on the incidence of knee injury in female athletes: A prospective study. *Am J Sports Med.* 1999;27(6):699–706.
103. Hewett TE. Neuromuscular and hormonal factors associated with knee injuries in female athletes: Strategies for intervention. *Sports Med.* 2000;29 (5):313–327.
104. Elftman H. Biomechanics of muscle. *J Bone Joint Surg.* 1966;48:363.
105. Albert M. *Eccentric Muscle Training in Sports and Orthopaedics.* New York: Churchill Livingstone, 1991.
106. Gambetta V. Plyometric training explained. *Sports Coach.* 2003;26(3):15–17.
107. Gray GW. Dumbbells are Smart. Course notes. Adrian, MI: Wynn Marketing, 1991.
108. Foran B. *High-Performance Sports Conditioning.* Champaign, IL: Human Kinetics, 2001.
109. Barrow HM, McGee R, Tritschler KA. *Practical Measurement in Physical Education and Sport*, 4th ed. Philadelphia: Lea and Febiger, 1989.
110. Brosky JA, Nitz AJ, Malone TR, et al. Intrarater reliability of selected clinical outcome measures following anterior cruciate ligament reconstruction. *J Orthop Sports Phys Ther.* 1999;29(1):39–48.
111. Bandy WD, Rusche KR, Tekulve FY. Reliability and limb symmetry for five unilateral functional tests of the lower extremities. *Isokinet Exerc Sci.* 1994;4:108–111.
112. Greenberger HB, Paterno MV. The test-retest reliability of a one-legged hop for distance in healthy adults. *J Orthop Sports Phys Ther.* 1994;19: 61 [Abstract].
113. Booher LD, Hench KM, Worrell TW, Stikeleather J. Reliability of three single-leg hop tests. *J Sport Rehabil.* 1993;2:165–170.
114. Mangine RE, Noyes FR, Mullen MP, Barber SD. A physiological profile of the elite soccer athlete. *J Orthop Sports Phys Ther.* 1990;12:147–152.
115. Noyes FR, Barber SD, Mangine RE. Abnormal lower limb symmetry determined by functional hop test after anterior cruciate ligament rupture. *Am J Sports Med.* 1991;19:512–518.
116. Hu HS, Whitney SL, Irrgang JJ, Janosky J. Test-retest reliability of the one-legged vertical jump test and the one-legged standing hop test. *J Orthop Sports Phys Ther.* 1992;15:51 [Abstract].
117. Lephart SM, Perrin DH, Fu FH, et al. Relationship between selected physical characteristics and functional capacity in the anterior cruciate ligament insufficient athlete. *J Orthop Sports Phys Ther.* 1992; 16:174–181.
118. Lephart SM, Perrin DH, Fu FH, Minger K. Functional performance tests for the anterior cruciate ligament insufficient athlete. *J Athl Train.* 1991; 26:44–50.
119. Risberg MA, Ekeland A. Assessment of functional tests after anterior cruciate ligament surgery. *J Orthop Sports Phys Ther.* 1994;19:202–217.
120. Barber SD, Noyes FR, Mangine RE, et al. Quantitative assessment of functional limitations in normal and anterior cruciate ligament deficient knees. *Clin Orthop.* 1990;255:204–214.
121. Hubley CL, Wells RP. A work-energy approach to determine individual contributions to vertical jump performance. *Eur J Appl Physiol.* 1983;50: 247–254.
122. Luhtanen P, Komi PV. Segmental contribution to forces in vertical jump. *Eur J Appl Physiol.* 1978; 38:181–188.
123. Robertson DGE, Fleming D. Kinetics of standing broad jump and vertical jumping. *Can J Sport Sci.* 1987;12:19–23.
124. Gray G. *Lower Extremity Functional Profile.* Adrian, MI: Wynn Marketing, 1995.
125. Harman E, Garhammer J, Pandorf C. Administration, Scoring, and Interpretation of Selected Tests. *In* TR Baechle, R Earle (eds.), *Essentials of Strength Training and Conditioning*, 2nd ed. Champaign, IL: Human Kinetics, 2000.
126. Williams D. Sport specific functional testing. Lecture notes. Carroll College, Waukesha, WI, August 12, 1998.
127. Hortobagyi T, Katch FI. Role of concentric force in limiting improvement in muscular strength. *J Appl Physiol.* 1990:68:650–658.
128. *Strength Training and Aging.* Fresno, CA: Keiser Corporation, 1998.
129. Faigenbaum AD, Kraemer WJ, Cahill B, et al. Youth resistance training: Position statement paper and literature review. *J Strength Cond.* 1996;18(6): 62–75.
130. Nachemson A. The load on lumbar disks in different positions of the body. *Clin Orthop.* 1966;45:107–122.

131. Nachemson AL. Disc pressure measurements. *Spine*. 1981;6:93–97.
132. Nachemson A, Morris JM. In vivo measurements of intradiscal pressure. *J Bone Joint Surg Am.* 1964; 46:1077–1092.
133. Chaffin D, Anderson G, Martin BJ (eds). *Occupational Biomechanics.* Hoboken, NJ: John Wiley and Sons, 1984.
134. DiVeta J, Walker M, Skibinski B. Relationship between performance of selected scapular muscles and scapular abduction in standing subjects. *Phys Ther.* 1990;70(8):470–476.
135. Blackburn TA, McLeod WD, White B, Wofford L. EMG analysis of posterior rotator cuff exercises. *J Athl Train.* 1990;25(1):41–45.
136. Townsend H, Jobe FW, Pink M, Perry J. Electromyographic analysis of the glenohumeral muscles during a baseball rehabilitation program. *Am J Sports Med.* 1991;19(3):264–272.
137. Moseley JB, Jobe FW, Pink M, et al. EMG analysis of the scapular muscles during a shoulder rehabilitation program. *Am J Sports Med.* 1992;20(2): 128–134.
138. Chu DA. *Plyometric Exercises with the Medicine Ball.* Livermore, CA: Bittersweet Publishing Company, 1989.
139. Patterson RM, Stegink Jansen CW, Hogan HA, Nassif MD. Material properties of Thera-band™ tubing. *Phys Ther.* 2001;81(8):1437–1445.
140. Simoneau GG, Bereda SM, Sobush DC, Starky AJ. Biomechanics of elastic resistance in therapeutic exercise programs. *J Orthop Sports Phys Ther.* 2001; 31:16–24.
141. Hislop HJ, Perrine JJ. The isokinetic concept of exercise. *Phys Ther.* 1967;47:114.
142. Wilk KE. Dynamic muscle strength testing. *In* LR Amundsen (ed.), *Muscle Strength Testing: Instrumented and Non-Instrumented Systems.* New York: Churchill Livingstone, 1990.
143. Davies GJ. *A Compendium of Isokinetics in Clinical Usage*, 3rd ed. Onalaska, WI: S & S Publishers, 1987.
144. Kanehisa H, Miyashita M. Specificity of velocity in strength training. *Eur J Appl Physiol.* 1983;52(1): 104–106.
145. Irion JM. Aquatic therapy. *In* WD Bandy, B Sanders (eds.), *Therapuetic Exercise: Techniques for Intervention.* Baltimore, MD: Lippincott Williams & Wilkins, 2001.
146. Thein-Brody L. Aquatic physical therapy. *In* CM Hall, L Thein-Brody (eds.), *Therapeutic Exercise: Moving Toward Function.* Baltimore, MD: Lippincott Williams & Wilkins, 1999.
147. Harrison RA, Hillman M, Bulstrode S. Loading the lower limb when walking partially immersed: Implications for clinical practice. *Physiother.* 1992;78: 164–166.
148. Harrison R, Bulstrode S. Percentage weight bearing during partial immersion in the hydrotherapy pool. *Physiother Practice:* 1987;3:60–63.
149. Carrière B. *The Swiss Ball: Theory, Basic Exercises, and Clinical Applications.* New York: Springer-Verlag, 1998.
150. Klein-Vogelbach S. *Functional Kinetics.* New York: Springer-Verlag, 1990.
151. Caraffa A, Cerulli G, Projetti M, et al. Prevention of anterior cruciate ligament injuries in soccer. A prospective controlled study of proprioceptive training. *Knee Surg Sports Traumatol Arthrosc.* 1996;4(1): 19–21.
152. Silvers HJ, Mandelbaum BR. Preseason conditioning to prevent soccer injuries in young women. *Clin J Sport Med.* 2001:11(3):206.
153. Keshner, E. Controlling stability of a complex movement system. *Phys Ther.* 1990;70(12):844–854.

제 6 장

관절 안정성을 위한 훈련

Training for Joint Stability

목적(Objectives)

학습자는 다음과 같은 사항을 할 수 있을 것이다:

- 관절 안정성 유지에 중요한 관절 구조의 영향을 설명한다.
- 관절 안정성에 대한 수축성 조직과 비수축성 조직의 기여를 설명한다.
- 관절 안정에 대한 나이와 성의 영향을 설명한다.
- 동적인 관절 안정성을 강화시키기 위한 최신의 치료적 운동 중재를 식별한다.
- 관절 안정성을 강화시키기 위한 부목과 테이핑 기법의 유용성을 설명한다.

개요(Outline)

서론(INTRODUCTION)

관절 안정성은 인간 움직임에 있어 필수 구성요소이다. 관절 안정성의 목적은 목적된 움직임이 일어날 수 있도록 체중지지와 비체중지지 자세를 유지하기 위한 것이다. 원위부의 관절 가동성위해서는 근위부의 관절 안정성이 필수적이다. 이러한 개념은 스스로 식사를 할 수 없는 뒤센형 근이영양증(Duchenne' s muscular dystrophy)을 가진 환자들에서 확인할 수 있다. 이러한 환자들은 견갑골 안정성이 결여되어 있어, 팔을 움직일 때 좀 더 원위에 있는 팔 근육만을 사용한다. 견갑골 불안정성 때문에, 이러한 환자들은 손을 입으로 가져갈 수 없으며 스스로 먹지 못하게 된다. 이와 유사하게, 전십자인대(ACL)가 없으면 슬관절의 불안정성에 기여한다. 그러나, 이러한 경우 기능(function)은 동적인 수축성 조직과 관련된 인자들에 따라 영향을 받거나 받지 않을 수도 있으며, 관절 안정성은 그 밖의 비수축성(낭성인대) 제한에 의해 제공된다. 국소적인 관절 안정성의 인자에는 관절의 구조, 비수축성 연부조직(관절낭과 인대), 그리고 수축성 조직(근건구조)이 있다. 그러나, 특정관절에서 일정거리 떨어진 곳에서 발생되는 자세성 영향 또한 관절 안정성에 영향을 미친다. 예를 들어, 체간이 구부정한 자세로 의자에 앉았을 때 연관되어 나타나는 사슬반응(chain reaction)은 견갑골을 전인과 하방회전된 정렬상태로 위치시켜 관절와상완관절에서의 느슨함을 증가시키게 된다.

재활전문가들은 손상 후에 동적인 관절 안정성을 회복시켜달라고 종종 요구받는다. 이러한 일을 수행하는데 나타날 수 있는 어려움에는 관절마다 다른 고유의 안정성 차이, 개인차, 그리고 낭성인대 조직에 대한 성의 영향이 있다. 따라서, 재활전문가들은 질환이나 손상이 있을 때 동적인 또는 수축성 관절 안정성을 획득하기 위해서는 많은 치료기법들을 생각하고 있어야 한다.

관절 안정성의 구성 (THE ORGANIATION OF JOINT STABILITY)

관절 구조와 디자인 (Joint Structure and Design)

모든 관절에 있어 안정성의 토대는 각 관절들이 가지고 있는 구조적 디자인에 의해 결정된다. 또한 관절의 구조적 디자인은 그 관절의 기능적 특성을 결정한다. 관절이 주로 운동성을 위해 디자인되었다면, 안정성을 제공하기 위해 디자인된 관절과는 구조가 다를 것이다. 관절 안정성을 논의하기 위해, 이 교재에서는 각 관절 유형에 대한 구조적 기초를 우선 다루게 된다. 관절들은 구조적 디자인에 따라 다음과 같은 3가지 그룹중 하나로 분류된다: 부동관절, 반관절, 가동관절.

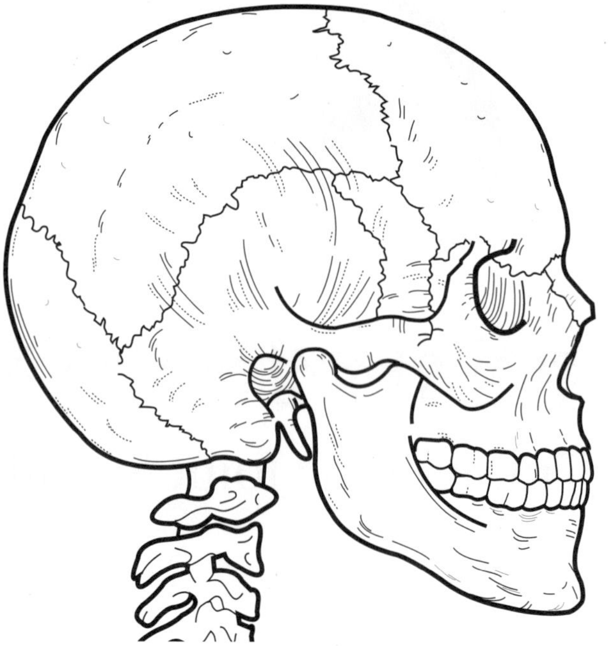

그림 6.1 부동관절인 두개골의 "봉합"관절.

*부동관절(synarthrodial joint)*은 운동성은 없고 관절 안정성을 위해 관절하고 있는 것으로 알려져 있다. 부동관절은 뼈 사이의 결합 물질로서 섬유조직을 이용한다. 섬유조직에 의해 연결된 맞물린 테두리로 디자인된 부동관절을 봉합관절(suture joint)이라 부른다. 두개골(**그림 6.1**)에 위치된 이러한 관절 디자인은 초기 유년시절 동안에는 극미한 움직임이 허락되지만, 두 뼈 테두리의 융합이 성숙 동안에 일어난다. 이러한 관절 디자인은 출생 과정동안 두개골의 통과를 위해 초기 가동성을 허용하지만, 원래의 목적은 중추신경계를 보호하기 위해 디자인된 것이다.

*반관절(amphiarthrodial joint)*은 연골성 표면들을 관절한다고 알려져 있다. 이러한 관절들은 섬유연골 또는 초자연골에 의해 두 뼈를 서로 연결한다. 치골결합관절은 두 개의 치골을 서로 연골하기 위해 섬유연골을 이용한다. 이러한 관절은 극단적인 체중지지 안정성을 위해 디자인되었

다. 그러나, 임신 동안 이러한 섬유연골은 두개골의 통과를 위해 관절 가동성을 허용하는 호르몬 수치의 변화에 의해 부드러워진다. 두 뼈 사이의 연결을 위해 초자연골을 이용하는 반관절을 연골결합(synchondrosis)이라 한다. 첫 번째 흉늑관절과 같은 이러한 관절들은 두개의 뼈 골화중심을 연결한다. 초기 가동성을 위해 디자인된 이러한 관절들은 성숙과 함께 골화되고 안정된 뼈 융합으로 발달된다.

마지막 관절 디자인 분류는 *가동관절(diarthodial joint)*이다. 이제까지, 일차적인 관절 기능에 대한 설명은 단순하게 안정성에 대해서만 집중해 왔다. 이제부터는 좀 더 복잡하게 디자인된 관절 분류에 대해 소개할 것이며, 일차적 기능이 가동성인 관절을 설명할 것이다. 부동관절 및 반관절과 같이, 가동관절은 운동사슬(kinetic chain)의 위치에 따라 크기와 기능이 다양하다.

가동관절의 구조는 이전에 논의된 관절과는 다르며 서로에 대해 뼈들이 자유롭게 움직일 수 있다(**그림 6.2**). 안정된 연골성 부동 및 반관절과는 달리, 가동관절은 관절낭에 의해 뼈들이 간접적으로 연결되어 있다. 관절낭은 외층의 섬유막과 활액을 생산하는 내층의 활막으로 구성되어 있다. 가동관절에 기여하기 위해 두 뼈의 말단부에 놓여 있는 관절의 초자연골과 관절 마찰을 줄이고 관절 영양을 제공하는 활액은 관절낭 안에서 볼 수 있다(**그림 6.3**). 가동관절은 일차적인 해부학적 안정성보다는 능동적인 가동성을 위한 환경을 갖고 있다.

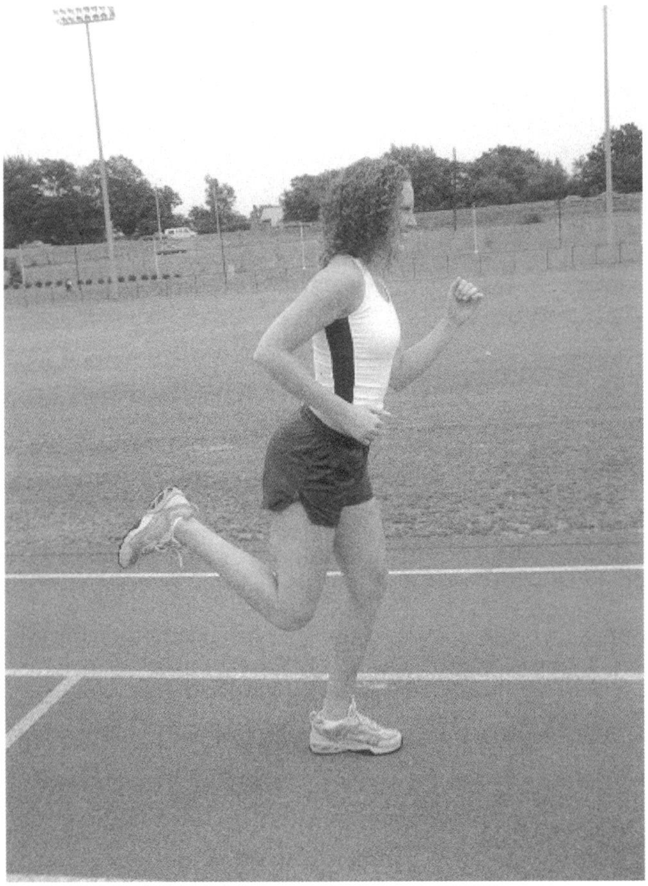

그림 6.2 달리기를 할 때의 상지와 하지의 가동관절 움직임.

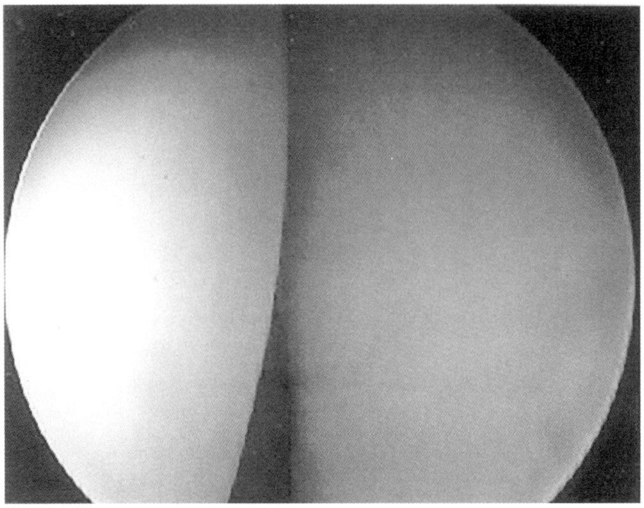

그림 6.3. 관절 초자연골의 관절경 사진

> **핵심(Key Point):**
>
> 관절 안정성의 기초는 관절의 구조적 디자인에 달려 있다. 일차적인 관절 구조 분류에는 부동관절, 반관절 그리고 가동관절이 포함된다. 가동관절은 능동적인 가동성을 위해 종종 안정성을 희생한다.

가동관절 디자인(Diarthrodial Joint Designs)

인체에는 6개의 중요한 가동관절 디자인이 있다. 각 관절의 해부학적 구조는 일차적인 안정화 특성이 고려되고 그 관절의 기능과 직접적으로 관계된다. 예를 들어, 고관절(**그림 6.4**)과 같이 큰 체중을 지지를 하는 관절은 확연한 뼈의 일치성과 구조적 안정성을 갖고 있다. 이와는 대조적으로, 견부의 견쇄관절과 관절와상완관절(**그림 6.5**)과 같이 체중 지지가 적은 관절들은 고유의 관절 안정성의 결여로 인접한 낭성인대 구조들에서 제공하는 이차적인 안정성에

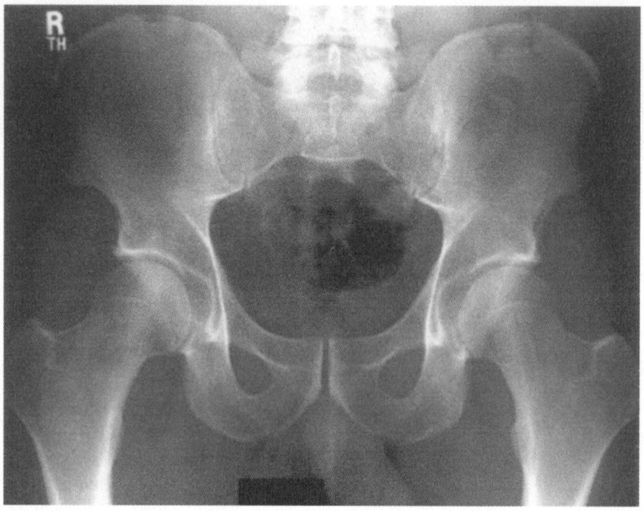

그림 6.4 골반과 고관절의 방사선.

좀 더 의존하게 된다. 관절 움직임을 학습하는데 있어, *역학적 자유도(mechanical degrees of freedom)*의 개념은 이해되어야 한다. 예를 들어, 주로 하나의 축을 중심으로 회전하는 관절은 하나의 자유도(일축성)를 갖고 있다고 말한다. 골운동형상학적 관점에서 볼 때, 해부학적 관절들은 자유도 1(일축성)에서부터 자유도 3(삼축성)까지 가질 수 있다. 그러나 관절 운동은 골운동형상학(회전)과 관절운동형상학(병진)적 관절 움직임의 결합을 통해 위에서 설명된 어떤 관절(가령, 고관절과 관절와상완관절)이 자유도 6까지 가질 수 있다고 설명하고 있다. 관절 기능에 대한 관절운동형상학적 기여에 대한 이해는 도수치료 기법을 논할 때 중요하게 부각되고 있다.

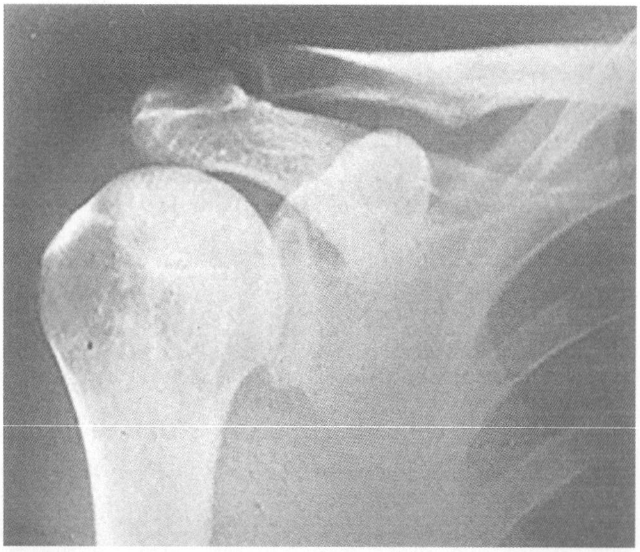

그림 6.5 관절와상완관절과 견쇄관절의 방사선.

평면관절(Plane Joint). 회전성 자유도 3(3축성)을 갖고 있다고 고려되는 평면관절은 부드러운 관절면을 갖고 있으며 뼈 구조에 의한 일차적인 구조적 안정성은 빈약하다. 손에 있는 수근 관절들(**그림 6.6a**)과 발에 있는 족근 관절들은 평면관절의 예이다. 평면관절은 낭성인대 구조에 의해 이차적인 안정화와 근건조직에 의한 삼차적인 안정화가 제공된다.

과상관절(Condyloid Joint). 과상관절은 자유도 2(이축성)를 갖고 있다고 고려되고 있으며, 시상면에서의 굴곡-

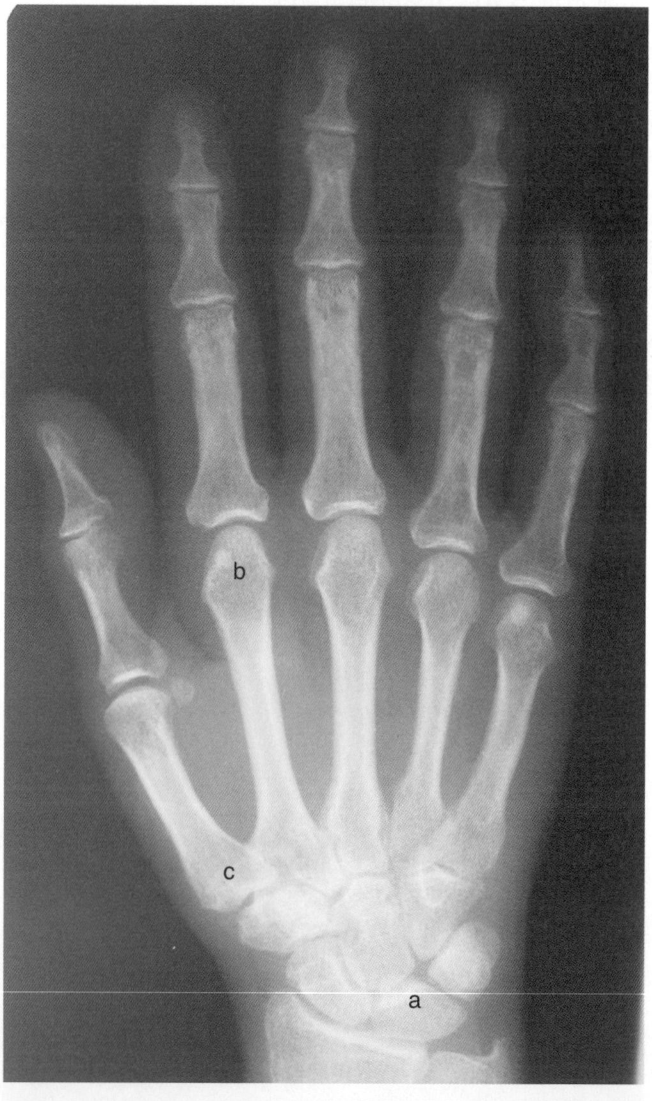

그림 6.6 수근관절(a), 중수지절관절(b), 그리고 수근중수관절(c)을 보여주고 있는 손의 방사선.

신전, 전두면에서의 *외전-내전*(정중선에서 멀어지는 움직임과 정중선쪽으로 가까워지는 움직임), 그리고 *회선*(circumduction, 전두면과 시상면 운동의 결합된 호를 그리는 움직임)이 나타난다. 이러한 관절은 손의 중수지절관절(metacarpophalangeal joint)에서 볼 수 있다**(그림 6.6b)**. 이러한 구조적 디자인은 뼈의 구조에 의한 안정성 보다는 관절 가동성이 더 강조되기 때문에, 이차적인 안정자(낭성인대)와 삼차적인 안정자(근건)에 대한 중요성이 강조된다.

안장관절(Saddle Joint). 안장관절의 관절면은 해부학적으로 각 관절의 말단부에 오목과 볼록의 뼈 구조가 함께 갖춰진 디자인으로 되어 있다. 대표적인 안장관절은 엄지의 수근중수관절이다**(그림 6.6c)**. 이러한 관절은 회전선 자유도 2(이축성)를 갖고 있다. 이 관절은 디자인으로 볼 때 가동성에 유리하고, 굴곡-신전, 외전-내전 그리고 *대립*(opposition, 엄지의 끝이 다른 손가락의 장측면에 갖다 댈 수 있는 능력)의 움직임이 허용된다. 이러한 관절에서는 가동성 기능이 높으며, 안정성을 강화하기 위해 주변의 이차적 낭성인대 안정자가 기여한다.

경첩관절(Hinge Joint). 경첩관절은 주로 자유도 1(일축성)을 갖고 있다고 고려되며, *굴곡*(움직임으로 관절 각도가 작아지는 것)과 *신전*(관절 각도가 커지는 것) 움직임이 허용된다. 대체적으로 주관절은 경첩관절이다**(그림 6.7)**. 주관절에 있어 일차적인 구조적 안정성은 척골의 오목한 주두와 구상돌기 그리고 원위 상완골의 볼록한 활차 사이의 뼈 구조에 의해 제공된다.

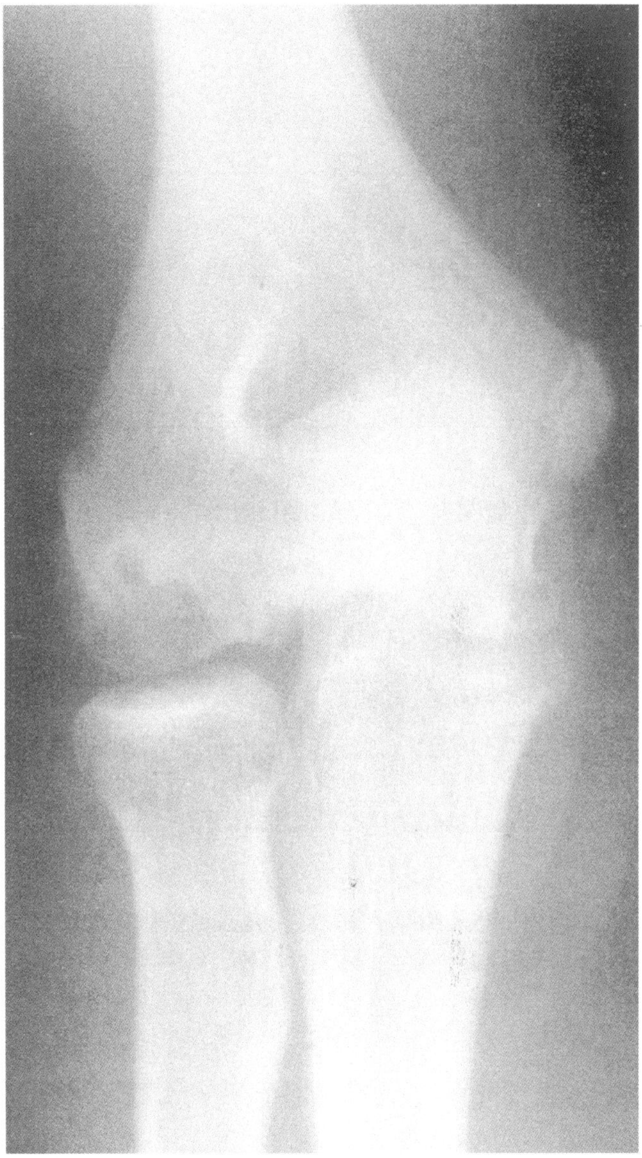

그림 6.7 주관절(완척 "경첩"관절과 완요관절)의 방사선.

구와관절(Ball and Socket Joint). 구와관절은 회전성 자유도 3(삼축성)을 갖고 있으며 가동성이 높다. 전반적인 관절의 구조적 디자인은 움직이는 구상의 관절면과 마주보고 있는 와 형태의 관절면으로 되어 있다. 대표적인 구상관절은 고관절과 관절와상완관절이다. 하지만, 이러한 두 관절에 있어 뼈 구조에 의한 안정성은 매우 다르다. 초기에 언급했듯이, 체중지지가 많은 고관절은 고유의 안정된 구조적 디자인을 갖고 있다. 구상의 대퇴골두는 깊은 관골구와 관절하고 있다. 이와는 대조적으로, 관절와상완관절은 높은 가동성을 갖고 있으며 구조적 안정성은 희박하다. 관절와의 관절면은 머리 위에서 이루어지는 기능적 활동 동안 전상방을 향하고 있다. 반구 형태의 상완골두는 깊이가 얕은 관절와와 관절하고 있다. 상완골두는 마주보고 있는 관절와 보다 더 크고 기능적 가동성을 더 강화시킬 수 있는 느슨한 가동성 관절낭을 갖도록 디자인되어 있다. 안정성을 위한 뼈의 구조적 디자인이 빈약하기 때문에, 관절와상완관절의 안정성을 유지하기 위해 이차적(낭성인대) 그리고 삼차적(근건)인 안정자가 필히 있어야 한다.

차축관절(Pivot Joint). 차축관절은 회전성 자유도 1(일축성)을 갖는다. 대표적인 차축관절은 경추의 환축추관절이다. 제2 경추(축추)의 치돌기와 제1 경추 사이에서 존재하는 이 관절은 고유의 뼈의 안정성이 적으며 주로 이

차적인 인대 안정화에 의존한다. 이런 취약한 영역에서의 구조적 안정성 결여는 경추 영역에 대한 손상을 평가할 때 기록되어져야 한다.

> **핵심(Key Point):**
>
> 각 관절의 해부학적 구조는 그 관절의 기능과 일치한다. 많은 가동관절의 안정성은 낭성인대(비수축성)조직에 의한 이차적인 안정화와 근건(수축성)조직에 의한 삼차적인 안정화에 달려 있다.

비수축성 안정성(Non-Contractile Stability)

관절 안정성을 제공하는 제한 인자는 비수축성 또는 수축성으로 분류된다. 비수축성 제한인자에는 관절낭, 인대, 근막, 피부, 반월판, 그리고 관절면 디자인이 포함된다. 비수축성 구조들은 서로 의존적이며, 관절면의 디자인과 함께 시작한다. 이와는 대조적으로 수축성 안정자(근건조직)는 동적인 관절 안정성을 제공한다(**그림 6.8**).

관절낭(Joint Capsule). 관절낭은 2개의 층으로 구성되어 있으며, 섬유층인 외층과 활막층인 내층이 있다. 섬유층은 관절의 뼈부분 끝을 완전히 에워싸고 있는 치밀 섬유성 관절낭 조직이다. 활막층은 *샤피섬유*(Sharpey's fiber, 교원다발 부착부로 구성됨)에 의해 뼈의 골막에 부착되며, 관절을 가로지르는 인대와 근건조직에 의해 좀 더 보강된다. 이 두개의 층은 서로 결합하여 관절의 안정성을 제공하는 첫 번째 연부조직이 된다. 관절낭 안에는 관절 상태에 대한 정보를 중추신경계로 전달하는 다양한 기계적수용기들이 있다(7장과 8장 참조). 이러한 기계적 수용기들은 압박, 장력, 진동 그리고 운동의 방향과 속도와 같은 여러 가지 자극에 민감하다. 관절의 안정성에 있어 가장 기능적으로 중요한 기계적수용기는 골지 인대 기관(Golgi ligament organ)과 골지-마찌니 소체(Golgi-Mazzoni corpuscle)일 것이다. 골지 인대 기관은 인대의 신장에 민감하며, 관절이 불안정한 위치에 놓이게 될 때, 즉각적인 동적 관절 안정성을 촉진시키기 위해 중추신경계 되먹임을 제공한다. 골지-마찌니 소체는 관절낭 내층 내에 위치하고 있으며, 관절낭의 압박동안 되먹임을 제공한다. 이러한 기계적수용기들은 관절 보호를 제공하기 위해 주변의 근육들과 상호연락이 되어 동적인 관절 안정성을 강화시킨다. 손상이 있다면, 관절낭은 충분한 혈액공급을 받아 치유되게 된다.

인대(Ligament). 인대는 뼈와 뼈를 연결하는 결합조직이다. 인대의 미세구조는 인대가 인체의 어디에 놓여 있는가에 따라 달라진다. 일반적으로, 인대는 세포외 기질, 섬유아세포, 교원질, 그리고 탄력소로 구성되어 있다. 교원섬유의 배열과 탄력섬유에 대한 교원섬유의 비율은 특정 관절에 안정성을 제공하는 인대의 상대적 능력에 의해 결정된다. 인대에서의 교원섬유 방향은 해당 뼈 구조와의 관계에 따라 다양하며, 관절에 적용된 힘의 방향에 따라 다른 수준의 관절 안정성을 제공한다. 척추에 있어, 황인대는 교원섬유 함

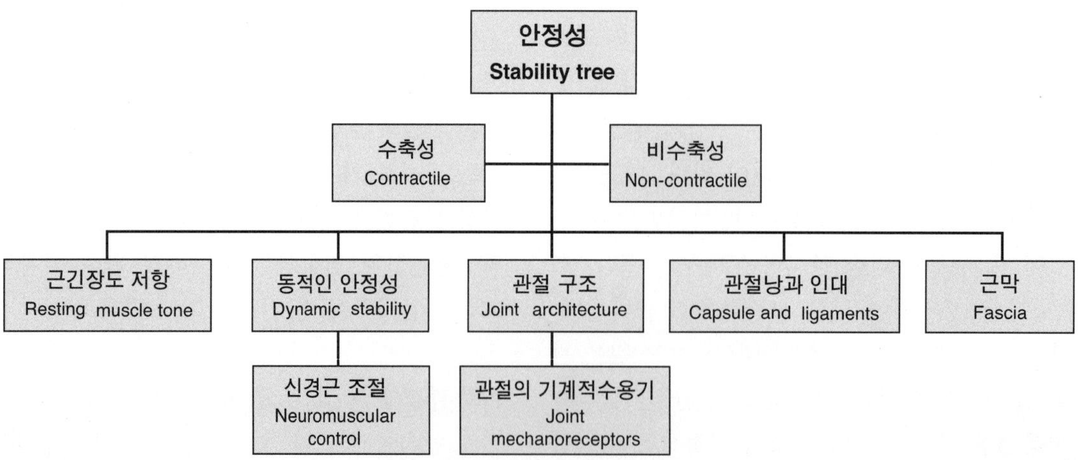

그림 6.8 관절 안정성에 기여하는 구조들.

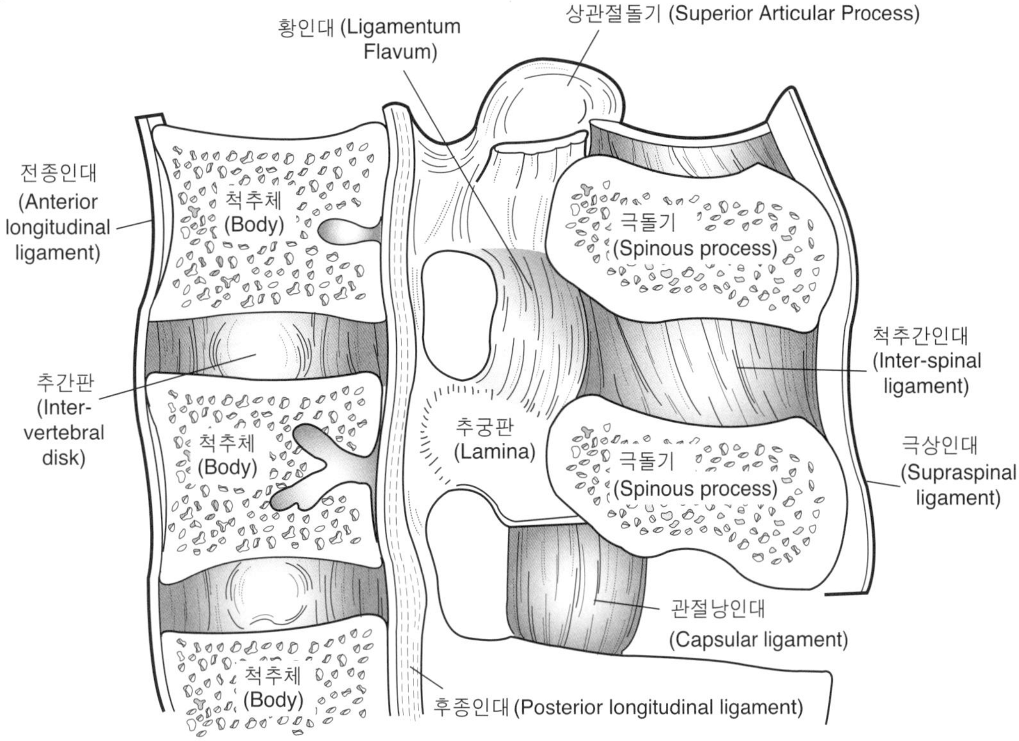

그림 6.9 척추의 분절간 인대 시스템

유량보다 탄력섬유 함유량이 더 많다. 따라서, 좀 더 많은 탄력성을 갖게 되며, 몸을 숙여 자신의 발가락을 만지는 것과 같은 동작에 필요한 가동성을 제공해준다. 이와는 대조적으로, 전십자인대는 교원섬유의 함유량이 좀 더 높으며 이 인대가 신장되기 전에 파열되기가 쉽다. 동물 모델을 이용한 연구에 있어, 전십자인대에 있는 기계적수용기는 동적인 슬관절 안정화에 연관된다고 보여주었다. Gardner는 슬관절에서의 전십자인대와 근반사 개시 사이의 직접적인 반사연결을 소개하였다. 근육이 관절 주위에서 활성화되지 않을 때 비수축성 관절 안정성을 제공하는데 있어 단일의 인대가 독립적으로 기능하지 않는다는 것을 기억하는 것이 중요하다. 오히려, 어떤 관절에 있는 인대 각각(이전에 언급된 다른 비수축성 안정자 외에도)은 관절에 적용된 힘에 직면하였을 때 적어도 최소한의 안정성 기여를 제공한다.

견부에서 관절와상완관절과 같이 다양한 기능적 동작을 수행하는 관절들은 안정성을 위해 인대의 복잡한 배열을 필요로 한다. 예를 들어, 척추는 개개 분절의 움직임뿐만 아니라 큰 양의 결합된 가동성도 갖는다. 결합된 가동성은 *분절내 시스템(intrasegmental system)*과 *분절간 시스템(intersegmental system)*으로 구성된 척추의 인대 시스템에 의해 나타난다. 인대 홀로 관절을 독립적으로 지지하지는 않지만, 이러한 두 시스템은 기능적 움직임 동안 전반적인 관절 안정성을 위해 직접적으로 기여를 한다.

분절내 시스템은 개별적 또는 인접한 척추를 서로 연결한다. 극돌기간 그리고 횡돌기간인대인 황인대는 분절내 시스템의 기초가 된다. 황인대는 제2 경추에서부터 천골까지의 척추관 내에 위치하고 있으며, 각각의 인접 척추의 추궁판을 연결한다. 이 인대는 중립위치에서 추간판에 대한 압박력을 제공함으로써 전체적인 관절 안정성을 더해준다. 분절간 시스템의 극돌기간인대는 인접 척추의 극돌기들을 주행한다. 이 인대는 굴곡 동안 극돌기의 과도한 분리를 억제함으로써 주로 요추의 안정을 유지시킨다. 극돌기간인대와 같이 횡돌기간인대도 요추에서 잘 발달되어 있다. 이러한 쌍으로 된 인대는 각 쌍의 횡돌기들을 주행하고 측굴 움직임에 저항한다. 이러한 인대는 측부인대와 같은 작용을 하는데, 오른쪽으로의 측굴 동안 왼쪽의 횡돌기간인대는 스트레스를 받고 오른쪽의 횡돌기간인대는 느슨해진다.

분절간 시스템의 일차적 성분에는 전종인대, 후종인대, 그리고 극상인대가 있다(**그림 6.9**). 척추체의 전면에 놓여 있는 전종인대는 여러 척추분절을 연결하는 표층섬유들과 각각의 척추 및 추간판을 연결하는 심층섬유들을 가지고 있다. 이러한 전방 지지는 정적인 척추 안정성 뿐만 아니라 체간 신전 동안의 동적인 안정성도 제공한다. 이러한 안정성은 추간판 높이의 감소나 척추의 무기질 밀도의 감소에 따라 손상되기 쉽다.

후종인대는 척추체의 후면을 따라 척추관 내에 위치해 있다. 전종인대와 같이, 표층섬유들은 여러 척추를 서로 연결하고 있으며 심층섬유들은 추간판에 부착되어 있다. 후종인대는 척추의 굴곡동안 장력과 안정성을 제공하고 척추의 신전동안에는 느슨해져 있다. 후종인대는 디스크가 후방으로 탈출되는 것을 방지하기 위한 지지를 제공한다. 그러나, 특히 요추 영역에 있어 축장력(axial tension)에 대한 저항은 전종인대에 비해 현저히 약하다.

마지막 남은 분절간 인대는 극상인대이다. 이 인대는 각 극돌기의 꼭대기에 부착되어 있다. 경추 영역에 있는 항인대에서 시작해 극돌기를 따라 밑으로 주행한 후, 요부의 근육들과 섞이게 된다. 극상인대는 굴곡동안 각 극돌기 사이의 분리를 방지하기 위한 안정성을 제공한다. 이러한 인대들은 극단적인 과굴곡 손상이 발생했을 때 파열되는 첫 번째 인대이다.

척추 안정성은 단일면 그리고 다면에서의 결합 움직임 둘 다의 복잡한 혼합을 필요로 한다. 이러한 복잡성은 분절내 인대 시스템과 분절간 인대 시스템의 중요한 결합을 통해 말할 수 있다. 그러나, 이런 정교한 인대 시스템은 척추 안정성과 함께 다른 비수축성 그리고 수축성 관절 안정화 기여인자들을 보조하기 위해 디자인되었다. 복잡한 모든 인대 시스템들은 근건 기여인자에 의해 제공된 훈련된 동적인 관절 안정성 외에도 초기에 언급한 관절 디자인을 포함한 안정화 인자들의 결합에 달려 있다.

척추 인대 시스템이 강력한 안정화 힘을 제공하기는 하지만, 관절와상완인대 시스템은 다소 다른 측면이 있다. 관절와상완인대는 이미 느슨한 관절와상완관절낭의 비후한 부분으로 고려된다. 섬유성 관절낭은 상완골두의 두배에 해당되는 용적을 가지고 있다.[11] 이런 느슨함은 고유의 비수축성 안정성의 결여로 가동성이 높은 관절을 허용한다. 관절와(glenoid fossa)가 향하고 있는 정렬상태는 견관절의 불안정성과 연관된다. Saha 등[12]은 불안정한 견관절의 80%는 전방으로 경사된 관절와를 보인다고 보고했다. 관절와상완인대들은 가동성이 높은 관절낭에 안정성을 더해주도록 디자되었다. 3개의 관절와상완인대들 각각은 관절와상완관절의 특정 가동범위 위치에서 팽팽해지거나 이를 감지하도록 디자인되었다.

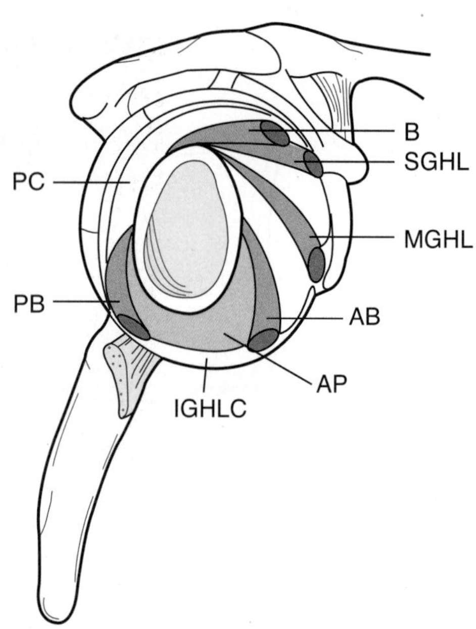

그림 6.10 관절와상완관절 안정성의 원형 개념(PC=후관절낭, AB=하관절와상완인대의 전방섬유, PB=하관절와상완인대의 후방섬유, MGHL=중관절와상완인대, B=상완이두근건, SGHL=상관절와상완인대, AP=건막, IGHLC=하관절와상완인대 복합체)(출처: MK Brwen, RF Warren. Ligamentous control of shoulder stability based on selective cutting and static translation experiments. *Clin Sports Med.* 1991;10:757-782.)

Bowen과 Warren[13]이 설명한 ***원형 안정성 개념(circle stability concept)***의 견해는 상완골두의 병진운동은 관절의 모든 면을 에워싸고 있는 낭성 제한인자들에 의해 제한된다고 제시하였다(**그림 6.10**). 오훼상완인대와 상관절와상완인대는 하방 이동에 대한 비수축성 지지를 제공하는 반면, 하관절와상완인대는 주로 상완골두의 전방 이동에 대한 제한을 제공한다. 이러한 제한은 관절와상완관절이 외전과 외회전되었을 때 입증된다.[14] 하관절와상완인대는 관절와상완관절이 외전 동안 외회전과 내회전될 때 현수효과(sling effect)를 갖게 된다. 외전된 위치에서 외회전이 일어날 때 하관절와상완인대의 전방섬유와 액와 주머니(axillary pouch)는 상완골두가 전방으로 이동하는 것을 방지하기 위해 팽팽하게 당겨진다.[14] 이와는 대조적으로, 관절와상완관절이 이러한 위치에서 내회전 될 때 하관절와상완인대의 후방섬유와 액와 주머니는 상완골두가 후방으로 이동되는 것을 방지하기 위해 팽팽하게 당겨진다.

관절와상완관절의 안정성을 제공하기 위한 원형 개념 또는 현수 효과의 이러한 디자인은 비교적 단순하다. 관절와상완관절은 상당한 기능적 가동성을 제공한다. 이러한 가동성이 가능하기 위해서는 관절와상완관절의 낭성인대 안정화 요소들이 단순화된 디자인이어야 한다. 이것은 가동성을 위해 필요하며 고유의 구조적 비수축성 안정성의 결여는 이러한 관절이 아탈구, 탈구, 구조적 붕괴에 놓이기 쉽게 된다. 다시 말한다면, 관절의 안정성을 강화하기 위해 수축성 근건 안정자들은 스트레스를 받게된다. 관절와상완인대 복합체는 기능적으로 안정된 관절을 제공하기 위해 관절 디자인, 관절 정렬, 그리고 근건 수축성 구조에 의존하게 된다.

핵심(Key Point):

관절 구조 외에도 비수축성과 수축성 조직은 관절 안정성에 기여한다. 관절낭의 섬유층과 활막층은 비수축성 조직 안정성을 제공한다. 축주관절 시스템과 같은 많은 관절들이 비수축성 관절 안정성을 제공하기 위해 복잡한 인대 정렬을 갖는다.

수축성 안정성 (Contractile Stability)

근긴장도(Muscle Tone). 근활성에 의해 생산된 동적인 관절 안정성 이전에 근긴장도를 갖고 있어야 한다. *근긴장도(muscle tone)*는 안정 시 건강한 근육에서 나타내는 촉진에 대한 견고함이며, 이는 관절 안정성을 제공한다. 이러한 견고함은 아주 이완하고 있을 때에도 나타나지만, 근육에 대한 운동신경 공급이 차단될 때에는 상실된다. 정상적으로 신경지배된 이완된 근육의 근긴장도는 근육의 안정길이와 신장 상태의 되먹임을 중추신경계로 전달하는 근방추라 불리는 근육의 감각 수용기와 협력하여 근육의 비수축성 요소들(근외막, 근주만, 근내막)의 기능을 보인다. 근긴장도는 근활성을 위한 단계를 준비시킨다(2장 참조).

근활성(Muscle Activation). 근육의 가장 중요한 특징은 동적인 관절 안정성과 목적 있는 움직임을 생산하기 위한 장력의 전개와 힘을 발휘하는 능력을 갖고 있다는 것이다. 근활성은 중추신경계의 운동피질에서 시작하여 피질척수로를 따라 하행하며 해당 근육의 척수 분절에 있는 회색빌의 전각 세포에 도달한 후 근육은 활성된다. 전각세포체, 이들의 축삭돌기, 그리고 이들에 의해 신경지배되는 모든 근섬유들은 *운동단위(motor unit)*를 형성한다. 어떤 범위까지는 개개 운동단위가 근활성의 단계적 변화를 조절함으로써 동적인 관절 안정성의 정도를 조절할 수 있다. 활성되었을 때, 운동단위는 그것이 신경지배하는 모든 근섬유를 자극한다. 그러나, 다양한 수의 운동단위를 자극함으로써 근활성력을 조절할 수 있다. 처음에는 좀 더 작은 운동단위가 일반적으로 활성되고, 그런 후에 점진적으로 좀 더 큰 운동단위가 활성된다. 개개 운동단위의 자극빈도의 증가에 따라, 각각의 활성된 근섬유가 최대 장력을 발생시키는 시간 비율은 증가된다. 근력의 단계적 변화는 다양한 양의 동적 관절 안정성을 제공하기 위해 조절될 뿐만 아니라, 전체적인 협력 근육군의 활성도 동적인 관절 안정성을 강화하기 위해 조절된다(2장 참조).

핵심(Key Point):

개별 근육 또는 협력근의 점진적 힘의 변화는 수축성 또는 동적인 관절 안정성을 강화시키기 위해 조절될 수 있다.

동적인 관절 안정성 (Dynamic Joint Stability)

*안정성(stability)*은 상태를 변화시킬 수 있는 힘이 존재하더라도 변하지 않는 상태로 있는 것이라고 정의된다. Reimann과 Lephart[15]는 관절 안정성은 힘의 평형을 통해 관절이 적절한 정렬을 유지하거나 신속하게 되돌아오는 상태라고 Reimann과 Lephart[15]는 정의하였다.[15-17] 동적인 또는 수축성 관절 안정성은 관절 손상을 방지하기 위해 근육의 힘과 근활성 방법을 단계적으로 변하게 하는 능력이다.[18,19] 근활성의 기본적 유형에는 등척성(일정한 길이), 구심성(짧아짐), 그리고 원심성(길어짐)이 있다. 구심성 활성은 활성 속도가 증가됨에 따라 힘 생산은 감소된다. 반대로, 원심성 활성은 활성 속도가 증가됨에 따라 힘 생산도 증가된다(5장 참조). 등척성 근활성은 관찰할 수 있는 관절의 움직임이 없기 때문에, 관절에 최대의 안정성을 제공한다.

동적인 관절 안정성은 관절의 근위와 원위에서의 잘 조화된 근활성의 결합을 필요로 한다. 환자는 다양한 관절 스트레스에 대해 동적인 관절 안정성을 가질 수 있어야 한다. 기능적 운동 프로그램은 좀 더 독립적이고 단일의 운동면에서 수행되며 단일 분절에서 기능하는 것에서부터 출발하여 좀 더 통합적이고 다양한 운동면에서 수행되며 여러 분절이 기능하는 방향으로 진행함으로서 운동의 단계를 점차적으로 어렵게 할 수 있다(5장 참조). 동적인 관절 안정성을 강화하기 위해 사용된 근활성 패턴 순서의 기억은 신경근 조절에서 다루게 된다(8장 참조).

신경근 조절 (Neuromuscular Control)

특정 신경근 활성 패턴은 기능을 수행하는 동안 동적인 관절 안정성에 필수적이다.[17] *신경근 조절(neuromuscular control)*은 관절 움직임과 기능적 관절 안정성을 위한 준비와 반응 상태에서 나타나는 동적인 제한인자의 무의식적 활성이라고 Reimann과 Lephart[15]는 정의하였다. 구심성 수용기와 중추신경계 조절중추를 자극함으로서 무의식적 운동반응은 동적인 관절 안정성을 증진시키기 위해 훈련될 수 있다.[20,22] 움직임 동안의 구심성 정보와 활성 패턴 재조정의 연속적 치리과정을 *피드백조절(feedback control)*이라 한다. 비수축성(낭성인대)과 수축성(근건) 조직으로부터의 고유수용성 정보는 이러한 피드백 기전에 있어 매우 중요하다(7장과 8장 참조). *고유수용성(proprioception)*은 상대적인 건 장력은 물론 방향, 크기, 속도를 포함한 관절 위치와 움직임을 구별하기 위해 근방추, 건, 반월판, 피부 그리고 낭성 인대구조에 있는 수용기로부터 온 감각정보 입력의 사용을 말한다. 신경근 조절에 있어 피드백 조절만큼 중요한 또 다른 하나는 인간 움직임에 대한 피드포워드 조절이다. *피드포워드 조절(feed-forward control)*은 관절 안정성 붕괴에 대한 감각적 감지 이전에 일어나는 선행적 작용(anticipatory action)을 말한다. 운동 경기 전에 증가된 근긴장도는 피드포워드 기전의 결과라 할 수 있다. 신경근 조절의 증가는 동적인 관절 안정성의 증가를 필요로 하는 환자를 치료하는 치료사의 임상에 있어 매우 중요한 요소가 된다.[23-25] 운동 조절 개념은 8장에서 좀 더 자세히 다루게 된다.

> **핵심(Key Point):**
> 근긴장도는 동적인 관절 안정성에 대한 수축성 조직의 기여에 기초가 된다. 능숙한 신경근 조절은 동적인 관절 안정성에 직접적인 영향을 미친다. 동적인 관절 안정성은 관절의 근위와 원위에서의 신경근 기여를 필요로 한다. 고유수용성 감각 입력은 피드백과 피드포워드 시스템을 통해 신경근 조절에 기여한다.

전신적 관절 저가동성 대 과가동성 (Generalized Joint Hypomobility vs. Hypermobility)

연부조직 구성에서의 방대한 차이 때문에 어떤 환자는 저가동성 관절을 보이고 다른 어떤 환자들은 과가동성 관절을 나타낸다. 관절 과가동성은 마르팡 증후군(Marfan syndrome)과 엘러스-단로스 증후군(Ehlers-Danlos syndrome)과 같이 교원조직 병변의 잘 인식된 특징이기도 하다. 관절 가동성과 손상 사이의 관계를 소개하는 문헌은 나눠진다.[26-29] 58명의 소년과 80명의 소녀를 연구한 Kujala 등[26]은 관절 과가동성이 요통의 높은 발병률과 연관되지 않는다고 보고하였다. 발레를 하는 댄서 377명의 남성과 여성을 연구한 Klemp 등[27]은 Beighton 가동성 점수(3장 참조, 그리고 이장의 후반부에 다시 논의됨)를 사용하여 과가동성 관절을 보이는 댄서는 댄서의 나이와 발레 훈련기간 사이에는 직접적인 관계가 있다는 것을 보고하였다. 프로 축구 선수의 슬관절 손상 방병률에 있어 "타이트"한 관절과 "느슨한" 관절 사이의 관계를 검사한 Nicholas[28]는 과가동성 선수가 슬관절 인대들이 좀 더 손상당하는 반면, 저가동성 선수는 지속적인 근좌상을 당하는 것 같다고 보고하였다. 147명의 남자와 163명의 대학 라크로스(lacross) 선수에 대한 전향적 연구에서, Decoster 등[29]은 과가동성 대상자들에서는 족관절 손상의 증가율이 있고 저가동성 대상자들에서는 좌상의 증가율이 있다고 하였지만, 전반적인 손상률에 대한 뚜렷한 차이는 명확하지 않다고 보고하였다. 이러한 연구들 각각은 연구 대상자들이 동적인 관절 안정성을 나타내는 능력을 보이기에는 부족하다는 것이다. 참조한 연구들에서 낭성인대 관절 느슨함, 동적인 관절 안정성, 그리고 관절 손상 사이의 관계를 검사한 것은 없다. 이런 대상자에 대한 문헌이 없기 때문에, 과가동성 개체는 증가된 동적 관절 안정성으로 빈약한 비수축성 관절 안정성을 강화하도록 시도해야 한다고 단지 가설화할 수 있다. 관절 과가동성을 갖고 있는 대상자의 손상을 가능성을 감소시키기 위해 비효율적인 신경 활성을 가진 "과가동성" 보다는 "효율적인 신경근 활성을 가진 과가동성"이 되도록 하는 것이 더 좋을 것이다. 그러나, 이것은 후천적인 관절 느슨함이 일어나지 않는다고 보장할 수는 없다.

> **핵심(Key Point):**
>
> 손상율과 관절 과가동성 사이의 관계에 대한 문헌은 나눠진다. 그러나, 비수축성 조직에 의해 관절 안정성이 나쁜 환자들은 동적인 관절 안정성을 증진시키기 위해 수축성 조직에 의한 신경근 활성을 강화할 때 이득이 된다고 가설을 세울 수 있다.

선척적 대 후천적 관절 느슨함 (Intrinsic vs. Acquired Joint Laxity)

선천적 관절 느슨함은 태어날 때부터 느슨함이나 과가동성을 갖고 있는 것을 말한다.[30] 이러한 사람은 Beighton 등[31]에 의해 제시된 5가지의 선별검사를 통해서 상대적인 과가동성을 평가할 수 있다. 후에 Bird 등에 의해 확인된 이러한 방법은 과가동성을 점수화 하기 위해 0-9점 시스템을 사용하는데, 평가사항에는 슬관절과 주관절이 10°를 넘어 과신전되는 능력, 손가락을 수동으로 신전하여 전완과 평행하게 놓이는 능력, 그리고 슬관절이 신장된 상태로 앞으로 숙여 손바닥을 마루에 대는 능력이 있다(**그림 6.11**)(3장 참조). 이러한 과가동성 측정은 비손상 대상자와 선천적인 교원조직 병변을 가지 대상자 모두에게 사용될 수 있다.

선천적 관절 느슨함은 마르팡 증후군(Marfan syndrome)과 같은 질환을 가진 사람들에게서 흔히 관찰된다. 마르팡 증후군은 근골격계, 심혈관계, 그리고 시각 장애와 연관된 선전적 질환이다. 마르팡 증후군을 가진 대상자는 흔히 같은 가족의 다른 사람들보다 더 키가 크고 마르며 두드러진 선천적 관절 느슨함을 갖고 있다. 이러한 사람들 대부분은 이런 증후군과 연관된 심혈관 비정상을 갖고 있다. 승모판 탈출증이 출생 후 초기에 나타나서 나이와 함께 진행된다. 시각 변화가 이러한 사람들에게서 많은 형태로 나타나는데, 가장 특징적인 것은 수정체의 아탈구나 탈구이다. 이러한 결손 모두는 결합조직 결함과 관계있으며 치료적 운동 프로그램 계획을 수립하는데 있어 이러한 사항은 고려되어야 한다. 선천적 관절 느슨함을 가진 대상자는 신중하게 접근되어야 하며 필요에 따라 다른 곳으로 의뢰되기도 한다.[33,34]

후천적 관절 느슨함은 손상의 병리역학과 관계된 가소성 변형으로 발생된다. 견부에 있어, 관절와상완의 낭성인대 주고들은 극단적인 위치에서 상완골의 과도한 병진운동에 대해 정적인 억제를 제공한다.[14,35-40] 관절와상완관절 인대들은 별개의 관절낭 비후이다(**그림 6.10**에서 보여주는 것과 같이). 그러나, 대상자마다 고려할만한 해부학적 다양성이 존재한다. 상 · 중 · 하 관절와상완인대의 비손상 탄력성은 비수축성 관절와상완관절 안정성에 필수적이다.[40,41] 하관절와상완인대는 파열 전에 가소성 변형을 당하게 되고, 변형

관절 과가동성을 위한 Beighton의 9점 점수 시스템
다음 항목에 대해 좌우측 각각에 대해 1점 • 제5 중수지절관절이 90° 까지 수동 배측굴곡 • 엄지가 전완의 장측면까지 닿기 • 10° 이상의 주관절 과신전 • 10° 이상의 슬관절 과신전
다음 항목에 대해 1점 • 슬관절을 신전한 상태에서 체간을 전방 굴곡시켜 바닥에 손을 위치시키기
최대 점수 = 9

그림 6.11 Beighton 점수 시스템.

은 급성 인대 박리 없이 손상 부하동안에 일어난다고 Bigliani 등[36]은 보고하였다. 후천적인 관절와상완관절 느슨함의 결과는 상완골의 아탈구나 탈구의 증가를 초래한다.

후천적 관절 느슨함은 또한 슬관절에서 흔하게 나타난다. 낭성인대 슬관절 안정성은 임상적 인대 스트레스 검사를 통해 평가될 수 있다.[42] 전십자인대 느슨함(전십자인대 결손)은 전방 당기기검사(anterior drawer test), 라크만 검사(Lachman test), 관절계를 사용한 기계적 라크만 검사(**그림 6.12**), 또는 무게를 주어 경고의 전방 병진운동을 만든 상태에서 찍은 방사선 측정에 의해 평가될 수 있다. 슬관절 후방 느슨함(후십자인대 결손)은 후방 밀기검사(posterior drawer test) 또는 후방 처짐 징후(posterior sag sign)를 통해 검사될 수 있다. 내번 스트레스검사(varus stress test)(경대퇴관절 내전)는 슬관절의 외측 안정성을 평가하기 위해 사용된다. 외번 스트레스검사(valgus stress test)(경대퇴관절 외전)는 슬관절의 내측 안정성을 평가하기 위해 사용된다. 슬관절 느슨함은 이러한 각각의 검사를 통해 1-4점 척도로 등급화된다. 이러한 척도에서 1점은 약 5㎜의 관절강 틈을 보인다. 2점은 5-10㎜ 사이의 관절 틈을 보이는 반면, 3 또는 4점은 각각 약 10-15㎜와 15-20㎜의 관절강 틈을 보인다.

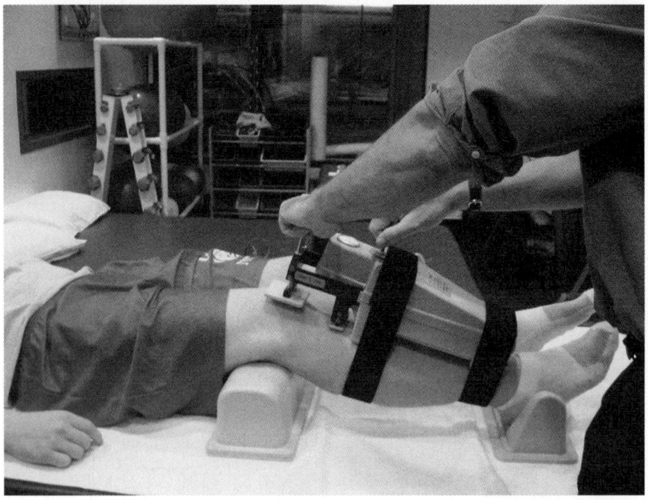

그림 6.12 관절계를 사용한 기계적 전방 라크만 검사.

핵심(Key Point):

임상적 과가동성 선별검사는 관절 과가동성을 가진 대상자를 감지하는데 보조가 될 수 있다. 선천적 관절과 느슨함은 마르팡 증후군과 같은 선천적 병변과 흔히 연관된다. 비수축성 조직의 가소성 변형에 의한 후천적 관절 느슨함은 관절에서의 외력 또는 반복적인 최대하 관절 부하력과 대개 연관된다.

척추 안정성(Spinal Stability)

Panjabi[43]에 따르면, 척추 안정성은 3가지의 신체 하부 시스템인 척추, 척추 근육, 그리고 신경 회로망 사이의 관계이자 결합이다. 이러한 하부 시스템은 비손상의 통증 없는 기능을 증진시키기 위해 서로 협력하여 작용한다. 척추는 척추의 뼈와 관절 구조 그리고 낭성인대 안정자를 통해 비수축성 안정화 하부 시스템을 제공한다. 척추의 근육은 중립 또는 안정 위치뿐만 아니라, 동적인 활동 동안에도 척추를 안정시키기 위해 근육의 힘 발생 능력을 담당하는 능동적 하부 시스템을 제공한다. 신경 요소는 어떤 상황에 대한 운동성(원심성) 근육 반을 보임으로서 앞서 말한 두개의 하부 시스템으로 감각성(구심성) 되먹임을 인지하고 제공하는 조절성 하부 시스템을 제공한다. 이러한 하부 시스템의 각각은 독립적인 척추 안정화 요소로 고려되며 다른 하부 시스템을 위해 보상할 수 있는 능력을 가지고 있다. 그러나, 오래 지속된다면 이러한 보상작용은 척추 안정화 시스템에 대한 기능장애를 좀 더 유발하게 될 것이다.

척추의 구조와 관절 정렬은 안정성을 위해 디자인되었다. 이러한 하부 시스템이 손상당한다면, 다른 하부 시스템이 완전하게 보상해줄 수 없을 때 안정화는 손상된다. 가장 흔한 구조적 불안정성은 척추분리증(spondylolysis)과 척추탈위증(spondylolithesis)이다. 척추분리증은 관절간부(pars interarticularis)의 스트레스 또는 피로 골절로 고려되며, 체간의 굴곡 및 과신전과 연관된 반복외상에 의해 흔하게 유발된다. 이러한 상황은 흔히 볼 수 있으며 체조, 미식 축구, 역도, 그리고 다이빙과 같은 종목에 의해 더욱 악화된다. 이러한 상황이 악화되거나 결손 부위가 좀 더 분리된다면, 척추 분절의 미끄러짐이 일어날 것이다. 이러한 경우를 척추탈위증이라 한다.

명확한 진단은 사선방향에서 찍은 방사선 사진으로 확인할 수 있는데, 이때 사진에는 "목걸이를 찬 스코틀랜드 개(Scottie dog with a collar)" 패턴(척추분리증)(**그림

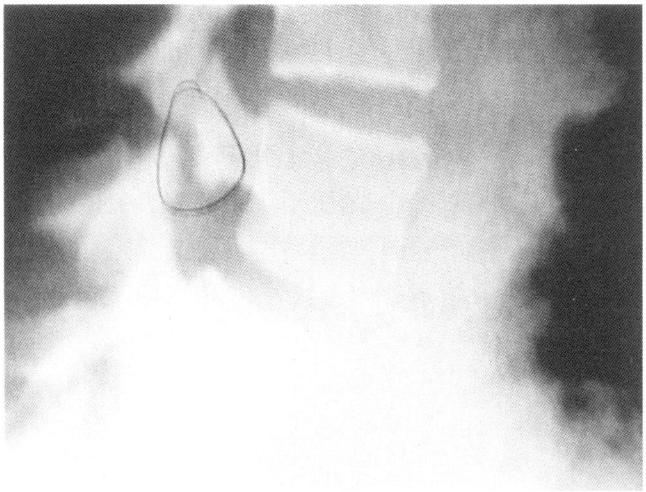

그림 6.13 요추의 간부에서 나타난 "스코틀랜드 개" 병변의 방사선 사진.

6.13) 또는 "참수된 스코틀랜드 개(Scottie dog decapitateed)" 패턴(척추탈위증)처럼 보인다. 이러한 결손은 젊은 사람, 활동적인 사람, 그리고 운동 선수들에서 흔하게 관찰된다. 이러한 환자들은 요통, 근경련, 전만 곡선의상실, 수직 하지 거상 능력의 제한을 보인다. 이러한 임상적 징후는 다른 하부 시스템의 보상적 기전과 모두 연관된다. 이러한 골절은 안정, 간헐적 견인, 가능한 척추 보조기, 그리고 요골반부 근육에 대한 동적인 안정성 훈련을 포함한 보존적 치료를 이용해 치유되는데까지 16개월 정도가 걸린다. 보존적 치료에 실패하였다면, 척추 안정화 수술이 요구된다.[43-45]

척추의 구조적 안정성은 고속의 면관절(facet joint) 손상에 의해서도 영향을 받는다. 이러한 "편타성(whiplash)" 손상은 면관절의 잠김(locking)이나 인대 파열을 종종 동반한다. 파열 골절(burst fracture)이나 불안정한 추골 골절과 같은 척추 골절들은 척추 안정화를 위한 외과적 융합을 필요로 하는 척추 불안정성을 또한 유발한다.

능동적 또는 수축성 하부 시스템에 있어, 척추 근육들은 안정위치와 동적인 움직임 동안 척추 안정 안정성을 유지하는데 반응한다. Bergmark[46]는 안정화의 역할에 따라 체간 근육들은 국소 근육계와 광범위 근육계로 분류하였다. *국소 근육계(local muscle system)*는 심부에 위치하고 있으며 요추의 원위나 근위에 부착되어 있다. Bergmark[46]에 의해 설명된 *광범위 근육계(global muscle system)*는 좀 더 표층에 위치하며 좀 더 크게 에워싸고 있다. 이러한 근육들은 척추의 움직임에 반응하고 흉곽과 골반 사이의 부하를 직접 전달한다. 국소 그리고 광범위 근육계는 같이 작용하게 되는데, 광범위 근육이 외적인 부하를 받아들임으로써 국소 근육계가 기능적 부하에 대한 반응과 척추 안정성을 유지하기에 충분한 시간을 제공해준다.

이러한 근육 하부 시스템은 척추 안정성을 위해 필수적이지만, 과사용, 피로, 또는 근경련이나 통증에 의한 억제성 신경 피드백 반응에 의해 손상될 수 있다. II형 근섬유(속근섬유)의 위축[47-49]과 병리적 내부 구조의 변화[49]는 요통을 경험한 대상자들에게서 보고 되어왔다. 이러한 근육의 변화는 요통을 경험한 대상자들이 비손상 대상자와 유사한 근력은 가지나 요통이 있는 근육의 지구력은 왜 손상되는지를 설명하게 해준다. 최적이 아닌 근육 하부 시스템의 기능은 일차적인 척추 안정화 시스템을 만들기에는 불충분할 것이며 비수축성 안정화 시스템의 기능에도 영향을 미칠 것이다.

척추 안정화를 위한 신경 하부 시스템은 협응된 체간 근육의 동시수축과 동시활성을 필요로 한다. 동시수축은 모든 관절에서 안정화를 위한 필수 요소가 되지만, 척추만큼 그 기능이 더 강조되는 곳은 없다. 동시수축은 상반억제(2장 참조)를 감소시키기 위한 신경계 프로그램과 조화된 활성을 증가시키기 위한 직접적인 길항근에 의존한다. 신경조절 하부 시스템은 척추의 위치, 외적인 부하, 신경근 활동, 그리고 척추 가동성을 계속해서 모니터하고 재평가해야 한다. 신경 요소는 척추 안정화 시스템을 위해 "접착제(glue)"처럼 작용한다. 신경조절 하부 시스템은 척추 안정성을 효율적으로 유지하기 위해 비수축성 하부 시스템(척추)과 능동수축 하부 시스템을 서로 연결시킨다.

핵심(Key Point):

척추, 근육, 그리고 신경 회로망은 척추 안정성을 유지하기 위해 같이 작용하는 하부 시스템이다. 근력은 나쁘지 않으나 요추의 지구력이 나쁜 경우는 요통을 경험한 대상자들에게서 흔하게 연관되어 나타난다. 주동근과 길항근의 동시수축이 모든 관절에서의 안정성을 강화시키기는 하지만, 동적인 척추 안정성을 유지하는데 있어 그 가치가 가장 크다고 말할 수 있다.

여성에서의 증가된 관절 느슨함: 사실인가 허구인가?(Increased Joint Laxity in Females: Fact or Fiction?)

관절 느슨함에 대한 최근의 관심은 여성 운동선수의 슬관절에 집중되어 왔다. 여성은 동등한 남성보다 전십자인대 열상이 2-8배 더 많이 발생된다고 연구에서는 보여주고 있다.[53,54] 이러한 손상 빈도는 4개의 중요 영역인 해부학적 또는 생체역학적 디자인, 신경근 수행력, 관절 느슨함, 그리고 호르몬 영향 때문이라고 추정되어 왔다. 이러한 4개의 기여인자들에 대한 반영과 성의 차이에 대한 고려는 변경될 수 있는 것이 아니다. 인체계측학적 측정에 있어 여자는 남자보다 슬관절의 전후방 이동이 더 크다고 알려져 왔다.[55-57] 여성이 더 큰 전십자인대 느슨함을 가지고 있다고 알려져 있기는 하지만, 여성의 전십자인대 병변 증가률에 있어 느슨함이 얼마나 많은 역할을 하는지는 여전히 명확하지 않다. 많은 사람들이 운동선수들에서의 관절 느슨함과 인대 손상 사이의 관계를 연구해 왔으며, 상반된 정보를 제공해 주고 있다.[28-30,58-60] 양측성 전십자인대 파열을 갖고 있는 31명의 대상자와 23명의 비손상 조절군 사이의 촉진을 연구한 Harner 등[59]은 증가된 인대 느슨함이 전십자인대 손상에 기여하는 인자가 아니라고 결론지었다.

성에 따른 호르몬의 차이는 여성의 관절 느슨함으로 논의하는데 있어 자세히 조사되어 왔다. 인간의 전십자인대에서 에스트로겐과 프로게스테론 수용기가 확인된 것은 이러한 호르몬들이 인대의 견고함에 중요한 역할을 한다고 제안한다.[61] 남성과는 달리, 월경을 하는 여성은 가임 연령 기간 동안 주기적인 호르몬 수치의 변화를 겪는다.[62] 전십자인대에서 나타나는 세포대사에서의 이러한 변화는 전십자인대의 구성을 변화시켜 손상을 좀 더 쉽게 당할 수 있는 상황을 만든다. Wojtys 등[63]이 발표한 최근의 연구에서, 여성은 배란기 동안에는 전십자인대 손상의 높은 비율을 보이고 황체기(luteal phase) 동안에는 감소된 손상 비율을 보인다고 결론지었다. 흥미 있게도, 이 연구에서는 또한 경구 피임약을 먹은 대상자들은 배란기 동안에도 감소된 전십자인대 손상률을 보인다고 보고하였다.

초기에 언급했듯이, 많은 잠재적인 인자들이 여성들에서의 전십자인대 손상의 경향에 영향을 미쳤다. 그러나, 여성에서 보이는 결합조직의 교원질 대사에 대한 호르몬 변화의 영향은 간과해서는 안된다. 남성에서의 테스토스테론 수치는 교원질 대사를 증가시키는 경향이 있는 반면, 여성 호르몬들은 교원질 함유량과 결합조직의 근원섬유 직경 둘 다를 감소시키는 경향이 있다.[64] 비록 여성의 고관절과 슬관절은 결합조직 퇴행과 관계된 손상에 쉽게 노출되지만, 이러한 성호르몬들 수치에서의 갑작스런 변동은 모든 관절에서의 동적인 안정성에 영향을 미칠 것이다.

관절와상완관절 또한 성과 관계된 관절 느슨함에 의해 흔하게 영향을 받는다. 그러나, 124명의 청년기전과 청년기의 남자와 여자(6-18세)에 대한 전신적 느슨함에 대해 연구한 Marshall 등[65]은 여자가 견관절을 제외한 일부 관절에서 뚜렷한 느슨함을 갖고 있다고 결론지었다. 또한, 그들은 전반적인 관절 느슨함 또는 "전체적 느슨함"은 성과 관계되는 것이 아니라 개인의 특성과 좀 더 관계된다고 보고하였다. 다른 연구에서는 예상과는 달리 전신적 관절 느슨함은 여성에서의 견관절 느슨함과 서로 관계없다고 제안하였다.[66] 이와 반대로, Beighton 등[31]은 나이의 증가에 따라 여성과 남성 모두에서 관절가동범위에 감소가 있지만 여성이 어떤 연령대에서 남성보다 더 큰 관절가동범위를 갖는다고 설명하였다. 고등학교와 대학 운동선수들에 대한 관절와상완관절의 느슨함에 대한 연구에서는 여성이 남성보다 더 큰 느슨함을 갖고 있다고 결론지었다.[67,68] 관절와상완관절의 느슨함에 대한 성의 영향을 다룬 대립된 보고들은 이 영역에서의 계속된 연구의 필요성을 강조하고 있으며, 특히 사춘기 동안과 후에 나타나는 관절 느슴함의 변화에 대해 특히 관심을 가져야 한다고 강조하고 있다.

성과 관계된 느슨함은 특히 여성 운동선수 고객들의 평가 과정과 치료적 운동 프로그램을 고안할 때 고려되어야 한다. 성과 관계된 관절 느슨함을 반박하는 연구들에 관계없이, 여성은 남성보다 전십자인대 병변의 더 높은 발병률을 갖고 있다는 것을 알고 있어야 한다. 고객에 대한 인구학을 고려할 때, 고객 개개인을 위한 가장 효과적인 치료적 운동을 고안할 수 있게 된다.

> **핵심(Key Point):**
>
> 여성들에 있어 전십자인대 손상의 높은 발생률에 기여하는 인자들에는 해부학적 디자인, 신경근 수행력, 관절 느슨함, 그리고 호르몬들의 영향에서의 차이가 포함된다. 특정 관절들의 느슨함에 대한 성의 영향은 치료적 운동 프로그램의 계획 동안 고려되어야 한다.

연령에 따른 관절 안정성의 변화 (Joint Stability Changes Across the Lifespan)

태아 발달에서부터 성인기를 통해 연령에 따라 연부조직 밀도와 구성은 변한다. 이러한 변화들은 단지 생리학적 고려뿐만 아니라, 활동으로 유발된 "마모와 열상"을 포함한 복잡한 상황들을 나타내는 노화와 관계되어 나타난다.[69] 또한 연부조직의 노화 과정은 직업, 일상생활의 습관적 활동, 그리고 행동 패턴에 의해 영향을 받을 수 있다.

탄력섬유는 관절 보호 기능을 보이는 많은 탄성 결합조직(초자연골 포함)[70]에서 볼 수 있다. 탄력섬유는 태아 발달기에 미세섬유의 뼈대로서 처음 나타나며, 태아가 발달됨에 따라 성숙하기 시작하고 유년기 동안 증식을 계속한다. 성숙한 탄력섬유는 결합조직 내에서 긴 반감기(half-life)를 갖고 있으며 주로 국소 손상에 대한 반응으로 대체된다.[70] 높은 탄력섬유 함유량은 어린이 관절의 유연함과 신축성에 기여한다.

관절낭은 주로 Ⅰ형 교원질로 구성되어 있다. 교원질은 인대와 관절낭 구성의 90%를 형성하고 있는 가장 풍부한 단백질이다.[71] 교원질의 미세구조는 기능적 특성에 따라 인대마다 다른 특정 구성과 분자 배열을 갖는 잘 정렬되어 펼쳐진 3중 나선상으로 배열된 분자로 구성되어 있다. 낭성인대 구조의 남은 부분은 물, 프로테오글리칸(proteoglycan), 파이브로넥틴(fibronectin), 탄력소, 그리고 당단백질로 구성되었다. 노화 과정 동안 Ⅱ형 교원섬유의 선택적 증가가 있는데, 관절낭 부착부위가 특히 그러하다.[72] 조직학적 퇴행 변화는 30대 초반에 흔히 나타난다.[73,74] 전방 관절와상완관절낭 구조는 후반 10년에 뻣뻣해다는 보고가 있다. 이런 노화의 영향은 젊은 선수와 비교된 30대의 축구 선수에 대한 전반적인 유연성에서 기록되었다.[75] 나이와 관계된 유연성 감소는 임상적으로 확실하기는 하지만, 이러한 변화는 광범위하게 연구되지는 못해왔다.

직접적으로 관절 안정성에 영향을 미치는 나이로 유발된 연부조직 변화들은 범주화하기 어렵다. 재활 임상가처럼, 노화된 고객의 직업, 운동, 그리고 심리행동학적 특징을 고려해야 한다. 연장자와 *"베이비 붐 세대"*(1946년과 1964년 사이에 태어난 고객)가 점차 활동적임에 따라, 재활 임상가들은 고객의 생활양식에 따라 그들의 관절에 요구되는 사항도 다르다는 것을 깨달아야 한다. 노화 과정동안 근력, 근육의 크기, 그리고 Ⅱ형 근섬유(속근섬유) 함유량은 감소되는 경향이 있다. 고객의 신체적 요구의 지식과 결합된 이런 나이와 관계된 퇴행성 변화들 각각은 치료적 운동 프로그램을 전개하는데 있어 고려되어야 한다.

> **핵심(Key Point):**
> 관절은 주로 교원섬유로 구성되어 있지만, 탄력섬유는 결합조직에 유연성을 제공해 준다. 나이가 많아짐에 따라, 교원질 구성과 탄력소 함유량은 변하기 시작하여 관절 뻣뻣함의 증가에 기여한다.

치료기법(Treatment Techniques)

신경근 훈련(Neuromuscular Training)

신경근 훈련(neuromuscular training)은 협응된 신경근 반응을 촉진하기 위해 시도되는 치료적 운동 활동을 포함하고 있다. 개념적으로, 신경근 훈련은 움직임 동안 근육의 협응과 *운동감각(kinesthetic sense)*(고유수용성에 대한 근건 구조 기여)을 통해 동적인 안정성을 제공한다.[16,25,26,77,78] 신경근 훈련은 많은 관절들에서의 동적 또는 수축성 안정성을 증가시키기 위해 사용될 수 있다. 요추-골반 안정화를 증가시키기 위한 신경근 훈련은 슬관절에서의 전십자인대 결손이나 관절와상완관절 불안정성을 갖고 있는 고객들을 치료할 때 사용된 치료 철학과 유사하다. 낭성인대 관절의 손상이나 수술적 중재 이후에, 치유된 비수축성 관절 제한 인자들은 일상생활 동작과 스포츠 동안 협응된 신경근 조절 기전이 여전히 결여되어 있기 때문에 기능적 관절 안정성을 적절하게 회복되기에는 불충분하다. 또한 빈약한 동적 안정성을 가진 관절은 일반적으로 갑작스런 부하에 대한 지연된 신경근 반응을 갖고 있어 재발성 관절 불안정성을 유발할 수 있게 된다. 신경근 훈련에 대한 여러 방법들이 문헌에서 소개되어 왔으며, 이러한 것들에는 흔들판 훈련, 동요 훈련, 기민성 훈련, 안정측정법(stabilometry), 다평면 기능적 훈련(점프와 착지), 그리고 신경근 반응 훈련이 있다. 이러한 훈련 방법들에서의 기본적 개념은 특정한 과제 동안이나 특정 위치에서 동적인 관절 조절을 유지하는 능력에 반복적으로 변화를 주어 신경근 활동과 동적인 관절 안정성을 개선시키는 것이다.[78-80]

흔들판(wobble board) 또는 균형판 훈련은 동적인 관절 안정성을 강화하기 위해 균형된 3차원적 자세를 유지하는 능력을 강조한다. 재활 임상가들은 지지면의 변화 없이 균형을 유지하면서 3차원적 동적 자세 인지와 공간에서의 신체 위치에 대해 집중할 수 있는 치료적 운동을 디자인해야 한다. 균형 운동은 일반적으로 두 다리 지지를 사용한 안정된 발판에서 시작하여 점차적으로 본 더 불안정한 발판에 대한 한 다리 지지로 진행해 간다(**그림 6.14, 표 6.1**)(9장 참조). 흔들판과 보수볼(Bosu ball)을 사용한 동적인 3차원 자세 인지 훈련은 동적인 족관절 안정성을 증가시킬 수 있다(**그림 6.15a-b**).[80,81] Tropp 등[81]은 축구시즌이 끝난 후 65명의 족관절 불안정성의 병력을 갖고 있는 남자 축구선수에 대해 "족관절 원판(ankle disk)"을 사용한 10주 동안의 동적인 족관절 안정성의 효과를 비손상 조절군(족관절 손상이 없는)과 비교하여 평가하였다. 참여 후에, 족관절 재손상 위험을 보인 훈련군은 처음으로 나타난 비손상 조절군의 족관절 손상 위험과 같았다.[82] Caraffa 등[83]은 축

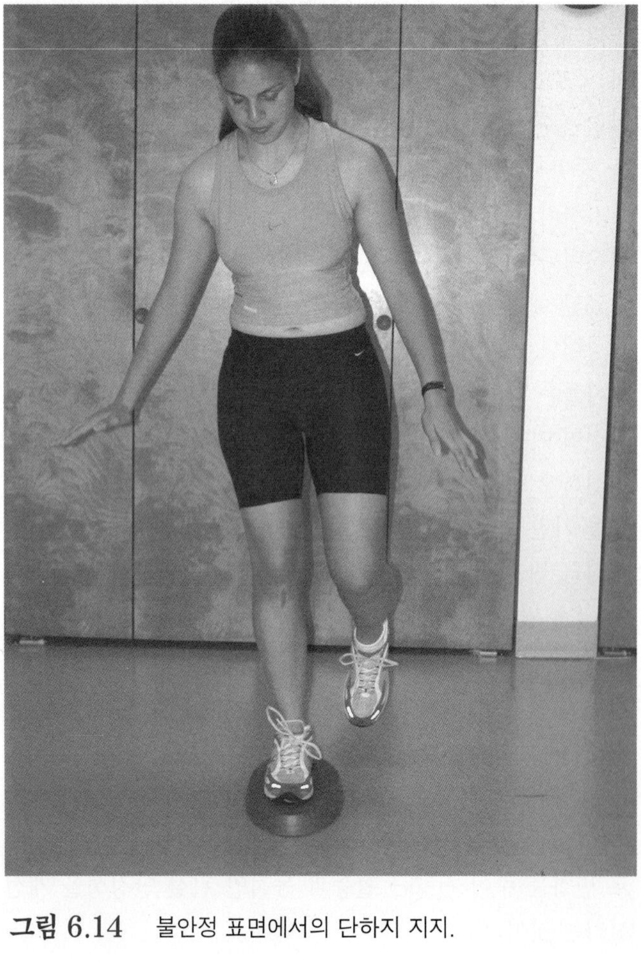

그림 6.14 불안정 표면에서의 단하지 지지.

표 6.1 신경-반응 안정성 훈련 진행

Ⅰ. 양-하지 균형
- a. 눈 뜨고
- b. 눈 감고
- c. 외적인 변화

Ⅱ. 단-하지 균형
- a. 눈 뜨고
- b. 눈 감고
- c. 외적인 변화

Ⅲ. 스펀지(foam) 안정성 훈련
- a. 양-하지
- b. 단-하지
- c. 눈 뜨고
- d. 눈 감고
- e. 외적인 변화

Ⅳ. 흔들판
- a. 양-하지
- b. 단-하지
- c. 눈 뜨고
- d. 눈 감고
- e. 외적인 변화

구선수들의 전십자인대 손상을 예방하기 위해 유사한 실험을 실시하였다. 연구자들은 전통적인 훈련을 수행할 300명의 축구선수 한 그룹과 흔들판을 사용한 3차원적 자세 인지 훈련을 수행할 300명의 실험군을 훈련시켰다. 3번의 연속적인 축구시즌의 기간이 지난 후, 실험군에 참여한 선수들은 전십자인대 손상 발생률이 전통적인 훈련 그룹의 1/7을 나타내었다. 흔들판을 사용한 동적인 자세 인지 훈련은 관절 손상 예방과 손상 후의 관절을 재활하기 위해 3차원적 동적인 관절 안정성을 강화시키는 유용한 방법이 된다.

다른 유형의 신경근 훈련은 롤러판(roller board) 위에서 3차원적 동적 자세 인지 훈련을 결합하는 것으로 갑작스런 동요의 작용동안 자세를 유지하는 것이다. 동요가 제공되는 목적은 예측하지 못한 동적인 3차원적 관절 조절과 균형을 고객에게 노출시킴으로써 신경근 반응의 예민함을 증진시키기 위한 것이다. 개념적으로, 동요 훈련은 불안정한 관절 위치로 움직이는 것을 피하기 위해 필요한 보호적 신경근 반응을 발달시킴으로써 손상으로부터 관절을 보호하기 위한 것이다(7장 참조). 무작위 실험에서, Fitzgerald 등[84]은 전십자인대 결손과 연관된 슬관절 불안정성을 가진 26명의

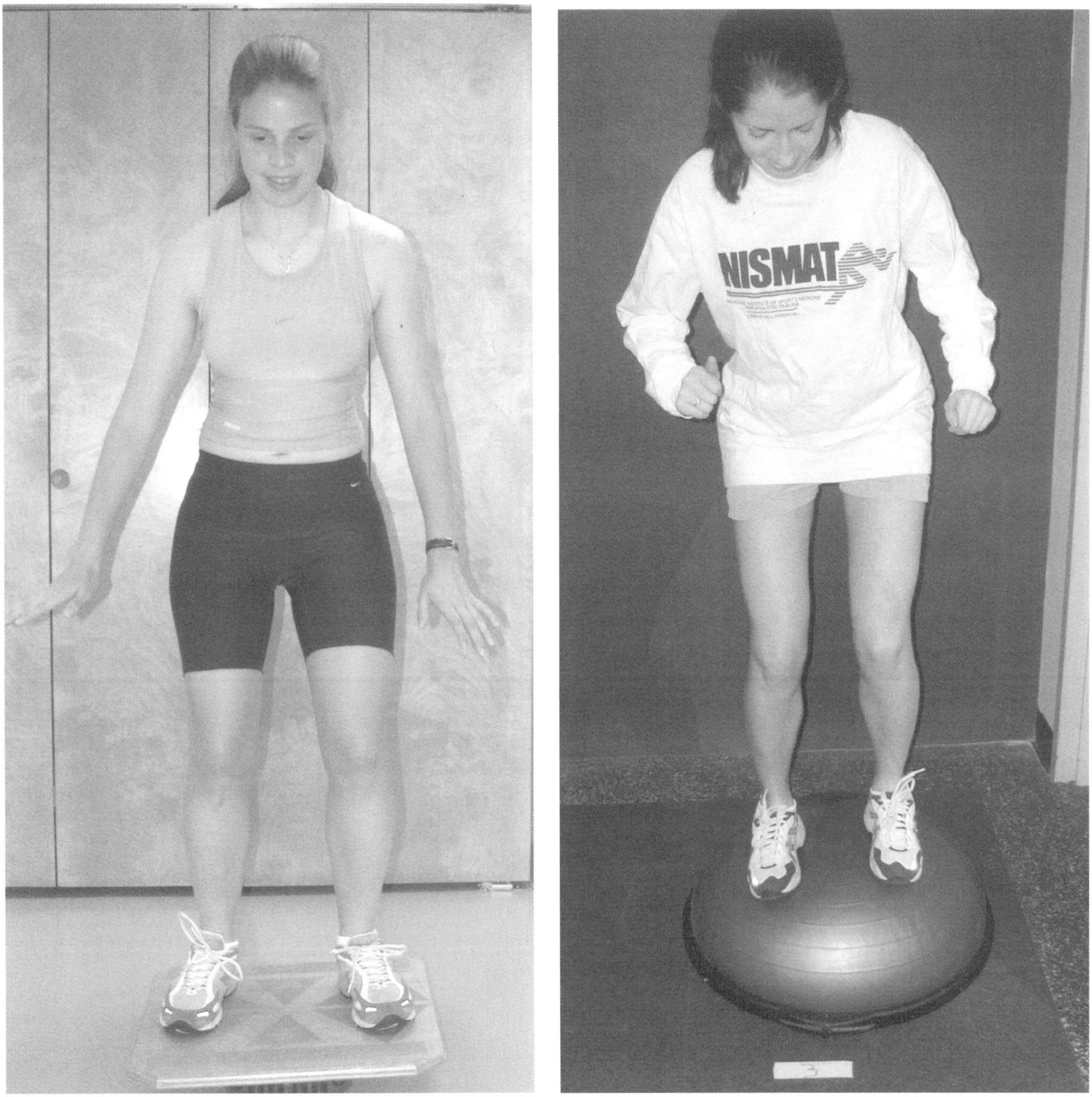

(a) (b)

그림 6.15 동적인 3차원적 자세 인지 훈련. (a) 흔들판 훈련; (b) 보수 볼(Bosu ball) 훈련.

대상자에 대한 동요 훈련을 연구하였다. 한 그룹은 전통적 재활을 적용하였고, 실험군은 부가적으로 동요 훈련을 받았다. 부가적인 동요 훈련을 받은 그룹은 슬관절 불안정성의 증상 경험없이 높은 수준의 스포츠 활동으로 복귀하는데 있어 확실히 더 큰 성공을 보였다. Fitzgerald 등[85]은 또한 슬관절 골관절염을 가진 73세 할머니의 신체적 활동에 대한 동요 훈련의 효과를 검사하였다. 12번의 치료와 동요 훈련을 이용한 가정 치료적 운동 프로그램 후에, 고객은 평지와 계단을 걸을 수 있었고, 슬관절 불안정성의 증상 발현 없이 골프와 테니스에 복귀할 수 있었다. Pintsaar 등[86]은 여성 축구 선수들에서 단하지 지지기 동안 자세 조절을 증가시키기 위한 동요 훈련의 이득을 평가하였다. 동적인 족관절 불

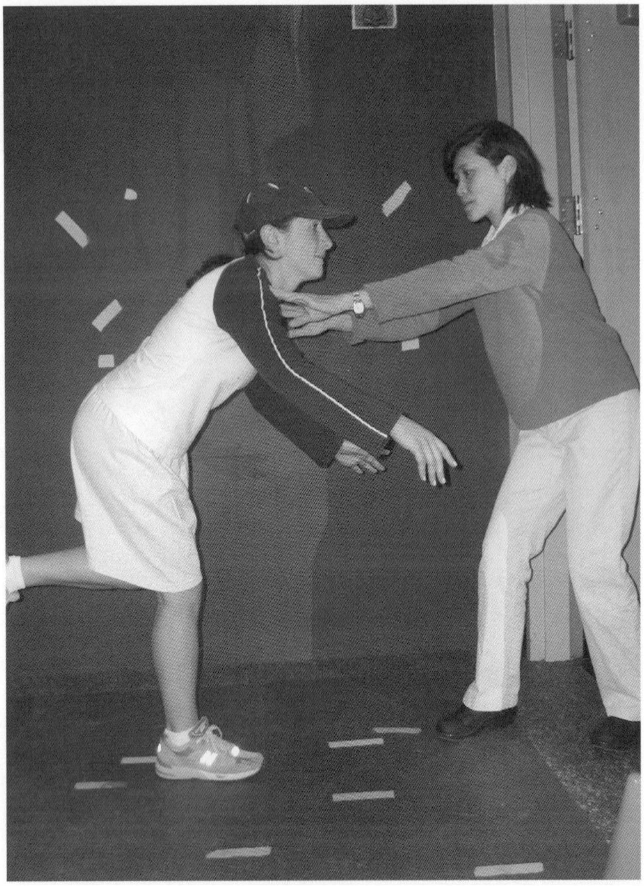

그림 6.16 고관절 전략.

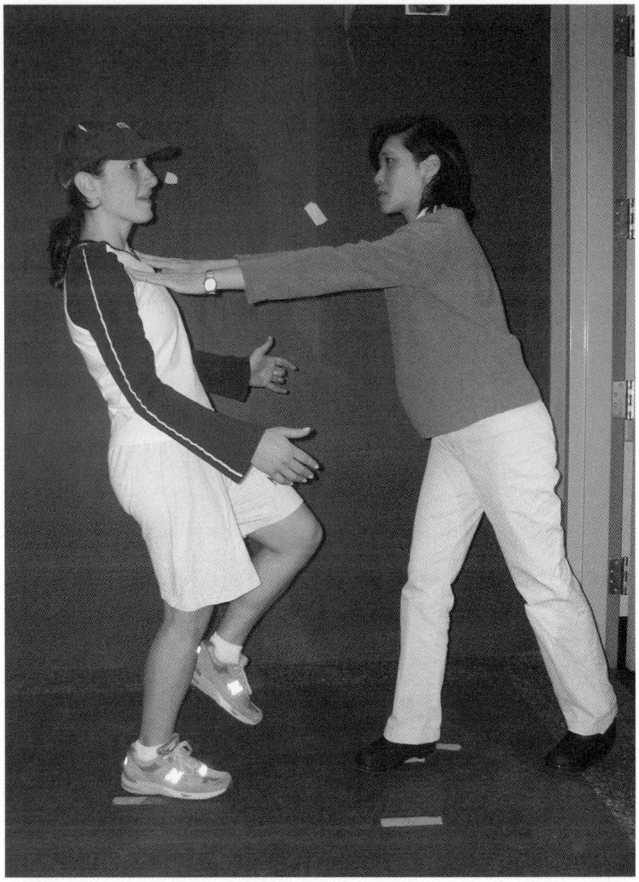

그림 6.17 족관절 전략.

안정성을 가진 대상자들은 단하지 지지기 동안 지지면의 내측에서 동요가 적용되었을 때, *고관절 자세 조절 전략(hip postural control strategy)*(**그림 6.16**)의 더 큰 사용을 보였다. 8주 동안의 동요 훈련 프로그램 이후에, 대상자들은 같은 동요에 대한 반응에 있어 좀 더 적절한 *족관절 자세 조절 전략(ankle postural control strategy)*(**그림 6.17**)을 더 크게 사용하였다.

최근에 하지의 플라이오메트릭스와 점프 훈련의 사용은 비접촉성 전십자인대 손상 예방의 가능한 목적으로서 관심을 받아왔다.[87] 여전히 연구는 경기 움직임 동안의 자세 조절에 집중하지만, 적절하게 제시된 플라이오메트릭스 훈련은 중요한 전십자인대 손상의 감소 인자가 되었으며 특히 여성에서 그러하다(5장과 11장 참조). 점프, 착지, 정지, 그리고 주행 방향의 변경동안 빈약한 신경근 조절 및 잘못된 기법과 전십자인대 사이의 관계에 대한 증거가 계속 나오고 있다. 신경근 조절은 근위와 원위의 협력적 근건 안정자로 국소 부하력이 전달됨으로서 전십자인대에 가해지는 스트레스를 감소시키기 위해 기능적으로 관련된 패턴인 3차원적(전두면, 시상면, 그리고 횡단면)으로 발달되어야 한다. 적절한 플라이오메트릭 훈련은 슬관절 반작용력을 감소시킬 수 있다.[87] 움직임 패턴, 근 신장-단축 주기, 그리고 플라이오메트릭과 연관된 고유수용기는 슬관절 손상을 예방하기 위해 디자인된 쉽고 효율적인 치료적 운동 프로그램으로 통합될 수 있다. 이러한 운동들은 감소된 고유수용성을 가진 기능적으로 불안정한 상지에도 적용될 수 있다.

Hewett 등[87] 점프 스포츠에 참여하는 11명의 청년기 여성 선수를 대상으로 착지 역학과 하지 근력에 대한 6주간의 플라이오매트릭 훈련 프로그램의 효과를 검사하였다. 플라이오메트릭 훈련 프로그램은 점프의 착지 동안 증진된 하지 신경근 조절을 통해 착지력을 감소시키 위해 디자인 되었다. 배구의 블록 점프 동안 최대 착지력은 22% 감소되었다. 착지 동안 슬관절에 작용하는 수평력은 거의 50% 정도 감소되었다. 슬괵근 : 대퇴사두근 최대 토크 비율은 비우세 하지에서는 26% 증가하였고, 우세 하지에서는 13% 증가하였다. 슬괵근 파워는 우세 하지에서 44% 증가하였고 비우세 하지에서 21% 증가하였다. 평균 수직 점프 높이는 전반적으로 10% 증가했다. 이러한 결과는 적절하게 수행된 플라이오메트릭 훈련이 착지 동안 동적인 슬관절 안정성의 증가와 증진된 신경근 조절에 의해 배구와 같은 점프 스포츠에 연루된 여성 선수들에게 슬관절 손상을 예방하는데 도움이 된다고 제안하였다. 적절하게 제시된 플라이오메트릭 점프 훈련은 또한 슬괵근과 대퇴사두근 사이의 토크 불균형을 교정하는데 도움이 된다.

플라이오메트릭 훈련에 의한 증가된 수직 점프 측면은 선수 상태에 있어 중요하기는 하지만, 슬관절 손상을 예방하는데 있어서는 점프 착지의 방법이 가장 중요하다고 할 수 있다. 착지 기법은 슬관절에 결합된 과신전, 외반, 그리고 외회전인 "돌아올 수 없는 지점(point of no return)"이 (11장 참조) 가해지는 것을 피하는데 있어 중요하다. 본래, 선수들은 착지 동안 슬관절 위쪽에 견관절이 위치되도록 하여 슬관절과 고관절이 충격 흡수자로 사용되도록 부드럽고 조용히 점프 착지를 할 필요가 있다. 전십자인대 손상을 예방하기 위해 중요한 또 다른 사항은 가로채기, 점프 착지, 그리고 달리기의 가속 및 감속과 같은 갑작스런 방향 변화 활동 동안 슬관절 과신전과 기립자세를 피하는 것이다(9장과 11장 참조). 플라이오메트릭 활동을 수행할 때 대상자들은 부가적인 스텝을 취함이 없이 5-6초 동안 착지를 "고정과 유지(stick and hold)"할 수 있어야 한다(**그림 6.18**). 최근에, 이러한 유형의 신경근 훈련은 여성 선수들의 슬관절 손상 발생율에 대한 앞으로의 영향을 평가하는데 사용된다. Hewett[88] 등은 고등학교 축구, 배구, 그리고 농구 시즌 내내 한 그룹의 남성 선수들과 두 그룹의 여성 선수들을 비교하였다. 한 그룹의 여성 선수들은 스포츠 시즌 참가 이전에 6주간의 플라이오메트릭 훈련을 받았고, 다른 여성 그룹과 남성 그룹은 훈련을 받지 않았다. 주마다 연습과 경기 노출 횟수 그리고 손상 기전을 기록하였다. 연구 동안 추적된 1,263명의 선수들 중 14건의 심각한 슬관절 손상이 있었다. 훈련받지 않은 463명의 선수 중 10명이 심각한 슬관절 손상(8명은 비접촉성 손상)을 당했고, 훈련을 받은 366명의 여성 선수중 2명이 심각한 슬관절 손상(비접촉성 손상은 없음)을 당하였으며, 434명의 남성 선수들 중 2명이 심각한 슬관절 손상(1명은 비접촉성 손상)을 당하였다. 훈련받지 않은 여성 선수들은 훈련된 여성 선수들보다 3.6배나 더 높은 슬관절 손상 발생률을 보였으며 남성 선수들에 비해서

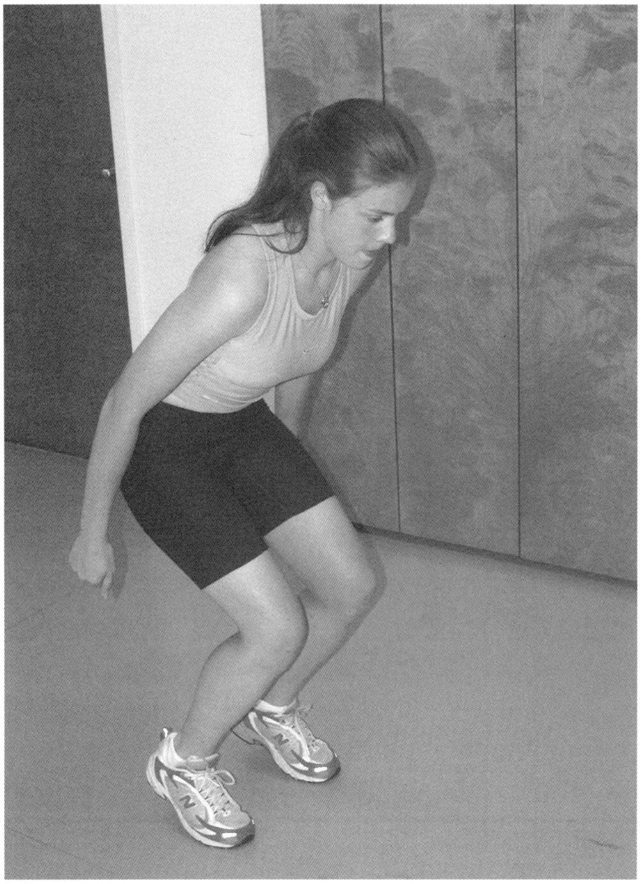

그림 6.18 착지의 "고정과 유지".

도 4.8배나 높은 슬관절 손상 발생율을 보였다. 훈련된 여성 선수들에서 나타난 슬관절 손상 발생률은 훈련받지 않은 남성 선수들의 것과는 유의한 차이가 없었다. 여성 그룹 사이의 비접촉성 슬관절 손상의 발생률에서는 유의한 차이가 있었다. 이런 후향적 연구는 플라이오메트릭 훈련 프로그램에 참여한 여성 선수들이 감소된 슬관절 손상 발생율을 보인다고 보고하였다. 이러한 프로그램의 기법, 기초, 그리고 수행 단계 동안 사용된 활동들은 **표 6.2**에 제시되었다.

반작용 신경근 훈련(reactive neuromuscular training, RNT)은 운동감각 또는 고유수용성 입력을 강조하고 재활 임상가로부터의 구두와 시각 입력은 그다지 강조되지 않는 치료적 운동법이다. 이러한 유형의 훈련은 단지 외력(예를 들어, 탄력 튜브에 의한 당김)에 의해 주어진 자극에 대한 반응만을 요구한다. 초기에 강조하는 것은 근력을 증진시키는 것이 아니라 평형에서의 변화가 제공되었을 때, 동적인 관절 안정성, 고유수용성, 그리고 자세 인지를 발달시키기 위한 것이다. RNT의 기초는 기능적 활동 동안 자세 정렬을

표 6.2 점프 훈련 프로그램

	설 명	반복횟수 또는 시간	
Ⅰ 단계 : 기법		**1주**	**2주**
벽 점프(wall jump)	슬관절은 약간 굴곡하고 팔은 머리 위로 올린 상황에서 벽 옆에서 발가락으로 한발 뛰어 오르고 내리기	20초	25초
터크 점프(tuck jump)*	서있는 자세에서 점프하여 가능한 높이 슬관절을 가슴쪽으로 가져오기를 빠르게 반복한다.	20초	25초
판 점프("착지를 고정하기") (board jump)	가능한 멀리 두발로 점프한다. 5초 동안 착지를 유지한다.	5회	10회
쪼그린 점프(squat jump)*	두 팔을 머리 위로 올려 서있는 상태에서 점프하여 쪼그린 자세로 착지하는데 양 손은 마루를 터치한다.	10초	15초
두다리 원뿔 점프* (double leg cone jump)	두발은 모으고 양 하지가 원뿔 위를 점프한다.	30초(측면에서 측면) 30초(뒤에서 앞으로)	30초(측면에서 측면) 30초(뒤에서 앞으로)
180° 점프(180° jump)	두발로 점프 한다. 공중에서 180° 회전한다. 2초간 착지를 유지한 후 반대방향으로 반복한다.	20초	25초
제자리에서 바운드 (bounding in place)	한쪽 다리에서 다른 쪽 다리로 똑바로 위와 아래로 점프한다. 점차적으로 리듬과 높이를 증가시킨다.	20초	25초
Ⅱ 단계 : 기초		**3주**	**4주**
벽 점프*		30초	30초
터크 점프		30초	30초
점프, 점프, 점프, 수직 점프	3개의 판에서 점프한 후에 즉각 수직 점프를 한다.	5회	8회
쭈그린 점프*		20초	20초
거리를 위한 바운드	제자리에서 바운드를 시작한 후 슬관절의 높이를 유지하면서 각각의 시템으로 거리를 천천히 증가시킨다.	1회	2회
두다리 원뿔 점프*		30초(측면에서 측면) 30초(뒤에서 앞으로)	30초(측면에서 측면) 30초(뒤에서 앞으로)
가위 점프(scissor jump)	한쪽 다리를 다른쪽 다리 앞에둔 한걸음 위치에서 시작한다. 위로 점프하고 공중에서 발의 위치를 바꾼다.	30초	30초
한발 뛰기, 한발 뛰기, 착지 고정 (hop, hop, stick the landing)	한발로 뛴다. 5초간 두 번째 착지를 고정한다. 기법의 개선에 따라 한발 뛰기의 거리를 증가시킨다.	5회/측면	5회/측면

(계속)

표 6.2 점프 훈련 프로그램(계속)

	설 명	반복횟수 또는 시간	
Ⅲ 단계 : 수행		**5주**	**6주**
주벽 점프		30초	30초
발판, 점프 위로, 아래로, 수직으로(step, jump up, down, vertical)두발로 6-8인치의 발판으로 점프한다.	두발로 발판에서 아래로 점프한 후, 수직 점프를 수행한다.	5회	10회
매트리스 점프(mattress jump)	매트리스 위에서 두 발로 점프한다.	30초(측면에서 측면) 30초(뒤에서 앞으로)	30초(측면에서 측면) 30초(뒤에서 앞으로)
거리를 위한 한쪽 하지 점프 (single-legged jump for distance)	일정 거리를 한쪽 하지로 뛴다. 5초간 굴곡된 슬관절로 착지를 유지한다.	5회/측면	5회/측면
바운드로 점프 (jump into bounding)	두발로 판을 점프한다. 한쪽 하지로 착지한 후 일정 거리를 바운드로 진행한다.	3회	4회
한발 뛰기, 한발 뛰기, 착지 고정		5회/측면	5회/측면

*(점프 운동에 앞서 15-20분의 스트레칭, 두 번의 가볍게 뛰기, 그리고 두 번의 측면 발 끌기. * = 운동 매트위에서 수행한다.)*

(출처: Hewett TE, Stroupe AL, Nance TA, et al. Plyometric training in female athletes. Dcreased impact forces and increased hamstring torques. *Am J Sports Med.* 1996;24(6):765-773.)

유지하기 위한 신경근 활성의 사용이다. 협력근의 활성을 통해, 비정상적 관절 병진운동이 조절된다. 이러한 활동은 움직임의 양보다는 질(반복수/sets, 등)을 강조하기 위해 디자인되었다. 최근에, 이러한 치료 방법에 대한 타당성과 신뢰성을 검사한 연구는 없다.

안정측정법(stabilometry)은 한쪽 하지에 대한 개인의 균형 능력을 측정하기 위해 흔하게 사용된다(**그림 6.19**). 안정측정법 또는 균형 훈련은 동적인 족관절 안정성을 증진시킨다고 알려졌다.[21] 전자 안정측정법을 사용한 Rozzi 등은 한쪽 하지 균형 훈련이 불안정성을 가진 대상자와 비손상 관절을 가진 대상자의 관절 고유수용성을 증진시키는 효과적인 방법이라고 보고하였다. Zatterstrom 등[92]은 1년 동안 정규적인 재활 외에도 한쪽 하지 서기로 균형측정법 훈련을 받은 만성 족관절 불안정성을 가진 고객이 정규적인 재활만 받은 그룹에 비해 더 나은 자세 안정성을 보였다고 보고하였다. 한쪽 하지 서기 동안 균형을 유지하는 능력은 나이의 증가에 따라 감소되는 경향이 있다. 따라서, 재활 임상가들은 치료적 운동 프로그램 계획 이전에 한쪽 하지 서기를 유지해야 하는 나이든 고객의 능력을 고려해야 하고, 필요하다면 프로그램 초기에 안정측정법 또는 균형훈련을 짜 넣어야 한다(9장과 10장 참조).[93]

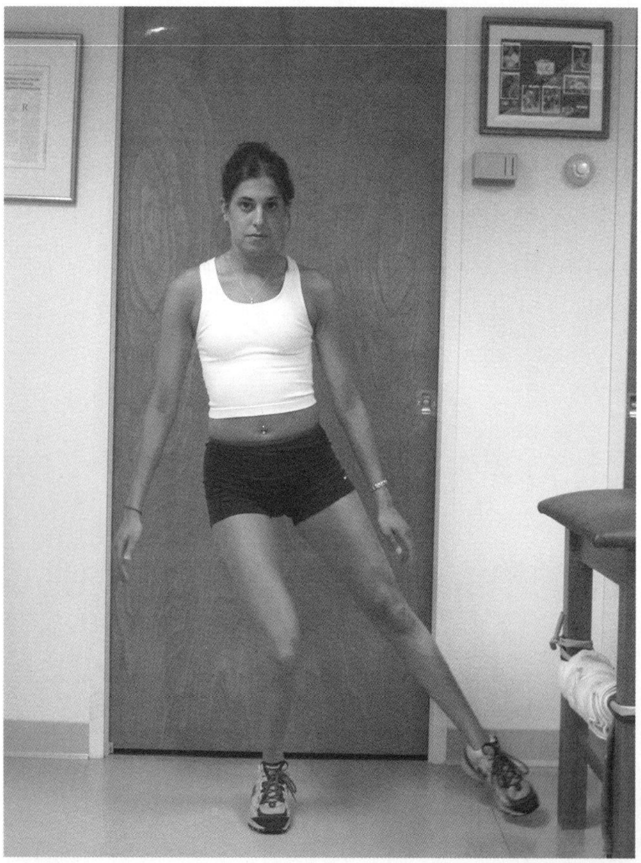

그림 6.19 한 쪽 하지 균형.

정규적인 치료적 운동 프로그램에 앞서 설명한 신경근 치료 중재의 어떤 것을 첨가하는 것은 관절 불안정성을 가진 고객의 동적인 관절 안정성을 증진시키기 때문에 고객의 장애 수준을 감소시키고 기능을 증진시키게 된다. 낭성인대의 불충분을 극복하기 위해 충분한 동적 관절 안정성을 획득하는 것은 원래 복잡하고 까다로운 생리적 과정이다. 낭성인대에 의한 관절 안정성이 결여된 상황에서 많은 고객들이 수술적 중재 없이 손상전 수준의 기능으로 되돌아간다는 사실은 다양한 수준의 보충적 동적 관절 안정성을 제공하기 위한 근위와 원위 분절에서의 운동 적응과 연루된 관절의 신경근 시스템 구조 내에서 보상적 기전이 발달될 수 있다는 것을 제안한다.[94] 이러한 것은 동적인 관절 안정성을 최적화하기 위해 고위와 하위 수준의 중추신경계 조직화의 중요성을 제안한다.

> **핵심(Key Point):**
>
> 신경근 훈련은 고유수용성과 협응을 증진시킴으로써 동적인 관절 안정성을 제공한다. 신경근 훈련 프로그램과 함께 갑작스런 동요의 사용은 고객이 보호적 반작용을 발달시키는데 도움이 된다. 적절하게 디자인된 플라이오메트릭 훈련 프로그램은 동적인 관절 안정성을 증진시킴으로서 슬관절 손상을 방지하는데 도움이 된다.

고유수용성 신경근 촉진법 (Proprioceptive Neuromuscular Facilitation)

동적인 관절 안정성은 특정하게 요구된 신경근 반응을 성취하기 위해 대상자에게 특정한 요구를 제시하도록 디자인된 *고유수용성 신경근 촉진법(proprioceptive neuromuscular facilitation, PNF)* 패턴과 기법에 의해서도 강화될 수 있다.[95] 고유수용기의 자극을 통한 신경근계 반응의 자극 또는 강화에 의해 PNF는 근위와 말초의 동적인 관절 안정성을 증진시키게 된다.[96-99] Shimura와 Kasai[100]는

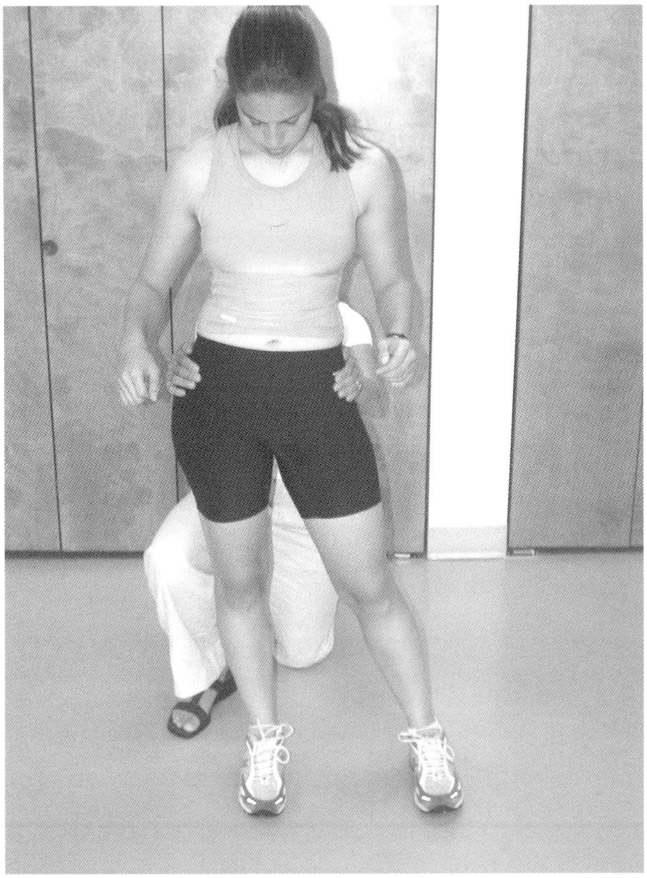

그림 6.20 서 있는 상태에서 관절 접근.

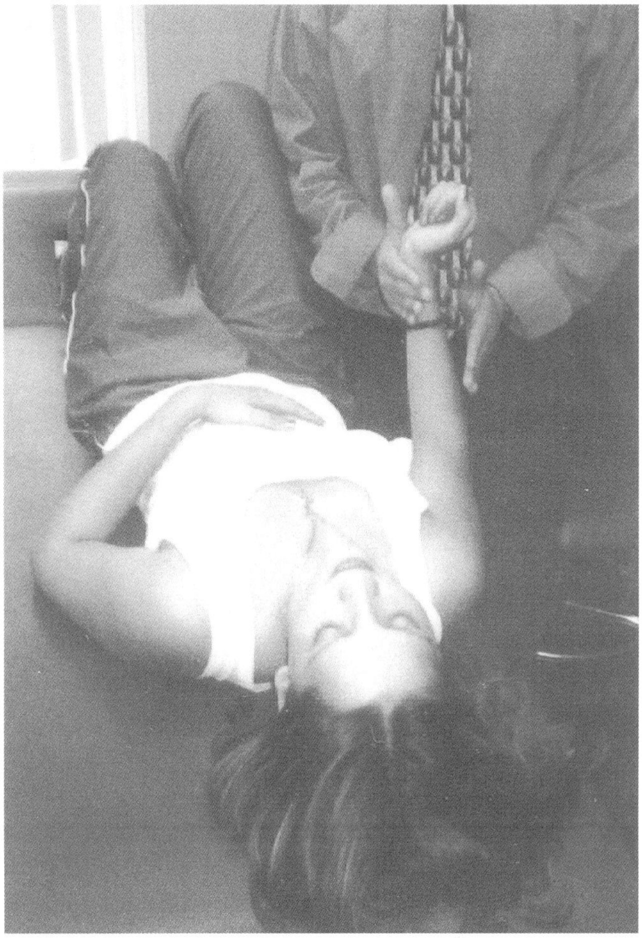

그림 6.21 상지의 율동적 안정화.

PNF 중재에 의해 상지 근육에서의 증가된 운동 유발전위를 보고하였다. 관절 접근법(joint approximation)은 흔하게 사용되는 PNF 기법이다. 관절의 압박 또는 접근을 통해, 관절 주위의 등척성 신경근 활동이 강화되어 동적인 관절 안정성을 증진시킨다. 재활 임상가가 슬관절 수술을 받은 고객이나 보행 이전에 동적인 관절 안정성을 증가시키기 위해 외측 체중 이동 활동으로 이득을 얻게 되는 고객을 만나게 되었을 때 관절 접근법은 임상적 적용을 위해 사용된다[4,32,96](**그림 6.20**).

*율동적 안정화(rhythmic stabilization)*는 동적인 관절 안정성을 촉진하기 위해 *주동근*(움직임을 시행하는데 가장 영향을 미치는 일차 운동근 또는 근육)의 등척성 활성 후에 즉시 *길항근*(움직임을 감속시키거나 정지시키는 근육)의 등척성 활성이 이어지는 기법이다(**그림 6.21**). *율동적 개시(rhythmic initiation)*는 궁극적인 관절 안정성을 성취하기 위해 주동근 패턴을 이용해 상지와 하지를 초기에 수동 관절가동범위로 진행하고, 그 다음으로 능동-보조 가동범위로 진행하고, 마지막으로 능동 움직임으로 진행해가는 PNF 기법이다. 율동적 개시는 뇌혈관장애(CVA)을 당한 고객과 손에서 입으로의 움직임을 시작하는데 기능적 제한을 보이는 고객을 포함해 근골격계 또는 신경계 기능장애를 가진 다양한 고객들을 위해 사용될 수 있다. 이런 PNF 기법을 가장 잘 적용할 수 있는 부위중의 하나는 관절와보다 상완골두가 더 커서 지나치게 동적인 안정성이 요구되는 견관절이다. CVA를 당한 고객에게 적용된 율동적 개시 동안, 재활 임상가들은 능동-보조 견관절 가동범위로 진행하기 전에 견흉관절, 관절와상완관절, 그리고 주관절에 관절 압박법을 동시에 적용하면서 수동으로 손을 입으로 가져가기 위해 우선 도수접촉을 해야 한다. 낭성인대 손상으로 관절와상완관절낭의 불안정성을 갖고 있는 고객을 위해, 재활 임상가들은 불안정성 또는 불안한 위치나 그 근처에서 동적

인 관절와상완관절 안정성을 회복하기 위해 율동적 안정화를 사용하여 불안정한 견관절 근육의 강화를 시작하기 원할 것이다. 율동적 안정화 기법은 다양한 신경학적 기능장애에 의한 약간의 근긴장도 감소에 의해 빈약한 자세 조절을 갖게 된 고객이 앉기와 서기 균형의 결손을 자발적으로 해결하기 사용되기도 한다. 율동적 안정화를 사용하는 PNF 프로그램은 침대 끝에서 앉은 자세를 유지하는 시도로부터 시작된다. 이러한 동작 이후에, 율동적 안정화는 앉기 자세 동안 체간의 동적인 자세 안정성을 유지하는 고객의 능력을 행상시키기 위해 전방/후방, 내측/외측, 또는 대각선 방향에서 적용된다. 똑같은 방법이 보행 교육 이전에 서기 균형을 증진시키기 위해 고객이 서 있는 동안에도 사용된다.[101]

*반복 수축(repeated contraction)*은 동적인 관절 안정성을 증가시키기 위해 특정 가동범위 내내 주동근의 구심성 활성 동안 일련의 등척성 활성을 사용하는 PNF 기법이다. 이러한 기법은 목적된 움직임의 수행 동안 동적인 관절 안정성을 증가시키는데 도움이 된다. 재활 임상가들은 동적인 관절 안정성을 증진시키기 위한 구심성 근활성 동안 주관절의 여러 굴곡 각도에서 등척성 근활성을 촉진시킬 때 이 기법을 사용한다. 재활 임상가들은 고객의 주관절을 신전 상태에 배치시켜 이 PNF 기법을 시작한다. 그런 후 고객은 주관절을 굴곡하라고 지시된다. 주관절 굴곡 동안, 재활 임상가들은 일련의 등척성 활성이 유발되는 가동범위의 여러 지점에서 운동을 멈추기 위해 충분한 저항을 제공한다.

*느린 반전(slow reversal)*과 *느린 반전 유지(slow reversal hold)*는 주동근의 활성 이후에 바로 길항근의 활동이 뒤따르는 PNF 기법이다. 이러한 PNF 기법은 재활 임상가들이 균형 장애를 가진 고객을 치료할 때 흔히 이용된다. 이러한 PNF 기법을 사용한 치료는 재활 임상가가 느린 반전 또는 느린 반전 유지 기법을 적용할 때, 고객은 침대 끝에서 앉기 자세를 유지하는 것으로 시작된다. 이러한 기법의 적용은 고객이 손 뻗기로 올바른 앉기 자세를 유지하려고 시도할 때 계속되며, 마지막으로 서기와 걷기에도 사용된다. CVA 후에 보행을 증진시기 위해 PNF 치료 방법을 사용하는 것은 이득이 된다고 보고되었다. 동적인 관절 안정성을 촉진하기 위해 기능적 움직임 패턴과 아주 유사하게 회전적이며 대각선적인 상지나 하지 움직임을 이용한 *대단위 움직임(mass movement)* PNF 기법이 또한 있다. 이러한 나선적이며 대각선적인 움직임은 자연스런 근골격계의 나선적이며 회전적인 특징을 자극하기 위해 사용된다(5장 참조). 이러한 움직임들은 기시에서 정지까지의 근육의 장축 정렬과 구조에 일치한 상태로 수행된다. 각각의 대각선 PNF 패턴은 굴곡과 신전 요소를 갖는다.

상지 굴곡 대각선 1(upper extremity flexion diagonal 1)은 견갑골 거상, 외전, 및 상방회전과 관절와상완관절 굴곡, 내전 및 외회전, 그리고 주관절은 굴곡 또는 신전으로 움직이거나 움직임 패턴 내내 신전 상태로 유지된 채로 시작된다. 수관절과 손가락은 굴곡하고 요측으로 편위하며 엄지는 내전한다. 이러한 패턴을 수행할 때, 고객은 "음식을 입으로 가져가는 것"처럼 체간 옆에서 시작하여(**그림 6.22a**) 상지가 턱을 가로질러 정렬되도록 움직인다(**그림 6.22b**). 상지 신전 대각선 1(upper extremity extension diagonal 1)은 앞선 운동의 반대 움직임으로 실시되는데, 상지가 턱을 가로질러 위치된 상태에서 시작하여 고객의 체간 옆을 향해 상지를 도로 가져간다. 상지 신전 대각선 1은 견갑골 하강, 내전 및 하방회전과 관절와상완관절 신전, 외전, 및 내회전 그리고 주관절은 굴곡 또는 신전으로 움직이거나 움직임 패턴 내내 신전된 상태를 유지한다. 수관절과 손가락은 신전하고 척측으로 편위하며 엄지는 외전한다. 상지 굴곡 대각선 2(upper extremity flexion diagonal 2)는 다른 회전적이며 대각선적인 PNF 움직임 패턴이다. 상지 굴곡 대각선 2는 견갑골 거상, 내전, 및 상방회전, 그리고 관절와상완관절 굴곡, 외전, 및 외회전에서 시작한다. 주관절은 굴곡 도는 신전으로 움직이거나 움직임 패턴 내내 신전된 상태를 유지한다. 수관절과 손가락은 신전하고 요측으로 편위하며 엄지는 신전한다. 고객은 반대쪽 바지 주머니 근처에서 "칼집에서 칼을 뽑듯이"(**그림 6.23a**) 시작하여 "피자를 나르는 것"(**그림 6.23b**)과 같은 위치에서 마친다. 상지 신전 대각선 2(upper extremity extension diagonal 2)는 앞선 움직임의 반대 움직임으로써, 견갑골 하강, 외전, 및 하방회전, 그리고 관절와상완관절 신전, 내전, 및 내회전에서 시작한다. 주관절은 굴곡 또는 신전으로 움직이거나 움직임 패턴 내내 신전된 상태를 유지한다. 수관절과 손가락은 굴곡하고 척측으로 편위하며 엄지는 손가락쪽으로 대립한다. PNF 치료 기법의 사용은 장기간의 편마비를 가진 고객의 상지 기능을 증진시킨다고 보고되어 왔다. 이러한 상지 대각선 패턴에 대한 포괄적인 정보는 **표 6.3**에 제시되었다. 또한 동적인 관절 안성을 촉진하는 하지의 PNF 움직임 패턴도 있다. *하지 굴곡 대각선 1(lower extremity flexion diagonal 1)*은 골반 전인, 그리고 고관

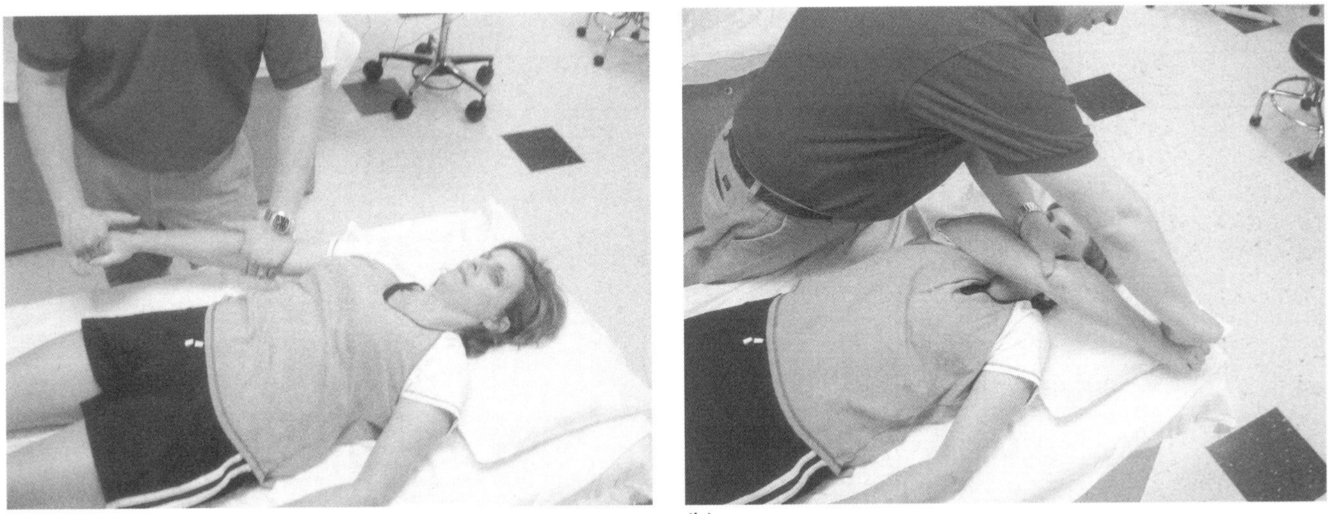

(a) (b)

그림 6.22 상지 굴곡 대각선 1 패턴(D1). (a)시작; (b)종결.

절 굴곡, 내전, 및 외회전에서 시작한다(**그림 6.24a-b**). 이 패턴 동안 슬관절은 굴곡 또는 신전으로 움직이거나 신전된 상태를 유지한다. 족관절은 배측굴곡하고 내반하며 발가락은 신전한다. *하지 신전 대각선 1(lower extremity extension diagonal 1)*은 앞선 움직임의 반대 움직임 패턴인데, 골반 후인 고관절 신전, 외전, 및 내회전에서 시작한다. 슬관절은 굴곡 또는 신전으로 움직이거나 신전된 상태를 유지한다. 족관절은 저측굴곡하고 내반하며 발가락은 굴곡한다. *하지 굴곡 대각선 2(lower extremity flexion diagonal 2)*는 골반 거상, 그리고 고관절 굴곡, 외전, 및 내회전에서 시작한다(**그림 6.25a-b**). 슬관절은 굴곡 또는 신전으로 움직이거나 신전된 상태를 유지한다. 족관절은 배측굴곡하고 외반하며 발가락은 신전한다. *하지 신전 대각선 2(lower extremity extension diagonal 2)*는 앞선

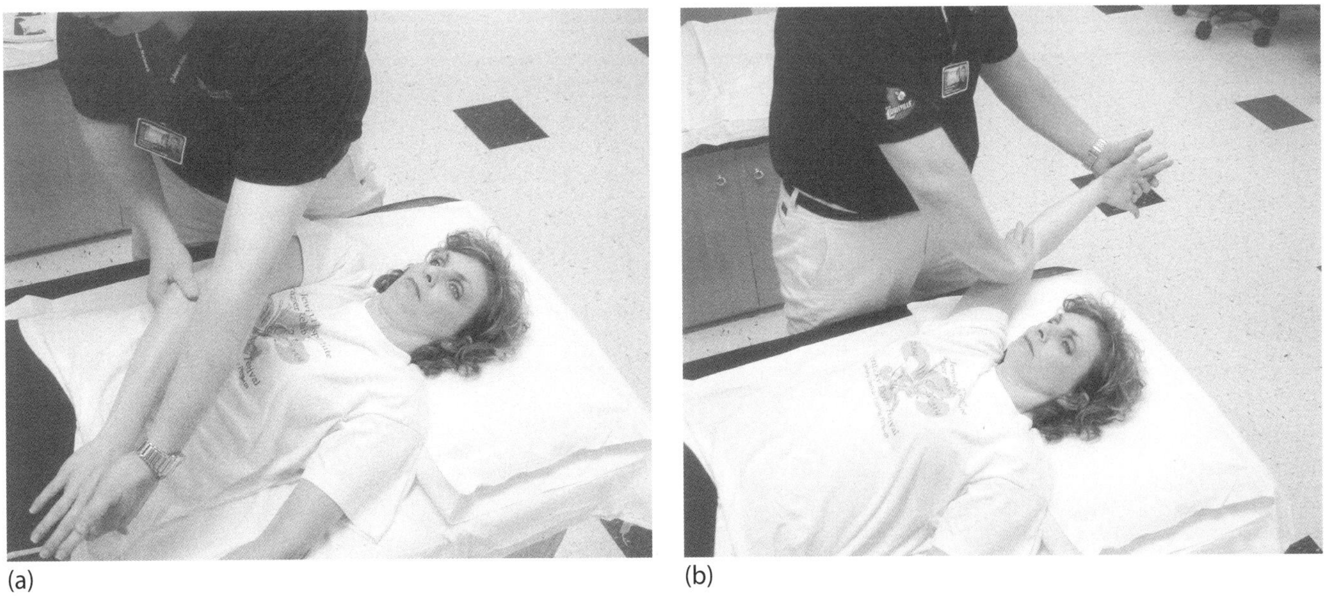

(a) (b)

그림 6.23 상지 굴곡 대각선 2 패턴(D2). (a)시작; (b)종결.

표 6.3 상지 PNF 관절 운동

	견갑골	관절와상완관절	주관절	수관절/손가락
D1 굴곡	거상 외전 상방회전	굴곡 내전 외회전	굴곡 또는 신전	굴곡 요측편위
D1 신전	하강 내전 하방회전	신전 외전 내회전	굴곡 또는 신전	신전 척측편위
D2 굴곡	거상 내전 상방회전	굴곡 외전 외회전	굴곡 또는 신전	신전 요측편위
D2 신전	하강 외전 하방회전	신전 내전 내회전	굴곡 또는 신전	굴곡 척측편위

D1 = 대각선 1; D2 = 대각선 2.

움직임의 반대 움직임으로, 골반 하강, 그리고 고관절 신전, 내전, 및 외회전에서 시작한다. 슬관절은 굴곡 또는 신전으로 움직이거나 신전된 상태를 유지한다. 족관절은 저측굴곡하고 내반하며 발가락은 굴곡한다. 하지 대각선 패턴에 대한 포괄적 정보는 **표 6.4**에 제시되었다.

핵심(Key Point):

PNF는 근위와 원위의 동적인 관절 안정성을 증진시킨다. 율동적 안정화, 압박법, 느린 반전, 그리고 느린 반전 유지는 주동근과 길항근의 동시수축을 자극하기 위해 고안된 PNF 기법의 예들이다. 대각선적이며 회전적인 PNF 기법은 동적인 관절 안정성과 기능적으로 관련된 발달을 증진시킨다.

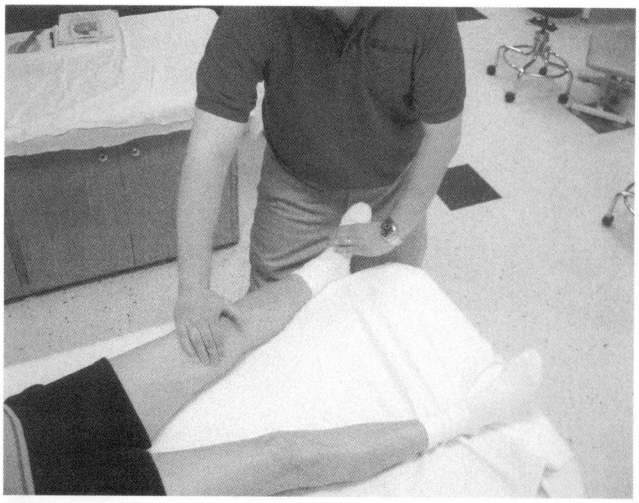

(a)

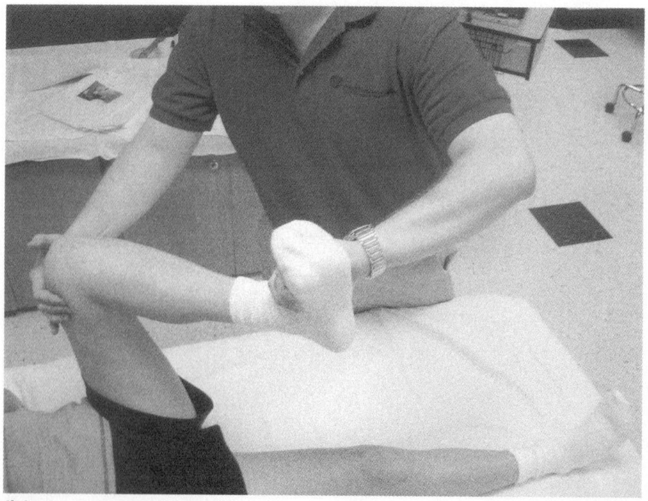

(b)

그림 6.24 하지 굴곡 대각선 1 패턴(D1). (a)시작; (b)종결.

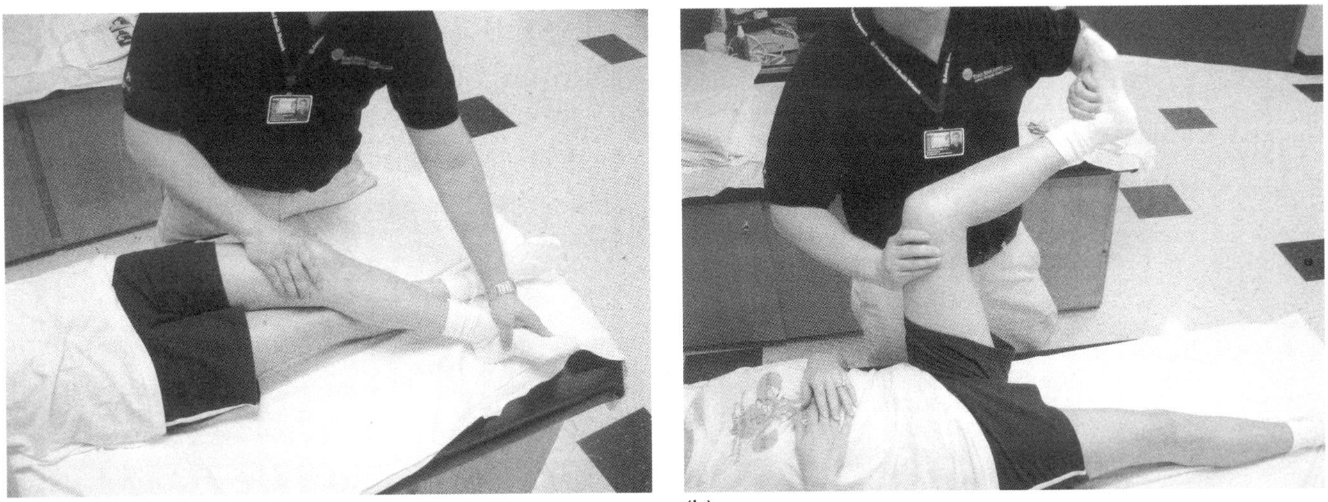

(a) (b)

그림 6.25 상지 굴곡 대각선 2 패턴(D2)(제한된 슬관절 굴곡을 가진 고객). (a)시작; (b)종결.

바이오피드백(biofeedback)

바이오피드백(biofeedback)은 동적인 관절 안정성을 측정하고 훈련하는 운동학습 도구이다. 고객은 활성된 내측광근의 접촉 감지를 배울 수 있으며, 바이오피드백은 근전도(EMG)를 통해 얻을 수 있다. 특히 EMG 센서는 활성된 근육에 의해 생산된 생체전기 활동의 수치를 기록한다. 바이오피드백은 서있는 상태에서 동적인 슬관절 안정성을 증가시키거나 슬개골 정렬을 증가시키기 위한 내측광근 촉진을 위해 흔히 사용된다(**그림 6.26**). 바이오피드백은 또한 뇌졸중을 경험한 고객이나 낭성 인재 관절와상완관절 손상을 당한 고객의 자세 조정 동안 동적인 관절와상완관절 안정성을 증진시키기 위해서도 사용된다. 고객이 감각 장애를 갖고 있어 사지를 수의적으로 움직일 수 없을 때조차도, 적절하게 조정된 바이오프드백은 생체전기적 근활동의 어떤 수치를 감지할 수 있어 부가적인 의지적 근활성을 위한 기준을 제공해준다. EMG 바이오피드백은 마비된 사지로부터 방출된 생체전기적 활성을 증폭시킨다. 고객이 청각적

표 6.4 하지 PNF 관절 운동

	골반	고관절	족관절	발가락
D1 굴곡	전인	굴곡 내전 외회전	배측굴곡 내반	신전
D1 신전	후인	신전 외전 내회전	저측굴곡 외반	굴곡
D2 굴곡	거상	굴곡 외전 내회전	배측굴곡 외반	신전
D2 신전	하강	신전 내전 외회전	저측굴곡 내반	굴곡

D1 = 대각선 1; D2 = 대각선 2.

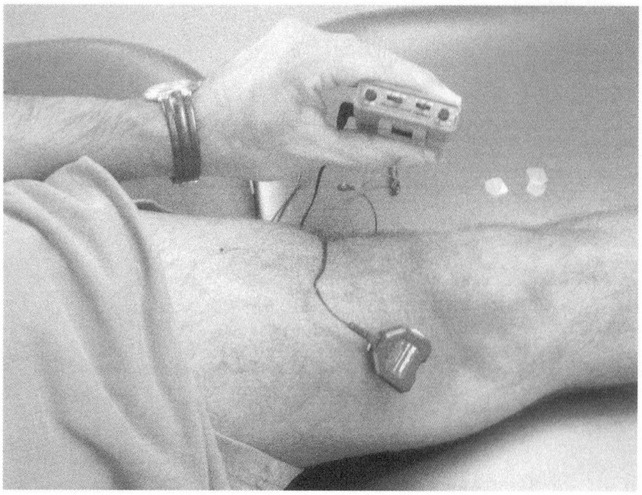

그림 6.26 내측광근에 대한 바이오피드백.

또는 시각적 신호를 통해 활동이 인지될 때, 고객은 동적인 관절 안정성을 증진시키기 위한 더 큰 근활성 수치를 얻도록 격려된다.

바이오피드백은 CVA에 따른 고객의 회복 강화와 척수 손상을 당한 고객의 의지적 근활성과 이완 수준을 증진시키기 위해 여러 해 동안 임상적으로 연구되고 사용되어 왔다. Petrofsky는 척수 손상을 당한 10명의 대상자에게 트렌델렌버그 보행 패턴을 교정하기 위해 EMG 바이오피드백을 사용하였다. 전통적인 치료를 받은 대상자들은 보행 동안 "고관절 하강(hip drop)"이 50% 정도만 감소되었으나, 바이오피드백을 사용한 그룹은 같은 치료 기간에 대해 트렌델렌버그 보행을 완전히 제거할 수 있었다. 개념적으로 흥미있는 것은 신체 다른 영역에서의 바이오피드백의 실제적 효율성이 논쟁중이라는 것이다. 현재의 연구는 상반된 결과를 제공하고 있으며, 이 기법이 일상적으로, 선택적으로, 또는 전혀 사용되지 않을 수도 있는지는 현제 일치된 것이 없다.

> **핵심(Key Point):**
>
> 바이오프드백은 동적인 관절 안정성을 측정하고 훈련하는 유용한 운동학습 도구이다. 바이오피드백 동안 고객이 받는 신호는 목표 근육이 활성하거나 이완되도록 격려하기 위해 사용된다. 그러나, 연구는 치료적 운동 도구로서 바이오치드백의 사용은 매우 부족하다고 강력히 뒷받침한다.

요부 안정화 훈련 (Lumbar Stabilization Training)

요부 안정화 훈련의 기본 원리는 일생 동안 일상생활 동작들과 연관된 반복적인 부하력, 특히 고객의 체지방이 증가되었을 때 척추 퇴행을 최소화하는 것이다. 이러한 퇴행은 대개 통증성 과정이 아니다. 때때로 일시적이고 반복적인 미세 통증이 나타나기는 하지만, 대개 하루나 이틀 안에 해결된다. 때때로 좀 더 심한 통증이 나타나기도 하지만, 대개 몇주 안에 통증은 사라진다. 결국 이런 통증 없이 축적되는 미세외상은 척추 분절이 일상생활의 활동들과 연관된 힘들을 견딜 수 없게 되거나 노화와 연관된 변화들로 불안정해지게 되어 퇴행이 진행되게 된다. 이러한 시점에서 윌리엄 굴곡 운동(Williams flexion exercise)**(그림 6.27a-b)**이나 맥켄지 신전 운동(Mckenzie extension exercise)**(그림 6.28a-b)** 또는 열, 마사지, 관절 가동기법과 같은 방법들은 고객의 기능을 증진시키는데 어떠한 지속 효과를 갖기 못하게 된다.

동적인 요추 안정성을 증진시키고 장애의 이러한 진행을 피하기 위해, 고객들은 요추를 중립 척추 위치로 배치하는 것을 배워야 하며 일상생활 동작 동안 이러한 위치를 유지하는 능력을 발달시켜야 한다. 중립 척추 위치(neutral spine position)는 최대의 뼈 일치가 일어나는 척추의 정렬로서 역학적 힘을 최대로 견딜 수 있으며 체중을 지지하는 척추면에 수직력을 균등하게 분산시킬 수 있는 위치를 말한다. 중립 척추 정렬의 정확한 위치는 고객마다 다르며 천골각(sacral angle)이나 천장관절 기능에 의해 영향을 받는다. 척추염(spondylitis)이나 척추탈위증(spondylolisthesis)을 갖고 있는 고객들은 뼈의 병변과 연관된 통증을 상쇄하기 위해 약간은 좀 더 굴곡된 중립 척추 위치를 보이며, 심각한 요추 추간판 탈출증을 갖고 있는 고객들은 추간판이 신경근을 압박하는 것을 방지하기 위해 좀더 신전된 중립 척추 위치를 보이게 된다. 가장 흔한 중립 척추 위치는 굴곡과 신전 가동범위의 중간이다. 이러한 위치는 현저한 힘이 척추에 작용했을 때 척추 안정성을 성취하기 위해 유지해야 하는 위치를 말한다. 앉기, 장시간 서있기, 자동차 안으로 들어가고 나가기, 침대에서 움직이기, 밀기, 당기기, 그리고 손 뻗기 동안 요추에 대한 현저한 힘이 일어난다. 요부 안정화 훈련은 요추를 가장 해부학적이며 통증이 없으며 균형된 정렬로 위치시키는 것이며 기능적 과제

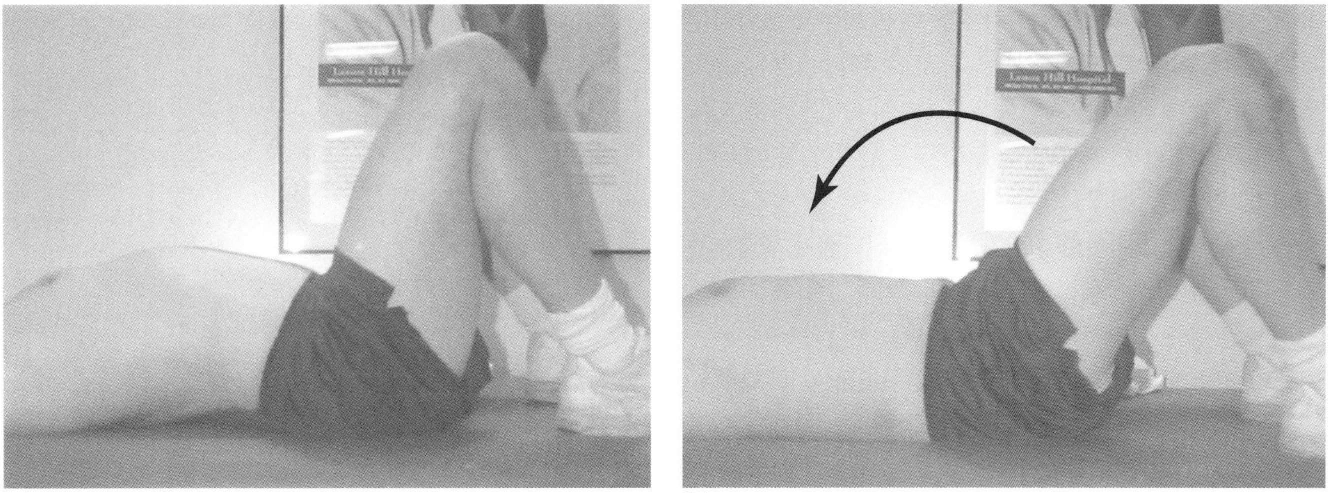

(a) (b)

그림 6.27 골반 후방경사. (a) 시작; (b) 종결.

를 수행하는 동안 동적인 체간 근육의 활성을 사용해 이러한 위치를 유지하도록 촉진시키는 것이다(5장 참조).

중립 척추 정렬을 유지하는데 요구되는 근육 노력의 양은 척추에 작용하는 외력의 양에 따라 달라진다. 서 있기, 적당한 속도로 걷기, 또는 적절한 정렬로 앉아 있기 동안 중립 척추 정렬을 유지한다는 것은 매우 적은 노력이 요구된다. 그러나, 중노동, 무게 들기, 접촉 스포츠에서는 손상을 방지하기 위해 척추를 효과적으로 떠받치고 있기 위해서는 상당한 체간 근육 활성과 신경근 조절이 요구된다. 실제적이고 효과적인 중립 척추 위치를 유지하기 위해서, 고객은 주어진 상황에서 요구되는 최소한의 신경근 노력의 양만을 사용하는 것을 배워야 한다. 빈약한 고관절 굴곡근, 척추주위근, 슬괵근, 고관절 신전근의 유연성 그리고/또는 비만은 중립 척추 정렬의 유지를 어렵게 하거나 불가능하게 한다.

척추 안정화 프로그램에 있어 가장 중요한 요소는 중립 척추 위치를 기능적 움직임 훈련으로 병합하는 것이다. 효과적인 기능적 움직임은 파워를 요구하며 신체의 가장 효과적인 파워의 근원은 하지이다. 신체역학에서의 전통적인 교

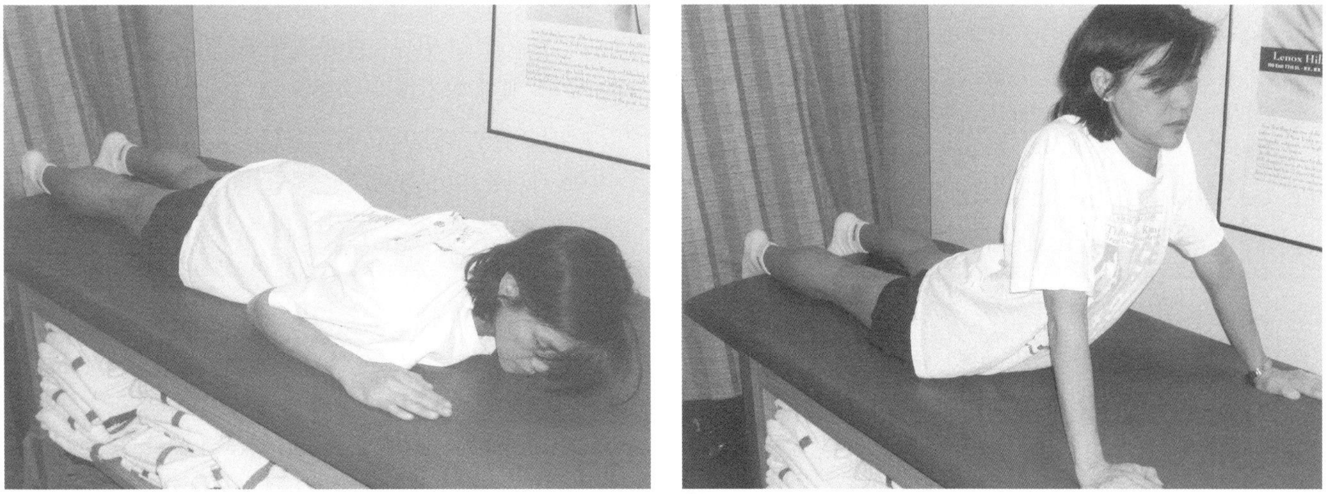

(a) (b)

그림 6.28 엎드린 상태에서 체간 신전. (a) 시작; (b) 종결.

육은 들어 올리기 과제 동안 척추를 수직 위치로 유지하는 것과 체간 밑에 발을 유지하도록 강조하였다. 이것이 움직임에 있어 가장 강력한 방법이라면, 우리는 체간 바로 밑에 발을 고정하고 단지 팔만을 이용해 공을 던져야 할 것이다. 우리가 많은 일상생활 동작들을 수행해야 할 때, 하지의 파워를 발생시키고 이러한 파워가 상지로 전달되기 위해서는 체중이 한쪽 하지에서 다른 쪽 하지로 이동되어야 하며 하지에서 발생된 힘이 체간을 통해 상지로 전달되어야 한다. 요추가 이러한 힘들을 전달하기에 적절한 안정된 위치에 있지 않거나 체간 근육(특히, 복근들)이 척추를 동적으로 안정화시킬 수 있도록 확실하게 받쳐주지 못한다면, 척추는 이런 유형의 동작을 견디지 못하게 되어 손상이 초래될 것이다. 동적으로 요추를 안정화시키기 위해 복근들을 사용한다면, 다양하게 많은 강력한 기능적 움직임이 가능하게 된다. 요부 안정화 훈련은 대부분의 고객이 단기간에 성취하는 것이 어렵지 않다. 그러나, 효과를 장기간 유지하기 위해서는 재활 임상가에 의한 교육을 받아야 한다. 고객에서의 장기간의 적극적인 행동 변화는 긍정적인 결과를 얻는데 필요하다(11장 참조). 이상적인 요부 안정화 훈련은 만성 척추 상황으로 발달되기 전에 시작해야 하며 궁극적인 목표는 수술을 피하는 것이다. 이상적인 요부 안정화 훈련은 성인기 동안의 척추 손상을 예방하기 위해 유년기 동안 게임과 기능적 움직임에 병합하는 것이다.

> **핵심(Key Point):**
>
> 고객은 휴식이나 들어올리기 과제를 수행하는 동안 자신의 중립 척추 정렬을 이해하고 인지할 필요가 있다. 중립 척추 정렬을 유지하는 데 필요한 근동원의 크기는 적용된 외력에 따라 달라진다. 요부 안정화 훈련의 궁극적 목표는 고객의 적극적 행동 변화나 건강한 척추 행동을 주입함으로서 퇴행성 척추 변화의 위험을 감소시키는 것이다.

요부 안정화를 위한 스위스 볼 치료 (Swiss Ball Therapy for Lumbar Stabilization)

스위스 볼(Swiss ball)에 의해 제공된 불안정한 표면은 여러 목적의 유용한 치료적 운동 도구로서의 기능을 제공

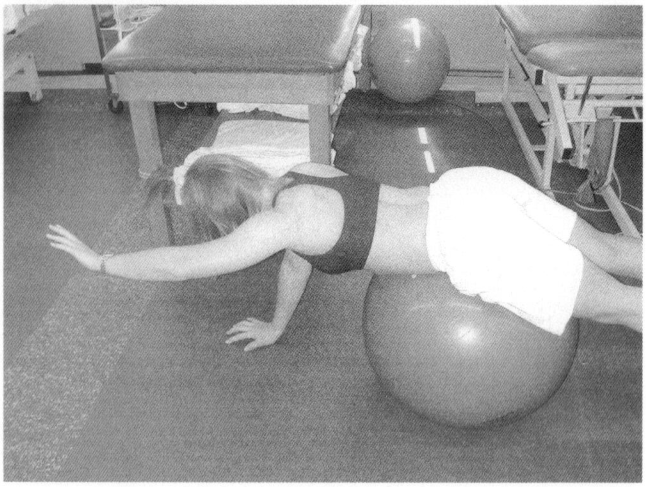

그림 6. 29 스위스 볼 위에서의 교대적 상지 들어올리기.

한다. 불안정한 표면에서의 훈련을 통해 획득된 강화된 근지구력은 중심 체간 안정화 근육을 강화시키고 반복 스트레스에 의한 손상의 가능성을 감소시킨다고 믿고 있다(5, 8, 9, 11장 참조). 또한 볼의 형태는 동적인 체간 안정성을 강화시키면서 여러 운동면에서 저항을 극복하면서 수행할 수 있는 다양한 각도에서의 훈련을 촉진시킨다. 스위스 볼은 요부 안정화 훈련과 관련하여 상지와 하지 기능을 위해 디자인된 치료적 운동을 수행할 때 다양한 용도의 플랫폼으로서도 사용될 수 있다. 예를 들어, 교대적인 상지와 하지의 들어올리기는 요추 안정화를 위해 볼 위에 누워 있는 동안 수행될 수 있다(**그림 6.29**). 볼 위에서 동적인 체간 안정화를 유지하기 위해 계속적으로 체중을 이동함으로써, 전통적인 무게 훈련 운동 동안에는 사용되지 않는 자세성 체간 근육을 동원할 수 있게 된다(**그림 6.30**). 궁극적으로, 이러한 중심 체간 안정화 근육들은 더 강해지고 좀 더 지구력이 있게 되어 동적인 체간 안정화를 강화시키게 된다.

저항 기계를 이용한 전통적인 근력 훈련과 안정된 플랫폼위에서 아령이나 역기와 같은 자유 무게를 이용한 훈련은 단지 하나의 일차적인 운동면에서만 동적인 관절 안정성을 주로 훈련하게 된다. 3차원적인 기능적 움직임 패턴의 수행 동안, 스위스 볼에 의해 제공된 불안정한 표면은 동적인 안정화를 위한 체간 근육의 동원을 좀 더 효율적으로 촉진시키게 된다. 동적인 체간 안정성의 이득에 대한 예들은 미식축구의 전방선수나 발레 무용수가 상대방을 움직이게 하거나 상대 무용수를 들어올리기 위해 중심 체간 근육을 통한 상지와 하지의 강력한 사용시 찾아 볼 수 있다.

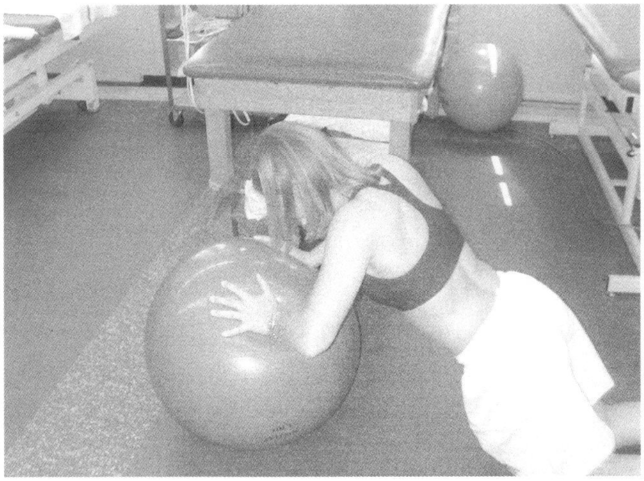

그림 6.30 스위스 볼 위에서의 동적인 상지 안정화.

스위스 볼의 구모양 형태는 편평한 표면에 의해 제공된 것 보다 더 큰 가동범위를 통해 근육을 훈련할 수 있게 해준다. 예를 들어, 스위스 볼 중심에 허리를 대고 누워 있는 동안 신장된 위치에서 복근 근육들을 이용해 시작하는 복근 크런치를 수행할 수 있다(**그림 6.31**). 이런 신장된 위치는 전통적인 방법인 무릎 구부리고 윗몸 일으키기를 할 대와 같이 수평면에 누워있을 때에는 성취될 수 없다. 둥근 표면에 의한 근육의 신장전 위치는 동적인 근위와 중심 안정성을 적절하게 증가시키는 환경을 만들어 냄으로서 원위의 관절 가동성을 증진시키게 된다.

Gantchev와 Dimitrova[105]는 팔의 거상이 불안정한 표면에 서 있는 동안 수행될 때 근활성 패턴은 변화된다고 보고

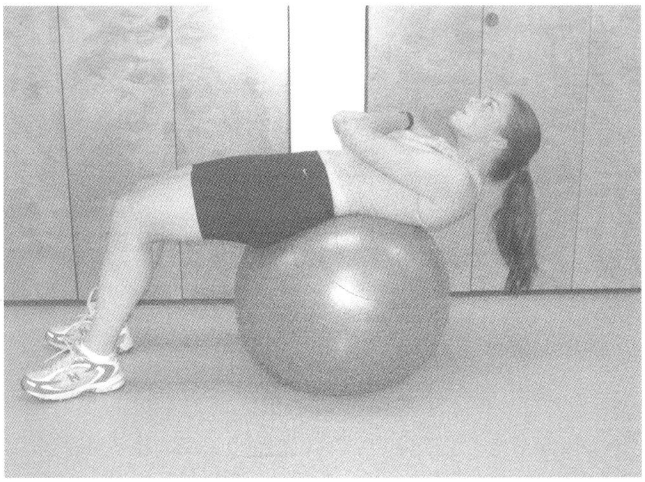

그림 6.31 스위스 볼 위에서의 복근 크런치.

하였다. 안정된 표면에서 수행된 것과 비교했을 때, 동적인 안정성을 강화시키기 위한 체간 근육의 활성 타이밍에서의 변화 외에도 길항적 자세 근육들 사이의 증가된 동시수축이 관찰되었다. 이러한 사항은 불안정한 표면 위에서 균형을 잡을 때의 자세 조절은 안정성을 유지하기 위한 신경근 프로그램이 있다는 것을 말하며, 전반적인 자세 전략은 유지되는 것이다. Gantchev와 Dimitrova[105]의 소견은 강화된 자세성 근육 활성의 수준을 통하여 동적인 관절 안정성을 증가시키기 위해 스위스 볼과 같은 도구의 사용을 지지한다. 스위스 볼과 같은 도구를 통한 훈련에서 얻은 동적인 관절 안정성은 전통적인 치료적 운동에서 벗어난 움직임 패턴에서의 훈련으로 성취된 신경근 협응의 증진 때문에 최상의 운동이 된다. 그 외에도, 불안정한 표면은 재활 임상가들이 체간을 통해 상지와 하지의 기능을 좀 더 통합할 수 있도록 만들어주는 유용한 도구의 기능을 수행한다.

> **핵심(Key Point):**
>
> 스위스 볼과 같이 불안정한 표면에서의 훈련은 상지와 하지의 통합과 함께 중심 체간 근육들의 동적인 안정성을 증가시킨다고 믿어 왔다. 스위스 볼에 의해 제공된 것과 같은 불안정한 표면에서의 훈련은 좀 더 효율적인 3차원적 움직임이 가능하도록 더 큰 치료적 운동동의 가동범위를 제공해 준다.

관절 안정성을 위한 테이핑 (Taping for Joint Stability)

테이핑(taping)은 관절 손상을 예방하는데 도움이 되거나 동적인 관절 안정화를 제공하기 위한 근활성 강화와 비수축성 관절 안정성의 제공에 의해 손상된 고객의 기능 회복을 촉진하는데 도움이 된다. 테이핑은 염좌된 관절의 비정상적 또는 과도한 관절 가동성을 제한하여 관절 안정성을 제공하면서 손상된 연부조직 구조들을 보호한다. 테이핑의 또 다른 가치는 활동 동안에 제공되는 강화된 고유수용성 되먹임이다.[106] 비수축성 관절 안정성을 강화하기 위한 선수용 테이핑 적용의 예는 엄지의 척측측부인대 손상(사냥터지기 엄지, gamekeeper' s thumb)을 보호하기 위한 나선형 테이핑(spica taping)이다(**그림 6.32**). 테이핑은 손상된 관절 주위의 안정성을 제공해 주며, 가장 흔하게 일어나

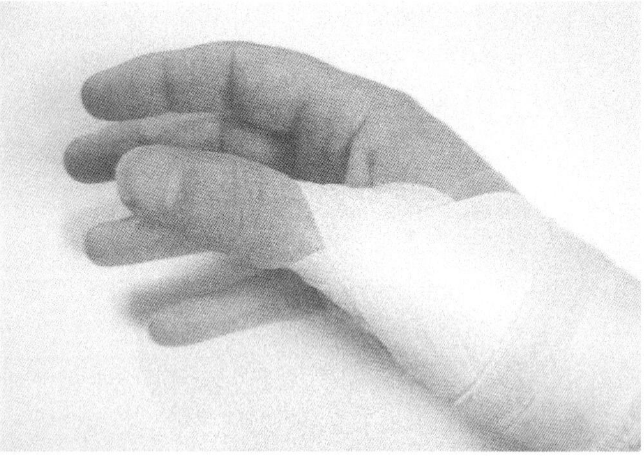

그림 6.32 사냥터지기 엄지(gamekeeper's thumb)를 위한 나선형 선수 테이핑.

는 낭성인대 손상 부위에서 관절이 운동 끝지점에 근접할 때 테이프가 피부에 좀 더 타이트하게 감겨지면 고유수용성 되먹임을 제공해 준다.

테이프는 또한 슬개대퇴 통증이 있는 혼자를 치료하기 위한 치료적 운동 프로그램과 함께 사용될 수도 있다. 슬개대퇴 정렬의 평가와 치료는 대퇴활차 내에서 슬개골의 정상적인 이동경로가 강화될 수 있도록 해주는데 중요하며, 치료적 운동 프로그램의 효율성의 가능성을 증가시켜 준다.[107-109] 대퇴골에 대한 슬개골의 방향을 검사하기 위해 4개의 위치 요소가 설명된다. 이러한 위치는 1) 내측-외측 경사, 2) 내측-외측 활주, 3) 전두면에서의 내회전-외회전, 그리고 4) 시상면에서의 전방-후방 경사이다.[110-115] 일단 슬개골 부정정렬이 식별되면, 비탄력 테이프를 이용한 테이핑은 정렬을 교정하고 통증 없는 치료적 운동 수행이 가능하도록 고유수용성 되먹임을 제공하기 위해 사용될 수 있다.

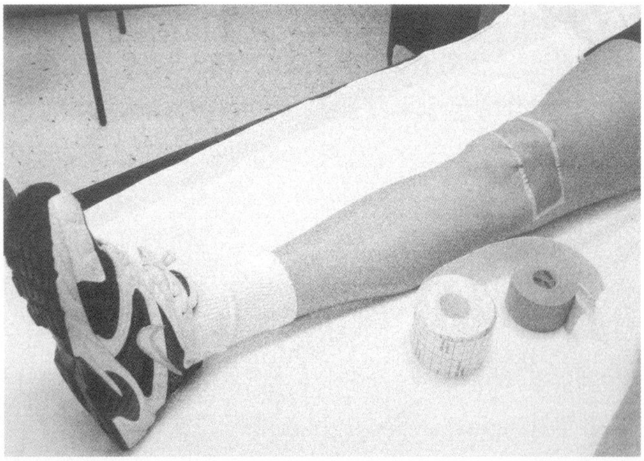

그림 6.33 McConnell 슬개골 테이핑.

가장 흔하게 관찰되는 슬개골 부정정렬의 하나는 외측경사이다. 이러한 부정정렬을 교정하기 위한 테이핑 기법은 외측에서 내측으로 당기는 것이다(**그림 6.33**). Kowall 등[116]은 후향적 무작위 연구를 통해 슬개대퇴관절 통증의 관리에 있어 슬개골 테이핑과 표준적인 치료적 운동 프로그램의 효율성에 대한 비교를 검사하였다. 시각적 상사 통증 척도에 대한 결과에서 슬개대퇴 통증은 두 그룹모두 유사하게 감소된 것으로 나타났다. 그러나, 이 연구의 저자들은 슬개대퇴 통증의 정확한 병인을 확인하지 않았으며, 슬개대퇴 정렬에 근거해 테이핑 중재를 받을 대상자를 선별하지 않았다. 슬개대퇴 통증의 감소 있어 두 구룹 사이에 차이가 없다는 것은 테이핑 중재 이전에 적절한 슬개대퇴 부정정렬의 식별이 없기 때문이다. Bockwrath 등[117]은 슬관절 전방 통증에 대한 슬개골 테이핑의 효과를 검사했으며 부정정렬에 대한 효과를 측정하기 위해 Merchant 방사선 사진(**그림 6.34**)을 사용하였다. 테이프를 한 고객이 감소된 통증을 보고하는 하였지만, 등척성 대퇴사두근 활성의 수행동안 슬개골 정렬의 변화는 명확하지 않았다. 우리의 경험은 슬개골 테이핑이 적절한 치료적 운동 프로그램과 같이 사용될 때 슬개대퇴 통증을 경감시키는 효과적인 방법이라는 것을 제안하였다. 슬개골 테이핑에 의한 통증 경감의 정확한 기전은 알려지지 않았다. 아마도 슬개골 정렬에 대한 미세한 변화가 접촉성 압박과 유활 조직 압박을 감소시키는데 도움을 제공하여 일시적인 통증 경감을 제공하는 것으로 생각된다. 슬개골 테이핑의 긍정적 작용은 강화된 고유수용성 되먹임의 결과일 것이다.

키네시오 테이핑(Kinesio Taping®)은 근육통을 경감, 림프부종 감소, 근육의 수행력 증가, 그리고 동적인 관절 안정성 강화를 위한 탄력성 테이프이다.[120] 키네시오 테이핑의 사용을 지지하는 연구 증거는 부족하지만, 그 적용을 지지하는 임상적 증명들은 있었다. 개념적으로, 이러한 치료 방법은 근기능과 관절 안정성의지지, 림프배액의 증진, 곤절 가동범위 증가, 그리고 근육통 감소를 위해 근섬유의 주행방향에 맞춰 탄력성 테이프를 적용한다. 이러한 테이핑 방법은 신경근 기능장애로 인해 관절와상완관절의 불안정성을 보이는 고객들에게 유용한 치료선택이 된다. CVA와 연관된 신경근 조절의 결여는 흔히 통증성 편마비성 견관절

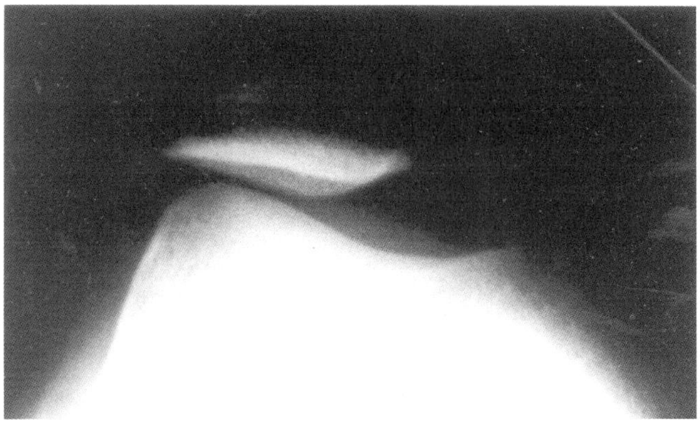

그림 6.34 슬개대퇴관절의 Merchant 방사선 사진.

을 유발한다. CVA를 당한 고객이 이완기에 도달했을 때, 장애된 고유수용성, 빈약한 근육 긴장도, 그리고 마비는 회전근개 근육들에 의해 제공되는 정상적인 동적인 관절와상완관절의 안정성을 감소시킨다. 이러한 마비는 비수축성 낭성인대 조직에 의한 관절와상완관절의 안정화 요구를 증가시킨다. 중력에 의한 계속적인 견인력은 통증성 견관절 상황을 유발한다. 개념적으로 키네시오 테이핑은 회전근개 근육의 기능을 대신하기 위해 초기에 사용되며, 중력에 의한 관절와상완관절의 견인력의 영향으로 나타나는 "통증성 견관절증후군(painful shoulder syndrome)"의 발달을 예방하는데 도움이 된다. 결국, 이러한 테이핑 방법은 치료적 운동 수행동안 회전근개 근육의 활성을 지지하고 촉진시키게 될 것이다. 이런 기법을 수행하기 위해 주관절은 90° 굴곡되고 상완은 90° 외전으로 거상된다. 이러한 자세를 만든 후 Y자형 탄력성 테이프를 전과 후삼각근 섬유의 방향에 맞춰 붙인다(**그림 6.35**).

키네시오 테이핑은 운동이상 또는 불안정한 동적인 견갑흉부 움직임 패턴을 가진 고객들의 관절 안정성을 강화시키기 위해서도 사용된다. 변경된 견갑흉부 움직임 패턴과 관계된 견갑골 근육의 약화는 손상된 견관절 기능과 흔히 연관된다. 키네시오 테이핑은 견갑흉부 운동이상을 교정하기 위해 디자인된 신경근 재교육 치료적 운동 프로그램과 함께 사용된다. 개념적으로, 능형근의 근섬유 방향에 맞춰 붙인 테이핑에 의해 운동과 기능적 활동 수행동안 테이프는 견갑골이 흉곽에서 들리지 않도록 견갑하근은 물론 능형근들을 보조하게 된다. 견흉관절에서의 근위 관절 안정성의 증진에 의해, 원위 상지 가동성은 개선될 것이다. 근전도와 운동형상학적 기법을 이용한 조절된 연구를 통해 키네시오 테이핑의 사용을 확인할 필요가 있다. 그럼에도 불구하고, 동적인 근기능의 촉진을 위한 테이프의 새로운 사용은 고려의 대상이 되고 있다.

비록 그 사용이 의문시 되어 왔지만, 전통적인 선수용 테이핑은 경기 참여 동안 관절 안정성을 강화하기 위한 특히 손상을 보호하거나(예방적 차원) 족관절의 외측 낭성인대 구조에 대한 손상을(기능적으로) 보호하기 위해 흔히 사용되어 왔던 방법이다. 족관절은 가동성이 높아 선수의 노력동안 쉽게 손상에 노출될 수 있는 뼈, 근육, 그리고 인대의 해부학적 구조와 정렬을 보이고 있다.[12] 발뒤꿈치 고정을 포함한 적절한 선수용 테이핑의 적용으로 외측 낭성인대 족관절 구조에 작용하는 힘을 감소시키면서 족관절의 고유수용성을 동시에 강화시킬 수 있다.

족관절 손상에 따른 선수용 테이핑의 사용은 관절 안정성을 증가시키고 고유수용성 되먹임을 증진시키기 위해 흔히 사용된다. 선수용 테이프가 관절 고유수용성을 증진시킬 수 있다는 의견은 여러 해 동안 토의되고 연구되어 왔다.[122-124] 그러나 더 중요한 것은 특정 관절에서의 지속된 선수용 테이프의 사용은 유해한 효과가 있을 수 있다는 것이다. Lohrer 등[124]은 선수용 테이프 적용 직후에는 근전도 잠복기의 감소를 보이고 20분 후에는 잠복기의 증가를 보고하였다. 재활 임상가들은 관절 안정화를 제공하기 위해 선수

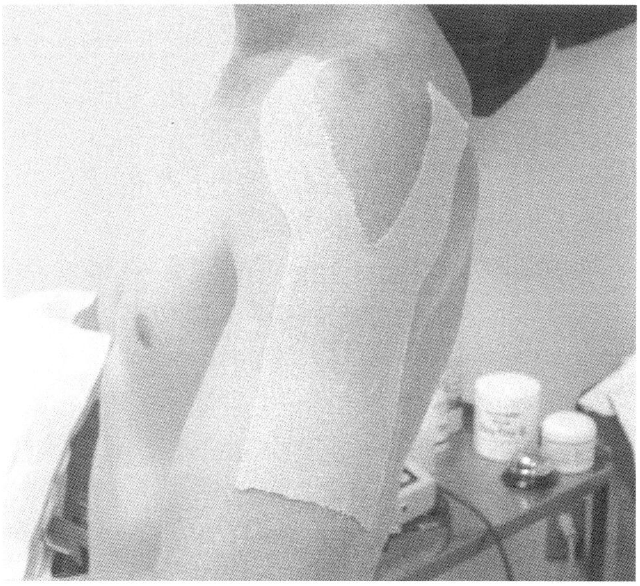

그림 6.35 삼각근과 극상근 기능을 보조하기 위한 키네시오 테이핑.

용 테이핑을 지속적으로 의지할 때 나타날 수 있는 적응성 변화에 대해 고려해야 한다. 장기간 보조기를 사용할 때처럼, 선수용 테이핑에 대한 지속된 의존은 근활성으로 부터의 동적인 관절 안정성을 감소시킬 것이다. 선수용 테이프의 사용을 동반한 치료적 운동의 수행을 강조해야 한다.

선수용 테이핑은 족관절 재손상을 예방하는데 유효할 수 있다.[125] 상반된 연구들은 족관절 테이핑이 기능적 수행에 효과를 가질 수도 있거나 없을 수도 있다고 제안하고 있다.[126-131] 지면반발력, 균형, 그리고 족관절 근력에 대한 선수용 테이핑의 효과에 대해 두가지의 뜻으로 해석할 수 있는 증거가 있다. 선수용 족관절 테이핑에 관한 하나는 테이핑 후에 즉각적으로 관찰된 내반과 외반의 제한에 대한 이득이 단지 경기 활동 30분 후에 사라졌다는 것이다. 가동범위 제한이 상실되고 기능적 수행에 대한 연구 결과가 상반되고 있지만, 테이핑은 강력한 심리적 조력자로서의 역할을 제공하기 때문에 선수들은 하지로의 부하 행동을 의식적으로 삼가게 된다.[121]

Mulligan[132]은 족관절, 슬관절, 그리고 척추관절 손상과 연관된 기능장애를 교정하기 위해 비탄력 테이프를 사용한 새로운 테이핑 중재를 설명하였다. 족관절의 외측 낭성인대 구조의 손상 이후에, Mulligan은 배측-두부측 방향으로의 가동력 적용 후, 원위 비골을 재위치 시키기 위해 테이프를 사용하는 방법을 설명하였다(**그림 6.36**). 슬관절 골관절염, 슬개대퇴 통증, 그리고 제한된 굴곡 가동범위를 가진 고객을 위해, Mulligan은 경골의 굴곡 및 내회전 가동기법 또는 자가가동기법과 기능 동안 경골의 내회전을 유지하기 위한 슬관절 테이핑을 결합하여 사용였다. 자세성 부정정렬에 의한 경추 기능장애를 가진 고객을 위해, Mulligan은 통증 없는 능동적인 경추의 가동성을 위해 후인된 위치로 견갑대를 고정하고자 테이프를 사용하였다.

관절 테이핑에 대한 다른 방법을 제안한 사람들의 주장을 입증하기 위해서는 더 많은 연구가 요구된다. 적절한 치료적 운동법과 연관하여 이런 테이핑 중재 전략의 어떤 것을 효과적으로 적용하기 위해서는, 각 방법의 제안자에 의해 사용된 평가적 그리고 진단적 기준에 대한 더 많은 연구가 있어야 할 것이다. 이것을 위해 치료적 운동과 테이핑 중재가 결합되어 나타난 결과를 제공할 수 있는 임상적 증거들을 수집해야 할 것이다.

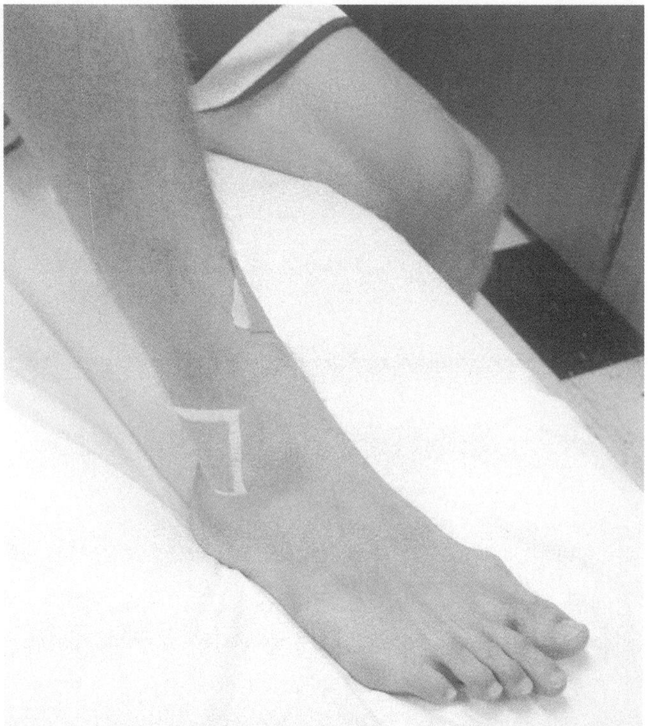

그림 6.36 원위 경비골관절의 불안정성을 위한 Mulligan 테이핑.

> **핵심(Key Point):**
> 테이핑은 비수축성 관절 안정성의 보충에 의해 기능을 촉진시킬 수 있다. 비탄력 테이프를 이용한 슬개골 테이핑, 키네시오 테이핑, 그리고 Mulligan 테이핑은 잘 고안된 치료적 운동 프로그램의 유용한 보조가 될 것이다. 전통적인 선수용 테이핑의 지속적 의존은 감소된 동적인 관절 안정성을 조장하기 때문에, 보충적인 치료적 운동이 동적인 관절 안정성을 위한 신경근 반응을 촉진시키기 위해 테이프지지 없이 추천된다.

수술후 관절 안정화 훈련(Post-Operative Joint Stabilization Training)

재훈련 관절 안정성의 보존적 방법이 실패했을 때, 수술적 안정화가 마지막으로 선택된다. 수술후 관절 안정화를 위해 잘 디자인된 치료적 운동 프로그램은 수술적 중재를 보완하는데 필수적이다. 많은 인자들에 대한 신중한 고려는 이러한 프로그램을 디자인할 때 지적된다. 이러한 인자들 중 일부에는 수술 절차와 연관된 생체역학적 그리고 생물학적 결과, 연루된 해부학적 영역, 그리고 고객의 선천적 낭성인대 느슨함, 기능적 목적, 및 목표가 포함된다. 또한 수술적 안정화 절차에 의해 영향을 받은 일차적 그리고 이차적 관절들의 구조적 국소 해부학에 대한 고려사항은 치료적 운동 프로그램에서 고려되어야 한다. 재활 임상가는 연루된 관절의 일치성과 기능적 가동성을 고려해야 한다. 예를 들어, 가동성 요소가 높은 관절와상완관절은 주로 열린 운동사슬 활동과 흔히 연관된다. 수술후 치료적 운동 프로그램은 전체 가동범위 내의 다양한 기능적 관련 지점에서 적용된 외력으로 실시된 동적인 관절 안정성 훈련 외에도 중립 관절 위치에서의 정적인 관절 안정성 훈련도 포함되어야 한다. 치료적 운동 프로그램의 초반에 이용되는 율동적 안정화와 같은 PNF 기법 그리고 후반부에 실시되는 플라이오메트릭 유형의 활동들은 효과적인 전략이 된다(7장 참조).

재활 임상가들은 고객들이 보이는 선천적 낭성인대 관절 느슨함을 종종 못보고 넘어간다. 마르팡증후군(Marfant' s syndrome)이나 엘러스 단로스증후군(Ehlers Danlos syndrome)과 같은 극단적인 예에서처럼 관절 느슨함은 임상적 검사 동안 명확하게 나타난다. 그러나, 개별 고객들의 전신적 낭성인대 관절 느슨함은 Beighton 등에 의해 강조된 5가지의 선별검사를 사용하여 평가되어야 한다**(그림 6.11 참조)**. 고객의 관절 느슨함의 평가와 연루된 관절의 반대측 관절에 대한 평가에 의해, 재활 임상가들은 관절 가동범위 진행의 강조와 타이밍에 대한 통찰력을 얻게 될 것이다. 과도한 전신적 관절 느슨함을 보이는 고객은 "적색깃발(red flag)"을 나타내는데, 이것은 치료적 운동 프로그램의 가동범위 회복단계를 통해 느리게 진행될 필요가 있다는 것을 제안한다.

마지막으로, 재활 임상가들은 고객 개인의 기능적 목적와 목표를 인지하고 있어야 한다. 이것은 치료적 운동 프로그램 중재에 따른 성공적 결과를 얻기 위한 필수적인 요소가 된다. 예를 들어, 동적인 관절와상완관절 안정화에 초점을 수술후 치료적 운동 프로그램은 머리 위에서 던지기 동작을 수행하는 고객과 취미로 오토바이를 타다 외상성 관절와상완관절 탈구를 당한 고객과는 다를 것이다. 견관절의 가동성에 의존해야 하는 직업을 가진 고객들은 그들의 기능적 목적에 도달하는데 도움을 줄 수 있도록 고안된 치료적 운동 프로그램을 받아야 한다. 각각의 고객들은 각기 다른 목적과 목표를 갖고 있으며, 재활 임상가들은 이러한 고려사항을 마음속에 기억하여 개개인에 맞는 개별적인 치료적 운동 프로그램을 디자인해야 한다.

> **핵심(Key Point):**
>
> 동적인 관절 안정성의 회복은 수술적으로 회복되거나 재건된 관절의 장시간 건강에 중요하다. 각 고객의 전신적 관절 느슨함은 치료적 운동 프로그램을 디자인 할 때 고려되어야 하는데, 특히 수술을 받은 고객이 그러하다. 개개 고객들의 목적과 목표는 치료적 운동 프로그램에 통합되어야 한다.

기능적, 예방적, 그리고 수술후 보조기 (Functional, Prophylactic, and Post-Operative Orthoses)

보조기(부목)의 사용은 수술 중재 후 뿐만 아니라 손상방지를 위한 예방, 신경근 재교육, 그리고 관절 불안정성과 연관된 통증 감소를 위한 관절 안정화의 필수 요소로 고려된다. 치료적 운동 프로그램 일부로서의 부목(brace)은 근건이나 낭성인대 조직의 약화나 치유를 보완하기 위해 처방되어 왔다. 족관절 신경근 기능부전에 의해 사용되는 가장 흔한 하퇴 부목은 AFO(ankle foor orthosis, 족관절 발 보조기)로서**(그림 6.37)**, 슬관절 이하에서부터 발까지 연장

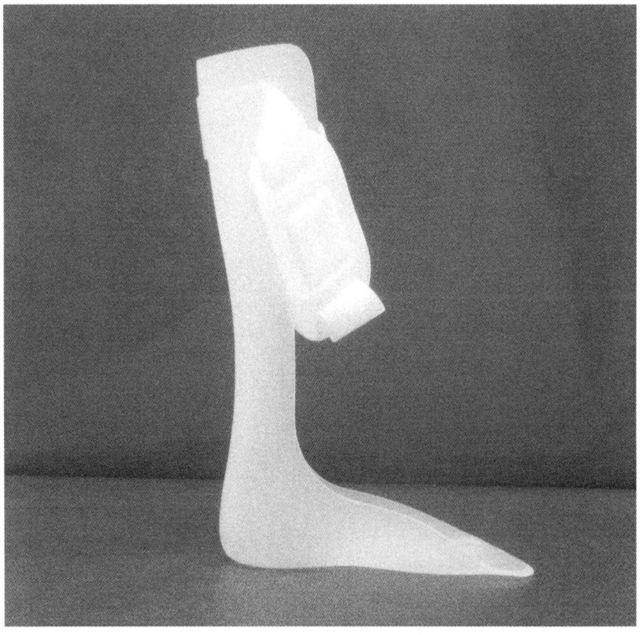

그림 6.37 족관절-발 보조기(AFO).

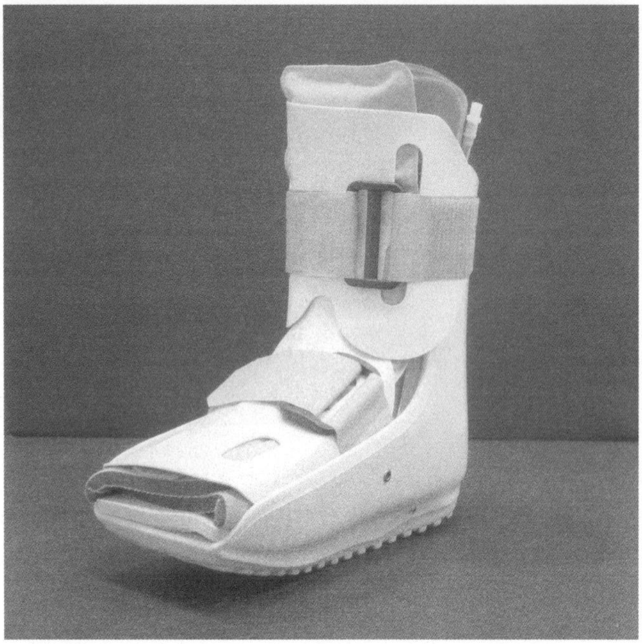

그림 6.38 단보행 부츠(short walking boot).

된 플라스틱 또는 금속 부목이다. 급성 족관절 손상 이후에는 좀 더 단단한 보행 부츠(walking boot)가 흔히 처방된다 **(그림 6.38)**. 흔히 볼 수 있는 또 다른 보조기에는 건초염과 관계된 증상을 경감시키기 위해 부가적인 엄지의 조절을 제공하는 손-수관절 스프린트(hand-wrist splint)**(그림 6.39)**와 급성 손상에 따른 경추 영역 보호를 위한 팽창식 경부 보조기(inflatable neck orthosis)가 있다**(그림 6.40)**. 요부 영역의 손상이나 수술 이후에, 네프렌 보조기(neoprene orthosis)는 상황 악화를 방지하기 위해 흔히 처방된다**(그림 6.41)**. 슬개대퇴 관절 안정성을 증진시키

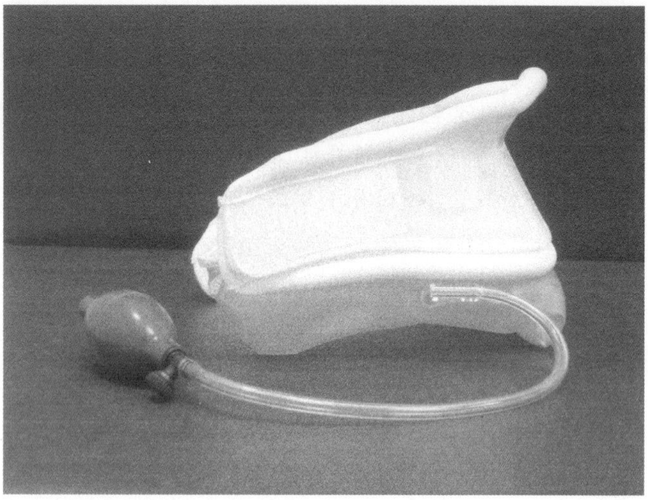

그림 6.40 팽창식 경추 보조기(Inflatable cervical orthosis).

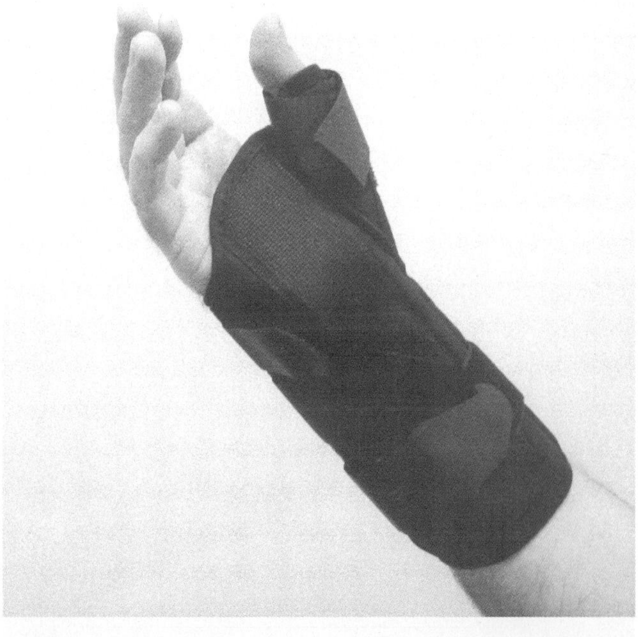

그림 6.39 엄지를 지지하는 안정 손-수관절 보조기(resting hand-wrist orthosis).

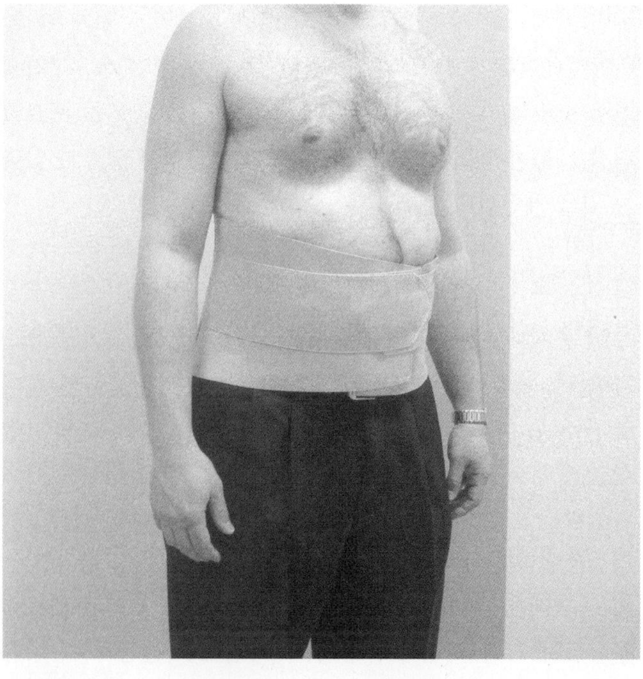

그림 6.41 네오프렌 요추 보조기(neoprene lumbar orthosis).

려 할 때 선택할 수 있는 많은 다른 유형의 부목이 있다. Palumbo[135]는 슬개대퇴관절 통증과 아탈구를 가진 58명의 고객에 대한 동적인 슬개골 부목의 사용을 검사하였는데, 고객의 93%에서 부목을 통해 슬개골 아탈구 또는 슬개대퇴 관절염과 관계된 증상을 경감시키거나 줄였다고 보고하였다. Levine과 Splain[136]은 슬관절 전방 통증을 가진 고객의 77%(70명 중에 54)가 슬개하 스트랩(infrapatellar strap)의 사용으로 통증이 감소되었다고 보고하였다**(그림 6.42)**. 슬개골의 위치를 확인하기 위해 자가공명 운동형상학적 영상(magnetic resonance kinematic imaging)을 사용한 Shellock 등[137]은 새로운 슬개골 정렬 부목의 효율성을 평가하였다. 개선된 슬개골 정렬은 부목 사용 동안 연구된 슬관절의 76%(21의 슬관절 중 16)에서 관찰되었다. 슬개골 정렬을 증명하기 위해 자가공명영상을 사용한 Worrell 등은 슬개골 테이핑과 부목이 슬관절 굴곡의 10°에서 슬개골 일치각(patellar congruence angle)과 외측 이동각(lateral displacement angle)에 영향을 미칠 수 있음을 보고하였다. 이러한 연구들의 소견에 근거해 부목은 슬개대퇴 장력에 영향을 미칠 수 있으며 증상을 감소시킬 수 있다는 것이 확실하다. OnTrack™ 부목(DJ-Orthopaedic Inc., Vista, CA)은 원래 부목 형태로 슬개골 테이핑을 모방하기 위해 고안되었다. 슬개대퇴 정렬을 변화시킬 수 있

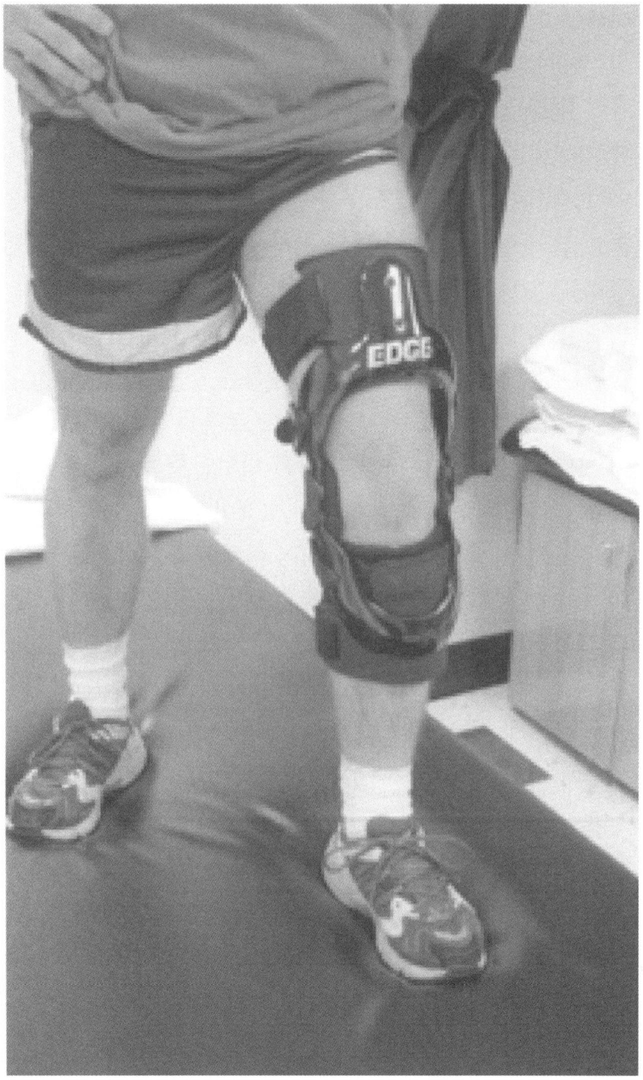

그림 6.43 기능적 역회전 슬관절 보조기(functional derotation knee orthosis).

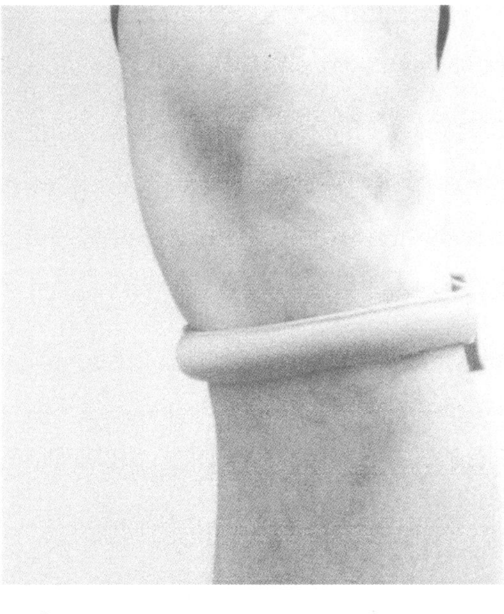

그림 6.42 슬개건 스트랩(patella tendon strap).

는 능력에 대한 OnTrack™ 부목의 효율성을 검사한 출판 문헌은 없다. 부목의 개발자는 외측 이동경로를 가진 일련의 고객들에 대해 보고하였으며 Merchant 방사선 사진으로 볼 때 부목이 외측경사를 효과적으로 감소시킨다는 것을 발견하였다. 그 외에도, 부목을 착용하지 않거나 표준 부목을 착용한 고객과 비교했을 때, 이 부목을 사용하는 동안 10가지의 기능적 활동의 수행 시 통증이 확실히 덜 나타났다고 보고하였다.[139]

기능적 그리고 예방적 슬관절 부목은 Dr. James A. Nicholas가 Joe Namath의 슬관절 불안정성을 다루기 위해 Lenox Hill 부목을 소개할 때 세인의 관심속에 소개되었다.[140] 이 부목의 목적은 고유의 불안정한 관절에 안정성을

더해주고 슬관절 구조에 적용되는 과도한 부하를 예방하기 위한 것이다(**그림 6.43**). 이론적으로, 이러한 부목은 충돌이 심한 스포츠 동안 가동범위를 조절하는데 도움이 된다. 그러나 연구에서는 이러한 부목이 손상의 예방에는 기여가 적으며 보조기를 착용한 관절의 운동형상학의 변화는 물론 그 관절의 바로 근위와 원위 관절의 운동형상학도 변경될 수 있다는 것이다.

오늘날의 기능적 슬관절 부목은 Lenox Hill의 최초의 역회전 부목에서 기인한다.[141] 이 부목은 선반(shelf)의 탈부착, 단단한 외피, 또는 부드러운 스트랩을 주문할 수 있으며, 고객의 요구에 따라 많은 다른 디자인을 주문할 수도 있다. 이러한 부목들 중의 하나를 고객이 사용하도록 추천할 때 중요한 사항은 착용자의 90% 이상이 부목이 이득이 된다고 믿고 있다는 것이며, 이것은 증상 발현의 빈도와 심각성을 감소시키는데 도움이 된다.[142,143] 이러한 연구들은 고객에 의해 개선된 주관절 정보를 제안한다. 이런 부목이 제공하는 안전에 대한 지각은 고객의 위험스런 행동을 증가시킬 가능성이 있다. 이러한 적극성은 우리가 생체역학적, 고유수용성, 대사적, 그리고 병인학적 연구를 조사하였을 때 관심을 갖게 될 것이다.

몇몇 연구에서 슬관절 안정성에 대한 부목의 생체역학적 효과에 대해 평가하였다. 그러나, 대부분의 이러한 연구들은 사체 모델에서 수행되었다.[144-146] 게다가, 경골의 번방 병진이동과 외반 부하를 조절하는데 있어 이러한 부목들의 효율성을 지지하는 연구들은 정상적인 활동 동안 흔하게 경험하게 되는 것보다도 더 느린 속도와 더 낮은 부하 상황하에서 수행되어 왔다. 부목 착용자들에게서 주관적인 점수가 증가되었다고 보고 되고는 있지만, Risberg 등[147]은 기능적 슬관절 부목이 전십자인대 재건술을 받은 고객이나 비손상 고객에서 고유수용성에 대한 효과는 없다고 보여주었다. 연구 후반에, Risberg 등[148]은 슬관절 느슨함, 가동범위, 근력, 기능적 슬관절 검사 또는 통증을 위해 전십자인대 재건술을 받은 고객들 중 부목을 한 것과 부목을 하지 않은 고객들 사이에는 유의한 차이가 없다고 보고하였다.

부목 착용에 따른 대사 소비는 부목 적용을 결정할 때 고려되어야 한다. Houston과 Goemans[149]는 자전거 에르고미터를 이용한 지구력 검사 동안 산소소비와 심박수에서의 유의한 증가 그리고 혈중 젖산 농도에서의 40% 증가를 보고하였다. 또한 이러한 혈중 젖산 수치의 증가는 부목에 의한 근육의 증가된 노력을 나타낸다. 지속적인 슬관절 부목 사용은 대퇴사두근 위축을 조장하는 변경된 신경근 동원 패턴 또한 일으킨다. 등속성 검사 평가에서 고객이 기능적 슬관절 부목을 착용하는 동안 검사했을 때 슬관절 굴곡-신전 속도의 15% 감소를 나타냈다.[149] 기능적 부목 사용이 선수의 수행력을 증가시킨다는 생각을 지지하는 증거는 거의 없다. Wu 등[150]은 조절군과 비교하였을 때 기능적 슬관절 부목의 사용과 역학적 위약 부목의 사용 동안 속도의 감소가 있다고 보고하였다.

기능적 또는 예방적 슬관절 부목의 사용을 고려할 때, 재활 임상가들은 잘 디자인된 역학(epidemiology) 연구들의 소견을 고려해야 한다. 그러나, Taft 등[152]은 내측측부인대 슬관절 손상의 감소는 외측 경첩 슬관절 부목(lateral hinge knee brace)을 착용한 미식축구 선수들과 연관된다고 제안하였다. 그러나, Hewson 등[152]은 4번의 대학 시즌이 지나면서 기능적 슬관절 부목 사용자와 비사용자 사이에는 차이가 없다고 보고하였다. 시즌 끝무렵의 손상 수는 두 그룹에서 유사하였다. Rovere 등[153]에 의한 연구에서 이러한 부목들의 사용은 실제적으로 선수들의 슬관절 손상률을 증가시킬 것이라고 제안하였다. 예방적 부목을 사용한 같은 학교내 미식축구에 대한 후향적 무작위 연구에서 그룹들 사이에 인대 손상의 유사한 심각성이 나타났다. 그러나, 비착용 선수들은 부목을 착용한 선수들 보다 더 많은 수의 내측측부인대 손상과 전십자인대 손상을 당하였다.[154] 기능적 그리고 예방적 슬관절 부먹의 역할은 여전히 논쟁의 대상이다. 재활 임상가들처럼, 우리는 동적인 관절 안정성을 위해 추천된 부목의 사용과 연관된 모순들에 대해 이해하고 있어야 한다.

기능적 족관절 부목의 사용에 대한 유사한 모순이 있기는 하지만, 좀 더 풍부한 연구에서 족관절 부목의 사용은 족관절 내반 염좌의 위험을 감소시킬 수 있다고 제안하였다(**그림 6.44**).[127-132,155] 기능적 족관절 부목은 주로 유효한 가동범위를 감소시킴으로써 내반 족관절 손상의 위험을 감소시킨다. 기능적 족관절 부목이 사용된다면 연습과 시합 동안 사용될 것이며, 부목을 벗을 때에는 동적인 관절 안정성 훈련이 추가되어야 할 것이다.

발 보조기(보장구, orthotic)의 사용 또한 예방적 부목의 수단으로 고려된다(**그림 6.45**). 운동 사슬의 기초는 매우 복잡한 발에서 시작한다. 많은 관절들을 갖고 있는 발은 약간의 가동성으로 안정성을 위한 디자인을 보인다. 그러나 지나친 가동성에 의한 과가동성(회내된 발) 또는 너무 견고

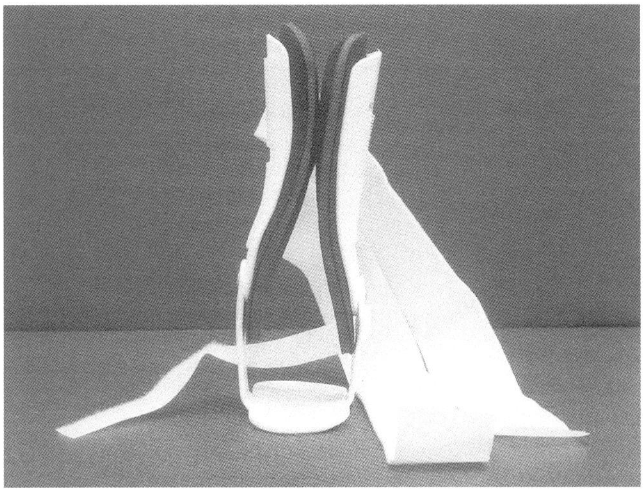

그림 6.44 기능적 족관절 보조기.

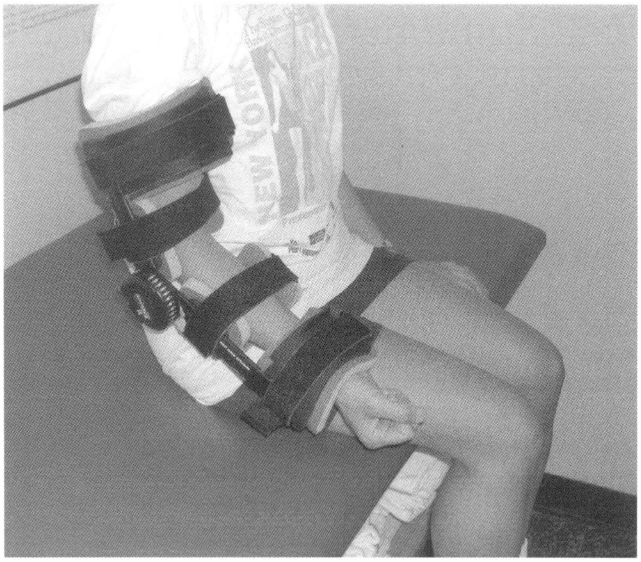

그림 6.46 수술후 주관절 보조기.

하여 나타나는 저가동성(회외된 발)은 운동 사슬을 따라 좀 더 근위쪽으로 문제를 유발할 것이다. 적절하게 디자인된 보장구는 발이나 운동 사슬을 따라 좀 더 근위 쪽으로의 손상을 방지하기 위해 안정성을 증가(회내된 발)시키거나 완화를 증가(회외된 발)시킬 수 있는 여러 강도의 재질들로 · "지면에서 발까지의 공간을 형성"할 수 있도록 발을 중립위치에 정렬되도록 적용된다. 보장구 사용으로 얻은 개선된 하지의 정렬은 닫힌 운동사슬을 이용한 치료적 운동법을 좀

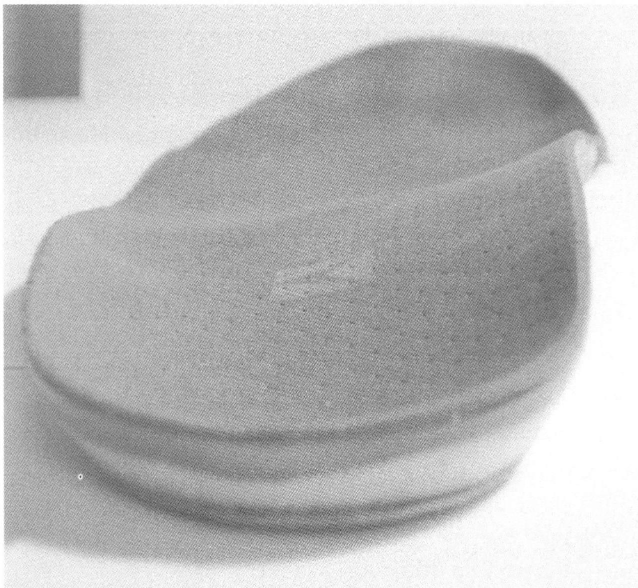

그림 6.45 발 보장구.

더 강렬하게 수행할 때 나타나는 부하를 좀 더 견딜 수 있게 해줄 것이다.

수술 후 부목은 수술 안정화 절차에 따라 강제적이다. 수술후 즉시, 부목은 불안정한 치유중인 근육과 낭성인대 구조들에 안정성을 제공해 준다. 수술의 범위와 시간, 수행된 절차, 수술 고정의 방법, 고객의 일반적 건강, 그리고 재건 절차에 사용된 조직에 따라, 그에 맞는 수준의 관절 보호가 적용된다. 수술 후 부목은 척추 안정화, 슬관절 재건술, 관절와상완관절 안정화, 그리고 척측측부인대 재건술 후에 흔히 사용된다(**그림 6.46**).

핵심(Key Point):

슬개대퇴 통증 증후군을 위한 부목은 증상을 감소시키고 슬개골 정렬을 개선시킨다. 기능적 슬관절 부목은 고유수용성에는 효과가 없으며 대사율의 증가, 민첩성의 감소, 그리고 슬관절 굴곡-신전 속도의 감소를 보여 왔다. 선수로 초기에 복귀할 수 있게 디자인된 기능적 부목은 고객에게 잘못된 안정감을 제공한다. 기능적 족관절 부목은 내반 족관절 염좌에 대한 보호를 제공해주는 훌륭한 선택이다.

요약(Summary)

관절 안정성을 성취하고 유지하기 위한 많은 요소들이 있다. 우리는 관절 안정성을 유지하거나 증진시키기 위한 치료적 운동 중재를 제공하기 위해 끊임없이 노력해야 한다. 이 장을 마치면 PNF, 동적인 요부 안정화 그리고 신경근 훈련과 같은 치료적 운동 중재를 접하게 된다. 또한, 우리는 부목과 테이핑의 형태로 정적인 관절 안정성 제한을 제공하는 방법을 탐구하였다. 새로운 치료적 운동 전략은 계속적으로 발전시켜야 하며 재활 임상가들은 자신이 선택한 특정 중재를 지지하는 증거의 수준을 비판하는 것을 계속해야 할 것이다.

참고문헌(References)

1. Norkin C, Levange P. *Joint Structure and Function: A Comprehensive Analysis*. Philadelphia: FA Davis Company, 1992.
2. Kaltsas DS. Comparative study of the properties of the shoulder joint capsule with those of other joint capsules. *Clin Orthop*. 1983;173:187–197.
3. Wyke B. The neurology of joints. *Ann R Coll. Surg Engl*. 1967;41:25–50.
4. Zinny ML. Mechanoreceptors in articular tissues. *Am J Anat*. 1988;182:16–32.
5. Frank C, Woo SL-Y, Amiel D, et al. Medial collateral ligament healing: A multidisciplinary assessment in rabbits. *Am J Sports Med*. 1983;11:379–389.
6. Parry DA, Barnes GR, Craig AS. A comparison of the size distribution of collagen fibrils in connective tissues as a function of age and a possible relation between fibril size distribution and mechanical properties. *Proc Roy Soc Lond*. 1978;B203: 305–321.
7. Frank C, Schachar N, Dittrich D. Natural history of healing of the repaired medial collateral ligament. *J Orthop Res*. 1983;1:179–188.
8. Schultz RA, Miller DC, Kerr CS, Micheli L. Mechanoreceptors in human cruciate ligaments: A histological study. *J Bone Joint Surg*. 1984;66A: 1072–1076.
9. Gardner E. Reflex muscular responses to stimulation of articular nerves in the cat. *Am J Physiol*. 1950;161:133–141.
10. Peacock EE. *Wound Repair*, 3rd ed. Philadelphia: W.B. Saunders, 1984.
11. Rothman RH, Marvel JP Jr., Heppenstall RB. Anatomic considerations in the glenohumeral joint. *Orthop Clin North Am*. 1975;6(2):341–352.
12. Saha AK. Dynamic stability of the glenohumeral joint. *Acta Orthop Scand*. 1971;42:491–505.
13. Bowen MK, Warren RF. Ligamentous control of shoulder stability based on selective cutting and static translation experiments. *Clin Sports Med*. 1991;10:757–782.
14. Turkel SJ, Panio MW, Marshall JL, Girgis FG. Stabilizing mechanisms preventing anterior dislocation of the glenohumeral joint. *J Bone Joint Surg*. 1981; 63A:1208–1217.
15. Riemann BL, Lephart SM. The sensorimotor system, part I: The physiologic basis of functional joint stability. *J Athl Train*. 2002;37(1):71–79.
16. Riemann BL, Myers JB, Lephart SM. Sensorimotor system measurement techniques. *J Athl Train*. 2002; 37(1):85–98.
17. Riemann BL, Lephart SM. The sensorimotor system, part II: The role of proprioception in motor control and functional joint stability. *J Athl Train*. 2002;37(1):80–84.
18. Lear LJ, Gross MT. An electromyographical analysis of the scapular stabilizing synergists during a push-up progression. *J Orthop Sports Phys Ther*. 1998;28(3):146–157.
19. Lentell GL, Katzman LL, Walters MR. The relationship between muscle function and ankle stability. *J Orthop Sports Phys Ther*. 1990;11:605–611.
20. Williams GN, Chmielewski T, Rudolph KS, et al. Dynamic knee stability: Current theory and implications for clinicians and scientists. *J Orthop Sports Phys Ther*. 2001;31(10):546–566.
21. Richie DH Jr. Functional instability of the ankle and the role of neuromuscular control: A comprehensive review. *J Foot Ankle Surg*. 2001;40(4): 240–251.
22. Hakkinen A, Hakkinen K, Hannonen P, Alen M. Strength training induced adaptations in neuromuscular function of premenopausal women with fibromyalgia: Comparison with healthy women. *Ann Rheum Dis*. 2001;60(1):21–26.
23. Forwell LA, Carnahan H. Proprioception during manual aiming in individuals with shoulder instabil-

ity and controls. *J Orthop Sports Phys Ther.* 1996; 23(2):111–119.

24. Lloyd DG. Rationale for training programs to reduce anterior cruciate ligament injuries in Australian football. *J Orthop Sports Phys Ther.* 2001;31 (11):645–654.
25. Risberg MA, Mork M, Jenssen HK, Holm I. Design and implementation of a neuromuscular training program following anterior cruciate ligament reconstruction. *J Orthop Sports Phys Ther.* 2001;31: 620–631.
26. Kujala UM, Salminen JJ, Taimela S, et al. Subject characteristics and low back pain in young athletes and nonathletes. *Med Sci Sports Exerc.* 1992; 24: 627–632.
27. Klemp P, Stevens JE, Isaacs S. A hypermobility study in ballet dancers. *J Rheumatol.* 1984;11:692–696.
28. Nicholas JA. Injuries to knee ligaments: Relationship to looseness and tightness in football players. *JAMA.* 1970;212:2236–2238.
29. Decoster LC, Bernier JN, Lindsay RH, et al. Generalized joint hypermobility and its relationship to injury patterns among NCAA lacrosse players. *J Athl Train.* 1999;34:99–105.
30. Acasuso Diaz M, Collantes Estevez E, Sanchez-Guijo P. Joint hyperlaxity and musculoligamentous lesions: Study of a population of homogeneous age, sex, and physical exertion. *Br J Rheumatol.* 1993;32:120–122.
31. Beighton P, Solomon L, Soskolne C. Articular mobility in an African population. *Ann Rheum Dis.* 1973;32:413–418.
32. Bird HA, Brodie D, Wright V. Quantification of joint laxity. *Rheumatol Rehabil.* 1979;18:161–166.
33. Cotran RS, Kumar V, Robbins SL. *Robbins Pathologic Basis of Disease*, 4th ed. Philadelphia: WB Saunders, 1989.
34. Isselbacher KJ, Braunwald E, Wilson JD, et al. *Harrison's Principles of Internal Medicine*, 13th ed. New York: McGraw-Hill, 1994.
35. Bigliani LU, Kelkar R, Flatow EL, et al. Glenohumeral stability: Biomechanical properties of passive and active stabilizer. *Clin Orthop.* 1996; 330:13–30.
36. Bigliani LU, Pollock RG, Soslowsky LJ, et al. Tensile properties of the inferior glenohumeral ligament. *J Orthop Res.* 1992;10(2):187–197.
37. O'Brien SJ, Arnoczky SP, Warren RF, et al. Developmental anatomy of the shoulder and anatomy of the glenohumeral joint. *In* CA Rockwood, Jr., FA Matsen III (eds). *The Shoulder.* Philadelphia: WB Saunders, 1990, chap. 1, vol. 1, pp. 1–33.
38. O'Brien SJ, Neves MC, Arnoczky SP, et al. The anatomy and histology of the inferior glenohumeral ligament complex of the shoulder. *Am J Sports Med.* 1990;18(5):449–456.
39. Schwartz R, O' Brien SJ, Warren RF. Capsular restraints to the anterior-posterior translation of the shoulder. A biomechanical study. *Orthop Trans.* 1987;18:409–417.
40. Warner JP, Deng XH, Warren RF, et al. Static capsuloligamentous restraints to superior-inferior translation of the glenohumeral joint. *Am J Sports Med.* 1992;20:675–685.
41. Reeves B. Experiments on tensile strength of the anterior capsular structures of the shoulder in man. *J Bone Joint Surg.* 1968;50B:858–865.
42. Zachazewski J, Magee DJ, Quillen W. *Athletic Injuries and Rehabilitation.* Philadelphia: WB Saunders, 1996.
43. Panjabi MM. The stabilising system of the spine: Part I. Function, dysfunction, adaptation and enhancement. *J Spinal Disorders.* 1992;5:390–397.
44. Pizzutillo PD, Hummer CD. Nonoperative treatment for painful adolescent spondylolysis or spondylolisthesis. *J Pediatr Orthop.* 1989;9:538–540.
45. Micheli LJ, Hall JE, Miller ME. Use of modified Boston brace for back injuries in athletics. *Am J Sports Med.* 1980;8:351–356.
46. Bergmark A. Stability of the lumbar spine. A study in mechanical engineering. *Acta Orthop Scand Suppl.* 1989;230:1–54.
47. Fidler MW, Jowett RL, Troup JDG. Myosin ATPase activity in multifidus muscle from cases of lumbar spinal derangement. *J Bone Joint Surg.* 1975;57B:220–227.
48. Ford D, Bagnall KM, McFadden KD, et al. Analysis of vertebral muscle obtained during surgery for correction of a lumbar disc disorder. *Acta Anat.* 1983;116:152–157.
49. Rantanen J, Hurme M, Falck B, et al. The lumbar multifidus muscle five years after surgery for a lumbar intervertebral disc herniation. *Spine.* 1993; 18:568–574.
50. Jorgensen K, Nicolaisen T. Trunk extensor endurance. Determination and relation to low back trouble. *Ergonomics.* 1987;30:259–267.
51. Nicolaisen T, Jorgensen K. Trunk strength, back muscle endurance and low back trouble. *Scand J Rehab Med.* 1985;17:121–127.
52. Nielson J, Kagamihara Y. The regulation of disynaptic reciprocal Ia inhibition during co-contraction of antagonistic muscles in man. *J Physiol.* 1992;456:373–393.
53. Arendt EA, Agel J, Dick R. Anterior cruciate ligament injury patterns among collegiate men and women. *J Athl Train.* 1999;34:86–92.
54. Arendt EA, Dick R. Knee injury patterns among men and women in collegiate basketball and soccer: NCAA data and review of literature. *Am J Sports Med.* 1995;23:694–701.
55. Rozzi SL, Lephart SM, Gear WS, Fu FH. Knee joint laxity and neuromuscular characteristics of male and female soccer and basketball players. *Am J Sports Med.* 1999;27:312–319.

56. Huston LJ, Wojtys EM. Neuromuscular performance characteristics in elite female athletes. *Am J Sports Med.* 1996;24:427–436.
57. Anderson AF, Snyder RB, Federspiel CF, Lipscomb AB. Instrumented evaluation of knee laxity: A comparison of five arthrometers. *Am J Sports Med.* 1992; 20:135–140.
58. Lysens RJ, Ostyn MS, Vanden Auweeley Y, et al. The accident-prone and overuse prone profiles of the young athlete. *Am J Sports Med.* 1989; 17:612–619.
59. Harner CD, Paulos LE, Greenwald AE, et al. Detailed analysis of patients with bilateral anterior cruciate ligament injuries. *Am J Sports Med.* 1994; 22:37–43.
60. Godshall RW. The predictability of athletic injuries: An eight-year study. *J Sports Med.* 1975;3:50–54.
61. Liu SH, Al-Shaikh RA, Panossian V, et al. Estrogen affects the cellular metabolism of the anterior cruciate ligament: A potential explanation for female athletic injury. *Am J Sports Med.* 1997;25(5): 704–709.
62. Heitz NA, Eisenman PA, Beck CL, Walker JA. Hormonal changes throughout the menstrual cycle and increased anterior cruciate ligament laxity in females. *J Athl Train.* 1999;34(2):144–149.
63. Wojtys E, Huston L, Boynton MD, et al. The effect of the menstrual cycle on anterior cruciate ligament injuries in women as determined by hormone levels. *Am J Sports Med.* 2002;30(2):182–188.
64. Hama H, Yamamuro T, Takeda T. Experimental studies on connective tissue of the capsular ligament. *Acta Orthop Scand.* 1976;47:473–479.
65. Marshall JL, Johanson N, Wickiewicz TL, et al. Joint looseness: A function of the person and the joint. *Med Sci Sports Exerc.* 1980;12:189–194.
66. Emery RJH, Mullaji AB. Glenohumeral joint instability in normal adolescents: Incidence and significance. *J Bone Joint Surg.* 1991;73B:406–408.
67. McFarland E, Campbell G, McDowell J. Posterior shoulder laxity in asymptomatic athletes. *Am J Sports Med.* 1996;24:468–471.
68. Grana WA, Moretz JA. Ligamentous laxity in secondary school athletes. *JAMA.* 1978;240:1975–1976.
69. Brewer BJ. Aging of the rotator cuff. *Am J Sports Med.* 1979;7:102–110.
70. Byers P. The biology of normal connective tissue. *In* V McKusick, *Heritable Disorders of the Connective Tissue.* St. Louis: CV Mosby, 1972.
71. Kaltsas DS. Comparative study of the properties of the shoulder joint capsule with those of other joint capsules. *Clin Orthop.* 1983;173:20–26.
72. Ralphs JR, Benjamin M. The joint capsule: Structure, composition, ageing and disease. *J. Anat.* 1994 June;184 (Pt3):503–509.
73. DePalma AF. *Surgery of the Shoulder.* Philadelphia: JB Lippincott, 1950.
74. Olsson O. Degenerative changes of the shoulder joint and their connection with shoulder pain: A morphological and clinical investigation with special attention to the cuff and biceps tendon. *Acta Chirurg Scand Suppl.* 1953;181:1–130.
75. McHugh MP, Magnusson SP, Gleim GW, et al. A cross-sectional study of age-related musculoskeletal and physiological changes in soccer players. *Med Exerc Nutr Health.* 1993;2:261–268.
76. Wilmore JH. The aging of bone and muscle. *Clin Sports Med.* 1991;10(2):231–244.
77. Strojnik V, Vengust R, Pavlovcic V. The effect of proprioceptive training on neuromuscular function in patients with patellar pain. *Cell Mol Biol Lett.* 2002;7(1):170–171.
78. Gentile AM. Skill acquisition: Action, movement, and neuromotor processes. *In* JH Carr, RB Shepherd (eds.). *Movement Science: Foundations for Physical Therapy in Rehabilitation.* Rockville, MD: Aspen Publishers, 1987, pp. 93–154.
79. Ihara H, Nakayama A. Dynamic joint control training for knee ligament injuries. *Am J Sports Med.* 1986;14(4):309–315.
80. Hoffman M, Payne VG. The effects of proprioceptive ankle disk training on healthy subjects. *J Orthop Sports Phys Ther.* 1995;21:90–93.
81. Tropp H, Askling C, Gillquist J. Prevention of ankle sprains. *Am J Sports Med.* 1985;13:259–262.
82. Tropp H, Ekstrand J, Gillquist J. Stability in functional instability of the ankle and its value in predicting injury. *Med Sci Sports Exerc.* 1984;16:64–66.
83. Caraffa A, Cerulli G, Projetti M, et al. Prevention of anterior cruciate ligament injuries in soccer. A prospective controlled study of proprioceptive training. *Knee Surg Sports Traumatol Arthrosc.* 1996;4:19–21.
84. Fitzgerald GK, Axe MJ, Snyder-Mackler L. The efficacy of perturbation training in nonoperative anterior cruciate ligament rehabilitation programs for physically active individuals. *Phys Ther.* 2000; 80(2):128–140.
85. Fitzgerald GK, Childs JD, Ridge TM, Irrgang J. Agility and perturbation training for a physically active individual with knee osteoarthritis. *Phys Ther.* 2002;82 (4):372–382.
86. Pintsaar A, Brynhildsen J, Tropp H. Postural corrections after standardized perturbations of single limb stance: Effect of training and orthotic devices in patients with ankle instability. *Brit J Sports Med.* 1996;30(2):151–155.
87. Hewett TE, Stroupe AL, Nance TA, Noyes FR. Plyometric training in female athletes. Decreased impact forces and increased hamstring torques. *Am J Sports Med.* 1996;24(6):765–773.
88. Hewett TE, Lindenfeld TN, Riccobene JV, Noyes FR. The effect of neuromuscular training on the in-

cidence of knee injury in female athletes: A prospective study. *Am J Sports Med.* 1999;27:699–706.
89. Voight ML, Cook G. Clinical application of closed kinetic chain exercise. *J Sport Rehabil.* 1996;5:25–44.
90. Cook G, Burton L, Fields K. Reactive neuromuscular training for the anterior cruciate ligament-deficient knee: A case report. *J Athl Train.* 1999;34(2):194–201.
91. Rozzi SL, Lephart SM, Sterner R, Kuligowski L. Balance training for persons with functionally unstable ankles. *J Orthop Sports Phys Ther.* 1999;29(8):478–486.
92. Zatterstrom R, Friden T, Lindstrand A, Moritz U. The effect of physiotherapy on standing balance in chronic anterior cruciate ligament insufficiency. *Am J Sports Med.* 1994; 22:531–536.
93. Lin SI, Woollacott MH. Postural muscle responses following changing balance threats in young, stable older, and unstable older adults. *J Mot Behav.* 2002; 34(1):37–44.
94. Kamm K, Thelen E, Jensen JL. A dynamical systems approach to motor development. *Phys Ther.* 1990;70:763–775.
95. Johnson GS. PNF and knee rehabilitation. *J Orthop Sports Phys Ther.* 2002;30(7):430–431 [comment].
96. Voss DE. Proprioceptive neuromuscular facilitation. *Am J Phys Med.* 1967; 46:838–899.
97. Stockmeyer SA. An interpretation of the approach of Rood to the treatment of neuromuscular dysfunction. *Am J Phys Med.* 1967; 46:900–961.
98. Semans S. The Bobath concept in treatment of neurological disorders; neurodevelopmental treatment. *Am J Phys Med.* 1967;46: 732–788.
99. Knott M, Voss DE. *Proprioceptive Neuromuscular Facilitation*, 2nd ed. New York: Harper & Row, 1968.
100. Shimura K, Kasai T. Effects of proprioceptive neuromuscular facilitation on the initiation of voluntary movement and motor evoked potentials in upper limb muscles. *Hum Mov Sci.* 2002;21(1):101–113.
101. Wilson E. Central facilitation and remote effects: Treating both ends of the system. *Manual Therapy.* 1997;2(2):165–168.
102. Wang RY. Effect of proprioceptive neuromuscular facilitation on the gait of patients with hemiplegia of long and short duration. *Phys Ther.* 1994;74(12):1108–1115.
103. Kraft GH, Fitts SS, Hammond MC. Techniques to improve function of the arm and hand in chronic hemiplegia. *Arch Phys Med Rehabil.* 1992; 73(3): 220–227.
104. Petrofsky JS. The use of electromyogram biofeedback to reduce Trendelenburg gait. *Eur J Appl Physiol.* 2001;85(5):491–495.
105. Gantchev GN, Dimitrova DM. Anticipatory postural adjustments associated with arm movements during balancing on unstable support surface. *Int J Psychophysiol.* 1996;22:117–122.
106. Perlau R, Frank C, Fick G. The effect of elastic bandages on human knee proprioception in the uninjured population. *Am J Sports Med.* 1995;23: 251–255.
107. Cutbill JW, Ladly KO, Bray RC, et al. Anterior Knee Pain: A Review. *Clin J Sports Med* 1997;7:40–45.
108. Ficat RP, Hungerford DS. *Disorders of the Patello-Femoral Joint*, 2nd ed. Baltimore: Williams & Wilkins, 1990.
109. Doucette SA, Goble EM. The effect of exercise on patellar tracking in lateral patellar compression syndrome. *Am J Sports Med.* 1992;20(2):434–440.
110. Fulkerson JP. *Disorders of the Patellofemoral Joint*, 3rd ed. Baltimore: Williams & Wilkins, 1997.
111. Fulkerson JP. Evaluation of the peripatellar soft tissues and retinaculum in patients with patellofemoral pain. *Clin Sports Med.* 1989;8:197–202.
112. Fulkerson JP. Office evaluation of patients with anterior knee pain. *Am J Knee Surg.* 1997;10: 181–183.
113. Fitzgerald GK, McClure PW. Reliability of measurements obtained with four tests for patellofemoral alignment. *Phys Ther.* 1995;75(2):84–92.
114. McConnell J. *Patellofemoral treatment plan: Course notes.* McConnell Institute, Marina del Rey, CA, 1989.
115. McConnell J. The management of chondromalacia patellae: A long term solution. *Aust J Physiother.* 1986;32(4):215–225.
116. Kowall MG, Kolk G, Nuber GW, et al. Patellar taping in the treatment of patellofemoral pain: a prospective randomized study. *Am J Sports Med.* 1996;24(1):61–66.
117. Bockrath K, Wooden C, Worrell T, et al. Effects of patella taping on patella position and perceived pain. *Med Sci Sports Exerc.* 1993;25:989–992.
118. Gilleard W, McConnell J, Parsons D. The effect of patellar taping on the onset of vastus medialis oblique and vastus lateralis muscle activity in persons with patellofemoral pain. *Phys Ther.* 1998; 78:25–32.
119. Callaghan MJ, Selfe J, Bagley P, Oldham JA. The effects of patellar taping on knee proprioception. *J Athl Train.* 2002;37(1):19–24.
120. Hecimovich J. *Introduction to Kinesio Taping.* New York: Keep Pace Seminars, 2002.
121. Hume PA, Gerrard DF. Effectiveness of external ankle support: Bracing and taping in rugby union. *Sports Med.* 1998;25(5):285–312.
122. Refshauge KM, Kilbreath SL, Raymond J. The effect of recurrent ankle inversion sprain and taping on proprioception at the ankle. *Med Sci Sports Exerc.* 2000;32(1):10–15.
123. Jerosch J, Bischof M. The effect of proprioception on functional stability of the upper ankle joint with special reference to stabilizing aids. *Sportverletz Sportschaden.* 1994;8(3):111–121.

124. Lohrer H, Alt W, Gollhofer A. Neuromuscular properties and functional aspects of taped ankles. *Am J Sports Med.* 1999;27(1): 69–75.
125. Garrick JG, Requa RQ. Role of external support in the prevention of ankle sprains. *Med Sci Sports.* 1973;5(3):200–203.
126. Bocchinfuso C, Sitler MR, Kimura IF. Effects of two semi-rigid prophylactic ankle stabilizers on speed, agility, and vertical jump. *J Sport Rehabil.* 1994;3(2):125–134.
127. Gross MT, Everts JR, Roberson SE, et al. Effect of Donjoy Ankle Ligament Protector and Aircast Sport-Stirrup orthoses on functional performance. *J Orthop Sports Phys Ther.* 1994;19(3):150–156.
128. Macpherson K. Effects of a semi-rigid and a soft-shell prophylactic ankle stabilizer on performance (microfiche). Eugene, OR: University of Oregon Microform Publications, 1995.
129. Coffman JL, Mitze NL. A comparison of ankle taping and the Aircast Sport Stirrup on athletic performance. *J Athl Train.* 1989;24(2):123.
130. Greene TA, Wight CR. A comparative support evaluation of three ankle orthoses before, during, and after exercise. *J Orthop Sport Phys Ther.* 1990; 11(1):453–466.
131. Burks RT, Bean BG Marcus R, Barker HB. Analysis of athletic performance with prophylactic ankle devices. *Am J Sports Med.* 1991;19(2):104–106.
132. Mulligan BR. *Manual Therapy* ("NAGS," "SNAGS," "MWMS," etc.), 4th ed. Hutcheson Bowman & Stewart Ltd: Wellington, New Zealand, 1999.
133. BenGal S, Lowe J, Mann G, et al. The role of the knee brace in the prevention of anterior knee pain syndrome. *Am J Sports Med.* 1997;25:118–122.
134. Beynnon BD, Good L, Risberg MA. The effect of bracing on proprioception of knees with anterior cruciate ligament injury. *J Orthop Sports Phys Ther.* 2002;32:11–15.
135. Palumbo PM. Dynamic patellar brace: a new orthosis in the management of patellofemoral disorders: A preliminary report. *Am J Sports Med.* 1981;9:45–49.
136. Levine J, Splain S. Use of the infrapatellar strap in the treatment of patellofemoral pain. *Clin Orthop.* 1979;139:179–181.
137. Shellock FG, Mink JH, Deutsch AL, et al. Effect of a patella realignment brace on patellofemoral relationships: Evaluation with kinematic MR imaging. *J MRI.* 1994;4:590–594.
138. Worrell T, Ingersoll CD, Bockrath-Pugliese K, Minis P. Effect of taping and bracing on patella position as determined by MRI in patients with patellofemoral pain. *J Athl Train.* 1998;33:16–20.
139. Grace K. New method for patellofemoral pain and clinical implications. *J Orthop Sports Phys Ther.* 1991;25:86 [abstract].
140. Branch T, Hunter R. Functional analysis of anterior cruciate ligament braces. *Clin Sports Med.* 1990;9:771–797.
141. Nicholas JA. Bracing the anterior cruciate ligament deficient knee using the Lenox Hill derotation brace. *Clin Orthop.* 1983;172:137–142.
142. Colville MR, Lee CL, Ciullo JV. The Lenox Hill brace: An evaluation of effectiveness in treating knee instability. *Am J Sports Med.* 1986;14:257–261.
143. Mishra DK, Daniel DM, Stone ML. The use of functional knee braces in the control of pathologic anterior knee laxity. *Clin Orthop.* 1989;241:213–220.
144. Anderson K, Wojtys EM, Loubert RV, Miller RE. A biomechanical evaluation of taping and bracing in reducing knee joint translation and rotation. *Am J Sports Med.* 1992;20:416–421.
145. Branch T, Hunter R, Reynolds P. Controlling anterior tibial displacement under static load: A comparison of two braces. *Orthopedics.* 1988;11:1249–1252.
146. Cawley PW, France EP, Paulos LE. Comparison of rehabilitative knee braces. A biomechanical investigation. *Am J Sports Med.* 1989;17:141–146.
147. Risberg MA, Beynnon BD, Peura GD, Uh BS. Proprioception after anterior cruciate ligament reconstruction with and without bracing. *Knee Surg Sports Traumatol Arthrosc.* 1999;7(5):303–309.
148. Risberg MA, Holm I, Steen H, et al. The effect of knee bracing after anterior cruciate ligament reconstruction: a prospective, randomized study with two years follow up. *Am J Sports Med.* 1999;27(1):76–83.
149. Houston ME, Goemans PH. Leg muscle performance of athletes with and without knee support braces. *Arch Phys Med Rehabil.* 1982;63:431–432.
150. Wu GK, Ng GY, Mak AF. Effects of knee bracing on the functional performance of patients with anterior cruciate ligament reconstruction. *Arch Phys Med Rehabil.* 2001;82(2):282–285.
151. Taft TN, Almenkinders LC. The dislocated knee. *In* F Fu (ed.), *Knee Surgery.* Baltimore: Williams & Wilkins, 1994.
152. Hewson GF Jr, Mendini RA, Wang JB. Prophylactic knee bracing in college football. *Am J Sports Med.* 1986;14(4):262–266.
153. Rovere GD, Haupt HA, Yates CS. Prophylactic knee bracing in college football. *Am J Sports Med.* 1987;15:111–116.
154. Sitler M, Ryan J, Hopkinson W, et al. The efficiency of a prophylactic knee brace to reduce knee injuries in football. A prospective, randomized study at West Point. *Am J Sports Med.* 1990;18(3): 310–315.
155. Rovere GD, Clarke TJ, Yates CS, Burley K. Retrospective comparison of taping and ankle stabilizers in preventing ankle injuries. *Am J Sports Med.* 1988; 16(3):228–233.

제 7 장

고유감각과 운동감각을 위한 훈련

Training for Proprioception and Kinesthesia

목적(Objectives)

학습자는 다음과 같은 사항을 할 수 있을 것이다:

- 고유감각을 정의하고 다양한 정의에 대해 토론한다.
- 고유감각을 측정하기 위해 사용되는 방법과 절차를 기술한다.
- 근골격계 손상과 기능이상이 있거나 없는 사람에게 적용되는 몸통, 목 그리고 사지의 고유감각 측정과 중재에 관련된 문헌을 고찰한다.
- 고유감각 운동과 훈련의 효율성을 토의 한다.
- 근골격계의 다양한 손상과 움직임 기능이상을 치료하기 위해 흔히 사용되는 치료적 운동에 대하여 고유감각적인 측면에서 기술한다.

개요(Outline)

서론(INTRODUCTION)

움직임 전문가로서, 움직임 기능장애에 대한 평가, 검사, 그리고 중재를 하는 물리치료사와 다른 재활팀원들은 기능적인 움직임과/또는 삶의 질을 유지하고 회복하기 위해 노력해야 한다. 다양한 치료적 운동접근법들이 기능의 완전회복을 위해 사용되고 있다. 여기에는 저강도에서 고강도까지 한 관절 운동에 대한 수동 및 능동 운동, 특정 활동, "안정성 제한(limit of stability)"을 고려한 여러 관절 운동이 포함된다. 근육힘줄 및 피막인대(capsuloligametous) 구조들은 움직임 동안 한 관절에서 일어나는 기계적 및 신경감각적인 기능을 제공한다. 즉, 움직이는 사지의 상태에 대한 정보를 제공함으로써 움직임 조절에 기여하는 고유감각성 정보를 제공한다.[1]

관절 및 인대 구조의 손상은 고유감각 상실을 유발하여 결국 관절 신경근육기능의 감소, 손상 그리고 재손상의 위험을 더욱 가중시킨다고 주장되어져 왔다.[2-8] 그러나 고유감각에 대한 다양한 연구들은 고유감각적인 기능과 재활 후 기능적인 결과에 손상이 미치는 영향에 대해 불확실한 결론을 내려왔다. 또한, 고유감각에서 피막 및 인대성 기계적 수용기의 역할은 신경생리 관점에 제한되어 있다. 중추신경계에 근육으로부터의 감각 되먹임을 제공하는 근방추(muscle spindle)는 위치와 움직임에 관한 정보를 주는 일차적인 요소로 생각되고 있다[1,9-15](2와 8장 참고).

재활을 위한 치료적 운동의 한 요소로서, 손상과 수술 후 정상 기능회복과 고유감각 결핍을 나타내는 중요한 수단으로, 특정 고유감각적 또는 운동감각적(kinesthetic) 운동의 이용은 특히 하지에서 근골격계 기능이상을 호전시키기 위해 사용되고 있다.[3,4,8,16,17] 앞십자인대(anterior cruciate ligament) 손상에 관해, Hardin[18]은 고유감각 결핍이 존재한다는 것이 보편적으로 수용되고 있으며, 앞십자인대 손상과/또는 재건 후에 고유감각성 능력을 향상시키기 위한 활동이 필요하다는 것이 일반적으로 수용된다고 주장하였다. Irrgan[2]은 앞십자인대 결핍을 가진 의뢰인 또는 재건수술 후 치료적 운동중재는 과학적 원리에 기초를 해야 한다고 주장하였으며, 다른 형태의 근골격계 기능이상을 보이는 의뢰인을 위해 설계된 치료적 운동프로그램에도 적용가능하다고 하였다.

많은 치료적 운동프로그램이 정상 기능을 회복하는 필수요소로서 고유감각 또는 운동감각 훈련을 강조하고 있지만,[19,20] 고유감각 결핍이 실제적으로 임상적 또는 기능적인 움직임에 중대한 결핍을 보이는지에 대한 증거는 불분명하다.[14,21-23] 또한, 최근 문헌에 제시된 것처럼, 특수한 고유감각 또는 운동감각적인 운동의 결과로서 관절 고유감각이 직접적으로 향상되었다는 과학적 증거가 불분명하다.[14,21] 고유감각 운동의 효율성에 관한 포괄적인 토론과 고찰에서, Ashton-Miller[14] 등은 "비록 일반적으로 수용되고 있지만, 고유감각 향상을 목적으로 하는 현재의 운동은 목적을 달성하기 힘들다"라고 결론을 내렸다. Nashner[21]는 일반적으로 고유감각 또는 운동감각을 자극하는 운동으로 생각되는 균형활동과 같은 다양한 운동과제를 통한 몸감각(somatosensory)의 자극은 뇌성마비, 파킨슨질환, 또는 신경병증이거나 신경근육질환 같이 넓은 범위에서 고유감각이 상실된 환자에서만 고유감각의 상실이 있다고 주장하였다. 또한 이 저자는 하지의 자동반응은 검사받는 하나의 관절에서 기인하는 것이 아니라, 하지 전체에 있는 고유감각 입력에 의해 유발된다고 하였다.[21] Nashner[21]는 발목 또는 무릎에서 고유감각의 상실이 손상을 입히거나 운동반응을 방해한다는 증거는 없다고 하였다.[21] 더 나아가, 고유감각에 대한 애매한 증거의 특성 때문에, Ashton-Miller[14] 등은 현재의 연구를 통하여 운동이 고유감각을 향상시킨다는 결론을 내리기 힘들다고 하였다.

> **핵심(Key Point):**
> 고유감각은 문헌에서 명확하게 정의되지 않고 있다.

사실 기능적인 활동 동안 관절들은 서로 협력적으로 움직이면서 근육으로부터 움직임과 위치에 대한 정보를 받아들이지만, 고유감각 검사방법들은 일반적으로 한 관절의 감각형태를 평가한다. 한 관절 감각상실(예, 앞십자인대 파열)이 기능적으로 중요한 움직임 기능이상을 유발할 수 있는가? 또는 모든 감각입력이 명확하게 상실되지 않은 경우, 이러한 변화에 신경근육계가 적절히 대응하여 기능을 유지할 수 있는가?에 대한 의문이 존재한다. 고유감각 결핍과 고유감각 훈련 또는 운동을 둘러싼 논쟁은 현재 재활방법과 중재방법의 타당성 검증을 위해 필요하다. 이 장의 목적은 현재 시행되고 있는 고유감각 평가와 중재의 특성과 타당도를 기술하는 것이고, 고유감각 또는 운동감각의 치료적 운동의 효과와 효율성을 결정하는데 있어 임상 치료사들에게 도움을 주고, 그리고 삶의 질을 향상시키고 적절한 기능적 목표를 성취하는데 사용되는 치료적 운동을 묘사하는 것이다.

고유감각이란 무엇인가? (WHAT IS PROPRIOCEPTION?)

접촉감각의 한 요소로서, *고유감각(proprioception)(proprio: 자신의; ception: 받아들이는 것)*은 공간에서 신체의 움직임과 위치를 감지하는 중추신경계의 능력으로 정의되어져 왔다.[24-27] Sherrington은[24] 전정수용기, 관절수용기 그리고 근육수용기로부터 중추신경계로 들어오는 감각입력을 묘사하기 위해 이 용어를 사용했다. Boscoe와 Poppele는 움직임과 위치에 대한 의식적인 감각으로 운동감각(kinesthesia)을 정의하였고, 위에 언급된 고유감각의 정의와 동의어로 사용하였다. 1888년에 출판된 *"Muscle Sense", Its Nature and Cortical Localiztion*에서 Bastian은 사지의 움직임과 위치감각 모두를 설명하기 위해 운동감각을 사용하였다. Gandevia 등은[11] 운동감각(고유감각의 동의어)을 3가지 주요 감각을 포함하는 것으로 정의하였다: 관절의 움직임과 위치, 힘, 그리고 근육수축과 관련된 무게(heaviness) 또는 노력(effort) 감각. 이 정의에는 능동적 움직임에 의해 생성되는 힘에 영향을 주는 운동학적 요소를 포함한다. Weiler와 Awiszus[30]는 위치감각, 움직임 파악감각, 힘에 대한 감각, 그리고 노력에 대한 감각이 고유감각의 4대 요소이고, 목적 지향적 움직임과 이동에 필수적이라고 하였다. 마지막으로, Beard[31] 등은 "고유감각에 대한 인정된 정의는 없다"라고 하였고 고유감각을 다음의 3가지 요소로 구성된다고 하였다: 1) 관절 위치에 대한 정적인 인지, 2) 운동감각적 인지(움직임과 가속에 대한 파악), 3) 근육 단단함(stiffness)의 조절과 반사반응을 위해 필요한 닫힌-고리 날활동(closed-loop efferent activity).

정의는 다양하지만, 고유감각은 몸통, 머리, 사지로부터 운동학(kinematics) 및 동역학(kinetics)에 관한 정보를 처리하기 위한 복잡한 감각기능이며, 중추신경계의 모든 수준에 전달되어 공간에서 신체의 움직임과 정확한 위치를 알게 한다. 감각계처럼, 고유감각은 운동조절에 영향을 주는 중요한 기전을 제공한다[11](8장 참조).

> **핵심(Key Point):**
> 고유감각에는 위치, 이동, 속도, 가속, 근육 노력(힘), 그리고/또는 무게감각이 포함된다.

고유감각을 위한 신경해부학적 및 신경생리학적 기초 (NEUROANATOMIC AND NEUROPHYSIOLOGIC BASIS FOR PROPRIOCEPTION)

의지적 활동과 외부 자극에 대한 반응을 하는 인간 움직임 조절은 효율성과 효과적인 방법 측면에서 움직임을 관찰하기 위해 말초감각정보를 이용하는 모든 수준의 중추신경계 에 의해 조절된다. 미리먹임(feed-forward)과 되먹임(feedback)은 특정 환경 내에 주어진 과제를 수행하기 위한 움직임 형태의 수정, 관찰, 그리고 시작을 위해 사용된다[15](**그림 7.1**). 목적 있는 의지적 움직임 그 자체는 말초감각정보에 의존하지 않지만, 시각, 전정, 고유감각적 입력[12]의 상실 또는 변화는 움직임의 정확성과 간결성에 영향을 준다. 이러한 감각입력은 인간에게 정상적인 움직임 동안 사지의 위치, 균형, 그리고 자세에 영향을 주는 정보를 제공한다.[3,6,21,32]

손상의 결과, 수술, 또는 근골격계 질환의 결과로서 어느 한 요소라도 입력이 상실되거나 차단되면, 위치와 움직임 감각이 변경되어 기능에 영향을 주고 장애 또는 재손상을 유발할 것이라는 주장들이 있어 왔다.[3] 그러나 이전에 언급하였듯이, 근골격계 손상 후 고유감각과 움직임 기능이상 사이 관계는 아직 불분명하다.

피부, 관절, 그리고 근골격 조직에 있는 감각기관들은 정적 및 동적 활동 동안 신체분절의 상대적 위치와 움직임에 관한 말초감각정보를 제공한다. 근방추(muscle spindle), 골지힘줄기관(Golgi tendon organ) 그리고 관절 및 피부의 다양한 기계적 수용기들은 고유감각 기능을 보조하기 위해 신체 내에 있는 특수한 감각기관이다[12](**표7.1**)(2, 6, 8장 참조). 척수, 뇌줄기, 중뇌, 소뇌, 그리고 대뇌피질을 포함한 중추신경계의 여러 수준에서 처리되기 위해, 이러한 기계적 수용기들은 기계적 에너지를 전기신호로 전환한다(8장 참조).

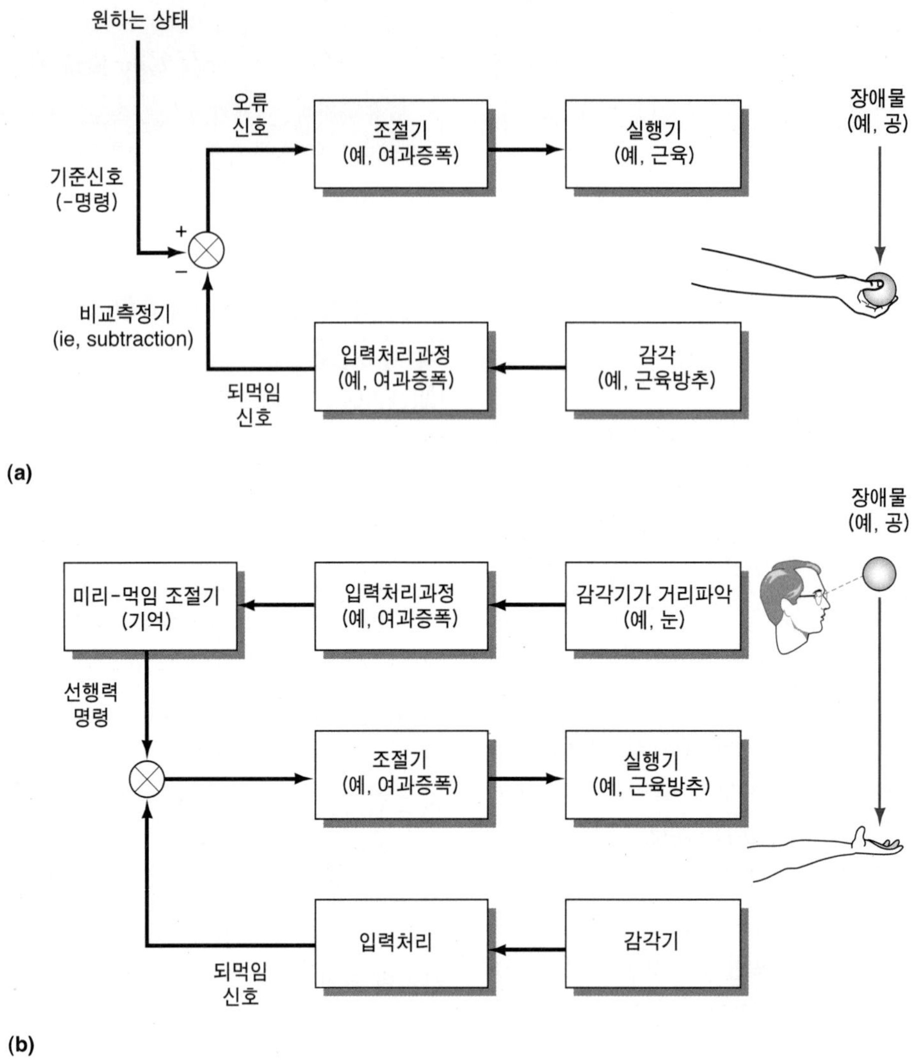

그림 7.1 (a) 되먹임조절: 명령은 원하는 상태를 구체화한다; (b) 미리먹임조절: 명령은 반응을 구체화한다.
(Redrawn form ER Kandel, JH Schwartz, TM Jessell. (eds.), *Principles of Neural Science*, 4th ed. New York: McGraw-Hill, 2000.)

표 7.1 고유감각적인 기계적 수용기의 분류와 설명

구분	서술	섬유형태	섬유	집단기능
피부	루피니(Ruffini)	II(SA)	Aα β	피부신장(예, 원위 손가락사이관절)
관절	루피니	I	A β	관절 각, 과도한 힘 또는 스트레스, 심부 압력
	파치니(Pacinian)	II		
	GTO 형	III		
	자유신경종말	IV	Aδ	신장-민감 자유종말
근육	근방추(spindle)	Ia, II	Aα, Aβ	근육길이와 길이 변화율
	GTO	Ib	Aα	근육 수축성 힘

출처: Rothwell[132], Kandel 등[15], Newton[44], Hogervorst & Brand[45]

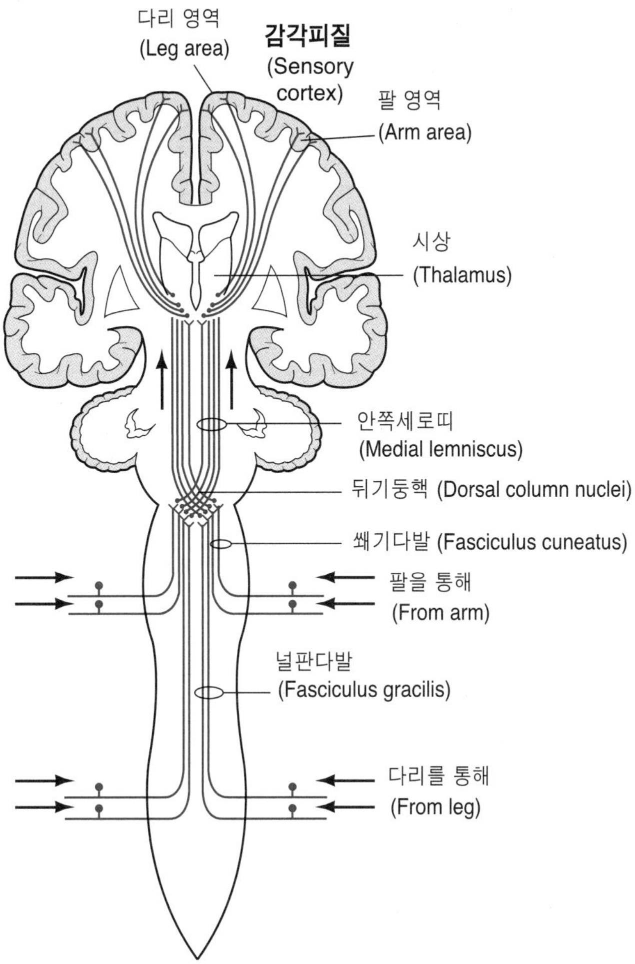

그림 7.2 고유감각을 전달하는 중추신경계에 있는 뒤기둥-안쪽섬유띠 신경로.
(Redrawn from SG Waxman. *Clinical Neuroanatomy*, 24th ed. New York: McGrawhill, 2000.)

> **핵심(Key Point):**
> 고유감각은 공간에서 몸통, 사지, 그리고 머리의 정확한 위치와 움직임을 돕는다.

의식적인 고유감각정보는 척수의 뒤기둥(dorsal column)을 통해 적절한 중추신경계 수준에 전달된다(**그림 7.2**). *널판다발(fasciculus gracilis; 하지)*과 *쐐기다발(fasciculus cuneatus; 상지)*을 포함한 척수섬유띠(spinal lemniscus)는 중뇌를 통과하여 안쪽섬유띠(medial lemniscus)를 통해 몸감각피질(somatosensory cortex)에 연결된다. 무의식적인 고유감각은 앞과 뒤 척수소뇌(spinocerebellar)로(하지)와 쐐기소뇌(cueocerebellar)로와 입척수소뇌(rostrospinocerebellar)로(상지)를 통해 소뇌로 전달된다. 마지막으로, 반사는 근육에 있는 굵은 들(afferent)섬유를 통해 척수수준에서 중재된다. 중추신경계로 전달되는 들입력(특히, 근방추로부터)에 따라, 특정 환경 내에서 주어진 과제를 조절하고 달성하기 위해 적절하게 신체분절의 움직임을 만드는 날(efferent)신호가 만들어진다.[14,15]

근육수용기: 근방추와 골지힘줄기관 (Muscle Receptors: Muscle Spindle and Golgi Tendon Organ(GTO))

근방추(muscle spindle)는 고유감각 정보를 위한 가장 중요한 자원이다. 방추형의 방추속근섬유(intrafusal muscle fiber)는 방추외(extrafusal)근섬유와 평행하게 놓여있으며 수많은 특별 구조를 함유하고 있다(**그림 7.3**). (2장과 8장 참조). 방추속근섬유는 2가지 형태가 있다: 핵주머니(nuclear bag; 동적 및 정적)와 핵사슬(nuclear chain; 정적). 중앙부분은 비탄력성이고 양 끝부분은 탄력성을 가진다. Ⅰa형 들(afferent)종말은 핵주머니와 핵사슬의 중앙부분을 지배한다. Ⅰa 종말은 절대적 근육길이와 근육길이 변화율을 감시한다. Ⅱ형 들섬유종말(또는 이차종말)은 핵사슬의 끝부분과 정적인 핵주머니를 지배하여 단지 절대적 근육길이만 감지한다. 방추속근섬유의 끝부분의 운동을 지배하는 섬유는 정적 및 동적 감마 날(efferent)섬유이다. 근방추 민감성을 유지하기 위해, 감마 날섬유는 방추외근섬유의 짧아짐으로 인해 발생하는 방추속근섬유의 길이를 조정한다. Ⅱ형 날섬유종말인 베타 날섬유는 방추속과 방추외근섬유를 모두 지배한다. 일반적으로, 근방추는 신체움직임과 위치에 대한 정보를 제공하기 위해 근육길이에 매우 민감하다.

골지힘줄기관(Golgi tendon organs, GTOs)은 근섬유와 힘줄사이 접점부위에 있는 감각기관이다. 이들은 골격근섬유와 직렬로 연결되어 있다. GTO의 신장은 콜라겐섬유를 펴지게 만들어, 신경종말을 압박하고 이들을 활성화시키는 원인이 된다. 근방추가 근육길이에 민감한 반면에, 골지힘줄기관은 근육 긴장(tension)의 변화에 민감하다. 일정한

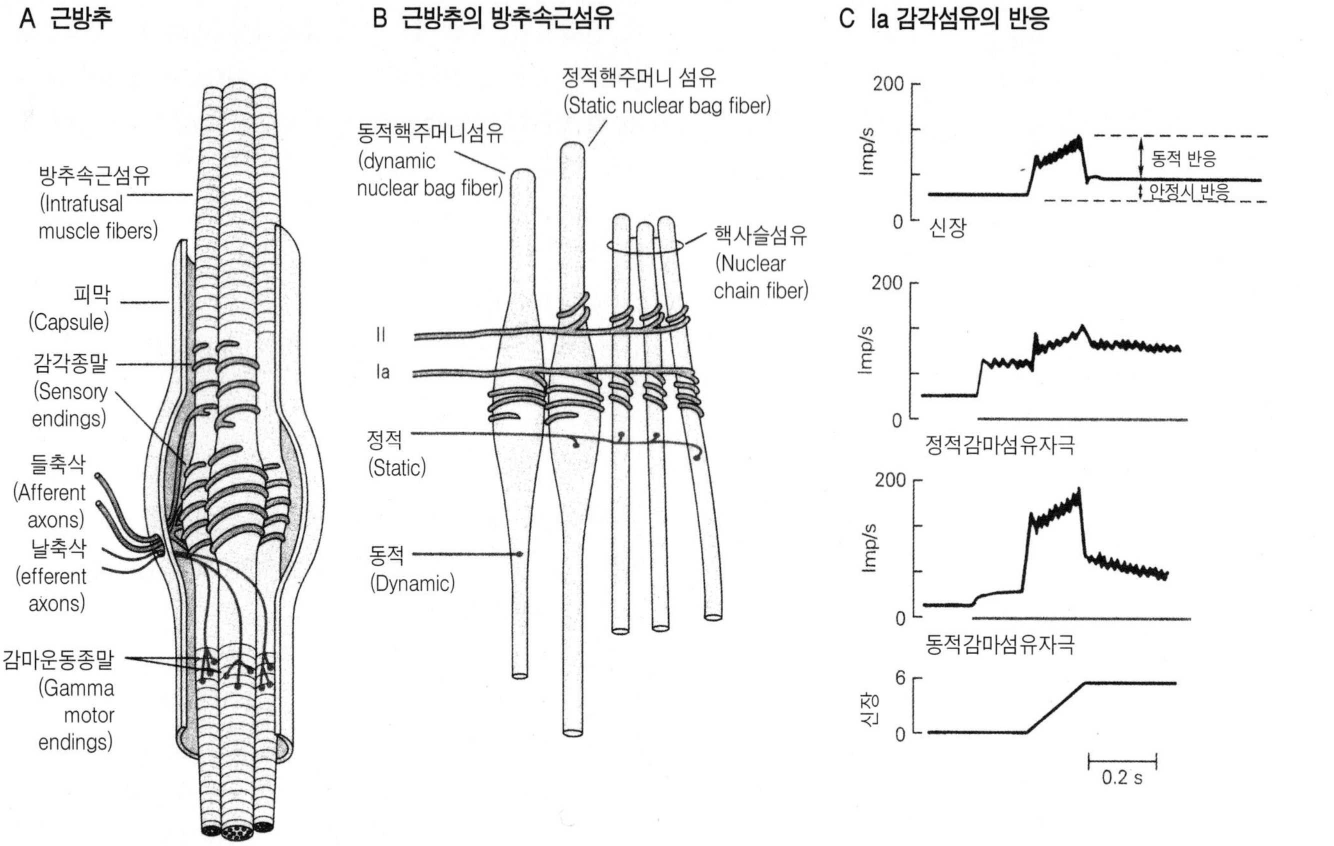

그림 7.3 (a) 근방추; (b) 근방추의 방추속근섬유; (c) 운동신경원의 선택적 활성화를 위한 Ⅰa 신경섬유의 반응.
(출처: ER Kandel, JH Schwartz, TM Jessell.(eds.), *Principles of Neural Science*, 4th ed. New York: McGraw-Hill, 2000.)

근육–힘줄단위 내에서 GTO의 활성 정도는 근육 수축에 의해 유발되는 힘을 측정하는 적절한 기준이 된다(**그림 7.4**). (2장과 8장 참조). 이 기계적 수용기는 Ⅰb 들섬유에 의해 지배를 받고 근육이 수축하는 힘(tension)에 반응하고, 약하기는 하지만 근육길이 변화에도 반응한다.[15] Rymer와 D'Almeida는[33] 근육 수축에 의해 유발되는 GTO의 활성화는 고유감각에 영향을 준다고 주장한다. Dietz와 Duysens는[34] 서기와 보행조절을 위해 GTO는 감각정보에 중요한 영향을 미친다고 주장한다. 다양한 각도에서 체중부하 상태와 체중부하가 없는 상태에 따른 무릎관절 감각의 차이, 그리고 위치재현을 알아보기 위해 능동과 수동 움직임 동안 무릎관절 위치감각의 차이를 여러 연구자들이 발견하였다.[35-38] 그러나 현재 사용중인 고유감각 측정에 GTO가 미치는 영향의 범위와 특성뿐만 아니라 근방추와 관련한 영향은 명확하게 확립되지 않고 있으며 더 많은 연구가 필요한 사항이다.

> **핵심(Key Point):**
> 고유감각을 위한 일차적 수용기는 근방추이다.

관절수용기: 피막 및 인대의 기계적 수용기 (ARTICULAR RECEPTORS: CAPSULAR AND LIGAMENTOUS MECHANORECEPTORS)

많은 연구자들이 피막(capsule)과 인대를 포함한 관절구조 내에 있는 여러 형태의 기계적 수용기를 보고하여 왔다.[39-42] 무릎에서, *루피니 수용기(Ruffini receptor)*는 느리게 적응하면서 저역치를 보이는 Ⅰ형 수용기로서 신장수용기로 작용하는 것으로 여겨지며 피막의 표피 섬유층에 위치하고 있다(6장과 8장 참고).[9,41,43-54] *파시니 수용기(Pacini*

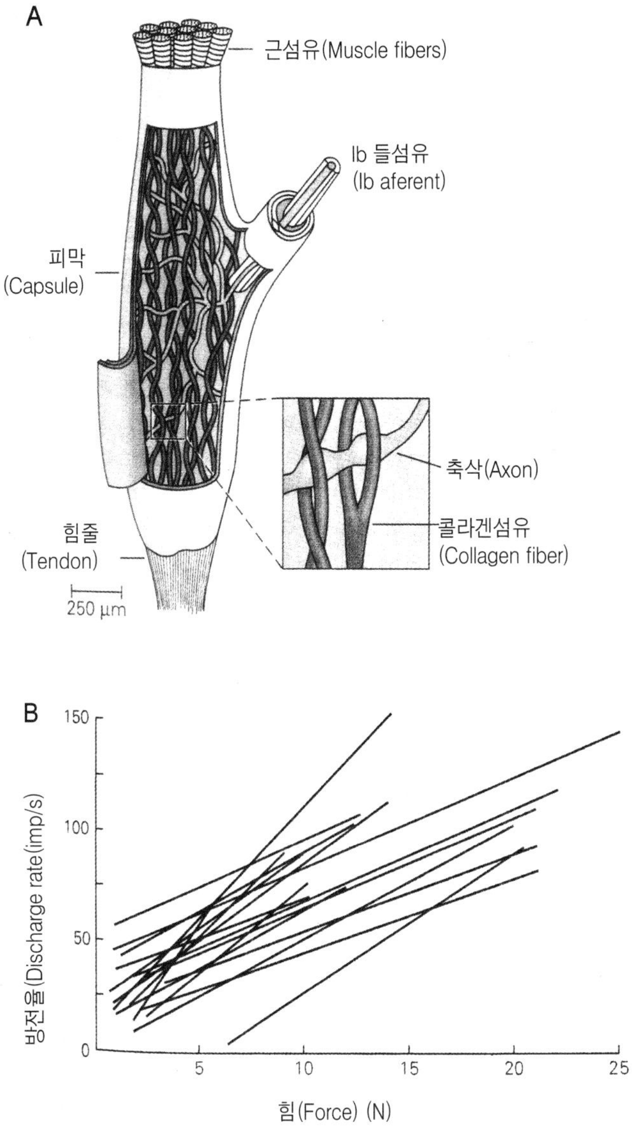

그림 7.4 근육의 수축 때문에 골지힘줄기관이 신장될 때, 들(afferent)축삭은 콜라겐(collagen)섬유에 의해 눌리면서(a) 활성화되거나 방전율이 높아진다. 골지힘줄기관의 방전율은 근육에서 힘이 형성됨을 나타내는 신호이다(b). (출처: ER Kandel, JH Schwartz, TM Jessell.(eds.), *Principles of Neural Science*, 4th ed. New York: McGraw-Hill, 2000.)

*receptor)*는 빠르게 적응하는 Ⅱ형 수용기이며 관절 내 압력에 반응한다. 또한 Zimny는 이 수용기들이 움직임 시작과 중지에서 활성화 되므로 가속과 감속을 감지한다고 보고한다.[41] GTO와 비슷한 Ⅲ형 수용기는 인대뿐만 아니라, 피막에서도 발견된다.[15,46] Ⅲ형 자유신경종말은 고역치 기계적 수용기로 작용하며, 염증이 있는 상황에서 더욱 민감해지며(역치가 낮아짐), 신경펩티드를 분비하여 국소 효과기(effector)로 작용한다.[43-45,47] 인간의 앞십자인대에서, 루피니, 파시니, 그리고 자유신경종말의 존재는 좋은 증거가 된다(6장과 8장 참조).[40,41,45]

이러한 관절의 기계적 수용기의 민감성은 알려져 있지만, 고유감각에서 이들의 특수한 역할에 대한 의문은 존재한다. Grigg는[9,10,47] 관절과 인대 수용기들이 기본적으로 관절 회전 끝부분에서 활성화되기 때문에 움직임의 한계를 감지하는 역할을 한다고 말한다. 따라서 관절이 정상적인 생리적 범위 내에서 움직일 때 정상적인 움직임 동안 관절위치와 움직임에 대한 일차적 감시자로 작용하지 않을 것이다. 그러나 다른 연구자들에 의하면, 동물실험인 경우 중간범위에서 기계적 수용기가 활성화된다는 증거는 제한적이라고 지적한다.[48,49]

손가락사이 관절인 경우, 손에 있는 들신경에 대한 미세신경검사는 매우 느리고, 작고, 수동적인 각 이동 동안 작용근(agonist)-대항근(antagonist)의 길이(근방추)에 대한 정보입력 없이도 적절한 위치감각이 발생한다는 증거를 제공한다.[1,11,13,50] 그러나 빠르게 손가락관절을 움직이는 경우(생리적 관절움직임 범위 내에서 능동적 움직임), 근방추의 정보입력 상실은 결국 위치감각 손상을 유발한다. 그러나 하지의 관절인 경우, 느리고 작은 이동에 대한 감지는 근방추의 정보입력에 의존하는 것 같다.[1,15,51] 비록 근방추의 정보입력을 보조하는 것이지만, 특히 능동적인 생리적 움직임 동안 피막과 인대수용기들은 하지관절에서 위치와 움직임 감각을 제공할 수 있을 것이다.[11,40] Gandevia 등은[11] 근육, 관절, 그리고 피부 기계적 수용기로부터 나오는 엉켜져있는 방전(discharge)은 사지 움직임과 위치를 암호화할 수 있는 능력을 가진 중추신경계에 의해 이용될 것이다. 정확한 위치와 움직임 정보를 만들기 위해 이 총체적 정보를 중추신경계가 암호화하고 처리하는 방법은 아직 밝혀지지 않고 있다.

핵심(Key Point):

관절주변 기계적 수용기(인대와 피막)와 피부 기계적 수용기는 이차적으로 고유감각 정보를 제공한다.

고유감각을 위한 들정보의 일차적 근원에 대한 증거 (EVIDENCE FOR A PRIMARY SOURCE OF AFFERENT INFORMATION FOR PROPRIOCEPTION)

고유감각 정보의 일차적 근원에 관한 논쟁은 수년 동안 지속되어져 왔다. 1950년대와 1960년대 동안, 실험적 증거에 의거한 우세한 관점은 관절수용기들이 고유감각 정보의 일차적 근원이라는 것이다.[52] 1960년대에, 움직임과 관련된 감각정보의 일차적 근원으로 근방추가 언급되기 시작하였다. 1970년대부터 현재까지는 고유감각에서 근방추의 일차적 중요성이 더욱 견고하게 확립되고 있다.

고유감각 정보의 일차적 근원이 근방추라는 여러 증거들이 있다.[11,15] 첫째, 근육 진동연구에서, 진동이 적용된 근육의 활동과 반대방향에서 위치와 움직임에 대한 지각적 오류가 보고되었다.[53] 이러한 지각적 오류는 기능적 및 실험적 활동 동안 사지와 몸통에서 나타났으며, 말초 신경병증으로 인한 감각결핍을 가진 환자를 대상으로(예, 당뇨병) 관절각 재현 검사 동안 진동의 영향은 줄어들었다.[54] 둘째, 피막제거술 또는 관절안 인대 제거를 동반한 전체관절대치술(total joint replacement)을 받은 환자에서 고유감각은 변화지 않는다.[55-57] 셋째, 관절마취로 인해 정확한 능동적 움직임 형태가 없어지거나 감소되지는 않는다. Barrack 등은[58] 정상인에서 무릎관절내 마취가 보행변수 또는 고유감각을 변경시키지 못함을 보고하면서, 고유감각은 관절 또는 인대 수용기보다는 근육에 의해 중계된다고 주장하였다. 넷째, 근육피로는 고유감각 결핍을 유발한다. 위치재현과 수동적 움직임을 감지하는 역치를 측정하여 고유감각 결핍여부를 측정하였다.[59-62] 마지막으로, 움직임은 운동감각의 명료도를 높인다. 이는 근방추가 일차적인 역할을 수행한다는 의미이다.[11] 그러나 중추신경계가 이용 가능한 고유감각 정보는 다양하다는 것을 다시 한번 인식해야 하고, 이 정보는 특정 과제를 위한 신체분절의 위치와 움직임을 결정하기 위해 상대적인 정보를 제공하는 수단으로 처리될 수 있다.

> **핵심(Key Point):**
>
> 중추신경계는 신체분절 위치와 움직임을 결정하기 위해 모든 수용기 정보를 이용한다.

고유감각 검사(TESTING PROPRIOCEPTION)

문헌에서, 고유감각은 기본적으로 사지 위치의 변화와/또는 특정 관절각에서 사지의 정확한 위치를 파악하는 능력으로 결정된다. *수동 움직임을 파악하기 위한 역치(threshold to detection of passive motion)*는 사지 위치 변화를 파악하기 위해 요구되는 가장 작은 각이동을 결정하는 것으로, 각도로 측정된다. 정상인인 경우, 이 움직임은 1-2° 또는 그 이하이다.[14,52] 사지는 느린 각속도로 수동적으로 움직여진다(범위 0.1°/초에서 2.0°/초). 대상자는 앉거나 **(그림 7.5)** 누운 자세**(그림 7.6)**에서 검사를 받고, 몸감각(somatosensory) 정보를 증폭하기 위한 시각 및 청각적 자극은 제공하지 않는다. *위치재현(reproduction of position)*은 초기 관절각에 대한 사지 위치의 정확성을 검사하는 것으로 반대쪽 또는 같은쪽 사지로 위치를 재현하는

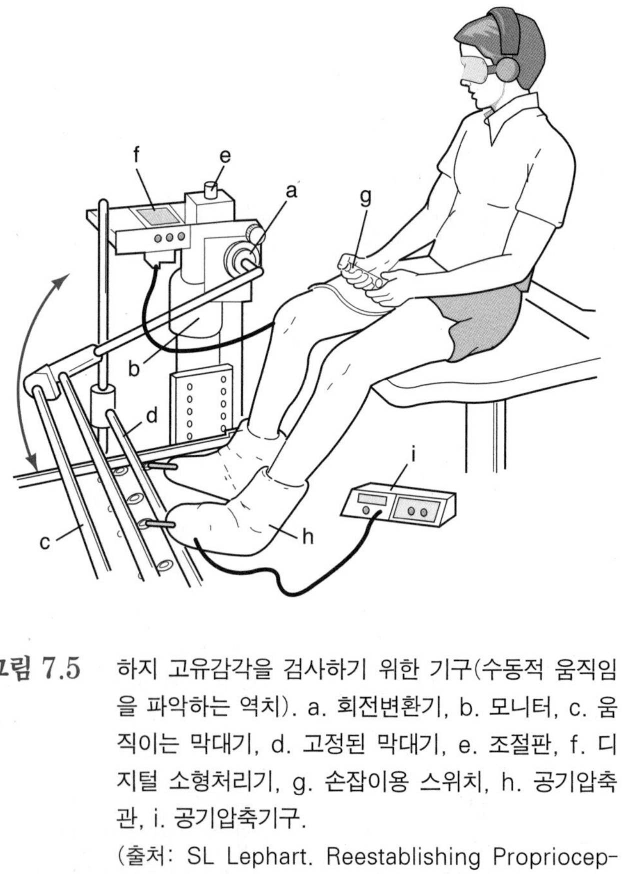

그림 7.5 하지 고유감각을 검사하기 위한 기구(수동적 움직임을 파악하는 역치). a. 회전변환기, b. 모니터, c. 움직이는 막대기, d. 고정된 막대기, e. 조절판, f. 디지털 소형처리기, g. 손잡이용 스위치, h. 공기압축관, i. 공기압축기구.
(출처: SL Lephart. Reestablishing Proprioception, Kinesthesia, Joint Position Sense, and Neuromuscular Control in Rehabilitation. In WE Prentice (ed.). *Rehabilitaion Techniques in Sports Medicine*. St. Louis:Mosby, 1994.)

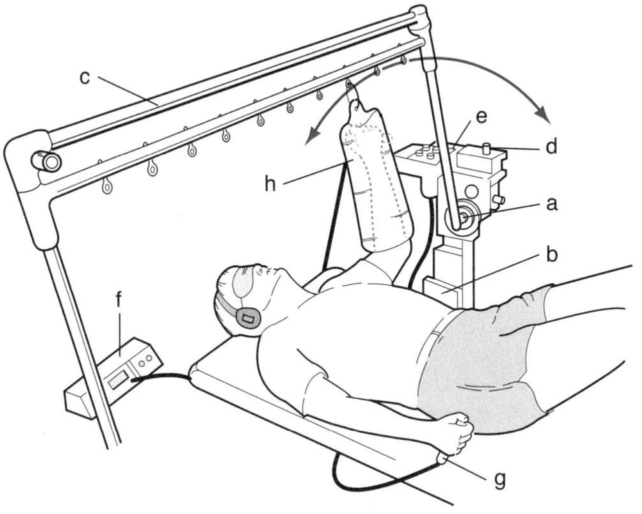

그림 7.6 상지 바깥돌림(external rotation)과 안돌림(internal rotation)을 위한 검사도구(수동적 움직임을 파악하는 역치). a. 회전변환기, b. 모니터, c. 움직이는 막대기, d. 고정된 막대기, e. 조절판, f. 디지털 소형처리기, g. 손잡이용 스위치, h. 공기압축관. (출처: SL Lephart. Reestablishing Proprioception, Kinesthesia, Joint Position Sense, and Neuromuscular Control in Rehabilitation. In WE Prentice (ed.). *Rehabilitaion Techniques in Sports Medicine*. St. Louis:Mosby, 1994.)

것이다. 위치재현은 수동과/또는 능동적으로 수행될 수 있다. 관절위치감각의 정확성은 초기 관절각과 재현 관절각 사이 차이로 결정된다. 절대적 각 오차(단지 크기만 고려), 실제 또는 규칙적(constant) 오차(방향과 크기), 그리고 변수오차(표준편차 또는 오차변이)는 위치재현을 결정하는 변수들이다. 절대적 각 오차는 가장 모순 없이 기록된 측정치이다. 시각적 정보를 차단한 채, 방법에 따라 다르지만 검사 동안 대상자는 앉거나, 뒤로 기울어지거나, 또는 선다 **(그림 7.7)**. 정상적인 위치재현 오차는 일반적으로 1°-5° 사이이다. 또한 위치재현은 각도계시각척도(goniometric visual analog) 무릎모형을 이용하여 인식된 무릎 위치로 검사를 할 수 있다. 검사를 받는 무릎이 초기 관절각에 놓여진 후 대상자는 각도기에 무릎 굽힘각을 재현한다. 초기 관절각과 각도기에 재현된 각 사이 차이는 대상자에 의해 인식된 절대적 각오차이다.[63,64]

저자들은 관절위치감각 측정으로 위치재현과 움직임 감각 또는 운동감각의 측정치로 수동적 움직임을 파악하는 역치로 표현한다.[3] 이러한 두 측정법은 다른 신경기전을 이용하는 것처럼 보일 수 있지만, 고유감각을 결정하는 두 측정법 사이 관계에 대한 신경생리학적 기전은 명확하게 알려지지 않았다. Skinner 등은[65] 수동적 움직임을 파악하는 역치와 위치재현 사이 약하지만 유의한 상관성($r=0.29$, $r^2=0.084$)을 보고하였다. 이는 위치재현오차에서 변이는 역치측정에 거의영향을 미치지 않음을 의미한다.

근육반사 잠복기는 하지에서 무의식적 고유감각을 검사하기 위해 사용되어져 왔다. Beard 등은[31,66,67] 무릎관절 고유감각을 측정하기 위해 반사적 넙다리뒤근(hamstring) 수축 잠복기를 검사하였다. 검사 동안, 앞쪽으로 이동하는 힘은 정강이뼈에 가중되었고 넙다리뒤근의 반사적 발사(firing)에 대한 잠복기는 근전도로 기록하였다. 잠복기가 증가하는 것은 척수수준에서 고유감각 결핍이 있음으로 해석된다. Beard 등은 앞십자인대 결함을 가진 대상자들이 잠복기가 증가하였고, 또한 고유감각 훈련 후 반사적 넙다리뒤근 수축 잠복기가 감소하였다.[31,66,67] 그러나 비슷한 실험에서, Jennings와 Seedholm,[68] 그리고 Klein 등은[69] 이러한 소견을 얻을 수 없었다. 갑작스런 외부자극에 대한 하지 근육의 반사적 잠복기는 발목관절에서 고유감각 결핍을 알아보는 방법으로 시행되고 있다.[70]

수동적 움직임을 파악하는 역치와 위치재현에 관한 타당성은 문헌에서 다루어지지 않고 있지만, 이러한 방법들은 일반적으로 고유감각을 검사하기 위한 "황금기준"으로 사용되고 있다. 수동적 움직임을 파악하는 역치에 대한 검사-재검사 신뢰도는 거의 보고되지 않고 있지만, 한 연구에서

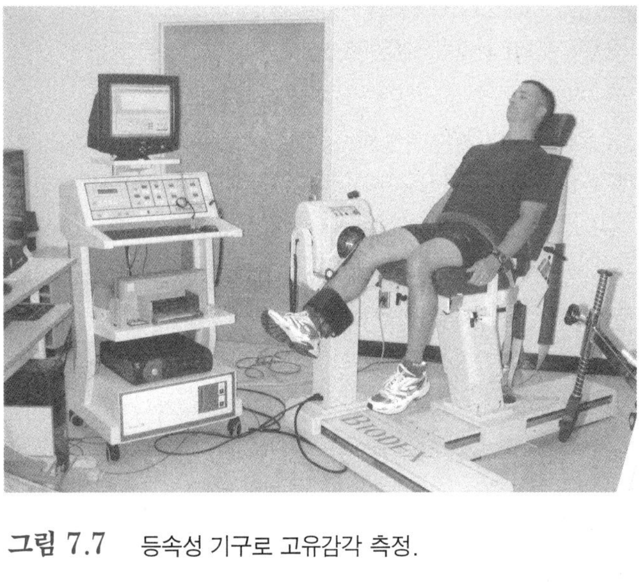

그림 7.7 등속성 기구로 고유감각 측정.

급간상관계수(intraclass correlation coefficient, ICC)(r=0.92)를 보고하였다.[71] 또한 위치재현에 대한 검사-재검사 신뢰도도 거의 보고되지 않고 있다. 위치재현의 신뢰도는 의문스럽다. 왜냐하면 위치재현에 대한 검사-재검사 신뢰도를 결정하는 이전의 연구들이[35,36,72-75] 중등에서 불량한 등급을 받은 급간상관계수를 제시하였기 때문이다. 이들 연구자들은 위치재현이 고유감각을 위한 매우 정교한 검사가 될 수 없다고 제의하였다. Marks는[75] 위치재현 신뢰도를 위해 급간상관계수의 이용이 부적절하다고 제의하고 좀 더 정확한 측정을 위해 측정표준오차(standard error of measurement, SEM)의 사용을 주장하였다. 그는 반복 측정된 위치재현 오차값의 SEM이 초기 오차값의 95% 신뢰구간 내(또는 기대변동 내)에 있음을 알았다. Ogard는[36] 체중지지 상태에서 위치재현의 검사-재검사 신뢰도가 불량(ICC 2,1, r=0.36)이었지만, SEM 값이 기대변동 내에 있음을 보고하였다. 이것은 Marks의 결과와 일치한다. 이러한 결과로 볼 때, 위치재현연구로부터 고유감각 결핍에 대한 결론은 매우 신중하게 해석되어져야 한다.

> **핵심(Key Point):**
>
> 일반적인 고유감각 검사에는 체중지지 없는 상태에서 느린 각속도로 수행되는 수동적 움직임을 파악하는 역치, 그리고 체중지지가 있거나 없는 상태에서 능동/수동적으로 수행되는 위치재현이 있다.

무릎관절의 고유감각 (Knee Joint Proprioception)

무릎, 어깨, 발목관절에 대한 고유감각 연구는 흔하지만, 척추와 다른 사지에 대한 연구는 적은 편이다. 무릎관절 고유감각을 검사하기 위해 위치재현이 사용된다. 특히 능동적 위치재현이 흔히 사용된다. 무릎넙다리통증(patellofemoral pain)을 가진 사람, 앞십자인대 재건술을 받은 사람, 또는 앞십자인대 결핍을 가진 환자에서 고유감각 변화는 거의 없다. 고유감각 측정으로 수동적 움직임을 파악하는 역치를 이용하는 연구에서는 고유감각의 변화가 있는 것도 있고 없는 것도 있었다. 이러한 다른 결과는 방법론적 차이 때문일 수 있다. 따라서 고유감각 변화에 대한 임상적 또는 기능적 중요성에 대해 의심할 필요가 없다. 게다가, 이러한 연구결과의 방법론적 차이를 비교하기도 힘들다.

Barrack 등은[76] 앞십자인대 결핍이 무릎의 고유감각에 미치는 영향에 대해 가장 먼저 발표하였다. 손상을 받은 무릎을 건측 또는 대조군과 비교하면, 수동적 움직임을 파악하는 역치(이들의 연구에서 관절위치감각에 대한 측정치)는 떨어진다. 무릎굽힘 30-40°에서 검사를 시행한 결과, 무릎에서 차이는 거의 1°정도(2.57°±0.59° 대 3.56°±1.22°)이었다. 좀 더 최근 연구인 Borsa 등은[71] 앞십자인대 결핍을 가진 환자를 대상으로 수동적 움직임을 파악하는 역치를 검사하였다. 그 결과, 무릎굽힘 15°에서 시작하여 완전히 펼 때만 역치가 떨어졌다. 45°에서 구부리거나 펴는 동작, 그리고 15°편 상태에서 굽힘으로 가는 동작에서 수동적 움직임을 파악하는 역치는 영향을 받지 않았다. Barrack 등의[76] 연구와 비교하여 이들의 연구에서 역치의 크기는 더 낮았다(거의 0.8에서 1.1°). Borsa 등은[71] 수동적 움직임을 파악하는 역치가 15°굽힘 상태에서, 구부리는 쪽으로 움직이는 것보다 펴는 쪽으로 움직일 때 더욱 민감하다는 것을 알았다(약 0.2°차이). Borsa 등은[71] 대조군은 검사하지 않았지만, Barrack 등은[76] 대조군을 검사하였다. 각 이동을 결정하는 방법은 각각의 연구마다 다르다; 그러나 검사 각속도는 두 연구에서 동일하다(0.5°/초).

> **핵심(Key Point):**
>
> 손상이나 수술이후 무릎의 고유감각 검사결과는 다양하다.

이러한 결과는 고유감각을 평가하는데 다른 변수가 작용할 수 있음을 의미한다. 위의 연구에서, 관절각이 역치명료도(threshold acuity)에 영향을 줄 수 있는 것으로 나타났다. Lephart 등은[77] 앞십자인대 재건술을 받은 환자를 대상으로 한 연구에서 Borsa 등[71]의 연구와 비슷한 결과를 얻었다. Grigg가[9] 언급한 것처럼, 이 결과는 관절가동범위 끝부분을 감지하는 감각으로 앞십자인대의 중요성을 제안하는 것 같다. 또한 Borsa 등은[71] 한발 뛰기 거리와 수동적 움직임을 파악하는 역치 사이 유의한 역상관관계를 보고하였다. 이는 두 측정법 사이 기능적인 관계가 있음을 보여주는 것이다. 이 결과는 수동적 움직임을 파악하는 역치가 체중지지를 하지 않은 한 관절에서, 기능적인 움직임보다 느린 속도로 평가된다는 것이 흥미롭다. 무릎에 있는 다른 고유감각에 대한 연구에서 이런 특수 관계는 조사되지 않고 있다. 그러나 Gauffin과 Tropp는[78] 손상후 10년이 지난 앞십자인대 결핍이 있는 환자의 경우 한발 뛰기 동안 근육활성화 형태와 무릎 생체역학이 변경된다는 것을 알아내었다. 이는 앞십자인대 손상후 피막인대 부하를 줄이기 위해 보상 또는 변화된 움직임 형태를 보이기 때문이다. 이것이 운동기능의 적응 결과인지 또는 감각결핍의 결과인지가 밝혀지지 않아 연구가 필요한 부분이다. 다른 연구자들도 하지 손상 후 적응적인 기능변화를 보고하였고 이러한 변화는 고유감각 결핍 또는 신경근육 적응과 관련된 것으로 추측하고 있다.[79-82]

비록 통계적 분석은 시행되지 않았지만, Corrigan 등은[83] 대조군과 앞십자인대 결핍을 가진 집단 사이 수동적 움직임을 파악하는 역치의 차이가 있음을 보고하였다. Barrack 등[76]과 비슷하게, 검사를 시작하는 무릎 위치는 굽힘 35°이었다. 손상된 무릎의 역치 측정치는 Barrack 등[76]의 결과보다 작았고 Borsa 등[71]의 결과와 비슷하였다. 또한 Friden 등은[84,85] 급성 앞십자인대 결핍을 가진 사람은 수동적 움직임을 파악하는 역치가 유의하게 증가함을 보고 하였다. 하지만, 손상 후 한달이 경과하거나 손상이 없는 대조군과 비교하는 경우 유의한 변화는 없었다. 게다가, 앞십자인대 결핍이 있는 대상자는 능동 또는 시각척도 위치재현검사에서 차이를 보이지 않았다. Wright 등은[86] Corrigan 등[83]이 사용한 방법을 이용하여 앞십자인대 결핍이 있는 사람을 대상으로 수동적 움직임을 파악하는 역치를 조사한 결과 어떤 차이도 발견하지 못하였다. MacDonald 등은[87] 한쪽 앞십자인대 결핍을 가진 사람을 대상으로 손상측과 건측의 수동적 움직임을 파악하는 역치를 비교한 결과 유의한 차이를 확인하였지만, 대조군과 비교할 때는 유의한 차이를 확인할 수 없었다. Beynnon 등은[88] 앞십자인대 결핍을 가진 사람은 평균 0.28°의 수동적 움직임을 파악하는 역치결함을 보이지만, 이 작은 결함으로 인한 임상적 중요성에 대해서는 의문이 생긴다고 결론을 내렸다. 이들은 대조군을 검사하지 않았다. Pap 등은[89] 앞십자인대 결핍군과 대조군 사이 수동적 움직임을 파악하는 역치의 차이를 확인하지 못했지만, 대조군에 비해 움직임 시작 또는 끝을 인식하는 능력이 떨어짐을 알았다. 검사 움직임속도(0.1°/초에서 0.85°/초) 증가에 따라 실패율이 감소(예, 고유감각 증진)하는 것은 수동적 움직임을 파악하는 역치가 속도에 영향을 받는다는 것을 의미한다. 연구자들은 수동적 움직임을 파악하는 역치 검사하나만으로는 고유감각을 정확히 측정할 수 없다고 결론을 내렸다. 또한 움직임 시작에 대한 감지 실패율은 고유감각 검사에 필수적으로 포함되어야 한다고 하였다. 수동적 움직임을 파악하는 역치에 대한 이러한 갈등적 결과로 인해, 앞십자인대 결핍이 있는 사람에서 고유감각 손상여부에 대한 결론은 내릴 수가 없다.

수동적 움직임을 파악하는 역치검사는 앞십자인대 재건술을 받은 사람에게도 시행되었다. Lephart 등은[77] 무릎굴곡 15°에서 시작하여 대상자가 무릎을 펴거나 구부릴 때만 결핍이 발견되고, 45°에서는 변화가 없었다. 이는 Borsa 등이[71] 앞십자인대 결핍 환자를 대상으로 한 연구결과와 비슷하였다. Lephart 등에[77] 의해 보고된 결핍정도는 약 1° 미만으로 작았으며, 대조군과 비교되지 않았다. 또한 MacDonald 등은[87] 비록 평균 0.2°의 차이는 보였지만, 대조군과 앞십자인대 재건술을 받은 환자 사이 수동적 움직임을 파악하는 역치의 차이가 없음을 보고하였다. Co 등은[90] 앞십자인대 손상측과 건측을 비교할 때 앞십자인대 재건술 후 수동적 움직임을 파악하는 역치가 유의한 차이가 있음을 보고하였다. 그러나 대조군과 비교하면, 수동적 움직임을 파악하는 역치가 유의한 차이를 보이지 않았다. 많은 연구 자료를 수집하고 분석한 결과, 앞십자인대 재건술을 시행한 집단에서 수동적 움직임을 파악하는 역치는 실질적으로 작아지는 것으로 나타났다(명료도 증가). 하지만 역치차이는 0.75°보다 크지 않았다. 이러한 연구들은 앞십자인대 재건술 또는 결핍이후 고유감각 결핍이 보편적으로 나타나는 것이 아니며, 비록 통계적으로 유의한 차이를 보이지만 이러한 작은 차이가 임상적 또는 기능적으로 미치는 영향에 대해서는 불분명하다는 것을 의미한다. 한 관절에서 고유감각 결핍이 유의한 기능 상실을 유발하는 기준점을 확립하는 것은 고유감각 검사 효율성을 위해 중요하다.

> **핵심(Key Point):**
>
> 한 관절검사를 통해 측정된 고유감각 결핍이 의미를 가지기 위해서는 유의한 기능상실을 유발하는 기준점이 결정되어야 한다.

무릎관절 고유감각을 위한 수동적 및 능동적 위치재현검사는 일반적으로 앞십자인대 손상 후, 또는 재건 후 유의한 차이가 없다. Co[90] 등은 앞십자인대 재건술을 받은 사람을 대상으로 수동적 또는 상대적(반대 다리) 위치재현의 차이를 발견하지 못하였다. Harter[91] 등과 Diver[92] 등은 앞십자인대 재건술을 받은 사람을 대상으로 다양한 상태에서 위치재현을 검사한 결과 비슷하게 차이가 없음을 보고하였다. Orgar[36]는 앞십자인대 재건술을 받은 사람을 대상으로 체중지지하고 선 상태 또는 지지하지 않은 상태에서 고유감각 상실을 알아본 결과 차이가 없음을 보고하였다.

앞십자인대 결핍 또는 앞십자인대 재건술을 받은 사람을 대상으로 고유감각을 위해 시각척도 위치재현을 한 경우는 서로 다른 결과를 보였다. Barrett[63]는 앞십자인대 결핍 또는 앞십자인대 재건술을 받은 사람들을 대상으로 한 연구에서 실제 무릎위치에 대한 지각에서 차이가 있음을 보고하였다. 측정 신뢰도는 우수(good; r=0.81)로 보고 되었다.[63,64] 또한 Barrett[63]는 시각척도 위치재현 오차와 대상자의 만족도(r=0.90), 그리고 무릎관절 기능에 대한 주관적 측정(r=0.84) 사이 강한 관련성이 있음을 알았다. 반대로, Friden[84] 등은 급성 앞십자인대 결핍을 가진 사람에서 시각척도 위치재현 오차차이를 발견하지 못하였다.

> **핵심(Key Point):**
>
> 다양한 방법이 사용되어 연구결과를 비교하고 해석하는데 제한이 있다.

무릎에서 다른 병리상태를 가진 사람에 대한 고유감각 검사들은 좀 더 비슷한 결과를 보여 왔다. 전체무릎관절성형술(total knee arthroplasty, TKA)을 시행한 사람을 대상으로, Barrett[64] 등은 시각척도 위치재현을 사용하여, TKA를 시행한 집단이 같은 연령대의 골관절염 환자보다 더 작은 오차를 보였지만 골관절염이 없고 젊은 층의 사람보다 더 큰 오차를 나타낸다고 하였다. 골관절염 때문에 TKA를 시행한 사람을 대상으로, Skinner[56] 등에 의해 보고된 수동적 위치재현 검사결과는 Barrett[64] 등의 결과와 매우 유사하였다. 이러한 결과는 고유감각을 위한 시각척도 위치재현검사(위치감각)가 타당하다는 것을 말한다. Pai[93] 등은 같은 연령대의 대조군 및 더 젊은 층과 비교하여 골관절염이 있는 사람의 경우 고유감각(수동적 움직임을 파악하는 역치) 결핍이 있음을 발견하였고, 비록 기능적 상태 점수는 수동적 움직임을 파악하는 역치 변동의 약 16%만 반영하지만, 고유감각과 질환-특이성 기능적 상태 사이 관련성(r=0.397, r^2=0.158)이 있음을 보고하였다. 이러한 연구에서 나이는 고유감각 결핍과 양적 상관성을 보였다. 나이와 골관절염은 고유감각 변화와 관련된 일부 기능변화에 영향을 미치는 확실한 요인이다. 그러나 이러한 결핍의 기능적 중요성은 아직 결정되지 않고 있다.

이러한 결과와 반대로, Pap[94] 등은 관절병 및 손상이 없는 대조군에 비해 TKA를 시행한 사람이 움직임 시작과 끝에 대한 인식실패뿐만 아니라, 수동적 움직임을 파악하는 역치가 더욱 좋지 않았다고 보고하였다. 또한, 임상적 측정치와 수동적 움직임을 파악하는 역치값 사이에는 관련성이 없었고, 관절병이 있는 집단보다 TKA를 시행한 집단이 기능점수가 유의하게 향상됨을 알 수 있었다.[94] 연구자들은 TKA의 결과 질병이 있는 수용기가 절제되지만, 기능이 향상된다고 결론을 내렸다. 흥미롭게도, 피막을 절제하는 전체엉덩관절성형술인 경우 고유감각 결핍이 생긴다는 연구결과는 아직 없다.[55,57]

Jerosch와 Primka[95]에 의하면, 손상이 없는 대조군과 비교하여 지속적으로 무릎뼈 어긋남(dislocation)이 있는 사람은 고유감각 결핍이 존재한다. 중간범위(60° 굽힘)보다 무릎움직임 중 양 끝부분(무릎 굽힘 10°와 80°)에서 오차는 더욱 작음을 알 수 있었다. 이러한 결과는 명료도와 관련된 고유감각의 관절각 특이성에 관한 Borsa 등[71]과 Lephart[77] 등의 결과를 지지하는 것이다. 놀랍게도, 수동적 움직임을 파악하는 역치의 결함이 있는 사람들을 대상으로 고유감각 훈련 전-후 비교를 실시한 연구는 아직 없다. 무릎넙다리통증(patellofemoral pain)을 가진 사람을 대상으로, 체중지지 상태(선 자세)와 비체중지지 상태(앉은 자세)에서 위치재현을 비교한 두 연구는 서로 다른 결과를 보였다. Kramer[74] 등은 무릎넙다리통증을 가진 사람에서 위치재현이 유의한 차이가 없다고 하였다. 반면에 Baker[96] 등은 무릎넙다리통증을 가진 사람인 경우, 두 검사 상황 모두에서 유의하게 위치감각 오차가 있음을 보고하였다. 이러한 서로 상반되는 결과는 무릎관절각을 측정하는 방법이 다르기 때문일 것이다. 이러한 결과에 기초하여 Baker[96] 등은 무릎넙다리통증을 가진 사람을 관리할 때 고유감각 재훈련이 필요하다는 결론을 내렸다. 그러나 연구자들은 이러한 환자를 대상으로 고유감각 훈련을 통해 고유감각이 실제적으로 향상된다는 증거를 제시하지 못하고 있다.

무릎에서 고유감각 결핍과 관련된 연구결과를 요약하면,

다음과 같을 것이다: 1) 위치재현과 수동적 움직임을 파악하는 역치로 평가되는 고유감각은 나이와 피로에 영향을 받는다; 2) 골관절염을 가진 사람인 경우 고유감각이 영향을 받을 수 있고, TKA는 고유감각 결핍을 줄일 수 있다; 3) 통계적 증거는 있지만, 앞십자인대 손상, 앞십자인대 결함, 앞십자인대 재건술, 그리고 무릎넙다리통증증후군 후 고유감각 결핍과 관련된 임상적 및 기능적 증거는 아직 명확하지 않다; 4) 무릎관절의 문제가 있는 사람을 치료하는 경우, 많은 연구자들이 이전의 전통적 근력강화 운동이외에 추가적으로 고유감각 훈련을 위한 프로그램을 추천하고 있지만, 고유감각 훈련의 결과로서 고유감각이 향상되었다는 직접적인 증거는 없다.

> **핵심(Key Point):**
>
> 고유감각 결핍에 의해 무릎의 기능적 제한이 발생한다는 증거는 아직 명확하지 않아 더 많은 연구가 필요하다.

어깨관절의 고유감각 (Shoulder Joint Proprioception)

어깨에서 고유감각 결핍도 연구되어져 왔다.[97-102] Warner[97] 등은 위팔어깨관절(glenohumeral joint)의 불안정성이 있는 사람을 대상으로 수동적 움직임을 파악하는 역치를 조사한 결과 유의한 차이가 없다고 하였다. 수동적 움직임을 파악하는 역치를 측정하는 방법은 무릎에서 시행되는 검사와 비슷하다. 무릎에서처럼, 고유감각 결핍은 중간범위보다 관절 움직임 끝부분(바깥돌림쪽으로)에서 더욱 분명히 나타난다. 건측과 환측 비교 또는 대조군과 비교하는가에 따라 차이는 0.6~1.3°까지 나타날 수 있다. 어깨불안정성을 가진 사람은 위치재현의 정확성이 떨어진다. 평균 오차는 1°정도이다.[97] 어깨 안정화 수술 후 검사를 받았을 때, 수동적 움직임을 파악하는 역치와 위치재현 측정치는 정상적인 값으로 되돌아 왔다; 그러나 이러한 결핍이 어깨의 기능변화와 어떤 관련이 있는지에 관한 사항은 없었다. Lephart[102] 등은 어깨불안정성과 이후 안정화 수술을 받은 사람을 대상으로 한 연구에서 고유감각 차이를 확인할 수 있었다. Smith와 Brunlli[100] 역시 어깨 어긋남 이후 능동적 위치재현과 수동적 움직임을 파악하는 역치에서 고유감각 차이가 있음을 보고하였다. 수동적 움직임을 파악하는 역치는 Lephart[102] 등과 Warner[97] 등이 보고한 것보다 사지 사이의 차이가 더 컸었다(평균 차이 1.57°). 일반적으로 이러한 연구는 안돌림(internal rotation)과 바깥돌림(external rotation)만 검사하고 시상면과 관상면에서 일어나는 움직임은 제외한다.

좀 더 최근에, Lephart[99] 등은 피막인대성 어깨불안정성을 위한 열을 이용한 피막봉합술을 시행한 사람에게서 능동적 관절위치재현 변수만 유의한 차이가 있다고 보고하였다. 연구자들은 열에너지가 피막의 기계적 수용기를 손상시켜 고유감각 결핍이 발생한다는 가설을 세웠지만, 연구결과는 이 이론을 지지하지 못하였다. 능동적 위팔돌림(humeral rotation), 수동적 위치재현, 그리고 움직임 경로 재현은 모두 정상이었다.[99] 여기에 참여한 대상자들은 피막봉합술 이전 결핍이 존재하는지에 대한 사전검사를 받지 않았다. 비록 모든 대상자들이 어깨기능에 대한 설문조사에서 높은 등급(〉90/100)을 받았지만, 임상적 안정성에 관해 보고된 자료는 없었다.[99] 조직학적 소견이 제시되지 않아, 피막인대성 기계적 수용기가 열을 이용한 수술에 의해 손상을 입었는지 여부에 대한 것은 분명하지 않다.

Brindle[103] 등은 던지기를 수행하는 선수를 대상으로 고유감각의 한 요소로서 잠복근육반응시간을 연구하였다. 갑작스러운 외부자극에 반응하기 위해 자극던지기를 수행하는 선수들은 그렇지 않은 대조군에 비해 잠복반응시간이 다른 형태를 보였다. 특히, 가시아래근(infraspinatus)과 작은원근(teres minor)이 다른 형태를 보였다. 이 변화는 신경근육 불균형으로 인해 유발된 것이라고 연구자들이 결론을 내렸지만, 검사는 던지기 활동의 실제속도보다 느리게 수행되었기 때문에 일반화하기 어렵다.[103] 이러한 결과는 상위수준의 중추신경계 고유감각 활동(의식적 또는 무의식적)보다는 반사활동과 관련이 있는 것으로 보인다. 이런 결과를 해석하기 위해서는 좀 더 많은 연구가 필요하다고 연구자들은 제의하였다.

Dover[101] 등은 무증상의 여자 소프트볼 선수와 던지기와 관련 없는 선수들을 비교하여 위치재현에 머리위에서 던지기가 미치는 영향을 조사하였다. 4개 다른 위치에서 위치재현을 평가하였다: 안쪽돌림, 바깥쪽돌림, 굽힘과 폄. 위치재현에서 유의한 차이는 단지 바깥쪽돌림에서만 차이를 보였다(약 1.5°). 소프트볼 선수들은 이런 차이를 설명할 만한 어깨 병적상황이나 임상적 증상에 대해 알지 못하였다. 소프트볼 선수로서 기능변화가 없었기 때문에, 이런 결핍이 운동수행력에 영향을 미친다고 주장하기 힘들다. 연구자들은 고유감각과 손상 사이뿐만 아니라, 손상을 예방하기 위한 고유감각 운동(닫힌 또는 열린사슬운동) 시행 사이 설명 가능한 관계에 대해 가설을 세웠다. 그러나 이런 가설을 지지할만한 연구는 없다.

마지막으로, Voight 등은[61] 피로를 유발하는 프로그램 적용 전과 후, 어깨 위치재현을 검사하였다. 그 결과, 피로유발 프로그램 후 능동 및 수동적 위치재현에서 유의한 차이를 보였다. 우세손의 경우, 수동적 위치재현 오차는 능동적 위치재현 오차보다 더 크게 나타났다(30.4° 대 3.3°). 우세손과 비우세손 사이의 차이는 없었다. 저자들은 위팔어깨관절의 고유감각에 피로가 영향을 미친다고 결론을 내렸다. 그러나 이러한 소견의 기능적 중요성에 관한 명확한 결론을 제시하지 않았다. 대부분의 상지 활동은 능동적으로 수행되기 때문에, 팔뻗기 활동(또는 던지기 정확성) 동안 어깨돌림의 3.3° 차이가 손과 팔굽에 얼마나 영향을 미칠지에 대해 해석하기는 힘들다. 또한 Pederson 등은[104] 손상이 없는 사람을 대상으로 피로유발운동 후 다양한 움직임 속도를 감지하는데 변화를 보고하였다. 다른 고유감각 변수는 측정되지 않았다. 반대로, Sterner 등은[105] 손상이 없는 사람을 대상으로 피로유발운동 후 어깨에 대해 위치재현과 수동적 움직임을 파악하는 역치 검사를 시행하였는데 어떤 고유감각의 결핍도 없다고 하였다. 무릎에 대한 고유감각 연구처럼, 어깨의 고유감각에 대한 이러한 연구들은 피로, 손상, 수술, 그리고 재활 후 기능적으로 중요한 변화와 관련된 결론을 내리기 힘들다. 더 나아가, 특정 고유감각 운동중재의 결과로서 고유감각의 직접적인 변화를 제시하는 연구는 없다.

> **핵심(Key Point):**
>
> 손상을 포함한 다양한 어깨 상태에서, 위팔어깨관절의 고유감각 결핍(차이)이 있다는 증거가 일부 존재한다; 그러나 이러한 차이의 임상적 및 기능적 중요성은 명확하지 않다.

발목관절의 고유감각 (Ankle Joint Proprioception)

만성 발목 불안정성 또는 기능적 불안정을 가진 사람을 대상으로 발목 고유감각에 대한 많은 연구들이 진행되어져 왔다. Freeman 등은[106] 발목관절에 기능적 불안정성을 가진 사람을 대상으로 한 연구에서, 손상 후 발목관절의 기계적 수용기 결함으로 인한 들(afferent)정보의 변화가 한발서기에서 불안정성을 유발한다고 제의하였다. 관절수용기가 고유감각 입력의 일차 근원이 아니라고 가정하면, 손상 후 발목관절에서 고유감각 변화가 이러한 수용기에 실제적으로 손상에 기여하는지 의문이 생긴다. Garn과 Newton 및 Glenncross와 Thornton에[108] 의하면, 한쪽 발의 삠(sprain) 경험이 있는 사람들은 수동적 움직임을 파악하는 역치와 위치재현이 떨어진다. 그러나 Gross[109]와 Refshauge 등은[110] 재발성 발목 삠이 있는 사람에서 발목관절 고유감각의 변화가 없다고 보고하였다. Konradsen과 Raw는[111] 만성 발목 불안정성이 있는 사람의 경우, 종아리(peroneal)근육의 반사적 잠복기에 변화가 있음을 보고하였다. 그러나 Osborne 등은[70] 발목 삠 병력이 있는 사람을 대상으로 한 연구에서 발목 디스크훈련(disk training) 전과 후에 긴장딴지근육(peroneal longus)의 반사수축잠복기에 어떤 변화도 없다고 보고하였다. 이러한 결과차이는 방법론의 차이 때문이지만, 발목 삠과 기능적 불안정성으로 인한 고유감각 결핍의 속성과 범위에 관한 어떤 결론도 신중하게 해석되어야 한다.

발목 불안정성을 가진 사람은 자세 흔들림이 증가한다는 연구도 있었다.[112] Friden 등은[113] 기능적인 발목 불안정성을 가진 사람을 대상으로 한 연구에서, 관상면에서 흔들림이 차이가 있지만, 시상면에서 흔들림은 차이가 없음 보고하였다. 그러나 Tropp와 Odenrick은[114] 축구선수를 대상으로 한 연구에서, 발목 삠 발생 전과 후 신체 흔들림은 변화가 없다고 하였다. 피로와 운동형태 같은 다른 요인이 발목관절 고유감각의 정확성과 고유감각 명료도에 영향을 미치는 것으로 여겨진다.[115,116] Aydin 등은[116] 어린 체조선수들이 체조선수가 아닌 사람보다 능동 및 수동 위치재현 측정치가 좋다고 하였다. 이들은 체조훈련이 위치감각에 긍정적 영향을 미친다고 결론을 내렸다. 그러나 후향적(retrospective) 연구이기 때문에, 비체조선수에 비해 체조선수들이 좀 더 정확한 위치감각을 가지고 있는 것으로 결론을 내려야 한다. 특정 훈련의 결과로서 반드시 발생하는 것이라 말할 수 없기 때문이다.

무릎과 어깨에 관한 연구에서 알아본 것처럼, 발목의 고유감각에 관한 연구의 결과는 다소 다른 결과들이 보고 되었는데, 이는 방법론의 차이 때문일 것이다. 근거에 기초하여, 발목 인대손상이 고유감각에 미치는 영향과 이러한 변화가 손상 또는 회복과 어떤 관계에 있는지 결정하기 힘들다.

핵심(Key Point):

현존하는 증거를 가지고, 발목인대손상이 고유감각에 미치는 영향, 그리고 보고된 변화들이 손상, 손상에서 회복, 또는 기능적 불안정성과 인과관계가 있는지를 결정하는 것은 어렵다.

척추와 고유감각 (The Spine and Proprioception)

상지 및 하지에 비해 척추에 대해 수행된 고유감각 연구는 적은 편이고, 대부분 허리척추(lumbar spine)를 중심으로 연구가 이루어져 왔다. Lam 등은[117] 요통이 있는 사람을 대상으로 앉은 자세에서 능동적 위치재현 검사를 실시한 결과, 어떤 운동감각 결핍도 발견할 수 없었다; 그러나 요통을 가진 사람은 요통이 없는 사람보다 목표 위치를 넘어서는 경향이 있었다. Koumantakis 등은[73] 요통이 있는 사람과 없는 사람을 대상으로 위치재현 검사를 실시한 결과, 여러 방향 위치검사에서 어떤 운동감각 결핍도 발견할 수 없었다. 이들은 연구방법의 신뢰도 불량으로 인해 요통이 있는 사람의 고유감각 결핍을 확인할 수 없다고 결론을 내렸다.

고유감각 결핍이 관절 손상 또는 재손상을 유발할 것으로 여겨져 왔으며, 치료적 운동프로그램에 중점을 두어 왔다. Parkhurst와 Burnett는[118] 소방수집단을 대상으로 (n=88) 허리척추손상과 관련된 요인과 고유감각 사이 관계를 조사하였다. 나이와 근무경력이 고유감각과 약한 상관성을 보였다($r < 0.36$). 또한 한 면(plane) 및 여러 면에서 움직임 동안 고유감각 변화와 손상은 관련이 있었지만, 이러한 요인은 수동적 움직임을 파악하는 역치, 위치재현, 그리고 움직임 인식방향에 의해 측정되는 고유감각의 변이(variability)에 대해 0.05% 미만으로 설명력을 가지는($r \le 0.22$) 손상과 불량한(poor) 관계를 보였다. 저자들은 "허리운동기능을 퇴화시킬 수 있는" 고유감각 결핍이 손상위험을 높일 것이라고 결론을 내렸다.[118] 그러나 고유감각 결핍이 허리척추 손상 또는 재손상을 유발한다는 직접적인 증거는 없다. 이들은 고유감각 회복을 치료적 운동프로그램의 목적으로 해야 한다고 추천하였지만, 연구대상자 중 고유감각이 허리손상에 중요한 역할을 한다는 근거를 제시하지 않았다. 이상으로 볼 때, 고유감각과 요통 사이 관계 또는 척추손상 후 고유감각 변화와 관련된 증거는 아직 분명하지 않다.

핵심(Key Point):

고유감각과 요통 사이 관계 또는 척추손상 후 고유감각 변화와 관련된 증거는 아직 분명하지 않다.

고유감각 훈련/운동의 효과 (Effects of Training/Exercise on Proprioception)

고유감각 또는 운동감각 운동은 손상 후 고유감각 증진 또는 재손상 예방을 위해 치료적 운동프로그램을 위한 필수요소로 흔히 권장되고 있다.[2,4,6,8] 그러나 수동적 움직임을 파악하는 역치 또는 위치재현으로 측정되는 고유감각이 특정 운동프로그램을 통해 향상된다는 근거는 거의 없다. Ashton-Miller 등은[14] 포괄적인 문헌고찰을 통해 "비록 흔히 수용되고 있지만, 고유감각 증진을 목적으로 하는 운동은 목적을 달성할 수 없다"라고 결론을 내렸다. 그러나 운동에 참여하는 근육의 근방추로부터 감각정보가 모든 중추신경계수준에서 움직임 조절에 영향을 준다는 것은 명확한 사실이다.[1] 현재까지의 신경생리학적 결과에 근거하면, 관절 운동범위를 통한 능동 및 수동 움직임은 피부, 피막인대, 그리고 근육힘줄의 기계적 수용기로부터 감각입력을 유발한다.[11,12] 운동출력에 영향을 주는 이러한 수용기로부터 고유감각 입력의 정확한 기전은 복잡하고, 설명 가능한 모형이 다양하다.[1,11,14] (8장 참고). 일반적으로, 피부와 관절에서

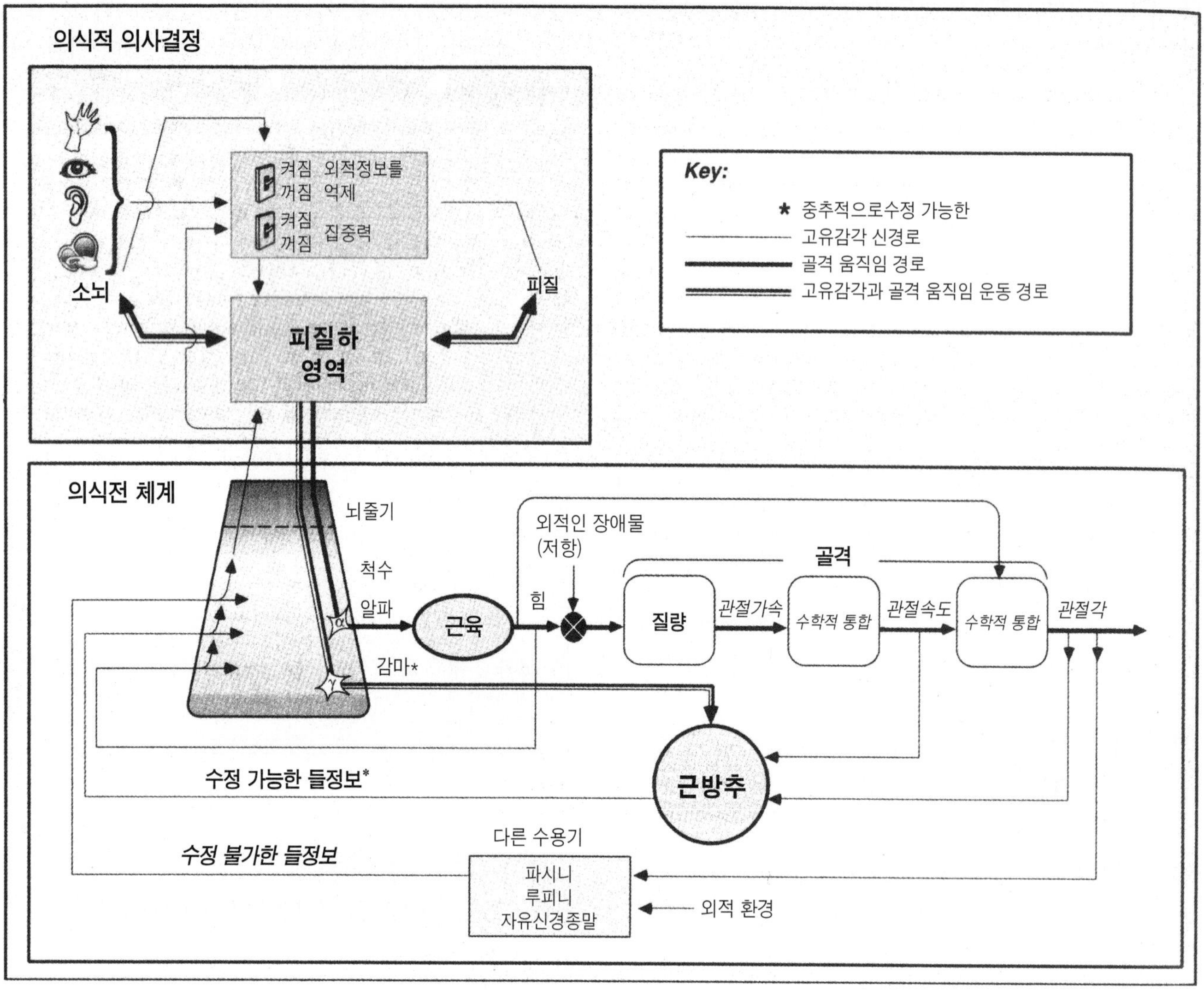

그림 7.8 고유감각과 관련된 주요 경로와 기능. 얇은 선은 고유감각을 위한 들경로이고, 굵은 선은 운동활동과 골격 움직임을 위한 날경로이다. 고유감각을 최적화하기 위해, 집중과 동기를 조절하는 상위중추신경계 구조(의식적 의사결정 글상자)들은 촉각, 시각, 청각과 전정자극을 억제해야 하고 각성조절을 위해 소뇌와 그물체구조를 조정한다. 이후 감마 운동신경원 동원을 통해 근방추를 조정하기 위해, 이러한 구조들은 적색척수로와 적색-숨뇌척수로를 조절한다. 고유감각에 직접적으로 영향을 주는 체계(의식전 체계 글상자)에는 골격움직임을 만드는 운동경로(굵은 선)와 골지힘줄기관에서 오는 힘에 관한 되먹임 및 감마 운동신경원을 통해 중추적으로 수정되는 근방추에 의해 기본적으로 제공되는 위치 되먹임이 포함된다.
(출처: JA Ashton-Miller et al. Can propriocerption be improved by exercise? *Knee Surg Sports Traumatol Arthrosc.* 2001;9(3):128-136.)

오는 신호는 피질하(subcortical)수준에서 감각정보를 제공하는 반면, 운동명령은 근방추정보에 의해 수정될 수 있다고 알려져 있다(**그림 7.8**). 움직임 동안 및 후, 위치와 움직임에 관해 수용기로부터 들어오는 연합된 정보는 특정 환경 내에서 특정 과제를 위한 목표-지향적 움직임을 조절하는 운동조절계의 효율성과 가연성을 위한 기초가 된다.[11,12] 형태학적 또는 신경생리학적으로 치료적 운동이 이러한 기계적 수용기를 수정할 수 있는지에 관한 사항은 아직 명확하지 않고 앞으로 해결해야 할 사항이다.

무릎관절에서 특정 고유감각 훈련프로그램이 위치재현과 수동적 움직임을 파악하는 역치 같은 측정값에 미치는 영향을 직접적으로 검사한 연구는 없다. Lephart[77] 등은 앞십자인대 재건술을 받은 사람을 대상으로 무릎을 펴는 동작 중 끝부분에서 역치결핍이 있음을 발견하였고, 고유감각 증진을 위해 이들 대상자에게 기능적 및 체중부하를 통한 치료적 운동에 참여하기를 권장하였다. 그러나 수동적 움직임을 파악하는 역치검사는 비체중지지 상태와 근육활성화 없이 느린 속도에서 실시되었기 때문에, 기능적 활동과 유사성이 거의 없다. Borsa[71] 등은 무릎기능검사에 흔히 사용되는 한발 뛰기와 수동적 움직임을 파악하는 역치 사이 관련성(r=0.54)을 확인할 수 있었다. 즉, 앞십자인대 결함이 있지만 고유감각 결핍이 없는 대상은 무릎이 중간정도 구부러진 상태(45° 굽힘)에서 가장 관련성이 높았다. 또한 수동적 움직임을 파악하는 역치에 결핍이 있는 사람은 무릎이 거의 펴진 상태에서 고유감각과 한발 뛰기 사이 관련성이 적었다(r=0.45).

Bernier와 Perrin[119]은 발목불안정성을 가진 사람을 대상으로 고유감각과 신체 흔들림 증진을 위해 고안된 균형과 협응프로그램의 적용 전과 후에 능동 및 수동적 위치재현 변화를 연구하였다. 프로그램 적용 후 위치재현에서 어떤 유의한 변화도 없었다; 그러나 대상자들의 신체 흔들림 조절은 향상되었다.[119] 이 연구의 결과와 방법을 통해 신체 흔들림 조절에 관한 기전은 확인할 수 없었다. Rozzi[120] 등은 기능적 발목 불안정성이 있는 사람과 없는 사람을 대상으로 한 연구에서 균형훈련을 위한 비슷한 효과를 보고하였다. 이는 감각손상이 없는 대상자도 균형능력이 훈련에 의해 향상될 수 있음을 보여준다. 전정정보를 차단하지 않고 한발 서기 동안 자세유지를 위해 시각적 정보를 제공하는 균형기구를 이용하여 모든 대상자는 훈련을 받았다. 그러나 훈련 기간 동안 두 집단 모두 균형이 유의하게 향상되었다. 저자들은 균형훈련이 발목관절의 고유감각 증진을 위한 효과적인 수단이라고 결론을 내렸지만, 대상들은 특정 고유감각(고유감각 연구에서 흔히 이용되는 위치재현 또는 수동적 움직임을 파악하는 역치)에 대한 검사를 받지 않았다. 균형훈련 동안 고유감각이 이용될 수 있지만, 균형훈련의 결과로서 고유감각이 향상되었다고 결론을 내릴 수 없다. 단지 균형능력 향상만 인정될 수 있다.

Gauffin[121] 등과 Nashner[21]에 의하면, 균형훈련 프로그램의 형태는 말초 고유감각보다 중추의 운동조절을 향상시킨다. 이는 Bernier와 Perrin[119]의 연구를 지지하는 것으로 생각된다. 왜냐하면 훈련 후 신체 흔들림에서 향상이 있었기 때문이다. Nashner[21]는 균형 활동을 위해서, 안정성 제한(stability of limit)을 위한 다양한 고유감각 정보의 입력과 여러 관절의 신경근육전략이 포함된다고 하였다. 더 나아가 신경학적 문제 또는 광범위한 고유감각 상실이 있는 사람의 경우, 근육반응에 문제가 생겨 불안정성이 유발된다고 그는 지적하였다.[21] 단지 손상된 관절만 훈련하는 것이 아닌, 하지 전체의 고유감각 수용기로부터 들어오는 감각정보를 이용하여 고유감각 훈련을 위한 균형훈련을 실시하는 것이 필요하다고 생각된다(9장과 10장 참조).

핵심(Key Point):

하지 및 상지 손상을 치료하기 위한 운동프로그램에는 고유감각 또는 운동감각 운동이 흔히 포함되어 있다.

여러 연구에 의하면, 체조와[116,122,123] 발레[124] 같은 스포츠 훈련을 받지 않은 건강한 사람보다 훈련을 받은 선수들은 좀 더 정확한 고유감각 기능을 가지고 있다. 이러한 연구에 포함된 대사자들은 균형과 정확한 운동조절과 관련된 운동기술이 요구되는 특정 스포츠에서 수년 동안 훈련을 받았다. 이러한 연구결과는 장기간 훈련 활동이 고유감각 명료도에 영향을 줄 수 있음을 제의하는 것 같다. 하지만 특이성 원리(specificity of principle)는 검사절차(예, 위치 정확성과 적절한 위치에 대한 감각)와 관련된 증거일 수 있다. 더 나아가, Barrack 등의[124] 연구에서 무용가들은 일반인보다 고유감각 측정치 중 한 변수(수동적 움직임을 파악하는 역치)만 더 좋았다. 하지만 일반인은 위치재현이 더 좋았다. 저자들은 무용가들에서 증가된 관절이완(laxity)이 고유감각 차이에 주요한 역할을 한다고 가정하였지만, 관절이완은 측정되지 않았다. 마지막으로, 모든 연구들이 후향적 속성이 있다. 즉, 훈련 이전의 위치재현 또는 수동적 움직임을 파악하는 역치를 측정하지 않았다. 결론적으로, 훈련에 의한 효과는 알 수 없고, 단지 두 집단간 측정치의 차이만 있다는 것이다.

Lephart[122] 등은 비체조선수에 비해 체조선수들이 수동적 움직임을 파악하는 역치가 좀 더 민감하다고 보고 하였고, 또한 대조군 보다 이들의 반응시간(예, 위치변화가 감지될 때 수동적 움직임 중지)이 유의하게 좋았다(74%까지). 저자들은 그들의 결과와 관련된 이 요인에 대해 토론하지 않았고, 중요하게 다루지 않았다. 위에 언급된 다른 연구와 비슷하게, 이 연구도 후향적 속성이 있어, 체조훈련이 위치재현 또는 수동적 움직임을 파악하는 역치에 영향을 주는 인자라고 결론을 내릴 수 없다.

다음의 두 연구들은 근육을 위한 준비운동 후 고유감각이 향상된다고 제시하였다(3장 참조). Bartlett와 Warren은[125] 건강한 사람을 대상으로 한 연구에서 4분 동안 조깅과 신장운동 후 위치재현을 위한 지각(무릎의 시각척도)이 향상되었다고 보고하였다($p=0.005$). 그러나 준비운동 전과 후의 측정치 사이 관련성은 약했다($r=0.58$). 위치재현에 대한 지각적 측정치와 능동 및 수동적 움직임을 파악하는 역치 사이 관련성은 분명하지 않다. Bouet와 Gahery[196]는 건강한 사람을 대상으로 고정식 자전거를 이용하여 10분 동안 운동 하기전과 후에 능동 및 수동적 운동감각을 검사하였다. 준비운동으로 인해 능동적 무릎 위치재현 능력은 향상시켰지만, 수동적 위치재현 또는 시각척도 값은 향상되지 않았다. 왜 향상이 발생했는지에 대한 기전설명은 제시하지 않았지만, 저자들은 근육의 기계적 속성과 운동감각 민감성의 향상 때문에 운동수행력이 좋아졌다고 결론을 내렸다.

Beard[31,67] 등은 앞십자인대 결함이 있는 사람을 대상으로 무의식적 고유감각 측정방법으로 넙다리뒤근의 반사적 수축잠복기를 연구하였다. 그 결과, 전통적인 훈련방법(근력강화)보다 고유감각 훈련을 실시한 집단이 더욱 향상되었다고 보고하였다. 즉, 두 집단 모두 넙다리뒤근의 반사적 수축잠복기가 좋아졌지만, 고유감각 운동집단이 더욱 많이 향상되었다. 그러나 넙다리뒤근의 반사적 수축잠복기가 실제적으로 고유감각을 측정한 것인지 또는 단지 반사적 활동민감성의 변화만 반영하는 것인지에 대한 의문은 여전히 남아있다. Jennings와 Seedhom[68], 그리고 Klein[69] 등은 앞십자인대 결함이 있는 사람에게서 넙다리뒤근의 반사적 수축잠복기의 변화가 없다고 하였고, Beard 등[31,67]의 연구결과에 대해 일부 의심을 제기하였다. Osborne 등은[70] 발목 디스크훈련을 통해 실험군과 대조군(반대쪽 다리)의 발목에서 정강이앞근(anterior tibialis)의 활동잠복기가 유의하게 감소하였다고 보고하였다. 긴종아리근(peroneal longus), 정강이뒤근, 또는 긴발가락굽힘근(flexor digitorum longus)의 활동잠복기는 유의한 차이가 없었다. 단지 한 근육에서만 변화가 있는 이유는 명확하지 않지만, 작은 표본크기와 방법론이 결과에 영향을 주었을 것이다.[70] 이 연구에서 대상자들은 증상이 없었고 불안정성에 대한 증거가 없어, 효과의 이점이 불명확하다. 더 나아가, Nashner에[21] 의해 제시된 것처럼(8장 참조), 훈련에 의해 감각만이 영향을 받았는지, 운동조절과 운동학습에 영향을 주었는지에 대한 것은 명확하지 않다. 이러한 제한점과 애매한 결과는 고유감각 훈련프로그램이 고유감각과 고유감각 기능에 미치는 영향에 대한 연구, 그리고 고유감각을 검사하기 위한 더 나은 방법에 대한 연구가 필요하다는 것을 의미한다.

> **핵심(Key Point):**
>
> 고유감각 측정값의 향상과 고유감각 또는 운동감각을 위한 운동프로그램의 참여 사이 직접적 관련성은 아직 모호하다.

Fitzgerald[127] 등은 앞십자인대 손상 환자 중 일부를 선택하여 신경근육훈련 프로그램을 실시하여, 앞십자인대 재건술 없이 대상자들이 상위수준의 활동을 할 수 있게 하였다. 앞십자인대 결함이 있는 선수는 두 집단으로 분류되었다. 훈련집단은 쎄라밴드 운동을 포함한 표준적인 앞십자인대 재활운동을 실시하였고, 나머지 집단은 추가적으로 다양한 외부자극을 이용한 운동을 실시하였다.[127] 추가적인 외부자극을 이용한 훈련을 실시한 사람들은 그렇지 않은 사람에 비해 손상이전 활동수준으로 되돌아 갈 수 있었고, 앞십자인대 재건술 실시를 연기할 수 있었고, 그리고 무릎이 갑자기 구부러지는 현상이 거의 없었다. 저자들은 사용된 연구설계를 근거로 하여 외부자극의 기전을 설명할 수 없기 때문에, 신경생리학적, 신경근육적, 그리고 감각근육적인 속성과 치료프로그램으로서 외부자극의 효과에 대한 의문이 여전히 남는다.

고유감각 운동은 앞십자인대 손상을 방지하기 위한 수단으로 권장되어져 왔다.[128,129] Cerulli[128] 등은 고유수용성신경근촉진법(proprioceptive neuromuscular facilitation, PNF)(6장 참조)과 다양한 균형 판을 이용한 활동과 같은 치료적 운동수행이 앞십자인대 손상 발생률을 억제한다고 제의하였다. Caraffa[129] 등은 이탈리아 축구선수들을 대상으로 고유감각 훈련이 앞십자인대 손상 발생률에 미치는 영향에 대한 전향적인 연구를 하였다. Cerulli[128] 등이 제안한 것처럼, 고유감각 훈련을 실시한 선수는 전통적인 훈련을 실시한 선수보다 앞십자인대 손상 발생률이 낮았다. 그러나 훈련 전과 후에 고유감각(위치감각)이 측정되지 않았으며, 훈련이 고유감각에 미치는 영향에 관한 언급이 없었다. 운동과 활동이 고유감각적 반응을 유발할 수 있지만, 운동의 결과로서 고유감각이 실제적으로 향상된다는 증거는 없다. 신경생리학적 및 신경근육학적 측면에서 앞십자인대 손상의 감소를 설명하기 힘들고 현재로선 거의 추측에 의존하고 있다.

앞십자인대 손상 또는 결함이후 넙다리뒤근의 훈련이 무릎 불안정성 증상을 개선한다고 보고되어져 왔다.[130,131] Giove[131] 등은 등척성, 등장성, 그리고 등속성 운동을 이용한 넙다리뒤근 근력강화에 초점을 둔 운동프로그램이 앞십자인대 손상 후 기능증진에 효과가 있다고 하였다. 모든 대상자들이 스포츠 활동을 할 수 있는 수준까지 회복되었고, 59%는 손상이전수준으로 되돌아 왔다.[131] Ihara와 Nakayama는[130] 다양한 수준의 앞십자인대 손상이 있는 사람을 대상으로 등속성 변수를 측정한 결과, 동적인 넙다리뒤근 기능에 긍정적인 변화가 있음을 보고하였다. 앞불안정성(anterior instability)이 있는지를 알아보는 Lachman 검사에서 양성을 보이는 사람은 없었다. 대상자가 불안정한 지지면에서 자세를 취하고 있는 동안 빠르게 무릎을 굽히는 외부자극에 저항하게 하여 넙다리뒤근을 훈련시켰다. 앞십자인대 결함이 있는 대상자는(n=4) 정상인(n=5)과 비교하여 등속성 검사에서 동적인 넙다리뒤근 기능이 향상되었다. 비록 4명의 대상자가 손상이전 수준으로 돌아가고, 무릎이 무너지는 현상이 거의 없었지만, 다른 검사는 실시하지 않았다.[130] 표본이 작고 앞십자인대 결함이 있는 대조군을 사용하지 않아 훈련효과에 대한 결과를 일반화 하는데 제한이 있다. Fitzgerald 등의[127] 결과와 간접적으로 원인비교를 할 수 있을 것이다. Giove[131] 등과 Ihara와 Nakayama[130]의 연구들은 신경근육조절이 특정 훈련에 의해 수정될 수 있고 높은 수준에서 운동기술의 수행 동안 안정성이 향상될 수 있음을 제안한다. 그러나 이러한 결과를 통해 고유감각 기능과의 관련성을 확신할 수 없다.

핵심(Key Point):

비록 적절하게 설계된 운동프로그램이 신경근육조절은 향상시키지만, 고유감각이 향상된다는 명확한 증거를 제시하지 못하고 있다.

고유감각 훈련의 이점을 옹호하는 연구들의 제한점 중 하나는 직접적으로 고유감각 변화를 측정한 연구결과가 상대적으로 적다는 것이다. 측정치의 유의한 변화가 있는지를 알아보기 위해 훈련 전과 후 위치재현 또는 수동적 움직임을 파악하는 역치를 일관되게 검사한 연구는 없었다. 더 나아가, 이러한 측정치의 향상과 기능적인 결과측정치 사이 관계는 명확하게 제시되지 못하고, 제한적인 관련성만 제시되고 있다.[71] 기능적인 결과측정치에는 다양한 한발 뛰기 검사, 정교성 검사, 또는 한발 높이뛰기가 포함된다(5, 9, 그리고 11장 참조). 다른 스포츠 특이 검사(시간을 측정)에는 동적인 안정성이 있다.[132] 또한, 이러한 검사와 전통적인 고유감각 측정 사이 관련성도 명확하지 않다.

자기-기입식 결과 또한 고유감각 측정치들 사이 관련성을 알아보기 위해 사용되고 있다. 부위별 특정 도구(예, Cincinnati Knee Rating Scale)와 전신건강결과 도구(예, SF-36)는 기능적인 결과 또는 전신건강(11장 참조)을 측정하는 적절한 도구이다. 비록 상관성은 약하지만, 신시내티 무릎등급척도(Cincinnati Knee Rating Scale)와 체중지지시 위치재현 사이 유의한 관련성($r=-0.40$, $p=0.03$)이 보고 되었다. 이는 위치재현에서 오차가 작은 사람일수록 무릎 증상이 적음을 의미한다.[36] 또한, 고유감각 측정치(시각척도 위치재현), 대상자 만족도(시각척도 측정), 그리고 기능적인 결과(활동수준) 사이 관련성이 보고되고 있다.[63]

핵심(Key Point):

고유감각계는 중추신경계의 모든 수준에 영향을 주어, 결국 운동기술에 직접적인 영향을 준다.

고유감각입력을 이용하는 치료적 운동과 훈련 (Aspects of Therapeutic Exercise and Training with Utilization of Proprioceptive Input)

현재까지의 증거에 기초하면, 직접적으로 고유감각을 향상시키는 고유감각 또는 운동감각 훈련 또는 치료적 운동을 위한 과학적인 기초는 거의 없다.[14] 치료적 운동을 위한 이론적 및 실행적 기초는 운동수행이 자세, 균형과 안정성, 움직임 조절을 위한 적절한 고유감각을 제공하여, 결국 특정 환경에서 특정 과제를 성공적으로 완성한다는 가정에 기초를 두고 있다. 철학적으로, 운동을 통해 직접적으로 고유감각 훈련과/또는 향상을 유도할 수 없지만, 운동수행이 움직임 출력을 향상시키고, 조절하고, 그리고 영향을 미친다는 것에 주목해야 한다.[14] 따라서 운동학습과 운동조절 향상은 운동기술이나 활동을 반복 수행함으로써 발생되고, 이로 인해 손상과 재발이 경감될 수 있다고 기대해야 한다. 사용되고 있는 치료적 운동과 활동은 다양하다. 치료적 운동은 특정 손상의 속성과 정도, 그리고 대상자의 지능과 장애에 따라 선택되어야 하고, 합리적인 시간틀 내에서 적절한 기능과 삶의 질이 회복되도록 목표를 설정해야 한다.

치료적 운동처방과 진행은 대상자의 특정 요구와 목표에 맞추어야 한다. 진행에는 대상자의 병리상태(예, 근육경련), 손상(예, 근력이나 관절가동범위 상실), 기능상실(계단오르내리기 힘듬), 그리고 장애(직업생활이 안됨)를 기술해야 한다. 치료적 운동프로그램은 운동학습과 기술획득을 통해 운동조절을 재확립하는 것이 목적이다(8장 참조). 이러한 가정과 목적을 상기하면서, 초기 검사에서 복귀까지 프로그램의 목표를 성공적으로 달성하기 위해 치료적 운동이 처방되어야 한다.

여러 연구자들은 고유감각 재확립 또는 향상을 위해 다양한 특정 프로그램을 제시하여 왔다.[6,17,29,20,128,129] 대부분의 이러한 프로그램들은 하지, 특히 앞십자인대 결함 또는 재건술을 받은 사람을 중점으로 구성되어 있다. Lephart는[6] 하지에서 고유감각 훈련과 신경근육조절을 위한 4단계를 제시하였다. Ⅰ단계의 목적은 빠른 보행동안 균형, 동적인 관절안정성, 그리고 운동감각을 재확립하는 것이다. Ⅱ단계의 운동들은 방향전환을 강조한다(움직임 방향전환, 갑자기 멈추기)(5장과 9장 참조). Ⅲ 단계의 운동들은 활동복귀 촉진, 또는 특정 스포츠활동을 강조한다(11장 참조). Ⅳ단계는 Ⅰ,Ⅱ,Ⅲ단계에서 정제된 고유감각 요소들이 기능적 활동(예, 스포츠 특이 활동, 직업활동)속으로 통합되는 것을 강조한다. 각 단계에 따른 다양한 활동들은 **표 7.2**에 제시되어 있다.

Voight와 Cook은[17] 고유감각, 시각, 그리고 전정자극에 의해 영향을 받는 신경근육조절과 고유감각을 위한 *반응적 신경근육훈련(reactive neuromuscular training)*이라는 용어사용을 제안하였다. 반응적 신경근육훈련은 균형과 고유감각 훈련을 실시하면서, 전통적인 근력과 지구력 운동을 수행하여 활동복귀를 촉진하도록 설계된 것이다.[17] 반응적 신경근육훈련의 3단계 중 첫 단계는 기본적으로 체중지지하에서 최소한의 관절움직임과 등척성운동을 강조한다. 동시에 고유감각 입력을 자극하기 위한 다양한 지지면, 탄력성 밴드를 이용한 다양한 저항과 체중이동활동이 적용된다 **(그림 7.9)**. 균형을 위한 시각적 정보를 차단하여 몸감각과 전정자극에 더욱 의존하게 만들기 위해서 운동들은 눈을 감은 채로 수행된다. Ⅱ단계(과도기 안정성) 운동은 걷기, 달리기, 돌진, 그리고 가쪽움직임(lateral movement) 같은 다양한 체중지지 활동 동안, 원심성 및 구심성 저항운동이 동반된 완전가동범위 움직임을 강조한다**(그림 7.10)**. Ⅲ단계 활동은 탄성적 움직임을 통해 관절부하와 움직임 속도를 높이고, 신경근육계의 집중을 높이는 것으로 되어 있다. 저항 하에 달리기**(그림 7.11)** 또는 뜀뛰기(plyometric)**(그림 7-12a-c)** 운동은 Ⅲ단계 활동의 예이다.

Hewett[20] 등은 앞십자인대 결함 또는 재건술 후 고유감각과 신경근육조절 재확립을 위한 비슷한 운동프로그램을 제시하였다. 수술 후 각 치료단계별 과정과 관련하여 6단계로 구성된 프로그램은 고유감각 또는/그리고 신경근육조절을 향상 또는 회복하는데 중점을 두고 있다. 수술 후 초기동안 체중이동부터 높은 수준의 활동까지 다양한 범위로 구성되며, 활동 동안 프라이오메트릭 운동과 균형훈련이 포함되어 있다.[20]

마지막으로, Wilk[19] 등은 앞십자인대 재건술을 받은 사람을 위한 2가지 치료적 운동프로그램을 제시하였다. 이중 하나는 젊은 운동선수를 위한 것이고 다른 하나는 레크리에이션 활동에 참여하는 노인을 위한 것으로 운동진행이 느리다. 두 프로그램의 기본적 차이는 운동 진행률이다.[19] 활동과 치료적 운동은 다른 저자들이 언급한 것과 비슷하지만, 같지는 않다. 다시 한번, 고유감각, 신경근육조절과 동적인 안정성 사이 차이는 명확하지 않다. 저자들이 제시한 치료

표 7.2 하지 고유감각 훈련을 위한 일반적인 활동

Ⅰ 단계

- 안정성이 있는 바닥에서 걷기/달리기
- 균형 활동
  - 불안정한 지지면, 두발
    - 눈뜬 상태
      - 여러 방향
    - 눈감은 상태
      - 여러 방향
- 불안정한 지지면, 한발
  - 눈뜬 상태
    - 한 방향
    - 여러 방향
  - 눈감은 상태
    - 한 방향
    - 여러 방향
- 수동적 및 능동적 위치재현
- 원심성 부하(eccentric load)
  계단: 오르기, 내리기, 앞과 뒤

Ⅱ 단계

- 달리기
  - 다양한 속도, 원지름 줄이기
- 운동감각 훈련
  - 가쪽 미끄러짐을 통한 동시수축
  - 작은-트램펄린: 뛰기, 조깅
  - 가쪽 미끄러짐 판에서 운동
- 능동적 관절 위치재현
- 원심성 부하
  - 계단오르기
  - 프라이오메트릭(plyometric) 활동

Ⅲ 단계

- 달리기
  - 왕복달리기
- 운동감각/정교성 훈련
  - 왕복달리기
  - 지그재그로 달리기
  - 갑자기 멈추기
- 원심성 부하
  - 프라이오메트릭 활동

Ⅳ 단계

- 스포츠 특이 활동
  - 농구공 드리블하면서 4 모퉁이 돌기
  - 방어하면서 지그재그로 달리기
  - 팀 전술이 아닌 개인적 스포츠 특이 훈련
  - 농구에서 레이업(layup)
  - 연습장에서 땅볼 - 야구
  - 공 주고받기 - 축구
  - 스포츠 특이 방어방법

(adapted from lephart S.[6])

적 운동인 고유감각 훈련에는 다양한 프로그램 단계들이 포함되어 있지만, 이러한 운동의 속성에 관해 기술하지 않고 있다.[19] 제시된 능동적 운동 중 일부는 중추신경계에 고유감각적인 자극을 유발하지만, 훈련효과를 위한 신경생리학적 기초는 확립되지 못하고 있다.

비록 폭넓게 또는 특정적으로 문헌에서 제시되지 않지만, 상지훈련을 위한 치료적 운동은 하지와 관련된 특정 활동을 제외하고 이전에 언급된 하지와 비슷한 원리로 적용된다. 어깨 훈련을 위한 초기 단계의 활동에는 안정성을 위한 고유수용성신경근육촉진법(예, 율동적 안정화), 특정 관절 범위에서 근력강화와 운동 활동, 그리고 관절안정성을 촉진하기 위한 양팔 또는 한팔 체중지지(닫힌운동사슬)(**그림 7.13과 그림 7.14**)가 포함된다. 후반기에는 모래주머니, 탄력밴드(**그림 7.15**), 또는 손을 이용한 저항을 사용하여 특정 관절가동범위에서 시행되는 활동들을 한다. 포함되는 활동에는 고유수용성신경근육촉진법-사선, 프라이오메트

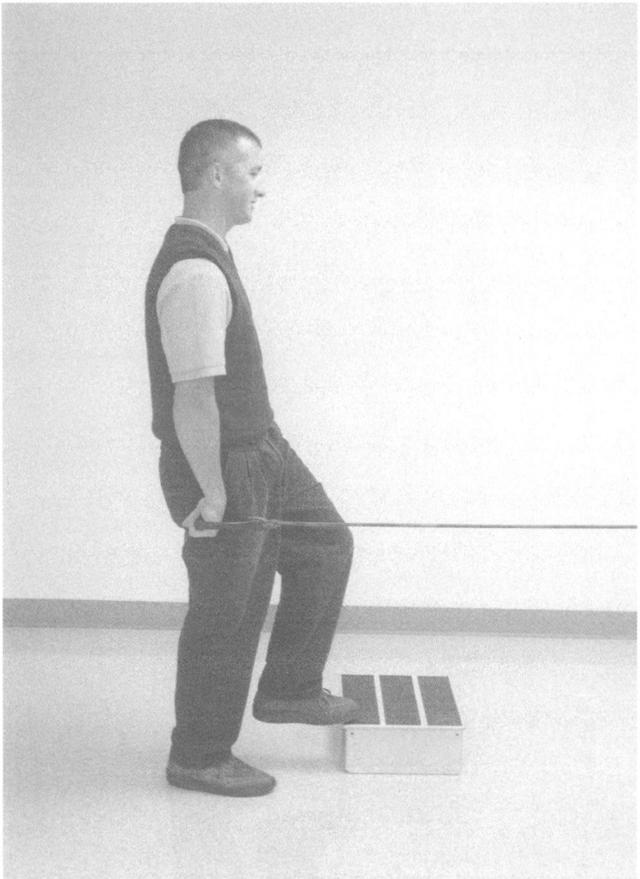

그림 7.9 Ⅰ단계, 정적 안정성: 저항을 동반한 체중이동.

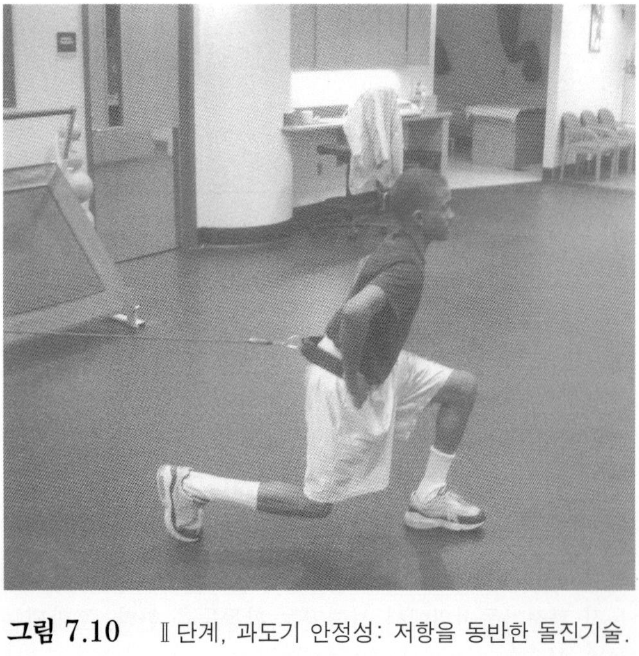

그림 7.10 Ⅱ단계, 과도기 안정성: 저항을 동반한 돌진기술.

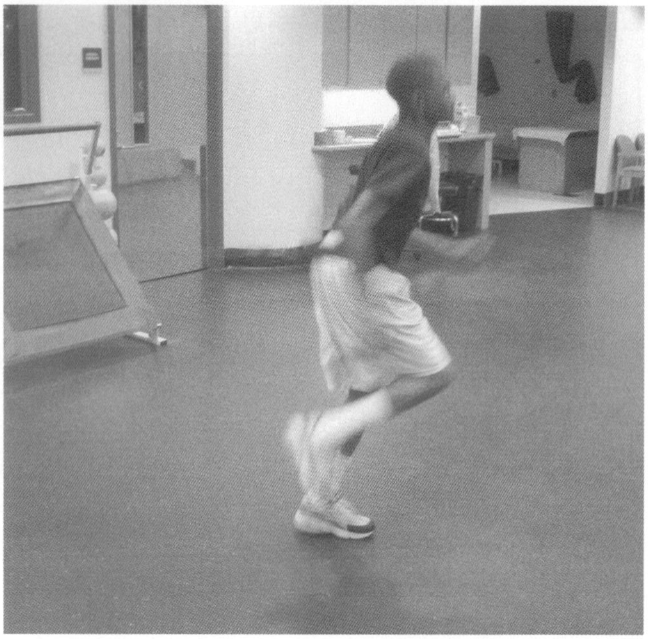

그림 7.11 Ⅲ단계, 동적인 안정성: 저항을 동반한 달리기.

릭(**그림 7.16a-f**), 그리고 스포츠 특이 활동(**그림 7.17a-b**)이 있다. 치료적 운동의 마지막 단계에서는 특정 작업, 스포츠, 레크리에이션과 관련 된 운동을 포함하여 이전 단계에서 시행된 운동의 강도를 높인다.

고유감각 또는 운동감각을 강조하는 치료적 운동 프로그램들은 근골격계 기능이상을 중재하기 위해 다양한 활동을 제시하고 있다. 치료적 훈련 원리에 근거하여 원하는 효과를 얻기 위해 여러 방향으로 위에 제시된 전략들을 수정할 수 있다. 또한, 원하는 효과를 얻기 위해 다양한 형태의 기구들이 사용될 수 있다. 이러한 운동들이 고유감각 또는 운동감각 그 자체를 향상시키는 것이 아니라, 운동실행 동안 고유감각 입력을 요구하는 운동이라는 것을 인식하는 것이 중요하다. 근육으로부터 중추신경계로 고유감각 입력은 운동출력에 영향을 미치지만,[1] 운동수행으로 인해 고유감각이 향상되는 정도 또는 감각수용기가 영향을 받는 정도는 아직 불확실하다.[14]

> **핵심(Key Point):**
>
> 능동적인 운동은 운동기술 수행을 위한 정보를 제공하기 위해 근육에 있는 고유감각수용기로부터 적절한 감각입력을 유발할 것이다.

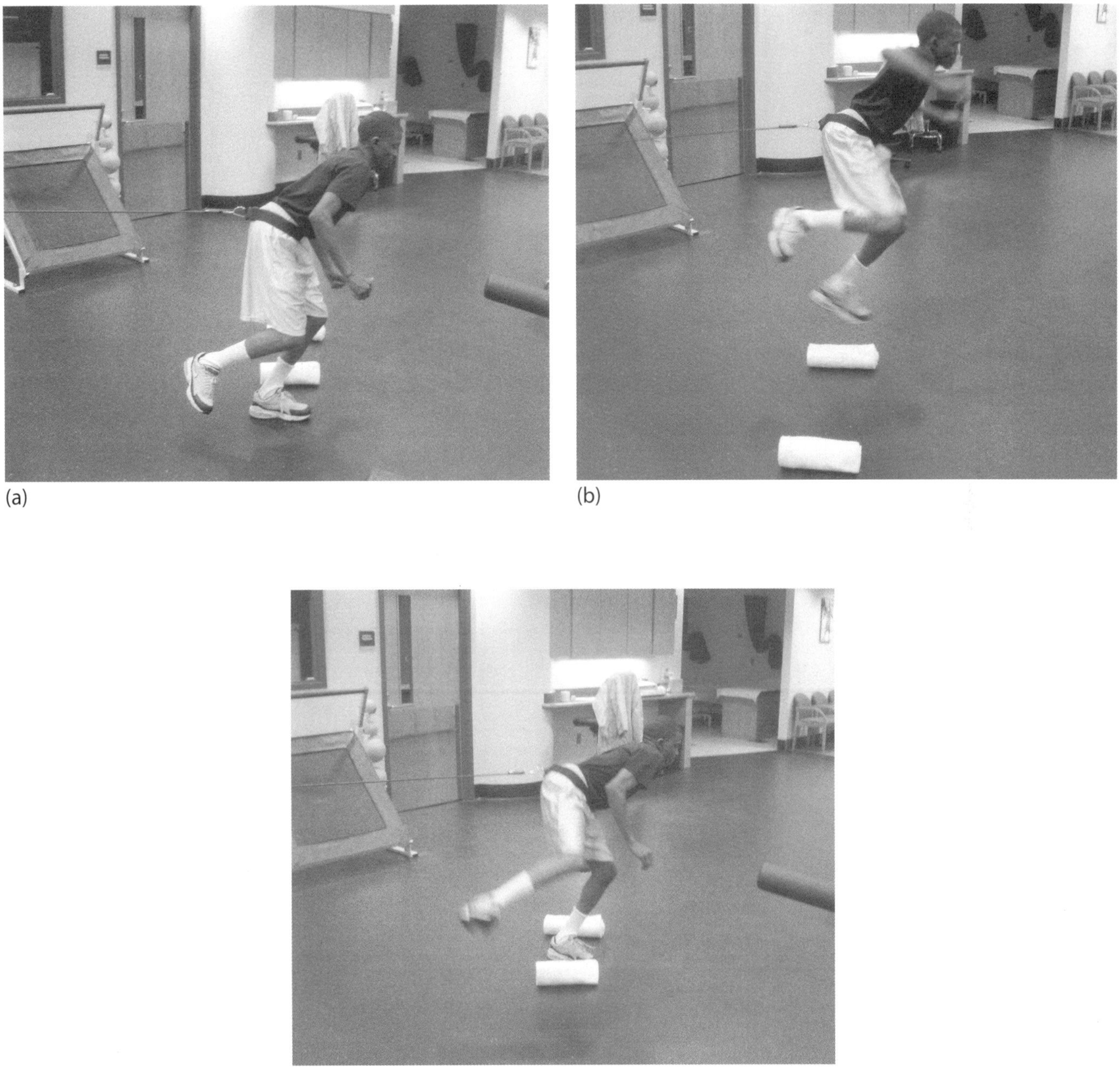

(a) (b) (c)

그림 7.12 Ⅲ단계, 동적인 안정성: 저항을 동반한 가쪽뜀뛰기. (a), 시작; (b) 중간; (c), 끝.

이는 TKA 또는 앞십자인대 재건술 후 넙다리네갈래근의 동원이 불량하다는 증거가 있기 때문에, 재활과정에서 초기 단계는 급성 또는 아급성 증상관리와 가능한 가동범위 내에서 수의적인 근육수축을 재확립하는 것이다. 넙다리근의 등척성 수축은 초기 재활단계에서 적절한 치료적 운동이다.[19] 근유수축의 감각은 근육에 있는 고유감각수용기에 의해 제공될 수 있다. 약간 쪼그려 앉기(mini-squat)는 한발 또는 두발을 체중지지하면서 특정 관절가동범위 내에서(예, 5-20° 굽힘) 시행될 수 있는데, 이 운동 동안 발목, 무릎, 그리고 엉덩관절의 움직임과 위치에 대한 감각정보가 제공된다.[19] 대상자는 앉은 자세 즉, 체중지지를 하지 않으면서 처방된 속도와 움직임 범위 내에서 무릎을 굽히거나 편다. 어

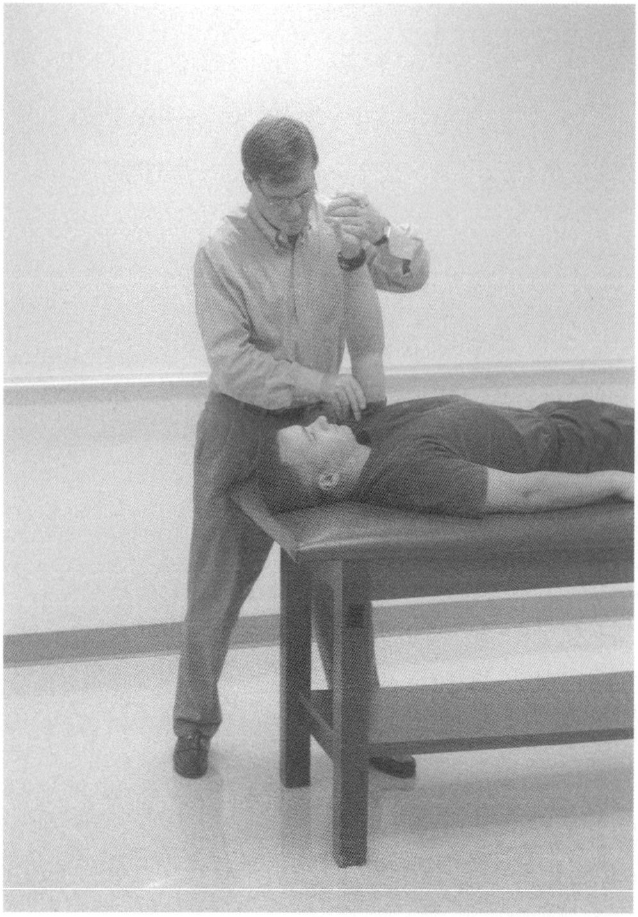

그림 7.13 어깨에서 근위 안정성을 높이기 위한 율동적 안정화.

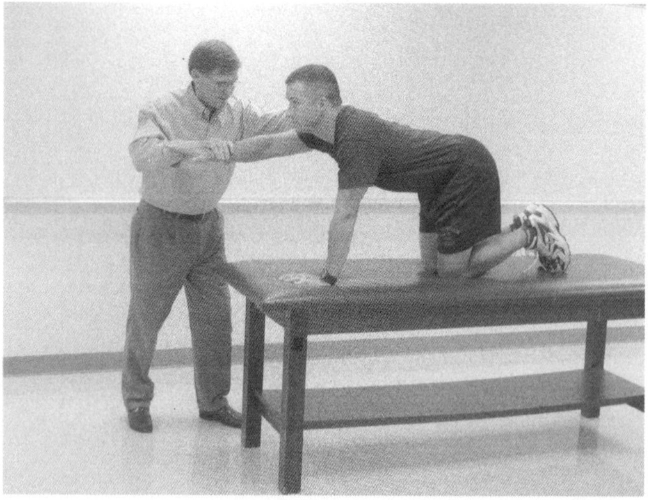

그림 7.14 네발기기자세에서 상지 안정화와 체중이동.

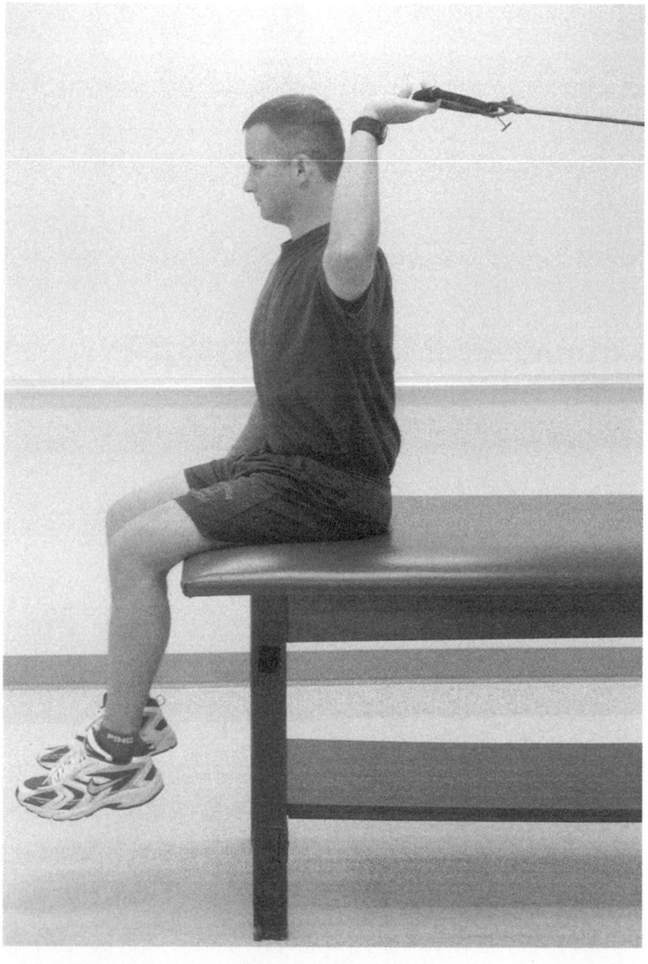

그림 7.15 안쪽돌림 동안 어깨에서 원심적-구심적 부하를 만드는 탄력밴드의 사용.

깨에서 예는 어깨면(scapular plane)에서 어깨 벌림(abduction)을 수행하는 것이다. 일반적으로 능동 관절운동인 경우, 일차적으로 근방추에 의해 움직임과 위치에 대한 정보가 제공될 뿐만 아니라, 다른 고유감각수용기들도 정보를 제공한다. 저항이 증가하면, 더 많은 운동단위의 동원이 필요하고, 결국 노력에 대한 감각이 증가한다.

치료적 운동프로그램이 지속적으로 적용됨에 따라, 다양한 중추신경계 수준에서 감각정보를 통합하고 높은 수준의 운동기술이 요구되는 활동 및 운동이 필요하다. 이러한 운동에는 다양한 속도와 움직임 범위에서 여러 관절이 움직이는 활동이 포함될 수 있다. 상지에는 일정 시간 동안 다른 높이와 다양한 무게를 가진 움직이는 물체를 이용하는 활동, 또는 정확성을 요하는 활동들이 적용될 수 있다. 하지에는 움직임 방향 전환, 빨리 걷기와 달리기동안 가속과 감속 활동들이 적용될 수 있다. 다양한 부하반응이 프라이오메트

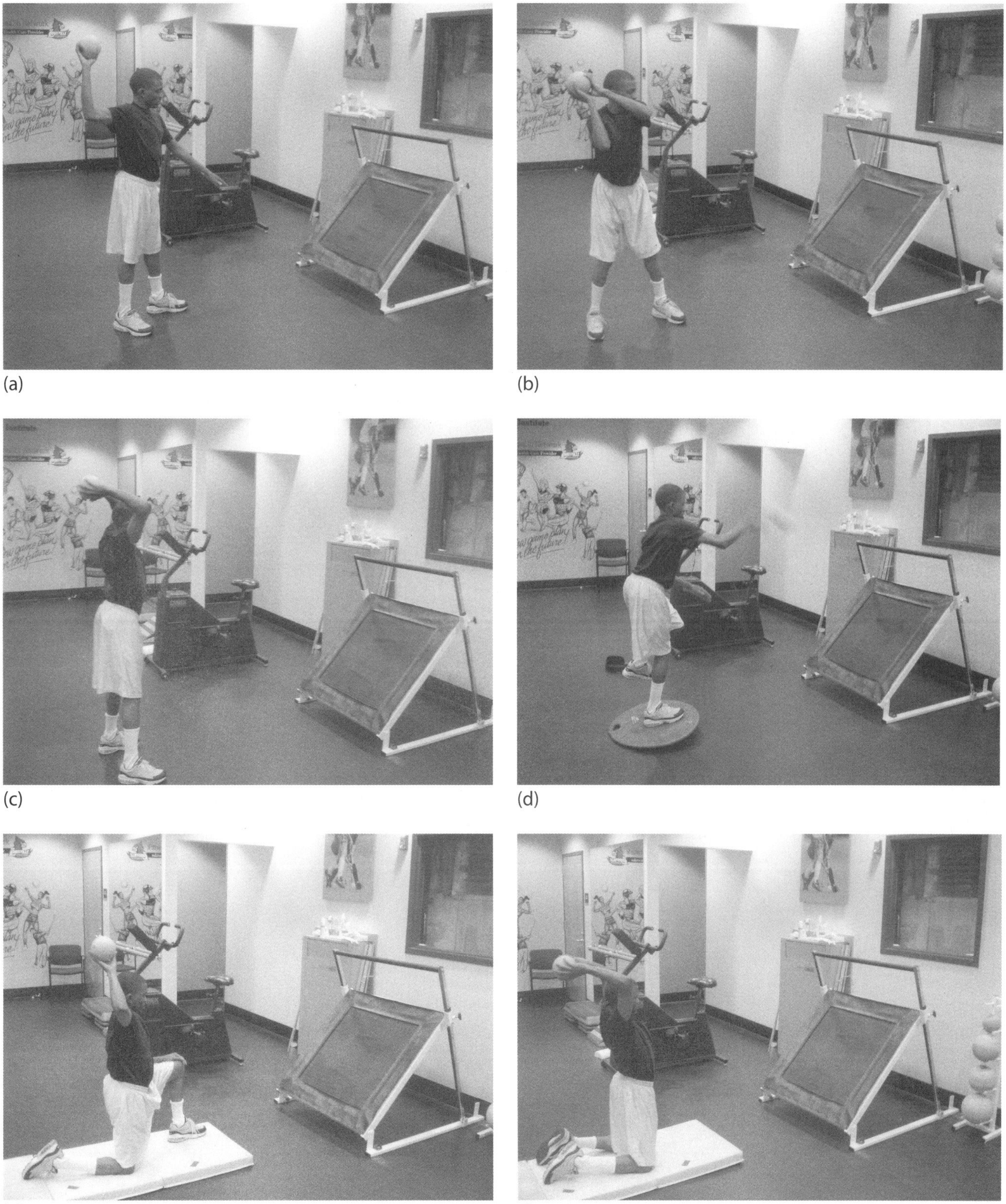

(a) (b) (c) (d) (e) (f)

그림 7.16 다양한 자세, 정적 및 동적, 프라이오볼(plyoball)과 반사기를 이용한 프라이오메트릭운동. (a), 한 팔로 던지기; (b), 두 팔로 던지기; (c) 머리 위에서 두 팔로 던지기; (d), 불안정한 지지면에서 한 팔로 던지기; (e), 무릎굽힌 자세에서 한 팔로 던지기; (f), 무릎굽힌 자세에서 두 팔로 머리 위에서 던지기.

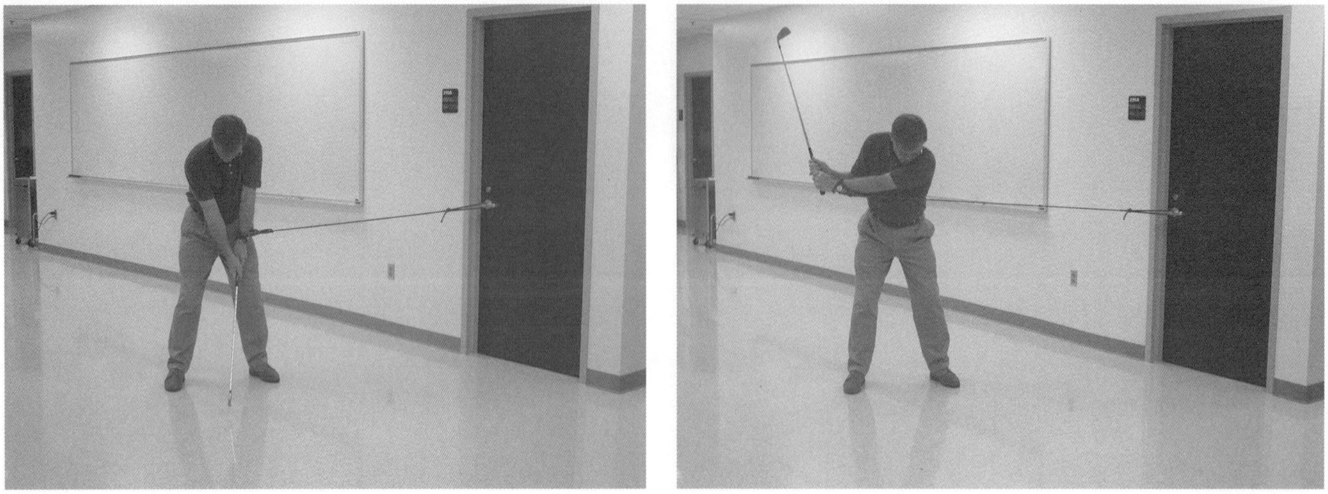

(a) (b)

그림 7.17 탄력밴드에 의해 제공되는 저항을 이용하여 특정 움직임 범위 내에서 스포츠-특이 활동. (a) 시작 자세; (b) 마지막 자세.

릭 운동에 의해 유발될 수 있다(신장-단축활동, stretch-shortening activity)(**그림 7.18a-b**)(5장과 8장 참조).

외부자극이 있거나 없는 상황에서 다양한 지지면 위에 한발서기(**그림 7.19**)는 균형 또는 동적 안정성을 위해 사용될

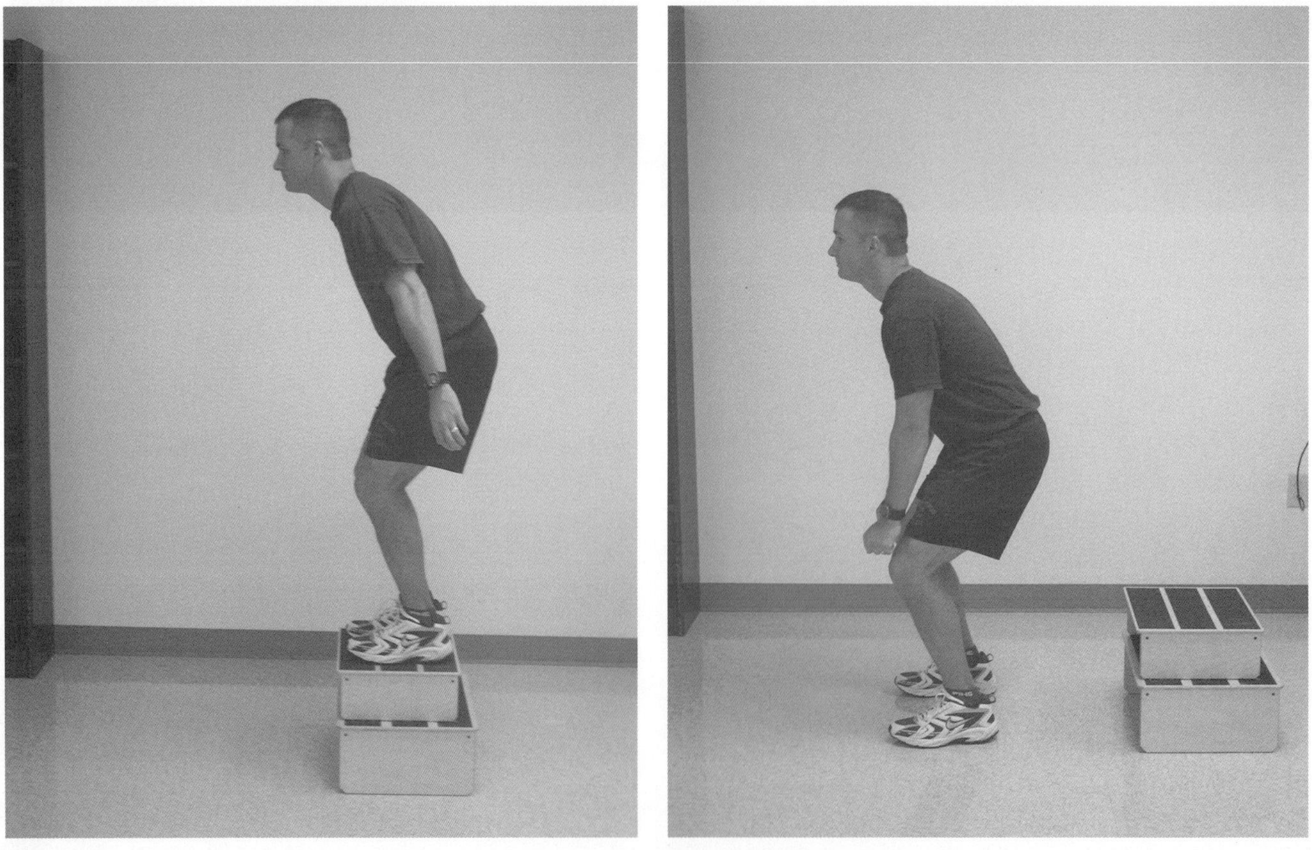

(a) (b)

그림 7.18 높은 곳에서 뛰어내리기(프라이오메트릭). (a) 준비자세; (b)착지. 착지단계는 수직 뛰기 이후 착지이다.

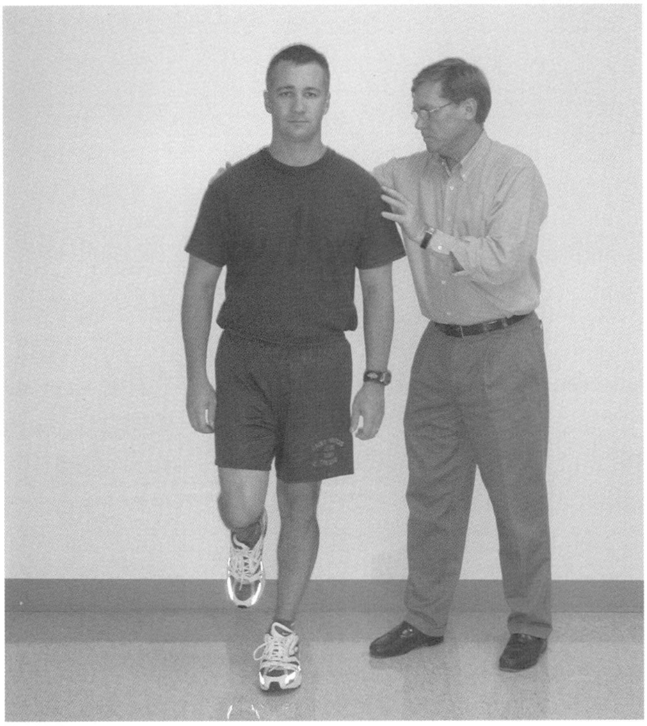

그림 7.19 한발서기에서 외부자극주기.

수 있다. 이 목적으로 흔히 사용되는 도구는 다양한 형태의 균형판(예, BAPS™ 판)(**그림 7.20a-b**), 스펀지 지지면(foam pad), 흔들리는 판(rocker board, **그림 21a-b**), 또는 구르는 판(roller board, **그림 7.22**)이 있다[19,127](6장 참조). 대상자가 예상하지 못한 상태에서 신체 또는 사지를 미는 외부자극은 신경근육계가 이용하는 감각입력을 강화하여, 결국 관절과 사지의 안정성을 향상시킨다.[127] 농구에서 공받기와 드리블을 하면서 정교한 훈련을 수행하는 것 같은 운동을 하면서 다른 활동을 수행하는 것은 스포츠-특이 활동하는 동안 기술을 통합할 것이다. 이 통합된 활동은 운동과제 수행동안 인지뿐만 아니라 자동적 움직임에서 집중력을 높이는 역할을 할 것이다.[14]

고유감각 훈련으로 균형 활동이 권장되거나 이용되고 있다.[6,17,19,20,129] 그러나 균형(자신의 지지면 내에 신체 무게중심을 유지)은 몸감각, 전정, 그리고 시각계에 의해 도움을 받는다는 것을 기억해야한다. 이는 성인에서 감각운동계의 기본적인 체계이다.[15,32] 만일 의뢰인의 균형이 손상의 결과로 떨어진다면, 치료적 프로그램에는 하지 근력강화와 더불어 다양한 활동이 포함되어야 한다. 눈을 뜨거나 감은 상태에서 한발서기(**그림 7.23a-b**), 저항 추가한 상태에서 한발 서기(**그림 7.24a-b**), 그리고 불안정한 지지면에서 균형 잡기 같은 활동들이 포함되어야 한다(9장 참조).

또한 상업적으로 이용가능한 동적인 균형시스템은 균형을 증진하고 의뢰인에게 되먹임을 제공하기 위해 사용될 수

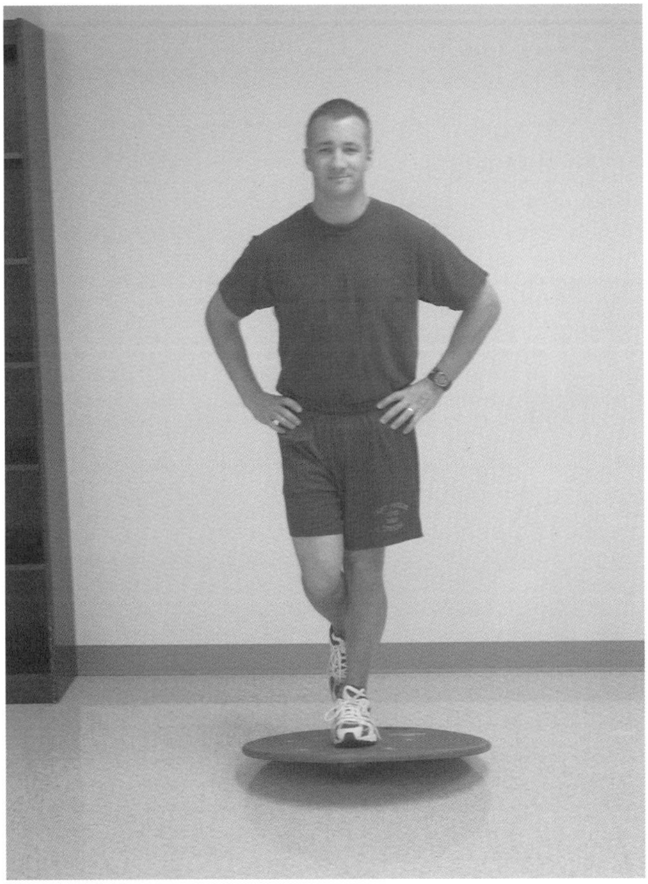

(a)

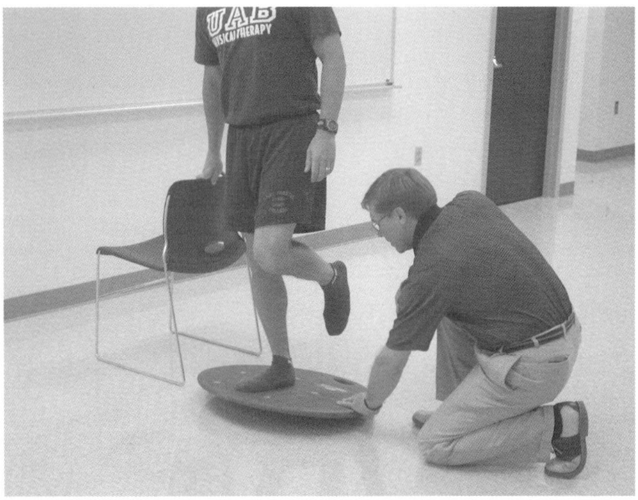

(b)

그림 7.20 (a) BAPS™ 판에서 한발서기; (b) BAPS™ 판에 가해지는 저항 또는 외부자극.

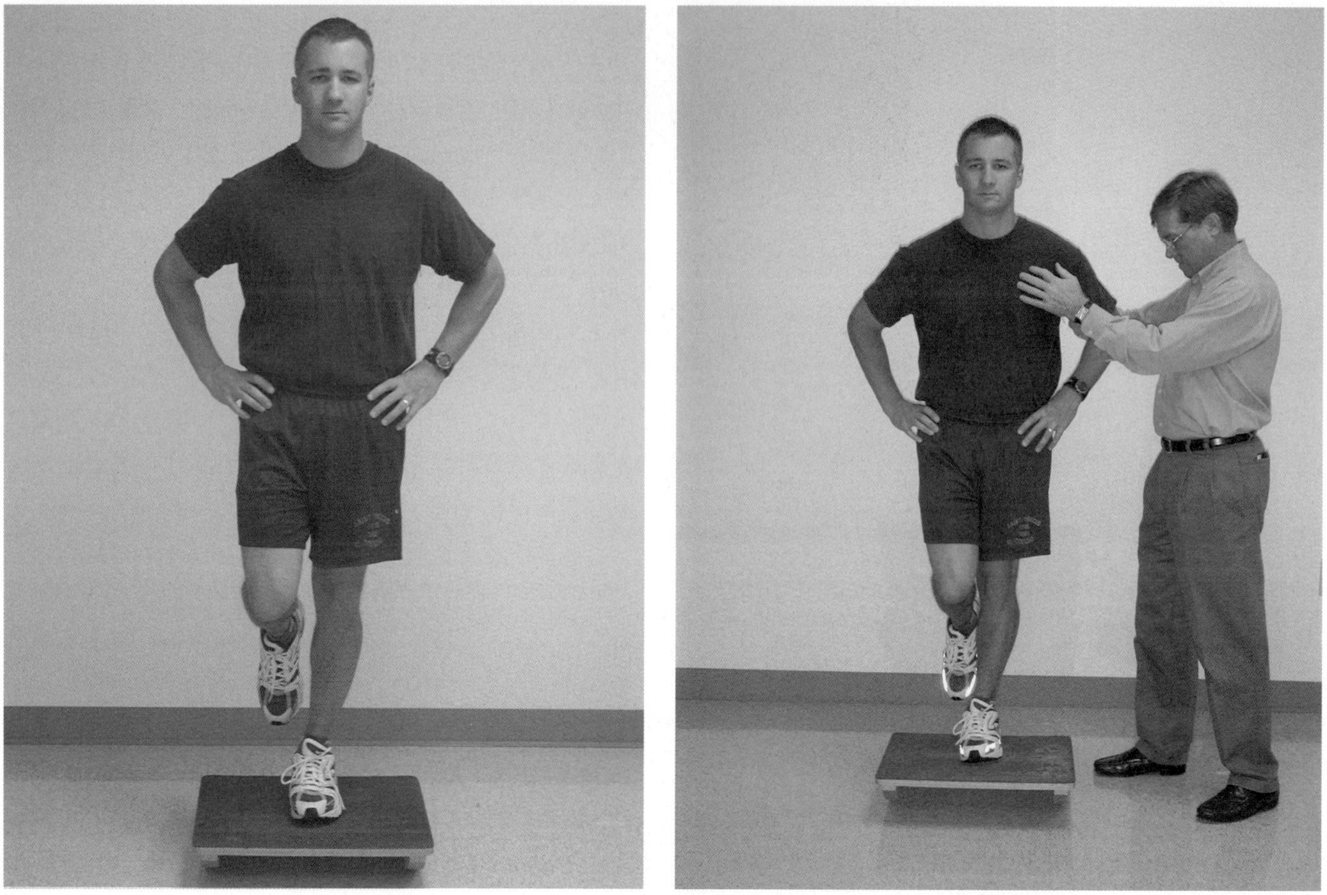

(a) (b)

그림 7.21 시상면에서 흔들리는 판위에서 한발서기, (a) 외부자극 없이; (b) 외부자극 동반.

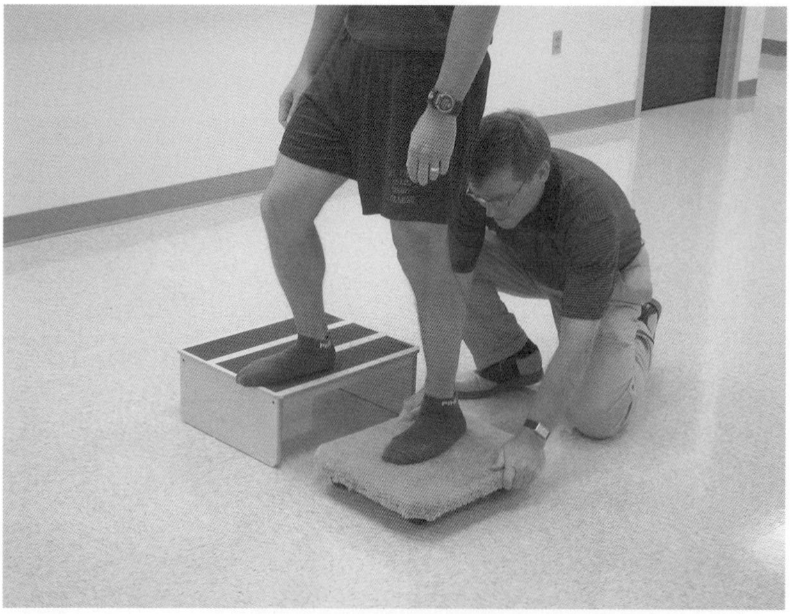

그림 7.22 서기 안정성을 위한 구르는 판사용. 저항 또는 외부자극이 다양한 방향에서 적용된다.

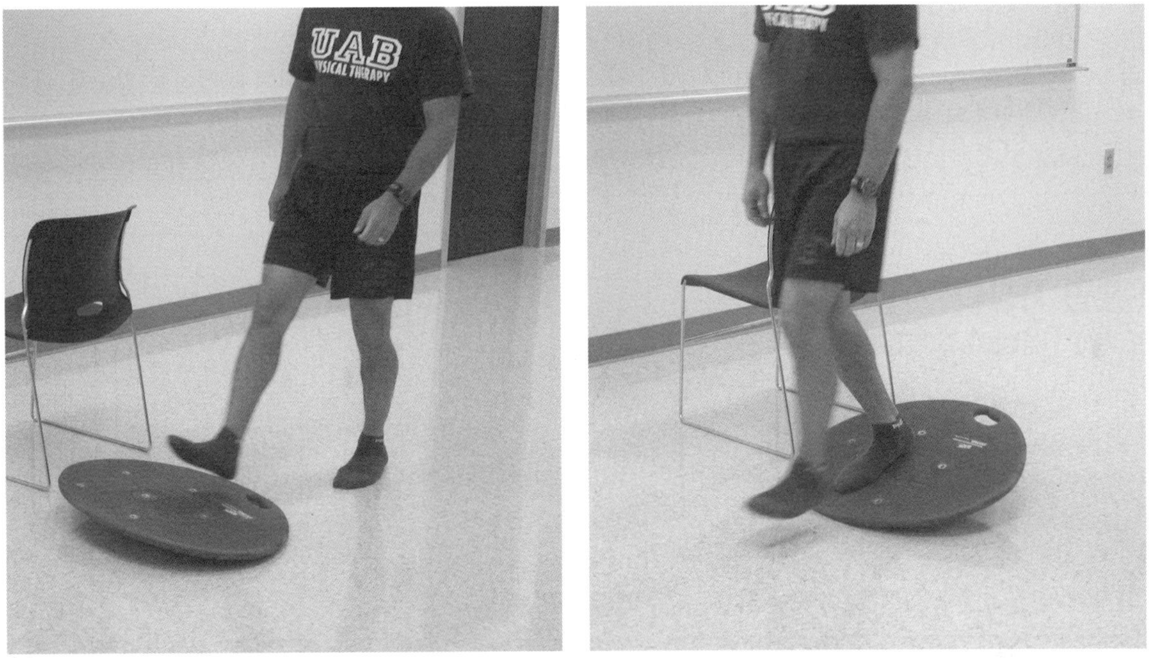

(a) (b)

그림 7.23 동적인 균형 활동: BAPS™ 판을 이용하여 불안정한 판위로 걷기. (a) 서기 시작; (b) 마지막 서기.

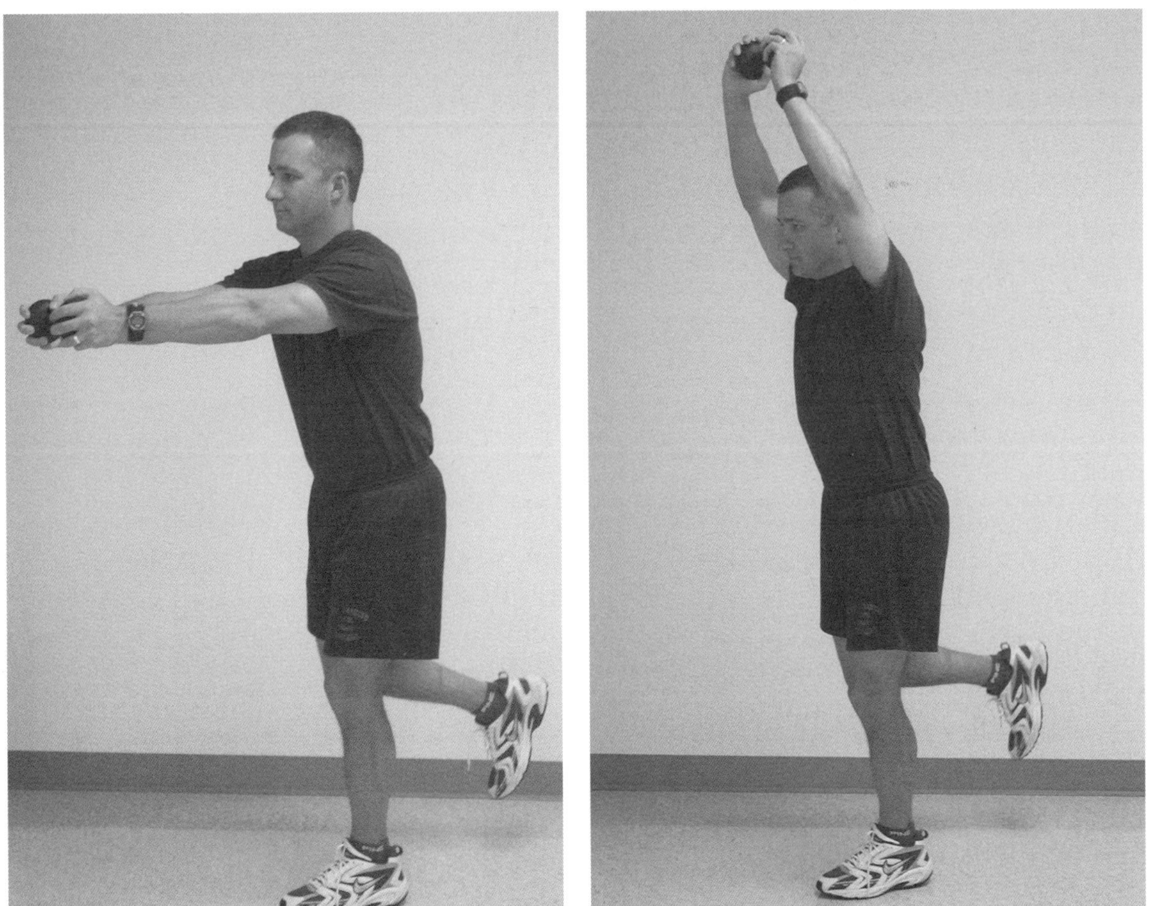

(a) (b)

그림 7.24 외부자극을 가중하기 위해 아령을 들고 상지 움직이기. 균형을 유지하면서 아령을 앞으로 들기(a), 머리 위로 들기(b). 움직임 속도와 아령무게는 다양하게 한다.

있다. 그러나 이러한 도구는 고유감각을 측정하기 위한 것이 아니라, 지지면 내에 무게중심을 유지하는 능력을 측정하는데 사용되어야 한다.

운동과 훈련 지침 (EXERCISE AND TRAINING GUIDELINES)

고유감각 또는 운동감각을 증진하기 위해 수많은 운동프로그램이 사용되고 있다. 다양한 단계에 따른 기본 원리는 **표 7.3**과 **표 7.4**에 제시된 운동진행 정도를 위한 지침이 된다. 이러한 진행들은 포괄적인 운동프로그램을 설계하기 위한 기본적인 원리이므로 모두 포함할 필요는 없다.

> **핵심(Key Point):**
> 원하는 기능적인 결과와 관련된 목적, 의뢰인의 신체적 상태, 그리고 요구를 고려하여 선택된 치료적 운동프로그램 원리에 맞게 활동을 구성해야 한다.

표 7.3 하지에서 신경운동조절 재확립을 위한 운동 및 훈련의 지침

- 체중지지 없는 운동(열린사슬)
  - 일반적인 관절가동운동과 근력강화운동(예, 넙다리네갈래근 등척성 운동, 마지막 무릎펴기, 하지 들기; 등속성)
  - 다양한 무게, 속도, 근수축 형태, 그리고 관절가동범위(위치재현)
- 체중지지운동(닫힌사슬)
  - 두발서기 활동: 눈뜨고 또는 눈감고
    - 체중이동
      - 옆으로, 앞과 뒤로
  - 약간 쪼그려 앉기
    - 다양한 부하, 속도, 근수축 형태, 그리고 관절가동범위(위치재현)
  - 외부자극
    - 예상되게, 예상하지 못하게
    - 모든 방향에서 몸통과 골반에 대한 등척성 저항 운동
  - 한발서기 활동: 눈뜨고 또는 눈감고
    - 안정적인 지지면
      - 다양한 목표물을 향해 체중지지하지 않은 다리 움직이기
      - 다양한 부하, 속도
    - 상지 움직임
      - 다양한 부하, 속도
    - 외부자극
      - 예상되게, 예상하지 못하게
      - 모든 방향에서 몸통과 골반에 대한 등척성 저항 운동
    - 불안정적인 지지면(몸감각 입력 변화): 스펀지 지지면, 균형판, 구르는 판
      - 신체 또는 지지면에 대한 외부자극
      - 손, 탄력밴드, 상지 위치변화
      - 신체 또는 지지면에 저항 적용
- 기능적인 활동(작업, 레크리에이션, 스포츠 활동)
  - 적절한 환경에서 수행된 특정 과정
  - 적절한 환경에서 특정 과제수행하기
    - 수행측정치 이용하기
      - 시간제한
      - 부하제한
      - 공간제한
      - 속도제한
      - 적당한 빈도, 강도, 시간
    - 걷기, 조깅, 달리기; 앞과 뒤
    - 계단 경사로; 오르내리기
    - 뜀뛰기, 점프, 갑자기 멈추기
    - 민첩성; 옆, 지그재그로 달리기, 8자형
      - 신체위치, 방향, 속도 변화
      - 활동 동안 상지활동 강화(예, 공 받기)
  - 프라이오메트릭(신장-단축 훈련)
  - 복귀

표 7.4 상지에서 신경운동조절 재확립을 위한 운동 및 훈련의 지침

- 체중지지 없는 운동(열린사슬)
  - 일반적인 관절가동운동과 근력강화운동(예, 여러 방향에서 점진적 저항운동, 아령, 탄력밴드; 등속성)
  - 다양한 부하, 속도, 근수축 형태, 그리고 관절가동범위(위치재현)
- 체중지지운동(닫힌사슬)
  - 양손 활동: 다양한 손 위치
    - 체중이동
      - 옆으로, 손으로 앞과 뒤로 걷기
    - 팔굽혀펴기
      - 다양한 부하, 속도, 근수축 형태, 그리고 관절가동범위(위치재현)
    - 외부자극
      - 예상되게, 예상하지 못하게
      - 모든 방향에서 몸통과 골반에 대한 등척성 저항 운동
  - 한손 활동:
    - 안정적인 지지면
      - 다양한 목표물을 향해 체중지지하지 않은 팔 움직이기
        - 다양한 부하, 속도
      - 외부자극
        - 예상되게, 예상하지 못하게
        - 모든 방향에서 몸통과 골반에 대한 등척성 저항 운동
    - 불안정적인 지지면(몸감각 입력 변화): 스펀지 지지면, 균형판, 구르는 판
      - 신체 또는 지지면에 대한 외부자극
        - 손을 이용
- 기능적인 활동(작업, 레크리에이션, 스포츠 활동)
  - 적절한 환경에서 특정 과제수행하기
    - 수행측정치 이용하기
      - 시간제한
      - 부하제한
      - 공간제한
      - 속도제한
      - 적당한 빈도, 강도, 시간
  - 물건조작
    - 들기, 밀기, 던지기
    - 프라이오메트릭(다양한 무게의 물체를 이용한 신장-단축 훈련)
  - 복귀

요약(Summary)

고유감각 증진에 이용되는 운동은 근골격계 기능이상이 있는 의뢰인이 손상, 수술, 또는 질병으로 인해 실제 기능적으로 제한되는 고유감각 결핍이 있다는 것을 가정하고 있다. 이 가정은 문헌에 의해 지지를 받지 못하고 있다. 또한, 공간에서 신체 위치와 움직임을 결정하는데 필요한 일차적 근원인 근방추와 이차적 근원인 다른 기계적 수용기들(피부와 관절)이 운동에 의해 조직학적 또는 신경생리학적 속성이 변한다는 증거는 없다. 고유감각 또는 운동감각 훈련이란 용어는 이 가정을 뒷받침하는 정확한 정보가 있을 때까지 사용하지 않는 것이 좋다. 근골격계 병리, 손상, 그리고 기능적 상실을 치료하기 위해 이용되는 운동은 고유감각으로부터 다양한 반응을 유발하여, 특정 환경에서 과제를 수행하기 위한 운동반응을 향상시키고 조절하기 위해 이 감각정보를 중추신경계에 전달한다. 운동과 훈련은 인정된 기준과 원리, 환자 검사를 통해 얻은 정보, 증상과 징후에 대한 평가, 진단과 예후 결정, 그리고 적절한 중재방법에 맞추어 선택되어야 한다.

참고문헌(References)

1. Park S, Toole T, Lee S. Functional roles of the proprioceptive system in the control of goal-directed movement. *Percept Mot Skills.* 1999; 88(2): 631–647.
2. Irrgang JJ. Modern trends in anterior cruciate ligament rehabilitation: Nonoperative and postoperative management. *Clin Sports Med.* 1993; 12(4): 797–813.

3. Lephart SM, Pincivero DM, Giraldo JL, Fu FH. The role of proprioception in the management of athletic injuries. *Am J Sports Med.* 1997; 25(1): 130–137.
4. Voight ML. The balance component of orthopedic rehabilitation. *Orthop Phys Ther Clin N Am.* 2002; 11(1):17–29.
5. Wallman HW. Balance and the functionally unstable ankle. *Orthop Phys Ther Clin N Am.* 2002; 11(1): 33–48.
6. Lephart S. *Reestablishing Proprioception, Kinesthesia, Joint Position Sense, and Neuromuscular Control in Rehabilitation. In* WE Prentice (ed.), *Rehabilitation Techniques in Sports Medicine.* St. Louis: Mosby, 1994, pp. 118–137.
7. Lephart SM, Pincivero DM, Rozzi SL. Proprioception of the ankle and knee. *Sports Med.* 1998; 25(3):149–155.
8. Cavanaugh JT, Mox RJ. Balance and postoperative lower extremity joint reconstruction. *Orthop Phys Ther Clin N Am.* 2002; 11(1):75–97.
9. Grigg P. Articular neurophysiology. *In* JE Zachazewski, DJ Magee, WS Quillen (eds.), *Athletic Injuries and Rehabilitation.* Philadelphia: W.B. Saunders Company, 1996; pp. 152–169.
10. Grigg P. Peripheral neural mechanisms in proprioception. *J Sport Rehabil.* 1994; 3:2–17.
11. Gandevia SC, McCloskey DI, Burke D. Kinaesthetic signals and muscle contraction. *Trends Neurosci.* 1992; 15(2):62–65.
12. Gandevia SC, Burke D. Does the nervous system depend on kinesthetic information to control natural limb movements? *Behav Brain Sci.* 1992; 15: 614–632.
13. McCloskey DI, Prochazka A. The role of sensory information in the guidance of voluntary movement: Reflections on a symposium held at the 22nd Annual Meeting of the Society for Neuroscience. *Somatosensory Motor Res.* 1994; 11(1):69–75.
14. Ashton-Miller JA, Wojtys EM, Huston LJ, Welch-Fry D. Can proprioception really be improved by exercise? *Knee Surg Sports Traumatol Arthrosc.* 2001; 9(3):128–136.
15. Kandel ER, Schwartz JH, Jessell TM. *The Organization of Movement. Principles of Neuroscience.* New York: McGraw-Hill, 2000: 653–673.
16. Safran MR, Caldwell GL, Fu FH. Proprioception considerations in surgery. *J Sports Rehabil.* 1994; 3:105–115.
17. Voight ML, Cook G. Impaired neuromuscular control: Reactive neuromuscular training. *In* WE Prentice, ML Voight (eds), *Techniques in Musculoskeletal Rehabilitation.* New York: McGraw-Hill, 2001, pp. 93–124.
18. Hardin JA., Predisposing factors to non-contact anterior cruciate ligament injury. *Sports Physical Therapy Section Newsletter,* (Summer Issue) 2000;9–11.
19. Wilk KE, Reinhold MM, Hooks TR. Recent advances in the rehabilitation of isolated and combined anterior cruciate ligament injuries. *Orthop Clin N Am.* 2003; 34:107–137.
20. Hewett TE, Paterno MV, Meyer D. Strategies for enhancing proprioception and neuromuscular control of the knee. *Clin Orthop.* 2002; 402:76–94.
21. Nashner LM. The anatomic basis of balance in orthopedics. *Orthop Phys Ther Clin N Am.* 2002; 11(1): 1–15.
22. Good L, Beynnon BD, Gottlieb DJ. Joint position is not changed after ACL disruption. *Trans Orthop Res Soc.* 1995; 20:95.
23. Good L, Roos H, Gottlieb DJ, et al. Joint position sense is not changed after acute disruption of the anterior cruciate ligament. *Acta Orthop Scand.* 1999; 70(2):194–198.
24. Sherrington CS. *The Integrative Action of the Nervous System.* New Haven: Yale University Press, 1906.
25. Madey SM, Cole KJ, Brand RA. The sensory role of the anterior ligament. *In* DW Jackson (ed.), *The Anterior Cruciate Ligament: Current and Future Concepts.* New York: Raven Press, Ltd., 1993, pp. 23–33.
26. Fredericks CM. Basic sensory mechanisms and the somatosensory system: Touch and proprioception. *In* CM Fredericks, LK Saladin (ed.), *Pathophbysiology of the Motor Systems.* Philadelphia: FA Davis, 1996, pp. 96–101.
27. Gillquist J. Knee ligaments and proprioception. *Acta Orthop Scand.* 1996; 67(6):533–535.
28. Bosco G, Poppele RE. Proprioception from a spinocerebellar perspective. *Physiolog Rev.* 2001; 81(2): 539–568.
29. Bastian H. The "muscular sense," its nature and cortical localisation. *Brain.* 1888; 10(1):5–137.
30. Wieler H, Awiszus F. Influence of hysteresis on joint position sense in the human knee joint. *Exp Brain Res.* 2000; 135:215–221.
31. Beard DJ, Kyberd PJ, Fergusson CM, Dodd CAF. Proprioception after rupture of the anterior cruciate ligament. *J Bone Joint Surg.* 1993; 75-B: 311–315.
32. Shumway-Cook A, Woollacott M. Postural control. In *Motor Control: Theory and Practical Applications.* Philadelphia: Lippincott, Williams & Wilkins, 2001, pp. 163–191.
33. Rymer WZ, D'Almeida A. Joint position sense: The effects of muscle contraction. *Brain.* 1980; 103:1–22.
34. Dietz V, Duysens J. Significance of load receptor input during locomotion: A review. *Gait Posture* 2000; 11(2):102–110.
35. Bullock-Saxton J, Wong W, Hogan N. The influence of age on weight-bearing reposition sense of the knee. *Exp Brain Res.* 2001; 136:400–406.
36. Ogard WK. The effect of weight bearing and joint position on knee joint position sense after anterior

cruciate ligament reconstruction. Doctoral dissertation. University of Iowa, 2000.
37. Birmingham TB, Kramer JF, Inglis TJ, et al. Effect of a neoprene sleeve on knee joint position sense during sitting open kinetic chain and supine closed kinetic chain tests. *Am J Sports Med.* 1998; 26(4): 562–566.
38. Anderson AF, Snyder RB, Federspiel CF, Lipscomb AB. Instrumented evaluation of knee laxity: A comparison of five arthrometers. *Am J Sports Med.* 1992; 20(2):135–140.
39. Schutte MJ, Dabezies EJ, Zimny ML, Happel LT. Neural anatomy of the human anterior cruciate ligament. *J Bone Joint Surg.* 1987; 69-A(2):243–247.
40. Zimny ML, Schutte M, Dabezies E. Mechanoreceptors in the human anterior cruciate ligament. *Anat Rec.* 1986; 214:204–209.
41. Zimny ML. Mechanoreceptors in articular tissues. *Am J Anat.* 1988; 182:16–32.
42. Halata Z, Haus J. The ultrastructure of sensory nerve endings in human anterior cruciate ligament. *Anat Embryol.* 1989; 179:415–421.
43. Grigg P, Hoffman AH. Properties of ruffini afferents revealed by stress analysis of isolated sections of cat knee capsule. *J Neurophysiol.* 1982; 47(1): 41–54.
44. Newton RA. Joint receptor contributions to reflexive and kinesthetic responses. *Phys Ther.* 1982; 62(1):22–29.
45. Hogervorst T, Brand RA. Current concept review: Mechanoreceptors in joint function. *J Bone Joint Surg.* 1998; 80-A(9):1365–1378.
46. Schultz RA, Miller DC, Kerr CS, Micheli L. Mechanoreceptors in human cruciate ligaments. *J Bone Joint Surg.* 1984; 66-A(7):1072–1076.
47. Grigg P. Mechanical factors influencing response of joint afferent neurons from cat knee. *J Neurophysiol.* 1975; 38:1473–1484.
48. Ferrell WR. The adequacy of stretch receptors in the cat knee joint for signaling joint angle throughout a full range of movement. *J Physiol.* 1980; 299:85–99.
49. Ferrell WR, Gandevia SC, McCloskey DI. The role of joint receptors in human kinaesthesia when intramuscular receptors cannot contribute. *J Physiol.* 1987; 386:63–71.
50. Burke D, Gandevia SC, Macefield G. Responses to passive movement of receptors in joint, skin and muscle of the human hand. *J Physiol.* 1988; 402: 347–361.
51. Clark RJ, Horch KW, Bach SM, Larson GF. Contributions of cutaneous and joint receptors to static knee-position sense in man. *J Neurophysiol.* 1979; 42(3):877–888.
52. Williams WJ. A systems-oriented evaluation of the role of joint receptors and other afferents in position and motion sense. *CRC Crit Review Biomed Eng.* 1981;(December):23–77.
53. Brumagne S, Lysens R, Swinnen L, Verschueren S. Effect of paraspinal muscle vibration on position sense of the lumbosacral spine. *Spine* 1999; 24(13):1328–1331.
54. van Duersen WM, Sanchez MM, Ulbrecht JS, Cavanaugh PR. The role of muscle spindles in ankle movement perception in human subjects with diabetic neuropathy. *Exp Brain Res.* 1998; 120:1–8.
55. Grigg P, Finerman GA, Riley LH. Joint-position sense after total hip replacement. *J Bone Joint Surg.* 1973; 55-A(5):1016–1025.
56. Skinner HB, Barrack RL, Cook SD, Haddad RJ. Joint position sense in total knee arthroplasty. *J Orthop Res.* 1984; 1(3):276–283.
57. Ishii Y, Tojo T, Terajima K. Intracapsular components do not change hip proprioception. *J Bone Joint Surg.* 1999; 81-B:345–348.
58. Barrack RL, Skinner HB, Brunet ME, Haddad RJ. Functional performance of the knee after intraarticular anesthesia. *Am J Sports Med.* 1983; 11(4): 258–261.
59. Marks R, Quinney HA. Effect of fatiguing maximal isokinetic quadriceps contractions on ability to estimate knee-position. *Percept Mot Skills.* 1993; 77: 1195–1202.
60. Skinner HB, Wyatt MP, Hodgdon JA, et al. Effect of fatigue on joint position sense of the knee. *J Orthop Res.* 1986; 4(1):112–118.
61. Voight ML, Hardin JA, Blackburn TA, et al. The effects of muscle fatigue on and the relationship of arm dominance to shoulder proprioception. *J Orthop Sports Phys Ther.* 1996; 23(6):348–352.
62. Carpenter JE, Blazier RB, Pellizon GG. The effects of muscle fatigue on shoulder joint position sense. *Am J Sports Med.* 1998; 26(2):262–265.
63. Barrett DS. Proprioception and function after anterior cruciate reconstruction. *J Bone Joint Surg.* 1991; 73-B:833–837.
64. Barrett DS, Cobb AG, Bentley G. Joint proprioception in normal, osteoarthritic, and replaced knees. *J Bone Joint Surg.* 1991; 73-B:53–56.
65. Skinner HB, Barrack RL, Cook SD. Age-related decline in proprioception. *Clin Orthop.* 1984; 184: 208–211.
66. Beard DJ, Kyberd PJ, O'Conner JJ, et al. Reflex hamstring contraction latency in anterior cruciate ligament deficiency. *J Orthop Res.* 1994; 12(2): 219–228.
67. Beard DJ, Dodd CAF, Trundle HR, Simpson AH. Proprioception enhancement for anterior cruciate ligament deficiency. *J Bone Joint Surg.* 1994; 76-B:654–659.
68. Jennings AG, Seedhom BB. Proprioception in the knee and reflex hamstring contraction latency. *J Bone Joint Surg.* 1994; 76-B:491–494.
69. Klein B, Blaha JD, Simons W. Anterior cruciate ligament deficient knees do not have altered proprioception. *Orthop Trans.* 1992; 15:539.

70. Osborne MD, Chou LS, Laskowski ER, et al. The effect of ankle disc training on muscle reaction time in subjects with a history of ankle sprain. *Am J Sports Med.* 2001; 29(5):627–632.
71. Borsa PA, Lephart SM, Irrgang JJ, et al. The effects of joint position and direction of joint motion on proprioceptive sensibility in anterior cruciate ligament-deficient athletes. *Am J Sports Med.* 1997; 25(3):336–340.
72. Brumagne S, Lysens R, Spaepen A. Lumbosacral position sense during pelvic tilting in men and women without low back pain: Test development and reliability assessment. *J Orthop Sports Phys Ther.* 1999; 29(6):345–351.
73. Koumantakis GA, Winstanley J, Oldham JA. Thoracolumbar proprioception in individuals with and without low back pain: Intratester reliability, clinical applicability, and validity. *J Orthop Sports Phys Ther.* 2002; 32:327–335.
74. Kramer J, Handfield T, Kiefer G, et al. Comparisons of weight-bearing and non-weight-bearing tests of knee proprioception performed by patients with patello-femoral pain syndrome and asymptomatic individuals. *Clin J Sports Med.* 1997; 7(2): 113–118.
75. Marks R. The reliability of knee position sense measurements in healthy women. *Physiother Can.* 1994; 46(1):37–41.
76. Barrack RL, Skinner HB, Buckley SL. Proprioception in the anterior cruciate deficient knee. *Am J Sports Med.* 1989; 17(1):1–6.
77. Lephart SM, Kocher MS, Fu FH, et al. Proprioception following anterior cruciate ligament reconstruction. *J Sport Rehabil.* 1992; 1:188–196.
78. Gauffin H, Tropp H. Altered movement and muscular-activation patterns during the one-legged jump in patients with an old anterior cruciate ligament rupture. *Am J Sports Med.* 1992; 20(2): 182–192.
79. Berchuck M, Andriacchi TP, Bach BR, Reider B. Gait adaptations by patients who have a deficient anterior cruciate ligament. *J Bone Joint Surg.* 1990; 72-A(6):871–877.
80. Wojtys EM, Huston LJ. Neuromuscular performance in normal and anterior cruciate ligament-deficient lower extremities. *Am J Sports Med.* 1994; 22(1):89–104.
81. Ciccotti MG, Kerlan RK, Perry J, Pink M. An electromyographic analysis of the knee during functonal activities: The normal profile. *Am J Sports Med.* 1994; 22(5):645–650.
82. Ciccotti MG, Kerlan RK, Perry J, Pink M. An electromyographic analysis of the knee during functional activities: The anterior cruciate ligament-deficient and -reconstructed profiles. *Am J Sports Med.* 1994; 22(5):651–658.
83. Corrigan JP, Cashman WF, Brady MP. Proprioception in the cruciate deficient knee. *J Bone Joint Surg.* 1992; 74-B:247–250.
84. Friden T, Zatterstrom R, Lindstrand A, Moritz U. Proprioception after an acute knee ligament injury: A longitudinal study on 16 patients. *J Orthop Res.* 1997; 15(5):637–644.
85. Friden T, Roberts D, Zatterstrom R, Moritz U. Proprioceptive defects after an anterior cruciate ligament rupture-the relation to associated anatomical lesions and subjective knee function. *Knee Surg Sports Traumatol Arthrosc.* 1999; 7:226–231.
86. Wright SA, Tearse DS, Brand RA, Gabel RH. Proprioception in the anteriorly unstable knee. *Iowa Orthop.* 1995; 15:156–161.
87. MacDonald PB, Hedden D, Pacin O, Sutherland K. Proprioception in anterior cruciate ligament-deficient and reconstructed knees. *Am J Sports Med.* 1996; 24(6):774–778.
88. Beynnon BD, Ryder SH, Konradsen L, et al. The effect of anterior cruciate ligament trauma and bracing on knee proprioception. *Am J Sports Med.* 1999; 27(2):150–155.
89. Pap G, Machner A, Nebelung W, Awiszus F. Detailed analysis of proprioception in normal and ACL-deficient knees. *J Bone Joint Surg.* 1999; 81-B(5):764–768.
90. Co FH, Skinner HB, Cannon WD. Effect of reconstruction of the anterior cruciate ligament on proprioception of the knee and the heel strike transient. *J Orthop Res.* 1993; 11(5):696–704.
91. Harter RA, Osternig LR, Singer KM, et al. Long-term evaluation of knee stability and function following surgical reconstruction for anterior cruciate ligament insufficiency. *Am J Sports Med.* 1988; 16(5):434–442.
92. Dvir Z, Koren E, Halperin N. Knee joint position sense following reconstruction of the anterior cruciate ligament. *J Orthop Sports Phys Ther.* 1988; 10(4):117–120.
93. Pai Y, Rymer WZ, Chang RW, Sharma L. Effect of age and osteoarthritis on knee proprioception. *Arthritis Rheum.* 1997; 40(12):2260–2265.
94. Pap G, Meyer M, Weiler H, et al. Proprioception after total knee arthroplasty: A comparison with clinical outcome. *Acta Orthop Scand.* 2000; 71(2): 153–159.
95. Jerosch J, Prymka M. Knee joint proprioception in patients with posttraumatic recurrent patella dislocation. *Am J Knee Surg.* 1996; 4(1):3–8.
96. Baker V, Bennell K, Stillman B, et al. Abnormal knee joint position sense in individuals with patellofemoral pain syndrome. *J Orthop Res.* 2002; 20:208–214.
97. Warner JJP, Lephart S, Fu FH. Role of proprioception in pathoetiology of shoulder instability. *Clin Orthop.* 1996; 330:33–39.
98. Blasier RB, Carpenter JE, Huston LF. Shoulder proprioception effect of joint laxity, joint position, and direction of motion. *Orthop Rev.* 1994;45–50.
99. Lephart SM, Myers JB, Bradley JP, Fu FH. Shoulder proprioception and function following thermal capsulorraphy. *Arthroscopy.* 2002; 18(7):770–778.

100. Smith RL, Brunolli J. Shoulder kinesthesia after anterior glenohumeral joint dislocation. *Phys Ther.* 1989; 69(2):106–112.
101. Dover GC, Kaminski TW, Meister K, et al. Assessment of shoulder proprioception in the female softball athlete. *Am J Sports Med.* 2003; 31(3):431–437.
102. Lephart SM, Warner JP, Fu FH. Proprioception of the shoulder joint in normal, unstable, and surgically repaired individuals. *J Shoulder Elbow Surg.* 1994; 3:371–379.
103. Brindle TJ, Nyland J, Shapiro R, et al. Shoulder proprioception: Latent reaction times. *Med Sci Sports Exer.* 1999; 31(10):1394–1398.
104. Pedersen J, Ljubisavljevic M, Bergenheim M, Johansson H. Alterations in information transmission in ensembles of primary muscle spindle afferents after muscle fatigue in heteronymous muscle. *Neurosci.* 1998; 84(3):953–959.
105. Sterner RL, Pincivero DM, Lephart SM. The effects of muscular fatigue on shoulder proprioception. *Clin J Sports Med.* 1998; 8(2):96–101.
106. Freeman MAR, Dean MRE, Hanham IWF. The etiology and prevention of functional instability of the foot. *J Bone Joint Surg.* 1965; 47B:678–685.
107. Garn GN, Newton RA. Kinesthetic awareness in subjects with multiple ankle sprains. *Phys Ther.* 1988; 68(11):1667–1671.
108. Glencross K, Thornton E. Position sense following joint injury. *J Sports Med Phys Fitness.* 1981; 21: 23–27.
109. Gross MT. Effects of recurrent lateral ankle sprains on active and passive judgments of joint position. *Phys Ther.* 1987; 67(10):1505–1509.
110. Refshauge KM, Kilbreath SL, Raymond J. The effect of recurrent ankle inversion sprain and taping on proprioception at the ankle. *Med Sci Sports Exer.* 2000; 32(1):10–15.
111. Konradson L, Ravn JB. Ankle instability caused by prolonged peroneal reaction time. *Acta Orthop Scand.* 1990; 61:388–390.
112. Cornwall AW, Murrell P. Postural sway following inversion sprain of the ankle. *J Am Podiatr Med Assoc.* 1991; 81:243–247.
113. Friden T, Zatterstrom R, Lindstrom A, Moritz U. A stabilometric technique for evaluation of lower limb instabilities. *Am J Sports Med.* 1989; 17(1):118–122.
114. Tropp H, Odenrick P. Postural control in single-limb stance. *J Orthop Res.* 1988; 6:83–89.
115. Forestier N, Teasdale N, Nougier V. Alteration of the position sense at the ankle induced by muscular fatigue in humans. *Med Sci Sports Exer.* 2002; 34(1): 117–122.
116. Aydin T, Yildiz Y, Yildiz A, Kaylon TA. Proprioception of the ankle: A comparison of female teenaged gymnasts and controls. *Foot Ankle Int.* 2002; 23(2): 123–129.
117. Lam S, Jull G, Treleaven J. Lumbar spine kinesthesia in patients with low back pain. *J Orthop Sports Phys Ther.* 1999; 29(5):294–299.
118. Parkhurst T.M. Burnett CN. Injury and proprioception in the lower back. *J Orthop Sports Phys Ther.* 1994; 19(5):282–295.
119. Bernier JN, Perrin DH. Effect of coordination training on proprioception of the functionally unstable ankle. *J Orthop Sports Phys Ther.* 1998; 27(4): 264–275.
120. Rozzi SL, Lephart LM, Sterner R, Kuligowski L. Balance training for persons with functionally unstable ankles. *J Orthop Sports Phys Ther.* 1999; 29(8): 478–486.
121. Gauffin H, Tropp H, Odenrick P. Effect of ankle disc training on postural control in patients with functional instability of the ankle joint. *Int J Sports Med.* 1988; 9:141–144.
122. Lephart SM, Giraldo JL, Borsa PA, Fu FH. Knee joint proprioception: A comparison between female intercollegiate gymnasts and controls. *Knee Surg Sport Traumatol Arthrosc.* 1996; 4(2):121–124.
123. Vuillerme N, Teasdale N, Nougier V. The effect of expertise in gymnastics on proprioceptive sensory integration in human subjects. *Neurosci Lett.* 2001; 311(2):73–76.
124. Barrack RL, Skinner HB, Cook SD. Proprioception of the knee joint: Paradoxical effect of training. *Am J Sports Med.* 1984; 63(4):175–181.
125. Bartlett MJ, Warren PJ. Effect of warming up on knee proprioception before sporting activity. *Br J Sports Med.* 2002; 36:132–134.
126. Bouet V, Gahery Y. Muscular exercise improves knee position sense in humans. *Neurosci Lett.* 2000; 289(2):143–146.
127. Fitzgerald GK, Axe MJ, Snyder-Mackler L. The efficacy of perturbation training in nonoperative anterior cruciate ligament rehabilitation programs for physically active individuals. *Phys Ther.* 2000; 80(2): 128–140.
128. Cerulli G, Benoit DL, Caraffa A, Ponteggia F. Proprioceptive training and prevention of anterior cruciate ligament injuries in soccer. *J Orthop Sports Phys Ther.* 2001; 31(11):655–660.
129. Caraffa ACG, Projetti M, Aisa G, Rizzo A. Prevention of anterior cruciate ligament injuries in soccer: A prospective controlled study of proprioceptive training. *Knee Surg Sports Traumatol Arthrosc.* 1996; 4:19–21.
130. Ihara H, Nakayama A. Dynamic joint control training for knee ligament injuries. *Am J Sports Med.* 1986; 14(4):309–315.
131. Giove TP, Miller SJ, Kent BE, et al. Nonoperative treatment of the torn anterior cruciate ligament. *J Bone Joint Surg.* 1983; 65-A(2):184–192.
132. Rothwell J. Proprioceptors in muscles, joints and skin. In: *Control of Human Voluntary Movement*, 2nd Ed., pp 86–126, 1994, London: Chapman and Hall Publishers.

표 8.1 움직임 형태와 관련된 특성의 예

간단 ←→ 복잡	반사적		의지적			
	한 관절	**여러 관절/ 한쪽 사지**	**한 관절**	**여러 관절/ 한쪽 사지**	**여러 관절/ 사지간 협응**	**기술/ 숙련된 움직임**
특성	예측가능, 반복적, 상동적		예측가능, 상동적 / 과제 의존, 적응			과제 의존, 적응, 훈련으로 고도로 특성화된
과제	자극에 대한 반응, 분리		분리, 동시의		율동 또는 동시의, 반복적, 순서적	율동/동시의, 반복적/순서적의 결합
움직임 속도	빠름		과제 의존			
조절수준	척수		속도, 힘, 추적에 대한 상위 중추신경계의 조절			
정확성	중요하지 않음		과제와 움직임 속도에 따른 정확성 수준			
예	심부힘줄반사	굽힘철회반사	연구 틀	물건 닿기	보행	스포츠 또는 예술행위
기능적 과제에 대한 영향	생리적	안정성/보호	최소	최소-중간	높음	극도로 높음

> **핵심 (Key Point):**
>
> 환경 내에서 물건을 조작하기 위해서, 상지 과제는 하지보다 좀 더 의식적인 노력이 필요하고, 일반적으로 좀 더 세밀한 움직임이 필요하다.

시각 또는 구두 명령과 실마리 또는 문서화된 지시 같은 외적 자극은 움직임을 촉진시킨다. 또한 목적 있는 움직임은 조명이 좋지 않은 외적 환경에서 물건 찾기와 같은 환경적 요인에 의해 영향을 받는다. 외부 자극으로부터 촉진되지 않고, 내적으로 동기화된 움직임에는 물이 찬 컵 잡기와 같은 과제가 포함된다. 촉진되거나 되지 않는 움직임은 둘 다 목적 지향적으로, 중추신경계의 운동계획이 필요하다. 이전에 언급하였듯이, 물체를 향해 움직이거나 물체를 조작하기 위해서 물체의 공간적 정위와 관련하여 현재 신체의 위치를 중추신경계는 고려해야 한다. 중추신경계는 원하는 움직임을 만들기 위한 토대로서 이전 움직임에 대한 경험에 의존하게 된다.

이 장은 협응되고 조절된 움직임을 제공하는 신경근육계의 영향에 대해 다룰 것이다. 운동협응 조절의 기전에는 말초수용기로부터 정보입력, 중추신경계의 운동계획중추, 그리고 신경근육활성화를 통한 움직임 실행이 포함되고 목적 있는 움직임을 위해 부드럽고 효율적으로 작동해야 한다. 따라서 *"신경근육의 협응(neuromuscular coordination)"*은 효과적인 방법으로 시간적으로 적절한 순서로 움직임을 생성하기 위해 적절한 운동프로그램 또는 계획을 만드는 중추신경계의 능력을 말한다.

> **핵심 (Key Point):**
>
> 신경근육 협응은 효과적인 방법으로 시간적으로 적절한 순서로 움직임을 생성하기 위해 적절한 운동프로그램 또는 계획을 만드는 중추신경계의 능력을 말한다.

협응과 운동수행력을 완전히 이해하기 위해서, 신경해부학, 신경생리학, 운동학습, 운동조절과 생체역학에 대한 이해는 필수적이다. 우리는 입력–출력 관점에서 이 과정을 살펴볼 것이다. 중추신경계는 들정보(입력)를 분석하고 실제 움직임을 실행하기 위한 운동프로그램 패턴을 만든다. 움직임은 운동학(kinematics), 운동역학(kinetics), 그리고 신경근육 활성화 특성으로 기술될 것이다. 입력–출력 관점은 운동협응을 관찰하기 위해 사용된다. 중추신경계로 입력되는 정보에는 공간에서 물체의 위치를 알기 위해 그리고 목적 있는 움직임을 시작하기 이전에 신체 위치 또는 시작 상태를 알기 위한 시각과 다른 말초 되먹임(예, 청각, 관절, 근육, 전정)이 포함된다. 중추신경계는 말초정보, 이전의 움직임 경험, 그리고 전반적인 움직임 목적에 기초하여 협응된 운동프로그램을 작성한다. 이전의 움직임 경험과 이러한 움직임의 성공여부는 기존의 운동프로그램을 수정하거나 새롭게 작성하는데 도움이 된다. 시각, 촉각, 고유감각 수용기로부터 들어오는 지속적인 정보는 운동프로그램에 영향을 준다. 운동프로그램 처리과정 부분은 상위 중추신경계 수준에서 말초 되먹임을 융화시키는 것이다. 이 모형의 출력은 중추신경계로부터 운동프로그램이 실행되는 것으로 실제 움직임이 수행되는 것이다. 근육길이변화에 의해 고유감각 되먹임은 움직임 프로그램에 영향을 주고, 스트레스가 가해질 때 관절 피막 또는 인대의 기계적 수용기에서 오는 정보에 의해 운동프로그램이 영향을 받는다. 움직임 속도의 변화, 움직임을 방해하는 장애물의 존재, 원하지 않은 위치 또는 자세변화는 협응에 영향을 주고 운동프로그램의 수정을 유발한다.[2] *운동조절(motor control)*은 움직임을 실행하기 위한 중추신경계의 운동프로그램 또는 계획을 말한다. *운동학습(motor learning)*은 새롭거나 초기 움직임을 개발하기 위한 연습과 시간경과에 따른 이러한 프로그램의 적응을 말한다. 개념적으로 운동조절이론은 어떻게 중추신경계가 움직임을 조절하는가를 기술하는 것이고, *운동프로그램(motor program)* 또는 *계획(plane)*은 특정 움직임을 위한 명령이고, 운동학습은 새로운 움직임 패턴을 만들기 위한 운동프로그램의 적응을 말한다. 최적의 움직임 전략을 개발하기 위해서, 어떻게 움직임 조절이 운동학습과 관련되어 있는가를 치료사들이 이해하는 것은 중요하다.

이 장은 신경근육계의 해부학과 협응움직임에 대한 영향을 살펴볼 것이다. 독자들이 어떻게 움직임이 구성되는가에 대한 운동조절이론에 대한 이해를 이 장을 통해 높이기를 원한다. 더불어, 이 장의 목적은 기본적인 신경해부학에 대한 이해와 치료적 운동프로그램 동안 운동조절 훈련 전략을 수행하기 위한 정보를 제공하는 것이다. 움직임 협응을 회복하기 위한 전통적인 및 비전통적인 (10장 참조) 접근법들 역시 살펴볼 것이다.

움직임(MOVEMENT)

복잡한 움직임을 알아보기 전에 간단한 움직임의 특성에 대해 먼저 토의할 것이다. 이전에 언급하였듯이, 움직임은 일반적으로 목표 지향적이고, 한 면(plane)에서 발생하는 간단한 움직임에서 여러 관절이 참여하여 여러 면에서 발생하는 복잡한 움직임까지 다양하다. 첫 번째 문제는 어떻게 움직임 특성 또는 운동프로그램 변화를 측정하거나 정량화 할 수 있는가이다. 움직임이 복잡해질수록 통제되어야 할 변수들이 급격히 증가한다. 비록 간단하게 보이는 것일지라도, 기본적으로 한 면, 한 관절의 움직임도 복잡하다. 왜냐하면 자유도[1] 또는 고려되어야할 움직임 변수 때문이다.

움직임 측정은 한 관절의 가동범위를 각도기로 측정하는 간단한 것에서부터 특히, 운동협응 연구에서 흔히 사용되는 3차원에서 신체를 분석하고 측정하는 것까지 다양하다. 움직임은 기본적으로 운동학, 운동역학, 신경근육활성화 분석을 통해 평가된다. *운동학적 분석(kinematic analysis)*은 위치, 이동, 속도 그리고 가속에 대해 분석한다(**그림 8.1**). *운동역학적 분석(kinetic analysis)*은 움직임에 대한 힘의 영향을 분석한다. *신경근육학적 활성화 분석(neuromuscular activation analysis)*은 근전도를 이용하여 움직임 실행 동안 개시와 순서를 포함한 근육활성패턴을 제시하는 것이다. 피로가 없는 상태에서, 근육에서 나오는 근전도 신호는 근육에 도달하는 중추신경계의 수준을 나타내는 것으

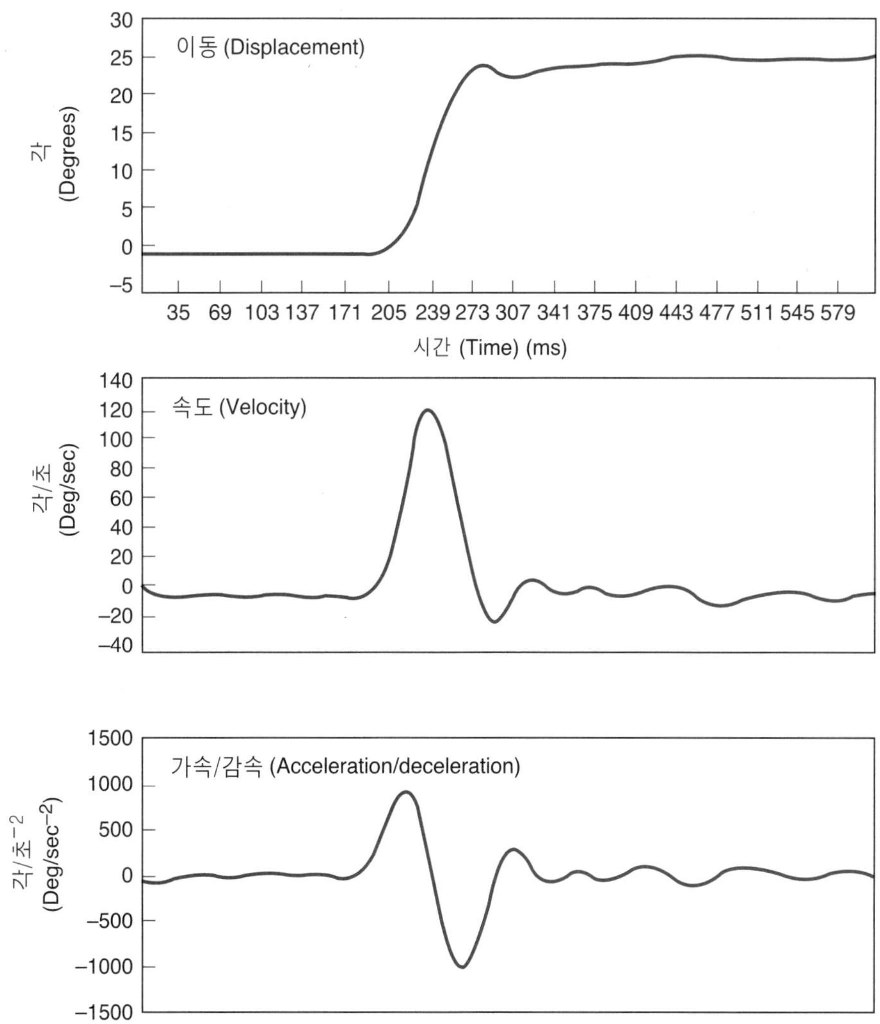

그림 8.1 간단한 한 관절의 회전에 대한 운동학적 개요. 이동거리는 각도로, 속도는 각/초로, 가속은 각/초^{2}로 수집되었다. x-축이 시간이다.

로 여겨지고 있다. 근전도 신호의 분석과 처리는 좀 더 장황하다; 그러나 운동학과 운동역학 측정과 관련된 근육활성화에 대한 지식은 운동조절을 이해하는데 중요하다. 운동학, 운동역학, 그리고 근전도는 움직임 출력으로 간주되며 상대적으로 측정하기 쉽다. 협응움직임을 위해 정확히 어떻게 중추신경계가 조절하는지는 좀 더 복잡하고 아직 완전히 이해되지 않고 있다. *운동조절분석(motor control analysis)*의 목적은 협응된 움직임을 가능케 하는 조절을 이해하는 것이다. 먼저, 우리는 운동조절에 대한 신경해부학적 기초를 알아볼 것이고, 이후 중추신경계가 어떻게 움직임을 조절하는지에 대한 최근 이론을 살펴볼 것이다.

> **핵심(Key Point):**
>
> 운동학, 운동역학 그리고 근전도는 움직임 출력으로 간주되며 상대적으로 측정하기 쉽다. 어떻게 중추신경계가 이러한 변수를 조절하는지는 아직 완전히 이해되지 않고 있고, 운동프로그램을 만들고 실행하는 것을 조절하는 중추신경계의 능력을 연구할 때 흥미를 유발하는 부분이다.

운동조절에 대한 연구 동안 가장 흔히 연구된 움직임은 외적인 신호 또는 실마리에 반응하여 발생되는 *촉진되거나(prompted) 목표 지향적 움직임(goal directed movement)*이다. 움직임과 관련된 중추신경계의 영역을 확인하기 위해, 촉진되거나 목표 지향적 움직임은 세밀화된 단계로 분리될 수 있다(**그림 8.2**). *운동시간-전(pre-motor time)*은 최초 운동명령에서 근육에서 근전도 활성화 개시까지 시간이다. *운동시간(motor time)*은 근전도 활성화와 실제 움직임의 개시 사이의 시간이다. *반응시간(reaction time)*은 운동시간과 운동-전시간의 혼합이다. 반작용시간은 주어진 움직임을 위한 중추신경계의 처리과정으로 나타내는 것으로 여기고 있다. *움직임 시간(movement time)*은 전체 움직임 시작과 중지 사이 시간이다. *반응(response)*은 반응시간과 움직임시간을 합친 것이다.

움직임의 정확성(MOVEMENT ACCURACY)

성공적인 운동프로그램 수행은 *상황(context)*이나 특정 움직임의 목표에 따라 상대적인 것이다. 상지 움직임은 일반적으로 세밀하고 정확성을 요구한다. 반면에 하지 움직임은 걷기 위해 율동적인 움직임 패턴을 요구한다. 예를 들어, 물을 마시기 위해 컵에 팔을 뻗는 경우, 합리적인 시간 내에 물을 흘리지 않고 입에 컵을 가져오면 성공한 것으로 간주할 수 있다. 반대로, 달리기선수인 경우 수천 번의 반복적인 다리 움직임으로, 성공여부는 결승선을 통과하는 시간으로 판단한다. 하지 움직임 동안 발의 위치는 팔 뻗기와 같은 상

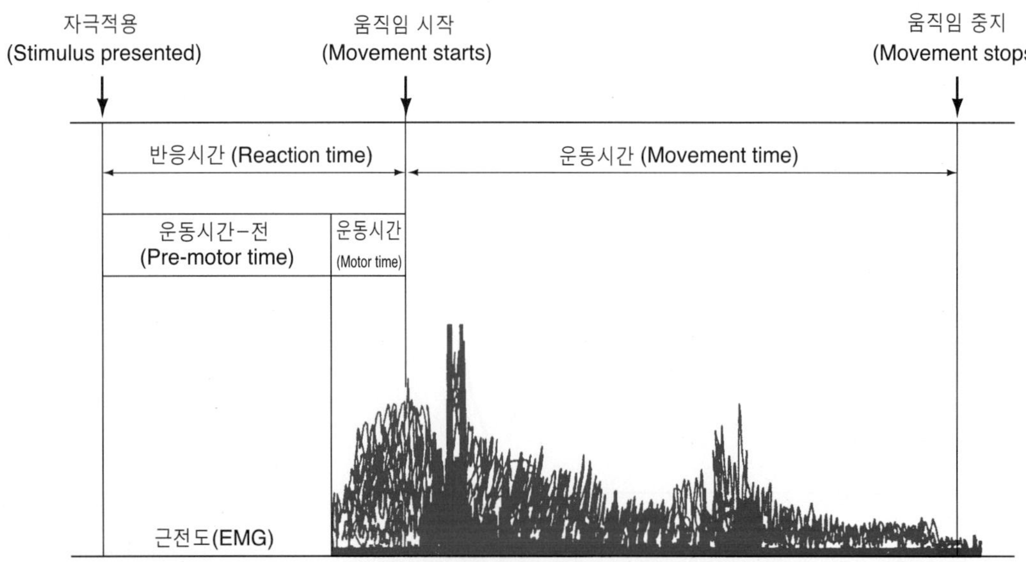

그림 8.2 움직임을 유발하는 상황.

지의 움직임보다 중요하게 고려되지 않는다. 일반적으로, 이렇게 빠르고, 강한 하지 움직임은 느리게 움직이는 상지의 움직임만큼의 정확성을 요구하지 않는다. 일정 시간 동안 두 개의 목표물을 도는 움직임에 대한 관찰을 통해, Fitts 등은[3] 움직임 속도와 정확성이 반비례 관계에 있으며 속도가 빠를수록 정확성이 떨어진다고 하였다. 이 결과로부터 이들은 *난이도지수(index of difficulty, ID)*의 공식을 개발하였는데, 이는 움직임 거리 또는 두 개의 목표물 사이 거리(A)와 목표물의 사이 넓이(W)로부터 계산된다.

$$ID = \mathrm{Log}_2\left(\frac{2A}{W}\right)$$

움직임 시간(movement time, MT)은 난이도지수와 동일하며(여기에서 a와 b는 실험적 상수이다), 다음과 같다:

$$MT = a + b(ID)$$

움직임 시간과 목표물 넓이를 좌표에 표시하면, 목표물 거리와 목표물 넓이 사이 직선적인 대수관계를 보인다(**그림 8.3**). 개념적으로, 움직임 시간이 거리(A)와 목표물 넓이(W)에 의존한다는 것(임상에서는 흔히 오류한계라 부름)을 이해하는 것은 중요하다. 세밀한 움직임을 위한 '한계오류' 로 임상에서 사용된다. 상수 a와 b는 y축 교차점을 나타내며 위의 식에서 회귀분석의 기울기를 의미한다. *Fitts 법칙(Fitts' law)*은 움직임 시간이 움직임 거리가 증가하거나 목표물의 넓이가 줄어들 때 증가하는 것을 말한다. 운동프로그램의 복잡성이 증가하면 정확한 움직임을 위한 중추신경계 처리과정이 길어진다. 이것은 매우 정교한 움직임이 필요한 경우, 왜 매우 빠르게 움직일 수 없는지를 설명하는 것이다. 물 컵을 입으로 가져오는 것 같은 정교한 움직임은 물을 흘리는 것을 방지하거나 정확히 입에 가져오기 위해 상당한 조절이 필요하기 때문에 느리게 수행된다. 이 예에서, 속도와 정확성은 움직임을 조절하기 위해 필요한 많은 자유도 중 한 예이다. 그러나 움직임 시간만이 완벽한 수행력의 지표가 아니다. 움직임의 상대적인 성공 또는 실패를 측정하는 다른 방법은 나중에 다루겠다.

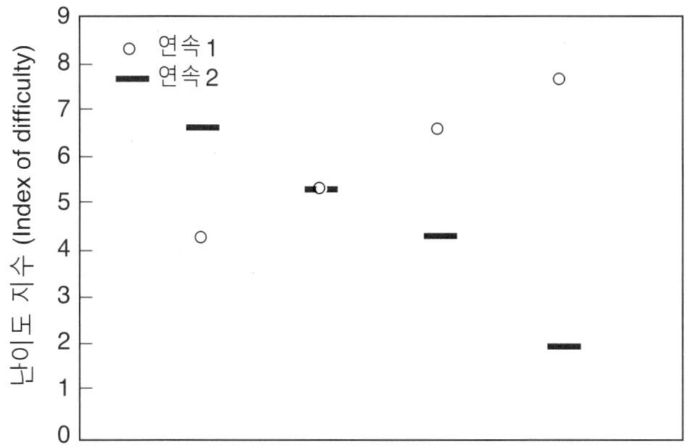

그림 8.3 Fitt 법칙의 설명. 움직임 시간은 움직임 거리와 목표물 넓이 사이 관계로부터 추정된다. 움직임 거리가 증가하면(목표물 넓이는 일정), 추정되는 움직임 시간은 증가한다(연속 1). 목표물 넓이가 증가하면(움직임 거리는 일정), 추정되는 움직임 시간은 줄어든다(연속 2).

> **핵심(Key Point):**
> Fitts 법칙은 움직임 시간이 움직임 거리가 증가하거나 목표물의 넓이가 줄어들 때 증가하는 것을 말한다.

움직임에서 오류(Movement Errors)

기존의 운동프로그램을 조절하기 위해서, 세밀한 목표지향적 움직임의 상대적 성공 또는 실패를 결정하는 되먹임 변수가 필요하다. 운동학습은 이러한 조정을 거치는 과정이다. 이는 나중에 다루겠다; 그러나 다양한 움직임을 정량화하기 위해 실패 또는 성공으로 오류는 측정되어야 한다. 한 관절 움직임은 1차원에서 오류를 측정할 수 있는데, 목표물 통과 또는 미달로 측정될 수 있다(**그림 8.4a**). 한 면 또는 2차원적 움직임은 전형적인 x와 y 방향인 2차원적 측정이 필요하다(**그림 8.4b**). 오류측정에는 상수오류, 변이오류, 그리고 절대오류가 있다. 이러한 각 오류측정치는 운동수행력의 각 측면을 반영하는 것으로 여겨진다. 따라서 이에 대한 이해하는 필요하다.

*상수오류(constant error)*는 아래와 같이 계산된다:

$$CE = \frac{\sum(x_i - T)}{n}$$

여기에서 x_i는 한번 시도 때의 마지막 위치이고, T는 실

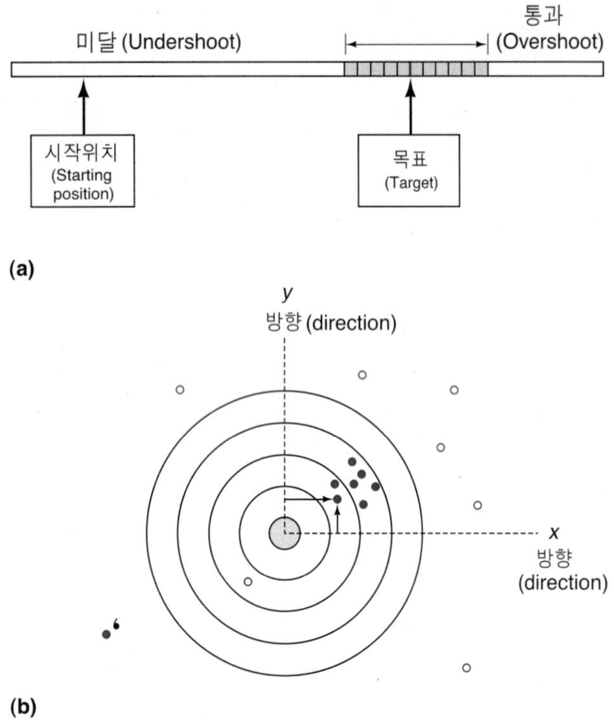

그림 8.4 제한적이고 직선적인 움직임(a) 또는 한 면에서 수행되는 움직임(b)에 대한 오류 계산.

제 목포물의 위치이고 n은 시도 회수이다. 상수오류는 실체 목표물의 위치에 대한 평균 차이 오류 또는 실제 목표물에 대한 상대적인 편향(bias)을 의미한다. 큰 변이를 가지는 움직임 점수는 상대적으로 낮은 상수오류 점수를 보일 수 있기(아래 참조) 때문에 이 값은 잘못해석 될 수 있다. 이를 극복하기 위해 사용되는 점수 불일치성 또는 *변이오류(variable error, VE)*는 아래와 같이 계산된다:

$$VE = \sqrt{\frac{\sum (x_i - \overline{X})^2}{n}}$$

여기에서 x_i는 한번 시도 때의 마지막 위치이고, T는 실제 목포물의 위치이고 n은 시도 회수이다. $\overline{X}$는 모든 시도의 평균 정확도이다($\overline{X}=x_1+x_{i+1}+.....x_n)/n$). 대상자는 일관성 있게 목표물에서 벗어날 수 있지만, 변이는 작다(**그림 8.4b**). 변이오류는 학습에 의해 대부분 영향을 받지만, 편향 또는 상수오류는 첫 몇 번의 시도후 상대적으로 변하지 않은 채 유지된다.[4] 의도된 움직임에 대한 상대적인 성공 또는 실패를 제시할 때 이 두 오류 측정치를 모두 제시하는 것이 낫다. **그림 8.4b**에 제시되어 있는, CE 점수는 (•)와 (◦)가 비슷하나, VE는 (•)에 비해 (◦)가 훨씬 크다. (•)에 (•')를 추가하면 CE는 작아지지만 VE는 커진다. 움직임수행력을 완벽하게 묘사하기 위해 왜 오류에 대해 여러 번 측정해야 하는지를 말해준다.

*절대오류(absolute error)*는 모든 수행력의 측정치 또는 움직임 정확성을 고려하지 않은 절대적인 이탈정도를 말한다. 절대오류는 다음과 같이 계산할 수 있다:

$$AE = \frac{\sum | x_i - T |}{n}$$

여기에서 x_i는 각 시도마다 개별 점수이고, T는 실제 목포물의 위치이고, n은 시도 회수이다. 절대오류와 상수오류는 수행력에 대한 비슷한 측면을 평가하는 것으로 생각된다.[5] 이러한 것들은 움직임 계획의 성공을 결정하는 측정치의 일부이고 지적하기(pointing) 또는 팔 뻗기(reaching) 같은 상지의 활동을 평가하는데 일반적으로 사용된다.

Messier와 Kalaska[6]는 2차원에서 움직임 오류를 확인하였다: 정도(미달과 초과), 그리고 방향(의도된 움직임 경로에서 한쪽으로 쏠려 발생하는 움직임 오류). 그러나 복잡한 3차원적 움직임에 대한 측정은 현재 존재하지 않는다. 정상인 중 표준적인 3차원적 오류에 대한 이해를 높이는 것은 복잡한 움직임 패턴과 운동조절 처리과정에 손상이 있는 경우, 이를 좀 더 잘 관찰할 수 있는 기회를 제공할 것이다. 더 중요한 것은 임상 치료사들이 움직임 패턴의 실패 또는 성공의 지표로서 정확성 측정에 대해 잘 이해하는 것이 필요하다.

상지를 이용한 지적하기 또는 팔 뻗기 (POINTING OR REACHING WITH THE UPPER EXTREMITY)

목이 마를 때 물 컵을 향해 팔을 뻗는 동작 같은 이전에 언급된 예에서처럼 팔 뻗기는 상지에서 보통 이루어지는 과제이다. 상지 움직임 특성에 대한 연구는 시각적 되먹임을 사용하거나 없이 팔 뻗기 또는 지적하기를 검사하여 왔다. 공간에 있는 물체를 지적하는 것은 팔 뻗기와 비슷하다. 왜냐하면 두 움직임은 성공적인 수행을 위해 비슷한 정밀함을 요구하기 때문이다. 비록 한 면에서 수행되는 것에 비해 3

차원에 수행되는 것이 좀 더 복잡하지만, 과제를 수행하기 위해 비슷한 전략이 사용된다. 운동학적으로 이러한 움직임은 비슷한 손 움직임 속도를 보인다. 손 분절에 대한 속도곡선은 전형적으로 종모양이고, 최대 속도는 움직임 중간 정도에서 일어나며, 최대 가속과 감속은 최대 속도지점에서부터 양쪽 같은 지점에서 발생한다(**그림 8.1**). 먼저 지적하기 또는 팔 뻗기 움직임을 검사하고, 이런 형태의 움직임의 협응에 대해 어떻게 분석하는지를 알아보자.

> **핵심(Key Point):**
>
> 위팔어깨(glenohumeral)관절은 상지 움직임의 근원지가 되고, 외부(직선) 공간에서 내부(관절 회전) 공간으로 전달한다. 모든 직선적 들(afferent)정보는 관절회전을 만들어 내는 날(efferent)운동프로그램으로 전달된다.

상지를 이용한 뻗기 또는 지적하기는 국소적인 정보입력과 정보를 처리하는 대뇌겉질(cerebral cortex) 같은 상위 영역에 영향을 받는다. 국소적인 신장반사는 상대적으로 간단한 움직임 동안 작용한다. 왜냐하면 상위중추에 의해 영향을 받고 어느 정도 미리 프로그램화되어 있기 때문이다. 움직임 수정은 시각과 같은 국소적인 외부수용기와 기계적 수용기로부터 들어오는 말초 되먹임을 이용하는 소뇌에 의해 일반적으로 이루어진다. 상지 움직임의 변화는 하나의 면에서 일어나는 움직임이 어떻게 조절되는가를 알 수 있게 한다. 한 면에서 이루어지는 움직임에서 손의 초기 위치는 팔 뻗기를 조절하는데 있어 중요한 요소이다.[7] Koshaland와 Hasan[8] 그리고 Hocherman 등은[9] 초기 운동프로그램은 관절의 위치 또는 이동정보에 의해 내적으로 결정되는 것이 아니라, 외적인 목표물의 위치 또는 외적인 기준에 의해 결정된다고 주장하였다. 초기 움직임의 성공여부를 알아보는 방법 중 하나는 반복적인 시도 동안 최초 상태가 어떻게 변하는가를 연구하는 것이다. 뻗기 동안 위팔어깨관절은 간단하고 통합된 상지 기능의 중심이라 여겨진다. 3차원 움직임 동안 운동감각적인 공간과 시각적인 공간이 연결되어 있어 내적인 기준으로 위팔어깨관절을 이용한다. 즉, 시각적으로 관찰되는 직선적인 세계는 움직임 일어나는 면의 수에 관계없이 상지 움직임 동안 어깨에서 시작하는 관절회전으로 연결된다.[10-12] 환경과 관련한 신체 내적인 특성이 결정된 후, 중추신경계는 움직임을 시작한다. Flanders 등[13]은 수직으로 뻗기 동안 움직임 크기와 방향에 대한 초기 근활성도를 보고하였다. 그러나 다른 연구자들은 근활성도 관찰보다 움직임 조절에 대한 국소적인 영향에 움직임 시간이 더 중요하다고 하였다.[14]

상지 움직임은 직선적인 손의 움직임 경로를 만드는 외적 또는 직선적 협응체계의 기준, 또는 곡선적인 움직임 경로를 만드는 내적인 관절 기준에 의해 계획될 수 있다. Gielen 등[11]과 다른 연구자들은[15,16] 곡선적인 움직임 경로는 상지 움직임 동안 협응된 관절회전을 위한 시각 또는 외적인 기준에서 변형이 발생한 결과라고 보고하였다. 수의적인 움직임 동안 시각적 되먹임, 내적인 기준들, 그리고 사지의 역동성 사이 연결이 있다. 뻗기 움직임 동안 *외부자극(perturbation)* 또는 사지 추적에서 일시적 변화는 *평형추적이론(equilibrium trajectory hypothesis)*을 검정하기 위해 사용되어져 왔다.[17] 나중에 자세히 다루겠지만, 이 가설은 내적인 근육 힘과 위치를 잡기 위한 방법 또는 여러 번 시도 중 움직임 추적이 일정하게 유지되는 것을 말한다. Soechting은[17] 움직임 동안 근육이 힘을 생성하는 능력뿐만 아니라, 사지 위치에 대한 되먹임을 높이기 위해 관절에 작용하는 모든 근육의 길이에 대한 정보를 포함하는 것이라 주장하여 왔다. 전형적으로 움직임 초기에 근활성도가 더 크다. 이는 대부분의 날정보(운동명령)들이 초기 근육활성화 순서를 포함하고 있음을 의미하는 것이다. 움직임 시작 후, 근전도 활성화와 들되먹임(afferent feedback))은 더욱 중요해진다. 근육힘살에 진동이 적용되었을 때, Forwell과 Carnahan은[18] 눈을 가려 시각적 되먹임을 차단한 어깨불안정성을 가진 사람을 대상으로 한 연구에서 움직임 정확성이 떨어진다고 보고하였다. 움직임 정확성 감소는 뻗기 움직임 동안 운동감각적인 되먹임을 위한 근방추의 중요성을 보여준다고 하였다.[18]

> **핵심(Key Point):**
>
> 성공적인 팔 뻗기에 대한 측정은 추적의 정확성과 부드러움으로 평가될 수 있다. 효과적으로 과제를 수행하는 것은 적절한 근육활성의 개시시간, 순서, 그리고 힘 생성의 크기와 관련이 있다.

이동움직임(LOCOMOTION)

공간적 정확성이 상지 움직임에 대한 중요한 측정이다. 하지 움직임은 일반적으로 흔들림이나 넘어짐 없이 효과적으로 한 장소에서 다른 장소로 신체를 이동시키는 것이다. 상지의 뻗기 또는 지적하기 같은 세밀한 운동과는 다르게, 보행은 율동적이고, 반복되는 움직임 패턴이다. 율동적인 움직임 동안 중추신경계에 의한 운동조절은 중추패턴발생기(central pattern generator) 같은 하위 중추신경계 수준에서 발생한다고 생각되고 있다. 보행과 달리기 같은 움직임은 9장에서 다루겠다.

신경근육계의 협응에 대한 측정은 움직임 패턴이나 과제를 고려해야 하고, 상지 또는 하지 분절을 중심으로 이루어져야 한다. 이러한 측정이 실험실 또는 임상 현장에서 실시되는 경우, 상지 움직임에 대한 것은 정확성을 중심으로 이루어져야 한다. 움직임 오류의 정량화 역시 팔 뻗기와 지적하기 동작 동안 발생하는 조절변수를 알아보는데 유용하다. 움직임 정확성만으로는 세밀한 과제를 수행하는 것에 대한 측정으로 부족하다. 따라서 원하는 과제를 가장 효율적으로 수행하기 위해, 운동프로그램(신경근육계 협응)에 대한 중추신경계 조절은 여러 정보에 대한 통합과정이나 Bernstein[1]이 언급한 자유도에 대한 조절이 필요하다.[1] 정확성에 대한 측정이 움직임의 성공여부를 확인하는데 도움이 될 수 있지만, 이것은 움직임이 부드럽고, 협응되어 결국 효율적으로 만드는 것과 관련된 '실시간(online)' 수정을 무시하는 것이다. 발의 위치를 평가하는 것은 보행동안 부드럽거나 효율적인 운동에 대한 지표로서 사용될 수 있다. 최적화는 부드러움을 묘사하는 또 다른 방법이고, 전형적으로 속도 또는 가속 같은 운동학적 측정과 관련이 있다. 보행에서 다른 중요한 특성은 9장에서 자세히 다루겠다.

> **핵심(Key Point):**
>
> 성공적인 이동움직임(locomotion)을 측정하는 변수는 상지 움직임에 대한 성공 또는 실패를 결정할 때 사용한 것과는 좀 다르다.

중추신경계로 입력 (INPUT TO THE CENTRAL NERVOUS SYSTEM)

들(afferent)섬유로부터 들어오는 말초 되먹임은 수많은 수용기들에 의해 받아들인 정보들이 중추신경계로 광범위하게 정렬되어 전달되는 것이다. 움직임에 영향을 주는 입력에는 촉각, 시각, 전정 또는 균형감각(9장 참조), 고유감각과 운동감각(kinesthesia)이 있다(7장 참조). 이러한 모든 감각은 사지 분절에서 오는 위치감각정보에 영향을 준다. 비록 들어오는 모든 정보에 반응하는 것은 비효율적이지만, 이러한 정보를 종합하는 것이 유용하다. Bernstein이 언급한 풍만(redundancy)이란 용어는 이 장에서 자주 사용할 것이다. 이는 입력 정보들이 겹쳐지기 때문이다.[1] 움직임에서 *말초 수용기의 풍만(peripheral receptor redundancy)*은 중요하다. 왜냐하면 질병 또는 손상으로 하나의 감각형태가 없어지더라도, 다른 감각되먹임이 이를 보상할 수 있기 때문이다. 하나의 감각형태가 상실되더라도, 중추신경계는 이에 적응하기 위해 보상하는 방법을 학습한다. 이 학습을 *"신경가역성(neural plasticity)"*이라 부른다. 생물학적 변화는 부가적인 적응을 유발한다. 특히 치료적 운동은 이러한 적응 기회를 충분히 제공할 것이다.

> **핵심(Key Point):**
>
> 하나의 되먹임 기전이 파괴되면 중추신경계는 적응을 배우게 된다. 이 학습은 신경가역성이라 불리기도 한다. 생물학적 변화는 부가적인 적응을 유발한다. 특히 치료적 운동은 이러한 적응 기회를 충분히 제공할 것이다.

시각적인 되먹임(Visual Feedback)

중추신경계는 만일 물체가 움직이는 경우, 물체의 움직임으로부터 독립적으로 물체 형태를 파악하는 능력이 있다.[19-23] 의심할 여지없이, 움직임에 대한 정확한 추정을 하기위해 움직임과 형태에 대한 정보를 취할 것이다. 이것은 움직이는 공을 치거나 잡을 때 매우 중요하다. 움직임 프로그램을 만들기 위해, 시각적인 정보를 공간적인 정보로 전환하기 위해 중추신경계 처리(processing)과정이 발생한다. 눈-손 협응의 연결은 불분명하지만, 차후의 움직이는 과제를 시작하기 이전에 홱보기 눈 움직임을 할 수 있는 것이 필요하다. 이는 분리된 운동프로그램을 조직화하는 것을 의미한다.[19] *홱보기 눈 움직임(saccadic eye movement)*은 갑작스럽고, 빠르게 가쪽(lateral)으로 눈이 움직이는 것을 말한다. 이 움직임은 시각적인 되먹임 정보, 운동프로그램 생성 그리고 눈-손 협응을 연결하는 것이다. 홱보기 눈 움직임의 수행은 새로운 과제를 학습하기 이전에 필요한 것으로 생각된다. 시각적인 되먹임이 지연되면 상지 움직임의 정확성은 떨어진다; 그러나 시각적인 되먹임의 지연은 새로운 과제를 학습하는 능력을 방해하지 못한다.[20] 시각적 정보의 지연으로 움직임의 정확성이 떨어질 수 있지만, 팔을 뻗는 동작 동안 눈 먼 사람은 눈을 가린 정상인에 비해 손의 이동경로가 더욱 똑바르다.[21] 이는 비록 시각이 움직임 정확성을 위해 필요하지만, 일관된 움직임과 학습을 위해 반드시 필요한 것이 아님을 보여주는 것이다.

이전에 언급하였듯이, 중추신경계에 의해 처리되어야 하는 들정보의 중첩은 물체 모양과 움직임의 상호작용을 추정하는데 이용된다. Goodbody와 Wolpert는[22] 운동프로그램이 내적인 협응에 대한 추정치와 시각적인 정보로부터 일부 기인한다고 결론을 내렸다. 상지 움직임 과제 동안 움직임에 대한 운동감각 정보는 시각적인 정보를 처리하는데 영향을 준다.[24] 이러한 되먹임 체계에서 어느 한 감각이 결핍이 있다는 것이 확인되면 빠르게 보정된다. 시각적 정보를 왜곡하는 프리즘 안경 같은 것을 오래 착용하는 것은 중추신경계에서 적응을 유발한다. 이러한 변화는 몇 번의 반복으로(왜곡정도에 다름) 발생할 수 있고 왜곡이 제거될 때까지 지속될 것이다. 예를 들어, 프리즘 안경이 시각을 가쪽으로 이동시킨다면, 정상적인 시각 정보를 받을 때 비슷한 움직임 패턴을 만들기 위해 중추신경계는 이에 적응한다. 장기간 시각 왜곡에 노출은 중추신경계 내에서 가소성적인 적응을 유발하지만, 원인이 제거되더라도 이러한 적응이 영원히 지속되는 것은 아니다. Pick 등은[25] 한 사지에서 움직임에 대한 시각적 왜곡이 반대쪽 사지의 추적움직임에도 영향을 준다고 하였다. 이 현상을 전이라고 부른다. 전이(transfer)와 가소성(plasticity)은 들정보와 중추신경계에 의한 이 정보의 처리가 어떻게 운동프로그램에 영향을 주는지를 보여주는 한 예이다. 불행히도, 중추신경계의 이러한 적응의 기전은 명확히 밝혀지지 않고 있다.

> **핵심(Key Point):**
>
> 시각적 되먹임은 움직임의 성공을 결정하는데 중요한 요소이다. 그러나 중추신경계 내의 연결은 비록 시각이 없거나 불량할 때도 움직임 정확성을 유지할 수 있게 한다.

기계적 수용기(Mechanoreceptors)

기계적 수용기에는 피막인대(capsuloligamentous) 관절(6, 7장 참조)과 근육힘줄 수용기가 있다. 피부의 촉각은 일반적으로 움직임 계획에 큰 영향을 주지 않는 것으로 생각된다. 피막인대 관절에 있는 기계적 수용기는 중추신경계에 고유감각을 제공함으로서 움직임에 영향을 준다.[26-29] 말초 피부, 관절, 그리고 관절 수용기로부터 들어오는 되먹임은 중추신경계에 중첩되거나 풍부한 고유감각을 제공한다. 이러한 고유감각 정보로부터 개별 정보를 분리하는 것은 어렵다. Sherrington은[30] 고유감각에서 기계적 수용기의 역할을 처음으로 확인하였지만, 1967년 Freeman과 Wyke는[31] 고양이 모델을 사용하여 크기, 위치, 그리고 기능적 특성에 따라 관절의 기계적 수용기를 4개 집단으로 분류하였다.

관절 수용기(joint receptor). Ⅰ형 관절 수용기(루피니종말 Ruffini ending, 골지-마조니종말 Golgi-Mazzoni ending, 메이스너소체 또는 사선종말 Meisner corpuscle or spray ending)는 일반적으로 작고(100×40 ㎛) 자극에 대해 역치가 낮고 느리게 적응한다. 이러한 수용기들은 일반적으로 섬유성 관절피막에 존재한다. Ⅱ형 관절 수용기(파시니안소체 Pacinian corpuscle, 파시니형소체 Pacini-form corpuscle, 골지-마조니체 Golgi-Mazzoni body, 또는 곤봉모양종말 club-like ending)는 약간 더 크고(280-120 ㎛), 자극에 더욱 빠르게 반응하고 낮은 역치를 가지고 있다. 이러한 수용기 또한 섬유성 관절피막에 우세하게 존재하고 있지만, 더욱 심부층에 있고, 혈관 가까이 위치하고 있다. Ⅲ형 관절 수용기는(골지종말 Golgi ending, 골지-마조니소체 Golgi-Mazzoni corpuscle) 훨씬 더 크고 (600×100 ㎛) 자극에 대해 역치가 높고 느리게 적응한다. 이러한 수용기들은 일반적으로 힘줄과 인대에 있다.[31,32] Ⅳ형 관절 수용기는 유해성 수용기(통증 자극에 반응)이고, 말이집이 없기(unmylenated) 때문에 매우 작고(1-5 ㎛), 대부분 관

절 피막, 힘줄, 근육과 인대에 위치하고 있다. 총체적으로, 이러한 수용기들은 특히 관절움직임 끝부분에서 관절의 위치감각에 전달할 것으로 생각된다.

근육 수용기(muscle receptor). 일반적으로 근육은 두 형태의 운동감각적 수용기를 가지고 있다: *근방추*(muscle spindle, 2장 참조)와 *골지힘줄기관*(Golgi tendon organ, 7장 참조). 이 두 수용기는 중추신경계에 되먹임을 제공하지만, 이들 사이 형태학적 차이와 근육힘줄 내의 위치에 따라 운동감각에 미치는 영향이 결정된다. 근방추는 근육에 위치하고 근육의 길이와 길이변화에 대한 되먹임을 제공한다. 골지힘줄기관은 근육힘줄접점부위에 위치하고 근육과 힘줄의 긴장에 관한 되먹임을 제공한다.

근방추. *방추속근육세포(intrafusal muscle fiber)* 또는 근방추는 방추외(extrafusal)근육세포 같은 긴장을 유발하지 못하지만, *감마운동신경원(gamma motor neuron system)*을 통해 근방추의 흥분성을 조절한다. 근방추에는 두 가지 형태가 있는데, 핵부머니섬유(nuclear bag fiber; 일차성, Ⅰa형)와 핵사슬섬유(nuclear chain fiber; 이차성, 큰 Ⅰa형과 작은 Ⅱ형을 포함)이다. 이들 들섬유들은 방추외섬유들과 병렬로 배치되어 있다. 핵주머니섬유는 넓은 편이며, 일차 또는 동적인 감마운동신경원에 의해 신경지배를 받고 있으며 근육길이 변화 또는 움직임 속도에 민감하게 반응한다. 핵사슬 또는 이차 섬유는 정적인 감마운동신경원에 의해 신경지배를 받으며, 근육길이 변화에 기본적으로 반응한다.[33] 이들이 방추외근육세포와 병렬로 배치되어 있기 때문에 근육이 줄어든 경우 방추속근육섬유는 일시적으로 느슨해진다. 방추외근육섬유가 줄어든 경우 감마운동계는 근방추 수용기 내의 느슨함을 줄이는 역할을 한다. 골지힘줄기관은 방추외근육섬유와 직렬로 연결되어 있어 능동적 근육수축 또는 신장에 의해 형성된 긴장에 반응한다. 따라서 근방추가 골지힘줄기관보다 더욱 위치와 속도정보에 민감하게 반응한다. 비록 더 큰 피막인대 변형이 관절가동범위 끝부분에서 발생하여 고유감각적인 정교함이 높아지지만[34,35], Rossetti[36] 등은 불편감 때문에 팔 뻗기 동안 관절가동범위 끝부분에서 고유감각적인 정교함이 떨어진다고 하였다. 이들은 통증 수용기를 통해 들어오는 입력이 관절가동범위 끝부분의 고유감각 되먹임을 방해한다고 주장하였다.[36]

> **핵심(Key Point):**
> 핵사슬섬유는 근육길이변화에 더욱 민감하지만, 일차종말 또는 핵주머니섬유는 움직임 속도 또는 근육길이 변화율에 더욱 민감하다.

Houck[37] 등은 핵주머니섬유는 근육신장에 대한 신호보다는 움직임 감지하는데 더욱 적절하다고 주장하였다. 근방추의 방전율(discharge rate)은 짧아진 근육길이에 더욱 높아지고 늘어난 근육길이에서 방전율이 낮아진다. Vallbo와 al-Falahe[38]는 수동적 손가락 움직임에 비해 능적 움직임에서 근방추 활동성이 더욱 높다고 보고하였다. 이는 능동적 움직임 동안 되먹임의 영향이 더욱 높음을 의미하는 것이다. 관절가동범위 중간부분에서는 근방추로부터의 운동학적 정보가 주요 되먹임 자원이 되고, 관절가동범위 끝부분에서는 피막인대성 관절에 있는 기계적 수용기가 주요 되먹임 자원이다.

감마운동신경원은 특히 근육이 짧아진 길이에 있을 때, 느슨한 근방추를 팽팽하게 하기 위해 방추속근육섬유를 자극하는 근방추의 효과기(effector)이다. 비슷하게, 이러한 운동신경원들은 핵사슬과 핵주머니 섬유의 동적인 반응성과 민감성을 높인다. 최근 30년 이전까지, 근방추는 움직임을 시작하기 위한 것으로 생각되어졌지만, Vallbo[39]는 근전도 활동성 개시시점보다 근방추의 개시시점이 상대적으로 10-50 ms 늦다고 보고하였다. 이것은 척수에서 근육까지 전달되는데 걸리는 신경전도잠복기를 보여주는 것이다.[39] 이러한 지연 때문에, Vallbo[39]는 근방추가 움직임 시작에 직접적으로 관여하지 않지만 마지막 움직임 동안 중요한 역할을 한다고 결론을 내렸다. 이 정보는 운동조절에서 서보운동(servomotor) 이론(나중에 토의할 것임)을 효과적으로 부정하는 것이다.[40] Kakuda[41] 등은 기능적인 상지 움직임 동안 근방추 활성화(근방추운동, fusimotor)와 실질적 근전도 활성화 사이 결합을 제시하였다. 이 결합은 중추신경계로 향하는 말초 운동감각적인 되먹임을 나타내는 것으로 여겨진다. Rymer[42]은 알파운동신경원 활성화와 동시에 발생하는 근방추계(fusimotor system)의 활성화를 관찰하였다. 이는 운동조절에서 영향이 매우 큼을 의미한다.

근방추 기능에 대한 컴퓨터 모의실험은 근방추가 근육의 근위부에 집중하여 있을 때 위치감각이 더욱 좋아짐을 보여

주고 있다.[43,44] Scott와 Lorbo[43]는 이 배열이 움직임 동안 잡음을 최소화하는데 도움이 되고, 근방추 수용기의 민감성이 떨어지는 신체에서 멀어지는 움직임 동안 오류를 줄일 수 있다고 주장하였다. 하지만 아직 인간이나 동물을 대상으로 연구는 이루어지지 않았다.

골지힘줄기관. 골지힘줄기관은 방추외섬유와 직렬로 연결되어 있고, 기본적으로 근육힘줄의 접점부위에 존재한다. 들섬유는 힘줄의 아교질(collagen) 내에 꼬여져 있다. 근육수축(구심성 수축) 동안 아교질의 부하증가는 이 수용기를 변형시킬 것이고, 골지힘줄기관이 활성화된다. Crago[45] 등과 Houck[46] 등은 개별 골지힘줄기관의 활성화 역치를 관찰하였는데, 일반적으로 능동적 근육수축이 수동적으로 근육을 신장시키는 것보다 더욱 골지힘줄기관을 활성화시켰다. 골지힘줄기관에서 들어오는 들정보는 외적인 자극과 관련이 있거나, 중추신경계에 의해 설정된 활성화 역치 민감성에 따른 근육힘줄의 긴장과 관련이 있다. 여러 골지힘줄기관의 활성화에 대한 평균 신호는 중추신경계가 이상한 신호를 제거하거나 되먹임 기전에 의한 잡음을 제거하는데 도움이 된다. 이것은 다른 들정보보다 골지힘줄기관에서 오는 들정보가 덜 중요하게 인식되도록 만드는 것은 아니다. 골지힘줄기관 자체만으로는 운동감각적 인식을 위한 정보를 충분히 제공하지 못하지만, 중추신경계는 움직임 조절을 돕기 위해 다른 되먹임 정보와 함께 이 정보를 사용한다.

움직임 조절 되먹임 기전으로 골지힘줄기관의 역할은 수용기의 형태, 방향, 그리고 신경생리적 요소에 따라 달라진다. 수동적인 신장동안 골지힘줄기관과 근방추는 자신의 활성화 빈도가 높아진다. 근육수축 동안 골지힘줄기관은 활성화 빈도가 높아지고, 근방추는 낮아진다. 이것은 근방추가 방추외근육섬유와 평행하게 배열되어 있기 때문이다. 피막인대 관절 수용기를 통해 들어오는 관절 위치 또는 움직임 속도에 대한 고유감각 정보와 근방추와 골지힘줄기관의 되먹임 신호는 중첩된다. 간단한 반사인 경우, 이 들정보는 단일연접을 통해 근육 기시부위에 직접적으로 되돌아가거나, 여러연접을 통해 다른 근육을 지배하는 알파운동신경원으로 전달된다. 이것은 하나의 운동단위에서 오는 들정보가 움직임 패턴에 영향을 주는 다른 근육으로 전달되는 것이 가능하도록 만든다. 모든 고유감각적 및 운동감각적 정보는 척수로 전달되고 상위 중추신경계 내에서 처리된다. 다양한 수용기에서 많은 정보가 들어오기 때문에 중추신경계는 움직임의 정확성을 위해 이 모든 정보를 처리해야 한다.

> **핵심(Key Point):**
> 기계적 수용기는 한 관절 또는 근육-힘줄 구조 내에 있는 긴장 또는 움직임 개시 같은 국소적인 정보를 제공하며, 이는 모든 고유감각적인 정보에 상당히 영향을 준다.

중추신경계: 운동처리 (CENTRAL NERVOUS SYSTEM: MOTOR PROCESSING)

운동계는 인간이 움직이고 환경을 조작할 수 있도록 한다. 1800년대 후반, Hughling-Jackson[47]은 *협응 움직임을 위한 조절의 3단계 수준(three tier level of control for coordinated movement)*를 제시하였다. 첫 번째 수준은 보행 같은 상대적으로 자동적인 움직임을 위한 간단한 기전을 조절하는 척수, 숨뇌(medulla), 그리고 다리뇌(pons)이다. 중추신경계 조절의 두 번째 수준은 대뇌겉질의 일차운동영역으로 움직임을 위해 사지에 기본적인 명령을 제공한다. 세 번째 수준은 보완(supplementary)운동영역으로, 자동적인 움직임 또는 큰 기술이 필요한 움직임을 위한 명령을 제공한다. 특정 운동프로그램의 방향과 적절한 이동을 위해 시공간 정보는 마루(parietal)엽에 의해 제공을 받는다. 비록 이러한 뇌 영역간 연결은 제시되어 있지만, 이들의 특수한 상호작용에 대한 것은 아직 명확히 밝혀지지 않고 있다. 명령집행 상위중추는 촉진 또는 억제적 연결을 통해 겉질밑(subcortical) 영역과 척수영역에 움직임 지침을 제공한다. Ghez는[48] 4개의 수준을 기술하였는데, 첫 번째가 반사기전을 조절하는 척수이고, 두 번째가 올라가는 감각정보와 내려가는 운동정보를 조정하는 뇌줄기이다. 세 번째 수준은 대뇌겉질로서, 운동명령의 기시점이다. 가장 높은 네 번째 수준이 운동앞(premotor)영역으로 공간의 물체를 확인하고 행동방법을 결정한다. 운동기능을 조절하는데 중요한 두개의 다른 구조는 소뇌와 바닥핵(basal ganglia)이다. 소뇌는 움직임 결과에 대한 감각 되먹임과 의도된 운동을 비교한다. 하지만 바닥핵은 움직임을 설정한다. 이들은 운동학습과 연관되어 있다.

척수(Spinal Cord)

움직임 조절의 첫 번째 수준은 척수의 국소적인 분절이다(**그림 8.5**). 이 조절에는 근방추에 의한 신장반사 같은 단일연접반사가 포함된다. 감각성 들섬유는 고유감각과 운동감각 정보를 뒤뿔을 통해 척수로 전달되고, 단일연접반사를 형성하기 위해 앞뿔에 있는 알파운동신경원과 직접적으로 연결된다(2장 참조). 이차명령신경섬유와의 간접적 연결은 사이신경원에 의해 이루어진다. 또한 들어오는 들정보는 *앞뿔(ventral horn)*에 있는 다른 영역의 운동신경원 풀(pool)에 가지를 보낸다. 이러한 가지들은 기둥(column)이라 불리며, 일반적으로 2-4개의 분절에 걸쳐 있다. 따라서 들정보는 척수의 여러 분절에 영향을 줄 수 있다. 이러한 기둥들은 일반적으로 기능적 역할을 수행하기 위해 배열되어 있는데, 기둥의 안쪽은 신체 축(axis) 관련 근육들을 조정하고 가쪽은 사지 근육들을 조정한다. 기둥의 앞쪽은 관절을 펴는 근육을 조정하고 뒤쪽은 관절을 구부리는 근육을 조절한다. *중간영역(intermediate region)*이라 알려진 앞뿔과 뒤뿔 사이에 있는 척수영역은 대부분의 사이신경원이 위치하고 있다. 사이신경원의 가쪽부분은 동측의 뒤가쪽 운동신경원으로 가지를 내고 사지에 있는 근육을 조절한다. 안쪽부분은 반대쪽으로 가지를 내어 반대쪽 사지의 근육을 조절한다. 사이신경원은 원위 또는 근위쪽으로 2-3개의 척수분절에 걸쳐 척수내의 백색질을 통과한다. 이러한 사이신경원은 고유감각척수(propriospinal)신경로의 일부가 되고 운동프로그램 실행에 영향을 준다.

상위 중추신경계에서 내려오는 명령은 척수수준까지 전달되고 일반적으로 복잡한 움직임을 조절한다. 국소적인 척수회로에 영향을 주는 상위 명령은 사이신경원에 의해 전달된다. 국소적인 들섬유(afferent)와 날섬유(efferent) 사이 직접적인 연결은 철회반사와 같은 반사적인 움직임을 위해 이용된다. 척수에 있는 사이신경원들은 이동움직임(loco-

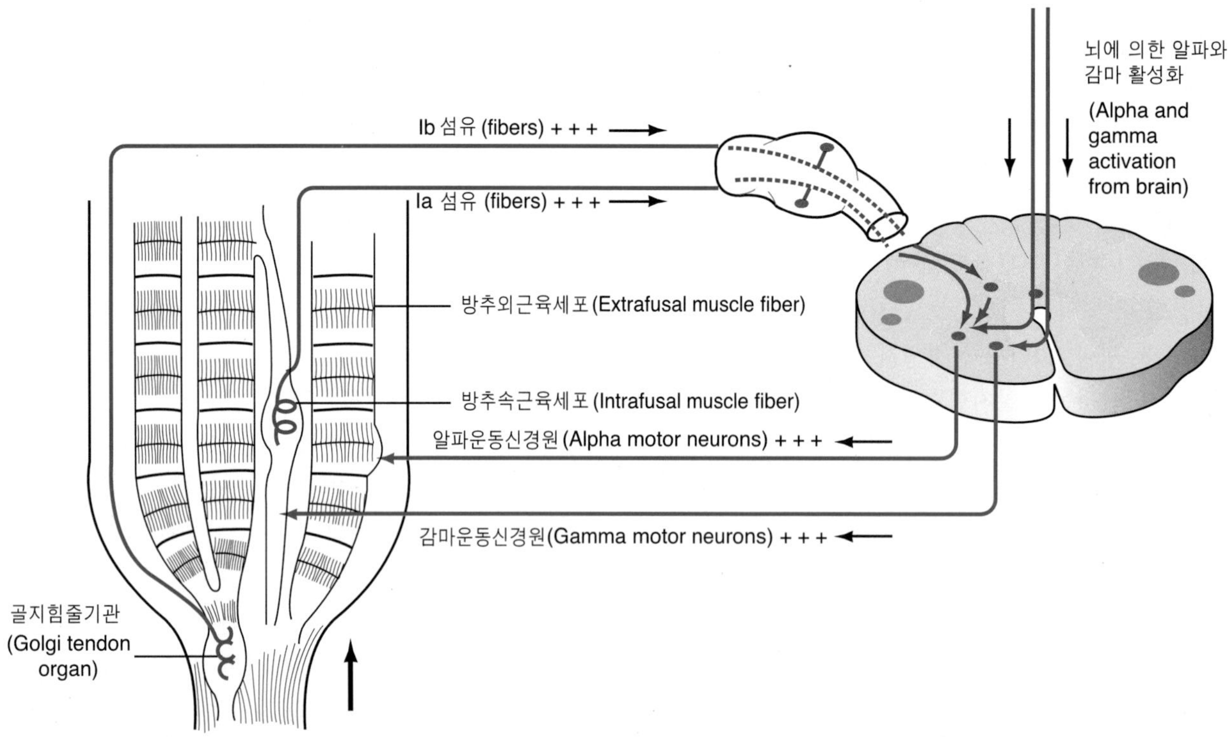

그림 8.5 상위 중추신경계 중추로부터 영향을 받는 간단한 반사를 통한 국소적인 움직임 조절. 반사행위는 뒤뿔로 들어가는 들신경섬유(Ⅰa, Ⅱ)의 자극에 의해 유발되고 방추외근육섬유를 수축시키는 국소 알파운동신경원과 연접한다. 골지힘줄기관(Ⅰb 들섬유) 역시 국소적인 흥분성에 영향을 준다. 상위 중추신경계에 의한 하향식 조절은 알파와 감마운동신경원의 흥분성에 영향을 주고 반사에도 영향을 준다. (출처: KE Wilk, et al. Stretch-shortening drills for the upper extremities: Theory and clinical applicatin. *J Orthop Sports Phys Ther.* 1993;17:225-239).

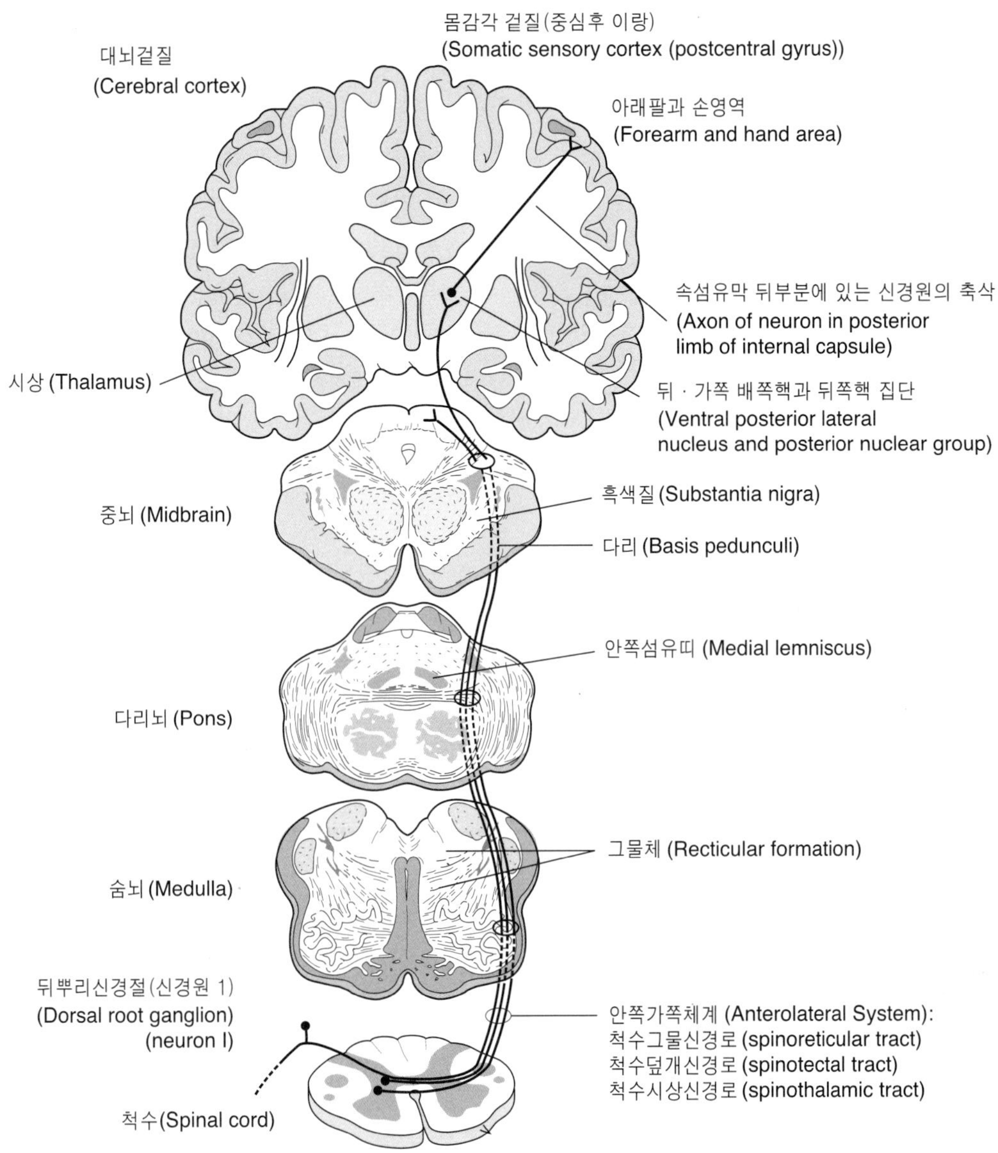

그림 8.6 접촉감각을 위한 앞가쪽 체계(anterolateral system). 통증과 일반적인 접촉감을 전달하는 C-섬유는 척수에서 반대쪽으로 횡단하고 앞가쪽신경로를 따라 뇌까지 전달된다. 통증에 대한 의식적인 인식은 대뇌겉질의 감각부분에서 일어난다.(출처: ER Kandel and JH Schwartz(eds.). Principles of Neuroscience, 2nd ed. New York:Elsevier, 1985, Figure 24-10, p. 311.)

motion)과 같은 과제에서 나타나는 간단한 굽힘과 폄을 생성하는 능력이 있는 것으로 여겨져 왔다.[48] *중추패턴발생기(central pattern generator)*에 의해 척수에서 만들어지는 율동적인 움직임은 보행과 같은 의식적인 노력이 필요하지 않은 자동적인 움직임과 연관이 있다.

말초 들정보는 척수의 *뒤뿔(dorsal horn)*로 들어간다. *통증과 일반적인 접촉 정보(pain and touch information)*는 전형적으로 반대쪽으로 횡단하기 전에 국소 척수분절과 연접하고 뇌를 향해 올라간다(**그림 8.6**). 앞가쪽신경로는 일반적으로 통증과 날카로움/둔함 감각 같은 감각정보를 전달한다. 세밀한 접촉과 고유감각 정보는 동측에서 뇌까지 올라가기 전에 국소 척수분절과 연접을 한다(**그림 8.7**). *뒤기둥(dorsal column)*은 *널판다발(gracile fascicle)*과 *쐐기다발(cuneate fascicle)*로 구성되며 고유

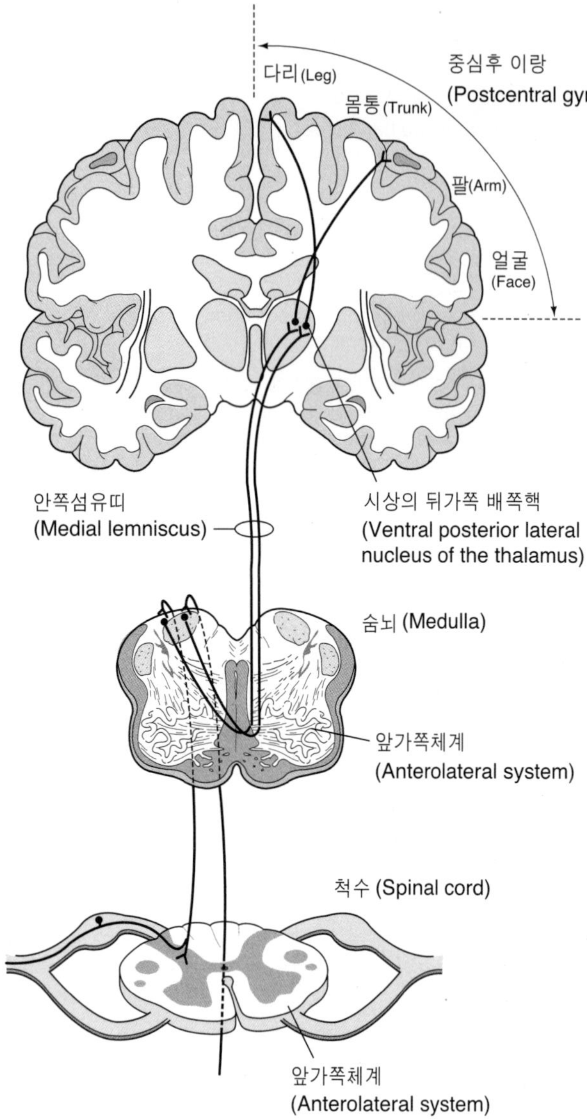

그림 8.7 뒤기둥. 고유감각 또는 세밀한 접촉 같은 들정보는 척수에 있는 뒤기둥을 따라 올라가 숨뇌에서 반대쪽으로 건너간다. 안쪽섬유띠는 이 정보를 움직임에 영향을 주는 대뇌겉질에 전달한다. (출처: ER Kandel and JH Schwartz, (eds.). *Principles of Neuroscience,* 2nd ed. New York:Elsevier, 1985, Figure 25-1A, P.317.)

감각 정보를 뇌줄기와 대뇌겉질까지 전달한다. 쐐기다발은 상지와 몸통 위 부분을 담당하는 신경원들로 되어 있고, 널판다발은 동측의 하지, 엉치(sacral), 허리(lumbar)와 몸통 아래 부분을 담당하는 신경원들로 되어 있다. 피부, 피막인대 그리고 근육힘줄 조직에 있는 기계적 수용기로부터 오는 들정보는 뒤뿌리신경절(dorsal root ganglia)과 처음 연접을 한다. 상지에서 오는 신경원은 숨뇌에 위치한 쐐기핵과 연접하기 전까지 뒤기둥 내에서 동측으로 계속 진행한다. 신경원들은 숨뇌에 있는 감각교차부위에서 반대쪽으로 횡단하여 안쪽섬유띠(medial leminiscus)를 형성하여 계속 진행하다 시상의 *가쪽핵의 배쪽부분(ventral portion of the lateral nucleus)* 또는 시상의 뒤핵에 도달한다. 시상은 속섬유막(internal capsule)의 뒤 부분을 통해 이 고유감각 정보를 몸감각피질(somatic sensory cortex)영역으로 중계한다.

뇌줄기(Brain Stem)

수직적인 체계에서 다음 수준은 뇌줄기에 위치하고 있다 - 특히 *바닥핵(basal ganglia)*과 *소뇌(cerebellum)*로 이들은 직 · 간접적으로 상위 겉질구조와 연결되어 있다. 불행히도, 이러한 구조들이 움직임 조절에 미치는 명확한 방법은 아직 완전히 밝혀지지 않고 있다.

바닥핵. 바닥핵의 주요 요소는 *꼬리핵(caudate nucleus)*, *조가비핵(putamen)*과 *창백핵(globus palladus)*이며, 꼬리핵과 조가비핵은 *줄무늬체(striatum)*를 만들고 있다. 바닥핵은 척수와 직접 연결(들섬유 또는 날섬유)되어 있지 않고, 주로 시상을 통해 대뇌겉질과 연결되어 있다. 그러므로 움직임 조절에 대한 영향은 상위 운동프로그램 수준에 달려있다. 운동학습과 움직임 조절할 때 대뇌겉질과 바닥핵 및 시상은 일련의 복잡한 연결이 존재한다. 줄무늬체는 대부분의 대뇌겉질로부터(가장자리계와 감각을 포함) 들정보를 받는다. 이후 줄무늬체는 흑색질과 렌즈고리(ansa lenticularis)를 통해 시상으로 정보를 중계하는 창백핵과 연접을 한다. 사지의 움직임 정보는 시상의 *배쪽앞쪽핵(ventral anterior nucleus)*으로 전달되고 렌즈고리를 통해 운동-앞(pre-motor)대뇌겉질로 중계된다. 바닥핵과 소뇌는 운동프로그램에 깊이 관여하지만, 이들의 정확한 역할은 아직 명확하지 않다. Contreras-Vidal[50]은 움직임을 조절하는 방법으로 시상겉질신경로의 탈-억제를 주장하였다. Turner와 Delong[51]은 바닥핵이 세밀한 움직임에 참여하고, 일차운동겉질과 소통할 때 작은 자극에도 반응하는 것으로 믿었다. Hayes[52] 등은 바닥핵이 특정 과제를 수행하기 위한 관련된 명령을 여과하는데 참여한다고 하였다. 이런 것은 움직임 조절에서 집행기능의 일부이고, 일반적으로

대뇌겉질과 관계하여 이루어진다. 현재 우리는 바닥핵의 기본 기능이 움직임 세분화, 선택, 준비, 또는 보유인지 알 수 없다. Suri[53] 등은 움직임 변수 계산에 포함되는 근골격계 정보가 바닥핵-시상겉질회로인 "운동(motor)"에 저장된다고 보고하였다. 뇌 기능을 연구하기 위한 자기공명영상을 이용하여 Jueptner[54] 등과 Jueptner와 Weiller[55]는 바닥핵이 운동수행보다 운동학습에서 더욱 활동적이라고 보고하였다. 더 큰 중추신경계의 처리를 요하는 복잡한 움직임 동안 더 많은 이마겉질(frontal cortex)의 영역이 활성화 되는 것은 움직임 과제 동안 대뇌겉질, 바닥핵과 시상 사이 연결이 더욱 강화되는 것을 의미한다.[55] 이러한 연구는 감각되먹임을 요하는 움직임 동안 바닥핵이 최소로 활성화됨을 보여주는 것이다.

소뇌. 소뇌는 고유감각 되먹임을 통해 운동조절에 더 많은 영향을 미친다; 그러므로 대부분의 토론을 여기에 대해 이루어질 것이다. 소뇌병변은 일반적으로 근력이나 감각의 결핍을 유발하지 않는다. 그러나 *소뇌(cerebellum)*는 뇌로부터 주요 하행성 운동계를 조절하는데 중요한 역할을 한다. 소뇌는 3개의 주요 기능적인 부위가 있다; *벌레(vermis)*, *중간반구(intermediate hemisphere)*, 그리고 *가쪽반구(lateral hemisphere)*. 벌레와 중간반구를 합쳐 척수소뇌라고 부르고, 가쪽반구를 대뇌소뇌라고부른다.

척수소뇌중 벌레는 축 또는 근위 상지근육, 얼굴, 시각과 청각 수용기로부터 정보를 받는다. 동측에서 들어오는 들섬유는 척수소뇌신경로를 통해 소뇌로 들어온 후 소뇌의 벌레 영역과 연접을 한다. 이후 위대뇌다리(superior peduncle)를 통해 나와 반대쪽으로 교차하여 최종적으로 축 또는 근위 상지근육을 담당하는 운동겉질과 연접을 한다. 소뇌의 이 영역(척수소뇌의 벌레)은 상지 움직임에 가장 큰 영향을 준다.

> **핵심(Key Point):**
>
> 소뇌의 척수소뇌부분은 운동프로그램을 감시하며 중뇌의 적색핵과 운동겉질로 정보를 전달한다.

척수소뇌의 중간반구는 척수소뇌신경로와 중뇌에 있는 다리뇌핵(pontine nucleus)으로부터 정보를 받는다. 이 정보는 중간핵(interposed nucleus)으로 알려진 *둥근핵(globose nucleus)*과 *마개핵(emboliform nucleus)*으로 전달된다. 이러한 핵들에서 나오는 정보는 중뇌에 있는 적색핵 또는 직접적으로 운동겉질로 향한다. 이 경로의 기능적 중요성은 원위부에 대한 운동조절과 지속적 또는 즉각적인 운동실행이라고 생각된다.[57] 대뇌소뇌의 가쪽반구는 대리뇌핵에서부터 겉질에서 시작한 정보를 받고 치아핵(dentate nucleus)으로 전달한다. 이러한 섬유들은 즉시 반대쪽으로 교차하여 적색핵과 연접하거나 시상에서 연접하는 대뇌겉질로 향한다. 이 경로에는 운동프로그램의 시작, 계획, 그리고 시기가 포함되어 있다.[56]

> **핵심(Key Point):**
>
> 소뇌의 대뇌소뇌 영역에는 운동프로그램 계획, 시기, 그리고 시작에 관한 정보가 포함되어 있고 적색핵과 운동겉질로 정보를 보낸다.

소뇌로 향하는 들신경원에는 *이끼섬유(mossy fiber)*와 *오름섬유(climbing fiber)*가 있다. 이끼섬유는 주로 대뇌겉질과 척수로부터 소뇌로 들어오는 정보를 전달하는 것이다. 이끼섬유는 과립세포(granule cell)를 통해 심부핵(deep nuclei)과 평행(parallel)섬유를 흥분시킨다. 또한 평행섬유는 별(stellate), 바구니(basket), 그리고 골지(Golgi)세포 같은 억제성 신경원을 자극하고 직접적으로 조롱박(Purkinje)세포와 연접을 한다. 또한 평행섬유는 소뇌의 분자층에서 수직으로 내려가 수렴된 정보를 제공하기 위해 수많은(거의 200,000) 조롱박세포와 연접을 한다. 소뇌의 분자층에 위치한 별과 바구니세포는 평행섬유로부터 흥분성 연결을 받고 주변의 조롱박세포를 억제한다. 평행섬유는 소뇌의 표면을 따라 조롱박세포를 지속적으로 억제한다; 그러나 흥분성 평행섬유 주변에 있는 조롱박세포만 억제되기 때문에 축삭 활동성 영역에 대한 집중과 국소적인 운동조절을 향상시키는데 도움이 된다.[56] 이끼섬유는 심부핵을 직접적으로 자극할 뿐만 아니라, 조롱박세포에 의해 정보를 받는 심부핵을 억제한다. 이러한 정보의 연결고리는 움직임 조절을 향상시키는 것으로 생각된다.

중뇌에 있는 *아래올리브핵(inferior olive nucleus)*에서 들어오는 오름섬유는 소뇌의 분자층까지 올라가는 또 다른 흥분성 입력으로 오직 몇 개(최대 10)의 조롱박세포만 자극한다. 기능적 측면에서, Marr[57]는 오름섬유가 이끼섬유에 대한 조롱박세포의 반응을 조정하여, 운동조절에 영향을 준다고 하였다(**그림 8.8**). 이끼섬유(억제성)와 오름섬유(흥분성)는 소뇌에 연속적으로 영향을 주어, 움직임수정이 가능하도록 만든다. 그러나 운동조절이 단지 상위 중추신경계 수준과 연결을 통해 완성되는 것은 아니다.

중뇌구조 또한 운동조절에 직접적으로 영향을 준다. 예를 들어, 적색핵은 겉질, 소뇌, 아래올리브핵을 연결한다. 적색핵으로 들어오는 신호는 기본적으로 소뇌의 중간핵과 몸감각겉질에서 오는 것이다. 적색핵에서 나가는 신호는 뇌줄기 내에서 교차하여 척수의 뒤외측 기둥에 있는 적색척수신경로를 따라 하행한다. 적색핵에서 나가는 정보는 동측에 있는 아래올리브핵과 연접한다. 적색핵의 활성화는 수의적인 상지 움직임 이전에 시작된다. 이는 움직임 계획에 관여함을 의미한다. 적색핵은 동적인 움직임 패턴에 관여하는 것으로 생각된다. 그러나 Keifer와 Houk[58]는 움직임 속도와 움직임 방향의 힘에 관여한다는 증거가 있다고 하였다. 이 연구결과는 인간에게도 적용가능하지만, 적색핵의 기능에 대한 연구 자료들이 동물을 중심으로 이루어 졌다.

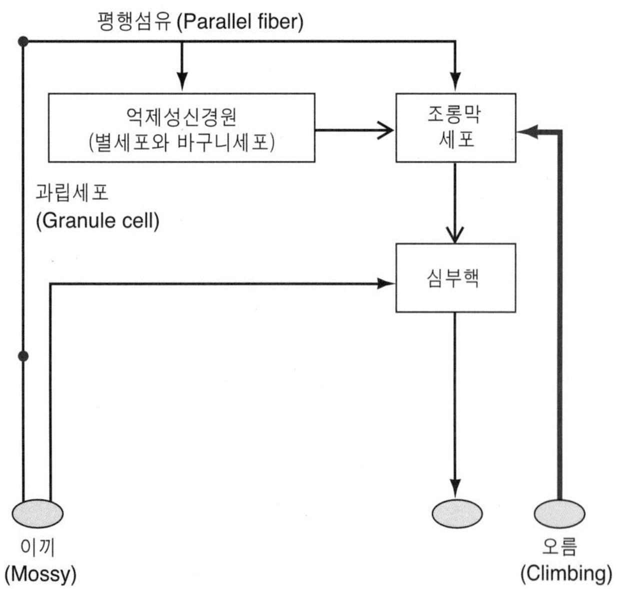

그림 8.8 소뇌의 회로, (→)는 억제성 활동을 (**→**)는 흥분성 활동을 나타낸다. 이러한 복잡한 고리는 움직임 조절 과정을 보여주는 것이다.

기능적으로, 소뇌는 운동학습에 관여하지만, 운동프로그램에 대한 지속적인 조절이 더욱 중요한 기능이다. Kan[59] 등은 이끼섬유의 방전이 하지 위치와 움직임 속도와 관련이 있다고 보고하였다. 소뇌는 상대적으로 느린 움직임에 대한 되먹임을 제공하지만, 사지 움직임 빨라질 때, 말초신경 전도속도와 중추신경계 처리에서 제한 때문에 직접적인 되먹임을 제공하는 것은 불가능하다.[60] 중추신경계는 느린 움직임을 조절하기 위해 되먹임기전을 이용하지만, 빠른 움직임에는 미리-되먹임(feed-forward) 기전을 이용한다. 움직임이 수행된 후 결과에 대한 지식은 비슷한 전략이 필요한 다음 움직임을 수정하는데 사용될 수 있을 것이다. 이것이 미리-되먹임의 틀이다. 나중에 다시 다루겠다. Schwighofer[61]등은 소뇌가 부적절한 되먹임을 보상하기 위해 차후 움직임을 위한 모형을 제공하는 역비례 역학(inverse dynamics)을 통해 학습을 한다는 모형을 제시하였다. Vida[62] 등은 소뇌가 대항근(antagonist) 활성화를 통해 움직임 속도를 수정한다고 하였다. 말초 되먹임 또는 미리-되먹임을 통해 지속적인 움직임 수정을 소뇌에서 유발하는 감각 되먹임은 차후 움직임 패턴에 영향을 준다.

시상(Thalamus)

*시상(thalamus)*은 대뇌겉질에 감각정보를 최종적으로 중계하는 "문지기" 역할을 하는 것으로 생각된다. 시상 내에 여러 핵들이 특정 신경로로부터 정보를 받고 이 정보를 대뇌겉질의 각 영역에 전달한다. *배쪽뒤쪽핵(ventral posterior nuclei)*들은 안쪽섬유띠(medial lemniscus))와 척수섬유띠(spinal lemniscus)로부터 정보를 받고 대뇌겉질의 몸감각영역으로 정보를 중계한다(**그림 8.9**). 이러한 핵들 내에는 감각입력의 흐름과 대뇌겉질로 운동되먹임을 조절하는 억제신경원들이 있다. 시상의 *배쪽가쪽핵(ventral lateral nuclei)*들은 소뇌-시상신경로를 통해 소뇌의 치아핵으로부터 정보를 받고 일차운동겉질로 정보를 중계한다. 또한 배쪽가쪽핵들은 의도된 사지 움직임을 위한 감각정보를 해독한다. 배쪽앞쪽핵은 바닥핵의 창백핵으로부터 정보를 받고 이 정보를 이마엽(frontal lobe)에 있는 운동전(premotor)영역으로 정보를 중계한다. 배쪽뒤쪽핵들이 움직임에 영향을 주는 몸감각과 연계되어 있고, 배쪽가쪽핵과 배쪽앞쪽핵이 운동기능과 연계되어 있다. 가쪽무릎핵(lateral geniculate nucleus)는 시신경으로부터 시

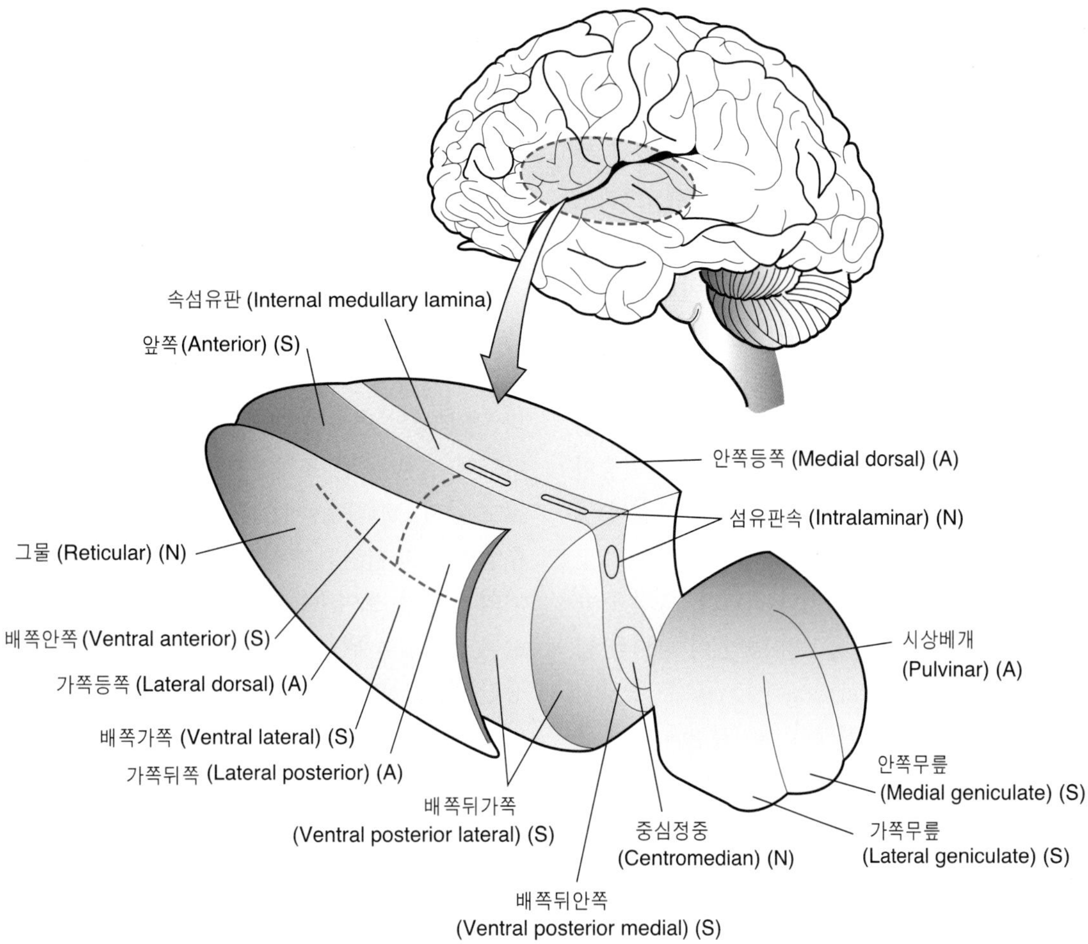

그림 8.9 주요 시상핵의 위치를 보여주는 뇌를 왼쪽에서 바라본 모습. 속섬유판은 시상을 앞쪽, 가쪽, 그리고 안쪽핵 집단으로 분리시킨다. 가쪽핵들은 등쪽(dorsal)과 배쪽(ventral)으로 분리된다. 배쪽핵들은 배쪽앞쪽, 배쪽가쪽, 그리고 배쪽뒤쪽핵으로 분리된다. 가쪽무릎핵은 시각관 연계되어 있으며, 안쪽무릎핵은 청각과 연계되어 있다. 이 두 무릎핵은 흔히 배쪽핵으로 분류된다. 등쪽핵들은 가쪽등쪽, 가쪽뒤쪽, 그리고 시상베개핵으로 분리된다. 안쪽등쪽핵은 안쪽에 있는 핵들 중 가장 큰 집단이다. 배쪽에 있는 핵들은 특이성 핵이고, 등쪽과 안쪽에 있는 핵들은 대뇌겉질과 연계되어 있다. 섬유판속핵은 속섬유판 내에 위치하고, 그물핵은 시상의 가쪽에 위치하고 있다. 각 핵에 대한 기능적인 분류는 삽화로 표시하였다: 특이성 중계(S), 연합(A), 그리고 비특이성(N).(출처: ER Kandel and JH Schwartz (eds.). *Principles of Neuroscience,* 2nd ed. New York: Elasevier, 1985, Figure 20-10, p 233.)

각정보를 받기 때문에 움직임에 영향을 주는 시각정보의 처리에 관여한다. Ilinsky와 Kultas-Ilinsky[64]는 겉질시상(corticothalamic)섬유들이 배쪽앞쪽핵과 흥분성 연결을 하는 것을 제외하고, 이러한 들정보들이 억제성이라고 하였다.

대뇌겉질(Cerebral Cortex)

*대뇌겉질(cerebral cortex)*의 일차운동영역은 운동조절에서 상위수준이다. 겉질에서 운동영역은 수의적이고, 기술적인 움직임과 관련이 있고 자동적이고 반사적인 움직임과는 관계가 별로 없다. 대뇌겉질에서 운동과 감각영역의 구

조적인 패턴은 인간모형(homunculus)으로서, 발은 위쪽에 위치하고 상지는 좀 가쪽에 위치하고 있다. 상지는 일반적으로 좀 가쪽에 위치하고 있지만, Lotze[65] 등은 복잡한 움직임 또는 여러 관절이 참여하는 움직임에서 대뇌겉질 중 넓은 부분이 활성화됨을 보고하였다. 소뇌, 바닥핵, 그리고 시상과의 대뇌겉질의 연결은 다양한 움직임 가능하게하고 운동조절 중 가장 높은 수준에서 이루어지는 것이다.

가장 상위의 중추신경계 운동조절에는 운동프로그램 작성에 도움을 주는 주변의 영역과 연계된 *운동전(premotor)*과 *보완(supplementary)* 대뇌겉질 영역이 포함된다. 이마엽에 운동전영역과 보완영역이 있다. Scott[66]는 원숭이를 대상으로 한 연구에서 어깨와 팔이 움직이기 이전에 일차운동영역에 신호 발생하는 것으로 보아 상지 움직임 조절에 이 영역이 관여함을 보여주는 것이라 하였다. 특정 근육의 활성화를 조절하기보다, 상지 움직임 동안 이 영역은 넓은 부위에서 활성화되었다. Armstrong과 Drew[67]는 고양이를 대상으로 한 연구에서 어깨움직임이 대뇌겉질에 있는 관상이랑(coronal gyrus)과 관련이 있다고 하였다. 원숭이를 이용한 연구에서, Schieber[68]는 운동전영역이 어떻게 물체를 잡을까를 결정하는데 중요하다고 하였다. 보완영역은 편안한 속도로 복잡한 운동을 준비하는 단계에 관여한다고 생각된다.[69,70] Jenkins[71] 등은 보완영역을 움직임 준비에 관여하는 머리쪽(rostral) 부분과 움직임 실행에 좀 더 관여하는 *꼬리쪽(caudal)* 부분으로 더 세분화하였다. Ball[72] 등은 뒤쪽 보완영역의 활성화 감소가 운동명령을 보내는 일차운동영역을 촉진시킨다고 보고하였다. 또한 Ball[72] 등은 뒤쪽 보완운동영역활성화 이전에 앞쪽 띠다발(cingulate)운동영역, 중간보완운동영역, 그리고 아래마루엽(inferior parietal lobe)의 활성화를 보고하였다.

운동프로그램 계획을 보조하는 또 다른 대뇌겉질 영역은 마루엽이다. 마루엽과 보완운동영역은 움직임 시작을 위한 공간관계와 정보를 처리하는 단계에 관여한다. 말초에서 오는 되먹임 정보는 소뇌에서 먼저 처리된다.

> **핵심(Key Point):**
>
> 운동명령은 대뇌겉질의 운동영역에서 시작된다; 그러나 마루엽, 소뇌 그리고 바닥핵과 복잡한 연결이 있다.

중추신경계 출력 (Central Nervous System Output)

*겉질척수신경로(corticospinal tract)*는 일차운동영역에서 나가는 최종적인 출력으로 생가된다. 그러나 확산적인(divergent) 운동신경원 풀과 사이신경원의 존재는 대뇌겉질에서 나오는 특정 운동조절 출력패턴을 복잡하게 한다. Pearce[73] 등은 운동겉질의 흥분성과 가소성을 의미하는 재구성의 변화와 이것이 운동조절에 미치는 영향을 제시하였다. 흥분성의 변화가 대뇌겉질 내로 한정되는지 소뇌 또는 바닥핵 같은 주변 조직까지 변화가 있는지 아직 밝혀지지 않고 있다. MacKay[74]는 사지 움직임과 관련된 이마엽과 마루엽의 초기 활성화는 시상겉질회로를 통한 겉질에 대한 소뇌의 영향을 보여주는 것이라 하였다. 움직임 개시와 함께 사지 움직임을 위한 겉질의 활동성이 줄어드는 것은 움직임 동안 말초 되먹임의 중요성을 보여주는 것이다.

운동조절에 포함되는 정확한 대뇌겉질 영역 또는 관련 구조에 관계없이, 뇌 활동성과 운동출력 사이 기능적인 관계는 명확하지 않다. Fuchs[75,76] 등은 평형점 가설과 대뇌겉질의 활동성 사이 관련성을 지지하는, 움직임 속도와 대뇌겉질의 활동성 크기 사이 강한 관련성을 보고하였다. 이는 대뇌겉질에 있는 움직임 크기를 조절하는 운동프로그램이 움직임 과제의 속도에 따라 선택적으로 활성화됨을 보여주는 것이다. Marsden[77] 등은 비슷한 움직임 동안 공간 및 시간적 출력이 비슷하다는 것을 보고하였는데, 이는 대뇌겉질 내에 운동조절을 위해 단지 하나의 기전이 존재함을 의미한다.

공간에서 목표물에 대한 공간적인 정보를 처리하는데, 뒤쪽 마루엽에 위치한 *브로드만 7영역(Brodmann's area number 7)*이 움직임 과제를 수행하는데 중요하게 작용한다. 브로드만 7 영역에 병변이 생기면, *행위상실증(apraxia)*이 발생하거나, 또는 학습된 움직임을 순서대로 수행하지 못한다.[48] 시각적 또는 고유감각적으로 목표물의 위치를 인식하게 하는 기본적인 정보는 일반적으로 이 영역에서 다루어지고 이후 다른 대뇌겉질과 소통을 한다. 이 정보가 움직임 계획을 시작하기 위해 필요한 모든 것이 될 수 있다. 이후 시각과 고유감각적인 되먹임은 원하는 움직임을 수행하기 위해 움직임을 수정하는데 사용된다. *이마-앞겉질(pre-frontal cortex)*은 새로운 운동명령을 학습하는 시기 동안 활성화되지만, 소뇌는 지속적인 움직임 수정 또는 되

먹임에 좀 더 관여한다.[77-79]

> **핵심(Key Point):**
>
> 이마-앞겉질은 새로운 운동명령을 학습하는 시기 동안 활성화되지만, 소뇌는 지속적인 움직임 수정 또는 되먹임에 좀 더 관여한다.

중추신경계의 명령을 근육에 전달하는 주요 하행신경로는 겉질척수(corticospinal)신경로이다. 이 신경로는 중뇌에서 피라미드를 형성하고, 계속 하행하여 척수의 앞뿔에 있는 알파운동신경원과 연접을 한다.[48] 알파운동신경원은 그들이 지배하고 있는 근육을 수축시켜 움직임이 순서대로 일어나도록 한다. 동측에 있는 손 근육의 활성화 동안, Christova[80]는 반대쪽 손에서도 비슷한 움직임 형태가 발생하는 것을 관찰하였는데, 이는 비슷한 반대쪽 근육에 대한 상위척수(supraspinal) 조절이 존재함을 보여주는 것이다.

움직임 조절과 운동학습에 대한 기초 (BACKGROUND OF MOVEMENT CONTROL AND MOTOR LEARNING)

어떻게 움직임이 조절되는가를 좀 더 잘 이해하기 위해서, 일반적인 운동조절이론에 대한 기본적인 이해가 필요하다. 중추신경계는 움직임 능력을 조절하고, 적절한 자세를 유지하게하고, 환경 내에서 물건을 조작할 수 있게 한다. 많은 일상생활 동작은 특별한 의식적 노력 없이 정확하게 수행될 수 있다. 원하는 움직임을 수행하기 위해 중추신경계는 촉각, 시각, 고유감각 및 전정감각 같은 다양한 정보를 종합하고 이전의 움직임 기억과 연결을 한다. 어떻게 중추신경계가 이전의 움직임과 자세조절에 대한 정보와 현재의 자세 또는 움직임 패턴을 유지하기 위한 말초 들정보를 연결하는지를 이해하기는 어렵다.

세분화되고 목표 지향적인 움직임은 흔히 물체의 위치, 팔 뻗기, 공간에서 물체조작하기가 필요하기 때문에 성공적인 상지 움직임은 특히 흥미롭다. 상지의 성공적인 협응 움직임은 시간 및 공간적인 정확성뿐만 아니라, 각 분절의 근육이 힘을 생성하는 시기가 조화를 이루어야 효율적으로 수행될 수 있다. 하지의 기능은 안정성과 운동성을 제공하는 것이다. 하지의 움직임은 일반적으로 율동적이고 울퉁불퉁한 길을 걷기와 같은 움직임을 수행하며, 상지움직임보다 많은 근육의 힘 생성이 필요하다. 하지에서는 움직임의 정확성이 덜 요구된다; 그러나 힘 조절은 중요하다. 발을 놓는 위치는 별로 중요하지 않지만 낙상 또는 신체 흔들림을 방지하기 위한 적절한 힘은 필요하다. 하지의 협응성은 효율성과 적절히 물체를 피하는 능력으로 측정된다.

상지 움직임은 관절움직임(자유도)에 대한 근육의 영향이 거의 제한이 없어, 움직임 조절을 연구하기가 매우 난이한 편이다.[1] 수많은 조절요인의 영향에 대한 이견이 존재한다. 이전에 언급하였듯이, 운동조절에 대한 연구는 일반적으로 상대적은 다른 과제와 환경 내에서 움직이는 동안 운동학적, 운동역학적, 그리고/또는 근활성도의 변화를 주로 다룬다. Stein[81]은 근력, 근길이, 수축속도, 관절의 뻣뻣함, 관절의 점성 같은 요소를 분리하거나 이러한 요소를 혼합하는 것이 필요하다고 주장하였다.

> **핵심(Key Point):**
>
> Stein[81]은 적절한 근력, 근육수축 속도의 적절한 조절, 근길이 조절, 그리고 관절의 점성에 따라 효과적인 움직임 조절이 달라진다고 하였다.

이러한 요소와 이들 사이 상호작용을 고려하는 것은 움직임 조절 연구에서 발생할 수 있는 자유도를 이해하고 운동프로그램을 작성하는 동안 조절되어야 하는 정보를 이해하는데 도움이 된다.[81] 특정 움직임 동안 이러한 요소 중 하나를 제한하여 결과를 관찰하는 것은 어떻게 중추신경계가 신경신호를 조직화하고 움직임을 통제하는지에 대한 이론을 개발하는데 도움이 된다. 그러나 Stein[81]이 제시한 요인뿐만 아니라, 움직임을 교란하는 여러 변인들이 있기 때문에, 운동조절을 연구하는 것은 여전히 힘들다. 요인을 제한한 상태에서 운동조절을 연구하는 것이 이해하기 더욱 쉽기 때문에, 특정 상황 하에서 적절한 운동명령에 대한 협응을 이해하는 것이 더욱 도움이 된다.

이 장에서는 최근의 운동조절이론에 대해 고찰할 것이고 이들이 운동협응과 어떻게 관련이 있는지를 설명하겠다. 하나의 통합된 운동조절이론이 없어, 근육협응에 대한 중추신경계의 조절을 이해하기 힘들다. 게다가, 이러한 이론들은 중추신경계의 조절 중 최상위 수준을 다루기 때문에 어떻게 운동프로그램 그 자체가 실행되는지에 대한 것은 무시되어 있다.

평형점(EQUILIBRIUM POINT) 가설 (EQUILIBRIUM POINT HYPOTHESIS)

평형점 가설에 대한 두 가지 버전(원판인 알파버전과 확장된 람다버전)은 사지의 위치와 궤도에 대한 다른 조절형태를 제시하고 있다. 여기에서 평형(equilibrium)은 사지의 위치와 움직임을 조절하는데 포함되는 궤도(trajectory)와 힘(force)을 말한다. 이 장에서는 협응 조절에 미치는 영향을 잘 이해하기 위해 두 가지 움직임 이론(알파와 람다)에 대한 기본 원리를 다루겠다. 초기 평형 가설조절이론은 최종 위치조절을 규명하는 것으로, 중추신경계가 마지막 위치를 지정하고 국소 조절기에 상세한 움직임을 전달하는 것이다.[82-84] 말초 되먹임이 없는 경우, 근육의 단단함(stiffness)이 조정되어야 하기 때문에 근육의 점성탄력성 특성과 사지의 관성은 중추신경계가 고려해야 하는 사항이다. Sugarman과 Tiran[85]은 비록 손가락 움직일지라도, 운동프로그램이 조절해야하는 것이 움직임의 크기가 아니라 최종 위치라고 주장하였다. 이 위치조절은 운동프로그램이 미세한 근육의 힘/길이 조절을 통해 작용근과 대항근 사이 상호작용을 고려하는 것을 의미한다.

하위 운동조절중추(예, 척수)가 움직임을 유발하기 위해 근육 단단함을 조절하도록 허용하면서, 상위 중추신경계는 최종 위치에 대한 관여한다는 생각은 매력적이다. 왜냐하면 상위 중추신경계는 다른 인지적인 활동에도 참여하기 때문이다. 사실, 차후에 다루겠지만 여러 중추신경계 수준들이 움직임 조절에 참여한다. Sanes와 Evarts[86]는 평형점 가설은 큰 움직임에 적절하지만, 정확성을 중시하는 미세한 움직임에는 적절하지 않다고 하였다. 열린고리되먹임(open loop feedback) 틀 내에서 움직임 시 최종 위치를 조절한다는 이론은 합리적이다. 하지만 Sanes와 Evarts[86]는 움직임 동안 수정을 유발하는 말초 되먹임 기전이 없다고 주장하였다.

*사지 조절 궤도(limb control trajectory)*는 특징적인 사지 움직임에 대한 또 다른 이론이다.[87-89] 궤도는 움직임 초기부터 마지막까지 공간에서 움직이는 사지의 방향(팔뻗기와 같은 동작)과 움직임 속도이다. 상지 움직임은 운동학적 변수가 거의 변하지 않는 특성이 있고 손의 이동경로가 일반적으로 똑바르고 각 분절의 속도가 종모양이다(**그림 8.1** 참조). 중추신경계는 움직임 전략을 구상하는데 시각적인 협응체계로부터 사지의 궤도를 결정하고 이 정보를 운동협응체계로 전달한다. 손의 이동경로 속도에 대한 특성은 적절한 수행과 움직임을 조절하기 위해 자유도를 제한하는 방법으로 사용되는 것이다.[90] 이 모형에 따른 최적의 손 움직임은 가속 또는 갑작스러운 움직임을 최소화하여 부드러운 움직임을 만드는 것이다. 이 모형은 움직임을 기술하고 있지만, 움직임 수정에서 말초 되먹임의 영향 또는 부하 변화에 따른 영향을 고려하지 않고 있다. 평형점 가설과 일치하는 것으로, Uno[91] 등은 상지 움직임을 최적화하기 위해서 관절 회전력(torque)이 필요하다고 지적하였고, 움직임 시간 동안 최소의 통합된 회전력을 요하는 것이 효율적인 움직임이라고 하였다. 움직임 조절이 사지의 궤도를 중요시하는가 또는 관절 회전력을 중요시 하는가에 관계없이, 운동프로그램이 시작되면 근력과 관절 회전력에 대한 국소적인 조절은 척수수준에서 이루어지기 때문에, 개별적인 관절 회전력을 계산하는 일에서부터 중추신경계는 자유로워진다.

> **핵심(Key Point):**
> 최적의 수행은 움직임을 효율적으로 수행하기 위해 필요한 최소의 노력, 최소의 회전력 또는 가속으로 정의될 수 있다. 중추신경계는 인지기능을 위해 상위 중추신경계에 여유를 주기위해 움직임 효율성을 최적화하려 시도한다.

알파모형(The Alpha Model)

평형점 가설 중 Bizzi[82]의 *알파모형(aloha model)*은 중추신경계가 작용근과 대항근 사이 힘의 변화를 통하여 이루어지는 마지막 위치를 지적하는 신호를 만든다는 것이다. 이것은 힘과 위치조절의 조화, 그리고 근육이 가지는 스프링 같은 특성에 기초한 국소 움직임 조절을 제외하고 전통적인 평형점 가설과 비슷하다. 관절 주변 작용근과 대항근의 긴장을 조절함으로써 중추신경계는 관절의 마지막 위치를 결정한다. 미리-되먹임을 통해 중추신경계는 척수를 조절하여 새로운 관절위치를 만들 수 있다. 알파모형에 대해

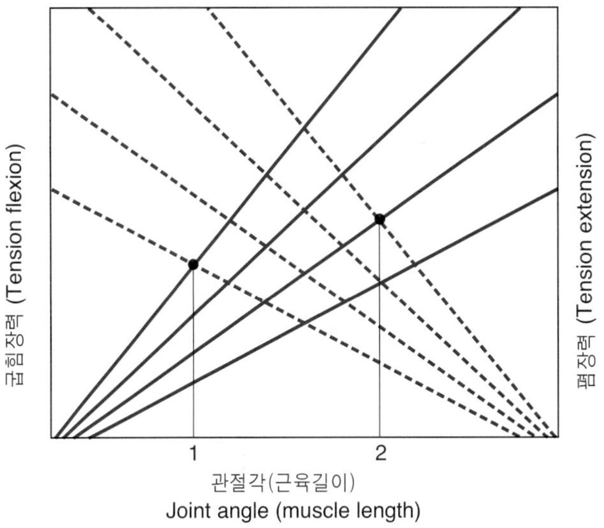

그림 8.10 평형점 가설. Bizzi의 모형은 근육길이와 힘 사이 관련성과 어떻게 이것이 움직임을 보조하는데 도움이 되는지를 제시하는 것이다. 굵은 선은 굽힘근을, 점선은 폄근을 나타내는 것이다. 관절각 1에서 폄근은 길어지고, 관절각 2로(폄근의 길이가 짧아지는 위치) 사지를 움직이기 위해 힘을 증가시켜야 한다. (출처: Bizzi et al. Arm trajectory formation in monkeys. *Exp Brain Res.* 1982;46:139-143.)

서 다른 평형점 가설에 제기되는 것과 비슷한 비판이 있는데, 이는 움직임 동안 중추신경계에 영향을 주는 되먹임을 고려하지 않았다는 것이다.

Bizzi[92]등은 원숭이를 대상으로 한 연구에서 움직임이 근육의 활동성과 관성력 및 근육의 점성탄력성 특성에 의해 결정된다고 하였다. 간단한 움직임은 평형점 위치 변화에 의해 조절된다. 작용근과 대항근의 길이-장력 특성은 고정된 관절가동범위를 설명하는데 이용된다(**그림 8.10**). 관절이 30° 굽힘에서 0° 굽힘으로 될 때 근육이 늘어나기 때문에 굽힘근에 의해 장력이 증가한다. 평형점은 굽힘근과 폄근의 단단함(stifness)을 보여주는 경사가 서로 만나는 점이다. 작용근과 대항근의 회전력 변화는 위치변화를 유발할 것이다. 따라서 만일 외적인 힘이 다른 관절각으로 위치변화를 유발한다면, 두 근육 중 하나는 점성탄력성에 의해 유발되는 힘이 초기 평형점으로부터 멀어지는 움직임 후 관절이 다시 원래의 위치로 되돌아오게 작용할 것이다.

인간에서 상지 움직임은 3차원 공간에서 세분화된 곡선 이동경로를 보인다. 이는 직선 이동경로의 평균보다 움직임 시간이 더 긴 것을 의미한다.[93] 이것은 이미 언급된 사지조절에서 궤도이론과 관련된 것이다; 그러나 사지의 궤도경로보다 관련된 근육의 길이-장력 비율이 주요 조절기전이 된다. Abend[93] 등과 Bizzi[94]는 움직임 동안 말초 되먹임 없이 목표 위치를 성취할 수 있는 것은 근육길이와 내적인 힘에 대한 정보에 의해 가능하다고 결론을 내렸다. 이 모형은 상위 중추신경계가 주로 조절해야 할 것이 관절의 위치이고, 하위 중추신경계가 주로 조절해야 하는 것이 근육의 길이-장력 특성이라고 강조한다.

요약하면, 알파모형은 움직임 동안의 되먹임을 무시하고, 움직임을 유발하는 근육의 단단함을 강조하는 것이다. 사실, 이미 존재하는 프로그램은 즉각적인 움직임 실행동안 작동하지 않고, 이전에 움직임에 대한 되먹임에 기초하여 움직임을 조정하는 운동학습에 더욱 사용된다.

람다모형(The Lambda Model)

*람다모형(lambda model)*은 평형점 가설의 확장판이다. 또한 Feldman[83]은 사지 위치 또는 자세가 작용근과 대항근의 힘에 의존적인 근육길이 사이 평형이 형성되어 나타나는 결과라고 지적하였다. 람다와 알파모형 사이 한 가지 차이는 관절 주변에서 작용근과 대항군에 의해 발휘되는 기계적인 힘이 척수수준에서 조절되는 감마운동신경원에 의해 이루어진다는 것이다. Feldman[83]은 대항근의 길이-장력 곡선을 측정하고, 관절의 위치는 *불변의 특성(invariant characteristics)*이라 여겨지는 길이-장력 곡선의 조작을 통해 중추신경계에 의해 조절된다고 주장하였다. 중추신경계에 의해 조절되는 불변의 특성은 하행성 출력조절 또는 람다에서 길이와 힘 사이 관련성을 말하는 것이다(**그림 8.11**). 외부에서 주어지는 자극에 대항하여 자세를 유지하면서 관절 주변에 있는 대항근이 평형 위치를 회복하기 위해 힘이 생성되는 것에 대한 관찰을 통해 운동조절을 위한 람다모형의 기본 틀이 만들어졌다. Feldman[83]은 근육의 길이-장력 곡선에 대한 조정은 운동신경원 활성화의 역치변화에 의해 이루어진다고 주장하였다. 운동신경원 활성화의 역치는 뇌에서 내려오는 신경신호에 의해 직접적으로 영향을 받고 근방추에서 오는 부정적 되먹임에 의해 간접적으로 영향을 받는다. Feldman[83]은 알려진 신경로와 관련하여 관찰된 특성을 설명하기 위해 람다모형을 만들었다. 이후 람다모형은 운동신경원 활성화의 역치수준을 조절하는 요소

로서, 속도-민감성 근방추의 되먹임을 포함하면서 확장 개정되었다.

람다모형은 스프링 같은 점성탄력성 특성과 움직임을 만들기 위한 작용근과 대항근 활성화를 조절하는 중추신경계의 운동조절을 조합하였다. 람다라고 불리는 출력을 통해 움직임을 생성하기 위해 중추신경계는 국소 반사, 내적인 근육 단단함과 외적인 부하를 조절한다(**그림 8.12a-c**). 알파운동신경원을 활성화시키는 근방추와 비교하여 람다는 중추신경계에 의해 만들어진다. 람다모형은 중추신경계가 들정보와 날정보 사이 평형을 찾는다는 평형점 가설의 일부이다. 결국 불변의 특성과 국소 근육의 힘-길이 특성을 변하게 하는, x-축을 따라 람다의 이동은 수의적인 움직임을 만들어 낸다. 내적인 위치변화를 유발하는 것은 근육에서 감마운동신경원 활성화 변화의 결과이다. 감마운동신경원은 내적인 장력을 조절하고, 작용근과 대항근 사이 평형점 위치에 도달할 때까지 움직임을 만드는 힘을 생성한다.

운동조절에서 알파와 람다모형의 주요 차이는 람다모형이 말초 되먹임을 이용한다는 것이다. 람다모형인 경우, 중추명령은 알파운동신경원에 영향을 주고 신장반사 활성화 역치를 조정한다.[95] 평형 또는 설정 지점(set point)은 근육길이에 따라 조절되고, 근육 힘은 아래의 공식으로 계산된다:

$$F = f(x-\lambda)$$

F는 원하는 근육의 힘이고, f는 평형점에서 현재의 힘이고, x는 근육길이이고, λ는 새로운 근육길이이다. 람다모형은 움직임을 조절하기 위한 직접적인 되먹임이 필요하다; 따라서 감마운동계의 방추외근육섬유 기능과 방추속근육섬유 기능 사이 차이는 위치를 교정하기 위해 이용된다. 람다모형인 경우 중추신경계는 현재 관절각과 원하는 관절각 사이 평형을 찾으려 시도한다. 중추신경계에서 나오는 미리-되먹임 신호는 휴식시 근육길이의 평형을 변화시키고, 새롭

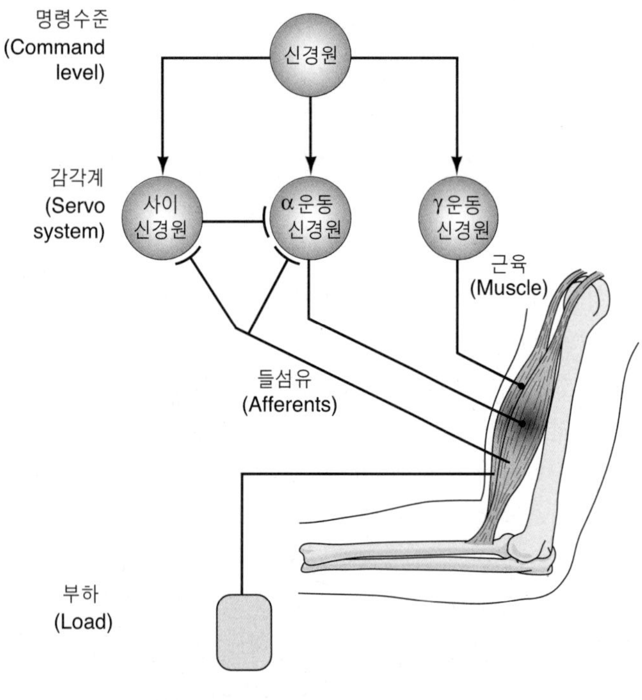

그림 8.11 평형가설 중 람다모형: 해부학적인 모형. 하행성 조절(명령수준 신경원)은 근육 들섬유에 영향을 주고, 사이신경원을 통해 간접적으로 알파운동신경원에 영향을 준다.(출처: AG Feldman. Once more on the equilibrium point hypothesis (lambda model) for motor control. *J Mot Behav.* 1986;18:17-54.)

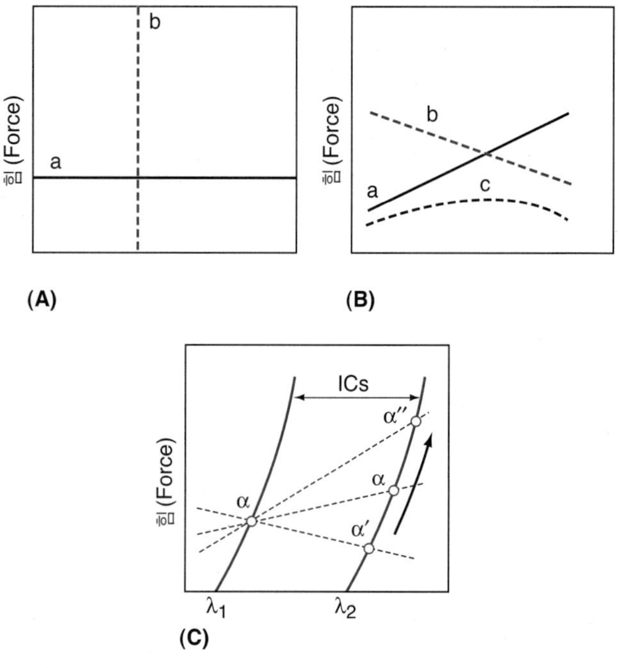

그림 8.12 평형점 가설 중 람다모형. A. 등장성 부하(a)와 등척성 부하(b). B. 부하는 다양한 요인이 있다; 양적(a), 음적(b), 변동성(c). C. 불변의 특성(IC)은 길이(λ)에 따라 이동하고 근전도(α)는 저항 움직임에 따라 척도화되었다.(출처: AG Feldman. Once more on the equilibrium point hypothesis (laambda model) for motor control. *J Mot Behav.* 1986;18:17-54.)

게 설정된 평형점에 기초하여 국소 감마운동계를 통해 움직임을 유발한다. 이것은 감마운동신경원과 알파운동신경원의 차이에 의해 이루어진다.[83,96] 움직임조절에 대한 이 모형은 근육활성화 개시시간, 시간 또는 크기와 같은 조절변수를 제시하지 않고 있기 때문에 직접적인 근육 조절과 관련하여 덜 구체적인 것이다.

> **핵심(Key Point):**
> 알파와 람다모형의 주요 차이는 람다모형만이 말초 되먹임을 고려한다는 것이다.

람다모형은 1953년 Merton이 주장한 *서보-반사모형(servo-reflex model)*에서 유래한 것이다.[40] 서보-반사는 감마운동계를 통해 중추신경계가 확인하는 길이-오류 신호를 말한다. 그러나 람다모형인 경우, 중추명령에 의해 움직임이 시작된다.[40] Vallbo[97] 등은 수의적인 움직임 동안 적어도 10㎳ 정도 근방추 활성화보다 앞서는 근전도상의 돌발파(burst)를 발견하였는데, 이는 서보-반사모형을 반박하는 것으로 움직임을 위한 중추명령의 역할을 보여주는 것이며, 더욱 람다가설을 지지할 수 있는 결과이다. 람다모형은 어떤 말초 되먹임이 중추신경계로 전달되어 처리되는지를 제시하지 않고 있지만, 되먹임이 상위 명령중추신경계보다 척수수준에서 영향을 주는 것으로 생각한다.

Gottlieb[98]은 근육반사의 억제, 근육에 대한 교차(reciprocal) 및 동시활성화(co-activation) 명령 같은 평형점 가설의 생리적 가정에 대해 알아보려 시도하였다. Burke[99] 등에 의한 다른 미세신경학적 연구들은 느린 움직임 동안 근방추(fusimotor) 또는 방추속근육섬유에 의한 신장반사가 잘 보이지 않음을 지적하였다. 게다가 최근, Adamovich[100] 등은 신장반사의 항진 기전이 빠른 움직임 동안 유발된다고 지적하였다. 근방추에 대한 하행성 조절의 영향 때문에 빠른 움직임 동안 신장반사 항진의 변화는 람다모형을 지지하는 것이다. Burke[99] 등과 Adamovich[100] 등의 연구 차이는 움직임 속도가 다른 것이다. 신장반사는 느린 속도에서 유발되지 않지만, 빠른 속도의 움직임에 의해 영향을 받는다. 이전에 토의하였듯이, 움직임이 빨라지면 적절히 반응할 수 없기 때문에 신장반사가 움직임에 대한 되먹임을 이용할 수 없더라도 평형점에 도달할 수 있다.

중추명령이 근육길이와 관절각의 조합으로 나타나는 궤도와 관절위치에 대한 정보로 전달된다는 평형점 가설에 기본을 두고 있는 것이 궤도, 알파, 그리고 람다이론이다. 중추신경계는 위치를 변경하기 위한 명령을 내리기 위해 이러한 위치를 기억하고 있어야 한다. 왜냐하면 빠른 움직임이 발생하는 경우 변화를 감당하기에 말초 되먹임이 너무 느리기 때문이다. 어떻게 중추신경계가 다양한 움직임 상황 하에서 관절의 뻣뻣함을 측정하는지와 말초와 중추 처리에서의 특수 역할에 대한 의문은 여전히 존재한다.

> **핵심(Key Point):**
> 운동조절이론(궤도, 알파, 그리고 람다)은 수의적인 움직임 조절에서 주요 요소로 근육의 반사적 특성을 고려하는 평형점 가설에 기초를 두고 있다.

진폭과 시간 조절 (Amplitude and Duration Control)

움직임 속도는 운동프로그램을 작성할 때 중추신경계가 결정해야 하는 주요 요인 중 하나이다. 여러 연구자들은[101-105] 움직임 속도와 어떻게 움직임 속도가 조절되는지를 묘사하기 위해 다양한 용어를 사용하여 왔다. Lestienne[101]는 움직임속도가 증가할 때 변하는 관절움직임에 대한 특성을 설명하기 위해 처음으로 *펄스조절(pulse control)*이란 용어를 사용하였다. Corcos[102] 등과 Gottlieb[103,104] 등은 이 개념을 더욱 발전시켜 *이중전략 가설(double strategy hypothesis)*을 제시하였다: 빠른 움직임을 위한 *속도 민감 전략(speed sensitive strategy)*과 느린 움직임을 위한 *속도 불감 전략(speed insensitive strategy)*.[102-104] 움직임 조절에 대한 이들의 *펄스-높이모형(pulse-height model)*에서, Gordon과 Ghez에 의하면[105] 힘 생성동안 상승 시간(rise time)은 빠른 움직임을 위해 조절된다. 이러한 이론 사이 미묘한 차이는 여기에서 제시될 것이다; 그러나 총체적인 측면에서, 미리 결정된 운동프로그램의 속도조절이 움직임 조절에서 매우 중요하다.

Corcos[102,106] 등과 Gottlieb[103,104,107] 등은 부하, 거리, 그리고 속도를 다양하게 적용되는 상황에서 목표물을 향한 능동적인 팔굽굽힘을 평가하였다. 이들은 느린 움직임인 경우 펄스(pulse) 활동성이 시간에 의해 조절되고 초기 활동성은 일정하게 유지된다는 운동조절에 대한 이중가설을 개발하였다. 펄스는 알파운동신경원에 대한 중추신경계의 활성화를 나타내는 것으로, 결국 근육활성화 패턴이다. 활성화 펄스는 과제 전체에 대한 고려사항으로 초기에 선정되지만, 초기 알파운동신경원의 활성화는 움직임 또는 과제 말기에 발생하는 변화에 무관하다. 일단 진폭(amplitude)이 선택되면 거리와 관성력 같은 과제 변수의 변화에 관계없이 일정하게 유지된다. 속도 불감 전략인 경우, 비록 속도는 과제에 영향을 받지만 움직임의 시작은 영향이 없다.[103,104] 과제 수행 시간의 일정한 유지, 운동신경원 흥분 크기에 대한 조절, 그리고 운동학적인 특성은 속도 민감 전략을 만든다. 운동신경원 동원의 초기 비율은 특정 과제의 변화에 적응하기 위해 조절된다. 운동학적 움직임 특성은 추가되는 부하에 따라 달라진다. 특히, 근육활성화에 대한 측정, 관절 회전력과 가속은 속도 불감 전략 하에서 수행되는 움직임을 세분화하기 위해 사용된다.[102] 속도 불감 전략, 또는 펄스시간조정은 빠른 움직임 속도에서만 속도 민감 전략을 이용하는 기본전략이다.[104] Corcos[102] 등과 Gottlieb[104] 등은 대항근 활동성에 부하와 거리가 미치는 영향을 조사하였다. 움직임에 추가적인 부하는 대항근이 좀 더 일찍 활성화되도록 하였으나 움직임 거리는 대항근 활성화에 영향을 주지 않았다. 작용근 활성화는 움직임 속도가 증가할수록 높아졌다. 추가적인 부하가 사지에 적용되면, 움직임이 느려지고 펄스 크기가 아닌 펄스시간에 의해 움직임이 조절된다.

핵심(Key Point):

중추신경계는 자기-조절식 움직임 동안 근육활성화 시간을 조절하지만, 빠른 움직임 동안 중추신경계는 상대적으로 일전한 시간을 유지하면서 근육활성화 크기를 조절한다.

Corcos[102] 등은 등척성 팔굽근육 활성화를 통해 이 조절 전략을 평가하였다. 평가한 조절전략은 빠른 최대 작용근 활성화에 속도 민감 전략을 이용하고, 느린 최대 작용근 활성화에 펄스 조절 전략을 이용한다는 것이다. 등척성 회전력 펄스는 등장성 움직임 동안 필요한 힘과 비슷하였는데, 이는 속도 불감 전략이 다소 적은 힘을 생성하는데 사용되지만 속도 민감 전략은 큰 힘을 생성하는 운동에 사용되는 것을 의미한다. 또한 작용근에 반하는 대항근은 속도 민감 전략과 속도 불감 전략을 조합하는 이중가설에 의해 조절을 받는다. Gottieb[107] 등은 빠른 움직임 동안 일반적으로 발생하는 것보다 느린 움직임 동안 작용근의 활성화가 더 커지면서 대항근 활성화 잠복기가 지연된다고 하였다. 또한 대항근은 느린 움직임 동안 부하증가에 민감하게 반응하고 대항근 활성화 잠복기가 길어진다(지연된다). 이전에 언급하였듯이, 이중조절이론은 전체 작용근 활성화 정도가 과제시간에 따라 증가하지만, 근전도상의 초기 진폭은 감소한다. 부가적인 부하와 움직임 속도, 근육활성화 사이 흥미로운 관계가 존재한다. 부가적인 부하는 움직임 속도를 떨어뜨리고, 전체 근육활성화 수준은 높이지만 초기 활성화 수준은 변하지 않는다.

핵심(Key Point):

부가적인 부하와 움직임 속도, 근육활성화 사이 흥미로운 관계가 존재한다. 부가적인 부하는 움직임 속도를 떨어뜨리고, 전체 근육활성화 수준은 높이지만 초기 활성화 수준은 변하지 않는다. 이는 초기 활성화 수준이 작용근과 대항근에서 움직임 속도를 변경시킬 때 움직임 속도 변화에 반대되는 것이다.

이들의 펄스-높이 조절모형에서, Gordon과 Ghez[105]는 팔굽관절에서 가능한 빠르게 또는 정확하게 미리 설정된 힘을 형성하라고 대상자에게 요구하였다. 이들은 팔굽에서 형성되는 힘이 상승하는 비율을 측정하였고, Corcos[106] 등과 Gottlieb[107] 등이 보고한 것과 유사한 관절회전력과 근전도 결과를 보고하였다. 힘의 상승시간은 팔굽관절 움직임 동안 발생하는 변이 감소와 매우 관련이 있기 때문에, 이들은 펄스 진폭조절이 빠르고, 정확한 움직임이 일어날 때 더욱 잘 나타난다고 결론을 내렸다.[105] 이러한 결과로부터 이들은 이것이 중추신경계가 움직임 조절을 단순화하는 방법이고, 이것에 의해 움직임 또는 과제와 관련된 자유도가 줄어든다고 주장하였다.[105] 작용근과 대항근의 활성화 패턴은 펄스 진폭과/또는 시간조절을 나타내는 것으로, 이러한 기전의 결합이 자유도를 더욱 줄이는데 도움이 될 수 있다. Allum[108]은 특히 상지에 적용되는 외부 자극에 대항하는 대항근에서, 펄스와 비슷한 고유감각 되먹임 조절을 제안하였다. Allum의 가설은[108] 외부 자극에 대한 반응이 운동프로그램 같은 조직화 하에 나타난다는 것이다.

대부분의 연구들은 하나의 면에서 발생하는 움직임만을 사용하였다. Almedia[109] 등은 제한을 받지 않는 움직임은 제한을 받는(한 관절 또는 한 면) 움직임과 다른 형태를 보일 것이라는 개념을 검정하려 하였다. 특히 이들은 상지 움직임 동안 제한을 받지 않는 경우와 받을 받는 경우에서 속도 민감 전략과 속도 불감 전략을 확인하려 하였다. 더 나아가 Almedia[109] 등은 중력을 제거한 움직임과 중력에 반하는 움직임 사이 차이를 규명하려 하였다. 하지만 조절의 모든 형태가 변하지 않았다. 이는 움직임에 대한 제한여부와 관계없이 비슷한 움직임에 대한 중추 조절이 비슷하다는 것을 더욱 지지하는 것이다.

Khan[110] 등은 움직임이 목표물의 크기로 대치될 때 속도 증가에 따라 근전도상의 진폭과 시간 그리고 움직임 운동학이 비슷하다고 하였다. 목표물이 크면 더 빠른 움직임이 가능하고, 목표물이 작으면 움직임이 느려지고 오류내성이 떨어진다. 특히 목표물의 크기가 작을 때, 움직임 동안 부가적인 부하는 느린 움직임을 유발하지만, 근육활성화에는 영향을 주지 않는다. 이는 움직임 속도에는 변화가 있지만 근육활성화에는 변화가 없음을 의미하는 것으로, Khan[110] 등의 결과는 Gottlieb[104] 등의 결과 일치하는 것이다. Lestienne[101]은 펄스조절의 원리는 팔굽움직임을 중지시키는 대항근에도 적용된다고 하였다. 움직임을 시작하기 전에 대상자가 선택한 속도는 작용근과 대항근의 활성화시기를 미리 결정하는데 중요하게 작용한다. 그러나 신장반사 같은 미리 설정된 명령은 국소적으로 수정될 수 있다.[101] Lestienne은[101] 활성화 시기가 일정하게 유지되는 상황에서, 전체 근육활성화 진폭이 움직임 속도와 관련이 있다고 하였다.

움직임 속도의 조절에 중점을 둔 운동프로그램 세분화는 특히 바람직하다. 왜냐하면 빠른 움직임과 느린 움직임 사이 이용 가능한 말초 되먹임 정도가 다르기 때문이다. 펄스 조절 또는 속도 민감 이론과 빠른 움직임을 조합한 것이 *미리-되먹임전략(feed-forward strategy)*이라 할 수 있다. 운동프로그램의 시작부분이 수행된 후 느린 움직임은 말초 되먹임을 이용한다. 이를 *닫힌되먹임고리(closed feed-back loop)*라 한다. 여기에서 언급되는 운동조절은 중추신경계가 어떻게 적절한 움직임 패턴을 조직화하는지를 결정하기 위해 움직임 오류와 관련하여 움직임 말기에 말초 되먹임을 이용한다. 말초 되먹임에는 위치, 부하, 움직임 속도 같은 역학적인 요인과 이전에 언급한 내적인 요인이 포함된다. 이러한 말초 되먹임은 운동프로그램 출력에 영향을 미친다.

> **핵심(Key Point):**
> 펄스 시간과 근육활성화 진폭을 통해 근육활성화에 대한 중추신경계의 여러 움직임 전략을 알 수 있다.

중추신경계 움직임 조절 (Central Nervous System Control of Movement)

움직임에 대한 실제적인 협응을 이해하기 위해 움직임 조절을 담당하는 중추신경계의 기전에 대해 친숙한 것이 필요하다. 비록 신경해부학을 통해 우리는 정보가 처리되는 부위를 이해할 수 있지만, 어떻게 움직임이 조절되는지는 알 수 없다. 예를 들어, 정상인에서 소뇌가 움직임 조절하는데 기여한다는 것은 알지만, 어떻게 움직임을 조절하고 감지할 수 있는가에 대해서는 명확하게 설명하기 힘들다. 소뇌에 의해 통제되어야 하는 변수에는 위치, 궤도, 에너지, 속도 또는 이러한 변수의 혼합 등이 있다. 그러나 중추신경계가 이용하기에는 너무 과도한 정보가 있는 상황에서, 소뇌에 의해 신경신호가 조절되어 최적으로 이용될 수 있다. 어떻게 중추신경계가 움직임을 통제하는가를 단순화하기 위해, 입력과 출력모형으로 구분하여 정보처리를 살려보자; 말초정보가 중추신경계로 전달되고 중추신경계가 처리하고 움직임 속성이 출력되는 것. 이를 통해 우리는 운동 협응과 운동프로그램의 복잡한 속성을 평가할 수 있을 것이다.

운동계획: 입력(Motor Planning: Input)

운동프로그램의 해부학적 위치와 움직임 조절과 관련된 중추신경계의 생리학을 이해하는 것은 중요하다. 그러나 개념적으로 움직임 속도, 협응, 그리고 정확성 같은 변수들이 전체 운동프로그램 내에서 하위 요소로서 서로 상호작용하는지를 확인하는 것은 어렵다. 장시간 동안의 움직임은 움직임 효률성과 정확성을 위해 말초 되먹임을 이용한다. 짧은 시간 움직임은 말초 되먹임을 이용할 시간적 여유가 없다. 신경계를 따라 전달되는 정보는 시간적 여유가 충분치 않아 움직임에 도움을 주기 어렵다. 움직임에 영향을 줄만큼 충분한 시간이 있을 때 말초 입력은 운동프로그램 실행에 중요한 역할을 한다. 또한 특히 빠른 움직임 동안, 열린고리되먹임 기전은 움직임 조절에 도움을 준다.

닫힌고리조절(Closed Loop Control)

닫힌고리 움직임은 정확성을 높이기 위해 말초 되먹임에 의존한다(**그림** 8.13). 시각, 청각, 그리고 전정계로부터, 피막인대와 근육힘줄에 있는 기계적수용기로부터, 그리고 촉각(촉각감각, 피부)수용기로부터 들어오는 말초 입력은 중추신경계에 특별한 정보를 제공한다. 이러한 모든 수용기로부터 들어온 정보는 중추신경계에 의해 융합되고 움직임 프로그램을 조정하기 위해 사용된다. 이 실시간(on-line) 비교는 원하는 운동프로그램의 목적에 관련하여 지속적인 움직임 변화를 제공한다. 게다가, 닫힌고리 되먹임은 원하는 움직임 목표와 실제 움직임 결과를 비교한 후 정보를 제공한다. 원하는 움직임과 실제 움직임 사이 오류에 관한 정보는 차후의 움직임에 이용될 수 있다. 닫힌고리의 목적은 오류를 최소화하거나 기준이 되는 움직임 형태와 실제 움직임 사이 차이를 최소화하는 것이다.

닫힌고리를 통해 움직임을 조절하기 위해서는 말초 수용기를 통해 들어오는 모든 외부 정보를 적절하게 이용하기 위해 상당한 양의 중추신경계 처리가 필요하다. 움직임 시간이 길어지면, 좀 더 정교하고 협응된 움직임을 만들어내기 위해 말초 되먹임을 중추신경계 처리하는 시간이 길어진다. Woodworth[111]는 100년 전에 움직임 시간과 정확성의 관계를 처음으로 발표하였다. 그는 움직임을 두 단계로 구분하였는데, 초기 임펄스 시기와 현재 조절시기이다. ***초기 임펄스 시기***(*initial impulse phase*)는 말초 되먹임이 없는 원래의 운동프로그램을 의미한다. 두 번째 움직임 시기인 *현재 조절 시기*(*current control phase*)는 충분한 시간 동안 말초 되먹임을 이용하여 초기 운동프로그램을 수정하는 시기이다. Woodworth[111]는 느린 속도와 빠른 속도 상황에서 연필을 종이위에서 움직일 때 나타나는 움직임 시간

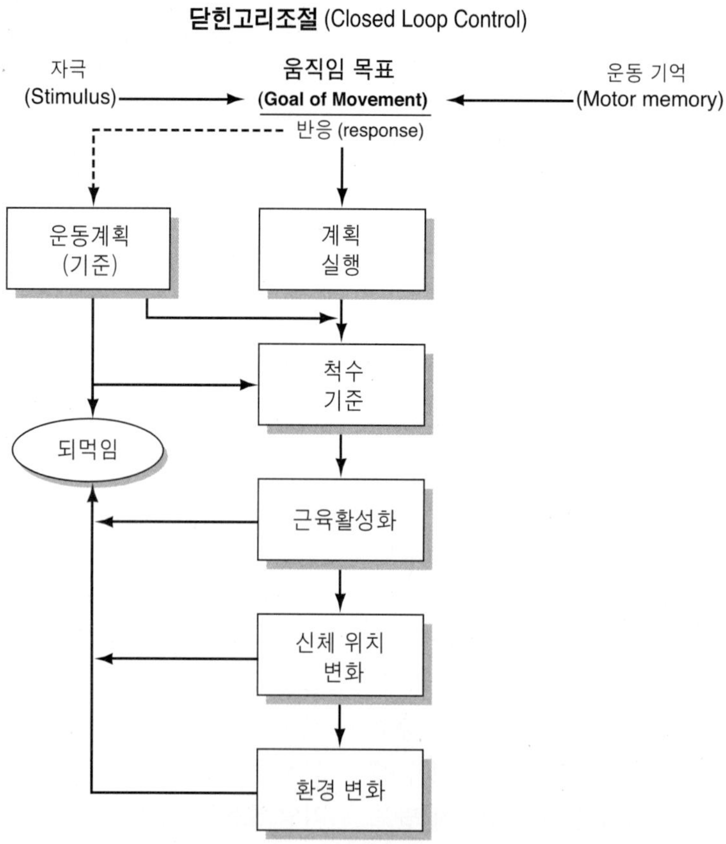

그림 8.13 수의적인 움직임에 대한 닫힌고리조절. 말초 되먹임은 진행 중인 운동프로그램에 직접적으로 관여하여 움직임 결과에 영향을 준다.

과 오류를 측정하였다. 대상자가 시각적 되먹임 이용여부에 관계없이 빠른 움직임에서는 움직임 오류의 차이가 없었다. 시각 되먹임을 사용하는 경우, 움직임 시간이 215-250ms 길어질 때 움직임 정확성이 높아졌다.[111] 최근에, Keele와 Posner[112]는 비슷한 연구를 하였는데 시각적 되먹임을 차단한 채 미리 설정된 속도로 목표물을 향해 바늘을 움직이게 하였다. 시각적 되먹임이 움직임 정확성을 높이기 위해 이용되는 시점 즉, 움직임 시간이 190-260ms 될 때, 목표물을 맞힐 확률은 변화가 있었다.[112] 200ms 이하에서는 말초 되먹임을 움직임에 이용하기에는 짧은 시간이다. 따라서 닫힌고리 되먹임은 200ms 이하에서 수행되는 움직임에 영향을 주지 못한다.

핵심(Key Point):

닫힌 고리 되먹임은 적어도 200ms 이상 지속되는 움직임이 필요하지만, 시각정보가 처리되는 시간은 거의 135ms 이하이다.

다른 연구자들은 지속적인 움직임 동안 시각적 되먹임을 이용하기 위해 필요한 시간이 이 보다 짧다고 하였다. Carlton[113]은 목표물을 향해 움직임의 초기 75% 동안 시각 되먹임을 차단한 연구에서 움직임 동안 중추신경계가 시각 정보를 처리하는데 걸리는 시간이 135ms 이하라고 하였다. Carlton의 연구는[113] 초기 임펄스 시기 동안 시각 되먹임의 이용을 배제하였지만, 현재 조절 시기에서는 시각 정보를 이용하였다. 움직임 실행 동안 갑작스러운 목표물 위치의 변화는 움직임을 수정하기 위해 약 100ms 정도의 시간이 필요하다. 목표물 크기의 변화 역시 Fitt의 법칙에 따라 더 긴 처리과정을 요구한다.[114,115] Fitt의 법칙은 목표물의 넓이와 관련이 있다; 목표물을 좁히면 움직임 시간이 길어진다. 시각과 같은 말초 되먹임은 움직임을 수정하기 위한 일차적 자원으로 생각된다. 시각적 정보의 차단유무에 관계없이, 150-200ms보다 짧은 움직임은 원하는 목표와 실제 움직임 사이 더 많은 오류를 유발할 것으로 여겨진다.

Dewhurst의 연구에 의하면[116], 대상자들에게 팔굽관절을 일정한 위치에 유지하라고 요구한 다음, 갑작스럽게 아래팔에 부하를 가하는 경우, 추가된 부하에 의해 팔굽의 위치가 변하겠지만, 약 250ms 이내에 다시 팔굽이 제 위치로 돌아왔다. 근전도 잠복기 측정에서, 대상자 들은 팔굽의 위치변화에 따라 뚜렷한 두 가지 형태의 근육활성패턴을 보였다. 외부 부하적용 후 30ms에 근전도상에 단일연접(monosynaptic) 같은 초기 돌발파(burst)가 발생하였고*(짧은 반사고리, short reflex loop)*, 외부 부하 50ms 후 초기보다 더 큰 근활성화가 나타났다*(긴 반사고리, long reflex loop)*. 긴 반사고리는 중추신경계에 의해 조절되는 것으로 여겨지고 있다. 저자들은 긴 반사고리에서 나오는 하행성 조절신호가 운동출력을 조정하는데 기여하는 것으로 믿었다.[116] 긴 반사고리는 상위척수(supraspinal) 수준에서 발생하는 것이기 때문에 좀 더 가소성이 있을 것으로 여겨지며, 움직임 조절에 중요하게 관여할 것으로 생각된다.

핵심(Key Point):

말초 되먹임은 움직임 조절에 있어 의식적인 측면에서 중요한 역할을 하지 않지만, 이것에 대한 정확한 생리적 중요성은 아직 결정되지 못하고 있다.

여기에서 제시된 모든 연구들은 상대적으로 간단한 움직임, 최소의 중추신경계 처리가 요구되는 모형을 사용하였다. 복잡한 과제와 연관된 더 많은 중추신경계 처리는 긴 반사고리 잠복기를 길게 하거나 변경시킨다. 스프링 같은 부하를 주는 기구를 이용하여, Henry[117]는 힘 조절 또는 상지에서 힘 출력의 조정에 대해 연구하였다. 일정한 압력을 유지하라고 요구할 때 대상자들은 미세한 변화에도 반응할 수 있었다. 하지만 이들이 장력변화를 인식하게 했을 때 기구에 대한 반응 민감성이 떨어졌다.[117] 상위 중추처리, 이 경우에 근육장력을 인식하는 것은 국소적으로 처리되어야 하는 정보에 대한 정밀성이 감소하는 것으로 나타났다. 이는 어떤 자극에 대한 의식적인 인식이 운동수행력을 감소시키는 것을 의미한다. 긴 시간 동안의 움직임은 말초 되먹임을 이용하기 때문에 움직임 정확성과 효율성이 향상된다. 짧은 움직임, 빠른 속도의 움직임은 만약 미리 프로그램화되어 있지 않은 경우, 움직임을 수정할 시간적 여유가 없다.

빠른 속도의 움직임은 국소, 즉각적인 되먹임에 영향을 받는다. Ⅰa 들섬유는 방추속근육섬유에서 장력의 변화, 근육섬유의 길이, 길이 변화율에 의해 활성화된다. 이 정보는 척수로 전달되고 근육을 지배하는 알파운동신경원에 영향을 준다. 알파운동신경원은 중추신경계에서 나오는 하행성 조절과 감마운동신경원에서 오는 말초 되먹임에 영향을 받는다. 상위척수와 Ⅰa 섬유에서 오는 신호를 이용하여 알파 운동신경원과 감마운동신경원은 운동협응 전략을 향상시키기 위해 동시수축(co-activation)이 일어난다.[118,119]

단단함(stiffness), 또는 근육길이를 늘리기 위해 요구되는 장력의 정도는 근방추와 매우 관련이 있다(2장과 7장 참조). Nichols와 Houck[120]은 근육이 늘어났을 때, 근육 단단함을 증가시켜 자세조절에 기여하는 근방추의 중요성을 주장하였다. 근방추의 방사(firing)형태와 함께 근육의 기계적인 점성탄력성은 자세 또는 위치 변화에 즉각적인 반응이 일어날 수 있도록 한다. 이 전략은 의도적이고 수의적인 움직임에서 별로 중요하지 않다. 200㎳이 넘는 움직임은 정확히 수행되기 위해 말초 되먹임이 필요하다는 것을 연구자들이 제시하여 왔다. 근육의 다른 속성 역시 움직임 협응에 영향을 줄 수 있다.

> **핵심(Key Point):**
>
> 닫힌고리 조절은 새롭거나 최근에 학습된 움직임을 만들어 내기 위해 현재의 운동프로그램을 조정하는 기전이 된다.

신장반사와 이것이 운동조절에 미치는 영향 (The Stretch Reflex and Its Contribution to Motor Control)

근육감각성(myotatic) 반사는 척수수준에서 국소적으로 조절되기 때문에, 운동조절 요소로서 광범위하게 연구되어져 왔다(2장 참조). Soechting 등에 의하면[88] 이 반사는 움직임 동안 근육활성화에 덜 관여하고 사지의 물리적 특성과 관련이 깊다. 관성력은 단시간에 빠르게 변하지 않기 때문에, 사지의 신장반사는 매우 안정적으로 유지된다. 빠른 움직임에서 움직임 말기에 발생하는 신장반사는 움직임에 영향을 주지 못한다. 왜냐하면 움직임이 너무 빠르기 때문이다. Lacquaniti와 Soechting[121]은 신장반사를 유발하는 것이 외부 부하에 의한 회전력이라 가정하였다. 외부 부하에 관계없이, 말초 기계적 수용기로부터의 반응은 신장반사에 의한 날정보들이 움직임에 영향을 주기에는 척수까지 전달되는 시간이 너무 길다. 단지 느린 움직임에서만 신장반사에 의한 날정보들이 진행 중인 움직임에 영향을 준다. 빠른 움직임인 경우 너무 빨라 신장반사에 영향을 받지 않는다.

또한 신장반사는 상위 중추신경계에 의해 영향을 받고 국소적으로 발생한다. Capaday[122]는 국소적인 억제 기전으로, 고양이를 대상으로 알파운동신경원에 바크로펜(bacrofen)을 주입한 경우, 국소적인 신장반사의 감소와 근육 단단함(stiffness)을 보고하였다. *렌쇼우 세포(Renshaw cell)* 같은 척수 사이신경원이 국소적인 신장반사 억제를 유발할 것이다(2장 참조). 고양이를 이용한 실험에서, 다른 연구자들은 중추신경계에 있는 적색핵 부위를 자극함으로서 신장반사를 감소시킬 수 있다고 하였다.[123,124] Allum에 의하면[108] 느린 어깨움직임은 근육의 점성탄성에 의해 우세하게 영향을 받지만, 빠른 움직임은 근육의 점성탄성뿐만 아니라 짧은 고리 및 긴 고리 대항근 활성화 잠복기에 의해 영향을 받는다. 외부 부하이후 근전도상 긴 활성화 잠복기(60-120㎳)는 움직임 방향에 의해 영향을 받는 것으로 나타났다.[125] 이는 상위 중추신경계 중 일부는 외부 자극 후 나타나는 말기 근육 활성화에 영향을 주는 것을 의미한다.

운동조절에 관여하는 많은 요인들은 신장반사에 영향을 줄 수 있다. 신장반사는 움직임을 억제하는 중요 요소로 작용하는 것처럼 보이지만, Brooke 등은 수동적 및 능동적 상지 움직임 동안 *H-반사(H-reflex)*의 감소를 보고하였다. 신장반사와 비슷하게, H-반사는 단일연접으로 알파운동신경원을 활성화하기 위해 전기적 충격을 통해 감마운동신경원을 자극할 때 발생한다. 마지막 위치가 알려질 때 신장반사는 상위 중추신경계의 조정에 의해 영향을 받을 수 있지만, 움직임 조절에서 이 조정이 어떻게 영향을 주는지는 명확하지 않다. 간단한 단일연접 반사는 움직임 협응에 중요한 역할을 하지 않지만 움직임 동안 근육의 기능을 유지하는데 도움이 된다.

운동계획: 중앙처리 (MOTOR PLANNING: CENTRAL PROCESSING)

열린고리 조절(Open Loop Control)

움직임 수정을 유발하는 되먹임 없는 상황에서 움직임 실행을 위한 명령이 주어졌을 때 열린고리 조절이 발생한다 **(그림 8.14)**. 이전에 Woodworth[111]는 이를 ***초기 펄스 조절 전략****(initial pulse control strategy)*라 기술했다. 이전에 언급한 것처럼, 단시간 움직임은 말초 되먹임을 받고

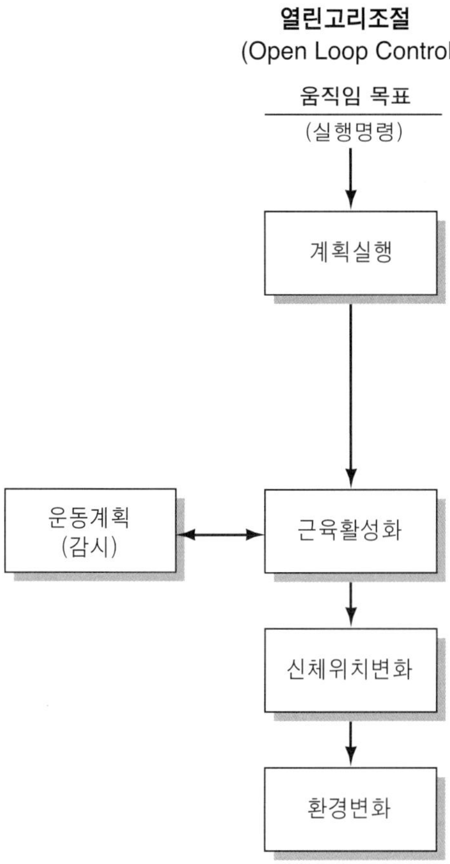

그림 8.14 수의적인 움직임에 대한 열린고리 조절. 말초 되먹임은 진행 중인 운동프로그램에 즉각적으로 영향을 주지 못한다. 결과에 대한 지식, 또는 운동학습이 이 운동프로그램을 변경할 수 있다.

반응할 충분한 시간이 없다. 미리-되먹임, 열린고린 전략은 200ms 이하에서 수행되는 움직임을 위해 사용되는 것이다. 이 전략은 운동프로그램을 실행하기 위해 중추신경계에 보내진 원본 운동프로그램에 의해 수행된다. 또한 복사된 운동프로그램이 같은 뇌 영역에도 전달되는데, 이는 원본 운동프로그램과 실제 실행된 운동프로그램을 비교하기 위해서 이다. 말초 되먹임은 개별적으로 처리되지 말아야 한다. 움직임의 결과는 원본 운동프로그램하고만 비교되어야 하며, 이를 통해 중추신경계는 좀 더 자유로워 질것이다.

이전에 상지 움직임에 대한 연구를 통해, 운동프로그램과 말초 되먹임 사이 관계가 제시되어져 왔다.[127-129] 사포 위를 손가락이 수동적으로 움직여 질 때 거친 감각이 감소하였으나, 대상자가 능동적으로 사포 위를 문지를 때는 그렇지 않았다.[127] 능동적 움직임 동안 운동감각이 향상되는 것은 중추신경계에서 들정보와 날정보 사이 밀접한 관계가 있을 보여주는 것이다. 또한 갑작스러운 팔 움직임을 위한 선행적 자세반응은 팔이 움직이기 60ms 이전에 발생한다. 이는 닫힌고리 명령이 중력중심의 위치에 따른 자세변화를 고려해야 하고 움직임 실행 이전에 적응하게 만드는 것을 의미한다.[128] 움직임이 시작된 후, 진행 중인 운동프로그램의 조정에 걸리는 시간이 약 90ms인데, 이는 말초 되먹임 기전에 의한 조정보다 앞서는 것이다.[129] 운동프로그램의 변화는 중추신경계 중 감각부분에 있는 운동프로그램 복사본과 중추 되먹임 고리 사이에 나타나는 결과에 의한 것이다. 어떤 말초 되먹임 변수들은 운동프로그램 수정을 촉진한다. 이러한 촉진 요인들은 예측되는 환경 변화에 의한 것이고, 운동프로그램의 적응시간을 단축하기 위해 미리 준비하게 만든다.

> **핵심(Key Point):**
> 이전의 움직임 결과에 기초한 적응은 미세한 환경변화를 조정할 수 있게 열린고리 운동프로그램 속으로 통합되는 것이다. 이러한 적응은 고유감각 되먹임, 시각 되먹임 또는 결과에 대한 지식에 의해 완성된다.

닫힌고리 조절과 비교하면, 열린고리 조절은 움직임 결과에 대한 어떤 되먹임이나 정보 없이 실행되는 것이다. 이 조절 방법을 지지하는 연구는 탈감각화시킨(말초감각을 제거한) 동물모델을 이용한 것들이다. 영장류를 이용한 실험에서, Taub[130]와 Taub와 Berman[131]은 탈감각 후 정상과 거의 유사한 상지 대동작(gross motor)을 관찰하였다; 그러나 섬세한 조작(fine manipulation)은 결핍을 보였다. 이러한 결과에 기초하여, 말초 되먹임은 소동작에 더욱 관여하는 것으로 생각되고, Fitt의 법칙에 따라 느리게 움직이는 경우에 더욱 필요하다. 반면에 대동작은 열린고리 조절에 의해 영향을 받는다.

감마 고리(gamma loop)는 상지 움직임 중 섬세한 조절 움직임에 중요한 역할을 한다. 손가락 관절성형술 동안 관절의 기계적 수용기가 파괴되었을 때 섬세한 움직임에 대한 정확성이 상실되지 않거나 약간 상실된다.[84] 시각을 차단하지 않을 경우 상지 감마 들섬유에 대한 마취는 다트 던지기의 정확성과 악력에 거의 영향을 주지 않았다.[132] 명료한 시각으로 감마운동신경원의 되먹임 결핍을 극복하는 것이 가능하였다. 여러 말초 되먹임이 있기 때문에, 특히 시각이 온전한 경우, 감마 들섬유의 결핍을 충분히 극복할 수 있다.

닫힌 고리체계가 움직임을 조절하기 위해 사용된다면, 이 명령은 어디에서 나오는 것일까? 중추신경계는 움직임에 영향을 주는 다양한 조절 기전을 가지고 있다. 조절기전에는 국소적인 점성탄성(3장 참조) 및 반사적인 근육 특성(2장 참조)에서부터 복잡한 움직임을 생성하기 위해 상위 중추신경계에서 형성되는 복잡한 운동프로그램까지 다양하다. 척수에 있는 *중추패턴발생기(central pattern generator, CPG)*는 율동적인 대동작 동안 움직임 조절에 대한 중재 수준을 보여주는 것이다. 고양이를 대상으로 한 연구에서 척수에서 탈감각화 또는 뇌 병변을 유발한 뒤에도 고양이들이 이동움직임(locomotion)을 유지하는 것으로 보고되어져 왔다.[133-135] 적어도 고양이 실험에서, 척수에 있는 중추패턴발생기는 미리 습관화되고, 무의식적이고 율동적인 움직임을 유발하는 것으로 보고 되고 있다. 물론 이러한 연구들은 네발로 걷는 동물을 대상으로 한 것이다; 이 결과를 두발로 걷는 인간에게 직접적으로 적용하기 힘들다. 인간이나 영장류에게서 척수에 중추패턴발생기가 존재한다는 증거는 아직 없다. 인간이나 영장류에서는 자율적이고 무의식적인 움직임을 생성하는 능력이 상실되었으며, 움직임 생성, 유지, 중지를 조절하기 위해 중추신경계가 작용해야 하는 것으로 가정하는 연구들도 있다.[136-140]

> **핵심(Key Point):**
>
> 움직임이 끝난 후 열린 고리 되먹임이 기본적으로 발생한다. 그러나 운동프로그램 조정은 결과에 대한 지식에 근거하여 발생할 수 있다.

운동프로그램. 개별 관절이나 근육에서 제공되는 정보 같은 모든 운동프로그램 변수를 효율적으로 조절하기 위해서는 상당한 정도의 중추신경계 처리과정(processing)이 필요하다. 운동프로그램은 움직임 패턴에 영향을 주는 복잡한 변수를 구조화하고 조절하는 것이라 생각된다. 조절해야 할 정보는 무수히 많다. Bernstein[2]은 이를 *자유도(degree of freedom)*라 불렀다.[1] 운동프로그램은 일반적으로 특정 움직임에 영향을 줄 수 있는 모든 변수(자유도)를 조절하고 움직임 전략을 개발하는데 참여하는 움직임 계획 중 가장 높은 수준이다. 더 나아가 Bernstein은 실제 움직임을 수행하기 위해 필요한 것보다 많은, 움직임 조절을 위해 정보를 선택할 수 있는 상황인 자유도의 풍만에 대해 기술하였다.[141] 관절에 있는 기계적 수용기에서 제공되는 관절각 정보와 근방추에서 제공되는 근육길이에 대한 정보 같은 자유도는 중추신경계에 풍부한 들정보를 제공한다. 보다 효율적인 움직임을 만들기 위한 다양한 정보 중 필요한 정보만 걸려내는 것은 운동프로그램의 주요 과제 중 하나이다.

Bernstein[1]이 사용한 자유도는 일반적으로 관절의 복잡성을 표시하는 역학적인 자유도 개념도 다르다. 한 관절, 한 면에서의 움직임은 단지 두개의 자유도만 가진다(예, 굽힘-폄, 앞쪽-뒤쪽 이동). 어깨위팔관절은 3면에서 움직임이 일어나고 6개의 역학적인 자유도가 존재한다(6장 참조). 한 분절의 실제적 가동성은 관절면의 구조, 피막인대 제한, 그리고 근육힘줄의 부착과 관련이 있다. 신체분절의 역학적인 자유도 이외에 다양한 길이-장력 상황에서 특정 근육 활성화와 움직임에 따른 근육의 종지(insertion) 각 변화, 피막인대와 힘줄의 부착에 의해 생성되는 내적인 힘, 그리고 각 신체분절에 작용하는 외적인 힘 같은 요인을 중추신경계는 조절해야 한다. 운동프로그램은 개별적 자유도를 조절하고 과제가 수행되는 환경에 의해 영향을 받는다.

> **핵심(Key Point):**
>
> 일단 작동하면, 운동프로그램 그 자체는 특정 움직임에 대한 개별적인 자유도를 감시한다.

특히, 이전의 움직임 결과에 근거하여 운동프로그램은 상위 중추신경계에서 의해 시작된다. 이것은 중추신경계가 과제를 확인하고 부가적으로 들어오는 환경적 정보에 집중할 수 있게 하여 움직임 자체보다 인지적 처리를 좀 더 할 수 있는 여유를 준다. 특정 환경 내에서 과제가 수행되었을 때 주어진 환경이 요구하는 특정 자유도와 관련된 운동프로그램 변수를 어떻게 총체적으로 조절하는지는 아직 명확하지 않다. 자유도를 줄이는 방법은 움직임을 제한하고/또는 운동프로그램에 포함되는 근육을 제한하고/또는 운동프로그램에 포함되는 근육에 대한 신경학적 충동을 변경시키는 것이다. 운동프로그램에는 항상 일정하게 유지되는 변수들이 있을 것이고 과제에 따라 변하는 변수들이 있을 것이라 생각된다.

운동프로그램의 수직계층(hierarchy). 움직임을 조절하는 것은 복잡하기 때문에 열린고리와 닫힌고리 운동조절 기전이 함께 작동한다. 닫힌고리가 열린고리 내에 포함되거나, 또는 그 반대일 수 있다. 이러한 경우, 말초 정보는 열린고린 명령에서 끝나고, 닫힌고리 프로그램에서 시작한다. 닫힌고리 과정이 포함된 운동프로그램일 때 운동프로그램은 환경적 정보나 말초 되먹임에 의해서만 영향을 받는 운동명령의 필수적인 부속물이다. 열린고리 프로그램은 말초되먹임과 관계가 없다. 만일 운동프로그램과 관련하여 오류가 발견되면, 감각정보는 움직임을 변경할 수 있다. Green[87]은 농구공을 던지는 것은 실제적인 근육활성화와 관련이 없는 일반적이고 거시적인 운동명령이라고 주장하였다. 움직임 조절에 대한 상위 명령 중추신경계는 특별하고 협응된 움직임 패턴을 만들어 내기 위해 하위 조절수준에 개별적인 명령을 보낸다. 초기 운동프로그램은 특별하지 않지만, 국소적인 수준에서 점점 특별해진다. 이는 현재의 운동프로그램을 수정하는데 많이 시간이 소요되지 않는 이유를 설명하는 것이다. 완전히 운동프로그램을 교환하는 것은 좀 더 힘들고 상당히 많은 과정을 거쳐야 한다.

운동프로그램에 감각입력. 충분한 시간이 있을 경우 움직임에 대한 닫힌고리 조절을 보여주는 증거는 이전에 생각했던 것처럼 운동프로그램이 변동성이 없는 것이 아니라 상황에 따라 변경될 수 있음을 보여주는 것이다. 닫힌고리와 열린고리 조절이 중첩될 가능성은 항상 존재한다. 닫힌고리이든 열린고리이든, 운동프로그램에는 운동을 계획하는 상위 중추신경계와 운동계획을 수정하는 국소적 근육 및 반사활동이 있다. 말초 수용기에서 들어오는 들정보는 빠른 속도의 움직임에 큰 영향을 주지 못한다. 느린 움직임인 경우는 성공적인 과제 수행을 위해 되먹임을 필요로 한다. 빠른 움직임은 실시간으로 교정이 불가능한데 예를 들어, 투수의 경우는 투구의 결과를 알기까지는 움직임 수정이 불가능 하다. 움직임 수정은 움직임이 완전히 수행된 후에 일어난다. 들정보는 움직임 이전 및 이후에 영향을 미친다. 위치에 대한 인식은 움직임을 시작하는데 중요하다. 원숭이를 대상으로 한 실험에서, Polit와 Bizzi[142]는 팔굽을 완전히 편 상태에서 45°로 굽히는 간단한 동작이 근육길이, 관절위치, 참여하는 근육과 관절의 수 같은 말초 정보를 변경시킨다고 보고하였다. 이런 모든 말초 정보들은 운동프로그램의 초기 시작에 영향을 준다. 한 관절의 움직임은 주변관절에 영향을 주고, 움직이는 관절 근위 또는 원위에서 보상적 변화를 유발한다. 이러한 보상에 영향을 주는 두 가지 주요 요인이 있다: 관절주변에 있는 두 관절 근육(two joint muscle)의 작용과 사지의 관성력 변화. 위팔두갈래근은 팔굽을 45° 굽히는데 작용하고, 또한 근위부에 있는 어깨에도 영향을 준다. 어깨에 미치는 영향으로 위팔세갈래근이 활성화되어 팔굽의 움직임 동안 어깨를 안정화시킨다. 게다가, 팔굽이 구부러지는 동안 상지 분절의 관성력이 변하게 되고 이로 인해 상지의 동적 안정성에 변화가 발생한다.[142] 좀 더 임상적인 측면에서 보면, 보행을 시작하기 위해 체중이동을 시작하면, 운동조절계는 입각기에 있는 발쪽으로 체중이 거의 이동시켜야하고, 반대쪽 다리를 앞으로 나아가기 위한 준비를 해야 한다. 아주 간단한 움직임 동안 들어오는 들정보는 운동프로그램을 작성하는데 영향을 준다. 예를 들어, 45° 팔굽을 굽힌 상태에서 팔을 펴는 동작은 근육길이, 관절위치, 얼마나 많은 관절이 참여하는지, 얼마나 많은 근육이 참여하는지, 운동프로그램에서 초기 움직임 변수에 영향을 주는 어떤 보상작용이 있는지에 대한 정보가 필요하다. 심지어 간단한 움직임에서 이러한 변수들간 관계는 선형적이지 않다. 이것이 움직임 조절에 대한 예측을 어렵게 만든다. 그러나 중추신경계는 대부분의 움직임을 조절하는데 필요한 의식적인 노력을 최소화하는 능력이 있는 것으로 보인다.[143,144] 움직임 오류나 결과에 대한 지식은 중추신경계에 전달되어 차후 움직임의 효율성을 높이는데 이용된다.

운동프로그램의 요약. 개별적으로나 총체적으로 조정되어야 할 움직임 변수들이 많기 때문에 운동프로그램은 복잡하다. 이 장의 목적은 정상인에서 중추신경계가 어떻게 조절하는지를 임상치료사들이 이해하도록 하기 위해 운동프로그램을 조직화하는 것이었다. 움직임을 만들기 위해 필요한 모든 정보를 기억하는 하나의 연산식으로 운동프로그램을 생각하는 것은 너무 단점이 많다. 중추신경계는 현재 프로그램을 수정하기 위해 말초 되먹임을 이용하는 능력이 있어, 과제 수행 동안 실시간으로 일부 운동프로그램을 수정하는 것이 가능하다.[145] 속도가 느리고 복잡한 움직임을 하는 경우 말초 되먹임을 사용하는 것은 필수적이다. 특히 중추신경계의 단기기억능력을 넘어선 새로운 움직임을 할 때 필요하다.

Henry와 Harison[146]은 상대적으로 간단하고, 빠른 움직임인 경우, 운동프로그램이 미리-프로그램화된다고 주장하였다. 다른 연구자들은 과제가 복잡해질수록 반응시간이 길어진다고 하였다.[147] 굉장히 복잡한 움직임 동안 운동프로그램의 실행은 움직임 시작 이후 운동계획을 이용하는 경우가 있다. 이 운동계획은 이전의 운동프로그램이나 말초 되먹임에서부터 오는 실행명령에 대한 지속적인 되먹임에 의해 만들어진다. 이런 형태의 전략은 중추신경계의 기억능력을 초과하는 경우나 움직임의 한 요소가 현재 운동프로그램의 수정을 필요로 하는 경우에 발생한다.[148-150] 이전에 묘사된 운동프로그램의 특성이 있지만, 운동프로그램 그 자체는 움직임의 제한요소에 근거하여 채택되고, 제한 요인에 따라 다른 특성을 보일 수 있다.

운동프로그램: 출력(MOTOR PROGRAM: OUTPUT)

운동프로그램의 출력(output)은 측정가능하기 때문에, 어떻게 중추신경계가 움직임 조절을 조직화하는지에 대한 이론을 개발할 수 있다. 임상치료사들은 이러한 운동프로그램 출력변수에 대해 이해하고 있어야, 치료적 운동프로그램 적용 또는 손상 후 운동협응의 향상 지표로 활용할 수 있다. 치료적 운동프로그램 적용 동안 평가도구로서 이들의 유용성을 임상치료사들이 더욱 잘 이해할 수 있도록 하기 위해, 이 장에서는 운동프로그램에서 나오는 측정 가능한 변수에 대해 알아볼 것이다. 운동프로그램의 특성 중 일부는 가변(variant)이고 일부는 불변(invariant)이다. 운동프로그램의 두 요인에는 상대적으로 안정적인 불변의 특성과 쉽게 변할 수 있는 가변의 특성이 있다. 불변의 운동프로그램 특성들은 반복되는 시도 동안 상대적으로 안정하게 유지되는 것이다. 가변의 움직임 변수들은 심지어 미세한 운동프로그램 변화에도 반복되는 시도 동안 수정되고 변경된다. 정상 성인에서 운동프로그램 협응이란 목적에 따라 움직임 동안 적응과 실행이 발생하는 것이고, 중추신경계가 조직화된 결과이다.

불변의 움직임 변수 (Invariant Movement Parameters)

불변의 변수는 움직임과 관련된 총제적인 것이고 기본적으로 모든 운동프로그램과 연결된 것이다. 이러한 불변의 변수들은 움직임 조절을 위한 상위 중추들과 연계되어 있고, 움직임 과 관계없이 상대적으로 변하지 않거나 안정적인 상태를 유지한다.

돌발파 또는 초기 임펄스. 돌발파(burst) 또는 *초기 임펄스(initial impulse)*는 근육활동성에 대한 초기 돌발파를 나타내는 것으로 근육활성화 개시주변(일반적으로 작용근)에서 발생하고 시각적으로 관찰 가능한 사지 움직임이 발생하는 것을 의미한다. 돌발파의 형태는 거의 동일한 과제인 경우 안정적이고 일정한 근육활동성을 보인다. 비슷한 과제 동안 대항근에서의 초기 돌발파 역시 일정한 형태로 발생하는데, 일반적으로 움직임이 시작된 후 지연되어 나타난다.[111] 비록 중추신경계가 특정 작용근과 대항근의 활동성을 조절할 수 없을 수도 있지만, 초기 돌발파가 설정된 운동프로그램에 의한 중추신경계 조절 하에 발생한다는 것이 중요하다. 초기 돌발파 또는 활성화는 운동프로그램의 첫 번째 불변의 특성이다. 하지만 이것에 대한 처리가 하위 반사수준에서 시작되는지 상위 수준에서 시작되는지가 불분명하다. 단시간, 빠른 속도의 움직임인 경우 중추신경계가 작용근의 활동에 대한 반응으로 대항근을 활성화시킬 충분한 시간이 없다. 따라서 대항근 활동성은 미리 프로그램화되어 있거나 국소적인 조절에 의한 것이다. Hanry와 Harrison[146]은 움직임 중 중지라는 명령을 내렸을 때 계획된 움직임을 수정하는데 걸리는 시간이 110ms이기 때문에 모든 운동프로그램이 미리 프로그램화되어 있다고 주장하였다. 흥미롭게도, 움직임 시작 후 190ms이 지난 시기에 중지라는 명령은 원본 운동프로그램에 거의 영향을 주지 못하였다. 일반적으로 중지라는 명령은 움직임 개시 약 24ms 이전에 제시되어야 한다. 이는 운동조절이 미리-프로그램화됨을 의미한다.[118]

운동프로그램을 위한 *초기 임펄스-시기 이론(initial impulse-timing theory)*은 움직임을 만들기 위해 중추신경계가 활동성 신호를 제공한다고 주장한다. 근전도 신호의 진폭으로 측정되는 이 활동성은 증가되고 근육활동으로 이어진다. 임펄스-시기 이론에 의하면, 이 신호는 근육활동성 시간, 시기, 그리고 진폭에 영향을 주고, 운동프로그램에 영향을 미친다. 불행히도, 이러한 신호가 근육길이, 과제에 참여하는 근육의 수와 근육활동에 영향을 주는 신경학적 요인 같은 모든 말초 정보를 어떻게 고려할 수 있는지에 대해 포괄적인 이해는 어렵다. 움직임이 복잡해지면 관련된 말초 정보는 급격히 증가하고, 초기 신호 또는 근전도상 돌발파 같은 간단한 것이 어떻게 전체 운동프로그램에 관여하는지 이해하는 것은 더욱 힘들어진다. 움직임 과제 내에 있는 각 단계별 순서는 운동프로그램 실행에 영향을 준다. 임펄스-시기 이론은 적절한 움직임을 수행하기 위해 각 단계별 순서가 있다고 가정한다. 글쓰기에 대한 연구에서, Lashley[151]는 움직임 중 근전도상 진폭과 주파수 같은 것은 다양하지만, 글자의 순서는 일정하게 유지된다고 제시하였다. 이는 과제의 순서는 일정하게 유지되지만, 효과적인 움직임 협응을 위한 다른 변수들은 상황에 맞추어 조절되어야 함을 의미한다.

근육활성화 시기. 근육활성화 시기(phasing of muscle activation)(시간과 순서)는 전체 움직임 시간에 대한 상대적인 근육활성화 패턴의 시간적 순서 또는 움직임 실행에서 특정 근육의 근육활성화가 차지하는 비율이다. 움직임이 변하여 근육활성화 시간이 변해도 활성화 시기는 불변이다. 적절한 움직임 순서를 유지하기 위해서는 올바른 근육활성화 순서가 필요하다. 특정 과제는 다양한 근육활성 패턴에 의해 이루어 질 수 있다. 느린 속도로 움직이는 경우, 과제를 위한 운동프로그램이 시간적으로 길어질 수 있다; 그러나 운동프로그램에서 근육이 활성화 되는 시기는 상대적으로 일정하다. 근육활성화 시기는 움직임 변화에 따라 달라질 수 있다. 한 면에서 간단하게 움직이는 경우 3개 돌연파가 근전도상 형성된다. 첫 번째 돌발파는 작용근의 수축 시작을 의미하는 것이고, 두 번째 돌발파는 길항근의 수축을 의미하는 것이고, 세 번째 돌발파는 움직임 말기에 작용근에서 만들어지는 것이다. 1923년, Wacholder[152]는 작용근의 돌발파가 움직임 초기와 말기에 형성됨을 처음으로 보고하였다. 협력근도 작용근과 비슷한 패턴을 보이지만, 움직임 시작을 위해 척수반사 기전에 영향을 받지는 않는다.[153] 그러므로 중추신경계는 움직임 실행을 위해 필요한 모든 근육, 작용근, 대항근, 협근력에 영향을 준다.

움직임 동안 근전도 활동성에 대한 평가를 통해 시간적인 근육활성화 패턴을 알 수 있다. 전체 움직임 시간에 대한 개별 근육의 활성화 시기는 움직임에서 상대적인 근육의 영향을 보는 것이다. 이는 보행주기 동안 입각기와 유각기가 차지하는 비율을 통해 보행특성을 알아보는 보행 연구와 비슷한 것이다(9장 참조). 움직임 시간에 따라 근육의 활성화 크기는 달라지지만, 상대적인 근육활성화 시기는 변하지 않는 경향이 있다.

근육의 상대적인 힘. 특정 관절에서 생성되는 전체 힘에 특정 근육의 힘이 미치는 영향을 *상대적인 힘(relative force)*이라 한다. 상대적인 힘에는 생성되는 힘의 크기만 고려되는 것이고, 움직임 시간 동안 근육활성화 시간은 고려되지 않는다. 특정 과제에 따라 요구되는 힘이 증가하거나 감소될 수 있어도, 개별 근육이 발휘해야 하는 상대적인 힘은 변하지 않는다. 예를 들어, 팔굽을 굽히는데 위팔두갈래근과 위팔근(brachalis)이 작용한다고 가정하자. 이때 각 근육이 발휘해야 하는 힘은 50%로 가정하면, 특정 과제에서 동안 발휘해야 하는 전체 힘이 증가하거나 감소함에 관계없이 각 근육은 일정한 비율(50%)의 힘을 발휘하여 팔굽을 구부린다. 이는 운동프로그램에서 근육 활성화에 관한 것이 상대적으로 고정되어 있음을 보여주는 것이다. 즉, 각 근육의 초기 근육활성화와 활성화 시기는 상대적으로 일정하게 유지된다는 것이다.

이러한 3가지 불변의 특성(돌발파, 시기, 상대적인 근육 힘)은 다른 특성에 비해 안정성에 기여한다. 초기 근육활성화는 운동프로그램 내에 있는 불변의 상대적 근육 힘과 불변의 활성화 시기에 의해 형성된다. 운동프로그램을 수정하기 위한 상대적인 힘의 변화는 근육활성화 시기의 변화 없이 더 많은 힘을 생성하기위한 노력의 결과로 발생한다. 더 많은 힘을 내려는 노력으로 전체 근육이 발휘하는 힘은 증가하지만, 각 근육의 상대적인 힘의 비율은 변하지 않는다. 움직임 또는 지시에 관계없이 불변의 변수는 거의 일정하게 유지된다.

핵심(Key Point):
근육의 돌발파, 근육 활성화 시기 그리고 상대적인 힘은 특정 움직임 동안 일정하게 유지되는 운동프로그램의 특성이다. 저항을 높이는 것 같은 외적 환경이 변하면, 움직임 변수도 달라지지만, 불변의 특수는 변하지 않고 일정하게 유지된다.

가변의 움직임 변수 (Variable Movement Parameters)

불변의 움직임 변수는 운동프로그램 내에서 상대적으로 안정적이지만, *가변의 움직임 변수(variable movement parameter)*는 이용되는 특정 운동프로그램, 전체 움직임 시간, 과제를 수행하는데 필요한 전체 근육의 힘에 따라 변한다. 가변의 움직임 변수는 특정 움직임 과제의 목적에 따라 변하는 경향이 있다. 이러한 변수에는 전체 움직임 시간, 과제 수행을 위해 발휘되어야 하는 전체 힘, 특정 근육의 활성화와 관련된 근육의 억제가 있다. 전체 움직임 시간은 움직임 속도와 이동에 영향을 받고, 상대적인 힘은 같은 움직임에서 발휘해야 할 전체 힘의 크기에 영향을 받는다. 특정 근육의 활성화 또는 억제는 불변의 특징인 근육 활성화 시기 또는 순서와 완전히 구별되기 어려운 것이다. 이러한 모든 변수들은 운동프로그램중 불변의 변수들이 고정된 것으로 가정한 상태에서 발생한다. 설정된 움직임에 많은 변화가 있을 경우에는 다른 운동프로그램이 작동되거나 기존의 운동프로그램이 운동학습에 의해 수정되어 작동할 것이다.

움직임 기간. 기간(duration)은 특정 움직임 과제 또는 기술의 시작에서부터 끝나는 시점까지의 전체 시간이다. 운동프로그램은 과제 수행 동안 근육활성화 기간에 대한 정보를 가지고 있다. 만일 같은 운동프로그램에서 두 가지 움직임이 출력된다면, 움직임 시간을 제외한 근육활성화 기간은 변하지 않을 것이다. 운동프로그램의 시간은 짧거나 길수 있다. 따라서 전체 움직임 시간에 맞추어 근육활성화 기간도 늘어나거나 줄어들(압축) 수 있다. 느린 속도와 빠른 속도에서 연속적으로 아래팔을 뒤침(supination)과 엎침(pronation)을 반복적으로 실시하는 경우, 전체 움직임 시간 동안 상대적인 뒤침과 엎침의 기간은 일정하다. Shapiro[154]는 의도적으로 빠르게 움직이는 경우 전체 움직임 시간은 줄어들고, 근육활성화 기간은 압축(줄어 듬)된다고 보고하였다. 움직임 전체 시간이 줄어들수록 움직임에서 시간적 근육활성화 특성도 압축된다. 결과에 대한 지식 같은 학습변수는 상대적이 움직임 기간 또는 전체 움직임 시간에 영향을 미친다. Wulf[155-157] 등은 비록 과제 변이의 증가가 시기(timing)를 향상시키지만, 운동프로그램의 크기와 시기 사이 해리(disassociation)를 초래하여 과제를 재현할 능력을 감퇴시킨다고 보고하였다. 이는 시간적 변수(시기) 또는 불변의 변수(상대적인 근육의 힘) 중 단지 한 변수만 집중하여 훈련시키는 것이 전체 운동프로그램의 해리를 유발함을 지적하는 것이다.

전체 힘. 전체 힘(overall force)은 특정 관절에서 움직임을 생성하기 위해 개별 근육이 발휘하는 힘의 합을 말한다. 전체 힘의 수정은 일상생활 동안 다양한 움직임과제가 있기 때문에 운동프로그램을 계획하는 단계에서 매우 중요하다. 인간은 미세한 힘의 조절을 통해 과제를 수행한다. 예를 들어 물 컵을 잡을 때 내는 힘이 있고, 계단의 난간을 잡을 때 내는 힘이 다르다. 글쓰기에 대한 연구에서, Hollerbach[158]는 글씨의 크기가 커지면 시간적 변수는 비슷하지만 전체 힘은 증가한다고 하였다. 다른 연구자들은 글씨가 커지면 펜과 종이의 마찰이 커져 발휘해야하는 힘이 증가한다고 하였다.[159] 이러한 연구들은 비슷한 힘 조절 패턴을 보여주는 것이다.

Schmidt[160] 등은 올바른 움직임 기간을 결정하기 위해, 처음에 움직임 시간을 결정하고 이후 과제를 완성하기 위해 필요한 힘을 조정한다고 하였다. 불변의 변수와 가변의 변수들이 어떤 순서로 운동프로그램에서 변조가 되는지는 아직 알 수 없다.

근육의 선택. 근육의 선택(muscle selection)은 협응된 움직임을 생성하기 위해 필요한 근육활성화 순서에 관한 것이다. 이 현상에 대한 예는 팔 뻗기 같은 과제 동안 근위부 근육에서 원위부 근육 순으로 근육이 활성화 되는 것이다. 그러나 많은 근육들이 중첩되는 기능이 있고 주어진 과제를 수행하는 방법이 다양하기 때문에 간단히 근위에서 원위순으로 근육이 활성화 되는 것보다 더욱 복잡하다. Shapiro[154]는 한쪽 팔을 대상으로 엎침과 뒤침을 훈련시킨 결과, 반대쪽 팔에서도 비슷한 움직임 특성을 보였다고 보고하였다. 이는 한쪽 사지를 위해 설계된 운동프로그램이 다른 쪽 사지를 위한 움직임에서도 작용할 수 있음을 보여주는 것이다. 따라서 운동프로그램은 "추상(abstract)"이란 속성이 있으며, 사용되는 사지에 관계없이 세밀한 움직임을 위한 마지막 변수는 차후에 결정되어진다.

억제. 억제(inhibition)는 근육활성화를 중지시키는 중추신경계의 능력을 말한다. 억제는 작용근과 대항근의 활성화 시기를 돕고 세분화된 움직임을 위해 필요하다. 초기 활성화와 활성화 기간은 운동프로그램 시기에 결정되는 불변의 변수이지만, 억제는 관절의 힘을 조절하기 위해 근육활성화를 중지시키는 기전이다. 억제는 근육활성화의 시간적 특성에 관여하는데, 기본적으로 근육활성화 기간을 제어한다. 근육활성화는 운동프로그램의 일부로서 중추적으로 조절되지만, 말초의 단일연접 또는 여러연접 반사 신경로에 의해

영향을 받는다. 더 나아가, 하행성 중추신경계 조절은 반사를 조절하고 알파운동신경원의 흥분역치를 조절한다.[122] 그러므로 억제는 국소적인 반사활동성에 의해 영향을 받지만, 궁극적으로는 중추신경계의 하행성 조절에 의해 영향을 받는다. 중추신경계 손상 같은 경우에, 억제가 상실되어 간헐적으로 장시간 작용근과 대항근이 동시수축하는 경직(spasticity) 같은 것이 발생한다.

"협응 요소로서 억제"라는 제목으로 노벨상을 받은 Sherrington[161]은 근육활성화의 시작과 억제는 동일하게 중요하다고 하였다. 그 당시 이런 제안은 파격적이었다. Sherrington[161]은 중추신경계가 움직임을 체계화하는 방법으로 어떻게 실질적으로 억제를 이용하는지를 설명하였다. 그는 근육 활동에 대한 중추신경계의 억제가 움직임 시작을 위한 근육흥분만큼 중요하고, 부드러운 움직임 만들기 위해 억제에 의해 근육활동성이 지속적으로 조절된다고 하였다. 간단한 움직임인 경우, 작용근이 흥분하고 이후 대항근 흥분으로 작용근이 억제된다. 움직임이 충분히 느려질 때, 대항근의 억제는 끝난다.

이러한 모든 것이 중추신경계의 조절 하에 있지만, 불변의 변수는 단시간에 수정되기 힘들고, 가변의 변수들은 쉽게 변경될 수 있다. 시간경과에 따라 새로운 운동프로그램을 개발하기 위해 불변의 변수들이 수정되는 것이 필수적이다. 일단 불변의 변수들이 고정되면, 이들은 영원히 운동프로그램의 특성으로 남아있게 된다. 특정 움직임에 운동프로그램이 적응하기 위해, 불변의 변수에 대한 조정이 중추신경계에 의해 이루어져야 한다. 게다가, 과제는 말초 억제에 의존한다고 제기되어져 왔는데, 이는 결국 움직임 질에서 변화를 초래한다.[162] 적절한 움직임 협응은 힘 조절과 움직임 기간 사이 균형 잡힌 관계가 잘 형성되어야 성취될 수 있다. 치료적 운동은 운동프로그램의 변수를 변화시킴으로서 이러한 관계에 영향을 줄 수 있지만, 불변의 변수에는 거의 영향을 주지 못한다. 움직임 전략의 변화를 위해, 새로운 운동프로그램이 만들어져야 하며, 이는 새롭게 불변의 변수를 설정해야 가능하다.

> **핵심(Key Point):**
>
> 활동성 기간, 전체 힘 그리고 근육선택-억제 같은 가변의 변수들은 운동프로그램 수정을 위한 기전이 되고, 새로운 운동프로그램을 형성하기 위한 변화의 수단이 된다.

근육 출력(Muscle Output)

동시화. 동시화(synchronization)는 특정 과제 동안 근육들간 또는 근육내에 있는 근육섬유들이 동시에 활성화되는 것이다. 동시화는 움직임에 참여하는 근육에 대한 중추신경계의 욕동(drive)을 나타내는 것이고, 상위 중추신경계에서 만들어진 하나의 운동프로그램을 보여주는 것이다. 여기에서는 근전도상의 신호 특성과 운동학적 분석에 의해 측정되는 운동프로그램의 결과를 다룰 것이다.

근육에 있는 운동단위의 분포는 잘 이해되지 않은 운동조절을 더욱 복잡하게 만드는 요인이다. 다행히, 운동단위의 기능과 움직임 조절 사이 관계를 관찰하는데 도움이 되는 기술이 있다. 상위 중추신경계의 조절 영역은 목표가 되는 알파운동신경원을 자극한다. 중추신경계 욕동은 근전도상의 출력과 일치한다. 한 근육 내에 있는 운동단위 활성의 동시화는 작용근과 대항근 같은 이전에 언급된 근육내 협응뿐만 아니라, 근육간 협응을 보여주는 것이다. Bremner[163] 등은 신경학적 입력으로부터 유발된 전체 연접욕동(synaptic drive)은 근육활동성에 영향을 줄 수 있다고 추측하였다. 근육 내에 삽입된 근전도 전극으로 활성 운동단위들 사이 방전시간의 관련성을 통해 동시화는 측정된다**(그림 8.15a-d)**. 따라서 근육들 사이 운동단위 활성의 동시화는 하나의 운동프로그램에 의해 유도되는 것이다. 근육내 또는 근육간 운동단위의 동시화는 보행 같은 하지 움직임 동안 여러 하지 근육을 대상으로 제시되어져 왔는데, 단기간 동안 활성화를 위한 연접욕동을 보여주는 것이다.[164] 이는 정상 보행 동안 보여 지는 간단한 운동 활동성에 영향을 주는, 피라미드 신경로를 통해, 중추신경계 욕동이 있음을 보여주는 것이다. Semmler와 Nordstrom[165]은 5명의 음악가, 5명의 역도선수, 그리고 5명의 대조군을 대상으로 습관적인 활동이 등쪽뼈사이근(dorsal interosseous)의 운동단위 동시화에 미치는 영향을 조사하였다.[165] 역도선수에서 동시화가 가장 높았으며, 음악가에서 동시화가 가장 낮았다. 집게손가락 움직임 같은 상대적으로 간단한 과제를 위한 훈련이후 상위 중추신경계에 대한 의존성이 떨어진다고 저자들은 주장하였다. 동시화에 의해 운동명령이 수렴되는 이런 운동전략은 좀 더 복잡한 움직임에서도 중추신경계를 자유롭게 만들 것이다.

> **핵심(Key Point):**
> 근전도는 근육 동시화의 정도를 알아봄으로써 움직임 동안 중추신경계 욕동을 측정할 수 있는 방법이다.

근육구조에 대한 맨눈과 현미경을 통한 관찰. 근육구조는 힘 생성 축과 관련하여 근육 내에 있는 근육섬유의 배열을 말한다.[166] 근육 구조에 대한 맨눈 평가를 통해 힘을 생성하는 능력에 영향을 주는 근육의 길이와 근육섬유의 방향을 알 수 있다. 비슷한 움직임 패턴을 만들고 함께 작용하는 근육을 *협력근(synergist)*이라 한다. 특정 과제에 따라 기능적으로 근육을 구분하는 것은 움직임 조절의 복잡성을 줄이는 한 방법이다. 예를 들어, 위팔두갈래근, 위팔근(brachialis), 위팔노근(brachioradialis)은 팔굽을 굽히는 협렵근이다. 위팔두갈래근은 팔굽과 어깨에 걸쳐 있어 팔굽과 어깨에 영향을 준다. 위팔근과 비슷하게, 위팔노근은 팔굽관절만 가로지르고 있지만, 팔굽관절에서 부착되어 있는 위치가 다르기 때문에 노뼈(radius)를 잡아당기는 각이 다르다. 위팔근은 팔굽에서 회전력을 생성하는데 적당하지만, 위팔노근은 관절 압박을 유발하기 때문에 관절 안정성에 더욱 기여한다. 따라서 위팔근과 위팔노근은 팔굽관절에 영향을 주지만, 이들의 부착위치에 따라 역할이 확연히 다르다. 운동학적 측면에서 이들 근육은 각각 *운동(spurt)*과 *안정(shunt)*형 근육으로 분류된다.[167-169] 한 관절에 걸쳐있는 유사한 활동을 하는 근육들을 협력근이라 한다. 하지만 이들은 기능만 유사하며 각 근육이 관절 움직임에 미치는 영향은 더욱 복잡하다.

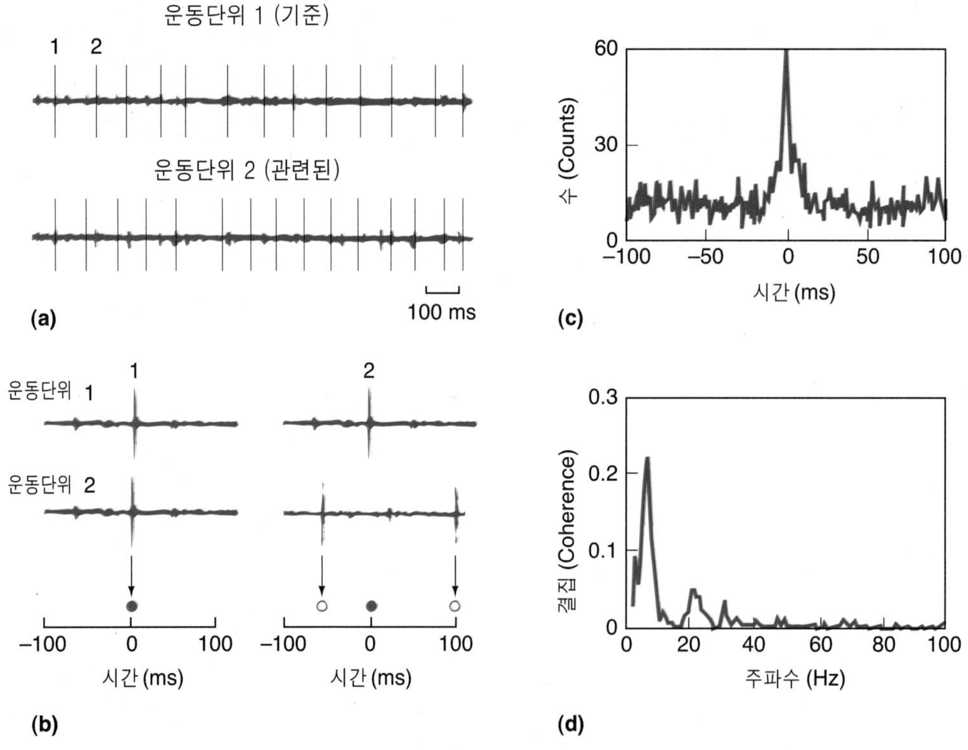

그림 8.15 운동단위 동시화에 대한 정량화. (a) 두개의 운동단위로부터 하나의 운동단위 활동전위에 대한 훈련. (b) 패널 A, 기준 운동단위1에서 발생되는 처음과 두 번째 방전을 보여주는 그림. 기준 운동단위1에서 방전시간은 그림에서 0이고 운동단위2의 상대적 방전시간은 운동단위1의 방전시간과 연관되어 표시되어 있다. 색이 칠해진 원은 운동단위1에 대한 운동단위2를 보여주는 것이고 색이 없는 원은 운동단위1의 두 번째 방전과 연계된 운동단위의 시간을 보여주는 것이다. (c) 2분 동안 기록한 예이다. (d) 등척성 손가락 벌림에 동안 공통의 결집패턴의 예이고, 일반적으로 1과 12㎐와 16과 32㎐ 사이에 존재한다. (출처: JG Semmler. Motor unit synchronization and neuromuscular performance. *Exerc Sport Sci Rev.* 2002;30(1):8-14.)

협력근 활성화에 의해 나타나는 비슷한 기능적인 결과는 어떻게 개별 근육이 특정 과제에 영향을 주는지를 알아보는 것을 어렵게 한다. *작용근(agonist)*은 특정 움직임을 시작하게하고 *대항근(antagonist)*은 움직임을 제어한다. 한 관절에서 *동시활성화(co-activation)* 또는 작용근과 대항근의 활성화는 관절 안정성 또는 정확성을 높이기 위해 필요하다.[170-173] 이러한 조절체계 사이 관련성을 확인하는 것은 협응된 움직임에 대한 이해를 높이는데 도움이 된다.

고양이 실험에서, 단일-관절 근육들은 자세 안정성에 기여하지만, 여러-관절 근육들은 힘을 생성하는 것으로 추진력과 내 · 외측 안정성을 제공하는데 더욱 적절하다.[174,175] 근육의 기능을 묘사할 때는 특정 과제에 대한 근육의 기능을 상세히 기술하는 것이 필요하다. 적은 힘이라도, 동적 안정성에 관여하는지 추진력 또는 내 · 외측 안정성에 기여하는지를 기술해야 한다.

근육의 구조는 근육섬유의 분포와 방향 그리고 움직임을 생성하기 위해 이러한 섬유들에 대한 중추신경계의 동원(recruitment)을 다루는 것이다. *운동단위(motor unit)*는 한 신경이 지배하고 있는 근육섬유들의 집합을 말한다. 손에 있는 하나의 운동신경원은 운동조절을 위해 3-6개의 근육섬유를 가지고 있다. 장딴지근 같은 큰 근육의 경우, 하나의 운동신경원은 2,000개의 근육섬유를 지배하고 있다.[176] 큰 근육들은 거의 300개의 운동단위를 가지고 있지만, 작은 근육들은 50개의 운동단위를 가지고 있어 섬세한 조절을 할 수 있다.[177] 작은 근육들은 일반적으로 느린 연축섬유(slow twitch fiber) 또는 피로-저항섬유들(Ⅰ형 섬유)이고 큰 근육들은 빠른 연축(fast twitch) 또는 쉽게 피로해지는 섬유(Ⅱ형 섬유)들이다. 또한 하나의 신경에 의해 지배를 받는 운동단위 또는 근육섬유의 수는 다른 생리학적 속성을 보인다(2장 참조). 고빈도에서 활성화되고 빠른 전도속도를 가지는 운동단위들은 일반적으로 빠른 연축섬유를 지배한다. Henneman과 Mendell은[178] 운동단위 동원에서 크기원리(principle of size)를 제시하였는데, 작고, 느린 전도속도를 보이는 느린 연축섬유들이 먼저 동원되고, 크고 빠른 전도속도를 가진 빠른 연축섬유들이 나중에 동원된다고 하였다.[178] 특정한 운동단위에 의해 동원되는 근육섬유들은 근육내 특정 부위에 국소적으로 위치하거나 넓게 퍼져 있어 다른 운동단위에 의해 이중 지배를 받을 수 있다.[178-180] 운동단위가 활성화되었을 때, 특정 근육 내에 있는 활성 영역에 대한 모자이크 방식은 전체 근육에서 힘을 형성하는 근육섬유의 분포를 확인하는데 도움이 된다.

> **핵심(Key Point):**
>
> 근육 내에 있는 운동단위의 위치와 형태는 운동프로그램 출력에 영향을 준다.

근육 내의 있는 운동단위에 대한 *구획화(compartmentalization)*는 근육의 전체기능에 영향을 준다(2장 참조). 포유동물인 경우 느린 연축섬유는 심부층에 위치하고 빠른 연축섬유는 표피층에 위치하고 있지만, 인간에서는 명확하지 않다.[181-183] 구획화로, 특정 근육의 영역은 특정 기능에 사용된다. 예를 들어, 손목자쪽굽힘근(flexor carpi ulnalis)을 지배하는 신경에서 나오는 2개의 가지, 손목자쪽폄근(extensor carpi ulnalis)를 지배하는 신경에서 나오는 4개의 가지, 깊은손가락굽힘근(flexor digitorum profundus)를 지배하는 신경에서 나오는 8개의 가지가 확인되었는데, 이는 구획화된 기능을 보여주는 것이다.[184] 위팔두갈근 역시 구획화된 기능을 보여주는데, 근육에서 안쪽에 위치한 운동단위는 아래팔 뒤침과 팔굽굽힘에 관여하고 순수하게 팔굽굽힘에만 관여하는 것은 바깥쪽에 위치하고 있다.[185,186] 개별 근육들 사이 협력근은 상대적으로 식별하기 쉽다; 그러나 한 근육 내에 있는 운동단위들 사이 협력은 여러 층에서 발생하여 움직임 조절에 대한 복잡성을 더욱 가중시킨다. 예를 들어, Herrmann과 Flanders는[187] 상지에서 힘을 생성하는 경우 선호하는 방향에 따라 하나의 운동단위들이 공간적으로 조정되어 있음을 제시하였다. 이는 움직임이 특정 방향에서 의도되었을 때 운동단위들이 선호하는 활성화 방향이 있음을 보여주는 것이다. 이들은 이러한 협력적 운동단위들이 한 근육 내에 넓게 분포하고 있다고 가정하였는데, 이는 구획화 개념과 반대되는 것이다. 구획화는 근육 내에 특정 영역이 미세한 근육활동 방향 또는 힘을 결정하는 것이지만, 근육 내에 넓게 분포되어 있고 공간적으로 조율된 운동단위는 기능적인 구획화라고 보기 힘들다. 운동단위의 공간적 활성화는 Henneman과 Mendell[178]이 제시한 시간적 활성화 패턴에 반드시 위배되는 것은 아니다. 이러한 운동단위의 공간적 분포는 특정 근육 영역에서 작업부하를 줄여 피로를 최소화하는데 도움이 되고, 전체 근육이 내는 힘의 벡터(vector)를 일정하게 유지하는데 도움이 된다. 이러한 논쟁은 이 장의 관점을 넘어선 것이지만, Fuglevand

와 Segal[188]은 근육 내에 있는 운동단위에 대한 혈액 관류에 대해 연구를 하였고 근육 내에 협력적 운동단위들이 넓게 분포되어 있음을 확인하였다. 신경학적으로는 아닐 수 있지만, 생리학적인 관점에서 이러한 배열의 이점은 작업부하 증가에 따른 산소부채를 줄이는데 도움이 된다는 것이다.

과제 동안 근육동원 패턴에대한 복잡한 분석은 운동프로그램에 대한 중추신경계의 조직화에 관한 정보를 제공할 것으로 생각된다. 임상치료사들이 움직임을 평가할 때 이러한 원리를 이해하는 것이 필요하다. 근육 내 또는 근육간 시간적 조직화는 중추신경계의 시간적 운동욕동을 보여주는 것이다. 근육 내 운동단의 공간적 분포, 또는 구획화는 움직임 조절의 복잡성을 보여주는 것이다. 중추신경계는 움직임을 최적화하기 위해 운동프로그램을 수행할 때 이러한 요인들을 모두 고려해야 한다. 차후에 좀 더 나은 움직임이 수행을 위해 움직임 프로그램에서 오류가 발견되는 것이 필요하다.

운동학습(MOTOR LEARNING)

지금까지는 움직임 패턴을 향상시키기 위한 신경해부학과 운동조절이론에 초점을 두고 살펴보았다. *운동학습(motor learning)*은 숙련된 움직임을 수행하기 위한 능력을 획득하는 과정이다. 운동학습 과정은 직접적으로 관찰할 수 없다. 다만, 운동학습의 효과를 보여주는 행위의 변화를 통해서 관찰할 수 있다. 이러한 변화는 유연한 것이라 생각되는데, 이는 항상 변할 수 있고 만일 활동이 없으면 능력이 떨어지고 반복 연습을 하면 능력이 향상된다는 것을 의미한다. 적절한 관절가동범위와 근력이 완성되면, 치료적 운동프로그램은 좀 더 새롭고 효율적인 움직임 패턴을 개발하는데 집중해야할 것이다. 그러나 운동학습의 고려사항은 초기 치료적 운동프로그램 설계의 근본이 되어야 하고, 간단한 움직임이나 과제에 초기부터 포함되어야하며, 신경근육 협응을 의미하는 동적인 움직임을 위한 물리치료의 목적이 되어야 한다. 이것은 운동학습을 촉진하기에 적당한 치료적 운동 환경을 제공함으로 성취된다(5장 참조). 여기에는 움직임과 운동학습을 돕는 생체되먹임(6장 참조) 같은 도구의 사용도 포함된다. 생체되먹임 기계는 움직임 동안 생리적인 근육 활성화 특성에 관해 환자에게 시각 또는 청각적으로 실마리를 제공하기 위해 근전도 신호를 증폭시킨다.

이전에 언급되었던 운동프로그램에 기초한 이론이 있다. Schmidt[189]는 Bartlett[190]과 Head[191]에 의해 묘사된 추상적인 기억 흔적(schema)을 구체화하였다. Schmidt[189]는 이러한 흔적을 운동학습의 원리로 적용하였다. 흔적은 기억 중 *회상(recall)*과 *재인식(recognition)*을 말하는 것이다. 회상 기억은 올바른 운동프로그램에 접근하고 올바른 *흔적(schema)*을 형성하기 위해 모든 필요한 말초 정보에 접근하도록 하는 것이다. 이 말초 정보에는 고유감각과 같은 내적 되먹임 기전과 외부 물체를 시각적으로 확인하는 외부 수용기를 통한 정보들이 있다. 재인식 기억은 의도된 움직임의 목적에 비해 운동프로그램이 성공적인지 실패인지를 평가할 것이고, 다음 번 움직임에 동안 정확성과 질을 더욱 높이기 위해 어떤 수정이 필요한지를 평가할 것이다. 운동프로그램과 이에 대한 되먹임은 회상 기억에 의존하지만, 재인식 기억은 이 이론에 대한 운동학습적인 측면을 담당한다.

> **핵심(Key Point):**
> 흔적 운동학습이론에 의하면, 회상 기억은 운동프로그램에 대한 접근을 담당하고, 재인식 기억은 이전에 회상된 운동프로그램의 결과에 기초하여 학습에 관여한다.

숙련된 기술을 개발하는 하는 것은 근육 활성화와 관련된(언제, 얼마나 오래, 얼마나 강하게 등) 수많은 움직인 조절 요소를 언제 어떻게 이행하는가를 학습하는 것이다. 운동프로그램 조절은 흔적정보에 대한 지식이 필요하다: 초기 상태, 움직임 변수, 움직임 결과와 부가적인 되먹임. 초기 움직임 프로그램에 대한 수정은 마지막 움직임 결과로부터 오는 되먹임으로 유발된다. 흔적이론은 닫힌고리(closed loop)또는 열린고리(open loop) 되먹임 하에서 수행된 움직임에 적용된다. 결과에 대한 지식 같은 정보를 무시하는 것은 운동학습을 지연시킬 수 있다. 운동학습 전략 속으로 움직임에 영향을 주는 모든 필요한 정보를 조합하는 것은 적절한 움직임 프로그램 개발을 가능하게 한다. *연습(practice;* 특정 움직임 패턴을 반복 수행)은 미세한 움직임을 조율하거나 변이를 줄이기 위해 필요하다. 연습을 통해 운동프로그램 실행 동안 오류를 줄일 수 있다.[192]

훈련을 통해 움직임이 더욱 자동적으로 되면, 중추신경계의 조절역할이 줄어든다. 수직계층모형에서, 하위 중추신경계는 자동적인 움직임에 관여하고 상위 중추신경계는 인지 정보를 처리하는 것이 필요한 움직임을 조절한다. 이 모형은 자동적인 움직임일수록 의식적인 활동이 요구되지 않아 상위 중추신경계의 역할이 줄어든다. 연습을 반복할수록 운동프로그램 실행 동안 인지적 간섭은 줄어든다. 자동차를 운전하는 것은 자동적인 움직임의 예이다. 가속페달에서 브레이크페달로 발을 옮기는 것 같은 간단한 움직임은 흔히 자동적으로 일어난다. 상위 인지중추는 다른 자동차를 피하는 것 같은 정보를 처리하는데 관여한다. 이것은 움직임을 더욱 간단하게 되고 반응 시간이 줄어든다. 위의 예에서 언급된 움직임과 농구골대에 공을 던지는 동작을 비교해보자. 최고 농구선수들은 자유투를 던지는 연습을 반복하지만 성공률은 80-90%이다. 체계(선택과 실행) 또는 환경적 요인 때문에 성공률은 100%가 되지 않는다. 농구선수인 경우, 환경적 요인에는 체육관의 미묘한 불빛 변화, 건물의 인테리어(배경), 또는 관중의 응원 등이 있다. 지속적인 연습이 없으면 성공률은 현격히 떨어진다.

Fitts[3] 등은 물체를 따라가는 것에 대한 연구를 통해 수직적인 적응체계를 제시하였다. 대상자들은 물체의 위치에 처음 반응하였지만, 훈련을 통해 따라 가야할 물체에 대한 속도와/또는 가속을 조절하는데 능통하게 되었다. 그러나 강박감이 있는 상황에서 대상자들은 예전 상태로 되돌아가고 간단한 위치정보에 의존하면서 복잡한 정보(속도/가속)를 무시하였다. 중추신경계에서 발생하는 이러한 수직적인 적응이 정확히 어디에서 이루어지는 아직 밝혀지지 않고 있다.

우리는 아직 새로운 운동프로그램이 어떻게 생성되는지에 대해서는 토의하지 않았다. 대부분은 운동프로그램이 지속적인 진화를 통해 새로운 프로그램으로 수정된다. 현재의 운동프로그램과 새로운 운동프로그램 사이 상당한 모호함이 있다. 중추신경계는 가소성이 있어 현재의 프로그램을 지속적으로 경신할 것이고, 새로운 프로그램이 될 때까지 변경할 것이다. 초기에는 새로운 운동프로그램의 움직임 패턴 변이가 심할 것이다. 개별의 운동프로그램을 연결, 또는 *수렴(convergence)*은 새로운 운동프로그램을 만드는 한 방법이다. 간단한 움직임을 위해 존재하는 개별 운동프로그램은 복잡한 움직임 과제 동안 융합될 것이다. 이러한 간단한 운동프로그램은 더욱 복잡한 운동프로그램을 위해 구조화될 것이다. 예를 들어, 공을 던지는 것 같은 복잡한 과제는 하지의 움직임을 몸통을 통해 상지로 연결하는 하위-기초 운동프로그램으로 구성된다. 이러한 기초 운동프로그램은 던지기가 발생하는 상황에 따라 서로 교환된다. 시작 자세는 일정하게 유지되기 때문에 투수는 투구동작을 위한 프로그램을 설정하고 있을 것이다. 그러나 내야수는 상황에 따라 던지는 동작이 달라지기 때문에 다양한 던지기 전략이 있을 것이다. 더욱 큰 운동프로그램을 만들기 위해 이러한 하위 프로그램을 교환하거나 연결해야 하므로 연습은 매우 중요하다. 사실, 성인 시기에 나타나는 모든 움직임이 유아 시기 발생한 대동작 움직임으로부터 진화된 것이다. 이러한 프로그램은 살면서 좀더 복잡하고 다른 형태의 움직임이 필요하기 때문에 지속적으로 개발되고 변하게 된다.

핵심(Key Point):

좀 더 복잡한 움직임을 완성하기 위해 더욱 큰 운동프로그램을 만들기 위해 일련의 하위-프로그램이 연결될 때 수렴이 발생한다.

많은 연습과 결과에 대한 되먹임이 있을 때 운동학습이 발생한다. 운동학습은 복잡한 과정이지만, 기본적인 원리는 적절한 움직임 협응을 위해 필요하다. 반복 연습과 되먹임을 통해 운동프로그램을 수정하거나 새롭게 생성하는 능력은 기존의 운동프로그램의 상태에 따라 달라진다. 운동프로그램의 결과에 관한 주요 되먹임 자원은 *결과에 대한 지식(knowledge of result)*과 *수행에 대한 지식(knowledge of performance)*이다. 수행에 대한 지식은 코치나 물리치료사로부터 받는 간단한 조언에서부터 운동학, 근전도, 에너지 지출, 기능적 측정에 대한 복잡한 보고서까지 다양한 형태의 되먹임이다.[193] 수행력을 향상하기 위한 방법으로, 수행에 대한 지식은 결과에 대한 지식보다 강력하지 않다.[193-195] 결과에 대한 지식은 수행력 향상에 더욱 도움이 된다.[196-199] 또한 결과에 대한 지식은 운동프로그램과 성공적인 결과 사이 긍정적인 강화를 유발하는 것으로 알려지고 있다.[200] 중요한 것은 적절하게 학습된 패턴이 강화되도록 지속적인 결과에 대한 지식을 제공하는 것이다(11장 참조). 적절한 강화는 향상된 움직임 패턴이 유지하는데 중요하다. 강화(결과에 대한 지식)가 없는 경우, 수행력이 감퇴할 수 있다. 이는 손을 정확하게 배치하는 것에 대한 이해 같은 결과에 대한 지식이 적절한 손의 속도에 대한 이해 같은 수행에 대한 지식에 의해 제공되는 되먹임 보다 운동학습에 더욱 중요하다는 것을 제시하는 것이다.

> **핵심(Key Point):**
> 결과에 대한 지식은 현재 운동프로그램을 수정하기 위해 수행의 성공에 관한 되먹임을 사용하는 것을 말한다. 수행에 관한 지식은 현재의 운동프로그램을 수정하기 위해 실제 움직임 수행 동안 되먹임을 이용하는 것을 말한다.

새로운 운동기술을 교육할 때, 복잡한 움직임을 세분화하여 작은 운동프로그램이 필요한 일련의 간단한 움직임으로 흔히 만든다(5장과 6장 참조). 각각의 작은 운동프로그램이 학습되면, 이들을 서로 연결하여 원하는 움직임을 하게 된다. 이러한 작은 프로그램은 수행되어야할 움직임 순서를 교정하기 위해 적절한 되먹임(시각, 고유감각, 그리고 결과에 대한 지식)을 사용하여 교육해야 한다.

학습을 높이기 위해, 움직임 과제는 정상속도보다 느리게 초기에는 수행되어야 한다. 일단 성공적으로 움직임이 수행되면, 원래 과제 특성에 맞게 정상적으로 수행되어야 한다. 운동프로그램 부분에서 언급된 변수들을 알아보기 위해 특수 장비들이 사용될 수 있다. 예를 들어, 근전도 생체되먹임, 운동학적 자료들에 대한 분석을 통해 움직임 동안 힘, 근육활성화 등을 알아볼 수 있다(9장 참조). 느린 속도에서 빠른 속도로, 분리된 움직임에서 통합된 움직임으로 난이도를 증가시키면서 반복 수행하는 것이 운동프로그램을 향상시키는 가장 효율적인 방법이다.

운동학습을 위한 기초적인 방법은 일반적으로 느리고, 조절되거나 간단한 움직임에서부터 시작하여 충분한 협응 움직임을 보일 때 점차 빠르고, 복잡한 움직임 패턴으로 진행하는 것이다. 현재의 지식에 기초하여, 긍정적인 되먹임을 주는 언어적 지도, 거울을 이용한 시각적 되먹임, 그리고 성공적인 움직임 패턴을 알려주는 근전도 신호를 이용하는 생체되먹임과 비디오 분석 같은 방법이 훈련을 위해 사용되고 있다.

운동프로그램의 오류 (Motor Program Errors)

운동프로그램에서 발생하는 오류는 평가하기 힘들지만, 되먹임을 통해 오류를 수정하기 할 수 있다. 성공적임 움직임은 과제를 완수 했는가(예, 팔 뻗기) 또는 얼마나 효율적으로 수행되었는가를 통해 평가될 수 있다. 움직임 오류는 *선택(selection)*에서 오류와 *실행(execution)*에서 오류로 분류될 수 있다. 특정 상황에서 선택된 움직임 패턴이 적절하지 않은 경우나 올바른 움직임이 선택되었지만 시-공간적 특성이 적절하지 않은 경우 선택에서 오류가 발생한다. 실행에서 오류는 올바른 움직임 패턴이 선택되었지만, 외부환경이 실패한 움직임으로 만드는 경우에 발생한다. 야구에서 타자들이 투구를 잘못 예측하고 타격을 하는 경우가 선택에서 오류를 나타내는 한 예이다. 같은 타자가 투구는 잘 예측했지만 공을 치지 못하는 경우가 실행에서 오류이다. 선택에서 오류인 경우 타자는 공을 치기 위해 잘못된 시-공간적 패턴을 사용하지만, 실행에서 오류인 경우는 공을 치기 위해 잘못된 운동프로그램을 시작하는 것이다. 이 되먹임 정보는 타자가 다음 타석에서 공을 칠 수 있도록 운동프로그램을 수정하는데 필요하다. 실행에서 오류 또는 선택에서 오류에 관계없이 오류에 대한 인식과 더불어 공을 치려는 의지는 부정확성을 교정하려 할 것이다. 이 정보는 잘못된 운동프로그램 결과에 대한 해결방법을 찾는데 도움이 될 것이다.

> **핵심(Key Point):**
> 잘못된 운동프로그램이 실행되었을 때 선택 오류가 발생한다. 실행 오류는 올바른 운동프로그램을 사용하지만, 실수는 인간 오류(human error) 때문에 발생한다. 연습은 이러한 오류를 줄이는데 도움이 된다.

연령과 훈련(AGE AND TRAINING)

나이가 증가함에 따라 전반적인 근력, 신경전도속도, 신진대사율, 지각, 기억과 집중 같은 운동수행력과 관련이 있는 요소들이 퇴화된다.[190,201-207] 주로 빠른 연축섬유(fast twitch fiber)에서 근육위축이 발생하고, 운동단위의 상실은 근육 굵기, 기능적인 근력, 기능적인 과제를 수행할 수 있는 능력의 감소를 유발한다.[202] 근력과 협응은 노화과정을 통해 기능을 유지하는데 필요하다. 운동단위 동원(recruitment)에서의 변화는 근력과 협응에 영향을 준다.[207] 근력과 적절한 운동프로그램의 실행 사이 관계는 명확하게 밝혀지지 않았다; 만일 근력상실이 심해지면, 협응된 움직임 패턴을 생성하는 능력을 방해할 수 있다.[204] 효율적인 치료적 운동은 근력을 강화할 수 있고 노화와 관련된 "불협응"을 억제할 수 있다. 그러나 이러한 효과는 훈련이 중시되면 지속되지 않는다. 치료적 운동중재 적용 초기에는 신경학적 요인에 영향을 미친다. 노인에서도 이 신경학적 요인이 근력과 협응을 향상시키는데 기여한다.[201] 신경근육학적 발사율(firing rate)의 증가, 동원력 증가, 중추신경계에 의한 협응 증가에 의해 더 큰 근력과 관절 회전력이 발생한다.[206] 기초적인 근력증가에 초점을 두는 치료적 운동프로그램은 흔히 노인에서 기능을 증진하기 위한 첫 단계이다. 그러나 운동조절과/또는 운동학습의 원리는 초기부터 치료적 운동프로그램에 적용되어야 한다.

> **핵심(Key Point):**
>
> 치료적 운동중재 적용 초기에는 신경학적 요인에 영향을 미친다. 신경근육학적 발사율(firing rate)의 증가, 동원력 증가, 중추신경계에 의한 협응 증가에 의해 근력이 증가한다.

효과적인 운동프로그램을 수행하기 위해, 노인들은 최대 근력을 생성할 수 있어야 할뿐만 아니라 힘을 조절할 수 있어야 한다. 치료적 운동은 움직임이 일어나는 환경과 더불어 기능적 과제 또는 목적에 맞게 진행되어야 한다. 이것의 예는 손으로 잡은 물체를 안정적으로 유지하는 것이다. 거친 표면의 물체는 마찰계수가 높고, 부드러운 표면의 물체는 마찰계수가 낮다. 두 물체의 무게가 동일하다고 가정할 때, 거친 표면의 물체를 잡는 것보다 부드러운 표면의 물체를 잡을 때 힘이 더 필요하다. Cole[208]는 부드러운 표면과 거친 표면의 물체에서 집는 힘의 변이를 조사하였는데, 노인들이 젊은이보다 표면에 관계없이 집는 힘이 더 크게 나타났다. 젊은이들은 제시되는 표면의 순서에 관계없이 집는 힘을 조절할 수 있었지만, 노인들은 거친 표면의 물체에서도 큰 힘을 내면서 물체를 집었다. 물체의 표면이 바뀌었지만, 노인들은 감각계의 손상을 보상하기 위해 큰 힘을 사용하였다. 젊은이들은 물체의 표면에 따라 집는 힘을 조절하여, 생성되는 힘을 최적화하였다; 이것은 에너지보존의 한 형태이다. Cole[208]와 Johannson과 Cole[209]는 기억과 말초되먹임 통합하고 운동프로그램을 만드는데 이용되는 되먹임 기전에 노화가 부정적인 영향을 준다고 결론을 내렸다.

노인들 중 사지 끝부분에서 생성되는 힘의 요동(fluctuation)이 증가하는 것은 낮은 역치 운동단위의 상실, 동일 운동단위의 신경지배율 증가, 또는 운동단위의 동시화(synchronization) 증가로 인한 결과일 것이다. Keen 등은[210] 개별 운동단위의 활성화에서 요동과 힘을 생성하는 능력 사이 관련이 없다고 하였다. 지속적인 활동 동안 개별 운동단위들은 활성화되거나 억제된다.[201] 동일 운동단위의 신경지배율과 이러한 운동단위의 동시화의 변화와 관련된 불확실성은 존재한다. *동시화(synchronization)*는 작용근과 대항근을 위한 근육내 또는 근육간 운동단위의 공통적인 운동욕동(motor drive)을 나타내는 것이다. 노화 동안, 중추신경계 내에서 운동신경원은 줄어들지만, 측부가지들은 증가하는데, 이는 하나의 알파운동신경원이 조절해야 하는 근육섬유의 수가 증가함을 의미한다. 이것은 큰 운동단위에서 섬세한 운동조절의 상실을 초래한다. 그러나 이 개념과 치료적 운동중재의 긍정적인 영향은 아직 완전히 밝혀지지 않은 상태이다. 운동단위의 동시화는 오래 동안 연구되어져 왔고 이 장 초반부에 언급되어 있지만, 노인에서 운동프로그램에 영향을 주는 요인으로 검사되지 않고 있다.

> **핵심(Key Point):**
>
> 기능 증진을 위해, 노인을 위한 치료적 운동프로그램은 기본적 운동학습원리에 맞게 설정되어야 한다. 지각결핍을 있을 것으로 여겨지기 때문에, 긍정적인 행동변화를 강화하기 위해 노인들에게 수행력에 대한 되먹임이 특히 중요하다.

노인에서 낙상은 일차적인 손상과 이로 인한 장기 침상안정과 관련이 있기 때문에, 주요 관심사이다(2장 참조).[211] 근력감소는 낙상에 영향을 준다; 그러나 전정기능의 손상은 노인에서 더욱 낙상과 관련된 요인이다(9장 참조). 낙상방지를 위한 신경근육협응 훈련은 균형을 무너뜨리는 외적인 힘 또는 외부자극에 대한 반응능력에 초점을 두어야 한다. 노인들은 반응시간에 지연을 보일 수 있으며, 또는 갑작스러운 외적인 힘에 반응하는 능력을 감소시키는 특정 근육활성화 시기의 지연을 보일 수 있다.[203] 만일 중추신경계 처리의 결핍이 노인의 낙상에 영향을 미친다면, 근력강화만으로는 낙상을 예방하기 힘들 것이다. Lassau-Wray와 Parker[205]는 보행 중 다른 과제를 수행하게 했을 때 젊은이보다 노인들이 근육활성화잠복기가 지연된다는 것을 확인하였다. 이는 이중과제를 직면했을 때 중추신경계 처리에서 문제가 있음을 보여주는 것이다.

근력과 신경근육 조절 향상을 위한 치료적 운동프로그램은 낙상위험이 있는 노인에게 특히 유용할 수 있다.[212] 잘 설계된 치료적 운동프로그램은 수행력 중 한 측면만 고려하지 않는 것이지만, 균형, 근력, 지구력과 인지 처리 같은 여러 요인을 담고 있어, 기능에 대한 신경근육의 영향을 평가하기 힘들다. 전정과 고유감각계를 중요시하기 때문에, 노인들을 위한 균형과 자세조절에 대한 훈련은 특히 중요하다.[203] (6, 7, 9장 참조). 태극권 같은 치료적 운동법은 여러 계통(근골격계, 전정계와 고유감각계)을 이용하여 근육신경조절의 원리를 강조하고 있기 때문에 효과적이다. 전체 양보다 질을 강조하는 조절된 움직임은 효과적인 운동학습을 성취하기 위해 모든 운동 형태에서 강조되어야 한다. 예를 들어, 다리 펴고 들기는 특수한 언어적 지시와 특수한 수행 기준을 가지고 적용되어야 한다. 하지를 들기 이전에, 먼저 최대 넙다리근의 수축을 하도록 대상자에게 지시해야 한다. 다리를 든 후, 최대 넙다리근 수축을 유지하여 무릎의 안정성을 확인하면서 다시 제 자리로 다리를 내려야 한다. 효율적인 지시와 실마리 제공은 적절한 치료적 움직임과 운동프로그램 생성 또는 수정을 위해 매우 중요하다.

> **핵심 (Key Point):**
>
> 노인 중 신체적 손상이 있는 사람은 좌식 생활양식을 주로 보인다. 근력과 균형뿐만 아니라, 운동학습과 인식을 강조하는 치료적 운동은 특히 이러한 집단에게 효과적이다.

신경근육 훈련 / 평가와 기술 (NEUROMUSCULAR TRAINING/ EVALUATION AND TECHNIQUES)

손상 후 발생하는 잘못된 보상작용 또는 일차적 손상의 결과로서 노인들에게 나타나는 협응 또는 움직임패턴의 문제를 임상치료사들은 흔히 관찰할 수 있다. 대부분의 경우, 이러한 보상작용은 더욱 손상을 가중시키고, 기능을 제한하기 때문에, 교정되어야 한다. 중추신경계는 장기 회복에 부정적 영향을 주는 것을 감안하면서 조기에 기능을 회복하기 위해 단기 적응을 할 수 있다. 예를 들어, 급성 무릎손상 후 보행의 변화는 무릎에 바깥굽음(valgus)스트레스를 가중시켜, 정강이뼈 표면에 병적인 골성 변화를 유발하고 무릎넙다리뼈(patellofemutal)관절이 잘못 움직이도록 만든다. 만일 교정되지 않는다면, 이러한 이차적인 변화는 일차적인 무릎손상보다 더욱 문제를 초래할 것이다. 손상 후 이차적인 변화를 관리하는 것은 교정되어야 할 움직임을 결정해야 하는 임상치료사들에게 매우 중요하다.

적절한 관절가동범위와 근력이 확보되면, 적절한 기능적 움직임 패턴을 만드는 것이 치료적 운동의 주된 목적이 된다. 전통적인 임상적 측정은 한 관절에 대한 근력과 관절가동범위를 평가하는 것이었지만, 기능적인 움직임 패턴은 더욱 중요하다(5장 참조). 균형과 협응은 기능에 영향을 미친다. 손상에 대한 전통적인 측정은 기능적 능력을 예측하는데 제한적이다. 움직임을 통한 기능적 측정에는 보행속도, 의자에서 일어나 걷고 돌아오는 시간, 한발 뛰기 등이 있다. 이러한 측정은 대상자의 요구와 기능적 기대 수준에 따라 결정된다. 노인을 위한 기능적 측정은 의자에서 일어나 걷고 돌아오기가 사용되지만, 젊은 운동선수에게는 *한발 뛰기(single leg sanding broad jump)* 또는 *6m 뛤뛰기(6 meter timed hop)*(5장 참조)가 적용된다. 대상자의 목적 역시 중요하게 고려되어야 하는 사항이다. 노인들은 보조도구 없이 보행하는 것이 현실적인 목적일 것이다. 수행력 측정에 사용되는 *의자에서 일어나 걷고 돌아오기(timed get up and go test)*는 의자에서 일어나 10m 걷기, 돌아서 제 자리로 오는데 걸리는 시간을 측정하는 것이다(9장 참조). 이것은 정해진 거리를 이동하고 의자에서 일어나는 수행력을 측정하는 것이다. 운동선수인 경우는 실제 시합과 비슷한 복잡한 움직임 패턴에 대한 평가가 필요하다. 장애물 과정은 농구, 축구, 미식축구 같이 갑자기 달리는 방향을 변경하는 스포츠에 필요한 항목이다. 한발 뛰기 또는 6m 뜀뛰기는 일부 스포츠 활동에서 하지 기능을 평가하기 위해 고안된 것이다. 이러한 형태의 검사는 일반적으로 적절한 근력과 관절가동범위가 확보된 후에 실시된다.[213-215] 대상자가 이러한 검사를 수행할 수 있으면 경기장으로 복귀할 때까지 반복 측정 하여 호전상태를 기록해야 한다(11장 참조). 특정 스포츠나 작업에서 요구되는 기술을 개발하기 위해, 더 많은 연습이 필요하다; 따라서 치료적 운동프로그램 말기에는 직업 또는 특정 스포츠에서 요구되는 기술 훈련 동안 운동학습 과정을 촉진하는데 중점을 두어야 한다.

임계 추적 과제(Critical Tracking Tasks)

인체 움직임, 신체활동, 대상자의 행동패턴, 그리고 에너지 소비를 24시간 동안 자유롭게 측정할 수 있는 새로운 미세전기장치와 프로그램은 치료적 운동프로그램의 효율성을 측정하는데 대단히 유용한 가치가 있다(**그림 8.16**). 근육협응의 최종 목적은 일상생활 또는 특정 스포츠 활동 동안 효율적으로 기능적 움직임을 생산하는 것이다.

컴퓨터를 활용하는 관절의 위치 또는 힘 조절을 교육하는 훈련체계는 손상 후 치료적 운동프로그램에 상대적으로 새롭게 적용되는 방법이다. 임계 추적과제(critical tracking task)에 기초한 기술 중 일부는 조정장치를 조절하는 조정사의 능력을 파악하기 위해 미국 항공사가 1950년에 개발한 것이다.[216] 이 기술은 피로가 운동수행력에 미치는 영향을 결정하는데 신뢰할만한 방법으로 수송산업에 사용되어져 왔다.[217] 치료적 운동프로그램 적용 초기에 운동조절 전략을 시작하기 위해 이런 형태의 중재가 적용되었다. 임계 추적 장치를 컴퓨터와 연결하기 위해 조정막대기 같은 기구를 사용하고, 대상자가 화면에 있는 물체의 위치를 조절하는 것이다. 화면에 있는 물체는 대상자에 의해 물체의 위치가 더 이상 조절되지 않을 때까지 빠른 속도로 진동 움직임을 계속한다.

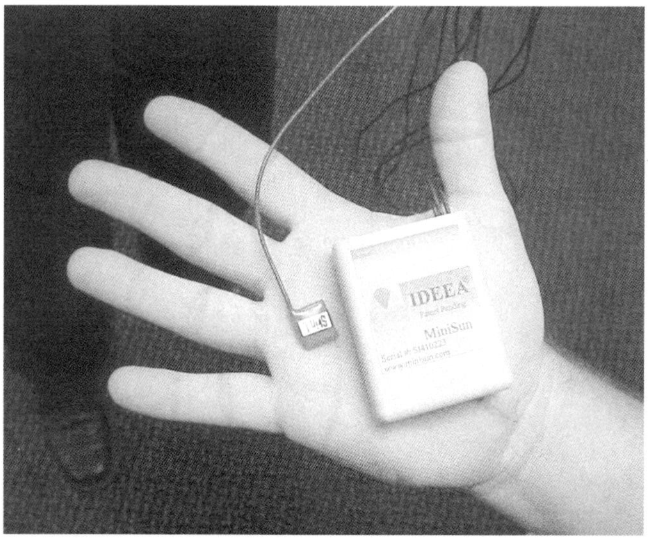

그림 8.16 자유로운 상태에서 일상생활, 보행분석, 에너지소비, 그리고 기능 능력을 측정하기 위한 휴대용 미세전기장치.(IDEEA® Intelligent Device for Energy Expenditure and Activity, MiniSun, LLC.)

임계 추적 장치는 운동조절을 평가하는 방법으로서 과제수행 동안 특정 관절의 위치를 평가하기 위해 개발되었다. 컴퓨터와 연결된 기계적 장치는 화면에서 무작위로 진동하는 커스를 대상자가 조정하기 위해 사용하는 것으로 어깨 안돌림(intermal rotation)-바깥돌림(external rotation) 또는 무릎 폄-굽힘을 평가하기 위해 개발되었다(**그림 8.17a**). 대상자는 기계적 장치에 대한 조절 능력을 상실할 때까지 점진적으로 불안정적인 요소(빠른 움직임)를 안정화시켜야 한다. 이 과제는 손바닥에 있는 빗자루 길이가 점차 짧아져 더 이상 균형을 유지하기 없는 상태로 되는 것과 유사하다. 화면에서 지정된 영역에 커스를 더 이상 유지하지 못할 때 까지 점차적으로 가속이 증가한다. *임계수준(critical level)*(대상자가 조절을 할 수 없는 시점)은 대상자의 시간지연과 비례적인 관계가 있으며, 차후 결과와 비교하기 위해 사용된다.[216] 또한 임계수준은 대상자가 더 이상 커스를 조절할 수 없는 충분히 빠른 시점으로 정의된다.

임계 추적과제는 수술 후 조기에 적용될 수 있는데, 거의 움직임이나 힘이 요구되지 않는 수준에서 대상자가 화면상의 커스를 유지하기 위해 섬세한 운동조절을 하는 것이다. 치료적 운동프로그램이 진행됨에 따라, 관절의 움직임, 통합된 관절의 위치, 조절하는 사지에 가해지는 저항의 증가 등을 통해 점진적으로 난이도를 높인다. 이 기계는 특정 스포츠 과제를 위한 근육의 기억을 되돌리는데 사용된다. 여가활동과 고도의 운동수행력의 협응을 측정하는 것은 비슷하다. 이는 이 기계가 폭넓게 사용될 수 있음을 시사하는 것이다.[218] 이런 형태의 과제에 대한 결과는 전형적으로 움직임 속도와 관련이 있고 특정 과제에 대한 관절 또는 근육의 영향은 무시된 것이다. 이 기구가 근육활동성에 대한 협응을 높인다고 주장되고 있지만, 이들은 근육활동성에 대한 직접적인 측정을 하지 않았다. 게다가, 일부 임계 추적과제 장치는 단지 한 관절의 수행력만 측정할 수 있고, 다른 부위에서의 운동학적 사슬(kinematic chain)에 대한 근육의 영향은 무시하고 있다. 한 관절에 대한 치료적 중재는 초기에는 필요하지만, 결국에는 여러 관절의 움직임에 대한 고려가 필요하다. 이 과제보다 중추신경계 조절은 복잡하지만, 대상자는 간단한 직선 이동에 대한 조절을 학습하게 되고, 결국 자동적으로 일어나게 된다. 기능적으로, 임계 추적은 닫힌고리 되먹임에 의존한다. 따라서 움직임 변화에 대한 조절은 신경전도속도와 중앙처리과정 때문에 제한적이다. 커스의 움직임이 매우 빠르면, 운동반응이 커스 움직임 변화에 따라가지 못하는 지점을 협응에 대한 측정치로 사용된다. 근본적인 운동반응의 제한은 신경신호의 전달시간과 반응을 유발하는 근육활성화에 있다. 대상자가 이 기구를 사용하여 충분히 훈련을 받으면, 커스를 조절하기 위해 실제 운동프로그램이 표출되고 상위 중추신계에 의한 인지반응이 줄어들게 된다.

임계 추적과제는 화면상에 직선적인(2차원적) 움직임을 요구한다. 따라서 2차원적 훈련이 어떻게 3차원적 기능으로 전이 되는지에 대해 의문이 있다. 움직임 동안 저항증가는 과부하를 유발하여 근력강화를 유발하겠지만, 추적과제와 관련 된 움직임 동안 힘의 변화에 대한 신경근육의 반응 알아보는 것이 필요할 것이다. 힘 조정은 정상 근육의 협응(운동프로그램의 불변의 특성부분)을 위해 필수적이다; 그러므로 힘 추적과제는 운동프로그램의 조정에 대한 이해를 넓히는데 도움이 될 수 있다. 느린 속도로 움직이는 커스를 조절하는 간단한 움직임에서 빠른 속도로 움직이는 커스에 대한 조정이 비슷한 정확성이 있다면 조절능력이 향상됨을 보여주는 증거이다. 상지 임계 추적 장치는 단지 움직임 시간만 계산한다. 전반적인 움직임 힘과 근육활성화 또는 억제는 이 장치에서 고려되지 않고 있다. 이는 운동협응이 향상되었다는 주장은 좀 과장된 것이다. 특히 한 관절을 대상으로 비-기능적인 움직임을 수행하는 경우에 그러하다. 기능적 쪼그리기(squat) 장비는 일련의 계산된 움직임 동안 움직임 속도와 일, 하지의 힘에 대한 정보를 제공한다(**그림 8.17b**).

운동조절 관점에서의 치료용 공과 프라이오메트릭 운동 (MEDICINE BALL AND PLYOMETRIC EXERCISES FROM A MOTOR CONTROL PERSPECTIVE)

프라이오메트릭(plyometric) 운동은 신장-수축주기 또는 근육힘줄단위의 탄성을 이용하는 것이다. 신장-수축주기는 원심성 수축 후 구심성 수축이 발생하는 것이다. 하지의 프라이오메트릭 운동에는 점프 같은 활동(5장과 7장 참조)이 있고 상지에는 치료용 공 주고받기(7장 참조) 같은

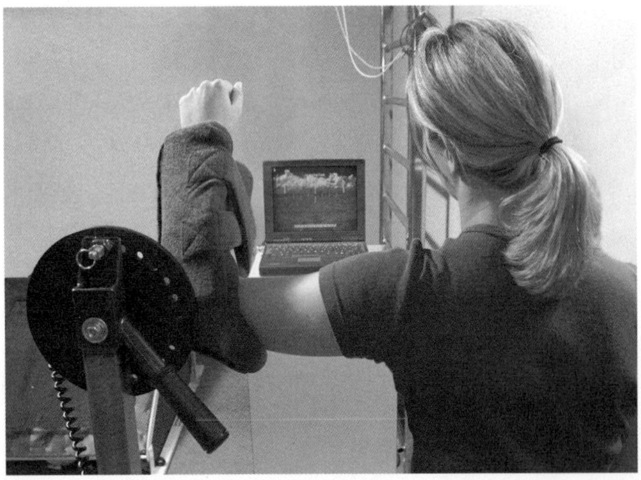
(a)

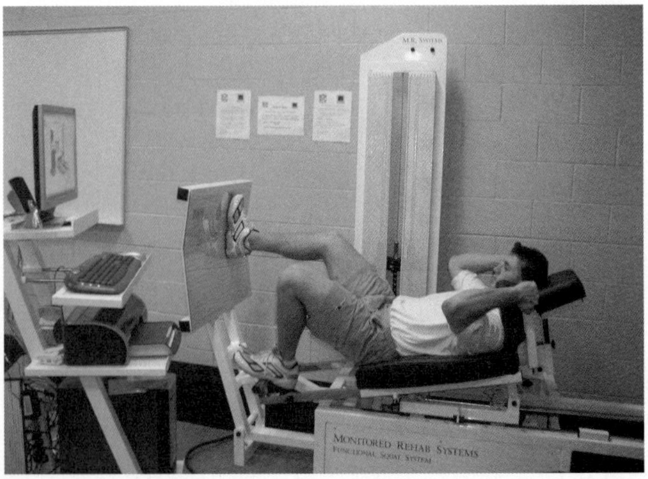

(b)

그림 8.17 임계 추적과제. (a) 어깨 안돌림-바깥돌림 조절(Performance Health Technologies, Boulder, CO). (b) 하지 운동 조절(CDM sport, Fort worth, TX).

활동이 포함된다. 상지에서 프라이오메트릭 운동의 예에는 치료용 공 또는 프라이오-공을 사용하는데, 대상자들은 공을 받을 때 공의 감속을 위해 원심성 수축을 하게 되고 공을 던질 때 구심성 수축을 하게 된다. 원심성 수축과 구심성 수축 사이 일시적인 공백시기가 존재하는데, 이는 근육활동성 이동을 위한 전기기계적(electromechanical) 지연이다.[219] Cordasco 등은[220] 치료용 공을 던지기 위해서는 팔을 뒤로 젖히는(cocking) 단계, 이후 가속(acceleration)과 감속(deceleration)의 단계가 필요하다고 하였다. 팔을 뒤로 젖히는 단계는 공을 받고 가능한 뒤로 팔을 젖히는 시기이다. 가속단계는 공을 앞으로 보내기 위해 가속하는 시기이고, 감속단계는 공을 놓는 시점부터 팔의 움직임 속도가 점진적으로 줄어드는 시기이다.[220] Cordasco[220] 등은 치료용 공을 머리 위에서 던지는 가속단계 동안 근육활성화 패턴이 증가한다고 하였다. 프라이오메트릭 운동은 신장율에 많이 의존하며 탄성 에너지는 가속단계에서 사용된다. 운동프로그램에서 이러한 요소들을 잘 조화시키는 것이 움직임 조절을 위해 필요하다. 프라이오메트릭 운동은 스포츠 활동 동안 흔히 발생하는 큰 힘에 대상자가 적응하도록 하기 위해 사용된다. 또한 프라이오메트릭 운동은 근육 단단함을 높이기 위해 신장반사의 효율적인 이용을 촉진하기 위해 사용된다. 프라이오메트릭 운동은 근육의 탄성력을 이용하고 골지힘줄기관의 둔감각화를 유발하는데, 이는 신경근육 협응 향상을 위해 근육활성화를 억제한다.[219,221] 신장반사를 위한 시간적 제한이 있지만, 빠른 움직임 동안 감마운동신경원은 근육의 단단함을 높인다.[222] 그러나 프라이오메트릭 운동이 근육힘줄단위의 점성탄성 또는 근육의 수축특성을 향상시킬지는 아직 명확하지 않다.[223-225] 프라이오메트릭 운동에 의해 영향을 받는 가장 주요한 요소는 팔을 뒤로 젖히는 단계, 가속 및 감속 단계 사이 근육활성화 시기의 최적화이다.

기능적인 움직임이 적절히 수행되었을 때, 프라이오메트릭 운동은 신경근육 조절 협응을 높이는 역할을 한다. 프라이오메트릭 운동은 필라테스(Pilates) 또는 태극권과정과 유사하다(10장 참조). 프라이오메트릭 운동이 파워 의존적인 속성이 있기 때문에, 프라이오메트릭 운동프로그램을 시작하기 전에 기초적인 훈련으로 이런 형태의 운동이 필요하다. 하지만 신장-수축주기는 포함하면서 치료용 공을 이용하여 느리게 수행하는 것이 가능한지, 강한 원심성 수축이 적절한 기술, 회복시간, 저항훈련의 변수 조절을 할 수 있는지에 대한 것은 아직 명확하지 않다(5장 참조). 고강도에서 통합된 움직임을 운동선수는 수행해야 하기 때문에, 프라이오메트릭 운동의 원리를 이용한 치료적 운동은 수없이 적용되어야 한다.

프라이오메트릭 훈련과 관련된 외적인 힘에 대상자가 대항할 수 있는 만큼 근력과 관절가동범위, 조직의 치유가 된 상태에서 치료적 운동프로그램 말기에 일반적으로 프라이오메트릭 운동을 시작한다. 초기에는 제한된 저항과 느린 속도로 프라이오메트릭 운동이 적용되어야 하고, 이 방법이 적절한지를 확인해야 한다. 이전에 언급하였듯이, 복잡한 움직임은 세부적인 하위 운동으로 분리하여 적용되어야 한다. 이후 세부하위운동을 종합하여 적용한다. 예를 들어, 머리 위에서 공을 던지는 운동은 3단계로 분리하여 먼저 진행하고 이후 완전한 형태의 움직임으로 적용해야 한다. 세부하위운동이 종합되면, 과제 위치 또는 자세(예 앉기, 서기 등), 치료용 공의 속도, 그리고 저항 같은 운동변수를 고려해야 하고 또한 치료적 운동프로그램의 양(반복회수, 빈도, 휴식시간 등)을 고려해야한다. 운동시간 같은 특정 운동프로그램의 변수들은 과제의 역학적 제한과 연결되어 있기 때문에, 치료용 공의 무게가 증가하면 움직임 속도는 느려야 하고 결국 운동시간은 길어진다. 게다가 치료용 공을 이용하여 파워를 향상시키기 위한 프라이오메트릭 운동은 근육신경 협응을 높일 것으로 기대되지만, 아직 보고되지 않고 있다. 근력훈련에 따라, 신경근육의 적응은 프라이오메트릭 프로그램 적요 초기에 발생하지만, 근골격계의 형태학적 변화는 좀 더 나중에 나타난다.

비록 흔히 수행되는 과제일지라도 대상자간 또는 대상자내 변이가 발생하고, 이것은 최적의 수행방법을 확립하는 것을 어렵게 한다. 예를 들어, 야구에서 공을 던지는 방법이 여러 가지 이다; 어떤 투수에게는 최적일수 있지만, 다른 투수에게는 적절하지 않을 수 있다. 대상자가 통증이나 손상 이전의 효율성으로 운동을 수행하도록 움직임 패턴을 재확립하는 것이 필요하다(11장 참조). 가장 좋은 방법은 손상이전의 움직임 방법을 비디오로 촬영해 두는 것이다. 또한 수행에 대한 지식은 치료적 운동프로그램 적용 동안 신경근육의 조절을 향상시키는 한 방법이다. 손상 후 잘못된 방법으로 대상자가 적응하는 것을 방지하는 것이 중요하다. 프라이오메트릭 훈련은 특정 움직임 패턴에 대한 조절능력을 향상시키고 힘과 파워를 생성하는 능력을 높일 수 있다. 그러나 적절한 기술과 자세조절이 안되면 신경근육 협응은 향상되지 않을 것이다.

요약(Summary)

신경근육 조절을 재확립하는 것은 기능회복에서 필수적인 부분이지만, 신경근육 조절을 제어하기 위한 방법을 선택해야 한다. 운동학습전략에 대한 지식과 운동조절이론은 임상치료사들이 치료적 운동수행 동안 신경근육 조절에 대해 더욱 잘 이해할 수 있도록 할 것이다.

손상 후 초기단계에서 치료적 운동프로그램에 참여하는 경우, 대상자들은 느리고, 조절된 움직임을 수행해야한다. 왜냐하면 결과와 수행에 대한 지식은 운동프로그램을 수정하는데 필수적이기 때문이다. 이러한 움직임은 간단해야하고 목표를 쉽게 성취할 수 있어야 한다. 큰 힘과 협응, 또는 파워를 필요로 하지 않는 느리고, 간단한 움직임을 대상자가 성취하면, 저항을 추가하고 움직임 속도를 증가시켜 과제를 수행하도록 해야 한다. 결과에 대한 지식과 수행에 대한 지식 및 다른 형태의 말초 되먹임은 느리고 간단한 움직임에서 빠르고 복잡한 움직임으로 진행을 촉진하는데 필요하다. 근전도, 운동학적 및 운동역학적 분석 같은 도구는 정상 움직임 변수의 재확립을 확인하는데 도움이 된다.

필라테스와 태극권(10장 참조) 같은 비-전형적인 치료적 운동접근법은 느린 움직임에서 시작하여 빠른 움직임으로 움직임 패턴을 진행하는데 이용될 수 있고, 묵상이나 호흡법 같은 것도 운동학습을 촉진하는데 이용될 수 있다. 유능한 치료사가 되기 위해서는 이러한 치료적 방법들에 대해 배우는 것이 필요하다. 임계 추적은 특수 장비가 필요하며, 프라이오메트릭 운동은 손상된 관절에서 기초적인 근력과 관절가동범위가 확립되면 치료적 운동 말기에 적용한다. 치료적 운동프로그램 초기에는 복잡한 움직임을 간단한 움직임으로 분리하여 먼저 적용해야 대상자가 특정 관절과 근력의 결핍에 대해 더욱 집중을 할 수 있다. 최적의 신경근육 훈련은 적절히 움직임이 진행되었을 때 성취될 수 있는데, 수행력을 높이기 위한 되먹임 사용과 중추신경계 내에 효과적인 운동프로그램의 완전히 정착을 위한 많은 반복연습이 필요하다.

참고문헌(References)

1. Bernstein N. *The Coordination and Regulation of Movements.* Oxford, U.K.: Pergamon Press; 1967.
2. Reimann BL, Lephart SM. The sensorimotor system, Part II: The role of proprioception in motor control and functional joint stability. *J Athl Train.* 2002;37:80–84.
3. Fitts PM, Bahrick HP, Noble ME, Briggs GE (1959). Skilled performance (Ohio State University Final Report for Contract AF 41[657]-70). Dayton, OH: Wright Air Development Center, Wright-Pattern Air Force Base.
4. Schmidt RA, McGown C. Terminal accuracy of unexpectedly rapid aiming movements: Evidence for a mass spring mechanism in programming. *J Mot Behav.* 1980;12:149–161.
5. Smoll FL, Schutz RW. Relationships among measures of preferred tempo and motor rhythm. *Percept Mot Skills.* 1978;46:883–894.
6. Messier J, Kalaska JF. Differential effect of task conditions on errors of direction and extent of reaching movements. *Exp Brain Res.* 1997;115:469–478.
7. Vindras P, Desmurget M, Prablanc C, Viviani P. Pointing errors reflect biases in the perception of the initial hand position. *J Neurophysiol.* 1998;79: 3290–3294.
8. Koshland GF, Hasan Z. Selection of muscles for initiation of planar, three-joint arm movements with different final orientations. *Exp Brain Res.* 1994;98: 157–162.
9. Hocherman S, Aharonson D, Medalion B, Hocherman I. Perception of the immediate extrapersonal space through proprioceptive inputs. *Exp Brain Res.* 1988;73:256–262.
10. Baud-Bovy G, Viviani P. Pointing to kinesthetic targets in space. *J Neurosci.* 1998;18:1528–1548.
11. Gielen CC, Vrijenhoek EJ, Flash T, Neggers SF. Arm position constraints during pointing and reaching in 3-D space. *J Neurophysiol.* 1997;78: 660–673.
12. Sullivan MP, Christina RW. Target location and visual feedback as variables determining accuracy of aiming movements. *Percept Mot Skills.* 1983;56: 355–358.
13. Flanders M, Pellegrini J, Geisler S. Basic features of phasic activation for reaching in vertical planes. *Exp Brain Res.* 1996;110:67–79.
14. Buneo C, Soechting J, Flanders M. Muscle activation patterns for reaching: The representation of distance and time. *J Neurophysiol.* 1994;71: 1546–1558.
15. Morasso P. Spatial control of arm movements. *Exp Brain Res.* 1981;42:223–227.
16. Atkeson C, Hollerbach J. Kinematic features of unrestrained vertical arm movements. *J Neurosci.* 1985;5:2318–2330.

17. Soechting JF. Effect of load perturbations on EMG activity and trajectories of pointing movements. *Brain Res.* 1988;451:390–396.
18. Forwell LA, Carnahan H. Proprioception during manual aiming in individuals with shoulder instability and controls. *J Orthop Sports Phys Ther.* 1996; 23:111–119.
19. Carey DP. Eye-hand coordination: Eye to hand or hand to eye? *Curr Biol.* 2000;10:416–419.
20. Carnahan H, Hall C, Lee T. Delayed visual feedback while learning to track a moving target. *Res Q Exerc Sport.* 1996;67:416–423.
21. Sergio LE, Scott SH. Hand and joint paths during reaching movements with and without vision. *Exp Brain Res.* 1998;122:157–164.
22. Goodbody SJ, Wolpert DM. The effect of visuomotor displacements on arm movement paths. *Exp Brain Res.* 1999;127:213–223.
23. Ross J, Badcock DR, Hayes A. Coherent global motion in the absence of coherent velocity signals. *Curr Biol.* 2000;10:679–682.
24. Tillery SIH, Flanders M, Soechting JF. A coordinate system of the synthesis of visual and kinesthetic information. *J Neurosci.* 1991;11:770–778.
25. Pick HL, Warren DH, McIntyre C, Appel L. Transfer and the organization of perceptual-motor space. *Psych Forchburg.* 1972;35:163–177.
26. Millar J. Joint afferent fibers responding to muscle stretch, vibration and contraction. *Brain Res.* 1973; 63:380–383.
27. Newton RA. Joint receptor contributions to reflexive and kinesthetic responses. *Phys Ther.* 1982;62: 22–29.
28. Chambers M, Andres KH, Duering MV, Iggo A. The structure and function of the slowly adapting type II mechanoreceptors in hairy skin. *Q J Exp Physiol.* 1972;57:417–445.
29. Jones LA. Peripheral mechanisms of touch and proprioception. *Can J Physiol Pharmacol.* 1994;72: 484–487.
30. Sherrington CS. *The Integrative Action of the Nervous System.* Cambridge: Cambridge Press, 1948.
31. Freeman MAR, Wyke B. The innervation of the knee joint: An anatomical and histological study in the cat. *J Anat.* 1967;101:505–532.
32. Skoglund S. Anatomical and physiological studies of knee joint innervation in the cat. *Acta Physiol Scand.* 1956;36:7–101.
33. Carew TJ, Ghez C. Muscles and muscle receptors. *In* ER Kandel, JH Schwartz (eds.), *Principles of Neural Science.* New York: Elsevier, 1985; pp. 443–456.
34. Clark FJ, Burgess RC, Chapin JW, Lipscomb WT. Role of intramuscular receptors in the awareness of limb position. *J Neurophysiol.* 1985;54:1529–1440.
35. Gandevia S, McCloskey D. Joint sense, muscle sense, and their combination as position sense, measured at the distal interphalangeal joint of the middle finger. *J Physiol.* 1976;260:387–407.
36. Rossetti Y, Meckler C, Prablanc C. Is there an optimal arm posture? Deterioration of finger localization precision and comfort sensation in extreme arm-joint postures. *Exp Brain Res.* 1994;99: 131–136.
37. Houck JC, Rymer WZ, Crago PE. Dependence of dynamic response of spindle receptors on muscle length and velocity. *J Neurophysiol.* 1981;46: 143–166.
38. Vallbo A, al-Falahe N. Human muscle spindle response in a motor learning task. *J Physiol (Lond).* 1990;421:553–568.
39. Vallbo A. Muscle spindle response at the onset of isometric voluntary contractions in man. Time difference between fusimotor and skeletomotor effects. *J Physiol (Lond).* 1971;318:405–431.
40. Merton PA. Speculations on the servo-control of movement. In GEW Wolstenholme (ed.), *CIBA Foundation Symposium, The Spinal Cord.* London: Churchill, 1953; pp. 247–255.
41. Kakuda N, Miwa T, Nagaoka M. Coupling between single muscle spindle afferent and EMG in human wrist extensor muscles: Physiological evidence of skeletofusimotor (beta) innervation. *Electroencephalogr Clin Neurophysiol.* 1998;109:360–363.
42. Rymer WZ. Spinal mechanisms for control of muscle length and force. In PM Conn (ed.), *Neuroscience in Medicine.* Philadelphia: J.B. Lippincott Co., 1995; pp. 369–400.
43. Scott SH, Loeb GE. The computation of position sense from spindles in mono- and multiarticular muscles. *J Neurosci.* 1994;14:7529–7540.
44. Wallace KR, Kerr GK. A numerical simulation of muscle spindle ensemble encoding during planar movement of the human arm. *Biol Cybern.* 1996; 75:339–350.
45. Crago PE, Houck JC, Rymer WZ. Sampling of total muscle force by tendon organs. *J Neurophysiol.* 1982;47:1069–1083.
46. Houck JC, Singer JJ, Henneman E. Adequate stimulus for tendon organs with observations on mechanics of the ankle joint. *J Neurophysiol.* 1971;34: 1051–1065.
47. Jackson JH. A study of convulsions. *Transactions St. Andrews Medical Graduates Association.* 1870;iii:162.
48. Ghez C. Introduction to motor systems. In ER Kandel, JH Schwartz (eds.), *Principles of Neural Science.* New York: Elsevier, 1985; pp. 428–442.
49. Martin JH. Anatomical substrates for somatic sensation. In ER Kandel, JH Schwartz (eds.), *Principles of Neural Science.* New York: Elsevier, 1985; pp. 301–315.
50. Contreras-Vidal JL. The gating functions of the basal ganglia in movement control. *Prog Brain Res.* 1999;121:261–276.

51. Turner RS, DeLong MR. Corticostriatal activity in primary motor cortex of the macaque. *J Neurosci.* 2000;20:7096–7108.
52. Hayes AE, Davidson MC, Keele SW, Rafal RD. Toward a functional analysis of the basal ganglia. *J Cogn Neurosci.* 1998;10:178–198.
53. Suri RE, Albani C, Glattfelder AH. A dynamic model of motor basal ganglia functions. *Biol Cybern.* 1997;76:451–458.
54. Jueptner M, Frith CD, Brooks DJ, et al. Anatomy of motor learning: II. Subcortical structures and learning by trial and error. *J Neurophysiol.* 1997;77:1325–1337.
55. Jueptner M, Weiller C. A review of differences between basal ganglia and cerebellar control of movements as revealed by functional imaging studies. *Brain.* 1998;121:1437–1449.
56. Ghez C, Fahn S. The cerebellum. In ER Kandel, JH Schwartz (eds.), *Principles of Neural Science.* New York: Elsevier, 1985; pp. 502–521.
57. Marr D. A theory of cerebellar cortex. *J Physiol.* 1969;202:437–470.
58. Keifer J, Houk J. Motor function of the cerebellorubrospinal system. *Physiolog Rev.* 1994;74: 509–542.
59. Kan PLE, Gibson AR, Houk JC. Movement related inputs to intermediate cerebellum of the monkey. *J Neurophysiol.* 1993;69:74–94.
60. Grill SE, Hallett M, McShane LM. Timing of onset of afferent responses and of use of kinesthetic information for control of movement in normal and cerebellar-impaired subjects. *Exp Brain Res.* 1997; 113:33–47.
61. Schweighofer N, Spoelstra J, Arbib MA, Kawato M. Roles of the cerebellum in reaching movements in humans. II. A neural model of the intermediate cerebellum. *Eur J Neurosci.* 1998;10:95–105.
62. Contreras-Vidal JL, Grossberg S, Bullock D. A neural model of cerebellar learning for arm movement control: Cortico-spino-cerebellar dynamics. *Learn Memory.* 1997;3:475–502.
63. Grill SE, Hallett M, Marcus C, McShane L. Disturbances of kinaesthesia in patients with cerebellar disorders. *Brain.* 1994;117:1433–1447.
64. Ilinsky IA, Kultas-Ilinsky K. The basal ganglia and the thalmus. In PM Conn (ed.), *Neuroscience in Medicine.* Philadelphia: J.B. Lippincott, 1995; pp. 343–367.
65. Lotze M, Erb M, Flor H, et al. MRI evaluation of somatotopic representation in human primary motor cortex. *Neuroimage.* 2000;11:473–481.
66. Scott SH. Comparison of onset time and magnitude of activity for proximal arm muscles and motor cortical cells before reaching movements. *J Neurophysiol.* 1997;77:1016–1022.
67. Armstrong DM, Drew T. Topographical localization in the motor cortex of the cat for somatic afferent responses and evoked movements. *J Physiol (Lond).* 1984;350:33–54.
68. Schieber MH. Inactivation of the ventral premotor cortex biases the laterality of motoric choices. *Exp Brain Res.* 2000;130:497–507.
69. Erdler M, Beisteiner R, Mayer D, et al. Supplementary motor area activation preceding voluntary movement is detectable with a whole-scalp magnetoencepalography system. *Neuroimage.* 2000; 11:697–707.
70. Ohara S, Ikeda A, Kunieda T, et al. Movement-related change of electrocortiographic activity in human supplementary motor area proper. *Brain.* 2000;123:1203–1215.
71. Jenkins IH, Jahanshahi M, Jueptner M, et al. Self-initiated versus externally triggered movements. II. The effect of movement predictability on regional cerebral blood flow. *Brain.* 2000;123: 1216–1228.
72. Ball T, Schreiber A, Feige B, et al. The role of higher-order motor areas in voluntary movement as revealed by high resolution EEG and fMRI. *Neuroimage.* 1999;10:682–694.
73. Pearce AJ, Thickbroom GW, Byrnes ML, Mastaglia FL. Functional reorganization of the corticomotor projection to the hand in skilled racquet players. *Exp Brain Res.* 2000;130:238–243.
74. MacKay WA. Cooperative structures for visually guided reach. *Can J Physiol Pharmacol.* 1996;74: 463–468.
75. Fuchs A, Jirsa VK, Kelso JAS. Theory of the relation between human brain activity (MEG) and hand movements. *Neuroimage.* 1999;11:359–369.
76. Fuchs A, Jirsa VK, Kelso JAS. Issues in the coordination of human brain activity and motor behavior. *Neuroimage.* 2000;11:375–377.
77. Marsden JF, Werhahn KJ, Ashby P, et al. Organization of cortical activities related to movement in humans. *J Neurosci.* 2000;20:2307–2314.
78. Beppu H, Nagaoka M, Tanaka R. Analysis of cerebellar motor disorders by visually-guided elbow tracking movement. *Brain.* 1987;110:1–18.
79. Day BL, Thompson PD, Harding AE, Marsden CD. Influence of vision on upper limb reaching movements with cerebellar ataxia. *Brain.* 1998; 121:357–372.
80. Kosarov D, Christova L. Time relations between the impulses of two motor units from symmetrical muscles upon voluntary control. *Acta Physiol Pharmacol Bulg.* 1991;17:59–66.
81. Stein R. What muscle variable(s) does the nervous system control in limb movements. *Behav Brain Sci.* 1982;5:535–577.
82. Bizzi E. Central and peripheral mechanisms in motor control. In GE Stelmach, J Requin (eds.),

Tutorials in Motor Behavior. Amsterdam, Holland, 1980; pp. 131–144.
83. Feldman AG. Functional tuning of the nervous system with control of movement or maintenance of a steady posture: II. Controllable parameters of the muscles. *Biophysics.* 1966;11:565–578.
84. Kelso JAS, Holt KG, Flatt AE. The role of proprioception in the perception and control of human movement: Toward a theoretical reassessment. *Percept Psychophys.* 1980;28:45–52.
85. Sugarman H, Tiran J. A novel approach to the amplitude vs. position control controversy. *Brain Cogn.* 2000;43:407–412.
86. Sanes JN, Evarts EV. Effects of perturbations on accuracy of arm movements. *J Neurosci.* 1983;3: 977–986.
87. Green PH. Problems of organization of motor systems. In R Rosen, FM Snell (eds.), *Progress in Theoretical Biology.* New York: Academic Press, 1972.
88. Soechting JF, Durfesne JR, Laquaniti F. Time-varying properties of myotatic response in man during some simple motor tasks. *J Neurophysiol.* 1981;46: 1226–1243.
89. Saltzman E. Levels of sensormotor perception. *J Math Psychol.* 1979;90:91–163.
90. Flash T. The control of hand equilibrium trajectories in multi-joint arm movements. *Biol Cybern.* 1987;57:257–274.
91. Uno Y, Kawato M, Suzuki R. Formation and control of optimal trajectory in human multijoint arm movement. Minimum torque-change model. *Biol Cybern.* 1989;61:89–101.
92. Bizzi E, Accornero N, Chapple W, Hogan N. Arm trajectory formation in monkeys. *Exp Brain Res.* 1982;46:139–143.
93. Abend W, Bizzi E, Morasso P. Human arm trajectory formation. *Brain.* 1982;105:331–348.
94. Bizzi E, Accornero N, Chapple W, Hogan N. Posture control and trajectory formation during arm movement. *J Neurosci.* 1984;4:2738–2744.
95. Feldman AG. Once more on the equilibrium-point hypothesis (lambda model) for motor control. *J Mot Behav.* 1986;18:17–54.
96. St-Onge N, Adamovich S, Feldman A. Control processes underlying elbow flexion movements may be independent of kinematic and electromyographic patterns: Experimental study and modeling. *Neuroscience.* 1997;79:295–316.
97. Vallbo A, Hagbarth K, Torebjork H, Wallin B. Somatosensory, proprioceptive, and sympathetic activity in human peripheral nerves. *Physiolog Rev.* 1979; 59:919–957.
98. Gottlieb GL. Rejecting the equilibrium point hypothesis. *Motor Control.* 1998;2:10–12.
99. Burke D, Gandevia S, Macefield G. Responses to passive movement of receptors in joint, skin and muscle of the human hand. *J Physiol.* 1988;402: 347–361.
100. Adamovich S, Levin M, Feldman A. Central modifications of reflex parameters may underlie the fastest arm movements. *J Neurophysiol.* 1997;77: 1460–1469.
101. Lestienne F. Effects of inertial load and velocity on the braking process of voluntary limb movements. *Exp Brain Res.* 1979;35:407–418.
102. Corcos D, Gottlieb G, Agarwal G. Organizing principles for single-joint movements: II. A speed-sensitive strategy. *J Neurophysiol.* 1989;62:358–368.
103. Gottlieb G, Corcos D, Agarwal G. Organizing principles for single-joint movements: I. A speed-insensitive strategy. *J Neurophysiol.* 1989;62:342–357.
104. Gottlieb G, Corcos D, Agarwal G, Latash M. Organizing principles for single joint movements: III. Speed-insensitivity strategy as a default. *J Neurophysiol.* 1990;63:625–636.
105. Gordon J, Ghez C. Trajectory control in targeted force impulses. *Exp Brain Res.* 1987;67:241–252.
106. Corcos D, Agarwal G, Flaherty B, Gottlieb G. Organizing priciples for single-joint movements: IV. Implications for isometric contraction. *J Neurophysiol.* 1990;64:1033–1041.
107. Gottlieb G, Latash M, Corcos D, et al. Organizing principles for single joint movements: V. Agonist-antagonist interactions. *J Neurophysiol.* 1992; 67:1417–1427.
108. Allum JH. Responses to load disturbances in human shoulder muscles: The hypothesis that one component is a pulse test information signal. *Exp Brain Res.* 1975;22:307–326.
109. Almedia G, Hong D, Corcos D, Gottlieb G. Organizing principles for voluntary movement: Extending single-joint rules. *J Neurophysiol.* 1995;74: 1374–1381.
110. Khan M, Garry M, Franks I. The effect of target size and inertial load on the control of rapid aiming movements. *Exp Brain Res.* 1999;124:151–158.
111. Woodworth RS. The accuracy of voluntary movement. *In Psychological Review Monographs,* vol. 13, 1899.
112. Keele SW, Posner MI. Processing of visual feedback in rapid movements. *J Exp Psychol.* 1968;77: 155–158.
113. Carlton LG. Processing visual feedback information for movement control. *J Exp Psychol Hum Percept Perform.* 1981;7:1019–1030.
114. Pelisson D, Prablanc C, Goodale MA, Jeannerod M. Visual control of reaching movements without vision of the limb. II. Evidence of fast unconscious processes correcting the trajectory of the hand to the final position of double-step stimulus. *Exp Brain Res.* 1986;62:303–311.
115. Paulignan Y, Jeannerod M, MacKenzie C, Marteniuk R. Selective perturbations of visual input during prehension movements: 2. The effects of changing object size. *Exp Brain Res.* 1991;87: 407–420.
116. Dewhurst DJ. Neuromuscular control system. *IEEE Trans Biomed Eng.* 1967;14:167–171.
117. Henry FM. Dynamic kinesthetic preception and adjustment. *Res Q Exerc Sport.* 1953;30:176–187.

118. Granit R. *The Basis of Motor Control.* New York: Academic Press, 1970.
119. Rothwell J. *Control of Human Voluntary Movement.* London: Chapman and Hall, 1994.
120. Nichols TR, Houck JC. Improvement of linearity and regulation of stiffness that results from actions of stretch reflex. *J Neurophysiol.* 1976;39:119–142.
121. Lacquaniti F, Soechting JF. Behavior of the stretch reflex in a multi-jointed limb. *Brain Res.* 1984; 311: 161–166.
122. Capaday C. The effects of baclofen on the stretch reflex parameters of the cat. *Exp Brain Res.* 1995; 104:287–296.
123. Feldman AG, Orlovsky GN. The influence of different descending systems on the tonic stretch reflex in the cat. *Exp Neurol.* 1972;37:481–494.
124. Nichols TR, Steeves JD. Resetting of resultant stiffness in ankle flexor and extensor muscles in the decerebrate cat. *Exp Brain Res.* 1986;62:401–410.
125. Koshland GF, Hasan Z. Electromyographic responses to a mechanical perturbation applied during impending arm movements in different directions: One-joint and two-joint conditions. *Exp Brain Res.* 2000;132:485–499.
126. Brooke JD, Peritore G, Staines WR, et al. Upper limb H-reflexes and somatosensory evoked potentials modulated by movement. *J Electromyogr Kinesiol.* 2000;10:211–215.
127. Brodie EE, Ross HE. Jiggling a lifted weight does aid discrimination. *Am J Psych.* 1985;98:469–471.
128. Cordo PJ, Nashner LM. Properties of postural adjustments associated with rapid arm movements. *J Neurophysiol.* 1982;47:287–302.
129. Angel RW, Higgins JR. Correction of false moves in pursuit tracking. *J Exp Psychol.* 1969;82:185–187.
130. Taub E. Movement in nonhuman primates deprived of somatosensory feedback. *Exerc Sports Sci Rev.* 1976;4:335–374.
131. Taub E, Berman AJ. Movement and learning in the absence of sensory feedback. In SJ Freedman (ed.), *The Neuropsychology of Spatially Oriented Behavior.* Homewood, IL: Dorsey Press, 1968.
132. Smith JL, Roberts EM, Atkins E. Fusimotor neuron block and voluntary arm movements in man. *Am J Phys Med.* 1972;5:225–239.
133. Marder E, Calabrese RL. Servo-action in human vountary movement. *Nature.* 1996;238:140–143.
134. Grillner S. Locomotion in vertebrates: Central mechanisms and reflex interaction. *Physiolog Rev.* 1975;55:247–304.
135. Grillner S, Wallen P, Brodin L, Lansner A. Neuronal network generating locomotion behavior in lamprey: Circuitry, transmitters, membrane properties and stimulation. *Annu Rev Neurosci.* 1991;14: 169–248.
136. Bussel B, Roby-Brami A, Azouvi P, et al. Myoclonus in a patient with spinal cord transection. Possible involvement of the spinal stepping generator. *Brain.* 1988;111:1235–1245.
137. Denny-Brown D, Yanagisawa N, Kirk EJ. The localization of hemispheric mechanisms of visually directed reaching and grasping. In KJ Zulch, O Creutzfledt, EC Galbraith (eds.), *Cerebral Localization.* New York: Springer-Verlag, 1975, pp. 63–75.
138. Forssberg H. Ontogeny of human locomotor control: I. Infant stepping, supported locomotion and transition to independent locomotion. *Exp Brain Res.* 1985;57:480–493.
139. Lawrence DG, Kuypers HGJM. The functional organization of the motor system in the monkey: I. The effects of bilateral pyramidal lesions. *Brain.* 1968;91:1–14.
140. Lawrence DG, Kuypers HGJM. The functional organization of the motor system in the monkey: II. The effects of lesions of the descending brain-stem pathways. *Brain.* 1968;91:15–36.
141. Bernstein N. Biodynamics of locomotion. *In* HTA Whiting (ed.), *Human Motor Actions: Bernstein Reassessed.* New York: Elsevier, 1984, pp. 171–222.
142. Polit A, Bizzi E. Characteristics of motor programs underlying arm movements in monkeys. *J Neurophysiol.* 1979;42:183–194.
143. Partridge LD. Muscle properties: A problem for the motor physiologist. In RE Talbott, DR Humphrey (eds.), *Posture and Movement.* New York, Raven, 1979.
144. Partridge LD. Neural control drives a muscle spring: A persisting yet limited motor theory. *Exp Brain Res Suppl.* 1983;7:280–290.
145. Massaro DW, Cowan N. Information processing models: Microscopes of the mind. *Annu Rev Psychol.* 1993;44:383–425.
146. Henry FM, Harrison JS. Refractoriness of a fast movement. *Percept Mot Skills.* 1961;13:351–354.
147. Christina RW, Fischman MG, Vercruyssen MJP, Anson G. Simple reaction time as a function of response complexity: Memory drum theory revisited. *J Mot Behav.* 1982;14:301–321.
148. Garcia-Colera A, Semjen A. Distributed planning of movement sequences. *J Mot Behav.* 1988.
149. van Mier H, Hulstijn W, Petersen SE. Changes in motor planning during the acquisition of movement patterns in a continuous task. *Acta Psychol.* 1993;82:291–312.
150. Smiley-Oyen AL, Worringham CJ. Distribution of programming in a rapid aimed sequental movement. *Q J Exp Psychol A.* 1996;49A:379–397.
151. Lashley KS. The problem of serial order in behavior. In LA Jeffress (ed.), *Cerebral Mechanisms in Behavior: The Hixon Symposium.* New York: Wiley, 1951, pp. 112–136.
152. Wacholder K. Beitrage zur physologie der Willkurlichen Bewegungen: III. Uber die Form der Muskeltatigkeiten bie der Ausfuhrung einfacher

willkurlicher, 2. Die Antagonisten. *Pflugers Arch.* 1923;200:266–285.
153. Wacholder K, Altenburger H. Beitrage zur physologie der Willkurlichen Bewegungen: IV. Uber die Form der Muskeltatigkeiten bie der Ausfuhrung einfacher willkurlicher Einzelbewegungen, 3. Die Synergisten. *Pflugers Arch.* 1926;209: 286–300.
154. Shapiro DC. A preliminary attempt to determine the duration of a motor program. In DM Landers, RW Christina (eds.), *Psychology of Motor Behavior and Sport.* Champaign, IL: Human Kinetics, 1977.
155. Wulf G, Lee T. Contextual interference in movements of the same class: Differential effects on program and parameter learning. *J Mot Behav.* 1993; 25:254–263.
156. Wulf G, Lee T, Schmidt RA. Reducing knowledge of results about relative versus absolute timing: Differential effects on motor learning. *J Mot Behav.* 1994;26:362–369.
157. Wulf G, Weigelt C. Instructions about physical principles in learning a complex motor skill: To tell or not to tell. *Res Q Exerc Sport.* 1997;68:362–367.
158. Hollerbach JM. A study of human motor control analysis and synthesis of handwriting. In *AI Technical Report 534.* Cambridge, MA: MIT Artificial Intelligence Laboratory, 1980.
159. Denier van der Gon JJ, Thuring JP. The guiding of human writing movements. *Kybernetik.* 1965;2: 145–148.
160. Schmidt RA, Zelaznik HN, Hawkins B, et al. Motor-output variability: A theory for the accuracy of rapid motor acts. *Psycholog Rev.* 1979;86:415–451.
161. Sherrington CS Inhibition as a coordinative factor. Nobel Lecture. In *Nobel Foundation*, Stockholm: 1932, pp. 278–289.
162. Lavoie BA, Devanne H, Capaday C. Differential control of reciprocal inhibition during walking versus postural and voluntary motor tasks in humans. *J Neurophysiol.* 1997;78:429–438.
163. Bremner FD, Baker JR, Harrison LM, et al. Activity in branches of last order common stem presynaptic input fibers to motorneurone pools: A mechanism for muscle synergy? In A Taylor, MH Gladden, R Durbaba (eds.), *Alpha and Gamma Motor Systems.* New York: Plenum Press, 1994, pp. 187–194.
164. Hansen NL, Hansen S, Christensen LO, et al. Synchronization of lower limb motor unit activity during walking in human subjects. *J Neurophysiol.* 2001;86:1266–1276.
165. Semmler JG, Nordstrom MA. Motor unit discharge and force tremor in skill and strength-trained individuals. *Exp Brain Res.* 1998;119:27–38.
166. Lieber RL. *Skeletal Muscle Structure and Function: Implications for Physical Therapy and Sports Medicine.* Baltimore, MD: Williams and Wilkins, 1992.
167. MacConaill MA. Anatomical note: Spurt and shunt muscles. *J Anat.* 1978;126:619–621.
168. Drukker J, Van Mameren H. Spurt muscles and shunt muscles: A critical evaluation and an extension of the concept. *Acta Morphol Neurol Scand.* 1976;14:255–256.
169. Stern JT Jr. Investigations concerning the theory of "spurt" and "shunt" muscles. *J Biomech.* 1971; 4: 437–453.
170. van Ingen Schenau GJ, Boots PJM, de Groot G, et al. The constrained control of force and position in multijoint movements. *Neuroscience.* 1992;46: 197–207.
171. Bobbert MF, van Ingen Schenau GJ. Coordination in vertical jumping. *J Biomech.* 1988;21:249–262.
172. Buchanan TS, Roval GP, Rymer WZ. Strategies for muscle activation during isometric torque generation at the human elbow. *J Neurophysiol.* 1989; 62:1201–1212.
173. Flanders M, Soechting JF. Arm muscle activation for static forces in three dimensional space. *J Neurophysiol.* 1990;64:1818–1837.
174. Lawrence JH. The 3-dimensional mechanics of the cat ankle joint. Doctoral Dissertation: Emory University 1994 [publication number AAT 942485].
175. Lawrence III JJ, Nichols TR, English AW. Cat hindlimb muscles exert substantial torques outside the sagittal plane. *J Neurophysiol.* 1993;69:282–285.
176. Rowland LP. Disease of the motor unit: The motor neuron, peripheral nerve, and muscle. In ER Kandel, JH Schwartz (eds.), *Principles of Neural Science.* New York: Elsevier Science, 1985.
177. Burke D. Motor units: Anatomy, physiology and functional organization. In *The Handbook of Physiology: The Nervous System, Motor Control.* Bethesda, MD: American Physiological Society, 1981, pp. 345–422.
178. Henneman E, Mendell LM. Functional organization of motor neuron pool and its inputs. In *Handbook of Physiology: The Nervous System, Motor Control.* Bethesda, MD: American Physiological Society, 1981, pp. 423–507.
179. Bodine SC, Roy RR, Eldred E, Edgerton VR. Maximal force as a function of anatomical features of motor units in the cat tibialis anterior. *J Neurophysiol.* 1987;57:1730–1745.
180. Totosy de Zepetnek JE, Zung HV, Erdebil S, Gordon T. Innervation ratio is an important determinant of force in normal and reinnervated rat tibialis anterior muscles. *J Neurophysiol.* 1992;67:1385–1403.
181. Armstrong RB, Laughlin MH. Metabolic indicators of fiber recruitment in mammalian muscles during locomotion. *J Exp Biol.* 1988;115:201–213.
182. Johnson MA, Polgar D, Weightman D, Appleton D. Data on the distribution of fiber types in thirty-six human muscles: An autopsy study. *J Neurol Sci.* 1973;18:111–129.

183. Lexell JD, Downham D, Sjostrom M. Distribution of different fibre types in human skeletal muscles: Fibre type arrangement in m.vastus lateralis from three groups of healthy men between 15 and 83 years. *J Neurol Sci.* 1986;72:211–222.
184. Segal RL, Catlin PA, Krauss EW, et al. Anatomical partitioning of three human forearm muscles. *Cell Tissues Organs.* 2002;170:183–197.
185. Ter Haar Romeny BM, Denier van der Gon JJ, Gielen CC. Relation between location of a motor unit in the human biceps brachii and it critical firing levels for different tasks. *Exp Neurol.* 1984;85:631–650.
186. Ter Haar Romeny BM, Denier van der Gon JJ, Gielen CC. Changes in recruitment order of motor units in the human biceps muscle. *Exp Neurol.* 1982;78:360–368.
187. Herrmann U, Flanders M. Directional tuning of single motor units. *J Neurosci.* 1998;18: 8402–8416.
188. Fuglevand AJ, Segal SS. Simulation of motor unit recruitment and microvascular unit perfusion: Spatial considerations. *J Appl Physiol.* 1997;83:1223–1234.
189. Schmidt RA. A schema theory of discrete motor skill learning. *Psychol Rev.* 1975;82:229–261.
190. Bartlett FC. *Remembering: A Study in Experimental and Social Psychology.* Cambridge, Eng.: The University Press, 1932.
191. Head H. *Aphasia and Kindred Disorders of Speech.* New York: Hafner, 1963.
192. Shapiro DC, Schmidt RA. The schema theory: Recent evidence and developmental implications. In JAS Kelso, FJ Clark (eds.), *The Development of Movement Control and Co-ordination.* New York: Wiley, 1982, pp. 113–150.
193. Gentile AM. A working model of skill acquisition with application to teaching. *Quest.* 1972;17:3–23.
194. Holding DH, Newell A. Skill learning. *Human Skills.* New York: Wiley, 1981.
195. Ross D, Bird AM, Doody SG, Zoeller M. Effects of modeling and videotape feedback with knowledge of results on motor performance. *Human Mov Sci.* 1985;4:149–157.
196. Reeve TG, Dornier LA, Weeks DJ. Precision of knowledge of results: Consideration of the accuracy requirements imposed by the task. *Res Q Exerc Sport.* 1990; 61:284–290.
197. Magill RA, Wood CA. Knowledge of results precision as a learning variable in motor skill acquisition. *Res Q Exerc Sport.* 1986;57:170–173.
198. Bennett DM, Simmons RW. Effects of precision of knowledge of results on acquisition and retention of a simple motor skill. *Percept Mot Skills.* 1984;58: 785–786.
199. Towbridge MH, Cason H. An experimental study of Thorndike's theory of learning. *J Gen Psych.* 1932;7: 245–260.
200. Thorndike EL. The law of effect. *Am J Psych.* 1927; 39:212–222.
201. Enoka RM. Neural strategies in the control of muscle force. *Muscle Nerve.* 1997;5 (Suppl):s66–s69.
202. Williams HG. Aging and eye-hand coordination. In C Bard, M Fleury, L Hay (eds.), *Development of Eye-Hand Coordination across the Life Span.* Columbia, SC: University of South Carolina Press, 1989, pp. 327–357.
203. Manchester D, Woollacott M, Zederbauer-Hylton N, Marin O. Visual, vestibular and somatosensory contributions to balance control in the older adult. *J Gerontol.* 1989;24:169–178.
204. Kelso JAS. Concepts and issues in human motor behavior: Coming to grips with the jargon. In JAS Kelso (ed.), *Human Motor Behavior: An Introduction.* Hillsdale NJ: Lawrence Erlbaum Associates, 1982, pp. 21–58.
205. Lassau-Wray ER, Parker AW. Neuromuscular responses of elderly women to tasks of increasing complexity imposed during walking. *Eur J Appl Physiol Occup Physiol.* 1993;67:476–480.
206. Connelly DM, Carnahan H, Vandervoort AA. Motor skill learning of concentric and eccentric isokinetic movements in older adults. *Exp Aging Res.* 2000;26:209–228.
207. Erim Z, Beg MF, Burke D, DeLuca CJ. Effects of aging on motor-unit properties. *J Neurophysiol.* 1999;82:2081–2091.
208. Cole KJ. Grasp force control in older adults. *J Mot Behav.* 1991;23:251–258.
209. Johannson RS, Cole KJ. Sensory-motor coordination during grasping and manipulative actions. *Curr Opin Neurobiol.* 1992;2:815–823.
210. Keen DA, Yue GH, Enoka RM. Training-related enhancement in the control of motor output in elderly humans. *J Appl Physiol.* 1994;77:2648–2658.
211. Kochera A. Falls among older persons and the role of the home: An analysis of cost, incidence, and potential savings from home modification. *Issue Brief (Public Policy Inst (Am Assoc Retired Pers)).* 2002: 1–14.
212. Sinaki M, Lynn SG. Reducing the risk of falls through proprioceptive dynamic posture training in osteoporotic women with kyphotic posturing: A randomized pilot study. *Am J Phys Med Rehabil.* 2002;81:241–246.
213. Bolgla LA, Keskula DR. Reliability of lower extremity functional performance tests. *J Orthop Sports Phys Ther.* 1997;26:138–142.
214. Novak PJ, Bach BR Jr., Hager CA. Clinical and functional outcome of anterior cruciate ligament reconstruction in the recreational athlete over the age of 35. *Am J Knee Surg.* 1996;9:111–116.
215. Wilk KE, Romaniello WT, Soscia SM, et al. The relationship between subjective knee scores, isoki-

netic testing, and functional testing in the ACL-reconstructed knee. *J Orthop Sports Phys Ther.* 1994;20:60–73.
216. Jex HR, McDonnell JD, Phatak AV. A "critical" tracking task for man-machine research related to the operator's effective delay time: I. Theory and experiments with a first-order divergent controlled element. NASA CR-616. *NASA Contract Rep NASA CR.* 1966:1–105.
217. O'Hanlon JF. Critical tracking task (CTT) sensitivity to fatigue in truck drivers. In BJ Osborne, JA Levis (eds.), *Human Factors in Transportation Research.* London: Academic Press Inc., 1981.
218. Syms J, Paden J, Moeckel K, et al. Shoulder coordination as measured by the SportsRac apparatus: A comparison between professional baseball players and recreational athletes. http://www/ptjournal.org/abstracts/pt2002/abstractspt2002.cfm?pubno=po-rr-110-f.
219. Wilk KE, Voight ML, Keirns MA, et al. Stretch-shortening drills for the upper extremities: Theory and clinical application. *J Orthop Sports Phys Ther.* 1993;17:225–239.
220. Cordasco FA, Wolfe IN, Wooten ME, Bigliani LU. An electromyographic analysis of the shoulder during a medicine ball rehabilitation program. *Am J Sports Med.* 1996;24:386–392.
221. Voight ML, Draovitch P. Plyometrics. In M Albert (ed.), *Eccentric Muscle Training in Sports and Orthopaedics.* New York: Churchill Livingstone, 1991, pp. 45–73.
222. Trimble MH, Kukulka CG, Thomas RS. Reflex facilitation during the stretch-shortening cycle. *J Electromyogr Kinesiol.* 2000;10:179–187.
223. Aura O, Komi PV. Effects of prestretch intensity on mechanical efficiency of positive work and on elastic behavior of skeletal muscle in stretch-shortening cycle exercise. *Int J Sports Med.* 1986;7:137–143.
224. Bosco C, Tarkka I, Komi PV. Effect of elastic energy and myoelectrical potentiation of triceps surae during stretch-shortening cycle exercise. *Int J Sports Med.* 1982;3:137–140.
225. Strojnik V, Komi PV. Fatigue after submaximal intensive stretch-shortening cycle exercise. *Med Sci Sports Exerc.* 2000;32:1314–1319.

제 9 장

균형과 민첩성을 위한 훈련

Training for Agility and Balance

목적(Objectives)

학습자는 다음과 같은 사항을 할 수 있을 것이다:

- 균형과 민첩성의 구성요소를 확인할 수 있다.
- 균형과 민첩성에 영향을 미치는 역학적 요소를 설명할 수 있다.
- 걷기, 달리기, 그리고 방향전환 운동(directional change movements)간에 역학적 차이를 설명할 수 있다.
- 생체 역학적 관점에서 균형, 속도, 그리고 민첩성에 관한 개념을 설명할 수 있다.
- 일반적으로 이용되는 민첩성 검사방법을 설명할 수 있다.
- 균형검사 방법에 기초를 둔 임상과 실험실간의 차이 및 유사성을 토의할 수 있다.

개요(Outline)

서론(INTRODUCTION)

완벽한 선수의 최적의 특징 중에 하나로 우리는 당연히 민첩성을 포함시킨다. *민첩성*이란 공간에서 신체의 위치를 빠르고 정확하게 변화할 수 있는 능력이다. 게임을 승리하기 위해 빠르게 공을 잡으려고 수비선수 주위로 달리는 축구선수는 민첩성을 알아야만 한다. 농구공을 덩크슛하기 위해 상대방을 속이는 농구선수는 민첩성을 알아야만 한다.

> **핵심(Key Point):**
>
> 민첩성은 공간에서 신체의 위치를 빠르고 정확하게 변화시킬 수 있는 능력이다.

민첩성은 *신체건강(physical fitness)*중에서 *스포츠와 관련된 건강영역*이다. 이 영역의 다른 요소들로는 균형, 협응, 힘, 반응시간, 그리고 속도이다. 이 요소들은 성공적인 경쟁, 레크리에이션 스포츠 활동에 중요하게 고려된다. 그러나 일상생활 활동에 대한 이들의 기여도는 무시될 수도 있다.

민첩성 구성요소들(COMPONENTS OF AGILITY)

민첩성은 개별적으로 달성될 수 있는 것이 아니다. 스포츠와 관련된 건강의 많은 요소들이 연결되어 있다. 하나의 요소를 위한 훈련은 다른 요소들의 수행을 강화할 수 있다. 민첩성을 측정하기 위해 고안된 많은 기법들은 시간에 의존한다. 주어진 시간 안에 더 많은 움직임과 가장 빠른 시간은 민첩성 측정에 유용한 방법이다. 민첩성은 *신체인식*(공간에서 방향과 신체움직임을 인식할 수 있는 능력), *공간인식(spatial awarness)*(다른 물체와 관계 속에서 물체가 어디에 위치하는지 인식할 수 있는 능력), 신경근협응(neuromuscular coordination)(8장 참조), *반응시간*(자극 후 반응이 일어나는데 걸리는 시간) 그리고 속도(5장 참조)에 추가하여 *파워*(근력/시간)와 협력이 필요하다.

> **핵심(Key Point):**
>
> 민첩성은 신체와 공간인식, 신경근협응, 반응시간, 그리고 파워(근력/시간)의 협력이 필요하다.

공간은 어린아이들이 이해하는데 어려움이 있는 것처럼 하나의 개념이다. 빠르고 정확하게 신체를 움직이는 것은 어린아이가 갑자기 멈추고 방향을 전환하는 것에 어려움을 느끼는 것과 같은 것이다. 어린아이들은 그렇게 복잡한 패턴으로 움직이는데 필요한 신경근협응의 발달이 완전하지 않다. 아이들은 또한 신체와 공간인식의 발달이 완전하지 않다. 공간인식은 체육(physical education)에서 초기에 배운다. 그러나 대부분의 어린이들은 *신체인식*에 대한 정형화된 교본이 없이 배웠을 것이다. 어린나이에(early age) 민첩성의 부족과 관련된 중요한 것은 신경근협응이다(8장 참조). 인식과 상위수준의 신경근협응이 획득될 때, 신체를 빠르고 정확하게 움직일 수 있다.

민첩성에 대한 정의에 대한 더 많은 연구는 아주 짧은 시간 안에 동작을 수행할 수 있는 능력인 속도에 더 관심을 가져야한다. 속도는 일반적으로 스포츠 관련 신체건강의 또 다른 하나의 요소로 분류된다. 당신은 민첩성 없이 빠를 수 있다. 그러나 정형적(typical)형태는 아니다. "민첩성을 위해 반응시간이 요구되는가?"에 대한 질문의 답은 먼저 속도와 반응시간 간에 차이를 구별하는 것이 필요하다.

> **핵심(Key Point):**
>
> 속도는 아주 짧은 시간 내에 동작을 수행할 수 있는 능력이다. 반응시간은 자극과 그 자극에 대해 반응이 일어나는데 걸리는 시간이다.

앞에서 언급했듯이 민첩성은 시간에 의해 측정된다. 대상자의 반응시간이 느리다면, 과제를 수행하는데 더 많은 시간이 소요될 것이다. 그러므로 같은 속도와 신체인식으로 주어진 과제를 수행하는 사람과 반응시간이 더 빠른 사람은 보다 덜 민첩하다고 할 수 있다. 반응시간은 자극과 그 자극에 대해 반응이 일어나는데 걸리는 시간이다. 민첩성 훈련(agility drill)을 할 때, 반응시간의 영향은 아주 좋음과 우수함 간에 미세한 차이가 있다. Young[1] 등은 15명의 건강한 남자를 대상으로 민첩성(여러 방향으로 방향을 전환하면서 8m 전력질주)에 대한 속도(8m 직선 전력질주)와 구심성 근 파워(concentric muscle power), *반응성근력(reactive strength)*(원심성에서 구심성 근육 활성으로 빠르게 변화할 수 있는 능력) 간에 관계를 조사하였다. 이 연구의 결과는 직선으로 달리는 속도와 구심성 근육파워 간에 상관관계는 낮았다. 그러나 방향을 전환하는 동안 속도와 반응성 근력 간에는 중등도의 상관관계를 나타냈다.

> **핵심(Key Point):**
> 속도와 반응시간 모두는 민첩성 훈련에 중요한 영향을 미친다.

상반되는 결과는 과제의 전반적인 결과에 영향을 미치는 민첩성에 관한 각 요소의 중요성을 검사할 때 일어날 수 있다. 근력과 속도는 일부 세부적으로 검사되었다. Hilsendager[2] 등은 속도와 근력을 위한 훈련이 민첩성 향상에 영향을 있는지를 연구하였다. 연구자는 어떤 신체적 활동도 하지 않는 대조군(control group)과 6주 훈련 프로그램으로 운동을 하는 4그룹으로 나누어 실험을 하였다. 4그룹은 속도와 근력훈련을 병행하였다. 그 결과는 일리노이 민첩성검사(Illinois agility test)는 그룹 간에 차이를 구별하는데 가장 효과적인 도구였다. 10초 쪼그려 앉기에서 일어나기(10-second squat thrust)에서 속도그룹은 민첩성그룹보다 점수가 높았다. 근력과 속도의 결합, 그리고 근력그룹들은 일리노이 민첩성검사(Illinois agility test) 항목 중에 7개의 민첩성 검사 항목에서 민첩성 그룹보다 점수가 높지 않았다. 이 연구의 결과는 스포츠/기술 특이성 훈련이 필요하다는 것으로 나타났다. 이것은 이 장의 훈련부분에서 더 자세히 설명 될 것이다. 민첩성의 구성요소들을 독립적으로 훈련해서 얻은 효과가 여러 가지의 과제로 완벽하게 전이(transfer)된다고 확신할 수 없다. 많은 민첩성 검사를 통해 얻은 이런 기술들이 경기장으로 전이된다고 확신할 수 없다.

일생을 통해 일어나는 변화들 (CHANGES ACROSS THE LIFESPAN)

일생을 통해 일어나는 민첩성에 변화들, 전에 우리는 신체인식과 관련된 발전적인 변화에 대하여 논의하였다. 민첩성의 전반적인 변화들에 대하여 더 자세한 내용을 이 장에서 제시될 것이다. 초등학교 입학할 그 때부터 민첩성은 신경근협응과 신체인식에 의존한다. 이런 발전 단계 동안, 속도와 반응시간의 민첩성 요소들은 신체인식과 신경근협응의 전반적인 부족으로 인해 방해받는다. 충분한 신체인식과 신경근협응이 획득될 때 속도와 반응시간은 민첩성에 영향을 주는 일차적 요소로 작용한다. 가장 주목할 만한 민첩성의 발달은 청소년(7-12세)과 성인(18-38세)에 일어난다. 우리가 참여하는 스포츠와 활동들은 우리의 민첩성 수준과 관련이 있다. 여기서 우리는 스스로 선택한 스포츠의 개념을 한번 생각해 볼 필요가 있다. 미식축구에서 스크럼라인을 지키는 선수(linebacker)가 왜 공격라인의 수 야드 바깥쪽에 위치한 리시버(wide receiver)가 되지 않고 스크럼라인을 지키는 선수가 되었는가? 라인벡커의 가족 전통이 있을 수 있다. 그러나 대부분은 그렇지 않다. 먼저 미식축구를 하기로 결정을 하고, 어린이가 스포츠를 선택할 때 많은 요소들이 포지션을 결정하는데 기여를 하고 어린이의 특별한 역할이 팀에서 이루어 질 것이다. 이런 결정을 하는데 있어 중요한 개인적인 경험이나 스포츠 심리학적 요소들은 이 교재의 범위를 벗어나기 때문에 거론하지 않았다. 훈련(practice)과 캠프(camp) 동안에 어린이는 민첩성이 요구되는 훈련에서 다른 어린이 보다 더 못한다는 것을 알게 된다. 비록 그 아이는 그런 부족한 요소들을 훈련하고 연습할 수 있어도, 결코 그는 다른 운동선수와 같은 민첩성을 가질 수 없다. 이것이 그 아이가 결국 훌륭한 운동선수가 될 수 없다는 것을 의미하는가? 물론 그렇지 않다. 그는 다른 부분에서 우수할 수도 있고 팀의 통합적인 부분에서 중요한 역할을 할 수 있다. 그는 민첩성이 필요하지 않고 근력이 필요한 포지션이 더 적당할 것이다. 우리는 민첩성 향상을 위해 연습을 할 수 있다. 그러나, 스포츠와 관련된 부분에서 선천적인 요소가 그 사람이 얼마나 훌륭한 선수가 될 것인지를 결정하게 된다.

운동선수들을 분류하고 선택하는 것은 고등학교와 대학 스포츠에서 일반적이다. Thissen-Milder과 Mayhew는 6가지의 일반적인 특성(키, 체중, 체지방율, 민첩성, 수직점프, 2개의 유연성)과 4가지의 특수검사(overhead volley, forearm pass, wall spike, and self bump/sec)를 이용하여 50개의 고등학교 배구선수를 대상으로 그들의 민첩성의 수준을 평가하기 위해 연구하였다. forearm pass, overhead volley, vertical jump 그리고 weight를 위한 이행검사(performance test)에서 나온 점수들의 합은 선수 중 65%가 그들 팀 수준인 것으로 정확하게 분류되었다. bump-set, 신장, 체중, 그리고 어깨 유연성의 결합은 주전

(starter)과 비주전(nonstarter)의 78% 분류를 가능하게 했다. 능숙한 배구 선수의 민첩성검사는 Schall에 의해 고안되었으며, 이것은 빠른, 전 · 후방 그리고 외측 움직임과 방향의 변화를 검사하였다. 다른 검사들은 신장, 체중, 신체 구성(body composition), 수직 점프, 앉기, 도달하기(reach) 그리고 어깨 유연성(shoulder flexibility)포함하였다. 그들은 대학대표선수(varsity player)가 수직점프와 민첩성 검사를 2군선수(junior varsity)와 신입선수(freshman)보다 더 잘 한다고 발표하였다. 특수한 숙련도검사(specific skill test)들은 이 검사에 포함되었다. 주전선수가 비주전선수 보다 공 조절 숙련도와 민첩성이 좋았다.

나이가 증가하면 민첩성에 좋지 않은 영향을 미친다. 우리는 민첩성을 위한 훈련을 계속할 수 있다. 그러나 우리는 나이가 증가함에 따라 더 늦게 일을 수행한다는 것을 결국 알게 될 것이다. 우리는 속도를 상실하고 있는가? 우리는 신체인식을 상실하고 있는가? 우리의 민첩성 감소는 속도가 감소됨에 따라 더 크게 나타난다. 나이에 따라 자세적 신체조절 및 균형이 어떻게 변화하는지를 고려 해봐야 된다. 비록 아직 균형과 민첩성에 미치는 영향에 관해서는 논의되지 않았지만, 균형은 자세인식 및 자세조절에 중요한 요소이다. Jude[4] 등은 보행에 영향을 주는 감각기능변화에 관해 발표하였다. *시력(visual acuity)*, *대비감각(contrast sensitivity)*(물체와 그것의 배경 사이를 구별할 수 있는 능력), *끝 감지(edge detection)*(하나의 물체의 끝과 또 다른 하나의 물체의 시작이 어딘지를 구별할 수 있는 능력)는 나이가 증가함에 따라 감소한다. 이것은 나이가 증가함에 따라 신체적 및 기능적 능력이 나빠진다는 것을 보여준다. 60세나 그 이상의 노인들의 건강상태(fitness)를 측정할 때 검사의 핵심은 신체적 건강상태가 변화했는지를 고려하는 것이다. 그러나, 기능적 건강상태는 신체적 건상상태로서 같은 구성요소로 검사될 수 있다. Netz와 Argov[5]는 노인의 기능적인 건강상태를 협응, 균형, 팔 근력, 상지 유연성, 하지 유연성, 민첩성, 하지 근력, 걷기를 중점으로 과제를 이용하여 평가하였다. 예상했던 것처럼, 모든 검사의 결과는 나이의 증가에 따라 감소하였다. 1m 간격으로 놓여진 8개의 콘(cone) 주위에서 수행하는 Slalmon-walking 검사는 이런 특별한 연구에 이용되곤 한다. 요인분석의 결과는 민첩성은 신경근 수행과 근력에 의해 영향을 많이 받는다는 것으로 나타났다. 유연성은 민첩성에 영향을 많이 주지 않는다. 균형은 민첩성에 영향을 미치는 것으로 알려진 신경근 수행 범주로 제시된 과제이다.

> **핵심(Key Point):**
>
> 사람이 나이가 증가할 때, 균형은 민첩성의 기능적 수준을 유지할 능력에 가장 많은 영향을 미친다.

정적과 동적 균형이 없다면, 민첩성의 모든 다른 요소는 별 의미가 없게 된다. 나이와 관련된 변화들은 걷기와 같은 간단한 것을 통해 알 수 있다.[6] 단하지지지(single leg support)에서 소비된 시간 및 보폭(step length)은 나이가 증가함에 따라 감소하는 경향이 있다. 고관절과 족관절의 관절가동범위의 감소는 나이든 사람들의 특징임을 알수 있게 된다. 치료적운동과 신체적 건강상태의 효과는 질환을 지연하고 예방하기 위한 방법으로 노인들을 대상으로 연구되고 있었다. Bravo[7] 등은 골감소증(osteopenia)으로 진단받은 50−70세 124명 여자를 대상으로 한 연구에서 신체적 활동의 효과를 보고하였다. 치료적 운동프로그램은 25분 걷기, 계단 오르기, 국소적 근력강화, 스트레칭, 신경근협응 운동으로 구성하였다. 기능적 건강상태(functional fitness)는 유연성, 협응, 민첩성, 근력/지구력 그리고 심폐지구력 검사를 통해 검사한다. 모든 검사들은 노인의 기능적 능력에 맞추어 수정되었다. 수정된 민첩성 검사는 콘이 놓여진 주위로 걷는 시간으로 하였다. 이 검사는 앉은 자세에서 시작하고, 대상자는 의자에서 일어나 의자 오른쪽에 위치한 콘(cone)주위를 돌아서 다시 원래 의자로 돌아가 앉는 것이다. 원래 의자에 앉고 나서 다시 일어나 의자 왼쪽에 놓여진 콘 주위를 걷는다. 그 과정이 끝날 때까지 걸리는 시간이 그 사람의 민첩성을 나타낸다. 민첩성은 신체적 활동 그룹에서 6~12개월 이후에 향상되었다. 이 연구는 신체적 건강상태 훈련의 영향을 검사하기 위해서는 기능적으로 적절한 평가도구를 이용해야 한다는 것을 증명하였다. 노인들을 위해서 앉아서 일어나기와 보행 시작(gait initiation)이 중요한 기능적 요소이고 유효한 민첩성 검사방법이다. Bravo[8] 등은 동일 대상자를 대상으로 수중(water based) 운동프로그램의 효과를 검사하기 위해 수정된 민첩성 검사방법을 이용하였다. 그들은 12개월에 걸쳐서 주마다 3일 씩 이 프로그램에 참여한 후 대상자들의 유연성, 민첩성, 근력/지구력, 심호흡 지구력이 향상된 것을 확인할 수 있었다.

손상기전들은 흔히 노인과 젊은 성인 간에 차이가 있다. 노인들 중에서 낙상에 의한 손상은 갑자기 증가하고 있다. 환경적인 요소들은 75세와 그 이상의 노인들이 경험하는 낙상의 약 44%를 차지한다. 낙상을 일으키는 환경적인 요소를 이해하는 것은 노인들의 낙상 위험요소를 감소하기 위해 기능적으로 적절한 민첩성 훈련을 개발하는데 도움이 될 수 있다.

민첩성의 생체역학 (BIOMECHANICS OF AGILITY)

민첩성훈련의 성공적인 수행은 자세조절과 신체인식의 조화에 달려있다. 신체 관성의 어떤 특정한 특징들은 외부적인 자극에 가능한 빠르게 반응할 것이다. 균형(balance)과 평형(equilibrium)의 역학적 검사에 대해 살펴봅시다. *균형*이란 평형을 유지한 상태이다. 역학적으로, 우리는 정적과 동적 상황에서 평형상태에 있을 수 있다. *정적평형*이란 선형과 각 운동(linear and angular motion)에 대한 저항으로 정의한다. 정적평형상태가 일어나기 위해서는 모든 힘의 합이 0이여야만 하고, 모든 모멘트의 합이 0이여야만 한다. 정적평형 동안, 시스템들의 힘과 모멘트의 합이 0인 균형 상태이다.

민첩성과 더 밀접하게 관련된 *동적 평형*은 일정한 속도와 방향에서 움직이는 시스템을 의미한다. *관성벡터*(inertia vector)(움직이는 힘에 저항할 때 신체의 상태)의 구성요소와 함께, 동적 평형을 설명하기 위하여 이용되는 공식(equation)은 정적평형을 설명하기 위한 것과 같다. 평형은 그 조직(system)의 관성의 힘과 적용된 힘 간에 균형을 이룰 때 일어난다. 균형은 움직임을 조절하는 능력으로 설명될 수도 있다. 신체는 역학적으로 서로 연결된 조직이라고 말할 수 있다. 각 연결 또는 분절은 그 자체의 관성 특징들이 있다. 전체조직의 동작을 설명하기 위해서, 우리는 *질량 중심(center of mass)* 또는 *중력중심(center of gravity)*의 개념을 설명해야 한다. 질량 중심과 중력 중심은 신체(또는 조직)가 3차원 내에서 균형을 이루는 지점이다. 신체 분절들의 위치가 바뀔 때 질량의 중심의 위치도 바뀐다.

해부학적 위치에서, 중력의 중심은 골반(pelvic girdle)으로부터 약 5cm 위 중앙에 위치한다. 왼쪽 팔을 90° 외전하는 것처럼 한 분절의 움직임은 중력중심을 위 그리고 왼쪽으로 이동시킬 것이다. 이 자세에서 팔은 다른 분절에 비해 큰 모멘트가 발생된다. 그러므로, 팔은 중력 중심에 더 많은 영향을 준다. 신체 위치는 중력 중심 위치를 신체의 바깥쪽으로 떨어지게 하는 원인이 될 수 있다. flop-style의 높이뛰기 선수(high jumper)의 경우, 그 선수는 바(bar)에 닿지 않기 위해 허리를 휘게 할 것이다. 이것은 중력중심을 신체 바깥쪽으로 위치하게 한다. 중력 중심 위치변화는 신체가 공간을 움직일 때의 경로(path)를 설명하는데 이용될 수 있다. 중력중심의 경로는 신체의 전체적인 동작을 설명한다. 달리기와 순간적인 방향전환(cutting)과 같은 복잡한 기술을 검사하기 전에 보행의 주제에 대해 관심을 갖는 것은 의미 있는 시간이 될 것이다.

> **핵심(Key Point):**
> 평형은 그 조직(system)의 관성의 힘과 적용된 힘 간에 균형을 이룰 때 일어난다.

보행(Walking)

보행은 상지와 하지 모두의 일련의 조절된 움직임의 결과로 일어난다. 한 곳에서 다른 곳으로 이동의 일차적인 목적을 제외하고, 조절된 움직임과 신호(signal)는 균형과 직립자세(elector posture)를 유지하고 충격흡수를 제공하기 위해 필요하다. 가장 효율적인 보행패턴인 전방추진 보행(propulsive gait)은 일반적으로 어린이가 4세가 되기 전까지는 나타나지 않는다. 보행은 일반적으로 보행주기(gait cycle)로 언급된 특수한 일련의 반복적인 사건(event)에 의해 연구되었다. *보행주기*는 2개의 주기로 되어있다. *입각기(stance phase)*는 발바닥이 지면에 닿기 시작해서 발가락이 지면에서 떨어질 때까지이다. *유각기(swing phase)*는 사지가 공간으로 자유롭게 움직일 때이다. 하지의 신전근들은 입각기 동안 일차적으로 활동하고, 굴곡근들은 유각기 동안 일차적으로 활동한다(**그림 9.1**).

유각기는 전체 보행주기의 약 2/3 동안 지속된다(보행주기의 58~62%). *보행*은 양발이 동시에 지면에 닿아 있는 기간인 양발지지기간이 특징적이다. 보행주기 동안 2개의 주기가 있고, 이것은 각 주기의 시작과 끝에서 일어난다. 보행주기 동안 각 주기의 시간(timing)은 일련의 반복적인 사

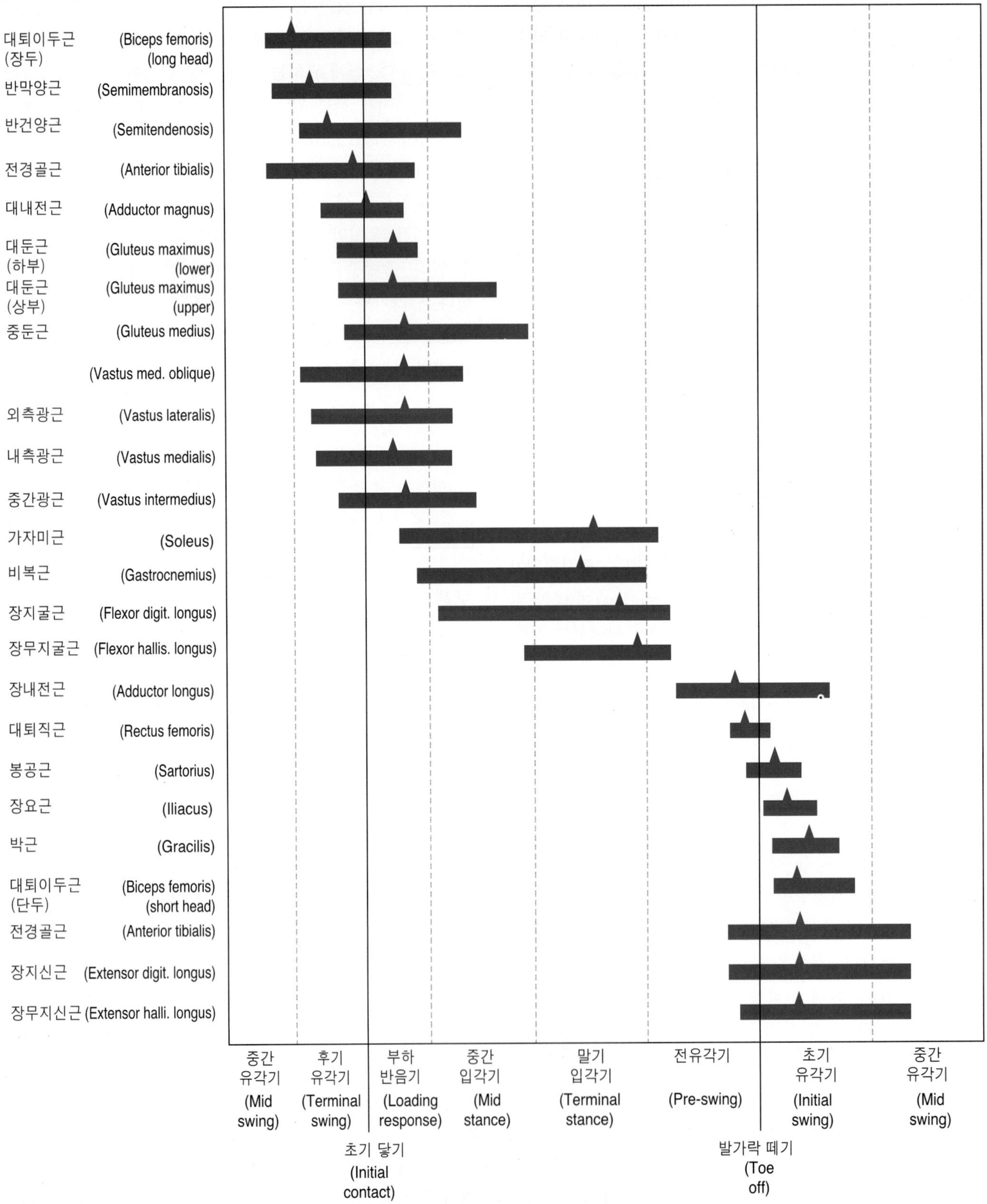

그림 9.1 보행 동안 하지근육의 수축 과정
(출처: J. Perry Gait *Analysis: Normal and Pathological Function*. Thoroughfare, NJ: Slack, Inc, 1992, Figure 9.9,p.159.)

건의 각 단계를 부드럽게 추진하는데 있어 중요하다. 공간적인 요소들은(spatial parameters) 보행에 있어 중요하다 **(그림 9.2)**.

*활보길이(stride length)*는 같은 발에 의해 수행되는 두 번의 연속적인 발뒤꿈치 닿기 사이의 거리 즉, 한쪽 발뒤꿈치 닿기에서부터 또 다시 같은 쪽 발뒤꿈치 닿기까지의 거리를 말한다. *걸음길이(step length)*는 두 개의 다른 발에 의한 연속적인 발뒤꿈치 닿기 사이의 거리 즉, 한쪽 발뒤꿈치 닿기에서부터 반대쪽 발뒤꿈치 닿기까지의 거리를 말한다. 정상보행에서 사지(limbs) 간에 걸음길이는 동일하다. 양발뒤꿈치 사이의 측면 거리는 *걸음폭(step width)* 또는 보행의 기저면(base)으로 정의한다. 걸음폭은 두 번의 연속적인 발바닥 접촉 시 발뒤꿈치들의 중심간 거리 즉, 보행 시 양 발뒤꿈치 중심 사이의 거리를 말한다.

보행은 앞으로 "넘어지는 단계(falling forward)" 이후에 다시 "바로잡는 단계(catching phase)"로 이루어진 일련의 과정이 특징이다. 유각기 동안, 신체는 전방으로 추진되고 기저면(base of support)을 넘어서 신체의 중력중심이 이동한다. 그 지점에서 신체는 신경근 조절에 의해 촉진된 동적균형상태에 놓이게 된다. 유각기 이후에 이런 조절이 없다면 신체는 지면에 닿아 있는 하지 위 전방으로 이동을 계속할 것이고 결국 넘어진다. 지지하는 하지(support limb)는 지렛대의 역할로 작용한다. 즉, 중력중심이 지지하는 하지위로 지나갈 때, 밀기(push off) 또는 추진단계(propulsive phase)는 시작한다. 지지하는 하지는 신체의 전방이동에 수동적인 기여요인으로 작용한다고 보고되었다. 신경근조절은 움직이는 하지(swing limb)에 의해 생성

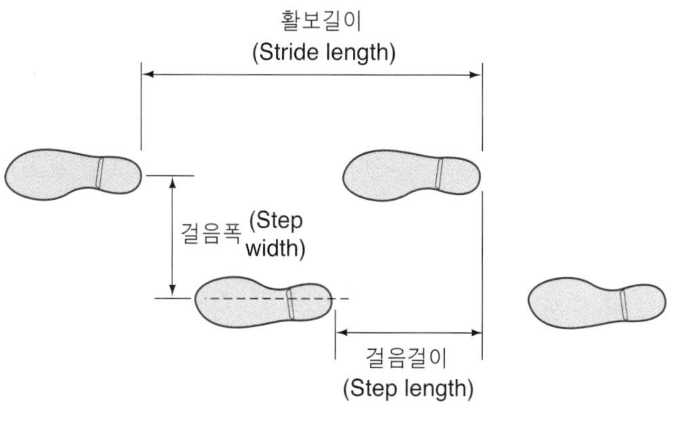

그림 9.2 보행주기의 공간적 특징들.

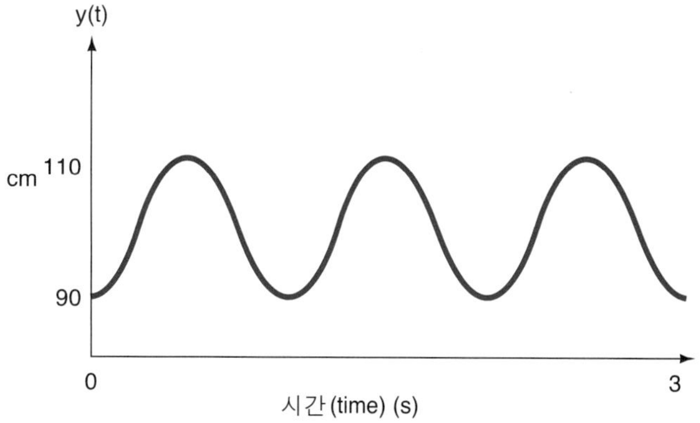

그림 9.3 보행 동안 중력중심의 수직적 전위의 특징들.

된 전방추진 동작을 이용하고 하지를 안정화하는데 반드시 필요하다. 반대쪽 발이 지면에 닿는 양하지 지지기에 있을 때 이동하는 하지(trailing limb)는 밀기단계가 끝나고, 유각기를 준비한다. *중력중심의 이동경로*(**그림 9.3**)는 올라가고 내려가는 특징과 같이 연속적으로 넘어지고 바로잡는 일련의 과정을 나타낸다.

역학적으로 중력중심이 올라가고 내려가는 것은 공식으로 표현할 수 있다〔1〕. 이 공식은 사인곡선(sonusoidal curve)을 나타낸다. Y 변수는 신체의 중력중심의 높이를 나타내고, C는 질량중심의 전위 정도를 나타낸다.

$$y(t) = C\cos(2\pi t - \pi) + y_0 \qquad (1)$$

> **핵심(Key Point):**
>
> 중력중심 이동경로는 사인곡선 형태처럼 보행주기 동안 발생하는 일련의 연속적인 넘어짐과 바로잡는 과정을 나타낸다.

공식〔1〕의 반복 미분은 보행 동안 질량중심의 가속도(acceleration)를 결정지을 것이다. 공식〔2〕는 공식〔1〕의 반복 미분(double differentiation)의 결과이다.

$$a(t) = -4\pi^2 C\cos(2\pi t - \pi) \qquad (2)$$

전위(displacement)(**그림 9.4a**)와 가속패턴(**그림 9.4b**)은 서로 반대이다. 보행주기 동안 *양하지 지지기*에서 신체의 중력중심은 가장 낮아지고, 반면에 단하지 입각기

(single limb stance)에서 가장 높아진다.

지면 반발력(Ground Reaction Force)

*지면반발력*은 보행주기 중에 입각기의 역학적 특징들에 대해 자세한 설명을 제공한다. 지면힘판(force platform)에 의해 측정된 지면반발력은 *뉴톤의 3법칙(작용-반작용 법칙)* 결과이다. 간단히 말하면, 이 법칙은 모든 작용에는 "그 크기는 같고 방향은 반대인 반작용이 있다"이다. 이 작용은 보행 중에 발뒤꿈치 닿기 때 지면을 향해 힘을 발생시키는 중력과 체질량(body mass)의 결합에 의해 발생된다. 그러므로 지면은 평형을 유지하기 위해 신체에 대해 크기는 같고 방향이 반대인 힘을 발생한다. 지면반발력은 체중과 질량 중심의 움직임에 대한 반작용이기 때문에 이 반발력은 신체 역학의 설명을 위해 매우 유용하게 이용된다. 측정될 수 있는 지면반발력에는 3가지 요소가 있다. 즉, 수직, 전·후방, 그리고 내-외측. 각 요소들은 그 자체의 특징들이 있다. 그러나 이 요소들은 상호 상호의존적이다.

*수직적 지면반발력*은 신체 중력중심의 수직적 전위(displacement)가 일어난다**(그림 9.5)**.

발이 지면에 닿을 때 부하반응기(loading response)는 시작된다. 신체가 내려가는 기간(falling period)에 감속한다. 이 때 체중은 하지로 이동한다. 최대 감속(deceleration)은 체중의 100~150%까지 도달할 수 있다. 최대 감속은 반대쪽 발의 발가락 떼기(toe off)와 동일하다. 이 지점이 단하지 지지기(single limb support)이고, 충격흡수 기간은 끝나고 반대쪽 다리가 유각기(swing phase)를 향해 전방으로 전진하는 시기이다. 중력중심의 상승은 중력보다 반대쪽 방향으로 체중을 움직이게 한다. 그러므로 중간입각기(midstance) 동안 수직적 지면반발력의 정도(magnitude)는 체중 보다 작어진다. 반대쪽 다리가 지지하고 있는 다리를 지나갈 때 내려가는 기간(falling period)은 다시 시작 된다. 중력중심이 아래쪽으로 가속하고, 반대쪽 다리가 지면에 닿을 시점에 최대 속도에 도달한다. 수직적 지면반발력의 파동곡선(pattern)은 *뉴톤의 제2법칙인 가속도*에 의해 조절된다. 뉴톤의 제 2법칙은 물체의 가속도는 유발하는 힘에 비례하고, 힘이 작용하는 방향과 같은 방향에서 일어나며, 그리고 물체의 질량에 반비례한다. 양하지 지지기(double limb support) 동안 지면반발력은 체중보다 더 커 진다. 반면에 단하지 지지기 동안은 체중보다 작어진다.

전-후방 지면반발력(anterior-posterior ground force) 구성은 보행 동안 발생되는 제동력(breaking)과 추진력(propulsive)으로 설명한다**(그림 9.6)**. 보행의 목적은 전방으로 나아가는 것이다. 그러므로 움직이는 방향으로 힘을 발생하는 것은 중요하다. 제동력은 신체를 "붙잡는(catching)" 요소이다. 신체는 수직과 전 방향에서 감속된다. 발의 전위는 수직과 전 방향의 감속에 영향을 미친다. 지면과 더 큰 각을 이루고 있는 발은 일반적으로 더 긴 걸음길이(stride length)와 관련이 있고, 더 짧은 걸음길이 보다 더 큰 제동력이 생긴다. 수직적 지면반발력에서 나타난 적응(adaptation)은 일반적으로 전-후방 힘 패턴에 의한 적응으로 보상받는다. 전형적인 보행패턴을 위해, 입각기 초기 50%는 제동되는 시기이고, 이후에 같은 정도와 시간의 추진력이 발생한다. 수직적 힘을 낮추기 위해 더 작은 부하율은 짧은 기간 발생되는 더 많은 전-후방 힘에 의해 보상받는다. 수직적 지면반발력 곡선에서 나타난 비대칭성은 일반적으로 전-후방 힘 곡선에서 나타나는 비대칭성을 반영한다.

*내-외측 지면반발력*은 보행 중 균형과 관련이 있다**(그림 9.7)**. 이 요소는 일반적으로 가장 적은 힘의 강도를 나타낸다. 보행 중 균형이 소실이 있는 경우에 내-외 지면반발력은 증가한다. 때때로 이럴 경우는 보폭(step width)을 증가함으로써 보상한다. 신체의 중력중심이 전진방향으로 움직일 때, 골반 회전과 발 위치와 관련된 약간의 내-외측 진동(ossillation)이 발생한다. 보행 중 에너지 효율을 최적화하기 위해서 이런 측면운동은 감소되어야 한다. 이런 측면운동이 감소되면 힘의 발생도 감소한다.

*압력중심(center of pressure)*위치는 추가적인 운동역학 정보를 우리에게 제공한다. 압력중심의 정의는 힘판 면에 의해 분해된 지면반발력(resolved ground reaction force)의 절편(intercept)이다[11]. 입각기 동안 압력중심의 진행 경로는 내-외측 편위의 발생을 나타낸다**(그림 9.8)**. 압력중심 경로(path)위에 분해된 지면반발력 벡터의 중첩(overlay)은 시간적인 요소를 분석도구에 추가한 것이다**(그림 9.9)**. 입각기 동안 머무는 시간은 지면반발력 벡터의 빈도에 의해 결정된다. 왜냐하면, 이들 벡터들은 미리 정해진 동등한 시간 간격을 나타내게 되기 때문이다. 많은 부하, 머무는 시간 증가, 한쪽 발에 갑작스런 방향전환이 동시에 일어나면 손상위험을 증가시킨다.

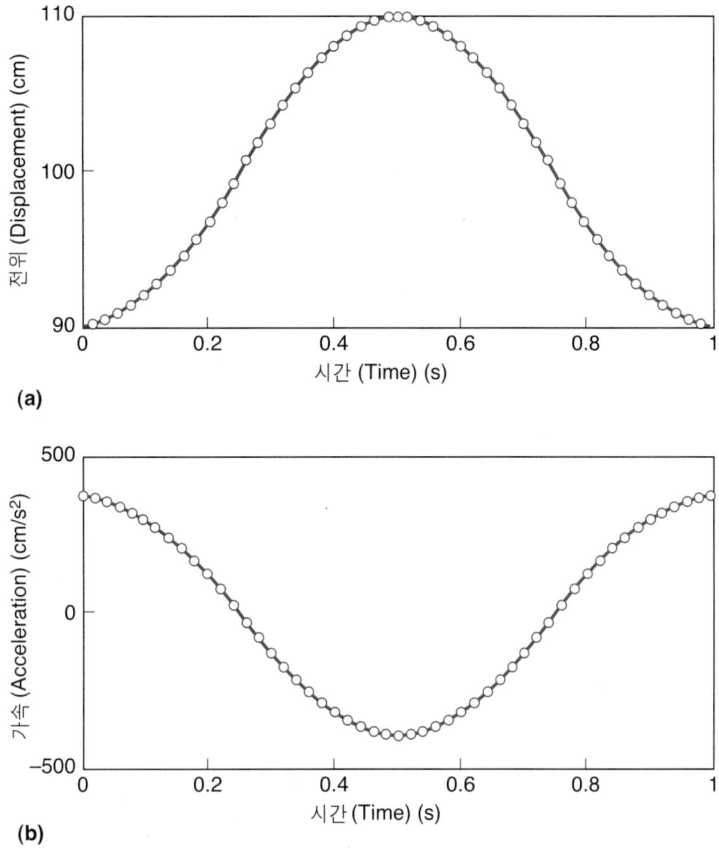

그림 9.4 (a) 질량 중심의 전위; (b) 질량 중심의 가속

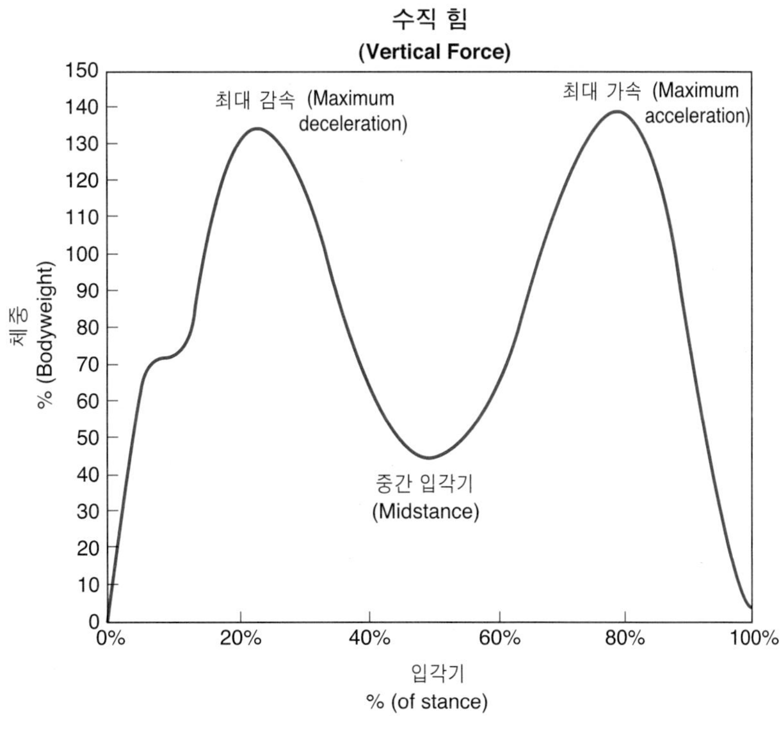

그림 9.5 보행 동안 수직적 지면반발력

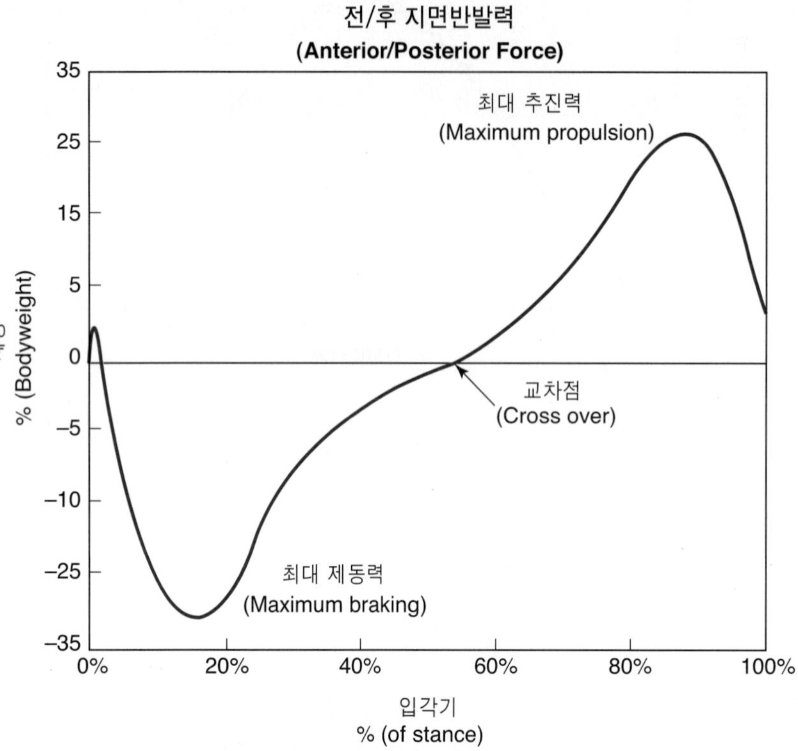

그림 9.6 보행 동안 전-후 지면반발력.

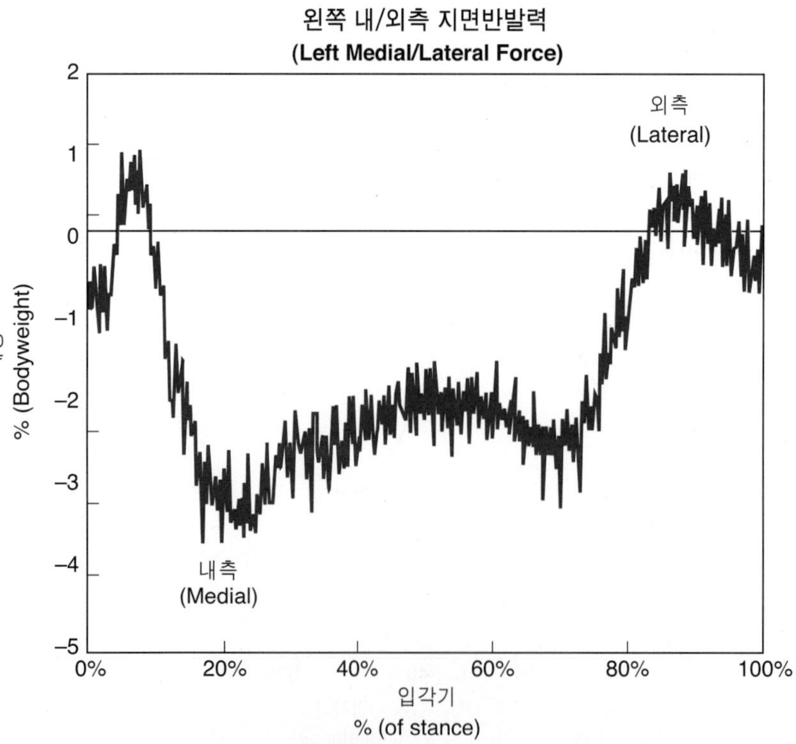

그림 9.7 보행 동안 내-외측 지면반발력.

기저면(Base of Support)

보행 중 우리는 동적평형상태에 있다. 보행 중 기저면의 변화는 그 과제를 수행하는 역학적 패턴에 영향을 미친다. 기저면의 특징들은 정적과 동적 상황에서 평형을 유지하기 위한 우리의 능력을 결정할 것이다. 기저면은 지지면에 접촉하는 신체 부분들 주위의 경계를 형성한다. 안정성(stability)은 기저면을 증가시킴으로써 증가될 수 있고, 기저면 가까이에 중력중심을 위치시킴으로써 증가된다(**그림 9.10**). 이런 도형묘사에서, 모양(b)은 더 넓은 기저면을 가지고 있기 때문에 모양(a) 보다 더 안정한다. 모양(c)은 기저면이 가장 좁기 때문에 가장 불 안정한다. 모양(d)은 중력중심이 기저면에 가깝게 위치하기 때문에 모양(a) 보다 더 안정하다.

> ***핵심(Key Point):***
> 기저면의 특징들은 정적과 동적 상황에서 평형을 유지하기 위한 대상자의 능력을 결정할 것이다.

신체는 중력중심의 투사가 기저면의 가장자리에서 가장 멀리 떨어진 방향에서 가장 안정하다(**그림 9.11**). 사각형

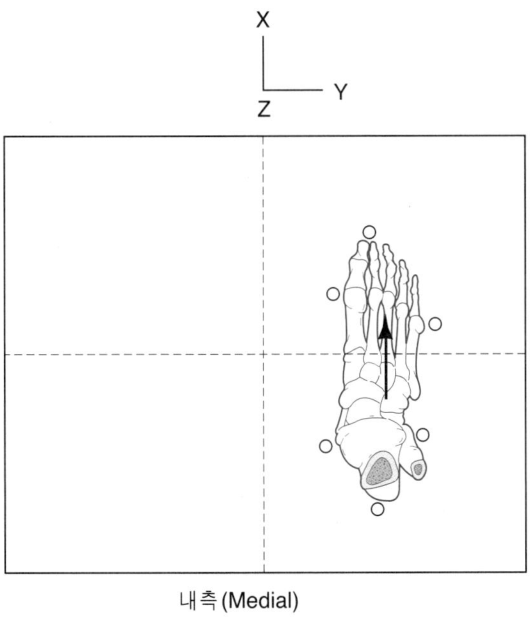

그림 9.8 보행 동안 압력중심의 도식 표현.

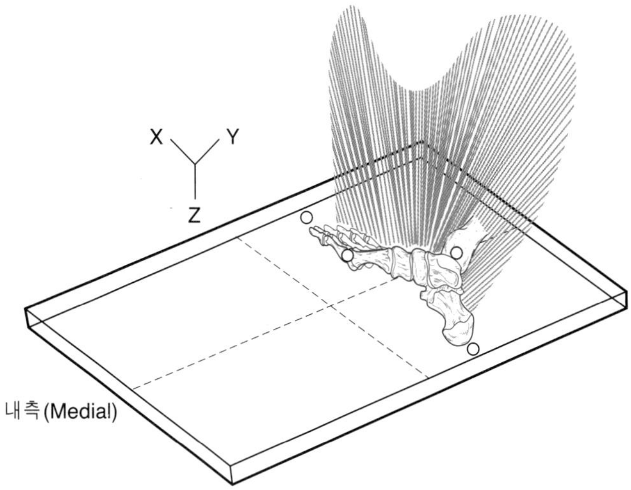

그림 9.9 보행 동안 압력중심 위에 힘 벡터가 겹쳐진 도식 표현.

모형에서(a), 중력중심 투사가 기저면 중앙으로 떨어진다. 그러므로 신체는 모든 방향에서 동등하게 안정하다. (b)모형에서 중력중심은 양쪽 중앙에 떨어지고 있다. 그러나 중력중심이 기저면 뒤쪽으로 떨어지고 있기 때문에 신체는 이 방향에서 안정성이 감소한다. (c)모형에서 중력중심의 투사가 기저면의 오른쪽 모서리에 가깝게 떨어지고 있다. 중력중심의 투사는 중력중심이 기저면 밖으로 떨어지고 균형을 상실하기 전에 오른쪽 방향으로 더 짧은 거리를 이동해야 하고 반대방향으로 더 많이 이동해야할 것이다. 마지막 (d) 모형은 후방-오른쪽모서리에서 동등하게 불안정한 것을 보여준다. 이 개념을 때로 *방향성 안정성*이라고 한다. 대부분 민첩성 훈련들(agility drills)은 일정한 방향 전환이 필요하다. 이런 방향 전환 동안, 신체 중력중심의 투사(projection)는 기저면 주위로 움직일 것이고 많은 경우에 기저면 경계 밖으로 떨어질 것이다. 만약에 중력중심의 투사가 기

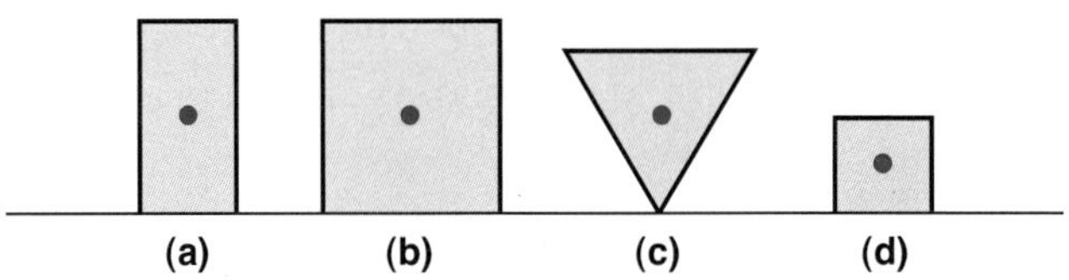

그림 9.10 기저면의 특징들이 균형에 미치는 영향.

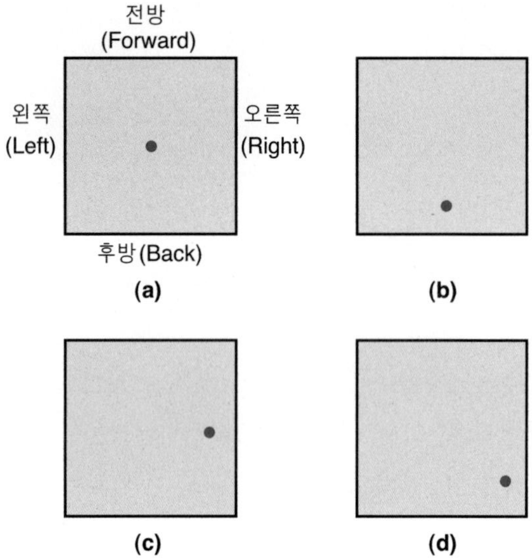

그림 9.11 방향성 안정성 도식 표현.

저면 밖으로 떨어지면 신체는 넘어질려고 할 것이다. 신경근 활동은 이런 상황을 수정하고 신체를 동적평형상태로 돌리려고 할 것이다. 낙상에 저항하기 위해 작용하는 신경근 활동과 신체가 낙상을 시작할 때 사이의 간격은 정상인에서는 단지 1,000분 1초 밖에 걸리지 않는다. 이것은 자세조절을 제공하기 위해 신체인식과 신경근 협응의 협력에 의해 가능하다는 것을 의미한다. 보행 중 발생하는 낙상과 민첩성 훈련 중 발생하는 낙상 간에 차이는 근본적으로 움직임의 속도에 있다. 움직임의 속도가 더 빨라지면 동적 평형상태로 신체를 유지하기 위해 필요한 관성은 더 커진다.

> **핵심(Key Point):**
> 중력중심의 투사가 기저면 밖으로 떨어지게 되면, 신체는 넘어지려고 할 것이다.

달리기(Running)

보행과 *달리기* 간의 가장 명백한 차이 중 하나는 속도이다. 속도를 증가시키면 신체를 움직이는 방향으로 이동시키는 관성을 증가시킨다. 보행에서 알 수 있듯이, 각 보폭에서 하지는 신체의 모멘트를 천천히 감소시켜야 하고, 보폭의 충격을 흡수해야 하고, 그런 다음 신체 모멘트를 전방으로 전진을 계속하기 위해 수동적 에너지로 전환해야한다. 지면 반발력의 수직적 요소는 유의하게 변한다(**그림 9.12**). 왜냐하면 보행과 비교했을 때 이것은 힘의 정도와 패턴 간에 관련이 있기 때문이다. 달리기는 공중에 떠있는 기간(flight period)이 특징이다. 즉, 지면에 양발이 접촉하지 않을 때를 말한다. 이 자유낙하(free fall)는 중력의 힘이 신체를 지면 쪽으로 가속화하도록 한다. 신체를 움직이게 하는 더 큰 관성 때문에 수직적 지면반발력은 체중의 2-3배의 정도로 증가한다. 양발지지기의 부재는 보행 중에 나타난 전형적인 M 지면반발력 곡선 형태를 하나의 최대 곡선(one-peak curve)으로 바꾼다. 달리기 중 힘의 유의한 증가는 전체 달리기 중 약 1/3에서 발생한다[12].

달리기의 전/후 힘 양상은 보행의 대칭적인 특성을 유지하게 한다(**그림 9.13**). 각 발의 접촉기(contact phase) 동안 그 목적은 같다. 즉, 신체가 넘어지지 않고 앞으로 전지하는 것이다. 두 기간(제동과 추진)의 힘은 서로 동일하고, 일정한 움직임 속도를 나타낸다(**그림 9.14**). 동일한 제동과 추진의 힘의 개념은 간단하다. 신체가 공중에 떠있는 기간(flight phase)으로 진행할 때 신체는 추진기간 동안 지면에 닿아 있는 하지에 의해 생성된 힘에 의해 이동한다. 공중에 떠 있는 기간 동안 신체는 지면에 닿아 있지 않기 때문에 그 힘을 변화시킬 수 없다. 지면 착지기(landing) 동안 반대쪽 다리는 그 힘을 제동해야만 한다. 이것은 초기 추진에 의해 발생된 힘과 일치되어야 한다.

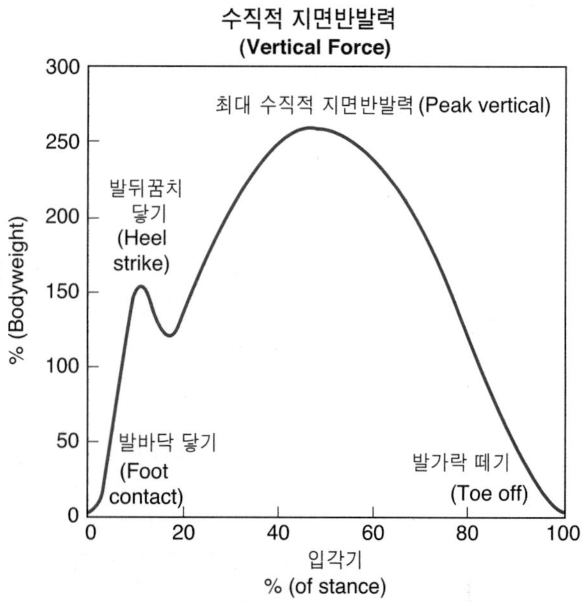

그림 9.12 달리는 동안 수직적 지면반발력.

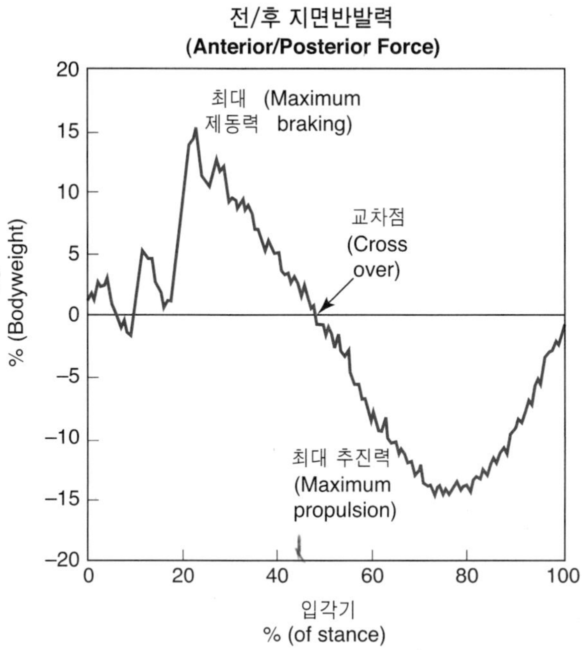

그림 9.13 달리는 동안 전-후 지면반발력

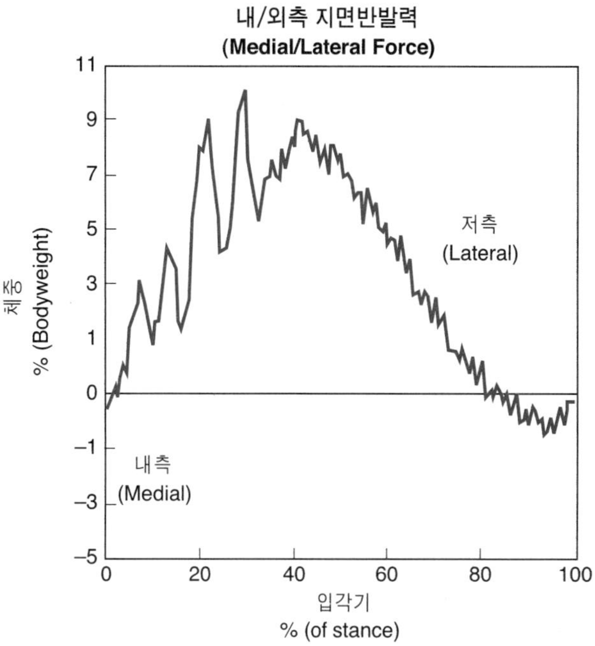

그림 9.15 달리는 동안 내-외측 지면반발력

내-외측 지면반발력에서 비슷한 증가가 달리기 동안 나타난다(**그림 9.15**). 달리기 동안 발생된 전단력은 더 작은 기저면으로 인해 균형의 요구가 더 필요하기 때문에 증가한다. 고관절에서 발생하는 평면 움직임은 내-외측 힘 정도에 영향을 미칠 수 있다. 유각기 동안 고관절에서 일어나는 *회선(circumduction)*(근위관절은 상대적으로 고정되어 있고 원위관절은 회선형태로 움직임)은 발의 초기 접촉 형태를 변화시킬 것이고, 이것은 더 외측에서 내측으로 접근이 일어나게 한다. 고관절의 생체 역학에서 이런 변화는 초기 내측 지면반발력을 증가시킬 것이다.

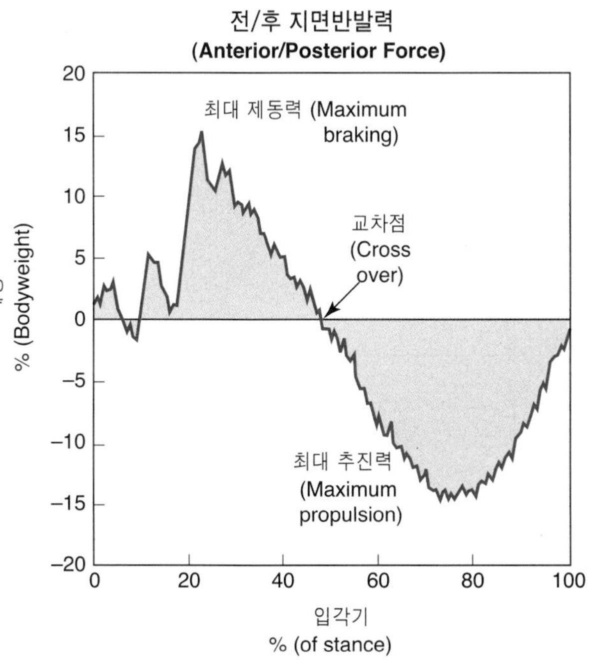

그림 9.14 달리는 동안 염력으로 부터 충격-모멘트 계산

순간 방향 전환하기(Cutting)

순간 방향전환하기 활동들의 생체 역학은 달리기와 매우 비슷하다. 달리기와 순간전환하기의 근본적인 차이는 순간적인 방향 전환 요소가 추가된 것이다(**그림 9.16a-c**). 물리적 법칙들이 우리가 공중에서 방향을 전환하는 것을 방해한다. 그러므로 순간 방향 전환하기 동작은 다리가 지면에 접촉하고 있을 때 발생한다. 뉴톤의 3법칙 즉, "모든 작용에는 그 크기는 같고 방향은 반대인 반작용이 있다"이다. 만약에 그 목적이 왼쪽으로 순간 방향전환이라면 우리는 오른쪽으로 밀어야 한다. 다리가 지면에 접촉하는 지점 까지 신체는 달리기와 같은 역학을 나타낸다. 수직적 방향에서 신체의 감속은 변화하지 않는다. 그러므로 수직적 지면반발력 곡선은 같다(**그림 9.17**)

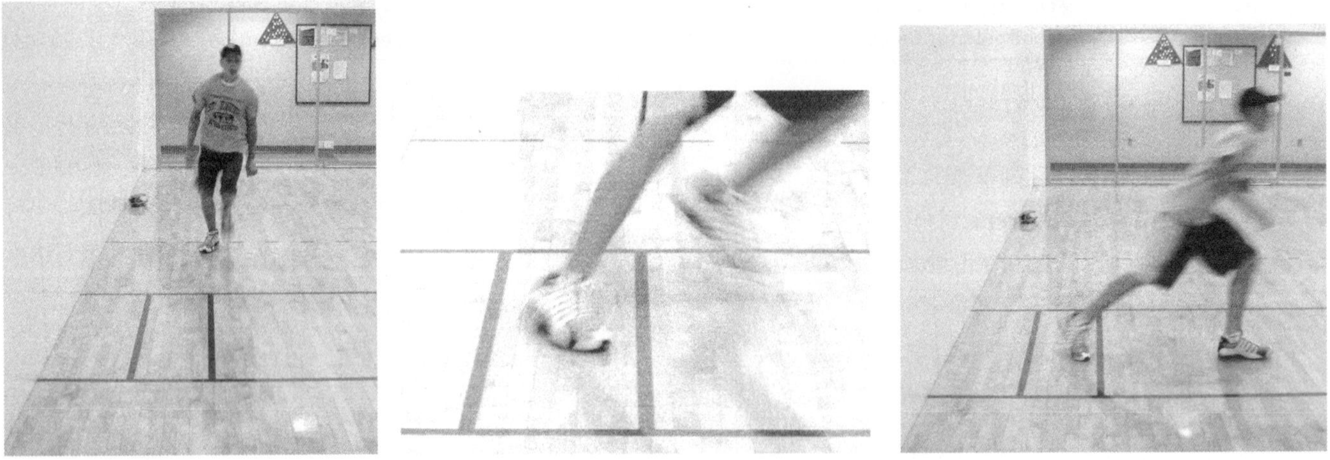

(a) (b) (c)

그림 9.16 사이드 스텝 순간방향전환하기. (a) 접근; (b) 자세-축; (c) 순간방향전환.

순간 방향 전환하기는 달리기보다 내-외측(**그림 9.18**)과 전-후(**그림 9.19**)지면반발력과 다르게 나타난다. 순간 방향 전환하기의 정도에 따라 움직임의 방향과 그 방향과 이루는 수직 각 사이에 힘의 분배를 결정한다. 90° 방향 전환하기는 이론적으로 달리기와 같은 제동 양상과 대칭적인 측면 힘을 보인다. 제동력과 외측 힘 사이의 대칭성은 움직임의 초기 방향에 대해 이루는 90°에서 일어나게 되는 추진기(propulsion phase)의 결과이다. 비슷하게 우리는 방향 전환의 각도에 따라 전-후와 내-외측 방향 사이의 정확한 힘 분배를 계산할 수 있다. 그러나 신경근 조절은 그렇게 완전하지 않다. 대부분의 순간방향 전환 활동들이 일어나는 운동 상황에서 운동선수들은 다음 동작을 준비하는 경향이

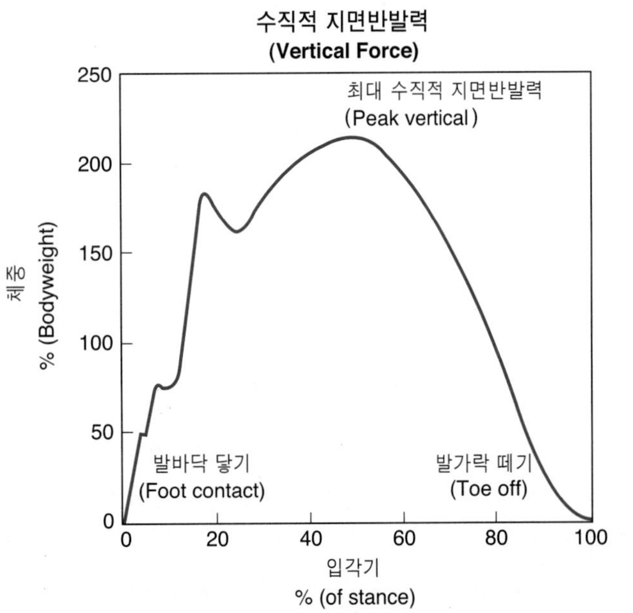

그림 9.17 사이드 스텝 순간 방향 전환하기 동안 수직적 지면반발력.

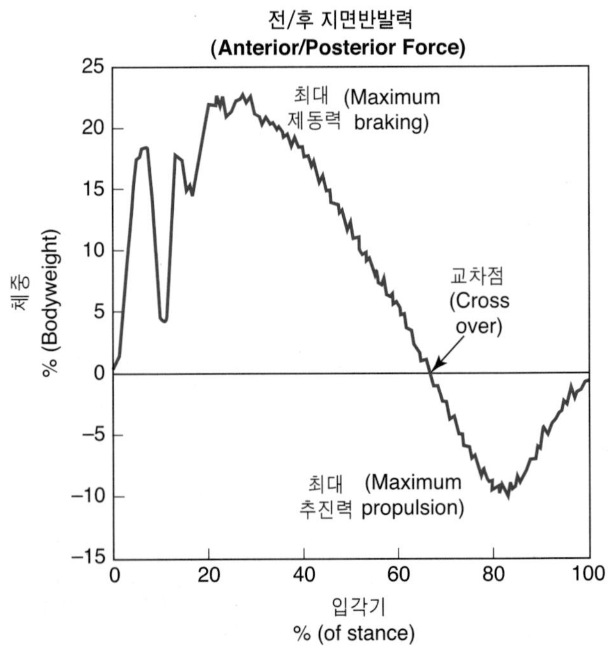

그림 9.18 사이드 스텝 순간 방향 전환하기 동안 전-후 지면반발력.

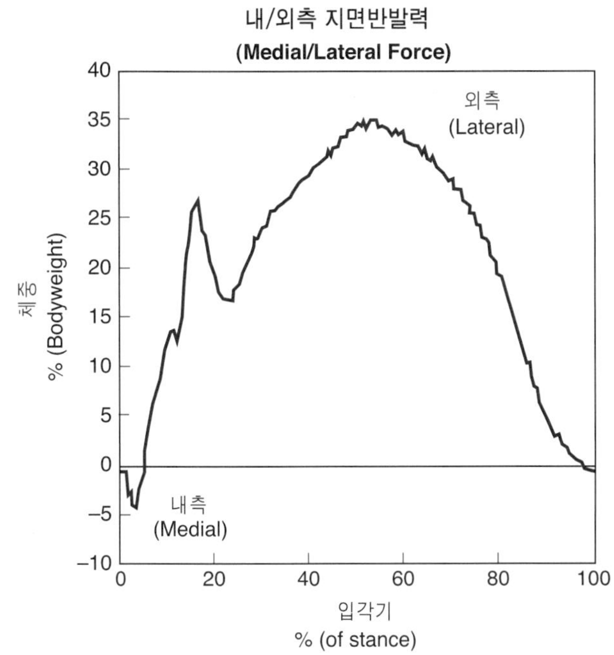

그림 9.19 사이드 스텝 순간방향전환하기 동안 내-외측 지면반발력.

있다. 발 위치는 방향전환 각도와 정도에 따라 결정한다. 발은 방향전환을 촉진하기 위해 움직임의 초기 방향으로부터 멀리 떨어진 각에 위치시킨다. 발 위치에 이런 변화는 초기 입각기 중에 발생된 제동력을 감소시키고 내-외측 힘의 다른 분배를 발생시킬 것이다. 도형 예(**그림 9.19**)는 달리기의 예와 비교 했을 때, 외측 지면반발력에 유의한 증가가 있다는 것을 보여준다. 이런 외측 지면반발력에 증가는 추진력에 대칭성 상실과 감소를 동반된다. 순간방향 전환하기의 제동요소는 오래 유지된다. 이것은 격렬한 방향 전환과 관련된 신체조절을 위해 더 필요하다는 것을 의미한다.

대부분의 민첩성 훈련 동안 대상자는 때때로 순간적으로, 속도의 감소 없이 방향 전환하도록 요구받는다. 이런 설명은 생체역학적인 역설(paradox)이다. 왜냐하면 방향에 모든 전환은 속도의 0 기간이 필요하기 때문이다. 한 방향으로 과제를 제한한다면, 그 문제는 쉽게 이해된다. 단거리 경주(shuttle run) 동안 가정해보면, 여자 운동선수의 평면적 속도(horizontal velocity)는 그녀가 터치라인(touch-line)에서 2m 떨어져 있을 때 초당 5m이다. 그녀가 방향을 전환하기 위해 그녀의 신체는 평면적 속도가 0에 도달할 때까지 감속을 해야만 한다. 선 속도(linear velocity)이후 짧은 순간, 신체는 방향을 전환할 수 있고 다시 가속을 시작할 수 있다. 우리가 뛰어오르는 볼(bouncing ball)을 이용하여 이런 상황을 비교해 보면 그 개념은 정확하게 이해할 수 있다. 그 볼은 중력으로 인한 힘에 의해 위 방향으로 뛰어오르는 것을 감속하고, 최대 높이에서 속도가 0에 도달하고, 그런 다음에 방향을 전환한다. 그리고 중력의 힘에 의해 아래 방향으로 다시 가속하기 시작한다(**그림 9.20**). 그래서 우리는 민첩성을 위해 요구되는 역학을 논의할 때, 우리는 훈련 중 어느 요소들이 가장 중요한지를 결정하기 위해 방향의 전환과 속도와 관련된 역학적 적용을 이해해야만 한다.

> **핵심(Key Point):**
> 속도의 감소 없이 순간적인 방향전환들은 역학적 역설이다. 왜냐하면 모든 방향의 전환은 감소된 속도의 기간이 필요하기 때문이다.

모든 민첩성 과제의 수행에 영향을 미치는 역학적 요소는 관성이다. 민첩성 훈련들(agility drills)은 방향을 전환할 수 있는 능력을 검사하기 위해 고안되었다. 이런 방향의 전환을 위해서는 훈련의 어떤 부분 동안 절대적인 0 속도에 신체가 도달하는 것이 필요할 수 있다. 또한, 곡선으로 이루어진(curvilinear) 경로를 따라 신체의 감속이 필요할 수도 있다. 신체가 회전할 때 직선 속도(linear velocity)의 요소들이 다른 목적을 위해 제공된다. 곡선의 움직임은

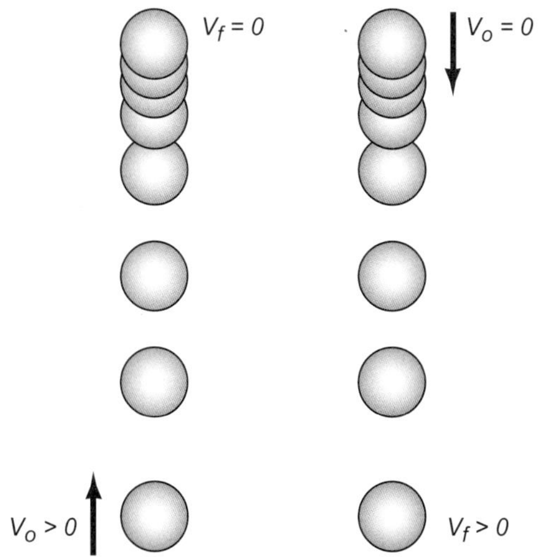

그림 9.20 방향성 전환 동안 속도 값의 도식 표현.

탄젠트(tangential)와 표준성분(normal component)을 가지고 있다. 이 기호는 각각 e_t 와 e_n 이다(**그림 9.21**). 공식〔3〕과 〔4〕는 각각 탄젠트(F_t)와 표준힘(F_n)이다(m=질량, s=전위, t=시간, ds/dt=첫 미분계수, d^2s/dt=두 번째 미분계수, p=반경). 탄젠트 요소는 속도에 영향을 받는다. 이것은 곡선을 따른 거리로 정의된다. 표준 힘(normal force)은 속도와 곡선의 반경에 의존한다.[10]

$$F_t = m\frac{d^2s}{dt^2} \quad [3]$$

$$F_n = \frac{m}{p}\left(\frac{ds}{dt}\right)^2 \quad [4]$$

> **핵심(Key Point):**
> 콘(cone) 주위를 돌아서 가는 순간방향 전환하기를 할 때 그 과제를 수행의 성공을 결정하는 두 가지의 기본적인 요소가 있다: (1) 순간방향 전환을 시작할 때 속도와 (2) 접근의 각도

만약에 달리는 선수가 너무 빠른 속도로 돌려고 하거나 갑자기 돌려고 한다면, 지면과 신발 사이에 마찰의 감소로 인해 그 운동선수는 넘어질 것이다. 마찰력은 돌려고 하는 동안에 발생되는 원심력(centrifugal force) 보다 더 커야 한다. 순간적으로 방향전환하기 동안 기울림의 최적 각도는 선속도(linear velocity) 제곱과 회전반경 분에 중력의 비율에 정확하게 비례한다.

Walker[13]는 수중에서 거북복(boxfish)의 기동성의 능력에 대하여 조사를 하였다. 그 결과 뻣뻣한(rigid) 물고기는 최소 회전반경으로 18° 회전할 수 있다고 보고하였다(고도의 민첩성 또는 기동성(maneuverability)); 그러나 회전과 관련된 영역에서 기동성 관점에서 보면, 더 뻣뻣한 거북복는 더 유연한 물고기 보다 덜 민첩하다고 생각하였다. 유연한 물고기는 관성과 그 밖의 다른 외부적인 힘을 효과적으로 극복할 수 있다. 거북복은 비록 최소 회전반경으로 180도 회전할 수 있을 지라도(신체위치 변화/신체조절), 민첩성의 특징인 속도 요소를 유지할 능력이 없다(빠른 위치변화). 거북복의 제한된 민첩성은 신체에 적용된 외적인 역학적 부담을 견디어 낼 수 있는 능력의 부재와 관련이 있다.13 비복 인간의 움직임 또는 이동은 물고기의 움직임과는 상당한 차이가 있을 지라도, 빠른 동작 중에 극복되어야 할 역학적 요소들은 같다. 같은 방법으로 인간의 특정한 신체 특징들은 어떤 사람이 다른 사람 보다 더 민첩하게 되도록 유도한다.

마지막 역학적 개념은 우리가 민첩성 과제를 수행할 때 이해해야만 하는 모멘트이다. 전 장에서, 우리는 지면반발력에 대하여 자세하게 검토하였다. 이런 지면반발력은 관절중앙에 대하여 모멘트를 발생한다. *모멘트* 또는 *토크(torques)*들은 회전하는 힘이다. 평형(선 또는 각 운동에 대한 저항)의 정의 범주에서, 우리는 움직임을 일으키는 모멘트의 중요성을 인식한다. 물체의 회전중심 선 밖으로 벗어나는 힘은 모멘트를 일으킬 것이다. 이 모멘트는 각 운동을 일으킬 것이다. 가장 단순한 예는 상자를 보면 알 수 있다. 힘이 상자의 중앙에 적용되면 그 상자는 미끄러질 것이다(**그림 9.22a**). 그러나 힘이 그 상자의 중앙에서 벗어나 상자의 끝에 가해지면 그 상자는 회전할 것이다(**그림 9.22b**). 첫 번째 예는 그 상자가 선 형태(linear pattern)로 움직였고, 두 번째 예는 그 상자가 각 패턴(angular pattern)으로 움직였다.

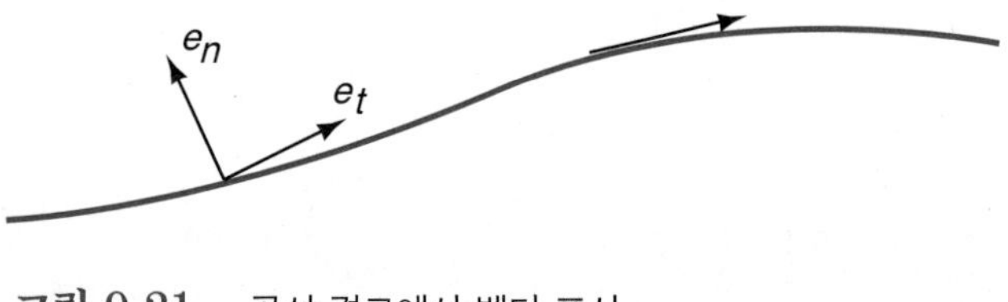

그림 9.21 곡선 경로에서 벡터 표시.
(e_n=normal component vector, e_t=tangential component vector)

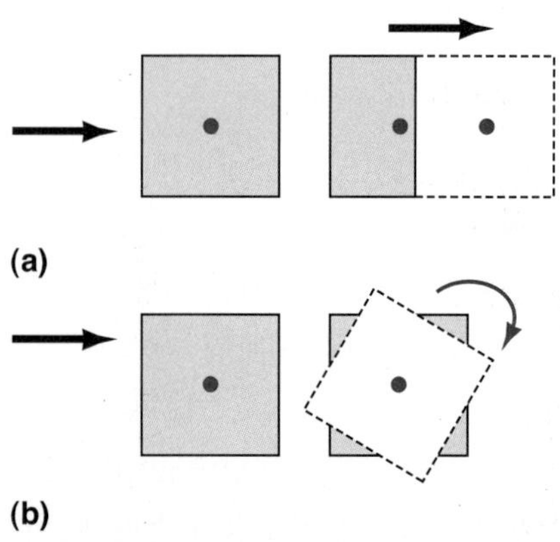

그림 9.22 선운동(a)과 각운동(b)의 도식 표시.

관절모멘트(Joint Moments)

관절에 대한 모멘트들은 완전히 다른 움직임의 단계로 발생된다. 모든 힘이 모든 관절중앙선에 적용될 때는 우리가 흔히 볼 수 없는 상황이다 관절모멘트를 이해하는데 있어 중요성은 민첩성 훈련 같은 활동 동안 신경근 조절을 이해하는데 필요함으로부터 온다. 각 관절에 동시에 작용하는 2가지 모멘트가 있다. 외부적 모멘트는 지면반발력 또는 외적인 힘에 의해 발생된다. 그리고 내적모멘트는 근육의 작용으로 인해 발생한다. 근육은 외적 모멘트에 반작용으로 활성화될 수 있다. 그러므로 반대작용(구심성 운동)을 일으킨다. 또는 근육은 외적인 힘에 의해 천천히 아래로 내리는 동작(원심성 운동)이 일어날 수 있다. **그림 9.23 a-c**은 그 차이를 이해하는데 도움이 되는 간단한 예이다: 즉 주관절은 회전중앙에 있다. 20 lb의 덤벨(dumbbell)은 주관절에 대하여 외적인 신전모멘트를 일으키는 외적인 힘이다. 주관절 굴곡근들은 흥미있는 근육 집단이다. 만약에 주관절 굴곡근이 충분한 힘으로 외적인 모멘트의 반작용으로 작용한다면, 주관절은 저항에 대하여 굴곡할 것이다(구심성 작용). 근육 집단이 멈추지 않고 천천히 아래로 내리는 작용을 한다면, 우리는 시각적으로 주관절의 신전을 볼 수 있다. 그러나, 주관절 굴곡근들이 그 움직임을 조절하기 위해 수축하고 있다. 주관절 굴곡근의 작용이 일어나지 않는다면, 주관절은 빠르게 신전할 것이다. 이런 동작은 잠재적으로 심각한 손상을 일으킬 수 있다. 주관절이 덤벨의 무게에 의해 발생된 외적임 힘으로 인해 신전할 것이다. 이 때 외전모멘트는 회전 중심에서 멀리 떨어져 위치하게 된다. 힘이 더 커지면, 덤벨 무게의 경우, 회전 중심에서 멀어지는 거리가 더 길어진다. 전완(forearm)보다 더 길 경우, 발생되는 신전모멘트가 더 커진다.

보행 동안, 외적인 모멘트는 하지 관절들에 대한 지면반발력에 의해 발생된다(**그림 9.24a-b**). 근육 활동들, 구심성수축과 원심성수축 모두, 원하는 움직임을 일으키기 위하여 작용될 것이다. 속도가 증가할 때 힘은 증가한다; 그러므로 외적인 모멘트는 강도를 증가시킨다. 이들 모멘트들이 작용하는 같은 면에서 발생하는 움직임은 일반적으로 하지 손상 위험성을 증가시키지 않는다. 그러나 "다-면(multi-planar)" 과제들(기본적인 운동면 이외에서 수행)(5장 참고)과 예상치 않은 조건들은 높은 수준의 자세조절과 빠른 신경근조절이 필요하다.

조깅하는 사람이 적절한 근육의 활동이 없으면, 중력에 의해 쓰러진다. 그러나 쓰러트리려고 하는 외적인 힘이 감지되자마자 곧 족저굴곡(plantar flexion)을 활성화시키기 위해 신호를 뇌로 보낸다. 최대의 족저굴곡만이 신체의 관성에 의해 통제되는 외적 모멘트를 극복할 수 있다. 얼마나 빠르게 족저굴곡근이 수축되어야 하는 것은 얼마나 많은 배측굴곡이 반대로 작용될 수 있는가에 달려있다. 조깅하는 많은 사람들에게서, 이런 상황은 아킬레스 건 파열을 초래할 것이다. 매우 빠른 속도로 족저굴곡근의 최대 수축은 많은 외적 관절모멘트를 극복하기 위해 많은 내적관절 모멘트를 생성한다. 음성적(negative) 또는 구심성 족저굴곡근 부하의 통제된 적용(controlled application)은 아킬레스질환(achilles tendinosis)을 최료하기 위한 치료적운동의 형태로 성공적으로 이용되어왔다.

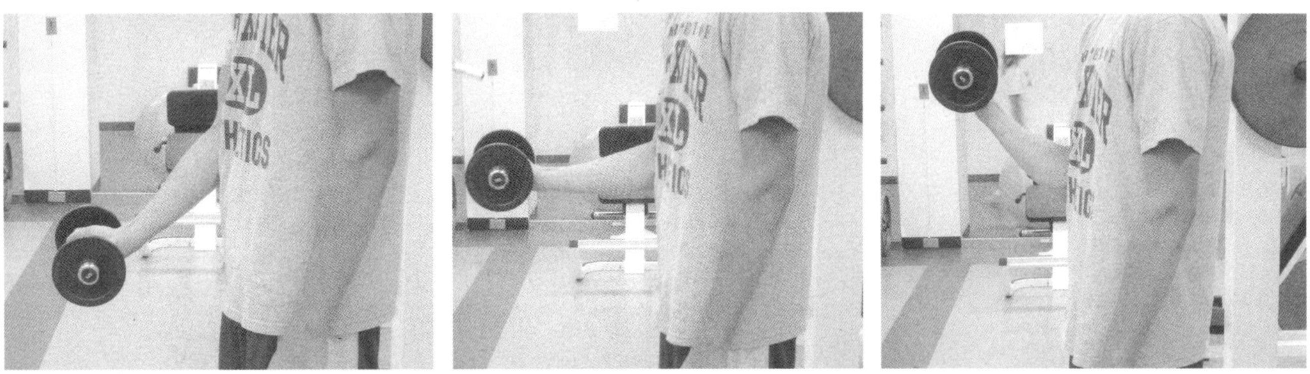

(a) (b) (c)

그림 9.23 상완이두박근 굴곡, (a) 시작; (b) 중간; (c) 완료.

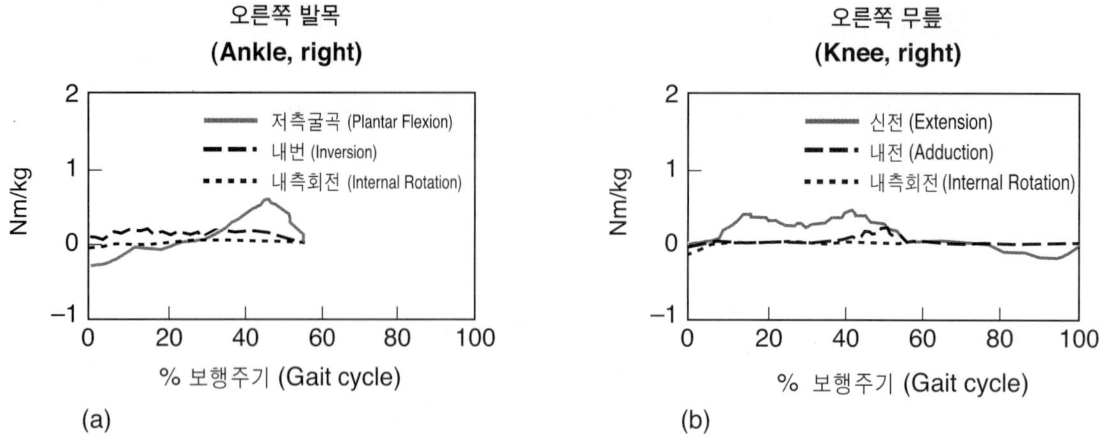

그림 9.24 보행 동안 오른쪽 발목(a)과 무릎(b)에서 발생하는 외적 모멘트.

도달하기와 쥐기(Reaching and Grasping)

민첩성은 달리기(running)와 순간방향전환하기 과제에 국한되는 것이 아니다. 전 장에서 설명된 같은 생체 역학적 개념이 상지 움직임에 적용될 수 있다. 상지와 체간의 빠르고 정확한 위치변화는 민첩성 정의에 의해 고려될 수 있다. 도달하기와와 쥐기 과제들은 역학적으로 상지와 체간을 분리하여 할 수도 있다(**그림 9.25**). 상지관절의 궤도(trajectories)들은 도달하기와 쥐기 과제를 수행하는 동안 체간 움직임에 관해 연구해왔다.[16,17] 빠르게 움직이는 동안 상지 관절의 궤도들은 천천히 움직였을 때 보다 더 곡선을 형성하는 경향이 있다. 그러나, 한층 더 움직임의 속도가 빠를 때는 상지 관절의 회전에 영향을 미치지 않을 것이다.[16] 상지 관절내 조절(coordination)의 패턴은 체간 움직임의 제한이 있을 때 바뀐다.[18]

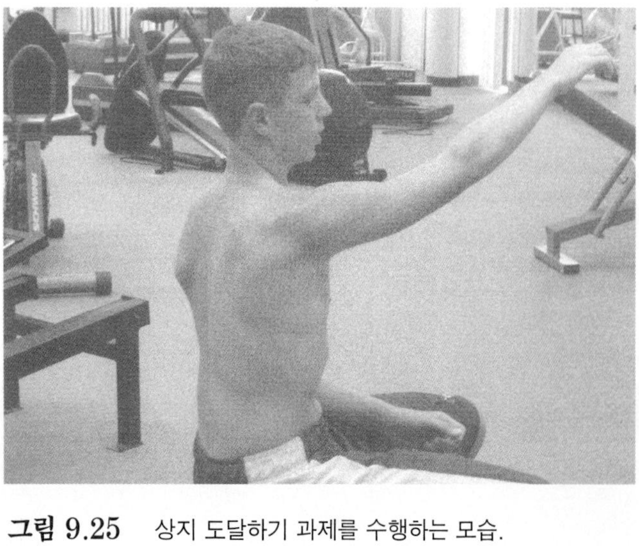

그림 9.25 상지 도달하기 과제를 수행하는 모습.

조절과 궤도의 변화는 그 조직을 제한하는 결과로서 발생된 내적인 관절 모멘트들 간의 서로 다른 상호작용의 결과로서 일어난다. 도달하기와 쥐기 과제들은 관절을 움직이는데 신경근 조절에 많이 의존한다(8장 참고). 증가된 내적 관절모멘트는 도달하기를 위해 공간으로 팔을 뻗을 때 상지 근위 관절에서 발생한다. 모멘트와 관성 요소들은 조절되고 정확한 결과를 도출해 내기 위해서 적절한 신경근 활동들에 의해 중화되어야만 한다. 신경근 활동들은 목적을 향해 부드러운 궤도를 만들기 위해 특별한 과정이 필요하다.

도달하기와 쥐기 과제를 수행하는 동안 운동 협응은 던지기(throwing)와 비슷하다. 던지기는 도달하기 과제 보다 더 빠른 속도의 움직임이지만, 비슷한 수준의 신경근 조절이 요구된다. 볼을 던지는 순간에 발-지면 관계로부터 각 운동역학적 연쇄(kinetic chain) 구성의 정확한 과정은 성공적인 던지기를 위해서 매우 중요하다(**그림 9.26a-b**). 운동역학적 연쇄는 근위에서 원위 분절로의 움직임 과정을 제공한다. 최대 각속도와 선형 속도는 원위분절에서 보다 근위분절에서 먼저 발생되어야 한다. 상위 수준의 신경근 조절과 협응은 던지기 동안 신경근 활동들과 관절 회전의 정확한 타이밍을 위해 필요하다.

운동역학적 연쇄는 하나의 조직에게 하지로부터 던지는 팔로 모멘트 이동을 가능하게 해준다. 더 큰 분절들 즉, 하지와 체간은 상지 움직임이 일어나기 전에 힘 생성과 회전 운동이 시작될 것이다. 힘의 가중(summation)은 더 큰 분절들에서 더 작은 원위 분절들로 일어난다. 이런 과정의 회전은 가장 효과적으로 더 큰 분절에서 더 작은 분절로 모멘트의 이동을 가능하게 해준다. 머리위로 던지는 과정에서,

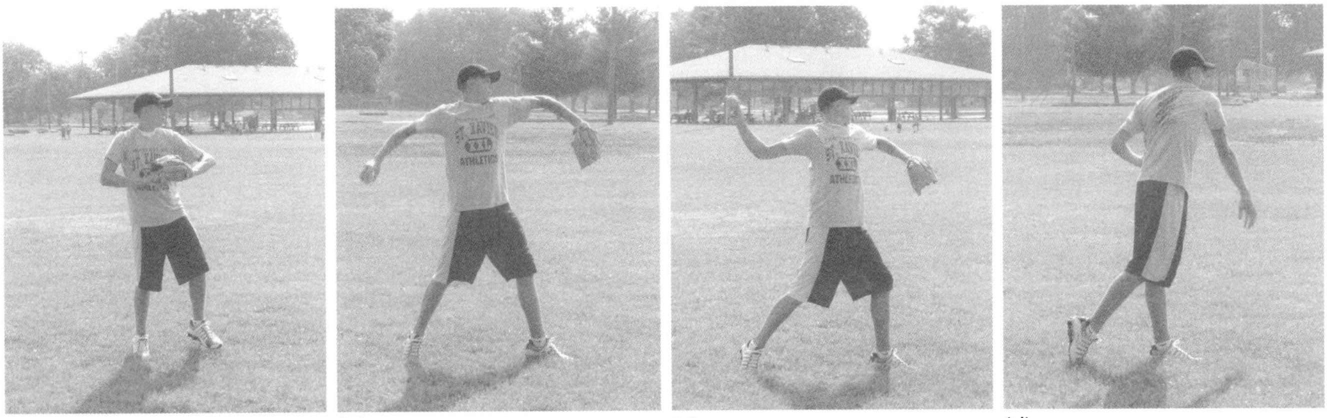

(a) (b) (c) (d)

그림 9.26 야구공 던지기. (a) 준비; (b) 코킹(cocking); (c) 가속; (d) 마무리 동작.

운동역학적 연쇄는 목표를 향한 전방 단계(forward step)에 의해 시작된다. 이 단계는 하지의 움직임을 일으킨 다음에 체간 회전, 어깨 회전, 주관절 회전 그리고 마지막으로 손목 회전이 일어난다. 가장 강하고 효율적인 머리위로 던지기는 힘 발생 단계 동안 양 발이 지면에 고정되어 있고 목표를 향한 스텝이 이루어져 있는 것이다. 볼을 던지는 것을 배우는 어린아이는 상지의 모든 회전만을 이용하고, 이런 운동역학적 힘 발생을 이용하지 않는 경향이 있다.

민첩성 훈련 진행 (Agility Training Progressions)

민첩성을 위한 훈련은 고전적으로 단순한 것에서 복잡한 패턴으로 되어 있다(5-8장 참고). 민첩성 훈련의 초기 단계 동안 과제들은 더 작은 움직임, 제한된 자세변화 들로 시작되는 단일면(single plane)에 국한되어야만 한다. 그 과제들은 효율적으로 더 큰 움직임을 달성할 때 까지 점진적으로 어렵게 할 수 있다. 전에 설명했듯이, 민첩성은 개별적으로 달성될 수 없다.

민첩성을 위한 훈련 동안, 치료적 운동프로그램은 하부구성요소들, 즉 균형, 고유수용성 운동감각(proprioception-kinesthesia)(7장 참고), 자세조절, 그리고 속도에 초점을 맞추어야 한다. 치료적 운동프로그램 동안 이들 하부구성요소들 각각에 대한 고려는 더 복잡한 과제를 수행하기 위해 필요한 기본 틀을 더 강하게 세우게 할 것이다. 관절 고유수용성-운동감각은 신체조절과 직접적으로 관련이 있다. 관절 위치를 알고 움직임을 감지할 수 있는 것은 외부적 자극에 대해 더 빠르게 반응하도록 해 줄 것이다. 하지 관절에 좋은 고유수용성감각/운동감각은 방향을 바꿀 때 각도와 최대 속도를 잘못 판단했을 경우에 발생할 수 있는 손상을 예방하는데 도움이 된다. 이들 두 요소 중에 어느 하나가 아주 높고, 신발과 바닥 사이에 낮은 마찰계수(friction coefficient)와 결합되면, 신경근 조절은 달리는 사람이 미끄러지는 것으로부터 보호하기 위해 요구될 것이다. 정상인에 있어서, 발 위치에 대한 정확한 감각을 갖는 것과 외부적인 힘에 의해 생성된 초기의 움직임은 하지 위치 수정을 위해 뇌로 보내는 신호를 더 촉진한다. 이런 반응시간은 손상을 예방하기 위해 그리고 신체의 관성을 극복할 대상자의 능력을 위해 중요하다.

약간의 수정으로, 같은 기본적인 민첩성 과제는 다른 목적으로 이용될 수 있다. 각 훈련(drill)은 하나의 다른 요소에 초점을 맞추기 위해 익숙해질 수 있다**(그림 9.27a-c)**. (a)에서, 콘(cone)들이 일직선상에 있고 바깥쪽에 놓여 있다; 즉, 이 훈련은 속도에 초점을 맞춘 민첩성 훈련이다. 콘의 위치는 달리는 사람이 최소한의 방향 전환을 하면서 선형 속도(linear velocity)를 얻도록 해준다. 콘이 더 가깝게 위치할 때 (b) 자세조절에 초점을 맞춘 훈련이 된다; 즉, 달리는 사람은 콘에 부딪치지 않기 위해 짧은 방향전환(turn)이 요구된다. 이것은 선형속도를 감소시킬 것이다. 외측으로 콘들이 위치하면 (c) 자세조절 요소에 더 효과적이다. 이 콘들이 외측으로 놓여 있지만 짧은 선형 전위(displacement)를 유지하고 있기 때문에 더 짧은 방향전환이 요구되고, 속도변화에 더 많은 조절들은 이 과제를 성공적으로 수

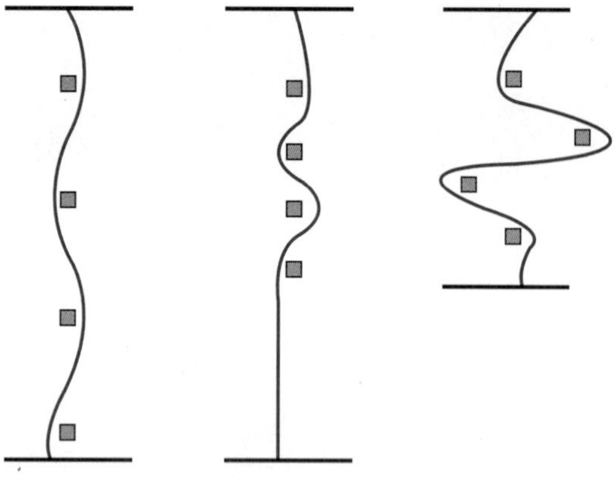

그림 9.27 난이도 별 민첩성 훈련(a-c).

행하기 위해 중요하다. 운동의 속도는 이 훈련에 의해 조정될 수 있다. 치료적 운동프로그램 중재 중 민첩성 단계의 초기에, 활동들은 최대속도의 약 1/2에서 수행되어야만 한다. 속도의 감소는 신체의 관성에 의해 발생된 움직임을 조절하기 위해 근골격계는 더 많은 시간을 필요로 할 것이다. 대상자가 그 과제를 조금 더 편안하게 할 수 있게 될 때 그들은 더 빠른 속도로 수행하는 훈련으로 진행한다. 과제 수행 속도와 많은 방향의 변화를 조작(manipulating)하는 것은 달리는 목적을 변화시킬 수 있다. 1) 당신이 할 수 있는 만큼 빨리 달리기, 2) 어느 콘도 건드리지 않고 회선(circuit)하면서 달리기, 3) 콘에 가능한 한 가깝게 달리기(**그림 9.27** 참고).

> **핵심(Key Point):**
> 관절 위치를 알고 움직임을 감지하는 것은 외부적 자극에 대해 더 빠르게 반응하도록 해 줄 것이다.

Young[20] 등은 단거리 전력질주(sprint) 와 민첩성 훈련 후에 36명의 대학생 남자를 대상으로 다양한 속도변화 각도로 이루어진 6가지의 민첩성 검사와 직선전력질주(30 m)훈련 간에 상호관계를 연구하였다. 초기 검사 이후에 그 대상자들을 3 그룹으로 나누었다. 1그룹은 속도 훈련, 2그룹은 민첩성 훈련, 3그룹은 대조군으로 나누었다. 훈련은 6주 동안 시행되었으며 1주에 2번 특수한 운동을 수행했다. 대상자들은 훈련기간 후에 같은 민첩성 검사를 반복측정하였다. 예상대로, 대조군에서는 유의한 향상이 없었다. 속도 훈련 그룹은 2개의 과제에서 향상을 보였고, 민첩성 훈련 그룹은 1개를 제외한 모든 과제에서 향상을 보였다. 연구자들은 민첩성 과제의 어려움의 증가는 수행시간의 증가와 관계가 있었다고 발표하였다. 그들은 민첩성 과제가 더 복잡하면, 속도훈련에서 민첩성 과제로 덜 이동하게 된다. 반대로, 민첩성훈련은 방향의 변화검사에서 유의한 향상을 초래하였지만, 직선질주(straight sprint) 수행에는 유의한 향상을 보이지 않았다. 그들은 속도와 민첩성 훈련 방법들은 특이성(specific)이 있고 서로 간에 전이성(transfer)이 제한되어 있다고 결론을 내렸다.[20]

민첩성 과제의 복잡성이 증가하기 때문에 즉, 많은 방향의 변화 또는 접근 각도(approach angle)의 변화 때문에 신경근 조절과 과제 생체역학도 변화한다. 일차적인 지면반발력의 방향은 단거리 경주동안 전-후에서 측면-측면 순간 방향전환하기(side-step cut) 동안 내-외측으로 변화한다. 더 많은 감속과 가속 기간들은 요구된 방향의 변화를 수행하기 위해 필요하다. 이것은 결론적으로 과제 수행을 위한 전반적인 시간의 증가를 초래한다.

민첩성 훈련 예들(Agility Drill Examples)

*근거리 왕복달리기(shuttle run)*는 학년별 어린이들의 속도와 민첩성을 검사하기 위한 검사방법 중 하나로 1976년 미국 건강, 체육, 그리고 레크리에이션 협회(American Alliance of Health, Physical Education and Recreation(AAHPER)에 의해 개발되었다(**그림 9.28a-c**).

이 검사의 목적은 짧은 시간 안에 두 블록을 회수하여 출발선 뒤에 놓는다. 이 검사는 3번의 방향전환과, 30피트 떨어진 있는 2개의 선 사이에 최대한 빨리 달리기가 필요하다. 이 검사는 민첩성 구성요소 중 속도에 중점을 두었다. 그러므로 일반적으로 더 빨리 달리는 사람이 이 과제를 더 잘 할 수 있다. 180°의 방향전환은 30피트 단거리 경주의 마지막에서 일어난다. 출발선 뒤쪽에 있는 분필 모양의 몇 개의 사각형 박스를 꺼내게 함으로써, 이 훈련은 숙련도 요소를 그 과제에 추가하기 위해 쉽게 수정될 수 있다. 이 검사가 끝날 때 대상자는 적절한 사각형 안에 블록을 놓아야 한다. 이것에 대한 적응은 검사 동안 중요한 요소인 시각(vision)과 상지의 운동조절이 필요하다. 체간 또는 몸중앙(core)을 통한 상지와 하지 사이에 이런 적응협응

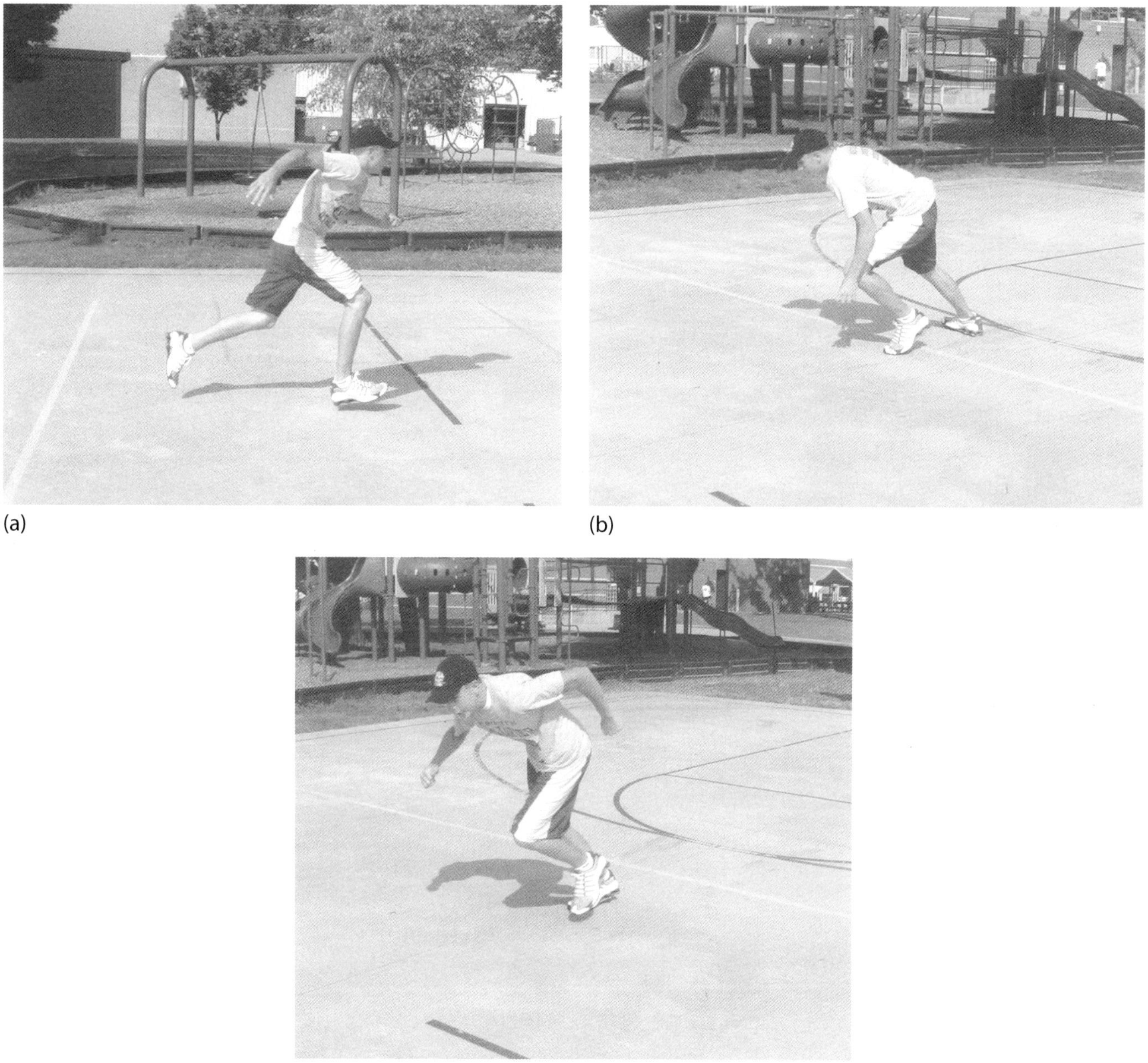

(a) (b) (c)

그림 9.28 단거리 경주. (a) 달리기 접근; (b) 방향전환; (c) 다시 돌아오기.

(adaptation coordination)은 이 과제를 성공적으로 수행하기 위한 중요한 요소가 된다.

1951년에 개발된 민첩성 검사로 이용되는 또 하나의 일반적인 검사는 일리노이 민첩성 달리기 검사(Illinois Agility Run Test). 이 검사는 근거리 왕복달리기(shuttle run)와 같은 구성으로 되어있다. 이 검사는 속도와 단일 면으로의 방향전환 그리고 더 복잡한 지그-재그(zig-zag)요소가 추가된다. 일직선에 각각 10피트 떨어져서 놓여진 4개의 콘(cone)은 지그-재그(zig-zag) 패턴을 만든다. 근거리 왕복달리기처럼 일리노이 민첩성 달리기 검사는 복잡성의 단계를 높이기 위해 수정될 수 있다. 더 많은 콘이 추가될 수 있고, 더 큰 콘 또는 다른 방해물(impediments)들이 이용될 수 있고, 또는 다른 모형의 콘은 방향전환과 관련된 난이도를 높이기 위해 이용될 수 있다.

앞선 2개의 검사는 달리는 것에 중점에 두고 개발되었다. 그러나, 민첩성 검사는 달리는 속도에 의존하는 것은 아니

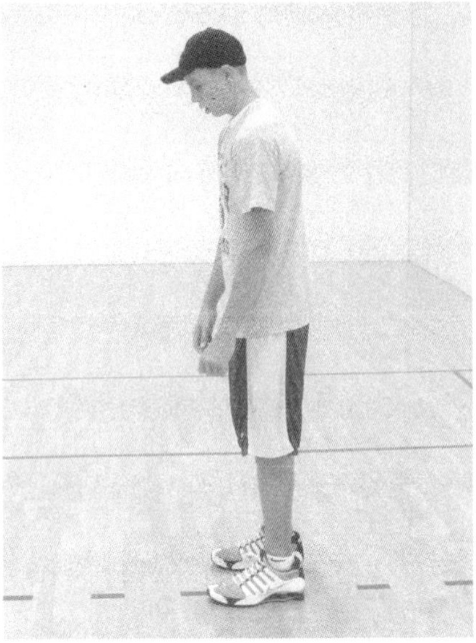
(a)

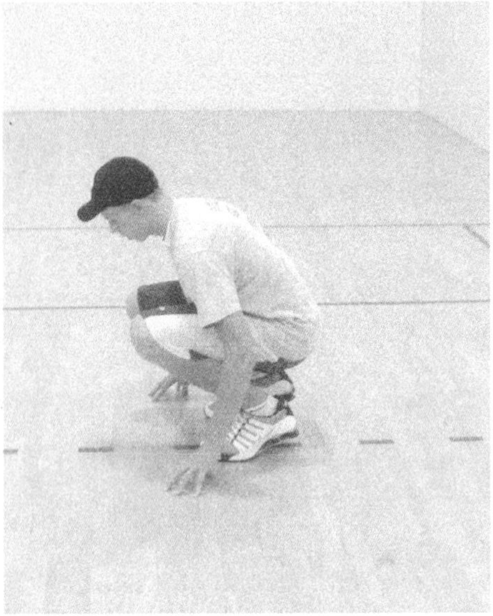
(b)

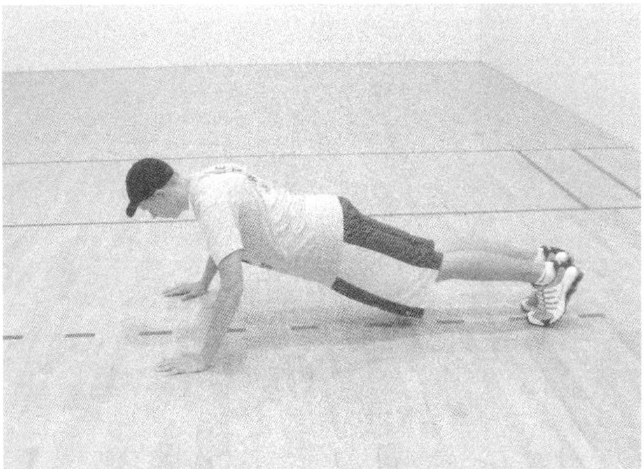
(c)

그림 9.29 쪼그려 앉았다가 밀기. (a) 시작자세; (b) 쪼그려 앉기; (c) 밀기.

다. *사이드 스텝 검사(side stepping test)*는 1977년 North Carolina 주에 의해 개발되었다. 이 검사를 수행하는 동안 대상자는 12피트 떨어진 2개의 선 사이를 옆으로 움직인다. 대상자는 2개의 선 사이를 옆으로 걸을 때 두 발을 서로 교차해서는 안 된다. 발이 닿거나 선을 지나칠 때마다 매번 숫자를 체크한다. 30초 간격 동안 그 대상자가 행한 그 숫자를 이용하여 점수를 계산한다. 이것은 단일면 방향전환에 초점을 맞춘 하나의 훈련이다. 모든 운동들은 일차적인 운동면(시상면, 관상면)에서 일어난다.

또 하나의 유명한 민첩성 검사는 *Squat Thrust* 또는 *Burpee maneuver*(**그림 9.29a-c**). 이 검사는 신체의 자세를 빠르게 변화시킬 수 있는 능력을 측정하고, 다른 검사방법처럼 달리는 속도에 의존하지 않고 자세인식(body awareness), 신경근 협응(neuromuscular coordination), 자세조절(postural control), 근력에 기초한 검사방법이다. 이 검사를 수행하는 바닥면의 특성을 변형함으로써 관절고유수용성/운동감각 요소를 추가할 수 있다.

치료적 운동으로서 민첩성 (Agility as a Therapeutic Exercise)

민첩성은 재활전문가(rehabilitation clinician)가 치료적 운동프로그램을 계획할 때 마지막으로 생각하는 것이다. 우리는 신체적건강상태에서 이러한 요소를 필요로 하는 스포츠로 대상자가 복귀를 시도할 때 민첩성에 대한 고려는 하지 않은 경우가 많다. 그러나, 민첩성 훈련을 통해 획득될 수 있는 반응시간 과 신경근 조절의 향상은 다양한 연령층의 대상자의 손상을 예방하는데 중요한 역할을 한다.

전통적으로, 근력훈련은 손상으로부터 무릎관절을 보호하기 위해 계획된 치료적 운동의 로 가장 중요한 요소로 강조되어왔다. 전십자인대(ACL) 손상, 불안정성관절이 있는 대상자가 동적신경근 반응시간(dynamic neuromuscular reaction times)을 빠르게 회복했을 때 조절될 수 있는 것으로 알려져 왔다. Wojtys[21] 등 32명의 정상 성인(남자 16, 여자 16명)을 대상으로 3가지의 훈련프로그램이 무릎 관절로 지나가는 근육의 peak torque의 시간과 신경근 반응시간에 미치는 영향을 알아보기 위해 연구를 했다. 다음의 프로그램 중 하나를 6주 동안 일주일에 3번 30분 동안 시행하였다: 등속성운동(isokinetic), 등장성운동(isotonic), 민첩성운동(agility), 그리고 대조군. 민첩성 훈련 그룹은 5가지 운동을 수행하였다. 1) sliding boarding, 2) unilateral bouncing "box hop" jumps, 3) *carioca, or grapevine* stepping, 4) figure 8 runs, 그리고 5) backward runs. 그 결과는 민첩성 훈련을 수행한 그룹에서, 경골의 전방이동(anterior translation)에 대한 반응으로 척수수준 반사가 다른 그룹에서 나온 결과 보다 13.8-15.4 milliseconds로 더 빨랐다. 민첩성 훈련그룹은 또한 등척성 검사 동안 무릎 신전근과 굴곡근의 peak torque 시간이 가장 향상되었다.

미국 공립 군사학교(united states military academy)는 유산소 운동(aerobic fitness), 민첩성운동, 근력운동에 중점을 둔 운동프로그램을 했다. 이 프로그램은 6단계로 구성되어 있다. 즉 수술 전 단계, 수술 후 단계, 초기회복 단계, 중간 회복 단계(수중훈련), 회복단계(지상훈련), 완성단계 이다. 민첩성 훈련은 지상훈련단계에서 시작해서 완성단계까지 시행한다. 회복단계(지상훈련)중에 훈련들은 다음과 같이 구성되어 있다. 즉 toe-rising, up-side-down bicycling, hopping on one foot, rope skipping, backward running, stair climbing 그리고 vertical jumping 이다. 각 단계에서 각 운동들의 훈련이 익숙해졌을 때 통제된 환경에서 간단한 게임을 한다. 시간을 체크하는 훈련(timed drill)은 회복단계의 마지막에 시행한다. 이 훈련의 예는 shuttle running, circle running, figure 8 running, straight ahead running, 그리고 timed vertical jumping 이다.

기능적 치료적 운동 프로그램은 지난 10년 동안 점진적으로 그 인기가 증가되고 있다. 특히, 전십자 인대 손상환자를 위한 치료방법에서는 더 자주 이용된다. 이 프로그램은 전통적인 프로그램(비 체중부하, 열린사슬운동(open chain exercise), 천천히 진행(slow progression))과 적극적인 프로그램(초기 체중부하, 닫힌사슬운동, 빠르게 진행)을 비교하였다. 그 결과 약간의 이점이 나타났다. Shelbourne[24] 등은 수술 후 4주에 기능적인 스포츠 민첩성 프로그램의 시작과 재건술(reconstruction)이후에 전십자인대의 이식 이완(laxity)을 비교하는 연구를 하였다. 대상자들은 프로그램 시작 전에 무릎 이완성 검사를 먼저 받았다. 각 대상자들은 그 들의 스포츠 목적에 따라 설계된 기능적 민첩성 프로그램을 시행했다. 그 결과 신체적 활동으로 조기 복귀했을 때 어떠한 이식의 이완도 일어나지 않았다. Shelbourne[24] 등에 의해 수행된 연구에서 설계된 기능적 민첩성 프로그램의 목적들 중 하나는 무릎 관절의 고유수용성감각을 촉진하는 것 이었다(7장 참고). 무릎 관절 위치에 관한 감각 정보와 운동속도는 민첩성과 관련된 과제를 성공적으로 수행하기 위해 중요한 요소들이다.

Sailors[25] 등은 민첩성 검사가 전십자인대 재건술 이후에 무릎 관절의 전방이완에 미치는 영향에 관한 연구를 하였다. 이 연구의 목적을 위하여, 그들은 단거리 왕복달리기(sprinting), 조깅(jogging), 그리고 지그-재그 달리기들이 결합된 민첩성 과정으로 구성하였다. 대상자들은 최대 맥박수의 70~80% 정도로 30분 동안 그 과정을 하도록 하였다(4장 참고). 무릎 arthrometer는 달리기 전과 후에 경골전방이동을 측정하기 위해 이용되었다(6장 참고). 이 연구결과는 대조군과 실험군 간에 유의한 차이가 없었다. 달리는 동안 발생된 힘이 정상범위를 초과해서 전십자인대 이식에 스트레스를 줄 것으로 기대했으나 별다른 차이가 없는 것으로 나타났다.

전십자인대 손상이 외과적으로 치료되지 않는 경우에도 치료적 운동프로그램 중재는 스포츠 특이성훈련(sports specific training), 민첩성, 무릎 관절 가동성, 하지 근력과 지구력 활동들을 포함한다. Fitzgerald[26] 등은 편측 전십자인대 결함이 있는 대상자를 위한 기본적인 치료적 운동프로그램과 동요훈련(perturbation training)을 비교하였다. 민첩성 훈련은 늦은 속도로 시작했고 이 프로그램의 마지막까지 점진적으로 속도를 증가시켰다. 대상자가 통증이나 부종 없이 완전한 속도에 도달했을 때 스포츠 특이성 기술들이 추가되었다.

Risberg[27] 등은 전십자인대 재건술 후 상태에 있는 대상자를 위해 신경근 훈련프로그램을 소개하였다. 이 프로그램은 6단계로 구성되어 있고, 균형훈련, 동적관절안정성 활동(dynamic joint stability activity)(5,6,7장 참고), 프라이오메트릭(5장, 8장 참고), 민첩성훈련, 그리고 스포츠 특이성 운동이 포함되어 있다. 대상자가 균형, 협응, 그리고 동적관절안정성이 능숙해졌을 때, 마지막 2단계 동안 전반적인 민첩성 운동으로 초점을 맞추어 훈련을 한다. Henriksson[28] 등은 민첩성과 고유수용성 요소를 포함한 기능적인 치료적 운동 프로그램이 자세조절에 미치는 영향을 알아보기 위해 연구를 하였다. 대상자들의 그룹은 대조군과 편측 전십자인대 재건술을 한 그룹으로 구분되어 있다. 비록 전방 무릎관절 이완은 전십자 재건술 그룹에서 더 크게 나왔지만, 자세조절은 정상 범위 내에 있었다. 이들 결과는 기능적 치료적 운동 프로그램이 동적 무릎관절 안정성의 회복에 긍적적인 영향을 미치는 것으로 나타났다. double-looped 슬괵근 이식을 이용한 편측 전십자인대 재건술을 받은 대상자의 무릎관절 기능을 평가한 이 연구에서, Nakayama[29] 등은 민첩성과 스포츠 특이성훈련을 함으로써 수술 후 8.1개월에 완전한 스포츠 경쟁으로 복귀할 수 있다고 보고하였다.

균형(BALANCE)

균형과 자세조절은 민첩성에 중요한 요소이다. 나이에 따른 민첩성의 변화를 논의할 때, 균형은 초기와 말기에 민첩성의 기능적 수준에 영향을 미치는 핵심요소로 언급된다. 이 장에서 우리는 더 자세히 균형에 영향을 미치는 기전과 임상에서 균형의 결함을 수량화하는 방법에 대하여 다룰 것이다.

먼저, 우리는 평형의 상태에 대하여 논할 것이다(정적, 동적). *정적균형*은 선상(linear)과 각 움직임(angular motion)에 대한 저항으로 정의된다. 정적균형을 평가하는 모든 검사방법들은 일정기간 동안 정해진 자세를 유지하는 것으로 구성되어 있다 정적균형의 수량화(quantification)는 그 대상자가 얼마나 잘 움직임에 저항할 수 있는가 하는 것으로 정한다. 기저면 위에서 중력중심을 유지하는 것은 균형을 유지하는데 있어 가장 먼저 요구되는 것이다.

> **핵심(Key Point):**
> 기저면 위에서 중력중심을 유지하는 것은 균형을 유지하는데 있어 가장 먼저 요구되는 것이다.

균형을 설명하는데 있어 가장 쉬운 예는 눈을 뜨고 양발을 어깨 너비만큼 벌리고 가만히 서있는 것이다. 젊은 건강한 성인은 자세조절의 상실 없이 오랜 기간 동안 그 자세를 유지할 수 있다. 그러나, 조절기전(control mechanism)을 더 자세히 관찰함으로써 자세는 과제를 수행하는 동안 발생되는 흔들림(sway)을 조절함으로써 균형이유지 된다는 것을 우리는 알 수 있다. 가만히 서 있는(quiet standing) 동안 신체의 흔들림은 압력중심에서 중력중심을 유지하는데 필요한 신경근 조절에 의해 발생된다. 중력중심의 이동(movement)은 압력 중심의 이동을 초래한다. 완벽한 신체 정렬은 가만히 서있는 동안 발생하지 않는다. 즉, 압력중심과 중력중심은 서로 따라다니기 때문에 신체의 흔들림이 일어난다. 그 두개가 더 밀접하게 붙어 있으면 신체의 흔들림은 더 덜 일어나고, 균형을 더 잘 유지할 수 있다. 젊은 건강한 성인에서, 신체는 중력중심이 기저면 중심 쪽으로 이동과 안정성한계(limits of stability)로부터 벗어나지 않는 쪽으로 반응한다.

전정계(vestibular), 체섬감각(somatosensory), 시각계(visual system)각각이 균형에 기여한다. 균형을 유지하기 위해, 대상자는 대뇌피질에 정확한 정보를 제공하는 3개의 시스템 중에 적어도 2개가 정상이어야 한다. 1) 자세의 시각적 확인, 2) 전정기관과 고유수용성감각에 의한 비시각적 확인(non-visual confirmation), 3) 정상적 소뇌 기능. 만약에 대상자가 *Romberg 검사*(양발을 서로 붙이고 팔은 체간 옆, 양쪽 눈을 감고하는 검사) 동안 균형을 상실하지만 눈을 뜬 상태에서는 균형을 유지할 수 있다면, 소뇌(cerebellum)에 문제일 것이다(8장 참고). 이것은 양성 Romberg 검사이다. 이 전통적인 Romberg 검사방법은 발의 위치를 다르게 함으로써 수정되었다. 즉, 양발을 어깨 너비만큼 벌리기, 반 일렬로 서기(semi-tandem)(발뒤꿈치에서 발 중간으로 서기(heel to instep)), 일렬로 서기(tandem stance)(발뒤꿈치에서 발가락으로 서기(heel to toe))(**그림 9.30**), 그리고 한발로 서기(single leg stance)이다(**그림 9.31**). 재활전문가(rehabilitation clinician)들은 연구보고서의 결과를 비교하고 검토할 때 사용된 특수한 Romberg 검사를 구별하는 것은 중요하다.

포괄적인 균형평가는 균형 상실의 원인을 규명하기 위해 각 기여 시스템에 대해 체계적으로 평가해야 할 것이다. 균형상실의 정도, 장비사양(equipment options), 세팅(setting)에 따라 균형을 평가하는 몇 가지 측정도두가 있다. 힘판(force platform)들은 서 있는 동안 압력중심을 계산하기 위해 전형적으로 이용되는 도구이다. 움직이는 속도와 압력중심의 이동경로는 균형 검사에 있어서 흥미로운 요소들이다. 압력중심 위치의 움직임이 적을수록 균형을 더 잘 유지한다. 압력중심 전위 반경(radius)이 더 클수록 균형을 유지하는 것은 더 어렵다(**그림 9.32a-b**). 그러나, 균형 평가를 완전하게 하기 위해서는 속도 요소가 같이 포함되어야 한다.

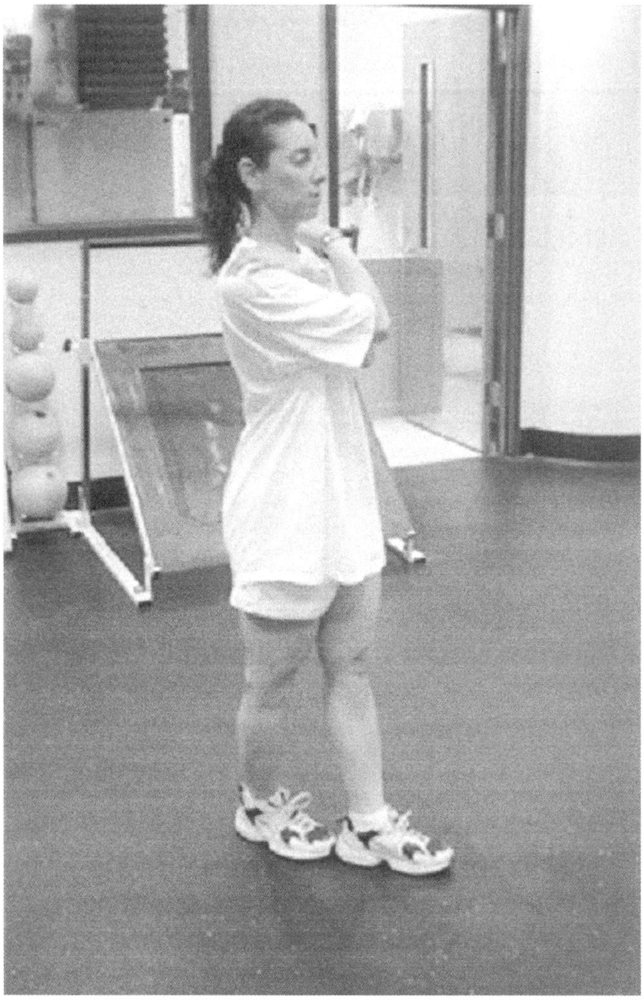

그림 9.30 일렬로 서기에서 Romberg 검사.

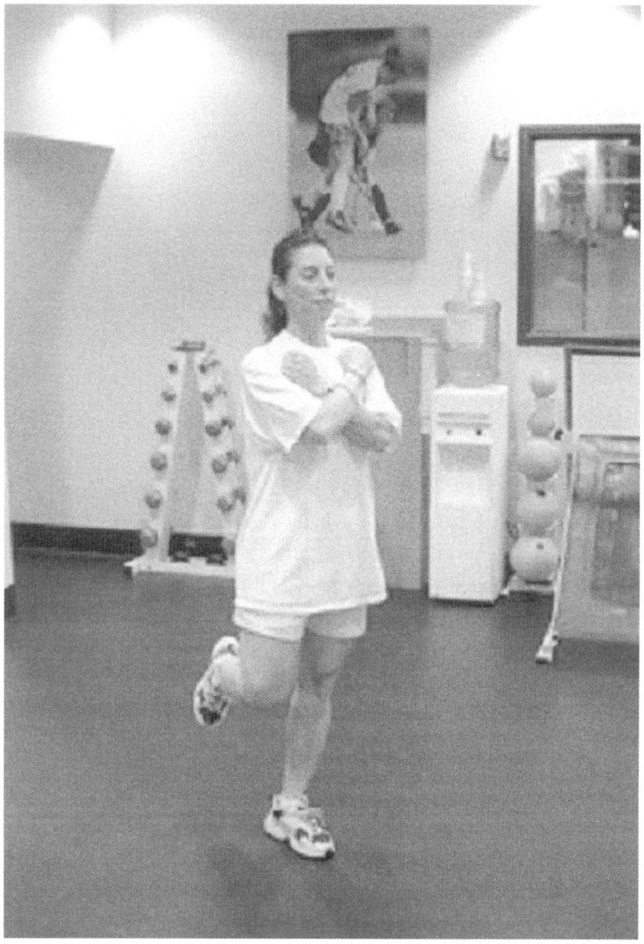

그림 9.31 한 발로 서기 검사.

가만히 서 있는 동안 신경근조절은 중력중심과 압력중심 간의 상대적인 차이를 빠르고 정확하게 수정해야 한다. 중력중심과 압력중심간의 상대적인 변화는 전정기관과 체성감각기관에 의해 감지된다. 신경근계는 이들 변화에 반응해야만 한다. 압력중심이 기저면의 경계 쪽으로 이동하는 것을 감지를 못하면 중력중심이 기저면 밖으로 이동하게 되는 원인이 되며, 결국 넘어진다. 압력중심 위치의 이동이 감지될 때, 운동조절기전은 평형을 유지하기 위해 빠른 속도의 조절을 한다(8장 참고). 대상자가 어깨 너비만큼 양발을 벌리고 큰 원을 그리며 천천히 움직일 때, 압력중심은 전위의 반경이 크게 나타낸다. 그러나 늦은 속도와 잘 조절된 압력중심의 위치변화는 좋은 균형을 유지를 가능하게 한다. 효과적인 균형평가는 압력중심의 위치와 압력중심 변화의 속도를 다 평가해야 한다. 급격한 압력중심의 위치와 속도 변화는 균형상실의 가장 중요한 결정 요소들이다.

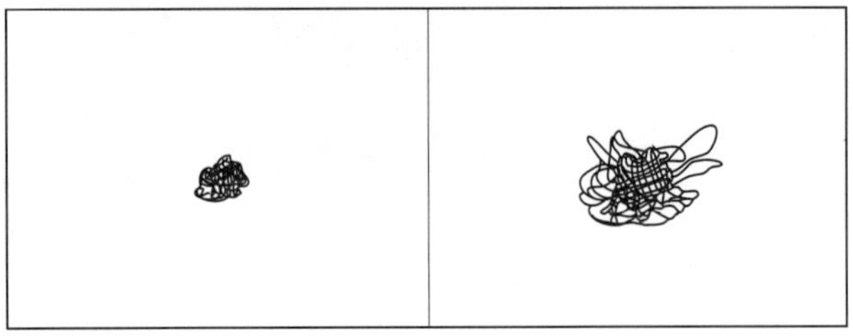

그림 9.32 균형이 좋은 상태(a)와 균형이 좋지 않은 상태(b)에서 자세동요 동안 압력 중심.

신경근 반응들과 갑작스런 압력중심의 위치변화는 대상자가 균형상실이 있을 때, 신경근계가 그 결함을 성공적으로 교정하지 못할 때 중요한 단서가 된다. 적용된 동요(perturbation)로 인해 유도된 흔들림(induced sway)은 자연스러운 흔들림 보다 더 많은 흔들림이 일어난다.[31-33] 그러나, 눈을 뜬 상태에서 유도된 흔들림의 측정은 자연스러운 흔들림 측정 보다 넘어질 위험인자가 있는 대상자를 더 잘 예측하지는 않는다.

> **핵심(Key Point):**
> 압력중심과 중력중심의 상대적인 위치변화는 신경근계가 반응하기 전에 전정기관, 체성감각, 시각계에 의해 인지되어야만 한다.

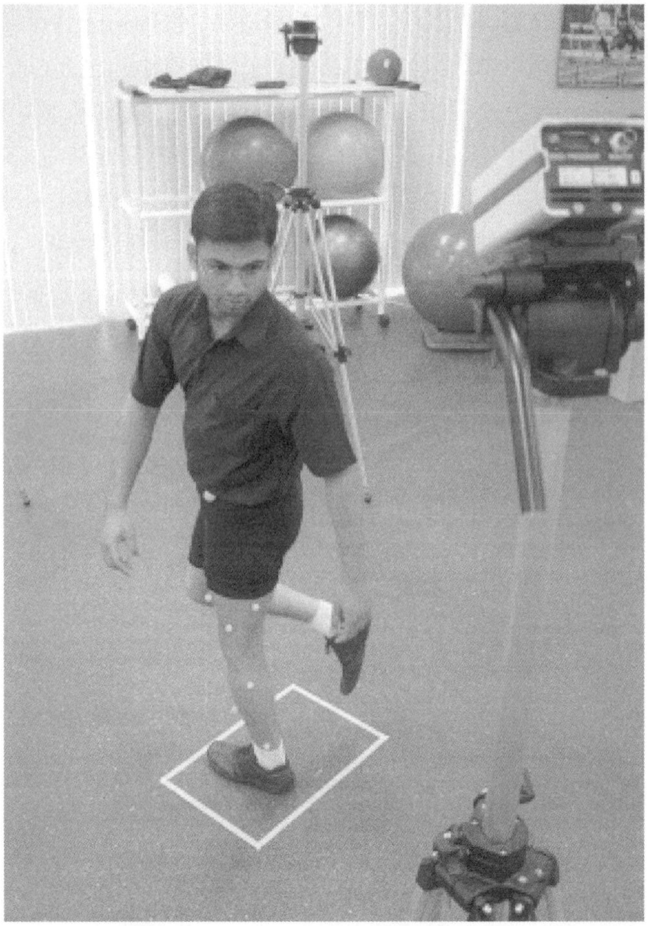

그림 9.33 교차 축 회전 동안 결합된 운동역학과 운동형상학 자료 수집.

힘판을 이용한 균형평가는 운동형상학(kinematic)자료의 움직임과 동시에 분석함으로써 더 효과적일 수 있다. 균형평가에 운동형상학 분석을 추가함으로써 연구자는 대상자가 균형을 유지하기 위해 어떤 보상기전을 이용하였는지 더 잘 이해할 수 있다(**그림 9.33**).[34,35] 젊은 성인(20.1±2.4세)과 노인(70.1±4.3세)의 정적 자세조절 비교에서, Amiridis[34] 등은 가만히 서 있는 동안 젊은 성인에 비해 노인에서 발목, 무릎, 고관절 각각에서 각 전위(angular displacement)가 유의하게 더 많이 일어났다고 보고하였다. Romberg 검사와 한발로 서기(one-leg stance)에서 비슷한 결과가 나타났다. 고관절에서 그룹 간 가장 많은 각 전위 차이가 나타났으며, 노인들의 고관절 근전도 활성도가 높게 나타났다. 이것은 자세조절을 위해 고관절을 더 많이 이용한다는 것을 의미한다.[34]

다른 첨단기술(technique)이 균형이 결함을 평가하기 위해 이용된다. EquiTest®(Neurocom Interational Clakamas, OR)은 여러 가지 환경변화를 주면서 자세조절을 평가할 수 있는 도구이다. 이 시스템은 지면과 수직배경(vertical surrounding)을 변화시킬 수 있다(**그림 9.34**). Balance Master®(NeuroCom Interational Clakamas, OR)는 가만히 서 있기 그리고 걷기, 일어서기, 그 밖의 다른 과제들과 같은 동적 과제들을 수행하는 동안 압력중심의 대칭성을 평가할 수 있는 도구이다(**그림 9.35**). 이 것과 유사한 도구는 Chattecx balance system이다. 이것은 균형평가 동안 다면 동요(multi-planar perturbation)를 줄 수 있다.[36] 대부분 실험실에 기초한 도구들은 균형 상실의 생리학적 기여요소들의 각각의 영향에 대하여 평가한다. Balance Master®의 특징 중에 하나는 기능적인 활동들을 수행하는 동안 균형의 훈련 요소를 강화하기 위해 시각적 피드백 기술의 통합이다(**그림 9.36**)

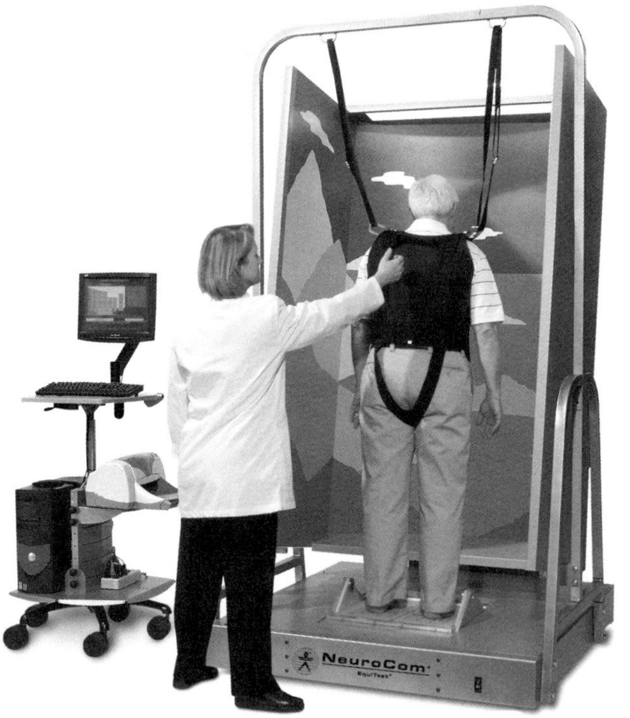

그림 9.34 EquiTest® Computerized Dynamic Posturography. Courtesy of Neurocom International. Clackamas, Oregon, 97015.

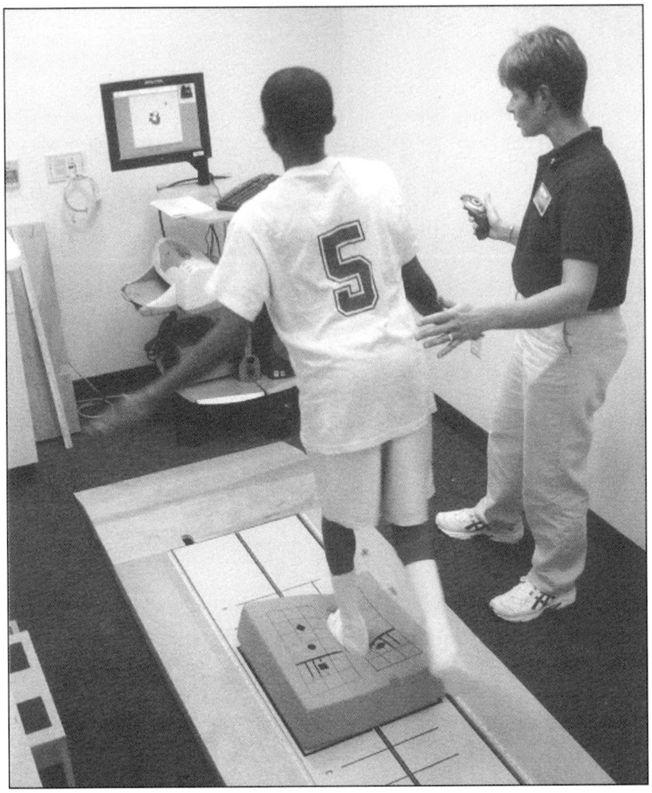

그림 9.35 스펀지 위에 한 발 서기 동안 자세조절 훈련을 위해 이용되고 있는 Balance Master®.

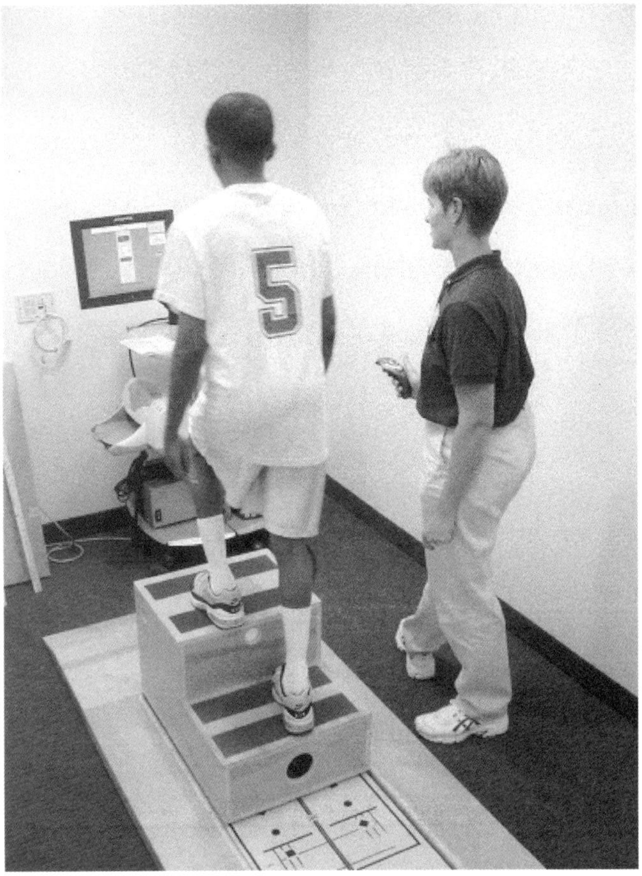

그림 9.36 상호교대 계단오르기 훈련을 위해 이용되고 있는 Balance Master®.

임상에서 장비의 고가와 특수한 실험실 환경들이 최첨단 장비의 이용에 제한점이다. 임상적인 평가방법들의 개발은 다양한 환경에서 평가할 수 있는 단순하고, 저 비용에 초점을 맞추어야 한다. 임상적 사용을 위해 개발된 검사와 척도는 균형의 결함을 확인하기 위해, 또는 치료적 운동 프로그램 중재 중 이나 후에 균형의 향상을 평가하기 위해 대부분 이용된다. 임상적인 검사들은 균형 장애의 체계적인 기여요소를 확인하기 위한 능력에 제한이 있다. 실험실에 기초한 균형 평가는 초기 평가를 보충하고, 재활전문가에게 균형결함의 원인을 확인할 수 있는 포괄적인 결과로 제공한다. 일반적으로 이용되는 임상적 평가방법들의 예는 한발로 서기, Romberg검사, 수정된 Romberg검사, 기능적 도달검사(functional reach test), Berg 균형척도(Berg scale), 그리고 Activity Specific Balance Confidence scale 있다.

*한발로 서기검사*는 정적균형을 검사하는 도구이다. 이 검사는 미리 정해진 자세를 취하게 하고 시간을 체크한다. 이

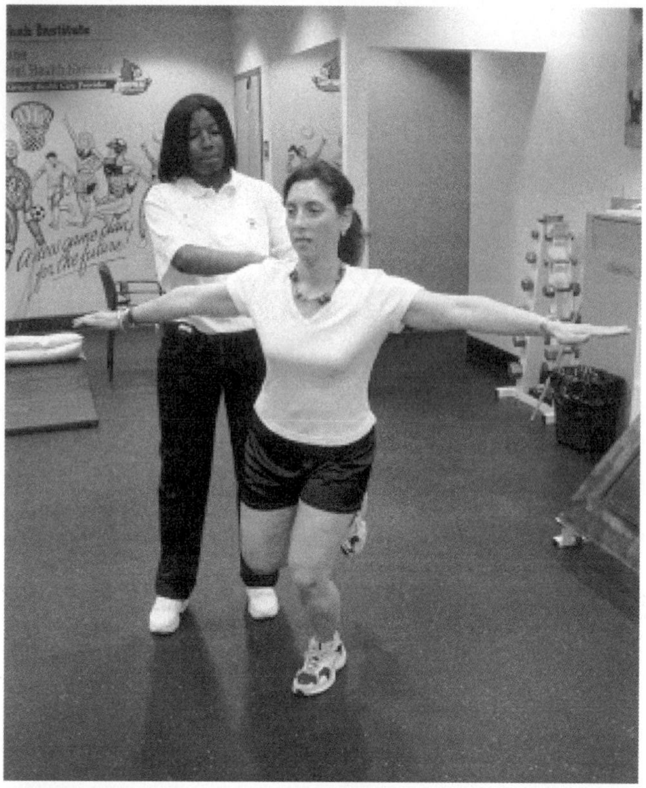

그림 9.37 한 발 서기 동안 갑작스런 동요.

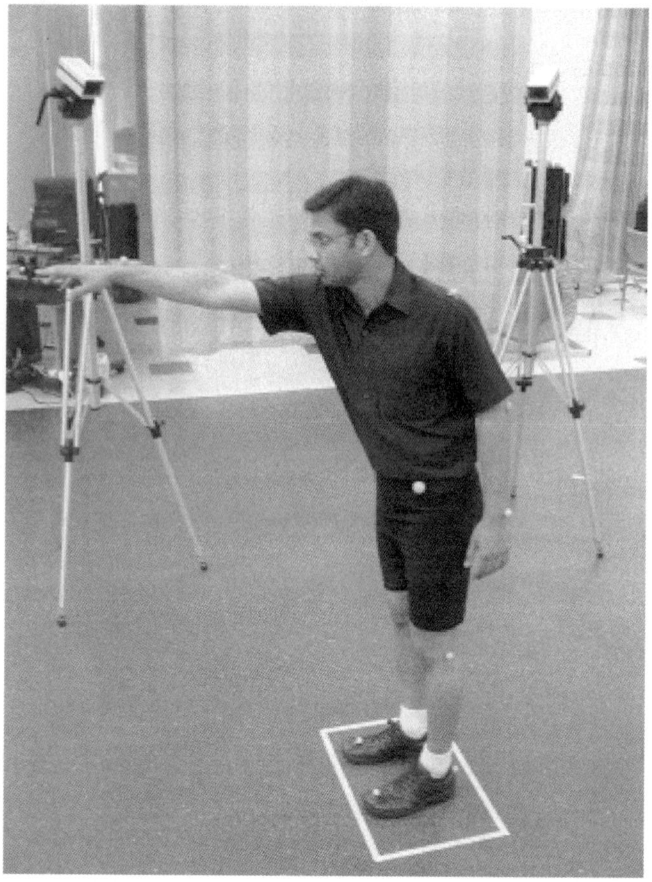

그림 9.38 도구적 기능적 도달 검사.

검사방법의 수정을 지면의 변화, 머리위치의 변화, 팔 위치 변화(기본적 자세는 앞쪽으로 양팔 교차), 그리고 눈을 뜨거나 감는 동작으로 할 수 있다. 이 검사방법은 또한 임상에서 치료방법으로 이용되기도 한다. 예상치 못한 동요가 훈련에 추가될 수 있다(**그림 9.37**).

또한 Romberg 검사는 정적균형을 측정할 수 있고 지지면을 변화하기 위해 발의 위치를 바꾸어 이용한다. 그럼으로써 이 검사의 난이도를 높일 수 있다. 모든 발의 위치는 균형과제를 수행하는 동안 시각계의 영향을 측정하기 위해 눈을 감고 그리고 뜬 상태에서 수행될 수 있다.

*기능적 도달검사*는 균형을 잃지 않고 중력중심을 전방으로 이동하게 함으로써 균형을 검사한다(**그림 9.38**). 기능적 도달검사는 동적 자세 안정성을 검사하기 위한 임상적 도구로 개발되었다. 이 검사를 수행하기 위해, 나무금속으로 만든자(yardstick) 또는 테이프 자를 측정하고자 하는 팔의 연봉(accordion) 높이에 벽의 바닥과 평행하게 놓는다. 대상자는 측정하고자 하는 팔을 약 90° 굴곡한 상태에서 주먹을 쥐고 벽 옆에 편안하게 선다. 이 자세에서 대상자는 벽에 기대거나 발을 앞으로 움직이지 않은 상태에서 가능한 멀리 앞으로 손을 뻗는다. 처음 위치로부터 이동한 만큼의 거리는 자를 이용하여 측정한다.[37] 남자와 여자의 정상수치는 다음과 같이 보고하였다. 즉, 20-24세 남자=16.73 in, 여자=14.64 in; 41-49세 남자=14.98 in, 여자=13.81 in; 70-87세 남자=13.16 in, 여자=10.47 in 이다.[37] 이 검사는 재활훈련 후에 균형의 향상에 민감하게 나타난다.[38] Duncan[39] 등은 기능적 도달검사는 남성 노인의 재발성 낙상 자(faller)를 예측하는 예측타당도가 있다고 보고하였다. 그러나, 다른 연구들은 기능적 도달검사는 낙상자와 비 낙상 가간의 위험도 임상적으로 구별하는데 효과가 없다고 보고하였다.[40-42] Wallmann[40]은 전방으로 기우리는 능력의 감소는 전방도달의 능력 감소 보다 균형감소와 더 관계가 있다고 제안하였다.

*기능적 균형척도*는 동적균형 또한 근력과 유연성(flexibility)의 다른 수준이 요구되는 14개의 항목으로 구성되어 있다. 각 항목에 대한 점수는 0-4점으로 되어있다(**표 9.1**).

표 9.1 Berg 기능적 균형 척도의 구성(최고 가능 점수=56/56)

항목	점수
1. ________ 의자의 등받이에 기대지 않고 바른 자세로 앉기	4 점 : 2분 동안 안전하고 확실하게 앉을 수 있다. 3 점 : 옆에서 지켜봐 주면 2분 동안 앉아 있을 수 있다. 2 점 : 30초 동안 앉아 있을 수 있다. 1 점 : 10초 동안 앉아 있을 수 있다. 0 점 : 도움 없이는 앉아 있을 수 없다.
2. ________ 앉은 자세에서 일어나기	4 점 : 손을 사용하지 않고 일어서서 안정된 자세를 유지할 수 있다. 3 점 : 손을 사용하여 스스로 설 수 있다. 2 점 : 일어서기를 몇 번 시도한 수 손을 사용하여 설 수 있다. 1점 : 일어서기 위해 또는 안정을 유지하기 위해서는 최소한의 도움이 필요하다. 0 점 : 일어서기 위해 중간 정도 또는 최대한의 도움이 필요하다.
3. ________ 잡지 않고 서 있기	4 점 : 안전하게 혼자서 2분 동안 서 있을 수 있다. 3 점 : 옆에서 지켜봐 주면 2분 동안 서 있을 수 있다. 2 점 : 잡지 않고 30초 동안 서 있을 수 있다. 1 점 : 잡지 않고 30초 동안 서 있기 위해서는 여러 번의 시도가 필요하다. 0 점 : 도움 없이는 30초 동안 서 있을 수 없다.
4. ________ 두 눈을 감고 잡지 않고 서 있기	4 점 : 10초 동안 안전하게 서 있을 수 있다. 3 점 : 옆에서 지켜봐 주면 10초 동안 서 있을 수 있다. 2 점 : 3초 동안 서 있을 수 있다. 1 점 : 안정적으로 서 있으나 두 눈을 감고 3초 동안 유지 할 수 는 없다. 0 점 : 넘어지는 것을 방지하기 위하여 도움이 필요하다.
5. ________ 두 발을 붙이고 잡지 않고 서 있기	4 점 : 혼자서 두 발을 붙이고 1분 동안 안전하게 서 있을 수 있다. 3 점 : 혼자서 두 발을 붙이고 옆에서 지켜봐 주면 1분 동안 안전하게 서 있을 수 있다. 2 점 : 혼자서 두 발을 붙이고 설 수 있으나 30초 동안 유지할 수는 없다. 1 점 : 두 발을 붙이는 데에 도움이 필요하나 15초 동안 서 있을 수 있다. 0 점 : 두 발을 붙이는 데에 도움이 필요하며 15초 동안 서 있을 수 없다.
6. ________ 선 자세에서 앞으로 팔을 뻗쳐 내밀기(____ 팔을 90° 로 올린다)	4 점 : 25cm 이상 앞으로 자신 있게 뻗을 수 있다. 3 점 : 12.5cm 이상 앞으로 안전하게 뻗을 수 있다. 2 점 : 5cm 이상 안전하게 뻗을 수 있다. 1 점 : 앞으로 뻗을 수는 있으나 옆에서 지켜봐 주는 것이 필요하다. 0 점 : 넘어지지 않기 위해 도움이 필요하다.
7. ________ 바닥에 있는 물건을 집어 올리기	4 점 : 안전하고 쉽게 물건을 집어들을 수 있다. 3 점 : 물건을 집어들을 수 있으나 옆에서 지켜봐 주는 것이 필요하다. 2 점 : 물건을 집을 수는 없으나 물건이 있는 지점에서부터 2.5cm~5cm의 거리까지 손이 닿으며 혼자 균형을 유지할 수 있다. 1 점 : 물건을 집어들을 수 없으며 잡으려고 시도하는 동안에도 옆에서 지켜봐주는 것이 필요하다. 0 점 : 물건을 집으려고 시도해도 할 수 없으며 넘어지지 않게 하려면 도움이 필요하다.
8. ________ 왼쪽과 오른쪽으로 뒤돌아보기	4 점 : 왼쪽과 오른쪽 방향으로 뒤돌아보며, 체중 이동을 잘 할 수 있다. 3 점 : 한쪽으로만 잘 돌아다보고 다른 쪽은 체중 이동이 적게 나타난다. 2 점 : 옆 방향으로만 비스듬히 돌릴 수 있으나 균형은 유지된다.

표 9.1 Berg 기능적 균형 척도의 구성(계속)

	1 점 : 몸을 돌리려 할 때 옆에서 지켜봐 주는 것이 필요하다. 0 점 : 넘어지지 않도록 하기 위해 도움이 필요하다.
9. ________ 제자리에서 360° 회전하기	4 점 : 각 방향을 4초 이내에 안전하게 360° 회전할 수 있다. 3 점 : 한 방향으로만 4초 이내에 안전하게 360° 회전할 수 있다. 2 점 : 안전하게 360°를 천천히 회전할 수 있다. 1 점 : 근접해서 지켜봐 주거나 말로 지시를 해주어야 한다. 0 점 : 회전시 도움이 필요하다
10. ________ 일정한 높이의 발판 위에 발을교대로 놓기	4 점 : 혼자 안전하게 서서, 20초 이내에 안전하게 발판 위에 발을 교대로 8회 올려놓을 수 있다. 3 점 : 혼자 서서, 20초 이상 걸려 발판 위에 완전하게 발을 교대로 8회 올려놓을 수 있다. 2 점 : 보조자의 도움 없이 완전하게 교대로 발을 4회 발판에 올려놓을 수 있다. 1 점 : 약간의 도움(최소한의 도움)으로 완전하게 발을 2회 이상 발판에 올려놓을 수 있다. 0 점 : 넘어지지 않도록 하기 위해 도움이 필요하며 과제를 수행할 수 없다.
11. ________ 한 발 앞에 다른 발을 일자로 두고 서 있기	4 점 : 혼자 두발을 일자로 하여 30초 동안 그대로 서서 유지할 수 있다. 3 점 : 혼자 큰 발걸음(자신의 발길이 이상 앞으로 띄우되 보격(stride width)만큼 벌려서)으로 해서 30초 동안 유지할 수 있다. 2 점 : 혼자 작은 발걸음으로 해서 30초 동안 유지할 수 있다. 1 점 : 걸음으로 내딛는데 도움이 필요하나 그대로 서서 15초 동안 유지할 수 있다. 0 점 : 발을 내딛거나 서 있는 동안 균형을 잃는다.
12. ________ 한 다리로 서 있기	4 점 : 혼자서 한 발을 들고 10초 이상 서 있을 수 있따. 3 점 : 혼자서 한 발을 들고 5 ~ 10초 정도 서 있을수 있다. 2 점 : 혼자서 한 발을 들고 3초 동안 또는 그 이상 서 있을 수 있다. 1 점 : 한 발을 들려고 시도하며, 3초 동안 유지하지는 못하지만 혼자서 서 있을 수 있다. 0 점 : 넘어지지 않기 위해서는 도움이 필요하거나 과제를 시도할 수 없다.
13. ________ 선 자세에서 앞으로 팔을 뻗쳐 내밀기	4 점 : 손을 거의 사용하지 않고(또는 손을 조금 사용하여) 안전하게 앉는다. 3 점 : 무엇을 잡아야만 천천히 앉을 수 있다. 2 점 : 앉을 때 다리 뒷부분을 의자에 기대고 천천히 앉는다. 1 점 : 혼자 않기는 하지만 털썩 주저앉는다. 0 점 : 앉을 때 도움이 필요하다.
14. ________ 의자에서 의자로 이동하기	4 점 : 혼을 거의 사용하지 않고(또는 손을 조금 사용하여) 안전하게 옮겨 앉을 수 있다. 3 점 : 확실히 손을 사용해야 안전하게 옮겨 앉을 수 있다. 2 점 : 말로 가르쳐주거나 옆에서 지켜봐 주어야 옮겨 앉을 수 있다. 1 점 : 한 사람의 도움이 필요하다. 0 점 : 안전을 위해 옆에서 지켜봐 주거나 도움을 줄 두 사람이 필요하다.

출처: KO Berg, SL Wood-Dauphinee, JI Williams, Maki B. Measuring balance in the elderly: validation of an instrument. *Can F Public Health*. 1992, 83:S7-S11.

*Activity Specific Balance Confidence scale(ABC)*는 일반적인 가사와 기능적인 과제를 위한 가동성에 있어서 스스로 인지하는 신뢰도를 평가하는 16개의 설문문항으로 되어 있다. 대상자들은 각 기능적인 활동에 대해 0-100%로 가동성의 신뢰도 등급을 정한다. 더 높은 점수는 일상생활의 과제를 수행하는데 있어 더 높은 신뢰도가 있다는 것을 의미한다[44]. 낙상의 경험이 있는 사람과 없는 사람을 대상으로 Berg 균형척도 점수와 ABC 점수간의 반응시간 차이를 알아보기 위한 연구에서, Lajoie[45] 등은 낙상의 경험이 있는 사람이 없는 사람에 비해 더 모든 검사에서 낮은 점수를 나타냈다고 보고하였다.

대상자의 균형검사는 대상자가 서 있는 지면의 재질을 변경함으로써 수정될 수 있다. 다양한 강도의 스펀지 형태 또는 올라가는/내려가는 경사판들은 검사환경을 수정하기 위해 효과적으로 이용될 수 있다. 검사환경의 약간의 수정은 대상자의 균형을 평가하고 훈련하는데 이용되는 일반적인 전술이다. 시각과 청각계는 자세조절에 관여하기 때문에 균형평가에 있어서 감각통합의 영향은 최근에 더 관심을 갖고 있다.

감각계들은 나이에 따라 영향을 받고, 이것은 자세조절의 감소를 유도하고 낙상의 위험을 증가시킨다. 지역사회에 거주하는 매년 1번 이상 낙상을 하는 65세 이상 노인의 30% 발병률의 결과에서처럼, 연구는 이 그룹 중에서 낙상의 고 위험에 기여하는 기전 확인과 특별히 위험요소가 있는 대상자를 알 수 있는 예측모델 개발에 초점을 맞추었다. 앞전에 언급된 고기술(technologies)들의 일부는 노인들을 대상으로 자세조절 연구에 이용되어 왔다. 그러나, 동적 자세조절은 나이가 증가함에 따라 감소하는 균형을 이해하는데 있어 중요한 역할을 할 수 있다. 몇몇 연구들은 보행과 관련된 평가와 정적균형평가 사이에 관계를 연구하였다.[46,47] 노인들은 종종 불규칙하게 동적균형감소가 나타난다고 한다. 정상보행의 필요성을 재인식함으로써 우리는 안정된 균형패턴을 유지하기 필요한 신경근협응의 복잡성을 이해할 수 있다.

사람들은 나이가 들어감에 따라 모든 관절에 관절범위가 감소되는 경향이 있다. 또한 지면반발력(ground reaction force)의 감소와 자세변화에 더 느리게 반응이 나타난다. 역학적적응(mechanical adaptation)들은 이런 모든 요소들의 결합으로부터 발생한다. 이것은 더 느린 보행, 더 짧은 걸음걸이(stride length), 더 넓은 보폭(step width)을 이끌어 낸다. 연구는 발목관절의 능동과 수동 관절가동범위와 균형점수 간에 높은 상관관계가 있다고 보고하였다[48]. 발목관절범위의 감소는 자세 흔들림(postural sway)을 일차적으로 조절자로서 다른 관절들을 사용하도록 유도할 수 있다(6장 참고). 무릎 관절에 퇴행성관절염이 있는 여성노인들에서 나타나는 M자형 수직적 지면반발력(ground reaction force)은 더 높은 기능적도달검사 점수 그리고 Timed up and Go 점수와 관계가 있는 것으로 나타났다[49]. 더 안 좋은 보행패턴을 유도하는 이 역학적 적응들은 전반적인 기능감소를 유도할 수 있고 균형수행 능력에 감소를 발생시킬 수 있다.

> **핵심(Key Point):**
>
> 더 안 좋은 보행패턴을 유도하는 이 역학적 적응들은 특히 노인들에서 손상된 균형과 감소된 전반적인 기능을 의미할 할 수도 있다.

보행에서 비정상적인 자세는 노인들에서 낮은 기능적도달검사 점수 그리고 Timed up and Go 검사 점수와 유의한 상관관계가 있는 것으로 보고되었다[50]. 이 *Get up* and *Go 검사*는 노인들 중 균형문제를 빠르게 검사하기 위해 Mathias와 Nayak[51]에 의해 개발된 간단한 수단이다. 이 검사는 의자에서 일어서기, 3m 걷기(118.11 inches), 돌아서(tunning), 의자로 돌아오기(returning to the chair)로 구성되어 있다. 대상자는 1-5까지 점수가 부여된다. 여기에서 1은 정상을 의미하고, 5는 심한 비정상을 의미한다. 3이나 그 이상의 점수는 낙상의 위험이 높다는 것을 의미한다. *Timed up* and *Go 검사*는 균형검사와 같지만 이것은 이 과제를 완성하는데 필요한 시간에 기초한 숙련도에 있다는 것이 다르다[52]. 균형능력과 가동성이 좋은 정상 성인들은 이 과정을 10초 안에 수행할 수 있다[53]. 이 과정을 수행하는데 30초 이상이 소요된 성인은 가동성과 대부분의 일상생활에서 의존적으로 되는 경향이 있다. 변화하는 환경에 대상자를 위치하게 함으로써 재활전문가에게 동적균형이 어떻게 영향을 미치는지를 더 쉽게 이해할 수 있게 해준다.

일부 연구는 대상자에게 변화하는 환경을 조절하기 위해 운동패턴의 변화를 유도하기 위해 지면을 변화시키거나 장애물을 놓고 하는 연구에 초점을 맞추었다.[54,55] *Emory Functional Ambulation Profile*(E-FAP)은 일렬로 정렬된 다른 지면과 장애물들 위를 걷는 시간을 측정하였다. 뇌졸중(stroke)을 경험한 대상자들 중에서 이 검사의 신뢰도와 타당도를 측정하기 위한 연구에서, E-FAP와 시한(timed) 10m 보행검사 점수 그리고 기능적 균형척도 점수와 강한 음의 상관관계가 있다고 보고하였다.[55]

균형에 미치는 시각계의 영향은 한발로 서기검사를 수행하는 동안 운동적응(movement adaptation)을 통해 이루어지는 것으로 밝혀졌다. 청각 자극은 측면 흔들림의 증가를 일으키는 측면으로 이동하는 청각신호를 노인들에게 적용했을 때 균형에 영향을 미치는 것으로 밝혀졌다.[56]

균형과 근력훈련 그리고 운동은 노인들의 균형능력을 향상시킨다. 그러나, 균형을 향상시키기 위해 특별한 치료적 운동 중재를 계획하기 전에 의식수준을 검사하기 위해 65세 이상 노인들에게 Mini-Mental State 검사를 하는 것이 좋다.[57]

균형훈련은 정적균형능력을 향상시킨다. 반면에 보행훈련은 동적균형을 향상시키는 것으로 밝혀졌다.[58] 퇴행성관절염, 감소된 하지근력, 감소된 고유수용성감각-운동감각가 있는 사람들은 정적과 동적 균형능력의 감소를 일으킨다. 근력훈련(5장)과 유산소걷기(4장)는 하지 퇴행성관절염이 있는 사람에게 신체 흔들림을 감소시키는 것을 알려졌다.[59] Tai chi 훈련은 노인들에서 기능적인 가동성과 균형조절을 향상시키는 것으로 밝혀졌다(10장 참고).[60,61]

요약(Summary)

민첩성은 신체와 공간인식, 신경근협응, 반응시간, 속도, 그리고 파워(근력/시간)의 결합이 필요하다. 이들 요소들은 일생동안 전반적인 민첩성에 서로 다르게 영향을 미친다. 정적균형은 선상과 각운동에 저항할 수 있는 능력이다. 높은 수준의 신경근협응과 균형은 민첩성이 요구되는 활동을 수행하는 동안 부드러운 움직임의 패턴을 유지하기 위한 필수적인 요소이다.

하지에 생체 역학적 요구는 더 정확한 방향전환과 속도에 의해 증가한다. 갑작스런 방향전환과 단거리경주가 결합된 민첩성 과제들은 하지 전체에 생체 역학적 요구를 크게 증가시킨다. 민첩성과 균형훈련프로그램들은 고유수용성감각-운동감각(7장 참고), 자세조절(5,6,7장 참고), 속도조절, 그리고 가속-감속조절을 향상시킬 수 있는 운동이 포함되어야만 한다. 치료적운동의 초기단계 동안, 민첩성활동들은 대상자가 정적균형감소를 잘 수행한 다음에만 시작되어야 하고 천천히 수행되어야만 한다. 적절한 향상이 이루어지면, 대상자는 최대속도로 하는 특수한 민첩성 과제로 진행할 수 있다.

참고문헌(References)

1. Young WB, James R, Montgomery I. Is muscle power related to running speed with changes of direction?. *J Sports Med Phys Fitness.* 2002;42:282–288.
2. Hilsendager DR, Strow MH, Ackerman KJ. Comparison of speed, strength and agility exercises in the development of agility. *Res Q.* 1969;40:71–75.
3. Thissen-Milder M, Mayhew JL. Selection and classification of high school volleyball players from performance tests. *J Sports Med Phys Fitness.* 1991;31:380–384.
4. Judge JO, Ounpuu S, Davis III RB. Effects of age on the biomechanics and physiology of gait. *Clin Geriatr Med.* 1996;12:659–679.
5. Netz Y, Argov E. Assessment of functional fitness among independent older adults: A preliminary report. *Percept Mot Skills.* 1997;84:1059–1074.
6. Turner CH. Toward a cure for osteoporosis: Reversal of excessive bone fragility. *Osteoporo Int.* 1991;2:12–19.
7. Bravo G, Gauthier P, Roy P, et al. Impact of a 12-month exercise program on the physical and psychological health of osteopenic women. *J Am Geriatr Soc.* 1996;44:756–762.
8. Bravo G, Gauthier P, Roy P, et al. A weight-bearing, water based exercise program for osteopenic women: Its impact on bone, functional fitness, and well-

being. *Arch Phys Med Rehabil.* 1997;78:1375–1380.

9. Kerschan-Schindl K, Uher E, Grampp S, et al. A neuromuscular test battery for osteoporotic women. *Am J Phys Med Rehabil.* 2001;80:351–357.
10. Soutas-Little RW, Inman DJ. *Engineering Mechanics: Dynamics.* Upper Saddle River, NJ: Prentice Hall, 1998.
11. Soutas-Little RW. Center of pressure plots for clinical use. *The Winter Annual Meeting of the American Society of Mechanical Engineers Proceedings,* 1987.
12. Mann RA. *Biomechanics of Running:* In Nicholas JA Hershman EB (ed.). *The Lower Extremity and Spine in Sports Medicine* (2nd ed.), vol. 1. St. Louis: Mosby, 1995.
13. Walker JA. Does rigid body limit maneuverability? *J Exp Biol.* 2000;203:3391–3396.
14. Alfredson H, Pietla T, Jonsson P, Lorentzon R. Heavy-load eccentric calf muscle training for the treatment of chronic Achilles tendinosis. *Am J Sports Med.* 1998;26(3):360–366.
15. Ohberg L, Lorentzon R, Alfredson H. Eccentric training in patients with chronic Achilles tendinosis: Normalized tendon structure and decreased thickness at follow-up. *Br J Sports Med.* 2004;38(1):8–11.
16. Pigeon P, Bortolami SB, DiZio P, Lackner JR. Coordinated turn-and-reach movements: II. Planning in an external frame of reference. *J Neurophysiol.* 2003; 89:290–303.
17. Adamovich SV, Archambault PS, Ghafouri M, et al. Hand trajectory invariance in reaching movements involving the trunk. *Exp Brain Res.* 2001; 138:288–303.
18. Ghafouri M, Archambault PS, Adamovich SV, Feldman AG. Pointing movements may be produced in different frames of reference depending on the task demand. *Brain Res.* 2002;929:117–128.
19. Alberts JL, Saling M, Stelmach GE. Alterations in transport path differentially affect temporal and spatial movement parameters. *Exp Brain Res.* 2002; 143:417–425.
20. Young WB, McDowell MH, Scarlett BJ. Specificity of sprint and agility training methods. *J Strength Cond Res.* 2001;15:315–319.
21. Wojtys EM, Huston LJ. Neuromuscular performance in normal and anterior cruciate ligament deficient lower extremities. *Am J Sports Med.* 1994; 22:89–104.
22. Wojtys EM, Huston LJ, Taylor PD, Bastian SD. Neuromuscular adaptations in isokinetic, isotonic and agility training programs. *Am J Sports Med.* 1996;24:187–192.
23. Curl WW, Markey KL, Mitchell WA. Agility training following anterior cruciate ligament reconstruction. *Clin Orthop.* 1983;172:133–136.
24. Shelbourne KD, Davis TJ. Evaluation of knee stability before and after participation in a functional sports agility program during rehabilitation after anterior cruciate ligament reconstruction. *Am J Sports Med.* 1999;27:156–161.
25. Sailors ME, Keskula DR, Perrin DH. Effect of running on anterior knee laxity in collegiate-level female athletes after anterior cruciate ligament reconstruction. *J Orthop Sports Phys Ther.* 1995;21: 233–239.
26. Fitzgerald GK, Axe MJ, Snyder-Mackler L. The efficacy of perturbation training in nonoperative anterior cruciate ligament rehabilitation programs for physically active individuals. *Phys Ther.* 2000;80:128–140.
27. Risberg MA, Mork M, Jenssen HK, Holm I. Design and implementation of a neuromuscular training program following anterior cruciate ligament reconstruction. *J Orthop Sports Phys Ther.* 2001;31:620–631.
28. Henriksson M, Ledin T, Good L. Postural control after anterior cruciate ligament reconstruction and functional rehabilitation. *Am J Sports Med.* 2001;29 (3):359–366.
29. Nakayama Y, Shirai Y, Narita T, et al. Knee functions and a return to sports activity in competitive athletes following anterior cruciate ligament reconstruction. *J Nippon Med Sch.* 2000;67:172–176.
30. Nichols DS, Glenn TM, Hutchinson KJ. Changes in the mean center of balance during balance testing in young adults. *Phys Ther.* 1995;75:699–706.
31. Maki BE, Holliday PJ, Fernie GR. Aging and postural control. A comparison of spontaneous and induced-sway balance tests. *J Am Geriatr Soc.* 1990;58:1–9.
32. Wollacott MP, Shumway-Cook AT, Nasher LM. Changes in the postural response system with aging. *Soc Neurosci Abstr.* 1982;8:838.
33. Wolfson LI, Whipple R, Amerman P, Kleinberg A. Stressing the postural response a quantitative method for testing balance. *J Am Geriatr Soc.* 1986; 34:845–850.
34. Amiridis IG, Halzitaki V, Arabatzi F. Age-induced modifications of static postural control in humans. *Neurosci Let.* 2003;350:137–140.
35. Hahn ME, Chou L. Can motion of individual body segements identify dynamic instability in the elderly? *Clin Biomech.* 2003;18:737–744.
36. Rogind H, Simonsen H, Era P, Bliddal H. Comparison of Kistler 9861A, force platform and Chattecx Balance System for measurement of postural sway: Correlation and test-retest reliability. *Scan J Med Sci Sports* . 2003;13:106–114.
37. Duncan PW, Weiner DK, Chandler J, Studenski S. Functional reach: A new clinical measure of balance. *J Gerontol.* 1990;45:M192–197.

38. Weiner DK, Bongiorni DR, Studenski SA, et al. Does functional reach improve with rehabilitation? *Arch Phys Med Rehabil.* 1993;74:796–800.
39. Duncan PW, Studenski S, Chandler J, Prescott B. Functional reach: Predictive validity in a sample of elderly male veterans. *J Gerontol.* 1992;47:M93–98.
40. Wallman HW. Comparison of elderly nonfallers and fallers on performance measures of functional reach, sensory organization and limits of stability. *J Gerontol.* 2001;56A:M580–M583.
41. Wernick-Robinson M, Krebs DE, Giorgetti MM. Functional reach: Does it really measure dynamic balance? *Arch Phys Med Rehabil.* 1999;80:262–269.
42. Cho CY, Kamen G. Detecting balance deficits in frequent fallers using clinical and quantitative evaluation tools. *J Am Geriatr Soc.* 1998; 46:426–430.
43. Berg KO, Wood-Dauphinee SL, Williams JI, Maki B. Measuring balance in the elderly: Validation of an instrument. *Can J Public Health.* 1992;83:S7–S11.
44. Powell LE, Myers AM. The Activities-specific Balance Confidence (ABC) Scale. *J Gerontol A Biol Sci Med Sci.* 1995;50A(1): M28–34.
45. Lajoie Y, Girard A, Guay M. Comparison of the reaction time, the Berg Scale and the ABC in non-fallers and fallers. *Arch Gerontol Geriatr.* 2002;35:215–225.
46. Cho CY, Kamen G. Detecting balance deficits in frequent fallers using clinical and quantitative evaluation tools. *J Am Geriatr Soc.* 1998;46:426–430.
47. Whitney S, Wrisley D, Furman J. Concurrent validity of the Berg Balance Scale and the Dynamic Gait Index in people with vestibular dysfunction. *Physiother Res Int.* 2003;8:178–186.
48. Mecagni C, Smith JP, Roberts KE, O'Sullivan SB. Balance and ankle range of motion in community-dwelling women aged 64 to 87: A correlational study. *Phys Ther.* 2000;80:1004–1011.
49. Takahashi T, Ishida K, Hirose D, et al. Vertical ground reaction force shape is associated with gait parameters, timed up and go, and functional reach in elderly females. *J Rehabil Med.* 2004;36:42–45.
50. Hirose D, Ishida K, Nagano Y, et al. Posture of the trunk in the sagittal plane is associated with gait in community-dwelling elderly population. *Clin Biomech.* 2004;19:57–63.
51. Mathias S, Nayak U, Issacs B. Balance in elderly patients: The "Get-up and Go" Test. *Arch Phys Med Rehabil.* 1986;67:387–389.
52. Podsiadlo D, Richardson S. The timed "Up & Go": A test of basic functional mobility for frail elderly persons. *J Am Geriatr Soc.* 1991;39:142–148.
53. Mahoney RI, Barthel DW. Functional evaluation: The Barthel Index. *MD State Med J.* 1965;14:61–65.
54. Means KM. The obstacle course: a tool for the assessment of functional balance and mobility in the elderly. *J Rehabil Res Dev.* 1996;33:413–429.
55. Wolf SL, Catlin PA, Gage K, et al. Establishing the reliability and validity of measurement of walking time using the Emory Functional Ambulation Profile. *Phys Ther.* 1999;79:1122–1133.
56. Tanaka T, Kojima S, Tadeka H, et al. The influence of moving auditory stimuli on standing balance in healthy young adults and the elderly. *Ergonomics.* 2001;44:1403–1412.
57. Bravo G, Hebert R. Age- and education-specific reference values for the Mini-Mental and modified Mini-Mental State Examinations derived from a non-demented elderly populations. *Int J Geriatr Psych.* 1997;12(10):1008–1018.
58. Hiroyuki S, Uchiyama Y, Kakurai S. Specific effects of balance and gait exercises on physical function among the frail elderly. *Clin Rehabil.* 2003;17: 472–479.
59. Messier SP, Royer TD, Craven TE, et al. Long-term exercise and its effect on balance in older, osteoarthritic adults: Results from the fitness, arthritis and seniors trial (FAST). *J Am Geriatr Soc.* 2000; 48:131–138.
60. Tsang WN, Hui-Chan C. Effect of 4- and 8-wk intensive Tai Chi training on balance control in the elderly. *Med Sci Sports Exerc.* 2004;36:648–657.
61. Hartman CA, Manos TM, Winter C, et al. Effects of Tai Chi training on function and quality of life indicators in older adults with osteoarthritis. *J Am Geriatr Soc.* 2000;48:1553–1559.

제 10 장

움직임과 운동에 있어 보완 대체요법적 접근

Complementary and Alternative Approaches to Movement and Exercise

목적(Objectives)

학습자는 다음과 같은 사항을 할 수 있을 것이다:

- 보완 대체요법적 치료접근법이란 용어들의 뜻을 명확히 할 수 있을 것이다.
- 전통적인 운동법과 보완 대체요법적 운동치료 접근들간의 비슷한 점과 차이점을 설명 할 수 있을 것이다.
- 운동치료에 있어 구조적이고 기능적이며 통합적인 움직임의 접근법을 요약할 수 있을 것이다.
- 다양한 보완 대체요법적인 운동치료 접근법들을 비교하고 대조할 수 있을 것이다.
- 보완대체요법적 운동치료 접근법 각각에 연관된 적응증, 금기증 및 안전요소(safety factors)에 대하여 논의할 수 있을 것이다.
- 각각의 보완대체요법적인 운동치료 접근의 진행이 다를 수 있는 요인들을 열거할 수 있다.
- 특정진단명이 주어지면 그에 따른 보안 대체요법적 운동 치료 샘플의 윤곽을 잡을 수 있다.

개요(Outline)

(계속)

서론(INTRODUCTION)

제 2차 세계 대전 이후, 물리요법의학과 재활의학 분야는 주류의학이 근골격계와 중추신경계 손상이 지속되었던 환자들에게 적절한 치료와 관리를 할 수 없었던 점에 응하여 발전되었다. 물리치료와 재활의학의 선구자인 Henry H. Kessler는 오늘날 보완 대체요법이라 불리는 여러 가지 보조치료법의 필요성을 주창 했었다. Kessler는 그의 다단계 훈련 접근법에서 신체적 및 식이 요법적인 중재를 포함시켰을 뿐 아니라, 치유과정에서 영성이 중요한 역할을 한다는 것도 인지하였다. 불행하게도, 이러한 대체의학은 과학적 증거의 불충분으로 정확성이 부족한 의학 방법이라는 오명을 쓰게 되었다.

소위 서양 의학이라 불리는 주류의학의 보수적인 성향에도 불구하고, 의학 업무에서 그리고 보건, 건강관리, 예방 및 재활분야에서 보완 대체적 운동치료의 역할은 바로 십 년 또는 2년 전까지 거의 비실존적 존재였다가, 오늘날 보건 관리의 선택사항들이나 실습 시 아주 빠르게 증가 되고, 때론 쟁점이 되는 요소가 되고 있다. 이러한 변화는 일부 악순환되는 보건 관리 비용의 조절에 대한 수요와 좀 더 나은 통증 조절에 대한 요구, 다문화로 인해 발생하는 환자 문제점들을 통합하고 처리해야 하는 필요성, 개별화된 환자 관리 계획들의 아주 면밀한 검토 및 아주 높아진 관심들을 포함한 보건관리에 있어 여러 가지 최근 경향에 대한 부응이다. 이러한 변화의 대부분은 미 전역 거주자 실태 조사가 시행되었던 1991년 이후부터 생겨났다. 보고서에서는 응답자의 3분의 1 이상이 비전통적인(대체요법) 치료를 이용한다고 했으며, 그들은 전통적인 의학적 치료 방법 보다는 대체 요법적 치료에 더 많은 돈을 지불했다고 했다. 또한, 그들은 주치의(가족 주치의, 소아과의사 및 내과 의사) 모두를 방문한 횟수를 합친 것보다 비 전통적인 치료(대체요법) 제공자를 방문한 것이 더 많았다고 한다. 게다가, 그 보고서에서는 보완 치료법을 찾았던 거의 90%의 사람들이 그들 주치의의 허락없이 행동했으며, 응답자의 60% 이상이 그들이 보완 대체 요법 또는 비전통적인 치료를 이용했었다는 것을 일차 보건 의료 제공자들에게 말하지 않았다고 했다. 7년 후 추적조사 보고서에서는 이러한 양상들이 지속되었지만, 보완적 치료를 이용하는 사람의 퍼센트가 증가되고 있었고 반면, 주치의에게 이야기 하지 않는 것은 지속적으로 같았음이 밝혀졌다.

이와 같은 경향은 물리치료와 재활 의학적 치료를 받는 여러 상태의 대부분 만성 질환자에 한하여 재활치료(관리)에서도 발견되어질 수 있다. 1995년 실시된 보고서에서는 뉴욕에서 최근 외래환자 재활 서비스를 이용해 왔던 401명 중 57%가 보완 대체 요법 치료를 이용해왔으며, 주치의에게 말하지 않고 이러한 치료법들을 이용하는 이러한 양상들이 다른 연구에서 보고되었던 것들과 비슷했음이 밝혀졌다. 좀 더 최근 연구들에서는 미국과 케나다 사람들의 3분의 2 정도가 질병을 치료하고 예방하기 위하여 어떤 형태의 보완 대체요법적 치료를 이용한다는 것이 나타난다.

Shiflett와 그 공동 연구자들은 장기 재활치료를 받고 있는 환자들이 다음의 몇 가지 이유 때문에 보완 대체적 치료법을 받으려고 한다고 보고했다. 즉, 첫째, 전통적인 서양의학으로 부작용을 경험하고 있고 둘째, 이러한 증상들의 한계와 그들의 무능력, 셋째, 스스로 건강을 관리하려는 가치체계 때문이라고 하였다. 아주 흥미롭게도 전통적인 의학치료에 대한 불만족이 보완적 치료 법을 찾는 요인은 아니라는 것이다. 환자들이 왜 보완 대체 요법적 치료를 추구하는 지에 대한 이유를 몇 가지 더 들자면 다음과 같다. 첫째, 대부분이 비침습적(non-invasive)이다. 둘째, 그들의 이용을 뒷받침 해줄 만한 증거자료들이 증가하고 있고, 셋째, 인간 전체(오직 증상과 증후에 만 초점을 맞추는 것이 아니라)에 초점을 맞추는 전인적 접근(holistic approach)의 이용, 넷째, 대부분 임상가들이 각 환자의 치료 계획을 환자에 맞게 만들고 창조한다는 점, 다섯째, 대부분의 보완적 치료들이 부작용이 없거나 적다는 사실, 여섯째, 전통적인 치료적 중재들이 효과적이지 않아서 만성적인 호소를 하는 많은 환자들의 더 이상 손해 볼 것이 없다는 감정 등이다. 보완 대체 요법적 치료 이용 급상승의 또 다른 이유는 보건의료 관리 체계가 건강관리 기관과(HMO:health maintenace organization) 관리의료(managed care) 쪽으로 이동함으로 인한 것이다. 이러한 이동은 건강관리와 질병 예방에 크게 중점을 두고 있다.

최근 일어난 일들(Recent Events)

1991년 의회는 국가보건협회(NIH:National Institutes of Health) 산하에 보건 대체 요법 실행에 초점을 두는 대체 의학 청을 최초로 정부 기관에 설립할 것을 요청하였다. 대체 의학 청의 본래 의무는 다음과 같았다. 첫째, 다양하고 광범위한 보안 대체 치료법의 연구를 장려한다. 둘째, 잘못된 생각(fallacy)에서 사실성(fact)을 속임수(chicanery)에서 증거자료들을 추출하기 시작한다.셋째, 이러한 정보를 대중, 정책 담당자, 전문 공동체에 제출한다. 그 이후 정부 기관에서는 여러 가지 보완 대체 치료법을 연구 하고 가르치기 위하여 미국 내 대학과 의료기관에 방대한 연구 센터를 설립해 오고 있다. 1998년 대체 의학청은 비록 여전히 NIH 산하이긴 하지만, NCCAM(the National Center for Complementary and Alternative Medicine)이라고 이름을 바꾸었다. NCCAM의 예산은 점진적으로 증가하고 있으며, 새로운 연구기관과 프로젝트들이 지속적으로 생기고 있다. **표 10.1**은 기금을 받아 오고 있는 연구 프로젝트의 사례들이다. **표 10.2**는 일부 대학의 센터들과 그 연구 영역에 대한 목록이다.

대체 의학청(the Office of Alternative Medicine)에서 NCCAM으로 발전의 일부분으로서, NCCAM이 다양하고 폭넓은 영역에서의 연구와 조사를 학술적으로 장려하도록 NIH내의 프로잭트에 관한 자금조달권을 가졌다는 것이다. 그것은 또한 물리치료 및 재활에 관심을 집중하여 National Institute of Neurological Disorder and Stroke(NINDS), National Institute of Arthritis and Musculoskeletal and Skin Disease(NIAMS), National Institute of Medical Rehabilitation Reserch(NCMRR)을 포함한 대다수의 다른 NIH 기관과 업무적인 관계를 발전시켰다.

2000년, 클린턴 대통령은 보완 대체요법적인 적용을 고려하기 위하여 보완 대체 요법 정책 양식에 관하여 백악관

표 10.1 1993년에서 1997년 사이 국가보건협회의 대체 의학청에서는 아래의 보완 및 대체운동치료법에 대한 연구 보조금을 지원하였다.

연구	병 상태
무용 및 움직임 치료	낭포성 섬유증
기공	복잡한 부위의 통증 증후군의 말기
태극권	균형장애
요가	강박장애

위원회를 만들었다. 이러한 정책에는 다양한 보안 대체 치료요법적 중재의 질, 일관성 및 효율성을 조사하는 것이 포함됐다. 이러한 위원회 설립으로 인하여 현재 적절한 재원을 찾아야 할 뿐 아니라, 임상적으로 관련된 정책들, 절차, 실험계획안 및 도구를 계발할 필요가 있다. 보완 대체 의학의 예산 운영이 각 회계연도와 더불어 지속적으로 성장되기 바란다. 하지만 제한된 정부지출금 때문에 NCCAM은 양식에 관한 사용, 그것의 가치와 안정성을 뒷받침할만한 증거 및 과학과 관련된 분야를 진보시킬 만한 기회들인지에 따라 그 조사연구 프로그램의 우선 순위를 정한다. 최근 NCCAM 프로잭트들은 태극권 운동, 바이오 피드백, 기공, 침술, 명상, 영성,다양한 허브치료(즉, 깅코빌로바: ginkgo biloba) 및 레이키 요법(에너지 요법: rei ki: RAY-kee라고 발음) 그리고 단지 소수 명명되는 것들을 연구하고 있다.

지난 20년에 걸쳐, 보완 대체 의학은 정부 기관 설립의 면에서 뿐 아니라, 끊임 없이 변화하고 있는 보건관리 환경과 일반 미국 환자들의 선호도를 고려하기 하한 큰 사업이 되었다. 보안 대체 요법적 접근법들이 서양 의학 보건 관리 체계에 포함되는 것이 좀 더 평범한 것이 될 것이라 내다 보는 것이 현실적이다. 따라서, 재활의학 임상가는 만약 지속적인 관리를 일관되게 제공 하려면, 좀 더 흔한 임상적인 보완 및 대체치료적 운동과 어느 정도 익숙해져야 한다.

전문 용어(TERMINOLOGY)

보완, 대체, 비전통적, 비보존적과 같은 용어들은 서양 의학 행위의 전형적인 부분이 아니거나, 의대에서 가르치지 않거나 또는 보건 커리큘럼에 속해 있지 않는 치유 행위(practice)를 표시하기 위하여 의학 문헌과 매체에서 상호 교환적으로 종종 사용되어진다. 불행하게도 의학적 중재를 나타냄에 있어 혼란과 부정적인 반응을 불러 일으키는 여러 가지의 다르고 종종 의도하지 않았던 의미와 함축들이 나타난다. "대체"는 그 말이 종종 "무엇 무엇 대신에(instead of)"를 의미하기 때문에 치료적 중재에 있어 전통적인 치료 대신에 쓰일 수 있고 의심스럽거나, 의심이 되거나 가짜인 경우를 함축하기 때문에 특히 혼란스런 용어이다. 그러나, 대체의학은 또한 주류 생체 의학 공동체내에서 추천되거나 전통적으로 사용되지 않은 폭넓은 치료와 행위들을 언급하기도 한다. 이러한 상태를 정의 내리기 위한 척도로는 의학적인 환경 내에서 제공되는지 아닌지, 의대에서 가르치는지, 행위를 위하여 면허가 필요한지, 제 3자에 의해 비용이 배상되는지 등을 고려할 수 있다. 이러한 기준들은 10년 전에는 잘 작용하였지만 그 척도들이 전문 건강관리와 의학적인 환경에서 자신들의 내원자에게 다양한 보완 대체적 치료들을 제공하고 있기 때문에 빠르게 타당성을 잃어 가고 있다. 그것은 즉, 대체라고 전에 생각 되었던 많은 중재들이 "정상"으로 받아들여지게 되었다는 것이다. 보완적 중재에 대한 몇 가지 예로는 식이요법(암치료 시), 허브 보충제 사용(관절통을 감소시키고 기억력을 강화하기 위하여), 마사지 또는 카이로프라틱 중재(척추 디스크의 문제들을 위하여)등이 있다. NCCAM이 보완 또는 대체라고 여기는 서비스 목록들이 계속 확장되고 있다. 왜냐하면, 점점 더 많은 중재들이 안전하고 효과적인 사용법이라는 실적들이 확립되고 있기 때문이다.

보완이라는 용어는 "대체"와 더불어 불행 및 종종 부정적인 함축의미로 널리 퍼져 있던 방법이었다. 그러나, 역사적으로 보완이라는 용어는 스트레스를 감소시키고, 근심을 제거하고 불편함을 편안하게 하는 전통적인 의학적 방법, 중재 및 관리의 효과들을 향상시키는 중재들을 서술하기 위하여 사용되었었다. 따라서, 보완 의학은 전통적인(conventional) 의학적 접근과 공통적으로 비전통적인 방법이나 중재들의 이용으로 정의되어지고 있다.

표 10. 2 대체의학청이 설립한 연구기관들

연구센터의 위치	연구 분야
Harvard	일반적인 의학
Columbia	여성의 건강
Stanford	노화
University of Arizona	소아
University of Texas	암
Bastyr University, Seattle, Washington	HIV/AIDS
Kessler Institute of Rehabilitation, West Orange, New Jersey	신경계 병변증/뇌병변
Hennepin County Hospital, Minneapolis, Minnesota	중독
University of Michigan	심혈관계
University of Maryland and University of Virginia	통증/요통
University of California-Davis	천식/알러지/면역

또 다른 주로 이용되어지는 용어로는 전통적이지 않은(nonconventional), 정통이 아닌(unorthodox)이란 용어가 있다. 그러나, 이러한 용어들에는 비판적이고 종종 경멸적인 함축이 있다. 사실, 완전하게 또는 적절하게 "새로운" 치료접근을 설명할 형용사는 전혀 없다. 이러한 치료법을 행하는 대부분의 임상가들은 다른 용어들이 부정적인 함축이 있다고 믿기 때문에 증명되지 않은 행위들을 이용하는 것을 암시하는 *보완(complementary)*이라는 용어를 선호한다. 일부 임상가들은 다음과 같은 구별을 짓기도 한다. 즉, 그들은 대체요법적 치료들을 전통적 또는 주류적 치료 대신에 사용되어지는 것들로 정의하며, *보완*은 전통적 치료에 접목되어 사용되는 것들로 정의한다.

오늘날 의학적 환경에서, 전통적인 치료적 중재와 함께 이용되는 보완과 대체요법 치료접근은 *통합 의학* 또는 *통합적 접근*으로 주로 언급되어진다. 왜냐하면, 이들 용어들이 전통적인 건강관리 전문가와 보완, 대체 임상가들을 하나의 다른 전문적 기술로서의 가치를 인정하도록 하기 때문이다. 즉, 넓은 범위의, 전인적이고 포괄적인 치료 계획을 만들도록 협력하도록 하며, 전통적 접근과 보완적 접근법의 통합을 현실적으로 서술할 뿐 아니라, 다양한 보완 대체 치료적 중재에 참여하여 얻은 결과에서 보여주는 생리적 변화를 설명하고 과학적 탐구를 하도록 하기 때문이다(**표 10.3**).

표 10.3 보완 및 대체의학 치료 접근법 과 전통 의학과의 비교

보완 및 대체의학 치료접근법	전통 의학적 접근
관찰에 의함	실험적인(경험적인)
질적/ 양적	양적
생기론적(vitalistic) 및 자연주의론적	기계적-기술적
전체론적	환원주의자(reductionist)
플라시보 효과를 질병과 치유과정에서 마음의 힘에 대한 증거라고 본다.	플라시보 효과(placebo effect)를 암시의 힘(power of suggestion)에 대한 증거로 본다.
결합된 운동	독립된 운동
기능적 패턴	선형 패턴

(Information from *Nurse's Handbook of Alternative and Complementary Therapies*. Springhouse, PA: Springhouse Corp., 1998.)

분류 체계 (CLASSIFICATION SYSTEM)

NCCAM는 보완 및 대체요법 중재를 실시하는 7가지 주요 종류 또는 영역을 밝혔다. 즉, 1) 체계를 갖춘 대체 의학(alternative medical system); 2) 마음-몸 중재; 3) 생리학적 근거를 둔 치료(Biologically-Based); 4) 도수조작, 수지요법 및 신체에 기반을 둔 치료들; 5) 생체전자기에 기반을 둔(bioelectromagnetic) 방법; 6) 약초 의학; 7) 식이요법 및 영양치료. 첫번째 *체계를 갖춘 대체 의학*에는 대개의 경우 의학적 치료 있어 전통적인 서양적 접근이 발달하기 전에 존재했었던 시스템들이 해당된다. 그들은 서양(예, 동종요법), 극동(예, 중국의학) 그리고 인도(예, 아유르베다)에서 발달된 체계뿐만 아니라, 자연요법, 동종요법, 접골요법 및 환경 의학이 포함된다. 마음-몸 중재 영역은 신체와 몸 사이에 굉장한 상호관계성이 있고 각각은 서로에게 영향을 줄 수 있다는 철학적 신념에 근간을 둔다. 그러한 치료법의 예를 살펴보면, 바이오 피트백, 명상, 최면, 요가, 태극권, 기공, 상상요법, *정신치료(mental healing)*, 기도, 정신요법(psychoterapy), 음악치료, 무용치료 및 미술치료 등이 있다. *생물학적 근거를 둔 치료(Biologically-Based)*에는 인체에 능동적, 화학적 또는 천연 물질의 침습적인 적용을 통하여 생물학적 약제, 약물학적 방식(modalities)에 강조를 둔다. 예를 들면, 중금속 제거요법(chelation therapy), 상어연골, 안티네오플라스톤(anti-neoplaston) 및 신경요법이 있다. *도수조작 및 신체에 기반을 둔 방법*들은 점점 일반화되고 있으며 신체 구조와 기능을 향상시키기 위하여 어떻게 해서 임상가가 신체에 도수조작을 가하거나 만지는(touch) 기술들과 연관이 있다.예를 들면, 카이로프랙틱, 치료적 마사지, 반사요법, 치료적 터치(therapeutic massage), 롤프 마사지, 기공 및 알렉산더 요법(Alexsaner), 펜덴크라이스 요법(Feldenkrais), 통증점 요법(trager techniques) 등이 있다. *생체 전자기장(에너지)치료*는 신체의 전자기 영역에서의 변화가 신체 조직에 특별한 변화를 줄 수 있다는 이론에 근거를 두고 있다. 예를 들면, 생체전자기적 중재, 생체 자장(bio-field) 중재, 경피신경전기 자극, 경두개 전기자극요법(transcranial electrostimulation), 맥동전자장자극(transcranial electrostimulation fields), 기공 및 영기요법(Reiki) 등이 있다. *약초의학*은 치유의 가장 오래된 방법들 중 하나 이며, 풀잎과 식물에서 추출된 천연약품 또는 산물들과 관련된것을 말하며 전세계 여러 문화권에서 여전히 사용되고 있다. 예를 들면, 허브약품, 식이 보충제(dietary supplement), 특별한 식이요법 및 비타민제들이 포함된다. *식이요법* 및 *영양치료*는 고지방, 가공 및 정제식품에서 유기농 중심 식품(정제, 추출,가공되지 않거나 화학 합성으로 된 것이 아닌 음식), 신선한 과일, 및 채소로 먹는 것을 변화시키는 것과 관련이 있다. 예를 들면, 암을 예방하거나 치료하기 위해 (즉, 혹세이 요법(hoxsey), 거슨 요법(Gerson), 리빙스턴요법(livingston), 장수식(macrobiotic)) 그리고 심장질환(즉,프리티킨(pritikin), 오니시 식이요법(ornish pritikin)을 예방하거나 치료하기 위한 다양한 치료적 식이요법과 단식, 쥬스 요법 및 효소 요법 등이 있다.

하지만, 보완 및 대체 요법적 중재의 몇몇은 중복되기도 한다. 예를 들면, 기공은 대체의료체계, 마음-몸 중재, 및 에너지에 기반을 둔 방법들에 들어간다. 따라서, 이러한 영역이 중복된 기술들을 기술하기 위하여 좀더 정확한 최근 용어로는 *구조적 기능적 통합 움직임 접근(Structural Functional Integrative Movement)*을 들 수 있다. 이것은 보완 및 대체 요법적 운동 접근으로써 임상에서 실질적으로 사용되는 것들을 말하는 것이다.

그러한 구조적 기능적 통합 움직임 접근법이란 용어는 각각의 개별적인 구성요소로부터 그 이름을 따왔다. 치료법들은 신체내 질병과 조직 반응간의 관계를 보며, 건강은 3요소로(신체구조, 정신 및 영양) 구성된다고 믿고 에너지를 조화시키며 치료계획에 경락요법(나중에 논의되어짐)을 넣는 등 적용하는 운동역학 면에서(kinesiology) 매우 유사하다. 적용되는 운동역학이 역학적으로 반대되는 근육들 간의 균형을 검사하는 동안 구조적 기능적 통합 움직임은 기능적 자세, 위치, 활동 또는 동작상에서 신체를 평가하려고 한다. 그러나 적용되어지는 운동역학 및 구조적 기능적 통합 움직임 접근법들은 신체 전체의 기능을 향상시키려고 하며 특히 근 골격계의 문제점들을 분석하는데 유용하다는 두 가지 측면에서 유사하다. "구조적"이란 움직임의 해부학적, 생역학적, 생리학적, 운동학적 측면을 말한다. 이러한 구성요소들은 근골격계와 신경근육계 사이의 해부학적 및 생역학적 상호작용에 초점을 둔다. 그것은 또한 재활임상가가 다양한 조직, 장기 및 기관계에 있어 생리학적 암시뿐 아니라, 피로의 충격, 상해 및 노화를 고려하라고 부탁하고 있다.

"기능적"이란 것은 자기자신의 체중을 이용하는 운동을

포함한 일상생활 동작을 수행하는 실용적, 효율적, 목적적, 능동적 및 체계화된 방법들을 말한다. 그것은 또한 생리학 체계와 생 역학적 특히 운동사슬(kinetic chain: 5장 참고) 체계 둘 다와 연관된다. 운동사슬이란 기능적 또는 기술적으로 흔히 언급되어지는 것들에서 주요한 작용을 하는 것이다. 이러한 접근의 기능적 측면은 원위부와 근위부 둘다의 안정성 유지, 가동성 및 말초 분절 움직임과 더불어 또는 없이 하는 핵심부 안정화, 운동사슬의 이용(5장과 6장 참고) 등을 다룬다. 그것은 여러부위 근육 그룹과(multiple muscle group) 관절 분절들이 동시에 사용되어지는 것을 필요로 한다. 게다가, 모든 기능적, 운동적, 움직임들이 다양한 생리학적 및 생역학적 체계에 의해 협응된 운동을 포함하기 때문에, 이 구성요소는 재활임상가가 그들이 어떤 존재하고 있거나 잔여된 생역학적 결함, 특정 운동 조절 움직임 패턴들의 불완전한 배열(8장 참고), 또는 운동고리에서 불안정과 불충분을 확인하기 위하여 특정 움직임 패턴들을 하는 동안 내원자를 관찰하도록 한다.

운동고리에서 변경(alteration)은 관절 안정성에 변화(6장 참고), 관절 회전축의 변경, 힘의 변화 , 관절을 가로지르는 힘의 적용, 힘과 에너지의 비효율적인 이동, 근 유착, 부적절하거나 조화롭지 못한 근강도 및 특히, 기능적 활동 동안, 관절을 가로지르는 힘 결합(force coupling)상에 변화를 야기할 수 있다. 체계가 적절하게 조정되어지지 않는다면, 해부학적 그리고 생역학적 결손은 상해, 불안정성, 부적응 움직임 패턴이나 손상된 수행을 초래할 것이다. 일단, 상해, 질병 및 만성 기능부전이 증명되어지면, 생역학적 체계 내에서 생기는 적응은 국부적뿐아니라 원위적으로 일어난다는 것을 기억하는 것이 중요하다. 생역학 또는 생리적인 결함을 확인(identification)하는 것뿐 아니라, 움직임의 기능적 회복과 정상화는 상해예방과 재활에 대한 구조적, 기능적, 통합움직임 접근의 주요한 구성요소이다. 여기에서 통합이란 핵심부를 거쳐서 상위와 하위 신체 근육의 공동 활성화를 말하는 것이다(5장 참고).

*통합의학(Intergrative medicine)*은 보완 요법과 전통의학 치료 접근법들의 공동의 결합(synergistic combination)을 정의하기 위하여 Dr. Andrew Weil이 제시한 용어이다. *통합*은 세가지 구성요소로 이루어져 있다. 첫째, 통합의학은 각 운동치료 움직임 동안 전신체(분리된 지절과 반대로) 공동 활성화와 개개 장기와 기관계에 있어 그것의 효과를 뜻한다. 통합 개념에 대한 두번째이면서 중심이 되는 것은 마음-몸-에너지 결합과 움직임들이 그것에 있어 갖는 효과이다(나중에 이장에서 더 상세히 다뤄진다). 세번째, 아마도 가장 중요한 것으로는 전통적인 진단뿐 아니라, 보완 및 대체요법인 치료법을 이용하는 절차와 관리 방법을 말한다. Sierpina에 따르면, *"통합"*이라는 용어는 보건전달체계(health care delivery)의 전통적인 모델로부터 패러다임의 이동을 나타내는 것이다. 통합 건강관리의 개념에는 1) 환자 또는 내원자 중심 관리; 2) 마음, 몸, 영혼을 합치는 것, 즉, 전인적 치유에 서로 필수적이다; 3), 단순히 질병을 치료하는 것이 아니라 인간을 위해 가장 최대한의 잠재력과 활력 및 건강 관리를 증진시키는 목표; 4) 가능하면 언제던지 침습적인 접근법을 다소 적게 하고 자연적인 것을 이용하는 것; 5) 건강과 치유는 개별적으로 결정되어지며 사람마다 각각 다를 수 있고 사람은 고치는 것 없이(cure) 치유될 수 있다는 사실을 받아 들이는 것; 6) 건강은 자신의 책임이며 스스로 관리 해야 함을 장려하는 것들이 포함된다.

그러나, 그것은 또한 안정성과 효율성에 대한 기록이 있는 보완 또는 대체 요법을 사용하는 개방성의 문제들을 다루어야 하지만 전통적인 생물의학 모델과 건강 관리 제공자와 내원자의 협조적인 협력, 증거에 근거를 둔 적용, 전통적 치료법들과 대안 요법을 통합할 때 비판적인 생각 기술들을 이해하여야 한다.

따라서, 구조적, 기능적 통합 움직임 접근은 전통적, 보완 또는 대체요법 접근법들의 혼합을 촉구하면서 좀 더 전인적인 치료 운동 철학 쪽으로 이동을 말할 뿐 아니라, 그것은 1) 신체의 몸 구조(즉,인체 측정학, 자세, 유연성, 근기능, 균형, 협응, 조절); 2) 신체가 전체로서 어떻게 움직이는가; 3) 신체와 그것의 미묘한 에너지 체계가 중력에 대한 신체 움직임 조절과 신체 자각을 통합한다는 의미; 4) 내원자가 간단하고 복잡한 기능적 움직임을 수행할 때 상호 보완뿐 아니라, 감성체계의 균형(emotional framework balance), 신경계, 몸의 신체적 구성요소들(즉, 근육, 관절)에 의한 처리(process)에 초점을 둔다. 구조적, 기능적 통합 움직임 접근을 사용하는 것과 관계없이 모든 것은 움직임(가동성, 안정성, 변이(transition))을 수반하며, 대부분 신체에 대한 내원자의 자각을 향상시키고, 몇몇은 음성적 지시를 사용하는 그룹체제로 진행될 수 있고 또 몇몇은 촉진물(facilitator)로 신체적 접촉(touch)을 수반한다.

재활과정에서 보완 및 대체 치료법 사용의 잇점은 다음

과 같다. 그들은 1) 재활에 보완적 접근을 가능하게 한다; 2) 회복되도록 운동사슬내에서 국부와 원위부 지절 모두를 촉진한다; 3) 생역학적 결함을 확인하고 해결하도록 조장한다; 4) 비유연성, 근력 및 짝힘(force coupling)을 정상화하도록 돕는다; 5) 전 과정을 통하여 핵심부 안정화의 효율성을 강화한다(5, 6 및 11장 참고). 기능적 활동들은 또한 균형과 더불어 근력을 회복하도록 하며, 정적 자세동안 협응, 변이 움직임, 힘 생성과 흡수, 유연성, 고유수용성, 전체 운동 사슬의 재훈련을 고려한다(참작한다).

이 장에서는 무용치료, Feldenkrais, Nicklaus, 필라테스, 기공, 태극권과 요가, 구조적 기능적 통합움직임 접근의 범주 안에 들어가는 모든 것들을 포함하여 오늘날 좀 더 자주 사용되어지는 보완 대체 치료적 운동 접근법들 중의 몇 가지 예를 다루었다. 이 장에 논의되어진 움직임 접근법들의 모두는 건강에 기반을 두고 있으며, 신체적인 힘의 회복하고 건강을 향상시키기 위한 전인적, 심신의 그리고 신체적 훈련 기술, 균형, 협응, 훌륭한 솜씨(prowess), 그리고 일상생활을 하는 동안 자각의 수준, 상해 예방, 재활 및 운동의 수행(athletic performance)에 초점을 두었다. 이들 접근법들의 각각은 근골격계의 협응, 횡경막 호흡 운동 및 정신집중을 필요로 한다. 논의된 접근법들 모두는 그룹과 개별적 체제에서 사용될 수 있으며, 비임상적인 독립적인 곳에서 할 수 있도록 만들어졌다. 그러나, 독자에게 마음-몸 운동 대부분의 형태가 이를테면, 조사연구 기반이 매우 부족하다는 것을 경고한다. 통제 연구가 비교적 적으며, 그것은 종종 상반되는 자료, 연구 디자인의 좋지 못한 질, 작은 표본 크기, 대조 또는 비교 그룹의 부족, 잠재적인 호손 효과(Hawthorne effect: 내원자 자신이 관찰되고 있다는 것을 앎으로 인한 행동적 변화들) 때문에 또는 어떤 연구에서는 다양한 중재를 사용하기 때문에 이들의 임상적인 효과가 없다고 단정 짓는 것은 어렵다.

보완 대체 움직임 접근법에 바탕이 되는 기본 개념 (BASIC CONCEPTS BEHIND COMPLEMENTARY AND ALTERNATIVE MOVEMENT APPROACHES)

마음-몸-에너지 연결 (Mind-Body-Energy Connection)

수 천년 동안, 몸의 미세한 에너지 체계에 역점을 두고 다루려는 생각은 즉, 지금 좀 더 흔히 알려진 전자기장 에너지, 내원자의 의식 수준을 향상시키려는 요구와 더불어 극동지역의 전체적인 치유(예, 태극권, 기공, 요가)의 중요한 부분이다. 좀 더 최근에, 보완과 대안 치료적 움직임 접근법(즉, Feldenkrais, 필라테스)은 이러한 개념들에 또한 역점을 두기 시작했다. 몸의 미세한 에너지 체계의 중심 개념은 "보이지 않는 에너지(invisible energy)"가 몸 안에 있으며 순환한다는 생각이다. 이러한 보이지 않는 에너지는 향상되어지며, 조작되어지고, 방향을 바꿀 수 있거나 제거되어질 수 있다고 여겨진다. 개념은 생명에너지가 통로들을(channels) 따라 몸 전체에 흐른다는 생각에 의해 동양 의학 체계 내에서 옹호되었다.

서양의 건강관리는 전통적으로 신경들의 전기 화학적 에너지 관점에서 에너지를 생각하려 했으며 서양 운동 치료법들은 전통적으로 에너지를 두 가지 그룹으로 분류 했다. 즉, 신체에 에너지를 적용(즉, 경피신경 전기 자극)하고, 운동패턴을 재프로그램하는 것과 관련되어지는 것으로서 신경들의 전기 화학적 에너지의 역할. 연구에서 신체에는 두 가지 주요한 전기체계가 있다는 것이 화학적으로 확인 되었다. 첫 번째는 사람의 근육, 신체 감각 및 호르몬을 관장하는 신경계와 뇌의 교류(alternating current)이다. 두 번째는 개개인과 환경사이에 에너지를 교환하게 하는 연속적인 전자파 방사(continuous electromagnetic radiation)이다. 보완 그리고 대체 요법 운동 움직임 접근법들의 대부분이 재활 과정에서 신체의 전기적 체계들 둘 다에 역점을 둔다.

에너지 통로들과 센터들에 대한 기초적인 지식은 재활 임상가와 내원자에게 감성 에너지를 제거 하기위한 움직임들의 힘을 이용하고 근육의 긴장을 풀어주며, 감각을 회복하고 자각을(인식) 높이기 위하여 중요하다. 이 장에 논의되어진 보완 및 대체요법 움직임 접근법과 연관된 미세한 에너지 힘들을 이해하기 위하여 우주 생명의 원동력, 차크라 및 기혈점(chi point), 경락 및 채널들뿐 아니라, 그들이 움직임을 통하여 치유시 작용하는 역할 등을 포함한 몇 가지의 고대 개념들을 살펴보아야 한다.

우주 생명의 원동력(Universal Life Force)

신체의 미세한 에너지 체계를 실증하는 고대의 모든 의료 체계의 중점은 우주 생명의 원동력에 대한 개념이다. 고대 힌두 경전에서는 이러한 우주 생명의 원동력들을 *프라나*라고 하였다. 반면, 전통적인 중국 의학에서는 그것을 *기(chi)*라 불렀다. 이러한 에너지 풀(pool)은 이러한 점들의 연속에서부터 출발하여 다양한 채널이나 경락으로 흘러 들어간다. 그리고 나서 특정 운동 패턴, 자세 또는 위치감각, 의식 수준 및 감정적 또는 정신 상태로 변화된다. 에너지의 이러한 흐름은 수도꼭지와 정원의 호스가 연결 된 것과 같이 생각할 수 있다. 일단 수도꼭지가 열리면, 물(에너지)은 호스(체계)를 통하여 부드럽게 흘러야 한다. 그러나, 만약 그 호스에 비틀림(움직임의 기능부전 이나 에너지 차단) 또는 팽창(지나친 부피 또는 과도한 사용)이 있다면, 이것은 전체 단위(신체)의 최적 기능 활동을 하는데 있어 강한 영향을 준다. 비틀림이 고정되지 않는다면, 질병과 신체적, 선천적(glandular) 또는 감성적 기능부전들이 발생할 것이다.

챠크라 또는 에너지 센터 (Chakra or Energy Centers)

고대 힌두와 베다 치유 체계와 전통적인 중국 의학 둘 다에서 챠크라라고 불려지는 몸안에 있는 주요한 7가지 에너지 센터들을 분류하였다. *챠크라*라는 말은 산스크리트말에서 유래됐으며 수레바퀴나 원반을 뜻한다. 임상환경에서 챠크라는 한점으로 모여진 에너지의 소용돌이나 회전하는 바퀴로서 좀더 흔히 묘사하며 에너지의 수용과 송신의 초점으로 여겨진다. 전통적인 중국의학에서 챠크라는 기가 좀 더 짙게 모여 있는 지점들로 생각했다.

척주에 상응하는 베다말은 sushuma이다. 척수의 생리학적 기능은 뇌와 신체의 다른 부위에서부터 오고 가는 자극들을 중계한다. 유사하게 sushuma의 목적은 인간의 우주 생명의 원동력이 되는 에너지를 밑에서부터(미골) 꼭대기(머리) 챠크라들까지 그리고 다시 반대로 꼭대기 챠크라에서부터 밑까지 경로를 만들어주는 것이다.

7개의 챠크라들은 척주를 따라 7개의 지점들과 부합되며, 각각은 신체의 특정부위 지배영역을 가지거나 포함하며 건강상태와 감성의 특별한 한세트를 조절한다. 비록 챠크라의 존재가 과학적으로 밝혀질 수는 없지만, 수많은 챠크라의 효과가 주류의학의 생리학에서 비슷한 해설(사실)에서 알 수 있다(갖고 있다). **표 10.4**는 7개의 챠크라를 요약한 것이다. 이들 주된 에너지 센터들은 이차적인 센터들과 연결된다. 이차적인 센터들은 발, 무릎, 고관절, 견관절, 주관절, 손바닥의 센터에 있으며 움직임에 영향을 받을 수 있다. 일부 보완 및 대체요법적 건강관리자들은 머리꼭대기 위에 약 18센티 정도로 8번째 챠크라 또는 에너지 센터가 있다고 믿는다. 이 챠크라는 종종 오우라 즉, 몸 전체를 관통하고 둘러싸는 반짝이는 영역으로 언급된다. 오우라는 다른 챠크라들을 에워싸고 바깥으로부터 들어오는 좋지 못하며 전염되는 질병들로부터 각자를 보호하는 방패라고 여겨진다. 챠크라는 내원자의 상상을 현실화하는 힘을 내원자에게 부여한다고 한다.

경락 또는 채널들 (Meridians or Channels)

몇몇 동양 의학체계의 철학적 믿음은 모든 형태의 세포, 조직 또는 기관, 뼈, 근육, 연골, 신경 또는 심장이던지 아니던지간에 *경락* 또는 *나디*들을 따라 움직이는 우주 생명력의 원동력(프라나 또는 기)이 배어 있다. 그것은 사람의 건강 또는 질병의 정도를 결정짓는 육체적인 몸과 여러 챠크라들의 이러한 상호 연관성이다. 만약 너무 많거나 너무 에너지가 적다면, 모든 레벨에서(즉, 세포질, 조직, 기관) 불균형이 생길 것이다. 신체의 미세한 에너지 체계상의 불균형은 질병, 근육 긴장, 조직 또는 관절 기능부전, 정서적인 걱정거리, 소화기 문제, 불안, 피부 병변 또는 상해의 형태로 분명히 알 수 있다.

에너지 시스템들과 치유 (Energy Systems and Healing)

불균형이 에너지 시스템이나 생명력내에서 생길 때, 정상 움직임, 생각 패턴닝, 에너지 효율, 사전 프로그래밍, 의식이나 자각의 수준에서 이탈들도 생긴다. 신체가 상해를 극복하는 한가지 방법에는 대체 또는 보완 움직임 패턴을 받아들이는 것이다. 시간이 지남에 따라, 좀 더 무의식수준에서 그것이 새로운 정상적인 움직임 패턴이 될 때까지 개개인은 패턴을 반복한다. 따라서, 챠크라의 개념을 근거로 한 기술들을 사용하는 운동 치료프로그램의 목적은 새로운 패턴들이 편안하고 본능적인 것으로 될 때까지 탐구를 거쳐 환자가 지각력을 얻고, 새로운 신경계 통로를 만들고 향상된 자각력으로 기능부전을 촉진하지 않는 새로운 움직임을

표 10.4 일곱가지 챠크라의 요약

챠크라	위치	설명
Hui yin,기저부 또는 맨아래의 챠크라	천골, 미골신경총에 척수의 기저부	뼈, 이빨, 손톱, 다리, 발,생식선, 항문, 직장, 결장, 전립선, 혈액, 혈액세포들과 관련된 활력, 생존하고 번식하려는 욕구와 material reality와 관련. 챠크라를 재조절하기 위한 간단한 운동은 표준화된 교각 움직임을 들 수 있다. 챠크라가 잘 활동할 때 내원자는 자신감과 안전함을 느끼며 감정에 흔들리지 않을 것이다.
하부의 Tanien 또는 천골신경총	천골 신경총(hara center)이 있는 요부, 전배꼽아래로 약 2센티 정도되는 지점까지 전방으로 확장한다.	개인의 힘, 감정, 흐름, 감성의 균형, 변화 및 성적으로 연관됨. 타인과의 관계, 폭력, 중독과 연관됨. 신체적으로 그것은 첫번째 요추, 부신, 신장, 방광 및 생식기뿐 아니라, 신성한 액체(혈액, 림프액, 위액, 정액)와 연관되어 있다. 이 챠크라를 재조절하기 위한 운동 샘플로는 서서 골반을 흔들기(pelvic rock)와 누워서 두 무릎을 가슴으로 가져가는 움직임 등을 들 수 있다. 이러한 챠크라가 균형이 잘 잡히면, 내원자는 창조적이고, 상상력이 풍부해지고 융통성이 있으며, 건강한 성생활을 하게 된다.
Chung Wan 또는 태양신경총 챠크라	흉골에서 태양신경총 바로 아래	7번과 8번 흉추, 췌장, 부신, 간, 위, 비장, 담낭 및 요부와 관련되어 있음. 이 챠크라는 "좋은 에너지"를 들어오게 하고 나가게 하지만, 마음과 신체에 "나쁜 에너지"를 못들오오게 한다고 여겨진다. 힘, 두려움, 불안, 개인적권한 위임과 내향성과 관련됨. 챠크라의 신체적인 기능부전으로는 당요, 위궤양을 들 수 있다. 이러한 챠크라를 재조절하기 이한 운동의 실례로는 서서 체간을 회전하고 팔을 90°로 외전하여 옆으로 걷는 움직임을 들 수 있다. 이러한 챠크라라 균형이 잡히면, 환자는 독창력 가지게 되고, 용기를 보여주며, 인내할 줄 알게 되며 큰업적을 남길 수 있게 된다.
중간 tantien 또는 심장 챠크라	폐와 심장 신경총(견갑골과 가슴중앙 부위의 사이)	네번째 흉골, 갑상선, 심장, 폐, 가슴, 허리 상부, 팔, 손과 관련됨, 종종 신체와 비신체적인 것 사이의 다리로서 알려져 있으며, 우리의 좀 더 어두운 부분(질투, 적대감, 증오)과 사랑, 자비, 정직, 진리와 치유에 대한 우리의 잠재력 사이에서 균형을 이루는 역할을 한다. 이 챠크라를 위한 운동의 실례로는 엎드려 누운자세에서 체간을 신전하는 움직임(하지를 사용하던지 또는 사용하지 않던지 간에)이다. 이러한 챠크라가 균형이 잡힐 때, 내원자는 "진실한 사랑"뿐 아니라, 친절, 자비 및 봉사(selfness acts of giving)를 경험할 수 있다.
Husan chi 또는 인후두 챠크라	후두 근처의 인후두 신경총(후두와 쇄골 사이)	세번째 경추와 관련, 갑상선과 부갑상선, 인후두, 귀, 코, 기관, 목, 어깨 및 폐와 관련이 있다. 안쪽과 바깥쪽 사이의 통로로 여겨지며 따라서 의사소통, 자기 표현,의지 및 융통성 있는 생각과 관련 있다(을 나타낸다.) 신체와 영적인 에너지 사이의 다리로서 작용하며(인간의 동물적인 부분과 영적인 부분을 이어주는 다리와 같다.) 마음의 감정적인 표현과 이상, 대뇌적 접근 사이 균형에 대한 필요성에 일치한다. 조화한다. ...이 챠크라를 위한 운동의 예로는 어깨를 들어올리는 요가 자세(shouler stand)를 들 수 있다. 이 챠크라가 균형을 이루면, 내원자는 통찰력있고, 진실되며, 인정많은 언어들로 의사소통 할 뿐 아니라, 사람이 필요한 것을 창조하며 주어진 것을 받아들이는 것과 같은 개인적인 요구들에 대해 전적으로 책임을 지게 된다.
상위 Tantien 또는 세번째 눈	경동맥 신경총	첫번째 경추, 유두선, 눈과 뇌(대뇌와 중추 신경계)이 관련이 있다. 종종, 예지, 공상, 꿈꾸기, 상징성, 통찰, 직관 및 이해하기뿐 아니라, 시각과 연결된다. 이 챠크라 균형을 위해 사용되는 일반적인 운동은 완전한 무지개 또는 만다라가 만들어 질 때까지 색깔을 하나씩 시각화하는 것이다. 이 챠크라가 균형을 이룰 때 내원자는 세상을 어떻게 보며, 세상의 흐름을 읽을 줄 알고 모든 이에게 유익한 미래상(vision)을 어떻게 제시할 것인지에 대한 정신적인 개념을 (mental concept) 이해하고 시각화한다.
Pai Hui 또는 왕관 챠크라	왕관 중심으로서 베다 체계에서 좀 더 흔히 알려진 대뇌피질내 머리의 꼭대기	송과체, 뇌(대뇌)와 관련되어 있다. 감정적, 정신적, 신체적 자기 개념과 영적인 사고의 근원, 지혜, 관념, 박식과 의식이 효과적으로 기능하도록 하는 중심으로 생각되어진다. 이 챠크라에 대한 운동의 실례로는 부드럽게 흉곽부위를 스트래칭하고 headstand하는 것이다. 챠크라의 균형이 이루어지면, 내원자는 자기 자신의 신성과 인성을 통합 할 수 있으며, 자신만의 유일한 신성을 계발하며, 다른 사람들이 영적인 경험에 대하여 말할 때 다른 이들이 무엇에 대하여 이야기 하는지 이해할 수 있다.

으며, 그것은 굴곡한 쪽 조직을 부드럽게 하거나 구부리며 반대편 조직을 이완하는 것을 뜻한다.

7. 움직임의 분화 : 이 원리는 유도된 탐구적인 움직임을 통하여 얻어지는 신경 근육계의 "재프로그램화"의 형태를 말한다. 내원자는 원하는 움직임(들)의 비습관적인 움직임들의 선택을 탐구함에 의해 이러한 진행을 완수하라고 격려되어진다.

8. 협동운동 현상 : 이 원리는 움직임을 수행하고 향상시키기 위하여 자연스럽게 발생하는 생리학적 현상 이용과 관련 있다. 흔한 예로는 머리- 목과 눈 움직임(경부- 눈의 짝), 정위 반사(어디로부터 이탈되어졌을 때 최적의 위치를 취하려는 능력)와 호흡과 더불어 리드믹하게 생기는 늑골과 척추 움직임들간의 연합을 들 수 있다.

9. 움직임에 대한 개념적인 생각 : 연부 조직이나 관절 제한이 전혀 없다면, 신체(축을 이루는 골격) 또는 특별한 분절(자유롭게 움직이는 관절)이 어떻게 움직일 수 있는 지 개념화하도록 내원자를 격려한다. 예를 들어, 흉곽은 내원자가 뼈가 없는 부드러운 고무나 젤리로 만들어진 것으로 상상될 수 있으며, 반면 내원자는 제한된 움직임을 수행 한다.

10. 중심부 또는 핵심부 자각 : 이 마지막 원리는 신체의 심부 핵심안으로 중심까지 " 자아의식" 과 스스로의 자각을 이루도록 하는 것을 말한다. 움직임 치료에서, 핵심은 중력중심부에 있으며, 보통 배꼽아래 몇 센티에 있다. 움직임을 완성하는 동안 내원자는 하복부를 완전하게 이완하며 삼차원 호흡을 이용하며 핵심(체간)으로부터 전 지절의 움직임을 만든다.

보완 및 대체 요법 움직임 접근의 각각은 존재하는 비기능적인 동작(motion), 새로운 움직임 패턴에 예민해지도록 인식하고, 마음 - 몸 - 에너지 체계내에서 존재하는 불균형에 주의하라고 가르치는 데 초점을 두고 있다. 내원자는 외적으로 뿐아니라 내적으로 신체에 생기는 것에 반응하고 배우는 동안 사고력에 주의하라고 격려한다. 게다가, 보완 및 대체 요법 움직임 접근의 각각은 환자에게 인내심과 자신감을 가지고 깨어 있지만 평온하게 있으라고 인내심 없이, 힘, 방사, 충동성 또는 행위가 없는 것을 반복하기 보다 차라리 바른 움직임이 행해지도록(즉, 목적있는 움직임) 기다려야 한다고 가르치는 경향이 있다. 정확하게 수행되어질 때 운동은 푸시케를(psyche) 가라앉히도록 작용하며, 마음에 초점을 맞추고 영혼을 위로하여서 마음- 몸- 에너지 결합이 조화롭게 작용할 수 있게 하며 그리하여 최적의 기능활동과 향상된 수행을 하도록 한다.

움직임을 통한 치유 (Healing Through Movement)

치유는 사람의 체격을 만드는 것과 순환하는 삶의 에너지(기 또는 프라나)에 의해 향상되어질 수 있는 자연스런 과정이다. 정규적으로 행해질 때, 신체 위치나 자세의 결함, 시각화를 포함한 심적경향, 능동 운동은 에너지 센터를 거쳐(즉, 챠크라 또는 기혈점), 경락이나 통로를 거쳐서 신체 곳곳에 왕성하게 흐르는 에너지 흐름의 적절한 상태를 만들어 준다. 그 때문에 치유하는데 없어서는 안될 내부장기와 여러 기관계를 자극하게 된다. 과정내에서 내원자의 역할은 다양한 보완 및 대체 요법 움직임 운동 접근을 통하여 에너지가 흐르고 신체가 스스로 치유할 수 있는 신체-정신-감정-영적인 상태를 만드는 것이다.

이 장에서 논의된 대부분의 전통적인 동양의 보완 및 대체 요법 운동 접근은 치유를 촉진하고 건강을 유지하며 퇴행성 질병을 예방하고 기능을 보전하거나 향상시키며 장수하도록 도와주는 운동들로 서양에 더 잘 알려져 있다. 특별한 생리학적 잇점에서 보아, 이장에 요약된 운동들은 신체안에 있는 미세한 에너지 시스템들을(챠크라/기에너지 센터들, 나디들/경락)을 자극함으로 면역계를 튼튼히 하며, 호흡을 향상시키고, 순환을 보존시키고 향상시키고, 신경계를 키우며, 소화계를 풍성하게 하며 내분비선을 자극시키며, 생명유지 기관들을 보존시키고, 골격계(손재주, 유연성, 본래의 모습, 관절)를 튼튼하게 하며 근육계를 강화시킨다(가동성, 안정성, 조절). 게다가, 다양한 보완 및 대체요법적 움직임 접근법들은 신체의 에너지(프라나, 기)를 자극하고, 사람의 전반적인 건강, 협응, 조절, 기능, 자각, 균형 및 수행을 향상한다고 여겨진다. 인지 기능적 면에서 보면, 이러한 접근법들은 호흡을 향상하기 위한 것이며, 초점을 맞추고 집중하도록 마음을 훈련함으로 신체에 활력을 불어 넣어 주고 뇌를 자극한다고 알려져 있다. 마지막으로 감정적 기능면에서, 치료적 접근법들은 내원자의 자각을 넓히고 신체, 마음 및 영혼에 관하여 내원자의 민감성을 향상시키려 한다.

어떤 주어진 보완 및 대체 요법 움직임 운동 접근법에 대한 정신적(감정적) 잇점의 목록은 광범위해 질 수 있다. 실례로는 자세에서의 향상, 좀 더 개별화된 감정, 향상된 사고방식, 치료와 더불어 증가된 순종, 교우 관계를 준비, 느낌을 좀 더 자유롭게 표현, 증가된 말로 하는 의사소통, 슬픔을 표출할 수 있는 준비(provision of a grieving outlet), 감정들을 이완, 증가된 정신적인 집중, 혈압 감소, 가속화된 치유, 향상된 통증 조절, 감소된 불안, 정신적 긴장의 경감, 신체 긴장의 경감, 스트레스 감소, 명상시간을 준비하는 것들을 들 수 있다. 이장에서는 움직임과 운동에 대한 보완, 대체요법적 접근법으로서 무용치료, Feldenkrais 법, Nicklaus 기술, 필라테스 방법, 기공, 태극권 및 요가에 대하여 논의할 것이다.

무용치료(Dance Therapy)

무용치료는 신체와 마음과의 직접적 관계를 이용하는 주요하고 광범위한 움직임 치료이다. 춤과 관련된 음악, 리듬 및 동시에 일어나는 움직임들은 기분을 좋게 하고, 사회적 고립을 감소시키며, 오래된 기억과 감정들을 일깨워주며 전체적인 웰빙을 향상시킴으로 치유를 증진시킨다고 여겨진다. 춤에 의해 주어지는 체중을 부하하지 않는 것에서 부하하는 것으로 계속적인 상호 교환은 균형을 향상시키고 신경근육계 운동 조절과 협응을 통합한다.

배경지식(Background)

미국 무용치료 협회는(www.adta.org) *무용 움직임 치료*를 "개개인의 감성, 인지, 신체적 통합을 촉진하는 과정으로서 심리치료적으로 이용되는 움직임"이라 정의한다. 1940년대 정신과 환자들과 함께 일했던 무용가, Marian Chance는 의학적 치료로서 무용의 토대를 만든 공로자이다. 미국 무용치료 협회는 1966년에 설립되었다. 비록 처음에는 심리치료 중재로 생각되었지만, 무용 치료사들과 움직임 전문가들은 또한 감정적, 사회적, 인지적 또는 신체적 문제가 있는 환자에 있어 치료적 변화를 촉진시키기 위한 주요한 매개로서 춤 또는 춤과 같은 움직임들을 사용하였다.

목표에 따라, 무용 치료는 혼자, 파트너와 함께 또는 집단으로 실시될 수 있다. 예를 들어, 관절 가동범위 운동은 음악과 함께 고령 환자(내원자)에게 실시될 수 있고, 형식적인 무용 루틴(스텝밟기)은 운동 선수처럼 개별적 치료시 사용될 수 있다. 재활 환경안에서 그룹 무용 움직임 세션들은 신체 능력이 다른 사람들도 참여할 수 있기 때문에 가장 흔히 이용되는 형식이다. 무용 움직임 루틴이 환자가 앉아 있거나 바로 누운 자세에서 간단한 손뼉치기와 흔들기에서부터 서서 하는 복잡한 에어로빅 세션까지 범위가 넓게 될 수 있다.

치료적 적응증(Therapeutic Indications)

무용 움직임 치료의 장점은 신체, 움직임 조절 및 협응에 있어 향상뿐 아니라, 신체적 변화, 사회화의 증진, 증가된 신체와의 유대감과 비슷하거나 비슷하지 않은 내원자 집단과의 증가된 유대감, 감소된 수줍음, 향상된 자부심을 꼽을 수 있다. 그러나, 무용 치료는 또한 암으로 손상을 입은 환자에게도 도움이 될 수 있다. 즉, 의사소통을 향상시키고 사회화, 자긍심을 증진시켜 정서장애 또는 학습 장애 아동을 도울 수 있다. 또한, 정신질환자의 의사소통 능력을 향상시킬 수 있다.

금기증(Contraindications)

무용 움직임 치료는 대부분의 내원자에게 안전하지만 다음과 같이 몇가지 고려해야 할 위험 요소들이 있다. 즉, 심혈관계가 좋지 않은 상태, 만성 폐쇄성 폐질환(COPD)의 병력이 있거나 퇴행성 근골격계 상태를 가지고 있는 경우에 해당된다. 내원자의 비만 정도, 근위축, 물질 남용(알콜, 담배, 약물)과 운동 내력 또한 무용 운동 치료 프로그램을 실시하기 전에 고려해야 할 요인들이다. 무용은 유산소 활동이기 때문에 내원자는 현기증, 발열, 심한 발한, 및 지향상실과(disorentation) 같은 심혈관계 COMPROMISE의 증상들을 경험할 수 있다. 현기증은 또한 빠른 운동(즉, 위, 아래 움직임이 이용될 때)으로 초래될 수 있다. 치료분기 동안 활발하고 격렬한 운동을 하는 내원자는 근육통이나 염좌를 경험할 수 있다. 위험요인이 있는 내원자는 무용 치료 프로그램에 참여 하기 전에 의사와 상담하여 치료를 받아야 한다.

증거(Evidence)

Lewis와 Scannel은 multidimensional Body-self relations questionnaire를 사용하여 창의적인 무용에 능동적으로 참여한 18세~69세 여성 112명을 연구하였다. 창의적 무용 움직임을 더 많이 경험한 대상자들은 5년 이하 경험자들 보다 자신들의 몸매, 체력과 신체 부위에 더 많이 만족하였다. Heber는 무용 치료가 정신 질환자의 감성, 심리 그리고 신체적인 건강상태를 향상시켰다고 보고 하였다. 기술 논문에서(문헌 고찰: review paper) Hanna와 Serlin 등은 유방암 여성을 연구하여 환자가 자신들의 삶을 통제하려는 의식을 얻도록 하여 치유 과정동안 무용치료가 유용한 치료라는 것을 증명하였다. 평균 연령이 67±2세의 여성 28명에 대한 전향적인 연구에서, Kudlacek 등은 연구에 참여하기 전에 골다공증 증상을 나타내었던 무용수들이 12개월의 무용 프로그램에 걸쳐 요추부 골밀도의 현저한 증가를 보여 주었다고 보고했다. Berrol은 심한 뇌 손상 환자를 위한 무용 움직임 치료 중재를 서술하는 케이스 연구를 내놓았다. 움직임 치료 그룹에 참여한 노인 환자와 참여하지 않은 환자간의 비교에서, Goldberg와 Fitzpatrick은 움직임 치료 그룹이 자기 자신의 노화에 대한 전반적인 의욕과 자세가 더 많이 향상되었다고 하였다. Hamburg와 Clair는 63세와 86세 사이의 손상받지 않은 성인들(남 10, 여 26)을 대상으로 Laban 에 기초를 둔 움직임 프로그램의 영향을 연구 하였다. 5주 후에, 대상자들은 보행과 균형 특성상 통계적으로 현저한 향상을 보여 주었다. 무용 움직임 치료에 관한 부정적인 효과나 결과가 밝혀진 문헌적 증거는 전혀 없다.

기술(Technique)

준비. 무용치료 동안 움직임은 자발적이거나 안무화된 순서로 이루어질 수 있다. 앞서 언급한 대로, 무용치료 프로그램을 시작하기 전에 내원자는 의사와 상담을 하여야 하며, 특히 유산소 활동을 할 수 있는지를 상담하여야 한다. 시작 시 재활 임상가는 위험 요인이 있는 내원자나 그룹을 사정(assess)하여야 한다. 하나 또는 그 이상의 위험 요소들을 나타내는 내원자들은 참여 하지 못하게 하거나 치료 분기의 길이, 활동의 수준(저, 중간 또는 높은/활동적인), 무용 움직임, 무용의 형태를 고려하여 만드는 재활 임상가의 결정 시 참작할 수 있다. 재활임상가들은 또한 내원자의 청각, 움직임, 시각 그리고 이전의 무용 경험뿐아니라, 보조장구의 이용과 같은 것들 또한 평가하여야 한다.

다른 고려사항으로는 음악의 형태를 들 수 있다. 재활임상가들은 무용 움직임 분기에 참여하는 내원자에게 적절한 음악과 스텝들을 선별하여야 한다. 음악은 장소와 아름다운 미적 매력이 있는 둘 다의 요소에 적합한 인기 있는 것으로 해야 한다. 예를 들어, 나이가 많은 분들이 있는 그룹은 빠르게 움직이는 록, 롤, 랩 또는 힙팝과 같은 것은 즐기지 않지만 big band era의 음악을 선호한다. 전형적으로 빠른 음악은 좀 더 느린 음악이 진정효과를 주기 위해 사용되어지는 동안 그룹을 자극하기 위하여 이용 된다. 따라서 좀 더 조절되고 정교한 움직임을 요한다. 진정시키는 음악형태의 예로는 발라드, 자장가, 심포니, 소나타, 오페라, 미국 원주민 플루트 것들, 명상 형식의 작곡들, 몇 가지 뉴에이지 및 클래식 작곡들을 들 수 있다.

세번째 고려사항은 무용 그 자체 스타일의 선택이다. 목표가 자세, 균형, 대단위 운동 조절을 위한 것이라면, 재활임상가는 발레, 볼룸 댄스, 왈츠 또는 비엔나 왈츠에 개별 내원자나 그룹으로 참여하도록 선택할 수 있다. 그 치료분기의 목적이 좀 더 느리고 좀 더 흐르는 듯한 동작들로 좀 더 분리되거나 소근육 운동조절, 균형 및 하지 근력강화를 향상시키는 것이라면, 재활임상가는 내원자 또는 그룹이 탱고, 룸바, 맘마, 메링케, 삼바, 탭댄스를 하도록 할 수 있다. 목적이 하지 근력을 얻고, 자세를 향상시키며 정확하게 움직이며 좀 더 빠른 반응이나 빠른 반응 타임을 수행하고 비스듬한 패턴 변화를 수행하는 능력을 얻는 것이라면, 재활임상가는 환자 또는 그룹이 폭스트롯, 살사, 빠른 스텝 또는 빠른 폴카를 실시 하도록 할 수 있다. 취지가 환자 또는 그룹이 상지 움직임뿐 아니라, 특정 하지의 측면 동작, liner step, 상호교환적 동작을 개별적으로 하려는 것이라면, 재활임상가는 라인 댄싱, 허슬, 콩가, 차차, 디스코, 스윙 또는 컨츄리 웨스턴 댄스를 사용할 수 있을 것이다.

중재. 치료분기를 시작하기 전에, 재활임상가는 신체적 감정적 이완 모두를 줄 수 있는 환경을 만들어야 한다. 환자와 관련하여, 치료분기의 기간, 빈도, 선호하는 음악과 춤의 스타일을 고려하여서 어느 스타일의 댄스로 할 것인지 결정하여야 한다. 내원자는 댄스 치료 중재에 이완된 접근을 받고 초점을 유지하도록 지도하여야 한다. 재활임상가가 중재로서 이용되도록 선택된 특정 댄스에 익숙하지 않다면, 치료

분기 동안 숙련된 댄스 지도자가 필히 참석하도록 바꿀 수 있다. 환경은 내원자들이 무심코 서로 부딪힐 것이라는 두려움 없이 자유롭게 움직일 수 있도록 준비되어져야 한다. 서 있는 동안 참여할 수 없는 내원자, 쉽게 피로한 내원자 또는 심혈관계상태가 현저하게 또는 예측하지 못한 변화들을 보여 주는 내원자들에게 더 나은 편의를 제공하기 위하여 댄스플로어 부위의 가장자리 둘레로 의자들을 배치할 수 있다. 내원자가 심혈관계의 증상을 나타낸다면, 재활임상가는 그들을 앉도록 도와주고 활력징후(vital sign)을 측정한다.

마지막으로, 무용치료 분기의 시작 전에 재활임상가는 참여자 모두를 소개시키고, 치료분기의 목적을 설명하며 자신들의 능력에 따라 각 내원자가 참여하도록 격려하여야 한다. 게다가, 재활임상가는 내원자 또는 그룹이 앉은 자세에서 발목 돌리기, 교대로 주관절 굴곡과 신전하기, 교대로 견관절을 90°까지 굴곡하거나, 부드럽게 경부를 굴곡, 신전하고 머리를 회전하는 것과 같은 준비운동(warm-up activities)을 실시하도록 하여야 한다. 무용치료 분기의 시작 시 환자에게 자신들을 편안한 속도로 모든 운동을 시행하고, 필요할 때는 앉아서 쉬라고 상기시키는 것은 중요하다. 재활임상가는 무용을 하는 동안 격려하고, 피드백, 동기를 주며, 참여자들에게 수고한다고 칭찬하면서 이곳저곳을 순회하여야 한다. 이러한 상호 작용은 또한 내원자가 각 움직임으로 경험하는 느낌을 토의할 수 있도록 만들 것이다. 그 치료분기가 끝난 후, 재활임상가는 행하였던 활동의 형태와 기간 및 각 내원자의 반응을 기록하여야 한다. 게다가, 그들은 음악의 효과와 움직임을 수행하는 내원자의 능력에 따라 추는 춤, 감정 상태, 자아의식, 집중, 기억 및 회상에 대하여도 기록하여야 한다. 그룹의 요구들과 더 잘 부합시키기 위하여 무용 치료 중재를 변경할 필요가 있을 것이다.

임상가 훈련(Practitioner Training)

무용치료 분야에 일하는 개개인은 공인된 학사 프로그램에 덧붙여 퍼포먼스 준비과정이나 자유교육을 이수하여 석사학위를 받고 움직임 치료 움직임 경력 자격증과 같은 기본 교육 자격요건을 갖추어야 할 것으로 예상된다. 개인적인 치료행위를 계속하도록 유지하고 가르치기 위하여 개개인은 더 상위의 자격요건을 갖추어야 하며 Academy of Dance Therapy(ADTR)의 등록 회원이 되어야 한다. 특정 훈련 요구사항에 관한 정보는 Academy of Dance Therapy(www.adta.org)로 부터 얻을 수 있을 것이다.

> **핵심(Key Point):**
>
> 무용 움직임 치료는 ...
>
> - 아프고 손상된 곳을 치유하기 위하여 사용되었던 가장 오래된 형식 중의 하나이다.
> - 폭넓고 다양한 상태의 내원자들에게 사용할 수 있다.
> - 마음과 몸 모두가 관여하는 움직임과 호흡의 결합이다.
> - 여러 가지 신체적, 심리적 이점을 만들어 낸다.

Feldenkrais 방법(The Feldenkrais Method)

Feldenkrais 방법은 몸 치료 행위(bodywork)의 부드러운 방법이며, 그 창시자인 Dr. Moshe Feldenkrais의 이름을 따서 명명되었고 기본적인 신경근육계 움직임 프로그램을 다시 만들고 재학습하는데 초점을 맞춘다. 이 접근의 근간이 되는 개념은 움직임을 통한 신체의 재교육과 구조적 기능적, 스트레스의 완화이다. 그것은 자기탐색과 움직임의 자기 자각을 사용하며, 부드러운 마사지, 신장과 운동을 통하여 적절한 신체 움직임을 가르친다. 전신체 움직임 탐색을 거쳐, 변경과 적응이 습관적인 움직임 전략내에서 만들어 질 수 있으며, 협응, 유연성, 관절가동범위와 기능이 향상되어 질 수 있다.

*Feldenkrais 방법*은 두가지의 주요 기술로 구성된다. 즉, 1) *기능적 통합*(FI)은 기능적 움직임 패턴을 위해 일관된 편성의 선택들로 언급된다. 2) *움직임을 통한 자각*(ATM)은 재활 임상가의 말과 부드러운 터치를 통하여 또는 자기 탐색과 자기 발견을 통하여 내원자가 최상의 것을 다시 배우고 적응되지 않은 움직임이 있음을 알아채도록 하는 것이다. Feldenkrais 방법의 실제적인 측면에서 내원자들이 각 동작을 탐구함으로 내원자를 직접적으로 조절하기보다 차라리 의사소통을 하는 것이며, 그들의 자각을 향상시키고 움직임 형태를 바꿔주며 자세를 수정하고 재활 임상가로부터 얻은 제안에 응하여 모든것을 조정하는 것이다.

Feldenkrais 방법은 학습에 대한 행동－인지 접근법이다. 이러한 기술에서 철학은 자기 발견을 통하여 내원자가 움직임의 새로운 선택과 새로운 패턴을 배우고 재학습할 수 있을 것이다. 그 때문에 자아상을 향상시키고, 자세를 재편성하고, 스스로의 자각을 증가시키며 건강을 향상시키고, 세상과 좀 더 직접적인 관계를 발전시킨다. Feldenkrais의 철학은 전통적인 신경생리학 패러다임에 맞서고 있다. 전통적인 신경생리학이 감각과 운동계를 분리시키는 동안 Feldenkrais은 감성과 정신활동이 움직임과 수행의 모든 측면에 강하게 영향을 주고 혼란시킬 수 있다고 믿었다.

배경(Background)

Moshe Feldenkrais은 러시아에서 태어나서 이스라엘, 프랑스, 영국 등 여러 곳에서 살았다. 프랑스에 사는 동안 그는 유도에 관심을 갖게 되어 검정띠를 땄다. 2차세계대전 동안 영국에 살면서 그는 운동선수로서 아주 타격을 심하게 받는 슬관절 상해를 경험하였다. Feldenkrais는 신체와 그 기능에 대하여 더 심오하게 이해하기 위하여 생리학, 해부학, 신경 생리 및 심리학적 분석을 하여서 이 상해로 인한 수술을 피할 수 있기를 희망하였다. 이러한 자체적 흥미와 탐구는 오늘날 Feldenkrais 방법에 기초가 되는 삶의 총체적인 철학으로 발달 시켰다.

유도(judo)는 Feldenkrais 움직임 교실에 기초이다. Feldenkrais는 유도가 단지 활동이나 스포츠가 아니라 예술, 과학 움직임과 관련된 삶의 원리이며 문화적 그리고 개인을 위한 달성 목표 둘 다의 수단이라고 파악하였다. 이것은 Feldenkrais 방법 안에 유도의 원리와 서클의 이용시 증명된다. 자신의 무릎상해에 스스로 어떻게 반응하고 적응하는지 관찰함으로 Feldenkrais는 환자들이 어떻게 움직이는 가에 대하여 선택의 여지가 있다는 것을 이해하였다. 예를 들어, Feldenkrais는 급성 상해 시, 림프 시스템이 활성화 되어지고, 근육 스프린팅과 신체 내에 다른 이차적 변화들을 만든다는 사실에 주목했다(즉, 호흡 패턴과 호흡률상의 변화). Feldenkrais는 통증이 좀 더 오래가고 좀 더 적응되지 못한 변화와 기능부전적 움직임 패턴들이 생기고 비효율적이고 비효과적인 움직임을 초래하는 것을 관찰하였다. 자신의 무도 경험과 생리학, 해부학, 신경학 및 심리학에 대한 자신의 지식을 적용하여, Feldenkrais는 자신의 손상을 성공적으로 바꾸고 통증없이 어떻게 다시 걷는 지를 스스로 터득하였다.

Feldenkrais 이론과 기술의 중심은 자아상에 대한 개념이다. Feldenkrais에 따르면, "우리 개개인은 자신이 수년에 걸쳐 만들어 온 자아상에 따라 다른 방법으로 말하고, 움직이고 생각하며 느낀다. 우리의 활동 양식을 바꾸기 위하여 우리는 우리가 우리 안에 가지고 있는 스스로에 대한 상을 바꾸어야만 한다"고 하였다. 움직임에 대한 습관적인 패턴들은 우리 자신의 자각과 우리의 감성적인 활동과 반응 둘다에 분명히 나타난다. 움직임에 대한 부정적인 습관성 패턴이 차단되어지면, 신체는 좀 더 효율적이고 쉽고, 효과적으로 율동적으로(movement) 작용할 수 있다. 최종 결과는 향상된 자아상, 증가된 자각 및 향상된 건강이다.

Feldenkrais이 이룩한 3가지 준수사항은 자신의 운동 방법에 중요하다. 즉, 1) 움직임의 통합 부분으로 간주 되는 호흡 조절. 좋지 못한 기능과 움직임이 호흡을 손상 시키고 손상된 호흡은 차례로 신체 시스템, 특히 근육, 적절한 기능을 방해 할 수 있기 때문이다; 2) 움직임과 기능에 있어서 눈 움직임의 역할. 비협응된 눈 움직임이 부정적으로 움직임에 영향을 줄 수 있음으로; 3) 환자가 자신이 원하는 목표를 성취할 때까지만 기술을 연습한다는 믿음. 그리하여 자신의 잠재력 중 아주 작은 부분만을 사용한다. Feldenkrais는 마침내 600가지의 다른 레슨들을 계발하였다. 그 후 재활임상가들이 다른 환자 그룹에게 적용하여 발전시키면서 수천개의 계획된 레슨들이 고안되었다.

치료적 적응증(Therapeutic Indications)

Feldenkrais는 자신의 기법을 의학적 치료법이라기보다 훈련법으로 보았지만, 최근 임상가들은 그 방법이 젊거나 나이 들거나 신체적으로 건강하거나 신체적 장애가 있던지 간에 모든 사람에게 유익할 수 있다고 믿는다. Feldenkrais Guild(http://www.feldenkraisguild.com)와 Feldenkrais Educational Foundation of North America (http://www.feldenkrais.com)은 Feldenkrais 방법이 특히 급성 또는 만성 통증(목, 어깨, 허리, 고관절, 다리, 무릎), 다발성 경화증, 뇌혈관 출혈, 뇌성마비, 파킨슨 병을 포함한 중추신경계장애와 외상 후 스트레스 장애가 있는 환자들에게 유용하다고 제안하고 있다. 그것은 또한 감지된 스트레스를 완화시키고 불안을 더 낮춘다고 알려졌다. Feldenkrais Guild에 따르면, 이 방법은 프로 선수(예, Julius Erving)들과 음악가(예, Yehudi Menuhin과 Yo-Yo

Ma)들에게 인기가 있으며 그들은 이 운동이 자신들의 운동실적과 연주수준을 향상시켰다고 주장하고 있다.

금기증(Contraindications)

이 방법에 대하여 문헌에서는 어떠한 금기증도 언급되어 있지는 않다. 그러나, 몇가지 주의할 점들이 있다. 재활 임상가들은 염증이 있는 신체 부위를 움직이도록 해서는 안되며, 통증도 무시해서는 안된다. 거칠게 움직임들을 수행하면 상해를 유발할 수 있다는 것에 주목하여, 내원자들이 자신들의 한계내에서 움직이도록 격려하여야 한다.

기법들(Techniques)

Feldenkrais 방법 운동은 개별적(1:1) 또는 그룹별 교실로 가르칠 수 있다. 전형적으로 Sessions들은 개인적이고 개별화된 반면, ATM session들은 그룹체제로 지도된다. Feldenkrais 방법의 본질은 각 내원자에게 개별화된 학습 프로그램을 개발하는 것이다. 이것을 행하기 위하여, 재활임상가는 신뢰관계를 만들고 학습경험을 쌓도록 하여야 한다. 다른 말로 한다면, 재활임상가는 내원자가 가지고 있는 습관적 패턴들과 반응들을 찾아내도록 돕도록 한다. 내원자의 자세, 동작 및 수행을 향상시키기 위한 최적의 움직임들을 찾아내기 위하여 전체상호작용을 사용한다.

기능적 통합(FI). 기능적 통합(FI)는 기능적 움직임 패턴들을 위한 선택들의 일관된 조직화로 언급된다. FI는 터치로 인도되고 때로는 구두적인 피드백을 통하여 발생되는 학습으로 부드러운 bodywork로 구성된 1:1 방법이다.

재활임상가는 그들의 요구에 특히 역점을 두기위하여 선별되어진 움직임의 패턴들을 통하여 신체적으로 내담자를 능동적으로 유도한다. FI는 내원자가 느낌과 감각을 통해 그들 자신의 내적인 자각을 개발시키도록 한다. 그것은 재활임상가가 내원자와 더불어 움직이기 때문에 매우 안전하다. 이상적인 결과는 좀 더 흐르는 듯한 움직임을 만들고, 통증, 긴장 및 경직을 만드는 제한적 패턴들을 감소시키는 것이다.

FI는 내원자가 학습할 수 있도록 고안되어져 있기 때문에, 가장 중요한 원리들 중의 하나는 편안함이다. 재활임상가와 내원자 둘의 체중이 임상가의 골격계에 따라 이동되어 하도록 특별히 만들어진 테이블을 사용한다. 예를 들면, 내원자의 다리, 체간 및 머리의 체중의 압력이 가해지는 동안 최소의 긴장, 공칭 에너지 소비, 최대 효율로 들어올려져야 한다. FI session 동안, 내원자는 옷을 다 입고, 테이블 위에 눕거나 앉거나 또는 선 자세를 취할 수 있다. 레슨들은 특히 기능, 활동 또는 내원자의 요구에 중점을 둘 수 있다.

예를 들면, 운동하는 사람처럼 능동적인 내원자는 좀 더 힘차게 운동하는 법을 배우고, 유연성을 향상시키거나 균형을 회복시키는데 관심을 두는 반면 퇴행성 관절 질환이 있는 내담자는 통증없이 선 자세에서 바로누운자세로 움직이는 법을 배우는데 관심을 있을 수 있다. 전형적인 session은 약 45~60간 지속된다. 재활임상가는 시간에 따른 내원자 스스로가 학습하는 움직임 패턴에 대한 내원자의 자아상, 자기교육, 자발적 및 자활의 영향을 인정하여야 한다. 예를 들어, 부적응 패턴은 이미 손상받은 부위를 보호하려는 것과 관련이 있을 수 있다. 이러한 보호패턴은 결국 지금 현재의 상태로 이르게 할 것이다. 기능과 수행은 단지 움직임 재교육과 증대된 인식을 통하여 향상되어질 것이다.

움직임을 통한 자각(ATM). 움직임을 통한 자각은 주로 그룹 강습에서 배운다. 재활임상가는 유도된 움직임 순서의 형태로 일련의 운동치료를 통하여 그룹을 구두적인 지시로 이끌어 간다(치료적 접근에 손을 사용하기 보다 차라리). Feldenkrais 는 구두적 지시를 통하여 지도하는 움직임들은 직접적인 도수 접촉 없이 환자가 강습의 각 스텝을 경험하고 진행할 수 있게 한다고 여겼다. 운동들은 내원자들이 자신들의 몸을 좀 더 자각하도록 도우며 새로운 움직임의 패턴으로 진전시키도록 만들어졌다. 운동들은 느리고 이완된 방법으로 실시하며 쉬운 움직임에서부터 좀 더 복잡하고 더 큰 범위의 움직임으로 진행시킨다. 이러한 Feldenkrais 방법의 중점은 즐기며 통증을 피하는 것이다. 내원자들은 종종 한쪽으로 눕고, 바로 눕거나 엎드려 눕는 것과 같은 중력을 줄여 주는 자세를 취한다. 강습들은 종종 각 내원자를 보살피는 재활 임상가들과 잘 규정되어져 있고 조직화되어 있다. ATM 수업 동안 특별한 골격계의 형성, 특별한 움직임 목표와 바닥으로의 접근과 같은 제한들을 경험한다. 그리고 나서 내원자들은 만족스러운 신경근육계 해결책을 알아내기 위하여 애쓰면서 새로운 방법으로 움직이는 것을 발견하기 시작한다.

같진 않지만, 예를 들어 스텝 에어로빅 강습에서, 앞에서 실지로 해 보이는 곳에 서 있는 선생님이 전혀 없다. 대신, 자기 자신의 방법을 찾아내도록 각 내원자를 격려한다. 전형적인 ATM 분기는 여러번의 중간 휴식 또는 쉬는 기간을 합쳐 30분~60분이 걸린다. 중간 휴식 또는 쉬는 시간은 내원자의 운동학적 체계가 새로운 신경근육계 통로와 그들이 최근 얻은 자각을 습득하거나 기억에 새기도록 주어지는 것이다. 각 ATM 분기는 잘 규정된 구성을 따르며, 재활임상가는 전체 분기동안 각 내원자를 돌본다. 그리고 나서 내원자들은 강습에 참여하는 사후점검으로서 집에서 녹음테이프를 사용할 수 있다. Ruth와 Kegerreis에 따르면, 이렇게 녹음된 지도사항들은 신체적 및 인지적 변화들을 향상시킬 수 있으나, 내원자가 방법과 요구되는 움직임들을 이미 몇 번 경험하였을 때 가장 효과적이라고 한다.

앞선 진술된 것처럼, ATM 교습은 고도로 조직화되어져 있지만 목표보다 차라리 경험을 중시한다.

대다수의 교습들이 사용가능하며 각 신체의 다른 영역에 초점을 맞추고 있다. 선택된 교습은 전형적으로 내원자의 요구에 의한 것이며 발달 움직임, 기능적 활동들 또는 관절, 근육의 추상적인 탐구와 자세적 관련을 토대로 할 수 있다. 내원자가 어떻게 교습을 청취하는지를 배움에 따라, 그들은 습곤과 움직임상에 미세한 변화들에 대한 자각을 발달시킨다. Feldenkrais는 ATM 교습이 가동성을 향상시키기 위하여 만들어졌다고 하였다. 즉, "불가능을 가능으로 바꾸고, 가능을 쉬운 것으로 쉬운 것을 우아한 것으로 변화시키는 것이다."

증거(Evidence)

13명의 새로운 학생과 42명의 다시 참여한 학생의 불안 감소를 위하여 10주 동안 ATM 프로그램의 능력을 평가하여 Kerr[33] 등은 두 그룹에서 단 한번 교습한 후 State-Trait Anxiety Inventory sacores가 감소하였고 프로그램 마지막에는 더 많은 감소를 보여주었다고 하였다. 새로운 학생들은 또한 현저하게 더 큰 경감을 경험하였다. Malmgren-Olsson[34] 등은 특별한 근골격계의 장애가 전혀 없는 78명의 내원자(여자 64명, 남자 14명)를 대상으로 심리적 불안, 통증, 자아상에 대한 변화에 관하여 Feldenkrais, 신체 자각 치료 및 전통적인 개개인 심리치료 등을 비교하였다. 결과에서는 세 그룹 모두에서 시간에 따라 현저하게 긍정적인 변화를 보여주었다. 그러나, 효과의 크기에 대한 분석에서 신체 자각 치료와 Feldenkrais가 전통적인 치료보다 좀 더 효과적일 수 있다고 나왔다. 준비조사에서, Smith 등은 요통이 있는 25세와 78세 사이의 26명을 대상으로 불안상태와 통증에 대한 Feldenkrais Method's 효과를 평가하였다. 대상자들은 두 그룹으로 나뉘어졌다. 한 그룹은 한회에 30분 간 ATM 교습을 받았고, 다른 그룹은 같은 시간 동안 설명을 청취하였다. 그들은 Feldenkrais 중재가 통증의 영향부위를 감소시키는데 효과적이었지만, 감각이나 평가할 만한 크기도 아니거나 불안의 상태 또한 영향을 주진 않았다. 치료 또는 대조군으로 무작위로 뽑아 2주 간에 걸쳐 물리치료과 대학생 지원자 54명을 표본으로 하여 Feldenkrais ATM 프로그램과 이완 절차에 대한 효과를 평가한 Kolt와 McConville[36] 등은 Feldenkrais와 이완 그룹 내에 여성이 4회째 치료 시 현저하게 불안감 점수가 낮았다고 하였다. Lundblad 등은 물리치료 또는 Feldenkrais 중재들이 97명의 여성 산업 노동자의 목과 어깨 부위의 병에 대한 호소가 더 많이 감소되었음을 조사하였다. 대상자들은 세 그룹(일반 물리치료, Feldenkrais 그룹 또는 대조그룹) 중에서 한명을 무작위로 선출하였다. Feldenkrais 그룹에서는 목과 어깨에서 통증 강도의 호소와 통증의 퍼점 정도가 현저하게 감소되었음을 보여 주었다. 그들은 또한 여가를 즐기는 동안 장애를 다소 덜 느꼈다고 하였다. James[38] 등은 Feldenkrais, 이완 또는 대조군으로 나뉜 48명의 비손상된 학생들 사이에서 슬괵근 길이 변화에서 Feldenkrais 방법의 효과를 연구하였다. 4회 치료 후, 그룹들 간에 전혀 현저한 차이를 보이지 않았다. Johnson[39] 등은 각 그룹에 무작위로 선별된 다발성 경화증이 있는 20명의 대상자들을 8주에 걸쳐 비 치료적인 바디워크(bodywork)에 대한 Feldenkrais 바디워크의 효과를 비교하였다. Feldenkrais 바디워크 그룹 내의 대상자들은 대조군과 비교하여 불안의 정도가 낮아졌고 지각된 스트레스가 현저하게 낮아졌음을 보여주었다.

기구(Equipment)

그룹 클래스에서는 특별한 기구가 전혀 필요없다. 개별 치료시기에는 대상자가 눕거나 앉을 수 있는 테이블이나 의자가 필요하다. 매트, 베게, 담요 및 다른 소도구들을 특정 움직임을 촉진하기 위하여 사용할 수 있다. 내원자들은 느슨하고 편안하게 입도록 한다.

사례 : 움직임을 통한 척수의 자각(ATM) (Example: A Spinal ATM Lesson)

그림 10.1a-d는 *The Intelligent Body: Awareness Through Movement*로 명명된 일련의 오디오 카세트에 서술된 움직임을 수행하는 내원자를 설명한 것이다. 이러한 특별한 수업내용은 "테이프 #1:사슬 브리징으로서 척추"를 들 수 있다. 모든 ATM 클래스에서, 내원자는 가능한 한 편안하게 입고 신체 아래 넉넉한 쿠션을 놓은 곳에 눕도록 하며, 팔과 다리를 움직일 수 있을 만한 공간이 있어야 한다. 모든 수업은 약 45분 정도이다. 수업이 너무 길다면, 내원자는 중도에서 그만두어야 하며 다음날 계속해야 한다.

임상가 훈련(Practitioner Training)

Feldenkrais에는 다양한 임상의 지식 배경이 있다. 개개인이 독학할 수 있을지라도, 정식 Feldenkrais 방법 훈련을 받고 Feldenkrais 가이드 수료증을 받은 재활 임상가에 의해 훈련받으라고 권고되어진다. 임상가들은 800-1,000 시간의 교육을 이수하고, 4년에 걸쳐 매년 200 시간 형태로 훈련되어야 한다.

> **핵심 (Key Point):**
>
> Feldenkrais는 아래와 같은 보완 및 대체 치료적 운동이다.
>
> - 두가지 주요한 구성 요소를 이용한다 : 움직임(ATM)과 기능적 통합(FT)을 통한 자각.
> - 자기 주도 움직임을 통하여 탐구하고 배울 기회를 내원자에게 제공한다. 느리고, 이완되는 운동과 부드러운 신체 운동이 있다.－각 내원자의 요구에 따른 모든 것.
> - 기본 동작들을 효과적이고 효율적인 움직임으로 재프로그래밍하고 재학습하는데 초점을 둔다.
> - 내원자가 신체의 "잊혀진" 부분들에 대한 능동적 자각을 얻도록 한다.
> - 신경근육계 조직화, 흐르는 듯한 기능적 움직임과 제한된 패턴을 경감시키는것을 강조한다.
> - 관절가동범위, 유연성, 협응, 신체 자각과 자기 이미지를 향상시키도록 도울 수 있다.

NICKOLAUS 기법(NICKOLAUS TECHNIQUE)

*Nickolaus 기법*은 신장, 강화, 협응시키기, 특정 근육군의 동시 수축, 균형과 협응을 재획득하는 것과 더불어 호흡 리듬을 협응시키는 30개의 순서로된 운동들의 프로그램이다. 이러한 치료적 운동 기법의 또다른 중대한 구성요소는 하복근과 대둔근의 동시수축에 초점을 맞추는 것이다. 바닥에서 거의 전부 이루어지는 운동들과 저항으로서 내원자 자신의 체중을 사용하여 신체 정렬을 향상시킨다.

배경(Background)

Richard Nickolaus와 Bill Thompson은 Nickolaus가 골절된 발목에 재활치료를 받은 후 1960년 말기에 Nickolaus 기법을 발달시켰다. Nickolaus는 무용수의 훈련과 춤을 향상시킬 수 있는 운동 체제를 만들기 위하여 자신의 지식과 신체에 대한 이해 및 그것의 움직임들을 결합시킨 무용수로서의 자신의 경험을 이용할 수 있음을 깨달았다.[41] 비록 무용 회사가 Nickolaus와 Thompson에 의해 설립되었지만 Nickolaus가 운동동안 스프링과 무게를 이용하여 무용수들을 훈련하는 가장 효과적인 방법을 지속적으로 실험하였다. 마침내 그는 자신의 기법이 무용수들에게 발생하는 정형학적 문제들과 상해의 광범위한 재활에 효과적이라고 생각하였다. 1972년 근골격계 손상이 두드러지게 있는 무용수들과 무용수가 아닌 사람들 모두를 치료하려고 뉴욕에 첫 Nickolaus 운동 센터를 열었다. 1978년 경에는 전국적으로 14개 이상의 센터가 생겼다.[41]

치료적 적응증 (Therapeutic Indications)

Nickolaus 기법은 스포츠 상해, 일반적인 정형학적 손상, 다른 근골격계 상태, 측만증 및 다발성 경화증에 따른 대체 요법적 운동 중재로 사용된다.

금기증(Contraindications)

이 기법에 대한 금기증은 전혀 논문에 밝혀져 있지 않다.

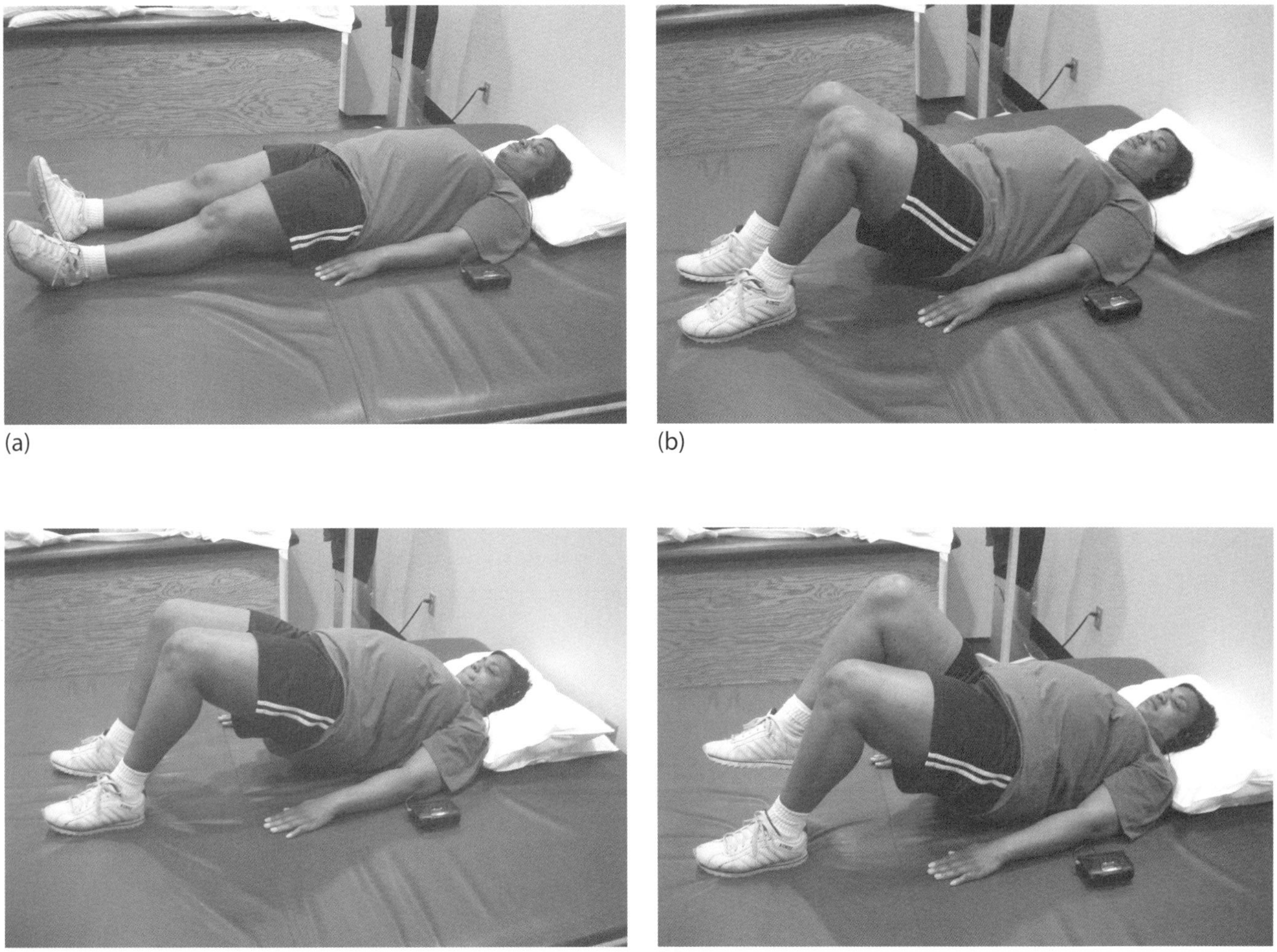

(a) (b) (c) (d)

그림 10.1 오디오 테이프를 사용하여 기록한 ATM 방법. (a) 바로누운자세에서 이완하기: (b) 무릎을 굴곡한 상태에서 골반을 후방으로 기울이기: (c) 교각자세 취하기: (d) 교각자세에서 한쪽 다리를 들어 올리기.

기구(Equipment)

Nickolaus 기법은 편안한 복장과 연습하기에 충분히 큰 연습실 외에는 전혀 특별한 기구들이 필요없다. 환자들은 종종 편안함을 위하여 매트 위에서 운동을 수행하려고 한다.

기법(Technique)

각각의 Nickolaus 기법 움직임들은 신체 특정부위를 운동하고 각 근육을 개별적으로 정상으로 되돌리고 다듬기 위하여, 모든 근육들 간의 신경근육계 협응을 향상시키기 위하여 만들어 졌다. 적절하게 수행하고 정확한 순서로 호흡을 깊게 들여 마심으로 지속되며, 운동들은 신체 정렬, 근육 긴장도 및 증강된 문제 있는 부위(예 요부, 슬관절)를 향상시킬 수 있고 유연성을 증가시키며, 신체적 및 정신적 긴장조차 감소시킬 수 있다.

Nickolaus 기법 운동 움직임들의 실례로는 한쪽 다리 신장(**그림 10.2a-b**), 앉아서 팔고 다리를 신장하기(**그림 10.3a-c**), "V자 만들기"(**그림 10.4a-c**), 목과 허리 상부 신장하기(**그림 10.5a-b**), "새모양 만들기"(**그림 10.6**), "활모양 자세"(**그림 10.7**), 대퇴부 양쪽 신장(**그림 10.8**) 그리고 척추 회전과 더불어 대퇴부 안쪽 신장하기(**그림 10.9**) 등을 들 수 있다.

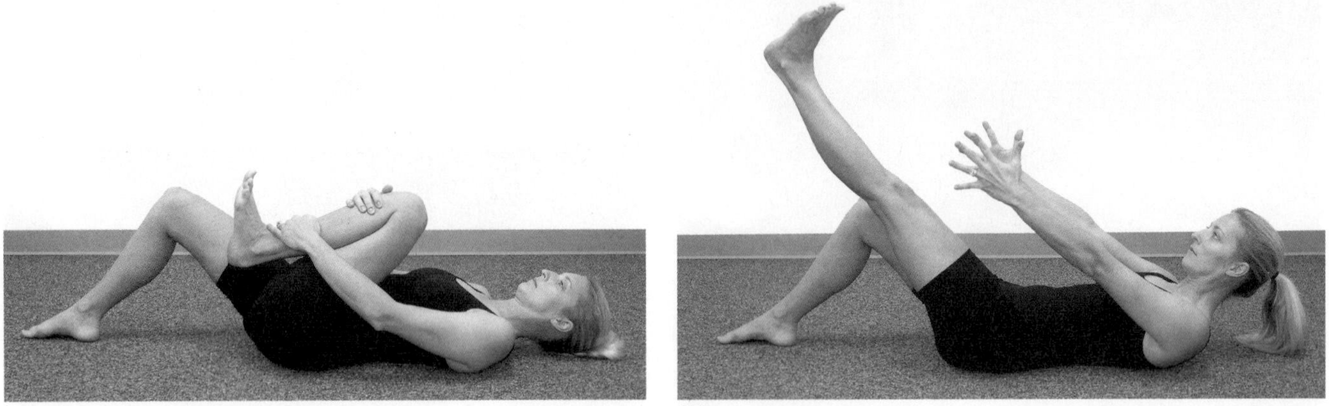

(a) (b)

그림 10.2 한쪽 다리 신장하기. 누운자세에서 (a) 무릎을 가슴으로 가져간다. 허리는 바닥에 편평하게 유지한다. 고관절은 가능한 한 "사각형 모양"을 유지하며 머리를 들어 올리고 복근이 수축하도록 하고 내원자는 숨을 내쉰다. 환자가 숨을 내쉬면서 팔을 동시에 뻗어 올리면서 다리를 들어 올린다. (b) 이것을 수행한 후 환자는 시작자세로 되돌아 가면서 숨을 들어 마신다. 이 운동은 요부, 목, 고관절, 어깨 및 슬관절 부위를 신장시키고, 복근과 족관절 굴곡을 강화하기 위하여 만든것이다.

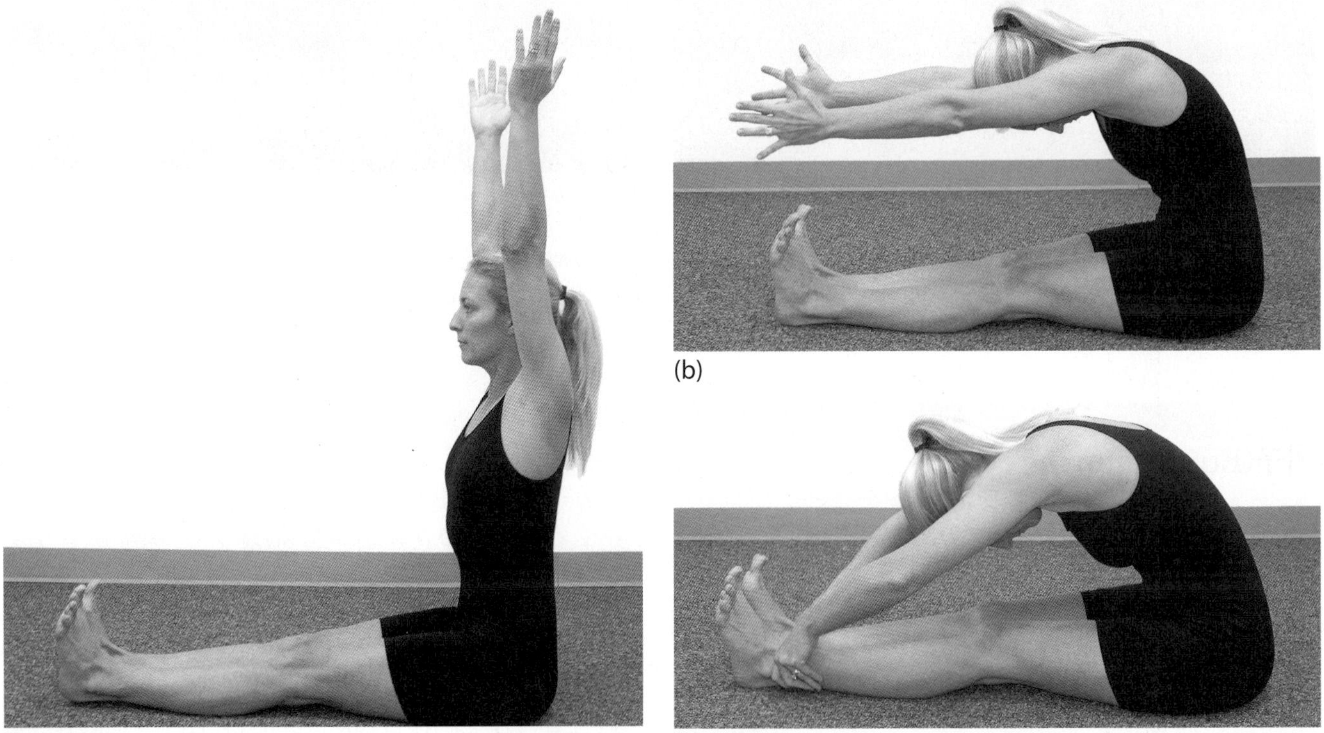

(a) (b) (c)

그림 10.3 앉은 자세에서 팔과 다리 신전하기. 다리를 펴고 앉은 자세에서 환자는 양팔을 천장으로 뻗어 올려 신장시키면서 숨을 들어 마쉰다(a). 숨을 내쉬면서 하복근을 수축시키면서 더 높이 뻗어 올린다. 조절된 포괄적인 방법에서 환자는 자신의 머리를 아래로 하고(턱을 가슴으로), 체간을 굴곡하여 발가락 너머로 손가락을 뻗는다(b). 이 움직임을 마치기 위하여 환자는 자신의 양손을 뻗어서 신장 자세를 유지하기 위하여 발목을 잡는다(c).

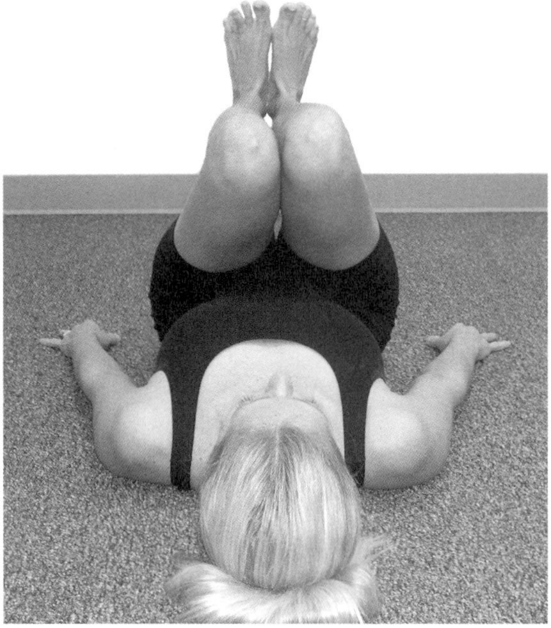
(a)

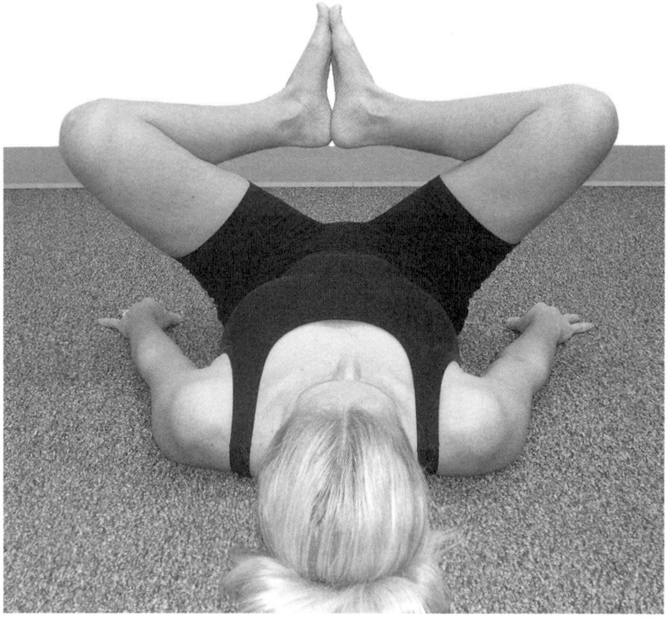
(b)

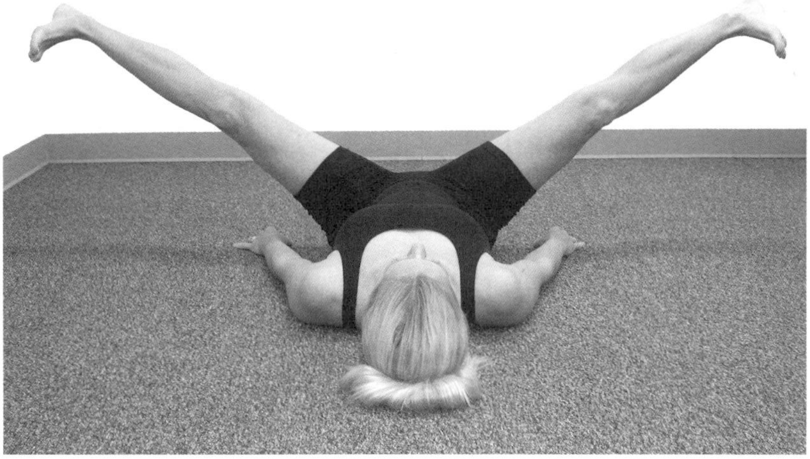
(c)

그림 10.4 V자 만들기. 바로 누운자세에서, 환자는 양무릎을 가슴으로 가져오고 허리가 바닥에 편평하게 되도록 한다(a). 환자가 숨을 들이 마시면서 자신의 고관절을 외전하고 "개구리" 같은 자세로 양발바닥을 함께 모은다(b). 숨을 내쉬면서 고관절을 거의 90°로 유지하면서 V자 모양으로 고관절을 완전히 외전시키는 동안 복근을 수축시켜야 한다(c). 이 운동은 고관절 내전근을 신전시키고, 하복근과 대둔근을 강화시키고, 요추골반 부위에 자연스런 관절 가동범위를 확장시키기 위한 것이다.

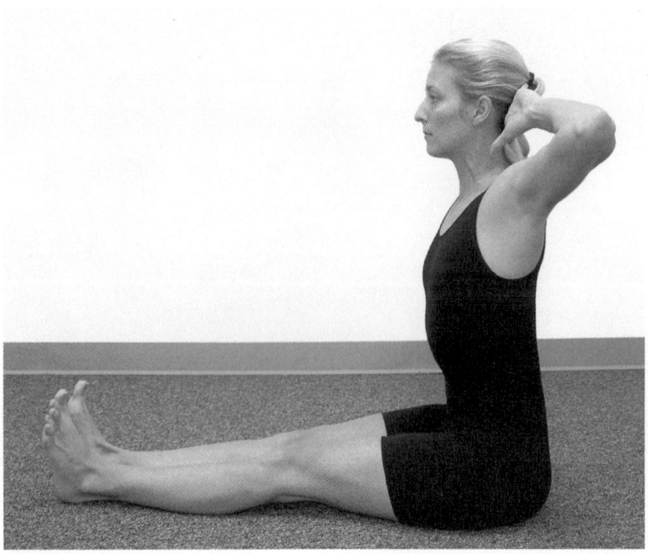

(a)

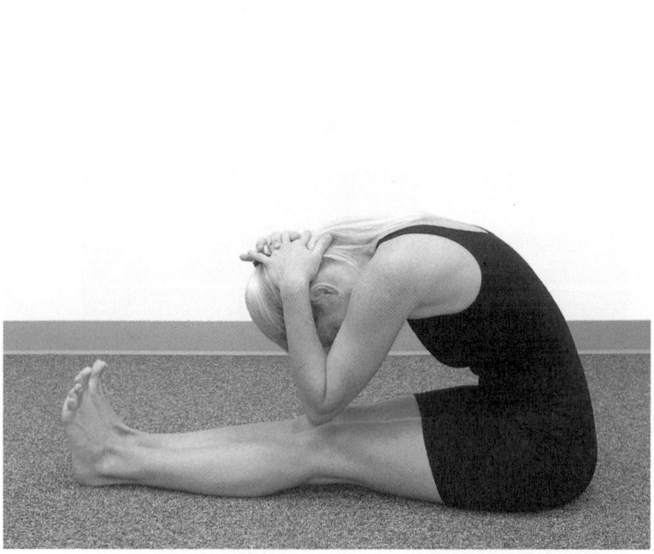

(b)

그림 10.5 목과 요추 상위부 신장. 똑바로 체간을 펴고 족관절을 굴곡하여 길게 앉은 자세 동안 환자는 머리 뒤로 양손을 깍지껴서 숨을 내쉬면서 견갑골을 후인(오그라들게)하며 어깨를 외전 및 외회전한다(a). 숨을 내쉬면서, 복근을 수축시키고 목을 굴곡하고 양팔을 서로 가깝게 모으며 턱을 가슴으로 가져가서 목과 체간을 굴곡시킨다(b). 이 운동은 어깨의 긴장을 감소시키고, 흉쇄 척추 분절의 가동성을 증가시키고, 슬괵근과 장딴지 근육을 신장시키려는 것이며 발목의 배측 굴곡근과 복근을 강화시킨다.

증거와 임상가들에 대한 요구사항들 (Evidence and Practitioner Requirements)

이러한 기법들에 대하여 나와 있는 연구들은 부족하며 왜냐하면, 임상가들을 위하여 가이드라인으로 출간되었기 때문이다. 그러나 일화적으로 Nickolaus 기법은 다른 운동치료기법과 함께 잘 쓰이며 춤을 향상시키고 상해를 예방하기 위한 운동법으로 많은 무용수들에 의해 사용되어진다.

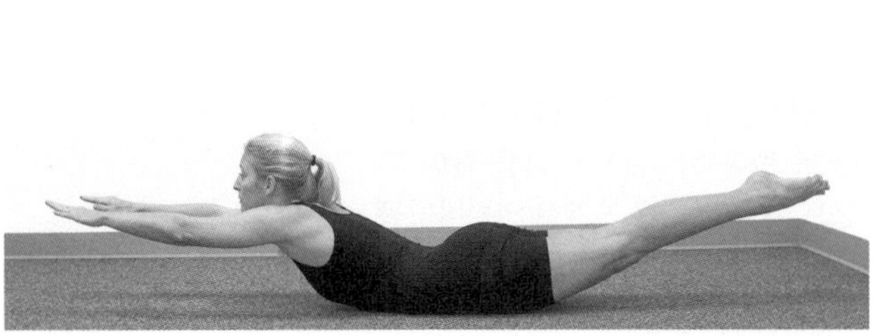

그림 10.6. 새 모양 만들기. 양팔을 머리 위로 한 바로 누운 자세에서 숨을 내쉬면서 환자는 자신의 양팔, 머리 및 다리를 약간 들어올린다. 숨을 들이쉬면서 시작자세로 천천히 되돌린다. 이 운동은 요부 척추주위근육, 대둔근, 슬괵근, 견갑골 하강근 및 경추 신전근을 강화시키려는 것이다.

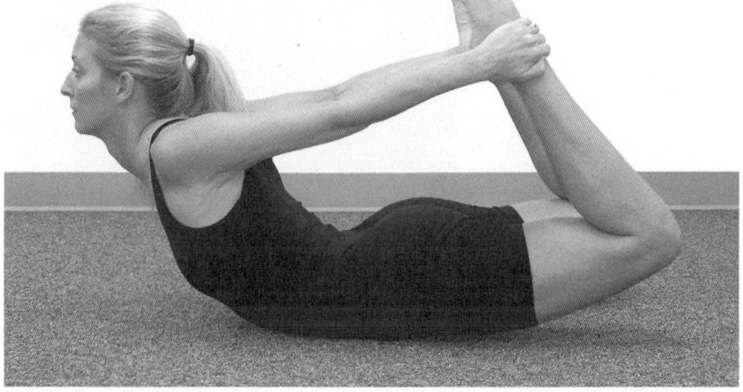

그림 10.7 활모양 자세. 무릎을 굴곡하여 엎드려 누운자세에서, 환자는 자신의 양발목을 잡아야 한다. 숨을 내쉬는 동안 가슴을 들어올리고, 동시에 바닥에서 무릎을 들어 올린다. 일단 신장의 끝에 도달하면, 경추 앞쪽과 복근을 신장하기 취하여 목을 신전시킨다. 시작자세로 되돌아가면서 숨을 들이쉰다. 이 운동은 대퇴사두근을 신장시키고 요추 유연성을 촉진시키도록 도와준다.

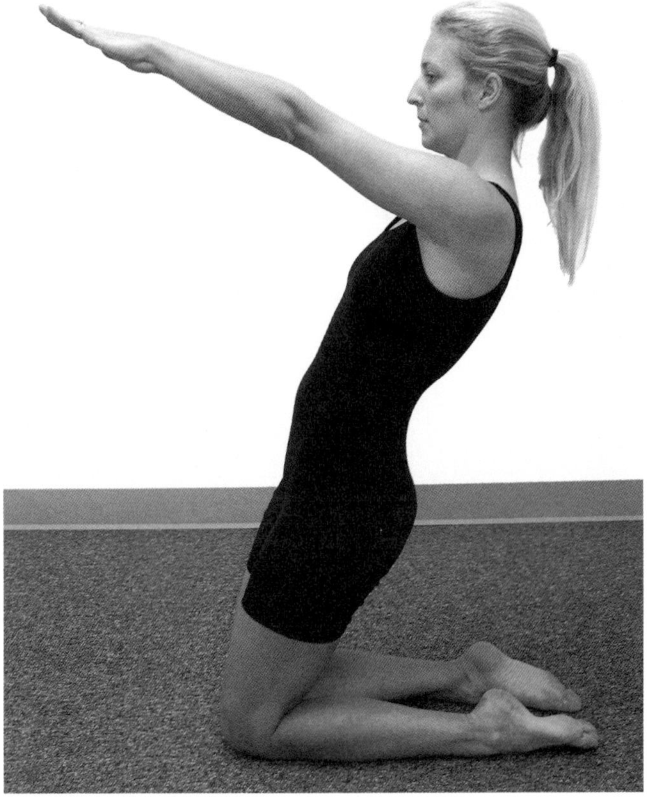

그림 10.8 양 대퇴부위의 신장. 어깨를 90° 굴곡하여 무릎 끓은 자세에서 내원자는 체간을 바로 세우도록 하면서 대퇴를 후방으로 기울이면서 골반을 후방으로 기울이면서 숨을 내쉰다. 시작자세로 되돌리면서 숨을 들이쉰다. 이 운동은 하복근과 대퇴사두근을 강화시키기 위한 것이다.

필라테스(PILATES)

운동법 중 필라테스법은 약 90년 전에 누구나 어느 연령대에서나 어떤 레벨의 기량이 있던지 기본에서 상급까지 그리고 손상을 받은 사람에서부터 체력이 아주 좋은 사람까지 수행할 수 있는 트레닝으로서 고안되어졌다. 필라테스법은 서로 완전하게 조화를 이루면서 작용하는 것으로서 신체와 마음을 바라보는 관점으로 서양과 동양 전통을 결합시킨 것이다. 필라테스법의 순서는 사실상 전혀 충격이 없고, 생체역학적으로 안전하게 되게 고려되어 진다. 움직임은 아주 작거나 약한 근육들을 간과하지 않으면서 모든 주동근을 신장하고 강화한다. 즉, 신체의 자연스런 균형상태와 전반적인 건강을 안전하게 회복시키는데 초점을 두고 모든 것을 신장하고 강화한다.

배경역사(Background)

Joseph H. Pilates(Pi-LAH-teez)는 1880년 독일의 뒤셀도르프 근방에서 태어났다. 그는 천식, 구루병, 류마토이드 열로 고통을 받았던 병약한 아이였다. 10대 때, 그는 신체를 스트래칭하고 컨디션을 조절하면서 병과 싸우는 법을 연구함으로 그의 건강을 증가시키는 그의 생애의 탐구를 시작했다. 그는 보드빌딩과 다이빙, 체육 및 스키를 활발하게 하였다. (열심히 하였다. 그 효과는 14세 경 그가 해부학 도해의 모델을 시작함으로 증명되어졌다. 1912년, 필라테스는 영국으로 이주하여, 뛰어난 체육가, 스키선수, 다이버, 권투선수 및 서커스 단원이 되었다. 그는 초기에는 서커스 단원으로 일했지만, 나중에 영국 형사의 호신술 강사로 일하였다. 1차 세계대전이 시작되면서 "적대국의 외국인" 이라는 이유로 강제수용을 당하게 되었다. 수용소에서(수용동안), 필라테스는 그의 운동 원리들을 시험할 수 있는 기회를 그에게 주었던 누워서만 지내는 환자와 움직이지 않는 환자를 돌보는 수용소 간호사가 되었다. 그는 신체를 균일하게 발달시키고, 나쁜 자세를 교정하며 신체적 활력을 회복하며 정신력(마음)을 돋구어 주고 영성을 높인다는 체계를 정비하였다. 필라테스는 건강단위로서 신체 전체가 함께 작용한다는 주요성을 고려함으로써 건강관리를 전체적으로 보았다. 그는 산소가 풍부한 혈액을 근육으로 옮길 수 있고 축적된 찌꺼기들을 시스템 밖으로 밀어 낼 수 있는 강한 심장이 필요하다는 것을 알아냈다. 이 시기 동안 그는 운동 장치들과 재소자들의 사지를 움직이면서 운동할 수 있는 방법을 창안해내었다. 그리고 병원침대와 침대 옆 의자에 스프링을 연결하여 코어 강도를 발달시켰다.(그것을 운동저항으로 하여 운동을 하였다.) 이때 만들어진 기구들이 오늘날 사용되어지는 몇 가지 기구의 표준이 되었다.

1918년 유행성 감기로 영국에서 수천명이 죽어 가는 동안 필라테스 관리를 받은 수감자들 중 어느 누구도 죽지 않음으로 그의 방법은 더 유명하게 되었다. 피억류자들을 대상으로 한 그의 성공 덕분에, 필라테스는 영국 군대의 엘리트 전군을 훈련하도록 요청받게 되었다. 전쟁 후, 필라테스는 독일의 함부르크에서 그의 체력단련 훈련(fittness trainning) 프로그램을 계속했으며, 그 곳에서 그는 도시의 경찰대와 함께 자신의 방법들을 발전시켰다. 1926년, 필라테스는 미국으로 이민을 가서 뉴욕시에 체력단련(휘트니스) 스튜디오를 만들었다. 1930년부터 1940년 동안, 방법

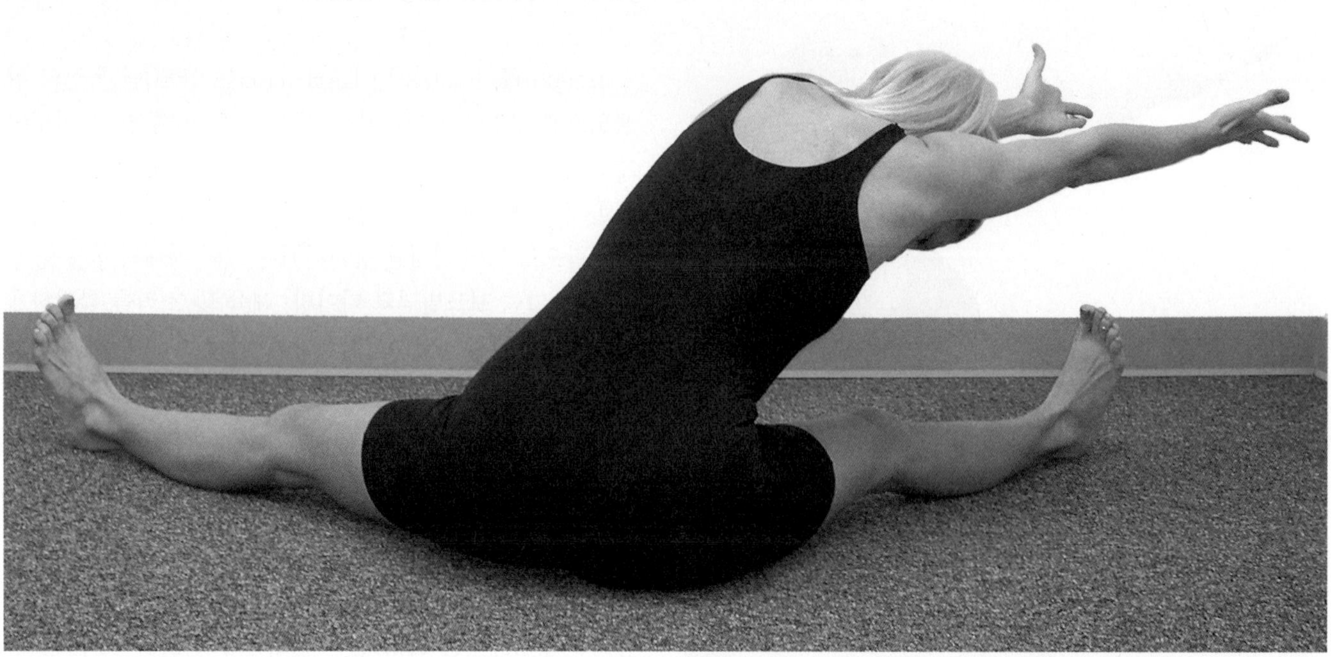

그림 10.9 척추를 회전하면서 내측대퇴 신장하기. 가능한 한 편안하게 V자를 하고 고관절을 외전하며 슬관절은 신전하지만, 잠근상태가 되지않도록 길게 앉은 자세를 취하면서 족관절은 배굴하고 양팔은 머리 위로 올린다. 대상자는 숨을 들어마시면서 자신의 오른쪽이나 왼쪽 다리를 볼 수 있을 때까지 체간을 회전시킨다. 숨을 내쉬는 동안, 체간을 다리쪽으로 내리고 발끝까지 닿도록 한다. 이 운동은 고관절 내전근과 슬괵근을 신장시키기 위한 것이다. 척추의 회전 구성요소는 척추의 분절운동을 촉진시킨다.

은 무용수, 프로선수, 실업가(비즈니스맨) 및 공연예술가들이 필라테스 방법을 이용하였다. 시간이 흐르면서 필라테스는 스프링, 도드레(pully), 링 및 메트와 같은 체육 기구를 변경한 치료적 운동 장치(device)들과 일련의 운동 기술들을 개발하게 되었다. 필라테스 훈련법은 500가지 운동들을 결합시키고, 마음, 몸 및 영혼의 협응을 강조하는 운동제어(control) 철학을 구체화 한다. 그 효력에 관해 나온 증거가 부족함에도 불구하고, 필라테스는 운동치료법으로 대중에게 지속적으로 인기를 얻어 오고 있다.

신체 컨디션닝에 대한 필라테스의 8가지 기본 원리들(Pilates Eight Basic Principles of Body Conditioning)

조절방법(contrology: 필라테스를 초기에 이런 이름으로 불렀음)과 필라테스 방법의 기본 원리. 필라테스 방법에는 운동 역학, 자세 및 호흡 패턴에 초점을 맞춘 *신체(contrology)*와 정신(마음)을 연결하는 일련의 제어되어진 운동들이 포함되어있다. 이 방법에는 여덟가지의 기본 원리가 있다. 즉, 이완, 집중, 조절/정렬(control/aligment), 중심화(centering), 흐르는 움직임(flowing movement), 정확성/협응(precision/coordination), 호흡 및 끈기(스테미나:stamina).

이완. 필라테스방법의 첫번째 목표는 내원자(환자)가 신체 전반에 걸쳐서 긴장이 있는지 없는지 인지하도록 가리키는 것이다. 원하지 않는 긴장이 있는 곳을 인지하고 이완하는 것은 환자가 어떠한 형태의 트레이닝을 시작하기 전에 필수적으로 해야 하는 것이다. 예를 들어, 환자가 팽팽한 근육들 또는 계속 긴장하고 있는 근육들을 인지하지 못한다면, 환자가 트레닝을 시작할 때, 통증, 근육의 불균형 또는 기능저하를 초래 할 운동들과 신체 메카닉들 및 나쁜자세들로 하나의 싸이클을 만들면서 상태가 나쁜 근육들이 반복적으로 활성화되어질 것이다.

집중. 필라테스법은 환자가 매 운동마다 정신(마음:mind)을 모아야 한다. 환자는 취하는 동작마다 어떻게 신체 내에서 연결되어지는지 항상 생각하도록 교육받아야 한다. 환자는 다음 운동을 마음으로 상상하여야 한다. 왜냐하면, 그것은 실제로 환자의 중추신경계가 운동과 그것을 구성하는 움직임들을 수행하도록 적절한 근육들을 결합도록 선별하는 것을 도울 것이다.

제어/정렬. 필라테스법에 있어 무엇보다 가장 근본적으로 중요하게 여기는 것은 신체의 모든 동작이 마음과 정신에 의해 조절 된다는 것이다. 제어 없이 하는 동작과 활동(activity)은 아무렇게나 되는 대로 의도와는 반대로 하는 운동 체계를 만든다. 필라테스는 어떠한 주어진 운동을 수행하는 동안 적절한 근육을 동원(recruitment)하고, 관절 배치를 바르게 하는데 집중을 할 뿐 아니라, 신체 모든 부분과 각각의 정렬을 바르게 하는 것이 근육의 불균형을 바로 잡고 안전하게 수행하는데 필수적이라고 믿었다.

중심화. 인간의 신체는 모든 동작을 처리하는 하나의 신체적 센터를 가지고 있다. 필라테스에서 신체 중 단 하나의 가장 주요한 부분은 환자 흉곽아래와 엉덩이를 지나는 선 사이의 부위이다. 필라테스는 이영역을 *"파워 하우스(power house)"* 또는 *"Girdle of strength"*라고 명하였다. 센터는 복부와 요부, 골반저(floor) 및 엉덩이 부분에 있다. 사실상, 필라테스법에서 모든 운동은 파워 하우스에서 이루어진다. 파워 하우스를 만들고 움직이기 위하여, 환자는 골반을 바닥에서 들거나 우묵하게 하거나 또는 "zip up(잠그는 동작)"을 해야 한다. 아니면 척추쪽으로 배꼽을 붙어야 한다. 예를 들면, 환자가 숨을 내쉴 때 골반저의 근육들과 단단한 복부근을 끌어올려야 한다. 필라테스는 사람들이 어떠한 형태의 운동이나 움직임을 행하기 전에 반드시 하나의 강한 센터를 만들어야 한다고 믿었다.

흐르는 움직임. 필라테스는 제어 하에(조절하) 정확하고 우아하게 하며, 센터나(중심부) 강한(딱딱한) 핵심부(core)에서부터 밖으로 최대 멀리 늘여주면서(lengthen) 하는 것이 자연스런 운동이라고 믿었다. 환자는 어떠한 단계 또는 운동을 몰아 채듯 빨리 해서는 안된다. 오히려 천천히, 부드럽게 그리고 고르게 움직여야 한다. 손상과 상해는 서두르는 운동 때문에 생길 수 있기 때문이다. 환자가 스트레스를 느끼거나 팽팽함(strain)을 느끼면, 바로 운동을 멈추고 다음 운동으로 넘어가야 한다. 환자에게 또한 경련적인 움직임을 피하도록 가르쳐야 한다.

정확성/협응. 필라테스는 다음과 같이 말하였다. "...여러분이 운동을 하는 매 순간마다 정확한 운동을 하도록 집중하십시오. 그렇지 않으면, 여러분은 운동을 적절치 못하게 행하게 될 것이며 운동한 효과를 잃어 버릴 것입니다." 정확하게 하려는 의도는(의지) 각각의 운동을 하기 위하여 각 구성요소들의 특성들을 협응시키는 동안 환자의 운동들을 제한 하는 것이다. 일단 환자가 각 운동에 대한 단계에 익숙해 지게 되면, 그들은 복잡한 조합을 만들기 위하여 매 운동 때마다 정확한 순서로 반복하려고 항상 노력하면서 구성요소들을 함께 덧붙여야 한다(8장 참고). 운동이 자동적으로 될 때 더이상 어색함을 느끼지 않게 되며, 환자들은 "근육의 기억(muscle memory)"을 얻게 된다.

호흡. 필라테스는 깨끗한 혈류를 유지하는 것이 중요하다고 강조하였다. 이러한 깨끗함은 혈액에 산소를 공급하고 유해한 가스를 배출해 내는 그러한 운동 동안 적절하게 호흡을 함으로써 생기는 것이다. 환자는 하나의 운동 중에 매 움직임마다 호흡 패턴들을 협응하도록 배워야 한다. 일반적인 규칙으로 환자에게 하나의 움직임을 준비하기 위하여 숨을 들이마시고, 그 움직임을 수행하는 동안에는 숨을 내쉬어야 하는 것을 가르쳐야 한다.

스테미너. 필라테스법의 최종 원리는 열쇠가 되는 근육들에 지구력을 만들고, 점차적으로 그 근육 핵심부의 안정성을 촉구하는 것이다. 환자가 안정성과 지구력을 얻게 된다면, 결국에는 운동을 수행하는것이 향상되고 에너지 보존과 유효성이 증가된 효과적인 운동을 하게 될 것이다.

치료적 적응증들 (Therapeutic Indications)

필라테스법은 신체를 더 단단하고 맵시 나도록 즉, 몸매를 더욱 좋게 하도록 도와 주며 환자가 좀 더 쉽게 움직이고 더 빠르게 많은 작업들을 하도록 그리고 여러 가지 요구된 신체 기술들을 습득하고 다치지 않도록 잘 예방을 하고 지구력 뿐 아니라 체력과 정신력을 증가시키도록 도와준다.

또한, 필라테스는 스트레스를 받으며 살고 있는 환자나 또는 상해로부터 회복하고 있는 환자에게 어떻게 해야 할 것인지 도와 준다. 필라테스는 다음과 같이 진술 하였다. 자신의 방법으로 근력이 근육의 부피를 크게 하지 않으면서 증강되었다. 협응, 자세 균형 및 정렬이 바로 잡히고, 불편함과 통증이 감소하였으며, 자신감과 용기를 키워 나가면서 정신(마음)이 신체의 주인이 되었다. 근육의 유연성과 관절의 가동성이 향상되었으며, 잠을 잘 잘 수 있게 되었고, 성적인 즐거움이 개선되어졌으며, 우울증이 감소되어졌으며 대부분의 요통이 감소되어졌다. 필라테스방법의 운동은 또한 순환계 자극을 꾀하고, 혈액에 산소를 공급하며 림프배액(lymphatic drainage)을 보조하고, 면역계를 뒷받침해 주고, 앤돌핀을 나오게 하고 맑은 정신(thinking)을 가지게 하며, 반응 타임(reaction time)을 더 빠르게 하려는 것이다. 또한 신경메세지의 전달 속도를 빠르게 하도록 도와서 기억력을 증강시키는 것이다.

필라테스법 운동은 정서적으로 스트레스를 받고 있거나, 태아기와 출생 후 골다공증 및 임신, 만성 관절 스트레스/관절염, 만성 통증이 있거나 고통받는 사람들 뿐 아니라, 건강한 내원자들에게도 유용할 수 있다. 필라테스는 자신의 운동법이; 1) 필라테스법이 혈압을 낮추고 우리 몸에 좋은 고밀도 지질 단백질 콜레스테롤이나 방어수준(level)을 올려 줌으로 이러한 혈관계 질환의 위험률을 감소시키고, 혈액응고를 만드는 위험요인과 당뇨병 요인들을 감소시키고, 체중조절을 하기 때문에 당뇨병 환자, 비만인, 혈관질환자 및 뇌졸중 환자에게; 2) 남자나 여자에게 있어 암 사망 원인 중의 하나인 대장암을 유발시키는 위험요소들을 감소시킴으로 암환자에게; 3) 환자의 골밀도를 증가시키고 골절위험률을 감소시킴으로 골다공증환자에게 좋다고 주장하였다. 이러한 시스템은 일부 주의사항을 유의하면서 노인들, 임산부와 출산후의 여성을 포함한 대다수 내원자 그룹에서 안정하다고 한다.

금기증과 특별히 주의해야 할 사항 (Contraindications and Special Precautions)

내원자가 어떠한 신체적 질병이나 제한이 있는지 서술하는 것은 상식이며, 재활임상가는 어떠한 새로운 운동프로그램을 시도하기 전에 내원자의 의사와 상담을 해야 한다. 게다가, 필라테스를 가르치는데 있어 초보자인 재활임상가는 내원자의 문제를 사정(asses)하고 그들의 정확한 문제점들에 맞는 프로그램을 만들도록 자격이 있는 지도자와 상담을 하게끔 권장된다. 내원자에게 어떠한 불편감이나 통증을 유발하는 어떠한 운동도 계속 해서는 안 된다고 항상 가르치고 있다.

일반적으로, 35세 이하인 내원자와 건강한 내원자는 필라테스 운동법 프로그램을 시작하기 전에 신체검진이 필요없다. 내원자가 35세 이상이고 몇 년 동안 많이 활동을 하지 않았으며(inactive), 다음과 같은 의학적 소견이 한번 쯤 있었다면, 재활임상가는 어떠한 필라테스 운동법 프로그램을 시작하기 전에 내원자의 의사와 상담을 해야 한다. 즉, 고혈압, 심장의 문제, 뇌졸중 또는 심장발작의 가족력, 자주 어지럽거나 경미한 노동 후에 극심하게 숨가쁨 또는 다른 뼈의 문제들, 심각한 근육, 인대 또는 건의 문제들: 요통, 다른 알려지거나 의심이 되는 질병이나 의학적 소견들,

노인들의 경우, 내원자는 어떠한 새로운 운동치료 프로그램을 시작하기 전에 자신의 가족 주치의에게 필히 말하여야 한다. 임신기 동안 필라테스 운동법을 하고자 한다면, 재활임상가는 임신 전에 내원자가 필라테스 운동법을 시작하여야 한다고 충고하여야 한다. 내원자가 필라테스 운동법을 전에 하지 않았고 최근에 임신을 했다면, 재활임상가는 내원자가 필라테스 운동프로그램을 시작하도록 권해서는 안된다. 수태 전에 필라테스 운동법에 정통한 내원자를 위한 필라테스로는 엄마가 되기 위해 특별하게 만들어진 9개로 구성된 추천 운동이 있다. 필라테스운동법이 비록 내원자가 이전에 필라테스를 하지 않았더라도, 산후 회복에 아주 좋다고 여겨지고 있다.

증거(Evidence)

필라테스의 효과에 대하여 과학적으로 유용한 연구 조사는 매우 적게 나와 있다. 필라테스 운동접근법을 뒷받침해 주고 적용될 수 있는 운동학습, 생체역학 및 근골격계의 생리학에 대한 연구와 이론들은 무수히 많지만 이것은 건강 또는 상해를 미리 예방한다는 주창과 치료적 운동에 대한 효과를 좀 더 잘 평가하기 위하여 조사 연구에 대한 엄정성을 조건으로 하는 것이 필요하다. 과학적인 스튜디오에서 심혈관계 상태, 일반적인 컨디션 및 체력단련(휘트니스), 여성의 건강과 여러 가지 다양한 정형학적 상태 및 모집단

들(즉, 슬개대퇴관절 기능부전, 앞십자인대의 상해, 요통, 오십견)의 치료에 있어서 필라테스 운동법의 효과를 탐구하는 연구들이 있다고 몇몇 곳에서 발표되었었다. Hall[57]은 노인 모집단에서 균형과 보행에 있어서의 필라테스 운동법의 효과를 밝혀냈다. 65세에서 81세 연령 대로 분포된 31명의 대상자들이 10주간의 훈련 프로그램을 수행했다. 세 그룹 즉, 전통적인 근력강화와 유연성 그룹, 필라테스 운동 그룹, 대조그룹(치료를 받지 않은) 중 한 그룹에서 무작위로 대상자들을 사정하였다. 치료 전후의 정적 · 동적 균형과 Berg Balance Scale 측정을 비교하였다. 결과에서 필라테스 운동법이 정적 자세 균형을 향상시키는데 효과적이라는 것이 밝혀졌다. Hall은 또한 필라테스 운동법이 노인들에게서 동적 균형도 향상시킬 것이라고 하였다.

Mallery[56]와 그 공동연구자들은 급성 병으로 입원한 노인들을 대상으로 저항 운동 수행의 타당성을 검사하였다. 참여자들은 입원 전에 걸을 수 있었던 70세 이상의 급성으로 아픈 대상자 39명이었다. 이 연구에서 두 그룹 즉, 저항 운동 그룹(n=19) 또는 수동 관절 운동 그룹(n=20) 중 하나로 무작위로 선별하였다. 저항 훈련 그룹은 보존적인 운동과 둔부근과 하지에 중점을 두는 필라테스 운동법 두개를 통합한 병원 기반의 저항 운동 프로그램을 받았다. 게다가. 자세 정렬, 정확한 운동 기술, 적절한 호흡 순서의 원리들이 강조되어졌다. 모든 치료적 운동은 반복적이며 침대에서 쉽게 할 수 있게 만들어졌다. 대상자들은 각 10회 씩 구성된 3세트의 운동을 일주일에 3번 퇴원 할 때 까지 또는 최대 4주동안 수행하였다. 결과 측정은 환자의 참여와 지속성으로 하였다. 결과에서 참여도를 보면 수동 관절 가동운동 그룹의 약 96%에 비교되여 저항 훈련 그룹에서는 71%였음을 알 수 있었다. 저항훈련 그룹에서 지속성을 보면 수동 운동 그룹은 95%임에 반해 63%였다. Malley와 그 공동 연구자들은 급성기 병으로 있는 노인 대상자들은 일반적으로 필라테스 운동법을 포함한 단순하고 표준화된 저항 훈련 프로그램을 응할 수 있었다고 결론 지었다.

예비검사와 효과측정 테스트를 사용하여 Kish[59]는 비슷한 신장을 가지고 있는 17명의 대학 무용수들의 골반 정렬, 복근 및 기능적 내전근들 및 고관절 굴곡근들의 유연성에 대하여 필라테스 운동법의 효과를 검사하였다. 10명의 대상자들이 4주 동안 필라테스 운동법 프로그램을 수행하고, 나머지 7명은 대조군으로 하였다. 결과에서 필라테스 그룹이 복근, 고관절 내전근 및 굴곡근의 신장력에서 현저한 향상을 보여 주었다.

예비검사, 효과 측정 테스트 설계 및 3, 6 및 12개월의 추적조사 연구로 무작위적인 대조군 연구를 이용하여, Rydeard[60]는 22세~55세 사이의 요통이 있는 신체적으로 활동할 수 있는 39명을 대상으로 필라테스법에 기초를 둔 특별한 치료적 운동의 효과를 연구하였다. 대조군이 표준적인 관리와 특별한 치료적 중재를 받지 않는 동안 실험군이 대상자들은 신경골격계 체간 안정성을 훈련하기 위하여 만들어진 4주간의 장기적 필라테스 프로그램에 참여하였다. 실험군에서는 대조군과 비교하여 평균 통증 강도가 현저하게 감소되었음이 나타났다. 실험군은 또한 치료 후 3개월에 불안정성 수준이 감소되었다. 그러나 그룹간 차이가 6개월과 12개월의 추적조사에서는 나타나지 않았다.

Bryan과 Hawson[61]은 만성 요통으로 진단 받았었던 48세 대상자에게 필라테스운동법의 유익성을 알아내기 위하여 사례연구 형식을 이용하였다. 전, 후 치료적 중재를 측정하기 위해서는 통증 강도을 측정하기 위한 Visual Analog Scale과 표준치료에 필라테스 운동법을 연합한 여섯 가지 치료기간후에 기능적 불안정성을 보기 위하여 Oswestry Scale을 사용하였다. 치료적 중재 마지막에 그는 VAS와 Oswestry 점수가 각각 81.5%, 87.7%로 향상되었다고 보고하였다.

Hutchinson[48]과 그 공동연구자들은 점프 집중 훈련 코스를 받고 있는 6명의 엘리트 리듬체조선수들의 점프력을 향상시키기 위하여 필라테스 운동법의 효과를 연구하였다. 실험안(프로토콜)에는 한달간의 수중훈련과 9개월간 프로그램을 지속하는 것으로 스프링으로 저항을 조절하는 신체 컨디셔닝의 필라테스법을 포함시켰다. 반응시간, 점프높이, 순간적인 다리힘을 다음 4가지 경우에 힘판을 사용하여 측정하였다. 즉, 훈련 전, 한 달 마지막일, 4달 마지막일, 1년 마지막일에 측정하였다. 결과에서는 한 달 훈련 후에 점프 높이가 16.2% 증가되었고, 지면 반발력 타이밍(groud reaction force timing)이 50% 증가되었으며, 순간적인 다리힘이 약 220%까지 증가되었다고 나타났다. 그들은 수중훈련과 필라테스 운동법을 이용한 집중 점프 훈련 코스가 이 안전하고 현저한 도약능력을 향상시켰지만, 첫달 이후에는 어떠한 현저한 향상이 전혀 없었다고 결론을 냈다. 대상자들은 4개월과 1년 후 효과측정 테스트에서 자신들의 첫 번째 달에서 얻었던 향상들을 그대로 유지하였지만, 지속적인 점프 훈련에도 불구하고, 어떠한 부가적인 향상을 전혀 보여주지는 않았다.

기구(Equipment)

필라테스법의 많은 핵심 운동이 특별한 기구들을 요하지는 않지만, 유용한 매트, 박스, 스프링, 무게, 볼, 벽, 봉 및 "매직 서클(magic circle)"(부드러운 고무로 만들어진 운동 저항링)을 대신 이용하고 있으며, 또한 pilates performer, Univeral Reformer, 캐딜락, 척추 고정봉(spine corrector Barerel), 탑(tower), 승모근 테이블(Trapeze table), "특수 의자(chair)" 와 같은 스프링 저항 기구(apparatus) 를 이용하여 할 수도 있다. 내원자의 수준과 목표에 맞추어서, 재활임상가는 내원자의 능력과 회복하고 있는 상태에 따라 각각의 내원자에 맞게 진행시키고, 원하는 기능적 또는 특별한 스포츠 목표를 성취하기 위하여 기구 중 여러 가지 것들을 이용할 수 있다. 많은 내원자들이 매트에서 자신의 운동을 하기를 원하지만, 깔개(rug)가 운동하기에는 좋다. 중간 그리고 상위의 운동의 일부를 수행하는 데에는 12-16가지의 기구가 있어야 한다. diameter ball이 필요하다. 스프링이나 어떤 문틀에 튜브를 넣어서 저항을 주는 일련의 세트를 설치하여 벽 스프링들이 필요할 때 대신 사용할 수 있다. 운동 시 볼록한 통(barrel) 대신 작고 큰 베개, 덧베개를 사용할 수 있다. 필라테스 운동 기구와 운동 비디오들을 필라테스 스튜디오에서 이용할 수 있고, 대부분 온라인상에서 살 수 있다.

기술(Technique)

약 500가지 운동의 거의 대부분이 휴식(recumbent), 또는 편평한 바닥에 눕거나 자세를 취해서 내원자가 심장에 무리를 주지 않으면서 운동을 함으로 내부 장기에 좀 더 자연스럽고 이완된 자세를 취함으로 장점을 가질 수 있는 것들이 포함됨으로 개발되어졌다. 그러나 많은 필라테스의 운동들이 특히 reformer를 이용하는 운동들은 앉은 자세, 바로 누운자세, 엎드려 누운 자세 또는 선 자세에서 또한 이루어 질 수 있다.

필라테스 운동법들은 적당하게 힘과 인식이 발달되도록 약하거나 저항이 없이 시작해서 좀 더 높은 저항으로 진행시키고, 근력 강화 및 특별한 폼에 강조를 두고 있다. 운동치료를 할 때에, 대부분의 필라테스 운동은 초기에 매트 위에서 시작해서 여러 형태의 기구를 사용하는 것으로 진행시킨다. 필라테스 운동법 기구들은 안전하고 성공적인 방법으로 운동을 할 수 있도록 손상을 입은 내원자를 보조하기 위하여 사용되어지고 있는 중력과(즉, 자세) 스프링 둘 다로 신체에 중력 정렬을 바꾸기 위하여 발달되어졌다. 최종 목표는 내원자가 좀 더 기능적인 자세(즉, 바로 누운 자세에서 선 자세로 움직임으로)로 진행시킴으로 스프링의 긴장을 바꾸고 중력의 효과를 증가시키는 것이다. 그리고 그들이 기능적인 동작들과 일상 생활 동작들을 비손상된 방법으로 다시(중력에 부하를 더한 완벽한 효과로) 수행할 수 있도록 하는 것이다. 운동이나 자세에 관계없이, 필라테스 운동법은 운동과 협응된 호흡뿐 아니라, 원심성 근육 활동을 강조한다. 마지막으로, 내원자에 맞추어, 재활임상가는 운동과 자세들을 선택할 뿐 아니라, 환자가 3단계(phase), 즉, 보조 운동, 동적 안정화 및 기능적 재교육를 거치도록 진행함으로 필라테스 운동법의 난이도를 지시할 수 있다.

필라테스 운동법의 초기 단계는 보조 운동들로 구성된다. 이 단계에서 전형적으로 운동들은 원치 않는 운동과 근육 활동을 피하기 위하여 스프링 기구를 사용하며, 통증, 약화 또는 근육의 불균형과 연관되어질 수 있다. 체간운동에서부터 원위 관절 운동을 분리(isolate) 하는 것을 배우는 것 또한 초기 단계에서 필수적인 부분이다. 이러한 해리(disassociation)는 특정 관절의 운동 조절에 초점을 맞추기 위해 필수적이며 원치 않는 근육의 방호(guarding)를 최소화 하기 위하여 비교적 넓은 지지 기저면에서 운동이 일어나도록 함으로 수행되어진다. 특별한 기구를 사용하여 일반적으로 실시하는 두가지 필라테스 운동방법의 순서가 **그림 10.10a-d**와 **10.11a-d**에 나와 있다. 심부 체간과 척추 근육들을 고관절 및 견관절과 같은 원위의 상위 또는 하위 지절 분절 근처에 더 많은 안정성을 주도록 훈련시킨다. 심부 안정장치의 이러한 효과적인 이용과 병변 주변부위의 보호하려는 것의 감소는 재활의 Porterfield와 DeRosa의 첫 단계와 일치한다. 통증을 조절하려는 목적은 생역학적으로 바른 기술인지 상담하도록 만들었으며 추가적인 상해가 일어나지 않으면서 적절하게 원하는 운동을 회복하거나 가동성(mobilization)의 형태에서 보조를 주는 것이다. 필라테스 운동법을 사용할 때, 재활임상가들은 알맞은 운동을 촉진시키기 위한 보조와 적절한 피드백을 이용하면서 내원자에게 작용하는 중력의 효과를 다양하게 함으로 가동성을 회복시키려 한다.

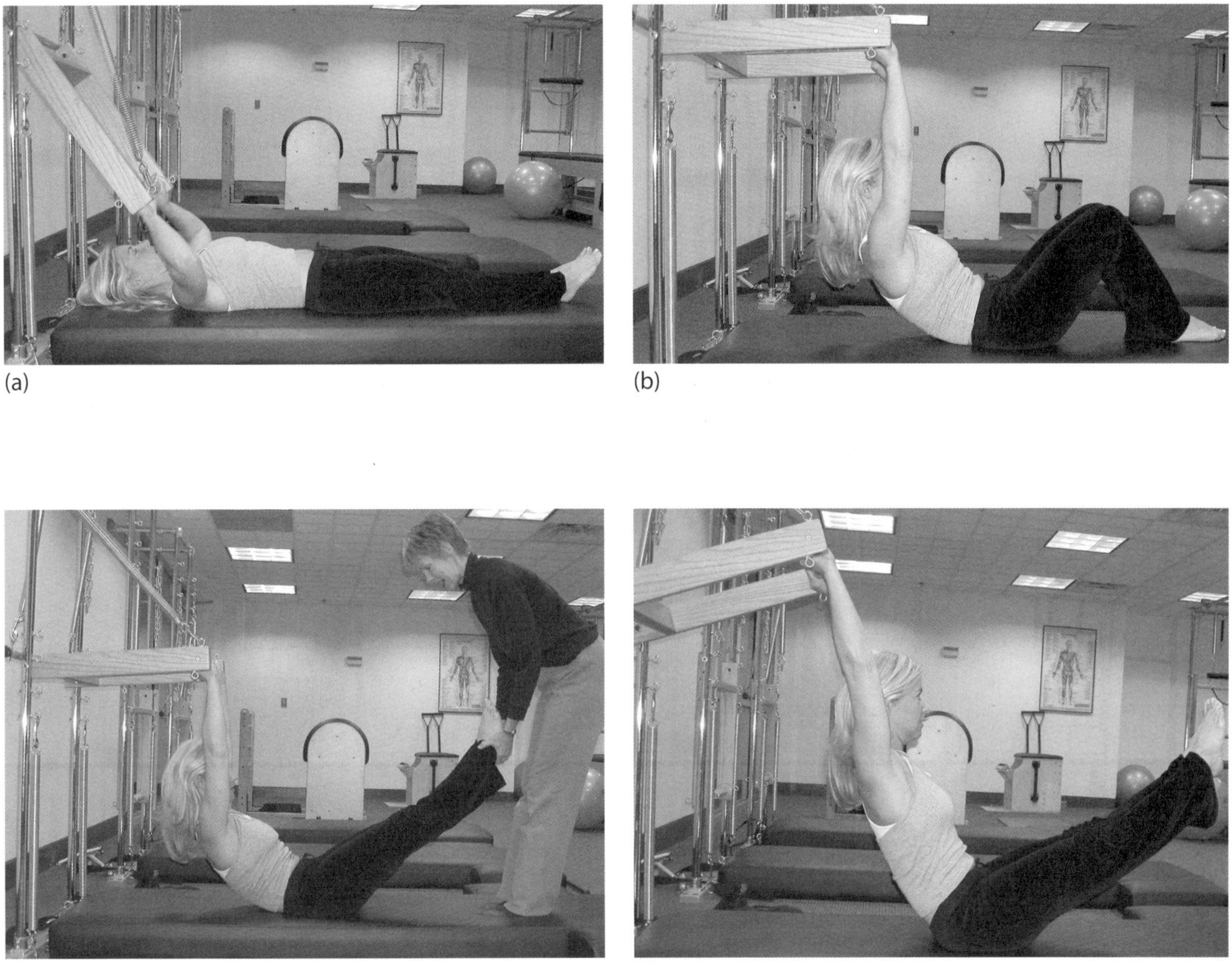

그림 10.10 Wall시스템을 이용한 복부 필라테스의 진행. 복부를 들어올리는 것을 보조하는 스프링을 잡는 시작 자세(a). 첫단계는 운동을 보조하기 위하여 스프링을 잡고 안정된 지지 기저면을 만든다(b). 지도자는 세번째 단계로 넘어가도록 도와준다.(c). 세번째 단계는 좁은 지지기저면으로 시행하며 상위지절 기구로 제공되는 보조를 감소시킨다.

Ⅰ 단계 동안(*보조운동*), 스프링 장착 보조로 특정관절가동범위의 패턴을 수행한다. 체중의 30%~60%를 감소시킴으로 스프링 장착 기구가 중추신경계에 운동 피드백을 제공하고, 운동 조절 시 보조를 한다고 믿겨진다. 체중을 조금 줄여주는 것 조차도 운동학습을 촉진시키고, 힘의 피드백을 바꾸는데 충분할 것이다. 넓은 지지기저면(9장 참고)과 스프링으로부터 증가된 보조는 운동 진행에서 운동을 유지하는 것보다 첫 번째 단계를 더 쉽게 만든다. 일단 적절한 운동이 회복되면, 주위관절에 힘이 고르게 분포된다고 여겨진다. 핵심적인 동적 체간 안정화 근육 이용을 촉진시키기 위하여 이 단계 동안 호흡을 장려한다.

Ⅱ 번째 단계는 *동적 안정화*라 부르며, 효율적 운동이 목표이다. 이 단계에서는 안정화와 그와 관련된 운동들을 더 많이 해보려 한다. 일단 내원자가 첫 단계 동안 적절하게 운동을 수행할 수 있다면, 내원자는 두 번째 단계로 넘어간다. 이것은 두 하지를 지면에 편평하게 유지하는 동안 정상적인 전만 자세를 유지하는 것 만큼 간단하게 될 수 있다. 운동이 첫 단계에서 두 번째 단계로 향상함에 따라 지도자로부터 구두나 촉각 신호 형태의 보조가 길잡이(guide)로 주어질 수 있다. 운동치료 과제는 기구의 지렛대 길이를 증가시키

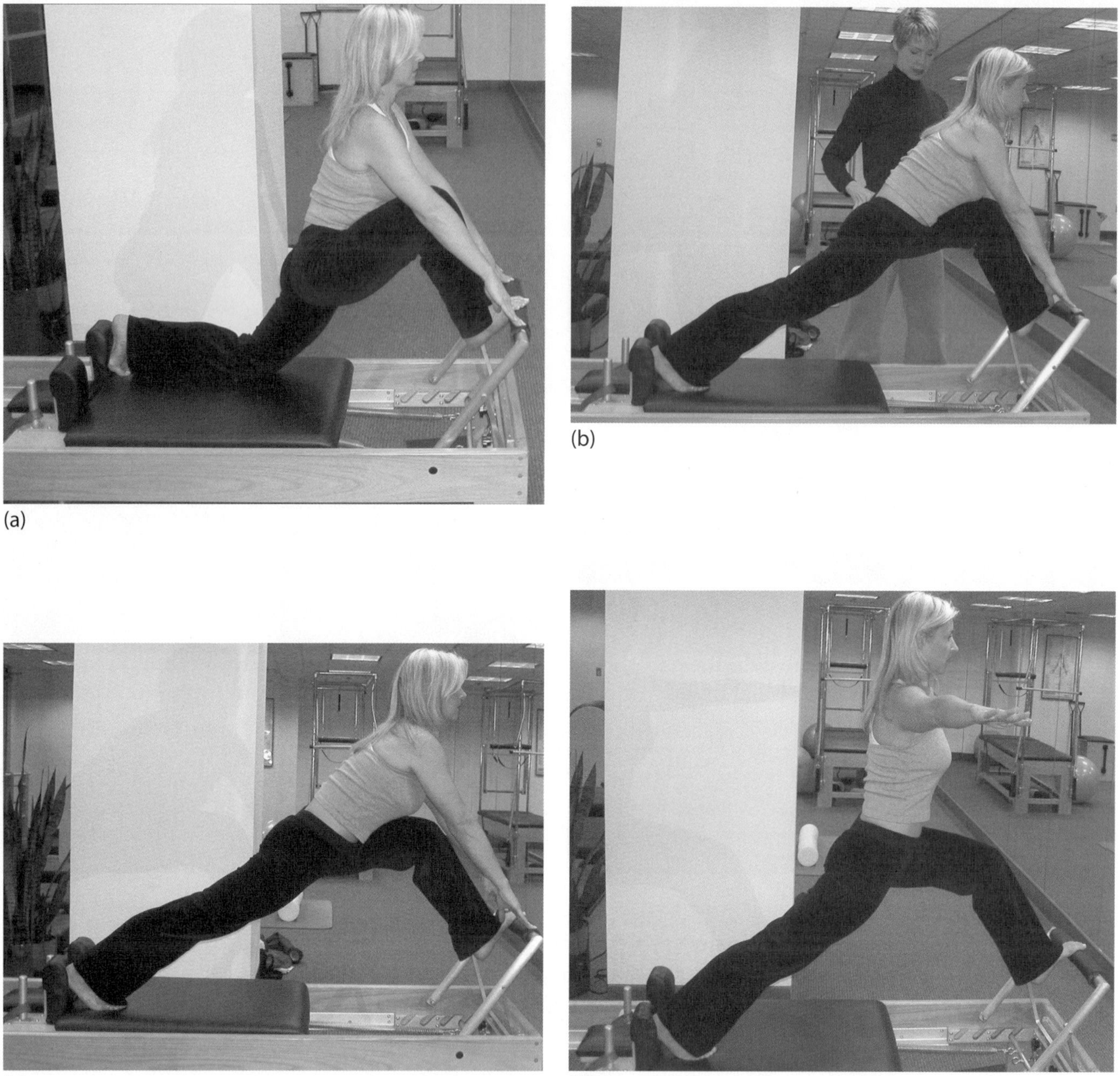

(a) (b) (c) (d)

그림 10.11 Reformer를 이용하는 필라테스 운동 진행. (a) 첫단계는 더 넓은 지지기저면으로 출발하며 운동에 저항을 주기 위하여 스프링을 이용하면서 진행시킬 수 있다. 둘째 단계로 진행은 지도자의 보조와 침상이동을 돕기 위하여 스프링을 이용함으로 실시된다. 두번째 단계(c)는 지지기저면과 상위지절의 보조를 감소시키면서 실시한다. 세번째 단계(d)는 침대가 좀더 쉽게 이동하는 동안 자세의 조절과 균형에 좀 더 신중을 기하며 침상이 미끄러지는 동안 안정성과 균형이 좀더 많이 요구되기 때문에 운동의 난이도를 증가시킨다.

고, 지지기저면을 감소기키거나 스프링 기구에 의해 주어지는 보조를 감소시킴으로 강화시킨다. 이러한 변화는 오직 내원자가 비손상적이며 효과적인 운동패턴을 보여줄 때 발생한다. 지지기저면을 감소시키는 것은 안정성에 대한 과제를 제공한다. 예를 들어, 엎드려 누운 자세보다 네발자세에서 고관절 신전과 같은 운동을 수행하는 것이 더욱 힘들다.

또 다른 예로는 한 관절(즉, 어깨)에 걸친 독립된 운동에서부터 여러 신체 분절에 걸친 좀 더 통합된 관절 운동으로 진행시키고 지렛대의 길이를 증가시키는 것이다. 리듬 호흡패턴은 원위지절의 안정성을 유지하려는 노력하는 동안 운동의 속도가 변화하면서 바뀐다. 첫 단계에서부터 호흡과 운동 원리를 통합시킴으로 내원자는 두 번째 안정장치(즉, 척추 기립, 내외 복사근, 광배근 및 심부 골반 근육)들을 동원시킬 수 있다. 게다가 이 단계에서는 좀 더 빠른 기능적 움직임을 위해 복직근을 훈련하도록 한다. 그러므로, 첫 두 단계의 강조가 움직임의 조절이다.

Ⅲ 번째 단계는 *기능적 재교육*이라고 부르며, 낯선 환경에서(관계없는) 특정 작업을 완수하는 것부터 익숙한 기능적 또는 레크레이션적 환경에서 변함없는 작업을 하는 것으로 진행시킬 뿐 아니라, 균형과 움직임 조절을 계속 강조한다. 환자가 처음에 낯선 환경에서(관계없는 환경) (즉, 바로 누운 자세와 선 자세) 특정 작업을 시행하는 목적은 원하는 움직임을 완수해 낼 수 있고, 다소 적은 고유수용성 도전, 보다 적은 파괴적인(해로운) 힘, 최소 저항(즉, 쉬운 방법)의 방향으로 가려는 욕구가 없으면서 반복적으로 재현해 낸다는 것을 보증하는 것이다. 일단 내원자가 낯선 환경에서 특정작업을 성공적으로 해내면, 그리고 나서 그들에게 친숙한 환경에서 특정 작업을 완수하는 동안 움직임의 효과를 유지하고 적절한 지구력을 만들도록 음성과 촉각 지시 둘다를 주며 해보도록 요구하며 장려한다. 이 연속 운동의 가장 상위 단계는 스프링이 최소한의 보조를 줄 때 발생한다. 이시기에서 행해지는 움직임은 또한 친숙한 환경보다는 낯선 환경에서 이루어질 수 있다. 예를 들어, 내원자가 자신들의 친숙한 서기 환경에서 한 다리로 점프를 하려고 준비하는 것이 아니라 스프링 장착으로 보조를 주는 필라테스 운동장치 위 낯선 바로 누운 자세 환경에서 점프를 하려고 준비시킬 수 있다. 낯선 환경에서 초기에 실시되는 움직임 운동은 원하는 작업을 실시하는 동안 외부로부터의 힘을 조절하도록 내원자에게 요구 할 수도 있다.

필라테스 운동법에서 사용된 스프링 장착 기구(device)가 유일한 환경을 주는 동안 비슷한 조절들이 또한 특별한 기구없이 어쩌면 획득되어질 수 있다. 이러한 움직임의 몇 가지 예가 open rocker(**그림 10.12a-b**), 다리를 들어 올린 brige(**그림 10.13a-b**), reverse plank(**그림 10.14**), table top pose(**그림 10.15**) 및 forearm plank(**그림 10.16**)이다. 실시되어질 수 있는 폭넓은 범위의 움직임 때문에 내원자는 요통에서부터 관절염 또는 대부분의 움직임 장애에 걸쳐 장애에 대한 필라테스 운동 기술법으로 사용될 수 있다. 재활 임상가가 그들이 만든 운동 치료프로그램에 필라테스 운동법을 접목시키기 전에 특별한 기술에 있어 좀 더 정통해 지도록 지속적인 교육코스를 받아야 하지만, 보존적인 운동치료프로그램에 필라테스 운동을 통합하는 것은 대다수 내원자에게 유익할 수 있다.

임상가 훈련(진료 훈련) (Practitioner Training)

필라테스 옹호자들에 따르면, 운동은 특별하게 만들어진 운동 기구에서 자격 있는 필라테스 지도자에게 받았을 때 가장 효과적이라고 한다.

비록 컨디션닝, 재활 및 체력관리에서 필라테스 접근법을 둘러싼 대단한 열기가 여전하지만, 필라테스법이 다른 훈련법보다 좀 더 나쁘거나 우수하다는 어떤 임상적이나 과학적인 증거는 없다. 미국, 캐나다 및 나라 수가 계속 늘어나 세계 도처에 자격 있는 치료사가 있다. 게다가, 초보자, 중간단계 및 상위레벨의 학생들을 위한 많은 책과 훈련비디오가 있다.

핵심(Key Point):

필라테스는

- 운동감각 감시능력(kinesthetic monitoring ability)의 계발과 특히, 체간/골반, 안정된 핵심(stable core)으로 부터의 움직이 특징적이다.
- 신체가 전체로서 움직이도록 가르치고, 기술을 확립하도록 자각하는 것이다.
- 신체 컨디션닝의 8가지 원리가 포함되어 있다.
- 자연스런 움직임을 통하여 협응된 신체-마음 영혼 계발의 예술이며, 과학, 콘트롤로지의 개념이 핵심이다.
- 전제적인 근골격계의 컨디션닝을 주장한다.

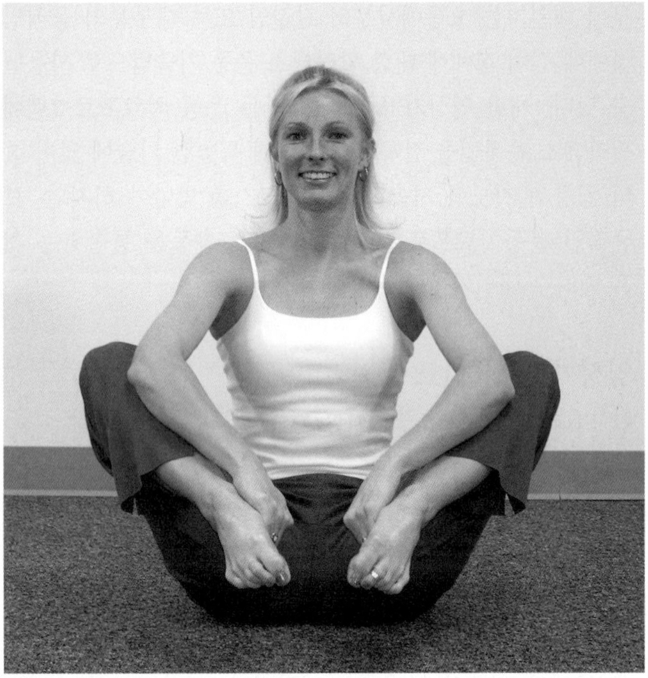

(a)

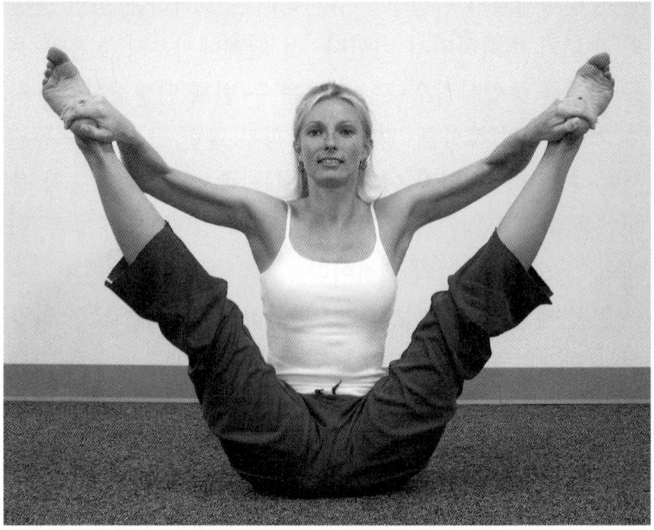

(b)

그림 10.12 Open leg rocker. 앉은 자세에서, 내원자는 숨을 들이마시는 동안 발목 안쪽을 붙잡아 계속 유지하면서 가슴쪽을 향하도록 한 번에 하나씩 무릅을 구부린다(a). 숨을 내쉬는 동안 가능한한 척추를 곧게하면서 천정을 향해 v자를 만들면서 다리를 들어 올려 양 다리를 신전한다(b). 이러한 운동의 목적은 내원자의 협응, 힘, 유연성, 균형감각과 동작조절(motion control)을 향상시키는 것이다.

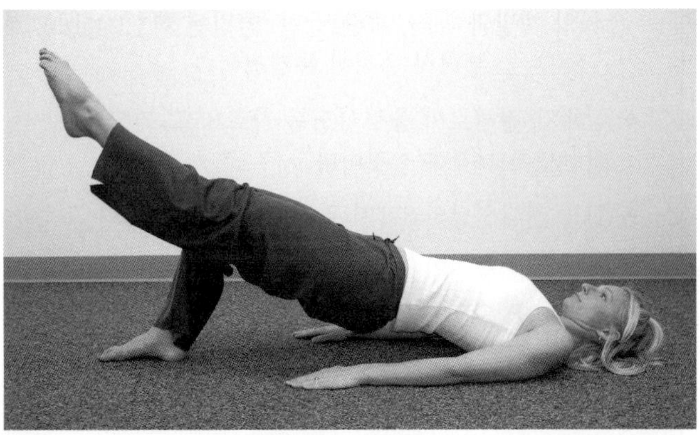

(a)

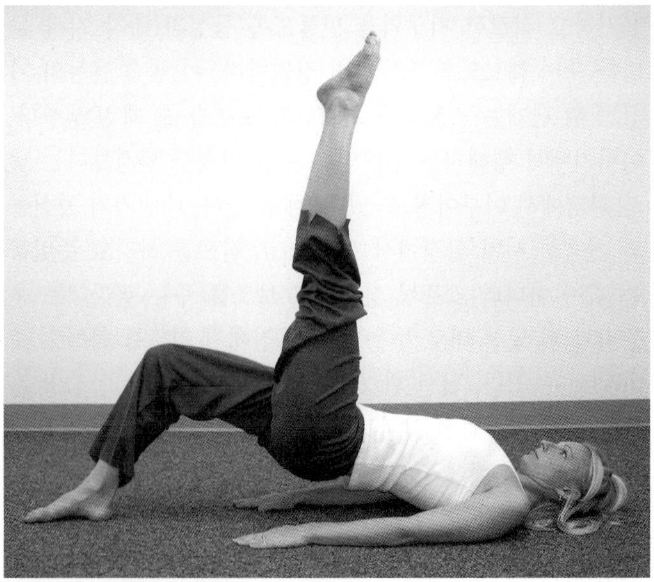

(b)

그림 10.13 다리를 들어 올린 채로 bridge. 내원자는 대략 어깨 너비로 벌려서 바닥 위에 양발을 편평하게 하고, 두 무릎을 구부린 바로 누운 자세를 취한다. 그리고 나서, 내원자는 대퇴부를 평행하게 유지하면서 한쪽 무릎을 편다(a). 내원자는 이것을 하면서 숨을 들어 쉬어야 하며, 천정을 향하여 다리를 신전한다(b). 내원자는 다리를 시작자세로 다시 내리면서 숨을 내쉬어야 한다. 이 운동은 파워 하우스 부위를 강화한다.

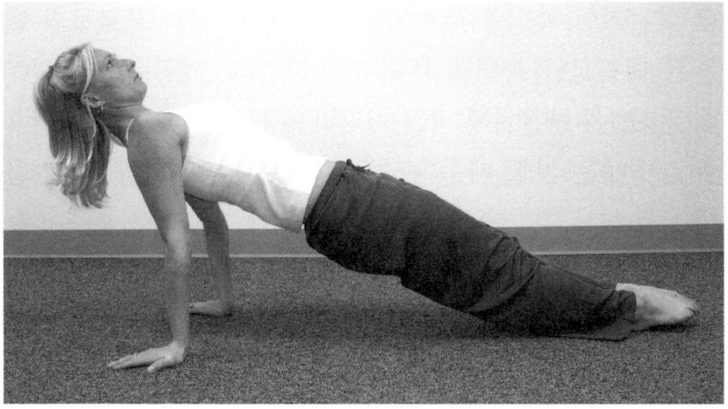

그림 10.14 Reverse plank. 양손을 약 12센티 뒤에 놓고 다리를 편 앉은 자세에서 천장을 향해 골반을 들어올리면서 숨을 들어 마쉰다. 양팔이 똑바로 될 때까지 가슴을 위로한다. 숨을 내쉬면서 몸이 똑바로 일직선이 될 때까지 골반을 들어올린다. 이 운동은 파워 하우스, 어깨 및 팔을 훈련하기 위한 것이다.

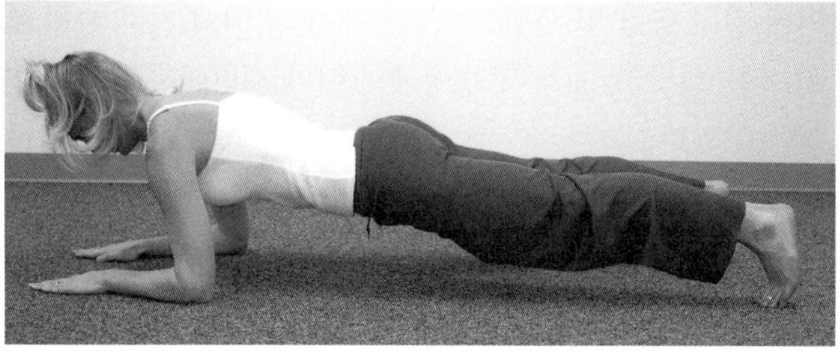

그림 10.16 Forearm plank. 네발기기 자세에서 시작하여 내원자는 어깨 너비 만큼 벌려서 가슴 아래에 바닥에 전완을 평행하게 놓는다. 그 다음, 내원자는 숨을 들어 마쉰다. 배꼽을 척추쪽으로 모으면서 발의 볼 위로 한쪽 다리를 신전시키고 다른 쪽도 그렇게 한다. 숨을 내쉬면서 고관절을 어깨 높이로 내리고, 신체를 일직선으로 한다. 바닥으로 단단하게 밀면서, 주관절은 가슴아래에 놓도록 하며 얼굴은 양손 위에 있도록 한다. 이 운동은 가슴, 어깨, 상위 핵심 근육들을 강화시키며 골반과 견갑골의 안정성을 향상시킨다.

기공(QIGONG)

*기공*은 호흡 운동 또는 에너지 작업 또는 운동으로 흔히 기록되어진 전통 중국 의학의 한 분야이다. *기공*은 *기*의 개념 즉, 신체의 생명 에너지와 노력하는 어떤 분야에서 솜씨의 정도를 나타내는 공을 합한 것이다. 임상가들은 자신의 기가 건강을 유지시킨다고 여긴다. 이러한 에너지 흐름상의 변화는 과도하거나 부족한 상태를 만들며 곧 질병이나 상해가 생기는 것과 연관이 있다. 기공의 수련은 호흡 운동, 질서 정연한 움직임과 강한 집중을 통하여 기의 흐름을 향상시킨다고 여겨진다. 기공 수련자들은 매일 훈련할 때, 근육 협응, 호흡 및 정신 집중과 연관되는 일련의 활동들 또는 움직임들이 근력과 유연성을 향상시키며, 순환을 증가시키고, 상해나 질병으로 인한 손상을 바꿔 놓으며 통증을 경감시키고, 스트레스를 줄여주며 에너지를 회복하고 질병에 대한 저항력을 주며, 자각을 증진하고 이완과 치유를 이끌어낸다고 믿는다. 수년 동안 기공은 그것의 “노화 예방” 효과로 인하여 중국에서 이용되었다.

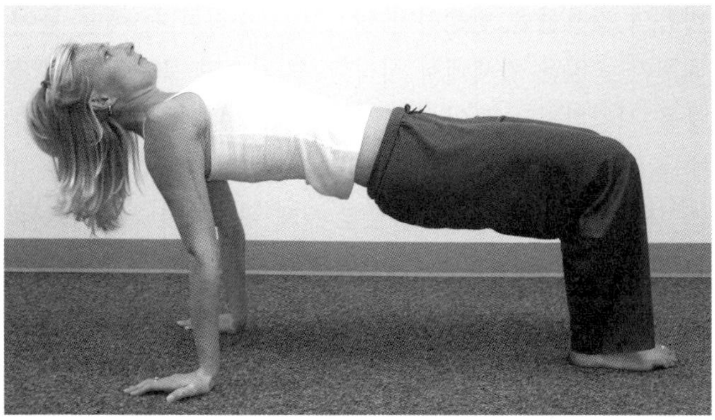

그림 10.15 Table top pose. 양다리를 똑바로 한 채로 Reverse plank 자세로 하려는 것이 내원자에게 너무 어렵다면, 재활임상가는 양무릎을 굴곡하고 양발을 바닥에 붙인 채로 시작하도록 할 수 있다. 내원자는 숨을 내쉬면서 양 어깨를 나란히 할 때까지 고관절과 대퇴를 누르도록 하며 테이블 면과 같이 만든다.

기공은 태극권과 비슷하며 이미 논의 된 여러 운동 형태(필라테스 또는 Nickolaus와 같은) 보다 신체적으로 다소 적은 노력이 필요하다. 따라서, 그것은 전 연령 대와 체력이 다른 내원자들뿐 아니라, 장애가 있는 환자에게 좀 더 적당하다. 침대에 눕거나, 앉거나, 걷거나 또는 서 있는 동안 기공을 수행할 수 있다. 기공은 휠체어에 갇혀 있거나 침대에 앓아 누운 환자들 조차 수행할 수 있다. 최근 기공을 서양 의학 환경내에 통합하려는 것은 부분적으로 환자들이 독립적인 소비자, 능동적인 참여자이며 자가 치료자로 되도록 격려하는 최근 경향 때문이다. 게다가, 기공 교실이 미국 전역에 걸쳐 공립 및 사립학교 모두에서, 법인의 건강 관리 프로그램, 회사 및 교회 및 공동체의 여가 센터에서 인기를 얻어가고 있다.

배경(Background)

기공은 3000년에 걸쳐 한 세대에서 다음 세대로 전혀 내려온 중국 치료법의 가장 오래되고 전통적인 형태들 중의 하나이다. 기공의 근대사는 전통 중국 의학의 모든 형태를 연구하기 위하여 연구가 이루어졌던 1950년 대에 시작되었다. 1949년 중화 인민 공화국이 설립된 후 중국 내에 건강 체제에 통합되면서 이다. 몇몇 기공 센터가 1950년 경 중국 전역에 만들어 졌다. 그러나, 문화 혁명 동안(1966 - 1976) 기공은 공식적으로 금지되었으며 흥미를 아주 잃게 되었다. 다만 지난 20년에 걸쳐 기공의 의학적 장점에 관한 자각들이 명백히 되었다. 1996년 쯤 기공을 주제로 한 1000개 이상의 논문 초록들이 영국에서 나왔다. 과거 20년에 걸쳐 기공을 수련하는 많은 사람들이 세계 전역에서 무서울 정도로 증가하고 있다.

원리(Principles)

역사적으로 기공의 목표는 *단전*이라 알려진 배꼽아래부위에 위치된 신체 부위에 기를 모으는 것이다. 이 영역에 에너지를 모으는 것은 내원자의 힘의 핵심부를 보호하도록 한다. 의학적 및 건강관리 환경에서 목표는 교감신경계를 이완하고 부교감 신경계를 자극함으로 강화된 평온을 증진시키는 것이다.

기공은 일반적으로 5가지 형태로 나뉘어진다. 즉, Daoist, Buddhist, Confucian, martial art 및 medical이다. 많은 수련자들 위한 Daoist와 Buddhist법이 가장 흔하며 "정통적" 형태이다. 기공의 4가지 형태를 수행하는 2가지 방법이 있다. 즉, 능동적 및 수동적 방법이 있다. 능동적 기공 또는 동공은 침을 놓는 곳, 경락 및 통로들과 연관이 있는 움직임들과 연루되어 있으며 그 목적은 내부 장기를 강화하는 것이다. 수동적인 기공 또는 진공은 주로 명상으로 구성된다. 그것은 앉은 자세, 누운자세 또는 선자세로 수행되며 그것의 목적은 단전에 기를 기르고 저장하도록 도와주는 것이다. 개념적으로 이 기법은 내적 신체에 작용하며 마음을 정화시킨다. 기공의 5번째 형태인 의학적 기공은 주로 이론적인 측면을 뜻하지만 침을 놓는 곳과 통로들과 관련된 행위적인 측면을 뜻하지는 않는다. 기공을 연마하는 내원자들은 단전내에 기를 자각하는 것에 관한 느낌의 단계를 식별하는 것을 배운다. 기는 따뜻하고, 얼얼한 감각, 물이 이동하는 것, 혈액처럼 신체 전반에 지나가는 진동하는 감각으로 묘사되어지고 있다. 기공 숙련자는 자신의 기가 "크리스탈"이 되고 자신의 기를 사용하여 다른 사람을 도와줄 수 있다고 말할 정도까지 도달한다. 어떤 단계에서던지 내원자는 기공을 수련하고 내적 에너지를 조절하며 에너지가 과도한 부분에서 부족한 부위로 에너지 흐름을 바꾸는 것을 배울 때 개인의 건강과 행복을 높일 수 있다.

기법(Technique)

기공에는 3가지 주요 형태가 있다. 내향적, 외향적 및 호흡 운동 지향적을 들 수 있다. 내적 기공은 건강과 자가 치유를 유지시키기 위하여 자기 자신의 신체내에 기를 조작하는데 초점을 맞추며 주로 두가지 형태로 구성된다. 1) 침묵하거나 명상을 추구하는 기공, 즉, 명상과 호흡운동으로 구성되어있다. 2) 동적 또는 운동 지향적인 기공 즉, 춤과 같은 움직임들이 있다.

침묵하거나 명상을 취하는 기공은 내적 평정, 자기 자신의 "소 - 우주 에너지"의 조절 및 "대 우주 에너지 체계"로 결합시키는 데 초점을 맞춘다. 이러한 형태는 서서, 앉거나 누워 있는 자세에서 수행되어질 수 있다. 신체 움직임들은 마음의 작용들을 방해하지 않도록 최소화한다. 예를 들어, 내원자는 앉은 자세에서 시작할 수 있으며 복부에 기의 집중을 시각화하는 동안 숨을 들어 마쉬는데 초점을 맞춘다. 숨을 내쉬는 동안 내원자들은 복부에서 기가 떠나 복부 기관, 사지 및 여러 분비기관으로 신체 곳곳으로 기가 들어가는 것을 시각화 한다. 지속적인 깊은 호흡, 집중 및 이완과 더불어 치유 에너지로서의 기는 신체 전체를 순환한다고 여겨진다. 한마디로 말하면, 내원자는 에너지 시스템의 항상성을 회복하고, 대립하는 음, 양의 에너지를 조화시키며 에너지 흐름상의 어떤 방해되는 것을 제거하고, 최적의 에너지 기능 활동 상태를 얻는 것에 초점을 맞춘다.

외적 또는 움직임을 지향하는 형태의 기공은 마음을 조용히 하고 이완 동안 신체가 활동한다. 이러한 형태는 원래 간단한 신체 움직임을 수반하지만 일련의 느리고, 부드럽고 유연한 춤과 같은 움직임을 전개시킨다. 그 목적은 차단되거나 정체된 부분을 거쳐 에너지를 보내고, 손상된 부분이나 범위에 불편함을 제거하고, 신체 전반의 정상적인 생리적 기능을 회복하는 것이다. 이런 형태의 기공은 숙련자의 영역이고, 치유 목적을 위해 자신의 기의 힘을 다른 사람들에게 전하기 위해 수년 간의 수련을 통해 얻어진다.

세번째 형태인 호흡 지향적 운동들은 에너지 수준을 증가시키고 여러 장기들을 강화시키며 "건강하지 못한" 또는 "병든" 기를 바깥으로 쫓아 버린다. 기를 강화시키고 활기있게 하기 위한 수련 동안 사람들은 특히 아침에 매일 호흡 운동을 연습해야 한다. 치유를 목적으로 하는 사람들은 건강치 못하거나 병든 기운을 의도적으로 쫓아내고, 신선하고 건강한 공기를 열심히 들어 마셔야 한다. 내원자는 매일(특히 아침) 여러 차례 신체에 충분한 에너지를 회복시키도록 이러한 호흡을 하여야 한다. 그리고 나서 내원자는 상해를 치유하고 질병을 없애기 위하여 회복된 에너지를 사용할 수 있다. 마음 훈련, 호흡훈련 및 신체 훈련을 포함하여 기공에 대한 몇 가지 주요 개념 또는 구성요소들이 있다.

정신 수련(Mind Training)

마음은 기공 훈련의 필수적인 구성요소이다. 명상동안 내원자는 기가 단전에 모일 것이라고 단전에 집중을 해야하며 다른 어떤것도 생각해서는 안된다. 그러나, 이것은 초보자에게는 어려울 수 있다. 초보자인 내원자는 이완에만 집중함으로 시작하고, 천천히 자신의 마음을 단전으로 옮겨야 한다. 내원자는 "마음을 비우"려는 목표로 천천히 실행하여야 한다. 이러한 상태는 "하늘과 인간이 하나로 되는" 상태로 묘사된다.[71]

어떤 기공 운동들은 내원자가 신체의 특정 영역에 집중하라고 한다. 예를 들어 *용천* 즉, 발바닥의 침을 놓는 자리에 집중하라고 한다. 이 지점은 신장과 연관되며 고혈압이나 신장 질환이 있는 내원자에게 좋다. 다른 기공 운동들은 *노궁 지점*에 집중할 수 있다. 손바닥의 침 놓는 자리로 심장, 혈액순환과 연결되어 있으며 음적인 기를 이완시키는 것이다. 어떤 기공 자세와 움직임들은 심장과 폐를 위하여 *단중 지점*에 집중을 할 수도 있다. 내원자는 마음으로 기의 어떤 그릇된 방향은 문제를 일으키기 쉬우며 부적당한 움직임, 올바르지 못한 자세와 부적절한 신경생리학적 훈련을 초래하며 바로 잡기 어렵게 될 수도 있음을 반드시 기억하여야 한다.

호흡 훈련 (Breathing Training)

움직임과 더불어 적시에 행하는 정확한 호흡은 기공[71]의 또 다른 중요한 부분이다. 들어 마시는 것은 신체에 긍적적인 기를 가져오며 이것은 주로 "열린"움직임에 수반되어진다. 숨을 내쉬는 것은 부정적인 기를 내뱉게 하며 "닫힌" 움직임들에 수반된다. 이러한 형태의 호흡은 또한 피부를 통하여, 경혈점을 통하여 에너지가 들어 온다고 여긴다. 많은 환자들에 있어 전 신체가 호흡을 한다는 것은 새로운 경험이 될 수도 있으며 재활임상가의 보조가 필요하다. 올리거나 거상하는 기공 움직임들은 숨을 들어마시는 것과 연관되며 숨을 내쉬는 것은 내리거나 수그리는 움직임과 연계된다. 왼쪽 또는 오른쪽으로 움직임은 숨을 내쉬거나, 들이마쉬는 호흡 동안 실시될 수 있다.

기공 동안 숨쉬는 방법은 여러 가지가 있다. 즉, 자연적 또는 정상적인 숨쉬기와 역호흡을 들 수 있다. 기공 초보 수련자는 자신의 호흡 패턴을 인식하지 않은 채 신체의 움직임이나 감정에 따른 자연스럽거나 정상적인 호흡을 이용하여야 한다. 이러한 형태의 호흡을 하는 동안 복부는 흡기동안 팽창하며 호기동안에는 수축한다. 이러한 호흡법은 단전과 연결되며 앞서 언급한 것처럼 단전은 배꼽아래에 있다. 따라서, 이런 방법상의 복부 팽창과 수축은 단전을 자극한다.

역호흡은 정상적이거나 자연스런 호흡에 반하는 것이다. 내원자가 이러한 호흡법을 이용할 때, 복부는 그들이 숨을 들어 마시면서 수축하고 숨을 내쉼에 따라 확장된다. 이런 형태의 호흡법은 조금 더 높은 수준의 수련자에게 요구된다. 왜냐하면 이러한 방법은 단전을 더 강하게 만들며 *임맥*과 *독맥*을 자극하기 때문이다. 거꾸로 하는 호흡법은 몸에 *불*을 만들어 내다. 따라서, 내원자는 단숨에 확실한 때에만 사용하여야 한다. 예를 들어, 내원자가 명상 동안 그것이 특별히 효과적이라는 것을 알아낼 수 있다. 수련과 더불어 내원자는 그들이 호흡하는 법을 잊을 것이며 무의식적으로 정상적인 호흡과 역호흡 둘 다를 통합할 것이다.

신체 단련(Body Training)

기공에서 신체 자세의 상태와 움직임들은 마음의 상태만큼 중요하다. 기공을 위한 기본 자세는 *백회* 또는 *하늘 문*

(머리 정수리)과 *회음*(항문 근처 다리 사이에) 사이를 일직선이 되도록 만드는 것이다.[71] 이 자세는 내원자가 "하늘과 땅"의 기 모두를 모으도록 하며 그것을 자연스럽게 흐르도록 해준다. 이 자세의 이점은 내원자가 더 많은 에너지를 잃지 않게 하거나 피로를 쉽게 느끼지 않도록 해준다. 입을 계속 다무는 것은 기가 단전으로 내려가도록 해주며 따라서 부정적인 기가 양 다리로 내려가서 땅으로 나가도록 한다. 다음으로 이것은 양성적인 기를 폐, 심장, 이마 및 백회로 끌어 올리도록 한다. 관절을 이완시키는 것은 기가 신체 전반으로 지나가도록 도와주며 좀 더 많은 기가 기관으로 가도록 하고 음성의 기가 문제가 있는 부위 주변에서 떨어져 나가도록 해준다. 이것은 혈액순환을 증가시킨다고 여겨지지만 따라서 정상 혈압을 유지하도록 돕는다. 그릇된 자세 사용은 부정적인 효과를 낳을 수 있다. 예를 들어, 앞으로 구부리거나 폐를 후방으로 누르는 것은 숨을 짧게 만들고 개별적으로 기의 손실을 낳게 된다. 기공의 신체 훈련적인 측면에는 여러 가지 다른 움직임들이 섞여 있다. 즉, 두 눈을 감고, 발가락을 꽉 쥐며, 항문을 들어 올리고 머리를 똑바로 유지하며 약간 앞쪽으로 구부리거나 체중을 오른쪽 또는 왼쪽 발로 이동시키는 것 등의 움직임이 포함된다. 일반적인 모든 움직임은 내원자가 몸과 마음을 이완시켜서 하도록 하며 모든 것을 내적으로 쉽고, 효과적이며 효율적이고 자연스럽게 하도록 할 것이다.

방향과 시간 (Direction and Time)

기공의 흥미로운 특징들 중의 하나는 수련자들은 나침판의 4지점들이 여러 내부 기관들과 관련된다고 믿는 것이다. 즉, 동쪽은 간, 서쪽은 폐, 북쪽은 신장, 남쪽은 심장 그리고 위는 그것이 심장부이기 때문에 어떤 방향도 다 해당된다. 이 영역의 어떤 하나에 건강상 문제를 다루기 위하여 내원자는 적절한 방향으로 향해야 한다. 기공에 따라, 건강상 문제들이 음과 양과 연관되어진다는 것을 기억하는 것은 중요하다. 낮은 에너지 수준은 음을 더 많이 초래하는 반면, 과대한 에너지는 양을 아주 많이 초래한다.

기공이 하루의 어느 때에도 수행되어질 수 있지만, 내원자가 *지시*(오후11에서 오전 1시까지)와 *묘시*(오전 5시에서 7시) 동안 수련하라고 대체로 권유한다. 이 시간대는 간과 폐와 관련이 있다. 간은 혈액과 순환과 연관이 있다. 폐는 호흡과 기와 연관이 된다. 어떤 시간을 선택하던지 상관이 없다. 일단 내원자가 기공의 능동적 측면을 완성한다면, 그들이 기를 모으기 위하여 특정 명상법을 선택하여야 한다는 것을 기억하는 것이 중요하다.

치료적 적응증(Therapeutic Indications)

기공의 유익한 효과에 관한 주장들에는 다음의 것들이 있다:

1. "이완 반응"을 시작하는 것은 어떠한 형태의 정신집중에 의해 유발되며 혼란한 마음에서 "벗어나게"한다. 그 때문에 자율신경계의 교감 기능을 감소시킨다. 다음으로 이것은 심박수와 혈압을 낮추며 모세혈관을 팽창시키고, 산소를 조직으로 운반하는 것을 최대한 능률적으로 만든다.

2. 신경화학적 프로파일을 바꾸고, 통증과 우울증 및 중독성 욕구를 완하시키고, 면역시스템의 능력을 최대한으로 만든다.

3. 림프액의 흐름과 속도를 증가시키고, 면역 세포를 활성화 시켜서 면역시스템의 효율성을 향상시킨다.

4. 면역체계를 통하여 조직, 분비선 및 기관들의 간질공간에서 생긴 산물들에 의한 독소를 제가하는 것을 촉진함으로 감염과 질병에 대한 저항을 높여 준다.

5. 증가된 산소의 순환과 영양분이 풍부한 혈액을 뇌와 다른 조직 및 기관에 보냄으로 조직 재생성과 세포 대사의 효율성을 증가시킨다.

6. 오른쪽과 왼쪽 뇌 반구의 우성을 협응하고 깊은 수면을 취하도록 조성하며, 불안감을 감소시키도록 조장하고 정신을 맑게 하도록 촉진한다.

7. 알파파와 몇몇 경우에는 대뇌 델타파를 유발하여 이완, 정신 집중, 초자연적 기술을 촉진하는 동안 심박수와 혈압을 감소시킨다. 즉, 이것은 교감신경계의 활동을 감소시킴으로 신체의 자가 조절 메카니즘을 최적으로 활동

하도록 만든다.

8. 시상하부, 송과체, 및 뇌와 척수의 뇌척수액 시스템의 기능을 완화시킨다.—통증, 기분을 중재하고 면역계 기능을 촉진하는 모든 것.

기공은 관절염, 천식, 변비, 우울증, 피로, 두통, 소화기 문제 및 불면증과 같은 상태를 치료하기 위하여 사용된다. 많은 연구에서 고혈압, 당뇨, 관상동맥 질병, 신장 장애, 말초 혈관 장애, 결핵, 신경쇠약 및 다른 만성 질환의 주범들을 치료하는데 사용된다고 보고하였다. 기공은 요통을 치료하고 목의 문제들을 감소시키며 좋지 못한 순환을 향상시키기 위하여 이용되곤 하였다. 또한 기공이 암을 예방하거나 치료할 뿐 아니라, 암과 허리 상해와 관련된 만성 통증으로부터 통증을 완화시킬 수 있다는 주장들이 펼쳐져 왔다. 기공 운동들에 의해 영향을 받거나 향상되는 다른 부분으로는 일반적인 가동성, 관절 가동범위, 노인들에 있어서 넘어질 위험 및 정서 장애를(즉, 화) 감소시키는 것 등을 들 수 있다.[15]

기공을 수련하는 것에 대한 실질적인 이점에 관한 또 다른 주장들로는 젊게 만들고 체중을 줄여 주고, 신체에 활력을 불어 넣어 주고, 그 때문에 내원자가 건강한 형태와 크기로 되돌아 가도록 하며 자세, 태도를 향상시키고 협응을 증가시키며 신체적 명상 수행을 최대한으로 만들어 주며 세밀한 집중과 기억력을 향상시키며, 문제 해결력을 증가시키고 명상을 통하여 감수성뿐 아니라, 자각을 높여 주고 에너지 수준, 힘, 건강을 향상시켜 준다. 자가 치유력을 촉진하고 스트레스를 감소시키며 평온함의 수준을 올려주며 잠을 잘 자도록 하며 인생관을 향상시켜 준다.[8,71]

기공을 연마하는 내원자들은 다양한 체육 활동을 동시에 하도록 유념하는 것은 중요하다. 운동선수와 재활 임상가는 축구 또는 테니스와 같은 전통적인 스포츠와 체력 훈련에 기반을 두는 서양적인 것과는 반대로 외적인 신체적 기술과 수행을 포함하여 기공은 기, 혈액, 내장기관과 관련된 내적 훈련에 초점을 맞춘다는 것을 인지하는 것 또한 중요하다. 따라서, 기공을 수련하는 내원자들은 그들이 여가선용이나 대학생 또는 전문 스포츠인들처럼 되도록 지칠대로 지치도록 하지는 않을 것이다. 내원자가 기공을 더 연마하면 할 수록 더 많은 기를 가지게 될 것이며 좀 더 원기 왕성하게 될 것이다.

금기증(Contraindications)

적절하게 수행되어질 때 기공은 부작용이 전혀 없는 부드럽고 활기 있는 운동이다. 내원자가 수행하는 동안 이완을 하고, 자기 자신이 스스로 선택한 속도로 움직이고 자신이 참을 수 있는 한도 내에서 움직인다면 기공을 수련하는 것이 유리하지 않은 신체적 건강 문제는 전혀 알려져 있지 않다. 내원자는 많은 불쾌한 증상들(즉, 근육 통증이나 근육의 쑤심, 피로, 통증)이 기공을 수련함으로 발생할 수도 있는 소위 조정 또는 적응기가 있다는 것을 알아야 한다. 이러한 증상들은 보통 일시적이고 경미하다. 그러나 적절한 관리가 필요하다. 마찬가지로, 일관되고 힘차게 적용되어지는 기공운동들은 개별화되어져야 할 것이며 내원자의 요구, 신체적 상태 및 최근 상태에 맞게 바꿀 필요가 있을 수 있다.

생리 동안 기공은 순환을 도와줄 수 있고 두통과 복통을 완화시키고, 감정적(기분) 기복을 완화시켜 준다. 그러나 심한 생리 주기를 가지고 있는 여성은 단중으로 명상의 초점을 바꾸어야 한다. 일반적으로 집중을 하는 단전은 자궁과 관련이 있어서 그곳에 집중을 하는 것은 생리주기 동안 그 부위를 지나치게 자극할 수 있다. 내원자가 심장과 폐와 관련된 단중에 집중함으로 생리량이 더 심해지지 않게 되도록 한다. 임신기간 동안 몇몇 움직임과 자세들이 교정되거나 제거 되거나 환자의 편안한 수준에 맞게 실행되어져야 한다. 빈속이나 가득 먹은 상태에서 기공을 수련해서는 안된다는 것은 아주 중요하다. 다른 운동 접근들과 마찬가지로 내원자는 기공을 수련하기 전에 음식을 먹은 후 30분을 기다려야 한다.

재활임상가는 호흡에 문제가 있는 내원자가 기공과 연관된 호흡 운동을 수행할 수 없을 수도 있다는 것을 알아야 한다. 게다가 어떤 형태의 기공 운동들은(즉, 이마에 집중하거나 태극권과 비슷한) 교감상태를 증가시킬 수 있으며 불안, 협심증, 고혈압이 있는 내원자에게는 금기될 수 있다. 마지막으로 심한 질병이 있는 내원자에게 기공이 전통 의학과 보조적으로 사용될 땐 유익하지만, 대체할 만한 것으로 받아 들여서는 안된다는 것을 알려 주어야 한다.

증거(Evidence)

지난 15년에 걸쳐 중국 연구자들은 기공의 치유 효과에 대하여 광범위하게 연구를 해왔으며 천식, 불면증, 우울증, 불안, 통증, 당뇨 그리고 고혈압을 치유하는데 게다가 암치료에도 성공적이었다고 보고하고 있다. 중국 연구의 대부분이 서양 과학에서 요구하는 정확하고 통제된 양적 측정을 보여 주지 않기 때문에 현대 미국 의학 당국자들은 일반적으로 특정 질환을 치료한다고 하는 기공의 효과에 대한 주장이나 많은 발견들을 수용하지 않는다. 그러나, 기공이 스트레스, 불안을 줄여 주는데 효과적이며 관절염의 통증을 완화시켜주며 잠을 잘 자도록 해주고, 전반적인 건강상태를 향상시켜주는데 효과가 있다고 여기는 서양 물리의학자의 수가 증가하고 있다. 단지 최근에야 기공의 장점이 서양 문화에 인식되었다. 따라서, 이것을 다룬 서양 의학 논문이 부족하다. 다음 것은 유용한 문헌들에서 선별적으로 재검토한 것이다.

심혈관계. 신체에 대한 기공의 효과와 심혈관계의 기능을 탐구하는 연구가 있을 지라도 그 연구량은 아주 미비하다. 몇몇 연구들에는 기공의 수련이 고혈압을 낮추는데 긍정적인 효과를 줄 수 있다고 한다. 부과적인 연구에서는 기공을 정규적으로 수련한 내원자들이 미세혈류 순환이 증가되었으며 반발적인 카테콜라빈 생성물과 민감성이 감소되었으며 심박출양이 증가되었으며 조직 허혈이 감소되었고 지방분해가 촉진되고 리포단백질 수준이 증가되었으며 유산소성 컨디셔닝을 증가시킨다는 것을 보여주었다. 강압성 약물효과와 기공을 비교한 Wang[82] 등은 기공법을 하루에 두 번 30분간 연습시키고, 약을 복용시켜 대상자들이 혈압이 낮아 졌으며 대조군과 비교하여 사망률이 약 16% 감소하였으며 졸중의 위험률이 20%나 감소되었다고 보고하였다. 기본적인 기공 운동을 지도받고 참여한 수천명의 고혈압 환자를 대상으로 한 중국의 연구에서는 정규적으로 훈련에 응한 대상자들이 혈압을 낮추고, 맥박률, 대률, 산소요구에 있어 드라마틱한 향상을 경험하였다고 하였다. 이들 연구들은 기공이 신경학적 활동을 조절하는 신경전달물질인 도파민의 수준을 감소시킴으로 신체의 이완 반응을 유발한다는 것을 보여주는 것이다. Wang[82] 등은 혈압을 낮추는 기공의 긍정적인 효과에 대한 장기적인 연구를 실시하였다. 242명의 내원자들 사이에서 기공이 자가 조절을 향상시키고, 복합 대뇌혈관 및 심혈관 질병 위험 요인들을 경감시킨다고 결론지었다.

폐/ 호흡 기계. 호흡기계에 대한 기공의 효과를 탐구하는 연구들은 아주 적다. 기공 수련은 호흡률을 증가시키고 산소와 결합하고 이산화 탄소와 교환하는 것을 향상시켜주며 천식과 폐기종 치료에 효과적이라고 알려져 있다. Lim[86] 등은 연속 10일 동안 20분간 매회 그룹으로 20분간 지도받아 기공을 연마한 10명의 비손상된 자원자들을 연구하였다. 이 연구 결과에서 1회 호흡량과 심박동률에서 현저한 변화를 보이지 않은 반면, 환기효율에 있어서는 거의 20%의 증가를 보여 주었다. 천식 치료에 사용된 기공에 대한 독일연구에서 Ruether와 Aldrige[86]는 천식대상자 30명에게 기공법을 가르치고 그들에게 날마다 혼자서 수련하고 자신들의 증상을 매일 일기를 적어보라고 요청하였다. 일년 후 기공을 수련하지 않은 대조군과 비교하여 기공 그룹에서 현저하게 많은 사람들이 peak flow variability(그들이 숨을 내쉴 수 있는 공기의 량, 기도 장애의 지수)상에 적어도 10%의 감소를 보여 주었다. 게다가, 기공 그룹 참여자들은 병원에 입원하는 빈도가 감소되었고 병과 사용날짜가 감소되었으며 항생제 사용이 경감되었으며 응급실 상담이 더 줄어들었다고 하였다.

신경계. 신경계에 대한 기공의 효과는 단지 몇 개의 임상 보고서와 연구들에서만 보고되었다. Liu[87] 등은 기공 수련 전과 후에 대상자들의 뇌간과 대뇌피질 유발 반응들을 관찰하여 뇌간 청각 유발 반응의 증가와 기선측량으로부터 피질 반응의 감소 또는 저하를 발견하였다. 그들은 기공이 뇌간 반응들에 대한 피질 조절을 저하 하거나 낮출 수 있으며 신경계 탈억제에 대한 전위를 만든다고 추측하였다.

뇌파도(EEG) 기록을 이용하여 등은 뇌의 전기적 활동에 있어 변화들에 대한 기공의 효과를 연구하였다. 기공(경험적) 그룹은 경험의 정도에 따라 초심자 그룹과 숙련자 그룹으로 나누었다. 통계적으로 현저한 차이점들이 숙련자 기공 그룹에서 EEG 패턴상에서 관찰되어졌다. 기공 상태동안 알파 활동이 숙련된 그룹에서 기록되어졌으며, 뇌의 앞쪽 반정도에서 두드러지게 나타났다. 이러한 조사결과들은 초심자나 대조군에서는 발견되지 않았다. 이 연구에서 뇌 활성 패턴에 있어 기공의 효과를 실증하였다.

내분비계. 내분비계에 대한 기공의 효과를 탐구하는 연구들 또한 제한적이다. Ryu[90] 등은 20명의 건강한 남자와 dehydroepiandrosterone-surface(DHEA-S)와 같은 스트레스 호르몬의 수준을 검사하였다. 이 연구에서는 혈액 스트레스 호르몬 정도를 알아보기 위하여 기공 전, 기공 수행 동안, 기공 수행 후 기간 동안 혈액 표본을 채취하였다. 그들은 코티솔 또는 DHEA-S 수준 상에 현저한 변화가 전혀 없었다고 하였다. 그러나, ACTH(adrenocorticotropic hormone) 수준이 기공 훈련 동안 감소되었음을 밝혀냈다. 반대로, 즐겁고, 편안하고, 정신적 기능을 향상시키는 것과 관련된 호르몬, 베타 엔돌핀의 수준이 기공 훈련동안 현저하게 증가하였다. 연구자들은 기공 운동들이 스트레스 감소의 역할을 하며 면역계에 긍정적인 효과를 보이며, 통증 완화 호르몬의 수준을 증가시킨다고 추측하였다.

Skoglound[91]는 일과 연관된 스트레스를 감소시키는데 기공의 효과를 평가하였다. 이 연구에서는 컴퓨터를 다루는 성인 중 실험군(기공)과 대조군을 비교하였다. 이 연구의 목적은 기공 훈련 2주 뒤에 나타나는 몇가지 생리학적 변화들을 측정하려는 것이었다. 기공을 훈련함에 있어서의 즉각적인 반응과 장기간(5주)의 효과 둘 다를 측정하였다. 기공 훈련은 심박출량과 노르아드레날린 배출을 감소시켰으며, 이는 교감신경계의 활동이 감소되었음을 보여 주는 것이다. 이 연구에서는 또한 기공 그룹에서 척추의 요통 증상이 감소되었다고 하였다. 그들은 기공 훈련들이 컴퓨터 관련 일을 하는 환경과 관련된 스트레스를 감소시키는데 도움을 준다고 결론지었다.

골격계. Kuang[92] 등은 50세~60세 범위의 남성에 있어 골밀도를 살펴보았다. 두 그룹 비교에서 기공을 수행한 사람들은 기공을 수행하지 않은 그들 나이대의 대조군과 비교하여 골밀도상에 전반적인 증가를 보여 주었다. 이 연구는 어쩌면 임상적으로 더 중요할 수 있는 여성의 골밀도의 변화에 대한 기공의 효과를 평가하지는 않았다.

면역계. 연구에서는 또한 기공이 환자의 기를 변화시킴으로 그 때문에 그들의 면역계 활동을 증가시켜줌으로 질병의 예방과 치료를 위한 수술, 침, 화학적 요법보다 더 효과적일 수 있다고 제시하고 있다. 암치료 시 화학요법과 방사선으로 인하여 생기는 부작용에 기공을 사용하라는 주장들이 제기되고 있다.[95] 중국 뻬이징에 있는 Kuangan 남성 병원에서 진행된 악성 종양으로 고통 받는 93명 대상자들을 약물과 기공 운동을 결합하여 치료하였다. 대조군은 단지 약물 치료만을 받는 30명 대상자로 구성하였다. 그 결과에서는 기공 실험군의 81%가 근력을 얻게 되었으며, 63%가 식욕이 향상되었고, 33%가 설사를 하지 않게 되었으며, 단지 10%의 증가된 것과 비교하여, 대조군에 비하여 10%와 6%만 향상되었다.

통증 조절. Wu[97] 등은 통증 치료에 대한 기공의 효과를 연구하였다. 뉴저지주에 뉴어크의 통증 조절 센타에서 복합부위 통증 증후군이 있는 18세~65세 연령대의 26명의 대상자를 두 그룹으로 나누었다. 실험군은 기공 숙련자로부터 기치료를 받고 기공 수련지도를 받았으며, 반면 대조군은 "가짜" 숙련자로부터 비슷한 상태의 지도를 받게 하였다. 기공 그룹(실험군)의 대조군에서는 단지 45%가 줄었다고 하는 것과 비교되게 82%가 첫번째 치료 분기 끝에 통증이 줄어들었다고 하였다. 마지막 훈련 분기의 끝날 때에는 즉, 3주 후에는 기공그룹(실험군)의 91%가 통증완화를 보고하였으며, 대조군에서는 단지 36%만이 완화를 보여준 것과는 비교가 된다. 두 그룹 모두에서 불안이 감소되었으며 이러한 감소는 기공 그룹(실험군)에서는 더 컸다.

그외 추가적인 증거들. 기공은 노화를 느리게 하거나 젊게 하는 효과가 있으며 골밀도를 증가시키고 나이든 여성에 있어 에스트라디올의 수준을 높여주며 불안과 피로를 감소시켜주고 심혈관계의 기능을 향상시키고, 균형과 정상적인 노인들에 있어 노화와 관련된 다른 효과들을 향상시켜준다. Zhou와 Lian[105]은 임신성 고혈압이 있는 60명의 대상자들에 대한 기공 치료의 효과를 검사하였다. 이 연구에서 실험군이 오직 기공만 수련하는 것에 반하여 대조군은 적절한 약물을 복용하였다. 이 연구의 결과에서는 기공 실험군에서는 90%의 향상이 있었고, 대조군(단지 약물만 복용한)에서는 55%만 호전되었다고 하였다. Jang과 Lee[106]는 기공 치료 그룹 또는 플라시보 대조군으로 무작위로 선별된 월경전 증후군(PMS)가 있는 여대생 36명을 대상으로 생리전 증후군에 대한 기공치료의 효과를 평가하였다. 기공치료군에서는 플라시보 그룹과 비교하여 부정적인 감정, 통증, 부종 및 전반적인 월경전 증후군이 현저하게 개선되었다.

수 많은 다른 영역에서의 기공 효과에 대한 연구들이 나왔다. 그러나 이러한 연구들은 이미 언급된 연구들의 대조로서는 부족하다. 시력, 공동, 알러지, 치질, 및 전립성의 문제들, 그리고 소화계 문제, 천식, 관절염, 불면증, 통증, 불안, 우울증, 암, 심장 질환, 중이염, 노이로제, 위궤양, 및 HIV/AIDS 등 모든 것들이 기공 치료적 중재들이 좋아졌다고 보고되었다.

기구(Equipment)

특별한 기구가 전혀 필요 없다. 수행을 하기 위하여 실내 또는 실외이던지 간에 조용하고 평화로운 환경 안에서 편평한 곳을 찾는 것이 중요하다. 내원자는 신선한 공기가 풍부하며 느슨하고 움직임을 자유롭게 할 수 있는 편안한 옷을 입어야 한다. 명상 동안, 추위를 막기 위하여 내원자는 가벼운 담요를 사용할 수도 있다.

기본 기법(Basic Techniques)

막 시작하는 내원자에게 기공 수련이 좀 더 이롭고 이해하기 쉽게 되도록 하기 위하여 다음과 같이 하도록 권고되어진다. 즉, 1) 내원자는 기공을 편안하게 받아들여야 하며 서둘러서 시행해서는 안된다. 과도한 노력과 너무 열심히 하려는 것은 기공의 본래 잇점에 역행하는 것이다; 2) 항상 이완하려는 의도를 가지고 각 수련에 임하여야 하며 고요한 무심의 상태로 마음을 기울이도록 한다; 3) 흡기와 호기 모두를 느리고 깊게 하도록 호흡을 조정하여야 하지만, 서두르거나 과장되게 해서는 안 된다. 내원자는 결과가 시간이 지나야 나타난다는 것을 기억하는 것이 중요하다. 그래서 내원자들은 기공을 과다하게 수행하거나 아주 빨리 많은 효과가 나타날 것이라 기대해서는 안된다. 또한, 비록 기공이 너무 쉬워서 이점이 될만한 것이 있을까 여길 수도 있지만, 이러한 수련에 전념하는 것은 자신의 자연 치유력을 결집시킨다고 여겨지며, 정확하게 실시된다면, 기공은 원하는 만큼 자주 수련하여도 안전하다. 마지막으로 내원자는 자신의 일상생활을 유지하는데 기공수련이 방해를 해서는 안되며 자신의 개인적 요구, 선호, 제한들에 어울리게 수행을 편하게 바꿀 수 있어야 한다. 기능적 제한, 손상 및 장애가 있는 내원자를 위하여 재활임상가는 그들이 서 있는 자세보다 차라리 다른 자세들(앉거나, 눕거나 등등)을 취할 수 있음을 알려주어야 한다.

마찰을 통하여 열을 끌어모을 수 있도록 내원자는 자신의 양손을 비빔으로 준비태세를 한다. 이것은 기의 흐름을 증가시킨다고 사료된다. 일단 내원자의 양손이 따뜻해지면, 그들은 머리 쪽으로 위로 들어올리는 동작으로 자신의 얼굴, 눈, 이마를 양손바닥으로 문질러야 한다. 이러한 동작은 내원자의 양손이 단지 한방향으로 움직인다는 것만 제외한다면 세수하는 것과 흡사하다. 움직임은 연속적으로 시행하는데, 내원자는 자신의 양손을 머리 꼭대기까지 미끄러지듯 올리고 머리 양쪽으로 그리고 목뒤로 내린다음, 양쪽 어깨를(목과 견관절의 주름 사이로) 따라 앞쪽으로 가져온다. 꾸준히 움직임을 시행하면서, 내원자는 양손을 흉곽의 전외측면으로 아래로 내리고, 척추쪽으로 허리의 후외측부까지 허리를 따라 천천히 내리며(즉, 양손을 신장위로 움직여야 한다), 허리 뒤쪽으로 내려가서 다리의 측면(둔근, 슬괵근, 비복근 가자미근군을 따뜻하게 만든다)을 따라 내려가서 양발의 외측면까지 동작을 이어주어야 한다. 그와 같은 지속적인 동작을 계속하는데 내원자는 양발의 내측면으로 경락을 따라 위로 올라가야 한다. 즉, 족궁의 내측면 위로 내측과를 지나 종아리 안쪽을 따라 위로 올라가 무릎의 내측부와 내전근 위를 지나서 서혜부 위를 지난다. 그리고 체간의 앞쪽을 따라 올라가서 얼굴로 돌아가 끝을 낸다. 준비운동을 거친 후, 내원자는 "구름을 가르는"(**그림 10.17a-c**), "날아가는 야생 거위"(**그림 10.18 a-b**), "파도를 밀어제치는"(**그림 10.19 a-c**) 것과 같은 운동들을 시작한다.

임상가에게 요구되는 사항 (Practitioner Requirements)

기공 지도자를 위한 기본 자격증 프로그램은 전혀 없다. 보통 아주 오랜기간 동안(즉, 몇년) 기공을 연마한 사람을 지도자로 선정한다. 현재는 지도자에 대한 국가의 법규는 전혀 없다. 기공은 독학으로 할 수도 있다. 또한 초급자, 중간 및 상급 내원자를 위한 많은 강습이 있다. 비록 기공에 대한 많은 책들과 다중 매체를 사용하는 교육 도구들이 있지만, 강습은 자격있는 선생님이 해야 한다. 선생님들은 종종 중국 철학을 가르치는 센터들에서 훈련을 받기도 한다. 오늘날 미국에서는 성인 교육 센터, 휘트니스 센터, YMCAs에서 자격있는 지도자들 찾을 수 있을 것이며, 몇몇 병원에서 조차 기공을 가르치고 있다.

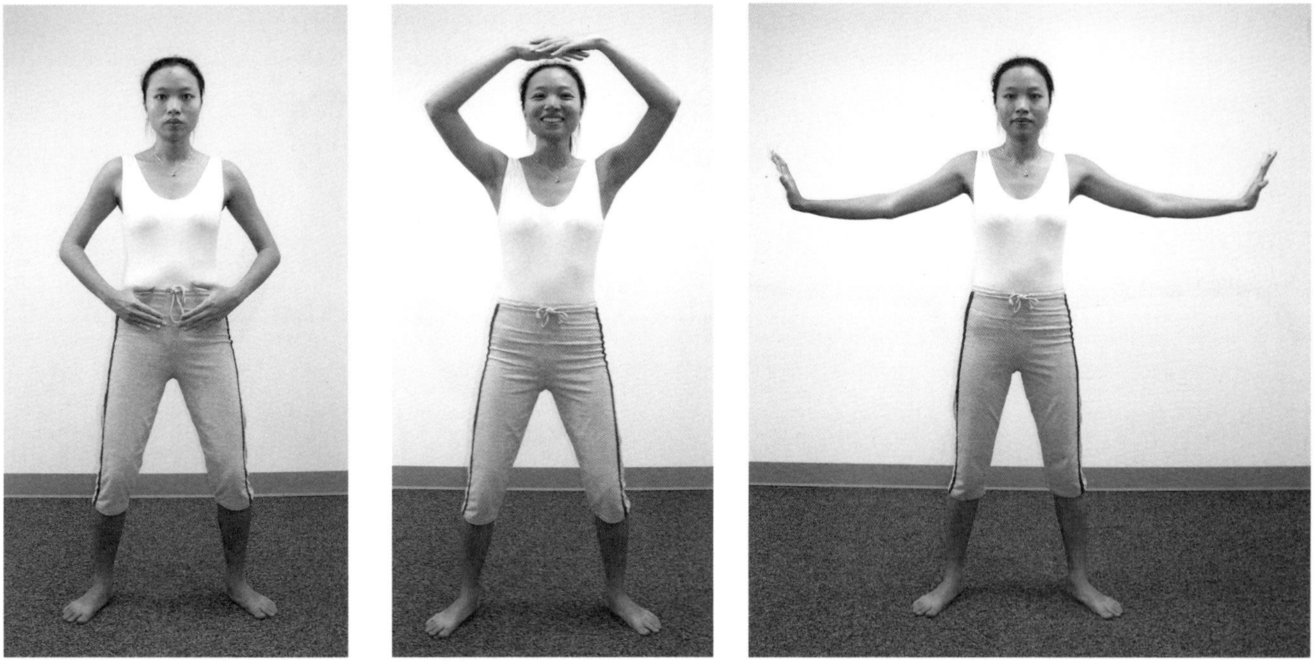

(a) (b) (c)

그림 10. 17 구름가르기. 단전 앞(배꼽 아래 1.5인치 또는 손가락 폭 아래)에 양 손을 놓고, 고관절, 슬관절 및 족관절을 약간 구부리고서(a), 내원자는 허리를 곧바로 세우고 양 팔을 머리 위로 들어올린다(b). 내원자가 숨을 들이마시며 자신의 고관절과 슬관절을 신전시키고, 자신의 손바닥을 옆으로 멀리 회전시키고(c), 양 팔은 원을 그리면서 내리고, 자신이 고관절, 슬관절 및 족관절을 굴곡해서 단전 앞에 손을 모았던 자세로 되돌아 간다. 이 운동은 양 상지와 양 하지 모두를 위한 훈련이다.

핵심(Key Point):

기공은

- 오늘날 물리 의학과 재활에서 사용되어지는 스트레칭과 강화 프로그램의 전통적인 순서와는 다른 운동 강습을 의미한다.
- 기라고 불리는 본인의 생리학적 에너지를 이용하는 것에 초점을 맞추는 전통적인 중의학의 건강 수련 법중의 하나이다.
- 호흡운동, 느리고 조절된 움직임과 명상의 형태로 정신에 집중하는 것들이 수반된다.
- 뇌파 주파수, 심박동수 및 다른 장기의 기능을 의도적으로 바꿀 수 있는 호흡 조정과 함께 하는 간단한 미용체조 형태의 움직임에서부터 좀 더 복잡한 방법까지 다양하다.
- 전연령층, 능력 신체적 상태, 및 기능적 제한, 손상 또는 장애가 있는 사람들도 수행 할 수 있다.
- 최대 효과를 얻기 위해서는 매일 수련하여야 한다.
- 이러한 보완 대체 운동치료

태극권(TAI CHI)

태극권은 거의 전체적으로 움직임을 조절하는 작업으로 구성된 격투기 형태이다. 태극이란 글자 뜻대로 한다면 "최고 궁극의"라는 것을 의미하며, 음양의 조화와 균형의 상징이며, 반면, 권은 "주먹"을 나타낸다. 태극 수련은 협응된 방식으로 체간, 사지 및 호흡들을 이용하여 전 신체를 움직이도록 하는 일련의 움직임 또는 폼을 뜻한다. 옛 중국인의 생각에 따르면, 태극은 유일 무일한 호흡의 조합으로 "고의적인 마음" 또는 명상 그리고 느리고, 율동적인 운동들로 신체가 산소, 철, 구리, 아연 및 마그네슘과 같은 필수 요소들을 받아들이도록 하며 스스로 노폐물과 독소들을 제거하도록 만들어 준다. 태극은 신체의 내적 에너지 또는 기를 순환시키고 균형을 이루도록 할 뿐 아니라, 자가 인식을 강조한다. 호흡은 신체 곳곳의 기의 움직임을 도와준다.

비록, 원래 격투기로 계발되었지만, 오늘날 대부분의 사람들이 건강상 좋다는 평판 때문에 태극권을 연마한다. 몇 세기 동안 태극권은 특히 노인들 사이에서 매일 하는 운동의 한 형태로서 중국에 널리 퍼져있다. 지난 몇 세기 동안

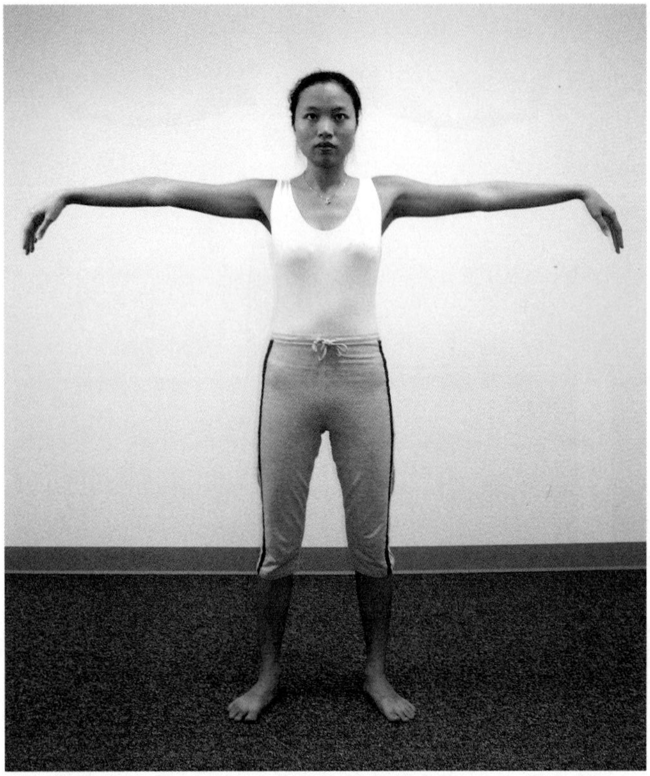
(a)

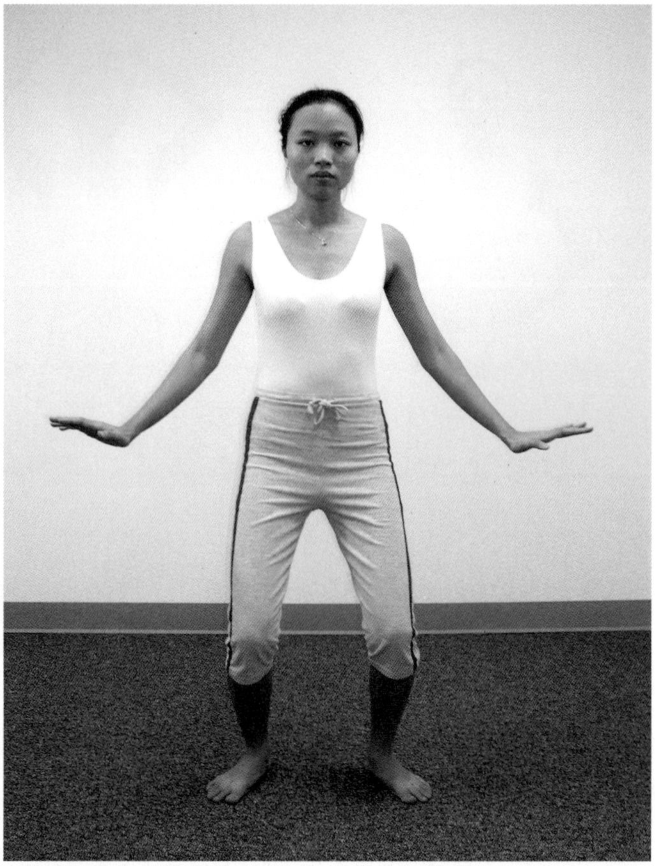
(b)

그림 10. 18 날아가는 야생 기러기. 내원자는 이완된 선 자세에서 시작한다. 숨을 들이마시는 동안, 자신의 주관절을 신전, 전완 회내, 손목 굴곡 및 손가락을 이완한 채 약 90° 정도 어깨를 외전한다(a). 숨을 내쉬면서, 내원자는 양 어깨는 약 45° 정도 외전하고 주관절은 약간 구부리고 전완은 회내시키고 손목을 약간 신전하고 손가락을 외전 및 신전시켜서 무릎을 천천히 구부리고 양 팔을 내려야 한다(b). 내원자가 이 움직임을 하는 동안 "새의 날개"처럼 하려고 자신의 양 팔을 시각화하는 것은 도움이 될 수도 있다. 이것은 양 상지와 양 하지 모두를 훈련하는 것이다.

태극권은 건강을 좋게 하고, 퇴행성 질병을 예방하고 장수하도록 촉진하고 창의성과 집중을 향상시켜주고 신체적 정신적 활력을 향상시키는 운동의 한 체제로서 서양에 가장 잘 알려져 오고 있다.

배경(Background)

태극권의 기원은 확실하지 않다. A.D. 13세기 쯤 수천년 전 중국에서 시작되었다고 생각되어진다. 항간의 전설로는 도교의 도사 장 산팽이 두루미와 뱀의 싸움을 목격한 후에 태극권을 만들었다는 것이다.

태극권은 불교와 음과 양의 도교 원리에 기초를 두며, 건강과 질병에 대한 중국인들의 견해에 근간을 이루고 있다. 도교적 관점에 따르면, 신체 내에 반대되는 힘들의 균형이 건강에 필수적이다. 만약 하나 또는 다른 쪽이 더 우세하다면, 질병이 초래된다. 각 태극 움직임에 반영되어 있는 반대의 개념이다.

Yang Ch'eng-fu는 중국에서 두드러진 내면적인 시스템(internal martial art system)으로서 태극의 ***양의 스타일***을 세운 공로자이며, 1920년대와 1930년대에 가장 영향력을 많이 끼친 사람이다. 양 스타일의 태극의 전통적인 긴 형태(long form)에서는 108가지의 폼이 있다. 양 스타일은 1956년대 중국에 채택되어졌던 새로이 "간소화된" 태극에 기초가 되었다. 아마도 Yang Ch'eng-fu의 가장 유능한 학생은 Cheng Man-Ch'ing 선생님이었을 것이다. 그는 긴 형태에 속해 있는 128개의 자세들을 37개 자세로 요약하였

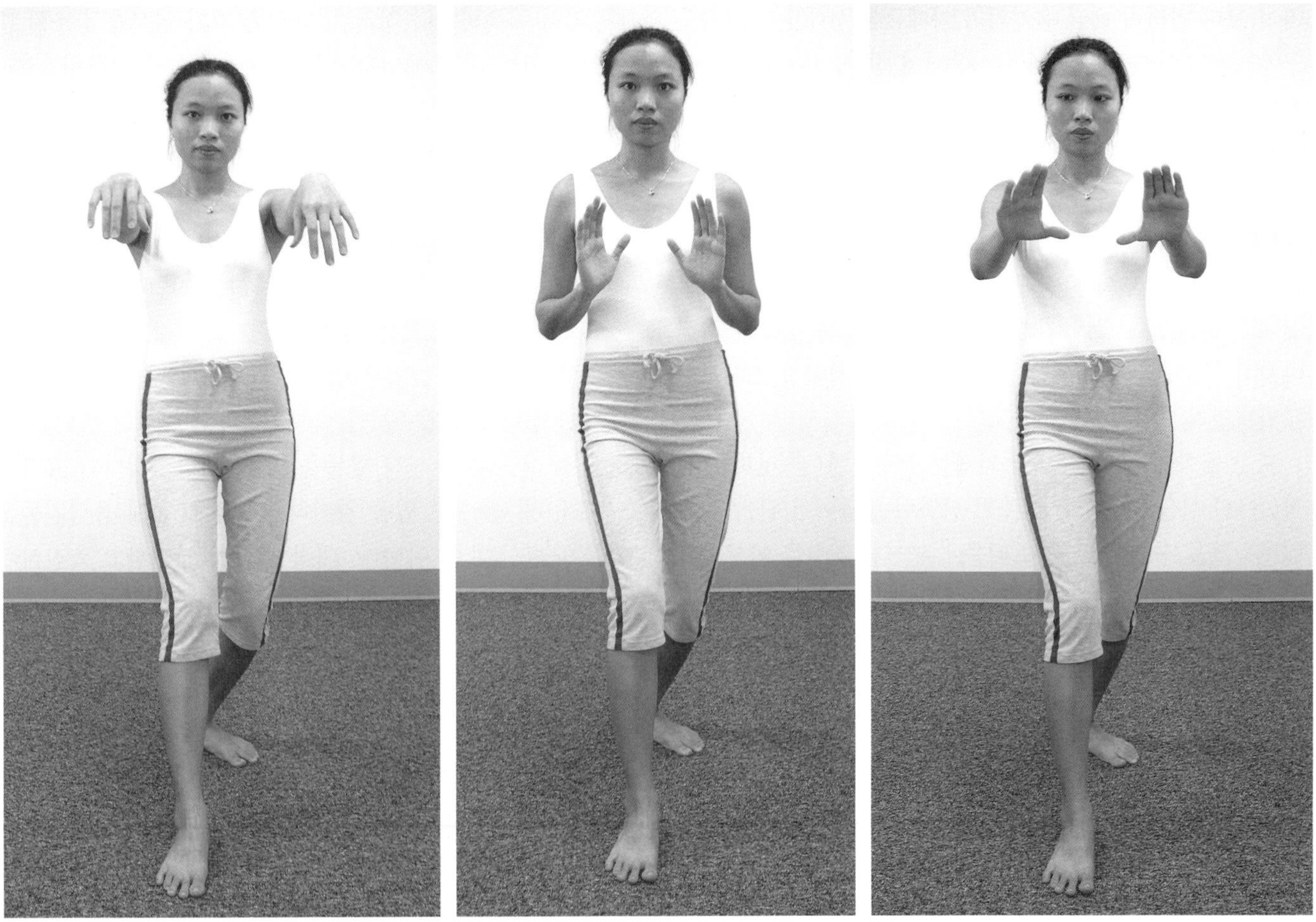

(a) (b) (c)

그림 10. 19 Pushing the Wave. 내원자는 한 다리를 앞에 놓고 뒤쪽 발을 45° 회전하여 자신의 체중을 뒤쪽다리로 이동시킨 채 이완된 선 자세로 시작한다. 이 자세를 유지하는 동안, 내원자는 어깨 높이로 양 팔을 들어올린다(a). 숨을 들이마쉬는 동안, 내원자는 주관절을 굴곡하고 손바닥을 약간 전방으로 보도록 하면서 견갑골을 후인하여 가슴 쪽으로 양 손을 가져오도록 한다. 동시에, 내원자는 자신의 몸을 약간 쪼그려 앉는 자세쪽으로 내린다(b). 숨을 내쉬면서, 자신의 체중을 좀 더 앞 발로 옮긴다. 이때, 뒤쪽발의 발가락을 들어올리고 양 팔을 앞으로 밀면서, 앞쪽 다리가 똑바로 펼 때까지 시행한다(c). 이 운동은 슬관절 주변 근육을 강화시키고 균형을 향상하고 피로를 감소시키는데 좋다.

으며, 이것은 오늘날 "양 스타일의 짧은 형태"로 잘 알려져 있다. 1940년대에 Li T'ien-shih은 중국의 우슈협의회(Wushu Council)의 청원으로 베이징 스타일을 창안하였으며, 또한 북경 스타일이라고도 한다. 베이징 또는 북경 스타일은 양 스타일의 주요한 요소를 응집한 24 시텝으로 구성되어 있다. 더구나, 36 스텝폼과 88 스텝폼이 있지만 중국인들 사이에서는 인기있지는 않다. Chen, Yang, Wu 및 Hou 스타일의 필수 요소를 결합한 48 스텝 스타일이 기본적인 경기 형태이다.

태극은 19세기 동안 서양에 소개되었지만, 1970년대까지는 미국에 잘 알려져 있지는 않았다. 비록, 미국내에 오늘날 수련되어지는 태극의 폼들이 몇가지 있기는 하지만, 가장 일반적인 것은 태극권이다.

기본 기술(Basic Technique)

대부분의 다른 무술과 달리, 태극의 움직임들은 느리며 흐르는 듯한 특성을 가지고 있다. 수련자들은 신체의 긴장이나 흐트러짐이 없이 계속 방심하지 않으면서 이완되도록 노력해야 한다. 비록 태극이 무술로는 좀처럼 이용되지 않을 지라도 이 방법을 사용할 때 효과는 아주 높다고 알려져 있으며 치명적일 수도 있다. 예를 들면 힘에 대한 반대 힘이라기 보다 차라리 태극 움직임과 자세들은 상대방의 급습을 구부리거나 흡수하기 위하여 사용되어 진다. 전통적인 태극 속담에 따르면 4,000 파운드의 힘은 4온스의 힘으로 빗나가게 할 수 있다고 한다. 따라서, 태극 밀기 또는 차기의 효과는 공격적이며 힘으로 때리는 것을 이용 한 다기 보다 "단 티엔"(기공에서 단전으로 알려진)으로 부터 즉, 배꼽아래 약 2센티 정도의 지점에서 만들어진 에너지를 지배하는 것에 부분적으로 달려 있다. 이러한 효과를 인정하여 현대 아시아 선수권 게임의 무술 부문에 태극의 빼이징 스타일이 포함되었다.

도교 철학에 따르면, 태극 자세는 긍정적인(양)것과 부정적(음)인 힘들의 균형을 맞추기 위하여 만들어진 한쌍의 대립운동들을 수행하였다. 그 때문에 완전한 조화를 이루면서 신체의 에너지(*기*)를 유지하고 회복하며 활성화시킨다. 예를 들어, 오른쪽에서 시작된 움직임은 대체로 왼쪽에서 움직임을 마친다. 각 자세 또는 위치와 더불어, 다리 근육들을 수축하고 이완하도록 내원자의 체중을 오른쪽과 왼쪽사이로 이동시킨다. 그리하여 신체 곳곳으로 기와 혈액의 흐름을 향상시킨다. 움직임들은 그 자체는 비교적 단순하며 모든 움직임들은 양팔을 올리고 내리는 것 뿐 아니라 무릎을 굴곡하고 펴고, 체중을 이동시키는 것을 수반한다. 그러나, 태극을 구성하는 것은 각 움직임에 따라 정확한 호흡패턴을 함께 협응시키는 것이다. 태극의 움직임 및 협응 되어진 호흡순서들의 궁극적인 목표는 신체, 마음 및 영혼 사이의 조화를 얻는 것이다.

태극의 여러 스타일 들이 있다. **표 10.5**에 요약되어 있다. 앞서 주목하였던 것처럼, 태극은 자가 인식을 강조할 뿐 아니라 신체 내부 에너지의 균형과 순환을 장려한다. 지지자들은 호흡이 신체 전방의 "기"의 움직임을 도와준다고 여긴다. 예를 들어, 신체가 숨을 들어 마실 때, 마음은 신체의 중추적인 에너지원으로 여겨지는 태양신경총 으로 부터 에너지를 끌어 올린다. 숨을 내쉴 때 에너지는 태양신경총에서부터 하복부로 내려간다. 팔과 다리 움직임들과 결합시킨 호흡의 기법들만으로는 신체 곳곳으로 기를 움직이기에는 충분치 않다. 즉, 그들은 집중의 힘과 결합되어져야 한다. 태극이 강력하게 집중시키는 활동이라고 알려진 까닭은 강한 신체적 또는 정신적 활동을 위한 준비로 하나의 효과적인 도구가 될 수도 있을 것이다. 이 경우 신체 움직임들은 기를 순환시킬 뿐 아니라, 내적 집중을 안내하고 촉진시키며, 도와주고 유지하기 위하여 사용되어진다.

치료적 적응증(Therapeutic Indications)

내원자는 태극의 영성적 또는 에너지에 기초를 둔 차원을 이해하지 않고서도 태극의 신체적인 구성요소로부터 이득을 얻을 수 있다. 일반적으로 신체 이점에 관한 견해들을 살펴본다면, 태극은 개개인의 신체적 역량, 일반적인 건강, 웰빙, 호흡 기능, 균형, 협응 및 품위를 높여 준다고 알려져 있다. 그것은 근육 긴장도를 맞춰 주는 것을 강화시킬 수 있으며 따라서, 근육양보다 차라리 힘과 유연성을 길러주며 순환을 증진시키고 통증을 경감시키고 스테미나뿐 아니라, 에너지를 향상시키며 개인에게 신체 조절 감각을 제공한다.

표 10.5 태극권의 스타일

스타일	설명
Yang	가장 인기가 많고, 많이 수련하는 형태로 가장 부드러운 스타일이다. 나이든 내원자와 체력이 약한 사람에게 추천된다.
Chen	가장 오래된 폼이다. 동적, 신체적 및 힘든 움직임들이 특징적이다. 빠른 움직임 대 느린 움직임의 양극화와 작은 움직임 대 큰 움직임의 양극화가 확실히 나타난다. 초보자와 신체 유연성과 근력을 향상시키고자 하는 내원자에게 권해진다.
Cheng Man-Ch'ing	양 스타일을 수정한 것이다. 부드러움과 이완을 많이 강조한다.
Li or Hou	많이 가르치는 스타일은 아니다. 좁게 서서 발걸음을 최소로 하여 가동성을 촉진한다.
Sun	작은 회전 움직임, 넓게 서고, 에너지 소비를 적게 하는 것이 특징이다. 자신의 정상 걷기 자세/위치로 태극을 적용하도록 내원자를 가르치는 것이 좋다.
Wu	전방으로 기울이는 것이 특징이다. 초심자와 좀 더 수준이 좋은 사람에게 추천된다.

태극은 균형, 자세, 힘, 민첩성, 협응, 유연성, 심혈관계 적응(즉, 혈압을 조절), 관절 가동성, 지구력, 베타 엔돌핀의 유리로 웰빙의 감각을 향상시키는 것에 목적을 두는 전통적인 보완 운동 프로그램으로 사용될 수 있다. 심혈관계 적응증으로는 심장 질환, 고혈압, 탈건조화를 들 수 있다. 태극은 심폐기능, 근력과 균형을 향상시키는 운동치료 양식으로서는 유용하다. 아주 흥미롭게도, 태극은 또한 운동감각을(7장을 참고) 향상시키는 것으로 보여지며, 간접적으로 움직임의 질을 향상시킬 수 있으며 따라서, 근 골격계 협응(8장을 참고)을 증진시킨다.

태극의 감정적인 이점으로는 불안, 스트레스, 들뜬 상태와 우울을 완화시킨다. 심리학적 관점에서 보면, 태극은 사회화를 부여하며 스트레스를 줄여주고 신체적, 영적, 감정적 잠재력을 극대화시킨다고 여겨진다. 태극의 가장 큰 잠재적 이점은 질병과 상해의 예방 및 건강 및 건강관리의 촉진으로 그것을 사용할 때 얻을 수 있을 것이다. 태극은 움직임들이 느리고 통제되어 있으며 관절에 직접적으로 충격을 주지 않도록 하는 것이기 때문에 허약한 내원자와 노인들에게 특히 아주 적합하다.

금기증(Contraindications)

태극 수련에는 특별한 위험은 전혀 없다. 움직임들은 느리고 부드러워서 만성 질환이 있는 내원자나 휠체어에만 있는 내원자들 조차 수련할 수 있다. 내원자들이 스트래칭으로 인한 상해를 막기 위하여 태극 수련에 앞서 준비운동을 하는 것은 중요하다. 어떤 신체적 운동과 함께, 태극을 수행하는 내원자들은 염좌나 좌상을 경험할 수 있다. 재활임상가들은 태극 전 후 매 회마다 내원자들이 스트레칭을 하고(3장 참고), 예상치 못한 상해를 막기 위하여 천천히 위치를 바꾸도록 장려하여야 한다. 태극과 연관된 또 다른 두 가지 가능한 합병증으로는 특히, 한쪽발로 선 자세를 수행할 때, 골절과 낙상이 생길 수 있다. 다시 말하면, 적절한 스트레칭과 느린 움직임들은 상해의 위험을 줄여줄 수 있다.

증거(Evidence)

태극에 관한 최초의 과학적 연구는 1950년대 중국에서 이루어졌다. 전하는 바에 의하면, 태극을 경험한 참여자들은 대조군과 비교하여 골다공증과 척추 변형이 적었으며 척추의 유연성이 좋아졌으며 폐활량이 더 커졌고, 기저혈압이 낮아졌으며 운동에 대한 심혈관계의 반응이 나아졌다고 하였다. 비록, 서양의 태극에 관한 과학적 논문이 비교적 적을지라도 신체적 증거들이 지난 10년 동안 증대되어왔다. 의학 관찰 논문 어느 곳에도 태극 수련으로 인한 어떠한 상해도 보고되지 않았다. 다음은 유용한 의학 논문을 재검토 한 것이다.

심혈관. 많은 연구자들은 태극을 중간강도의 유산소 운동의 한 형태로 분류한다. 태극의 에너지 소비는 4.0과 4.6 METs 사이로 추정되고 있다.(4장 참고) 그러나, 어떤 보고서에는 태극의 유산소 강도를 약정도로 서술하기도 한다. Lansheng 등은 태극 짧은 폼의 수련동안 최대 심박출량이 100 beat/minute보다 적었다고 했으며 운동 전, 후 혈압을 측정하였다. Tsai 등은 무작위로 통제된 임상적 시도에서 흥분성 정상 또는 Ⅰ기 혈압이 있는 76명 내원자의 혈압, lipid profile 및 불안(State Trait Anxiety Inventory)에 대한 6주 태극권 운동 프로그램의 효과를 조사하였다. 태극 운동 군은 이완기 혈압에 대한 수축기혈압이 현저하게 감소하였고, 전체적인 콜레스테롤 수치에 있어 혈청이 감소하였으며 불안 정도와 형질 수준이 감소되었고, 대조군에 비하여 고 밀도 리포프로테인 콜레스테롤 수치가 증가한 것으로 나타났다.

Lan 등은 심장 동맥 두름길 수술(coronary artery bypass surgery)을 받은 내원자와 Ⅱ단계 심장 재활 프로그램에 참여하는 내원자들을 위하여 1년간의 태극 프로그램의 훈련효과를 평가하는 연구를 하였다. 태극 그룹은 대조군 보다 매주 출석률이 더 높았다.게다가 태극 그룹은 대조군이 VO_2 peak와 최대 일률(peak work rate)이 약간 감소하게 나타난 것과 반대로 VO_2 peak 에 있어 10.3 %가 증가 하였으며, 최대 일률이 11.9% 늘었다. 다른 연구에서 태극 수련이 비교적 낮은 에너지 지출을 보였지만 심박출량을 포함한 심혈관계 반응에는 긍적적인 효과를 나타냈다. 그러나 한 연구에서는 태극의 다른 스타일들 간에는 에너지 지출에 차이가 있다고 보고 하였다. Chen 스타일은 yang 스타일에 비교하여 에너지 소비가 두배 이상으로 나타났다.

Channer 등은 급성 심근 경색으로부터 회복하고 있는 126명을 대상으로 태극, 유산소 운동 또는 비 운동 친목회 참가 후 혈역학 매개변수(hemodynamic parameter)상의 변화들을 살펴보았다. 혈압과 심박동수 측정을 훈련 매 회기 전 후에 측정하였다. 11회에 걸쳐 단지 태극군에서만 확장기 혈압 수치가 감소되는 경향을 보여 준다는 결과를 얻었다. 수축기 혈압상의 현저한 감소가 태극과 유산소 운동군 모두에서 나타났다. 운동동안 태극 군의 평균 심박동수는 단지 두 beat 정도까지 증가되었으며 유산소 운동 그룹보다는 매우 낮았다. Young 등은 12주 동안 태극을 수행하거나 중간 강도의 유산소 운동을 한 활발하지 못한 노인을 대상자에 있어 수축기 혈압과 확장기 혈압이 비교할 만하게 감소하였음을 보고 하였다.

폐. 태극 동안 사용되어지는 느린 횡격막 호흡 패턴은 운동의 다른 형식보다 좀 더 효과적일 수 있다. 2년에 걸친 태극의 규칙적인 수련은 나이가 비슷한 활발하지 못한 대조 대상자들에 비하여 노인 남성과 여성의 최대 VO_2 레벨의 현저한 감소와 관련이 있다. Brown[126] 등은 태극 수련 동안의 환기 빈도와 환기당 량(ventilatory equivalent)이 같은 VO_2 레벨에서 자전거 에르고매터(ergometry) 동안 관찰된 수치가 더 낮았으며 분당 환기률의 더 높은 퍼센트가 폐포 환기를 위하여 사용되어진다고 하였다. Schneider과 Leung[127]은 태극 수련자들이 Wing chun(쿵후의 한 형태) 수련자들과 비교하여 더 낮은 환기당량이 있다고 하였다. 나이 많은 활동적이지 못한 성인들을 연구한 Lai 등은 최대 운동태극을 수련한 대상자의 레벨, VO_2, O_2, 일률이 대조 그룹 대상자들 보다 매우 높았다고 하였다. 수년동안 태극권을 연마해 온 사람, 폐 또는 근 골격계 질병, 심한 심혈관계 질환의 병력이 전혀 없는 84 공동체에 거주하는 노인들(64±9세)에 있어 심폐 기능의 유지에 관한 태극권의 효과를 검사한 Lai는 태극 그룹에서 남자들이 활동적이지 못한 대조 그룹과 비교하여 연구 시작 후 2년 때 최대 VO_2 쇠태의 감소를 보여 주었다고 하였다.

근골격계. cross sectional study 디자인을 이용하여 Wong[108] 등은 노인의 자세 안정에 대한 태극 훈련의 효과를 조사하였다. 정적 자세 안정 검사로 시각(눈을 감고, 뜨고, sway reference)의 여섯가지 결합과 균형 검사 시스템을 이용하여 수행된 세 가지 다른 속도에서 체중 이동(즉, 오른쪽-왼쪽, 앞-뒤, 여러 방향)의 세 가지 검사를 포함한 동적 균형을 실시하였다. 정적 자세 조절에서는 단순한 상태에서는 차이점이 전혀 없다고 결과가 나왔다. 그러나, 좀 더 복잡한 상태(즉, 흔들리는 바닥위에서 눈을 감고, 흔들리는 바닥위에서 sway vision), 태극 그룹이 대조군 보다 율동적인 전-후방 체중 이동상에 좀 더 뚜렷한 결과를 보여 주었다.

몇몇 연구에서는 태극수련이 특히 노인들에 있어 관절 가동범위, 율동 및 하지 근력을 향상시킨다고 하였다. Lan[109] 등은 58세~70세 범위의 태극 그룹(남자 9명, 여자 11명)에 참여한 20명의 대상자와 18명의 대조군 대상자(남자 9명, 여자 9명)들을 비교하였다. 심폐기능, 힘, 유연성 및 체지방율에 있어 태극 그룹에 있어 남성과 여성 모두가 향상을 보여주었다.(각각 :최대 VO_2가 16.1%와 20.3% 증가: 슬관절 굴곡근 근력이 18.1%, 20.3% 증가 슬관절 굴곡근 근력에 있어 15%와 15.9%의 증가하였다) 대조군에서는 이 세가지 변수에서 뚜렷한 변화가 전혀 없었다.

Song[130] 등은 골다공증 대상자의 신체 기능상에 있어 Sun 스타일 태극 운동의 효과를 살펴보았다. 태극군에 참여한 22명의 대상자들과 인구학적 자료와 검사 전 측정을 토대로 동일하게 짝을 지은 대조군은 21명이었다. 태극 군은 통증과 관절 경직을 다소 덜 느꼈으며, 신체 기능 활동시 어려움을 더 적게 보고하였다. 반면 대조군은 신체적 기능 활동상 변화나 악화가 전혀 없었다. 태극군은 또한 균형과 복근의 현저한 증가를 보여주었다. 그러나 유연성, 상체간 또는 슬관절 근력에서는 뚜렷한 차이점들이 관찰되지 않았다.

Van Deusen과 Harlowe[131] 등은 류마토이드 관절염 환자 46명을 대조군과 태극, 이완을 가르치고 그룹 토의 등의 요소들을 통합시킨 관절 가동 댄스 프로그램군으로 무작위로 선별하였다. 4달 후 평가에서 중재 그룹에서 대조군에 비하여 견관절 가동범위가 더 커졌으며 휴식과 운동을 더 많이 즐겼으며, 손목이나 하지 관절 가동범위상 차이점은 전혀 없었다.

Jerson과 Wustner[132] 등은 고유수용성 훈련도구(the Bodyblade, Hymanson,Inc., Marina Del Rey, CA) (**그림 10.20**), 특별한 태극 움직임, 관절과 상완골 관절을 위한 감각 운동 훈련 및 수중 운동을 이용한 4주간의 프로그램을 실시한 견봉하 통증 증후를 진단받은 32명의 대상자들을 평가하였다. 결과에서는 constant와 UCLA 견관절 점수상 현저한 증가를 보여 주었다. 감각 운동 검사는 고유수용성 구성요소의 특히, 운동 검색 검사에서 증가가 나타났다. 반면, 각 재생 검사에서는 중간정도의 증가만을 보여 주었다(7장 참고). 대상자들은 점수상 증가는 나타나지 않았다. 몇가지 다른 연구들에서는 대조군 대상자와 비교하여 태극을 수련한 대상자들에 있어 지절 근력이 향상되었고 고유수용성 또는 유연성이 향상되었다고 하였다.

사례 조절 연구 디자인을 이용하여 Qin[137] 등은 태극을 수련한 17명의 운동그룹과 운동을 하지 않은 17명의 대조군에 있어 폐경기 후(50세와 59세 사이)의 체중 부하 뼈들의 골밀도에 대한 태극 운동의 잠재적인 이점을 연구하였다. 기준선으로서 시행된 요추, 대퇴 근위부 및 원위 경골 미네랄 밀도 측정에서 대조군 보다 태극군이 뚜렷하게 더 높았다. 12개월 후 두 그룹들 모두가 골밀도의 손실이 일어났지만 골밀도의 감속률이 태극 군에서 관찰되었다.

몇몇 연구에서는 태극이 여러 형태의 관절 질병이 있는 대상자들에 있어 통증을 감소시키는 이점이 있다고 하였다. 예를 들어, Bhatti[138] 등은 6주의 태극 운동으로 만성 요통이 있는 대상자의 통증이 감소 되었으며 전통적인 관리 보다 그들의 기분이 더 나아졌다고 하였다. Lumsdem[139] 등은 태극 운동이 골관절염이 있는 대상자들의 통증을 경감시키고 가동성을 향상시켰지만 관절 통증에는 영향을 주지 않았다고 하였다.

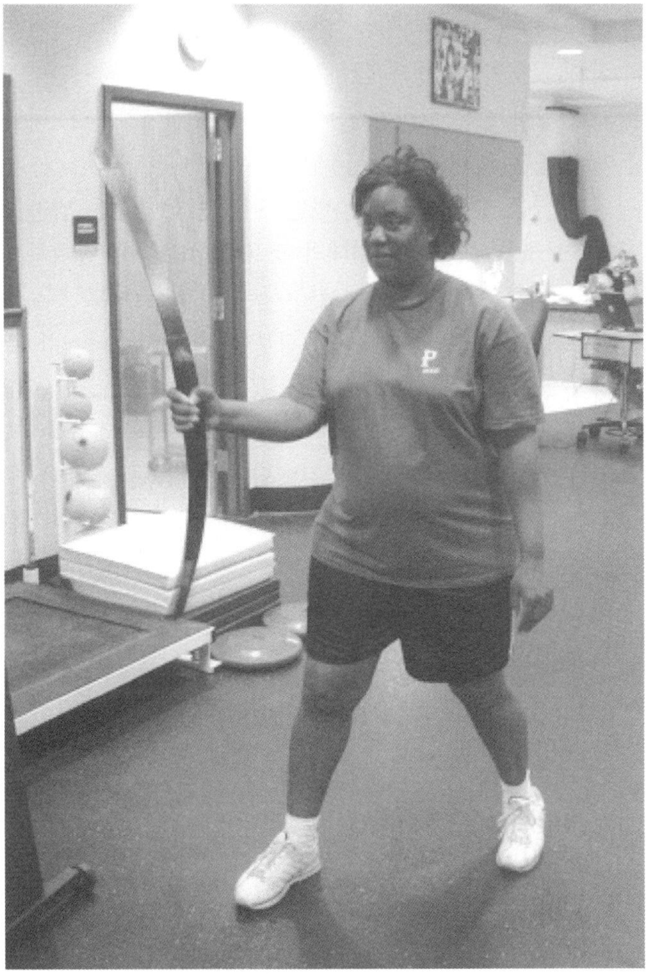

그림 10.20 bodyblade.™를 사용하여 동작을 바꾸면서 체중 서기.

개인 사례 연구 보고서에서 Koh[140]는 중간정도로 심한 강직성 척추염의 증상을 완화시키기 위하여 태극을 사용하였다. 2.5년 동안 매일 태극을 수련한 후 그는 자신의 척추 굴곡 기형의 감소뿐 아니라, 전반적인 건강과, 이완 능력, 가슴 움직임, 균형, 협응 및 힘에 있어 향상이 있었다고 하였다. 하지만, 그는 만약 태극을 한 주정도 매일 지속적으로 하지 않았을 경우, 자신의 통증, 약화 및 일반적인 병적 불쾌감이 다시 되돌아 왔다고 하였다.

신경계. 태극을 배우는 것이 균형을 직접적으로 향상시키고 자세 조절을 촉진하며 노인들과 뇌손상 대상자들에 있어 낙상을 예방한다는 신체적 증거들이 늘어나고 있다. 게다가, 노인들이 태극을 훈련하는 것이 정신 집중을 강화시키고 긴장을 이완시켜서 감정적 이점을 부여한다는 증거들이 힘을 얻고 있다.

Atlanta Frailty and Injuries: Cooperative study of Intervention Techniques(FICSIT) trails의 일부로서 Wolf 등에 의한 광범위한 연구들에서 중간정도의 태극 훈련이 낙상 발생에 좋은 효과가 있을 뿐 아니라, 생체 의학적 및 약점의 심리 사회적 지수에 긍정적 영향을 줄 수 있다고 하였다. 두 가지 운동 접근법 즉, 특정한 일차적인 결과(즉, 생체 의학, 기능적 그리고 약점의 심리학적 지표)와 이차적인 결과(즉, 낙상 발생)에 대한 태극과 컴퓨터화 된 균형 훈련의 효과를 알아보기 위하여 200명의 대상자(평균 연령 76세의 남자 162명, 여자 38명)들을 평가하였다. 이 연구에서는 세 가지(태극, 균형 훈련, 조절 교육)형태를 사용하였으며 15주간의 중재기간을 거쳤다. 이차적인 결과 즉, 낙상발생이 연구과정 내내 지속적으로 관찰되어졌다. 생체 의학적 측정들로는 힘, 유연성, 심혈관계 지구력과 체성분검사를 하였다. 기능적 측정으로는 일상생활에서 기계를 사용하는 활동들을 포함시켰다. 심리적 그리고 심리사회적 건강 측정법으로는 the Center for Epidemiologic Studies Depression Scale, 낙상 두려움에 대한 질문지, 숙련지수와 현재와 미래 건강에 대한 대상자의 인식 측정, 숙면의 정도, 강제성 등을 들 수 있다. 결과로 모든 그룹에서 파악력

이 감퇴하였고 관절 가동범위 또한 낮게 나왔지만 통계적으로 현저한 감소는 없었다고 하였다. 혈압은 태극 훈련에 있어 12분 걷기 전 후 모두에서 감소되었다. 게다가, 태극 훈련은 47% 정도 다양한 낙상 위험을 감소시켰다.

그러나, 다른 연구에서는 태극 수련자들 사이에서 균형이 향상된 몇 사람들과 함께 실시한 자세 안정성에 대한 태극의 효과측면에서 애매모호한 결과가 나왔으며 다른 연구들에서는 통계적으로 유의한 차이점을 밝히는데 실패하였다. 예를 들어, 비록 자세 안정성이 꼭 필요하지 않을 지라도, 다른 연구에서는 여전히 균형보다는 다른 매개변수에서 향상을 볼 수 있었으나 균형 그 자체만으로는 통계적으로 현저한 향상이 전혀 나타나지 않았으며 따라서, 태극 운동이 증가된 자신감과 근력 때문에 환자에게 좋을 수 있다고 결론을 지었다. 수정된 태극 움직임들은 특별한 경우에 사용된다. Shapira[141]는 3가지 심한 두부 손상을 입은 대상자가 전통적인 신경학적 재활을 수행한 후 태극을 사용하는 것에 대하여 보고하였다. 그들은 태극 치료를 2년에서 4년 동안 받았다. 첫 훈련은 매주 그리고 나서는 2주마다 집에서는 매일 한 시간 씩하는 것으로 하였다. 태극 훈련의 초기 주간(Ⅰ단계)에는 단지 앉아서만 시행하였다. 호흡패턴을 연습하고 움직임의 조합들을 수행하고 배우는 것을 강조하였다. 두 번 째 단계에서는 대상자들이 전통적인 태극 선 자세를 취하도록 하였다. 하지만 균형 보조를 위하여 문간에서 하였으며 이완하여 자신의 체중을 한쪽에서 다른 쪽으로 이동하고 방 가운데에서(지지 없이) 움직임을 수행하도록 가르치는 것을 진행시켰다. 이들 대상자들을 위한 고유 스텝은 좀 더 작은 움직임들로 분류되어진다. 결과는 Ⅰ단계(앉아서 실시)에서 대상자들의 운동 질적인 면이 좀 더 조절되어지고 흐르는 듯이 되었다고 나타났다. Ⅱ단계(선 자세에서 실시)에서 아래가 아니라 전방을 보라고 대상자에게 지도하는 것은 대상자의 균형과 자신감의 레벨을 높여주는데 많은 영향을 준다. 몇 주 후에 대상자들은 장시간동안 균형을 유지하고 설 수 있었다. 태극 프로그램 수행 시, 세 명의 대상자 모두가 보조 없이 걸을 수 있었으며 거의 넘어지지 않고 보행동안 좀 더 안전함을 느꼈다. 게다가, 모든 대상자들은 과긴장성 감소 뿐아니라 자기 자신의 조절, 자신의 기억, 집중 레벨, 자신의 환경을 증가시킨다고 하였다.

피부계. Wang[148] 등은 공동체에 사는 노인 태극 수련자의 그룹에서 피부의 미세순환 기능을 평가 하였다. 실험군은 10명의 노인으로 구성하였고 대조군은 나이와 신체 크기에 맞게 10명의 비활동적인 남자로 구성하였다. 태극 그룹은 평균 11.2년 동안 약 일주일에 5번 정도 태극을 수련하였다. 태극의 각 분기는 20분의 준비운동, 24분간의 태극 운동 그리고 10분간의 마무리 운동으로 구성하였다. 비록, 휴식기 심박동률과 수축기 혈압과 확장기 혈압, 일률, 환기당량 및 동맥에서의 평균혈압이 단계별로 된 운동 검사동안 두 그룹 간에 뚜렷한 차이가 전혀 없을 지라도, 휴식기와 운동동안 대조군에 비하여 태극 그룹에서는 최대 VO_2 가 34% 더 커진데다가, 피부 혈액 흐름, 피부 혈관 전도성, peak oxygen pulse, 피부 온도와 plasma nitric oxide metabolite 레벨이 높은 것으로 나타났다. Wang 등은 태극 수련이 자연적 노화와 관련된 말초부 미세 순환 상에 점차적인 감퇴를 느리게 함으로 노인들에게 유익하다고 결론지었다.

Wang[148] 등은 또한 노인 피부 혈관의 내피 기능상 태극 훈련의 효과를 조사하였다. 32명의 남자(10명의 태극권을 수행하는 노인, 10명의 앉아서 생활하는 건강한 노인, 12명의 건강한 젊은 대상자)들이 이 연구에 참여하였다. 나이든 남자들은 11년 동안 평균 일주일에 5번 정도 yang 스타일의 태극을 수련하였으며, 반면, 비활동적인 젊은 남자들은 과거 5년 동안 어떤 형태의 정규적인 운동에 참여하지 않았다. 다른 용량의 1% 아세틸 콜린과 1% 니트로 프로시드 나트륨을 각 대상자의 하지 피부에 iontophoretically로 적용하였다. 피부 미세 혈관 관류 반응(cutaneous microvascular perfusion response)을 레이저 Doppler로 측정하였다. 게다가 동맥과 정맥의 hemodynamic variable을 impedance plethysmography로 측정하였다. 두 노인 그룹보다 젊은 비활동성 그룹이 피부 관류(perfusion)을 유도하는 아세틸 콜린이 더 높았으며 아세틸 콜린 대 니트로 프로시드 나트륨의 비율이 더 높았다는 결과가 나왔다. 그러나, 태극군 대상자들은 나이든 비활동성 그룹 대상자들 보다 아세틸 콜린 대 니트로 프로시트 나트륨의 비율이 더 높았으며 관류를 만드는 아세틸 콜린이 더 높다고 하였다. Wang[148] 등은 태극의 규칙적인 수련이 노인의 피부 혈관에서 endothelium-dependent dilation을 촉진하는 것과 연관이 있다고 결론지었다. 또한, 태극 훈련이 노화와 관련된 venus compliance의 감속, hyperemic 동맥 반응을 지연시킬 수 있으며, 기립성 저혈압의 효과를 감소시키도록 도와줄 가능성이 있다.

심리학적(기분). Brown[149] 등은 그것의 "마음에 두는" 구성요소로서 태극이 중간 강도의 운동치료와 더불어 행해 질 때 수련자의 긴장, 우울, 화 및, 혼란을 포함한 심리적 혼란을 줄여 주도록 도울 것이다. 태극 그룹에서 여성 수련자들은 또한 자신들의 신체적 특성에 아주 만족한다고 보고하였다. 4가지 활동 그룹으로(활기찬 동작, 걷기, 명상, 태극 운동들과 조용하고 중립적인 리더들)무작위로 선출된 태극권 수련자들 간의 스트레스를 연구한 Jin[104]은 태극 운동에 참여하는 것의 효과가 중간 강도 운동의 대상자들과 비슷하게 스트레스를 감소시키기 위한 생리학적 변화를 불러내는 것이라고 하였다.

아틀란타 FICSIT(*Frailty and Injuries: Cooperative Studies on Intervention Techniques*)와 협력한 또 다른 연구에서 Kutner 등은 70세 또는 그 이상의 노인들을 3그룹-태극, 균형 훈련 또는 운동 조절 교육-으로 나누어서 15주 동안 시험을 하였다. 참여로 파악한 이점에 관한 출구조사에서 태극과 균형 훈련 그룹 모두에서 균형과 움직임에 대한 자신감이 현저하게 증가되었음이 나타났다. 그러나 태극 집단만 자신들의 일상 활동과 전반적인 삶의 만족감 또한 변화되었다고 하였다. 태극 집단 내의 대상자들은 자신들의 태극을 계속 수련하고 통합시키기 위하여 정상적인 신체 활동 일과가 변화하고 있다고 하였다.

기구(Equipment)

태극 운동에 참여하기 위하여 재활 임상가와 내원자들은 조명이 잘 된 방, 단단하여 발디딤을 잘 할 수 있도록 전부 카페트를 깔고 누구의 방해도 받지 않으면서 움직임을 수행할 만한 적절한 바닥공간이 필요할 것이다. 재활임상가는 내원자가 느슨하게 옷을 입고 에어로빅 신발이나 미끄러지지 않는 적당한 신발을 신어야 한다고 지도하여야 한다. 만약 바닥이 미끄러운 것이 아니라면, 꼭 맞는 슬리퍼도 사용할 수 있다. 대상자가 태극 분기동안 넘어지고 미끄러지는 위험을 줄이기 위하여 적절한 신발을 신도록 확인하는 것은 재활임상가의 책임이다.

기법(Technique)

태극은 힘보다는 기술에 더 많이 달려있기 때문에 모든 연령 대와 체격 및 신체적 능력을 가진 대상자들이 태극을 수행할 수 있다. 비록 많은 것을 알고 있는 재활임상가나 태극 지도자의 지시가 태극의 숙련자가 되어야 한다는 것이지만, 기본 스텝들의 주의 깊은 연습만으로도 신체적, 정신적 및 영적인 이득을 줄 것이다. 내원자가 태극 분기를 시작하기 전에 재활임상가들은 그들 신체적인 건강 특히 내원자의 균형, 가동성 및 지구력을 사정하여야 하며 분기의 목적을 또한 설명하여야 하며 움직임들이 느리며 스트레스가 있어서는 안된다고 강조하여야 하며 그들이 편안하게 느끼고 통점이 없는 한도 내에서 참여하라고 격려하여야 한다.

일반적으로 재활 임상가나 태극 지도자들은 내원자나 그룹과 마주보아야 하고 상해를 예방하고 근육을 풀어주기 위하여 몇 가지 단순한 스트레칭 운동을 하도록 유도하여야 한다. 첫번째 분기동안 재활 임상가들은 내원자가 단지 몇 가지 자세들만 배우기를 원할 수도 있다. 그리고 나서, 호흡 지도뿐 아니라, 내원자의 자신감, 기술 및 협응 증대, 새로운 움직임들이 각 분기마다 첨가 될 수 있다. 내원자는 자신들에게 너무 어렵다고 생각되거나 통증을 느끼게 되는 어떤 움직임들은 하지 않을 수 있음을 생각하여야 한다.

태극의 각 스타일이 특색이 있을 지라도, 그것들 모두는 같은 기본 원리를 따른다. 스타일이나 폼에 관계없이 내원자는 일련의 율동적이며 협응 된 움직임 패턴들을 배운다. 그리고 나서 그들은 한 자세와 움직임들이 그 다음의 것으로 이끌면서 천천히 그리고 규칙적으로 수행한다. 움직임들은 초록색 용이 물을 떨어뜨림, 펀치 피하기, 새꼬리 잡기 및 하얀 두르미가 날개를 펴는 것과 같은 설명하는 이름이 있다. 각 움직임들은 이전의 움직임으로부터 나오며 지속적인 일련의 비교적 힘들지 않고 부드러운 움직임을 만들어 낸다. 대상자들은 자세와 움직임을 수련하는 동안 자신의 호흡에 더 주의를 기울여야 한다. 즉, 늑간(체간 상부)보다 차라리 횡격막에 초점을 맞추어야 한다. 그것은 신체 전반에 에너지의 흐름(기)을 증가시켜준다고 여겨지는 복식 호흡이다. 점차적으로 정신적인 초연함이 생길 수 있으며 따라서 움직임과 호흡을 통하여 신체에 에너지를 품고 체계적인 방법으로 부드럽게 이완된다는 것을 유념하는 것이 중요하다.

대부분의 과정은 수행하는데 약 20분 정도가 소요된다. 태극은 그룹의 일부로써 또는 파트너와 함께 지도자나 재활임상가와 더불어 독립적으로 실시될 수 있다. 태극은 종종 다른 사람의 에너지를 이해하는 것을 도와주기 위하여 파트너와 함께 수행되어 진다. 전통적인 태극 분기는 내원자의 근육을 가라앉히도록 부가적인 스트레칭 운동들로 마친다. 분기를 마치기 위하여 재활 임상가는 내원자가 얼마간의 느리고 깊은 호흡을 하도록 하여야 한다. 재활 임상가들은 분기, 사용된 기법과 치료 분기에 대한 내원자의 반응을 기록해야 하며 그외 만약 내원자들이 통증이나 숨가쁨을 경험하였다면 그들에게 운동하는 것을 멈추라고 지도하여야 한다.

느리고 통제된 움직임들에서 빠르고 복잡한 움직임 패턴들로 태극 움직임 순서를 진행하는 것은 운동 학습 이론을 따른다. 신경 근육계 협응은 움직임의 순서를 복잡한 것으로 늘여감에 따라 명확하게 발달되어진다(8장 참고). 게다가, 태극은 이러한 운동 학습 절차를 촉진시키기 위한 수행들의 경험을 이용한다. 운동학적 매개변수 사정과 근육이나 근육 군의 활성화의 근전도 평가와 같은 다른 신경근육계 협응 측정은 광범위하게 탐구되어지진 않았다. 따라서, 그들은 운동프로그램들의 불변의 구성요소이며 움직임 속도 증가와 함께 측정된 근육 힘의 증가가 예상될 것이다. 느린 것에서 빠른 것으로 그리고 간단한 것에서 복잡한 것으로 이용과 관계없이 태극 진행은 움직임 조절을 향상시키는데 유리한 효과가 있다. 운동치료 프로그램 고려사항으로서 태극을 유리 하게 만드는 요인들로는 움직임 속도의 진행, 수행에 대한 인식, 내적인 힘들에 집중하기를 들 수 있으며, 새로움 움직임 패턴들을 강화하기 위하여 반복적인 연습을 하는 것이 가장 중요하다.

태극 운동 프로그램 시작 (Beginning Tai Chi Exercise Program)

대부분의 재활 임상가는 초기 태극 운동 과정을 세부분으로 나눈다. Ⅰ단계는 "Ward Off Right"(**그림 10.21 a-d**)로서 양발 기립 운동이다. Ⅱ 단계에서는 유연성, 관절 가동 범위, 움직임의 협응을 향상시키고 한발서기 자세로 진행시키는 것뿐 아니라, 좋은 자세, 집중, 조절, 인식 가동성 및 균형들을 증가시킨다. Ⅱ 단계 또는 중간 레벨 운동의 사례로는 "하얀 두루미가 양 날개를 펼친다"(**그림 10.22a-d**)와 같은 운동을 들 수 있다. Ⅲ 단계에는 균형을 발달시키고 균형 인지에 관하여 자신의 의식을 심화시키고 특정 조직-관절 가동성을 얻고 신체의 왼편과 오른편 사이의 협응을 증가시키기 위한 동적인 동작들과 한발서기 자세를 결합시킨 좀 더 진보된 운동들이 포함된다. 좀 더 진보된 Ⅲ 단계 태극 운동의 사례로는 "Golden Rooster Stands on one leg"가 있다(**그림 10.23a-e**) (Section 2, Animation 1).

수련자 훈련 (Practiioner Training)

태극의 대부분의 형태들은 스스로 습득할 수 있다. 과거에 태극 수련자들은 만약 그들 자신의 선생님이 적절하다고 한다면 '선생님'이 되었다. 그러나 새로운 표준들은 태극 지도자들이 가르칠 능력이 있는지를 증명하려고 점차 변화하고 있다. 미국에서, 하나의 계획안으로서는 영국태극단체가 조정하는 5년간의 교사훈련 강의 요강을 도입하려고 고려중이다.

핵심(Key Point):

태극은

- 호흡, 명상 그리고 느리게 조절되고 편성된 움직임들을 결합시킨 것이다.
- 기라고 불리는 생명원동력 또는 에너지의 흐름을 향상시키는데 초점을 둔다.
- 여섯가지 주요한 단계로 구성된다. 즉, 인지, 운동학적인 면의 숙달, 외적 힘에 대한 인식, 여러 속도의 움직임들을 숙달, 움직임 흐름의 조절, 환경적인 변화들에 대한 적응
- 이완을 유도하고 균형, 자세, 협응, 지구력, 힘 및 유연성을 향상시키기 위하여 사용되어진다.
- 내원자가 건강 증진과 질병예방에 능동적인 역할을 취하도록 해준다.
- 모든 연령, 능력, 신체적 상태 및 기능적 제한 레벨, 손상 또는 장애가 있는 내원자들이 수행할 수 있다.
- 최대한의 이익을 얻기 위하여 매일 수련해야 한다.
- 장수, 건강, 신체적 정신적인 활력 및 창조성을 향상시킬 것이다.
- 연구에서는 여러 다양한 신체적 심리적 상태에 대한 치료 시 이러한 보완 및 대안적인 운동치료 접근법의 효과를 보여주고 있다.

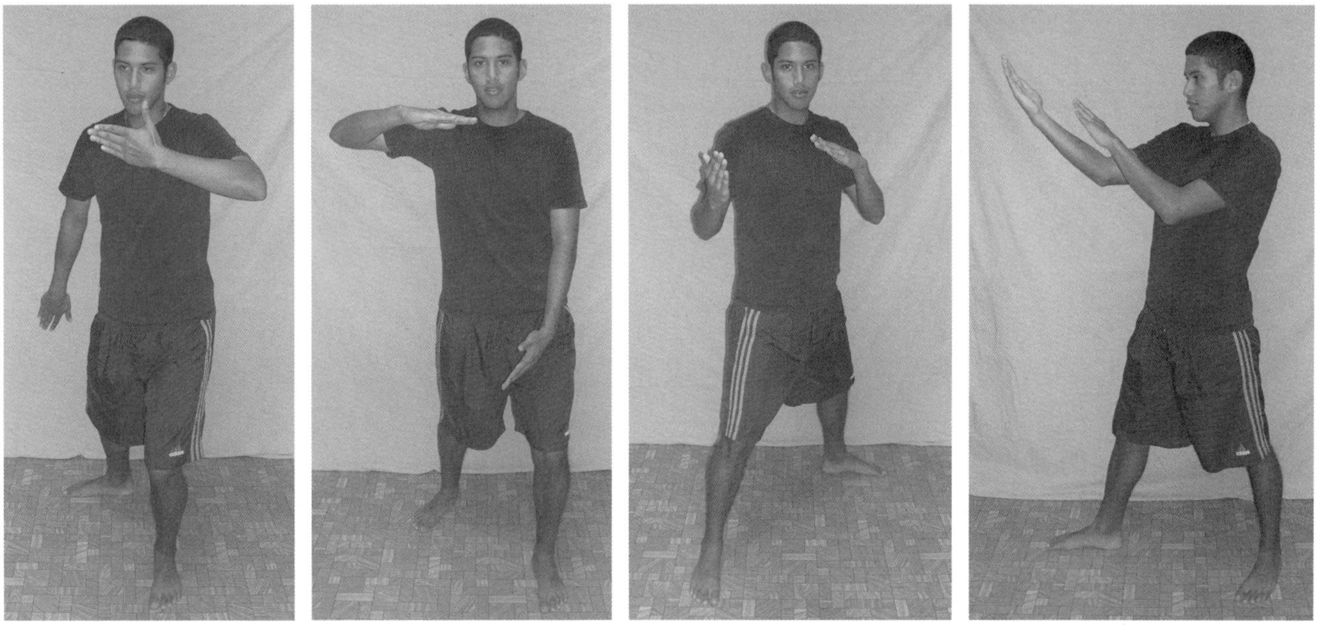

(a) (b) (c) (d)

그림 10.21 Ward Off Right. 이완하여 두발을 벌리고 선 자세에서 내원자는 자신의 체중을 앞발(왼쪽)로 이동시키고(a), 고관절을 왼쪽으로 회전하며(b), 오른쪽 발을 전방으로 발걸음을 옮긴다(bow and arrow stance)(c). 이때, 내원자 체중의 70%를 앞쪽다리(오른쪽)에 놓고 30%를 뒤쪽다리에 놓는다(d). 이 운동 동안 내원자는 특히 팔 동작을 하는 동안 해안을 향해 밀려드는 파도의 형상과 같은 에너지의 파도를 상상하는 것이 도움이 됨을 발견할 수도 있다. 이 움직임들의 목적은 신체 내부로부터 탄력 있고 스프링과 같은 에너지로 신체를 가득 채우는 것이며, 낙천적인 느낌, 자연스런 힘과 넓은 시야를 가르치기 위한 것이다. 그것은 두 가지 대조적인 면을 나타낸다. 즉, 안으로 모으는 것과 바깥으로 펼치는 것이다.

요가(Yoga)

가장 오래된 것으로 알려진 건강 수련법중의 하나인 *요가*(산스크리트어로 "조화" 또는 "일치"를 의미)는 건강과 웰니스(건강관리)를 증진시키기 위한 신체적, 정신적, 영적인 에너지의 통합이다. 요가는 윤리적인 행동, 사회적 책임, 영양 및 신체적 건강 수련들을 포함한 삶의 방침이다. 요가는 마음-신체를 조화시킨다는 힌두 원리에 근간을 두고 있으며 이를테면, 만성 스트레스, 불안하거나 혼란스런 마음은 건강을 나쁘게 할 것이며 정신을 맑게 하는 것을 감소시키거나 줄여 줄 것이다. 수련자들은 요가를 수련하는 것이 이러한 부정적인 신체적, 심리적 결과(영향)들과 싸워서 좋은 정신적, 감정적, 영적 그리고 신체적 건강을 회복할 수 있다고 여겼다. 요가 수련자들은 또한 어떠한 부당한 요청을 하지 않으면서 요가를 수행하는 내원자가 자신의 신체, 호흡, 뇌 및 마음이 "하나"로서 활동하는 법을 알아낼 수 있으며 그리하여 더 고위의 기능적 능력을 이끌어 내고 수행레벨을 향상시킨다고 믿었다.

특정 자세를 연습하는 동안 내원자는 자신의 호흡에 더 주의를 기울인다. 즉, 하복근을 사용할 때는 숨을 내쉬고 다른 때에는 횡격막을 이용하여 숨을 들이 마신다. 요가와 관련된 호흡 기법은 이완을 촉진시키고 *프라나*(중국의 기 개념과 유사)로 알려진 생명 에너지 또는 생명 원동력을 강화시킬 뿐 아니라, 자세 또는 위치들을 유지하도록 도와준다고 여겨진다. 프라나는 우주를 지탱하고 지배하는 동일한 우주 에너지의 한 연장부분으로 생각한다. 요가는 또한 일곱개의 바퀴 또는 챠크라의 사상이 포함되어 있으며, 챠크라는 우주 에너지를 인간이 사용할 수 있는 에너지 형태로 바꾸어 주는 에너지 중심이라고 생각되어진다. 몇개의 요가 학원이 있지만 이 단락에서는 Hatha 요가에 초점을 맞출 것이다. Hatha 요가는 인체의 독을 깨끗하게 하고 신체에 정력을 주거나 재조정하고 근육의 긴장을 풀어 주고 유연성을 증가시키며 신체적 힘을 촉진하고 신체적 휘트니스를 유지하고 마음을 정화시키는 것을 목표로 삼고 있다.

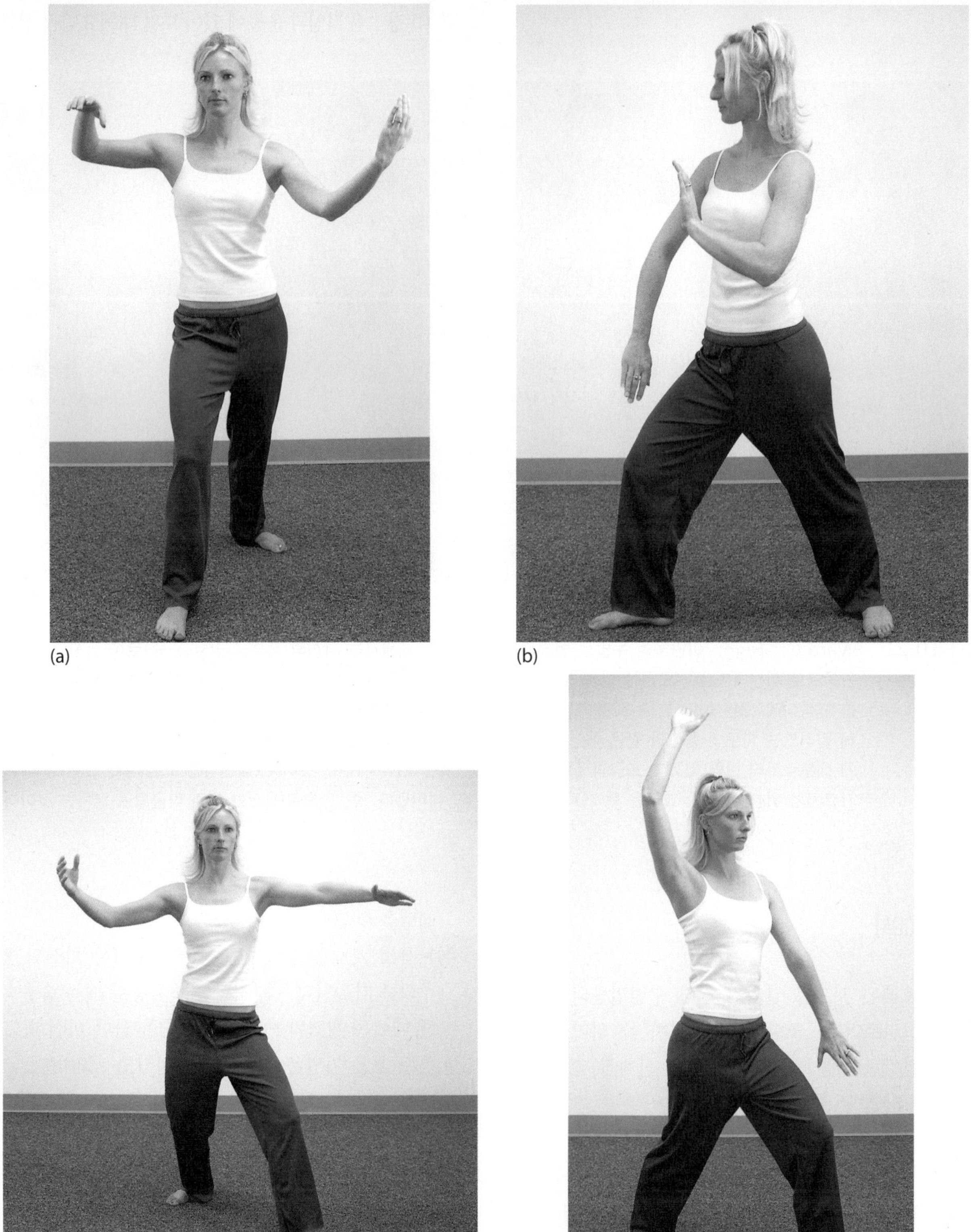

그림 10.22 White Crane Spread Its Wings. 내원자는 서서 오른발을 앞으로 내딛으면서 자신의 체중의 대부분을 왼쪽 다리로 이동시킨다(a). 고관절은 오른발 쪽으로 약 45° 정도 정렬되어야 한다(b). 그리고 나서 내원자는 휘두르는 동작(sweeping motion)을 하는 동안 오른팔을 올리고 왼팔은 왼쪽으로 호를 그리면서 대부분의 자신의 체중을 앞쪽 발(오른쪽발)에 놓는다(c). 왼쪽 팔을 아래로 내리고, 오른팔은 천장을 향해 들어올린다(d). 커튼을 젖히고 조심스럽게 전방으로 내딛는 것을 시각화하는 것은 내원자에게 도움이 될 수 있다. 이 운동의 수행시, 내원자 체중의 10%를 왼쪽 다리(앞발)에 유지하면서 90%를 오른쪽 다리(뒷다리)에 놓아야 한다. 이 운동은 견관절 유연성, 관절 가동범위, 견갑상완 리듬의 협응 향상을 위하여 권해진다. 그것은 또한 정확한 호흡 기법과 함께 이용되어질 때 흉곽 팽창을 촉진한다.

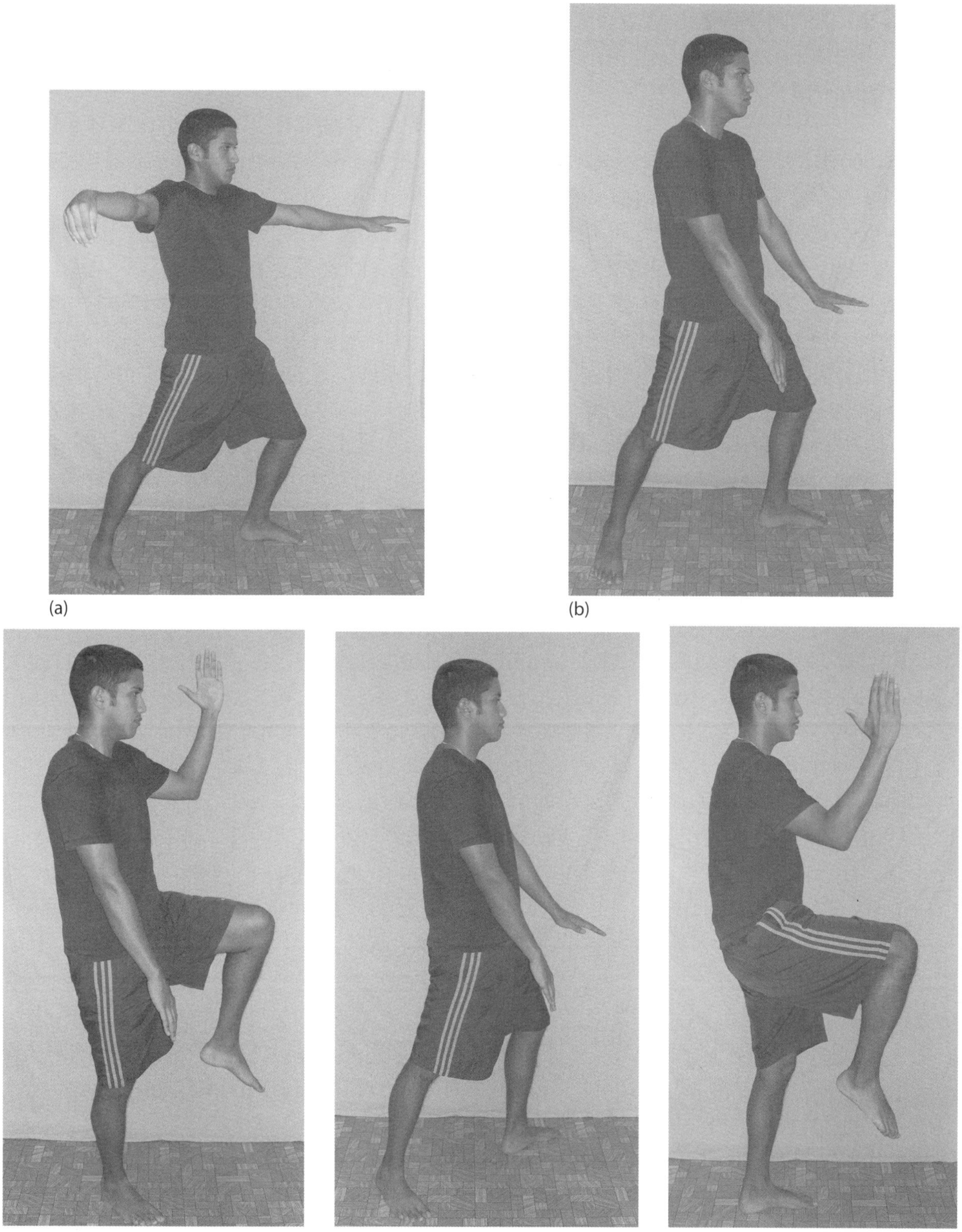

(a) (b) (c) (d) (e)

그림 10.23 Golden Rooster Stands on One Leg. 이완하여 선 자세에서 내원자는 자신의 양어깨를 약 90° 정도 벌린다(a). 그리고 나서 팔을 자신의 양편으로 쓸어 내리면서 체중을 앞쪽다리(왼쪽)로 이동한다(b). 오른팔을 위로 쓸어 올리면서 오른다리를 바닥에서 들어 올린다(c). 이 위치에서 내원자는 오른발을 뒤쪽 아래로 발을 대딛는다. (d) 마지막으로 내원자는 왼손과 다리를 위로 올린다. (e) 좀 더 도전적이고 동적인 자세를 취하기 위하여 이 운동의 찌르기 단계동안 내원자는 동시에 무릎을 들어 올려서 팔꿈치에 닿도록(즉, 왼쪽 무릎을 왼쪽 팔꿈치)하면서 선 다리 쪽으로 좀 더 깊게 앉을 수 있다. 이 운동의 목적은 균형과 좋은 자세를 훈련하고 발달시키기 위한 것이다. 이 운동은 균형 감각에 관한 자신의 의식을 심화시키는데 유익하게 작용한다. 그것은 고관절에서부터 머리 정수리 까지 신체의 나머지가 균형을 이루도록 한발로 지지를 시작하는 것을 상상하는 것은 내원자에게 유용한다. 비록, 이 운동 동안 내원자가 서 있을 지라도, 바닥에 단단하게 고정되어서 "고관절로 앉아 있다"고 상상하는 것 또한 도움이 될 것이다.

배경(Background)

요가는 약 4,000년 전에 생긴 고대 인도 예술(기예)이라고 생각되어진다. "찬양에 대한 경전(knowlege of praise)"를 의미하는 *Rig-Veda*에는 요가의 명확한 요소들이 들어있으며, 이것은 기원전 2500년 경으로 거슬러 올라가므로 세상에서 가장 오래된 경전중의 하나이다. 호흡운동과 영적, 신체적 웰빙을 위한 특정 자세들의 이용에 관하여 적은 기록이 기원전 1500년 쯤으로 밝혀졌으며 다른 경전에서는 기원전 400년 쯤이라고도 한다. 요가의 8가지 갈래들에 대하여 최초로 상세히 서술한 것은 기원전 300년경에 Patanjali이다. 비록 단지 몇 가지 기록된 역들만이 존재하지만, *Rig-Veda*의 찬가가 수 백년 동안 힌두 승려들에 의해 구전되어 내려 왔다. 요가의 세월에도 불구하고 요가는 무한하며, 문화를 초월하고 형이상학적이며 기원이다. 몇 세기에 결쳐서 요가는 장수와 건강한 삶에 대한 길잡이로 제공되어왔다. 요가는 스와미 비베카 난다가(swami vivekandandark) 종교 의회에서 연설을 한 893년 미국에 처음 도입되었다. 초창기 미국 요가는 사실상 철학이었다. 그 후 몇 년 간에 걸쳐 여러 명의 스와미가 다양한 요가 폼들과 관련된 원리와 철학들을 미국인에게 가르치기 위하여 미국에 왔다. 1920년경, Hatha 요가가 신체적인 휘트니스 움직임으로 소개되었다. 1960년경, 동양 철학이 미국에 소개되었다. 대부분 비틀즈, 라비샹카와 같이 대중 문화의 형태로, 힌두 풍습, 음악, 요가를 포함한 수련법들이 대중화되었다.

요가 중 가장 폭넓게 수련되고 있는 두 가지는 심리학적 기초를 둔 프로그램으로 구성된 Hatha 요가와 웰빙을 위한 정신적인 통달에 근거를 두는 Raja 요가이다. Hatha (ha는 태양을 의미하고 tha는 달을 의미한다) 요가는 종종 Raja 요가의 디딤돌이다. *Hatha 요가*가 신체 조절을 얻는 것에 초점을 맞추는 반면 *Raja 요가*는 마음의 조절을 획득하는데 초점을 맞추기 때문이다. 이들은 스스로의 개별적인 에너지의 통합적인 요가, 철학적 신념과 환경의 우주적인 에너지를 하나의 조화로운 실체로 나란히 대립되어 있다.

Hatha 요가가 원래 육체적인 몸, 영적인 휘트니스 및 균형 특성에 대한 이러한 조절을 얻으려는 것이지만, 많은 사람들이 힘, 유연성 이완에 집중하기 위하여 Hatha 요가를 선택하였다. 척추는 신체를 똑바로 유지하는데 주요한 역할을 하며 기능적인 활동에 따라 가동성과 안정성을 주고 신경계에 생명 채널을 갖추어 준다. 따라서, 척추의 유연성을 유지하고 척추와 체간 근육을 효과적으로 작용하게 하는 것은 요가 자세에서 주요한 부분이다. 그 결과는 촉진된 소화기 및 장기의 기능, 신경계 촉진, 그리고 뇌 활동에 영향을 주는 효과적인 호흡패턴뿐 아니라, 유연하고 강한 척추로 되는 것이라고 여겨진다.

여러 가지 요가 학파(**표 10.6**)가 있다. 이것들은 다른 선생님들과 전통에서부터 나왔으며 발달되었다. 다른 수련 목표와 측면에 초점을 두는 요가의 몇 가지 분야가 있다(**표 10.7**). 마지막으로 Hatha 요가의 요가가 전통적으로 알려진 전반적인 생활 스타일을 제공하는 몇가지 분야 또는 원리들이 있다(**표 10.8**). 우리는 여기에서는 Hatha 요가와 서방에 이해되어지기를 신체적인 휘트니스와 운동치료와 가장 밀접하게 따르는 요가의 관점이기 때문에 *아사나*(자세)와 *프라나야마*(호흡)의 원리에 대한 논의에 초점을 맞출 것이다.

Hatha 요가의 목적은 내원자들이 자신들의 프라나를 조화롭게 해서 모든 챠크라를 통해서 왕곤 챠크라(두개골의 가장 위)에 나타날 때까지 프라나가 위로 올라 가도록 하고 자기 실현에 도달하도록 하는 것이다. Hatha 요가의 궁극적인 목표는 몸을 다듬어서 영적인 경험을 하도록 내원자를 준비시키는 것이다. 단하나의 자세가 사람을 정화시키기에 충분하지는 않다. 따라서, 내원자가 요가의 여덟가지 큰가지와 그들의 작은 부문을 아는 것이 중요하다. 큰가지와 작은 부문들이 해독하는 섭생법, 위생, 생활양식, 신체적, 심리적 습관을 요약하기 위하여 체계적으로 정리되어져 있다.

자세훈련(Asana)과 호흡 훈련(Pranayama) (Posture(Asana) and Breathing (Pranayama))

아싸나의 단어는 산스크리트어로 "쉽다"라는 뜻이며 신체 조절과 관계 있다. 아싸나는 두 가지 주요한 형태가 있다. 즉. 명상 아싸나와 치료적 아싸나 두 가지 이다. *명상 아싸나*는 척추와 머리의 정렬을 좋게 하고 신체 전반에 혈액의 흐름을 촉진하고 명상동안 집중을 더 잘하도록 이완과 침묵 상태를 서서히 주입시키는 것이다. 그들은 분비선, 폐 그리고 심장이 적절하게 에너지를 주도록 도와준다.

척추를 비틀고 어깨로 서 있는 것과 같은 *치료적 아싸나*는 건강과 신체적 웰빙을 향상시키는 쪽으로 맞추어져 있으

표 10.6 요가 학교

학교	설명
Hatha	목적은 *프라나*의 조화이다. 그렇게 함으로 내원자들이 자신들의 프라나를 조화롭게 해서 모든 챠크라를 통해서 왕곤 챠크라(두개골의 가장 위)에 나타날 때까지 프라나가 위로 올라 가도록 하고 자기 실현에 도달하도록 하는 것이다. 더 많은 토론을 위해서는 책을 보시오
Ashtanga	힘의 요가. 활기차고 빠른 속도로 된 일련의 자세들을 지속적으로 흐르는 상태에서 수행하며(빈야시), 집중과 명상 능력을 향상시킬 뿐 아니라, 척추를 재정렬시키고, 신체를 건강한 상태로 하기 위하여 고안되었다.
Kripalu	동정심이 많고 자기 반성적인 요가로 알려져 있다. 집중의 어느 레벨에서도 수행되어질 수 있다.
Rising Phoenix	Kripalu 요가에서 발전되었다. 개별화된 요가 훈련 프로그램의 한 형태이다. 신체적 감정적인 긴장을 이완하도록 환자를 돕는데 초점을 맞춘다.
Integral	바쁜 도시 주민들이 이완과 중심화를 하도록 보조하기 위하여 개발되었다.
Iyengar	BKS Iyenger에 의해 개발되었다. 해부학과 정렬에 관한 정확과 주목을 강조한다. 그들이 유익하다고 생각되는 의학적 상태와 특별한 자세들 간의 고도로 발달된 상호작용(상호관련)을 유지하는 것이다.
Viniyoga	내원자의 특정 요구에 초점을 맞추는 부드럽고 개별화된 접근, 신체적, 감성적 또는 정신적 제한을 개의치 않고 요가가 유익할 수 있다는 요가의 어떤 관점이 있음을 강조한다.
Therapeutic Yoga	허리에 문제가 있는 사람들을 위하여 특별히 맞게 조정되진 것이다. 편안하게 하기 위한 것이 아니라 장시간 자세를 취할 수 있도록 도와주기 위하여 특히 끈 같은 지지물을 사용한다

표 10.7. 요가의 종류

종류	설명
Raja Yoga	전통적인 요가, 마음의 요가, 명상 요가 또는 왕도. 초점은 영혼을 모시기 위하여 명상을 통하여 마음을 훈련하는 것이다. 종교적 규율과 영적인 공동체들이 종종 이 분야에 전념한다.
Kriya and Karma Yoga	활동의 요가, *Kriya*(영적인 활동)는 자기 공부, 호흡 기술, 불교 기도 및 명상을 통하여 마음을 고요하게 하는 활동과 관련이 있다. 호흡과 명상은 척추에 에너지를 키우도록 도와준다. *Karma*는 봉사 요가의 방침이다. 강조점은 사심 없는 활동, 성공, 자만과 이기심을 초월하는 것에 있다.
Bhakti Yoga	헌신의 통로 또는 마음의 요가. 그것은 헌신, 경외, 내원자에게 중요한 것은 무엇이던지 계속적으로 기억하는 것을 수반한다. 모든 지적 관심, 불안한 마음 및 물질적인 세계와 멀리 떨어져서 공감, 동정심, 사랑 및 성스러운 생각을 가지도록 한다.
Jnana Yoga	마음의 길 또는 지혜의 길. 목적은 비현실적인 것에서부터 현실을 식별할 뿐 아니라 지식과 지혜의 길을 따라 걷고 그것들을 추구하는 것이 목적이다. Jnana Yoga는 사람들을 격려하여 남아 있는 모든 것들이 사람, 우주, 환상의 제거 및 진리의 실체일 때까지 질문하고 명상하며 묵상을 하여 마음속 깊이 탐구함으로 사람들이 생각하고 믿으며 느끼고 아는 모든 것을 일시적으로 연구 하도록 한다.
Tantra Yoga	상반된 것들이 만나서 하나가 되는 곳, 깨달음을 방해하는 것을 제거하기 위하여 성스러운 문서와 종교적인 의식에 대한 연구가 수반된다. 무한한 것과 유한한 것 그리고 성스러운 것과 신간의 차이점이 전혀 없다고 가르친다.
Mantra Yoga	강력하고 성스러운 소리들로 이루어진 공부. 소리가 마음을 정화시키고 의식의 좀 더 높은 상태에 도달하도록 하고 영적 깨달음에 이르도록 격려함으로 의식에 영향을 줄 수 있다는 원리에 집중한다.
Kundalini Yoga	척추를 따라 흐르는 에너지의 움직임들로 이루어진 공부. 이 요가는 척추 기저에서 에너지를 일깨우려는 기술들이 포함되어 있다. 이 에너지들은 호흡과 특별한 Hatha Yoga 움직임을 통하여 풀어지게 된다.

표 10.8 Hatha 요가의 여덟가지 갈래(원리)

원리	설명
Yama(야마: 금계)	선을 행하라. 다섯 가지 계율들은 도덕적 행동, 윤리적 규범, 청렴성 및 건강에 대한 지침들에 관심을 두었다:
Ahimsa(아힘사:불상생)	• 진정한 비폭력, 노여움과 공포에서의 해방.
Satya(싸트야:불망어)	• 생각, 말 그리고 행동의 일치.
Asteya(아스테야 :부도)	• 도둑질 하지 마라.
Brahmacharya(브라마챠리야: 불사음)	• 모든 욕구들을 초월하라.
Aparigraha(아빠리그라하:불탐)	• 소유하지 않으려는 상태.
Niyama(니야마:권계)	자기 수양과 영적인 계율. 5가지 규율들은 선하게 되고 자기 수양과 내적 자각을 위한 기본 규칙을 부여하는데 중점을 두고 있다.
Saucha(사우챠:청정)	• 신체적 영적인 정화와 정결.
Samtosa(싼토사:만족)	• 만족.
Tapas(따파스:고행)	• 원래의 상태(선한)로 이르려고 바라는 것.
Swadhyaya(스봐디야하:학송)	• 스스로 공부하는 것.
Ishwarapranidhana (이스봐라프라니다하나: 신에게 기도)	• 더 높은 무한한 힘에 대하여 순응하고 기도하는 것.
Asana(아싸나 : 체위법)	집중하도록 도와주고 신체의 건강을 유지하며, 마음을 평안하게 하고 영이 자유롭게 다닐 수 있는 환경을 만드는 신체적 자세와 운동들을 말한다.
Pranayama(프라나야마 :호흡법)	삶의 원동력에 대한 조정. 신체 곳곳에 에너지의 흐름을 향상시키기 위하여 내원자를 격려하여 숨을 통제하도록 함으로써 호흡, 마음 및 신체사이의 연결 고리를 이해하도록 하는데 중점을 둔다.
Pratyahara(프라띠야하라:감각억제) Dharana(다라나:집중) Dhyana(디야나:선정) Samadhi(삼매)	마지막 네가지 원리들은 감각들과 마음을 향상시키고 더 높은 상태로 집중할 수 있도록 하는 것이다. 그것들은 생각의 일정한 고조를 통제하거나 평안하게 하는 과정인 명상에 중점을 둔다.

며 허리, 목 그리고 관절 통증이 있는 내원자를 위하여 주로 권해지고 있다. 원래, 치료적 아싸나는 명상에 대한 준비 행위로서 신체를 편안한 상태로 만들기 위하여 단순하게 만들어졌다. 지난 세기에서는 요가 자세들이 특별한 신체적 장애들에만 적용 되어 왔다.

아싸나는 집중을 촉진하고 신체를 건강하게 유지하고 마음을 평화롭게 하며 영이 자유롭게 다닐 수 있는 환경을 만드는 신체적 자세들과 운동들의 유일한 결합이다. 적절하게 실시되는 아싸나의 목표는 내원자가 집중력과 수련하는 습관을 발달시키도록 움직임과 침묵간의 조화를 이루게 하여 건강한 신체를 만드는 것이다. 비록, 대다수의 아싸나가 적은 움직임을 필요로 하지만, 그들은 신체의 위치, 자세 및 움직임에 집중하기 위한 마음도 필요하다. 요가 수련자들은 수련과 명상을 함께하여 내원자가 자신들의 자율적인 기능들(즉, 심박동률, 호흡률)을 조정하는 것을 배우고 신체적인 근육 긴장과 심리적인 스트레스를 줄여 줄 수 있다.

예방, 운동치료 또는 경기 준비(경기 중이나 경기를 하지 않을 때)의 점에서 보아, 아싸나는 유용한 역할을 한다. 예를 들어, 아싸나는 근육 불균형을 바로 잡도록 하고 훈련 분기간에 회복 속도를 높여주며 집중과 신경 근육계 협응을 높여주는 준비운동으로서 그리고 마무리 운동으로서 전 신체 또는 특정 근육군 활성화를 증가시키거나 감소시키도록 도와주는 보조 운동 훈련의 한 형태로 사용되어 질 수 있다. 자세를 수행하거나 유지할 근력이나 유연성이 없는 내원자들을 위해서 수정될 수 있다. 루프, 블럭 그리고 접은 담요와 같은 보조 장치가 자세를 유지하기 위해 사용될 수 있다. 내원자가 자세를 유지하고 수행할 때 좀 더 숙련되도록 보조 장치들을 사용하지 않을 수도 있다. 모든 사람들이 Hatha 요가를 연습할 수 있다.

*파라나야마*는 프라나 또는 삶의 원동력이 되는 힘의 확장을 조정하는 것을 뜻하며 호흡 운동이 포함되어 있으며, 신체 전반에 에너지의 흐름을 향상시키기 위하여 내원자를 격려하여 숨을 조절하도록 함으로 호흡과 마음, 신체간의 연결고리에 초점을 맞추는 것이다. 요가는 기 같은 프라나를 약 72,000개 정도의 미세한 신경 시스템 안에서 신체 곳곳에 흐르게 하도록 가르치는 것이다. 요가에서 이러한 신경들은 *나디*들로 언급되어진다. 프라나의 흐름이 스트레스나 부적절한 다이어트 또는 독소로 인하여 가로막힌다면, 사람들의 신체적, 감정적 그리고 정신적 건강이 손상되어진다. 프라나야마 요가의 기법들은 천식, 기관지염, 감기, 공동감염(sinus infection), 노이로제, 불면증, 두통, 비만, 변비, 니코틴 중독과 같은 상태들을 완화시키는 특성이 있다.

호흡이 편안해지고 통재되어 진다면, 마음은 휴식을 취하고 벌써 집중을 하게 된다. 마음이 평안하고 집중을 한다면, 호흡은 안정되고, 깊고(횡격막의), 율동적으로 될 것이다. 마음이 쉬지 못하고 안절부절 못한다면, 호흡은 좁아지고(늑간), 빠르고, 흔들릴 것이다. 요가 호흡의 주요점은 호흡 동작 그 자체 내에서 어떠한 경련(jerkness), 고르지 않거나 어색함을 제거하는 것이다. 대신에 요가 호흡 수련들은 부드럽게 흐르는 듯한 호흡을 무의식적으로 유지하고, 일관된 호흡 패턴을 사용하며, 가득차고 고르며(왼쪽에서 오른쪽까지), 깊은(횡경막) 호흡 동작을 하여야 한다. 이것은 생각의 흐름이 이어서 부드럽게 되도록 하고 마음이 불안한 것을 평안하게 하고 머리를 명석하게 하며 집중하고 에너지를 증대시키는데 유용한 요가 호흡 운동으로 만드는 것과 관련이 있다. 따라서, 프라나야마는 종종 명상을 준비하기 위한 기술로 시행되어진다.

치료 적응증(Therapeutic Indications)

요가는 통증을 다루는 프로그램으로서 잘 사용되어 왔다. 요가는 또한 고혈압, 심혈관계 상태들(즉, 심장 질환), 심장 부정맥, 골수 고갈, 갑상선 장애 및 다른 신체적 병: 즉, 다양한 근 골격계의 불편함(즉, 요통, 골관절염, 수근관 증후근); 여러 가지 폐의 상태 및 질병(천식, 기관지염), 다발성 경화증, 뇌졸증 및 월경 전 긴장, 월경의 문제, 분만통 그리고 폐경기 증상과 같은 병에 효과적인 치료법이라고 알려져 왔다. 마지막으로 요가는 또한 편두통, 성적 기능장애, 당뇨, 암, 위장의 문제들(궤양, 치질), 불안, 경기력 향상뿐 아니라, 다른 의학적 상태의(즉, 강박장애, 당뇨, 정신지체, 불면증 및 기억 손상) 치료에 하나의 유익한 형태라고 한다. 많은 연구들에서 담배와 알코올 같은 중독에 보완 치료로서 요가의 효과들이 나타났다. 요가 기법들은 거의 어떠한 신체 상태에 있는 노인이나 5살 내원자들의 요구에 맞게 할 수 있다. 신체를 더 많이 사용하여야 하는 자세들 중 일부를 취할 수 없는 내원자 들은 호흡과 명상 기술이 유리할 수 있다.

금기증(Contraindications)

요가 중 신체 측면이 더 많은 일부 요가를 적절하게 수행하지 않거나 내원자가 억지로 자신의 신체를 어려운 위치로 하려고 한다면, 근골격계의 손상을 일으킬 수 있다. 예를 들어, 좌골신경통을 진단받은 환자는 강한 스트레칭 특히 전방으로 굴곡하는 위치를 포함하는 요가 운동들을 실시해서는 안된다. 또한 생리가 심한 여성은 거꾸로 하는 자세를 하여서는 안된다. 임신한 여성은 연장호흡(breath retention), 부유호흡(breath suspension), 거꾸로 하는 자세 등을 행하여서는 안된다. 게다가, 녹내장, 고혈압으로 고생하거나 경추의 상태들로(즉, 불안정성, 디스크 탈출, 척추강직 또는 추골 동맥 증후) 진단받은 환자들은 연장호흡이나 거꾸로 하는 자세를 하여서는 안된다. 내원자들에게 요가프로그램을 하기 전에 자신들의 의사와 상담하라고 충고하여야 한다. 재활 임상가들은 또한 초보자에게 새로운 요가 자세들을 천천히 주의해서 시도하라고 하여야 한다. 아주 소수만이 초보자시절에 모든 자세들과 움직임들을 할 수 있다는 것을 내원자에게 상기시키는 것은 중요하다.

증거(Evidence)

1970년대 초반 이후 스트레스, 불안을 줄이고 혈압과 심장박동률을 감소시키고, 호흡률을 낮춰 주며 기억력과 지능을 높여 주고, 중독증에서 해방시켜주며 시각과 청력을 높여주고 대사성 호흡 기능을 강화시키며 이완과 연관된 뇌파 활동을 만드는데 효과가 있다는 명상과 요가에 대한 1,000 이상의 연구들이 이루어져 왔다. 요가의 호흡 조절 측면은 또한 소화력을 돕고, 심장 기능을 조정하며 천식 발작 빈도를 줄여준다고 알려져 있다. 아래사항들은 운동치료 중재로서의 요가의 효과를 다룬 연구들을 선별하여 재검토 한 것이다.

심혈관계. 의학 논문에서는 요가가 심혈관계에 이롭다고 하였다. Schell[158] 등은 젊고 건강한 여성을 대상으로 요가 수련의 효과를 평가하였다. 규칙적인 요가 수련에 참여한 대상자들은 대조군에 비하여 더 낮은 심박동률을 보여 주었지만 이러한 변화들은 요가를 수행하는 분기 동안에만 분명하게 나타났다. 동일한 연구의 혈압 검사에서는 전혀 특별한 변화가 드러나지 않았다. Sundar[159] 등은 본태성 고혈압이 있는 25명 대상자의 평균 수축기 혈압과 확장기 혈압을 관찰하였다. 그 연구에서는 강압제의 사용패턴을 살폈다. 대상자들은 6개월에 걸쳐 요가 기술을 배웠다. 연구기간동안 수축기 혈압과 확장기 혈압 모두가 감소하는 결과가 나왔다. 게다가, 요가 기법을 시행하기 전에 이미 약을 복용하였던 5명의 대상자들에서 강압제사용이 감소하였다.

Manchanda[160] 등은 관상 동맥 경화증이 있는 42명의 남성에게 prospctive randomized, controlled trail 을 실시하였다. 실험군은 요가를 수행하였고, 위험 요인들을 조절하고 식이 조절과 중간정도의 유산소 운동을 하였다. 대조군은 위험 요인 조절에 있어 전통적인 방법들을 사용하고 미국 심장협회의 Ⅰ 단계 식이요법을 실시하였다. 1년간의 중재 후에, 요가 그룹은 대조군에 비하여 매 주마다 협심증의 에피소드가 뚜렷하게 감소하였으며 운동 역량이 증가되었고 체중이 감소하였다. 1년간의 중재 후에 다시 실시한 관상동맥 혈관 조영술에서 실험군내의 병변 감퇴 퍼센트가 더 커졌고 병변의 진행 퍼센트는 더 낮아졌다고 나왔다.

근골격계. 무작위, 통제된 연구에서 Garfinkel[162] 등은 손에 골관절염이 있는 대상자들에 대한 요가의 영향을 보고하였다. 그들의 초기 연구 결과 변수들에는 통증, 힘, 가동성 및 관절 주위경, 압통, 및 Stanford Hand Assessment 질문지를 이용한 손 기능들이 포함되었다. 요가 그룹은 60분간 8회 요가를 8주 동안 매 주마다 한번씩 한명의 지도자와 함께 요가를 하였다. 전통적인 자세 또는 아싸나 뿐 아니라, 호흡 통제에 대한 지도로 요가를 가르쳤다. 결과에서는 대조군과 비교하여 요가그룹이 손가락 관절의 압통, 손의 활동과 함께 나타나는 통증, 손가락 관절 가동범위가 좋아졌다고 나왔다. 비록 향상이 보이긴 하였지만, 나머지 변수들에서는 통계적으로 뚜렷하지는 않았다. 그들은 요가가 손의 골관절염이 있는 대상자들에 있어 경감시키는 효과가 있다고 하였다. Garfinkel[163]에 의한 randomized, Single-blind 연구에서는 수근관 증후가 있는 42명의 대상자(요가 그룹에 22명, 표준적인 치료 그룹에 20명)에 있어 요가의 효과를 조사하였다. 결과 측정으로는 파악력, 통증 강도; 즉, 수면 장애, Phanel's sign, Tinel's sign, 정중운동신경과 감각신경 전도시간을 기록하였다. 요가를 바탕으로 한 중재 그룹의 대상자들은 상부 체간 자세들을; 즉, 유연성 증가; 손, 손목, 팔 및 어깨의 정렬을 바로하기; 스트레칭; 사용하는 동안 최적의 관절 위치에 대한 인식을 증가시키는 자세들을 중점으로 한 프로그램을 수행하였다. 대조그룹은 표준적인 관리와 함께 손목 스프린트를 하였다. 결과에서는 요가 그룹에서 통계적으로 유의한 파악력 증가와 통증 강도의 감소가 나타났다. 다른 변수들에서는 전혀 특별한 변화가 나타나지 않았다.[163]

폐/호흡계통. 호흡 기능은 요가가 특히, 프라나야마 호흡 운동, 호흡과 호흡 조절을 강조하기 때문에 요가에 대한 과학적 평가들에 있어 가장 자주 측정하는 변수들 중의 하나이다. 연구들에서는 요가가 호흡률을 낮추는 것부터 폐활량 증가와 천식 발작 빈도의 감소에 이르기 까지 다양한 결과들을 가져오기 때문에 호흡계에 이로운 효과가 있다고 하였다.

Nagaratha와 Nagendra[169]는 두개의 비교 그룹 즉, 요가를 실시한 그룹(실험군)과 약을 복용한 그룹(대조군)으로 나뉘어 진 기관지 천식으로 고통 받는 대상자들의 controlled 연구를 하였다. 요가 그룹(실험군)내의 대상자들은 2주간에 걸쳐 특별한 자세, 느린 호흡 기술 및 명상 등의 다양한 기술들을 배웠다. 요가 그룹은 매일 65분 동안 배운 것들을 연습하도록 하였다. 두 그룹 모두 나이, 연령 및 천식의 심한 정도와 타입을 같게 하였다. 대조군에 비하여 요가 그룹에서 peak flow rate 증가, 매 주마다 천식 에피소드의 수가 감소, 복용하는 약물의 양이 감소하는 뚜렷한 결과가 나왔다.

Vedanthan[166] 등은 천식이 있는 환자들에 대한 요가의 효과를 살펴보았다. 이 연구에서는 19세~52세 연령의 천식이 있는 17명의 성인을 대상으로 하였으며, 이들을 두 그룹으로 나누었다. 9명은 프라나야마, 아싸나 및 명상을 포함한 요가 기술을 배웠으며, 나머지 8명의 대상자는 대조군으로 하였다. 검사 그룹은 16주 동안 일주일에 세 번 요가를 배웠다. 모든 내원자들은 증상일지를 적고 약을 복용하였다. 아침과 저녁 peak flow reading(대상자가 숨을 내쉴 수 있는 공기의 양: 레벨이 낮은 것은 기도 장애를 의미한다) 둘 다의 샘플을 연구 내 내 채취하였다. 그들은 대조 그룹에 비하여 검사 그룹의 이완 정도가 더 높았으며 좀 더 긍정적인 자세로 운동에 좀 더 인내심을 가지고 참여 하였으며, 베타 아드레날릭 흡입기의 사용이 더 적었다고 하였다. 폐 기능은 두 그룹 모두 뚜렷한 차이가 없었지만, 연구자들은 요가 기술들이 천식 발작의 악화를 막아주는 것으로 나타났다고 하였다.

Khananm[167] 등은 기관지 천식으로 진단받은 9명의 대상자에게 단기간 요가 프로그램(일주일)을 실시하여 그 효과를 조사 하였다. 연구자들은 폐와 자율 기능 모두가 아주 좋아졌다고 하였다. 대상자들은 그들의 체적 또는 호기 유속(expiratory flow rate)에서는 향상된 것이 없었지만, 자발적인 호기와 흡기 이완을 위한 폐환기량에서 증가를 보였다. 만성 기관지염 대상자 15명의 폐 기능에 대한 요가의 효과를 연구한 Behera[168]는 4주간의 중재 후 폐활량을 포함한 폐 기능 매개변수들이 향상되었으며 시각적 통증 등급(Visual analog Scale)으로 측정되어진 것처럼 호흡곤란이 좋아졌다고 하였다.

신경계, 전통적인 운동치료의 다른 형태들과 구별되는 요가의 측면은 신경계와 내분비계에 중점을 둔다는 것이다. Hatha 요가 움직임, 자세, 호흡 운동과 수행은 신경계와 내분비계 모두를 자극하며 정상화시킨다. 이것은 두 가지 방법을 통하여 발생되어진다고 여겨진다. 첫 번째 아싸나는 내분비선과 다양한 신경총에 혈액순환을 증가시킨다. 예를 들면, 내원자가 코브라자세(bhujangasana)를 취할 때, 요천주 부위 근육들이 수축하고 차례로 요천추 신경총에 순환이 증가한다. 또는, 만약 내원자가 좀 더 상위의 요가 자세인, 어깨로 선 자세를 취한다면, 중력의 효과로 갑상선에 순환을 증가시킬 것이다. 신경계의 건강을 도와주는 Hatha 요가 수행의 두 번째 방법은 호흡 운동(프라나야마)이다. 흡기동안, 깊은 호흡은 24개의 늑골과 두 개의 폐를 확장시키며 횡경막을 아래로 움직이고 천천히, 복강, 흉강 하부와 가슴을 가득 채운다. 호기동안, 늑골과 폐는 줄어들고, 복근은 수축하며 횡경막은 올라간다. 그것은 신경계에 아주 효과가 있다고 여겨지는 호흡계의 도수 조작이다. 하지만, 신경계 기능에 대한 요가의 효과를 직접적으로 연구하는 신체의 증거는 아주 적다.

내분비계. Jain[174] 등은 인슐린 비의존형 당뇨환자를 위한 요가의 효과를 연구하였다. 이 연구에서는 인슐린 비의존형 당뇨환자 149명이 40일 동안 요가에 참여하였다. 결과에서는 대상자의 70%가 고혈당증 발생빈도가 줄어 들었을 뿐 아니라, 정상적인 혈당을 유지하기 위한 약물사용이 감소하였다고 하였다. 요가 명상 그룹의 8명 회원을 연구하기 위하여 positron emission tomography를 사용한 Herzog[180] 등은 명상에 잠긴 상태에서 뇌기능상의 변화를 암시하는 글루코스 대사의 대뇌 후두엽 대사율과 전두엽 대사율의 비가 요가 명상 동안 현저하게 상승되었다고 하였다.

부가적인 이점들. Goyeche[181]는 요가의 정신, 신체적 효과를 상세히 설명하였다. 불안, 우울, 건강염려증, 강박장애와 공포증 상황으로 고통 받는 대상자들의 연구에서 좋은 결과들을 보고하였다. 비록 이들 연구가 서양 논문지에서는 볼 수는 없지만, 인도의 연구에서는 급성과 만성 통증 조절 시 요가의 이점을 보고하였다. 앞서 논의된 것처럼, 건강한 여성에 있어 요가의 효과를 연구한 Schell[158] 등은 비록, 코티솔, 프로락틴과 성장호르몬의 레벨이 요가를 수련한 그룹과 대조 그룹사이에 차이가 없었다고 하였다. 요가 그룹은 삶의 만족도가 높게 나왔으며 감수성, 공격성, 감수성 및 신체적으로 아픈 것에 대한 호소에 있어 점수가 낮았다. 강박성 성격장애가 있는 8명의 성인을 돕기 위한 특별한 요가 호흡 패턴의 효과를 연구한 Shannahoff-Khalsa와 Beckett은 불안을 줄여줌으로 대부분의 대상자가 약을 중단하는 것 또한 줄여줄 수 있다고 하였다.

요가와 기억에 관한 연구에서는 요가 호흡이 훈련된 대상자의 84%가 공간 기억 점수를 높여 주었지만, 언어점수는 향상되지 않았다고 나왔다. controlled clinical study에서 Tell[182] 등은 18세와 42세사이의 60명의 대상자들에게 시간 집중을 훈련하는 요가를 시행하여 그 관계를 사정하였다. 한달 후, 요가 그룹의 86%가 착시 정도가 뚜렷하게 감소되었지만 반면, 대조그룹에서는 pre-and post-study 값 사이에 변화가 전혀 없었다.

Telles와 Naveen[176]의 논문에서 요가를 수련한 정신지체 아동들이 일반적인 지적능력, 협응, 사회적응력, 행동 영역에서 유익했다고 하였다. 정신지체가 있는 45명의 아동들의 나이와 성별을 똑같이 맞춘 정신지체 대조그룹 대상자 45명에 있어 일련의 수학과정에 걸쳐 매주 5시간 동안 요가 훈련을 하여 비교한 Uma[177] 등은 치료그룹에서 사회적응과 IQ가 "매우 현저하게" 향상되었다고 하였다.

요가는 시각적으로 손상된 아동들에 있어 불안을 감소하는 효과가 있다고 하였다. 또한, 담배와 알코올 중독을 포함한 약물남용을 감소시켰고, HIV 양성인 개인들에 있어 전체적인 행복감이 증가되었으며, 수감자들에 있어 전체적인 행복감과 수면 및 식욕이 현저하게 향상되었다고 하였다. 약물남용에 대한 외래환자 메타돈 유지 치료 프로그램을 하고 있는 대상자들의 randomized clinical trail에 있어 Shaffer[179] 등은 요가 운동치료와 전통적인 심리치료 중재사이의 비슷한 효과를 보고하였다.

기구(Equipment)

요가를 수련하는데 최소한의 기구가 필요하다. 방해받지 않을 조용하고 사적인 공간이어야 하며 내원자가 그들 근처에서 마음을 산란하게 하거나 닿는 것 없이 자유롭게 움직일 수 있는 충분한 공간이 있어야 한다. 내원자는 느슨하거나 가벼운 옷을 입어야 한다. 가급적 면으로 된 것이 좋다. 몇몇 내원자들은 신발이나 슬리퍼를 신는 것을 선호할 수도 있고 반면, 다른 사람들은 맨발을 선호할 수도 있다. 내원자들은 가외로 충격을 흡수하기 위하여 몇 가지 자세를 취하는 동안 매트(끈적한 매트라 불리는), 작은 담요나 커다란 타월을 사용하여야 한다. 롤, 나무벽돌 또는 덧베개 등을 적절한 정렬을 유지하거나 특정 자세를 취하는 것에 대한 난이도를 높여주면서 내원자를 보조하기 위한 어떤 자세들을 위하여 사용한다. 어떤 내원자들은 명상 또는 깊은 이완 운동 동안 덮을 만한 가벼운 담요 또는 숄 그리고 앉을 만한 방석을 가져오고 싶어 한다.

기술(Technique)

요가 훈련은 보통 교실환경에서 이루어지지만 개인별 수준에 맞게 할 수 있다. 심각한 요가 학생은 수업사이에 매일 수행한다. 전형적인 요가 수업은 스트레칭과 집중 자세(포즈)로 시작한다. 각 수업은 집단의 요구와 수련하는 스타일의 철학에 맞춰야 한다. 포즈를 잡는 동안 자기-관리, 자기 자신의 제한 및 신경근육계, 심폐 그리고 감정적 기능간의 동적인 상호관계를 강조한다. 요가 지지자들은 신체적 근력, 유연성, 이완 및 에너지 또는 프라나의 부드러운 흐름들이 포즈를 유지하는 동안 얻어진다고 주장한다. 지도자들은 보조로서 손뿐 아니라, 구두적인 지시를 사용한다. 수업 또는 분기의 일부분 동안 항상 이완에 전념하여야 한다. Hath는 매우 활기차고 발랄한 것부터 장애인들을 위한 부드러운 형태까지 여러 가지 스타일이 있다. 요가 수업들은 또한 특별한 집단(허리 문제, 심혈관계 상태, 류마토이드 관절염, 암 생존자, 다발성 경화증이 있는 환자 등)에 있어 유용하다.

요가 자세들이 매우 작은 움직임과 관련이 있을 수 있을지라도 모든 아싸나 수행 시 자제심, 지각 및 상대적인 관대함을 주기 위하여 마음을 모아야 한다. 이러한 자제심과 지각은 자세, 이완 및 개방성을 유지하도록 도와주며 프라나(생명 에너지)의 순환을 자극하는데 필요하고 내원자가 요가의 모든 이점을 경험하도록 해준다. 적절하게 실시된 아싸나는 움직임과 평온, 노력과 포기사이의 균형을 만들어 내며 이는 정확하게 건강한 신체 상태를 말한다. 내원자는 신체적 긴장이 이완되는 동안 심박동과 호흡과 같은 자율적인 기능을 조절하도록 배우다.

요가 프로그램의 예 (Example Yoga Program)

어떤 특별한 요가 아싸나가 특정 건강상태를 촉진할지라도, 치료적으로 Hatha 요가를 사용하기 위한 가장 안전하고 가장 믿을 만한 방법은 전체적인 정상화와 건강을 촉진하거나 유도된 효과를 얻기 위하여 균형 잡힌 자세 프로그램을 수행하는 것이다. 시작 요가 프로그램은 약 30분 정도 소요된다. 초기의 체계화된 수업이나 지도는 좀 더 진보된 운동을 수행하기 전 기초로 여겨진다.

corpse 또는 shavasana 로 불리는 첫 번째 자세(**그림 10.24**)는 요가 프로그램을 시작하기 위한 최고의 자세이다. 왜냐하면 이 자세는 이완과 횡경막 호흡에 초점을 맞추기 때문이다. 이완이 활동의 반대이며 중재 없이 관찰하는 과정이라는 것을 기억하는 것은 중요하다. 이 운동동안 내원자는 자신들의 근육이 이완하고 긴장이 사라지며, 호흡과

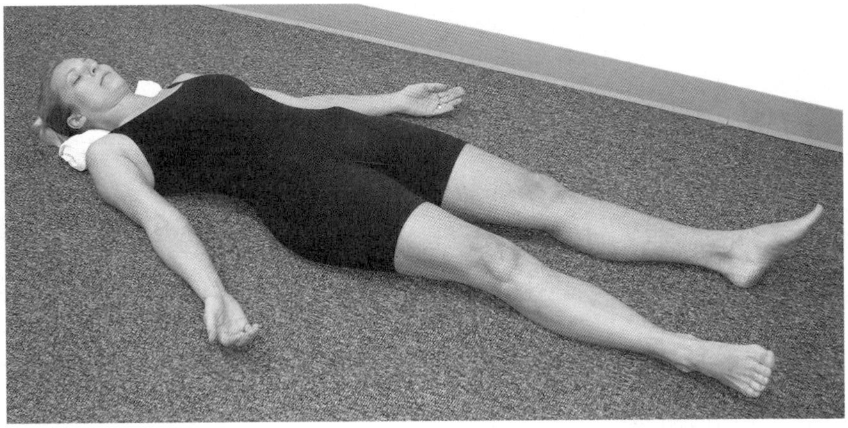

그림 10.24 Corpse 또는 Shavasana. 바로누운 자세에서 내원자는 이완하고, 천천히 깊은 횡경막 호흡을 하며 매 흡기와 더불어 복부를 팽창하도록 하고, 각 흡기와 더불어 하복근을 이용하여 수축하도록 한다.

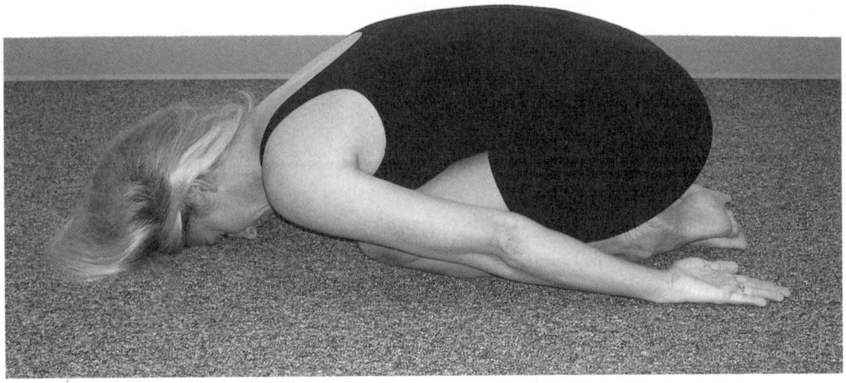

그림 10.25 Child's Posture 또는 Balasana. 무릎을 꿇은 위치에서 숨을 내쉬면서 내원자는 위와 가슴이 대퇴부위에 놓이도록 하고, 이마가 무릎 앞의 바닥에 닿을 때까지 엉덩이에서부터 천천히 전방으로 구부린다.

심박동률이 느려지고 마음이 좀 더 고요하고 평화롭게 되는 것을 느껴야 한다. corpus 위치는: 1) 순환을 돕고 신경계 기능을 향상시킨다; 2) 골격근을 이완하도록 돕고 상해 가능성을 감소시키면서 한·자세에서 다른 자세로 진행하도록 하고; 3) 그 다음 순서의 다음 자세를 위한 이완과 마음의 준비를 하도록 도와주며 프로그램을 마칠 때 피로가 줄어들도록 돕는 것과 같이 제한된 이점이 많다. 각 요가 수업은 (분기) 이완운동으로 마친다. 초보자를 위하여 이러한 이완 기간은 대체로 5분~10분이며 점차적으로 15~20분까지 늘릴 수 있다.

Child's posture 운동(**그림 10-25**)는 추간 디스크의 압력을 없애주고 허리를 이완시키고 부드럽고 자연스런 견인 형태를 취하도록 하여 허리 상해를 치유하도록 촉진하고, 다른 자세들로 유발될 수 있는 요통을 감소시켜준다고 여겨진다. 따라서, 이 자세 운동은 만약 통증이 지속될 경우 여러 가지 아사나 사이의 연결 다리로서 사용될 수 있다. 이러한 후방 신장 운동은 다음의 이점을 주기 위한 목적이다: 1) 소화관의 근육 움직임(파도같은 수축)을 자극하고 변비를 예방한다; 2) 복부 전 지역을 자극한다. 즉, 신장, 간, 위, 비장 및 췌장; 3) 소화불량과 좋지 못한 식욕을 제거한다; 4) 당뇨 치료에 있어 치료적으로 도움이 될 수 있다; 5) 대퇴의 슬괵근을 신장하고 허리의 근육과 인대를 신장한다; 6) 디스크를 부드럽게 가동시키고(mobilize) 척주의 유연성을 발달시킨다.

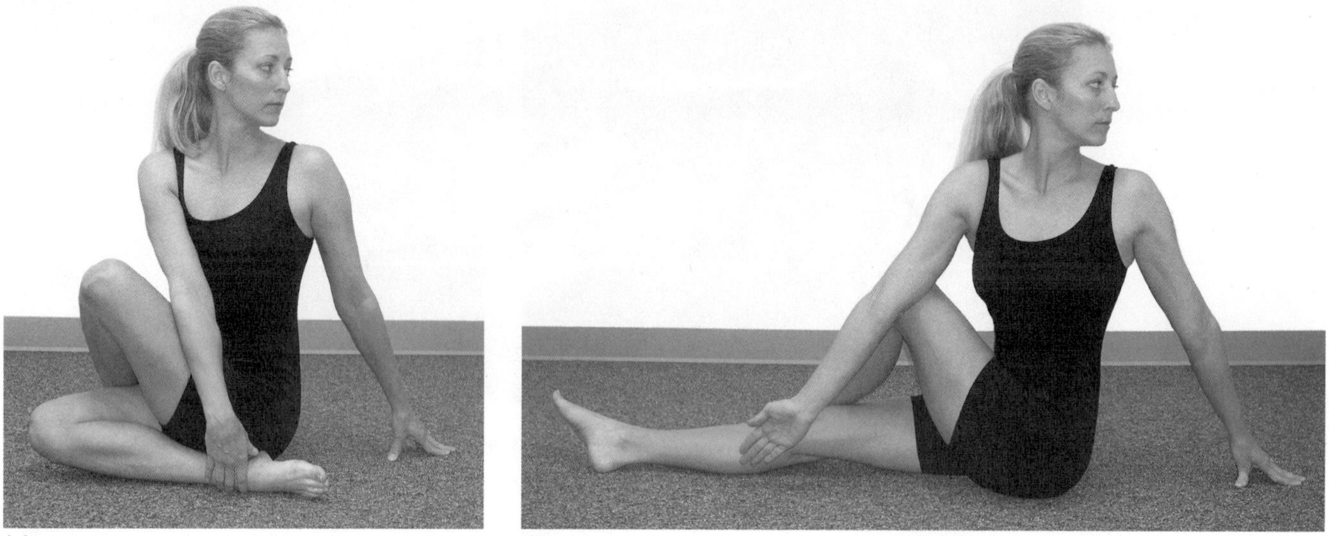

(a) (b)

그림 10.26 Half spinal twist. 한 다리를 반대쪽 대퇴위에 포갠 short-seated position을 취한상태에서 내원자는 허리를 곧게 세워 자신의 체간을 반대쪽으로 돌린다(a). 이 운동에서 더 나아간 운동은 다리를 펴고 앉은 자세에서 실시하는 것이다.(b)

half spinal twist 운동(**그림 10.26a-b**)은 1) 척주전체의 분절 동작을 부여하고; 2) 척추 근육과 인대들을 신장하고 늘여주며; 3) 척추 탄력과 건강을 유지하고; 4) 내부 장기를 가동하여 복부의 각 절반을 교대로 압박하고 복강을 통하여 향상된 순환을 활성화시키며; 5) 변을 쉽게 보도록 하고 지방을 감소시키며 소화를 좋게 한다고 여겨진다.

이러한 단계로 구성된 코브라 위치(**그림 10.27a-c**)는 1) 어깨, 목 및 허리의 근육들을 강화시키고; 2) 척주, 경추

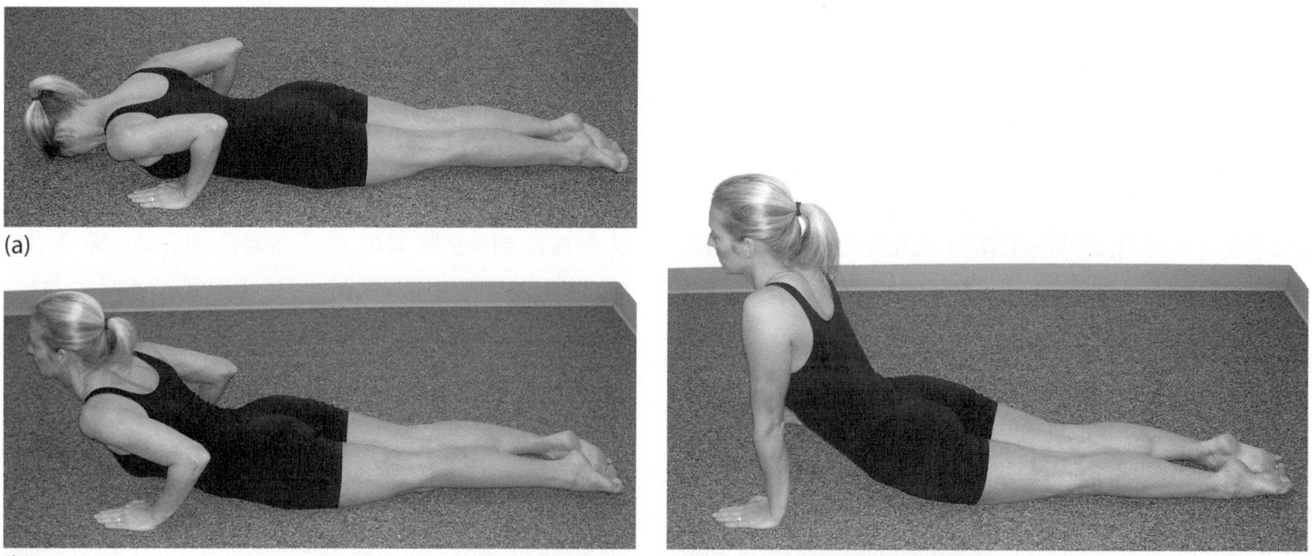

(a) (b) (c)

그림 10.27 Cobra position. 내원자는 양손바닥을 양편 가까이 바닥에 놓은 바로누운자세에서 시작한다(a). 숨을 들이쉬면서 내원자는 천천히 머리와 상체를 상방으로 들어올린다(b). 신체를 바닥에서 들어 올리려고 상체의 힘만을 사용하지 않고 허리의 근육들만 사용하여 내원자는 양팔과 가슴을 천천히 들어올린다(c). 내원자의 배꼽은 바닥에 붙어있어야 하며 양발과 다리는 함께 모아서 이완하여야 한다.

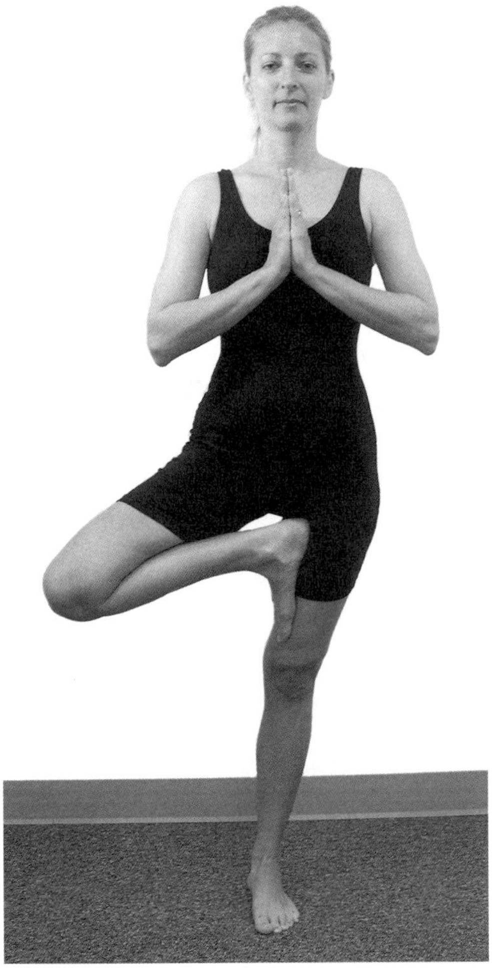

그림 10.28 단순한 나무 또는 Vrikshansana. 서 있는 동안 내원자는 고관절을 내회전과 내전하도록 하고 반대측 다리에 한발을 올려놓는다. 그리고 나서, 양손을 가슴 앞에 함께 합장하고 두 눈을 감는다. 어떤 요가 수련자들은 정신과 신체 균형을 촉진하기 위하여 생각 또는 말하는 것을 반복하는 것이 도움이 된다고 하였다.

의 유연성을 발달시키고 척추의 편위를 교정하며; 3) 척주 주위와 추간원판까지 순환을 향상시키고; 4) 가슴을 확장시켜서 폐의 탄력성을 발달시키며; 5) 요통, 변비, 위통 및 가스 통증을 도와준다고 믿어진다.

마지막으로 설명할 운동은 서 있는 나무 운동이다(**그림 10.28**). 어떤 내원자들은 이 운동을 실시하기 전에 사과를 따는 것처럼 머리위로 양팔을 스트레칭하면서 횡경막 호흡을 협응하는 선 자세 스트레칭 운동을 행하여야 할 수도 있다.

선 자세 나무 운동은 일단 선 자세 스트레치를 잘 하게 되면 실시할 수 있다. 이 요가 운동은 1) 족저근막뿐 아니라 후방하지(슬괵근, 비복근-가자미근 복합체)를 깊숙이 신장시키며; 2) 전방하지 근육들을 훈련하고 회복시키며; 3) 골반과 고관절 부위 신경을 소생시키고; 4) 균형을 향상시킨다고 여겨진다.

수련자들의 요구사항 (Practitioner Requirements)

서구에는 이용할 만한 몇 개의 요가 학교와 폼들이 있으며 각각은 신체/마음/영혼 관계의 다른 측면을 강조하고 있다. 현재 요가 지도자에 대한 국가 자격증, 면허증 또는 단속 규정이 전혀 없다. 훈련은 폭넓은 범위의 각각 특별한 type을 가르치려는데 관심이 있는 개개인을 위하여 지도자 자격증을 부여하는 요가학교와 철학체계를 이용할 만하다. 그러나 *Tantra, Mantra, Kundali* 요가 내에서 그들이 추구하는 훈련은 질적으로 숙련된 선생님의 지도를 구하여야 한다. 이러한 요가의 세 분지는 감성적, 지적 및 윤리적 준비의 부가적인 레벨이 요구된다.

요약(*Summary*)

스포츠나 운동치료법 하나만으로는 내담자의 신체 전반이 최상의 기능 활동을 하도록 할 수는 없다. 재활임상가로서 우리는 내담자를 재활시키기 위하여 그들의 수행을 강화시키고 상해를 예방하면서 보완 또는 대체적 접근 뿐 아니라 전통적인 접근법을 참작하여야 한다. 자료에 대한 연구는 방대하다. 그러나, 앞서 언급한 Ives와 Sosnoff[14]는 좀 더 과학적이고 정밀한 전향적, 무작위 임상 Trail이 이러한 대부분의 대체적 접근의 유용한 제한들을 확인하기 위하여 요구되어진다. 과학적 지식이 보완 및 대체 치료적용에서 아주 중요하고 매우 귀중한 우리의 깊은 직관력을 아무래도 꺽는다는 생각을 증명한 사람들도 있다. 환자 관리에 대한 보완 및 대체 접근의 값어치를 충분히 증명하기 위하여 직관과 과학 사이에서 조화를 찾아야 한다.

참고문헌(References)

1. Kessler HH. *The Knife Is Not Enough.* New York: Norton, 1968.
2. Shiflett SC. Overview of complementary therapies in physical medicine and rehabilitation. *Phys Med Rehabil Clin N Am.* 1999:10:521–529.
3. Eisenberg DM, Kessler RC, Foster C, et al. Unconventional medicine in the United States: Prevalence, costs, and patterns of use. *New Engl J Med.* 1993;328:246–252.
4. Eisenberg DM, Davis RB, Ettner SL, et al. Trends in alternative medicine use in the United States, 1990–1997. *JAMA.* 1998;280:1569–1575.
5. *A Nationwide Telephone Survey of 1,000 Americans.* Stanford Center for Research in Disease Prevention: Online report. Stanford University, Palo Alto, CA.
6. Shiflett SC, Krauss HH, Godfrey C, et al. Predictors of usage of alternative therapies in the physically disabled. *Ann Beh Med.* 1999:21:5089.
7. Trivieri L. Jr. *The American Holistic Medical Association Guide to Holistic Health.* New York: John Wiley & Sons, 2001.
8. Kuhn MA. *Complementary Therapies for Health Care Providers.* Philadelphia, PA: Lippincott, Williams & Wilkins, 1999.
9. Gingerich BS. *Complementary Medicine Modalities: Teaching and Assessment Tools.* Gaithersburg, MD: Aspen Publishers, 2002.
10. Jonas W. Complementary and alternative medicine at the NIH. Office of Alternative Medicine. Advisory Council Address. 1996;3:1.
11. *Nurse's Handbook of Alternative and Complementary Therapies.* Springhouse, PA: Springhouse Corporation, 1998.
12. Sierpina VS. *Integrative Health Care: Complementary and Alternative Therapies for the Whole Person.* Philadelphia,: F.A. Davis Co., 2001.
13. Kibler WB, Herring SA, Press JM (eds). *Functional Rehabilitation of Sports and Musculoskeletal Injuries.* Gaithersburg, MD: Aspen Publishers Inc., 1998.
14. Ives JC, Sosnoff J. Beyond the mind-body exercise hype. *Physician Sportsmed.* 2000;28(3):67–8, 70, 75–6.
15. Charman RA. *Complementary Therapies for Physical Therapists.* Oxnard: Butterworth–Heinemann, 2000.
16. Simpson L. *The Book of Chakra Healing.* New York: Sterling Publishing Co. Inc., 1999.
17. McPartlend J, Miller B. Bodywork therapy systems. *Phys Med Rehabil Clin N Am.* 1999;10(3):583–602.
18. Cohen SO, Walco GA. Dance/movement therapy for children and adolescents with cancer. *Cancer Practice* 1999;7(1):34–42.
19. Lewis RN, Scannel ED. Relationship of body image and creative dance movement. *Percep Motor Skills.* 1995;81:155–160.
20. Heber L. Dance movement: A therapeutic program for psychiatric clients. *Perspect Psych Care.* 1993;29: 22–29.
21. Hanna JL. The power of dance: Health and healing. *J Alt Compl Med.* 1995;1:323–331.
22. Serlin I, Frances B, Vestevich K, et al. The effect of dance/movement therapy on women with breast cancer. *Altern Ther Symposium Abstrs.* 1997;3:103.
23. Kudlacek S, Pietschmann E, Bernecker P, et al. The impact of a senior dancing program on spinal and peripheral bone loss. *Am J Phys Med Rehabil.* 1997; 76:477–481.
24. Berrol C. Dance/movement therapy in head injured rehabilitation. *Brain Injury.* 1990;4:257–265.
25. Goldberg W, Fitzpatrick J. Movement therapy with the aged. *Nurs Res.* 1980;29:339–346.
26. Hamburg J, Clair AA. The effects of a Laban-based movement program with music on measures of balance and gait in older adults. *Activities Adapt Aging.* 2003;28(1):17–33.
27. Jonas WB, Levin JS. *Essentials of Complementary and Alternative Medicine.* Philadelphia, PA: Lippincott, Williams & Wilkins, 1999.
28. Feldenkrais M. *Awareness Through Movement.* New York: Harper & Row, 1972.
29. Davis CM. *Complementary Therapies in Rehabilitation: Holistic Approaches for Prevention and Wellness.* Thorofare, NJ: Slack Incorporated, 1997.
30. Trivieri L, Anderson JW. *Alternative Medicine: The Definitive Guide*, 2nd ed. Berkeley, CA: Celestial Arts, 2002, pp. 122–124.
31. Jackson O. The Feldenkrais Method: A personalized learning model in contemporary management of motor control problems. *Proceedings of the II Step Conference.* Alexandria, VA: Foundation for Physical Therapy, 1991, pp 131–135.
32. Ruth S, Kegerreis S. Facilitating cervical flexion using Feldenkrais Method: Awareness through movement. *J Orthop Sports Phys Ther.* 1992:16:25–29.
33. Kerr GA, Kotynia F, Kolt GS. Feldenkrais awareness through movement and state anxiety. *J Bodywork Movement Ther.* 2002;6(2):102–107.
34. Malmgren-Olsson E, Armelius B, Armelius K. A comparative outcome study of body awareness therapy, Feldenkrais, and conventional physiotherapy for patients with nonspecific musculoskeletal disorders: Changes in psychological symptoms, pain, and self-image. *Physiother Theory Pract.* 2001;17(2): 77–95.
35. Smith AL, Kolt GS, McConville JC. The effect of the Feldenkrais method on pain and anxiety in people experiencing chronic low back pain. *N J Physiother.* 2001;29(1):6–14.

36. Kolt BS, McConville JC. The effects of a Feldenkrais Awareness Through Movement program on state anxiety. *J Bodywork Movement Ther.* 2000;4(3):216–220.
37. Lundblad I, Elert J, Gerdle B. Randomized controlled trial of physiotherapy and Feldenkrais interventions in female workers with neck-shoulder complaints. *J Occup Rehabil.* 1999;9(3):179–194.
38. James M, Kolt G, McConville J, Bate P. The effects of a Feldenkrais program and relaxation procedures on hamstring length. *Aust J Physiother.* 1998;44(1): 49–54.
39. Johnson SK, Frederick J, Kaufman M, Mountjoy B. A controlled investigation of bodywork in multiple sclerosis. *J Altern Complement Med.* 1999;5(3): 237–243.
40. Wildman F. *The Intelligent Body: Awareness Through Movement Lessons* (vols. I, II). Berkeley, CA: Frank Wildman, PhD, 1983.
41. Isaacs B, Kobler J. *The Nickolaus Technique.* New York: Viking Press, 1978.
42. Robinson L, Fisher H, Knox J, Thomson G. *The Official Body Control Pilates Manual.* London: MacMillan Publishing Ltd., 2000.
43. Selby A, Herdman A. *Pilates' Body Conditioning: A Program Based on the Techniques of Joseph Pilates.* Hauppauge, NY: Barron's Educational Series, Inc., 2000.
44. Pilates JH, Miller WJ. The Complete Works of Joseph Pilates' Return to Life Through Contrology and Your Health. In Joseph H. Pilates, William J. Miller (eds.) *A Pilates Primer: The Millenium Edition* (2000). Incline Village, NV: Presentation Dynamics, Inc.
45. Karter K. *The Complete Idiot's Guide to the Pilates Method.* Indianapolis, IN: Alpha, 2001.
46. Schroeder JM, Crussemeyer JA, Newton SJ. Flexibility and heart rate response to an acute Pilates Reformer session. *Med Sci Sports Exerc.* 2002:34(5): S258.
47. McLain S, Carter CL, Abel J. The effect of a conditioning and alignment program on the measurement of supine jump height and pelvic alignment when using the Current Concepts Reformer. *J Dance Med Sci.* 1997;1:149–154.
48. Hutchinson MR, Tremain L, Christiansen J, Beitzel J. Improving leaping ability in elite rhythmic gymnastics. *Med Sci Sports Exerc.* 1998;30(10): 1543–1547.
49. Lange C, Unnithan V, Larkham E, Latta PM. Maximizing the benefits of Pilates-inspired exercise for learning functional motor skills. *J Bodywork Movement Ther.* 2000;4(2):99–108.
50. Fitt S, Sturman J, McClain-Smith S. Effects of Pilates-based conditioning on strength, alignment, and range of motion in university ballet and modern dancers. *Kinesiol Med Dance.* 1994;16:36–51.
51. McMillian A, Proteau L, Lebe R. The effect of Pilates-based training on dancers' dynamic posture. *J Dance Med Sci.* 1998;2(3):101–107.
52. Exercise: Pilates incorporates mind and body. *Harvard Women's Health Watch.* 2000;7(6):6.
53. Duschatko DM. Certified Pilates and gyrotonics trainers . . . frozen shoulder. *J Bodywork Movement Ther.* 2000:4(1):13–19.
54. Brown SE, Clippinger K. Rehabilitation of anterior cruciate ligament insufficiency in a dancer using the clinical reformer and a balanced body exercise method. *WORK.* 1996;7(2):109–114.
55. Loosli AR, Herold D. Knee rehabilitation for dancers using a Pilates-based technique. *Kinesiol Med Dance.* 1992;14:1–12.
56. Dolan AM, Hutchinson MJ, Fraser RD. The Pilates based exercise programme in the management of low back pain. *J Bone Joint Surg.* 2001:83B (Suppl 1): 82.
57. Hall DW. *The Effects of Pilates Based Training on Balance and Gait in an Elderly Population.* Unpublished thesis. San Diego, CA: San Diego State University, 1998.
58. Mallery LH, MacDonald EA, Hubley-Kozey CL, et al. The feasibility of performing resistance exercise with acutely ill hospitalized older adults. *BCM Geriatrics.* 2003:3:3.
59. Kish RL. *The Functional Effects of Pilates Training on College Dancers.* Doctoral dissertation: California State University–Fullerton, 1998. ISBN 0-599-11072-4.
60. Rydeard RA. *Evaluation of a Targeted Exercise Rehabilitation Approach and its Effectiveness in the Treatment of Pain, Functional Disability, and Muscle Function in a Population with Longstanding, Uunresolved Low Back Pain.* Doctoral dissertation, Queen's University at Kingston, Canada, 2001. ISBN 0-612-59398-3.
61. Bryan M, Hawson S. The benefits of Pilates exercise in orthopedic rehabilitation. *Tech Orthop.* 2003:18:126–129.
62. Anderson BD, Spector A. Introduction to Pilates-based rehabilitation. *Orthop Phys Ther Clin North Am.* 2000;9(3):395–410.
63. Porterfield JA, DeRosa C. Treatment of Lumbopelvic Disorders. *In Mechanical Low Back Pain: Perspectives in Functional Anatomy.* Philadelphia, PA: W. B. Saunders, 1991.
64. Farrell SJ, Ross AD, Sehgal KV. Eastern movement therapies. *Phys Med Rehabil Clin N Am.* 1999;10: 617–629.
65. Dorcas A, Yung P. Qigong: Harmonizing the breath, the body and the mind. *Complement Ther. Nurs. Midwifery.* 2003;9(4):198–202.
66. Sancier K. Medical applications of Qigong. *Altern Ther Health Med.* 1996;2:40–46.

67. Watkins A. (ed). Successsful aging. In *Mind Body Medicine: A Clinician's Guide to Psychoneuroimmunology*. London:Churchill-Livingstone, 1997.
68. Eisenberg D, Wright TL. *Encounters with Qi—Exploring Chinese Medicine*. New York: Marlow, 1983.
69. Cohen K. *The Way of Qigong*. New York,: Ballantine Books, 1997.
70. Takahashi M, Brown S. *Qigong for Health*. Tokyo: Japan Publication, 1986.
71. Tse M. *Qigong for Health & Vitality*. London: Piatkus, 1998.
72. Huang Z. Effect of Qigong on heart function. Paper presented at Second World Conference for Academic Exchange of Medical Qigong, Beijing, 1993.
73. Wang C, Xu D, Qian Y, Shi W. Effects of Qigong on preventing stroke and alleviating the multiple cerebro-cardiovascular risk factors: A follow-up report on 242 hypertensive cases over 30 years. Proceedings from the Second World Conference for Academic Exchange of Medical Qigong; Beijing China, 1993, pp. 123–124.
74. Mou FF, Yen ZF, Li CY, Chao GL. Study of Qigong's bi-directional regulation and its mechanism. *Chin J Mod Dev Trad Med*. 1991;10:353–356.
75. Lee MS, Lim HJ, Lee MS. Impact of qigong exercise on self-efficacy and other cognitive perceptual variables in patients with essential hypertension. *J Altern Complement Med*. 2004;10(4):675–680.
76. Tsai TJ, Lai, JS, Lee SH, et al. Breathing coordinated exercises improves quality of life in hemodialysis patients. *J Am Soc Nephrol*. 1995;6:1392–1400.
77. Wang C, Xu D, Qian Y, et al. The beneficial effects of Qigong on the ventricular function and microcirculation of deficiency in heart energy hypertensive patients. *Chin J Intern Med*.1995;1:21–23.
78. Wang CX, Xu DH, Qi YH, Kuang AK. The beneficial effect of Qigong on the hypertension incorporated with coronary heart disease. *J Gerontol*. 1988;8:83.
79. Hetzler RK, Knowlton RG, Kaminsky LA, Kamimori GH. Effect of warm-up on plasma free fatty acid responses and substrate utilization during submaximal exercise. *Res Q Exer Sport*. 1986;57:223–228.
80. Wang CX, Xu DH. Influence of qigong therapy upon serum HDL-C in hypertensive patients. *Zhong Xi Yi Jie He Za Zhi*. 1989; 9:516,543–544.
81. Wang C, Xu D, Qian Y. Medical and healthcare Qigong. *J Trad Chin Med*. 1991;11:296–301.
82. Wang C, Xu D, Qian Y, Kuang A. *The beneficial effects of Qigong on hypertension and heart disease*. Proceedings from the Third International Symposium on Qigong; Shanghai, China: Shanghai Institute of Hypertension, 1990, p.40.
83. Xie HC. *The Scientific Basis of Qigong*. Beijing China: Beijing Institute of Technology, 1988.
84. Kuang AK, Wang CX. Research on the "anti-aging" effect of breathing exercises (qigong). *Chung Hsi I Chieh Ho Tsa Chih*. 1987;7(8):455–458, 451.
85. Ruether I, Aldridge D. Qigong Yangshen as a complementary therapy in the management of asthma: A single case appraisal. *J Altern Complement Med*. 1998;4:173–183.
86. Lim YA, Boone T, Flarity JR, Thompson WR. Effects of Qigong on cardiorespiratory changes: A preliminary study. *Am J Chin Med*. 1993;21:1–6.
87. Liu GL, Cui RQ, Li GZ, et al. Changes in brainstem and cortical auditory potentials during Qigong meditation. *Am J Chin Med*. 1990;18:95–103.
88. Zhang JZ, Li JZ, He QN. Statistical brain topographic mapping analysis for EEG's recorded during Qigong state. *Int J Neurosci*. 1988;38:415–425.
89. Zhang JZ, Zhao J, He QN. EEG findings during special psychical state (Qi Gong state) by means of compressed spectral array and topographic mapping. *Comp Biol Med*. 1988;18(6):455–463.
90. Ryu H, Lee HS, Shin YS, et al. Acute effect of Qigong training on stress hormonal levels in man. *Am J Chin Med*. 1996;24:193–198.
91. Skoglund L. The Use of Qigong as a Method of Reducing Stress Amongst Computer Operators. Are Stress Levels and/or Psychosomatic Symptoms Influenced by Qigong Training? MSc paper. Sweden; Karoliinska Institute, 1998.
92. Kuang A, Wang C, Xu D, Qian Y. Research on antiaging effect of Qigong. *J Trad Chin Med*. 1991; 11:153–158, 224–227.
93. Omura Y, Beckman SL. Application of intensified (+) qigong energy, (a) electric field, magnetic field, electric pulse, strong shiatsu massage or acupuncture on the accurate organ representation areas of the hands to improve circulation and enhance drug uptake in pathological organs. *Acupunct Electrother Res*. 1995;20:21–72.
94. Omura Y, Lin TL, Debreceni I, et al. Unique changes found on the qigong master's and patient's body during qigong treatment. *Acupunct Electrother Res*. 1989;14:61–89.
95. Zhang QC, Hsu HY. *AIDS and Chinese Medicine*. Long Beach, CA: OHAI Press, 1990.
96. Lee RH (ed). *Scientific Investigations into Chinese Qigong*. San Clemente, CA: China Healthways Institute, 1992.
97. Wu WH et al. Effects of qigong on late stage complex regional pain syndrome. *Altern Ther Health Med*. 1999;5:45–54.
98. Sancier K. Anti-aging benefits of Qigong. *J Int Soc Life Info Sci*.1996;14:12–21.
99. Guo B. Introducing Qigong: Turn back the clock and rejuvenate. *J Complementary Med*. 1994;45: 14–17.

100. Xu D, Wang C. Clinical study of delaying effect on senility of hypertensive patients by practicing yang jing yi shen gong. Proceedings of the Fifth International Symposium on Qigong. Shanghai, China: 1994, p.109.
101. Hu SH, Shen YM. An observation of senior qigong practitioners' bone density. *Qigong*. 1992;13: 99–100.
102. Ye M, Zhang RH, Wu XH, et al. Relationship among erythrocyte superoxide dismutase (RBC-SOD) activity, plasma sexual hormones (T, E2), aging, and qigong exercises. Third International Symposium on Qigong. Shanghai, China, 1990.
103. Lee MS, Hong SS, Lim HJ, et al. Retrospective survey on therapeutic efficacy of qigong in Korea. *Am J Chin Med*. 2003;31(5):809–815.
104. Jin P. Efficacy of tai chi, brisk walking, meditation, and reading in reducing mental and emotional stress. *J Psychosom. Res*. 1992;36:361–370.
105. Zhou MR, Lian MR. Observation of Qigong treatment in sixty cases of pregnancy induced hypertension. *Chin J Mod Dev Trad Med*. 1989;9:16–18.
106. Jang HS, Lee MS. Effects of qi therapy (external qigong) on premenstrual syndrome: A randomized placebo-controlled study. *J Altern Complement Med*. 2004;10(3):456–462.
107. Farrell SJ, Ross AD, Sehgal KV. Eastern movement therapies. *Phys Med Rehabil Clin N Am*. 1999:10: 617–629.
108. Wong AM, Lin YC, Chou SW, et al. Coordination exercise and postural stability in elderly people: Effect of Tai Chi Chuan. *Arch Phys Med Rehabil*. 2001;82:608–612.
109. Lan C, Lai JS, Chen SY, Wong MK. 12-month Tai Chi training in the elderly: Its effect on health fitness. *Med Sci Sports Exerc*. 1998;30:345–351.
110. Lan C, Lai JS, Chen SY, Wong MK. Tai Chi Chuan to improve muscular strength and endurance in elderly individuals: A pilot study. *Arch Phys Med Rehabil*. 2000;81:604–607.
111. Tsang WW, Hui-Chan CW. Effect of a 4- and 8-wk intensive Tai Chi training on balance control in the elderly. *Med Sci Sports Exerc*. 2004;36(4):648–657.
112. Tsang WW, Hui-Chan CW. Effects of exercise on joint sense and balance in elderly men: Tai chi versus golf. *Med Sci Sports Exerc*. 2004;36(4):658–667.
113. Jacobson BH, Chen HC, Cashel C, Guerrero L. The effect of T'ai Chi Ch'uan training on balance, kinesthetic sense, and strength. *Percept Mot Skills*. 1997;84:27–33.
114. Luskin FM, Newell KA, Griffith M, et al. A review of mind/body therapies in the treatment of musculoskeletal disorders with implications for the elderly. *Altern Ther Health Med*. 2000;6(2):46–56.
115. Shengwen X, Zhenhua F. Physiological studies of t'ai chi chuan in China. *Med Sports Sci*. 1988;28: 70–80.
116. Lan C, Lai JS, Wong MK, Yu ML. Cardiorespiratory function, flexibility, and body composition among geriatric T'ai Chi Chuan practitioners. *Arch Phys Med Rehabil*. 1996;77:612–616.
117. Tse SK, Bailey DM. T'ai chi and postural control in the well elderly. *Am J Occup Ther*. 1992;46: 295–300.
118. Lansheng G, Jianan Q Jisheng Z, et al. Changes in heart rate and electrocardiogram during t'aijiquan exercise. *Chin Med J*. 1981;94:589–592.
119. Tsai JC, Wang, WH, Chan P, et al. The beneficial effects of Tai Chi Chuan on blood pressure, lipid profile, and anxiety status in a randomized controlled trial. *J Altern Complement Med*. 2003:9: 747–754.
120. Lan C, Chen SY, Lai JS, Wong MK. The effect of T'ai Chi on cardiovascular function in patients with coronary artery bypass surgery. *Med Sci Sports Exer*. 1999; 31:634–638.
121. Chao YF, Chen SY, Lan C, Lai JS. The cardiorespiratory response and energy expenditure of Tai Chi Qui-Gong. *Am J Chin Med*. 2002:30:451–461.
122. Zhuo OI, Shephard RL, Plyley MI, Davis GM. Cardiorespiratory and metabolic responses during T'ai Chi ch'uan exercise. *Can J Appl Sport Sci*. 1984;9:7–10.
123. Vaananen J, Xusheng S, Wang S, et al. Tai Chi Quan acutely increases heart rate variability. *Clin Physio Funct Imaging*. 2002:22:2–3.
124. Channer KS, Barrow D, Barrow R, et al. Changes in haemodynamic parameters following T'ai Chi Ch'uan and aerobic exercise in patients recovering from acute myocardial infarction. *Postgrad Med J*. 1996;72:349–351.
125. Young DR, Appel LJ, Jee S, Miller ER. The effects of aerobic exercise on T'ai chi on blood pressure in older people: Results of a randomized trial. *J Am Geriatr Soc*. 1999;47(3):277–284.
126. Brown DD, Mucci WG, Hetzler RK, et al. Cardiovascular and ventilatory responses during formalized T'ai Chi Ch'uan exercise. *Res Q Exerc Sport*. 1985;60:246–250.
127. Schneider D, Leung R. Metabolic and cardiorespiratory responses to the performance of wing chun and t'ai chi ch'uan exercise. *Int J Sports Med*. 1991; 12:319–323.
128. Lai JS, Wong MK, Lan C, et al. Cardiorespiratory responses of t'ai chi chaun practitioners and sedentary subjects during cycle ergometer. *J Formos Med Assoc*. 1993;92:894–899.
129. Lai JS, Lan C, Wong MK, Teng SH. Two-year trends in cardiorespiratory function among older t'ai chi chuan practitioners and sedentary subjects. *J Am Geriatric Soc*. 1995;43:1222–1227.
130. Song R, Lee EO, Lam P, Bae SC. Effects of Tai Chi exercise on pain, balance, muscle strength, and perceived difficulties in physical functioning of older

women with osteoarthritis: A randomized clinical trail. *J Rheumatol.* 2003;30:2039–2044.
131. Van Deusen J, Harlowe D. Efficacy of the ROM dance program for adults with rheumatoid arthritis. *Am J Occup Ther.* 1987;40:90–95.
132. Jerosch J, Wustner P. Effect of a sensorimotor training program on patients with subacromial bursitis. *Unfallchirurg.* 2002:105:36–43.
133. Hong Y, Li X, Robinson D. Balance control, flexibility, and cardiorespiratory fitness among older t'ai chi practitioners. *Br J Sports Med.* 2000;34:29–34.
134. Christou EA, Yang Y, Rosengren KS. Taiji training improves knee extensor strength and force control in older adults. *J Gerontol A Biol Sci Med Sci.* 2003;58:763–766.
135. Li F, Harmer P, McAuley E, et al. An evaluation of the effects of Tai Chi exercise on physical function among older persons: A randomized controlled trial. *Ann Beh Med.* 2001;23:139–146.
136. Yan JH. Tai Chi practice reduced movement force variability for seniors. *J Gerontol A Biol Sci Med Sci.* 1999;54:M629–M634.
137. Qin L, Au S, Choy W, et al. Regular Tai Chi Chuan exercise may retard bone loss in postmenopausal women: A case controlled study. *Arch Phys Med Rehabil.* 2002;83:1355–1359.
138. Bhatti TI, Gillin JC, Atkinson JH, et al. T'ai Chi Chih as a treatment for chronic low back pain. *Altern Ther Health Med.* 1998;4:90.
139. Lumsden DB, Baccala A, Martire J. T'ai Chi for osteoarthritic: An introduction for primary care physicians. *Geriatrics,* 1998;53:84,87–88.
140. Koh TC. T'ai Chi and ankylosing spondylitis: A personal experience. *Am J Chin Med.* 1982;10: 59–61.
141. Shapira MY, Chelouche M, Yanai R, et al. Tai Chi Chuan Practice as a tool for rehabilitation of severe head trauma: Three case reports. *Arch Phys Med Rehabil.* 2001;82:1283–1285.
142. Wolf SL, Barnhart HX, Kutner NG, et al. Reducing frailty and falls in older persons: An investigation of T'ai Chi and computerized balance training. *J Am Geriatr Soc.* 1996;44:489–497.
143. Wolf SL, Sattin RW, O'Grady M, et al. A study design to investigate the effect of intense Tai Chi in reducing falls among older adults transitioning to frailty. *Control Clin Trials.* 2001;22:689–704.
144. Wolf SL, Barnhart HX, Ellison GL, Coogler CE. The effect of T'ai Chi chuan and computerized balance training on postural stability in older subjects. Atlanta FICSIT Group. *Phys Ther.* 1997;77: 371–381, (discussion) 382–384.
145. Wu G, Zhao F, Zhou X, Wei L. Improvement in isokinetic knee extensor strength and reduction of postural sway in the elderly from long-term Tai Chi exercise. *Arch Phys Med Rehabil.* 2002;83: 1364–1369.
146. Mak MK, Ng PL. Mediolateral sway in single leg stance is the best discriminator of balance performance for Tai Chi practitioners. *Arch Phys Med Rehabil.* 2003:84:683–686.
147. Wang JS, Lan C, Wong MK. Tai Chi Chuan training to enhance microcirculatory function in healthy elderly men. *Arch Phys Med Rehabil.* 2001;82: 1176–1180.
148. Wang JS, Lan C, Chen SY, Wong MK. Tai Chi Chuan training is associated with enhanced endothelium-dependent dilation in skin vasculature of healthy older men. *J Am Geriatr Soc.* 2002;50: 1024–1030.
149. Brown DR, Wang Y, Ward A, et al. Chronic effects of exercise and exercise plus cognitive strategies. *Med Sci Sports Exerc.* 1995;27:765–775.
150. Kutner NG, Barnhart H, Wolf SL, et al. Self-reported benefits of t'ai chi practice by older adults. *J Gerontol B Psychol Sci Soc Sci.* 1997;52:242–246.
151. Anonymous. Yoga gets into a popular position: Once a spiritual journey for the few, yoga is now just a good workout for the many. *Harvard Health Lett.* 2003;29(2):4–5.
152. Budilovsky J, Adamson E. *The Complete Idiot's Guide to Yoga,* 2nd ed. Indianapolis, IN: Alpha Books, 2001.
153. Kent H. *Yoga Made Easy.* Singapore: MetroBooks, 2002.
154. Kogler A. *Yoga for Athletes: Secrets of an Olympic Coach.* St. Paul, MN: Llewellyn Publications, 1999.
155. Nespor K. Pain management and yoga. *Int J Psychosom.* 1991;38:1–4:76–81.
156. Stancak A Jr., Kuna M, Novak P, et al. Observations on respiratory and cardiovascular rhythmicities during yogic high-frequency respiration. *Physiol Res.* 1991;40:345–354.
157. Brownstein AH, Dembert ML. Treatment of essential hypertension with yoga relaxation therapy in a USAF aviator: A case report. *Aviation Space Envir Med.* 1989;60:684–687.
158. Schell FJ, Allolio B, Schonecke OW. Physiological and psychological effects of Hatha-Yoga exercise in healthy women. *Int J Psychosom.* 1994;41:46–52.
159. Sundar S, Agrawal SK, Singh VP, et al. Role of yoga in management of essential hypertension. *Acta Cardiol.* 1984;39:203–208.
160. Manchanda SC, Narang R, Reddy KS, et al. Retardation of coronary atherosclerosis with yoga lifestyle intervention. *J Assoc Phys India.* 2000;48: 687–694.
161. Bharshankar JR, Bharshankar RN, Deshpande VN, et al. Effect of yoga on cardiovascular system in subjects above 40 years. *Ind J Physiol Pharmacol.* 2003;47(2):202–206.
162. Garfinkel MS, Schumacher HR, Husain A, et al. Evaluation of a yoga based regimen for the treatment of osteoarthritis of the hands. *J Rheumatol.* 1994; 21:2341–2343.

163. Garfinkel MS, Singhal A, Katz WA, et al. Yoga-based intervention for carpal tunnel syndrome: A randomized trial. *JAMA.* 1998;280:1601–1603.
164. Galantino ML, Bzdewka TM, Eissler-Russo JL, et al. The impact of modified Hatha yoga on chronic low back pain: A pilot study. *Altern Ther Health Med.* 2004;10(2):56–59.
165. Singh V, Wisniewski A, Britton J, Tattersfield A. Effect of yoga breathing exercises *(pranayama)* on airway reactivity in subjects with asthma. *Lancet.* 1990;335(9702):1381–1383.
166. Vedanthan PK, Kesavalu LN, Murthy KC, et al. Clinical study of yoga techniques in university students with asthma: A controlled study. *Allergy Asthma Proc.* 1998;19:3–9.
167. Khanam AA, Sachdeva U, Guleria R, Deepak KK. Study of pulmonary and autonomic functions of asthma patients after yoga training. *Ind J Phys & Pharm.* 1996; 40:318–324.
168. Behera D. Yoga therapy in chronic bronchitis. *J Assoc Phys India.* 1998; 46:207–208.
169. Nagarathna R, Nagendra HR. Yoga for bronchial asthma: A controlled study. *Br Med J.* 1985;291: 1077–1079.
170. Oken BS, Kishiyama S, Zajdel D, et al. Randomized controlled trial of yoga and exercise in multiple sclerosis. *Neurology.* 2004;62(11):2058–2064.
171. Bastille JV, Gill-Body KM. A yoga-based exercise program for people with chronic poststroke hemiparesis. *Phys Ther.* 2004;84(1):33–48.
172. Miller C. Making a difference: Yoga in pregnancy. *Birth Gazette.* 1996;13:34–35.
173. Gaffney L, Smith CA. Use of complementary therapies in pregnancy: The perceptions of obstetricians and midwives in South Australia. *Australian NZ J Obstetr Gynaecol.* 2004;44(1):24–29.
174. Jain SC, Uppal A, Bhatnagar SO, Talukdar B. A study of response pattern of non–insulin-dependent diabetics to yoga therapy. *Diabetes Res Clin Pract.* 1993;19:69–74.
175. Shannahoff-Khalsa DS, Beckett LR. Clinical case report: Efficacy of yogic techniques in the treatment of obsessive compulsive disorders. *Int J Neurosci.* 1996; 85:1–17.
176. Telles S, Naveen KV. Yoga for rehabilitation: An overview. *Indian J Med Sci.* 1997;51:123–127.
177. Uma K, Nagendra HR, Nagarathna R, et al. The integrated approach of yoga: A therapeutic tool for mentally retarded children—A one year controlled study. *J Ment Defic Res.* 1989; 33:415–421.
178. Naveen KV, Nagarantha R, Nagendra HR, Telles S. Yoga breathing through a particular nostril increased spatial memory effects without lateralized effects. *Psychol Rep.* 1997;81:555–561.
179. Shaffer H, LaSalvia T, Stein J. Comparing Hatha Yoga with dynamic group psychotherapy for enhancing methadone maintenance treatment. *Altern Ther Health Med.* 1997;3:57–66.
180. Herzog H, Lele VR, Kuwert T, et al. Changed pattern of regional glucose metabolism during meditative relaxation. *Neuropsychobiol.* 1990–91;23(4): 182–187.
181. Goyeche J. Yoga as therapy in psychosomatic medicine. *Psychother Psychosom.* 1979;31:373–381.
182. Telles S, Nagarathna R, Vani PR, Nagendra HR. A combination of focusing and defocusing through yoga reduces optical illusion more than focusing alone. *Indian J Physiol Pharmacol.* 1997;41(2): 179–182.

제 11 장

운동치료 프로그램 작성 시 고려해야 할 사항들

Therapeutic Exercise Program design Considerations: "Putting It All Together"

목적(Objectives)

학습자는 다음과 같은 사항을 할 수 있을 것이다:

- 건강 정보처리과정, 관리경로 및 치료행위를 위한 지침에 대한 미래 모델들을 서술한다.
- 운동치료 프로그램 개발에 있어 패러다임의 이동을 서술한다.
- 운동치료 프로그램 내원자의 순종을 향상시키기 위한 중재 전략을 발달시키고 긍정적인 건강행동의 개발을 촉진시킨다.
- 삶의 질에 대한 개념을 정의하고 운동치료 프로그램 중재와 그것의 관련성을 논의한다.
- 건강통제위와 자아효능감 사이의 비슷한 점과 차이점을 서술한다.
- 노화, 골관절염, 외과적 중재와 운동치료 프로그램 modification 사이의 관계를 설명한다.
- 개별적이고 기능적으로 관련된 치료 목표를 만들어 낸다.
- 일상활동으로 되돌아 가라고 결정을 내리기 위하여 내원자 본인이 기록한 결과 자료와 기능적 수행 검사의 유용성을 비교한다.

개요(Outline)

건강 정보 처리에 대한 서론 (INTRODUCTION TO HEALTH INFORMATION PROCESSIONG)

운동치료 프로그램의 개발은 내원자에게 필요 한 것과 그들이 바라는 것, 정신생리학적 상호작용, 운동과 운동량 선택 및 잠재적인 위험과 선택한 프로그램의 장점들을 고려하여야한다. 이와 더불어 운동치료프로그램의 교육적인 구성요소를 이해하고 처리할 수 있는 내원자의 능력도 배려하여야 한다

내원자가 어떻게 건강정보를 처리하는 가는 재활 임상가들이 가장 중요하게 고려하여야 한다. 전통적인 건강 교육 도구는 일종의 "one size fits all(하나의 범주가 모든 것에 맞다)"는 접근으로 동일하다는 생각이 내포되어 있다. 새로운 컴퓨터 기술의 출현과 더불어, 보건 교육 도구를 만드는 다른 접근법들이 나타나고 있다. 도구들은 대단위로 만들어지는 것이 아니라, 컴퓨터에 의해 한 번에 하나씩 생성되며 내원자 개별에게 맞춰진다. 심리사회적 및 행동적 자료를 모아서 가능성의 서고에서부터 온 건강 메시지가 각 내원자에게 가장 적절하도록 정해서 컴퓨터 프로그램에 입력한다

Elaboration Likelihood Model(ELM)은 tailored communication을 위한 이론적 원리를 부여한다. 이 모델에 따라, 내원자들이 개인적으로 적절하게 되도록 정보를 깨닫게 된다면 중추 루트 처리과정으로서 연구자들이 언급한 것을 관여시킴으로 내원자들은 정보를 능동적으로 사려깊게 처리하는 것 같다. ELM은 다양한 상태 하에 내원자들이 능동적 정보처리자라는 전제를 근거로 한다. 즉, 주의깊게 메시지를 고려하며, 자신의 과거 경험과 메시지들을 결부시키고, 그들이 마주 치는 다른 정보들과 메시지들을 비교한다. 연구들에서는 면밀히 검토된 이러한 방법으로 처리되어진 메시지들이 면밀히 검토하지 않은 메시지들보다 차라리 좀 더 영구적인 행동 변화를 초래하는 것 같다고 나타났다.

운동치료 프로그램의 임상 설계시 내려진 결정을 토대로 한 증거는 잘 맞춘 교육 도구들이 1) 집중력을 더 크게, 2) 이해를 더 많이, 3) 다른 사람과 내용을 더 잘 토의하고, 4) 만족스런 행동을 변화시키려는 의지를 더 크게, 5) 실질적 행동 변화에 대한 가능성을 더 많이 이끌어 낸다. 몇몇 조사 연구에서는 재활 임상가들의 메시지의 기획과 조합이 읽고, 기억하며 저장하고 다른 사람과 논의 하에, 흥미를 가지고 독서자로서 인지하며, 개별적으로 관련되고, 만약 그것이 개별적인 내원자의 요구에 맞다면 그들에 대하여 특별히 기록하는 것 같다.

> **핵심(Key Point):**
>
> 환자에게 맞춰진 교육 도구들은 집중력을 더 크게, 이해를 더 많이, 다른 사람들과 내용을 더 잘 토의하고 내용에 나온 행동들을 변화시키려는 의지를 더 크게, 행동변화의 가능성을 더 많이 이끌어 낸다.

Bull[8] 등은 보통의 관리 대조 그룹으로 또는 신체적 능동 자료을 받았던 세 그룹중의 하나로 무작위로 선별된 주된 성인 관리 내원자들내에서 개별화와 관련된 사용목적에 알맞게 만드는 것의 효과들을 사정하였다.

결과에서는 맞춰지고 개별화된 도구들을 일반적인 도구라기 보다 좀 더 개별적으로 관련되어 있는 것으로 인지되었다. 개별화된 것인지 아닌 것인지에 따라서, 개별화된 맞춰진 자료들을 받은 그러한 내원자들은 다른 실험 그룹이나 대조군 보다 더 일상생활의 신체 활동을 증가시켰다(즉, 집에서 일하기, 마당일 하기). 대부분의 경우, 일반적이고 개별화된 자료들은 다소 좋게 평가되어지며, 개별화가 이전 연구에서 관찰되어진 맞춤 효과 탓만이 아닌 것 같다고 제안하고 있다.

Krueuter[9] 등은 체중 감소에 대한 맞춤식 또는 미 맞춤식으로 나온 교육 도구를 사용할 무작위로 선별한 과체중 남성과 여성 198명을 연구하였다.

내원자들은 자신의 체중과 관련된 목표, 믿음 및 행동에 대하여 간단한 설문지를 작성하고 나서 세가지 형태의 체중 감소 도구들 중 하나를 받았다. 첫 번째는 설문지에 나온 자신의 대답에 따라 특별하게 맞추었다. 두 번째는 체중 감소에 대하여 미국 심장 협회에서 만든 일반적으로 만들어진 팜플렛을 사용하였다. 세 번째는 두 번째와 같은 내용으로 하였지만, 맞춤식 도구처럼 정확한 것으로 보이게 구성하였다. 이러한 후자 상태에 포함되는 것으로는 연구에서 드러난 결과들을 이끄는 맞춤식 메시지들의 내용이나 또 다른 공로인지를 사정하기 위한 메카니즘을 부여하였다. 결과들은 ELM 모델이 비 맞춤식이라기 보다 맞춤식 도구가 교육 목적에 사용되어질 때 좋은 결과를 보이는 central-route cognitive process(매우 효과적)라고 하였다. 체중 감소 연

구로부터 얻은 자료의 재분석은 이러한 예언을 확인하였다. 그 내용이 얼마나 개개인의 요구에 잘 맞춰졌는지에 따라 세 가지 범주중의 하나로 비 맞춤식 정보를 받은 모든 참여자들을 분류하였다. 다양한 인지, 정서 및 행동 측정(즉, 도구들에 대한 주의집중력, 긍정적인 인지반응, 저지방 음식물을 선택), "잘 맞춰진" 비맞춤식 도구는 맞춤식 도구에 대한 결과보다 좀 더 나은 또는 좋은 만큼 결과를 가진다. 동시에 중간정도와 좋지 못하게 맞춰진 비 맞춤형 도구들은 다른 전반적인 접근보다 열등하다.

질병과 장애 범주에 제공 되어지는 증거 기준 진단과 치료법의 표준 순서를 제시하는 건강관리 산업은 관리 경로, 알고리듬 및 실습 지침을 사용한다. 임상조사를 토대로 한 관리 경로의 이용은 내원자 관리를 표준화하도록 도와주며 효과적인 진단과 상담 중재를 위한 필수적인 요소를 부여하는 건강 관리 논문에 고려할 만한 증거가 있다. 목표는 그 자체로 전문적인 행동과 보상을 받아들일 내원자 관리 지침서를 만드는 것이다. 이것이 성공적인 범위내에서 이루어지기 위해서는 5가지 구성요소들이 필요하다. 1) 지침서는 폭넓게 사용되며 습관적으로 되어야 한다. 2) 여러 분야의 건강관리 전문가들은 관리에 있어 사고를 예방하기 위하여 그것을 사용할 수 있다. 3) 재활임상가들은 다른 사람들에게 자신들의 결정과 의사소통을 지도하기 위하여 간단한 전달법이나 요약문으로서 그것을 사용할 수 있다. 4) 지도 구성요소들을 전하기 위한 논리학은 편리하며 신뢰할만하다. 5) 지침은 수행측정을 말하며 그것의 평가와 향상을 위하여 사용될 수 있는 수집된 정보를 통합한다. 재활 임상가들이 계발한 개별화된 계획 또한 지침서 수정을 위한 정보로서 제공된다.

> **핵심(Key Point):**
>
> 내원자를 다루는 지침서의 목표는 내원자들이 좀 더 폭넓게, 습관적으로 사용하도록 하며 관리 사고를 예견하는 한 방법으로서 여러 분야의 건강관리 전문가에게 제공되며 재활임상가들을 위한 의사소통 매개체 또는 결정을 내리기 위한 안내로서 주어지며, 건강관리 전달상의 편리성과 신뢰성을 높이도록 도와주며 수행을 측정하는 한 방법으로서 주어진다.

물리치료사로서 재활 임상가들은 평가와 중재의 표준화된 모델과 관리 표준의 중요성을 인지한다. 여기 검토된 것은 증상의 스텍트럼이 내원자들을 상담하고 검색하는 코스내에서 확인된 평가와 제공된 치료를 모순없이 확보하기 위하여 계발된 관리 경로 지침서이다.

건강관리 경로 알고리듬 발달 (CARE PATHWAYS ALGORITHM DEVELOPMENT)

알고리듬은 사례 관리를 위하여 사용되어지고 발달되어졌다. 현대사회에서 책임은 모든 전문가들에게 가장 우선시되는 것이다. 알고리듬을 통한 대상 관리는 체계적 관점을 나타낸다. 알고리듬은 질문에 대답을 주려 한다. "이 문제상황을 체계적으로 다룰수 있는 가장 최선의 방법은 무엇인가?" 알고리듬에는 특별한 기능 활동이나 수반되는 중대한 경로와 결부된 문제를 푸는 방침이 내포되어 있다.

원하는 결과가 나온다면, 문제는 효과적으로 다루어진 것이다. 원하는 결과가 나오지 않았다면, 원하는 결과를 얻기 위하여 조절할 수 있다.

강조해야 할 사항은 재활임상가들이 관련된 연구를 기능적 중재로 전환시킬 수 있는 창조적인 문제 해결사가 되어야 한다는 것이다. 관련된 결과를 확증하도록 중재접근을 다루어야 한다. 따라서, 재활임상가는 거의 완전한 원리들과 실습으로 이미 정리된 처리 기술들을 갖도록 해야 한다. 이것은 이것이 쉬운 과정이 라는 것을 의미하지는 않는다. 알고리듬들이 제공하는 주요한 경로들이 계발되기 위해서는 에너지와 시간이 걸리지만, 운동치료 프로그램을 개발함에 따라 재활임상가들에게 중요한 문제 영역을 효과적으로 다룰 수 있는 체계적인 방법을 제시한다.

알고리듬을 만드는 단계 (Steps in Building an Algorithm)

1. 문제를 확인한다. 내원자의 상태와 내원자의 개별화된 또는 내원자에게 맞춘 필요사항들을 명기한다.
2. 상태의 작업 흐름, 상태의 모든 가능한 원인 및 진단을 위하여 선택할 수 있는 방법들, 내원자 교육, 중재와 조정 및 사후 또는 재평가를 검토한다.

3. 진단적, 치료적 또는 조정 단계들은 다음의 순서이다.
   a. 어떠한 긴급하거나 응급상태를 제외시킨다.
   b. 빈도 순서로 가장 일반적인 상태들을 제외시킨다.
   c. 상태의 다소 빈도가 적은 원인을 제외시킨다.
   d. 제거되었던(예, 관절염 증상의 원인으로서의 관련통 증후) 상태들에 관한 정확한 순서도를(flow chart) 재검토한다.
   e. 상태의 믿지 못할 원인들은 보충 설명으로 넣는다.

4. 결정상자와 중재상자들을 차례대로 나열한다.

5. 아래 사항을 상세하게 중재에 넣는다.
   a. 진단 또는 상태를 확인하거나 감시하기 위한 단계들을 체계적으로 나타낸다.
   b. 중재들을 자세히 쓴다.
   c. 임상 사례에 따라 중재에 근거를 둔 증거들을 자세히 적는다.
   d. 중재의 마지막 상태를 밝힌다(예, 기능 수준, 퇴원, 전문가에 의뢰).

6. 각주와 주석 달기의 목적
   a. 알고리듬 내에 사용되어진 용어들을(예, high risk client: 위험성이 높은 내원자)밝히거나 알고리듬을 상세히 설명한다
   b. 알고리듬에서 제외 되어야하는 것을 설명하고 관련되었지만 임상적인 조정 과정에는 첨부하지 않은 것을 설명한다.
   c. 언급된 것을 토대로 증거를 들어 임상적인 이론근거를 명백하게 설명한다(**표 11.1**).
   d. 문제에 대한 중재 또는 알고리듬 내에서 이루어진 결정들에 대한 정보를 열거한다.

임상적 알고리듬의 기본 구조 (Basic Clinical Algorithm Construction)

임상적인 알고리듬들은 세 개의 다른 모양의 박스들로 구성된다:

1. 타원은 임상적인 문제들이나 실체를 나타낸다.

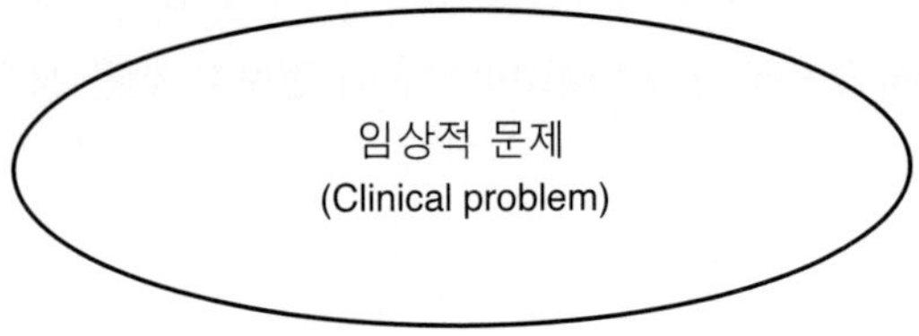

2. 직사각형은 제공하는 중재나 취해지는 활동들을 서술한다.

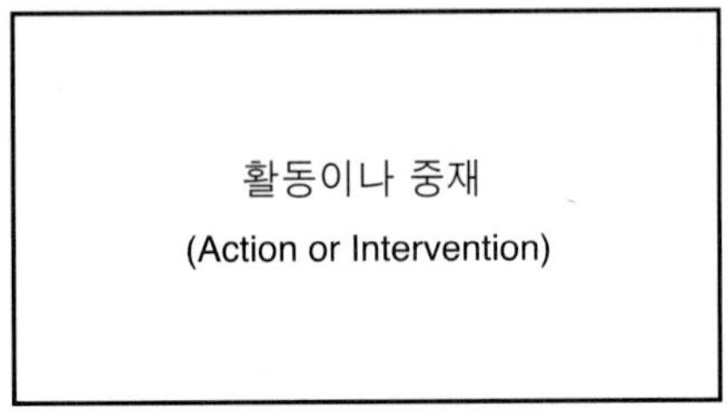

3. 다이아 몬드는 임상적인 질문이 증거 기반 결정으로 이끌어 나오도록 하는 것이다.

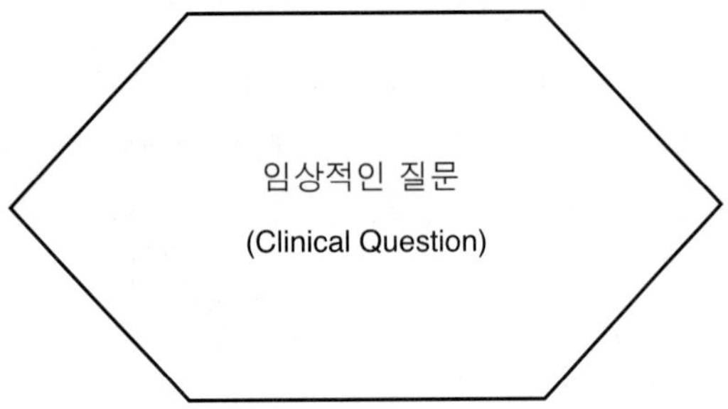

결정 박스 뒤에는 항상 두가지의 가능성들이 있다. 각 결정 박스는 "예" 와 "아니오" 결정을 내리도록 하는 두가지의 가지가 붙어 있어야 한다. 이 결정에 따라, 각각의 선택들은 결정을 내리는 과정내에 포함되어져야 하며 알고리듬 내에 요약되어야 한다.

재활임상가를 위한 관리 경로 지침 (Care Pathway Guidelines for Rehabilitation Clinicians)

관리 경로 지침은 진단, 치료 및 follow-up이 되도록 특별한 정보와 타임라인 윤곽을 그린 것이다. 그들은 나아가

표 11.1 일차 연구 질문에 대한 흔적의 단계

	연구들의 형태			
	치료적 연구들: **치료 결과를 조사 한다**	**예후 연구:** **질병의 결과를 조사한다**	**진단적 연구들:** **진단적 검사를 조사한다**	**경제적, 결단 분석:** **경제적 또는 결단 모델**
I 단계	1. 무작위로 통제된 실험 a. 현저한 차이점 b. 현저한 차이가 전혀 없지만 신뢰구간은 좁다. 2. 무작위로 통제된 실험 I 단계의 체계적인 재검토(연구들은 동질적이었다.)	1. 전향적 연구 2. I 단계연구의 체계적인 재검토	1. 이전의 검사들이 일련의 일관된 내원자들에(보편적으로 적용되어진 reference gold standard로) 있어 진단적 기준을 발달시켰다(보편적으로 적용되어진 reference gold standard로). 2. I 단계 연구들을 체계적으로 검토	1. 임상적으로 사리에 맞는 비용과 대안:여러 연구들에서 얻은 값:다변량 민감도 분석(multiway sensitivity analyses) 2. I 단계연구의 체계적인 재검토
II 단계	1. prospective cohort study 2. 저품질의 무작위로 통제된 실험(Poor-quality randomized controlled trial)(즉, 〈80% follow-up) 3. Systematic review[2] a. Level II studies b. Nonhomogeneous Level I studies	1. 후향적 연구 2. 이미 무작위로 통제된 실험으로부터 다뤄지지 않은 규제에 대한 연구 3. Ⅱ 단계 연구들의 체계적 재검토	1. 일관된 내원자들(보편적으로 적용되어진 reference gold standard로)의 원리에 대한 진단적 기준 계발 2. Ⅱ 단계연구들의 체계적 재검토	1. 임상적으로 사리에 맞는 비용과 대안: 여러 연구들에서 얻은 값: 다변량 민감도 분석(multiway sensitivity analyses) 2. Ⅱ 단계 연구들의 체계적 재검토
III 단계	1. case-control study 2. 후향적 코호트 연구 3. Ⅲ 단계의 체계적 재검토		1. 일관적이지 않은 환자들에 대한 연구(보편적으로 적용되어진 reference gold standard로) 2. Ⅲ 단계의 체계적 재검토	1. 제한된 대안 및 비용들: 좋지 못한 추정치들 2. Ⅲ 단계의 체계적 재검토
IV 단계	case series(전혀, 또는 historical. 대조 그룹)	case series	1. case-control study 2. poor reference stndard expert opinion	민감도 분석이 전혀 없다.
V 단계	전문가의 치료	전문가의 치료	전문가의 치료	전문가의 치료

1. 모든 내원자들은 등록된 내원자들의 똑같은 것에서 80% follow-up이상으로 더크게 자신들의 질병 코스(inception cohort)에서 동일한 지점에서 등록되어졌다.
2. 한 개 또는 그이상의 이전 연구들로부터 결과들의 연구
3. 내원자들은 동일한 시간과 상황으로 다루어진 내원자들의 대조군과 비교되어졌다.
4. 연구는 치료가 실시되어진 후부터 시작되어졌다.
5. 특정 결과가 있는 내원자들이("case" with, 예를 들어, 실패한 failed 고관절 치환술 total hip arthroplast) 결과가 없는 사람들과("control" with, 예를 들면, 고관절 치환술의 실패가 없는)total hip arthroplast) 비교되어졌다.
이 장에서는 the Center Evidence- Based Medicine, Oxford, UK,에서 발간한 자료들을 수정한 것입니다. 좀 더 많은 정보를 원한다면, www.cebm.net을 살펴보십시오.
(출처: http://www.ejbis.org/misc/public/instrux.shtm1#levels.)

결정을 하는 과정, 누가, 무엇을 그리고 내원자와 내원자와 관련된 다양한 활동들, 언제, 임상적으로 제공되는 서비스들 그리고 이 분야 건강 관리 전문가들 내의 잠재적인 상호작용과 언급된 개개 내원자의 특별한 요구에 대한 제공자들을 다룬다. 포괄적인 주요한 경로의 기능적 요구들을 뒷받침하는 임상 정보 시스템들이 또한 변화를 위한 적절한 관리 경로들의 실행과 계발쪽으로 주어진다. 운동치료 프로그램이 필요한 내원자들을 위한 관리 경로들은 몇가지 단계로 되어 있다. 때때로, 내원자들은 증상들을 나타낼 것이다. 그리고 병력과 시스템 재검토, 증상들을 확인, 급성 또는 만성 상태에 대한 진단적 기준을 통하여 경로를 바꾼다. 증상들과 더불어 그것은 또한 특별한 치료와 뒷받침할만한 관리들을 생각하며 어떻게 재활임상가가 시간에 따라 임상적 상태를 검색하고 재사정 할 것인지를 고려할 것이다. 진단과 중재모델을 통하여 수행하는 재활임상가를 도와주는 표준 flowchart 모델이 **그림 11.1**에 제시되어 있다.

관리 경로는 사정과 치료 또는 중재들이 일어나도록 특별한 스케줄로 되어 있다. 상태에 대한 진단과 치료 책임의 중요성을 특이성과 더불어 주목한다. 진단적, 치료적 모두의 증거를 토대로 결정을 내리는데 특별한 강조를 둔다. 게다가, 특별한 정보는 그들의 케이스에 유일하게 특별한 문제를 보이는 내원자들을 위한 임상적인 관리와 연관된다. 이들이 운동치료 프로그램이 필요한 내원자들을 위한 표준화된 관리와 치료를 줄 수 있는 관리 경로로 고려되는 표준 구성요소들이다. **표 11.2**는 활동이 치료 중재의 조항안에서 여러 단계에서 수행되어지는 것을 보이는 샘플 관리 경로이다.

운동치료 프로그램 내에서의 패러다임의 변화 (PARADIGM SHIFTS IN THERAPEUTIC EXERCISE PROGRAMS)

전통 모델에서 부터, 재활임상가, 의사 및 다른 사람들은 재활 서비스를 부여하기위한 다방면(multi- skilled) 전문가와 연락하는 건강 관리 전문가들의 네트워크의 일부분이 되었다. 비용절감, 인두제(capitation), 효율성에 초점을 맞춘 서비스 계약과 임상가들이 제공한 서비스료로서 알려져 온 재정적 인센티브(financial incentives)의 사용이 이러한 네트워크 상에서의 미래 변화들을 조정할 것이다.

다음 세대에서 재활임상가는 우리의 유일한 재능을 이해하도록 우리를 격려하는 Covey[17] 등에 의해 제기된 문제들을 고려하여야 한다. Covey가 말하는 재능이란 임상가들이 *자가 인식*, 우리의 생각을 점검하고 우리 승패로부터 취하는 우리의 역량이 어느 것이지, 환자 전체에 대한 이해와 동기 및 의무를 논하는 것이다. 두 번째 인간 재능은 임상가의 개인적인 계발 내에서 잘 인지되며 의식으로 알려진 *융의 개념*을 다룬다. Covey[17] 등은 의식이 인간의 잠재력에 대한 이해와 지혜를 연결시킨다고 주장한다. 그것은 우리가 임상적인 마주침으로 이끄는 것이 무엇인지에 대한 도덕적 구성요소를 추가한다. 세 번째 재능은 즉, *우리가 존재하는 능력* 모두를 인지하기 위하여 그리고 우리 내원자들의 최대 관심사에서 활동하도록 내원자들을 우리의 가능만큼 보여지는 것이다. 네 번째 재능은 *상상*이며 이는 임상가로서 창조적인 혁신을 마음에 그릴 수 있는 능력과 우리가 창조적이고 잘 맞게 만들어진 운동치료 프로그램과 다른 중재들을 우리 내원자들에게 제공하도록 하기 위한 방침이다.

재활임상가들은 효과적인 대인관계 능력 개발을 통하여 동료 전문가와 소비자들을 끌여들여야 한다. 즉, 진단 치료 조정의 새로운 모델, 운동치료 조절을 포함한 중재 스펙트럼을 위한 질적 도구들을 개발, 그리고 우리가 제공하는 중재들의 효과를 측정하는 임상적인 연구(초기 중재 후 내원자들의 이해를 평가하는 것과 같은)(**그림 11.2**) 등이다.

이러한 모든 변화들은 재활임상가의 레퍼토리 내에서 이다. *진단*은 재활임상가가 치료쪽으로 기울이도록 하는 주된 기능부전을 확인하는 용어이다. 의학 진단만이 재활임상가의 임상 치료 실시, 교육 또는 연구를 명하거나 또는 중재의 효과를 단정하기에는 충분치 않다. 내원자의 의학적 진단, 상태, 병리, 상해, 손상, 기능 제한과 장애 정도에 관련된 정보는 병력을 적는 과정에서 종합적으로 다루어진다. 손상 정보는 도수 근력평가, 관절가동범위 측정, 등속성 동력 측정 등과 같은 특별한 임상 측정들과 검사들을 통하여 측정한다. 그러나, 내원자의 기능 제한에 관한 정보는 Time Up and Go, the Single Leg Hop, the Berg Balance Scale 및 the Six-Minute Walk Test와 같은 특정 기능 검사들을 통하여 측정한다. 내원자의 기대와 임상적인 결과가 이 분야의 임상 서비스의 범위에 동의하고 상호간에 서로 논의된 결과여야 한다(**그림 11.3**).

사람들은 질문할 수도 있다. 다음 세대 재활분야에서 나타날 뚜렷한 변화는 무엇입니까?

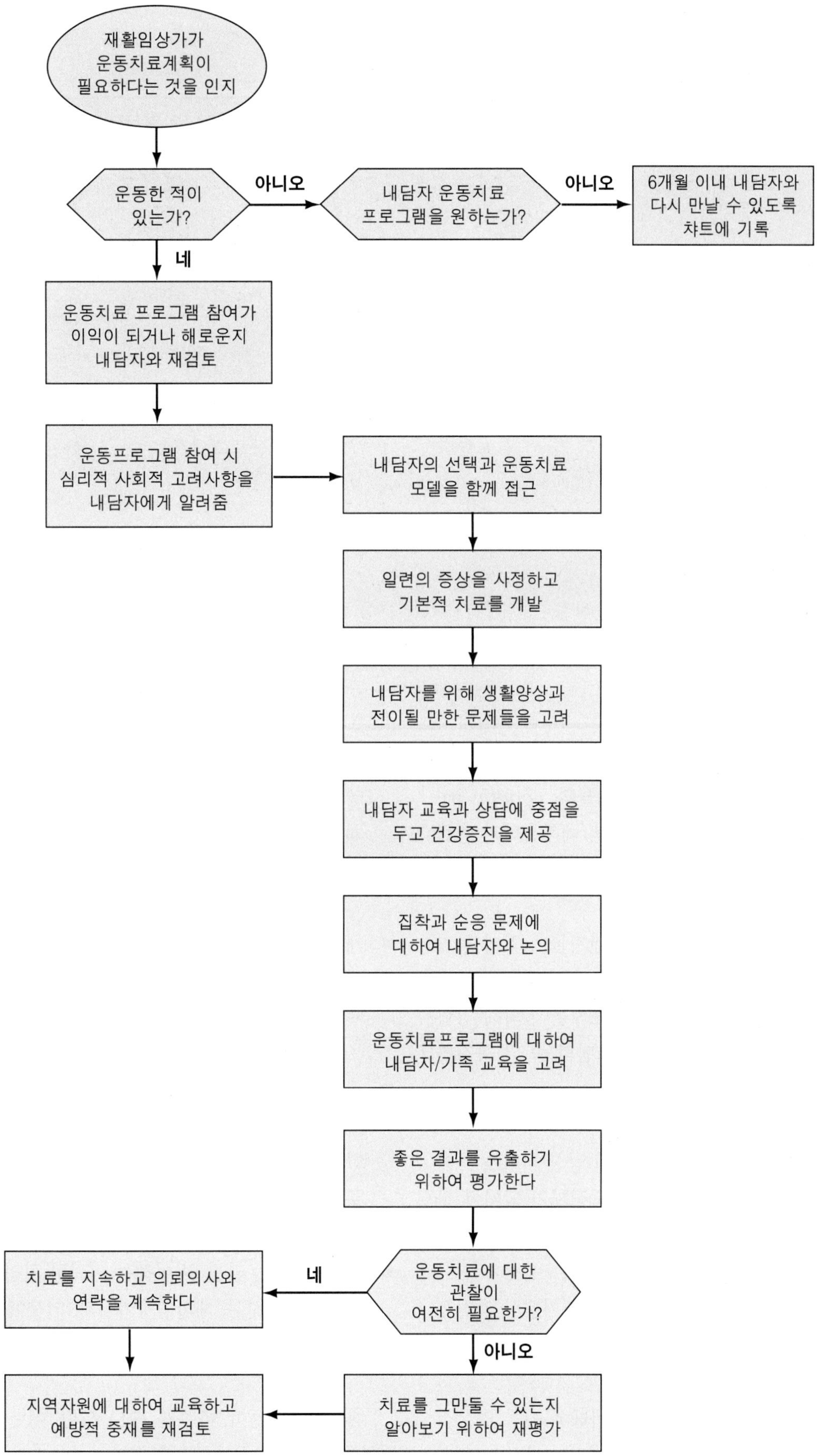

그림 11.1 치료적 운동 프로그램용 지침 모델.

표 11.2 운동치료 프로그램을 위한 통합된 표본 관리 경로

활동	첫 번째 방문	두 번째 방문	세 번~일곱 번 방문	여덟 번째 방문
사정	운동치료 프로그램 참여 여부에 대한 심사	심사 결과를 재검토	내원자의 PRN 사정	운동 치료적 프로그램 중재를 재사정(특히 교육적 목적들)
중재	운동치료 프로그램은 내원자와 함께 검토되어진다.	내원자의 운동치료 프로그램의 구성요소들에 초점을 맞춘 교육 모듈	내원자들의 운동치료 프로그램을 위한 중재의 사실적인 음영: gradients(수정 등) 제공한다.	더 많은 운동치료 프로그램을 위한 고려사항들이 필요하다(수정, 유지)
상담/숙고하여야 할 사정들	내과 전문의 심리학자 정형외과 의사	필요한 대로 의뢰를 검토한다.	상담 권고를 운동 치료 프로그램으로 통합한다.	상담을 더할 필요에 대한 재검토
내원자/가족	관련되어 있는 것을 고려한다.	면담한다.	내원자를 재검토한다.	내원자와 가족을 지속적으로 격려한다.
교육	내원자의 운동치료 프로그램 내에서 가족이나 중요한 다른 사람들.	내원자들의 운동치료 프로그램을 재검토하기 위한 중요한 다른 사람들.	내원자 치료를 위해 뒷받침될 환경으로서 가족의 중요성.	운동치료 프로그램 참여를 유지하기 위한 지원.

- 재활임상가들은 전통적인 치료 계획들과 *genetic interface*(그것이 내원자 건강의 진단과 예후측면과 관련되어 있기 때문에 유전자 분석으로 얻어지는 정보).

- 우리가 아는 것처럼 진단 평가는 내원자들에 있어 동기와 행동에 영향을 주는 유전적 요인들이 어떻게 순응 패턴을 야기하는지 지적, 인성적 유전표지들에 의해 영향을 받는지를 분석하는 네트워크 시스템의 좀 더 복잡한 분석으로 바뀔 것이다.

- 재활임상가들은 부득이 내원자들에게 임상 서비스 스펙트럼을 제공하는 여러 가지 기술의 숙련자가 되어야 한다.

- 새로운 진단 모델과 중재 기술을 포함한 기술상 약진은 치료를 계획하는데 강한 영향을 줄 것이다.

- 운동치료 "super center"는 한 지붕아래에—즉, 임상적인 건강 관리 "mall"—여러 학문분야의(multi-disciplinary) 의학 및 재활 건강 관리, 모든 전문가(치료사들, 영양사, 운동 생리학자 및 기술자, 운동 트레이너, 의사, 재활 간호 전문가를 포함한)들이 중요한 임무를 담당하는 것이다.

- 재활 의학, 교육, 심리 및 과학에서의 새로운 동맹이 내원자 건강 관리 요구들을 다루는데 소중한 파트너로서 재활임상가들에게서 나타날 것이다.

- 데이터 베이스들은 신체적, 심리적, 유전적 그리고 생화학적 특성에 영향을 받은 내원자들에게 예상되어질 수 있는 운동치료 수행의 패턴들과 컴플라이언스를 다루는 주요한 정보를 보유할 것이다.

- 교육과 정보, 인지 및 이해는 이러한 처리과정에서 주요한 역할을 하는 재활임상가들과 더불어 내원자들에게 삶의 질적인 문제를 다루는 결정적 구성요소가 된다.

재활임상가들이 마주칠 수도 있는 어떤 예상되어지는 변화들을 **표 11.3**에 요약하였다.

Client Health Education
EVALUATION
Anterior Cruciate Ligament Injury

Directions: Indicate in the column on the left what your knowledge of the injury is currently based upon the following criteria:

1 = Not familiar
2 = Somewhat familiar
3 = Familiar
4 = Very familiar

Evaluation prior to consultation	Objectives	Evaluation after consultation
______	1. Where is the anterior cruciate ligament (ACL) located?	______
______	2. Do you know what caused the ACL to tear?	______
______	3. Is surgery required or are there other options?	______
______	4. What will happen if this condition goes on untreated?	______
______	5. Are there any changes in living conditions or behavior that will result from this condition?	______
______	6. How long is the period of rehabilitation for this injury?	______
______	7. Is there a high likelihood that you will return at top level to your sport next year?	______
______	8. Will the condition of your knee worsen over time?	______
______	9. What is your plan for treatment and rehabililitation?	______
______	10. Do you know what you need to do in order to manage this injury and maintain the health of your knee after the period of rehabilitation?	______
______ Total points		______ Total points

그림 11.2 대상자 평가.

> **핵심(Key Point):**
>
> 건강관리상의 미래 방향은 심리생리, 여러분야에 걸친 중재(유전 표지를 더 많이 고려하면서)와 증거에 토대를 둔 의사결정 관점으로부터의 내원자 교육을 더 많이 강조할 것이다.

중재 전략뿐 아니라, 건강 증진과 예방 프로그램의 성공은 운동치료 프로그램이 필요한 내원자들의 경우에 사정과 중재에 대한 임상 모델들을 사용하는 재활임상가에 좌우될 것이다.

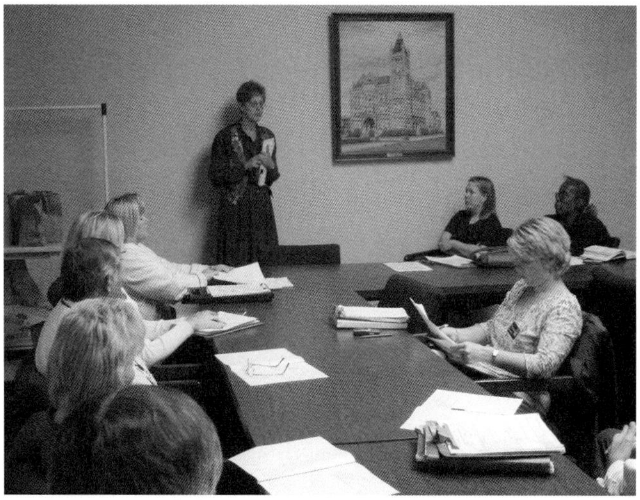

그림 11.3 건강관리에 대해 교류하는 모임.

내원자의 순종을 향상하고 긍적적인 행동으로 변화시킴
IMPROVING CLIENT COMPLIANCE AND ACHIEVING POSITIVE BEHAVIORAL CHANGE

Guccione[20]에 따르면, *컴플리언스*란 용어는 내원자가 중재를 성공적으로 하기 위하여 재활임상가의 지도대로 하여야 한다는 것을 의미한다. *집착(adherence)*이란 용어가 내원자의 일부효과와 선택의 자유를 의미하기 때문에 이 용어를 때론 선호한다. 이 단락 전체에서 우리는 인용문헌에서 쓴 전문 용어를 사용할 것이다. 심혈관계 훈련 순응은 노인들에게 있어 좀 더 천천히 나타난다고 알려져 있다. 그러나, Sheldahl 등은 60세~71세의 건강한 남성이 6개월의 지구력 훈련에서 35세~50세 사이의 건강한 남성들에서 할 수 있는 것과 비슷한 time course와 생리학적 변화의 magnitute 를 보여준다고 하였다. 그들은 또한 중년층 내원자들보다(45%) 더 높은 퍼센트의 나이든 사람(71%)이 연구 수행 후 6개월 더 고강도의 운동 치료 프로그램에 계속해서 참여하였다고 하였다. 이러한 차이점의 한가지 이유는 은퇴로 인하여 노년층이 참여할 수 있는 시간적 여유가 더 많았기 때문이다. 그러나, 고강도 훈련 프로그램에 참여한 노년층 내원자들에 있어 상해를 입을 수 있는 잠재성이 더 높게 나타났다. Kohrt[23] 등은 고강도 운동치료 프로그램에 참여한 노인 내원자를 위한 정형학적 상해 빈도가 약 50% 정도라고 보고하였다.

*Transtheorical model*이 심혈관 지구력 운동으로 시작과 순응을 제시하기 위하여 적용되어 왔다. 모델은 내원자가 다섯가지 단계를 통하여 처리함으로서 행동(담배를 끊고, 운동을 시작)을 바꾼다고 한다. 즉, 1) *무관심 단계*(precontemplation: 행동 변화에 대한 진의가 전혀 없다) ; 2) *숙고*(contemplation: 행동을 바꾸려고 진실로 원하지만 아직 행동에 옮기지는 않음); 3) *준비*(preparation: 진짜 행동 변화를 보이기 위하여 때때로 중단하고 시작함); 4) *실행*(6개월이나 더 적은 기간 동안 일관되게 행동의 변화를 보임); 5) *유지*(6개월 이상 동안 행동 변화를 지속).

> **핵심(Key Point):**
> Transtheorical model의 5가지 단계들은 무관심 단계, 숙고, 준비, 실행, 유지이다.

표 11.3 운동치료 프로그램 실행상 기대되어지는 변화

	현재	미래
조직상 패러다임	운동 시 치료 어떤 전문성을 가진 방법들의 전통적인 모델들	여러 수준의 운동치료 프로그램들의 통합된 체제를 전반에 걸쳐 협력을 맺는 전문가들의 동맹과 네트워크들
의사소통과 정보체계	문서 기록, 개별적으로 계발되어진 프로파일, 기록 시스템, 근거리 정보망으로의 접근하기 쉬움, 제한된 접근	electronic profile, 학습 스타일에 의한 clustering clients, 유전적인 경향, 온라인지원 시스템, 전자메일, 전자 파일, 재활,의학 및 건강 관련 정보시스템과 협의에 의한 컴퓨터 화면 문서
사정 시스템	내원자를 위한 제한된 측정과 사정 절차들, 종이 및 연필로 검진: 기본적인 생리학적 사정	유전적, 생리 역학적 표지를 다루는 사정의 통합된 네트워크들 즉, 구성요소들에 토대를 둔 통합된 사정 시스템을 통한 학습과 인지 스타일
중재	순차적인 중재로 이루어지는 개별화된 사정과 중재,내원자들의 동기 형태: 전통적인 교과서로서의 역할을 하는 것이다.	진단과 훈련 시 가상 현실(virtual reality)을 이용한 유전적 그리고 생화학적 표지들에 근거를 둔 통합된 중재,운동치료 프로그램시 적용되는 치료
예방과 웰니스에 초점	내원자를 위한 예방에 근거를 두자고 주도하기에는 의욕들이(인센티브:동기유도) 부족함	웰니스; 예방 중재, 내원자들에 대한 인센티브, 건강 증진에 있어 유적적인 것에 대한 상담과 행동 의학(behavior medicne)을 더 많이 이용

초기 건강 행동 변화들은 대체로 모두하거나 전혀 하지 않는 것과 같은 것이 아니라, 자주 그만두고 다시 시작하는 것이 특징이다. 동시에 내원자는 어느 단계에 고착될 수 있고 전단계로 퇴보하거나 다음단계로 넘어갈 수 있다. 여러 재활임상가들은 아마도 실행단계에 있는 내원자에게 운동치료프로그램을 만들어 주는 것이 효과적이다. 그러나, 우리의 전혀 순응하지 않는(non-compliant) 대다수의 내원자들이 무관심 단계나 숙고 단계에 있다. 이것이 문제이다. 왜냐하면, 실행단계에 있는 환자를 위하여 만들어진 운동치료 프로그램은 숙고 단계 또는 무관심 단계에 있는 환자에게는 좋은 결과를 얻을 수 없기 때문이다.

Marcus[25] 등은 성공적인 운동치료 프로그램의 시작과 순응은 중재가 내원자의 행동단계에 따라 다르다면, 좀 더 효과적일 수 있다고 하였다. 이러한 원인은 행동 단계와 내원자가 어떻게 변화된 행동과 관련된 찬반 양론 또는 이득이 되는 것과 장애가 되는 것의 상대적 중요성을 인지하는 것 간에 긴밀한 관계 때문이다. 가능성 있는 장애가 되는 것에는 최근 행동으로 인한 부수 효과(직장인의 보수의 이점(workman' s compensation benefit), 소송), 운동치료 프로램에 참여하여야 하는 시간, 두려움, 통증이 있을 것이라는 예상, 당황, 피로감 및 프로그램이 도움이 되지 않을 것이라는 믿음 등이 있다. 이득이 되는 것들에는 통증이 없이 기능 활동을 하는 것, 자신감의 증가 및 일상생활동작에서의 독립, 신체 인지 증가 및 삶의 질 향상 등을 들 수 있다. 다섯 단계 모두를 거치기 위하여 이득이 되는 것과 장애가 되는 것들의 상대적인 중요성에 대한 내원자의 인식이 바뀌어야 한다. 무관심과 숙고단계에서, 내원자들은 이점보다는 장애가 되는 것들에 더 많이 가치를 두는 경향이 있다. 준비단계에서 이점과 장애가 되는 것들은 거의 비슷하게 가치를 두며 실행과 유지 단계에서는 이점이 좀 더 긍정적인 건강 행동 변화를 유도하면서 장애가 되는 것을 점차적으로 능가한다. 금연과 같은 행동변화와 더불어 교육, 행동 및 동기적인 전략들을 포함한 다방면에 걸친 접근이 성공을 위한 최선의 기회를 갖는 듯 보인다. 이들과 동일한 개념들은 이러한 행동 단계들을 통하여 특히 프로그램이 주로 가정 프로그램에 기초를 둘 때, 재활임상가의 내원자 미래 조사에는 그들이 운동치료 프로그램에 참여를 고려할 때, 내원자들이 파악한 다양하고 지극히 개별적인 이점과 장애되는 것들을 더 많이 서술할 필요가 있다. 상상컨대, 치료 전 조사의 일부 형식에는 병력에 관하여 조사하는 과정에서 이들 요인들을 잘 확인하도록 그들을 위해 단계를 만들고(**그림 11.4**), 이점과 장애에 대한 개별적인 내원자의 인식에 관하여 재활임상가들에게 충분한 피드백을 제공할 수도 있다.

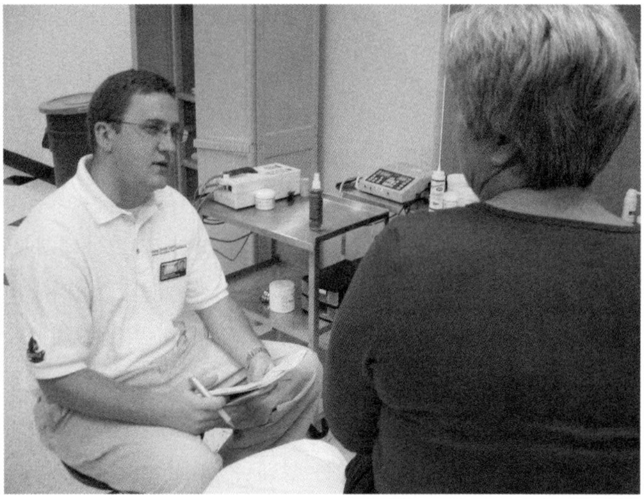

그림 11.4 과거력 청취.

오늘날 건강 관리 환경내에서, 가정 치료 운동 프로그램 중재 형식내 자가 치료가 끊이 없이 증가하고 있다. 내원자가 무관심과 숙고 단계에 있을 때 이러한 치료형식에 의존하는 것은 만약 스텝들이 프로그램의 효율성과 내원자의 인식과 행동상의 긍정적 변화를 체크하지 않는다면 해로울 수 있다.

Sluijs[29] 등은 운동치료 프로그램의 참된 효능은 내원자들이 프로그램에 응할 때 만들어진다고 하였다. 그러나, Jette[30] 등은 관절염 환자의 45%~60% 이상이 처방된 운동치료 계획을 따르지 않는다고 하였다. 독일의 물리치료사들은 그들 내원자의 약 64% 정도만이 단기 운동치료 프로그램 계획에 응하였고 23%만이 결국 끝까지 그들의 프로그램을 해냈다고 하였다. 내원자의 믿음과 태도는 프로그램 순응 단계와 강하게 연관되어 있다. 내원자가 순응하고 있다고 이해하는 문제들이 비순응 행동과 긴밀한 연관이 있다. *건강 믿음 모델*로 정의된 의사 결정에 대한 다양한 이론과 인지된 장애점들로 밝혀진 이러한 문제들과 손실들은 질병과 건강 행동상에 중대한 역할을 담당한다. 내원자가 장애의 정도가 심한 질병을 겪고 있고 병이 매우 심각하다고 인식할 때, 환자들은 병이 다소 덜 심각한 환자들이 순응하는 것보다 운동치료 프로그램 중재에 좀 더 많이 순응하는 경향이 있다. 그러나, 만성 또는 장기적 병을 앓고 있는 환자들은 좀더 급성 질병이 있는 환자보다 운동치료 프로그램 중재에 순응을 덜한다. 상상컨대, 급성 질병으로부터 예견된 회복은 처방된 운동 치료 프로그램 계획에 환자가 충실하도록 동기를 줄 수도 있다. Litt[35] 등은 긍정적인 운동치료 행동들의 초기 적응은 변화하려는 내원자의 준비에 의해 잘 예견되어진다고 보고 하였다. 사회적 연구에서는 내원자들이 그들 자신의 믿음 체계, 개인적인 경험 및 그들에게 유용한 정보에 의존하려는 집착에 대하여 분별력있고 타당한 결론을 내린다고 하였다. Rosenstock[37]은 내원자가 내원자를 질병이나 상태를 피하도록 도울 수 있는 방법들로 행동하기위해서는 그들이 다음 네가지 사항을 유념하여야 한다고 하였다. 즉, 1) 내원자들은 상태나 질병에 걸리기 쉽다. 2) 질병이나 상태는 심각한 결과를 초래할 수 있다. 3) 특정한 활동 과정을 수행하는 것은 이로울 수 있다. 4) 활동은 비용, 편리성 및 통증과 같은 운동치료 프로그램 참여에 결정적인 방해물을 만들지는 않을 것이다.

핵심(Key Point):

내원자들은 만약 그들이 상태나 질병에 걸리기 쉽다고 믿는다면, 긍정적인 행동 변화를 이행하는 것 같다. 내원자들이 질병이나 상태가 심각한 결과를 초래한다고 여기고, 활동의 특정한 코스를 수행하는 것이 이로울 것이라고 믿으며, 활동이 비용, 편리성, 및 통증과 같은 운동치료 프로그램 참여에 결정적인 방해물을 만들지는 않을 것이라고 믿는다면, 좀 더 긍정적인 행동 변화를 만드는 것 같다.

내원자들은 복잡한 것 보다 비교적 간단한 운동치료 프로그램 계획에 좀 더 순응하는 경향이 있다. 게다가, 운동치료 프로그램이 내원자의 상황이나 일상에 잘 맞춰져 있지 않거나 개별화되어 있지 않다면 다소 덜 순응하는 것 같다. 재활임상가가 장기적 감독을 제공하려는 능력은 운동치료 프로그램 순응의 강력한 요인이다. 순응이 체크되고 자신들의 노력과 진전(progress)에 대한 피드백을 받은 내원자들은 감독을 받지 않는 내원자보다 더 잘 응하는 경향이 있다. Oldridge[40] 는 감독을 받은 운동치료 프로그램을 수행한 내원자들이 59%의 충실도에서 감독을 받지 않는 프로그램을 수행한 6개월 이후에는 29%의 충실도로 프로그램 충실도가 떨어졌다. 재활임상가가 명확하지 않거나 자신들의 이론적 해석 설명을 게을리 지도한다면, 계획하지 않는 불순응이 지침을 잊거나 오역을 내원자에게 발생하게 한다. 재활임상가가 처방된 운동치료 프로그램과 건강과 질병에 대한 내원자 스스로의 생각과 인지를 연결하는데 실패하였을 때는 비순응기일 것이다. Henry[43] 등은 가정 치료 운동 수행의 효과를 평가하기 위하여 점수화된 시스템을 고안하였다 **(그림 11.5)**. 내원자와 재활임상가 사이의 밀접하고 믿어주는 관계는 더 큰 만족감과 운동치료 프로그램에 더 충실하도록 유도한다. 운동치료 프로그램과 비순응과 관련된 3가지 주요한 요인들은 내원자가 파악하고 있는 장애가 되는 것들, 긍정적인 피드백의 부족 및 어찌할 수 없다고 스스로 생각하는 것들을 들 수 있다. 감독되어진 운동치료 환경내에서 수행된 연구들에서 얻은 자료를 바탕으로 신체 활동 행동과 운동치료 프로그램 순응에 영향을 미치는 것 같은 요인들에는 운동 하려는데 장애가 되는 것을 파악하고, 예상되는 이점, 자아 효능감(self efficacy), 과거 운동했던 경력/활동 정도/ 프로그램 참여, 운동 그룹 단결력, 가족으로부터의 사회적 지지, 실질적이고 인지되어진 운동 자료 시설(facility access) 등이 있다. 그러나, 알려진 것은 행동 수정의 동적 과정내의 단 한가지 구성요소만이다. 교육이 행동적 변화를 위한 보편적 요법이라고 일찍이 인지되었지만, 실질적인 행동 변화는 내원자들이 기대하는 변화들의 필요성을 바라보는 방법을 드라마틱하게 바꾸는 복잡한 내적 처리과정이 필요하다.

핵심(Key Point):

운동치료 프로그램과 비순응과 관련된 3가지 주요한 요인들은 내원자가 파악하고 있는 장애가 되는 것들, 긍정적인 피드백의 부족 및 어찌할 수 없다고 스스로 생각하는 것들을 들 수 있다. 이들 중 인지된 장애가 되는 것들은 비순응과 가장 깊이 관련된 요인들이다.

인지된 장애가 되는 것들은 비순응과 가장 깊이 관련된 요인들이다. 특히나 운동치료 프로그램과 관련된 장애들에는 프로그램을 수행하는데 요구되는 시간, 개별 내원자의 상황에 맞춰 만들어진 프로그램의 부족 및 내원자의 일상에 효과적으로 맞추지 않고서 프로그램을 짜는 것등이 포함되어 있다. 재활임상가들은 그들이 자신의 행동과 생활방식을 바꾸려고 노력할 때, 그들 내원자들이 마주치는 실질적이며 파악된 문제들을 간과하지 않도록 주의해야 한다. 이러한 실질적 또는 인지된 장애물들을 확인하지 않는다면, 내원자

이름 ______________________ 운동# ______________________

수행 점수는 3가지 요소들의 합으로 이루어질 것이다. 최대 12점까지 각 운동마다 부여할 수 있다.

I. 단서(Cueing)

1	2	3	4
운동 지도안 또는 최대 구두 또는 도수적인 단서에 의존	중간정도의 구두 또는 도수적 단서	최소의 구두 또는 도수적 단서	단서가 전혀없다

II. 정렬(Alignment)

1	2	3	4
정렬을 전혀 만들지 않음	정확한 정렬을 유지 <운동의 50%	정확한 정렬 유지 >운동의 50%	운동전반에 걸쳐 정렬 유지

III. 운동의 질(Exercise quality)

1	2	3	4
운동동안 조절, 협응 및 리듬 부족	운동의 < 50%가 조절되고 협응되고 지속적임	운동의 > 50%가 조절되고 협응되고 지속적임	운동전반에 걸쳐 조절되고 협응되고 지속적임

전체 = ____________

그림 11.5 운동치료 기술이 적절한지 대한 평가 (출처: KD Henry, C Rose-mond, LB Eckert. Effect of number of home exercise on compliance and performance in adults over 65 years of age. *Phys Ther*.1999:79(3):270-277)

들의 문제들이 효과적으로 다루어질 수 없을 것이다. 재활 임상가들은 각 내원자가 부딪힐 수 있는 여러 가지 문제 또는 장애물들에 대하여 조심스럽게 조사하여야 한다. 재활임상가가 내원자가 비순응적이라고 깨달았을 때, 임상가들은 자신들이 내원자의 비순응에 대한 원인을 완전히 이해한다고 추정해서는 안된다. 내원자의 무력감과 비순응간에는 상당한 연관이 있다. 운동치료 프로그램에 장기적인 순응이 종종 일차적 또는 이차적 예방을 위하여 종종 요구되어지지만, 연구에서는 내원자들이 순전히 예방적인 중재에 지속적으로 순응하려하지 않는다고 나왔다.

동기화되어진 내원자는 운동치료 프로그램 중재에 좀 더 잘 순응하려 한다. *동기*는 소망, 믿음 및 인지되어진 보상과 행동의 대가 등의 복잡한 상호작용이다.

> **핵심(Key Point):**
>
> 내원자 동기는 소망, 믿음 및 인지되어진 보상과 각자 행동의 대가 등의 복잡한 상호작용이다.

노령의 내원자들은 복잡한 병변 때문에 운동치료 프로그램에 순응하는 것이 감소된다고 나올 수도 있지만, 이러한 정보가 프로그램 개발 동안 초기에 올바르게 인식되어진다면, 순응은 향상될 수도 있다. 내원자의 거주 조건 또한 그들 순응 단계에 영향을 줄 수 있다.

Martin과 Dubbert[46]는 운동치료 프로그램 순응은 내원자가 불편한 장소에서 프로그램을 수행할 때 감소되었다고 하였다. Haynes[47] 등은 단계 또는 작업이 하나보다 더 많이 요구되는 중재들에서는 비순응율이 더 높았다고 하였다. 본질적으로, 프로그램의 복잡성이 증가됨에 따라 순응은 감소된다. 운동치료 프로그램 중재에 환자가 순응하는지를 사정하는 신뢰할만한 방법은 현재까지 없다. 내원자 자기 보고서는 순응을 과대평가하는 경향이 있지만, 보고서들은 여전히 운동치료 프로그램 순응을 사정하기 위해 비용 절감효과(cost-effective)와 실행가능하고 자주 사용되는 유용한 방법이다.

> **핵심(Key Point):**
> 뒤에 숨어 있는 병리를 고려하고 쉽게 할 수 있는 과제들을 사용하고 편리한 장소와 영업시간으로 된 시설을 사용하는 것은 운동치료 프로그램 순응을 향상시킬 것이다.

결국, 건강한 생활양식 조정은 내원자가 오랜기간 의탁을 하고, 적절한 사회적 지원 및 달성할만한 목표들이 필요하다. 운동치료 강도의 정도는 프로그램 참여와 반비례하지만, 내원자들이 마침내 그들 자신 삶의 형식의 구성 일부로서 운동을 받아들일 것이다. *자아 효능감*(예견되는 상황을 다루기 위하여 필요한 행동들을 실행하고, 조직화하는 자신의 능력에 대한 믿음)과 인지되어진 노력은 운동치료 프로그램 충실과 연관이 되어있지만, 참석율은 높은 강도의 운동 그룹에서는 더 낮다. 이것은 너무 도전적이라고 인지되는 더 높은 강도의 목표를 가진 운동레벨에서 수행하기 위한 자신들의 능력에 대한 내원자의 자신감이 더 낮음을 나타낸다.

내원자 행동상의 뚜렷한 변화가 전혀 생기지 않는다면 비싼 운동치료 중재를 제공하는 것이 불합리하게 보일 것이다. 따라서, 모집단이 운동치료 프로그램 중재를 받고 있을 때, 진단과 상관없이 프로그램 집착에 대한 주의 및 부정적으로 집착에 영향을 주는 요인들을 확인하여야 하는 것 같다. McAuley[53] 등은 자신들의 운동치료 역량에 관해 많은 정보를 받은 내원자가 그러한 정보를 받지 않은 내원자들보다 프로그램 처방에 좀 더 충실한 것 같다고 하였다. Hartingan[52] 등은 운동치료 프로그램에 충실하려는 것에 좀 큰 방애물이 있는 환자를 위한 문제를 해결하고 지도하는 것에 초점을 맞추어서 시행하라고 권하였다. 각자 개별화된 프로그램에는 생리학적으로, 적당하게, 실용적이며 기술이 적고 비용이 저렴하며 시간을 최소로 소비하는 치료 후 처치 유지 체제를 만드는 것이 포함되어야 한다.

Dorn[54] 등은 더 낮은 내원자의 교육 수준 , 노동직업, 실업, 흡연, 여성의 성별 모두가 삼년에 걸친 중재에서 가파르게 급감하면서 심장 재활 프로그램에 근거를 둔 운동에서 더 낮은 참여율과 관련이 있다고 하였다(**그림 11.6**). 프로그램 참여상 내원자 나이 영향은 좀 더 젊거나 좀 더 나이든 내원자들이 더 높은 탈락률을 보여줌으로 결과와 대비되는 것으로 나왔다. 생리학적 실험들에서는 심장 재활 프로

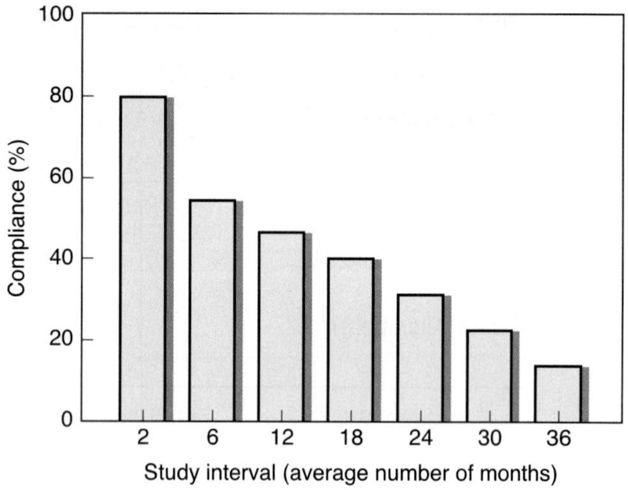

그림 11.6 3년에 걸쳐 감소하는 심장 재활 프로그램.(출처: JY Lee, BE Jensen, a Oberman, et al. Adherence in the training levels comparison trial. *Med Sci Sports Exerc.* 1996; 28(1): 47-52.)

그램에 좋지 못한 순응과 관련되어 있는 것으로는 우울, 불안 및 건강 염려증 등이 있다고 확인하였다. 더 많이 순응하는 것은 사회적지지, 특히 가족의 격려와 연관이 있다고 하였다. 운동에 대한 암시와 심각한 질병에 대한 암시는 심장 재활 프로그램 순응에 영향을 주는 건강 믿음 모델 요소들로 밝혀졌다. 좀 더 빈번한 암시들이 프로그램 순응 증가와 연관되는 반면, 질병의 심각성에 대해 더 많은 인식을 가진 내원자들이 좀 더 불순응하는 경향이 있다. 심장 재활 프로그램 등록에 부정적인 영향을 주는 요인들에는 부가적인 질병이나 의학적 상태, 이동의 어려움, 건강 보험 적용범위가 부족하고 이전의 낮은 신체적 활동 수준 등이 해당된다. 심장 재활 프로그램 참여자들 간에 통제된 연구실 환경에서부터 다소 적게 엄중히 통제되어진 체육관 또는 수중치료 환경으로 전환하는 것은 참여를 방해할 수도 있다. 낮거나(VO_{2max} 50%) 높은(VO_{2max} 85%) 운동 강도 프로그램으로 무작위로 선별한 심장 재활 프로그램 내원자들간의 참석률을 비교한 연구에서 Lee[51] 등은 적은 강도의 그룹이 프로그램 참여의 첫해에 걸쳐 평균적인 참여율이 뚜렷하게 더 나았다고 하였다. 연구에서는 심장 재활 프로그램 순응은 시간이 지남에 따라 감소 하였으며, 반복 사고에 대한 위험이 높은 내원자들은 좋지 못한 순응을 가장 잘 나타내는 내원자들이었다고 하였다. 연구에서는 모든 내원자들의 50% 이상까지는 자신들의 처방된 약처방계획을 따르지 않는다

고 일관되게 나왔다. 내원자 불순응과 관련된 문제들은 비록 그것이 슬관절 골관절염과 같은 만성 및 급성 근골격계 장애가 있는 많은 환자들을 위한 첫 치료로 권해질지라도, 물리치료에서는 비교적 무시되어 왔다. 처방된 치료, 식이요법 및 운동치료프로그램에 대해 좋지 못한 내원자의 순응은 당뇨병과 같이 통제가 필요한 질병과 관련된 심각한 장기적 합병증을 예방함에 있어 지속적으로 단하나의 최대 장애가 된다. Schneider[66] 등은 내원자 교육, 영양 상담 및 운동치료 훈련을 포함한 생활양식을 다루는 프로그램이 진성 당뇨병환자를 위한 프로그램의 초기 6개월 걸쳐서 가장 우선시되어야 한다고 하였다. 그러나, 3개월과 12개월시 감손률은(계속적인 손상으로 인하여 기계 · 장비 또는 자원 등이 감소하는 비율) 각각 거의 50%와 90%였다.

만성 통증과 행동 변화 (Chronic Pain and Behavioral Change)

급성 통증이 틀림없이 활동레벨상의 급격한 감소와 즉각적인 치료를 요할지라도, 만성통증이 있는 환자들은 운동치료 프로그램 중재에 관한 다른 고려사항을 내놓아야 한다. 예를 들면, 만성 요통이 있는 대다수의 내원자들은 격렬한 신체 활동과 통증 증가가 연관이 있다. 따라서, 그들은 불편함을 증가시킨다고 파악되는 활동들을 피한다. 내원자의 통증 보고서는 많은 비신체적 요인들에 영향을 받는다고 알려져 있고, 따라서, 기본 운동치료 권고에 대한 타당하고 신뢰할만 한 측정이 없다. 만성 요통 환자에 있어 게다가, 지속적인 통증 증상에도 불구하고, 뚜렷한 기능향상에 이를 수 있다. 통증 보고서로 인하여 만성 요통환자에 있어 운동치료 프로그램 목표를 줄이는 것은 유산과 좋지 못한 건강으로 내원자의 위험성을 증가시키는 불필요한 이차적 상태에 놓이게 된다(1장 참고)

만성 요통은 산업화된 나라에서 주요한 의학적, 사회적 문제이다. 1990년대 초반, 미국에서, 요통치료와 관련된 직 · 간접적인 의료지출이 매년 500억 정도 이상으로 추정되어졌다. 요통의 사회경제적 영향력을 고려해야하기 때문에 특히 직업상 건강관리면에서 효과적인 예방 전략과 치료가 확실히 필요하다. 그러나, 최근에 요통의 일차적인 예방(즉, 질병발현 전에 중재하기)에 관한 운동치료의 효과에 대한 증거가 제한적이며 어느 다른 중재가 요통발현을 효과적으로 예방하다는 증거는 전혀 없다.

사회활동, 과학적 견지에서 보면, 일터로 복귀하기 위한 다양한 중재의 비용 효율성에 관한 문제는 중요하다. Staal[78] 등이 평가한 요통 환자가 작업 중재로 복귀하는 19가지 방법 중 17개에는 운동치료가 포함되어 있고, 15개는 교육 모듈이 포함되었으며 7개는 행동 치료가 포함되었지만, 오직 3가지에만 인간 환경 공학적 측정이 포함되었다. 널리 행해지는 구성요소의 결합들에는 운동치료, 행동 치료 및 내원자 교육이 포함되었다. 행동 치료에는 좀 더 실질적인 목표를 세우고 자신들의 통증 감각에 대한 내원자의 태도를 바꾸기 위한 대처기술 훈련이 포함되어.있다. 자발적인 행동 접근이 통증행동을(장기적인 활동 부진과 과도학 의학 처방) 감소시키거나 제거한다고 여겨지며, 병의 임무와 일치하지 않는 행동들로 바꾼다.

> **핵심(Key Point):**
> 비록 증거가 꽤 제한되어 있지만, 만성통증 환자를 위한 성공적인 고안물에는 행동 훈련과 교육 및 운동치료를 협력하는 것을 포함시켜야 한다. 각 구성요소는 집중적이며 측정 가능한 목표들을 다루어야 한다.

이완 훈련은 주관적인 통증 경험을 수정하도록 도울 것이다. Lindstrom[84] 등은 전통적인 관리와 비교하여 1년 추적조사시 향상된 심혈관계 휘트니스를 말하는 신체적 휘트니스 변인에 있어 자발적 컨디셔닝 접근으로 단계적인 운동치료 중재의 효과와 요추부 관절 가동범위의 향상을 보고하였다. Mannion[86] 등과 Kaser[87] 등은 허리 근육 구조와 기능에 대한 3가지 형태의 능동적인 치료(전통적인 물리치료, 운동 기구를 사용한 근육 재교육 또는 가벼운 에어로빅) 효과를 연구하였다. 3개월 중재 후에, 허리 근육 수행에 있어 그룹간에 전혀 차이가 없었으며 체간 근력, 측굴, 축회전과 등척성 요부신전 검사동안 척추 기립근의 근전도 활성화에 있어 그룹 모두에서 현저한 향상을 보여주었다.

다른 만성 통증 집단으로부터 경험으로 얻은 것들은 하지 관절에 골관절염상태 환자의 건강관리를 할 때 유용할 수도 있다. 교육, 참된 행동 변화의 획득(힘든 활동을 줄이고 체중을 감소하고 관절 가동범위와 근력을 최적화하고 적당한 영양 및 휴식) 없이 운동치료 중재만하는 것은 최상의 결과에 이르지 못하게 할 것이다. 게다가, 운동치료 프로그램 수행동안 초기에 재활임상가에 의해 실시된 적절하고 좀 더 개별화된 중재는 만성적으로 될 수 있는 의학적 상태를 예방할 수 있다.

삶의 질(Quality of Life)

모든 분야의 건강관리, 내원자 관점은 중재의 효과를 평가하고 치료 선택에 있어 선별하는 과정에 공식적으로 포함되어야 한다. 내원자의 삶의 질 향상은 재활임상가의 의사결정 과정의 가장 중요한 위치(맨앞)에 놓인다. 삶의 질은 갖가지 다른 의미와 해설(사회경제적 지위, 고용상태, 주거 등)을 가지며, 서서히 발전하는 건강 관리 개념이다. 건강에 대한 세계 건강 기관의 정의와 비슷하게 삶의 질은 단순히 질병이나 진료소의 부재가 아니라, 최적화된 신체적, 정신적 및 사회적 웰빙으로 간주된다. 적절한 결과 측정으로 더 이상 사망률만을 고려하지 않는다. 심장 질환과 암과 같은 특정 질병의 만성 성질은 환자가 진짜 어떻게 하고 있는지를 정하기 위해 삶의 질에 관한 문제를 사정하는 것이 필요하다. 삶의 질에 대한 사정은 내원자 중심이며, 의사 또는 재활임상가가 믿는 것이 중요한 것이 아니라, 주관적이거나 "좀 더 부드러운" 과학적 측정 결과에 더 많이 집중한다. 삶의 질에는 자기 자신의 신체적, 작업적 기능, 생리적 상태, 사회적 상호작용 및 체성감각에 대한 내원자의 인지가 포함된다. 삶의 질에 대한 개념은 그렇게 함으로 만족감을 얻고 기능활동을 하는 내원자의 능력을 묘사하는 광대한 범위의 신체적, 생리적 특성들과 제한들이 포함된다. 재활임상가에게 중대한 메시지는 삶의 질에 대한 개념이 개별 내원자에 중점을 두며 건강 관리 제공자의 의견이나 생각에 중점을 두지 않는다는 것이다.

> **핵심(Key Point):**
>
> 삶의 질에는 자기 자신의 신체적, 작업적 기능, 생리적 상태, 사회적 상호작용 및 체성감각에 대한 내원자의 인지가 포함된다. 삶의 질은 개별 내원자에 중점을 두며 건강 관리 제공자의 의견이나 생각에 중점을 두지 않는다.

Stewart와 King[97]은 손상이 있는 모집단과 비손상 모집단 모두에서 노화와 신체 활동에 대한 최근 검토에서 확증되어진 연구 결과 운동치료 참여와 삶의 질 강화의 긍정적인 관계를 관찰하였다. 근력 훈련은 노년층에서 자립으로 가는 다리로 묘사되며 운동은 노인 내원자의 균형을 향상시키고, 신체적으로 무능력하게 만드는 낙상 위험률을 감소시킨다. 목표 응답에 대한 답을 얻고, 다양한 장애 지수들을 향상시키에 충분히 최적이고 적절하며 최소한의 용량의 운동을 정할 필요가 있다.

자아 효능감(Health Locus of Control and Self-Eficacy)

*자아 효능감*이란 주어진 영역에서 개인적 유능감에 대한 스스로의 믿음을 의미한다. 통제에는 두 가지가 있다. 즉, 내적과 외적 통제로 정상적 분포에 가까워지게 하는 연결고리를 고정시켜주는 것이다.

내원자들이 강화가 자신의 행동이나 고정된 성격에 부수적으로 일어나는 것이라고 여길 때 내원자는 내적 통제가 있다고 일컬어진다. 외적 통제는 내원자 강화가 운, 운명 또는 그들 통제 밖의 다른 강력한 것이라고 믿을 때 분명히 드러난다. 미국 의학 및 간호 협회에서는 "명확한 목적 의식과 스스로의 삶을 통제하려는 것은 노인 건강에서 없어서는 안되는 것이다."고 결론지었다. 보고서에서는 내적 통제에 대한 믿음이 있는 중장년층 내원자들이 좀 더 활동적이고, 재빠르며, 외적 믿음이 있는 노인들보다 사망률이 적었다고 하였다. 좀 더 나이드신 분들에게 더 많은 통제를 부여한다면 비슷한 결과가 나온다.

또 다른 사회학습 구조인, *자아효능감*은 만들어진 수행형태들을 달성하는 활동 과정을 실행하고 조직화하는 스스로의 역량이 있다고 생각하는 내원자의 견해로 정의된다.[107] 자아효능감은 내원자들이 자신들의 행동과 특정한 결과와 관계가 있다는 인과관계 신념(the causal belief)에 중점을 두는 내적통제와 구별된다. 그러나, 자아 효능감은 원하는 결과로 이끌 수 있는 행동을 수행함에 있어 내원자가 자신들의 능력을 만들어 내는 개인적인 견해(의견)와 관련있다.

> **핵심(Key Point):**
>
> 건강에 대한 내적 통제가 인과관계 신념에 중점을 두는 반면, 자아효능감은 원하는 결과로 이끌 수 있는 행동을 수행하기위해 내원자가 자신들의 능력을 만들어 내는 개인적인 견해(의견)와 관련 있다.

식물을 돌보아야 하거나 언제 영화를 볼 것인지 정하는 것 같은 주거지를 관리하는 의무 만큼 단순한 활동들은 아마도 스스로의 통제 감을 증가시킴으로 심리사회적 적응에 드라마틱한 효과가 있는 것으로 보여진다. 작업 수행 동안 중장년층 내원자의 불안을 감소시키는 중재 또는 동료거주자들이 작업을 수행하는 것을 관찰함으로 대리학습을 부여하는 중재는 nursing home resident의 자아 효능감 기대를 증가시키도록 돕는데 유용할 수도 있다. Jonson[108] 등은 증가된 자아 효능감과 내적으로 건강에 대한 내적통제가 있는 노인들이 nursing home 환경에 좀 더 성공적으로 순응한다고 하였다.

자아효능감과 건강의 내적 통재는 가정 운동 치료 프로그램에 순응하는 주요한 예언자이다. 더 많은 순종이나 환자의 약속으로 강화된 건강에 대한 내적 통제는 재활임상가가 치료계획을 만들고, 문제를 해결하고 목표를 설정하는데 있어 환자의 참여를 더 많이 장려한다면 생길 수 있다. 내원자의 통제감은 또한 재활임상가가 지식의 부족으로 인한 두려움이나 가족 도움의 중요성을 가족 구성원들이 잘 이해하지 못하는 것과 같은 순응에 장애가 될 수 있는 것을 감소시키려 한다면, 강화될 수 있다. 가정 운동 치료 프로그램의 조정 시, 내원자 자아효능감을 향상시키기 위한 전략들 또한 좋은 치료 결과를 이끌 수 있다. 즉, 성공할 만한 현실적인 목표를 매주 만들어서 내원자를 교육시킬 수 있다.

외적 통제를 보여주는 내원자들(건강과 질병이 자기 자신의 행동에 아주 조금 달려 있다는 믿음)은 건강에 대한 내적 통제를 보여주는 사람보다 더 적은 순응을 하는 것으로 나왔다. 건강에 대해 좀 더 내적통제를 하는 내원자들은 건강을 좀 더 외적으로 통제하려는 내원자들 보다 강화가 그들 스스로의 행동에 속한다고 여기며, 자신의 환경을 통제하고 다루려는데 더 능동적이고, 민첩하며 자발적인 경향이 있다. 건강에 대하여 내적 통제를 하는 내원자들은 일반적으로 환경적인 암시를 더 잘 조립하고 전략적으로 작업을 수행하거나 문제를 해결하기 위하여 그들의 유리한 점을 그들에게 내면화시킨다. 반대로 건강의 외적 통제를 하는 내원자들은 외적인 지도와 안내로 더 잘 수행한다. 좀 더 인지적으로 부하된 운동 작업이나 스포츠가 생기면 생길수록 더욱 더 내적이거나 외적 통제 중 중요한 역할을 하는 것이 환경 내에서 상황별 암시에 대한 내원자의 반응을 정하게 된다. 건강의 외적 통제를 하는 내원자들은 재활임상가로부터 칭찬이나 긍정적인 강화와 같은 부가적인 외적 강화에 더욱 의존한다. 반면, 건강에 있어 내적 통제를 하는 내원자들은 아무것도 없이 잘 수행한다. 건강상의 외적 통제를 하는 내원자들은 작업수행동안 사회적 자극들에 좀 더 주의 집중하며 다른 사람들을 기쁘게 하려는 욕구가 더크며 잠재적으로 큰 불안과, 더 적은 자심감과 작업 수행의 초기 단계동안 더욱 큰 불확실성을 만든다.

상담과 교육 기술 (Counseling and Education Skills)

재활임상가들이 적절한 상담과 교육 기술을 개발하여 섬세하고 상냥한 방법으로 그것을 내원자들에게 적용하는 것은 필수적이다. 그러한 목표를 향하여, 재활임상가들이 자신들의 훈련에 짜넣어야 할 주요한 고려사항들이 많이 있다.

재활임상가가 실시하는 상담동안 기본이 되는 기술들에는 다음의 것들이 포함되어야 한다. 1) 여러 가지 기초적인 상담 이론들에 대한 이해, 기본적인 의사소통 기술 훈련과 상담 기술; 2) 내원자의 교육적인 요구들을 사정하고, 이들을 상담계획으로 전환시키는 능력; 3) 다른 학습과 교습 스타일을 이해하고 존중하기, *개별화된 교육 계획*(IEP)을 만들고 이행하는 기술등이 포함되어야 한다. 게다가, 재활임상가는 1) 운동치료 프로그램 순응을 위하여 내원자를 교육시키기 위하여 필요한 자기조절 능력 기술 이론과 실제 모두를 이해하여야 한다. 2) 범이론적 모델(transtheoretical model)을 통하여 환자가 일반적으로 기능활동을 취할 수 있게 되는 변화단계에 근거를 두고 내원자들에게 상담하기, 가르치기 및 자기 조절 능력 기술을 유용한 프로그램에 통합시킬 수 있는 이론과 실제를 이해하여야 한다. 3) 개별 환자의 유일무일한 요구에 맞게 효과적인 운동치료프로그램을 계획하고 이행하여야 한다. 4) 내원자들을 위하여 개발된 운동치료 프로그램의 효과를 평가 하여야 한다. 5) 내원자가 프로그램을 유지하는데 필수적으로 알아야 할 것들을 제공하여야 한다.

운동치료 프로그램 중재를 위한 인지 행동 모델 (Cognitive Behavioral Models for Therapeutic Exercise Program Intervention)

자기 조절 능력 프로그램의 한 실례로는 Miller[111]가 개발한 *SMART* 프로그램이 있다. SMART는 책임감 있는 치료적 성공을(Responsible Treatment Sucess) 위한 자가 조절 능력 접근을 의미한다. SMART 프로그램은 목표설정, 목적이 되는 행동, 자아성찰 및 변화를 위한 계획을 평가하는 것으로 구성되어 있다. SMART 프로그램은 자기 감찰, 자기보상, 자기 계약(self contracting) 및 자극 통제를 결합시킨 15주로 되어있는 자가 조절 능력 프로그램으로 되어 있다. 이들 전략들은 불안, 우울, 비만 및 통증 같은 다른 문제들을 가지고 있는 여러 내원자 모집단에게 성공적으로 실시되어져 왔다.

자가 조절 능력 사정과 중재를 통하여, 행동 변화에 문제가 있는 상황에서 대처법을 내원자들에게 가르침으로써 생길 수 있다. 내원자의 결과 유지와 일반화는 일상생활에 이들 전략들을 수행할 책임을 내원자가 받아들이도록 격려함으로서 강화된다. 자가 조절 능력 프로그램에서 내원자들은 비만 및 과식과 같은 그들이 통제하거나 변하기를 원하는 특정 행동들에 관한 의사결정을 한다. 내원자들은 그들 자신의 목표를 획득할 수 없는 주요한 이유가 특정 기술들이 부족하기 때문이라는 것을 자주 깨닫게 된다. 자발적인 접근으로는 변화를 이끌어 낼 수 있는 계획과 행동 변화를 위하여 필수적인 지침서 둘 다를 부여할 수 있다.

효과적인 자가 조절 능력 프로그램의 5가지 특징이 Cormir[112]에 의해 확인되었다:

- 여러 가지 자가 조절 능력 전략의 결합은 단 하나의 전략을 따르는 것보다 일반적으로 더 효과적이다.
- 이러한 전략들을 일관적으로 사용하는 것이 필수적이다. 자가 조절 능력 전략들이 일관된 시간에 걸쳐 정규적으로 사용되지 않는다면, 그들의 효과는 제한적일 것이며 뚜렷한 긍정적인 행동 변화가 관찰될 수 없을 것이다.
- 현실적인 목표가 세워져야 하며, 그들이 부딪치고 있는 것들이 있는지 알아보기 위하여 재평가가 이루어져야 한다.
- 자기 강화 전략의 사용은 자가 조절 능력 프로그램의 중요한 구성요소이다.
- 환경적 지지는 자가조절 능력 프로그램으로부터 생기는 긍정적인 행동 변화를 유지하기 위하여 필수적이다.

자발적인 변화를 위하여 만든 Waston과 Tharp 모델을 근거로 한 SMART 프로그램은 여러 연구 결과를 바탕으로 4가지의 주요한 단계로 만들어 졌다. 그 4가지 단계는 다음과 같다:

- **목표 설정하기.** 초기 단계는 어떤 행동 변화들이 요구되는지를 일일이 열거해 봄으로 시작된다. 목표는 하나씩 세워져야하며, 목표들은 내원자에게 의미깊고, 긍정적이며, 달성할 만하고 측정할 만한 것이어야 한다. 목표가 내원자에게 의미있는 것으로 인지될 수 없다면, 프로그램은 실제적으로 실패할 가능성이 있다.

- **목표를 목적 행동으로 전환시키기.** 다음으로 초기 단계에서 선택한 목표는 목적 행동으로 전환되어야 한다. 그러한 것을 이루기 위하여, 다음과 같은 질문들을 하게 된다. "나는 어떤 특정 행동을 증가시키거나 감소시키기를 원하는가?", "나의 목표를 성취하기 위하여 활동의 어떤 사슬들을 필요로 하는가?"

- **자아성찰.** 자발적 변화에 있어 주요한 첫 단계는 자아성찰 과정이다. 그 과정은 신중하고 체계적으로 자기자신의 행동을 관찰하는 것으로 이루어진다. 이러한 성찰은 생각건대 자각을 이끌어 내고, 과거 사건(역사적 사건)에 중점을 두기 보다 현실 및 준수하여야 할 행동들에 집중 하도록 한다. 행동 일기를 쓰는 것은 자신의 행동을 관찰하고 성찰할 수 있는 가장 단순한 방법 중의 하나이다. 특정 행동의 출현을 기록하고 부가적으로 관련된 앞서서 나타난 암시들과 결과에 대하여 해설을 달아 준다. 예를 들어, 내원자가 식습관을 바꾸고자 한다면, 행동 일기에는 무엇을 먹었으며, 먹거나, 간식을 먹기 전에 발생되었던 사건이나 상황들, 고기를 먹는 빈도, 어떤 형태의 음식을 먹는지 등을 기록한다. 통계는 자기가 선택한 목표쪽으로 진행과정을(또는 그것의 부

족) 시각적으로 도해를 그리면서 매일 하루의 끝에 또는 한주의 마지막날에 챠트에 옮길 수 있다. Comer[112]는 자아 성찰이 평가 자료를 수집하기 위하여 문제를 밝히기 위하여 측정하는 도구로서 없어서는 안되는 것이라 주장하였다. 자아 성찰이 필수적이고 대다수 내원자들에게 유용할 지라도, 그것은 종종 그것이 자극 조절, 자기 보상 및 자기 징벌 및 자기 계약(나중에 논의됨)과 같은 다른 자가 조절 능력 절차와 함께 사용되지 않는다면 흡족하지가 않다.

- **변화를 위하여 계획을 잘 수행하기.** 이 단계는 자아 성찰로 얻은 정보와 특정 행동에 대한 내원자 자신의 기준과의 비교로 시작된다. 내원자들이 얻고자 하는 행동 변화를 평가한 후, 그들은 실질적 변화를 일으키는 활동 프로그램을 고안하여야 한다. 계획들은 원치 않는 활동을 점차적으로 원하는 활동으로 대치하도록 도와준다. 활동의 그런 계획은 자기 강화 시스템의 어떤 형태와 작업 계약의 협상을 수반한다.

변화를 위한 계획의 필수적인 부분은 내원자가 즐겁다고 인식하는 활동들에 참여하는 것과 같은 *자기 강화*이다. *자기 칭찬(self-praise)*은 유용한 강화물이다. 왜냐하면 그것은 목표 행동이 일어난 후 쉽게 적용할 수 있기 때문이다. 행동 변화를 위하여 강화를 사용하는 것은 현대 행동 치료의 기본이다. 적절한 보상을 선택하는 것이 중요하며 개인적으로 동기화됨으로서 내원자에 의해 인지되는 것들을 의미하는 것이다. Watson과 Tharp[113]는 *자기 강화의 목적*이 원하는 행동을 성공적으로 만들어서 일상생활의 자연스런 결과물로 그것을 유지시키는 것이라고 하였다. 다른 말로 한다면, 자기 강화는 내원자가 그들 매일의 삶에서 새로운 행동 등을 이행할 수 있을 때까지 사용하는 일시적인 전략이다. *자기 계약(self-contracting)*은 원하거나 원치 않는 활동을 함으로 인한 외적 및 내적 결과에 앞서 결정하는 것과 관련된 변화를 위한 계획의 또 다른 면이다. 그러한 계약은 내원자가 어떤 일관성을 가지고 자신의 활동 계획을 수행하도록 의무를 다하도록 도울 수 있다.

*변화를 위한 계획 평가*에는 내원자가 자신의 목표를 어느 정도 성취하였는지 알기 위하여 필수적이다. 활동계획을 발표한 후, 내원자가 자신들의 목표에 도달할 수 있는 다른 방법들을 배우도록 계획은 수정되어야 한다. 이러한 평가는 한번에 발생한다기 보다 하나의 진행하는 과정이다. Watson과 Tharp는 어떤 문제를 해결하기 위하여 계획을 완전하게 수행하는 것은 있을 수 없다고 충고하였다. 하지만, 성공적인 계획에는 일반적으로 다음과 같은 특징을 가지고 있다.

- 변화를 위한 행동과 기술들이 여러 상황에서 사용될 수 있을 것이라고 규정한다.
- 목표와 하위목표를 명시한다.
- 자신의 진행과정에 대한 피드백을 얻을 수 있는 시스템, 자기 관찰을 통하여 많은 것을 이끌어 낸다.
- 진행과정을 측정하기 위하여 자신의 목표와 하위목표로 피드백을 비교.
- 상태가 변화함에 따라 계획상 조절을 함.

핵심(Key Point):

문제를 확인하고, 문제를 해결하기 위한 생각들을 정리하고 취하려는 방법을 하나 선택해서, 결과를 사정한다. 만약 첫 번째 것이 잘 적용되지 않았다면, 다른 생각으로 대치함으로 계획을 수정한다. 다른 자원들을 이용한다. 문제를 인정하고 그것을 바로 지금 해결한다.

SMART 프로그램(SMARTS Program)

스스로 조절하는 자가 된다. 어떤 새로운 기술처럼, 자가 조절은 내원자가 배워서 연습을 해야만 한다. 재활임상가는 이 과정 동안 내원자를 도와야 한다. 스스로 조절하는 자는:

- 그들이 무엇을 하려는지를 정한다.
- 목표를 성취하기 위한 여러 방법들을 찾아본다.
- 그들 스스로 규약을 맺거나 계약을 맺음으로 단기 계획을 만들어 시작한다.
- 자신들의 계약을 수행한다.
- 결과를 체크한다.
- 그들 스스로에게 보상하는 것을 기억해야 한다.

무엇을 하려는지를 정한다. 무엇을 수행하려는지 결정하는 것은 가장 어려운 부분이다. 내원자는 현실적이어야 하고 매우 구체적이어야 한다. 재활임상가는 내원자가 세가지 목표의 목록을 만들어서 그들이 먼저 할려고 하는 목표 옆에 별표를 (*)하도록 한다.

그 다음 내원자는 주요 목표에 대한 선택사항의 목록을 기록해야 한다. 그리고 나서 그들이 할 수 있을 것 같은 하나 또는 3가지 선택사항 옆에 별표를 (*)하도록 한다.

목표.

1. 체지방을 10 파운드 줄인다.
2. 쉬지 않고 30분 동안 2마일을 걸을 수 있다(*).
3. 쉬지 않고 2개의 일련의 계단을 오를 수 있다.
4. 요통없이 세탁실로부터 2개의 일련의 계단까지 세탁물 바구니를 가득채워서 옮길 수 있다.

선택사항.

1. 6시에 일어나서 30분 내에 해변을 1마일 정도 걸어서 되돌아 온다. 일주일에 4번*
2. 일주일에 3번 계속해서 30분간 걷기를 하고 수영장에서 능동적인 관절 가동범위 운동을 실시한다.
3. 일련의 계단을 한번 올라간다. 그 다음 아파트 단지를 돌아서 15분 안에 하나의 일련의 계단을 한번 내려와서 아파트로 되돌아 온다. 2회씩, 일주일에 3번.

준비. 먼저, 재활임상가는 내원자가 그들이 발달시켜야 하는 목표들이 특별한 행동이라는 것을 확인하도록 도와야 한다. 즉, "이완하기 위해서"라기 보다 목표는 이완의 기법을 고려하는 "나의 근육을 이완시키기 위해 테이프를 듣는다"와 같은 정보들이 포함되어야 한다. 그 다음 내원자는 특별한 계획을 발달시켜야 한다. 이것은 계약을 맺음에 있어 가장 어려우며 가장 중요한 부분이다. 무엇을 하려는지 정하는 것은 그것을 행하려는 계획없이는 쓸모가 없다. 재활임상가는 내원자가 아래의 질문에 대하여 생각해보고, 계획안에 그들에 대한 답을 보다 명확히 하도록 한다.

- **정확하게 내가 무엇을 하고 있는가?** 얼마나 멀리까지 걸을 것인지, 어떻게 조금 먹을 것인지, 어떤 호흡 기술을 연습할 것인지?
- **내가 얼마만큼 할 것인가?** 내가 15분 동안 한 구역의 주변을 걸을 것인가? 3일 동안 식사 중간에 아무 것도 먹지 않고 15분 동안 호흡 운동을 할 것인가?
- **나는 언제 이것을 행할 것인가?** 일하기 전에? 점심시간에? 저녁 식사 후에? 다시 이것은 구체화되어야 한다.
- **나는 얼마나 자주 활동을 할 것인가?** 내원자가 성공하도록 도울 수 있는 계약서 작성하기에는 두가지 법칙들이 있다. 첫 번째 그들은 어느 정도에서 시작하는지 또는 천천히 시작하는지? 두 번째 그들은 자신에게 약간의 쉴 시간을 주어야 한다. 모든 내원자들은 그들이 어떠한 것도 하고 싶지 않은 날들이 있다. 그것은 그들이 매일이 아니라, 대신에 일주일에 3번 어떤 것을 할 것이라고 말하는 가장 큰 이유이다. 그런식으로 그들이 하루 정도 걷고 싶지 않다고 해도 그들은 여전히 계약의 의무를 지킬 수 있다.

일단 내원자들이 계약을 진행시킨다면, 그들은 스스로에게 다음의 질문을 해야 한다. 즉, "0~10까지 등급을 매기고, 0은 전혀 확신할 수 없는 것이고, 10은 완전히 확신하는 것을 말하며, 내가 이 계약을 수행하는 것을 얼마만큼 자신할 수 있는가?

내원자들이 7이나 그 이상으로 답을 한다면, 이것은 아마도 현실 가능한 계약이다. 그들은 작업을 잘 해낸 것에 대하여 다른 사람에 의해 축하되어져야 하며 스스로가 축하해야 한다. 그들의 질문에 7이하로 답을 한다면, 그들은 계약을 재사정해야 하고, 왜 그들이 확신을 못하는지 스스로에게 물어보고, 예견할 수 있는 문제점들을 밝혀내야 한다. 그리고 나서 만약 문제들을 그들이 해결할 수 있는지 또는 스스로가 성공에 대한 확신을 가지도록 함으로 계약을 바꿀 수 있는지를 살펴야 한다. 일단 그들이 기쁘게 계약을 채결한다면, 그것을 적어서 매일 자신들이 볼 수 있는 곳에 붙여 놓아야 한다. 자신이 직면한 문제와 그들이 어떻게 하는지에 대한 모든 것에 대하여 끊임없이 정보를 얻어 내야 한다. 성공적인 계약의 기본이 되는 것들을 **표 11.4**에 제시해 놓았다. 계약 형태에 대하여서 **표 11.5**에 있다.

SMART 프로그램의 부분으로서 개별화된 교육 계획이 transtheorical model을 바탕으로 내원자들을 위하여 계발

표 11.4 성공적인 내원자 자기 조절 계약의 기본

재활임상가는 내원자가

1. 그들이 하기를 원하는 것과 할 만한 것들을 계획하도록 도와야 한다.
2. 무리하지 않도록 도와야 한다.
3. 구체적인 행동이 되도록 도와야 한다.
4. 이러한 질문들에 대한 답을 하도록 도와야 한다. 즉, 무엇을? 얼마나? 언제? 얼마나 자주?
5. 7 또는 그 이상의 자신감 레벨을 얻도록 도와야 한다.
6. 계약을 체결하도록 준비하는 것을 도와야 한다.
7. 의무에 맞서도록 도와야 한다.
8. 실패를 극복하고 만약 필요하다면, 계약을 수정하도록 도와야 한다.
9. 자기 강화를 성공적으로 하도록 도와야 한다.
10. 프로그램을 완수하도록 도와야 한다.

되었다. 변화의 어느 단계에서 내원자가 최근에 기능 활동을 하는지에 대하여 아는 것은 중요하다. 그러한 결정에 근거하며 목표들과 측정 가능한 목적들이 개별 내원자를 위하여 계발되어져야 한다. transtheorical model을 근거로 한 개별화된 교육 계획 목표와 목적의 사례들이 **표 11.6**에 나와 있다.

치료에 대한 생체- 행동학적 접근(Bio-Behavioral Approaches to Treatment)

재활임상가의 서비스를 필요로 하는 내원자 치료를 위한 생체-행동학적 접근에는 아래와 같은 선택사항들이 포함될 것이다.

- 생체-행동학적 치료는 내원자의 삶에서 습관과 행동의 자멸적인 패턴을 버리도록 돕는다. 그것은 또한 새롭고 건강한 기술과 부적응 행동과 생활양식을 유발하는 상황에 긍정적으로 반응하는 법들을 가르친다. 행동 전략들에는 점진적인 근 이완 기술, 호흡패턴 바꾸기(10장 참고), 좀 더 효율적인 삶을 살 수 있는 방법들을 배운다.
- 인지 치료는 자멸적인 생각 패턴들을 바꾸고 그것들을 좀 더 성공적인 믿음의 체계로 전환시킴으로 내원자들이 자신들의 삶을 향상시킬 수 있다. 인지치료는 내원자에게 전부 아니면 아무것도 아니라는 신념, 부정적인 억측, 및 라벨을 붙여서 생각하거나 비극적으로 생각하는 것과 같은 자멸적인 생각을 바꿈으로 감성과 행동을 변화시키라고 가르친다.
- 인지-행동 치료 또는 CBT는 인지와 행동 치료 모두를 사용하는 결합적 접근이다. 인지 및 행동 치료는 서로를 보완한다. 함께 사용될 때, 그들은 그것만 홀로 사용하여서 성취하기 어려운 성장 지역을 자극한다. 인지-행동 치료는 주로 불안을 영속시키고 증대시키는 생각과 행동들을 다루기 위하여 사용된다.
- 약품은 신체 증상을 감소시킴으로 생체-행동적 치료법으로 유용하지만, 그것이 모든 것을 치유하지는 않는다. 한가지만 사용된다면, 그것은 증상의 여러 가지 근본 원인들 중의 어느 것도 해결할 수 없으며, 건강한 생활양식 변화를 촉진하지도 않는다. 약품은 종종 인지-행동 치료와 같은 다른 치료 사양들과 함께 사용된다. 재활임상가들은 이러한 의약품과 친밀해져야 하며, 그들의 가능성은 운동치료 프로그램 내에 효과적으로 참여하도록 내원자의 능력에 영향을 미친다.

핵심(Key Point):

약품만으로 부적응 행동의 근본 원인을 다룰 수는 없으며 건강한 생활 양식으로 바꾸도록 촉진할 수 없다. 인지-행동 문제들을 다루기 위하여 사용되는 의약품은 그들이 인지 행동 치료와 같은 치료적 선택사항들과 함께 이용될 때 가장 효과적이다.

자원이 되는 정보: 유용한 웹싸이트(Resource Information: Useful Websites)

유용한 상담, 교육 기술 및 건강관리의 행동측면에 대하여 알려주는 웹싸이트는 www.mentalhealth.com, UCL Neuropsychiatric Institute www.npi,ucla.edu, the Nemours Foundation for Children at www.kid-

표 11.5 내원자 자기 관리 계약 형태의 샘플

계약을 적으면서, 내원자들은 계약이 포함되어있는지를 확인해야 한다.

1. 그들은 무엇을 하려고 하는가?
2. 그들은 얼마동안 하려고 하는가?
3. 그들은 언제 그것을 할것인가?
4. 일주일에 얼마동안 그들은 그것을 시행할것인가?

예: 이번주, 나는 한구역(얼마만큼, 장소 등) 주위를 언제(때, 점심 전 또는 후, 등) 얼마동안(얼마만큼, 일주일에 세 번) 걸을 것이다(어느정도 거리, 걸음속도).

이번주에 나는 ______________________________ **(무엇을)**
______________________________ **(얼마만큼)**
______________________________ **(언제)**
______________________________ **(얼마나)**

계약을 효과적으로 지킬수 있는 당신의 능력을 당신은 얼마만큼 자신하는가?(0=전혀 확신하지 못함, 10= 전적으로 확신함)______________

	수행을 대조	설 명
월요일		
화요일		
수요일		
목요일		
금요일		
토요일		
일요일		

shealth.org와 Department of Veterans Affais at www.va.gov. 등이 있다.

연령, 골관절염, 인공관절 치환술과 운동치료 (Age, Soteoarthritis, Arthroplasty, and Therapeutic Exercise)

Buskik[116] 등은 지속적인 신체적 활동과 휘트니스가 장기적인 건강유지 및 장수와 직접적으로 연관이 된다고 하였다. *질병률*(질병상태 또는 특성), *사망률*(사망률, 죽은 상태)은 규칙적인 운동으로 유리한 영향을 받는다고 한다(**표 11.7과 표 11.8**)

> **핵심(Key Point):**
>
> 내원자 질병률과 사망률 모두는 적절하게 만들어진 운동치료 프로그램에 정규적으로 참여함으로 유리한 영향을 받는다.

65세 이상의 내원자의 비율이 다음 세대에 걸쳐 극적으로 증가될 것이므로 노인들이 직면하고 있는 건강관리 문제들이 연구와 임상 모두에서 재활임상가들에게 주안점이 될 것이다. 비록, 노화가 예측가능하고 피할수 없는 과정일지라도, 노화와 관련된 생리학적, 환경적 변화는 사건을 다루기 위해 필수적인 행동들을 이행함에 있어 조절할 수 있는 상황과 능력의 내원자의 인지되어진 범위에 영향을 줄 수있

표 11.6 개별화된 치료 계획

	목표	목적
무관심 단계	체중 감소	1. 체중을 줄일 수 없는 이유를 이끌어 내고, 체중 감소에 방해가 되는 것을 인지한다. 2. 체중감소를 위한 간단한 교육적 정보를 제공한다. 3. 마음을 열어둔다(내원자가 준비되었을 때 프로그램에 대하여 이야기 한다).
숙고	담배를 끊는다.	1. 담배를 끊는 것의 이점을 설명함으로 동기화시키고, 목표를 세분화한다. 만약 가능하다면 내원자의 가족이나 다른 지지자들을 참여시킨다. 2. 내원자의 의무를 이끌어 낸다.
준비	힘을 증가시킨다.	1. 목표를 세분화한다. 2. 계획을 만든다(날짜, 기구 등) 3. 추적 검사(follow up)
실행	지구력을 증가시킨다	1. 세분화된 목표들을 재검토한다. 2. 대처방안을 제시한다(피로, 불편함등에 관하여) 3. 추적 검사(follow up)
유지	분위기를 나타낸다.	1. 대처방안을 재검토한다. 2. 목표를 재사정한다. 3. 예방에 대하여 충고한다.

다. Rowe와 Kahn[121]은 이러한 부정적인 영향들을 최소화할 수 있는 내원자들이 손상을 받은 내원자들이 보통의 노화를 겪는 반면 성공적인 노화과정을 겪는다고 하였다. 앞서 언급한 것처럼, 사회 학습 이론, 내적 통제와 자아 효능감의 두 가지 구성개념은 일부 내원자들이 노화를 성공적으로 겪는 반면, 다른 사람들은 평범한 노화를 겪는지에 대한 이유를 설명할 수 있을 것이다.

골관절염은 엄청난 개인적, 사회적 및 경제적 짐을 부과하면서 성인에 있어 만성 관절 통증과 장애의 가장 흔한 원인 들 중의 하나이다. Hurley는 인지적 재구성과 골관절염이 있는 내원자들의 심리사회적 영향에 대한 운동 효과들을 기술하였다(**그림 11.7**). 몇 가지 통제된 연구들이 골관절염이 있는 내원자들을 위한 운동치료의 효과를 옹호해오고 있다. 향상된 관절 가동범위, 유연성, 근력, 지구력 및 힘, 보행, 통증 조절 및 일상생활활동을 수행할 능력을 향상시킴으로 기능 활동을 증가시키는 이점이 있다. 적절한 운동치료 중재는 관절의 건강을 촉진시키고, 또한 의학적 상태 그 자체 보다 좀 더 무능력하게 될 수 있는 감소된 가동과 같은 골관절염의 이차적인 효과를 예방하도록 도와준다. 운동치료는 향상된 체중조절, 심혈관계 건강, 촉진된 심리사회적 건강과 사회참여를 통하여 좋지 못한 건강으로의 위험과 좋지 못한 건강으로 인하여 생길 수 있는 장애들을 감소시키도록 도와준다. 예를 들어, 수중 운동치료동안 관절 통증은 부력으로 인하여 관절 압박이 감소되고, 물속에서 움직이고, 물의 압력과 온도로부터 감각 입력이 증가되고, 게다가, 통증으로 인하여 마음이 산란한 것에 대하여 정신적인 자극을 주기 때문에 줄어들게 된다(4장과 5장 참고). 류마토이드 관절염이나 골관절염이 있는 24명을 대상으로 무작위로 통제된 실험에서, 수중 운동 프로그램에 참여한 사람들이 가정 중심의 관절 가동범위운동과 등척성 운동 프로그램을 실시한 사람들과 비교하여, 유산소 용량, 지구력, 질병활동 및 기능이 증가하였다고 하였다.

1990년대 미국에서만 매년 고관절 및 슬관절 전치환술 환자들이 218,000 이상으로 추정되었다. 나이든 사람들은 예방적 건강 측정으로서 자신들의 건강 활동을 증가시키고 운동이 촉진되어지고 있다. 몇몇 연구들에서는 관절 전치술이 젊은 사람에게서는 느슨하게 되고 실패될 빈도율이 높다고 나왔다. 운동치료 활동 강도와 수행 빈도에 대하여 적절

표 11.7 U.S 활동 행동들에 대한 사실

미국 성인의 60% 이상이 권고되어진 활동의 양과 관계되지는 않다.
미국 성인의 약 25%가 전혀 활동하지 않는다.
신체적 비활동은

- 남자보다 여성에서
- 백인보다 미국 흑인 히스패닉에서
- 젊은 성인보다 나이든 분
- 좀더 부유한 사람보다 다소 덜 부유한 사람에게서 좀더 흔하다.

가족과 친지로부터의 사회적 지지는 규칙적인 신체 활동에 관련하여 긍정적이고 일관적이다.

장애자들은 비장애인들보다 정규적인 중간 정도의 활동을 다소 적게 하는 경향이 있다. 그러나 그들 자신의 건강을 증진시키고 불필요한 질병을 예방하기 위한 요구는 비슷하게 가지고 있다.

(출처: U.S. Department of Health and Human Services(1996), Physical Activity and Health: A Report of the Surgeon General. U.S.Depart. of Health and Human Services, Centers for Disease Control and Prevention, National Center for Chronic Disease Prevention and Health Promotion, Atlanta, GA.)

하게 매치시키기 위하여 내원자 교육은 골관절염의 진행을 예방하거나, prosthesis loosening 동안 삶의 질과 그들의 체력수준을 향상시키기 위하여서는 필수적이다. Healy[136] 등과 Vail[137] 등 및 Nicholls[138] 등은 Mayo Clinic recommendation(**표 11.9**), the Hip and Knee Society의 연구(**표 11.10**) 및 충격부담에 근거를 둔 Duke University의 연구(**표 11.11**) 및 관절 전치술의 해부학적 위치로부터(**표 11.12**) 얻은 관절 전치술을 한 내원자들을 위한 스포츠 활동 권고사항을 제공하였다.

측정가능한 건강의 이점은 관절 전치술로부터 끌어낼수 있다. Macnicol[139] 등은 고관절 전치술을 한 내원자들이 최대 보행 속도, 보폭, 카덴스(율동)상의 증가를 보여준다고 하였다.

덧붙여, 산소 소비량이 정상치로 되돌아 오고 평균 힘생산이 계단을 오르는 동안 두배로 된다. 고관절 전치환술 후 산책, 크로스컨츄리스키, 자전거 타기, 수영과 같은 레크레이션 활동 참여가 증가되었다고 한다.

재활임상가는 골관절염 환자 또는 하지 관절 치환술을 받은 사람을 위하여 중간정도 강도로 수행할 수 있는 부담을 주지 않으며, low contact한 활동을 권해야 한다. 내원자들은 일상적인 심혈관계 건강을 추구하기에 충분히 활동적이게 되어야 하지만, 경쟁적인 스포츠 활동이나 상황들을 추구해서는 안된다. 관절 전치환술후 활동의 위험성과 의사결정 과정과의 관계에 대한 내원자 교육은 내원자-재활임상가의 상호관계를 좀 더 만족스럽게 할 것이다.

절골술 재정렬, 슬관절 부분 재치환술, sodium hya-

표 11.8 신체 활동의 이점

- 관상 심장 질환으로 죽을 수 있는 위험과 고혈압을 악화시킬 위험, 결장암과 당뇨의 위험을 감소시킨다.
- 만성, 장애 상태환자들이 자신들의 스테미나와 근력을 향상시키도록 도울 수 있다.
- 불안, 우울증상을 감소시키고, 분위기를 향상시키고 일반적인 웰빙감을 촉진시킨다.
- 관절 부종을 조절하고 관절염과 관련된 통증을 조절하도록 돕는다.
- 고혈압이 있는 몇몇 사람들에 있어 혈압을 감소시키도록 도울 수 있다.

(출처: Centers for Disease Control(CDC), National Physical Activity Initiative. Atlanta, GA:U.S.Dept of Health and Human Services, Centers for Disease Control and Prevention, 1996).

인지적인 재구성

교육, 정보, 건강에 대한 신념을 주는 충고,
다음과 같은 것을 이해하는 것을 향상;

— 상태
— 좋은 진전
— 치료 선택사항들
— 긍정적인 결과를 이끌도록 강조
— 구체적인 화와 두려움을 제시
— 통증과 관련된 움직임은 해로운 신호는 아니지만 연장된 휴식=약화, 관절 불안정, 통증, 손상=이다.
— 휴식- 활동 순환운동
— 대체법/통제/자가 효율을 강화시킨다
— 목표설정하기, 끈기, 순응을 증가, 조절을 유지
— 사회적 상호관계를 장려

운동

운동법에 능동적으로 참여하는 것은 운동이 다음과 같은 것이라고 사람들이 올바르게 인식하도록 해준다;

— 기분을 좋게하고 스트레스를 줄여준다.
— 근력, 가동성 및 독립상에 있어 실체적인 신체적 향상을 만든다.
— 참여가 통증을 증가시키지는 않는다.
— 신체적 증상들-통증, 장애, 질병 활동-을 조절한다.
— 그들의 상태를 스스로 조절하고 다룰 수 있도록 하는 능동적인 대처 전략이다.
— 실질적인 신체적 목표를 성취한다
— 가동성, 자신감을 향상시키고 독립은 사회적 상호작용을 조장한다
— 그들 스스로를 도우려는 것을 다른사람에게 보여줌으로 사회적 지지를 조장한다.
— 자기가치와 자긍심을 향상시킨다.

골관절염이 있는 내원자들의 심리사회적 결과

— 상태에 좀더 잘 순응
— 감소된 catastrophising
— 잘못된 건강신념을 감소
— 우울증 감소
— 불안 감소
— fear-avoidance 감소
— 수동적인 대처법 감소
— 자아 효능감 증가
— 무력감 감소
— 사회적 고립 감소
— 의존증 감소
— 마음의 부담감을 감소
— 질적 관계를 증가

그림 11.7 골관절염의 심리사회적 결과에 대한 심리사회적 중재와 운동의 효과.
(출처: MV Hurley, HL Mitchell, N Walsh. 골관절염, 운동의 심리사회적 이점은 신체적 향상으로서 중요하다. *Exerc Sports Sci Rev*. 2003:31(3):138-143.)

luronate derivatives를 가지고 관절 주사를 하는 것과 같은 하지 골관절염의 수술적 및 비수술적 관리에 따라 비슷한 중재들이 고려되어야 한다.

> **핵심(Key Point):**
>
> 골관절염의 진단 후에, 저강도 활동, 빈도 및 내원자 요구에 따른 개별적인 기초에 맞춰 내원자 활동을 제한하거나 수정하는 것이 필수적이다.

치료 목표 기술하기 (TREATMENT GOAL DOCUMENTATION)

내원자 목표를 세울 때 재활임상가는 내원자의 손상정도와 기능적 제한들 및 장애(1장에 논의된 것처럼)들을 구별하여야 한다. 조언은 다음과 같다.

- **손상:** 감소되거나 비정상적인 생리학적, 심리학적 또는 해부학적 구조 또는 기능.

표 11.9 고관절이나 슬관절 치환술 후의 스포츠 활동 재개를 위한 Mayo clinic 권고사항

	스포츠
권고되어진	골프 수영 자전거 타기 볼링 배타기 스쿠버 다이빙
중간단계	하이킹 빨리 걷기 배낭메기 빙상스케이트 단식/복식 테니스 에어로빅 배구 소프트볼 알파인 스키
전혀 권하지 않는	핸드볼 라켓볼 달리기 하키 야구 수중스키 가라데 농구 축구 미식축구

(출처: WL Healy, R Iorio, M Lemos, Athletic activity after joint replacement. *Am J Sports Med.* 2001:29:377-388)

- **기능적 제한들:** 전인적 수준에서 특정한 신체 동작, 작업 또는 활동을 효과적이며, 일반적으로 하려고 하고, 적당한 방법으로 수행하는 능력을 제한.
- **장애:** 특정한 사회적 배경과 신체 환경 안에서 특정 나이, 성별과 관련되거나 성적으로 세분화된 역할에 관여하는 것이 불능.

이러한 정의가 내려진 후에 재활임상가는 확인된 각 문제점에 대하여 내원자의 기능적 제한들과 장애들에 손상을 연관시켜야 한다. 각 목표는 건강관리 팀 접근에서 재활임상가의 역할을 반영하면서 기록하고 관찰하고 측정하는 것이 필수적이다. 치료 목표를 적을 때 각 목표에 있어 기대하는 성취에 대한 계획표를 만들어서 목표들이 다만 과정 내에 또는 과정이 아니라도 관찰할 수 있고 측정할 수 있는 지점에 나타나는지 (예를 들어, " 관절가동범위의 향상"이 목표는 아니지만, 목표를 향한 수단이다)를 상기시켜야 한다. 목표들은 또한 내원자의 장애 정도를 최소화하도록 도울 특정 기능 쪽으로 상세히 논술되어야 한다. 내원자의 근력이나 관절 가동 범위 증가가 만약 기능 향상을 시키지 않는다면, 매우 의미있지는 않다. 여러분이 이 장을 읽고 사례들을 재검토하다 보면, 여러 내원자들을 위한 장, 단기 치료 목표를 개발할 수 있고, 게다가 의사 결정 알고리듬의 도해를 만들 기회를 가질 수 있을 것이다.

> **핵심(Key Point):**
> 기능적 제한과 내원자 장애에 대한 측정에 근거를 둔 손상과 관련된 치료 목표들은 재활임상가가 내원자 삶의 질에 지극히 중대한 목표를 향하여 만든 자신들의 운동치료프로그램을 지시할 가능성을 증가시킨다.

단기 및 장기 목표 모두는 일반적으로 병력과 임상적인 검사 발견점들을 요약한 문제 목록을 가지고 시작한다. 이러한 자료로부터, 재활임상가는 손상, 기능 제한 및 장애 문제에 대한 목록을 만들고 선별을 시도한다. 기록된 목표들은 손상과-기능 제한-관리 계획의 인지된 마지막 지점을 나타내는 장기목표와 더 이른 간격으로 성취 기대점을 나타내는 단기 목표를 가지고 장애사이의 상호관계의 반영을 꾀한다. 일부 확인되어진 문제점들은 다른 건강 관리 전문가에게 의뢰하여야 한다. 단기 목표 간격의 마지막에 내원자 진행노트를 적을 때, 재활임상가는 항상 원래의 장·단기 목표를 언급해야 한다.

> **핵심(Key Point):**
> 제한된 슬관절 운동범위와 같이 측정에 토대를 둔 손상이 체간을 움직이는데 불능과 같은 기능적 제한과 가족 기능활동 또는 작업 활동들에 참여하는 것에 불능과 같은 장애에 연결되어진다. 내원자와 재활임상가 모두 좀 더 운동 치료 프로그램의 타당성과 효과적인 관계를 개발하는 중요성에 좀 더 올바르게 인식하는 것 같다.

표 11.10 Hip and Knee Society 연구에 따fms 고관절 및 슬관절 전치환술 후에 권장 활동

	스포츠		스포츠
권장되어짐	고정된 자전거 타기	**권장되지 않음**	고강도 에어로빅
	크로케		야구
	볼룸댄스		농구
	골프		미식축구
	편자던지기(horseshoes)		체조
	총쏘기		핸드볼
	원반밀어치기		하키
	수영		조깅
	복식테니스*		라크로스
	산책		라켓볼
	저강도 에어로빅**		스쿼시
	볼링**		암벽타기
	승마**		축구
			단식 테니스
경험이 있으면 허락	복식 테니스**		배구
	저강도 에어로빅		
	길에서 자전거 타기	**전혀 결말을 내지 못함**	빙상스케이트
	볼링		롤러스케이트/인라인 스케이트
	카누		조정
	하이킹		빠르게 걷기
	승마		활강
	크로스컨튜리 스키		
	빙상스케이트**		
	조정**		
	빠르게 걷기**		

** 고관절 치환술에만*
*** 슬관절 치환술에만*
(출처: W L Healy, R Iorio, M Lemos. Athletic activity after joint replacement. *Am J Sports Med.* 2001;29:377-388.)

재활-컨디셔닝 변화: 기능적 준비 (THE REHABILITATION-CONDITIONING TRANSITION: ACHIEVING FUNCTIONAL READINESS)

인체는 조화롭게 기능 활동을 할 수 있는 다양한 시스템으로 구성된다. 이 단락에서는 운동 활동으로 또는 신체적으로 도전받는 직업으로 복귀하기 위하여 내원자가 준비하기 위한 필수적인 통상적인 진행과정과 일련의 기본 단계들을 소개한다. 이러한 절차는 강한 활동에 필요한 안정화를 위하여 신체 중심부를 준비시킴으로 시작된다. 과정은 기능적으로 관련된 수행, 특별한 운동 패턴 활동 동안 특발성 암시들과 직면할 때, 삼차원 동적 관절 안정화를 유지하기 위하여 내원자의 역량을 검사하기 위하여 만들어진 운동성 움직임 도전으로 끝난다. 재활임상가에 의한 긍정적인 강화에는 내원자의 자신감정을 향상시키는데 필수적이라고 여겨진다.

치료 시, 이 단계에서 재활임상가는 일반적으로 자주 내원자를 보지 않기 때문에 신용관계를 발달시키는 것은 특히, 과도한 훈련을 피하면서 적절할 프로그램 순응을 얻는데 필수적이다(5장 참고). 내원자가 경기시즌의 중간에 운동 활동으로 복귀하려고 할 때, 그들은 경쟁 상황에 놓여있는 어떤 고려사항 전에 활동의 요구와 맞닷뜨리기 위한 컨디셔닝 기반을 발달시킬 필요가 있을 것이다. 초기 단기 목표는 단거리 훈련(splint interval)으로 3.5마일을 30분에 달리도록

표 11.11 충격 레벨에 따른 관절 대치술을 받은 내원자의 스포츠 참여

충격레벨	사례	권장사항
낮음	고정된 자전거 타기 미용체조 골프 고정용 스키타기 수영 산책 볼룸댄스 수중 에어로빅	• 일반적인 건강을 향상시킬 수 있다. • 대부분의 내원자들을 위하여 바람직하지만, 마모율을 증가시킬 수 있다. • 보조기와 활동 수정은 충격을 감소시킬 수 있다. • 근력보다 유연성과 컨디션닝에 집중한다.
잠재적으로 낮음	볼링 펜싱 조정 등속성 근력 훈련 항해 빠르게 걷기 크로스 컨츄리 스킹 테이블 테니스 째즈댄스와 발레 자전거	• 대부분 환자들에게 바람직하지만, 마모률을 증가시킬 수 있다. • 수술로 인한 지침서를 개발하고 검색하며 활동 전 평가를 요한다. • 균형과 고유수용성이 완전해야 한다. • 보장구와 활동 수정이 충격을 감소시킬 수 있다. • 최소 저항으로 여러 번 반복을 강조한다.
중간	자유로운 체중 이동 하이킹 승마 빙상 스케이트 암벽타기 저강도 에어로빅 테니스 인라인 스케이트 활강	• 선별된 내원자를 위하여서만 적절. • 활동 전 평가가 필요하며 수술 참여를 위한 지침서의 개발과 검색하기. • 최상의 신체적 상태가 필수적이다. • 보조기, 충격흡수 신발 및 활동 수정이 자주 필요하다.
높음	야구/소프트 볼 농구/배구 미식축구 핸드볼/라켓볼 조깅/달리기 라크로세스 축구 수중 스키 가라데	• 피해져야 한다. • 상해의 가능성이 현저하며 교정이 필요.

(출처: TP Vail, WJ Mallon, RA Liebelt. Athletic activities after joint arthroplasty. *Sports Med Arthroplasty Rev.* 1996;4:298-305.)

표 11.12 관절 성형술의 해부학적 위치를 토대로 한 관절 치환을 한 내원자들을 위한 스포츠 참여

스포츠	수용할만한	가능	전혀 권고되지 않는
발레 댄스	어깨	고관절, 슬관절	
볼륨 댄스	고관절, 슬관절, 견관절		
야구/소프트 볼			고관절, 슬관절, 견관절
농구			고관절, 슬관절, 견관절
자전거 타기	고관절, 슬관절, 견관절		
볼링	고관절, 슬관절	견관절	
미용체조		고관절, 슬관절, 견관절	
크로스 컨츄리 스키	고관절, 슬관절, 견관절		
활강	견관절	고관절, 슬관절	
펜싱		고관절, 슬관절	견관절
미식축구			고관절, 슬관절, 견관절
골프	고관절, 슬관절, 견관절		
핸드볼/라켓볼		견관절	고관절, 슬관절
하이킹	견관절	고관절, 슬관절	
승마	고관절, 슬관절, 견관절		
빙상 스케이트	고관절, 슬관절, 견관절		
인라인스케이트	고관절, 슬관절, 견관절		
째즈 댄스	견관절	고관절, 슬관절	
조깅/달리기	견관절	고관절, 슬관절	
가라데			고관절, 슬관절, 견관절
라크로스			고관절, 슬관절, 견관절
저충격에어로빅	고관절, 슬관절, 견관절		
암벽타기		고관절, 슬관절, 견관절	
조정	고관절, 슬관절	견관절	
요트경기	고관절, 슬관절, 견관절		
축구		견관절	고관절, 슬관절
속보	고관절, 슬관절, 견관절		
고정된 자전거 타기	고관절, 슬관절, 견관절		
고정된 스키	고관절, 슬관절, 견관절		
수영	고관절, 슬관절	견관절	
테이블 테니스		고관절, 슬관절, 견관절	
테니스		고관절, 슬관절, 견관절	
배구			고관절, 슬관절, 견관절
산책	고관절, 슬관절, 견관절		
수중 에어로빅	고관절, 슬관절, 견관절		
수중 스키		고관절, 슬관절	견관절

(출처: TP Vail, WJ Mallon, RA Liebelt. Athletic activities after joint arthroplasty. Sports Med Arthroplasty Rev. 1996;4:298-305.)

하는 것이다(4장 참고). 또는 짜여진 시간에 걸쳐하지 근력, 민첩성 및 동적 안정화 요구들을 섞어서 통합시키는 장애물 코스를 완성시키는 것이 될 것이다(5장과 9장 참고). 일단 재활임상가가 내원자의 목표와 목적을 이해한다면, 그들은 활동 준비로 내원자의 복귀를 촉진시키는 컨디셔닝 프로그램을 만들기 시작할 수 있다.

Ⅰ 단계. 핵심적인 근육 활성화 (Phase I. Core Muscle Activation)

이 과정의 첫 번째 단계는 내원자에게 핵심 근육들을 활성화하라고 가르치면서 시작된다. 핵심부 근육계의 활성화는 내원자가 수행하는 매 운동 패턴보다 먼저 일어나야 한다. 궁극적으로, 내원자는 동역학적 또는 운동학적 고리에 따라 가장 약한 연결을 가능한 한 강하게 만들 것이다. 대부분의 내원자들에 있어, 특히 상지 또는 하지 관절 상해 또는 수술 후 회복기 후에 약하게 연결되어 있는 것은 신체의 핵심부 내에서 강화되어진다. 대다수 내원자들은 요통이 있거나 복근, 고관절 굴곡근이나 서혜부 근육의 염좌를 경험했을 것이다. 약한 핵심부를 가진 강한 상지 또는 하지는 상해가 일어나기만을 기다리고 있는 것이나 마찬가지 이다. 사실상 모든 상지와 하지움직임은 핵심부 근육에 의해 지지되거나 시작되어진다.

*핵심부*는 요골반부의 근육계 모두와 골반에 부착되어 있는 모든 근육들을 말한다. 강한 핵심부는 가시적인 복근 "복근 6개가 불거진(six pack)"을 가지는 것 이상의 것으로 여겨진다. 강한 핵심부란 3차원적인 움직임의 도전을 받는 동안 요골반부와 고관절 영역을 동적으로 안정화시키는 역량을 말한다.

> **핵심(Key Point):**
>
> 강한 핵심부란 3차원적인 움직임의 도전을 받는 동안 요골반부와 고관절 영역을 동적으로 안정화시키는 역량을 말한다.

복근의 활성화는 요추쪽으로 배꼽을 능동적으로 가져감으로 시작된다. 이러한 간단한 활동은 요추의 스트레스를 감소시키면서 움직임을 위한 동적인 안정 기저를 만들면서 요추부위 근육들 모두를 활성화시킨다. 이러한 움직임을 수행하는 동안 내원자는 또한 골반을 약간 전방경사를 유지하면서 하지만 과도하게 하지 않으면, 자연스러운 요추 골반 부위의 만곡을 유지하면서 골반을 안정화시키기 위한 고관절 근육들을 활성화시켜야 한다. 요추골반부의 동적인 안정화를 위한 이러한 기초적 자세는 모든 움직임 수행 전에 취해져야 하며 움직임이 완성되어질 때까지 유지되어야 한다.

Ⅱ 단계. 사정(Phase II. Assessment)

활동으로 복귀하기 위하여 기능적으로 준비하여야 하는 두 번째 단계는 재활임상가가 상해 위험 없이 긍정적인 훈련 효과를 얻기 위하여 어떤 강도 레벨이 적절한지를 정하도록 내원자가 가지고 있는 컨디셔닝 수준을 사정할 수 있는 일련의 간단한 방법들이 포함되어 있다. 선별된 방법들은 내원자의 특정한 상해와 최근 컨디셔닝 수준에 달릴 것이다. 균형, 관절 유연성, 근-건 구조의 신장성, 핵심부 근력과 지구력을 사정하는 것은 이러한 검사와 측정법을 선별할 때 고려되어야 한다. 내원자가 검사 목적을 이해하고 완전한 활동으로 어떻게 진행하고 결국 선별된 방법을 효과적으로 수행하기 위해 자신의 능력에 직접적으로 좌우되는지 깨닫는 것은 중요하다.

예를 들면, 오른쪽 무릎 전방 십자 인대(ACL) 재건 수술 후 9개월이 된 여자 대학 축구선수 Holly를 생각해보자. 그녀의 목표는 가을 축구 경기시즌을 위하여 완벽하게 기능활동을 하도록 하는 것이다. 이렇게 되기 위하여 그녀는 다방향 속도와 민첩, "폭발적인" 움직임, 근육(무산소)과 유산소 지구력 및 신체 전반의 근력을 실지로 해보일 필요가 있을 것이다. 선택된 첫 번째 검사는 어깨와 장골릉 높이에 있어 비대칭을 살피는 자세 분석일 것이다. 즉, 과도한 요추전만 또는 후만, 비대칭적인 근육 비대 또는 비대칭적인 하지 정렬과 슬관절 재손상을 만들 수 있는 다른 어떤 비대칭적인 자세 정렬 등을 살펴야 한다. 자세한 관찰은 근력과 신장성 불균형과 강한 컨디셔닝 프로그램의 실행 전에 직접적인 주의가 요구되는 제한된 관절 기능 영역을 확인할 수 있다. 정적인 자세 검사에 덧붙여, 느린 조깅 동안 과장되거나 반대 또는 거꾸로 동작으로 Holly를 평가하는 것은 주의 집중이 필요되는 문제들을 살필 수 있는 방법이다. 조깅 활동 동안 살펴야 하는 주요한 구성요소들에는:

- 핵심부 안정화—중립적 골반 경사(시상면)

- 대칭적인 보폭(시상면)
- 적절한 상체 회전(횡단면)
- 균형잡힌 팔과 다리 유각(시상면)
- 발의 두 번째 중족골과 슬개골의 일치(전두면)
- 대칭적인 관절 가동범위와 근-건 신장(시상면과 전두면)
- 어깨를 후인한 전체적으로 좋은 자세(시상과 전두면)

핵심(Key Point):

정적 및 동적 자세 평가 모두는 강한 활동 전 컨디셔닝 프로그램 참여에 앞서 이루어져야 한다.

검사들의 두 번째 시리즈에는 앉고 뻗는 유연성 검사(3장 참고)와 수직 점프 검사(5장 참고)가 포함된다. 이들 검사들은 Holly의 혼합된 하지와 요부 관절 유연성과 근 건 신장성 및 하지 힘을 각각 평가 할 것이다. 하지의 힘을 훈련하고 동적으로 신장시키는 것을 통합시키는 것은 운동경기 선수 활동의 스트레스를 Holly에게 준비시키기 위한 필수적인 컨디셔닝 프로그램의 구성요소이다.

기준선에서 Holly의 유산소 컨디셔닝 수준은 시간을 재면서 2-mile 달리기를 하거나, 고정된 자전거에서 비슷한 거리를 달리는 것으로 평가할 수 있다. 달리기는 축구에서 좀 더 구체적이기 때문에 선호하지만, 근력이나 근-건 신장성 불균형에 대한 확인은 그녀의 유산소 상태를 평가하는 대체적인 방법이 필요할 수 있다. 가능하다면 언제나 재활임상가는 스포츠, 위치 및 수행 스타일(속공 또는 내리기와 set up 스타일)을 고려하여 기본적인 컨디셔닝 수준을 평가하도록 하여야 한다. 유산소와 무산소 시스템 기준 컨디셔닝을 정하기 위하여 이용될 수 있는 다른 검사들에는 beep test(구두적인 암시에 따라 점차적으로 짧은 간격으로 반복하는 것), 단거리 훈련(interval splint)와 300m 왕복 달리기가 포함된다(5장과 9장 참고).

비록 특정한 검사들이 선별될지라도, 그들은 컨디셔닝 프로그램 코스에 걸쳐 일관되게 쓰여져야 한다.

핵심(Key Point):

컨디셔닝 레벨 검사들은 컨디셔닝 프로그램 코스에 걸쳐 일관되게 사용되어야 하며 따라서 내원자와 재활임상가는 시간에 따른 향상을 효과적으로 사정할 수 있을 것이다.

다른 스포츠 코치들은 운동 컨디셔닝 수준을 평가하기 위하여 우선 사용하기를 원하는 특별한 검사들이 있다. 어떤 검사들은 특별한 스포츠 컨디셔닝(축구에 있어 beep 검사, 농구에 있어 line drill)을 발달시켜 왔으며 어떤 코치들은 timed mile과 같은 좀 더 전통적인 방법을 선호한다. Holly의 상해 병력, 그녀가 가지고 있는 컨디셔닝 레벨, 그녀가 되돌아 갈 경기 환경에 대한 지식과 상호간에 세워진 목표에 따라, 재활임상가는 가장 적절하다고 생각하는 검사들을 선택하여야 한다. 검사 기준은 내원자에 따라 다양할 것이다. 기능적 준비검사에 대한 중요점은 선별한 방법을 적절히 수행하는 가이다. 예를 들어, Holly는 자꾸 반복되는 한쪽 다리 바운싱 동안 적절한 기술을 유지할 수 있는가? 만약 하지 못한다면, 검사를 마쳐야 하며 바운싱 기술과 근력 훈련은 다시 시작하여야 한다. 이것은 내원자가 다음 단계로 진행할 준비가 되지 않았다는 일반적인 증상이다.

검사 마지막에는 Holly의 근력과 동적 관절 안정화를 평가하는 방법이 포함되어야 한다. walking lungs와 같은 동적 검사(**그림 11.8**)와 편쪽 덤블벨 누르기를 이용한 step-up(**그림 11.9**)(Section 3, Animation 1), 바벨 스쿼트(**그림 11.10**)(Section 3, Animation 2), 파워클린(**그림 11.11**)(Section 3, Animation 3), 바로 들어올리기(**그림 11.12**)(Section 3, Animation 4)와 한쪽다리로 쪼그려 앉기(**그림 11.13**)는 기능적인 하지 근력을 측정할 수 있는 좋은 방법이다. 이러한 검사들은 Holly가 기계의 보조나 다른 지지물 없이 동적인 관

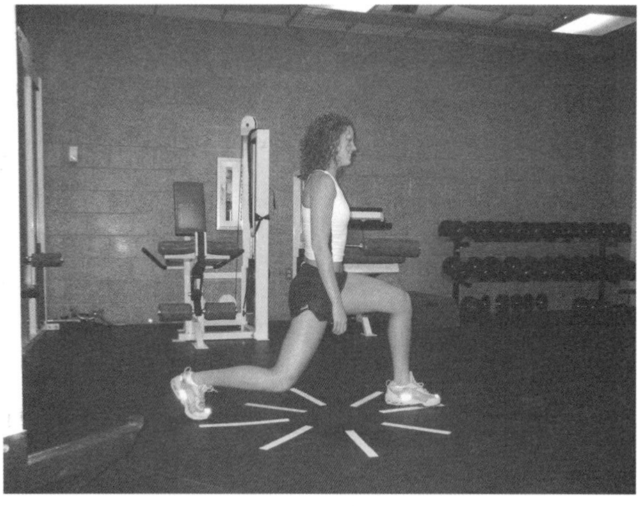

그림 11.8 Walking lunges.

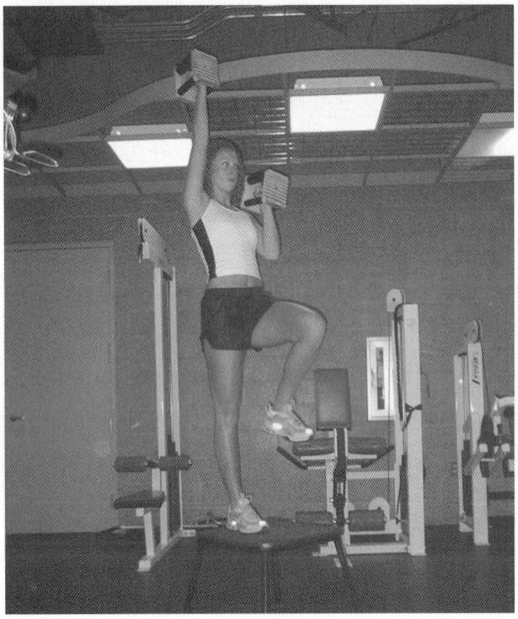

그림 11.9 편측으로 누르면서 덤블벨 step-up.

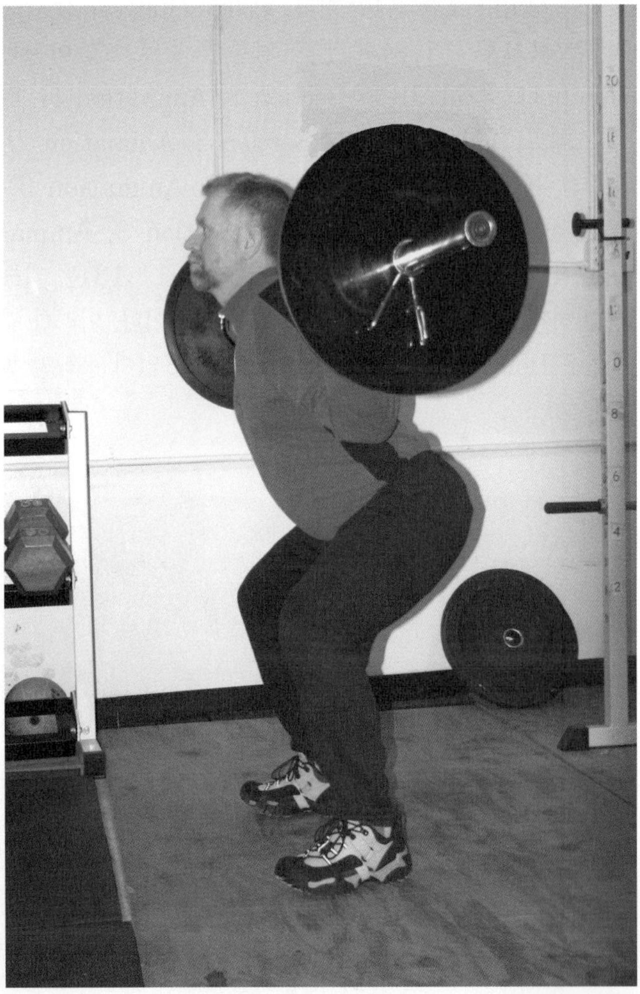

그림 11.10 바벨 쪼그려 앉기.

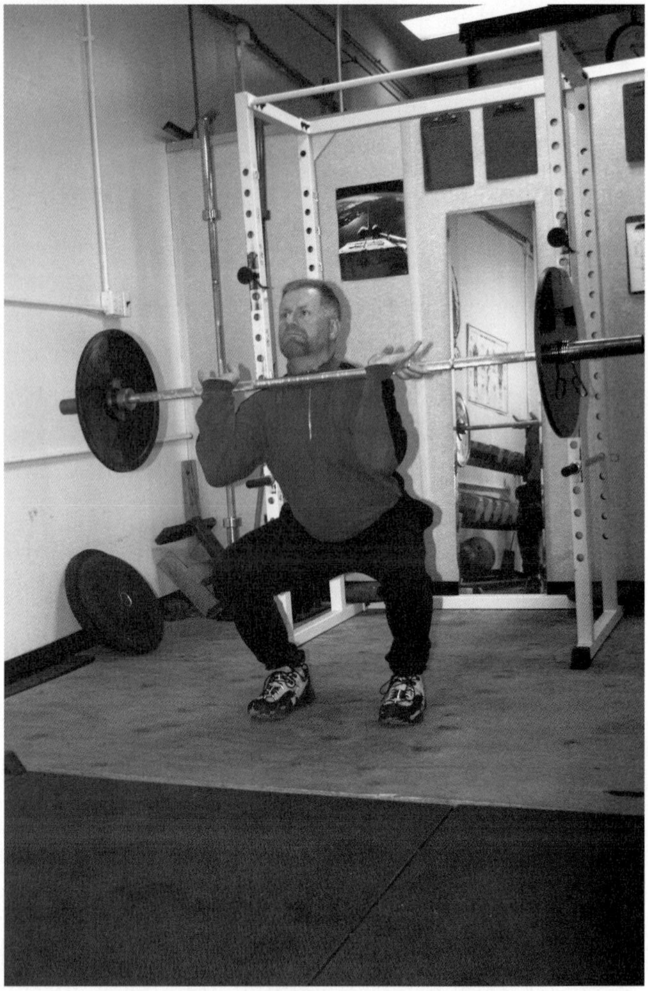

그림 11.11 바벨 파우어 클린.

절 안정과 균형을 보여줄 때 가능하다. 이것에 대한 이론적 근거는 그녀가 경기장에 복귀한 후, 기계나 다른 지지물 의존하지 않을 것이라는 것이다. 이러한 근력 검사를 수행하는 동안 사용되는 적절한 들어올리기 기술은 매우 중요하다. 이 방법을 수행하는 동안 관찰해야 하는 주요한 사항은 동적 핵심부 안정화, 슬개골-두번째 중족골의 일치, 족관절(발이 아니라) 위에 슬관절이 있도록 하고, 힘을 고르게 분포 되도록 하며 잘 균형잡히도록 하는 것이다.

최대하 또는 체중 저항으로 근력 검사를 시행할 때, Holly는 움직임 동안 어느 지점에서나 멈출 수 있어야 한다(3~6초간). 예를 들어, 체중으로 쪼그려 앉기를 하는 동안 **(그림 11.14)** 움직임 동안 다른 지점에서 주기적으로 그녀에게 멈추라고 요청하며 그 지점에서 등척성 근수축을 하라고 요구한다. 멈추는 것은 몇가지 이유 때문에 효과적이다. 그것은 재활임상가가 적절한 기술을 가르치고 또는 긍

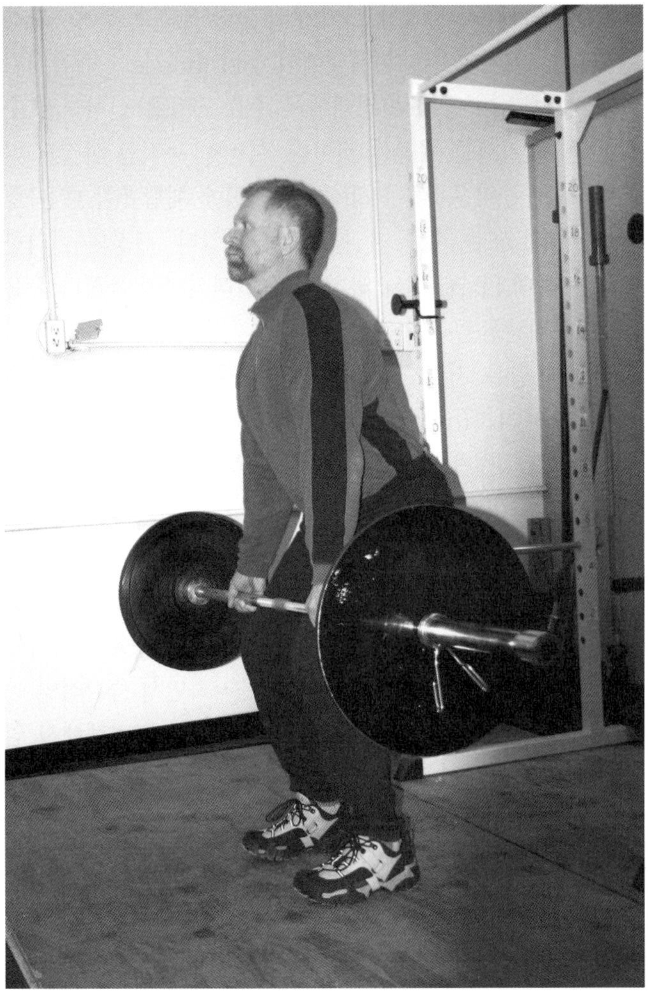

그림 11.12 Barbel deadlift.

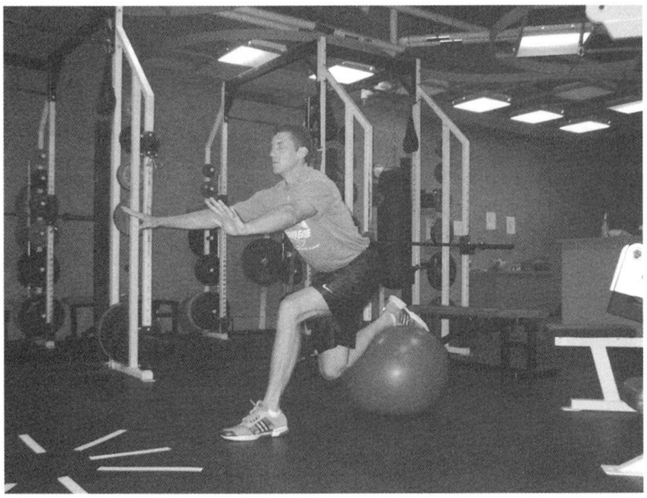

그림 11.13 안정된 볼로 한쪽 다리로 쪼그려 앉기.

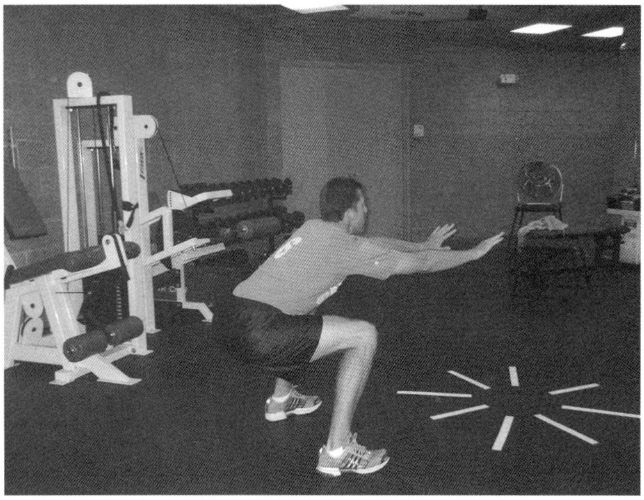

그림 11.14 체중으로 쪼르려 앉기.

정적인 피드백을 줄 수 있는 기회를 만든다. 즉, 그것은 Holly가 균형을 유지하기 위하여 자신의 동적인 핵심부 안정화를 활상화시키도록 강요한다. 그리고 그것은 그녀가 동작 범위 중 약한 지점에서 훈련할 수 있도록 해주며 결국 움직임 동안 안점감을 발달시키도록 한다. 만약 그녀가 멈출 수 없다면, 그녀의 기술은 부정확한 것이며, 그녀는 너무 심한 저항을 사용하고 있거나 그녀가 그 방법을 수행하기에 적당한 근력이 없다는 것이다.

> **핵심(Key Point):**
>
> 체중이나 낮은 저항 움직임 동안 동작 범위의 어느 지점에서 멈추는 것은 내원자에게 긍정적인 피드백을 주고, 핵심부에 동적 안정성을 주는 근 지구력을 증가시키며, 동작 범위의 약한 지점에서 일하고 움직임을 수행하기 위한 그들의 능력에 있어 내원자의 자신감을 증가시키면서 적절한 기술을 가르치는 최고의 방법이다.

Holly가 여전히 단지 자신의 체중 저항 조차 똑바른 방법으로 수행할 수 없다면, 재활임상가는 멈추기를 시행하는 기능적인 힘을 점차적으로 발달시킬 수 있는 다소 덜 강한 방법을 선택하여야 할 것이다. 멈추는 기술은 또한 "high knees", butt kicks과 같은 기본적인 달리는 반복연습(running drill) 동안 또한 유용하다.(9장 참고) 일단 검사가 실시되면, 재활임상가는 Holly를 위한 개별적인 컨디션닝 프로그램을 만들기 시작할 수 있다. Holly의 목표가 프로그램을 동안 우선순위라는 것을 명심하여라.

3단계. 프로그램 개발 (Phase III. program Development)

기능적인 근력과 컨디션닝 계획을 개발하는 기본요점은 검사과정 동안 확인된 주요한 요소들 대부분을 포함시키도록 하는 것이다. 계획은 다음의 요소들로 구성되지만 제한 시켜서는 안된다.

재활임상가는 독창적인 방법으로 스포츠 작업을 개발하여야 하고, 어떤 작업이 선택되어지더라도 적절한 기술이 주요하다는 것을 생각해내야 한다. 기능적 준비 컨디션닝 프로그램의 주요 요소들은 다음과 같다.

- 동적인 준비운동과 신장
- 적절한 운동 전이와 더불어 핵심부 안정화
- 운동 효율성
- 균형과 유연성
- 달리기 기술과 속도
- 근력 훈련
- 민첩성 훈련
- Polymetric traning
- 컨디션닝
- 종합적 사고방식

표본 프로그램이 우리의 대학 축구선수 Holly를 위하여 지금 논의될 것이다.

동적 준비운동과 신장. 컨디션닝 프로그램 활동을 수행하도록 Holly를 위하여 선별한 환경은 그녀가 가지고 있는 컨디션닝 레벨에 많이 좌우될 것이다. 이상적으로 이러한 활동들의 대부분은 축구화와 러닝 슈즈를 신고 축구장에서 실시하여야 할 것이다. 이러한 다양한 훈련 바닥은 더 많은 도전을 부여할 것이며 특정 프로그램을 강화시킬 것이다. 동적 준비운동 모두는 20야드 이상으로 해야 한다. 시작 방법에는 조깅, 줄넘기 "high knee"로 달리기, 'butt kicks"로 달리기와 grapevine 또는 카리오카 등이 포함될 것이다. 각 방법은 전방, 후방, 측방 및 대각선으로 수행될 것이다(5장 참고). Holly가 각 방법을 여러번 반복하면서 그녀의 심박동률은 증가하기 시작할 것이며 체온도 올라갈 것이다(3장 참고). 이것은 고정된 환경내에서 cold muscle을 신장시키는 것에 대하여 동적 환경내에서 주요 근육을 신장시킬 수 있는 좋은 기회를 제공할 것이다. 이러한 동적인 신장과 더불어 하는 준비운동은 Holly가 축구팀에 재합류할 때 수행할 수행 전 또는 시합 전 활동들에 가깝다. 신장의 이러한 형태는 특히 biarticular 하지 근육 컨디션닝에 특히나 유용하다. 준비운동을 지속하면서 전방, 후방 및 양측 두발 뛰기 움직임과 같은 저강도의 polymetric 활동들이 부드러우면서 조용한 착지(quiet landing)를 하도록 한다(5장과 6장 참고). 이러한 기술은 신체 조절과 동적 슬관절 안정화를 시작하게 하며, 더 많은 상해를 예방하기 위하여 필수적이다(6장과 7장 참고). 동적 준비운동으로 통합하기 위한 또 다른 주요한 요인은 멈춤이다. 예를 들어, Holly가 무릎을 높이 들어 올리면서 전방으로 달리는 반복운동을 실행하는 동안 그녀는 완벽한 균형과 기술을 유지하면서 즉각적인 동적 핵심부 안정화를 필요로 하면서 각 세 번째 스텝에서 멈추도록 암시되어야 한다. 이러한 멈춤은 재활임상가가 적절한 자세, 관절 정렬 및 달리기 기술등을 점검할 기회를 부여하고 피드백을 주도록한다.

Holly는 멈춤에서 벗어남에 따라 신체 기능을 구성하기 위하여 핵심부로부터 동작을 통합하도록 초점 맞춰진다. 다시 말해, 멈추는 기술은 Holly의 근력과 안정성이 증가함에 따라 움직임의 모든 방향에서 사용되어야 한다.

내원자가 가지고 있는 컨디션닝 레벨에 따라, 동적인 준비운동이 휴식기간을 감소시키고 활동 기간을 확대함으로 전반적인 컨디션닝 프로그램을 위하여 가끔 사용되어진다. 그러나 재활임상가는 적절한 기술이 너무 오랫동안 유지되어 과도한 피로는 피하라고 Holly에게 상기시켜야 한다. 일단 Holly가 완전하게 준비가 되면, 모든 근육들은 능동적으로 신장되고 좀 더 강도 높은 컨디션닝 방법이 수행될 수 있다.

> **핵심(Key Point):**
> 적절한 움직임 기술이 기능적 준비 훈련의 모든 측면에 걸쳐 유지되어져야 한다.

민첩성과 Plyometric. Gambetta에 따르면, 민첩성은 속도를 줄이지 않으면서 체간 조절을 하는 동안 빠르게 방향을 바꾸고 가속하고 감속시키는 능력이다(9장 참고). 재활임상가의 창조성 수준은 민첩성과 Polymetric 드릴을 개발할 때 제한되는 요소이다. 저강도 레벨이 민첩성을 향상시킴에 따라 점진적인 증가로 먼저 사용되어야 한다. 실행속도 또한 자신감과 능력에 따라 천천히 시작하다가 증가시켜야 한다. 민첩성 드릴을 수행하는 동안 관찰하여야 하는 주요한 요소들에는 움직임 효율성과 동작으로의 적절한 전환이다. *움직임의 효율성*이란 가능한한 외부적 움직임을 최소로 하면서 작업을 수행하고, (별도의 조치 없이 명확하게 움직임을 줄여주면서) 모든 전신체의 자세 정렬을 적절하게 하고, 기본 핵심부 안정화를 시키면서 전방으로 동작을 유지시키는 것을 의미한다. *동작의 적절한 전환*은 토르소 또는 핵심부에 관해 양팔과 양다리를 움직이는 것을 관찰함으로 찾아낼 수 있다. Holly가 이러한 작업을 하는동안 균형이 안 맞거나 협응이 되지 않는다면, 문제는 보통 동적 핵심부 안정화의 부족 때문이다. 이것이 발생될 때 재활임상가는 작업의 어려움을 재사정할 필요가 있으며, 중심이나 핵심부로 다시 연결하도록 장려하는 움직임상에 멈춤을 협응하기 위하여 가능하다면 다시 뒤로 가야 한다. 한쪽 또는 두발 뛰기나 점프 작업동안 전두 및 시상면 수행을 평가하는 표본이 되는 질적인 방법이 **표 11.13**에 나와 있다. Holly는 다음 단계로 움직이기 전에 정확하게 각 활동을 수행하여야 하며, 그렇지 않으면 좋지 못한 습관과 상해가 발생할 것이다.

어떤 일반적인 민첩성 훈련에는 pro agility drill과 dot dril(**그림 11.15**), speed ladder drill, concourse drill 및 단순한 달리기 패턴(5장과 9장 참고)이 포함된다. 여러 가지 다양한 것이 있지만, "마술"과 같은 민첩성 훈련은 없다. 따라서, 재활임상가는 개별 내원자의 요구에 맞춰 훈련을 만들어 내도록 권해져야 한다. 또한 반응 시간 훈련은 민첩성 훈련에 초점을 맞출 때 중요하다. 실질적인 스포츠 사건동안 여러 가지 잠재적으로 손상될 움직임 패턴들이 특발성 반응으로 수행되어진다. Holly가 갑작스럽게 방향을 바꾸는 동안 속도를 유지하려 할 때 시각적, 청각적 암시를 처리하도록 강화하고 "on the spot" 위에 Holly를 놓는 것은 신중하여야 한다(8장과 9장 참고). 이것은 호루라기, 손바닥치기, 전동 불 또는 조용한 손 움직임을 사용함으로 훈련 분기동안 자극되어질 수 있다. 단순한 훈련에는 똑바르고, 편측, 대각선 또는 후방 달리기 훈련 동안 멈추고 가는 진행이 포함된다. 멈추기 패턴은 double leg hop stop 될 수도 있고, 턱점프로 수반되어지는 단순한 스톱점프가 될 수도 있다. 민첩성과 반응 훈련은 매일 수행할 수 있다. 반복적인 원심성 부하와 Polymetric drill과 관련하여 근육통 발생이 지속적으로 나타나기 때문에 매일 수행해서는 안된다. 게다가, 재활임상가는 적절한 수준의 난이도와 Polymetric 활동들의 크기를 정할 때 신중히 예리한 눈으로 하여야 한다고 권한다. Polymetric 운동은 근육 회복과 통증에 따라 일주일에 두 번에서 세 번 더 이상은 실시해서는 안 된다. 착지기 동안 내원자가 적절한 자세 조절과 동적인 관절 안정화를 가지고 부드럽고, 조용하며, 균형잡힌 착지를 하는 것이 필수적이다(5장과 6장 참고).

> **핵심(Key Point):**
>
> 부드럽고, 조용하며 잘 조절된 두 다리 또는 한 다리로 착지하는 것은 적절한 동적 관절 안정화가 있어야 한다.

진행은 두 다리 활동에서 한쪽 다리 활동으로 움직임으로 실시한다. 적절한 회복이 polymetrics 활동의 최종 목표로 주어진 적절한 회복을 위하여 휴식기간을 조절하는 것은 필수적이며 이는 힘을 향상시키는 것이지 지구력을 위한 것은 아니다. polymetrics 활동들에는 바운싱, 뛰기, 점프, 스키핑, 박스 점프, 허들 점프, 높이 뛰기 등이 포함된다. polymetrics 활동 동안 멈추는 단계를 통합하는 것 또한 동적인 관절 안정화를 촉진시키도록 도울 수 있다. 예를 들어, Holly는 각 허들간에 쪼그린 자세로 멈추면서 낮은 허들 세트를 양다리로 점프할 수 있다(**그림 11.16**). 이것은 최대 핵심부 안정화시키며, 결정적인 기술에 대한 기회를 제공하며, 부가적으로 근력강화를 시켜준다.

적절한 쪼그려 앉기 기술이 필수적이며, 뒤꿈치쪽으로 체중을 뒤로 분포하도록 하고 발목 위로 양 무릎을 놓고 좋은 자세로 가슴을 위로 하도록 한다. 동적인 준비 운동이 수행될 때, polymetrics 훈련은 모든 방향과 면에서 수행되어진다. 경기 동안 방향변화와 힘 요구가 종종 예측되어지며, 따라서 이러한 환경 내에서 Holly가 준비하도록 하는 것이 필수적이다.

달리기 기술과 스피드 훈련. 어떻게 달리는 기술과 훈련이 실시되어야 하는 지에 대한 많은 연구가 있다. 이러한 요소

표 11.13 전두면과 시상면 점프 착지 기술을 등급하기 위한 질적 점수 표본 형식

전두면			시상면		
눈과 머리의 정렬					
머리는 중심에 눈은 앞을 보도록 한다	머리는 한쪽으로 하고 눈은 앞을 보도록 한다	머리는 한쪽으로 하고 눈을 양발쪽으로 아래로 한다	머리는 올리고 눈은 앞을 보도록 한다	머리는 약하게 아래로 하고 눈은 양발을 보도록 한다	머리는 아래로 하고 두 눈은 밑의 양발을 보도록 한다
2	1	0	2	1	0
체간 정렬					
체간 정렬체간의 중심을 잘 잡는다	착지동안 체간을 약간 기울임	착지동안 체간을 과도하게 기울임	약간 굴곡하여 무릎위로 체간을 놓는다	심하게 굴곡하고 착지하면서 주저앉는다	고관절 신전근을 사용하지 않으면서 신전
2	1	0	2	1	0
팔 정렬					
팔 정렬 약간 대칭적으로 팔 흔들기(외전), 보호를 조금만 하면서	중간정도로대칭, 통제된 팔 흔들기(외전), 보호를 조금만 하면서	보호를 많이 하면서 좋지 못한 통제로 팔 흔들기(외전)로 비대칭적	보호를 조금하면서 약간 통제된 팔흔들기(굴곡)로 대칭적으로	보호를 조금하면서 중간 정도로 통제한 팔 흔들기(굴곡)로 대칭적으로	보호를 잘하면서 좋지 못한 통제로 팔 흔들기(굴곡)로 비대칭적으로
2	1	0	2	1	0
고관절-대퇴 정렬					
통제되고 부드러운 착지동안 과도한 내전이나 외전 없이 발위로 정렬을 대칭적으로	통제되고 부드러운 착지동안 중간정도의 내전이나 외전으로 대칭적으로	비대칭적 내전이나 외전, 양무릎을 당거나 바깥으로 flare(심한 coxa varus 또는 valgus) 적절하게 통제된 착지 동안 주목되어진	통제된 부드러운 착지동안 중간정도의 고관절 굴곡으로 대칭적	통제된 부드러운 착지동안 과도한 고관절 굴곡으로 대칭적	좋지못한 통제된 착지동안 과도하거나 최소한의 고관절 굴곡으로 또는 비대칭적
2	1	0	2	1	0

무릎-다리 정렬					
통제된 부드러운 착지 동안 시각적인 흔들림이나 동요없이 양발위로 대잉적으로 정렬	통제되고 부드러운 착지동안 약간의 흔들림이나 동요, 대칭적인 외전이나 내전	비대칭적 외전이나, 내전, 양무릎을 당게하거나 바깥으로 flare(심한 coxa varus 또는 valgus) 적절하게 통제된 착지 동안 주목되어진	통제된 부드러운 착지 동안 중간정도의 슬관절 굴곡으로 대칭적	통제된 부드러운 착지 동안 중간정도의 슬관절 굴곡으로 대칭적	좋지못한 통제된 착지 동안 과도하거나 최소한의 슬관절 굴곡으로 또는 비대칭적
2	1	0	2	1	0
족관절-발 정렬					
전방으로 발가락을 포인트하면서 양발을 대칭적으로 정렬하거나 통제된 부드러운 착지동안 발가락을 바깥으로 약간 돌리면서 대칭적으로	통제되거나 부드러운 착지동안 양발을 중간정도로 바깥으로 향하거나 안으로 향하게 하면서 대칭적으로	한발 또는 양발을 아주 바깥으로 하거나 안으로 하여 비대칭적으로 또는 좋지 못한 통제된 착지 동안 두 번째 뛰기	통제된 부드러운 착지동안 중간정도 족관절 배굴로 대칭	통제된 부드러운 착지동안 과도한 족관절 배굴로 대칭	좋지못한 통제된 착지동안 과도하거나 최소한의 슬관절 굴곡으로 또는 비대칭적
2	1	0	2	1	0

Total frontal plane score = ____ /12 Total sagital plane score= ____ /12

Overall qualitative jump landing score =____ /24 = _____%

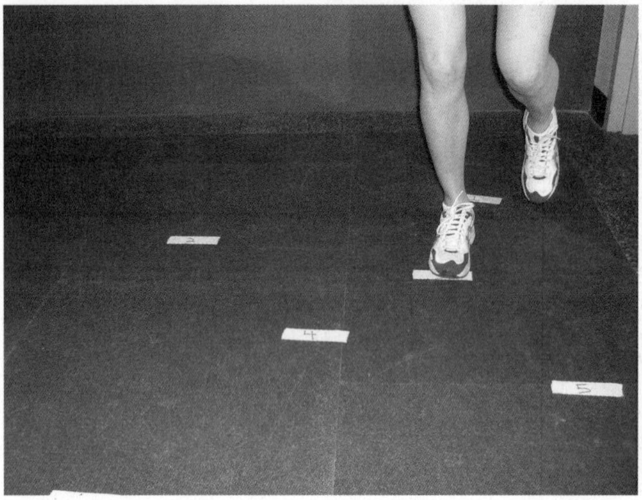

그림 11.15 점을 이용한 민첩성 연습.

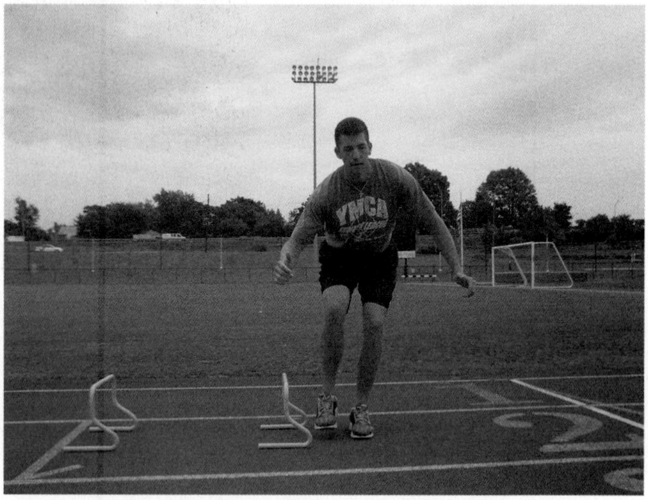

그림 11.16 한쪽 다리로 외측으로 뛰다가(hop) 정지하기.

들의 특성은 이장영역에서 벗어난다. 하지만, 두가지 기술에 대한 많은 연구가 나와있다. 따라서, 재활임상가는 프로그램을 실행하기전에 그것을 재검토하도록 권고되어진다. 이것들은 특별한 스포츠 훈련에 대한 주요한 구성요소들이며, Holly의 프로그램에 포함되어야 한다.

근력 강화. 기능적 준비 프로그램으로 기능적 근력 훈련 원리를 적용하는 것은 창조적인 사고방식과 더불어 기계와 몇가지 간단한 기계장치를 연관시키는 것이다(5, 6 및 7장 참고). 효과적인 프로그램은 단지 덤블 세트, 안정성 또는 스위스 공과 다양한 저항을 가지고 있는 기계적인 볼을 사용하여 만들 수 있다. 선택된 활동들에는 Holly의 특정 스포츠나 생활양식에 적용할 만한 움직임들 포함시켜야 한다. 예를 들어, multidirectional lunges들은 특정 축구 움직임으로 직접적으로 전환될 수 있다. 각 움직임을 위한 강조는 핵심 근육을 활성화시키고, 절대적인 조절과 균형으로 움직임을 수행하면서 시작한다. 덤블링을 사용할 때, 선택적인 상지와 하지 움직임이 Holly가 더 나은 핵심부 안정화를 유지하도록 하기 위하여 사용될 수 있다. 예를 들면, 그녀는 walking lunge 또는 step-up 방법을 결합하여 편측 덤블벨 누르기를 수행할 수 있다(**그림 11.9**를 보시오). 다시 말하면, 난이도와 동적 핵심부 안정화에 덧붙일 수 있는 또 다른 변수는 멈춤이다. 맨끝에서 멈추기를 하거나 balance disc 또는 wobble board 같은 불안정한 면에서 실시하는 (section 3, Animation 5) 쪼그려 앉기(**그림 11.17**) 또는 lunges(**그림 11.18**)은 비슷하게 동적 관절 안정화를 향상시킬 것이다. 활동으로 복귀하기 위하여 Holly가 준비할 때 유용한 다른 효과적인 컨디셔닝 활동들에는 번갈아가면서 덤블을 누르는 multidirectional lungs, 한 다리 또는 두 다리를 펴서 dead lift, medicine ball throw로 jump squats, 번갈아가면서 덤블을 누르면서하는 multidirectional step-up, stability ball leg curls 등이 포함된다(**그림 11.19**).(Section3, Animation6), 체간을 비틀면서 stability ball pike-ups(**그림 11.20**)(Section3, Animation7), stability ball bridging(**그림 11.21**)(Section3, Animation8), 안정된 공위에서 Supine dumbbell chest presses, chin-ups 또는 pull-ups, 안정된 공위에서 팔굽혀 펴기(push up), 파워 클린(power cleans), 아령을 이용한 jerk 움직임에 있어 팔을 번갈아 가면서 push-jerk와 clean-to-jerk 움직임 등을 들 수 있다.

컨디셔닝. 컨디셔닝이란 운동 수행의 주요한 한 면이며, 근력, 민첩성, Polymetric 훈련 및 유연성이다. 컨디셔닝 계획 내에서 스포츠 특수성이 적용될 수 있다. 예를 들어, Holly가 1마일을 5분 이하로 달릴 수 있기 때문에 그녀가 축구게임의 반인 45분을 견딜수 있는 적절한 컨디션이라는 것을 의미하지는 않는다. 차츰 훈련하고 회복기를 줄이는 것을 토대로 하는 컨디셔닝 프로그램을 개발하는 것이 중요하다. 일반적으로 Holly가 운동 세트와 분기사이에 회복하는데 필요한 시간이 점점 줄어 들수록 그녀의 체력 레벨은 더 커진다. 목표가 되는 에너지 시스템은 훈련동안 할당되어야 할 회복시간, 강도, 양을 정할 것이다(2장과 4장 참

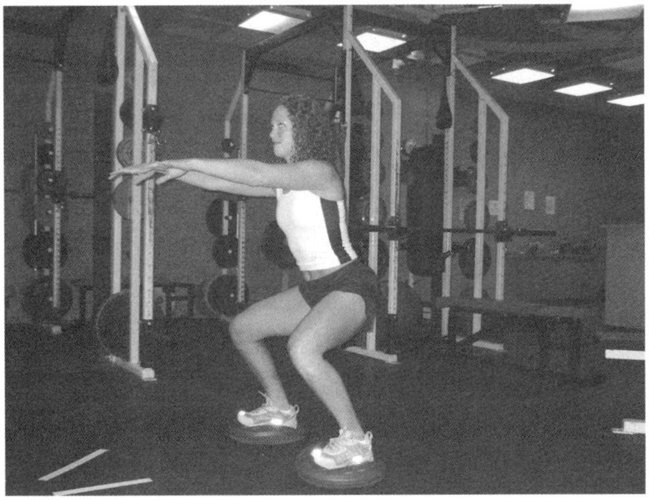

그림 11.17 squatting on balance discs.

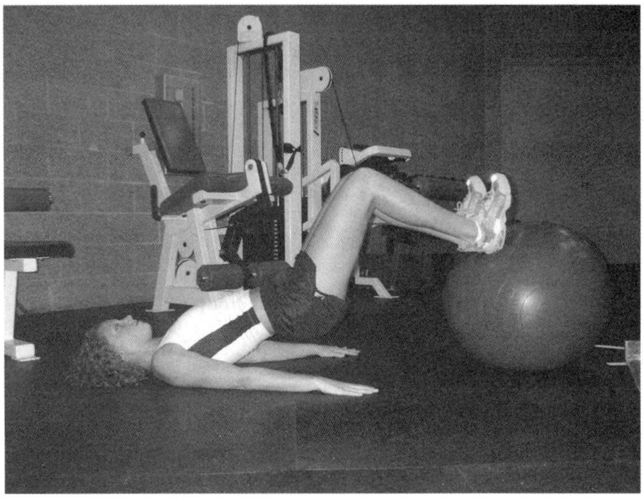

그림 11. 19 bridge with leg curl.

고). 예를 들어, 유산소 시스템을 목표로 하기 위하여 운동강도는 조금 또는 휴식없이 30분에서 45분 동안 70%~80%의 강도률에서 일 것이다. 특별한 사례들로는 장거리 달리기, *Fartlek 훈련*(speed play 또는 run-spring intervals) 또는 800m 반복 단거리 경주를 들 수 있다. 무산소 시스템을 목표로 하는 사례들에는 전체 2~3분의 능동적 회복기가 있는 100m 단거리 경주, 스타디움 계단을 오르내리는 단거리 경주(stadium stair splints), 근력 트레이닝 순회(circuit)를 들 수 있다. Holly 같은 축구 선수의 휘트니스 요구사항을 고려할 때 훈련의 강조점은 속도-지구력에 두어야 한다. 축구 미드필더는 한게임에 7마일 이상을 달릴 수 있다. 그러나 그 게임에는 또한 multidirectional splinting, 조깅, 산책, powerful running directional changes, 점핑 및 jump stopping 움직임들이 포함되어 있다. 이러한 특별한 상황 때문에, 컨디션닝 프로그램은 이들 도전들의 각각을 자극하는 활동들이 포함되어야 한다. Holly를 위한 컨디션닝에 대한 한주간의 표본이 **표 11.14**에 나와 있다. 강도, 크기 및 회복시간은 Holly가 축구의 특별한 휘트니스를 얻으면서 변할 것이다.

전인적인 사고. 여러 코치들이 만약 운동의 성공이 단지 생리적인 변인에만 기준을 둔다면 만족스러울 수 있다. 그

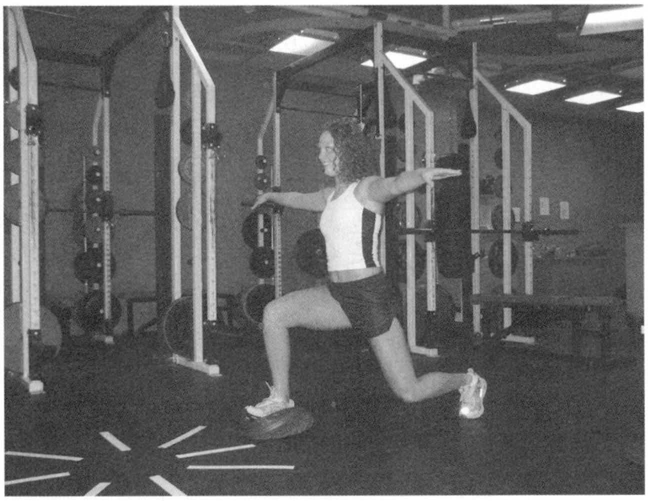

그림 11.18 Forward lunge on a balance disc.

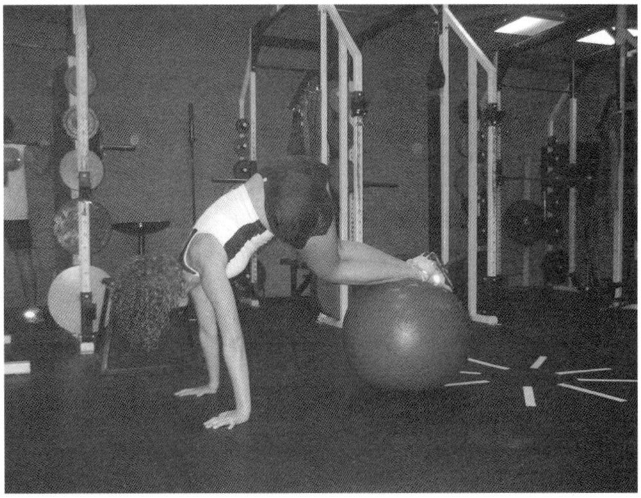

그림 11.20 Pike-up with torso twist.

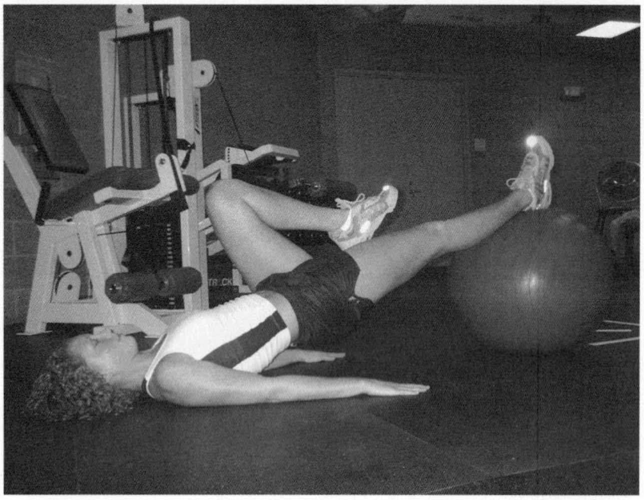

그림 11.21 가슴쪽으로 무릎을 번갈아 교각자세 취하기.

러나, 인간을 다룰 때는 여러 요인들이 성공에 상응하는 레벨의 원인이 된다. 특히, 항상 변화하는 세상에서 오늘날의 내원자는 그들의 운동 또는 직업상 해야 하는 것들에 영향을 줄 수 있는 변인들을 좀 더 인식하게 된다. 재활임상가는 내원자가 긍정적인 자세와 자아상을 발달시키도록 도와야 하며 영양(2장 참고) 및 충분한 수분섭취와 회복시간의 중요성에 대하여도 적절하게 이해하도록 도와야 한다. 스트레스 관리 기술들이 이 장의 후반부에 논의될 것이다.

경기로의 복귀(Return to Competition)

Holly가 완전한 활동으로 복귀하려 할 때 여러분은 어떻게 결정할 것인가? 불행하게도 이질문에 대한 명확한 답변은 없다. 그러나, 언제 이러한 결정을 내리는지를 살피기 위한 증상과 주요한 요소들이 있다. 일단 Holly가 이 단락의 앞에서 언급한 모든 활동들을 수행할 수 있다면 완전한 활동 선택행동으로 복귀를 생각할 때이다. Holly가 운동 경기의 통제되지 않는 환경내에 놓이기 전에 준비운동 훈련과, 민첩성, Polymetric, 반응 시간 및 근력 컨디션닝 활동상에 숙달은 필수적이다. 경기로 복귀하기 위한 Holly의 생리학적 역량을 향상시키려는 동안 이 단락에서 이미 언급한 모든 활동들은 또한 그녀의 정신적인 자신감을 발달시키려는 것이다. 내원자들은 종종 신체적으로는 완벽 할 것이지만, 그들의 정신 상태는 그것들을 수행할 수 없을 것이다. Holly가 정신적으로 투쟁을 하고 있다면, 재활임상가는 신체 활동과 긍정적인 피드백을 통하여 그녀에게 자신감을 계속해서 키우도록 하여야 한다. 내원자가 활동으로 언제 복귀할지를 결정하려 할 때 살펴야 할 몇가지 신체적 증상들이 **표 11.5**에 나열되어 있다. **표 11.15**에 나열된 주요한 요인들은 연습이나 경기동안 관찰하기 위해 중요하다. 만약 Holly 같은 내원자가 왼쪽 칸을 더 많이 나타낸다면, 경기가 그다음 단계가 될 것이다. 오른쪽 칸의 요인들이 더 많은

표 11.14 Holly를 위한 기능적인 준비 훈련 프로그램의 표본

월요일	화요일	수요일	목요일	금요일
10분, 동적 준비운동 10분, 민첩성 훈련 5분, 반응 훈련 23분이내 3마일 달리기 전체 체중 훈련 복근 운동 cool down/ 신장	10분, 동적 준비운동 10분, 민첩성 훈련 10-15분, polymetric 훈련 10-50야드 경주 10-30야드 경주 10-20야드 경주 cool down/신장	10분, 동적 준비운동 30분, interval run 15분, 고정 자전거 위에서 interval splint 상위체중 훈련 복근 운동 신장	10분, 동적 준비운동 10분, 민첩성 훈련 10-15분. polymetric 훈련 20-30분. stadium stair splints cool down/신장	10분, 동적 준비운동 10분, 민첩성 운동 5분, 반응 훈련 3,400미터 경주 4,200미터 경주 6,100미터 경주 하위 체중 훈련 복근 운동 신장

표 11.15 기능적 준비에 대한 척도

완전하게 준비	완전하게 준비가 되지 않음
기능적으로 완전	느슨한 관절
동적 균형	균형이 없음
양측성 움직임으로 대칭	한쪽편을 더 사용하기를 좋아함
핵심부 안정화	통제에서 벗어남
날카롭고 각진 cuts을 실행	loopy directional changes를 수행
양측성 비대	편측성 비대
전혀 손상되지 않은 관절 가동성	제한된 관절 가동성
참을 수 있는 근육 기능	초기 근피로, 좋지 못한 움직임
유산소 휘트니스	달리거나 걷겠다고 판단할 때 벤트 오버 자세
중력 중심을 낮게 하여 감속	정립위로 감속
가속시 첫스텝을 빠르게 함	"폭발하는"듯이 빠른 움직임을 하지 않는다

퍼센트로 나타나면, 내원자는 통제된 환경 내에서 훈련(드릴)을 계속하여야 한다. 내원자에게 반 정도의 경기 환경내에서 움직임을 하도록 매주 기회를 부여하라. 변화는 빠르게 나타날 수 있으며 따라서 진행과정을 알게 된다. 적절한 근력 훈련과 컨디션닝은 운동활동을 유지하려고 그들이 원하는 만큼 오랫동안 내원자 삶의 일부가 되어야 한다.

활동으로 복귀하는 것을 결정하기 (RETURN TO ACTIVITY DECISION MAKING)

재활임상가는 내원자들이 건강에 관하여 어떻게 하여야 하며 상해가 내원자의 삶을 어떻게 지속적으로 괴롭힐 것인지에 대하여 질문 받기보다 차라리 내원자가 언제 활동으로 복귀할 준비가 되었는지를 종종 질문받는다. Matheson[151]은 활동으로 복귀를 결정하기 전에 아래의 세가지 질문들을 물어보라고 충고한다:

1. 의학적 진단명은 무엇인가?(이것이 없다면, 상해관리, 진행과정 또는 경기 일정으로 복귀에 대한 객관적인 논의를 할 수 없을 것이다)
2. 내원자의 단기 및 장기 건강 모두를 관리할 수 있는 최선의 중재방법은 무엇인가? 바로 일어날 수 있는 결과와 장기적 결과 모두를 위하여 적절하게 결정을 내리는 것은 모든 것을 위한 효과적인 건강 관리라는 것이다. 일단 단순히 처음의 두가지 질문을 잘 다룬다면 마지막 질문도 잘 다루어질 수 있다.
3. 내원자가 언제 활동으로 복귀할 수 있을까? 첫 두질문이 오직 건강관리에 관련된 반면, 마지막 질문은 좀 더 활동 환경으로(여가활동으로서의 운동, 직업등) 복귀와 관련이 있다. 활동으로 복귀에 대한 질문을 처음에 너무 자주하게 되면, 건강관리팀은 질문을 다시 연속적으로 하게 되어 처음의 두 가지 질문에 답하기 전에 세 번째 질문에 답하려는 오류를 범하게 된다. 재활임상가의 견지에서 우리는 새로운 두번째 질문을 덧붙이라고 제안할 수 있다. 내원자가 경험할 수 있는 신체적 기능부전이나 손상에 관련된 움직임은 무엇인가? 활동으로 복귀에 대한 질문에 답을 할 때 조차 먼저 얻어야만 하는 특정한 기능적 이정표(관절가동범위, 근력, 힘, 지구력 등)에 관하여 좀 더 구체적인 정보를 가지고 넓은 회복시간을 사용하는 것이 좋다.

경추 손상 후 체육활동으로 복귀를 결정함에 있어 Morganti[152] 등은 의견/개인적 편견, 임상경험, 임상 훈련, 지리학적 영역 및 의사의 법의학적 환경과 연관된 의사 응답의 광범위한 변인을 보고하였다. 활동으로 복귀에 대한 결정은 내원자, 그들 가족 및 코치 또는 고용주를 포함한 과정 내에 연관된 모두에게 어려울 수 있다. 잠재적인 재손상 위험 요인들은 종종 잘 규명되지 않지만, 위험성과 수익성의 비율은 결정을 내리는 사람의 의견, 성향, 가치에 따라 다양하다. 일단 내원자가 활동을 자제하라고 충고를 받는다면, 다른 의사의 의견을 구할 수도 있다. 건강관리 제공자들의 서

표 11.16 경기 형태의 분류

	경기 형태
1	격돌성 스포츠(즉, 축구, 하키)
2	서로 부딪힘이 있는 스포츠(즉, 라크로스, 농구)
3	서로 부딪힘이 없는, 높은 속도의 스포츠 (즉, 스키, 체조)
4	서로 부딪힘이 없고, 반복적인 부하를 주는 스포츠 (즉, 달리기)
5	서로 부딪힘이 없고, 강도가 낮은 스포츠 (즉, 골프, 볼링)
6	스포츠가 아님

(출처: C Morganti, CA Sweeney, SA Albanese, et al. Return to play after cervical spine injury, *Spine*. 2001;26(10):1131-1136.)

로 다른 권고사항은 혼란을 가중할 수 있고 과정에 연루된 모든 사람들을 고민하게 할 수 있다. 이러한 것은 특히나 목의 손상이 있는 선수들의 경우에 실질적일 수 있다. 왜냐하면, 좋지 못한 결과에 대한 위험요소에는 치명적인 손상이 내포되어 있기 때문이다. 격돌하는 스포츠(collision sports)와 빠른 속도의 스포츠는(high speed sports) 경추 손상 위험이 더 크다고 한다(**표 11.16**).

전 연령층의 운동선수들이 상해로 인하여 경기시즌의 일부나 한게임조차도 빠지게 되는 것을 못마땅해 한다. 손상받은 운동선수를 치료하는 재활임상가들이 특히나 주의를 하여야 하는 세 가지 영역은 다음과 같다. 1) 상해가 완전하게 치유되기 전에 상해가 있는 상태로 지속적으로 경기를 할 수 있도록 만들어진 치료를 하는 것; 2) 신체적 상태에서 부여된 지속적인 운동 활동으로 인한 건강위험들을 선수에게 알려주는 것; 3) 선수 활동을 다시 시작할 수 있는 신체적 능력에 관하여 선수를 평가하고 충고하기. 법원에서는 아픈 상태로 경기를 하거나 치료로 인하여 생길 수 있는 건강상 문제들을 건강담당자가 선수에게 이야기하지 않았을 때 그에 대한 책임을 담당자에게 내린다는 판결이 나왔다.

내원자는 자기 자신의 신체로 무엇을 할 것인지를 정할 권리를 가지고 있으며, 일반적으로 제시된 건강 관리 치료와 환경 하에 활동 참여에 관한 중책의 결정을 하기 위하여 필요한 정보를 그들에게 제공하려는 건강 관리 구성원에 의지할 권리도 가지고 있다. 의뢰한 의사와 함께 재활임상가는 계속하여 참여함으로 생길 수 있다고 알려진 단, 장기적 위험에 대하여 손상을 받은 내원자에게 확실하게 경고하여야 한다. 경기에 복귀하는 것을 늦출 수 있으나 내원자의 의학적 최대 관심을 조장시킬 수 있는 대안치료의 가능성 또한 논의되어야 한다. 그러한 정보는 단순한 용어로 되어 있어서 상해를 받은 내원자가 그들의 건강에 잠재적으로 반대가 되는 결과를 이해할 수 있고 활동으로 복귀하거나 치료를 받는 것에 대한 책임 있는 결정을 하도록 하여야 한다. 경기 참여를 가능하게 하려고 의학적으로 근거가 없는 치료를 제공하는 것과 경기 동안 연구적인 장애나 손상으로 고통 받거나 상해를 악화시키는 물질적인 위험들에 대하여 내원자에게 알리지 못하거나 활동을 완수하라고 내원자에게 무관심하게 진찰을 하는 것에 대하여도 잠재적인 법률적 책임 가능성이 있다. 재활임상가들의 목적 중의 하나가 경기 활동으로 손상 받은 내원자의 복귀를 장려하는 것일 수 있지만, 내원자의 신체 기능, 비 손상된 움직임, 장기적인 손상 없이 일상생활 활동을 할 수 있는 능력으로 회복하는데 더 많은 관심을 두어야 한다. 재활임상가가 만약 그들이 손상 받은 내원자의 의학적 최대 관심사로 구성된 재활 프로그램을 만드는데 있어 평범한 케어를 사용한다면, 판단에 선의의 잘못에 대한 책임이 없다.

상해 받은 내원자의 신체적 능력을 판단하기 위하여, 재활임상가는 그들이 활동의 신체적 요구사항을 만족할 수 있는지 없는지를 평가하는 신뢰성 있는 표준이 필요하다.

객관적 기준과 지침이 재활임상가가 이러한 결정을 하도록 보조할 것이며, 내원자의 신체적 웰빙과 일치되는 권장사항에 대한 원리를 부여할 것이다. 모든 내원자들을 자신들의 저마다의 경기장내에서 영리적인 단계(생산적인 단계)로 빠르게 복귀하기를 기대하는 산업적 재활과 스포츠 물리치료 사이에 밀접한 유사관계가 있다. 스포츠 참여나 일터로 복귀하는 것 모두를 결정하는 것은 가장 유용한 객관적인 자료에 근거를 두어야 한다. 업계에서 최근에 일한 재활임상가는 이러한 형태의 정보를 얻기 위하여 기능적/신체적 역량 평가를 사용한다. 들어올리기, 오르기, 밀기, 당기기 및 다른 일과 관련된 활동들을 근로자가 수행함으로, 작업 요구사항을 이행하는 그들의 능력에 관하여 객관적인 자료를 얻을 수 있다. 비슷한 접근법들이 스포츠 맨다운 활동적인 내원자에게 사용되어진다. 예를 들어, 족관절 상해후 경기로 복귀하기 위한 객관적인 기준에는 특정거리를 달리거나 통증이나 기능부전으로 인한 현저한 속도의 감소 없이 특정각도에서 멈출 수 있는 능력과 같은 요인들이 포함될 수도 있다. 내원자의 상해 후 속도는 그의 상해 전 속도와 비교될 수 있다.

일부 의학 기관들은 신체적 비정상이나 장애가 있는 선수가 스포츠 경기를 할 정도로 의학적으로 문제가 없는지를 판단하기 위한 지침서를 개발하였다. 선수의 건강과 안정을 보호하기 위한 관절의 노력에 있어, American Academy of Family Physicians, American Academy of Pediatrics, American Medical Society for Sports Medicine 및 American Osteopathic Academy of Sports Medicine이 최근에 젊은 운동선수의 의학적 실격 조항과 참여전의 신체적 평가에 대한 지침을 확립하는 특수연구를 출간하였다. 사전에 존재하는 의학적 상태를 위한 선수참여 지침의 요구와 더불어, 스포츠 상해 후 지침서 대로 하는 것은 복귀로 상응하는 요구이다. 재활임상가는 의뢰한 의사와 비교하여 운동치료 과정 동안 내원자들과 보내는 시간이 비교적 많기 때문에 상해를 받은 내원자들에게 상담을 할 수 있는 유일한 기회를 가진 사람이다.

기능적 수행 검사들 (Functional Performance Tests)

한쪽다리 뛰기 검사는(single leg hop tests) 특히 ACL 재건 수술 후에 회복상태에 있는 내원자를 위한 기능 활동에 대한 신체적 수행능력 측정으로서 주로 이용된다. 수직 점프 검사와 뛰고 멈추기(hop and stop), 한쪽 다리로 외측으로 멀리뛰기(lateral single leg hop for distance), 한쪽 다리로 전방 멀리뛰기(forward single leg hops for distance)를 포함하여 갖가지 뛰기 검사들이 묘사되어 있다. 재활임상가들은 내원자의 하지 근력과 자세조절과 동적 관절 안정성을 유지하는 동안 원심성 근육 활성화동안 갑작스럽게 부하하는 힘을 피할 수 있는 능력을 사정하기 위하여 한쪽 다리로 뛰는 검사에 의존한다. 뛰기 검사들은 슬관절 재활 프로그램에 응하여 기능적 상태상의 변화를 반영하는 연구들에서 사용되어져 왔다. 대부분의 연구에서 자료는 뛰기 검사 수행이 일반적으로 치료에 응하는 향상된 기능적 상태를 확인하기 위하여 사용되어지는 다른 결과 측정 상의 향상에 동반하여 일반적으로 향상한다고 나타내고 있다.

Wilson과 Gansneder[166]는 급성기 족관절 내반 염좌가 있는 선수에 있어 장애기간의 예언자로서 신체 손상에 대한 선택적인 측정과 자기 보고서 상의 선수 능력 점수, 계단 뛰기 및 크로스 오버 뛰기, 한쪽다리로 전방으로 뛰기, 8자 달리기, 40미터 달리기, 40미터를 시간을 재면서 걷는 것을 포함한 활동 점수들을 측정하였다. 손상 측정들이 장애 기간 상 변화의 약 3분의 1을 차지하는 동안 회귀 방적식에 활동 제한 측정에 덧붙여 67%까지 장애 기간의 예언이 증가되었다. 반면 활동 제한 측정만은 상해로 인하여 손실된 날들의 전체 변인의 65%에 차지한다. 그들은 장애 기간 동안(연습이나 시합 시간이 없는) 손상(족관절 염좌)의 효과가 기능적 제한(한쪽다리로 뛰기 등)에 의해 조정되어진다고 결론지었다.

Sapega와 Nicholas[167]는 좌우로 근 골격계 프로파일링 비교들이 질문 상 근 골격계 매개변수들이 정상적으로 대칭적일 때와 비교 기준으로서 사용하기 위하여 비손상된 측 또는 연관되지 않는 쪽이 있을 때에만 적당하다고 하였다. 게다가, 양측성 비교 분석들이 경쟁레벨과 그들의 특정 스포츠 내에서 내원자의 절대적인 수행 역량에 대한 정보를 전혀 제공하지 않는다(5장 참고). 적절하게 구성된 근골격계 프로파일은 재활임상가가 근력, 지구력, 힘, 유연성과 내원자의 연령집단, 성별, 스포츠, 경쟁레벨, 경기하는 포지션과 인체측정학적 특정에 따른 다른 신체적 수행 매개변수들을 만들기 때문에 이들 문제들을 극복하도록 한다. 프로파일들 또한 그들이 던지기와 라켓 스포츠와 같이 일반적으로 나타날 때 정상가동범위의 신체적 비대칭을 기록하기 때문에 양측성 검사 결과의 좀 더 특별한 해석을 허용한다. 내원자 특정 집단으로부터 적절한 표본 집단을 프로파일링 함으로 객관적인 기준 또는 이들 그룹을 위한 표준들이 밝혀질 수 있다. 그러한 기준들이 유용할 때 손상 받은 내원자를 위한 평가와 운동치료프로그램 중재를 위한 새로운 차원들이 나타날 것이다.

기능 활동에 대한 조사 측정 (Survey Measurements of Function)

임상의 조사 연구들에는 삶의 질과 관련된 건강도구를 이용함으로 내원자의 관점에 더 많은 강조를 두고 있다. 내원자의 견해는 스스로 기록하는 기능적 상태, 증상의 영향 및 치료만족도 또는 치료 관심사를 측정함으로 결정될 수 있다. 내원자의 기대는 그들이 치료적 중재에 혹시 손실시키거나 선별에 대한 요구와 연관되기 때문에 중요하며 그들의 어쩌면 일어날 수도 있는 결과에 대한 스스로의 사정과 매우 연관되어져 있다. 내원자들은 의학적 진단, 내원자 가치관과 기능적 상태로 다양한 슬관절의 외과적 수술에 대한 여러 가지 기대를 가지고 있다.

치료결과에 대한 주관적인 사정은 치료 과정내의 여러 단계에서 내원자가 질문지를 작성하거나 인터뷰를 하여 얻을 수 있다. 질문지는 자료의 체계적인 수집을 위하여 만들어진 인터뷰형식으로 주로 만들어진다. 비록 질문지가 내원자 스스로 답을 하기 때문에 외관상으로는 어떠한 성향에서도 자유롭게 보일지도 모르지만, 내원자의 교육수준이 질문에 맞게 적절하게 답할 수 있는 그들의 능력에 영향을 미칠 것이다. 이러한 것과 같은 오류는 질문 샘플을 보유함으로 최소화시킬 수 있다(**표 11.17**).

임상 조사 연구의 결과들에서 만약 치료효과를 평가하기 위하여 사용되는 측정이 *타당성, 신뢰성, 민감성, 유연성* 및 *적절한 범위*의 것이 아니라면, 질문할만한 가치가 있다(**표 11.18**). 조사들은 그들이 내원자들에게 특징적이며 중요한 증상들과 장애들을 정확하게 반영하기 때문에 주요한 결과 측정으로 종종 이용되어진다. 반응은 기구뿐 아니라, 내원자가 경험하는 실질적인 변화의 크기에 달려있다. 내원자 집단에서 측정되어진 변화의 크기는 시작 점수(낮은 시작 점수는 향상을 위한 좀 더 많은 공간을 가능 하게 한다), 중재의 질, 건강 상태를 측정하기 위하여 사용되어진 기구, 반응을 추정하기 위하여 사용되어진 통계에 의하여 정해진다.

> **핵심(Key Point):**
> 조사 기구를 효과적으로 만들기 위하여서는 신뢰도, 타당성, 반응성이 있어야 하며 적절한 범위의 점수를 획득하여야 하며 사용하기 위하여 실습되어야 한다.

새로운 접근법들이 비싼 보건 관리 서비스의 진정한 가치를 사정하기 위하여 개발되어져야 한다는 인식들이 보건 정책관들 사이에서 증가하고 있다. 내원자 결과에 대한 적절한 연구들은 어떻게 운동치료프로그램 중재가 삶의 질을 향상시키는지 그리고, 그 절차는 정부기관과 사설 보험업자에 의해 지속적으로 보조되는 경제적인 가치가 있는지를 보여주기 위하여 요구되어진다.

발표된 연구결과들은 수술 전 상태와 수술 후 결과들을 종종 비교한다. 측정되어져야 하는 결과들은 치료받는 사람들의 건강상 치료효과와 치료를 받은 후 그들 삶의 질에 대한 치료효과들이다. 그러한 결과 측정들은 연구하의 상태에 있는 내원자 전원을 위하여 보고된 치료의 적정성에 관한 것이다. 독자들은 그들 내원자를 위하여 할 가치가 있는 일반적인 치료를 함으로 예상되어지는 부정적인 효과들 보다 중요한 건강에 기대되는 이점이 어떤 것인지를 판단하기 위한 충분한 정보를 받아야 한다.

표 11.17 질문지 작성에 영향을 줄 수 있는 요인들

내원자의 성격	지적 능력 언어 이해력 성격 심리상태 Tick box fatique
질문지의 특징	질문지의 길이 이해가 쉬운가 질문들의 타당성
다른 요인들	환경 가족 구성원이나 관리제공자의 영향 미해결된 보상금 부수적 이득

(출처: RR Bindra, JJ Dias, C Heras-Palau, et al. Asswssing outcome after hand surgery: The current state. *J Hand Surg Br.* 2003;28(4):289-294.)

Sgaglione[174] 등은 ACL 재건 수술 후 내원자의 결과를 측정을 위한 최적인 단일 결과 측정이 전혀 없다고 하였다. Irrgang[170] 등은 임상 결과 평가를 위한 완벽한 체제에는 Nagi[175]가 서술한 각 장애 영역(능동 생리, 손상, 기능적 제한 및 장애)의 측정이 포함되어야 한다고 하였다.

능동 생리에는 정상과정의 방해나 차단(감염, 상해, 대사 불균형, 퇴행성 질환 또는 다른 병리) 및 정상상태를 다시 얻기 위한 유기체의 동시효과가 연관되어있다(1장 참고). 근골격계 생리의 임상적 측정에는 상해 범위, 질병이나 상태, 내원자 인터뷰로 판단할 수 있는 치유 상태, 의학적 병력, 임상 검사, 연구실이나 화상 연구(imaging studies) 및 외과적 중재에 관한 정보들이 포함된다. 근 골격계 손상에 대한 이들 임상 측정의 일부에는 관절가동범위, 근 기능 및 관절 안정성이 포함된다. 기능적 제한과 장애에 대한 임상적인 측정에는 한발뛰기 검사(5장 참고)와 같은 임상적 검사와 내원자가 보고한 사정을 토대로 한 수행들이 포함

표 11.18 효과적인 질문지의 특성

	질문지의 특성
신뢰도	신뢰할만한 측정도구는 무작위적인 오류가 없으며, 동일한 검사 상황하에서 주어진 집단 내에서 반복할 때 같은 결과를 산출할 것이다.
타당성	기구는 제공한 치료법을 평가하는 것을 측정할 수 있다.
민감성	반응 기구는 시간에 따른 현저한 변화를 탐지할수 있는 능력이 있다.
범위	주어진 측정은 소위 "floor and ceiling effect"라고 불리는 어느 한쪽에서 축적 없이 전범위에 걸쳐 분포되어야 한다.
유연성	임상 실습에서 측정 기구를 적용함에 있어 실질적인 효과.

(출처: RR Bindra, JJ Dias, C Heras-Palau, et al. Assessing outcome after hand surgery: The current state. *J Hand Surg Br*. 2003;28(4):289-294.)

된다. 임상 환경 내에서 기능측정에 토대를 둔 수행의 이용과 결과 해석을 위한 표준 자료의 부족과 관련된 어려움들이 재활임상가로 하여금 내원자 자기 보고식 기능 측정과 같은 대안적인 방법을 고려하도록 한다. 기능 활동의 내원자 보고 측정에는 건강상태에 대한 일반적이고 특별한 측정법 모두가 포함되어 있다. 근골격계 문제가 있는 내원자를 위하여 주로 사용되는 일반적인 건강 상태 측정들에는 Medical Outcomes Study Short Form 36(SF-36), SF-12 및 Sickness Impact Profile이 있다.

> **핵심(Key Point):**
> 임상 결과 평가의 완벽한 시스템에는 각각의 장애 범위(능동 생리, 손상 , 기능적 제한 과 장애)의 측정이 포함되어야 한다.

각 질문지가 특정 목적을 위해 만들어 졌기 때문에 그들은 개별적인 이점과 약점이 있다. 일반적인 건강 질문지들에는 전체로서 내원자에 대한 질병의 효과를 연구하기 위하여 만들어졌다. 그러나 특정 질문지 영역이 신체 어느 한부위로 제한되어 있다. 독특한 질병 질문지들은 특정한 임상적인 상태를 위하여 만들어졌으며, 그러한 상태에서만 사용하기 위하여 보통 제한되어진다. 일반적인 건강 질문지들은 손과 슬관절 외과수술과 같은 전문화된 영역내에서도 유용하고 민감하도록 아주 폭넓게 초점을 맞추었다. 그러나 그들은 특정 질병 질문지나 특정 부위 질문지에 유용한 보완물로서 제공된다.

특정 건강 상태 측정들은 좀 더 민감한 측정을 하려는 의도와 관심 있는 주요한 상태에 구체적인 건강 측면에 초점을 맞추려고 만들어졌다. 슬관절에 특정 목적이 있는 내원자 보고 측정의 예로는 Lysholm Knee Scoring Scale, Tegner Knee Rating Scale, Clinical Knee Scale Knee Injury와 Osteoarthritis Outcome Score(KOOS)가 있다. International Knee Documentation Committee(I.K.D.C.)가 만든 지침서와 Knee Society와 Hip Society가 개발한 지침서와 같은 도구는 ACL 재건, 전체 슬관절 전치환술, 전체 고관절 전치활술 후 각각 기능적 제한의 측정으로 기능에 대한 자기 보고식 평가를 결합시킨다.

Irrgang[170] 등은 다른 슬관절 장애(인대 또는 반월판 손상이나 재건, 골관절염, 슬개대퇴상태)가 있는 내원자가 주로 경험하는 기능적 제한을 측정하기 위한 자가 보고식 도구로서 Knee Outcome Survey(KOS)를 개발하였다. Knee Outcome Survey는 두가지의 분리된 측정도구로 되어있다. 즉, 일상생활동작(ADL)과 스포츠 활동(SAS) 측정(scale)도구 두 가지이다. KOS-ADL scale은 슬관절에 영향을 주는 광범위한 상태로 발생되는 기능적 제한을 사정하기 위하여 이용될 수 있다. KOS-ADL scale은 슬관절의 손상이나 병리학적 장애와 관련된 기능의 측정을 위하여 신뢰도(재현할 수 있는), 타당도(잘 실체화시키는지), 민감도(길제적인 변화를 탐지하는데 효과적인지)가 있는지를 보여준다. SF-36으로 Harris Hip Score와 골관절염이 있는 75명의 내원자에게 있어 보행 시 통증과 보행속도 검사를 비교하여,

Hoeksma[187] 등은 Harris Hip Score가 고관절 기능상 변화를 평가하는 다른 검사들 보다 좀 더 민감도가 있었다고 하였다.

삶의 질과 관련된 건강(HRQL)은 또 다른 빈번히 보고된 결과 측정법이 되었으며 특별히 내원자의 건강과 관련된 삶의 질적인 그러한 측면을 언급한다. 삶의 질에 대한 중재의 효과는 치료가 생존률에 영향을 미치지 않을 것이라고 확실될 때, 암을 억제하는 치료로서 질병 상태상 중재의 결과를 평가함에 있어 매우 중요하다고 추정된다. 게다가, 잘 알려지지 않은 유독약품 부작용이 있는 새로운 치료법을 평가할 때, HRQL 측정은 내원자 웰빙에 대한 중재의 효과를 보기에 유용하다. 건강에 대한 세계보건기구의 정의에 따르면 신체적, 정신적 및 사회적 웰빙의 세가지 주요한 차원들을 일반적으로 상태를 연구하는 것에 토대를 두고 있는 몇 가지 타당성 있는 HRQL 지수가 있다. 만약 평가하려는 특정한 질병 상태에 관련하여 일반적인 건강, 인지, 삶의 전체적인 질, 자긍심 및 다른 것과 관련된 부가적인 범위(도메인)를 측정할 수도 있다.

팔, 어깨 및 손의 장애에 대한 질문지(DASH)는 상지 전체에 영향을 주는 장애와 근골격계의 결과를 측정하기 위하여 만들어졌던 특정 도구이다. DASH의 이점은 손, 손목, 주관절 및 슬관절과 연관된 여러 상지 상태들에 유용한 표준적 자료와 그것의 소리 발달 방법론(methodology)이다. DASH의 단점은 어깨와 같은 관절에만 특정적이라는 것이 아니다. 어깨의 좀 더 구체적인 결과 사정을 위하여, U.C.L.A 어깨 사정, Neer 어깨 사정, Hospital for Special Surgery shoulder assessment, Constant sholuder assessment, American Shoulder and Elbow Surgeons shoulder evaluation form 또는 Western Ontario Shoulder Instability Index(WOSI)와 같은 연구들이 사용될 수 있다.

완전한 결과사정은 내원자가 보고하는 주관적인 측정과 객관적 모두를 포함하여야 한다. 객관적인 측정들은 선택하기 쉬우며 보통 치료 후 변화가 기대되어지는 그러한 요인들을 포함한다. 질문지를 선택할 때 생각하여야 할 요인들에는 연구 집단, 연구 형태, 질병이나 상태, 중재의 형태들이다. 권장되는 사정들은 WOSI 또는 Knee Outcome Survey와 같은 특정부위에 대한 질문지와 SF-36 또는 SF-12와 같은 일반적인 건강에 대한 질문지를 결합시킨 것이라야 한다. 일상적인 임상 실습에 대한 유행병학과 연구 영역으로부터 결과 사정의 이용의 변화는 점진적인 것이었다. 재활임상가는 늘 이렇게 변화하는 임상 영역의 흐름을 따라야 한다.

스트레스 관리 (Stress Management)

자료는 건강의 내적 통제가 스트레스가 높고, 외적으로 통제된 나라를 횡단하는 여성 달리기 선수에 의해 보고된 상해의 빈도와 상해 경향성에서 한 요인이 될 수 도 있다. Nideffer는 상해의 생리학적 결과의 문제를 제시하고 생리학적 휴유증으로 생기는 부적절한 활동내의 다양한 상황을 서술하였다. Nideffer는 일반적으로 스트레스 증상이 있는 불안레벨이 높은 내원자들에서 근 긴장, 관절 압박이 증가되었으며 효과적인 달리기 경주에 필수적인 집중요소들이 제한적이라는 것을 주목하였다. Morgan[198]은 내원자에게서 있어 높은 스트레스의 영향을 논하였으며 스트레스가 가정, 직장 및 사회적 환경에서 대인관계에 영향을 주며, 매일 여가로 달리기를 체험하지 않는다면 살 수 없고, 매일 운동으로 그들의 불안에 맞서려고 억지로 느끼려는 내원자가 강박증후들을 자주 실감한다고 하였다. 종종 이러한 불안과 스트레스는 우울증, 불안, 매우 성급함, 불면증 및 일반적인 피로를 포함한 비정상적인 행동들에서 가장 쉽게 알아 볼 수 있다. 그들 스스로 드러내는 두 가지의 가장 잘 관련된 증상들로는 수면형태 변화성과 우울증, 불안 또는 과민성 등으로 보통 나타나는 대인관계의 문제이다. Sanderson[199]은 개인에 따라 다양한 상해의 생리학적 밀접한 관계를 논하였다. Sanderson의 연구에서 가장 주요한 점은 좀 더 고정적이거나 내향적 내원자(internally oriented)가 만약 상해가 심하지 않고, 예후가 매우 실망스럽지 않다면, 중요한 문제점들을 경험하지 않는다는 것이다. Miller와 Vaughn[200]은 스트레스가 없는 달리기 선수들이 건강의 내적 통제를 더 많이 보여주었으며, 걱정을 적게하며, 안심시키려 애쓰지 않아도 된다고 하였다. Miller와 Vaughn[200]은 특정 치료 작업과 기대된 결과로 네 가지 모듈의 인지 및 행동 지향적 스트레스 관리 훈련 프로그램을 제시하였다(**표 11.19**).

스트레스 관리 훈련은 불안과 스트레스의 신체적, 생리적 특성을 경감시키기 위하여 요구되는 대처기전을 개발하고 평가하도록 내원자를 보조하는 기술들을 제공한다. 행동 사정 단계에는 내원자가 경험하는 다양한 스트레스 성분에 대한 주의 깊은 분석이 필요하다.

> **핵심(Key Point):**
> 스트레스 관리 훈련은 불안과 스트레스의 신체적, 생리적 특성을 경감시키기 위하여 요구되는 대처기전을 개발하고 평가하도록 내원자를 보조하는 기술들을 제공한다.

중대한 생활 사건들은 삶에 직접적인 영향을 주기 때문에 주로 내원자들에 있어 스트레스 반응을 유발한다. 이 때문에 내원자가 스트레스 상황으로 이끄는 환경을 주의 깊게 평가함으로 자신이 경험하는 스트레스와 불안 및 스트레스 상황과 맞설 수 있는 한도에 대한 책임이 있다는 것이 가장 중요하다. 스트레스 관리의 인지단계는 인지적으로 해석되는 스트레스 사건들을 사정하는 것이 목표이다. 인지평가 단계(cognitive appraisal phase)에서는 내원자가 다양한 방법으로 생활 사건을 감지하는 것을 인지한다. 내원자들은 그들이 스트레스가 있는 생활 사건과 통증에 만족스럽게 대응하려고 함으로 그들 스스로 예상하는 불안, 열망 및 위협으로 그들을 연결하는 방법과 다른 사람과 의사소통하는 방법에 의해 이러한 인지들을 나타낼 수도 있다. 이러한 인지 평가는 불안을 더 야기시킬 수 있는 잠재력이 있다. 내원자의 진술들은 종종 주어진 상황에 대처하는 능력이나 불능을 강조한다. 인지 평가동안 신체의 생리학적 상태에서 변화가 일어난다. 이들 일부반응에는 근 긴장도, 평가된 혈압, 발한 또는 다른 체성적으로 관계되는 것들이 포함될 수 있다.

프로그램의 세 번째 모듈에는 교육과 훈련이 포함된다. 이러한 모듈은 스트레스와 고통스러운 경험을 다루기 위한 내원자의 태도에 필수적인 네 가지 구체적인 요인들을 가르치는 것이다. 세 번째 모듈의 초기 단계는 고통스러운 상황이나 예기되는 스트레스성 상황에 대하여 준비하는 것이다. 이것을 위한 준비로는 내원자가 그들의 고통스러움과 스트레스를 유발하는 것을 꿰뚫어 생각하고 주의 깊게 평가하는 것이다. 스트레스를 유발하는 사건에 대비하는 것에는 내원자가 그들이 그것을 어떻게 다룰 것인지 주의 깊게 생각하도록 하는 것이다. 특정한 상황에 대한 단순한 시각 이미지 역할 작용은 불안을 감소시키도록 도와준다. 이러한 스트레스로 발생되는 상황을 위한 준비 부분으로서 내원자는 예기되는 스트레스성 상황에 대처하는 방법으로서 시각적 상상과 근 이완 기술을 결합하여 사용할 수 있다. 세 번째 모듈

표 11.19 운동선수를 위한 스트레스 관리 훈련

모듈	치료적 작업	기대되는 결과
I. 행동 사정	생활 사건과 관련 되므로 선수가 경험하는 스트레스의 구성요소를 사정한다.	선수가 불안을 유발하고 스트레스를 초래하는 특정요인들과 스트레스 요소들을 이해한다.
II. 인지적 평가	선수가 일상의 스트레스 사건에 있어 스트레스 행동을 인지하고 서로 이해하도록 하는 방법을 평가한다.	선수가 어떻게 스트레스 상황의 인지를 처리하고 스트레스를 만드는 경험을 통제하기 위하여 이러한 정보를 어떻게 사용하는지 이해한다.
III. 교육 및 훈련	스트레스와 고통을 다루는 네 단계의 모듈을 선수가 이용하도록 교육하고 훈련한다.	선수가 스트레스 관리 기술 훈련 시, 네단계 모듈을 이해하고 사용한다.
IV. 스트레스 관리 기술	스트레스와 통증을 줄이기 위한 수단으로서 근이완 기술과 인지적 상상을 선수가 이용하도록 훈련한다.	불안, 스트레스 및 긴장을 통제함에 있어 인지 대처기술의 효과적인 사용과 그것들을 쓸 수 있도록 배운다.

(출처: TW Miller, MP Vaughn, JM Miller로부터 수정. 스트레스 성향이 있는 선수에 있어 임상적인 문제와 치료 전략. *Sports Med.* 1990;9(6):370-379)

의 두 번째 단계는 내원자가 이러한 현저한 생활 사건을 다루기 위하여 선택한 방법을 인지적으로 재현함으로 스트레스성 또는 고통스러운 상황과 직면할 수 있다. 일단 이러한 재현이 이루어진다면, 내원자는 유발하는 사건과 직면하고 이러한 스트레스가 되는 생활 사건동안 효과적으로 기능 활동을 할 수 있도록 인지적, 시각적 상상과 관련된 기술 모두를 사용할 준비가 되어야 한다. 세 번째 모듈의 세 번째 단계는 스트레스가 되는 생활 사건을 위하여 정신적으로 준비하고 생활 사건들을 통하여 사건들의 이유를 밝히고, 준비와 인지적 재현 단계를 토대로 스트레스가 되는 상황에 대처하는 것이다. 세 번째 모듈의 네 번째와 마지막 단계는 내원자가 특정 스트레스 경험에 맞서는 것을 실감하는 만족 레벨을 평가한다. 이러한 단계는 그들이 스트레스 관리 기술을 이용을 이해하는 통제 레벨을 다루기 위하여 통제된 상태로 있도록 하기 위하여 내원자의 노력을 지지하는 자기 진술이 포함된다.

스트레스 관리 프로그램의 네 번째 모듈에는 인지적 상상과 근이완 운동이 관련된다. 이완 운동은 인지적 재현과 대처기술을 결합하여 경험되어져야 하는 신체적 반응이 되어야 한다. 이완 운동은 14개의 다른 근육군을 팽팽하게 하고 이완하는 것이 포함되어 있다. **표 11.20**에 요약되어 있다. 근이완 훈련의 부분으로서 개개인들은 순차적인 근 이완 훈련을 통하여 그들을 유도할 수 있는 오디오 테이프를 들으라고 요청되어진다. 근이완 훈련은 불안, 스트레스 및 긴장이 신체의 여러 근육 군에서 명백해진다는 것을 인정한다. 불안, 스트레스 및 긴장을 경험할 때 일상적으로 긴장하게 되는 근육군을 찬찬히 팽팽하게 함으로 내원자는 생리학적으로 근긴장을 통제하는 법을 배우며 따라서 대처 기술을 강화시킨다. 어떤 새로운 기술처럼 연습은 필수적이다. 비록, 스트레스 관리 기술이 생리학자의 지시하에 잘 가르쳐질 지라도, 일단 시작 훈련이 재활임상가가 보조할 수 있는 장소에서 이루어 진다면, 그 때문에 수업은 향상된다.

표 11.20 근이완 기술을 사용하는 선수를 위한 스트레스 관리 훈련(Jacobson 근이완 모듈로부터 수정)

근육군	자기 주도적 활동
호흡 운동	천천히 숨을 들이마시고, 유지하고 내뱉는다. 2-3회 반복한다.
오른손과 전완	주먹을 단단하게 쥠으로 근육을 긴장시킨다. 주먹을 계속 쥐고 있다가 풀어준다.
왼손과 전완	주먹을 단단하게 쥠으로 근육을 긴장시킨다. 주먹을 계속 쥐고 있다가 풀어준다.
이두근과 삼두근	양주관절을 체간 쪽으로 가져옴으로 근육들을 긴장시킨다. 그 자세를 유지하고 난 후 팔을 편다.
전두	눈썹을 위로 올림으로 근육을 팽팽하게 당겨준다. 그 자세를 유지하고 한 후 근육을 이완시킨다.
입과 턱	이빨과 입술을 꽉 다문다. 그 자세를 유지한 후 근육을 이완시킨다.
얼굴 근육	눈을 가늘게 뜨고 코에 잔주름을 만들어서 근육의 긴장을 준다. 자세를 유지한 후 근육을 이완한다.
목	머리를 뒤로 당기고 이어지는 동작으로 회전을 함으로 근육을 팽팽하게 당겨준다.
어깨와 가슴	견갑골을 후방으로 함께 모음으로 긴장을 준다. 자세를 유지한 후 풀어준다.
복부	복근을 단단하게 조임으로 긴장을 만든다. 그 자세를 유지한 후 근육을 이완한다.
요부	허리를 아취로 만들어 근육의 긴장을 만든다. 그 자세를 유지한 후 근육을 이완한다.
대퇴	다리를(왼쪽, 그다음 오른쪽) 바닥에서 들어 올림으로 근육을 팽팽하게 한다. 그 자세를 유지한 후 근육을 이완한다.
종아리	발가락들을 머리쪽으로 가르키게 함으로 근육을 팽팽하게 한다. 그 자세를 유지한 후 근육을 이완한다.
양발과 발가락	발가락을 둥글게 말고, 양발을 안쪽으로 가르키게 함으로 근육을 긴장시킨다. 그 자세를 유지한 후 근육을 이완한다.

(TW Miller, MP Vaughn, JM Miller. Clinical issues and treatment strategies in stress-oriented athletes. *Sports Med*. 1990; 9(6):370-379.)

요약(Summary)

재활임상가는 건강 관리 정보를 처리하여야 하며, 여러 분야의 관리 경로 개발에 참여하며, 운동치료프로그램 중재에 따라 촉진하고, 내원자의 삶의 질을 향상시키기 위하여 긍정적인 건강 행동을 만들도록 하여야 한다. 이것을 효과적으로 시행하기 위하여, 그들은 자기 효율과 건강의 내적 통재에 대하여 대략적으로 이해하여야 한다. 골관절염과 연관된 문제를 겪고 있는 노인 집단에서는 기능적 제한과 장애를 최소화하는데 중점을 두는 운동치료프로그램을 고려해봐야 한다. 각 내원자 개인에게 반영되는 운동 치료 프로그램을 계발하는 것은 내원자의 일상생활의 필수 구성요소 쪽으로 치료 목표를 기울이도록 한다. 내원자를 고도의 스트레스 작업 기능 활동이나 운동으로 복귀시키는 것은 그들이 통제되지 않으며 경쟁적인 상황에서 마주칠 수 있는 생리학적, 심리학적 스트레스 요인들을 자극하기 위하여 만들어진 통제되거나 반정도 통제된 환경 내에서 기능적으로 준비된 프로그램 이행에 달려있다. 스트레스 관리 지도는 내원자가 증가된 활동 레벨로 그들 복귀의 생리학적 측면을 다루도록 도울 것이다. 기능적 수행 검사와 연구 자료가 내원자가 복귀할 수 있는 준비가 되었다고 의뢰한 의사와 재활임상가에게 도움이 되는 것일지라도, 내원자에게 재손상 가능성과 그들의 최근 상태가 앞으로 그들 삶에 어떻게 영향을 줄 것인지를 알려주는 것이 가장 중요하다.

참고문헌(References)

1. Petty RE, Cacioppo JT. *Attitude and Persuasion: Classic and Contemporary Approaches.* Dubuque, IA: W.C. Brown Publishers, 1981, pp. 312–314.
2. Cacioppo JT, Strathman AJ, Priester JR. To think or not to think: Exploring two routes to persuasion. In S. Shavitt and TC Brock (eds.), *Persuasion: Psychological insights and perspectives.* Boston: Allyn and Bacon, 1994, pp. 112–147.
3. Kreuter MW, Skinner CS. Tailoring: What's in a name? *Health Educ Res.* 2000:15: 1–3.
4. Skinner CS, Campbell MK, Rimmer BK, et al. How effective is tailored print communication? *Ann Behav Med.* 1999;21:290–298.
5. Brug J, Steenhaus I, Van Assema P, De Vries H. The impact of a computer-tailored nutrition intervention. *Prev Med.* 1996;25:236–242.
6. Petty RE, Caciioppo JT. Personal development as a determinant of argument-based persuasion. *J Pers Soc Psychol.* 1991;41:847–855.
7. Miller TW, Vaughn MP, Adams JM. Clinical issues and treatment strategies in stress oriented athletes. *Sports Med.* 1990;9(6):370–379.
8. Bull FC, Kreuter MW, Schariff DP. Effects of tailored, personalized, and general materials on physical activity. *Patient Educ Couns.* 1999;36:181–192.
9. Kreuter MW, Bull FC, Clark EM, Oswald DL. Understanding how people process health information: A comparison of tailored and untailored weight loss materials. *Health Psychol.* 1999;18:487–494.
10. Kreuter MW, Oswald DL, Bull FC, Clark EM. Are tailored health education materials always more effective than nontailored materials? *Health Educ Res.* 2000;15:305–316.
11. Miller TW. Shifts in the health care industry: Assessing critical factors. Invited medical grand rounds. University of Texas Health Science Center, Nov. 20, 1998, San Antonio, TX.
12. Gilgun JF. Methodological pluralism and qualitative family research. In S Steinmentz, M Sussman, & G Peterson (Eds.) *Handbook of marriage and the family* (3rd ed., pp. 147–163). New York: Plenum. 2000.
13. Griffith JR. *Designing 21st Century Healthcare: Leadership in Hospitals and Healthcare Organizations.* Chicago: Administration Press. 1998.
14. Shereer JL. Five trends shaping the future of healthcare. *Hospital Health News.* 1993;67(4):30–35.
15. Naisbitt J. *Megatrends 2000.* New York: Morrow & Company, 1990.
16. Miller TW. The psychologist with 20/20 vision. *Consult Psychol J Pract Res.* 1998;50(1):25–35.
17. Covey ST, Merrill AR, Merrill RR. *First Things First.* New York: Simon and Schuster, 1994.
18. Sahrmann SA. Movement science and physical therapy. *J Phys Ther Educ.* 1993;7(1):4–7.
19. Steffen TM, Hacker TA, Mollinger L. Age- and gender-related test performance in community-dwelling elderly people: Six-Minute Walk Test, Berg Balance Scale, Timed Up & Go, and Gait

Speeds. *Phys Ther.* 2002;82(2):128–137.
20. Guccione AA. *Geriatric Physical Therapy.* St. Louis, MO: Mosby-Year Book Inc.; 1993; pp. 331–349.
21. Blumenthal JA, Emery CF, Madden DJ, et al. Effects of exercise training on cardiorespiratory function in men and women > 60 years of age. *Am J Cardiol.* 1991;67:633–639.
22. Sheldahl LM, Tristani FE, Hastings JE, et al. Comparison of adaptations and compliance to exercise between middle-aged and older men. *J Am Ger Soc.* 1993;41:795–801.
23. Kohrt WM, Malley MT, Coggan AR, et al. Effects of gender, age, and fitness level on response of $VO_{2\ max}$ to training in 60–71 year olds. *J Appl Physiol.* 1991;71:2004–2011.
24. Marcus BH, Rakowski W, Rossi JS. Assessing motivational readiness and decision making for exercise. *Health Psychol.* 1992;11(4):257–261.
25. Marcus BH, Selby VC, Niaura RS, Rossi JS. Self-efficacy and the stages of exercise behavior change. *Res Q Exerc Sport.* 1992;63(1):60–66.
26. Marcus BH, Simkin LR. The transtheoretical model: Applications to exercise behavior. *Med Sci Sports Exerc.* 1994;26(11):1400–1404.
27. Prochaska JO, Marcus BH. The trans-theoretical model: The applications to exercise. In RK Dishman (ed.), *Advances in Exercise Adherence.* Champaign, IL: Human Kinetics Publishers, 1994, pp. 161–180.
28. Blanpied P. Why won't patients do their home exercise programs? *J Orthop Sports Phys Ther.* 1997;25 (2):101–102.
29. Sluijs EM, Kok GJ, van der Zee J. Correlates of exercise compliance in physical therapy. *Phys Ther.* 1993;73(11):771–786.
30. Jette AM. Improving patient cooperation with arthritis treatment regimens. *Arthritis Rheum.* 1982; 25:447–453.
31. Ferguson K, Bole GG. Family support, health beliefs, and therapeutic compliance in patients with rheumatoid arthritis. *Patient Couns Health Ed.* 1979; 1:101–105.
32. Heiby EM, Carlson JG. The health compliance model. *J Compliance Health Care.* 1986;1:135–152.
33. Janz NK, Becker MN. The health belief model: A decade later. *Health Educ Q.* 1984;11:1–47.
34. Sonstroem RJ. Psychological models. In RK Dishman, (ed.), *Exercise Adherence: Its Impact on Public Health.* Champaign, IL: Human Kinetics Publishers Inc, 1988.
35. Litt MD, Kleppinger A, Judge JO. Initiation and maintenance of exercise behavior in older women: Predictors from the social learning model. *J Behav Med.* 2002;16:915–929.
36. Donovan JL, Blake DR. Patient non-compliance: Deviance or reasoned decision making. *Soc Sci Med.* 1992;34:507–513.
37. Rosenstock IM. Historical origins of the health belief model. In MH Becker, *The Health Belief Model and Personal Health Behavior.* Thorofare, NJ: Charles B. Slack, 1974; pp. 1–8.
38. Blackwell B. Counseling and compliance. *Patient Couns Health Ed.* 1978;3:45–49.
39. Haynes RB, Wang E, Da Mota Gomes M. A critical review of interventions to improve compliance with prescribed medications. *Patient Educ Couns.* 1987; 10:155–166.
40. Oldridge NB. Adherence to adult exercise fitness programs. In ID Matarazzo, SM Weiss, JA Herd, et al. (eds.), *Behavioral Health: A Handbook of Health Enhancement and Disease Prevention.* New York: John Wiley & Sons Inc, 1984, pp. 467–487.
41. Lazare A, Eisenthal S, Frank A, Stoeckle JD. Studies on a negotiated approach to patient-hood. In JE Stoeckle, (ed.), *Encounters Between Patients and Doctors.* Cambridge, MA: The MIT Press, 1987, pp. 413–432.
42. Leventhal H, Cameron I. Behavioral theories and the problem of compliance. *Patient Educ Couns.* 1987;10:117–138.
43. Henry KD, Rosemond C, Eckert LB. Effect of number of home exercises on compliance and performance in adults over 65 years of age. *Phys Ther.* 1999;79(3):270–277.
44. Buckworth J, Dishman RK. Determinants of physical activity: From research to application. In JM Rippe, (ed.), *Lifestyle Medicine.* Malden, MA: Blackwell Science, Inc., 1999, pp. 1016–1027.
45. Lorenc L, Branthwaite A. Are older adults less compliant with prescribed medication than younger adults? *Br J Clin Psychol.* 1993;32:485–492.
46. Martin JE, Dubbert PM. Exercise applications and promotion in behavioral medicine: Current status and future directions. *J Consult Clin Psychol.* 1982; 50:1004–1017.
47. Haynes BR, Taylor DW, Sackett DL. *Compliance in Health Care.* Baltimore, MD: The Johns Hopkins University Press, 1979.
48. Oldridge NB. Compliance with exercise in cardiac rehabilitation. In RK Dishman (ed.), *Exercise Adherence: Its Impact on Public Health.* Champaign, IL: Human Kinetics, 1988, pp. 283–304.
49. Dishman RK, Sallis JF. Determinants and interventions for physical activity and exercise. In C Bouchard (ed.), *Proceedings of the Second International Conference on Physical Activity, Fitness, and Health.* Champaign, IL: Human Kinetics Publishers, 1994, pp. 214–238.
50. Bandura A. Self-efficacy: Toward a unifying theory of behavior change. *Psychol Bull.* 1977;84:191–215.
51. Lee JY, Jensen BE, Oberman A, et al. Adherence in the training levels comparison trial. *Med Sci Sports*

Exerc. 1996;28(1):47–52.
52. Hartigan C, Rainville J, Sobel JB, Hipona M. Long-term exercise adherence after intensive rehabilitation for chronic low back pain. *Med Sci Sports Exerc.* 2000;32(3):551–557.
53. McAuley E, Courneya KS, Rudolph DL, et al. Enhancing exercise adherence in middle-aged males and females. *Prev Med.* 1994;23:498–506.
54. Dorn J, Naughton J, Imamura D, et al. Correlates of compliance in a randomized exercise trial in myocardial infarction patients. *Med Sci Sports Exerc.* 2001;33(7):1081–1089.
55. Oldridge NB, Ragowski B, Gottlieb M. Use of outpatient cardiac rehabilitation services: Factors associated with attendance. *J Cardiopulm Rehabil.* 1992;12:25–31.
56. Oldridge NB, Streiner DL. The health belief model: Predicting compliance and dropout in cardiac rehabilitation. *Med Sci Sports Exerc.* 1990; 22:678–683.
57. Blumenthal JA, Williams RS, Wallace AG, et al. Physiological and psychological variables predict compliance to prescribed exercise therapy in patients recovering from myocardial infarction. *Psychosom Med.* 1982;44:519–527.
58. Lieberman L, Meana M, Stewart D. Cardiac rehabilitation: Gender differences in factors influencing participation. *J Women's Health.* 1998;7:717–723.
59. Schuster PM, Wright C, Tomich P. Gender differences in the outcomes of participants in home programs compared to those in structured cardiac rehabilitation programs. *Rehabil Nurs.* 1995;20: 93–101.
60. Campbell R, Evans M, Tucker M, et al. Why don't patients do their exercises? Understanding non-compliance with physiotherapy in patients with osteoarthritis of the knee. *J Epidemiol Community Health.* 2001;55:132–138.
61. Sackett DL. The magnitude of compliance and non-compliance. In DL Sackett, RD Haynes (eds.), *Compliance with Therapeutic Regimens.* Baltimore, MD: Johns Hopkins University Press, 1976, pp. 9–25.
62. DiMatteo MR. Enhancing patient adherence to medical recommendations. *JAMA.* 1994;271:79–83.
63. Morris LS, Schulz RM. Patient compliance—An overview. *J Clin Pharm Ther.* 1992;17:283–295.
64. Haynes RB, McKibbon KA, Kanani R. Systematic review of randomized trials of interventions to assist patients to follow prescriptions for medications. *Lancet.* 1996;348:383–386.
65. Woodard CM, Berry MJ. Enhancing adherence to prescribed exercise: Structured behavioral interventions in clinical exercise programs. *J Cardiopulm Rehabil.* 2001;21:201–209.
66. Schneider SJ, Khachadurian AK, Amorosa LF, et al. Ten-year experience with an exercise-based outpatient life-style modification program in the treatment of diabetes mellitus. *Diabetes Care.* 1992; 15:1800–1810.
67. Rainville JDK, Ahern K, Phalen L, et al. The association of pain with physical activities in chronic low back pain. *Spine.* 1992;17:1060-1064.
68. Biggs SJ, Spengler DM, Martin NA, et al. Back injuries in industry—A retrospective study: III. Employee-related factors. *Spine.* 1986;11:252–256.
69. Biggs SJ, Battie MC, Spengler DM, et al. A prospective study of work perceptions and psychosocial factors affecting the report of back injury. *Spine.* 1991;16: 1–6.
70. Chan CW, Goldman S, Ilstrup DM, et al. The pain and Waddell's nonorganic physical signs in chronic low-back pain. *Spine.* 1993;18:1717–1722.
71. Greenough CG. Recovery from low back pain: 1–5 year follow-up of 281 injury-related cases. *Acta Orthop Scand.* 1993; 254 (Suppl 64): 1–34.
72. Ransford AL, Cairns OD, Mooney V. The pain drawing as an aid to the psychologic evaluation of patients with low back pain. *Spine.* 1990;15:1325–1332.
73. Uden A, Astrom M, Bergenudd H. Pain drawings in chronic back pain. *Spine.* 1988;13:389–392.
74. Rainville J, Ahern DK, Phalen L. Altering beliefs about pain and impairment in a functionally oriented treatment program for chronic low back pain. *Clin J Pain.* 1993;9:196–201.
75. Paffenbarger RS, Hyde RT, Wing AL, et al. Physical activity, mortality, and longevity. *N Engl J Med.* 1986;314:605–613.
76. Paffenbarger RS, Hyde RT, Wing AL, et al. The association of changes in physical-activity level and other lifestyle characteristics with mortality among men. *N Engl J Med.* 1993;328:538–545.
77. Sandvik L, Erikssen J, Thaulow E, et al. Physical fitness as a predictor of mortality among healthy, middle-aged Norwegian men. *N Engl J Med.* 1993; 328:533–537.
78. Staal JB, Hlobil H, van Tulder MW, et al. Return-to-work interventions for low back pain: A descriptive review of contents and concepts of working mechanisms. *Sports Med.* 2002; 32(4):251–267.
79. Frymoyer JW. Quality: An international challenge to the diagnosis and treatment of disorders of the lumbar spine. *Spine.* 1993;18:2147–2152.
80. Lahad A, Malter AD, Berg AO, et al. The effectiveness of four interventions for the prevention of low back pain. *JAMA.* 1994; 272(16):1286–1291.
81. van Poppel MN, Koes BW, Smit T, et al. A systematic review of controlled clinical trials on the prevention of back pain in industry. *Occup Environ Med.* 1997;54(12):841–847.

82. Altmair EM, Johnson BD. Health-related applications of counseling psychology: Toward health promotion and disease prevention across the lifespan. In SD Brown, RD Lend (eds.), *Handbook of Counseling Psychology*, 2nd ed. New York: Wiley and Sons, 1992, pp. 315–347.
83. Bendix T, Bendix A, Labriola M, et al. Functional restoration versus outpatient physical training in chronic low back pain: A randomized comparative study. *Spine.* 2000;25(19):2494–2500.
84. Lindstrom I, Ohlund C, Eek C, et al. The effect of graded activity on patients with subacute low back pain: A randomized prospective clinical study with an operant-conditioning behavioral approach. *Phys Ther.* 1992;72(4):279–293.
85. Lindstrom I, Ohlund C, Eek C, et al. Mobility, strength, and fitness after a graded activity program for patients with subacute low back pain: A randomized prospective clinical study with a behavioral therapy approach. *Spine.* 1992;17(6):641–652.
86. Mannion AF, Taimela S, Muntener M, et al. Active therapy for chronic low back pain: Part I. Effects on back muscle activation, fatigability, and strength. *Spine.* 2001;26(8):897–908.
87. Kaser L, Mannion AF, Rhyner A, et al. Active therapy for chronic low back pain: Part 2. Effects on paraspinal muscle cross-sectional area, fiber type size, and distribution. *Spine.* 2001;26(8):909–919.
88. Mancuso CA, Sculco TP, Wickiewicz TL, et al. Patients' expectations of knee surgery. *J Bone Joint Surg Am.* 2001;83(7):1005–1012.
89. Iversen MD, Daltroy LH, Fossel AH, Katz JN. The prognostic importance of patient pre-operative expectations of surgery for lumbar spinal stenosis. *Patient Educ Couns.* 1998;34:169–178.
90. Kravitz RL, Callahan EJ, Paterniti D, et al. Prevalence and sources of patients' unmet expectations for care. *Ann Intern Med.* 1996;125:730–737.
91. Wright JG, Rudicel S, Feinstein AR. Ask patients what they want: Evaluation of individual complaints before total hip replacement. *J Bone Joint Surg Br.* 1994;76:229–234.
92. Spitzer WO. State of science 1986: Quality of life and functional status as target variables for research. *J Chronic Dis.* 1987;40:465–471.
93. Ware JE. Conceptualizing and measuring health outcomes. *Cancer.* 1991; 67 (Suppl):774–779.
94. Guyatt GH, Bombardier C, Tugwell PX. Measuring disease-specific quality of life in clinical trials. *Can Med Assoc J.* 1986;134:889–895.
95. Schipper H. Quality of life: Principles of the clinical paradigm. *J Psychosocial Oncol.* 1990;8:171–184.
96. Schipper H, Clinch J, Powell V. Definitions and conceptual issues. In B Spilker, (ed.), *Quality of Life Assessments in Clinical Trials.* New York: Raven Press, 1990: pp. 11–24.
97. Stewart AL, King AC. Evaluating the efficacy of physical activity for influencing quality of life outcomes in older adults. *Ann Behav Med.* 1991;13:108–116.
98. Rejeski WJ, Brawley LR, Ettinger W, et al. Compliance to exercise therapy in older participants with knee osteoarthritis: Implications for treating disability. *Med Sci Sports Exerc.* 1997;29(8):977–985.
99. Work JA. Strength training: A bridge to independence for the elderly. *Physician Sportsmed.* 1989; 17:134–140.
100. Tinetti ME, Mendes De Leon CF, Doucette JT, Baker DI. Fear of falling and fall-related efficacy in relationship to functioning among community-living elders. *J Gerontol.* 1994;49:140–147.
101. Rotter J. Generalized expectancies for internal vs. external control of reinforcement. *Psychol Monogr.* 1966;80:1–28.
102. Rodin J. Aging and health. Effects of the sense of control. *Science.* 1986;233:1272–1276.
103. Brothen T, Detzner D. Perceived health and locus of control in the aged. *Percept Mot Skills.* 1983;56: 946.
104. Langer E, Rodin J. The effects of choice and enhanced personal responsibility for the aged: A field experiment in an institutional setting. *J Pers Soc Psychol.* 1976;34:191–198.
105. Waller KV, Bates RC. Health locus of control and self-efficacy beliefs in a healthy elderly sample. *Am J Health Promot.* 1992;6:302–309.
106. Langer E, Rodin J, Beck P, et al. Environmental determinants of memory improvement in late adulthood. *J Pers Soc Psychol.* 1979;37:2003–2013.
107. Bandura A, Wood R. Effect of perceived controllability and performance standards on self-regulation and complex decision making. *J Pers Soc Psychol.* 1989;56(5):805–814.
108. Johnson BD, Stone GI, Altmaier EM, Berdahl LD. The relationship of demographic factors, locus of control and self-efficacy to successful nursing home adjustment. *Gerontologist* 1998;38(2):209–216.
109. Chen C-Y, Neufeld PS, Feely CA, Skinner CS. Factors influencing compliance with home exercise programs among patients with upper-extremity impairment. *Am J Occup Ther.* 1999;53:171–180.
110. Hall EG. The application of locus of control to sport and physical activity. In LK Bunker, RJ Rotella, AS Reilly (eds), *Sports Psychology: Psychological Considerations in Maximizing Sports Performance.* Ann Arbor, MI: McNaughton & Gunn Inc., 1985.
111. Miller TW. *Self Management Approach for Responsible Treatment Success (SMARTS).* Training manual. Lexington, Kentucky: Department of Psychiatry, University of Kentucky, 1993.

112. Cormier WH, Cormier LS. *Interviewing Strategies for Helpers: Fundamental Skills and Cognitive Behavioral Interventions* (3rd ed.), Pacific Grove, CA.: Brooks/Cole Pub. Co. 1991.
113. Watson DL, Tharp RG. *Self-directed Behavior: Self-modification for Personal Adjustment* (6th ed.), Pacific Grove, CA.: Brooks/Cole Pub. Co., 1993.
114. Kanfer F, Gaelick-Buys L. Self-management methods. In Kanfer FH, Goldstein AP. (eds.), *Helping People Change: A Textbook of Methods*, 4th ed. Pergamon General Psychology Series, vol. 52. Pergamon Press, 1991.
115. Kazdin AE. *Behavior Modification in Applied Settings* (5th ed.). Pacific Grove, CA.: Brooks/Cole Pub. Co. 1994.
116. Buskirk ER. Perspectives on exercise and wasting. *J Nutr.* 1999;129:295S–302S.
117. Blair SN, Kohl HW III, Paffenbarger RS Jr, et al. Physical fitness and all-cause mortality: A prospective study of healthy men and women. *JAMA.* 1989;262:2395–2401.
118. Kushi LH, Fee RM, Folsom AR, et al. Physical activity and mortality in postmenopausal women. *JAMA.* 1997;277:1287–1292.
119. Lee I-M, Paffenbarger RS Jr. Do physical activity and physical fitness avert premature mortality? *Exerc Sports Sci. Rev.* 1996;24:135–171.
120. Birren J, Livingston J. *Cognition, Stress and Aging.* Upper Saddle River, NJ: Prentice Hall, 1985.
121. Rowe J, Kahn R. Human aging: Usual and successful. *Science.* 1987;237:143–149.
122. Hurley MV, Mitchell HL, Walsh N. Osteoarthritis: the psychosocial benefits of exercise are important as physical improvements. *Exerc Sports Sci Rev.* 2003;31(3):138–143.
123. Ettinger WH, Burns R, Messier SP, et al. A randomized trial comparing aerobic exercise and resistance exercise with a health education program in older adults with knee osteoarthritis. *JAMA.* 1997; 277:25–31.
124. Minor MA, Hewett JE, Webel RR, et al. Efficacy of physical conditioning exercise in patients with rheumatoid arthritis and osteoarthritis. *Arthritis Rheum.* 1989;32:1396–1405.
125. Van Baar ME, Assendelft WJ, Dekker J, et al. Effectiveness of exercise therapy in patients with osteoarthritis of the hip or knee: A systematic review of randomized clinical trials. *Arthritis Rheum.* 1999;42:1361–1369.
126. Ravesloot C, Seekins T, Young Q-R. Health promotion for people with chronic illness and physical disabilities: The connection between health psychology and disability prevention. *Clin Psychol Psychother.* 1998;5:76–85.
127. Patrick D. Rethinking prevention for people with disabilities: Part I. A conceptual model for promoting health. *Am J Health Promot.* 1997;11:257–260.
128. Hall J, Skevington SM, Maddison PJ, Chapman K. A randomized and controlled trial of hydrotherapy in rheumatoid arthritis. *Arth Care Res.* 1996;9:206–215.
129. McNeal RL. Aquatic therapy for patients with rheumatic disease. *Rheum Dis Clin North Am.* 1996; 16:915–929.
130. Wesby MD. A health professional's guide to exercise prescription for people with arthritis: A review of aerobic fitness activities. *Arthritis Rheum.* 2001; 45(6):501–511.
131. Sanford-Smith S, Mackay-Lyons M, Nunes-Clement S. Therapeutic benefit of aquaerobics for individuals with rheumatoid arthritis. *Physiother Can.* 1998;50:40–46.
132. Praemer A, Furner S, Rice DP. *Musculoskeletal Conditions in the United States.* Park Ridge, IL: American Academy of Orthopaedic Surgeons, 1992.
133. Pollock ML, Wilmore JH. *Exercise in Health and Disease: Evaluation and Prescription for Prevention and Rehabilitation,* 2nd ed. Philadelphia, PA: W.B. Saunders, 1990.
134. Collins DK. Cemented total hip replacement in patients who are less than 50 years old. *J Bone Joint Surg Am.* 1984;66:353–359.
135. Dorr LD, Takei GK, Conaty JP. Total hip arthroplasty in patients less than 45 years old. *J Bone Joint Surg Am.* 1983;65:474–479.
136. Healy WL, Iorio R, Lemos M. Athletic activity after joint replacement. *Am J Sports Med.* 2001;29: 377–388.
137. Vail TP, Mallon WJ, Liebelt RA. Athletic activities after joint arthroplasty. *Sports Med Arthroplasty Rev.* 1996;4:298–305.
138. Nicholls MA, Selby JB, Hartford JM. Athletic activity after total joint replacement. *Orthopedics.* 2002; 25:1283–1287.
139. Macnicol MF, McHardy R, Chalmers J. Exercise testing before and after hip arthroplasty. *J Bone Joint Surg Br.* 1980;62:326–331.
140. Visuri T, Honkanen R. Total hip replacement: Its influence on spontaneous recreation exercise habits. *Arch Phys Med Rehabil.* 1980;61:325–328.
141. Caborn D, Rush J, Lanzer W, et al. A randomized, single-blind comparison of the efficacy and tolerability of hylan G-F 20 and triamcinolone hexacetonide in patients with osteoarthritis of the knee. *J Rheumatol.* 2004;31(2):333–343.
142. Page CG. *Managing Physical Therapy Documentation.* Course notes presented at the Florida Physical Therapy Association Conference, Orlando, FL, March 1999.
143. Page CG. Goal setting. Inservice presentation at Morton Plant-Mease Hospitals, Clearwater, FL,

January 10, 2000.
144. Santana JC. Hamstrings of steel: Preventing the pull: Part I. Isolated versus integrated function. *Strength Cond J.* 2000;22(6):35–36.
145. Santana JC. Hamstrings of steel: Preventing the pull: Part II. Training the triple threat. *Strength Cond J.* 2001;23(1):18–20.
146. Gambetta, V. *Building and Rebuilding the Complete Athlete.* Optimum Sports Training, Inc., Sarasota, FL. 2000.
147. Chu, D. *Jumping into Plyometrics.* Champaign, IL: Leisure Press, 1992.
148. Bompa, T. *Theory and Methodology of Training: The Key to Athletic Performance.* Dubuque, IA: Kendall/Hunt Publishing Company, 1985.
149. Plisk P. Speed, agility, and speed-endurance development. In T Baechle, R Earle (eds), *Essential Principles of Strength and Conditioning,* 2nd ed. Champaign, IL: Human Kinetics, 2000.
150. Goldenberg L, Twist, P. *Strength Ball Training.* Champaign, IL: Versa Press, 2002.
151. Matheson GO. First, ask no harmful questions. *Physician Sportsmed.* 2002;30(5):7.
152. Morganti C, Sweeney CA, Albanese SA, et al. Return to play after cervical spine injury. *Spine.* 2001;26(10):1131–1136.
153. Nack W. Was justice paralyzed? *Sports Illustrated,* July 1988; 25 pp. 32–36.
154. Mitten MJ, Mitten RJ. Legal considerations in treating the injured athlete. *J Orthop Sports Phys Ther.* 1995;21(1):38–43.
155. Mitten MJ. Team physicians and competitive athletes: Allocating legal responsibility for athletic injuries. *U Pitt Law Rev.* 1993;55(1):129–169.
156. Swander H. *Preparticipation Physical Evaluation.* Kansas City, MO: American Academy of Family Physicians, American Academy of Pediatrics, American Medical Society for Sports Medicine, American Osteopathic Academy of Sports Medicine, 1992.
157. Fitzgerald GK, Lephart SM, Hwang JH, Wainner RS. Hop tests as predictors of dynamic knee stability. *J Orthop Sports Phys Ther.* 2001;31(10):588–597.
158. Barber SD, Noyes FR, Mangine RE, et al. Quantitative assessment of functional limits in normal and anterior cruciate ligament-deficient knees. *Clin Orthop.* 1990;255:204–214.
159. Noyes FR, Barber SD, Mangine RE. Abnormal lower limb symmetry determined by functional hop tests after anterior cruciate ligament rupture. *Am J Sports Med.* 1991;19:513–518.
160. Tegner Y, Lysholm J, Lysholm M, Gillquist J. A performance test to monitor rehabilitation and evaluate anterior cruciate ligament injuries. *Am J Sports Med.* 1986;14:156–159.
161. Kea J, Kramer J, Forwell L, Birmingham T. Hip abduction-adduction strength and one-leg hop tests: Test-retest reliability and relationship to function in elite ice hockey players. *J Orthop Sports Phys Ther.* 2001;31(8):446–455.
162. Juris PM, Phillips EM, Dalpe C, et al. A dynamic test of lower extremity function following anterior cruciate ligament reconstruction and rehabilitation. *J Orthop Sports Phys Ther.* 1997;26:184–191.
163. Petschnig R, Baron R, Albrecht M. The relationship between isokinetic quadriceps strength test and hop tests. *J Orthop Sports Phys Ther.* 1998;28:23–31.
164. Risberg MA, Ekeland A. Assessment of functional tests after anterior cruciate ligament surgery. *J Orthop Sports Phys Ther.* 1994;19:212–217.
165. Howell SM, Deutsch ML. Comparison of endoscopic two-incision techniques for reconstructing a torn anterior cruciate ligament using hamstring tendons. *Arthroscopy.* 1999;15:594–606.
166. Wilson RW, Gansneder BM. Measures of functional limitation as predictors of disablement in athletes with acute ankle sprains. *J Orthop Sports Phys Ther.* 2000;30(9):528–535.
167. Sapega AA, Nicholas JA. The clinical use of musculoskeletal profiling in orthopaedics. *Physician Sportsmed.* 1981;9(4):80–88.
168. Marx RG, Jones EC, Allen AA, et al. Reliability, validity, and responsiveness of four knee outcome scales for athletic patients. *J Bone Joint Surg Am.* 2001;83(10):1459–1469.
169. Barber-Westin SD, Noyes FR, McCloskey JW. Rigorous statistical reliability, validity, and responsiveness testing of the Cincinnati knee rating system in 350 subjects with uninjured, injured, or anterior cruciate ligament-reconstructed knees. *Am J Sports Med.* 1999;27:402–416.
170. Irrgang JJ, Snyder-Mackler L, Wainner RS, et al. Development of a patient-reported measure of function of the knee. *J Bone Joint Surg Am.* 1998;80:1132–1145.
171. Bindra RR, Dias JJ, Heras-Palau C, et al. Assessing outcome after hand surgery: The current state. *J Hand Surg Br.* 2003;28(4):289–294.
172. Wright JG, Young NL. A comparison of different indices of responsiveness. *J Clin Epidemiol.* 1997;50:239–246.
173. Gartland JJ. Orthopaedic clinical research. Deficiencies in experimental design and determinations of outcome. *J Bone Joint Surg Am.* 1988;70(9):1357–1364.
174. Sgaglione NA, Del Pizzo W, Fox JM, Friedman MJ. Critical analysis of knee ligament rating systems. *Am J Sports Med.* 1995;23:660–667.
175. Nagi SZ. Disability concepts revisited: implications for prevention. In AM Pope, AR Tarlov (eds.),

Disability in America: Toward a National Agenda for Prevention. Washington, DC: National Academy Press, Appendix A, pp. 309–327, 1991.

176. McHorney CA, Ware JE Jr., Raczek A. The MOS 36-Item Short-Form Health Survey (SF-36): II. Psychometric and clinical tests of validity in measuring physical and mental health constructs. *Med Care.* 1993;31:247–263.
177. McHorney CA, Ware JE Jr., Lu JF, Sherbourne CD. The MOS 36-Item Short-Form Health Survey (SF-36): III. Tests of data quality, scaling assumptions, and reliability across diverse patient groups. *Med Care.* 1994;32(1):40–66.
178. Ware JE Jr., Sherbourne CD. The MOS 36-Item Short-Form Health Survey (SF-36): I. Conceptual framework and item selection. *Med Care.* 1992; 30:473–483.
179. Ware JE, Kosinski M, Keller SD. A 12-item short-form health survey: Construction of scales and preliminary tests of reliability and validity. *Med Care.* 1996;34:220–233.
180. Bergner M, Bobbit RA, Carter WB, Gilson BS. The sickness impact profile: Development and final revision of a health status measure. *Med Care.* 1981; 19:787–805.
181. Lysholm J, Gillquist J. The evaluation of knee ligament surgery results with special emphasis on the use of a scoring scale. *Am J Sports Med,* 1982;10: 150–154.
182. Noyes FR, McGinniss GH, Mooar LA. Functional disability in the anterior cruciate insufficient knee syndrome: Review of knee rating systems and projected risk factors in determining treatment. *Sports Med.* 1984;1:278–302.
183. Roos EM, Roos HP, Lohmander LS, et al. Knee injury and osteoarthritis outcome score (KOOS): Development of a self-administered outcome measure. *J Orthop Sports Phys Ther.* 1998; 28(2):88–96.
184. Hefti F, Muller W, Jakob RP, Staubli HU. Evaluation of knee ligament injuries with the IKDC form. *Knee Surg Sports Traumatol Arthrosc.* 1993;1:226–234.
185. Insall JN, Dorr LD, Scott RD, Scott WN. Rationale for the Knee Society clinical rating system. *Clin Orthop.* 1989;248:13–14.
186. Katz JN, Phillips CB, Poss R, et al. The validity and reliability of a total hip arthroplasty outcome evaluation questionnaire. *J Bone Joint Surg Am.* 1995; 77(10):1528–1534.
187. Hoeksma HL, Van Den Ende CH, Ronday HK, et al. Comparison of the responsiveness of the Harris Hip Score with generic measures for hip function in osteoarthritis of the hip. *Ann Rheum Dis.* 2003;62 (10):935–938.
188. Osoba D, Slamon DJ, Burchmore M, Murphy M. Effects of quality of life of combined trastuzumab and chemotherapy in women with metastatic breast cancer. *J Clin Oncol.* 2002;20(14):3106–3113.
189. Hudak PL, Amadio PC, Bombardier C. Development of an upper extremity outcome measure: The DASH (disabilities of the arm, shoulder and hand). The Upper Extremity Collaborative Group (UECG). *Am J Ind Med.* 1996;29:602–608.
190. Ellman H, Hanker G, Bayer M. Repair of the rotator cuff: End result study of factors influencing reconstruction. *J Bone Joint Surg Am.* 1986;68: 1136–1144.
191. Neer CS II, Watson KC, Stanton FJ. Recent experience in total shoulder replacement. *J Bone Joint Surg Am.* 1982;64:319–337.
192. Warren RF, Ranawat CS, Inglis AE. Total Shoulder Replacement Indications and Results of the Neer Unconstrained Prosthesis. In AE Inglis (ed.), *The American Academy of Orthopaedic Surgeons Symposium on Total Joint Replacement of the Upper Extremity.* St. Louis: CV Mosby, 1982.
193. Constant CR, Murley AH. A clinical method of functional assessment of the shoulder. *Clin Orthop.* 1987;214:160–164.
194. Barrett WP, Franklin JL, Jackins SE, et al. Total shoulder arthroplasty. *J Bone Joint Surg Am.* 1987; 69:865–872.
195. Kirkley A, Griffin S, McLintock H, Ng L. The development of a disease-specific quality of life measurement tool for shoulder instability: The Western Ontario Shoulder Instability Index (WOSI). *Am J Sports Med.* 1998;26(6):764–772.
196. Miller TW, Vaughn MP, Miller JM. Clinical issues and treatment strategies in stress-oriented athletes. *Sports Med.* 1990;9(6):370–379.
197. Nideffer R. *The Ethics and Practice of Applied Sport Psychology.* Ithaca, NY: Movement Publications, 1981.
198. Morgan WP. The 1980 C. H. McCloy Research Lecture: Psychophysiology of self-awareness during vigorous physical activity. *Res Q Exerc Sport.* 1981; 52(3):385–427.
199. Sanderson FH. Personality factors in physical injury. *Br J Sports Med.* 1978;11:56–65.
200. Miller TW, Vaughn MP. Psychological stressors and symptom formation in female cross country runners. Colloquium presentation, Department of Mental Health and Behavioral Sciences, Veterans Administration and University of Kentucky Medical Centers, October 21, 1986.

제 II 부

치료적 운동프로그램 수행
Therapeutic Exercise Program Implementation

환자사례 소개(Introduction to Client Cases)

이번 단락에는 각기 다른 지식과 경험 수준의 저자가 준비한 10명의 환자사례가 나와 있다. 이들 사례들은 각 환자의 치료적 운동프로그램 관리를 통해 지침적 경험을 제공한다. 각각의 저자는 모든 사례의 동일한 질문 혹은 수행이 제시되는 것을 원치 않기 때문에 사례전개에 있어 다소 다른 유형을 이용했다. 앞선 장에서 얻은 정보들은 각 사례별로 치료적 운동프로그램 중재를 처방하는데 이용해야 한다. 사례별 저자들이 선택한 치료 경로에 동의 하지 않고 더 확실한 임상증거에 근거한 중재를 제시할 수도 있을 것이다. 이들 사례들에서 논의한 환자들과 유사한 문제점이 있는 사람들을 통해 얻은 여러분의 개인적 경험을 같이 나누었으면 한다. 이런 공유된 경험을 통해 환자 삶의 질을 강화하고 불안정 수준을 최소화 하면서 그들의 개성 및 다양성을 반영한 치료 운동프로그램 중재를 개발하였으면 한다.

환자사례 #1

Andrea Gallagher Hoff

병력(History)

환자: Kate
나이: 15세
신장: 5′9″(180 cm)
체중: 130 파운드(59 kg)
학력: 현재 고등학교 3학년
직업: 학생; 간이 식품 레스토랑에서 시간제 근무
내과/외과적 병력: 일년전 좌측 발목 "미세" 염좌
주요 호소: 배구공을 치거나 서브할 때 우측 어깨에 통증; 가끔 어깨가 "빠지는" 듯한 느낌

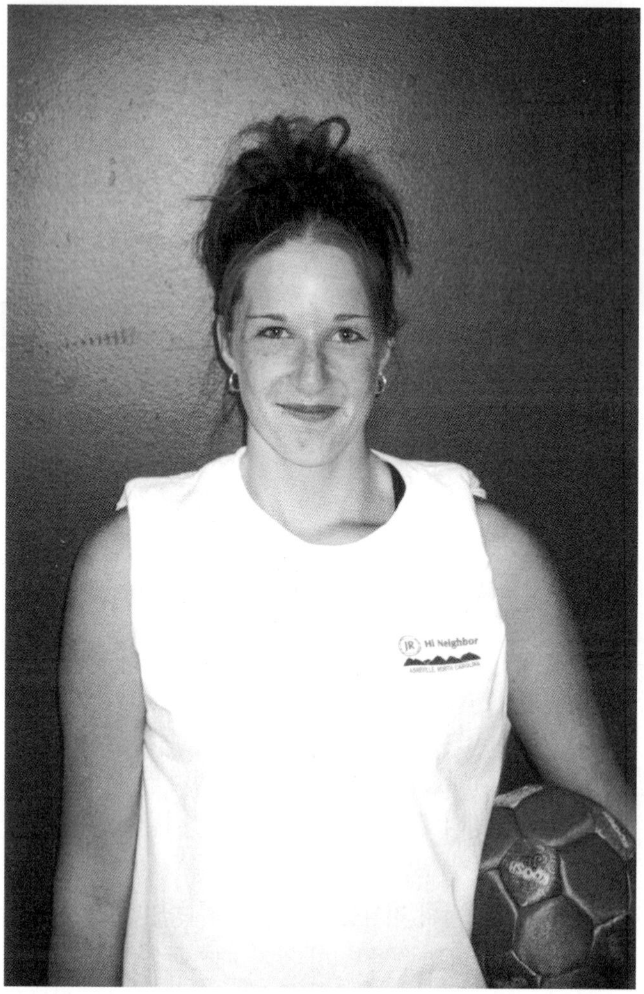

사례 그림 1.1 Kate.

2주 전에 Kate(**사례 그림 1.1**)는 배구 토너먼트 경기를 하던 중 볼을 쫓아 몸을 날렸다. 그녀가 바닥에 부딪치는 순간 그녀는 자신의 우측 어깨에 날카로운 통증을 느꼈다. 이틀 후에 그녀의 소아과 의사는 방사선 사진을 찍고 나서 임상적 검사를 실시했다. 방사선 사진 상에서 골절이나 탈구는 음성으로 나왔고 그녀의 진단은 아탈구였다. 그리고 나서 그녀가 당신에게 찾아왔다. 손상을 입고나서 자신의 배구팀에 합류하지 않았다. Kate가 뛰고 있는 팀은 매우 경쟁적인 미국 배구(VSAV)클럽 팀(www.usavolleyball.org)이고, 그녀의 목표는 8주 안에 배구경기 경쟁에 복귀하여 지역 토너먼트에 완전히 합류하는 것이다. 그녀는 12살에 배구를 시작해서 현재 4번째 시즌을 맞고 있다. 그녀의 팀은 일주일에 두 번 연습한다.— 일요일 오후 3~5시까지 그리고 수요일 밤 오후 7~9시까지. Kate의 부모는 그녀의 운동에 대한 노력을 전폭적으로 지지하여 경기참관을 즐기고 그녀를 연습장소로 데려다 주기도 한다. 팀은 한달에 두 번 하루 종일 토너먼트에 참가하여 하루에 13게임을 치룰 수도 있다. Kate의 지정 자리는 외곽 공격수여서 네트에서 배구공을 막고 때리기 위해 상지를 머리 위로 과도하게 넘기게 된다. 그녀는 또한 자리를 이동하여 뒷줄에서 수비도 하게 된다.

이학 검사(Physical Examination)

근골격 평가(Musculoskeletal Assessment)

자세: 구부정한 자세로 앉고 서 있음—머리전방, 흉추 후만 증가, 견갑골 전인, 견관절 내회전, 우측 견관절은 좌측에 비해 약간 상승. 그녀는 구두 지시에 따라 자신의 자세를 교정할 수도 있다.

수동 견관절 가동 범위:[1]

	우	좌
굴곡	180°	175°
0° 내전에서 외회전	85°	80°
45° 외전에서 외회전	95°	85°
90° 외전에서 외회전	105°	90°
90° 외전에서 내회전	60°	70°

전반적 인대 느슨함: Reighton/Horan 과운동성 색인[2,3]=8(3장 및 6장 참고)

도수근력검사: 전삼각근과 견갑하근 정상(Normal; 5/5). 중삼각근, 극상근 우(Good; 4/5). 중승모근, 하승모근과 극하근/소원근 양(Fair; 3/5)[4].

근건 신장성: 소원근 및 상완 견갑와관절 후방관절낭 팽팽함 양성[4-6]

통증: 환자는 현재 통증 수준을 통증 아날로그 척도(PSA)에서 0/10으로 평가했다[7]. 그녀는 지난주 6/10 수준의 통증 수준을 느꼈고, 이틀 전에 그녀의 개를 향해 공을 던지려 할 때 그런 통증이 나타났다고 하였다.

특수검사:[8] 구(sulcus) 징후, 양성. 재위치(relocation) 검사, 양성. Hawkins 검사, 양성. Neer 검사, 양성 O'Brien 검사, 음성. 신체 교차내전 검사, 음성.

촉진: 이두근 구 및 회선건판 정지부에 약간의 압통이 있다.

신경근 평가(Neuromuscular Assessment)

견갑-상완 생역학: 우측 견관절 능동 굴곡 시 구심성 수축동안 견갑골이 과도하게 거상되었다. 추가해서, 거상 위치에서 원심성으로 하제 시에 약간의 익상견갑골 형태를 띠고, 하방회전은 빠르게 일어나며 회전양은 과도하였다.

심-폐 평가(Cardiopulmonary Assessment)

안정시 심박동률: 63 bpm

피부 평가(Integumentary Assessment)

실시 않음

기능과 기능한계의 환자자가 보고 (Client Self-Report of Function and Functional Limitations)

전반적 기능평가:[9] 일상생활동작(ADLs) 80%, 운동 5%

SF-36:[10] 표준 기준점수(NBS)-신체적 요소 총합(PCS)=39.0(평균 이하 1.1 SD) 및 정신적 요소 총합(MCS)=64.4(평균 이상 1.4 SD)

기능적 한계: 통증 때문에 자신의 머리를 땋을 수 없다. 심한 통증으로 배구할 때 스파이크나 서브를 할 수 없어서 팀에 그녀의 정확하고 능력 있는 모습을 보여주지 못하고 있다.

A. Kate가 15세의 여자이고 중재 계획을 만드는데 그녀의 의사로부터 혹은 그녀에게서 얻고자하는 다른 정보, 또한 건강, 보건, 손상방지에 관해 그녀와 상담하는데서 얻어진 것은? 종이 몇 장에 나누어서 답하라. *저자의 소견 A 참고*

B. 당신의 실질적인 진단은? *물리치료사 훈련지침*에서 Kate에게 추천하고 싶은 훈련유형은 무엇인가? 적당한 ICD-9 코드는 무엇인가? *저자의 소견 B 참고*

Kate의 시진이 완전하지 못한 것을 제외하고 그녀의 검사와 처음 인터뷰에서 많은 것을 알게 되었다. 치료적 운동을 계획할 때, 그녀 자신이 가능한 한 빈틈없이 자신의 삶에 프로그램을 통합시키는 방법을 찾게끔 하고 Kate의 시간 및 일에 견줄만한 요소들을 완전히 이해할 필요가 있다. 문제해결 과정에 그녀를 연관시키면 그녀의 바쁜 스케줄에 최고의 치료적 운동 "프로그램"을 통합시키게 될 것이다. 그녀가 프로그램에 따라 "바쁘게" 지내도록 하려면 그녀에게 요구한 사항들을 그녀가 할 수 있어야 하고 하려는 의지가 있어야 한다.(11장 참고)

케이트(kate) 정보(Information About Kate)

학교

- 모범생 - 3.9 GPA
- 6학년 월반
- 생물학, 해부학 좋아함
- 학생회 활동 적극적

집
- 아버지는 엔지니어
- 어머니는 시간제 선생님
- 두살난 여동생
- 학교에서 1/2마일 떨어짐

활동
- 교회 청년회
- 배구 클럽—현재 어깨 통증으로 훈련할 수 없음
- 여름방학 및 주말에 가끔 맥도널드에서 일함
- 학교에서 주니어 농구 대표—현재 시즌이 지난 상태

일상생활
- 프랑스식으로 머리를 땋을려고 할 때 어깨통증 있음
- 저녁에 개와 걷는다

C. Kate의 모든 활동과 흥미꺼리들은 어떤 방식으로든 연결되어 있다. 그녀의 치료적 운동프로그램을 계획할 때 당신이 유리하게 이용할 수 있는 면은 어떤 것이 있는가? 다소 부정적인면은 어떤 것인가? 잠재적 부정 효과는 좌측란에 잠재적 긍정 효과는 우측란으로 표에다 답안을 작성하라. *저자의 소견 C 참고*

D. Kate의 신체적 검사를 재검토하여 당신이 느끼는 가장 심한 손상 및 기능적 한계도 나누어 적어 보아라. *저자의 소견 D 참고*

그녀가 여전히 경험하고 있는 통증수준 및 손상의 정확한 특성을 이해한다면, Kate의 통증은 심각한 손상을 의미하고 빨리 입원할 필요가 있으며 심지어 이미 치료적 운동프로그램을 시작했어야 한다. 그녀에 대한 치료는 조절된 안정과 그녀 담당의사가 처방한 비스테로이드성 항염증제(NSAID)의 적절한 사용, 그리고 당신이 적절하다고 여기는 다른 치료양식을 통해 효과적으로 행할 수 있다.

야구 및 테니스 그리고 배구같은 머리 위 운동 동작들은 회선건개 및 관절낭 주위 근구조물들의 피로를 크게 만든다. 회선건개는 특히 배구처럼 머리 위에서 볼을 치는 운동동작 같이 어깨에 관계되는 모든 동작에 대해 상완견갑와 관절의 안정성에 매우 중요한 역할을 한다. Kate의 경우처럼 관절인대 조직이 느슨한 경우, 일차적으로 회선건개를 강화시켜야 하고 치료운동 과정에서는 지구력을 키우는데 집중해야 한다. 그녀는 또한 앉았을 때와 서 있을 때 구부정한 전방자세를 보였기 때문에 자세 인지력이 부족한 것으로 보인다. 이런 자세는 후방 견갑골 근육들을 신장시켜서 동작수행을 방해하는 신장성 약화를 유발시킨다.

단지 강화시키는 것뿐만 아니라, 일상생활에서 이들 근육의 사용 필요성을 인지하고 자세를 개선하는 것은 중요하다. 연구에 따르면 유명한 배구 선수들은 일반적으로 내회전 범위 상실을 갖고 있으며, 내회전 상실과 후방 상완견갑완관절 관절낭 긴장이 스트레스 및 전방 관절낭 이완 잠재성을 증가시킨다고 하였다.

Kate의 경력에서 이런 사항들을 초기에 중점적으로 다루는 것은 충돌증상 재발 감소 및 가동범위 상실 장기화를 방지하는데 중요하다. 이들 손상수준 문제들 모두는 그녀에게 중요한 활동들 모두를 수행할 수 없게 하면서 그녀의 기능적 제한을 촉진할 것이다. 그녀의 치료 프로그램을 만들 때 그녀의 전반적 인대 이완 역시 고려할 필요가 있다. 중재에는 견갑흉 "관절"의 동적조절 및 강화에 초점을 맞출 수 있는 안정성 및 조화 활동이 포함되어야 한다. 회선건개 약화 및 상완견갑와 관절에서 인대 구조물의 이완이 있을 경우, 상완견갑와 관절이 기능할 수 있는 안정된 견흉 토대를 제공함에 있어 중요할 것이다. 견갑골 안정 구조물들의 역할이 족관절(그녀는 1년 전에 왼쪽 발목의 염좌를 입었다), 허리, 고관절 및 슬관절을 포함한 전체 운동사슬의 조절 및 안정성에 대해 연구하는 것 또한 매우 중요하다. 하지 근력 및 힘뿐만 아니라, 그녀의 중심부 안정성을 개선시키게 되면 역동적인 머리 위 운동 활동[14]을 다시 시도할 때 상지의 부하를 크게 감소시키게 될 것이다.

어떤 중재를 시작하기에 앞서 Kate가 되찾고 싶어하는(11장 참고) 활동에 초점을 맞춘 기능적이고, 현실적이며 평가할 수 있는 단기 및 장기 목표를 먼저 설정하는 것이 중요하다. 손상 수준 문제를 정하고자 할 때, 치료사는 부족한 기능활동에 설정된 목표를 항상 연계시킬 수 있어야 한다. 이번이 첫 번째 손상이고 Kate가 젊고 건강하다는 것을 알고 있다면, 단기목표는 그녀가 약 4주 이내에 얻을 수 있는 것이어야 하고, 장기목표는 8주 안에 얻을 수 있는 것이어야 한다.

E. Kate의 회복과정을 위해 당신이 전개할 치료운동 프로그램에 관한 몇가지 단기 및 장기목표를 나열해 보아라. *저자의 소견 E 참고*

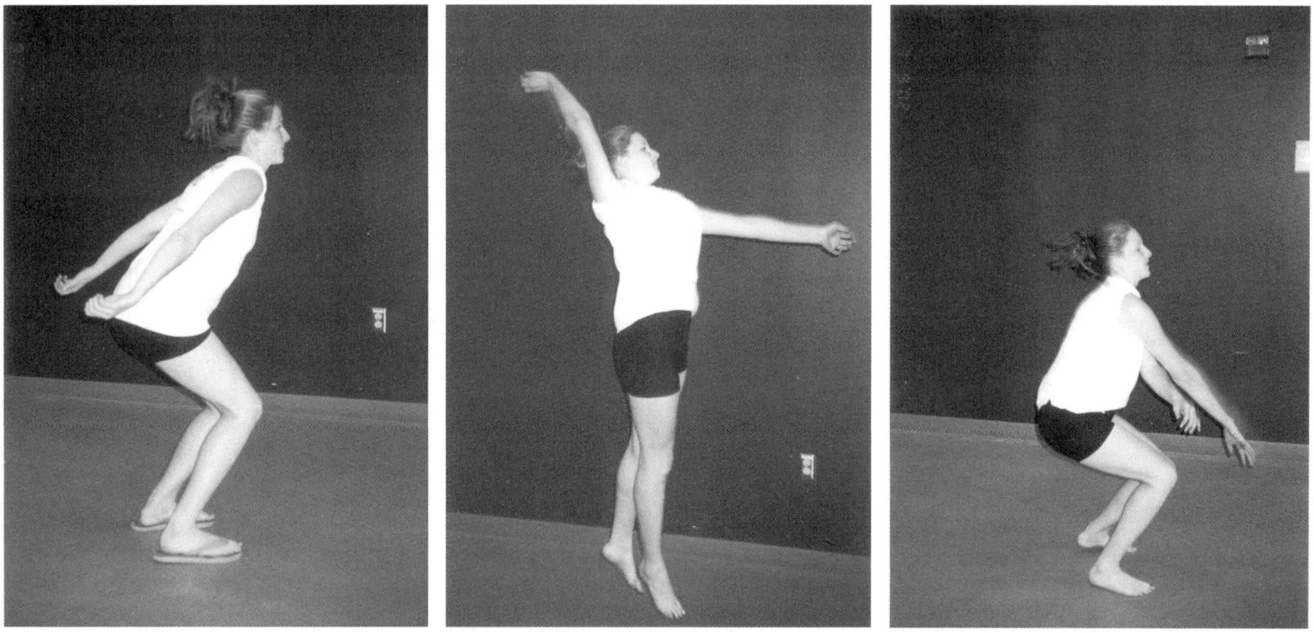

(a) (b) (c)

사례 그림 1.2 배구공 치기. (a)준비; (b)몸을 젖히기; (c)팔을 끝까지 뻗기.

배구에서 머리 위로 공을 칠 때, 필요한 힘과 동작을 분석하면 Kate의 치료운동 프로그램(**사례 그림 1,2a-c**)[15]을 실시하는 동안 어떤 근 그룹과 관절동작이 지정되어야 하는지 이해하기 쉬울 것이다.

F. 배구에서 공을 때리는 3개의 영상을 보면서 (준비, 몸 젖히기, 팔을 끝까지 뻗히기-테니스 서브 혹은 야구공 던지기와는 다른) 배구 선수에서 가장 많이 손상받는 두곳 부위, 허리(요추)와 어깨에 대해 (a)에서 (b)(c)까지 어떤 상황이 일어나는지 분석하여 적어보아라. *저자의 소견 F 참고*

G. (a)에서 (b)로 전개되는 동안 어떤 근 그룹이 가장 활성화된다고 생각되는가? 족관절에서 완관절까지 순서대로 나열해 보아라. (b)에서 (c)까지 변화되는 과정도 동일하게 적어보아라. *저자의 소견 G 참고*

이제 우리는 더 완전한 Kate의 영상을 가지고 있다. 우리는 그녀의 손상 및 기능적 한계, 그녀의 운동 및 삶의 유형 때문에 그녀의 전신에 요구된 사항들을 고려하였다. 이즈음에서 당신은 어떤 독립적 운동프로그램이 포함되어야 하는 것뿐만 아니라, 이 환자에게 "전해주어야"할 중재가 얼마나 되는지 결정하는데 필요한 정보를 충분히 얻었다. 전에 다친 경험도 없고 역동적 견갑골 및 체간 자세조절이 부족한 청소년을 위해 치료 초반 몇 가지 과정에 그녀를 참여시키는 것은 시간도 유용하게 이용하고 유익한 일이 될 것이다. 그녀의 치료운동 프로그램을 되짚어보고 적절한 형상을 분석하여 그녀가 각각을 수행할 수 있는지 확인해보면 시간을 절약할 수 있다. 그녀는 배구에 자질 있는 유망주로 보이며 앞으로도 계속 배구를 하고 싶어 한다. 그런 장점들을 이용해 각각의 운동을 선택한 이유와 그 이론적 근거를 그녀에게 교육하여 그녀가 희망하는 바를 알아보아라. 만약 그녀가 이해한다면, 당신이 전개하고자 하는 프로그램에 그녀는 좀더 확실하게 동의할 것이다. 어떤 운동선수 치료-특히 젊은 운동선수-에 있어서 거의 모방된 혹은 그들이 흥미를 갖고 있는 운동과 쉽게 연관되는 운동을 혼합시키는 것은 중요하다. 이는 프로그램의 효율성을 증가시켜 치료운동 프로그램의 완성도를 증가시킨다. 게다가, 여러분은 프로그램이 가능한 즐겁고 흥미롭기를 바란다. Kate가 그 운동을 즐기고 그 운동이 그녀의 마지막 목표와 어떻게 연관이 있는지 이해할수록 그녀는 그 운동에 빠져들게 된다.

프로그램을 만들 때, 강화(5장 참고), 관절 안정성(6장 참고), 그리고 고유수용성(7장 참고), 지구력(4장 참고), 그리고 신경근 조화(8장 참고)[16,17]에 관한 훈련의 치료운동 원칙을 기억하라. 저항 훈련의 다른 유형 및 각각의 이점

(예, 폐쇄운동사슬, 개방운동사슬, 등장성, 등역학, 플라이오메트릭(plyometric), 의료 공의 사용, 스위스 공 등)을 고려하라. 다음의 활용에는 프로그램 초반에 선택한 운동을 시작할 때와 Kate가 개선을 보일 때 더 많은 도전을 할 수 있도록 프로그램을 향상시킬 수 있도록 도와줄 것이다.

일반적 ------------〉 특수
단순 -------------〉 복잡
분리된 근육들 ------------〉 협조 동작들
안정성 ------------------〉 동작/지지되지 않은

Kate는 학교에서 탄성밴드, 스위스 볼, 의료 볼, 자유무게(free weight), 단순 무게활차 기둥을 접할 수 있다.

H. **Kate의 초기 치료운동 프로그램을 위해서 오직 10개 정도의 적당한 운동을 선택하고, 다음의 칼럼 서두를 이용하여 표에다 나열하시오: 운동 순서, 선택할 운동, 훈련할 근그룹/신체부위 그리고 결론에 대한 근거. 각각의 운동을 선택할 때, 그 운동이 검사에서 확인된 한개 혹은 그 이상의 손상 및 기능한계에 역점을 두고 있는지 확인하고, 반대로 확인된 모든 손상및 기능한계가 어떤 측면에서 중점이 되었는지 확인하여라.** *저자의 소견 H 참고*

I. **힘과 함께 조절 및 지구력을 위해 그녀에게 필요한 활동이 결정되면 그녀에게 알맞은 휴식-활동 및 빈도율, 강도, 치료운동량을 고려하여라. 다음 칼럼서두를 이용하여 이전에 선택한 운동에 대해 표를 완성하시오: 운동순서, 세트/반복, 강도수준, 휴식-활동 비율 그리고 빈도/활동.** *저자의 소견 I 참고*

J. **이제 선택한 강화훈련 중 3가지를 골라 어떻게 각각의 운동을 행할지 고려해서 미리 그 운동을 더 복합적으로 만들수록 Kate가 필요로 하는 것에 더 특수하고 더 나은 협조성을 얻을 수 있다. 칼럼 서두를 주요근군, 선택한 운동 그리고 동일 운동의 발전된 형태로 표를 작성하라.** *저자의 소견 J 참고*

K. **더 높은 몸통/핵심 안정성을 통합하기 위해 그것들과 같은 운동과 그들을 변형시켜 할 수 있는 몇가지 방법을 나열하라.** *저자의 소견 K 참고*

치료운동 프로그램 완성
(Therapeutic Exercise Program Compliance)

손상 후에 치료운동 프로그램을 수행할 10대를 위한 프로그램을 완성하는 것은 큰 도전일 수 있다(11장 참고). Kate가 성공적으로 수행하려면, 어느 정도의 시간을 투자하여 프로그램에 힘을 쏟아야 한다. 그녀는 바쁜 고등학생이기 때문에 시간을 내기위해 많은 것을 소홀히 할 수 있다. 일단 당신이 한 개인으로서 그녀와 유대관계를 맺을 수 있고, 그녀에게 당신이 기대하는 바를 보여줄 수도 있을 뿐만 아니라, 그녀가 어떤 투자를 하게끔 할 수 있다면, 그녀는 그 과정에 좀 적극성을 띠고 능동적으로 참여하게 될 것 이다. 다음으로 당신은 특히 그녀가 일상생활에서 시간을 투자해야 할 것들을 모두 확인하면서 치료운동을 언제 어떻게 해야 할지 편성하는 과정에서 그녀에게 중요한 역할이 있음을 확인시킬 필요가 있다. 치료운동 프로그램을 계획하기 전에, 환자가 얼마만큼의 시간을 투자할 의지가 있는지와 프로그램을 얼마나 수행할 수 있는지 그리고, 운동프로그램을 수행하기 위해 실제로 낼수 있는 시간은 언제인지 물어보는 것도 도움이 된다. 이런 질문을 하게 되면 그녀에게 문제가 되는 것을 파악하게 되어 그녀가 정기적인 치료운동을 수행하는데 필요한 시간문제 해결 방법을 찾도록 도와줄 수 있다.

L. **Kate가 이미 행하고 있는 다른 활동 중에 치료운동을 행할 수 있도록 하는 몇 가지 방법을 나열하라.** *저자의 소견 L 참고*

M. **환자가 너무 바쁠 때는 가끔씩 그들이 치료운동 해야 하는 것을 잊어버리는 날도 있거나, 아예 치료운동 하는 것 자체를 잊어버리기도 한다. Kate가 그녀의 운동궤도를 유지해서 좀더 지속적으로 그 운동을 행하게끔 할 수 있는 몇 가지 방법을 나열해 보아라.** *저자의 소견 M 참고*

재-평가(Re-assessment)

진료실에서의 4주간 치료(주당 두번)와 매일 매일의 가정운동 후에 그녀가 단기목표를 얻었는지 확인하기 위해 Kate의 과정을 정식으로 재평가해서 진료실 방문이 계속 필요한지 결정한다. 정기적으로 보게 되면 적절한 상지 역학 수행 및 머리 위에서 공을 때리는 형태와 어깨 건강과 장

기간 손상방지의 중요성을 증대시킬 수 있다. 이런 점들은 그녀가 가정 프로그램만 행할 경우 얻기가 힘든 것 일수도 있다.

N. 그녀의 초기평가에서 선정된 단기목표에 Kate의 과정이 알맞은지 결정하는 임상검사는? 각각에 대한 근거는 무엇인가? (필요하다면 당신의 초기평가및 단기 목표를 인용하라.) *저자의 소견 N 참고*

견관절에 대한 기능적 임상결과 측정 도구는 많지만, 운동활동 중의 운동선수 수준 혹은 운동기능의 자기보고는 매우 드물다. 서구 온테리오 견관절 지표(WOSI)는 신체적 증상, 운동/레크레이션/일, 환자 생활유형, 그리고 감정[18,19]과 관련하여 견관절 기능을 측정하기 위한 최상의 도구이다. 운동수행 장애는 Kate의 주된 기능한계이므로 WOSI는 이용하기에 적절한 결과 도구이다.

4주 재평가 후에 당신의 검사는 다음과 같이 나타난다:

이학 검사(Physical Examination)

근골격 평가(Musculoskeletal Assessment)

자세: 약간 둥근 어깨를 한 채 서 있다; 좌측에 비해 우측이 약간 올라감.

수동 견관절 가동범위;[1]

	우	좌
굴곡	180°	175°
외전 0° 에서 외회전	85°	80°
외전 45° 에서 외회전	95°	85°
외전 90° 에서 외회전	105°	90°
외전 90° 에서 내회전	70°	70°

도수근력검사: 전삼각근 및 견갑하근 정상(Normal; 5/5). 중삼각근 및 극상근 우(Good; 4/5). 중승모근 및 극하근/소원근 우(Good; 4/5). 하승모근 양(Fair; 3/5).

전반적 인대 이완성: Beighton/Horan 과가동성 수치=8

근 건 신장성: 후 견관절에서 정상범위

통증: 환자는 통증 아날로그 척도(PAS)에서 0/10으로 현재 통증을 표시했다. 그녀는 지난주에 2/10에 해당하는 가장심한 통증을 표시했고, 이는 어제 연습 중에 가볍게 머리 위로 스윙을 반복하는 것과 연관된 배구에 참가한 후 발생하였다. 머리를 땋거나 일상생활에서 손을 머리 위로 올릴 때는 통증이 없다.

특수검사: 구(sulcus) 징후, 양성. 재위치(relocation) 검사, 음성. Hawkins 검사, 음성. Neer 검사, 음성. O'Brien's 검사, 음성.

촉진: 압통 없음.

신경근 평가(Neuromuscular Assessment)

견갑상완 생역학: 환자가 능동 견관절 굴곡 시 견갑상완 리듬관찰 결과는 거상 자세에서 원심성 하강 시 우측 견갑골이 약간 익상을 띠었다.

심-폐 평가(Cardiopulmonary Assessment)

안정 시 심박동율: 67 bpm

피부 평가(Integumentary Assessment)

실시 않음

기능과 기능한계의 환자 자가 보고 (Client Self-Report of Function and Functional Limitations)

전반적 기능수준:[9] 85%

운동성 견관절 성과 수준척도:[20] 80/100

서구 온테리오 견관절지표(WOSI):[18,19] 78%(1638/2100)

SF-36:[10] 정상 기본점수(NBS)-신체적 요소 합계(PCS)=45.7 (4 SD는 평균 이하) 그리고 정신적 요소 합계 (MCS)265.2(1.5 SD는 평균 이상)

Kate의 기능 및 손상수준 기능에서 자신의 개선 자가보고는 그녀가 거의 통증없이 운동 및 일상생활과 연관된 활동을 수행할 수 있도록 유도한다. 그러나, 그녀의 변화된 강화는 단지 근력뿐만 아니라, 신경근 적응, 근활동 유형 개선 그리고 협조성도 포함된다. 무엇보다도 그녀는 심폐상태를 유지할 수 있어야 할 것 같다. 당신은 Beighton Horan 과가동성 수치같은 점수에 변화가 있거나 구(sulcus) 징후가 관찰되는 것, 이런 변화 때문에 그녀에게 신체적으로 관절낭인대 구조물 이완성이 있는 것으로 인정되는 것을 원하지 않을 것이다. 정적 혹은 비수축성 관절안정 구조물이 제공하는 안정성이 부족하기 때문에 회선건개와 근지구력의 중요성을 인지하여 그녀 역시 그 의미를 이해하도록 하는 것이 중요하다(5장 및 6장 참고). 만약 그녀가 계속해서 높은 수준으로 플레이 할 수 있다면 그녀는 회선건개의 신장성 및 근 수행에서 좋은 균형을 유지하여 건강한 어깨를 유지할 수 있는 기회가 많아질 것 이다. 가장 약한 고리에 근본적 부하를 감소시키기 위해 핵심강화를 분석하여 전체 운동사슬에 부하가 분산되도록 하는 것이 중요할 것이다-어깨복합.

그녀는 현재 자신의 어깨 기능 및 통증이 크게 개선되어 단기목표에 도달할 정도의 수준에 있다. 그녀의 장기목표 중 하나는 4주 후에 지역 토너먼트(하루 종일)에서 경기를 하는 것이어서 4주간 그녀를 강화시키는 것을 구체화시키고 이들 목표에 초점을 맞추어 일상생활로 되돌아가도록 하는 것이 중요하다. 그러나 Kate의 재검사결과 치료적 운동 프로그램 중재 적용에도 불구하고, 통증이 지속되고 기능소실이 있다면, 이시기에는 그녀의 치료운동 과정에 방해가 되는 다른 역학적 문제점이 있는지 확인하기 위해 Kate, 그녀의 부모, 그리고, 소아과 의사에게 운동의료 전문가를 소개하는 것이 적절하다.

O. 4주 동안 그녀에게 머리 위에서의 동작(Kate 경우에는 배구)을 100% 준비할 수 있도록 하기위해 필요한 논리적 진행 과정 보고에는 어떤 것이 있겠는가? 다음의 칼럼 서두를 착안하여 표를 완성하라: 주별 숫자, 활동, 강도 그리고 양. *저자의 소견 O 참고*

P. 날짜별 Kate의 진행과정에 만족하고 운동에 대한 논리적, 진보적 보고를 통해 심사숙고하였기 때문에 이제는 배구를 포함해서 협조성 운동으로 그녀의 프로그램을 향상시키고 변화시키는데 주력해야 할 것이다. 분리된 근육군으로 단순한 운동을 하는 것에서부터 전체 운동사슬과 연관된 복합 운동까지 동작을 고려하라. 다음 칼럼 서두를 착안해서 표를 작성하라: 운동순서, 선택운동, 근군/신체부위 그리고 포함시킨 근거. *저자의 소견 P 참고.*

Q. 다음 칼럼 서두를 이용하여 선택한 운동에 대해 표를 완성하라: 운동순서, 양, 강도수준, 휴식-활동 비율, 빈도/주. *저자의 소견 Q 참고*

사례 요약(Case Summary)

고등학교 운동선수들, 특히 어떤 손상에 노출되기 쉬운 근골격 특징을 갖고 있는 학생들을 대상으로 치료운동 프로그램을 구상할 때, 고려해야할 요소들의 실험적 통합 기회를 얻을 수 있다. 검사를 통해 발견된 특수한 손상을 고려하는 것뿐만 아니라, 신체외형, 동료 고통, 및 가능한 다시 경기하려는 희망과 연관된 충고 등도 고려해야 한다. 그녀에 대한 프로그램을 만들 때, 환자의 목표를 최우선시하는 것이 중요하다. 환자가 그녀의 목표가 프로그램과 어떤 연관이 있는지 알 수 있다면, 그녀는 좀더 즐겁게 프로그램을 인정할 것이다. (11장 참고) 좀더 나은 특수운동 활동을 하기 위해 치료운동 프로그램을 미리 실시하여 환자의 몸이 단계적으로 스트레스를 받도록 함으로써 환자가 주어진 요구에 쉽게 적응 할 수 있다. 게다가, 환자가 볼 수 있고 자신의 장기목표로 복귀하는 활동이 자신에게 어떻게 도움이 되는지 알 수 있는 활동과정 보고서를 작성하게 되면, 그녀는 그 방향으로 움직이려는 여유를 갖게 되고, 동시에 그 과정에서 더욱 큰 믿음을 갖게 될 것이다(11장 참고). 능동적으로 할 수 있는 개선활동이 무엇이고 (유연성, 어깨복합 강화 및 중심안정) 그런 운동들이 어떻게 그들이 변화시킬 수 없는 것(예, 관절낭 인대 구조물 이완, 정열)들의 지지를 도와줄 수 있는지 환자를 이해시키면 그들에게 수년 동안 경쟁적인 운동 활동 수준에서 여전히 존재하는 다른 구조물의 손상 혹은 반복적 어깨손상을 방지하는데 필요한 몇 가지 도구를 제시해 주게 된다.

R. 몇 장의 종이에 나누어 Kate 사례에 대한 알고리즘을 작성하여 결정도표를 완성하라(급성 견관절 아탈구, 근약화). *저자의 소견 R 참고*

10장 안내를 참고하여, 당신이 염두 해두고 있는 어떤 대안적인 혹은 상호보완성 치료운동을 논의하면 이 환자에게 보탬이 될 것이다. 당신이 선택한 근거를 제시하여라(S).

참고문헌(Reference)

1. Norkin CC, White DJ. *Measurement of Joint Motion: A Guide to Goniometry*, 2nd ed. Philadelphia, PA: FA Davis, 1995, pp. 49–66.
2. Beighton P, Solomon L, Soskolen CL. Articular mobility in an African population. *Ann Rheum Dis.* 1973;32:413–418.
3. Decoster LC,Vailas JC, Lindsay RH, et al. Prevalence and features of joint hypermobility among adolescent athletes. *Arch Pediatr Adolesc Med.* 1997;151:989–992.
4. Kendall FP. *Muscles: Testing and Function*, 2nd ed. Baltimore, MD: Williams and Wilkins, 1993, pp. 268–288.
5. Tyler TF, Roy T, Nicholas SJ, Gleim GW. Reliability and validity of a new method of measuring posterior shoulder tightness. *J Orthop Sports Phys Ther.* 1999;29(5):262–274.
6. Tyler TF, Nicholas SJ, Roy T, Gleim GW. Quantification of posterior capsule tightness and motion loss in patients with shoulder impingement. *Am J Sports Med.* 2000;28(5):668–673.
7. Jensen MP, Karoly P, Braver S. The measurement of clinical pain intensity: A comparison of six methods. *Pain.* 1986; 27(1):177–126.
8. Magee DJ. *Orthopedic Physical Assessment.* 4th ed. Philadelphia, PA. W.B. Saunders, 2002, pp. 245–276.
9. Williams GN, Gangel TJ, Arciero RA, et al. Comparison of the single assessment numeric evaluation method and two shoulder rating scales: Outcomes measures after shoulder surgery. *Am J Sports Med.* 1999; 27:214–221.
10. Ware JE, Snow KK, Kosinski M, Gondek B. SF-36® Health Survey Manual and Interpretation Guide. Quality Metric, Inc. Lincoln, RI, 2000.
11. *Guide to Physical Therapist Practice*, 2nd ed. In *Phys Ther.* 2001;81(1):S1-S738.
12. Rokito AS, Jobe FW, Pink MM, et al. Electromyographic analysis of shoulder function during the volleyball serve and spike. *J Shoulder Elbow Surg.* 1998;7 (3):256–263.
13. Kugler A, Kruger-Franke M, Reininger S, et al. Muscular imbalance and shoulder pain in volleyball attackers. *Br J Sports Med.* 1996;30:256–259.
14. Riegger-Krugh C, Keysor JJ. Skeletal malalignments of the lower quarter: Correlated and compensatory motions. *J Orthop Sports Phys Ther.* 1996; 23(2):164–170.
15. Coleman SG, Benham AS, Northcott SR. A three-dimensional cinematographical analysis of the volleyball spike. *J Sports Sci.* 1993;11:295–302.
16. *ACSM's Guidelines for Exercise Testing and Prescription*, 5th ed. Baltimore: Williams & Wilkins, 1995.
17. McArdle WE, Katch JI, Katch VL. *Exercise Physiology, Energy, Nutrition and Human Performance*, 4th ed. Philadelphia, PA: Williams & Wilkins, 1996.
18. Kirkley A, Griffin S, McLintock H, et al. The development and evaluation of a disease-specific qualify of life measurement tool for shoulder instability: The Western Ontario Shoulder Instability Index (WOSI). *Am J Sports Med.* 1998;26(6):764–772.
19. Kirkley A, Griffin S, Dainty K. Scoring systems for the functional assessment of the shoulder. *Arthroscopy.* 2003;19(10):1109–1120.
20. Tibone JE, Bradley JP. Evaluation of treatment outcomes for the athlete's shoulder. In FA Matsen, FH Fu, RJ Hawkins (eds.), *The Shoulder: A Balance of Mobility and Stability.* Rosemont, IL: American Academy of Orthopedic Surgeons, 1993, pp. 519–529.

저자의 소견 A(Author 's Comments A)

젊은 여자의 경우, 생리 주기가 정기적인지, 칼슘 섭취는 적당한지, 그리고 전반적인 영양섭취는 적당한지 알고 있어야 한다. 신경성 식욕부진, 무월경, 그리고 골다공증의 "여성 운동선수 3가지 특징"은 그들이 적절한 영양섭취를 않고 적절한 상담을 받지 않는다면, 매우 치명적일 수 있다. Kate와 비슷한 연령의 여성은 하루 1,500mg의 칼슘을 섭취해야 하고 규칙적인 월경을 가져야하며, 그녀의 활동수준을 유지하기 위해 충분한 단백질과 탄수화물을 섭취해야한다. 그녀가 월경을 않고 적당한 칼슘섭취를 않는다면, 골절 및 골다공증의 위험이 더 높아진다.

저자의 소견 B(Author 's Comments B)

Kate에 대한 적절한 진단은 충돌 혹은 좀 더 특수하게, 회선건개 건의 염증 그리고/혹은 견봉하 점액낭염이 될 것이다. *물리치료사 실기 안내*에 따라 선택한 실습 유형을 이용하면, 4가지 유형 4E로 나누어진다: "손상 관절 가동성, 운동기능, 근 수행 그리고 국소염증과 연관된 가동 범위." 적절한 ICD-9코드는 726.10이 될 것이다: "어깨부위에서 점액낭 건의 장애-특수하지 않은." 그러나 그녀 어깨의 인대이완이 근본이라는 것을 잊으면 안된다. 종종 인대 이완과 이로 인한 충돌의 복합을 정형외과 협회에서는 2차 충돌로 보고할 것이다.

저자의 소견 C(Author's Comments C)

잠재적 이득	잠재적 음성 효과
1. 동기 유발-모범생, 활동적인	1. 과잉 섭취. 치료 운동 프로그램을 과도하게 실행. 휴식 시간을 내기 어려움.
2. 가족성원	2. 과신장. 타 활동이 많으면 운동 시간에 영향을 미침.
3. 건강한, 만능 운동 선수	3. 팀 동료와 코치의 조기복귀 압력.

저자의 소견 D(Author's Comments D)

손상(Impairments):

1. 통증: 가장심한 통증은 6/10 정도이며, 일상생활(ADL), 수단적 일상생활(IADL) 및 운동 중에 방해가 된다.
2. 약화/회선건개 및 후방 견갑골 근안정 구조물 손상
3. 우측 견관절 내회전 감소
4. 자세 불량

기능 한계(Functional Limitations):

1. 그녀가 원하는 대로 서브 혹은 배구공을 칠 때, 불안정(코트에 특수한 자세에서)
2. 자기관리 활동을 수행함에 있어 불안정성

저자의 소견 E(Author's Comments E)

단기목표(4주)(Short Term Goals(4 weeks))

1. 주당 3번씩 격렬하지 않은 유산소 활동을 60분 씩 수행
2. 0/10 통증 수준과 50%의 힘으로도 배구공을 때릴 수 있게 도수근력 검사에서 회선건개 및 견갑골 주위 근육 근력이 4/5까지 개선
3. 적절한 자세의 원칙을 설명하고 묘사해준다.
4. 0/10 통증 수준으로 머리 위에서 모든 동작을 할 수 있고, 머리카락을 땋을 수 있다.
5. 통증 없이 머리 위에서의 동작 이외에도 모든 배구 훈련에 참가
6. 가정 프로그램을 따라야하는 이유를 설명하라.

장기목표(Long Term Goals)

1. 0/10 통증 수준으로 하루 종일 배구에 임할 수 있다.
2. 하지근력, 복부근력 그리고 운동사슬에 대한 추가 지지를 제공하기 위한 허리 유연성을 유지 및 극대화시킨다.
3. 장기적 예방 및 실전 운동프로그램을 별도로 실시.

저자의 소견 F(Author's Comments F)

준비단계(Wind up phase)

어깨: 내회전 및 수평 내전, 신전자세로 움직인다.
요추: 굴곡

뒤로 젖히는 단계(Cocking phase)

어깨: 최대 외회전, 굴곡자세로 움직인다.
요추: 반대쪽으로 측굴하고, 동측으로 회전과 신전함.

팔을 끝까지 뻗힌 단계(Swing to follow through phase)

어깨: 내회전, 신전 및 수평 내전
요추: 동측 측굴 및 반대측으로 회전 및 굴곡

저자의 소견 G(Author's Comments G)

A에서 B까지 움직이는 동안 작용하는 근군. 족저굴근, 슬신전근, 고관절 신전근, 허리 신전근및 회전근, 복사근, 견갑골 거상근 및 어깨 외회전근, 및 손목 신전근

B에서 C까지 작용하는 근군. 고관절 굴근, 복직근 및 복사근, 어깨 신전 및 내전근, 주관절 신전근 및 손목 굴근

저자의 소견 H(Author's Comments H)

***케이트(kate)의 초기 치료운동 프로그램**(kate's Initial Therapeutic Exercise Program)*

운동 순서	선택된 운동	근군/ 신체부위	선택 근거
1	가볍게 몸풀기	전신	조직신장 증가시키기 위해 중심온도 상승
2	정적 견관절 내회전 신장	견관절 외회전근	외회전근 신장성 개선
3	체간 신장:무릎 가슴으로, 회전, 내리누르기	하복부, 흉추	체간 움직임/신장 개선: 허리손상 방지 및 어깨전방 부하감소
4	측와위에서 저항밴드 혹은 아령을 갖고 외회전(**사례 그림 1,3**) (Section4, Animation 1)	후방 회선건개	회선건개 근력 및 지구력 및 어깨 근육 균형 증가
5	밴드를 갖고 기립에서 노젓기 혹은 아령을 갖고 구부려서 노젓기 **(사례 그림 1.4 a-b 그리고 1.5)** (Section4, Animation 2) (Section4, Animation 3)	승모근 능형근 광배근	견갑골 안정근 근력 및 지구력 및 어깨근 균형증진
6	밴드 혹은 아령을 이용해 전방굴곡 및 거상(**사례 그림1.6**)	전삼각근 극상근	회선건개및 견갑골 안정근 근력 및 지구력 증진
7	벽에 대해 대각선 방향으로 던지기 및 회전하면서 의료볼 혹은 플리볼 갖고 일어나 앉기(**사례 그림 1.7 a-b**). 중심 강화를 위해 스위스볼에 앉아서 할 수도 있다.	전신/운동사슬	견관절 복합강화와 함께 신체중심 강화; 특수운동 유형에서 견흉 안정근 및 회선건개 모두
8	복와위에서 견관절 90° 자세/ 2파운드 플리볼을 갖고 체간신전 **(사례 그림 1.8 a-b)** 중심강화를 위해 스위스볼 위에 엎드려 할 수도 있다	체간 견관절 복합	손상방지 위해 허리신전근 강화 및 견관절 복합 안정성 개선(정적 자세에서 견흉안정물 및 회선건개)
9	배구공 넘겨주기 및 벽에 대해서 혹은 자기 스스로 교정	전신	기술 유지, 어깨에 부하를 덜주기 위해 거품볼을 이용하여 협조성을 민감하게 유지
10	문 손잡이 혹은 수건을 이용해 정적 견관절 내회전 신장	견관절 외회전근	강화로 인해 짧아지는 외회전근 신장성 개선

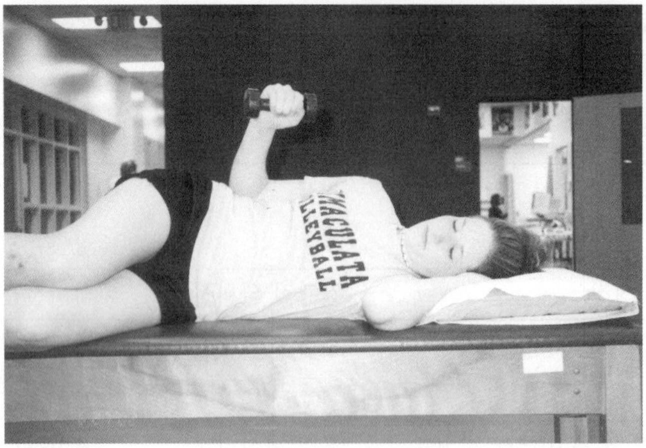

사례 그림 1.3 측와위에서 아령갖고 견관절 외회전.

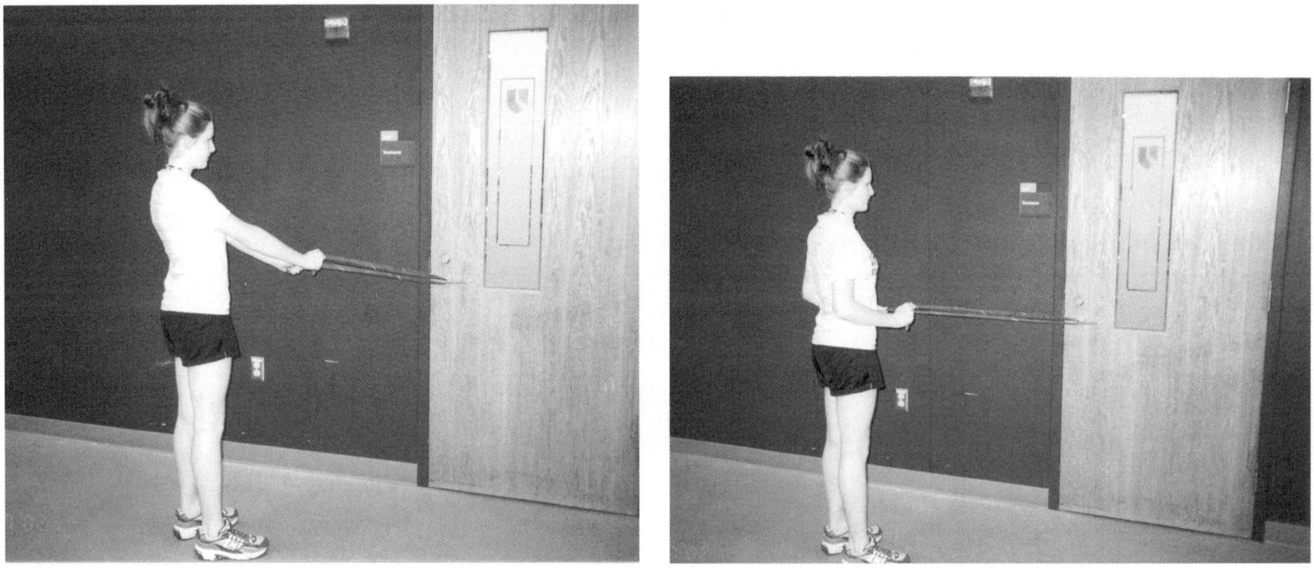

(a) (b)

사례 그림 1.4 탄성밴드 저항을 이용한 기립 노젓기. (a) 시작자세: (b) 마침자세.

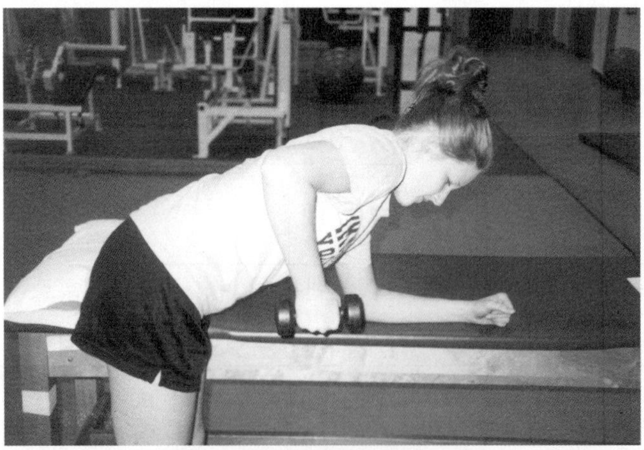

사례 그림 1.5 아령 저항 이용해 구부려서 노젓기(마침동작).

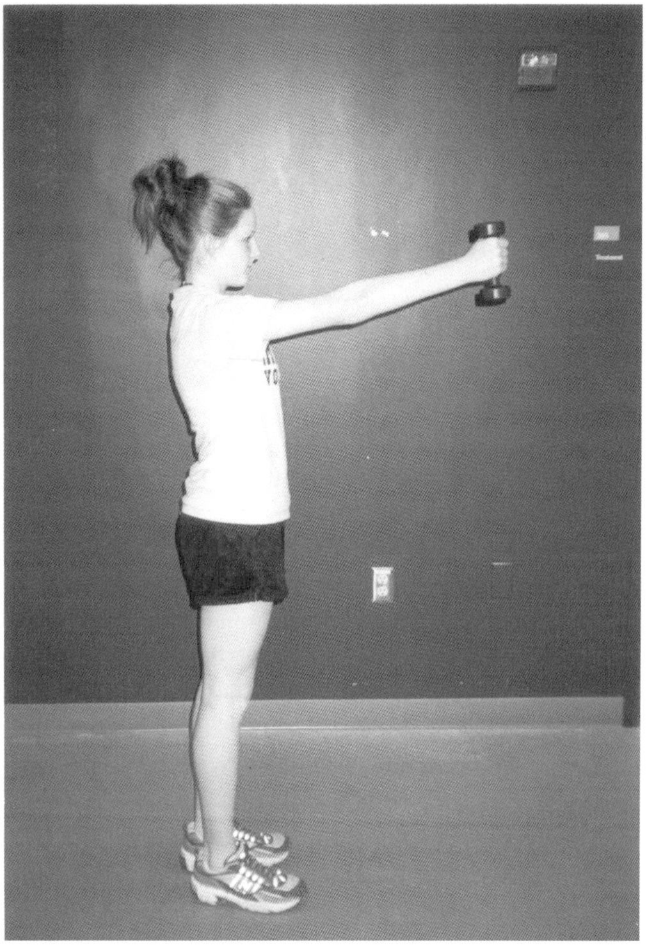

사례 그림 1.6 아령 갖고 전방 거상.

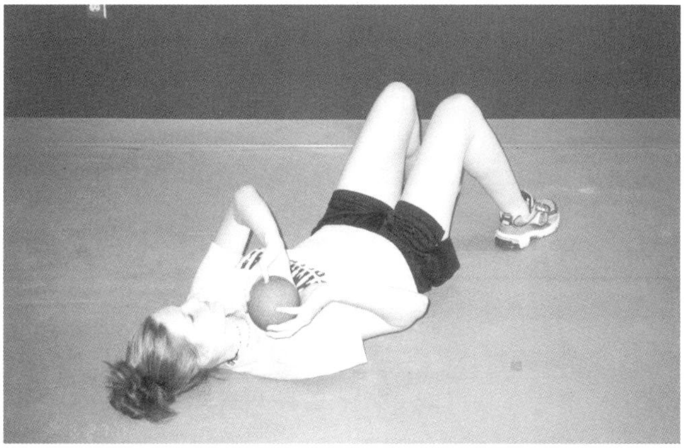

(a)

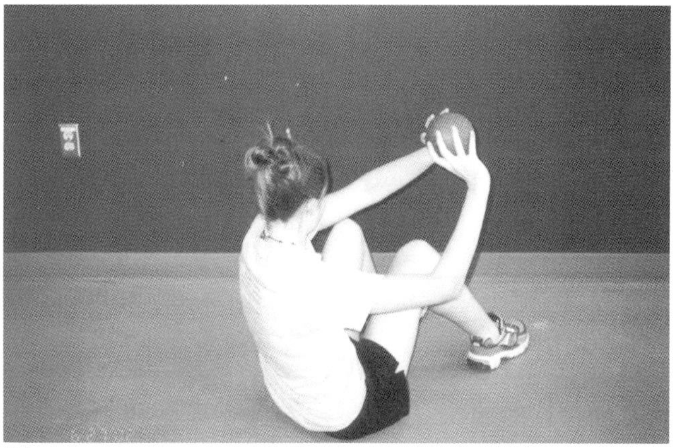

(b)

사례 그림 1.7 플라이오볼 갖고 대각선 던지기 및 회전하면서 일어나 앉기. (a) 시작자세; (b) 던지기 전 마침동작.

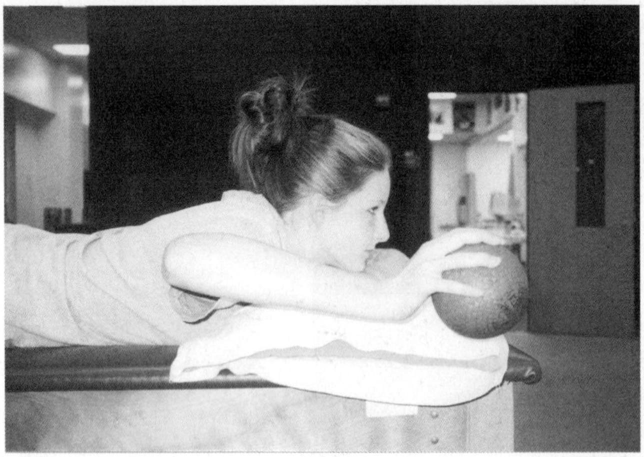
(a)

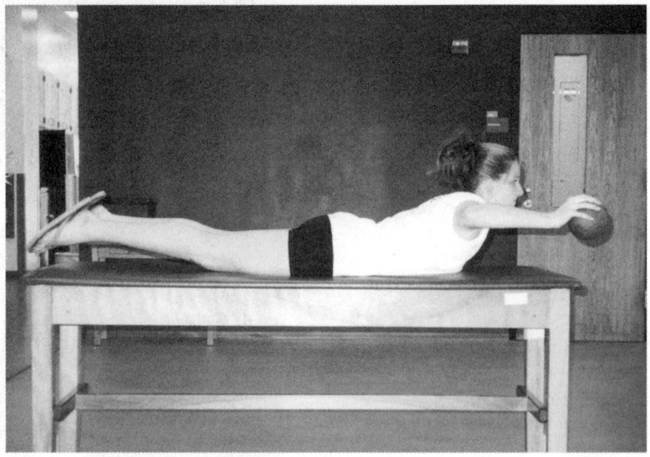
(b)

사례 그림 1.8 2파운드 플라이오볼 갖고 복와위에서 체간신전. (a) 상부체간 및 어깨만 분리된: (b) 전신 신전.

저자의 소견 I(Author's Comments I)

운동순서	양(세트/반복/기간)	강도	휴식-활동 비율	빈도/주
1	1세트/10분	낮게, 약간의 땀이 날 정도	NA	매일
2	1세트/4 반복/20초 유지	낮은강도,장시간	1:1	2 × 매일
3	1세트/각각 4번 반복/20초 유지	낮은강도,장시간	적용하는 측을 교대로 한다 1:1	매일
4	3세트/20번 반복 혹은 피곤하게	저강도에서 보통강도까지	2:1	3-5시 × /1주
5	3세트/20번 반복 혹은 피곤하게	저강도에서 보통강도까지	2:1	3-5시 × /1주
6	3세트/20번 반복 혹은 피곤하게	저강도에서 보통강도	2:1	3-5시 × /1주
7	3세트/10-15번 반복	저강도에서 보통강도-4파운드 플라이오볼	2:1	3 × /1주
8	3세트/10-15번 반복	저강도에서 보통강도-2파운드 플라이오볼	2:1	3 × /1주
9	2세트/넘겨주기 20번 반복 2세트/고정하기 20번 반복	저강도	3:1	3 × /1주
10	1세트/4번 반복/20초 유지	저강도,장시간	1:1	연습경기 후에

저자의 소견 J(Author's Comments J)

근군	선택한 운동	동일운동의 향상된 유형
후방 회선건개	측와위에서 아령및 저항밴드 이용하여 외회전	복와위에서 팔 90° 외전한 채 아령 혹은 밴드로 견관절 외회전(**사례 그림 1.9a-b**)
능형근: 광배근 중승모근	아령을 갖고 구부려서 노젓기 혹은 기립해서 저항밴드로 노젓기	견관절 90° 외전에서 양측 외회전하여 노젓기(**사례 그림 1.10**)
전삼각근,극상근	아령 혹은 저항 밴드로 전방굴곡 혹은 거상	아령 혹은 저항밴드로 D2 PNF 유형(6장 참고)(**사례 그림 1.11a-b**) 그리고(**사례 그림 1.12a-b**)

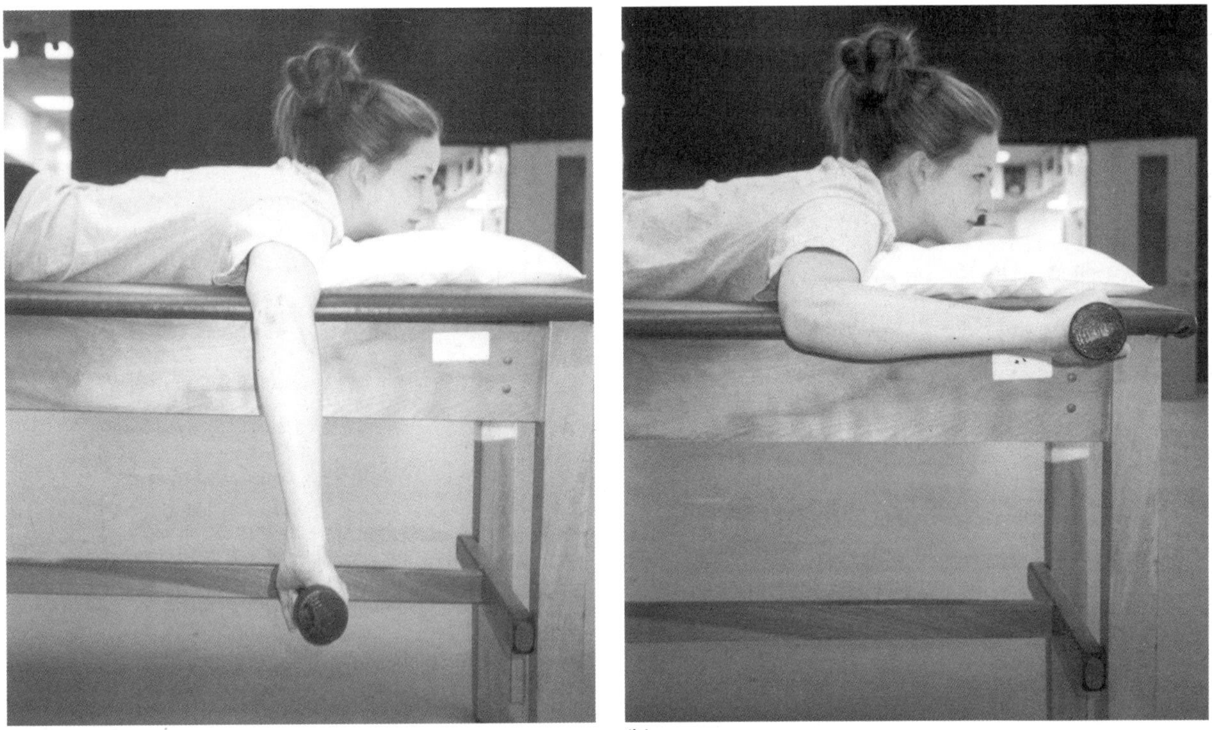

(a) (b)

사례 그림 1.9 팔을 90° 외전 한 채 아령 혹은 저항밴드를 이용해 견관절 외회전. (a) 시작자세; (b) 마침자세.

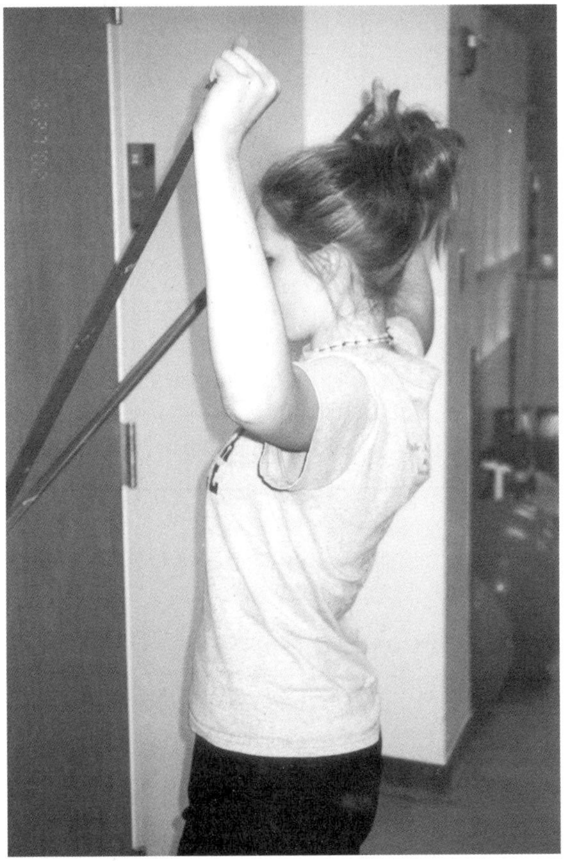

사례 그림 1.10 기립자세에서 탄성밴드 이용하여 체간신전 및 견관절 90° 외전에서 외회전 노젓기.

저자의 소견 K(Author's Comments K)

1. 발을 나란히 하여 균형 들보 위에 선다.
2. 스펀지롤(foam half roll), 굽은 막대/ 균형판 혹은 작은 트렘폴린(trampooline)*** 위에 한 발로 선다.
3. 스위스볼* 위에 앉는다.

*** 위에서 강화운동을 하는 동안.

저자의 소견 L(Author's Comments L)

1. 그녀가 추가된 일들로 바쁜 스케줄에 쫓기지 않으면서 자신의 팀과 함께하는 연습시간 중에 치료운동을 할 수 있도록 치료운동을 구상하라.
2. 그녀가 만약 학교에서 체육시간에 참가하고 있다면 그녀가 손상 때문에 참여할 수 없는 체육시간을 일정기간 치료운동 프로그램으로 대체할 수 없는지 알아 보아라.
3. 그녀가 주중에 텔레비전 쇼나 음악감상을 즐긴다면, 그 시간 동안 강화운동 혹은 신장하도록 하여라.

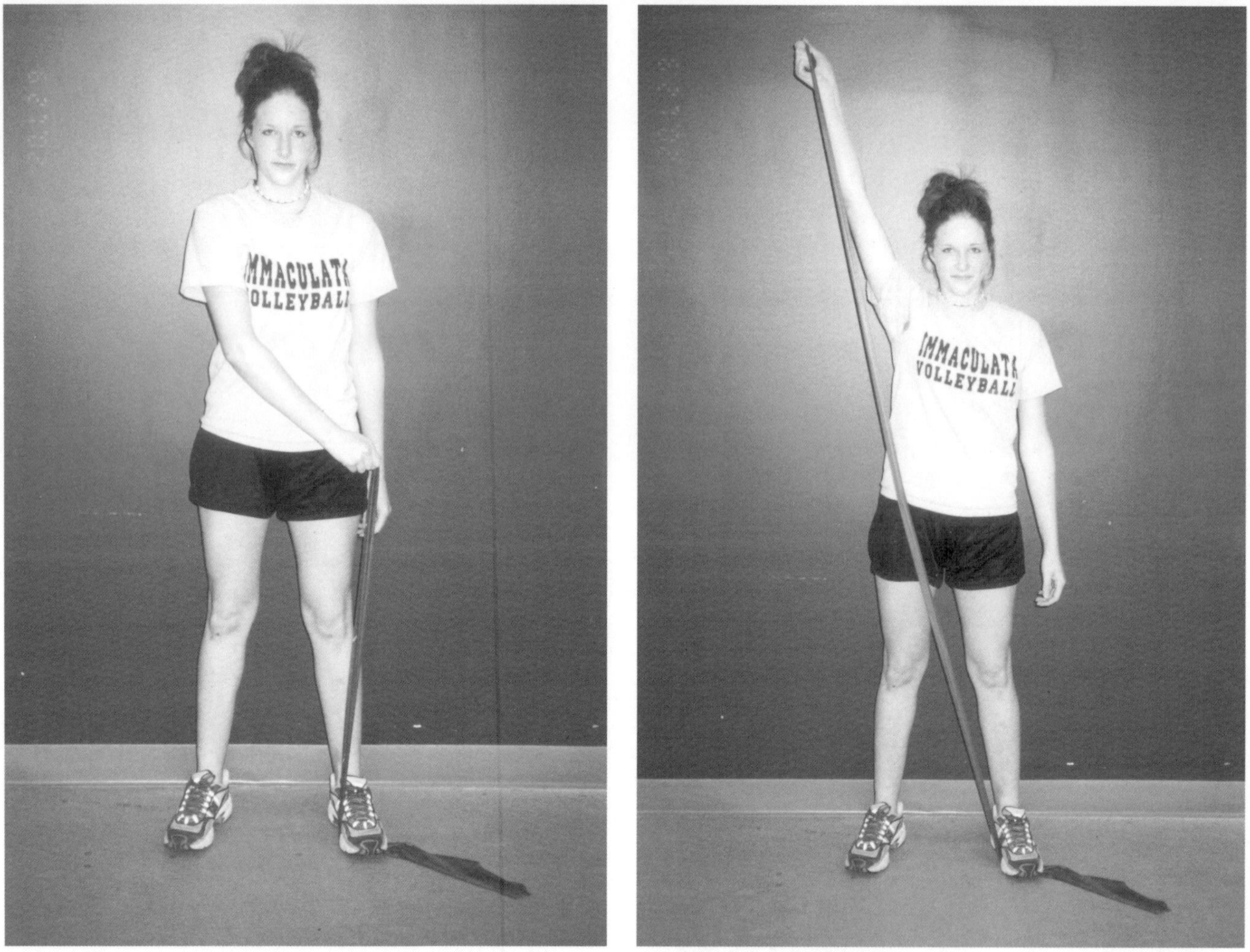

(a) (b)

사례 그림 1.11 탄성밴드 저항을 이용한 D2 PNF 유형. (a) 시작자세; (b) 마침자세.

저자의 소견 M(Author's Comments M)

1. 모든 치료운동 중 잘띄는 곳에(집에서는 거울, 만약 학교에서 운동하고 있다면 체육가방) 격자무늬의 시간표를 두어서 운동이 끝날 때, 각 날짜를 기입하도록 하라.
2. 그녀가 운동할 때 흥미를 느끼려면, 팀동료나 형제자매에게 운동을 청할 수도 있으며 이로인해 그녀가 동기부여를 받을 수 있고, 운동에 대한 책임감도 가질 수 있다.
3. 날마다 그녀가 운동하는 일정시간을 선택하라.

저자의 소견 N(Author's Comments N)

측정	근거
도수근력 검사	근 수행력
시각 동통 아날로그 척도	기능 및 운동활동 시 통증
고니오미터 측정	가동범위
운동선수 어깨 및 등급척도	환자 자가기능 보고수준
추선을 이용한 자세평가	환자의 자가 자세교정 능력
안정 시 심박동률	심혈관 지구력 유지

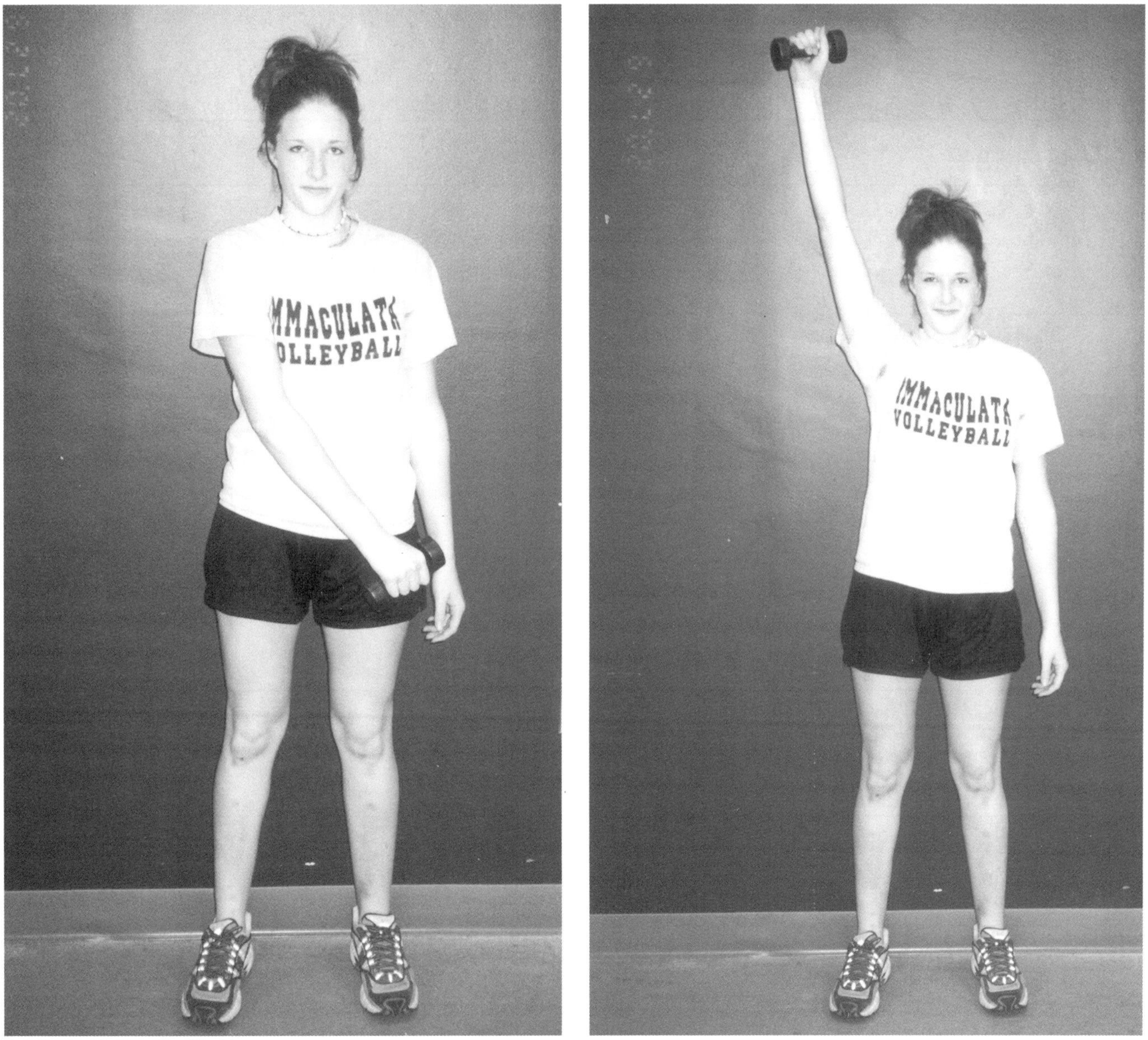

(a) (b)

사례 그림 1.12 아령 저항을 이용한 D2 PNF 유형. (a) 시작자세: (b) 마침자세.

저자의 소견 O(Author 's Comments O)

주	활동	강도	양
1	a) 머리 위로 서브 b) 네트에서 때리기	50%	a) 코트 절반거리; 팀동료의 절반반복 b) 팀동료 절반반복; 단순 궤적
2	a) 머리 위로 서브 b) 네트에서 때리기	75%	a) 코트의 3/4거리; 팀동료의 절반반복 b) 팀동료 반복의 3/4; 중간 궤적
3	a) 머리 위로 서브 b) 네트에서 때리기	100%	a) 코트 전체길이; 팀동료와 동등한 반복 b) 팀동료와 같은 궤적으로 반복
4	a) 머리 위로 서브 b) 네트에서 때리기	100%	팀 활동과 똑같이

저자의 소견 P(Author's Comments P)

케이트(kate)의 지속 치료운동 프로그램(Kate's maintenance Therapeutic Exercise program)

운동 순서	선택운동	근군/신체부위	결정근거
1	몸풀기	전신	조직 신장위해 중심온도 상승
2	견관절 신장 내회전	견관절 외회전근	외회전근 신장개선
3	체간 신장: 무릎 가슴으로, 회전, 내리누르기	하요부 흉추	체간 움직임/신장개선-허리손상 방지
4	튜브저항/탄성밴드 혹은 활차를 이용한 견관절 단독 내회전 및 외회전	회선건개	기본 회선건개 안정화 운동; 견관절 정적 안정구조물에 대한 보호성 지지제공
5	기립시 활차를 이용한 견관절에서 몸뒤로 젖히기 단계 외회전과 동시에 체간회전 및 신전 (D2 굴곡유형 모방)**(사례 그림 1.13)**	전신 전신	특수운동 동작으로 운동사슬 협조 및 균형, 강화에 대한 중심으로 상하체 통합
6	기립에서 활차를 이용해 서브 및 때리기 동작과 동시에 체간굴곡 및 회전**(사례 그림 1.14)**		특수운동 동작으로 전체 운동사슬 협조성 및 균형,강화에 대한 중심으로 상하체 통합
7	스위스볼 위에 엎드려서 체간신전과 동시에 2파운드 플라이오볼을 사용하여 몸 뒤로 젖히기 단계 **(사례 그림 1.15)**	체간 어깨복합	통합동작으로 협조성 및 어깨복합 강화를 행하고 중심강화를 개선
8	동료와 가볍게 머리 위 때리기 및 조정 그리고 몸풀기 패스	전신	특수운동 유형에서 견관절 복합강화와 중심체 강화 병합
9	휴식 프로그램 실행	전신	전체 운동사슬 및 어깨에 대한 부하를 단계적으로 가함
10	정적 견관절 내회전 신장	견관절 외회전근	강화활동으로 짧아진 외회전근 신장개선

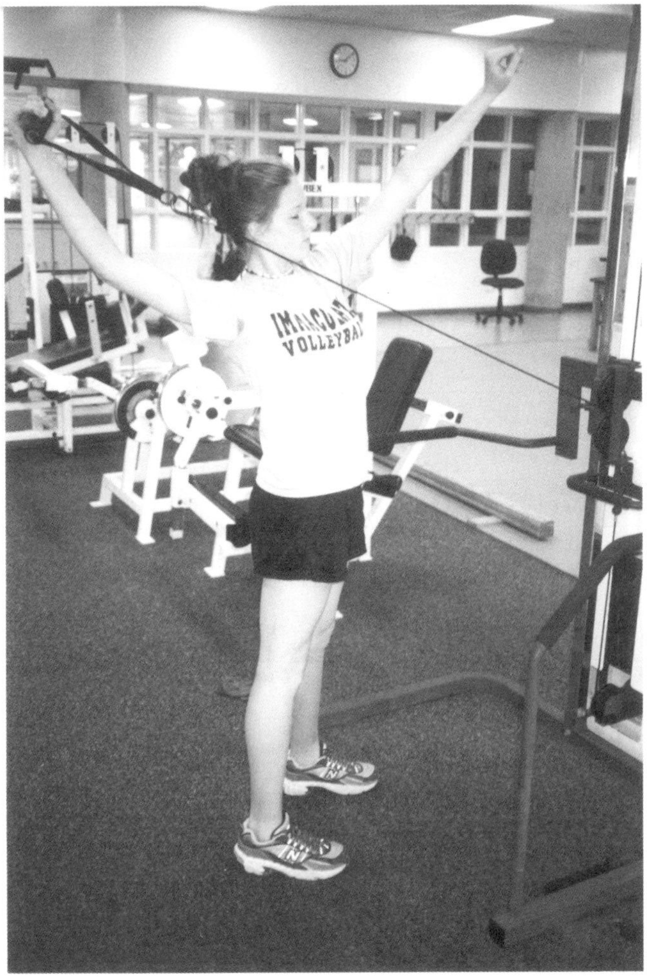

사례 그림 1.13 기립에서 케이블 활차무게 저항을 이용하여 체간회전 및 신전과 동시에, 배구공을 치는 몸 뒤로 젖히기 단계(마침자세).

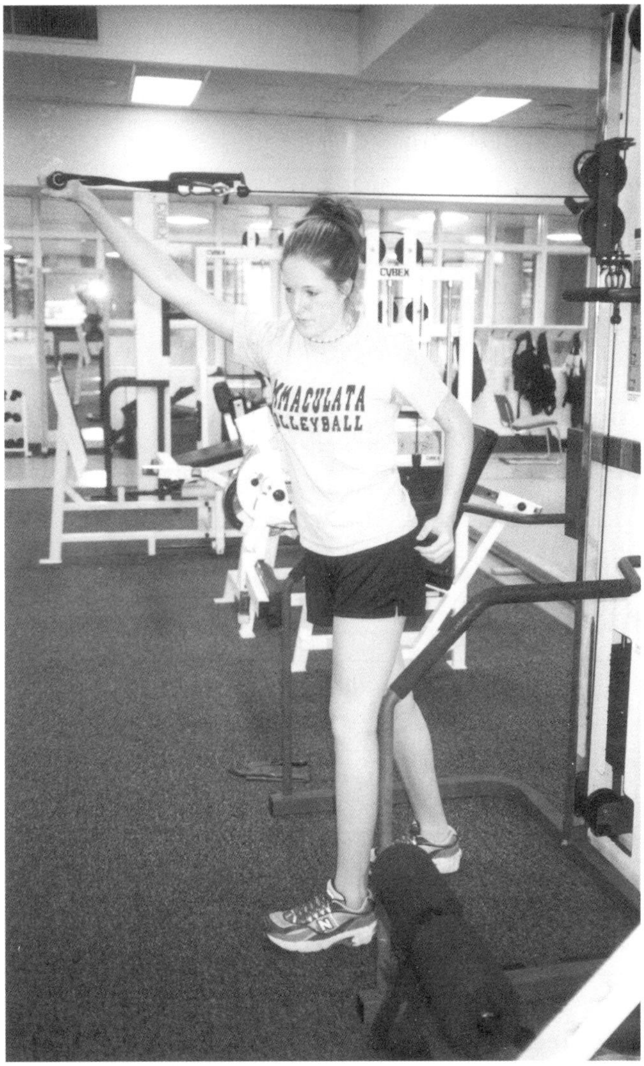

사례 그림 1.14 기립에서 케이블 활차 무게를 이용한 체간회전 및 굴곡, 동시에 머리 위로 배구공 때리기 (PNF D2 신전유형 모방).

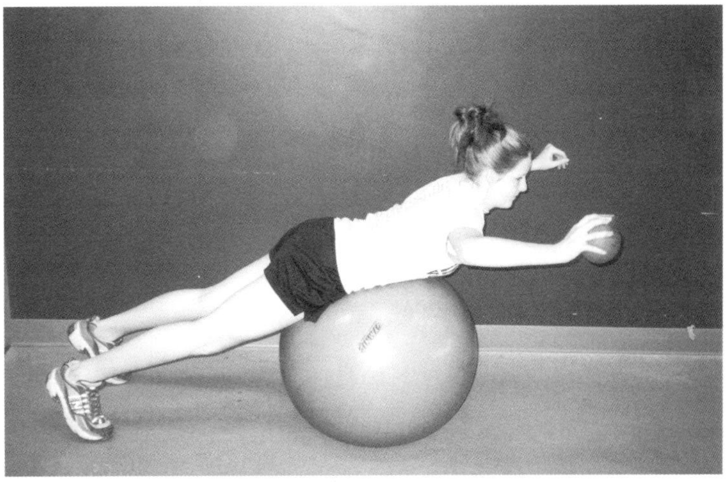

사례 그림 1.15 2파운드 플라이오볼을 이용하여 "몸뒤로 젖히기"를 함과 동시에 스위스공 위에 엎드려 체간신전.

저자의 소견 Q(Author's Comments Q)

운동순서	양(세트/반복/시간)	강도 결정	휴식-활동 비율	빈도/주
1	1세트/10분	저: 약간의 땀이날 정도	NA	매일
2	1세트/4번 반복/20초 유지	저강도, 장시간	1:1	2×매일
3	1세트/각각 4번 반복/ 20초 유지	저강도, 장시간	1:1 적용측을 교대로함	매일
4	3세트 피곤할 때까지	모든 세트를 피곤할 때까지	3:1 교대측	5번/주
5	3세트/10-15번 반복	1세트/70% 10RM 1세트/80% 10RM 1세트/90% 10RM	3:1	3-5번/주
6	3세트/10-15번 반복	1세트/70% 10RM 1세트/80% 10RM 1세트/90% 10RM	3:1	3-5번/주
7	3세트/20분 반복 혹은 피곤하게	2파운드 플리오볼 사용하여 중간강도	2:1	3-5번/주
8	10-15분 5분 후 2분 휴식	저강도: 어깨와 체간이 이완되고 약간 땀이 날 때까지	1:2	3번/주
9	개요된 휴식프로그램 참고	강도증가	1:1	3번/주
10	1세트/4분 반복/20초 유지	저강도, 장기간	1:1	모든 연습 경기 후에

저자의 소견 R(Author's Comments R)

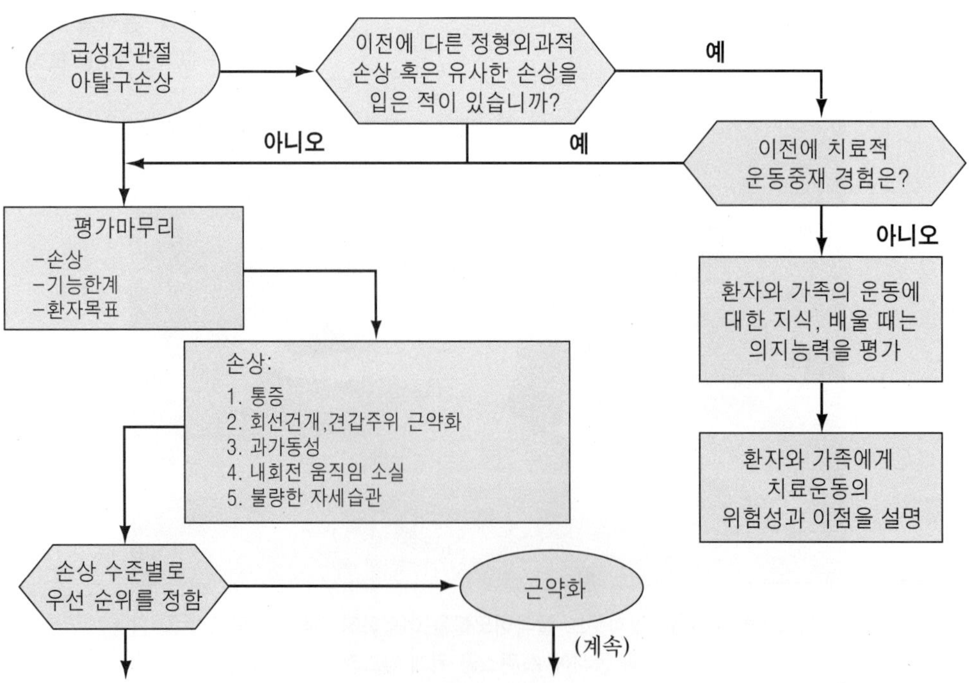

저자의 소견 R(Author's Comments R)

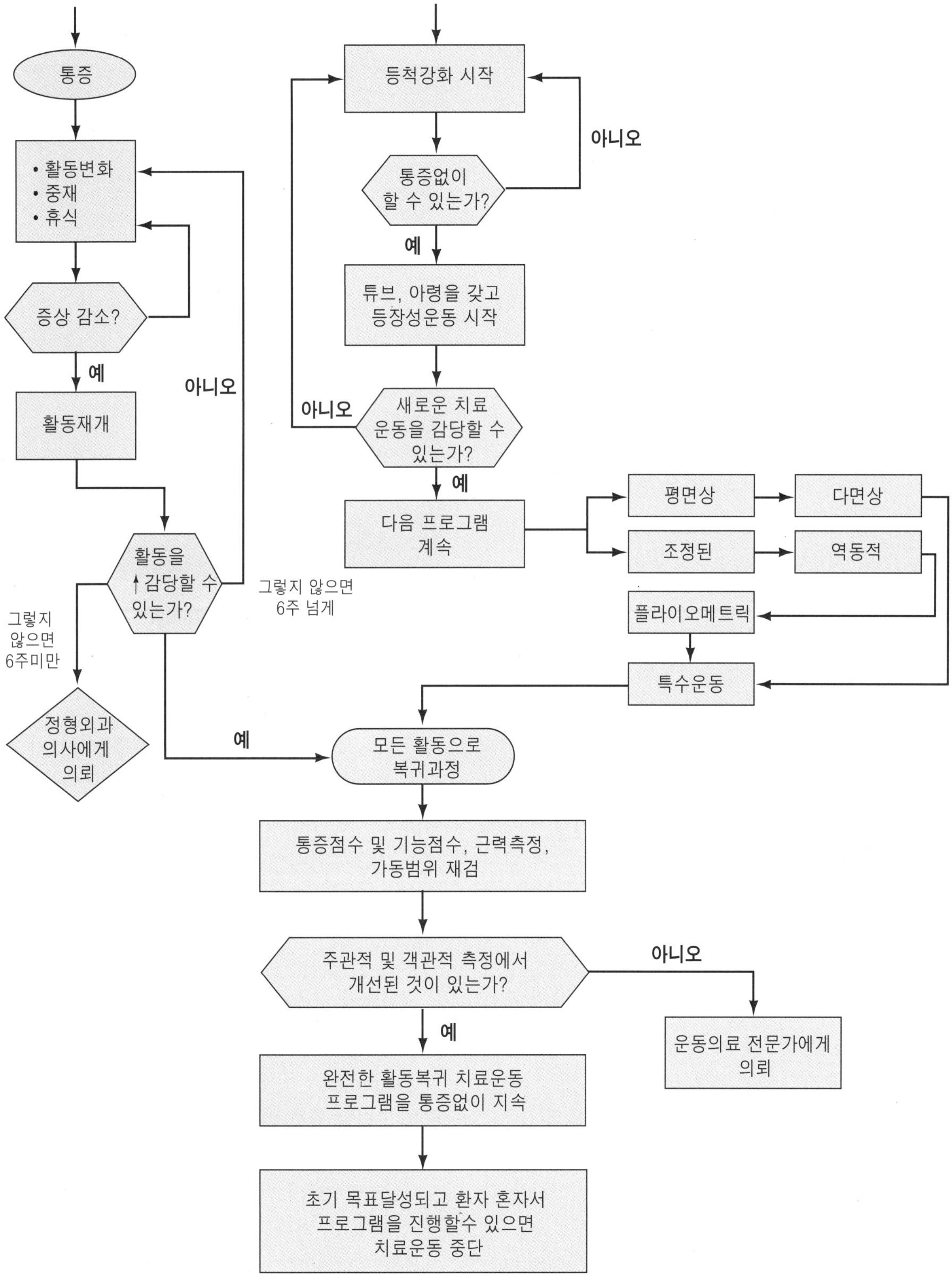

환자 사례 #2

Angela M. Corio

병력(History)

환자: 도미닉(Dominic)
나이: 88세
신장: 5′9″(180 cm)
체중: 179 파운드(81 kg)
학력: 고등학교
개인신상: 한달 전에 상처함; 두명의 성인 자녀와 두명의 손자(타주에 거주)
직업: 퇴직; 이전에 소규모 인쇄사업을 직접경영
의학/수술병력: 통풍, 고혈압 그리고 고지혈증, 10년 전에 탈출된 추간판을 정형하기 위해 4번 및 5번 추궁판을 절제하였다.
약물: 고지혈증 때문에 Lipitor®; 고혈압 때문에 Lopressor®
주요 호소: 피로, 전반적 신체능력 노쇠, 그리고 때때로 요통 그리고 양측 슬관절통 때문에 일상생활을 온전히 할 수 없음. 주당 두 번 혹은 한번씩 여가로 골프를 즐기고 싶어함.

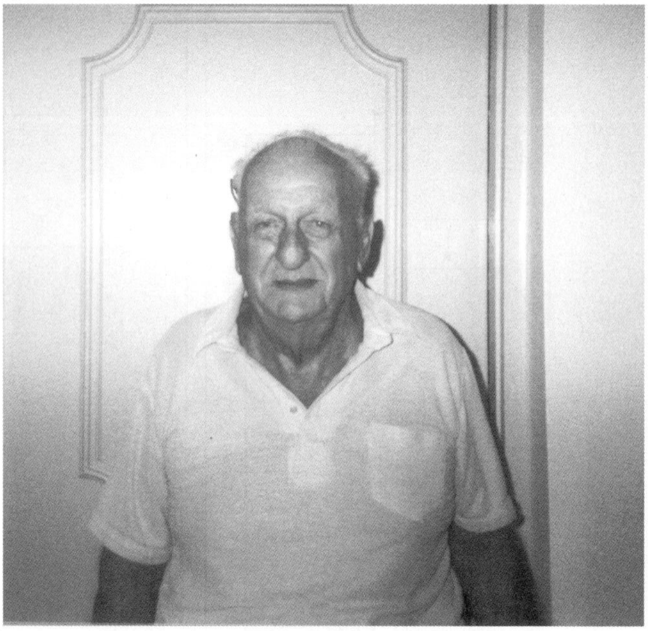

사례 그림 2.1 도미닉(Dominic).

도미닉(Dominic)(**사례 그림 2.1**)은 22년 전에 은퇴해서 맨하탄에 있는 그의 인쇄사업체를 처분했다. 그와 그의 부인 테레사(Theresa)는 그들의 "황혼기"를 보내기위해 남부 플로리다로 이사했다. 그들은 Ft. Lauderdale의 계획된 퇴직 공동 지역사회인 Vonita Vista에 단층집을 구입했다. 도미닉(Dominic)과 테레사는 볼링과 골프뿐만 아니라, 모든 그룹활동(예, 춤, 빙고, 관광유람)에 참여하였다. 도미닉(Dominic)과 테레사는 건강한 생활방식 및 그 자체를 즐기려고 정기적으로 걸었다.

약 6개월 전에 테레사는 쇠약성 뇌출혈을 경험하였다. 도미닉(Dominic)은 가정 간병인과 함께 집에서 테레사를 간호하였다. 도미닉(Dominic)은 병원에서 집까지 아내를 데려오는 것과 위생 그리고 투약 및 개인 간호까지 모든 시간을 아내의 간병에 할애 하였다. 테레사는 6개월 뒤 두번째 뇌출혈을 맞아 사망하였다. 도미닉(Dominic)과 테레사의 결혼생활 기간은 64년이었다. 도미닉(Dominic)은 불편한 그의 아내를 간호하면서 자신의 건강을 돌보지 않았기 때문에 딸의 의견에 따라, 아내가 세상을 뜨고 바로 의사를 방문하여 검사를 받았다. 검사 중에, 도미닉(Dominic)은 의사에게 가끔씩 허리와 무릎에서 통증을 느끼고 길가로 쓰레기를 갖다 놓을 때 숨이 차는것을 느낀다고 하였다. 도미닉(Dominic)은 걸을 때 불안정함을 느끼는데, 특히 무릎이 아플 때 그렇다고 하였다.

병원에서 도미닉(Dominic)의 안정 시 혈압은 140/80 mmHg이고, 콜레스테롤 수치는 140이었다. 의사는 도미닉(Dominic)의 무릎에 약간의 관절변화가 있고, 아울러 염발음 그리고 약한 염증이 있는 것으로 보고하였다. 그의 척추 방사선 사진에서는 이전의 추궁판 절제 부위가 확인되었으나 그 연령대의 퇴행성 변화 말고 다른 비정상적인 것은 볼 수 없었다. 의사는 슬관절 통증에는 이부프로펜(ibuprofen)을 처방하였고 전반적인 검사, 균형훈련, 그리고 체계적인 가정운동 프로그램(HEP)에 대해서는 당신의 진료소를 12번(주번/주) 방문하여 치료운동 교육을 받으라고 처방하였다.

이학 검사(Physical Examination)

환자는 10년간 불규칙한 무릎 통증을 경험했다고 하였다. 통증은 점차적으로 심해지는데 특히 아침 혹은 걷고 나서 그렇다고 하였다. 그는 또한 가끔 불안정함을 느낀다고 하였다. 불안정하기 때문에 넘어지는 것에 대한 두려움으로 병원에서 봉사활동을 하거나 다시 골프를 시작하는 것이 불안하다고 하였다(9장 참고). 그의 아내가 아파서 사망한 이후로, 그는 항상 피로를 느낀다. 그는 자신의 건강상태로 하루 종일 그 일을 감당해 낼 수 있을지 걱정되었다. 허리의 통증 또한 그를 괴롭히기 시작하였다. 그는 이전의 활동을 다시 하고 싶어 했지만, 아내없이 사회활동을 다시 시작하기란 쉽지 않았다. 그의 퇴직 공동체내 활동센터에는 체육관이 있으나, 그는 그 편의시설을 이용하지 않았다.

근골격 평가(Musculoskeletal Assessment)

상지 능동 가동범위(UE AROM): 양측 사지 정상범위
하지 능동 가동범위(LE AROM): 좌측 슬관절 90° 굴곡, 우측무릎은 마지막에 약간 불편함이 있고 굴곡 94°; 정상범위 유지
체간 능동 가동범위: 체간 회전 양측성 제외하고 정상; 좌회전25°, 우회전30°
수동 가동범위(PROM): 좌측 슬관절 96° 굴곡, 우측 슬관절 100° 굴곡
심부건 반사: 양측 상완 이두근, 상완 삼두근, 슬개골 및 아킬레스 건 2+
도수근력검사(MMT): 상지는 4/5, 양측 고관절 굴곡및 신전 3^+/5 양측 슬관절 굴곡 및 신전 3^+/5, 양측 고관절 외전 및 내전 3^+/5; 하지; 근력은 대략 4/5 유지
감각(Sensation): 가벼운 접촉 정상 및 양측 상하지 동일
자세(Posture): 머리 약간 전방으로 이동 및 둥근 어깨; 흉추 후만
보행(Gait): 보폭과 지지 기저면 감소; 보장구 없음 (9장 참고)
통증(Pain): 허리를 구부려 바닥의 무언가를 주울 때나 계속 걸을 때 양쪽 무릎에 시각 아날로그 척도 6/10에 해당하는 극심한 통증을 느낌(마지막 눈금 0=통증없음, 10=가장 극심한 통증)

심폐 평가(Cardiopulmonary Assessment)

안정 시 혈압: 140/80 mmHg
안정 시 심박동률: 74 bpm
호흡율: 1분당 16번

피부평가(Integumentary Assessment)

피부정상: 홍조 혹은 궤양 없음.
양쪽 발에 통풍증상 없음.

신경근 평가(Neuromuscular Assessment)

Berg 균형점수: 56 중 43(45 이하는 낙상위험) (9장 참고)

평가(Evaluation)

당신은 몇 가지 검사들과 측정을 포함해서, 완전한 신체적 검사 및 병력을 얻었다. 당신은 의뢰한 의사의 보고서 복사본을 받았고 환자를 만나 대화를 나누었다. 이제 당신은 구체적인 치료운동 프로그램이 포함된 치료계획을 구성할 수 있다. 이에 앞서, 손상, 기능한계 그리고 장애의 개념을 재확인하라(1장 참고). 이들 개념은 환자에 대한 목표를 전개하고 환자를 평가하는데 유용한 도움이 될 것이다.

*물리치료 실기 안내*에 따르면, "손상은 병의 원인 및 정상상태에서의 근본적인 변화를 일으키는 해부학적, 생리학적, 혹은 심리적인 구조물 혹은 기능의 교체를 말한다."

손상은 조직, 기관, 그리고/혹은 계통 수준에서 기준이 변화되는 것이다. 손상 이외에는 정상 이상의 혈압 피부손상, 근 좌상, 혹은 관절가동 상실 혹은 감소가 있다.

A. 도미닉(Dominic)의 검사 결과를 얻었다면, 당신이 생각하는 가장 큰 손상들을 나열해 보아라. *저자의 소견 A 참고*

손상으로 활동이 제한될 수도 있고 아닐 수도 있을 것이다. 자연스럽게 행위를 할 수 있는 능력 혹은 개인의 신체적 활동을 크게 제한하는 손상을 기능적 한계라고 한다.[1] 당신은 그 환자에게 있어 "정상적"인 활동이 무엇인지 검사한다. 다만 손상은 사람에 따라 상이하며, 기능적 손상 또한

매우 다양하다. 일상생활동작(목욕, 세탁, 개인위생)과 수단적 일상생활(수표장 청산, 단체쇼핑, 잔디깍기)의 수단적 활동 손상으로 인해 환자가 더 이상 이런 활동을 능숙하게 할 수 없다면, 이런 것들이 기능적 한계의 예가 될 수 있다.

B. 도미닉(Dominic)과 연관된 기능한계를 나열하시오. 기능한계가 많을 수 있다는 것을 명심하시오. 당신의 치료운동 중재와 일치하여 당신이 도움을 줄수 있는 기능한계에 초점을 맞추어라. 환자 장애 수준에 영향을 미치는 요소들은 많으며, 오늘날에 이용되는 몇 가지 장애모델이 있다. *저자의 소견 B 참고*

미국 물리치료 협회(APTA)는 이들 요소들 중 몇 가지를 포함시켜서 언어장애에 대한 그들의 목적을 제공하고자 모델을 제시했다. 실기를 위한 물리치료 안내에서는 장애를 넓은 의미에서 "사회 문화적 배경 및 물질 환경에서 공동체 및 여가역활, 일(직업/학교/놀기), 집안관리, 적절한 자기관리와 관련된 활동 및 수행, 행위를 하는 능력이 제한적이거나 무능한 것"으로 정의한다. 장애는 사회에서 각 개인의 역활과 연관이 있다. 이 사람은 어머니, 아버지, 노동자, 학생, 병원봉사자 중에 어떤 역할을 갖고 있습니까? 이런 역할은 개인이 가질 수 있는 역할 중 단지 몇 종류에 불과하다. 장애의 개념은 이런 역할 및 역할과 공동체 내에 각 개인들 간의 상호작용과 관련이 있다.

예를 들어, 대학생 크로스 컨트리 선수가 아킬레스건 손상을 입었다. 그녀의 손상은 불확실한 병리, 찢어진 것, 통증, 그리고 염증이다. 그녀의 기능적 한계에는 족관절 저측굴곡 불가능, 완전 체중지지 불가능, 집에서 계단을 오르기가 힘든 것들이 포함된다. 그녀의 장애는 운동선수로서 경쟁할 능력이 없다는 것이다. 학생이라는 신분도 그녀의 역할에 포함될 것이다. 손상을 입고서 그녀는 수업을 듣기위해 교정을 왔다 갔다 하는 것이 그리 쉽지 않을 것이다. 환자를 정상상태로 복귀시키시오.

C. 만약 어떤 것이 있다면, 도미닉(Dominic)의 장애는 어떤 것있는가?[2-9] 이들 장애를 논의해서 나열하라. *저자의 소견 C 참고*

예방(Prevention)

건강예방 관리자로서 그리고 고객으로서, 우리는 예방의 가치를 인식해야한다. 건강관리 시 예방중재를 선택하여 질병발생 방지뿐 아니라, 손상, 기능한계, 장애의 과정을 억제할 수 있다. 3가지 유형의 예방이 있다: 1차, 2차, 그리고 3차(1장 참고).

D. 도미닉을 고려하여 도움이 될 수 있는 치료운동 중재, 1차 예방책을 몇가지 나열하라. *저자의 소견 D 참고*

E. 도미닉을 고려하여 도움이 될만한 치료운동, 중재, 2차 예방책을 몇가지 나열하라. *저자의 소견 E 참고*

F. 도미닉을 고려하여 도움이 될만한 치료운동, 중재, 지역 예방책을 몇가지 나열하라. *저자의 소견 F 참고*

채택된 실기유형(Preferred Practice Patterns)

미국 물리치료협회(APTA)는 물리치료사 실습안내서에서, 물리치료사가 환자관리 계획을 효과적으로 전개할 수 있도록 하기 위하여 실습 유형을 개발했다. 4개의 주요 실습유형이 있다: 근골격, 신경근, 심장혈관/폐, 그리고 피부. 각각의 실습유형은 배제 기준을 포함하여, 검사결과에 근거하여 좀더 하부 카테고리로 세분화된다.[1]

G. 도미닉(Dominic)의 경우에 가장 알맞은 실습 유형은 무엇인가? *저자의 소견 G 참고*

H. 당신이 선택한 실습유형에서 도미닉(Dominic)과 같은 경우 예후는 어떤가? 이러한 관리에 대해 환자가 기대하는 바와 당신이 계획한 치료계획 혹은 의뢰한 의사의 처방은 일치하는가? *저자의 소견 H 참고*

관리 계획(Plan of Care)

당신은 지금 의뢰한 의사의 보고서, 완전한 의료병력 그리고 신체적 검사를 갖고 있으며, 환자와 그의 걱정거리 및 요구사항에 관해 얘기를 나누었다. 당신은 도미닉(Dominic)에게 중점적으로 예방하고 싶은 부분에 따라 손상, 기능한계, 장애를 개관하였다. 당신은 또한, 도미닉(Dominic)에게 적용할 몇 가지 실기 유형을 살펴보았기 때문에 이는 당신이 그를 관리함에 있어 도움이 될 수 있다. 이들 결과를 바탕으로 당신은 환자 치료프로그램에 초점을 맞출 수 있다. 당신이 직접적으로 치료운동 프로그램 중재를 통해 영향을 끼칠 수 있고 도미닉(Dominic)의 신체적 정신적 건강과 삶의 질에 가장 중요한 문제점들에 초점을 맞춰야 함을 명심하라.

I. 환자 사례연구에 근거하여 환자에 대한 문제항목을 작성하시오. *저자의 소견 I 참고*

목표(*Goals*)

문제항목을 받게 되면, 이들 문제점을 어떻게 해결할 것인가? 장단기 목표를 세움으로써, 당신은 선택한 중재 및 치료와 도미닉(Dominic)의 관리계획 방향을 제시할 수 있다. 현실적이고, 지킬 수 있으며, 명료하게 성문화된 목표를 선택하라. 그래야 오해와 혼동의 요소가 없다. 목표는 기능과 연관이 있어야 한다. 예를 들어, 환자에게 주관절 굴곡 개선은 10°가 바람직하다; 그러나 환자가 직업상 기본적 도구작동 혹은 머리칼 빗기, 음식 먹기를 충분히 할 정도로 주관절을 구부릴 수 있는 것이 더 중요하다(11장 참고).

도미닉(Dominic)은 주당 2번씩 12번 방문하도록 처방을 받았다. 그가 12주 안에 바라는 목표를 달성할지 확신할 수 없다. 8번 방문 이내에 목표를 달성할 수도 있고 혹은 그 이상 걸릴 수도 있다. 치료기간을 변경시키게 하는 뜻밖의 질병을 맞이할 수도 있을 것이다. 의사가 추가처방을 내릴지 혹은 국민보험 혹은 보험 제공자가 추가방문에 대해 비용을 지불할지에 관해 예상 가능한 것은 아무것도 없다. 도미닉(Dominic)의 현재 관리계획에 대해 처음 3주안에 얻어질 단기목표와 12번 방문을 통해 얻어질 장기목표를 세워보자.

J. 이 문장을 완성시킬 단기목표 항목을 작성하라:[6,7,10-18] 3주 안에, 환자가 .... *저자의 소견 J 참고*

K. 이 문장을 완성시킬 장기목표 항목을 작성하라: 6주 안(치료 마지막에)에, 환자가.... *저자의 소견 K 참고*

이제 환자를 위한 목표를 선택했기 때문에 개별적인 치료운동 프로그램을 구상할 수 있다. 훈련 원칙 및 에너지 체계 고려를 포함해서, 생리학적 원리를 염두해 두어야 한다. 이런 원리 및 고려사항을 선택적으로 이용하게 되면, 환자를 위한 효과적이고 좀더 세련된 프로그램을 구상할 수 있을 것이다.

치료적 운동프로그램
(Therapeutic Exercise Program)

도미닉(Dominic)은 6주간 주당 2번씩 당신을 방문할 것이다.

주의: 당신은 88세 노인을 위한 프로그램을 만들고 있는 것이다. 운동이 너무 복잡하거나 어렵거나, 불편한 동작이어서는 안된다. 특히, 그를 만나는 것은 주당 두 번이기 때문에 도미닉(Dominic)이 집에서도 충분히 할 수 있는 프로그램이 필요하다. 운동이 너무 복잡해서 의욕을 상실해 버리면, 환자의 동의를 얻지 못할 것이다(4장 및 11장 참고). 궁극적으로 우리는 도미닉(Dominic)이 남은 여생동안 참여할 수 있는 운동프로그램을 원한다. 우리는 삶의 질을 개선하고 건강한 삶의 유형을 즐기도록 그의 매일 매일의 삶 속에서 운동프로그램이 통합되기를 바란다. 나이든 환자들이 저항훈련이 포함된 운동프로그램에 정기적으로 참여할 경우 근력, 유연성, 지구력, 기능적 능력, 그리고 균형 등이 개선되었음을 문헌상에서 알 수 있다.[6,7,10-18]

L. 처음에는 집에서 주당 두 번 그리고 치료사의 지도아래 10회 혹은 그보다 작은 횟수의 운동을 하도록 도미닉(Dominic)의 프로그램을 제한하라. 선택한 운동 및 그와 관련된 신체부위 항목을 작성하고, 아울러서 도미닉(Dominic)이 수행해야할 운동의 순서를 정하라. 당신이 선택한 근거를 서술하시오. *저자의 소견 L 참고*

M. 운동을 선택했다면, 각각의 운동에 대한 운동의 양(세트 및 반복), 강도, 휴식-활동 비율, 그리고 주당 횟수를 결정하라. *저자의 소견 M 참고*

운동선택 및 세트와 반복 결정
(Selection of Exercise and Determination of Sets and Repetitions)

선택된 운동들은 단순하고 복잡하지 않으며 잠재적 불안정 자세가 없다는 사실에 주목하라. 운동의 대부분은 집에서 수행할 수 있으며 계단 오르기, 쪼그려 앉기, 골프처럼 매일 매일의 기능과 연관이 있다. 환자에게 적절한 자세를 설명해주는 삽화가 포함된 프로그램 복사본을 제공하는 것이 좋다.

도미닉(Dominic)의 나이와 건강악화를 고려하여 10번

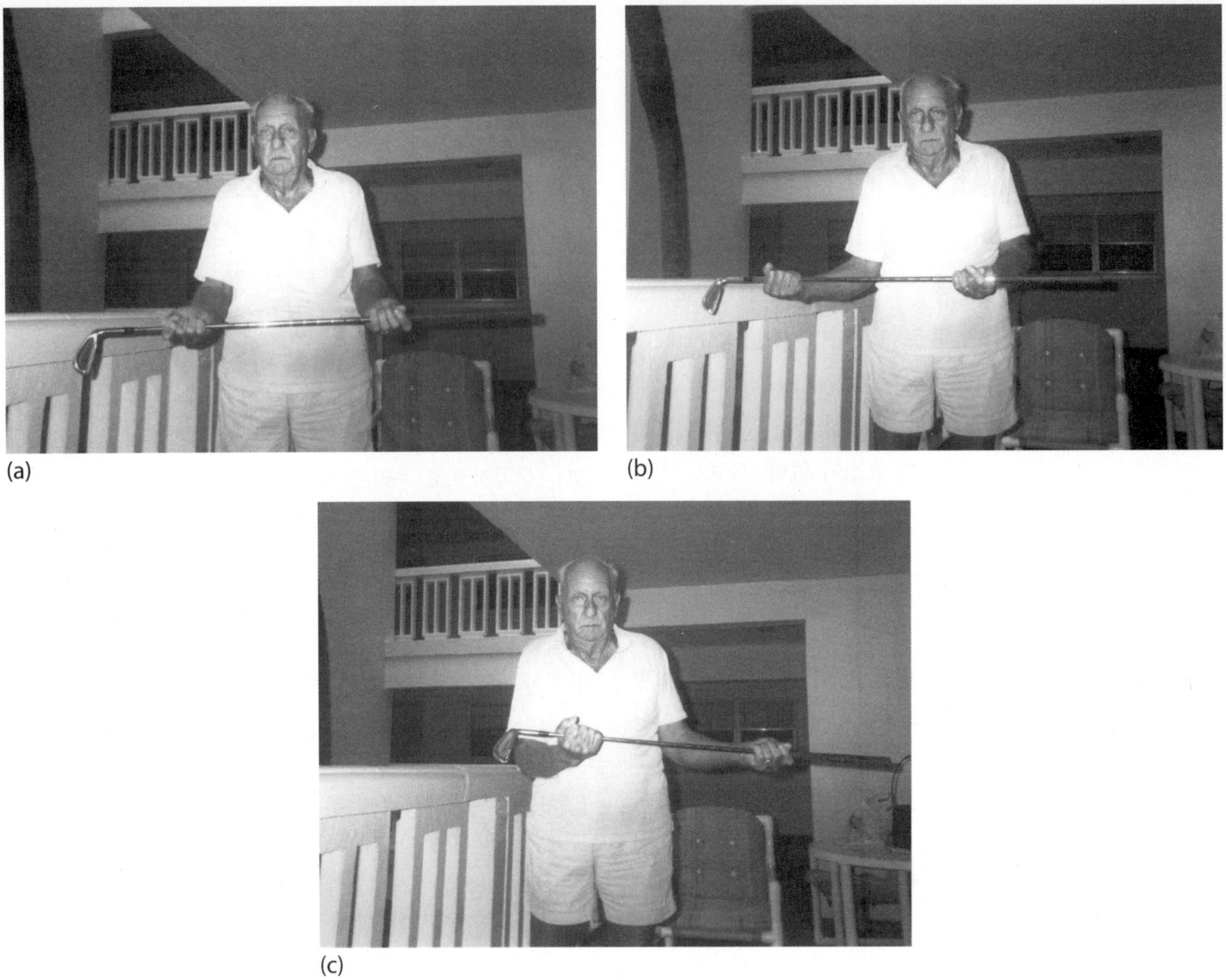

사례 그림 2.2 골프채를 이용한 어깨 내 · 외 회전. (a) 시작, (b) 오른쪽 어깨의 외회전, (c) 오른쪽 어깨의 내회전.

반복을 1~2세트 씩 운동하는 것으로 결정한다. 이는 도미닉뿐만 아니라, 다른 초기 환자들에게도 좋은 선택이다. 운동에 대한 믿음과 요령이 늘어남에 따른 도미닉(Dominic)의 운동수행 능력이 세트나 반복횟수의 진행을 결정하게 될 것이다 **(사례 그림 2.2-c)**(Section5, Animation1), **(사례 그림 2,3 a)**(Section5, Animation2), **(사례 그림 2,3 b)**(Section5, Animation3), **(사례 그림 2,4 a-b)**(Section5, Animation4), **그리고(사례 그림 2,5a-b)**(Section5, Animation5).

운동강도 결정(Determination of Exercise Intensity)

산소섭취율(VO_2)이 운동강도 및 생리학적 반응을 평가하는 좋은 방법이지만, 모든 환자에게 적절한 방법은 아니다. 도미닉(Dominic)의 나이와 건강상태를 확인했고, 다른 유용 가능한 측정방법이 있을 경우, 강제적 최대산소섭취율 검사는 오히려 해로울 수도 있다(4장 참고). 더구나, 많은 임상실에는 이런 유형의 검사에 필요한 알맞은 도구가 갖추어져 있지 않다.

우리는 걷기 및 자전거 타기를 이용한 유산소 활동이 포함된 치료운동 프로그램을 개발했다. 우리는 그에게 운동강도를 스스로 관리할 수 있는 방법을 제공하려 하고 있으며 그렇게 해서 그는 훈련강도를 높이지 않고도 유산소 능력을 개선시킬 수 있다. 일반적으로 "최대의 70%까지 심박동률을 증가시킬 정도로 충분히 긴장시키면, 유산소 능력이 개선된다."[19] 도미닉(Dominic)에 대한 최대 심박동률을 예상

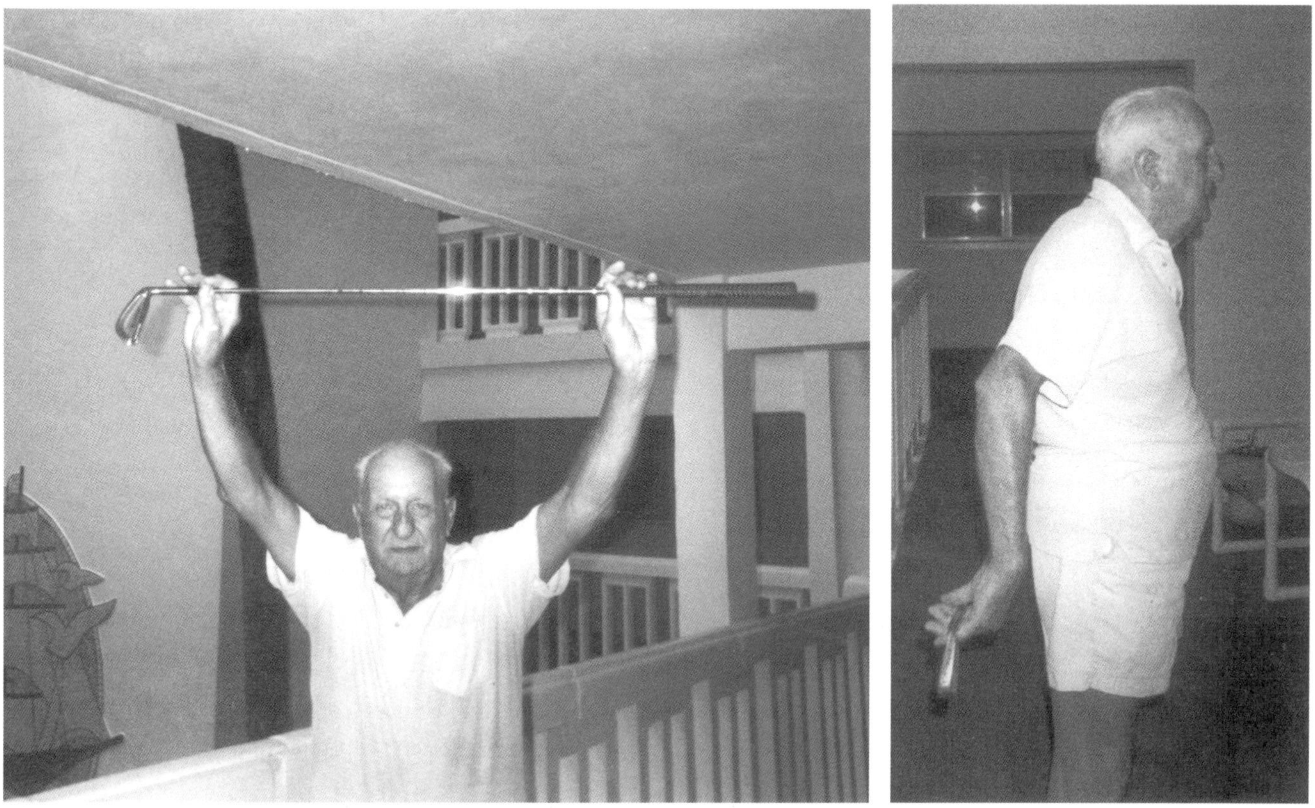

(a) (b)

사례 그림 2.3 견관절 굴곡(a) 신전 (b) 골프클럽 이용.

하기 위해 간단한 표준공식을 이용할 것이다.

88세의 노인 남자의; 경우, 그의 최대 심박동률 220에서 그의 나이 88을 뺀다(4장 참고). 그래서 도미닉(Dominic)의 최대 심박동률은 거의 132 bpm이 된다. 그의 훈련 심박동률은 132*0.7하여 최소 유효 오차범위 내에서 거의 92비트가 될 것이다. 무산소계통 보다는 유산소계통을 이용하는 운동을 지속하기 위해 그 강도 수준을 넘지 않도록 주의를 줄 것이다. (더 자세히 말하면, 10초간 15~16비트 정도). 심박동률 측정보다 더 중요한 것은 그가 운동 중에 대화를 나누지 못할 수준의 강도에 도달하지 못하게 하는 것이다(4장 참고). 운동 프로그램을 시작하기로 결정한 의사로부터 적절한 식사(diet), 빈번한 수화(hydration), 그리고 청소(clearance) 참여에 관해 추천을 받는다.

가정 평가/중재(Home Evaluation/Inventory)

낙상의 위험이 있는 환자를 치료시 집의 환경을 평가하는 것의 중요성을 언급할 필요가 있다. 환자와 함께 낙상 감소뿐만 아니라, 유용한 보조 및 적응기구에 관해 방법을 논의할 수 있다. 프로그램에 계단 오르기 활동이 있지만 지팡이나 보행기 같은 보조기구 없이 혹은 어떤 것을 이용하여 안전하게 계단을 오르는 기술을 확인하는 것이 더 현명할 것이다. 마당에 안전하지 못한 작은 깔개를 치우는 것도 낙상 방지에 좋은 방법이다.

보조장치에 있어서, 집 입구 계단에 난간을 (난간이 없다면)설치하는 것도 또 다른 방법이다. 집안에서 낙상의 위험요소가 되는 모든 장애물과 안전하게 이동 및 돌아다니기 위해 이런 장애물을 어떻게 처리할지에 대해 환자와 논의해야 한다.

N. 도미닉(Dominic)의 경우에서 낙상 방지에 도움이 될만한 의견을 제시하시오. *저자의 소견 N 참고*

재평가(Re-Assessment)

도미닉(Dominic)을 치료한지 3주가 지났다. 아래 내용은 당신의 재평가 결과이다.

이학 검사(Physical Examination)

환자는 매우 좋아졌다고 말한다. 그는 4,5분간 통증없이 그 동네를 걸어서 돌아다닐 수 있다. 더 이상 허리통증이 없으며 걸을 때 안정감을 느낀다. 그는 골프를 치거나 병원에서 자원봉사를 하지 않았지만, 조만간 그렇게 할 수 있을 것 같았다. 오직 구부릴 때 가끔씩 통증을 느낀다. 그는 집에서 주당 3~4번씩 운동을 했다고 하였다. 그는 운동기구를 이용하기 위해 공공 건강편의시설을 이용하기로 하고 그룹 건강 클레스에 참여하기로 하였다. 환자는 지속적으로 걷고 난 후 혹은 땅의 물건을 집을 때, 양쪽 무릎에 시각 아날로그 척도에서 2-3/10 수준 정도의 가장 심한 통증이 있었다고 하였다.

근골격 평가(Musculoskeletal Assessment)

상지 능동 가동범위(UE AROM): 정상범위
하지 능동 가동범위(LE AROM): 통증없이 좌측 슬관절 180° 굴곡, 우측 슬관절 120° 굴곡; 하지 능동가동범위 정상유지
심부건 반사(DTR): 2+상완이두근, 상완삼두근, 슬개골, 그리고 아킬레스건
도수근력검사(MMT): 상지는 대략 4/5, 양쪽 고관절 굴곡 및 신전 4/5, 양쪽 슬관절 굴곡 및 신전 $4^+/5$, 양쪽 고관절 외전 및 내전 4/5; 하지 도수근력검사는 대략 $4^+/5$유지
감각(Sesation): 가벼운 촉각 정상 및 양쪽 상하지 동일
자세(Posture): 머리는 약간 전방 이동 및 둥근어깨; 흉추 약간 후만. 지시에 따라 자가교정 가능.
보행(Gait): 정상보행; 환자는 여기저기 돌아다니는 동안 자신감과 안정성이 증가되었음을 보고하였다.

심폐평가(Cardiopulmonary Assessment)

안정 시 혈압: 135/80 mmHg
안정 시 심박동율: 70 bpm
호흡률: 1분 당 15번 호흡

피부평가(Integumentary Assessment)

피부정상; 홍조 혹은 괴사 없음. 양발에 통풍징후 없음

신경근 평가(Neuromuscular Assessment)

Berg 균형점수: 56 중 46(45 이하 점수는 낙상 위험 신호)

객관적 측정(Objective Measurements)

위에 나온 객관적 측정은 외래환자 진료소에서 일반적으로 이용된다.

O. 도미닉(Dominic)과 같은 환자에게 알맞은 또 다른 측정이 있는가? 있으면 항목을 나열하시오. *저자의 소견 O 참고*

목표 재확인(Review of Goals)

도미닉(Dominic)은 12번 중 8번 방문하였다. 주관적으로는 활동증가 그리고 객관적으로는 표준 측정치를 통해 그의 상태가 호전되었음을 알 수 있다. 치료종결까지 6회 방문을 남겨둔 시점에서 도미닉(Dominic)의 목표를 재조명할 필요가 있다. 그는 자신이 거주하는 지역의 건강편의시설에서 운동을 하고 싶다고 했다. 편의시설을 이용하게 되면 정기적으로 운동을 할 수가 있는 장소가 생길뿐만 아니라, 치료사의 교육이 끝난 후에도 지속적으로 운동할 수 있는 동기가 생기게 된다. 또한, 그룹편성 내에서 운동을 하거나, 새로운 유형의 운동을 정하게 되는 이점이 있을 수 있다.

P. 목표설정에 대한 기본원칙을 주의해서 나머지 3주 안에 도미닉(Dominic)이 달성해야 할 몇 가지 단기목표를 선택하라. 처음 목표를 확인해 보시오. 어떤 목표가 성취되었고 어떤 목표가 성취되지 못했는가? 만약 초기 목표가 달성되지 않았다면 다시 그 목표에 중점을 둘 필요가 있는가? 새롭게 개정된 주관적 설명 및 현재 측정치를 재확인하라. 단기간에 성취할 수 있는 가능 목표를 선택했는지 확인하라. 3주 안에, 환자가... *저자의 소견 P 참고*

도미닉(Dominic)의 기능, 안전 및 삶의 질에서 가장 중요하다고 여겨지는 목표를 선택했다. 걷는 시간이 길어지면 심혈관 및 심폐건강 개선뿐만 아니라, 그가 더 많은 여가활동에 참여할 수 있게 할 수 있을 것이다. 장시간 걷게 되면 정해진 심박동율 범위 내에서 운동에 대한 이론과 실전이 연계될 것이다. 도미닉(Dominic)이 보조없이 균형활동을 연습하는 것은 어려운 일이기 때문에 이번 과정에서 이런

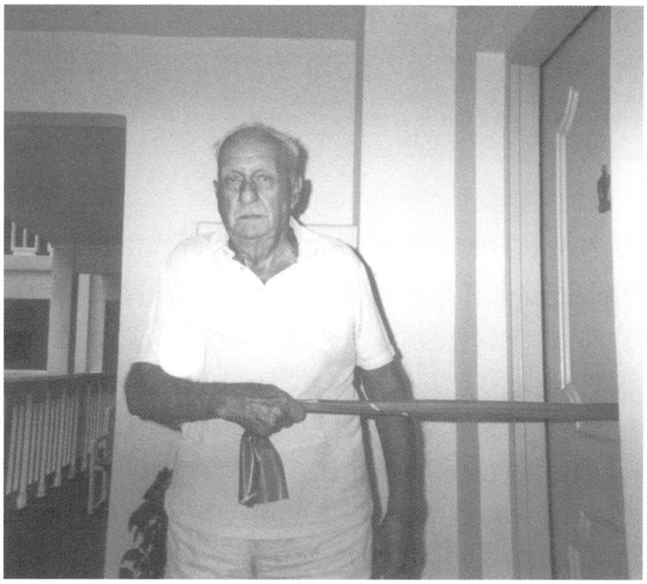

(a)

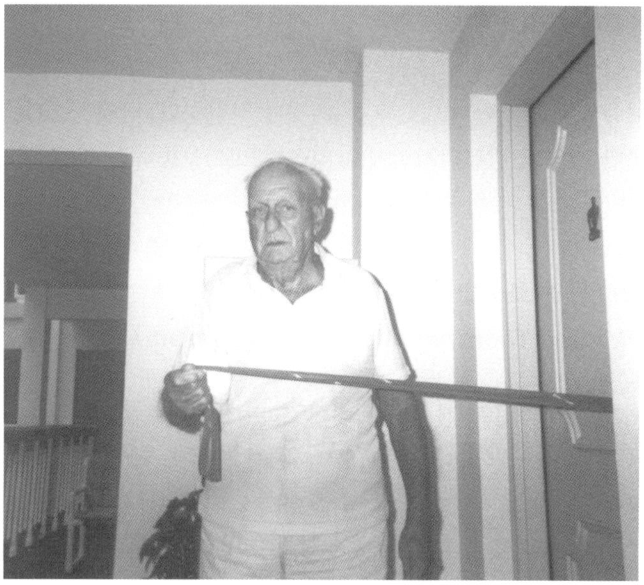

(b)

사례 그림 2.4 탄성저항 밴드 이용한 견관절 외회전. (a)시작, (b)마침.

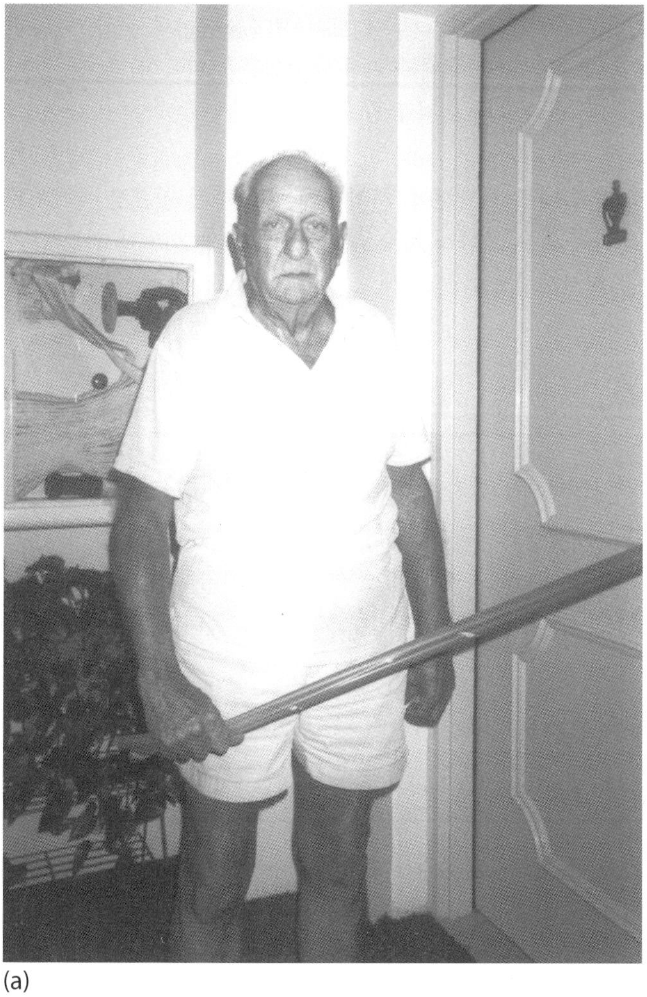

(a)

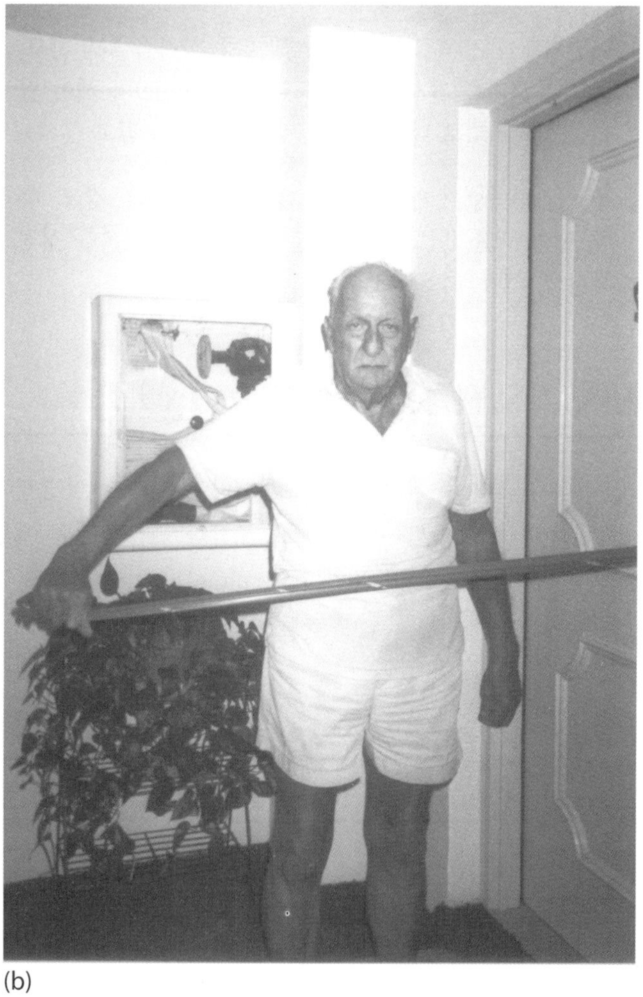

(b)

사례 그림 2.5 탄성저항 밴드 이용한 견관절 외전. (a) 시작, (b) 마침.

요소를 중요하게 다룰 것이다. 마지막 목표는 그의 운동프로그램이 교육에서 그치지 않고 집에서 혼자 하기도 하고 체육활동으로 이어지도록 하는 것이 적절하다(11장 참고). 또한 지역 건강편의시설에서 지속적으로 운동하는 것 역시 특수 목표로 역점을 두어야 할 것이다.

개정된 치료운동 프로그램
(Revised Therapeutic Exercise Program)

당신은 일상적 건강 클럽시설 혹은 집에서 행할 수 있는 운동을 선택해야 한다. 클럽시설과 집 모두를 위해 몇 가지 운동을 선택하는 것이 좋을 듯하다. 명심하시오: 도미닉(Dominic)은 초기 프로그램 중에 처방받은 운동을 여전히 수행할 수 있다. 고정된 기계 및/혹은 자유 무게를 이용하게 될 것이다(4 및 5장 참고). 도미닉(Dominic)에게 추천할 선택 운동 및 기구들이 적절하고 유용한지 확인해야 한다.

Q. 이전처럼 개선시킬 신체부위 및 운동 항목을 나열하고, 선택한 근거를 제시하시오. 도미닉(Dominic)이 해야 할 운동을 순서대로 나열하시오. ***저자의 소견 Q 참고***

R. 운동을 선택했기 때문에 운동 양(세트와 반복), 강도, 휴식-활동 비율, 빈도 그리고 각 운동에 대한 근거를 결정하시오. ***저자의 소견 R 참고***

치료운동 프로그램에서 종결로의 진행
(Transition from Guided Therapeutic Exercise Program to Discharge)

환자의 운동 프로그램이 끝나감에 따라 그 운동프로그램을 혼자서도 지속하도록 권장하기 바란다. 우리는 도미닉(Dominic)이 집과 지역건강클럽 시설에서 안전하게 행할 수 있는 프로그램을 만들었다. 도미닉(Dominic)이 다니는 체육관의 조교나 건강 코디네이터를 연결시켜 주는 것도 좋은 생각이며(물론 환자 동의 하에) 그렇게 하면 그들이 그의 기본운동에 관해 적절히 보조를 해줄 수 있다.

S. 도미닉(Dominic)에게 도움이 될만한 서비스가 또 있는가? 그의 전반적 건강 및 복지를 개선해 줄 수 있는 서비스에는 어떤 것이 있는가(건강관리에 국한하지 않고)? ***저자의 소견 S 참고***

T. 몇 장의 종이에 나누어 도미닉(Dominic)의 손상, 기능한계, 그리고 장애에 근거한 알고리즘을 만들어 결론을 도해하라. ***저자의 소견 T 참고***

10장 안내를 참고하여, 환자에게 도움이 될 것으로 여겨지는 대안적 혹은 보완적 치료운동을 논의하라. 의견에 관한 근거를 제시하시오.

사례 요약(Case Summary)

당신은 환자의 손상, 기능 한계, 그리고 장애에 역점을 둔 치료운동 프로그램을 성공적으로 조합하였다. 당신은 예방분야에 역점을 두었고 도미닉(Dominic)의 건강과 복지가 지속적으로 개선되도록 공동체 환경과 그의 집을 조사하였다. 당신이 환자에게 필요한 생리적 그리고, 심리적 사항을 충족시키는 치료운동 프로그램을 만들었기 때문에 도미닉(Dominic)은 자신의 운동요법을 지속하려 하고 능동적이고, 건강한 삶의 유형을 즐기려하는 것이다.

나이든 사람과 운동에 관한 정보의 추천 웹사이트
(Suggested Web sites for information on the elderly and exercise)

1. 미국 퇴역자 협회. Health and wellness. http://www.aarp.org/health.Accessed December 15, 2004.
2. 미국 스포츠의학대학. Health and fitness information. http://www.acsm.org/health%2Bfitness/index.htm. Accessed December 15, 2004.
3. 국립건강연구소. Medline plus health information. Exercise for seniors. http://www.nlm.nih.gov/medlineplus/exerciseforseniors.html Accessed December 15, 2004.

참고문헌(References)

1. *Guide to Physical Therapist Practice*, 2nd ed. In *Phys. Ther.* 2001;81:9–744.
2. Deyle GD, Henderson NE, Matekel RL, et al. Effectiveness of manual physical therapy and exercise in osteoarthritis of the knee. *Ann Intern Med.* 2000;132:173–181.
3. Ettinger WH Jr, Burns R, Messier SP, et al. A randomized trial comparing aerobic exercise and resistance exercise with a health education program in older adults with knee osteoarthritis: The fitness arthritis and seniors trial. *JAMA.* 1997;277:25–31.
4. Fisher NM, Pendergast DR, Gresham GE, Calkins E. Muscle rehabilitation: Its effect on muscular and functional performance of patients with knee osteoarthritis. *Arch Phys Med Rehabil.* 1991;72: 367–374.
5. Fisher NM, Gresham GE, Abrams M, et al. Quantitative effects of physical therapy on muscular and functional performance in subjects with osteoarthritis of the knees. *Arch Phys Med Rehabil.* 1993;74: 840–847.
6. Bemben, MG, Bemben DA, Fields D, Walker L. The effects of 16 weeks of resistance training on strength and flexibility in elderly women. *Issues on Aging.* 1996;19:10–14.
7. Rubenstein LZ, Josephson KR, Trueblood PR, et al. Effects of a group exercise program on strength, mobility, and falls among fall-prone elderly men. *J Gerontol A Biol Sci Med Sci.* 2000;55:M317–321.
8. Perrig-Chiello P, Perrig WJ, Ehrsam R, et al. The effects of resistance training on well-being and memory in elderly volunteers. *Age Ageing.* 1998;27: 469–475.
9. Singh NA, Clements KM, Singh MA. The efficacy of exercise as a long-term antidepressant in elderly subjects: A randomized, controlled trial. *J Gerontol A Biol Sci Med Sci.* 2001;56:M497–504.
10. Berg KO, Wood-Dauphine SL, Williams JI, Gayton D. Measuring balance in the elderly: Preliminary development of an instrument. *Physiother Can.* 1989;41(6):304–311.
11. Berg KO, Wood-Dauphinee SI, Williams JI, Maki B. Measuring balance in the elderly: Validation of an instrument. *Can J Public Health.* 1993;83(2): S7–11.
12. Berg KO, Maki BE, Williams JI, et al. Clinical and laboratory measures of postural balance in an elderly population. *Arch Phys Med Rehabil.* 1992;73: 1073–1080.
13. Bogle-Thorbahn LD, Newton RA. Use of the Berg Balance Test to predict falls in elderly persons. *Phys Ther.* 1996;76:576–585.
14. Shumway-Cook A, Gruber W, Baldwin M, Liao S. The effect of multidimensional exercises on balance, mobility and fall risk in community-dwelling older adults. *Phys Ther.* 1997;77:46–57.
15. Shumway-Cook A, Baldwin M, Polissar NL, Gruber W. Predicting the probability of falls in community-dwelling older adults. *Phys Ther.* 1997;77: 812–819.
16. Steffen TM, Hacker TA, Mollinger L. Age- and gender-related test performance in community-dwelling elderly people: Six-Minute Walk Test, Berg Balance Scale, Timed Up & Go Test, and gait speeds. *Phys Ther.* 2002;82:128–137.
17. Cress ME, Buchner DM, Questad KA, et al. Exercise: Effects on physical functional performance in independent older adults. *J Gerontol A Biol Sci Med Sci.* 1999;54:M242–248.
18. Mueleman JR, Brechue WF, Kubilis PS, Lowenthal DT. Exercise training in the debilitated aged: Strength and functional outcomes. *Arch Phys Med Rehabil.* 2000;81:312–318.
19. McCardle WD, Katch FI, Katch VI. *Exercise Physiology: Energy, Nutrition, and Human Performance*, 4th ed. Baltimore, MD: Williams and Wilkins, 1996.

저자의 소견 A(Author's Comments A)

1. 마지막 범위에서 양측성으로 슬관절 굴곡감소.
2. 근력감소: 고관절 굴곡/신전/외전/내전 및 슬관절 굴곡/신전.
3. 자세 불량, 둥근 어깨/머리 전방 이동, 흉추 후만.
4. 기립 균형 불량, 보행 불안.
5. 구부리기, 걷기 시 5/10 통증

그 이외의 것: 체간 회전 제한 및 고혈압, 고지혈증, 통풍관련 손상 가능.

저자의 소견 B(Author's Comments B)

1. 무릎 구부리기/의자에 앉기와 같은 행위 시, 골프, 그리고 계단 오르기 등에서 통증.
2. 여가/사회활동에 참여 및 골프 칠 수 없음.
3. 장거리/동네 돌아다니기 불가능.
4. 가정활동 하는데 어려움(청소, 음식준비, 욕조에 들어가고 나오기 등)

저자의 소견 C(Author's Comments C)

1. 병원 자원봉사 불가
2. 손자들과 놀아 주는것 같은 가족활동에 완전히 참여할 수 없음

도미닉(Dominic)의 슬관절 굴곡감소는 일상활동 수행능력 저하를 가중시킨다. 아마도 슬관절 굴곡감소 요인은 많이 있을 것이다: 슬관절 변화, 통증, 가동성 감소, 그리고

다리 근력감소. 우리가 관절의 변화를 되돌려 놓을 수는 없다. 그러나 그의 전반적 삶의 질에 방해가 되는 근력 및 가동성 문제에 역점을 둘 수는 있다. 연구결과에서는 운동 및 저항 훈련으로 슬관절에 골관절염이 있는 환자들에게서 기능 개선이 나타남을 알 수 있었다.[2-5]

자세불량 및 후만증은 나이 및 습관적 행위와 관련된 척추변화 때문에 너무 장시간 진행되어 버렸다. 검사 및 자세 훈련과 함께, 그의 요통을 제거하거나(11장 참고) 줄이도록 하고 균형감각 부족을 감소시키도록 도와 줄 것이다.(9장 참고) 정기적으로 운동 프로그램에 참여하면 노인들인 경우 낙상의 위험이 감소하게 된다.[6-7] 치료를 시작하면서 도미닉(Dominic)의 보행을 좀더 세밀하게 평가할 수 있을 것이다. 낙상위험이 없는 수준까지 그의 균형감각을 개선시킬 수 없다면, 지팡이나 보행기 같은 보장구로 보조할 수도 있을 것이다. 도미닉(Dominic)의 현재 통증 수준은 육체적 한계뿐만 아니라, 정신적 한계이기도 하다. 손상으로 인한 그의 통증은 누군가가 공동체와 집에서 그의 자립을 유지하도록 노력한다면 이완되고 감소될 것이다.

도미닉(Dominic)은 매우 활동적이었다. 현재, 그가 입은 손상으로 일상적인 어떤 활동들이 불가능하거나 심각하게 제한받고 있다. 가장 중요한 것은, 그가 일상생활과 연관된 활동에서 가장 제한받고 있다는 것이다. 그는 자기 관리 및 집안 관리를 책임지고 있다. 그의 육체적 한계 때문에 이런 행위들이 전반적 그리고 효과적으로 행해지는 것이 제한 받고 있다. 만일 그가 자신의 개인위생, 식사 준비, 혹은 쾌적한 환경 유지를 지킬 수 없다면, 그의 건강은 더 나빠질 수 있다. 그가 자기자신을 관리할 수 없다면, 이로 인해 그의 생활양식은 크게 바뀌게 될 것이다. 그는 요양시설로 되돌아가거나 그를 도와줄 수 있는 누군가에게 의존하게 될 것이다. 육체적 활동(걷기, 골프, 볼링)이 그의 일상생활 스케줄에 병합되지 않는다면, 건강문제가 추가로 발생할지도 모른다. 최근에 아내와 사별하고 가족들과도 멀리 떨어져 있다는 것을 고려한다면, 그가 고독감 및 우울증에 빠질 위험이 있다. 육체적 활동 특히, 그룹활동을 통해 자기평가 감각 및 전반적 삶의 질을 평가할 수 있다.[8-9]

비록 도미닉(Dominic)이 퇴직했다고 해도, 그는 여전히 사회에서 왕성한 역할을 지속할 수 있다. 그는 자신의 건강이 허락할 때까지 지역병원에서 자원봉사 활동을 해왔다. 그는 아버지이자 할아버지다. 그는 자신이 우정 및 사회성을 얻을 수 있는 공동체에서 친구들을 만들고 싶어 한다.

저자의 소견 D(Author's Comments D)

1. 이동할 때 보조기구 사용의 필요성 방지
2. 육체활동 부족 및 전반적 건강악화와 관련된 질병/질환 예방(당뇨병, 폐렴, 심장병, 순환문제 등)

저자의 소견 E(Author's Comments E)

1. 가동범위와 근력이 더 감소하는 것 방지
2. 자세불량과 가동성 부족으로 요통 문제가 심해지는것 방지
3. 균형 및 보행능력 저하 방지
4. 통풍 재발방지

저자의 소견 F(Author's Comments F)

1. 친구, 가족, 공동체에서의 외면방지
2. 일상생활동작을 수행하기 위한 독립적 기능저하 방지(다른 분야 예방에도 적용가능)

저자의 소견 G(Author's Comments G)

1. 4B, 근골격: 자세손상
2. 4C, 근골격: 근 수행 손상
3. 5A, 신경근: 1차 예방/ 균형 상실 및 낙상위험 감소
4. 6A, 심혈관/폐: 1차 예방/ 심혈관/폐 질환 위험감소
5. 6B, 심혈관/폐: 건강 악화와 더불어 지구력/ 유산소 대사능력 손상

(다른 것들도 적용 가능하나, 이런 것들이 도미닉(Dominic)에게 가장 적합하다.)

저자의 소견 H(Author's Comments H)

실기 안내에서 얻은 실습 유형을 통해서, 예상되는 방문 횟수는 1~30번으로 예후기간은 6주에서 6개월이었다.[1] 그리하여 이들 지침서 범위 내에서 6주 이상 12번의 방문으로 관리 계획이 설정되었다. 사실, 합병증 혹은 예상치 못한 다른 요소들로 예후 및 방문 횟수가 변경될 수도 있다. 나중에, 중재를 선택할 때 실기 안내에 대해 다시 언급할 것이다. 선택된 중재가 진단에 적합하리라 확신한다. 환자에게 유익한 것이지만, 미처 헤아리지 못한 중재들을 발견할지도

모른다. 이런 식으로 실기안내를 확인하는 것은 불필요하거나 검증되지 않은 중재들 때문에 보험제공자의 지불거절을 방지하는데 중요하다.

저자의 소견 I(Author's Comments I)

1. 슬관절 120° 굴곡 불능 혹은 쪼그리기, 무릎 앉기 제한, 그리고 보행장애.
2. 하지 근력이 감소하면, 지구력 및 여가활동과 일상생활동작 및 수단 일상생활동작에 대한 능력을 제한한다.
3. 균형불안/ 불안정한 보행은 환자를 낙상 위험과 질병에 노출시킨다.
4. 통증은 환자 삶의 질에 필수적 활동 및 책임/일상활동 유지를 방해한다.
5. 육체활동 부족/ 전반적인 건강악화는 건강 전반을 더 악화시킬 위험이 있고, 지속적인 독립적 생활을 유지하는 데 저해요소가 된다.
6. 환자교육 부족(인체역학, 이동기술, 그리고 가정 운동 프로그램)

저자의 소견 J(Author's Comments J)

단기목표(Short Term Goals)

3주 안에 환자는...

1. 능동적으로 양측 무릎을 120° 구부릴수 있거나, 더 나아가 기능동작 및 활동에서 개선이 있을 것이다.
2. 스스로 선택한 속도로 30분간 계속해서 걸을 수 있거나, 더 나아가 통증없이 행할 수 있을 것이다.
3. 도수근력 검사에서 1/2등급 증가 혹은 가정수행 및 여가활동을 위해 고관절 굴곡/신전/외전 및 내전에서 크게 개선될 것이다.
4. 도수근력 검사에서 1/2등급 증가 혹은 가정수행 및 여가활동을 위해 슬관절 굴곡/신전에서 크게 개선될 것이다.
5. 허리문제와 추가손상 방지를 위한 균형활동 중 인체역학 및 알맞은 자세를 설명할 수 있을 것이다.
6. 가정에서 홀로 운동 프로그램을 할 수 있을 것이다.
7. 쪼그려 앉아있는 동안 혹은 계속해서 걷고 난 후에 시각 아날로그 척도(VAS)에서 통증수준이 3 혹은 더 낮아질 것이다.

저자의 소견 K(Author's Comments K)

장기목표(Long Term Goals)

6주 안에(치료 마지막에), 환자는...

1. 환자의 Berg 기립균형점수는 낙상위험을 감소시킬 정도인 45 혹은 그 이상으로 증가할 것이다.
2. 60분 혹은 통증없이 걸을 수 있을 것이다.
3. 주당 1~2회 통증 없이 골프 9홀을 즐길 수 있을 것이다.
4. 가정수행 및 여가활동을 소화해 낼 정도로 하지근력 도수근력 검사 등급은 4/5 혹은 더 개선될 것이다.
5. 재활임상의는 낙상위험 감소와 일상 생활동작/수단적 일상생활 동작 촉진을 위해 집안환경을 재확인할 것이다.
6. 병원에서 반나절 동안 봉사활동을 할 정도로 심혈관 지구력이 증가할 것이다.

이들 목표 중 어떤 것은 측정치를 변화시켜 단기목표 혹은 장기목표로 변경될 수 있다. 재활임상의가 기억해야 할 중요한 사항은 측정될 수 있는 목표를 세워야 한다는 것이다; 현실적 목표; 그리고 환자가 원하고 각 개인이 필요로 하는 것을 충족시키는 목표. 여기에서 선택된 목표들은 관절 가동범위, 근력, 균형, 그리고 안전하고 통증 없이 여가활동과 기본 일상생활동작을 수행하는데 필요한 지구력이 포함된 생리적 원리와 연관이 있다. 또한 도미닉(Dominic)에게 중요한 특수 활동이 포함된 목표들을 선택하였다. 이런 활동들은 그의 삶의 질을 개선 혹은/그리고 유지하는데 중요하다. (도미닉(Dominic)에게 적용할 수 있는 다른 목표를 선택 할 수도 있을 것이다.)

Berg 균형은 노인들에게서 객관적 기본 균형수행 측정이기에 선택된 것임을 명심하시오; 그것은 일상생활동작에서의 일반적 수행을 검사하는 것이다; 그리고 관리하기 쉽다. Berg 균형 척도는 무조건 신용하는 평가자들도 있고 정당성과 연관된 표준 및 구성개념, 내용을 뒷받침하는 증거에 따라 신용하는 평가자들이 있는 것으로 보인다.[10-15] 그러나 새로운 연구에서는 최상의 임상평가를 내리기 위해 자료를 평가하고 분석하는데 있어 Berg 균형척도를 나이와 연관된 형태로 하는 것이 적절하다고 보고한다.[16] (9장 참고)

저자의 소견 L(Author's Comments L)

운동순서	선택 운동	신체 부위	포함 근거
1	고정된 자전거 및 트레드밀	전신	심혈관건강,슬관절 ROM 개선, 운동전 몸풀기/신장
2	능동보조: 앙와위에 발꿈치 미끌어지기	슬관절	슬관절 굴곡증가
3	하지거상, 고관절 굴곡,신전, 외전, 내전 포함	고관절 굴곡근, 신전근,외전근, 내전근 그리고 슬관절 신전근	모든 면에서 하지근력 증가, 운동저항 개선
4	저항밴드 갖고 앙와위에서 고관절 외전/치료볼 갖고 내전	고관절 외전근/내전근	고관절 외전근 및 내전근 강화
5	난간잡고 약간 쪼그려 앉기	하지	폐쇄-사슬 하지강화/균형 훈련/ 하지근력/지구력 증가; 균형훈련
6	난간잡고 4인치 단위를 모든 방향에서 오르기	하지	하지근력/지구력 증가; 균형훈련
7	운동볼에 앉아있는 동안 그리고 임상의가 만드는 불안요소를 안고 기립에서 체중이동	체간 및 상지	중심 체간 강화; 균형
8	슬곽근/아킬레스건 그리고 대퇴사두근 신장	하지	아킬레스건과 슬근 신장/ 근염방지
9	골프클럽 이용하여 능동적 견관절 ROM운동:굴곡,신전,외전,내전, 내회전,외회전	상지	기능활동/골프를 위해 견관절 능동가동범위 증가
10	견관절에서 무게/저항 밴드를 이용한 굴곡,신전,외전,내전, 내회전,외회전,대각선 운동	상지	상지근력/골프/기능활동을 위한 ROM 증가

저자의 소견 M(Author's Comments M)

운동순서	세트/반복	강도	휴식-활동비율	빈도/주
1	1세트/5~15분	저~중간	N/A	2~3/주
2	1~2세트/10회	통증없는 범위	1:1 하지를 번갈아 가면서	2~3/주
3	1세트/10회; 저항증가	최소에서 중간정도의 노력으로 반복목표 획득	3:1	2~3/주
4	1세트/10회; 최대한 저항증가	최소에서 중간정도의 노력으로 반복목표 획득	3:1	2~3/주
5	1~2세트/10회	최소에서 중간정도의 노력으로 최대 유지시간 및 쪼그려 앉기 능력 증가	3:1	2~3/주

운동순서	세트/반복	강도	휴식-활동비율	빈도/주
6	각 방향에서 각각 1세트/10회	최소에서 중간정도의 노력으로 최대한 발높이 증가	3:1	2~3/주
7	재활임상의와 함께 총 5~10분	균형상실 없이 최대도전 증가	2:1	2/주
8	각 신장중 3회/30초유지	저강도	1:1 하지를 교대로	2~3/주
9	각 방향별로 10회씩 2세트	저강도	1:1	2~3/주
10	각 운동에 대해 10회씩 2세트	최소에서 중간정도의 노력으로 반복목표 획득	1:1	2~3/주

저자의 소견 N(Author's Comments N)

1. 샤워 의자
2. 앉고/서기위한 세면대 옆 난간
3. 적당한 방의 조명
4. 높아진 좌변기
5. 자리의 높이를 올리는 쿠션 혹은 승강기구
6. 미끄럽지 않은 깔개/샤워 혹은 욕조에서 미끄럼방지를 위한 어플리케이(applique's)
7. 낙상방지에 좋은 신발

저자의 소견 O(Author's Comments O)

1. 부종/삼출/위축 측정을 위한 둘레 측정
2. 부종/삼출/위축 측정을 위한 용적 측정
3. 균형감각 측정을 위해 기구보조 혹은 기구보조 없이 한발로 서기검사
4. 그 이외 검사도 적용가능

저자의 소견 P(Author's Comments P)

단기목표(Short Term Goals)

3주안에, 환자는...

1. 본인이 정한 속도로 60분 간 걸을 수 있거나 집근처 혹은 트레드밀(treadmill)에서는 더 많이 걸을 수 있으며, 정해진 심박동률 범위 내에서 편하게 심혈관 건강개선과 그 지역동네를 돌아다닐 정도로 걸을 수 있을 것이다.
2. 골프를 다시하고 낙상 위험을 줄이기 위해 Berg 균형점수가 47 혹은 그 이상이 되도록 할 것이다.
3. 지역 건강클럽시설에서 안전하고 적당한 운동기구를 사용하면서 정기적 운동프로그램에 혼자서 참여할 수 있을 것이다.

저자의 소견 Q(Author's Comments Q)

운동순서	운동선택	신체부위	선택근거
1	고정자전거 혹은 트레드밀	전신	심혈관 건강,슬관절 ROM,몸풀기/신장개선
2	다리 밀기 기계(machine)	하지	대퇴사두근과 슬괵근 강화
3	앉아서 슬관절 굴곡/슬괵근 기계	슬괵근	슬괵근 강화
4	앉아서 고관절 외전/내전 기계	고관절 외전/내전근	고관절 외전/내전강화
5	스위스볼 혹은 벽에 반 쪼그려 앉기	하지	하지 체중부하 강화/균형훈련
6	난간에 의지하여 교대로 다리를 반만 내밀기(**사례 그림 2.6a-b**)	하지	하지강화/지구력; 균형훈련

(계속)

운동순서	운동선택	신체부위	선택근거
7	슬괵근/아킬레스건과 대퇴사두근 신장	하지	근군 신장증가, 능동 슬관절ROM 증가
8	아령갖고 상완이두근/상완삼두근 수축(**사례 그림 2.7a-b**)	상완이두근/상완삼두근	들어올리는 힘을 증가시키기 위해 상완이두근/상완삼두근 근력증가
9	저항성 밴드를 이용해 90° 상체 굽히기	상위 등 (upper back)	중심강화/자세 개선위해 등근력 증가
10	벽밀기	흉근, 상완삼두근	중심강화/기능적 능력증가 (예, 열린 차문 닫기)

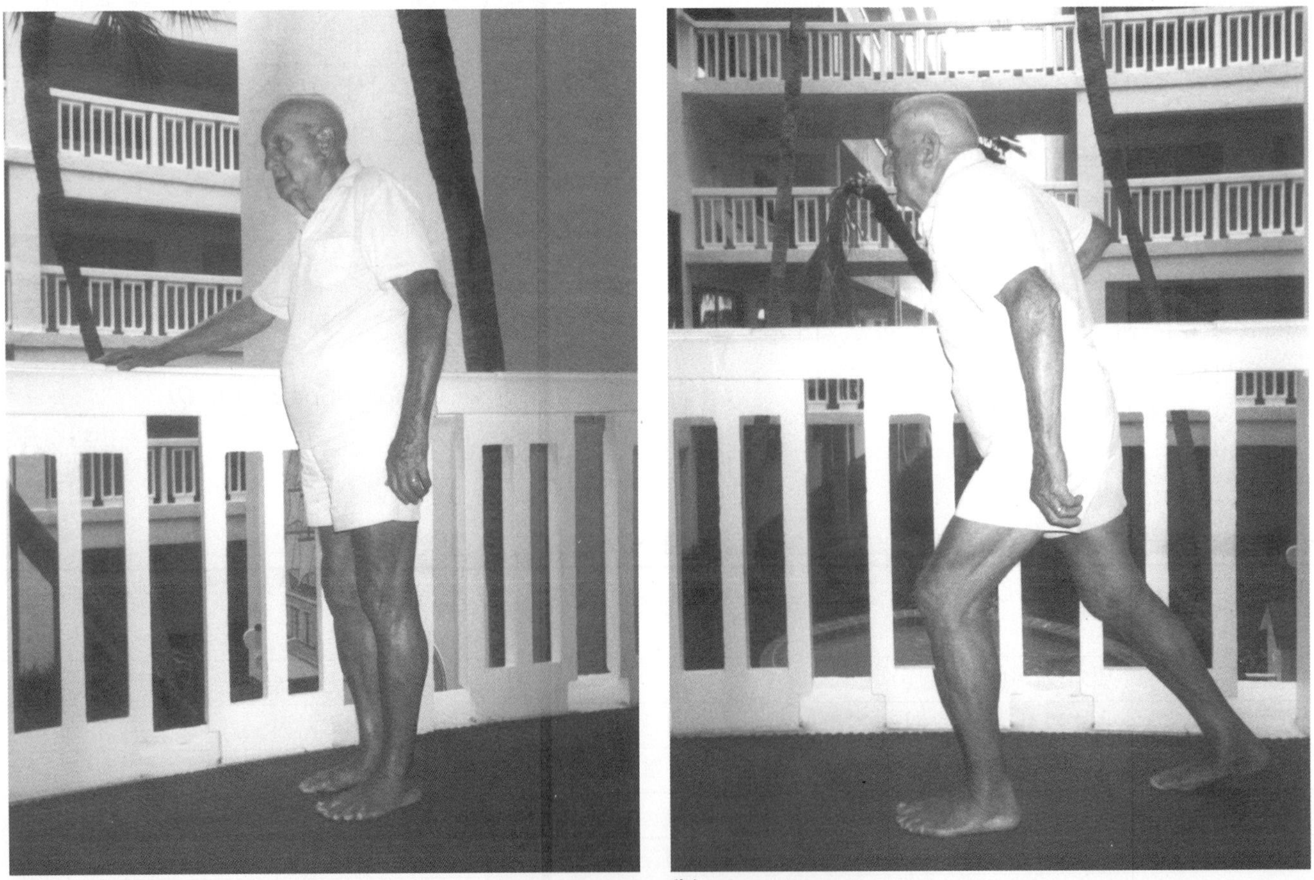

(a) (b)

사례 그림 2.6 난간에 의지하여 다리를 번갈아가며 반만 내밀기. (a) 시작, (b) 마지막.

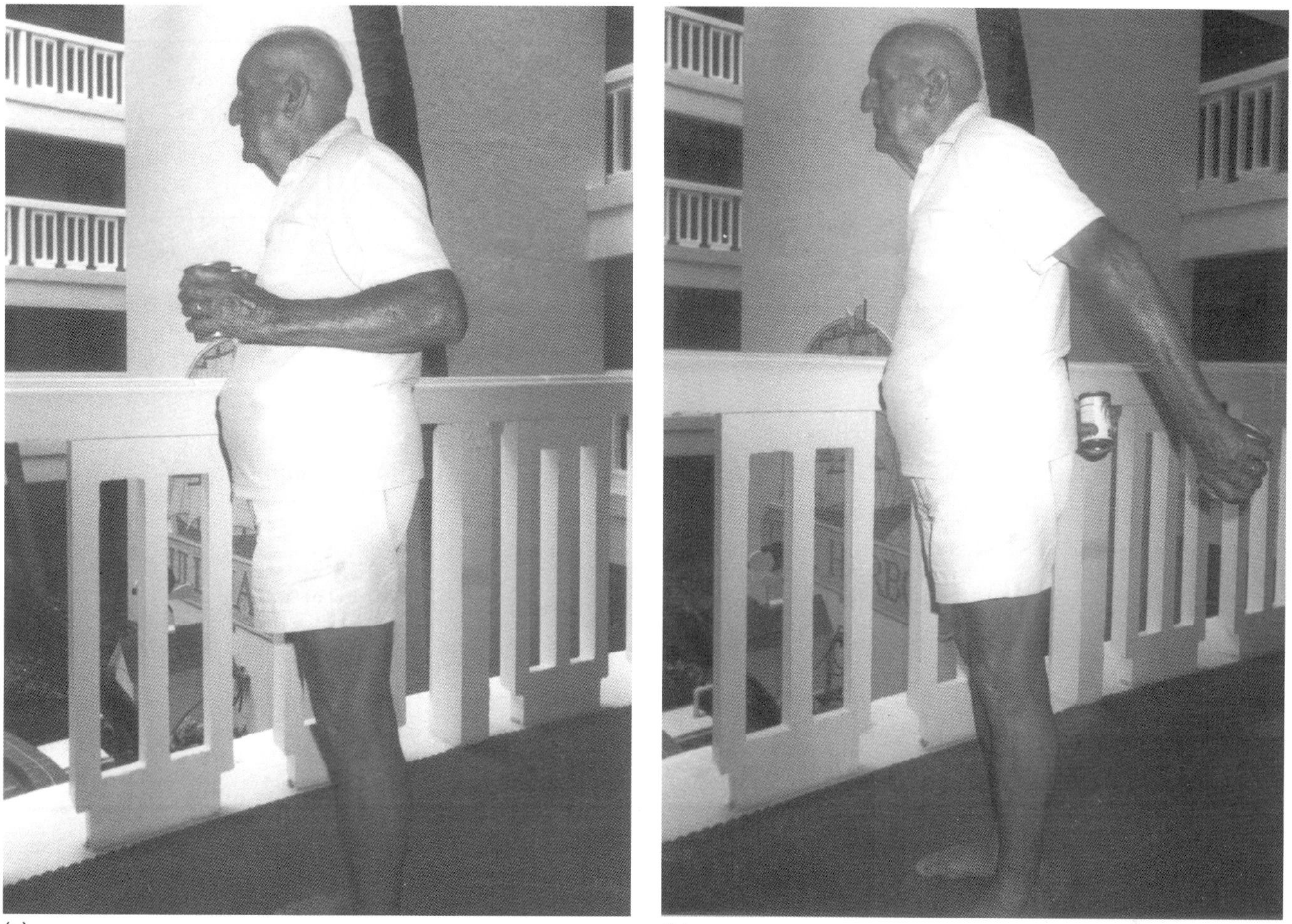

(a) (b)

사례 그림 2.7 상완이두근 수축. (a) 그리고 삼두근 신전 (b) "무게"를 이용(스프 깡통들).

저자의 소견 R(Author's Comments R)

운동순서	세트/반복	강도	휴식-활동 비율	빈도/주
1	1세트/15~30분	목표 심박동율	N/A	2~3/주
2	1~2세트/15회	견딜수 있을 만큼의 주관적 강도	3:1	2~3/주
3	1~2세트/15회	견딜수 있을 만큼의 주관적 강도	3:1	2~3/주
4	1~2세트/각 기계당 15회	견딜수 있을 만큼의 주관적 강도	3:1	2~3/주
5	2세트/15회	견딜수 있을 만큼의 주관적 강도	2:1	2~3/주
6	2세트/각 다리별로 15회	견딜수 있을 만큼의 주관적 강도	2:1	2~3/주
7	각 하지별 3회/30초 유지	저강도	1:1 하지를 번갈아가면서	2~3/주

(계속)

운동순서	세트/반복	강도	휴식-활동 비율	빈도/주
8	각 운동에서 15회씩 2세트	견딜수 있을 만큼의 주관적 강도	3:1	2~3/주
9	각 자세별로 15회씩 2세트	견딜수 있을 만큼의 주관적 강도	2:1	2~3/주
10	15회씩 2세트	견딜수 있을 만큼의 주관적 강도	3:1	2~3/주

체육관기구가 필요한 운동 및 체육관 혹은 집에서 할수 있는 운동을 조합하여 선택했음을 명심하라. 어떤 기구가 적절한지 결정하기 위해 장소방문 혹은 편의시설에 문의를 해야만 할 것이다. 선택된 기구들은 도미닉(Dominic)에게 적절한가? 기구를 손쉽게 혼자서 꺼내었다가 다시 들여놓을 수 있는가? 도미닉(Dominic)이 선택한 저항 훈련기구를 효과적이고 안전하게 이용할 수 있는가?

프로그램을 끝내기에 앞서 지역편의시설 혹은 임상진료소에서 기구 사용법을 설명하고 나서 그가 사용하는 것을 지켜볼 수 있다. 이렇게 하면 그가 기구를 안전하고 적절하게 이용하고 있다는 확신을 갖게 될 것이다. 그의 프로그램 양 그리고 저항, 자세에 관해 필요한 평가를 내릴 수도 있을 것이다. 그래서 환자에게(가능하다면) 삽화가 있는 프로그램 복사본을 제공하는 것도 좋은 생각이다(11장 참고).

저자의 소견 S(Author's Comments S)

1. 고콜레스테롤 음식을 피하고 균형있는 식이요법을 위한 음식 선택에 있어 영양사의 도움 필요.
2. 아내와 사별한 것에 대해 조언해줄 정신 상담자.
3. 미국 퇴직자 연합(AARE) 혹은 타 선임 시민기관. 그런 기관들은 비용없이 혹은 싼 회비로 유용한 정보, 이익, 그룹활동을 제공할 것이다.
4. 그 이외의 것: 개인 조교, 마사지 치료사, 태극/무도술 그룹(10장 참고), 그리고 노인들을 위한 운동 수단 제공자.

저자의 소견 T(Author's Comments T)

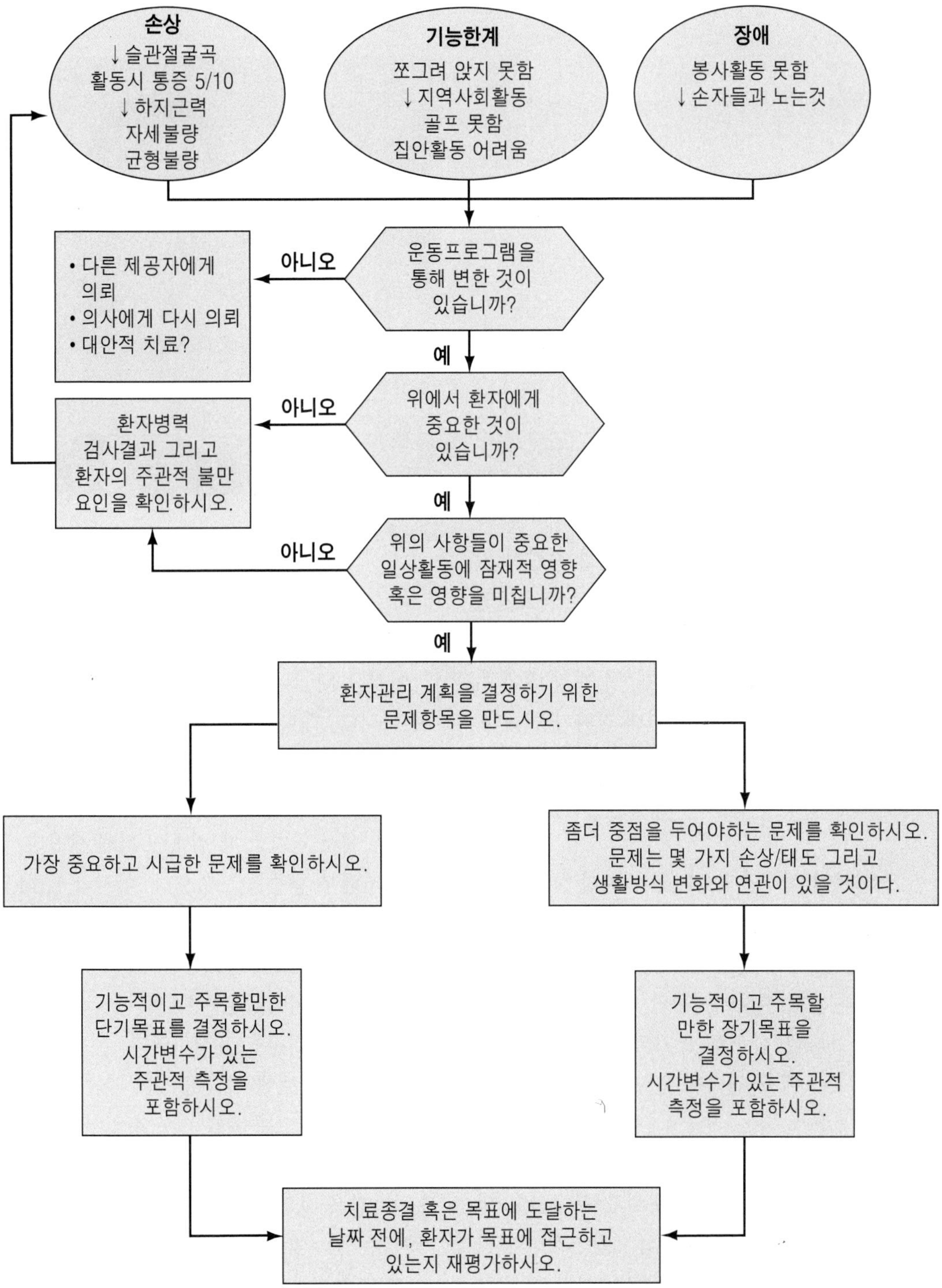

환자사례 #3

Tom Squires

병력(History)

환자: Michele
나이: 21세
신장: 5′ 6″
체중: 110 파운드(lbs)
교육: 현재 대학 2학년생
직업: 전일제 학생, 크로스컨트리 선수
개인적 특성: 환자는 의욕적이고 유능한 달리기 선수이며, 1위 경험이 많고 한 달도 안남은 경기연맹 선수권대회에 참여하기를 원한다. 환자는 대학팀의 운동트레이너에게 치료를 받고 있다.
의료적/외과적 병력: 1년 전에 오른쪽 고관절 손상이 있었으며, 서혜부 과도긴장(grion strain)으로 치료받았다. 몇 주 후 자기공명영상(MRI)에서 오른쪽 대퇴골경의 스트레스골절이 발견되었고, 몇 개월 내에 치유되었다. 고등학교 때 내측측부인대 염좌가 있었다.
주요 호소: 달릴 때, 운전 후, 그리고 계단 오를 때, 오른쪽 무릎의 전내측 부위에 통증이 있다.

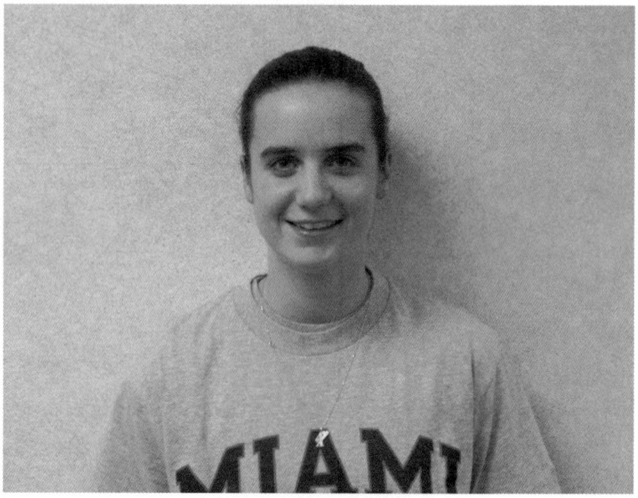

사례 그림 3.1 Michele.

20세의 크로스컨트리 선수인 Michele은 지방 NCAA Ⅲ 지구 대학에 온 이후로 매우 열심히 하는 선수로 알려져 있다. 그녀의 근면성은 몇 차례 1위 결과를 가져왔고, 체지방 8%의 날씬한 몸매와 함께 전국에서뿐만 아니라, 경기연맹에서도 Michele은 유능한 선수로 평가되었다. 불행히도, Michele은 외과의사와 매우 친숙하게 되었다(**사례 그림 3.1**).

Michele의 현재 호소는 달릴 때, 오른쪽 무릎의 전내측면에 통증이 있는 것이다. 그녀는 "통증에도 불구하고 달릴" 수 있긴 하지만 마일수를 줄였고, 주 4 또는 5회만 달릴 수 있다고 보고한다. 9월말 경기연맹 선수권대회가 한 달도 채 남지 않았다. 통증은 한달 전 개시된 이후로 악화되었으며 지금은 그녀가 달리기 후, 특히 차를 운전한 후 하루 내내 아프며 계단을 오르내릴 때에도 아프다. Michele은 경기연맹 대회에서 경쟁력 있는 수행수준으로 되돌아가지 못할 것이라고 걱정하고 있다.

이것은 Michele에게 있어 첫 번째 달리기와 관련된 손상이 아니다. 대학 1학년생이었던 작년에, 그녀는 오른쪽 고관절 손상을 입었다. 그 때 그녀는 한창 성공적인 시즌 중이었다. Michele에 의하면, 그 손상은 대회 동안 울퉁불퉁한 지면 위에서 착지할 때 실족에 의해 생겼다. 즉시 그녀는 오른쪽 서혜부 통증을 느꼈으나, 마지막 1.5 km를 완주할 수 있었다. 그 손상 후 그녀는 대학 의료직원에게 서혜부 과도긴장을 적극적으로 치료받았다. 운동트레이너와 함께 한 치료세션 동안 Michele은 9개월 동안 월경을 하지 않은 것에 대해 약간의 걱정을 표현하였다. 운동트레이너는 그녀에게 달리기선수가 오랜 기간 월경이 없는 것은 정상이라고 말해서 Michele은 그 문제를 깨끗이 잊어버렸다.

시즌을 완료하기 위해서 Michele은 Stairmaster 장비로 훈련기간을 보완하면서 훈련방법을 주 50~70마일 달리기에서 주 20~30마일 달리기로 변경하였다(4장 참고). 그녀는 고관절 통증의 악화에도 불구하고 국내 선수권대회와 시즌 마지막 두 번의 경기를 마칠 수 있었다. 그 당시 치료는 신장과 냉, 초음파, 반대의 항염증 약물(ibuprofen)을 바른 후 전기근자극과 같은 치료와 교차훈련(cross training)으로 구성되었다(4장과 5장 참고). 그 해 초 Michele은 충분한 자격이 있었을지라도 Ⅲ지구 선수권대회 자격을 얻지 못했다. Michele은 통증과 바뀐 달리기 역학 때문에 익숙한 페이스를 유지할 수 없다는 것을 인정하였다.

시즌 말에, Michele은 대학 의료직원의 충고 하에 1월에 있는 실내 트랙 시즌을 준비할 수 있도록 하기 위해 한 달 동안 훈련을 쉬어 고관절을 휴식시켰다. Michele은 시키는 대로 따랐다. 그녀는 재활을 계속하였으며, 치료분기(session)당 30~45분 동안 주 6일 고정용 자전거와 Stairmaster 장비로 유산소운동을 계속하였으나 달리기는 하지 않았다(**사례 그림 3.2-3.3**). 크리스마스 휴가 후, Michele은 고등학교 때 그녀의 경골 스트레스골절을 치료했었던 정형외과의사를 방문했다.

외과의사는 상담 후 뼈 스캔을 의뢰했고, 고관절/골반 MRI 촬영을 하였다. 결과는 오른쪽 대퇴골경의 스트레스 골절로 밝혀졌다. Michele은 목발을 처방 받았고, 4주 동안

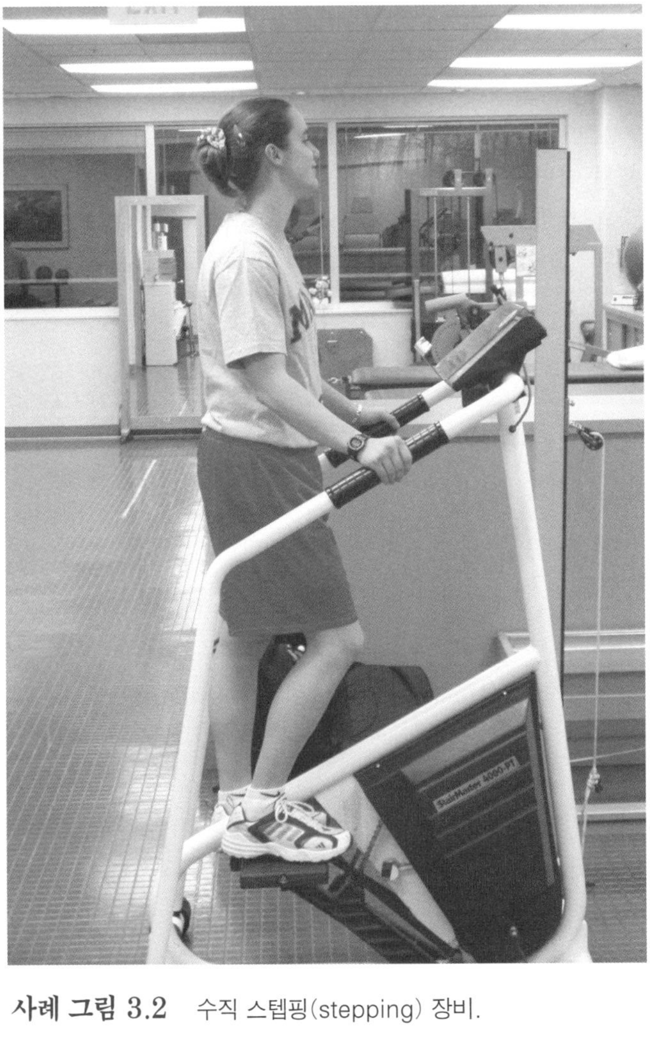

사례 그림 3.2 수직 스텝핑(stepping) 장비.

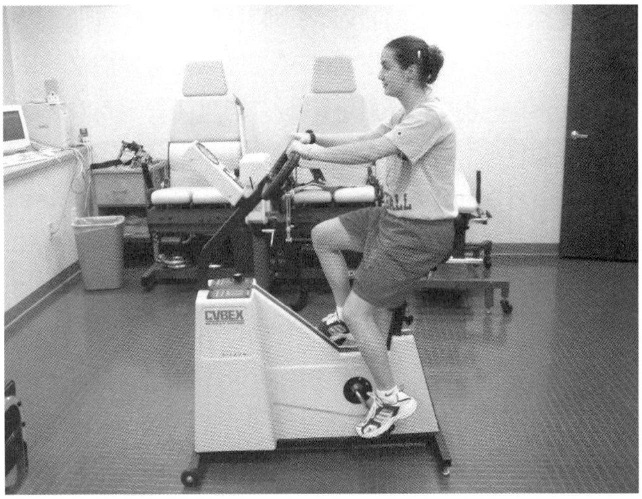

사례 그림 3.3 고정용 자전거.

체중부하를 하지 않도록 지시받았으며, 4주~6주 사이에 부분체중부하로 진행하였다. 외과의사는 Michele에게 골절의 치유상태를 확인하기 위해 2월 초에 다시 뼈 스캔을 받으라고 요청하였으며, 치료적 운동프로그램에 대한 훈련 처방을 썼다. Michele의 첫 번째 세션은 당신의 클리닉에서 1주 내에 시작하도록 예정되었다.

A. 당신이 가지고 있는 제한된 정보로부터, 당신의 클리닉으로 Michele이 첫 번째 방문하기 전에 그녀의 아파트에서 수행하기에 적절한 치료적 운동을 목록으로 만드시오. ***저자의 소견 A 참고***

B. Michele은 그녀의 체중부하가 증가됨에 따라 달리기를 제외한 어떤 방식의 유산소운동이 적절한가? 이러한 운동방식을 진전 순서에 맞추어 목록으로 만드시오. ***저자의 소견 B 참고***

C. 이러한 유형의 환자에게 있을 수 있는 다루어지지 않았던 다른 문제는 무엇인가? 설명과 함께 목록으로 만드시오. ***저자의 소견 C 참고***

Michele은 스트레스골절로부터 완전히 회복되었을지라도, 그해 봄 말에는 경기에 참여하지 않았다. Michele은 훈련으로부터 약간의 휴식이 필요하다고 느꼈으나 초여름에 다시 훈련을 시작하였고 심지어 그녀 자신에게 "단지 즐기자" 라고 말하면서 몇 번의 경주에 참여하였다.

그해 여름 중반에 Michele은 예전 훈련프로그램을 수행하였다. 주 5일 달리기를 하고 주 2일 고정용 자전거 또는 Stairmaster 장비로 훈련하였다. 그녀의 1주 달리기 총 마일수는 40~45마일이었다. 그녀는 익숙해져있던 경기수준으로 되돌아가지 못했다는 걱정 때문에 8월 팀 훈련 캠프에 합류하는 것을 결정하지 못했다. 캠퍼스로 돌아오자마자 그녀는 팀에 합류할 것이라고 확신하는 크로스컨츄리팀 코치와 만났다. 팀에 재합류하는 것은 Michele이 주 55마일로 마일수를 증가시켜야 했고, 주로 달리기를 해야 한다는 의미였다. Michele은 팀에 되돌아온 후 약 2주에 오른쪽 무릎 통증을 경험하기 시작했다고 보고하였다.

Michele은 여느 때처럼 근처에 있는 잔디로 된 공원에서 특히 오랜 달리기 훈련 후 통증을 처음 느꼈다. 그녀는 고등학교 때 경주하다가 웅덩이에 발을 디딘 후 오른쪽 무릎 내측측부인대 염좌 손상을 입었다. 현재 무릎 통증이 비슷한 위치였고, 가장 마지막 달리기는 특히 고르지 않은 지면 위에서 했기 때문에, Michele은 단순히 MCL 손상이 다시 악화되었다고 생각하고 코치 또는 운동트레이너에게 통증을 말하지 않았다. 통증은 그날 휴식하는 동안에도 계속되었으나 다리를 절름거리지는 않았다. 다음날 Michele의 무릎은 통증이 없었고 달릴 수 있었으나, 전날보다 더 짧게 달렸다. Michele은 그 다음 주 동안 달린 후에 오른쪽 무릎 통증이 지속되었다고 보고하였다. 개시 후 약 1주에 Michele은 교실로 가는 동안 계단을 오를 때마다 무릎 통증을 경험했다. 그리고 그녀는 교실에서 앉아 있다가 섰을 때 오른쪽 무릎 경직(stiffness)이 증가됨을 느꼈다.

D. Michele의 최근 무릎통증 개시에 대한 몇 가지 가능한 원인을 제시하시오. ***저자의 소견 D 참고***

초기 치료적 중재(Early Intervention)

Michele은 증상이 심해지고 있다는 것을 알았을 때 팀의 운동트레이너와 상담하였다. 그들은 훈련습관의 최근 변화나 부적절한 신발 착용의 결과로 손상이 발생한 것이 아니라고 결정 내렸다. 운동트레이너는 그녀에게 준비운동 하는데 더 많은 시간을 보내고, 운동 후 냉찜질을 하고, 가능할 때마다 교차훈련을 수행하라고 충고했다. 예정대로 Michele은 냉과 준비운동을 더 많이 했지만, 연습강도 또는 훈련습관을 바꾸지 않았고 통증은 계속해서 악화되었다. Michele은 달리는 시간이 고통스럽기 시작했고, 또한 통증을 보상하기 위해 달리는 방식을 변경하였다고 말하였다.

E. 무릎 통증이 있는 달리기 선수에게서 나타날 수 있는 보상적 변화는 무엇인가? ***저자의 소견 E 참고***

Michele이 호전되지 않았기 때문에 팀 의사는 대학과 연계된 지역 클리닉에 의뢰하였다. 의뢰된 시점에 의료적 진단은 슬개대퇴증후군이었고, 오른쪽 무릎에 오래된 등급Ⅱ MCL 염좌가 있었다. 4주 기간에 걸쳐 평가와 치료가 요청되었다.

이학 검사(Physical Examination)

주 호소: 특히 2마일을 달린 후, 10분 이상 차에 앉아있거나 운전한 후, 그리고 계단 오를 때 오른쪽 전내측 무릎 통증

훈련방법: 한 주에 40~55마일보다 적게 달리기(4~5회/주, 총 25-35마일); Stairmaster®(2회/주, 30-45분)

직업: 전일제 학생

구체적인 통증 보고: 발뒤꿈치 닿기와 달리기의 초기 부하단계 동안 오른쪽 무릎 통증

주요 목표: 통증 없이 정상적인 달리기 스타일로 경기연맹 선수권대회에서 달리는 것

근골격 평가(Musculoskeletal Assessment)

신체 유형/크기: 외배엽형(ectomorphic), 5′ 6″, 110 파운드. 체지방: 12%

자세: 척추: 경추, 정상

흉추, 약간 굴곡됨, 유연함(flexible)

요추, 정상

상체(Upper Quarter): 정상

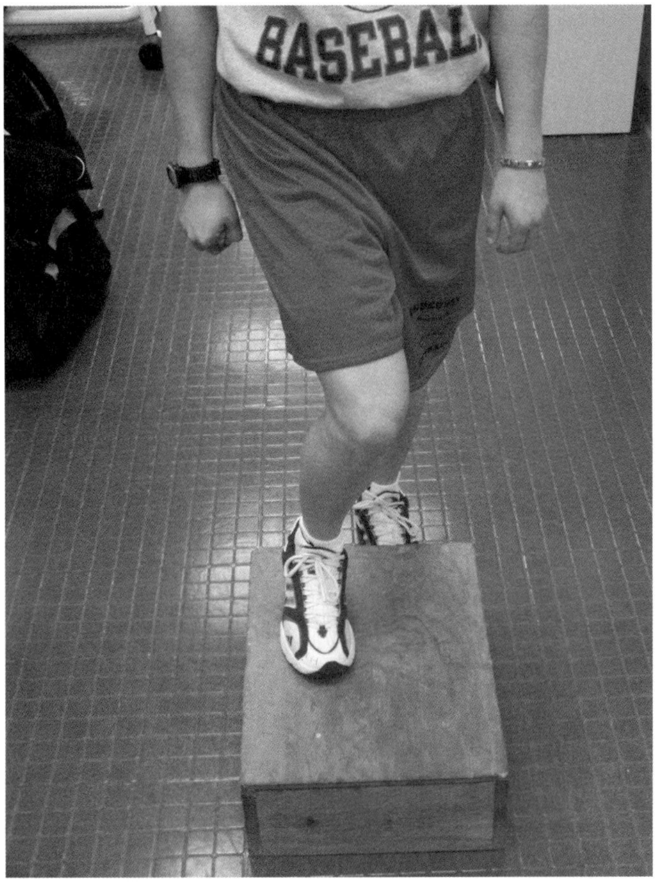

(a)

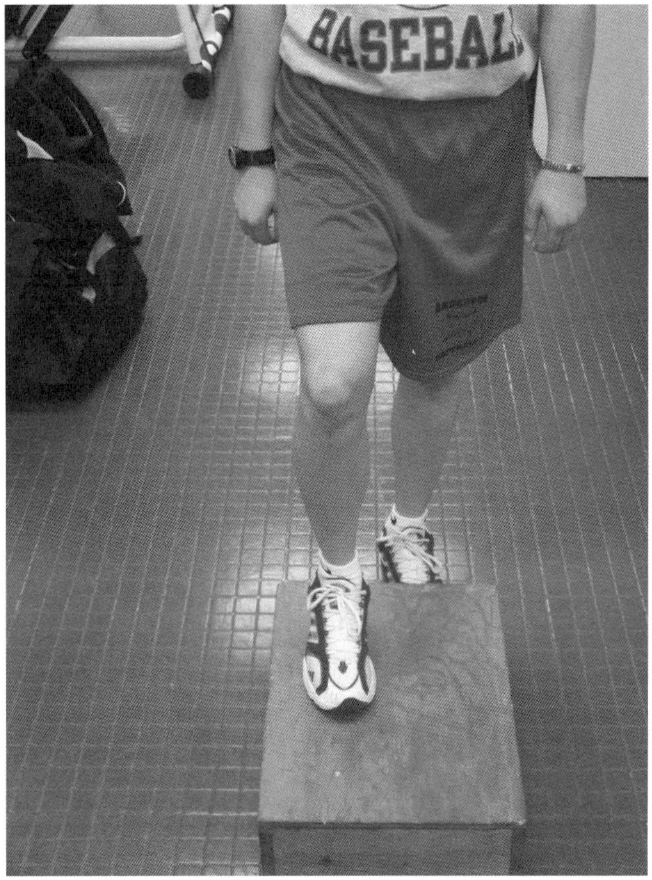

(b)

사례 그림 3.4 발판에 발 올리기 운동(Step-up exercise). 고관절 내회전-내전이 되는 모습(a)과 둔근 촉진 후(b).

하체(Lower Quarter):

골반, 골반의 전방경사 약간 증가

대퇴, 양측 고관절 내회전, 내전 약간 증가

무릎, 양측 약간의 전반슬

경골, 두드러진 문제 없음

발, 양측 약간의 요족

보행(Walking Gait): 발뒤꿈치 닿기에서 중간입각기(midstance)까지 현저한 고관절 내회전과 초기 유각기 동안 눈에 띄는 양측 고관절 외회전

한 다리로 서기(Single Leg Stance): 고관절 내전의 증가와 함께 오른쪽 하지의 균형 감소. 왼쪽 하지로 35초 그리고 오른쪽 하지로 14초 유지할 수 있음(9장 참고).

발판 위로 발 올리기(Step-up): 6인치 발판 위로 올라가는 것을 시도할 때, 오른쪽 전내측 무릎 통증, 오른쪽 고관절 내전과 내회전이 동시에 증가함. 오른쪽 둔근의 촉진과 고관절 외전과 외회전 증가로 증상이 해결됨(**사례 그림 3.4a-b**).

일정시간 동안 발판에서 발 내리기(Timed Step-Down)(120초): 오른쪽: 좋지 않은 조절로 25회 반복. 무릎 통증의 증가(7/10)로 인해 45초 지난 후에 수행할 수 없었음.

왼쪽: 통증 없이 좋은 조절로 80회 반복.

가동범위(ROM): 고관절, 무릎관절, 발목관절, 발에서 양측으로 같고 정상적인 제한 내에 있음.

유연성: 뒤넙다리근, 양측으로 90°/90° 위치에서 시작해서 완전한 폄으로부터 5°

고관절 굽힘근, 수정된 Thomas 검사 자세에서 양측 대퇴근막장근－장경인대의 신장성 감소(**사례 그림 3.5**).

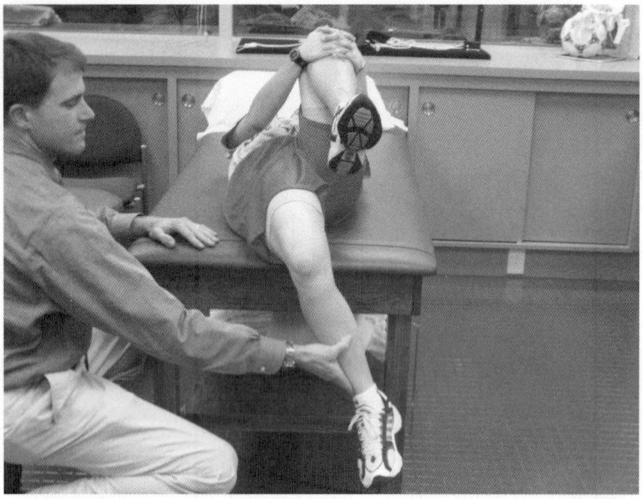

사례 그림 3.5 수정된 Thomas 검사.

하퇴삼두근, 양측의 능동적 발등굽힘 14°.

Ober's Test: 대퇴근막장근/장경인대의 신장성이 양측에서 약간 감소됨. 오른쪽 끝범위에서 증상이 재현됨. 슬개골 도수 내측활주로 증상이 해결됨(**사례 그림 3.6a-b**).

도수근력검사: 저항을 가한 오른쪽 무릎 폄동작 시 오른쪽 넙다리네갈래근은 강하나 통증을 호소하였고, 양쪽 후중둔근의 근력이 3+/5를 제외하고, 전반적으로 양측 하지는 5/5를 나타냄.

슬개대퇴관절 검사(Patellofemoral Joint): 양쪽 모두 약간 외측 경사

특수 검사(Special Tests): 인대 이완 검사와 슬개골 불안정성 검사에서 음성을 나타냄. 촉진으로 불편한 무릎관절 국소부위를 찾는데 실패함.

통증: 다리를 펴고 앉은 자세에서 오른쪽 슬관절 전내측부에 VAS scale(0=통증 없음, 10=상상할 수 없을 정도의 극심한 통증) 2/10, 계단을 오를 때에는 3/10, 계단을 내려올 때는 5/10, 달리는 동안, 특히 입각기 동안 4/10 통증.

F. 사례의 병력과 검사 결과로부터 손상 문제 목록을 만드시오. *저자의 소견 F 참고*

G. Michele의 단기목표와 장기목표에 대한 목록을 만드시오. 이러한 목표들은 기능적이어야 하고, 2주와 4주에 그녀가 복귀할 때 Michele에 대한 당신의 예상을 설명하는데 도움이 되어야 한다.

단기목표

2주 후 환자는 다음과 같이 될 것이다.

장기목표

4주 후 환자는 다음과 같이 될 것이다. *저자의 소견 G 참고.*

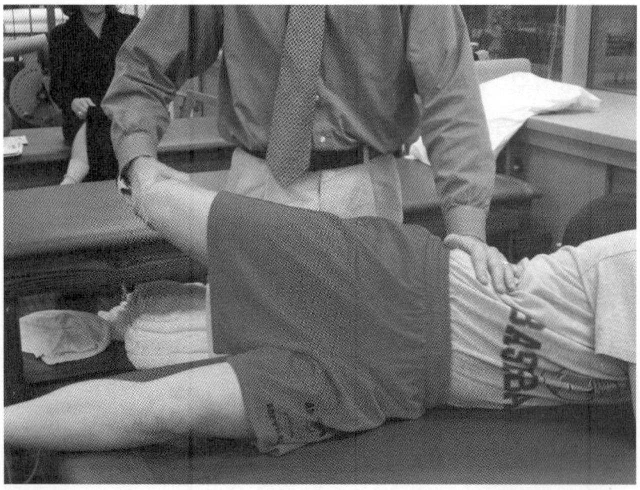

(a)

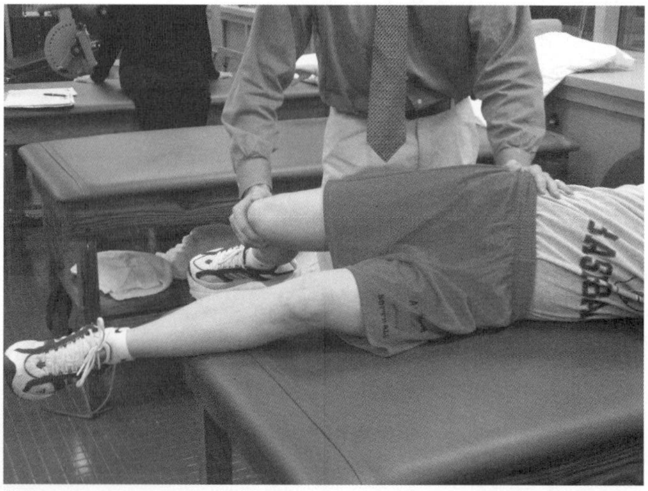

(b)

사례 그림 3.6 Ober's test. (a) 시작자세; (b) 마지막 자세.

H. **방문 횟수와 훈련 권고를 포함한, 다음 2주 동안 Michele의 초기 관리계획을 설명하시오.** ***저자의 소견 H 참고***

I. 운동처방:
Michele이 수행하게 되는 가정운동프로그램을 순서대로 6가지만 표로 작성하시오. 제목 열은 운동순서, 선택된 운동, 일일 횟수 그리고 이론적 근거임. ***저자의 소견 I 참고***

2주 방문(Two-Week Visit)

Michele은 처방된 관리계획에 따라 2주 동안 보낸 후 클리닉으로 다시 찾아왔다. 방문하기 전, 운동트레이너가 Michele이 계획대로 잘 수행하고 있는지 전화로 확인하였다. 그녀는 10일 동안 증상이 없었으며, 모든 치료적 운동을 통증 없이 수행할 수 있다고 보고한다. 그녀는 마지막 7일 동안 타원형 트레이너(elliptical trainer)로 운동할 수 있었으며, 마지막 세션은 20분까지 하였다. Michele은 대학 영양사와 스포츠심리학자와의 첫 번째 방문 약속을 이행하였다고 보고한다. 그 전문가들에 대한 추후 방문은 2주 후에 할 예정이다. Michele은 증상이 해결되어 매우 기뻐하는 것 같다. 그러나 경기연맹 대회가 3주 후에 있기 때문에 달릴 자격을 다시 차지할 수 있을지 몹시 걱정하고 있다.

근골격 평가(Musculoskeletal Assessment)

한 다리로 서기(Single Leg Stance): 왼쪽 하지 35초, 오른쪽 하지 38초. 균형과 오른쪽 하지의 동적 조절 정상

발판 위로 발 올리기(Step-up): 6인치 높이의 발판을 오를 때, 오른쪽 하지에서 통증이 나타나지 않음. 환자는 과제 수행 동안 독립적으로 적절한 하지의 정렬을 유지함.

일정시간 동안 발판에서 발 내리기(Timed Step-Down)(120초): 55회 반복하였으며 처음 1분간은 오른쪽 하지의 생역학이 좋았으나, 마지막 1분간은 동적 조절이 감소되고 3/10의 통증이 있음.

Ober's Test: 양측으로 약간 감소됨. 오른쪽 무릎의 끝범위에서 통증은 없음.

도수근력검사: 양측 후중둔근 근력은 4/5임.

트레드밀에서 달리기 평가 관찰에 대한 요약:

기간: 증상 개시 이전에 1.5마일 수행

강도: 훈련 속도에 맞추기 위해 환자 자가-조절

유각기: 양측 하지 대칭적

발뒤꿈치 닿기: 양측 모두 감소, 발가락 닿기 증가

중간 입각기: 양측 고관절 내회전과 내전 증가. 발의 중간부분(midfoot) 회내 정상

입각기 말/발끝 떼기: 양측 고관절 내회전과 내전이 현저히 증가되고, 양측 발의 중간부분은 회외가 감소됨

통증: 6인치 높이의 발판 오르기와 모든 일상생활동작에서 VAS가 0/10임.

J. **사례의 병력과 검사 결과를 통해 새로운 손상 문제 목록을 만드시오.** ***저자의 소견 J 참고***

K. **이전처럼 Michele의 단기목표와 장기목표에 대한 목록을 새롭게 설정하시오.** ***저자의 소견 K 참고***

L. **적절한 다른 기능적 검사에 대해 두 가지 제안을 하시오.** ***저자의 소견 L 참고***

M. **트레드밀에서 달리기와 지면에서 달리기에 대한 두 가지 차이점을 제시하시오.** ***저자의 소견 M 참고***

N. **3주 후 달리기 시합에 참가하고자 하는 Michele의 바램과 증상을 고려하여 다음 2주 동안 유산소운동 진행에 대한 개요를 제시하시오. 대학에서 Michele이 이용 가능한 운동방법은 고정자전거 타기, 상체 에르고미터(UBE)(사례 그림 3.7), 타원형 트레이너(elliptical trainer), 수직 스텝퍼(vertical stepper, Stairmaster®), 달리기, 수영을 포함한다. 당신은 Michele이 하루에 한 가지 이상의 운동방법을 수행하도록 시킬 수 있다. 표의 첫째 행에는 날, 운동 활동, 기간을 쓴다.** ***저자의 소견 N 참고***

O. **Michele은 대학 내의 웨이트훈련실(weight room)을 이용할 수 있다. 그녀가 손상을 입기 전에는 팀원들과 함께 주 3회 들어올리기(lifting)를 하였다. Michele의 팀은 현재(세트×반복횟수) bench press 3×10, lat.**

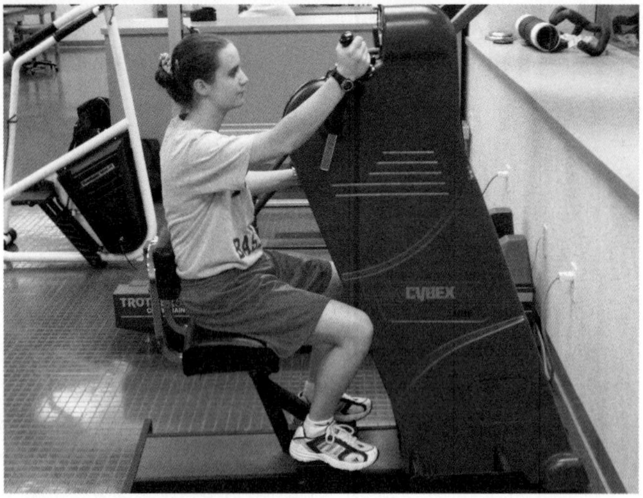

사례 그림 3.7 상체 에르고미터 (UBE).

pulldown 3×15, seated shoulder press 3×10, bicep curls 2×20, dips 4×5, abdominal crunches 3×15, leg press 3×15, seated knee extensions 3×15, knee curls 3×15, heel raises 3×15를 시행하고 있다. 당신은 그녀가 웨이트를 다시 들어올리는 시기가 적절하다고 생각하는가? 만일 그렇다면 어떤 운동을 그녀가 수행해야 하는가. 각기 다른 종이에 Michele이 수행해야 하는 운동 목록과 목표로 하는 주요 근육군에 대한 표를 작성하시오. 당신이 피해야 된다고 생각하는 운동들에 대해 제외시킨 근거를 설명하시오. 필요하다면 세트와 반복횟수를 조정하시오. *저자의 소견 O 참고*

P. 당신이 위에서 처방했던 사항들을 고려하여 이 시점에서 Michele에게 어떤 다른 특수한 치료적 운동을 처방해야 하는가? 표의 첫 번째 행에 운동순서, 운동 선택, 일일 횟수 그리고 이론적 근거를 쓰시오. *저자의 소견 P 참고*

4주 방문(Four-Week Visit)

Michele은 클리닉을 세 번째 방문하였고, 나아진 것에 매우 기뻐하였다. 그녀는 모든 지시사항을 잘 따랐으며, 대학 선수트레이너에 의해 재확인 되었고, 운동 동안 통증이 없었으나, 달리기 후 약간의 통증이 2~3시간 동안 지속되었다. Michele은 통증이 무릎 전방에서 나타나긴 하지만, 처음의 통증과 달랐으며 주위로 더 퍼지는 것 같다고 보고한다. 8일 후에 경기연맹 대회가 있으며 그 다음 주에는 전국대회가 있다. Michele은 다시 전체 마일을 뛸 수 있도록 청신호가 켜진다면 경쟁할 준비를 갖춘 것이라고 확신한다.

근골격 평가(Musculoskeletal Assessment)

발판 위로 발 올리기(Step-up): 오른쪽 하지로 10인치 높이의 발판을 오르는데 통증이 없음. 환자는 독립적으로 하지 정렬을 적절하게 유지함.

일정시간 동안 발판에서 발 내리기(Timed Step-down) (120초): 90회 반복하였으며 처음 90초 동안 오른쪽 하지의 역학적 조절을 잘 유지하였으나 마지막 30초 동안은 피로와 함께 그저 그런 조절을 보였음. 검사 동안 무릎 통증은 보고되지 않음.

Ober's Test: 양측으로 약간 감소됨. 오른쪽 무릎의 끝 범위에서 통증 없음.

도수근력검사: 양쪽 후중둔근, 5/5.

Q. 사례의 병력과 검사결과로부터 수정된 손상 문제 목록을 작성하시오. *저자의 소견 Q 참고*

R. Michele의 치료목표를 새롭게 작성하시오. *저자의 소견 R 참고*

S. Michele에게 훈련을 증가시키도록 하고 경기연맹 대회 참석을 허용해야 하는가? 당신의 이론적 근거에 대해 설명하시오. *저자의 소견 S 참고*

사례 요약(Case Summary)

그들의 높은 건강수준과 동기 때문에, 운동선수와 같이 활동적인 환자들은 매우 즐겁게 운동할 수 있다. 그러나 그들은 그들 자신의 난제가 있다. 근골격계 손상 범위 외의 치료적 문제를 인식하고 다루는 것 또는 운동에 기초한 손상관리는 장기적인 회복을 위해 필수적이다. 대부분의 운동선수처럼 Michele은 상해에도 불구하고, 많은 신체적 손상 없이 높은 수준의 기능을 나타냈다. 치료적 운동프로그램의 확립에서 가장 어려운 부분은 Michele의 손상을 다루는 것이 아니라 손상이 악화되지 않도록 하면서 그녀의 일차적 목표에 도달할 수 있는 적절한 치료적 운동방법을 처방하는 것이다. Michele은 경기연맹 대회 후와 전국선수권대회를 거쳐 시즌 끝까지 열심히 따를 필요가 있다. Michele의 남은 대학 경력을 위해 훈련방법에 대한 관리는 전방 무릎통증의 악화를 예방하는 것이 필수적일 것이다. Michele을 위한 장기계획은 근골격손상 병력 때문에 조심스럽게 개발될 필요가 있다. Michele, 코치, 팀 운동트레이너, 운동심리학자, 영양사, 그리고 재활임상가를 포함한 포괄적인 팀 접근이 적절할 것이다. 이 회의의 결과는 전반적인 훈련 지침과 식습관에 대해 직접 또는 운동트레이너를 통한 추후관리 일정과 새로운 통증인지 또는 과거의 통증이 재발한 것인지 파악하기 위한 프로토콜을 포함해야 한다. 이러한 팀 접근은 경쟁적인 운동경기에 참여하는 환자를 성공적으로 관리할 가능성을 증가시킨다.

T. Michele의 사례에 대한 알고리즘 결정과정을 도표로 만드시오(그녀가 달릴 때 경험한 전방무릎통증의 관리에 중점을 둠). ***저자의 소견 T 참고.***

지침을 위해 10장을 참조하여, 이 환자에게 유익할 것이라고 생각하는 대안적 또는 보완적 치료적 운동에 대해 논하시오. 당신의 선택에 대한 이론적 근거를 제시하시오.

참고문헌(References)

1. Appell HJ. Skeletal muscle atrophy during immobilization. *Int J Sports Med.* 1986;7(1):1–5.
2. Winters KM, Adams WC, Meredith CN, et al. Bone density and cyclic ovarian function in trained runners and active controls. *Med Sci Sports Exerc.* 1996;28(7):776–785.
3. De Cree C. Sex steroid metabolism and menstrual irregularities in the exercising female: A review. *Sports Med.* 1998;25(6):369–406.
4. Highet R. Athletic amenorrhoea. An update on etiology, complications and management. *Sports Med.* 1989;7(2):82–108.
5. Bennell KL, Malcolm SA, Thomas SA, et al. Risk factors for stress fractures in track and field athletes: A twelve-month prospective study. *Am J Sports Med.* 1996; 24(6):810–818.
6. Novacheck TF. Running injuries: A biomechanical approach. *Instr Course Lect.* 1998;47:397–406.
7. Going S, Davis R. Body composition, In Roitman JL (ed). *ACSM's Resource Manual for Guidelines for Exercise Testing and Prescription*, 3rd ed. Baltimore: Williams & Wilkins, 1998, pp. 378–386.
8. Magee DJ. *Orthopaedic Physical Assessment*, 3rd ed. Philadelphia: W.B. Saunders Co., 1997.
9. Olson BR. Exercise-induced amenorrhea. *Am Fam Physician.* 1989;39(2):213–221.
10. King MB, Judge JO, Whipple R, Wolfson L. Reliability and responsiveness of two physical performance measures examined in the context of a functional training intervention. *Phys Ther.* 2000;80 (1):8–16.
11. Sahrmann S. *Diagnosis and Treatment of Movement Impairment Syndromes.* St. Louis: C.V. Mosby, 2002 (Chapter 8, pg 425).
12. van Ingen Schenau GJ. Some fundamental aspects of the biomechanics of overground versus treadmill locomotion. *Med Sci Sports Exerc.* 1980;12(4): 257–261.
13. Nigg BM, De Boer RW, Fisher V. A kinematic comparison of overground and treadmill running. *Med Sci Sports Exerc.* 1995;27(1):98–105.
14. Stolze H, Kuhtz-Buschbeck JP, Mondwurf C. Gait analysis during treadmill and overground locomotion in children and adults. *Electroencephalogr Clin Neurophysiol.* 1997;105(6):490–497.
15. Van Gheluwe B, Smekens J, Rosen P. Electrodynographic evaluation of the foot during treadmill versus overground locomotion. *J Am Podiatr Med Assoc.* 1994;84(12):598–606.

저자의 소견 A(Author's Comments A)

적절한 체중부하 제한이 유지되고, 통증이 없으며, 골절 부위에 비정상적인 스트레스를 주지 않는 어떤 치료적 운동이 이 상황에서 안전한 것으로 고려될 것이다. 1장에서 근골격계 무사용의 효과를 설명했으며, 회복 동안 신체적 건강을 최대화하기 위해 신체에 대한 자극을 적절히 지속하는 것이 중요하다. 가능한 운동들은 넙다리네갈래근과 둔근 등척성 세트(sets), 앉은 자세에서 무릎 폄, 앉은 자세에서 다리 들기, 옆으로 누운 자세에서 다리 들기, 복부운동이 포함될 수 있다.

저자의 소견 B(Author's Comments B)

재활임상가들은 환자가 고정(immobility)의 부작용이 생기지 않도록 가능한 한 안전하게 수행할 수 있는 유산소 운동 수준을 회복하도록 항상 시도해야 한다(1장을 보시오). 수영은 Michele이 부분적인 체중부하가 허용될 때 시작될 수 있다; 그 다음에는 고정용 자전거, 노르딕 트랙(Nordic Track), 타원형 트레이너, 그리고/또는 Stair-master 장비를 사용하여 운동할 수 있다(4장 참고). 이것은 점진적으로 체중부하와 운동강도가 증가되는 자연스러운 진행이다. 그 중에서도, 특히 타원형 트레이너는 하지를 통한 현저한 충격부하 없이 달리기를 흉내 낼 것이다.

저자의 소견 C(Author's Comments C)

근골격계 또는 움직임 손상에 기원하지 않은 환자의 호소들이 종종 원인요소이다. Michele이 다수의 스트레스골절과 함께 무월경 병력이 있다는 사실은 불안을 증가시켰다. 스트레스골절에 대한 중요한 위험 요인은 낮은 뼈 미네랄 밀도, 월경장애의 병력, 더 마른 하지, 다리길이의 차이, 저지방 식이요법을 포함한다고 여성 운동선수들에게서 보고되어왔다. 과훈련과 부족한 영양섭취 또한 월경장애를 일으킬 수 있고, 이것은 스트레스골절의 위험을 증가시킨다. 부족한 영양 섭취 또한 낮은 체지방율의 원인이 될 수 있다.

저자의 소견 D(Author's Comments D)

원인요소를 깨닫는 것은 근골격계 상태의 성공적인 중재를 위해 중요하다. 상태에 대한 정확한 이유가 다루어지지 않는다면 증상의 해결은 단지 일시적일 것이다.

1. 과훈련
2. 최근 훈련 강도/거리의 증가
3. 다른 훈련지면—잔디
4. 교차훈련(cross training) 안함
5. 오른쪽 고관절 손상 병력

운동선수들에게 있어 근골격 손상의 가장 흔한 원인 중 하나는 과훈련 또는 부적절한 훈련 습관이다. 흔히 적절한 운동량과 손상을 야기할 수 있는 운동량 사이의 차이는 미묘할 수 있다. 훈련 이력을 충분히 입수하는 것은 흔히 손상을 촉진시킬 수 있는 환자의 훈련방법에 대한 미묘한 변화를 파악하게 할 것이다. 세션 사이에 신체의 회복을 허용하지 않는 반복적인 운동은 손상의 기회를 증가시킬 것이다. 교차훈련은 이전 운동방식으로부터 신체가 회복되는 동안 환자가 매일 운동하는 것을 허용하는 좋은 대안이다(5장 참고). 우리는 또한 Michele의 최근 고관절 손상을 잊지 말아야 한다. 오른쪽 고관절의 불완전한 재활은 오른쪽 하지의 어느 부분이 손상될 소지를 제공한다.

저자의 소견 E(Author's Comments E)

각각의 달리기 선수는 각기 다른 보폭 특성을 가지고 있지만, 무릎 통증으로 인한 몇몇 공통의 보상이 있다:

1. 손상된 하지의 입각 시간 감소(9장 참고)
2. 입각기 동안 무릎 굽힘 증가
3. 유각기 동안 무릎 굽힘 감소
4. 초기 입각 동안 편평족(발뒤꿈치 닿기 감소)
5. 입각기 동안 손상된 쪽으로 체간 측굴 증가

당신은 이러한 보상들이 통증성 보행 동안 예상되는 것과 매우 유사하나 보통 더 현저하다는 것을 알아차릴 것이다. 대부분 스포츠의학 전문가들은 이러한 이상들이 나타나면 환자가 달리기를 중지해야 하는 것에 동의한다. 왜냐하면 다른 인접 또는 기능적으로 관련된 구조물의 손상을 포함하여 더 큰 손상을 입을 수 있기 때문이다.

저자의 소견 F(Author's Comments F)

초기 방문 문제 목록

1. 오른쪽 후중둔근 근력 감소
2. 단 하지 입각기 시 오른쪽 하지 균형 감소
3. 발판 위로 발 올리기(step-up) 과제 동안 좋지 못한 동적 조절과 함께 오른쪽 무릎 통증
4. Ober test 시 통증과 함께 오른쪽 대퇴근막장근과 장경인대의 신장성 감소
5. 스트레스골절과 오른쪽 고관절 손상 병력
6. 낮은 체중과 체지방
7. 고관절 내회전과 전반슬 증가

Michele의 현재 문제를 다룰 때, 스트레스골절 병력과 신체타입의 조합을 고려하지 않는 실수를 할 수 있다. 비록 스트레스골절이 그녀의 현재 상태에서 배제되었다고 당신이 들었을지라도, 과훈련과 좋지 못한 식습관이 다른 유형의 근골격 손상을 일으킬 수 있다는 것은 명백하다. Michele은 또한 격렬한 훈련방법으로 무리하게 되돌아간 것이 분명하다. 이러한 행동이 건강에 유익한지 평가하는 것은 중요하다. 손상 후 스포츠로 무리한 복귀에 대한 유해한 이유는 강박관념적 성격에 의해 수행되기 때문이다(11장 참고). 흔히 이것은 변화된 신체상과 관련해서 나타나며, 집중적인 훈련에 대한 주요 동인이 될 수 있다. 환자가 치료적 운동프로그램을 파괴할 수 있는 동기를 가지고 수행하는 것을 당신이 발견한다면, 다른 건강관리 전문가에게 의뢰하는 것이 중요하다. 이러한 관심사를 다루기 위해서 학교 운동트레이너는 대학 영양사와 스포츠심리학자를 예정대로 방문하여 상담했다. 이 시점에서 Michele을 포괄적으로 치료하는 것은 미래의 근골격 손상을 예방하는데 훨씬 더 효과적일 것이다.

신체검사로부터 다른 주요 관심사는 오른쪽 하지의 균형 감소와 발판 위로 발 올리기 검사 동안의 통증을 포함한다. 이 문제는 Michele에게 발판에서 발 내리기 검사를 수행하도록 요청함으로써 객관적으로 측정된다. 그녀가 무릎 통증을 경험하기 전에 수행할 수 있는 발 내리기의 총계를 파악함으로써 우리는 Michele의 미래 진전을 예상하는데 있어 기능적으로 관련된 기준선을 설정할 수 있다. 달리기 선수는 한 번에 한 다리만 지면에 접촉하여 스포츠를 수행하므로 입각기 동안 신체가 움직이는 것을 평가하기 위해 단하지 입각 상태에서 기능적 측정이 이루어져야 한다. 정적 또는 느린 동적 검사 동안 균형을 잘 유지할 수 없는 달리기 선수는 달리기 동안 적절한 역학을 유지할 수 없을 것이다. 좋지 않은 단 하지 역학에 대한 기여요인은 후중둔근의 근력 감소이다.

흥미로운 동역학은 Ober's test에 의해 나타난다. 많은 재활임상가들은 단지 TFL-ITB 길이를 측정하기 위해 Ober's test를 이용한다. 흔히 길이가 정상일지라도, 이 검사는 환자의 끝범위에서 전방무릎 통증 증상을 재현할 것이다. 임상가에 의해 내측방향으로 슬개골의 단순 도수정복은 보통 증상을 감소시킬 것이다. TFL-ITB가 끝범위로 갈 때 슬개골 외측 끌림(tracking)과 관련된 증상을 일으키는 장경인대-외측 슬개골지대 연결을 통해서 슬개골이 외측으로 잡아당겨진다. 환자의 증상에 대한 TFL-ITB의 기여를 인식하는 것은 당신의 치료를 이끄는데 도움을 줄 수 있다.

저자의 소견 G(Author's Comments G)

효과적인 목표를 개발하기 위해서 재활임상가들은 근골격 손상이 어떻게 전개될 것인지 예상하는 것을 배워야 한다. 불행히도, 손상이 어떻게 진행될 것인지 예상하는 것은 젊은 임상가의 실행에서 가장 도전적인 면 중 하나일 수 있다. 일단 예상과 목표가 명확하게 세워지면 재활임상가는 더 나은 초기 치료적 운동프로그램을 구성할 것이고, 클리닉으로 부당한 방문 없이 확신을 가지고 환자들을 보다 더 독립적으로 만들 수 있을 것이다.

효과적인 단기목표의 예는 다음과 같다:

1. 환자는 2주 내에 무릎 통증 없이 그리고 손상 없는 역학적 조절로 6인치 높이의 계단을 25회 내려갈 수 있을 것이다.
2. 환자는 2주 내에 전방무릎 통증 없이(0/10) 차 안으로 들어가고 나올 수 있으며 차를 운전할 수 있을 것이다.
3. 환자는 5일 내에 전방무릎 통증 없이 6인치 높이의 계단을 한번 올라갈 수 있을 것이다.

4. 환자는 10일 내에 전방무릎 통증 없이 30분 동안 고정용 자전거를 탈 수 있을 것이다.

장기목표는 흔히 환자의 일차적 치료운동프로그램 목표를 획득하는데 초점을 둘 것이다. 장기목표의 예는 다음과 같다:

1. 환자는 4주 내에 전방무릎 통증 없이 이틀 연달아 75% 강도로 20분을 달릴 수 있을 것이다.
2. 환자는 3주 내에 전방무릎 통증 없이 75% 강도로 30분 동안 Stairmaster 장비로 운동할 수 있을 것이다.
3. 환자는 4주 내에 운동 후나 운동 중 전방무릎 통증 없이 본격적인 달리기 시합으로 돌아갈 수 있을 것이다.

저자의 소견 H(Author's Comments H)

대학 스포츠의학부의 전문가적 판단은 Michele이 운동트레이너의 감독 하에 치료적 운동프로그램을 매일 할 수 있도록 하기 위해서 제시되어야만 한다. 이것은 많은 이유로 중요하다: 그것은 Michele을 위해 훨씬 더 편리하고, 대학에서 이용할 수 있는 많은 자원을 활용할 것이며 (수영장, 헬스장, 에어로빅 훈련 장비), Michele은 팀과 코칭 직원들과 지속적인 접촉을 유지할 수 있고, 운동트레이너의 경험과 기술을 활용할 것이다. 운동트레이너는 운동선수의 기능적인 준비를 평가하는데 능숙하고, 훈련변수를 조정하기 위해 코칭 직원과 의사소통하는데 전문가이며, 특히 경쟁 시즌 중반기 동안 손상에 대한 고려와 운동수행을 최대화하는데 노련하다. Michele은 대학에서 그녀의 치료적 운동을 수행할 것이기 때문에 당신의 클리닉으로 규칙적인 방문은 필요치 않을 것이다. 운동트레이너와 의사소통은 각 클리닉 방문 후와 Michele의 상태가 변화할 때마다 즉시 필요하다. 초기 평가 후 2주에 재방문하는 것은 아마 최선의 선택이었는데 그 이유는 Michele이 그 때까지 치료계획을 변경하기 위한 주목할 만한 충분한 진전이 예상되지 않았기 때문이다. 당신의 클리닉과 대학 스포츠의학부와의 관계를 촉진하는 것은 필수적이다. 이것을 달성하기 위한 최선의 방법 중 하나는 운동트레이너와의 정기적인 의사소통 외에, 의사결정과정에 환자뿐만 아니라, 운동트레이너도 참여시키는 것이다. 팀 접근은 보통 상호존중과 예의가 실천될 때 가장 잘 이루어진다.

그녀의 통증 수준을 감소시키기 위해 Michele에게 달리기를 허용하지 않는 것은 중요하다. 똑같이 중요한 것은 Michele이 일차적 목표를 달성하기 위해 몇 가지 유산소운동을 지속하는 것이다(4장 참고). 이것은 운동트레이너의 전문가적 의견이 특히 유익할 때이다. Michele의 유산소시스템이 최대한 강조되는 낮은 충격(low impact)의 통증이 유발되지 않는 치료적 운동에 대한 일반적인 권고가 충분해야 한다.

재활임상가들은 전방무릎 통증을 조절하거나 감소시키기 위해 사용할 수 있는 몇 가지 선택권이 있다; 하지만 분리해서 사용되는 수동적인 치료양식은 보통 해결책이 못된다. 초음파, 음성영동법(phonophoresis), 열, 전기자극 또는 마사지 치료를 단독으로 추천할 때는 매우 조심해야 한다. 왜냐하면 회복을 위해 무언가 행해져야 할 필요가 있다고 환자로 하여금 느끼게 하기 때문이다. 냉치료는 운동 후 통증과 염증을 감소시키는데 사용되는 수동적 치료양식이다. 전방무릎 통증이 일반적으로 염증상태가 아니기 때문에 이 경우 냉의 사용은 필요하지 않을 것이다. 적절히 선택된 치료적 운동은 어떤 통증도 유발하지 않아야 하므로 냉치료는 이 환자를 위해 필요하지 않을 것이다. 슬개대퇴관절의 테이핑과 부목은 흔히 환자가 통증 없이 더 높은 운동강도 수준을 수행할 수 있도록 통증 완화를 제공할 수 있다.

저자의 소견 I(Author's Comments I)

치료적 운동은 손상과 그것과 관련된 기능제한을 다루기 위해 처방되어져야 한다. 특별한 운동이 중요하지 않은 반면, 환자를 포괄적으로 치료하기 위해 기본적인 운동원리를 따르는 것은 중요하다.

순서	운동	반복	일일 빈도	이론적 근거(설명)
1	옆으로 누운 자세에서 고관절 외전 그리고 Sahrmann 고관절 외전- 외회전 진행	30회 반복, 2세트	2회	한쪽 하지로 지지하는 동안 더 나은 동적 조절을 위해 외측 고관절 안정근을 강화하기
2	양쪽이나 한쪽 대퇴근막장근 또는 장경인대 신장	6회 반복, 각 30초	3회	슬개골에 대한 외측 당김을 감소시키기 위해 조직을 연장시키기
3	한 다리로 서기	10회 반복, 각 20초	2회	한쪽 다리 균형 향상과 동적 자세 조절
4	발판 위로 발 올리기	10-20회 반복, 2-3세트	2회	한쪽 다리 균형과 조절 향상 그리고 하지 근력 증가
5	점진적인 편측 다리 press	10-20회 반복, 2-3세트	2회	하지 근력 증가

당신은 Michele을 위해 더 많은 목록을 만들었는지도 모르며, Michele이 매우 의욕적이고 모든 지시를 따를 것이기 때문에 적절했을 것이다. 한편, 두 가지 이유에서 과처방된 운동을 조심해야만 한다: 1) 환자는 의미가 적은 운동을 함에 의해서 치료적 운동프로그램의 중요한 부분(기능적 관련)을 잃지 않는 것이 중요하다 (즉, 프로그램이 너무 광범위하다면 처음부터 끝까지 동작(motions)만 하게 될 것이다; 2) 과훈련을 피하는 것, 적게 하는 것은 너무 많은 운동에 걸쳐 노력하는 것보다 오히려 각각의 운동을 최대한 수행하기 위해 더 낫다. 재활임상가로서 당신은 환자가 집에서 수행하기 좋은 치료적 운동프로그램을 정확하게 처방해야 한다. 필요한 것만 처방해야 하고 각 운동의 특별한 이론적 근거를 제시해야 한다.

위의 접근은 첫 번째 두 가지 운동과 함께 검사에서 발견된 몇몇 근육의 근력과 길이문제를 조정한다. 무릎 조절/균형 문제는 운동 3과 4에서 다루었다. 통증이 Michele을 제한할 것이기 때문에 근력을 증가시키는 것이 아니라, 통증을 유발하지 않으면서 근육활동을 증가시키기 위해 이 시점에서 레그 프레스(leg press)가 시작된다. Michele이 통증을 피하면서 연습을 최대화하기 위해 저항수준을 조정할 수 있기 때문에 레그 프레스는 이것을 이룰 수 있다. 당신은 무릎 신전운동을 처방했는가? 전방무릎 증상을 가진 환자에게 그러한 처방을 할 때는 조심해야 한다. 슬개대퇴관절의 압박 스트레스가 무릎 신전의 끝범위, 특히 굴곡 10~35° 사이에서 매우 높아질 것이다.

저자의 소견 J(Author's Comments J)

예상했던 것처럼 Michele의 문제는 초기검사 이후로 감소되었다. 지금 그녀의 문제들은 사실상 더 기능적인 것이다.

1. 손상되지 않은 하지와 비교하여 반복적인 발 내리기 수행능력의 감소
2. 트레드밀 달리기 동안 환측 하지의 동적 조절 감소
3. 환자는 정식 달리기 훈련방법으로 돌아가지 못함.

저자의 소견 K(Author's Comments K)

초기 방문 때 목표처럼, 최신의 목표는 기능적이어야 하고, 미래에 당신이 예상하는 진행을 반영하여야 한다. 그것들은 과거 목표의 수정 또는 새로운 목표를 포함할 수 있다. 이전에 하지 않았다면 새로운 목표들은 수행 예측뿐 아니라, Michele의 시합 복귀에 대한 예상을 포함할 수 있다.

단기목표

1. 환자는 2주 내에 영양사로부터 처방받은 영양 프로그램을 따를 수 있을 것이다.
2. 환자는 30분 동안 100% 강도로 전방무릎 통증 없이 Stairmaster 장비와 타원형 트레이너로 운동할 수 있을 것이다.

장기목표

1. 환자는 시합 동안 전방무릎 통증 없이 3주 내에 경기 연맹 대회에 참가할 수 있을 것이다.

저자의 소견 L(Author 's Comments L)

기능적 검사 이용의 난제는 환자의 기능을 반영할 뿐만 아니라, 객관적이고 재현 가능한 측정을 찾는 것이다. Michele을 위한 가장 직접적인 기능적 측정은 통증이 나타나기 전에 달릴 수 있는 거리와 시간의 양을 기록하는 것이다. 우리는 병력으로부터 이것을 간접적으로 수행하고, 임상검사는 트레드밀 사용 그리고/또는 공간에 의해 제한된다. 또한 수행될 수 있는 다양한 스텝 검사들이 있다. 비록 계단 오르내리기가 달리기와 같지 않을지라도, 이것은 전체 하지에 압력을 가하고 흔히 전방무릎 통증증상을 반복할 단일 하지자세 활동이다. 더욱이 기능적 검사는 한 발로 뛰기(single leg hop), 수직 단 하지 점프(vertical single leg jump), 반복적인 쪼그려 앉기를 포함한다(5장과 10장 참고). 더 나아가 연구는 특정한 운동경기의 활동적인 환자집단을 위한 기능적 검사의 타당성을 개선하기 위해 필요하다.

저자의 소견 M(Author 's Comments M)

트레드밀 위에서 달리는 것에 대한 분석이 매우 효과적인 평가도구가 될지라도, 전통적인 달리기와 같은 목적으로 수행될 때 재활임상가들은 주의해야 한다. 트레드밀에 대한 주요차이는 달리는 사람이 자신을 전방으로 추진하는 것 대신에, 달리는 사람 아래에 있는 달리는 면이 움직인다는 것이다. 달리는 사람이 자신을 전방으로 추진하지 않을 때 근육동원패턴은 바뀔 수 있다. 예를 들어, 고관절 신전근은 입각기 중간부터 입각기 말까지 덜 중요해진다. 트레드밀 위에서 달리는 동안 둔근 사용의 감소는 입각기 동안 단일 하지의 안정성을 감소시킬 수 있다. 또 다른 변화는 보폭 길이의 감소, 유각기 증가, 발뒤꿈치 닿기 증가, 또는 바뀐 상지 동작을 포함할 수 있다(9장 참고).

저자의 소견 N(Author 's Comments N)

환자의 상태를 악화시키지 않으면서 유산소 에너지체계의 제한을 확장시키도록 하는 것은 매우 도전적이다. Michele과 팀 운동트레이너가 특별한 치료적 운동프로그램을 개발하도록 돕는 것은 Michele의 과훈련 경향을 막는데 도움을 줄 수 있다.

날	운동	기간
1	자전거 타기, Stairmaster®	20분, 10분
2	UBE, 자전거 타기, 타원형 트레이너	20분, 10분, 10분
3	휴식	
4	자전거 타기, Stairmaster®	20분, 20분
5	UBE, 타원형 트레이너	20분, 20분
6	휴식	
7	자전거 타기, UBE, 달리기	20분, 10분, 5분
8	타원형 트레이너, Stairmaster®	20분, 10분
9	자전거 타기, UBE, 달리기	15분, 10분, 15분
10	휴식	
11	Stairmaster®, 달리기	20분, 20분
12	Stairmaster®, 타원형 트레이너	20분, 25분
13	타원형 트레이너, 달리기	20분, 20분
14	Stairmaster®, 타원형 트레이너	25분, 25분

UBE = Upper body ergometer.

상세한 처방이 운동트레이너를 안내하는데 도움을 줄 수 있고 Michele에게 허용되는 훈련 범위를 제공해 주긴 하지만, Michele이 증상을 경험하는 것에 따라서 훈련방법과 시간을 조정해야 하는 팀 운동트레이너를 위해 명백하게 만들어져야 한다. 앞에 제시된 것에 이어서 기본적인 운동원리는 낮은 충격(low impact)에서 높은 충격 운동으로, 운동세션 내와 운동세션 사이에 교차훈련, 운동강도의 점진적인 증가, 휴식과 회복을 위한 적절한 시간을 포함한다(4장 참고).

저자의 소견 O(Author's Comments O)

운동	세트×반복	근육군	예외의 이론적 근거
Bench press	3 × 10	대흉근, 삼두근	
Lat. pulldowns	3 × 15	넓은등근, 위팔두갈래근, 마름근	
Shoulder press	3 × 10	삼각근, 삼두근, 등세모근	
Biceps curls	2 × 20	위팔두갈래근, 상완근, 위팔노근	
Dips	4 × 5	넓은등근, 삼두근, 대흉근	
Abdominal Crunches	2 × 40	복직근, 내, 외복사근	
Leg press	3 × 25	둔근, 뒤넙다리근, 넙다리네갈래근, 장딴지근, 가자미근	
Seated Knee extensions		넙다리네갈래근	슬개대퇴관절 스트레스 증가; 포함된다면 90°~45° 사이에서만 수행되어야 함.
Knee curls	3 × 15	뒤넙다리근	
Heel raises	3 × 15	장딴지근, 가자미근	

앉은 자세에서 무릎 신전을 피하라고 권하는 것을 제외하고, Michele이 웨이트훈련방법을 다시 시작할 때 수행될 필요가 있는 중대한 변화는 없다. 위에 언급한 이유 때문에 당신은 또한 그녀가 한 번에 한 하지로 레그 프레스를 수행하는 것을 확실히 해야 한다.

저자의 소견 P(Author's Comments P)

순서	운동	세트/반복	일일 빈도	이론적 근거(설명)
1	중둔근 근력 강화를 위해 옆으로 누운 자세에서 고관절외전 그리고 Sahrmann 고관절 외전-외회전 진행	2세트, 30회 반복	2회	한쪽 하지로 지지하는 동안 동적 자세조절을 위해 외측 고관절 고정근 강화하기
2	파트너 또는 각자 대퇴근막장근, 장경인대 신장	6회 반복, 각 30초	3회	슬개골에 대한 외측 당김을 감소시키기 위해 대퇴근막장근, 장경인대를 늘이기
3	발판에서 발 내리기, 6~8인치	2세트, 30~40회 반복	1회	한쪽 하지 동적 자세 조절과 균형 향상
4	Star pattern step-down 기법	4세트, 각 45초	1회	지구력, 근력 강화하기, 신경근 조절

한번 더, 특별한 운동처방은 기능적으로 관련된, 통증이 없는 운동을 사용하여 그녀의 신경근계를 자극하면서 손상을 다루는 원래 치료계획을 따르는 것만큼 중요하지 않다. 치료적 운동으로서 star pattern step-down 검사와 같은 기능적 측정을 활용하는 것은 매우 유익할 수 있으나 연습으로 인해 다음 방문 동안 검사 결과가 왜곡된다는 것을 기억하시오.

저자의 소견 Q(Author's Comments Q)

이 시점에서 문제 목록은 간단하지만, 다음을 포함할 수 있다:

1. 환자는 통증 없이 완전한 경쟁수준으로 돌아가지 못한다.
2. 환자는 달리기 후 통증에 대한 호소가 계속된다.
3. 환자는 손상에 대한 위험 없이 이전 수행수준으로 수행하기 위해 적절히 훈련할 수 없다.

저자의 소견 R(Author's Comments R)

마지막 수행 목표가 달성되어야 하고 다음을 포함할 수 있다:

1. 환자는 4주 내에 손상 전과 같은 수행수준으로 통증 없이 완전한 경쟁으로 되돌아간다.
2. 1주 내에 대학 스포츠의료진에게 관리를 이전하기

저자의 소견 S(Author's Comments S)

Michele은 아직 증상이 있을지라도, 정신적, 신체적으로 훈련수준을 증가시킬 준비가 되고 경기연맹 대회에서 경쟁한다. 운동 시 통증이 없고, 그 후 원래 증상보다 통증이 더 확산된다는 Michele의 보고는 처방된 훈련방법으로 손상이 악화되지 않았다는 좋은 징후이다. Michele은 원래 치료적 운동프로그램과 조화롭게 달리기 시간과 강도를 증가시키도록 조언을 받아야 한다. 경기대회 전날 달리기 후 나머지 시간은 경기에 대비하여 통증이 없도록 확보되어야 한다.

저자의 소견 T(Author's Comments T)

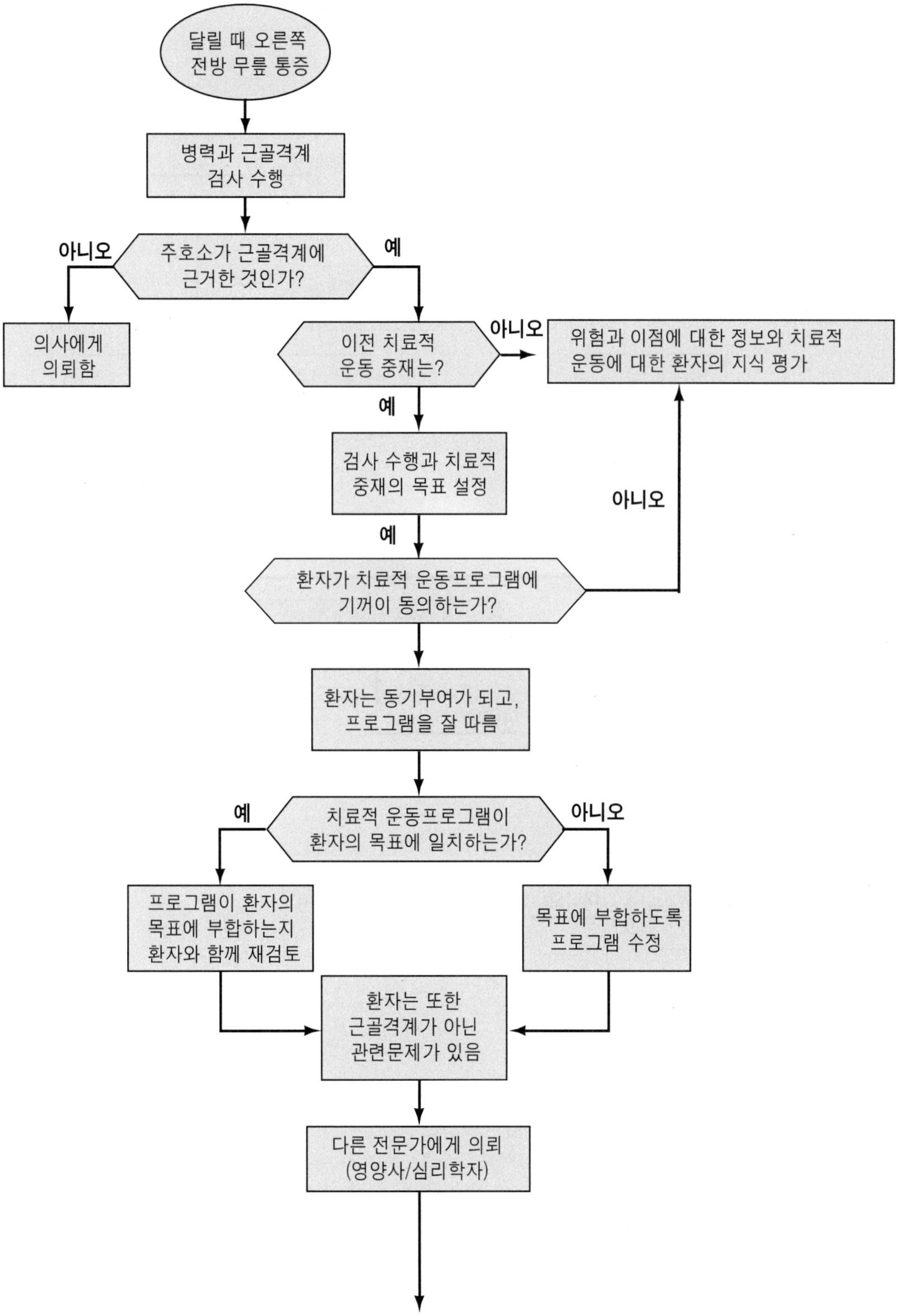

(계속)

저자의 소견 T(Author's Comments T)(cont't)

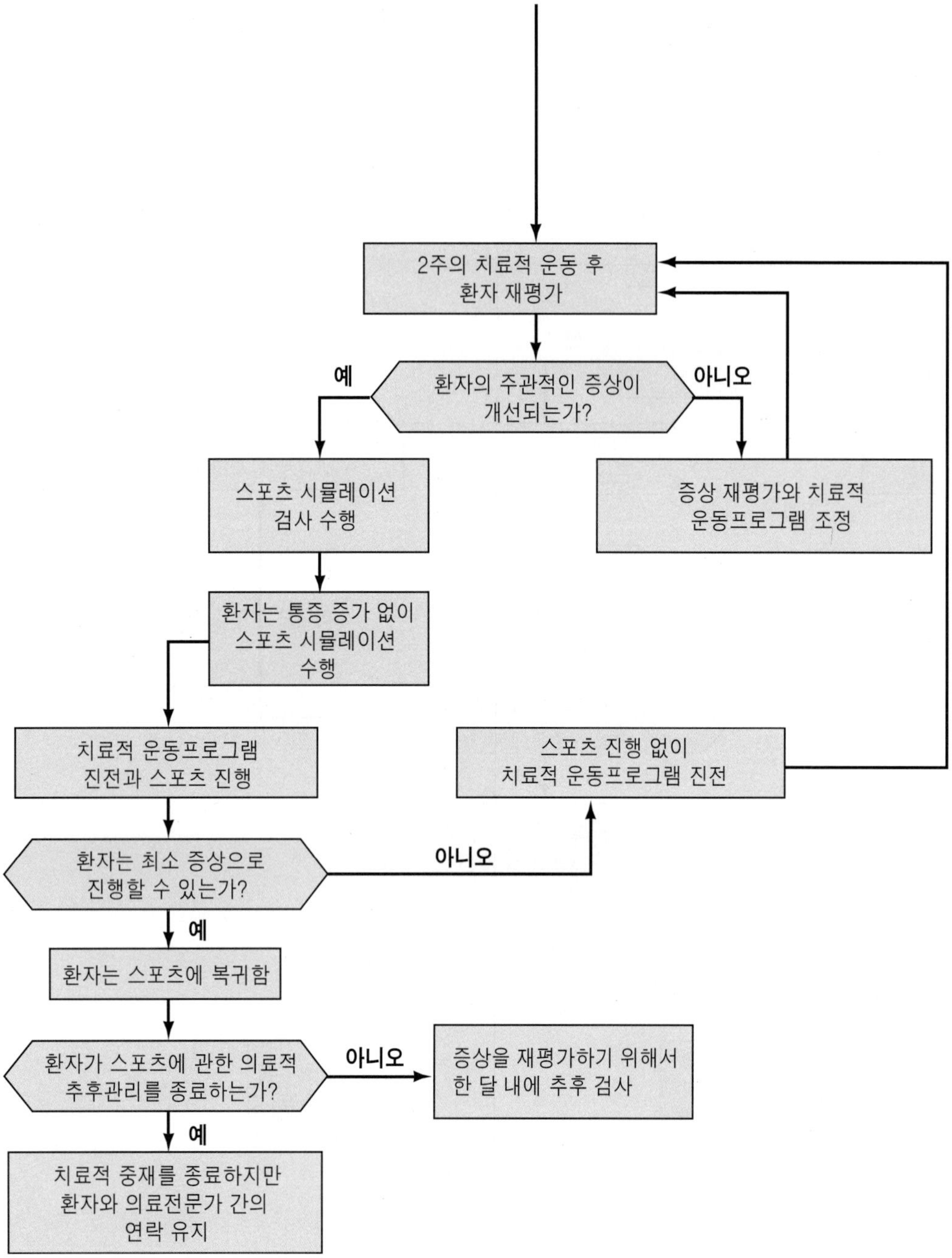

환자사례 #4

Tony English

병력(History)

환자: Earl
연령: 52세
신장: 6피트 0인치
체중: 280 파운드(Ibs)
교육: 상업(business) 학사; 대학에서 미식 축구선수였음
직업: 대부금 고문, 전일제: 오전 7시 30분-오후 5시 30분
의학적/수술 병력: 47세에 심근경색이 있었고 이때 혈관 성형술을 받았음; 대학에서 미식 축구를 할 때 오른쪽 고관절의 뼈능선 부위에 타박상을 받았음.
현재 약물치료: Celebrex®, Inderal®
주요 호소: 걸을 때와 계단을 내려갈 때 오른쪽 고관절의 약화와 통증; 걸을 때 지구력 제한
방사선 검진: 다른 뼈에 변화가 없고 오른쪽 대퇴골두의 체중부하 부위에 퇴행성 관절질환

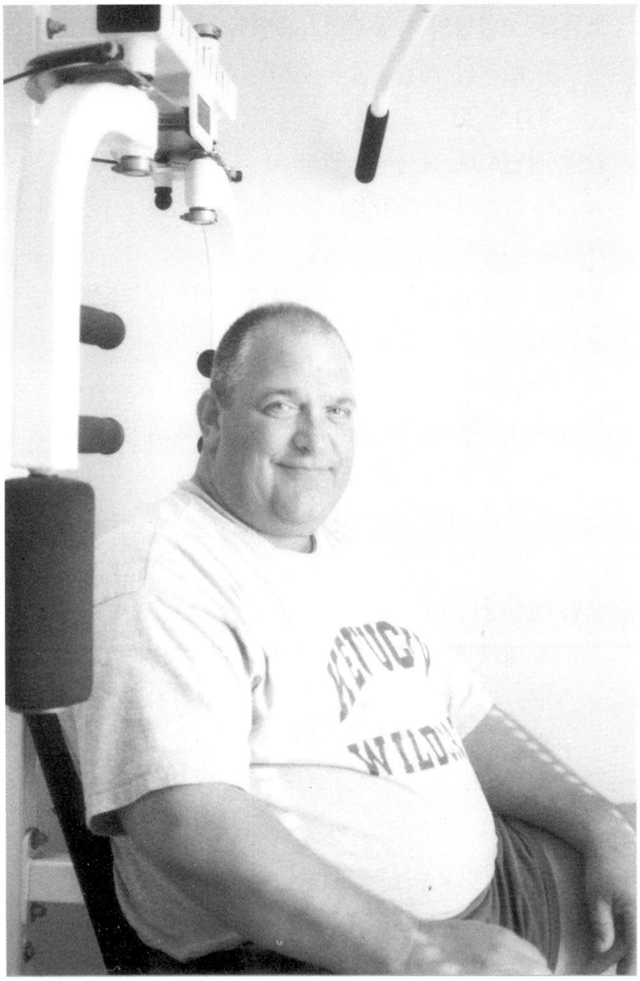

사례 그림 4.1 Earl.

Earl은 47세(**사례 그림 4.1**)에 심근경색으로 혈관 성형술을 받았다. 그때에 그는 저지방식과 규칙적인 운동프로그램을 시작하도록 권고받았다. Earl은 그의 부인의 도움으로 식이요법을 잘하고 있었으나 지속적으로 운동을 하지는 않았다. 그에게는 달리기가 너무 어렵고 통증을 야기한다고 알고 있다. 걷는 경우에도 30분 후에는 통증이 있고 체육관이나 수영장을 갈만한 시간도 없다. Earl은 인근에서 심장 킥 복싱 영업이 시작되었을 때 다시 운동을 시작하였다. 그가 운동을 즐길지라도 오른쪽 고관절의 유연성 · 제한과 발로 찰 때, 오른 발로 균형을 잡거나 각 발로 효과적으로 차는 것이 불가능하다는 것을 알고 있다. 그는 또한 왼발로 차려고 할 때, 오른쪽 고관절에 통증이 있다고 호소하고 있다. Earl은 또한 1시간의 격한 운동을 하는 동안 매우 피곤하고 자주 휴식시간을 가져야 한다고 한다. 그는 격한 운동의 15분, 25분, 35분 및 45분에 매 휴식시간마다 2-4분간 휴식한다.

Earl이 퇴원한 후에 독립적으로 수행할 수 있는 가정운동프로그램과 임상에서 기본적인 치료적 운동프로그램의 시작과 오른쪽 고관절 통증의 검사와 치료를 위하여 Earl의 가족 주치의가 당신에게 Earl을 의뢰하였다. Earl에게 있어서 약화와 통증으로 인하여 교회에 갈 때나 직장에서 계단을 내려갈 때 손잡이가 필요하고 불안전하게 느끼고 있다. 이와같은 약화와 통증없이 규칙적인 운동프로그램을 계속할 수 있고 계단을 오르내리고 걷는 것 등이 그에게 있어서 일차적 목표가 된다. 그는 또한 새로운 킥복싱 교실과 그가 거기서 만났던 사람들과 즐기고 그의 새로운 친구들의 지지로 운동프로그램과 식이요법을 더 잘 수행할 수 있을 것이라고 생각한다(4장과 11장 참고).

이학 검사(Physical Examination)

근골격 평가(Musculoskeletal Assessment)

오른쪽 고관절의 능동관절가동범위: 고관절 굴곡, 신전 및 회전의 제한. 굴곡 120°, 신전 5°, 외회전 70°, 내회전 30°

압박/신연/고관절 점수: 압박 시 약간의 통증 재발, 신연 시 증상의 변화없음, 고관절 점수: 5시~12시에 통증

심부건 반사 점수: 양측 슬개골 반사와 아킬레스건 반사 +2

도수근력검사: 오른쪽 고관절 외전근= 4-/5, 신전= 4-/5, 굴곡= 4/5, 내회전= 3+/5, 외회전= 4-/5 을 제외한 상지와 하지의 근육들 5/5

단하지 서기 시간: 왼쪽= 30초(정상으로 간주), 오른쪽 = 9초

근건 신장성: 화베르 검사(FABER test), 왼쪽= 검사대에 대해 평행하고 검사대에서 비골두가 10cm 떨어지는 것으로 측정; 오른쪽= 평행하지 않고 검사대에서 비골두가 40cm 떨어지는 것으로 측정. 90°–90° 하지 직거상에서 슬건근의 유연성 제한은 다음과 같다. 오른쪽은 완전 신전으로부터 40°, 왼쪽은 완전 신전으로부터 20°.

고관절 굴곡근의 유연성에 대한 토마스 검사에서 오른쪽= 25°, 왼쪽=20°

감각: 양측의 상지와 하지에서 가벼운 촉각은 완전하다.

통증: 양측 서기에서 오른쪽 고관절 통증은 3/10, 한 다리 서기에서 5/10, 30분간 걷기나 서기 후에 7/10.

심폐 평가(Cardiopulmonary Assessment)

안정 시 혈압: 126/80 mm/Hg

안정 시 심박수: 78 회/분

체지방율(피부 두겹집기 평가): 40%

유산소성 능력/지구력: 트레드밀에서 최근 스트레스 검사에서 최대산소소모량(VO_{2max})은 32 mL/kg/min(4장 참고).

신경근 평가(Neuromuscular Assessment)

서기균형: Berg 균형검사 점수(Berg Balance Test Score)= 52(56점에서), 발판 서기, 앞뒤 일렬로 서기, 한 다리 선 자세에서 서기와 팔 뻗기의 어려움으로 인하여 점수 감소(9장 참고).

외피 평가(Integumentary Assessment)

적용 불가능

A. 당신의 고객에 관한 이 정보에서 근골격계 손상에 관한 당신의 일차적 관심은 무엇인가? 당신은 심폐계 손상의 존재여부 또는 잠재성에 관한 관심을 가지고 있는가? 당신의 관심을 적고 토론하시오. *저자의 소견 A를 참고*

질환, 질병 또는 손상 효과의 예방, 지연 또는 최소화하는 것은 모든 고객에게 있어서 지극히 중요하다. 일차적 예방은 질환, 질병 또는 손상의 예방에 초점을 맞추는 일반적인 건강증진 노력을 포함한다. 이차적 예방, 질환, 질병 또는 손상에 대한 치료적 운동프로그램 계획자의 노력은 신속하고 적절한 중재를 통하여 유병기간, 심각성 또는 후유증을 감소하는 방향으로 더 진행된다. 제3의 예방은 만성 또는 비가역성 질환이 있는 고객들 중 장애의 제한(과 기능유지)을 강조한다(1장 참고).

B. 마음에 이런 생각을 갖고 Earl을 위한 예방의 중요성을 확인하고 당신의 결정을 위한 이론적 근거를 제공하라. 다음의 칼럼 제목의 표를 만들고 완성하라. *저자의 소견 B 참고*

확인된 시스템 손상군이 우리의 치료적 운동프로그램을 고안하기 위한 기초를 제공할지라도, Earl의 완전한 그림을 제공하지는 않는다. Earl에 관하여 더 많이 학습함으로써 우리는 치료적 운동프로그램을 설정하기 위하여 더 많은 처방 접근법을 고안할 수 있다. Earl의 독특한 개인 특성의 확인에 의해 우리는 고객-재활물리치료사와의 관계에서 라포(rapport)와 신뢰를 만들 수 있는 개별 중재계획을 그에게 제공할 것이다. Earl을 한 인간으로 바라봄으로써 그의 흥미를 자극하고 운동을 지속할 수 있게 만들고, 생애에 대

한 긍정적인 행동수정을 주입시키는 치료적 운동프로그램을 고안하기 위하여 기폭제를 제공할 것이다(11장 참고). 특히 우리는 Earl의 생활방식(사회적 지지시스템을 포함하여), 현재의 건강이나 피트니스 흥미, 도구적 일상생활동작 및 일반적인 일상생활동작을 고려해야 한다.

당신은 모든 요인들을 고려한 후에 Earl의 기능적 증진을 위하여 좋은 예후를 가지고 있는지와 효과적인 치료적 운동프로그램이 고안되고 수행되는지를 결정한다. 신체검진 결과, 생활방식 (사회적 지지시스템을 포함하여), 일상생활동작, 도구적 일상생활동작, 현재의 건강/피트니스 흥미 및 확인된 일차적 실무양식을 고려함으로써 병력과 신체검진 소견에 의해 증가된 관심을 요약하는 문제목록을 만들기 위한 준비가 된다. 당신은 Earl의 삶의 질에 있어서 비판적으로 생각하는 문제들에 초점을 맞추어라. 한가지 걱정은 유산소성 킥 복싱에 대한 Earl의 참여이다. 그의 신체적 상태는 높은 수준의 이런 활동유형에 참여하기에 적합하지 않다. 그러나 이런 교실의 사회적 함의와 Earl이 마침내 장기 목표를 따를 수 있는 운동유형을 발견했다는 사실은 당신이 계획하는데 있어서 유익할 것이다. Earl의 동기를 유발시키는 것은 성공하는 데 있어서 중요하다는 것을 기억하라. 이런 분류는 동기유발 과정에서 도움이 될 수 있다(11장 참고).

C. 이런 점에 대한 제공된 정보를 기초로 Earl의 삶의 질에 중요하다고 생각하는 4-6 문제를 적어라. *저자의 소견 C 참고*

문제를 적었다면 당신은 치료적 운동프로그램으로 Earl의 성취를 돕기 위해 장단기 목표의 계획을 시작할 준비가 된 것이다. 당신이 Earl을 위해 설정한 목표가 기능적이고 성취가능하고 측정가능하고 객관적이고 이해할만하고 유지가능한 것이라는 것을 확인해라. 또한 그것들을 분명하게 기록할 수 있는 것인지를 확인해라. 기능적 제한과 장애에 대한 손상과 문제와 관련된 목표를 만들어라(제 1장). 목표가 과정이 아니고 회복과정의 한 지점이라는 것을 기억해라("근력의 향상"의 예로 든다면 10개 계단을 독립적으로 내려가기 위한 근력증진과 같은 특정 기능적 활동과 연관될 때 더 좋은 목표가 된다). Earl의 경우에 치료적 운동프로그램을 4주간 수행한 후에 성취할 것으로 믿는 당신의 단기목표를 제한하라. 근골격계, 신경근계, 심폐 생리적 계통이 개선되는데 요구되는 최소한의 시간에 단기목표의 성취 기대에 근거하라.

D. 제공된 정보에 근거해서 다음의 서술문을 완성하여 3-6개의 단기(4주 이하) 치료적 운동프로그램 목표를 만들어라: 4주 끝까지 고객은..... *저자의 소견 D 참고*

이런 특별한 경우는 또한 당신의 치료적 운동프로그램을 12주간 수행한 후에 Earl이 성취해야 한다고 믿는 당신의 장기목표들을 제한할 것이다. 당신의 치료적 운동프로그램 중재의 끝에 의해 이런 목표들이 기대된 성취를 나타낸 것임을 기억하라.

E. 다음의 서술문을 완성함으로써 3-6개 장기(5-12주) 치료적 운동프로그램 목표를 만들어라.

12주 끝에 고객은 .... *저자의 소견 E 참고*

단기 및 장기 목표들을 설정한 후 Earl을 위한 처방적 치료적 운동프로그램을 고안하기 전에 대사 에너지시스템(2장과 4장 참고)과 치료적 운동의 원리(4장과 5장 참고)를 포함한 기본 운동생리학의 기초를 검토하기 위한 좋은 개념이다. 어떠한 훈련원리도 무시될 수 없는 한편 어떤 원리들은 특정 고객(Earl과 같은)을 위해 고안된 치료적 운동프로그램에서 다른 것보다 더 많이 적용될 것이다. 점진적으로 증가된 운동강도가 지시될지라도 그가 선호하는 운동과 계단오르기/걷기사이에 선택이 이루어질 것이다(4장과 5장 참고). 계단의 교대 사지운동과 걷기의 체중부하는 킥복싱 운동의 수행을 도울 것이다. 마찬가지로 킥 복싱의 한다리 서기활동은 일상생활동작을 위해 필요로 하는 동적 원심성 신경근 조절과 균형을 촉진하고 넘어질 위험을 감소해야 한다(9장 참고). Earl은 최근에 건강과 피트니스에 대한 관심이 생겼다. 그는 심장질환의 병력 때문에 심혈관 및 폐계 피트니스 활동을 필요로 하고 마지막으로 그런 활동은 그가 즐거워하는 운동유형이라는 것을 알았다. Earl에게 있어서 새롭게 발견된 오른쪽 고관절 골관절염이 문제이기 때문에 적당한 운동조절을 통하여 그가 규칙적으로 운동할 수 있게 하는 근력과 유연성의 기반을 확고히 하고(8장 참고), 체중과 체지방율을 감소하고 심폐지구력을 증가하고 일상생활동작을 안전하고 통증없이 수행하는 것이 필요하다.

오른쪽 고관절에서 염증반응이 증가되는 것을 피하고 성공적인 증진을 격려하는 수준에서 한 자세에서 운동프로그램을 시작하는 것이 필수가 된다(11장 참고). 달리 고려할 점은 Earl이 기본적인 관절가동범위, 근력 및 유연성을 확고히 하는 한편 그의 선택된 운동에 집중을 유지하는 것이다(3장 참고). Earl이 킥복싱을 그만 두게 하거나 그의 몸이 일상의 과정으로 들어갈 수 있도록 그의 일상의 과정을 수정하는 방법을 그에게 보여줄 필요가 있다. Earl은 등장성 기구, 전신운동기구(Total Gym) (5장 참고), 고정 운동자전거, 트레드밀, 타원형 훈련기 및 3, 5, 7, 10 파운드를 증가할 수 있는 커프웨이트 등의 장비가 있는 운동실, 운동선수용 라커룸 및 작은 수영장이 있는 근처에서 살고 있다.

F. 근처 운동실에서 제공된 장비를 사용하여 Earl에게 각 장비가 왜 포함되어야 하는 지에 대한 이론적 설명을 해주고 Earl이 수행해야 해야 하는 운동들을 선택하라. 당신은 일과 휴식의 비율, 운동빈도 및 원하는 운동강도가 어떻게 결정될 것인지, 그들이 운동량(세트, 반복수)을 고려하여 운동이 수행되어야 한다고 믿는 순서로 운동을 적어라. 어떤 운동들은 집에서 효과적으로 수행될지라도 당신의 치료적 운동프로그램을 운동실에서 예외가 되는 활동의 고안을 제한하라. 당신의 운동선택을 10과제 이하로 제한하라. 5일 동안(월요일에서 금요일까지)의 Earl의 작업활동을 고려하여 당신의 치료적 운동프로그램을 고안하라. *저자의 소견 F 참고*

당신의 프로그램이 저자의 예 또는 당신의 친구의 예와는 상당히 다를 수 있다는 것을 기억하라. 그러나 바꾸지 말아야 할 것은 기능적으로 관련된 치료목표와 당신의 치료적 운동의 가변적인 의사결정과정을 지지하는 데 사용된 과학적 원리와 같은 중요한 문제들 간에 설정된 연결이다.

G. 치료적 운동프로그램을 시작할 때 단기목표 성취를 향한 과정을 확인하기 위하여 클리닉에서 당신이 사용할 3-6개의 기능적 검사를 확인하라. 당신이 선택한 각 임상적 기능검사를 위한 이론적 근거를 제공하라. *저자의 소견 G 참고*

4주가 지났고 Earl은 당신이 개발한 치료적 운동프로그램을 감탄할 만하게 수행하였다. 당신의 4주 재평가를 하는 동안 당신은 다음의 임상적 기능평가 측정을 수행한다.

근골격 평가(Musculoskeletal Assessment)

도수근력검사: 오른쪽 고관절 신전에서 4+/5를 제외하고 양쪽 상지와 하지(5/5)에서 정상 근력

한 다리 서기 시간: 왼쪽= 30초, 오른쪽= 20초

기능적 평가: 계단 오르내리기는 상호패턴을 보여주고 오른쪽의 서기단계에서의 시간이 약간 적고, 절뚝거리지 않고 손잡이를 사용하지도 않는다. 고객은 감소된 강도로 쉬지 않고 25분 간 발로 차지 않고 심장 킥복싱을 수행한다고 보고한다.

근건 신장성: 화베르(FABER) 검사에서 왼쪽=10cm, 오른쪽=20cm; 90°/90° SLR, 오른쪽=20°, 왼쪽=20°, 토마스 검사, 오른쪽=20°, 왼쪽=15°

통증: 양 다리 서기에서 오른쪽 고관절 통증 1/10, 한 다리 서기에서 3/10, 30분 걷기 후에 5/10, 10계단 오르기/내려오기 후에 2/10.

심폐 평가(Cardiopulmonary Assessment)

안정 시 혈압: 120/80 mmHg

안정 시 심박수: 72 회/분

체지방율(피지후 캘리퍼 평가): 36%

체중: 260 파운드

신경근 평가(Neuromuscular Assessment)

서기 균형: Berg 균형검사(Berg Balance Test) 점수=54; 다른 한 다리 서기활동의 수행으로 인해 점수가 약간 감소됨.

오른쪽 고관절 기능에서 실질적인 향상을 보이는 고객의 경우에 치료적 운동프로그램은 장기목표, 특히 수정된 유산소성 킥복싱과 걷기 및 계단오르기의 복귀를 더 크게 강조하기 위하여 수정되어야 한다. Earl에게 있어서 장기간 동안 유산소 복싱교실에 참여할 수 있다는 것이 반갑고 그가 복싱 교실 회원 중 가장 약하다는 사실을 이젠 좋지 않게 느끼고 있다. 당신은 그의 분명한 열망을 적어두지만 수정된

치료적 운동프로그램이 되기 위해 강도와 빈도의 권고안을 충실히 수행하는 것이 중요하다는 것을 그가 기억하도록 한다. 또한 당신은 Earl이 운동을 하는 동안 체간과 근위 고관절 안정화를 적절히 사용하는 기법에 면밀한 주의를 기울이면서 계속적인 운동수행의 중요성을 기억하게 한다.

H. 치료적 운동순서 결정요인을 고려하여 당신의 수정된 운동선택의 목록(table), 운동이 이루어지는 일차적 신체부위 및 프로그램에서 그 운동을 포함하기 위한 이론적 근거를 만든다. 더 진전된 심장 킥복싱을 포함하여 당신의 장기목표에 대해 주목할 것을 기억하라. *저자의 소견 H 참고*

I. 이상의 운동선택을 한 후 표 형식에 운동량(세트와 반복수), 운동강도가 어떻게 결정되는지, 휴식과 일의 비율 및 운동수행의 빈도를 기록한다. *저자의 소견 I 참고*

저자의 예 또는 당신의 친구들의 예와는 상당히 다를 수 있음을 기억하라. 그러나 변하지 말아야 할 것은 당신의 운동에서 가변적인 의사결정과정을 지지하기 위해 사용되는 과학적 근거와 기능적으로 관련된 치료목표 그리고 중요한 문제들 간의 연계(links)이다.

사례 요약(Case Summary)

수정된 치료적 운동프로그램의 첫 4주 후에 프로그램에서 강조되는 것은 분리된 유연성과 안정화 운동으로부터 몇 가지의 같은 개념을 포함하는 좀 더 전신운동과 기능적 운동으로 이동한다는 점이다. 이런 운동에는 Earl에게 있어서 체중감소(특히 체지방 감소), 심폐수행능력 증진 및 체중부하활동을 하는 동안 오른쪽 고관절에 대한 가능한 스트레스를 감소하기 위하여 통증이 덜하면서 매일 기능하고 규칙적 운동프로그램을 추구하기위한 Earl의 바램에 역점을 두어 다루어야 한다. 이 프로그램은 체중부하자세와 비체중부하자세에서 수행되는 기능적 계단오르기 활동과 유연성과 안정성 활동을 혼합한 좀 더 강한 걷기프로그램으로 이동되고 있다. 그 이유는 Earl이 선택한 피트니스 운동 심장 킥복싱에 대한 참여를 증가시킬 수 있도록 체간과 근위 안정성과 유연성의 주요 분야에 역점을 두는 포괄적인 프로그램을 제공하기 위한 것이다. Earl은 이웃 피트니스실에서 장비의 사용을 계속할 수 있으나 프로그램 진행을 위하여 당신과 함께 의사소통을 하고, 일어날 수 있는 문제들과 어떤 프로그램을 조정하기 위한 장치를 가질 필요가 있을 것이다. 손상, 삶의 유형(사회적 지지체계를 포함하여), 체육 또는 피트니스 흥미, 도구적 일상생활동작과 일반적 일상생활동작을 고려함으로써 재활물리치료사는 사지나 관절이 아닌 전인(whole person)을 고려한다. 이렇게 함으로써 발달된 긍정적 행동들이 Earl의 삶의 질을 증진하기 위한 가능성이 크게 향상될 것이다.

J. 도표에서 Earl의 오른쪽 고관절 외전과 신전의 약화에 대한 의사결정 알고리즘. *저자의 소견 J 참고*

K. 도표에서 Earl의 심폐지구력 결손에 대한 의사결정 알고리즘. *저자의 소견 K 참고*

L. 도표에서 Earl의 감소된 오른쪽 고관절의 유연성에 대한 의사결정 알고리즘. *저자의 소견 L 참고*

M. 도표에서 한 다리 서기를 하는 동안 Earl의 감소된 균형에 대한 의사결정 알고리즘. *저자의 소견 M 참고*

N. 도표에서 계단 오르내리기에서 Earl의 기능적 제한에 대한 의사결정 알고리즘. *저자의 소견 N 참고*

O. 도표에서 Earl이 오른쪽 고관절 통증으로 인하여 30분 이상 걷지 못하는 것에 대한 의사결정 알고리즘. *저자의 소견 O 참고*

10장을 참고하여 이런 고객에게 이익이 될 것이라고 당신이 믿는 대체 또는 보충 치료적 운동을 논의하라. 당신의 제안을 위한 논리적 근거를 제공하라.

참고문헌(References)

1. Reese NB, Bandy WD. *Joint Range of Motion and Muscle Length Testing.* Philadelphia: W.B. Saunders Co., 2002.
2. Magee DJ. *Orthopedic Physical Assessment.* Philadelphia: W.B. Saunders, 1997.
3. Kendall FP, McCreary EK, Provance PG. *Muscles Testing and Function.* Baltimore: Williams & Wilkins, 1993.
4. Hislop HJ, Montgomery J. *Daniel's and Worthingham's Muscle Testing: Techniques of Manual Examination,* 7th ed. Philadelphia: W.B. Saunders Co., 2002.
5. Shumway-Cook A, Woollacott MH. *Motor Control Theory and Practical Applications.* Philadelphia: Lippincott Williams & Wilkins, 2001.
6. *ACSM's Guidelines for Exercise Testing and Prescription,* 6th ed. Philadelphia: Lippincott Williams & Wilkins, 2000.
7. *ACSM's Resource Manual* for *Guidelines for Exercise Testing and Prescription,* 3rd ed. Baltimore: Williams & Wilkins, 1998.
8. *Guide to Physical Therapist Practice,* 2nd ed. In *Phys Ther.* 2001;81:9–744. Alexandria, VA: American Physical Therapy Association.
9. Bandy WD, Irion JM, Briggler M. The effect of time and frequency of static stretching on flexibility of the hamstring muscles. *Phys Ther.* 1997;77:1090–1096.
10. Sullivan PE, Markos PD. *Clinical Decision Making in Therapeutic Exercise.* Norwalk, CT: Appleton & Lange, 1995.
11. Crosbie WJ, Nimmo MA, Banks MA, et al. Standing balance responses in two populations of elderly women: A pilot study. *Arch Phys Med Rehabil.* 1989;70(10):751–754.
12. Messier SP, Royer TD, Craven TE, et al. Long-term exercise and its effect on balance in older, osteoarthritic adults: Results from the Fitness, Arthritis, and Senior Trial (FAST). *J Am Geriatr Soc.* 2000;48(2):131–138.
13. Riemann BL, Myers JB, Lephart SM. Comparison of the ankle, knee, hip, and trunk corrective action shown during single-leg stance on firm, foam, and multiaxial surfaces. *Arch Phys Med Rehabil.* 2003; 84(1):90–95.
14. Simkin PA, de Lateur BJ, Alquist AD, et al. Continuous passive motion for osteoarthritis of the hip: A pilot study. *J Rheumatol.* 1999;26(9):1987–1991.
15. Arokoski MH, Arokoski JP, Haara M, et al. Hip muscle strength and muscle cross sectional area in men with and without hip osteoarthritis. *J Rheumatol.* 2002;29(10):2187–2195.
16. Mikkelsen C, Werner S, Eriksson E. Closed kinetic chain alone compared to combined open and closed kinetic chain exercises for quadriceps strengthening after anterior cruciate ligament reconstruction with respect to return to sports: A prospective matched follow-up study. *Knee Surg Sports Traumatol. Arthrosc.* 2000;8:337–342.
17. Anderson T, Kearney JT. Effects of three resistance training programs on muscular strength and absolute and relative endurance. *Res Q Exerc Sport.* 1982;53:1–7.
18. Kraemer WJ, Adams K, Cafarelli E, et al. American College of Sports Medicine Position Stand. Progression models in resistance training for healthy adults. *Med Sci Sports Exerc.* 2002:364–380.
19. Anonymous, American College of Sports Medicine Position stand. The recommended quantity and quality of exercise for developing and maintaining cardiorespiratory and muscular fitness and flexibility in healthy adults. *Med Sci Sports Exerc.* 1998;30:975–991.
20. Chilibeck PD, Calder AW, Sale DG, Webber CE. A comparison of strength and muscle mass increases during resistance training in young women. *Eur J Appl Physiol.* 1998;77:170–175.
21. Carruthers ME, Edwards RH, Pride NB, et al. British pilot study of exercise therapy: I. Middle-aged men. *Br J Sports Med.* 1976;10(2):47–53.
22. Larsen GE, George JD, Alexander JL, et al. Prediction of maximum oxygen consumption from walking, jogging or running. *Res Q Exerc Sport.* 2002;73(1):66–72.
23. Russell WD. On the current status of rated perceived exertion. *Percept Mot Skills.* 1997;84:799–808.
24. Godges JJ, MacRae PG, Engelke KA. Effects of exercise on hip range of motion, trunk muscle performance, and gait economy. *Phys Ther.* 1993;73 (7):468–477.
25. Siler WL, Koch NQ, Frese EM. The path utilized affects the distance walked in the 12 minute walk test. *Cardiopul Phys Ther J.* 1999;10(3):80–83.

저자의 소견 A(Author's Comments A)

손상은 오른쪽 고관절의 골관절염, 심근경색과 혈관 성형술의 병력 및 증가된 체지방율을 포함한다. 또한 손상은 장기간 서기에서 오른쪽 고관절의 통증과 왼쪽과 비교되게 오른쪽의 근력과 서기균형의 결함을 포함한다. 고려해야 하는 다른 요인들은 그의 좌업식 직업과 삶의 유형, 운동의 한 번 시도로 최근 복귀 및 이전에 스포츠경기자와의 충돌 등이다(11장 참고). Earl의 심장병, 혈관 성형술 및 걷기와 계단오르기를 할 때 통증을 동반하는 오른쪽 고관절 골관절염 등이 그의 병력에 있어서 중요한 요소가 된다. 평생운동은 심폐건강과 지구력을 위해 중요하지만 Earl은 지속적으로 운동하는 데 있어서 문제가 있었고 지금 오른쪽 고관절의 통증으로 인하여 그가 제한을 받을 것이다. 특정 고관절 손상에 대한 최근 병력이 없는 것으로 적혀있지만 체중부하 활동의 증가에 의해 강화된 오른쪽 고관절 통증의 점진적인 시작과 그 당시의 고관절의 뼈능선부위에 대한 타박상 병력은 관절 완전성, 근력 및 안정성에 관한 걱정을 증가시킨다. 병력 때문에 심폐에 대한 걱정이 있고 고혈압에 대해 현재 약물치료를 받고 있고 이것들은 우리가 콘디셔닝 운동프로그램을 선택하는 데에 영향을 줄 수 있다. Earl은 지금 일상생활에 기능하기 위해서 운동이 중요하다고 인식하고 있다. 계단오르내리기는 집과 직장에서 중요하고 그는 그가 만나는 사람들과 운동하기 위하여 킥복싱을 즐길 것이라고 생각한다. 이런 유형의 운동은 체간과 근위 하지부위에 좋은 균형과 운동조절을 필요로 한다. Earl은 이런 유형의 운동에서 높은 수행수준에 도달하기에는 좋은 후보자가 아닐 수도 있다. 그러나 이것은 Earl의 킥복싱 운동이 점진적으로 진전이 되면 중심체간의 안정성을 위한 고된 훈련을 하기 위해 Earl에게 동기유발의 요인이 될 수 있다. 그런 다음, 당신이 적당한 운동을 Earl에게 교육하거나 미래 손상의 위험을 최소화하기 위하여 그의 운동선택을 수정하는 것이 절대 필요할 것이다.

저자의 소견 B(Author's Comments B)

예방			선호 실무패턴	이론적 근거
1	2	3		
	X	X	근골격계	통증, 약화 및 기능감소와 함께 오른쪽 고관절 골관절염
	X		신경근계	한 다리서기 활동과 함께 서기균형 감소; 근위 안정성 감소
		X	심폐계	심근경색, 현재 약물치료로 조절, 지구력 감소, 체지방율 증가의 병력
			외피계	적용 불가능

오른쪽 고관절에 골관절염이 있기 때문에 치료적 운동프로그램을 계획하는 사람은 신속하고 적절한 중재(이차적 예방)를 통하여 운동기간, 질병정도와 질병후유증을 감소하는 방향으로 진행하게 된다. 오른쪽 고관절의 골관절염은 또한 제3의 예방 범주에 적합하다. 골관절염의 변화는 노인 집단에서 장기 기능부전에 대한 일차적 이유가 된다. 퇴행성 변화가 있는 연령의 Earl은 그의 활동수준을 이미 제한할 것이다. 체중부하시 오른쪽 고관절 통증이 있다는 현재 그의 호소로 우리는 이런 변화들이 그의 현재 문제를 야기하고 장기 기능부전의 야기를 지속할 수 있다고 확신한다.

저자의 소견 C(Author's Comments C)

1. 특히 오른쪽 고관절의 외전과 신전에서 약화
2. 심폐지구력 결손
3. 오른쪽 고관절의 유연성 감소
4. 오른쪽 하지 한 다리서기에서 균형감소
5. 계단내려오기/오르기의 어려움
6. 오른쪽 고관절 통증으로 인하여 30분 이상 걸을 수 없음

저자의 소견 D(Author's Comments D)

4주 끝에 고객은...

1. 손잡이를 사용하지 않고 10개 계단을 안전하게 내려올 것이다.
2. 오른쪽 고관절 통증이 2/10 이하로 계단을 독립적으로 오르거나 내려올 것이다.
3. 오른쪽 고관절 통증이 2/10 이하로 30분간 독립적으로 걸을 것이다.
4. 가정운동프로그램을 독립적으로 적절하게 수행할 것이다.

5. 최소한 20초 동안 오른쪽 다리로 한 다리 서기를 유지할 수 있을 것이다.
6. 30분간 쉬지 않고 수정된 유산소 복싱(차지 않고)에 참여할 것이다.

저자의 소견 E(Author's Comments E)

12주 끝에 고객은...

1. 오른쪽 고관절 통증은 0/10으로 손잡이를 잡고 계단을 오르거나 내려올 것이다.
2. 오른쪽 고관절 통증이 0/10으로 45분간 걸을 것이다.
3. 오른쪽 하지로 서고 수정된 차기를 포함하여 쉬지 않고 45분간 수정된 심장 킥복싱 운동을 수행할 것이다.
4. 30초간 오른쪽 다리로 한 다리 서기를 유지할 수 있을 것이다.
5. 체지방의 원점수는 40%~10%로 감소할 것이다.

저자의 소견 F(Author's Comments F)

Earl의 병력과 신체검진에 의하면 유연성, 근위 하지안정성, 근력과 심폐지구력의 증진이 요구된다. 이런 이유로 당신이 고안하는 치료적 운동프로그램은 이런 모든 요소들을 포함해야한다. Earl은 반복된 한 다리 서기활동에서 통증과 약간의 넘어질 위험 증가되는 것이 주목된다. 이런 이유들과 그의 심폐질환의 과거 병력 때문에 선택된 운동은 안전하고 저강도이어야 한다. 그 프로그램에서 바램은 집과 직장에서 기능을 향상하고 통증이 덜한 상태로 기능하기 위하여 지구력, 신경근 조절, 운동성 및 안정성을 증진하는 것이다. 유산소성 킥복싱, 걷기, 계단오르내리기 등의 활동들은 다양한 대사 요구를 필요로 하기 때문에 단지 근력강화는 그가 기능적 독립성을 다시 얻는데 있어서 충분한 도움이 되지 않을 것이다. 다음의 프로그램이 제안되었다.

운동순서	운동선택	신체부위	포함에 대한 근본적 이유
1	고정 자전거	전신	운동성, 조직온도 증가, 준비운동
2	엎드린 자세에서 고관절 굴곡근 신장	고관절/하지	유연성, 운동성과 관절가동범위 증가
3	바로 누운 자세에서 슬건근 신장	고관절/하지	유연성, 운동성과 관절가동범위 증가
4	앉은 자세에서 고관절 내회전근/내전근 신장	고관절/하지	유연성, 운동성과 관절가동범위 증가
5	전신 운동기구에서 양 다리 스쿼트	전 하지/체간	안정화와 근력강화
6	윗몸일으키기로 복근 등척성운동	체간	안정화와 근력강화
7	엎드린 자세에서 고관절 신전	고관절/체간	근력강화와 근위 안정화
8	옆으로 누운 자세에서 고관절 외전	고관절/체간	근력강화와 근위 안정화
9	측방 계단오르기	전 하지/체간	기능을 모방하는 체중부하 근력강화와 안정화
10	타원형 훈련기(Elliptical trainer) **(사례 그림 4.2)**	전신	충격없이 걷기를 대신하는 심폐지구력과 유산소성 에너지 시스템 증진

운동 순서	운동량 (세트/반복수)	운동강도 결정	휴식과 작업비율	운동빈도/주
1	1세트, 10-15분	저강도, Borg 운동자각도에서 8-10	적용 불가능	각 운동
2	1세트, 4회 반복	저강도, 20-30초 유지, 가벼운 신장	양 하지 교대	각 운동
3	1세트, 4회 반복	저강도, 20-30초 유지, 가벼운 신장	양 하지 교대	각 운동
4	1세트, 4회 반복	저강도, 20-30초 유지, 가벼운 신장	양 하지 교대	각 운동
5	3세트, 12-15회 반복	6, 8, 10수준에서 각 1세트	3:1	5회/주
6	3세트, 8-12회 반복	체중저항으로 저강도에서 중등도 강도	세트사이 1분	5회/주
7	3세트, 12-15회 반복	체중저항으로 저강도에서 중등도 강도	양 하지 교대	5회/주
8	3세트, 12-15회 반복	체중저항으로 저강도에서 중등도 강도	양 하지 교대	5회/주
9	3세트, 8-10회 반복	체중저항으로 중등도 강도	양 하지 교대	5회/주
10	1세트, 20분	카보넨 공식을 사용하여 목표심박수	적용 불가능	5회/주

저자의 소견 G(Author's Comments G)

기능적 검사

1. 시각적 표시 통증 척도(Visual analog pain scale)
2. 한 다리서기 시간(Single leg stance for time)(손으로 스톱워치 잡고)
3. Berg 균형척도(Berg Balance Scale)
4. 계단에서 관찰가능한 보행분석
5. 운동전과 운동후 심박수/목표심박수
6. 도수근력검사
7. Borg 운동자각도(Borg Scale of perceived exertion)
8. 관절운동범위 측정법/유연성 검사
9. 계단오르기 시간(Timed stair climbing)
10. 12분 걷기 검사(12-minute walk test)

근본적 이유

1. 선택된 기능적 활동시 통증
2. 눈 뜬 조건과 눈 감은 조건에서 균형검사; 또한 하지 안정성(lower quarter stability)을 검사한다
3. 낙상위험을 평가하기 위하여 선택된 기능으로 서기 균형
4. 안전하게 계단오르내리기 능력
5. 유산소성 콘디셔닝
6. 근력 증진의 객관적 측정
7. 활동하는 동안 고객의 운동자각도에 대한 객관적 측정
8. 관절가동범위와 연부조직의 신장성의 객관적 측정
9. 안전하게 계단오르내리기 능력
10. 적당한 지구력으로 안전한 속도에서 이동능력

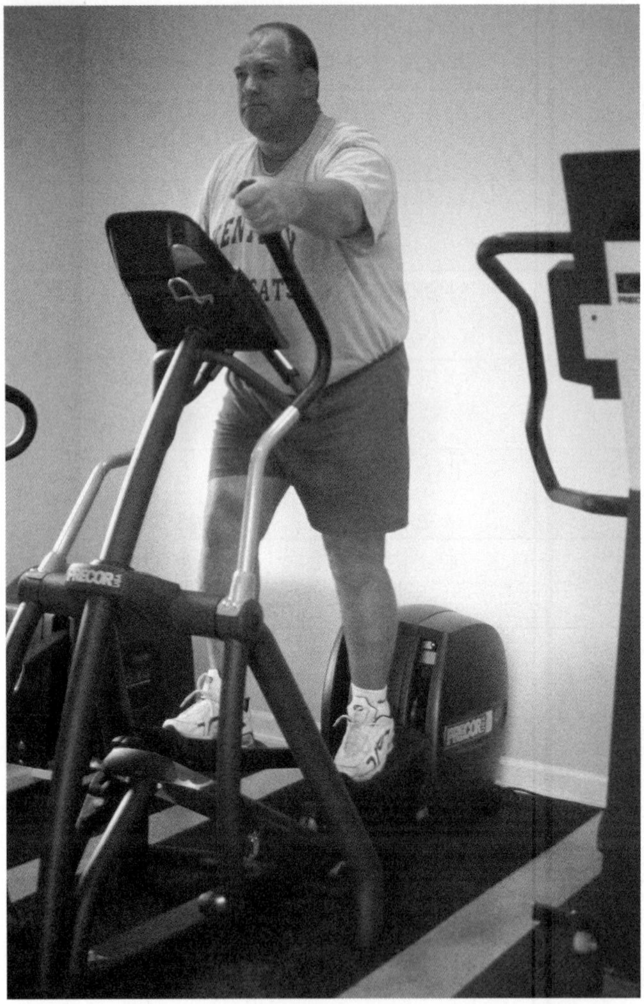

사례 그림 4.2 타원형 훈련기(elliptical trainer)에서 운동.

이것들은 선택된 목표로 측정가능하고 객관적이고 적합하고 적당한 임상기능검사의 예들이다. 또한 이것들은 근력, 유연성과 노력수준에 대한 표준 객관적 검사들이다. 만약 진전이 되면 재활물리치료사가 손상수준을 평가하기 위하여 이 검사로 측정한다. 변이성은 이런 선택으로 가능하지만 객관적이고 측정가능하고 의미있는 임상 기능적 검사를 사용할 것을 기억한다. 높은 타당도와 신뢰도가 있는 검사들은 좋은 선택이고 클리닉에서 빠르고 정확하게 수행될 수 있는 것들이다. 임상 기능적 검사들은 당신과 Earl이 설정한 목표와 관련되어야 한다.

저자의 소견 H(Author's Comments H)

재검사를 통하여 Earl이 대부분의 단기목표를 성취했음이 확인되었다. 고관절과 하지기능을 강조한 치료적 운동 프로그램의 마지막 4주는 성공적이었음이 입증되었다. 그는 한 다리 서기능력, 근건 신장성과 걸을 때 기대하는 보폭수준에 도달하지는 않았을지라도 이런 목표들에서 실질적인 진전이 있었다. 추가하여 입증된 것처럼 Earl의 심폐능력을 측정한 결과 체지방이 감소됨으로써 심폐영역이 향상되기 시작했고 유산소성 피트니스의 시작수준은 유지되었다.

운동 순서	운동선택	신체부위	포함이유
1	저강도에서 10-15분 걷기	전신	전신(특히 하지), 준비운동; 손상예방
2	선자세에서 고관절 굴곡근 신장	고관절과 하지	체간과 하지 안정성을 위해 운동하는 동안 유연성, 관절가동범위와 운동성 증가
3	선자세에서 슬건근 신장	고관절과 하지	체간과 하지 안정성을 위해 운동하는 동안 유연성, 관절가동범위와 운동성 증가
4	측방 돌진하기(side lunge), 양쪽으로	체간, 하지와 고관절근육	슬관절과 고관절 근육의 근력을 증가하는 동안 내전근의 신장성 증가
5	전신 운동기구(Total Gym®) 위에서 한 다리 쪼그리기(single leg squats)	선 자세에서 고관절과 하지	하지 안정화와 근력강화

(계속)

운동 순서	운동선택	신체부위	포함이유
6	선 자세에서 고관절 외전(**사례 그림 4.3**) (Section6, Animation1)	선 자세에서 고관절과 하지	고관절 외전근 근력과 지구력 증가; 선 자세에서 체간과 다리 안정화
7	엎드린 자세에서 체간과 고관절 신전과 상지굴곡 혼합	전신; 양쪽 고관절과 체간 신전근 강조	신전으로 전 체간 안정화 증가
8	대각선으로 윗몸 일으키기	복근/체간	안정성과 근력 증가
9	저항밴드를 사용하여 계단오르기와 함께 대각선으로 스테핑하기	체간과 양쪽 하지	계단오르기를 모방하고 체간 회전과 안정성을 자극하는 열린 사슬과 닫힌 사슬 활동
10	앉은 자세에서 고관절 내회전근과 내전근 신전	양쪽 고관절과 하지	고관절 근육의 신장성 증가

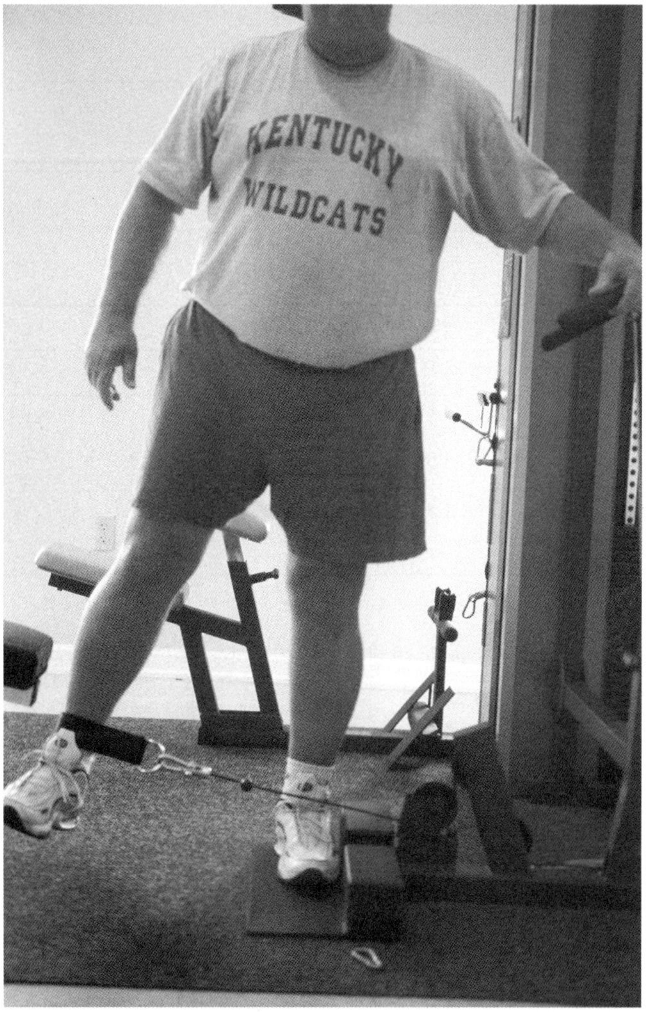

사례 그림 4.3 선 자세에서 다중 기계(multistation machine)를 사용하여 고관절 외전.

Earl의 치료적 운동프로그램 변형은 목표와 그의 기능적 요구에서 체간과 하지안정성에 대한 강조를 반영한다. 지구력과 유연성의 감소를 계속시키던 중요한 문제들은 기능과 레크레이션 운동을 제한시키게 된다. 중심 근위안정화를 강조하는 저강도에서 중등도 강도의 훈련인 이런 변형된 프로그램은 Earl이 계단을 오르게 하고 그가 선택한 운동을 수행하게 하고 하지관절의 동적인 안정성을 제공하는 한편 그의 과거 의학적 병력에 의한 문제들을 야기할 수 있는 고강도 또는 고충격 운동을 피하게 할 것이다. Earl은 모든 기본적인 일상생활동작과 도구적 일상생활동작들을 수행할 수 있고 증진하기 위해 운동을 계속해야 한다.

저자의 소견 I(Author's Comments I)

운동 순서	운동량(세트/반복수)	운동강도 결정	휴식과 작업의 비율	운동빈도/주
1	1세트, 10-15분	저강도; Borg 운동자각도에서 10-12	적용 불가능	각 운동
2	1세트, 4회 반복/20-30초	저강도, 부드러운 신장	양 하지 교대	각 운동
3	1세트, 4회 반복/20-30초	저강도, 부드러운 신장	양 하지 교대	각 운동
4	2세트, 10회 반복	중등도 강도, 형태와 체간안정화 강조	3:1	5회/주
5	3세트, 10회 반복	중등도 수준 10, 형태와 체간안정화 강조	3:1	3회/주
6	3세트, 10회 반복	1세트: 50% 10RM, 2세트: 75% 10RM, 3세트: 100% 10RM (RM=repetition maximum)	3:1	3회/주
7	1세트, 15회 반복	무게없이 중등도 강도/ 호흡강조	적용 불가능	각 운동
8	3세트, 10회 반복, 양측성	호흡을 강조하면서 중등도 강도	2:1	각 운동
9	3세트, 10회 반복, 양측성	균형상실없이 중등도에서 완전한 가능	3:1	3회/주
10	1세트, 4회 반복/ 20-30초	저강도의 부드러운 신장	1:1	각 운동

당신이 이상의 프로그램으로부터 볼 수 있듯이 변형된 프로그램은 Earl의 콘디셔닝 수준과 오른쪽 고관절의 퇴행성 변화를 고려하지만 어려움의 수준을 증가시킨다는 점이다. 안전성과 적당한 도전과 고객의 목표를 가지고 운동프로그램을 성공할 수 있는 고객의 능력에 대한 관심 등에서 균형을 맞추는 것이 중요하다. Earl은 실제로 통증없이 걷고 기능할 뿐만 아니라, 체육관과 그의 운동교실에 복귀하고 싶어 한다. Earl에게 점진적인 치료적 운동프로그램의 유익과 그의 상태와 당신의 프로그램간에 특정 관계가 있음을 교육함으로써 중재계획에 대한 그의 신뢰가 증진하게 될 것이고, 또한 그가 프로그램에 충실하도록 도와야 한다. 그리고 Earl이 킥복싱 교실로 전적인 복귀에 대해 관심을 갖도록 그에게 교육하는 것이 이 시점에서 중요하다. 이것이 Earl의 궁극적인 목표가 되고 그가 이 활동에 복귀하기 위한 적절한 방법에 관하여 그에게 권고해야 한다. 재검사하는 동안 Earl은 그가 교실에서 변형된 활동을 시작하였다고 하였다. 지금이 그의 참여를 증진하기 위한 시점이다. 이런 것이 인접 운동분야에서 수행되지 않기 때문에 이상의 프로그램은 상세하게 다루지 않는다. 그러나 물리치료사가 그의 오른쪽 고관절 통증과 기능부전의 재발을 예방하기위하여 Earl에게 다른 중재수단을 교육하는 것이 절대 필요하다.

저자의 소견 J(Author's Comments J)

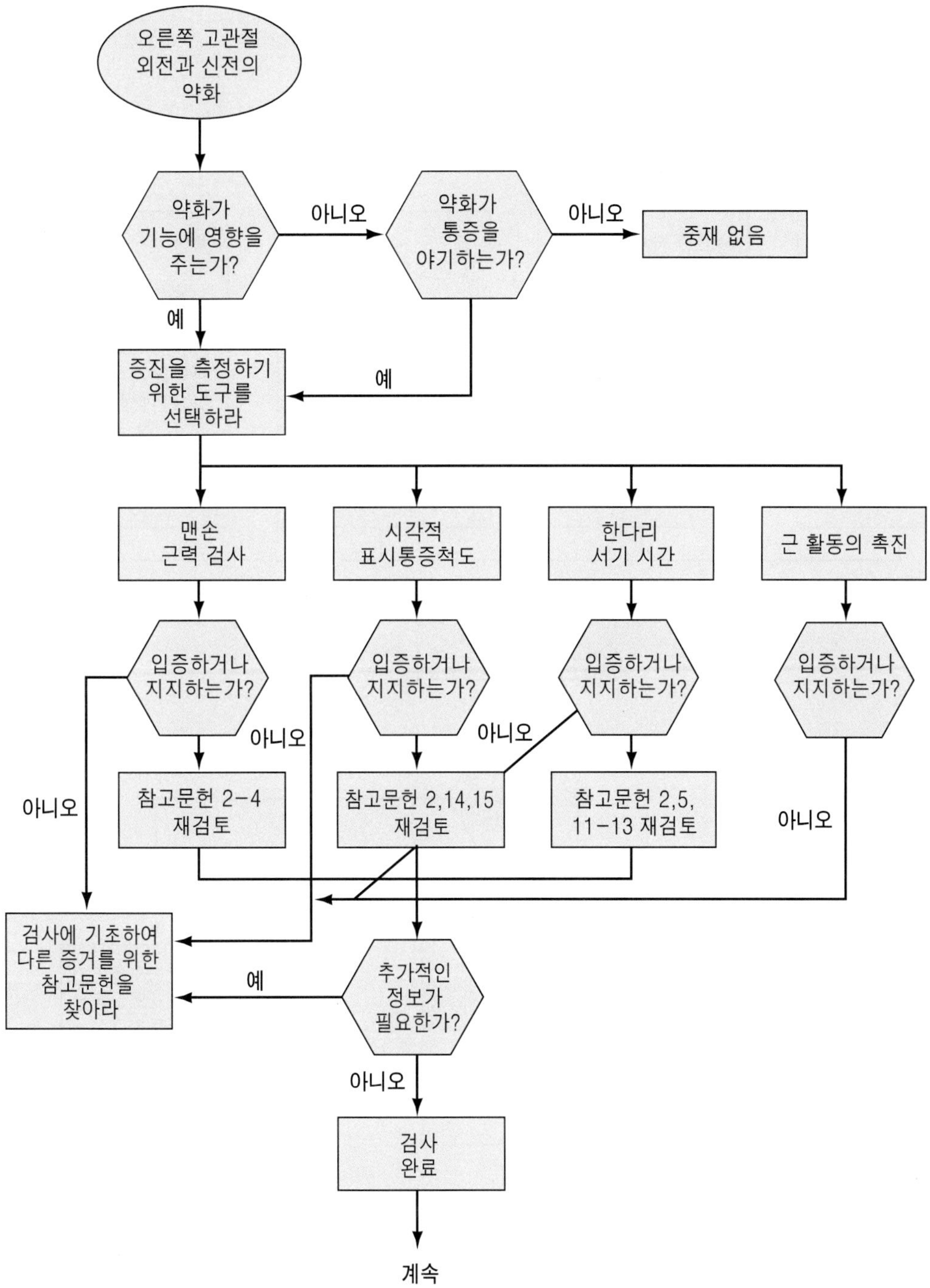

저자의 소견 J(Author's Comments J) (con't)

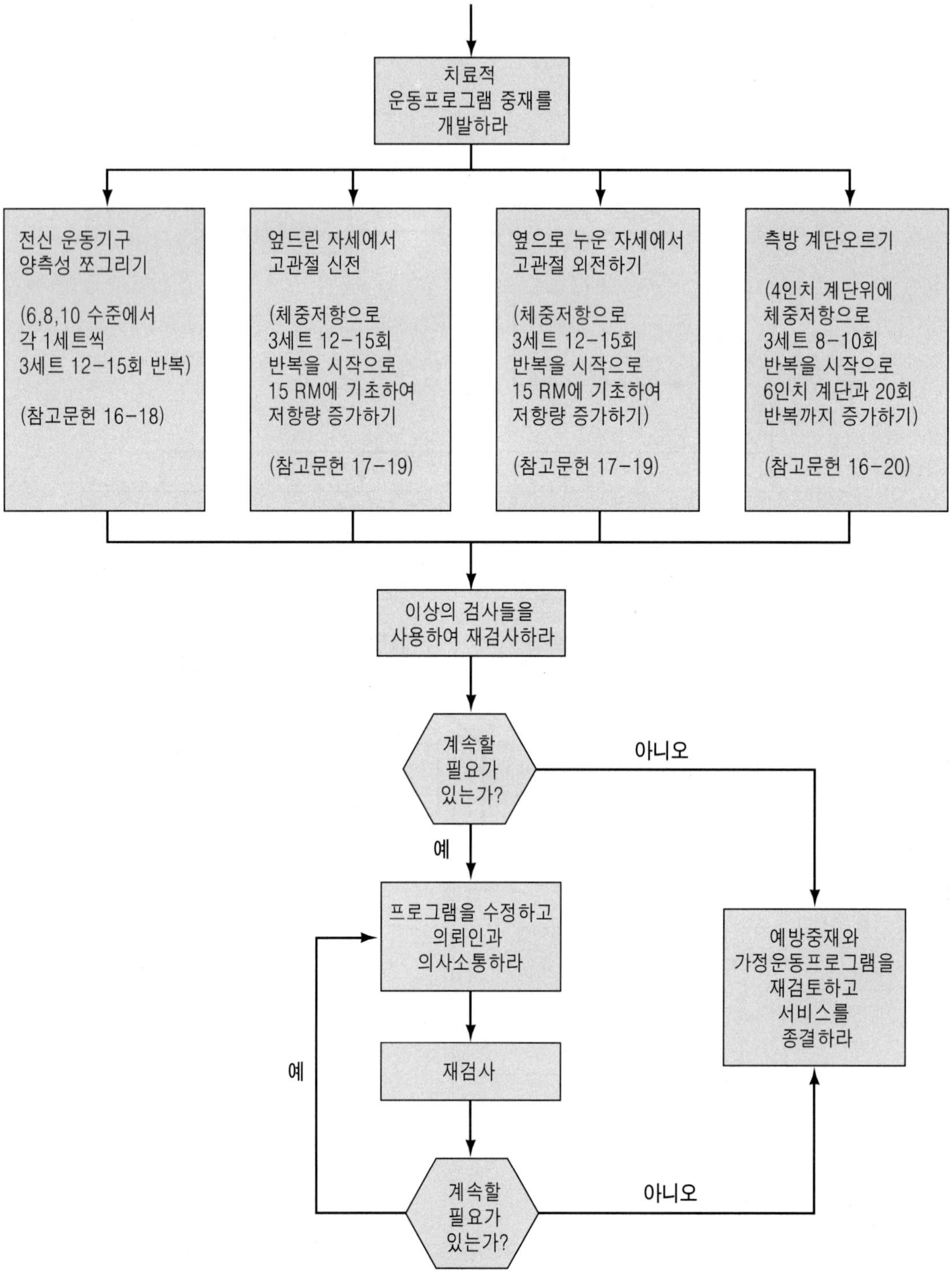

저자의 소견 K(Author's Comments K)

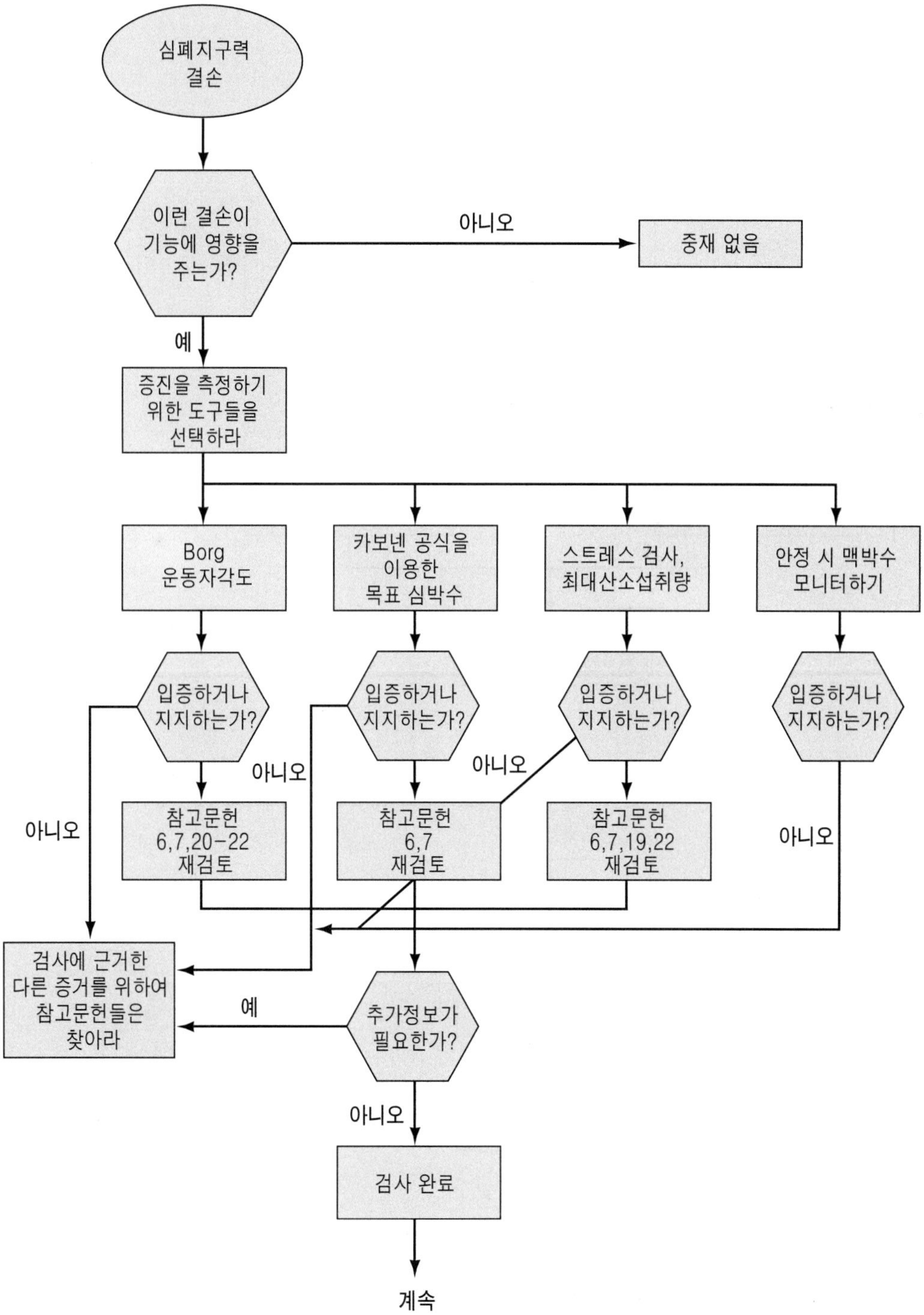

저자의 소견 K(Author's Comments K) (con't)

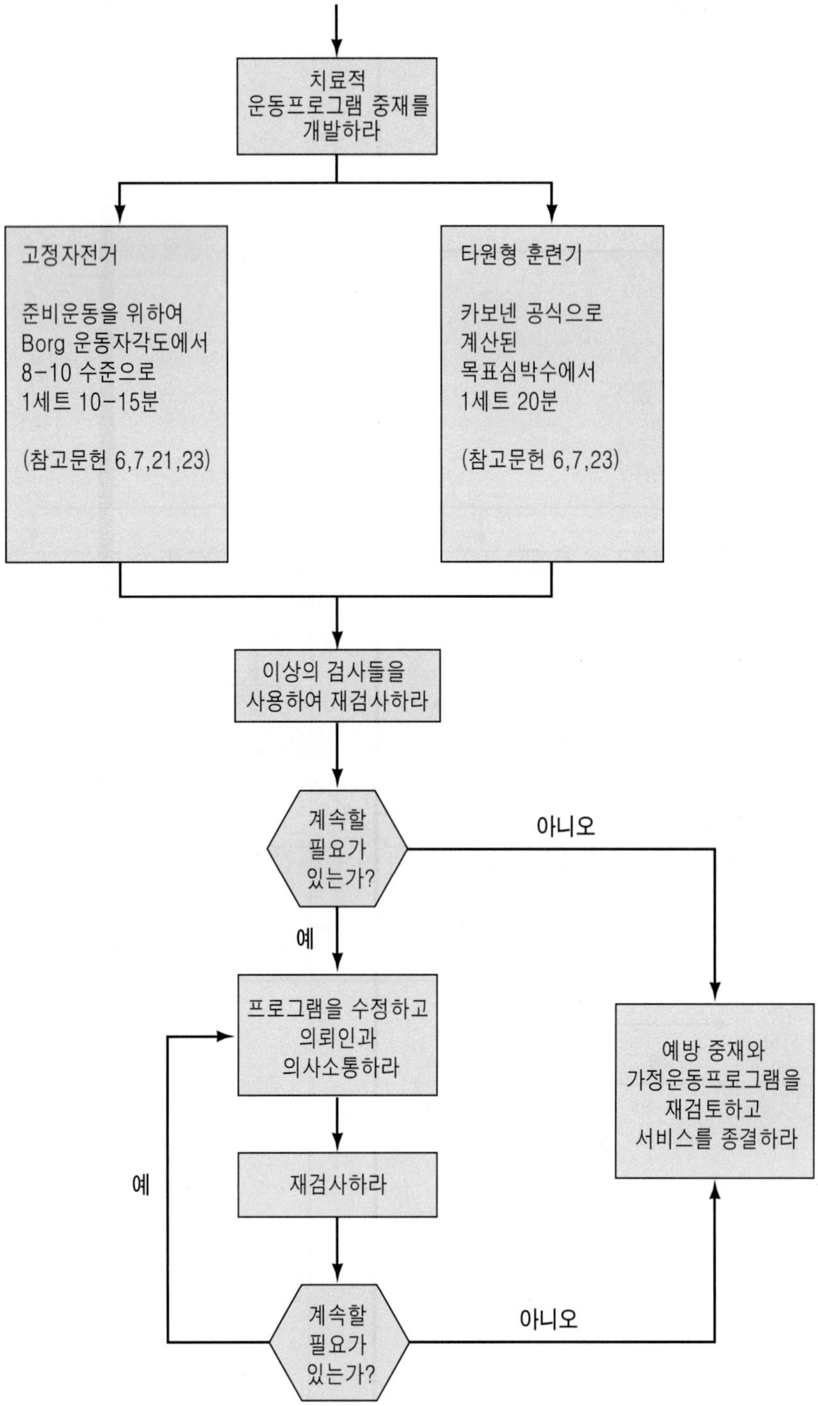

저자의 소견 L(Author's Comments L)

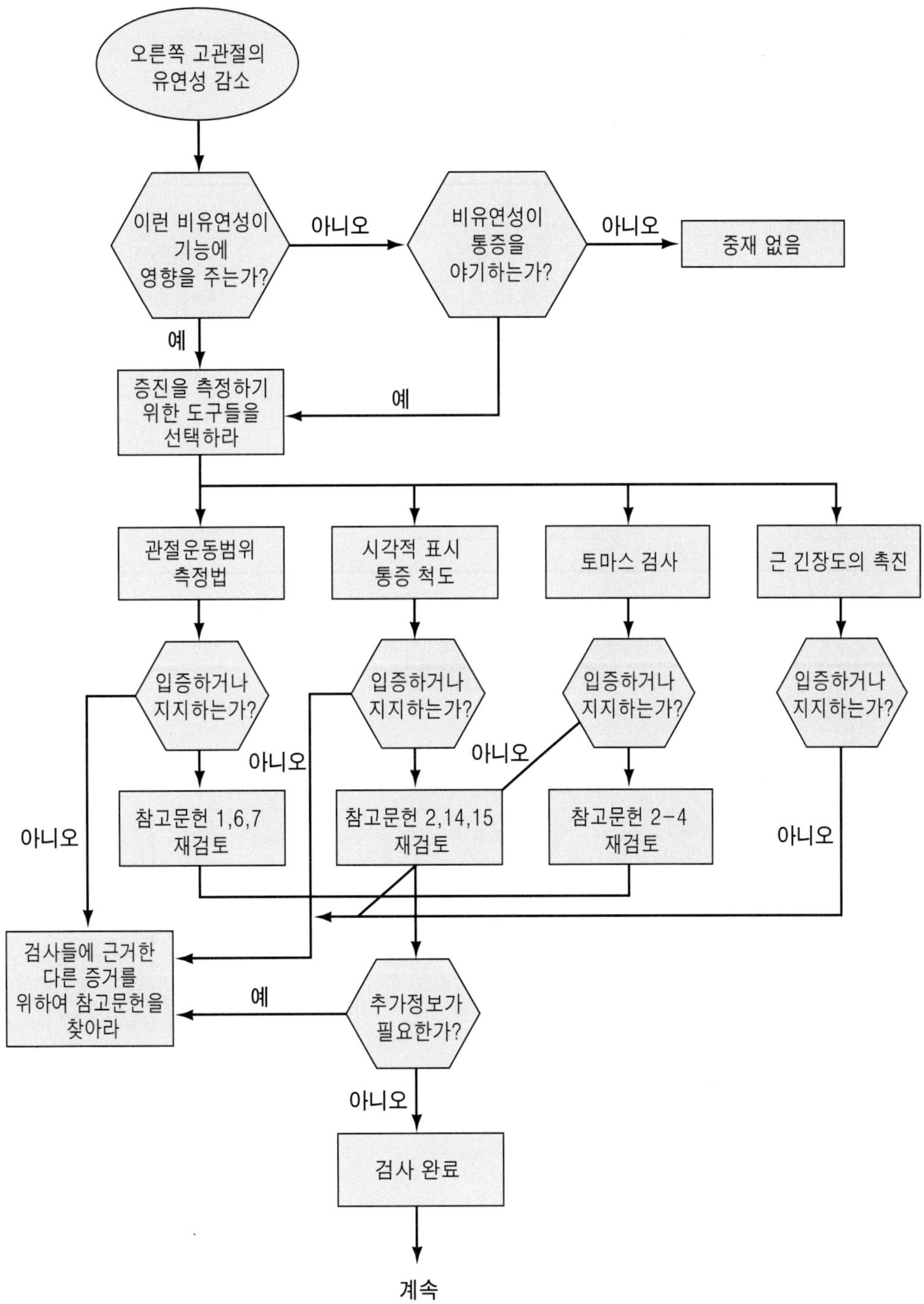

저자의 소견 L(Author's Comments L) (con't)

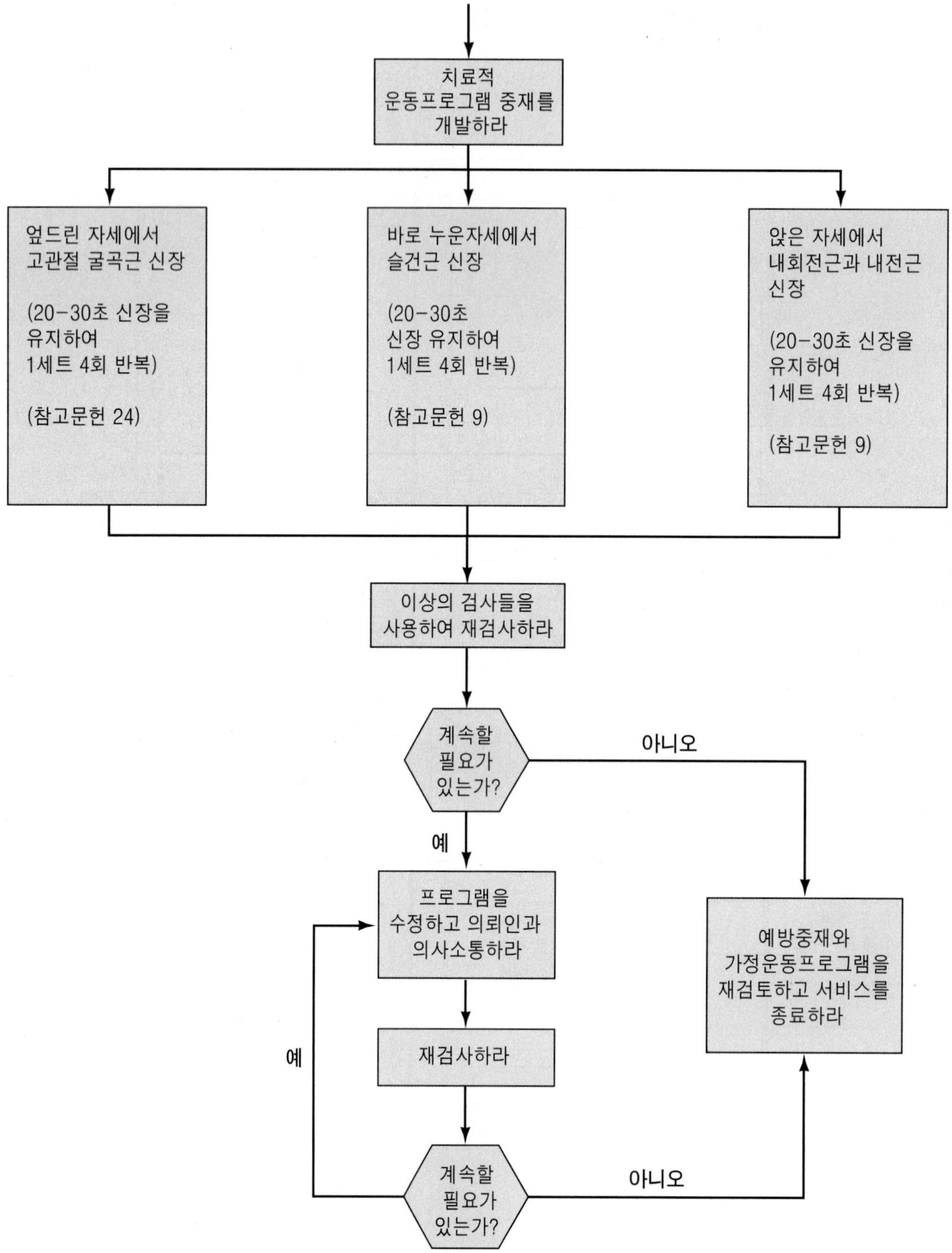

저자의 소견 M(Author's Comments M)

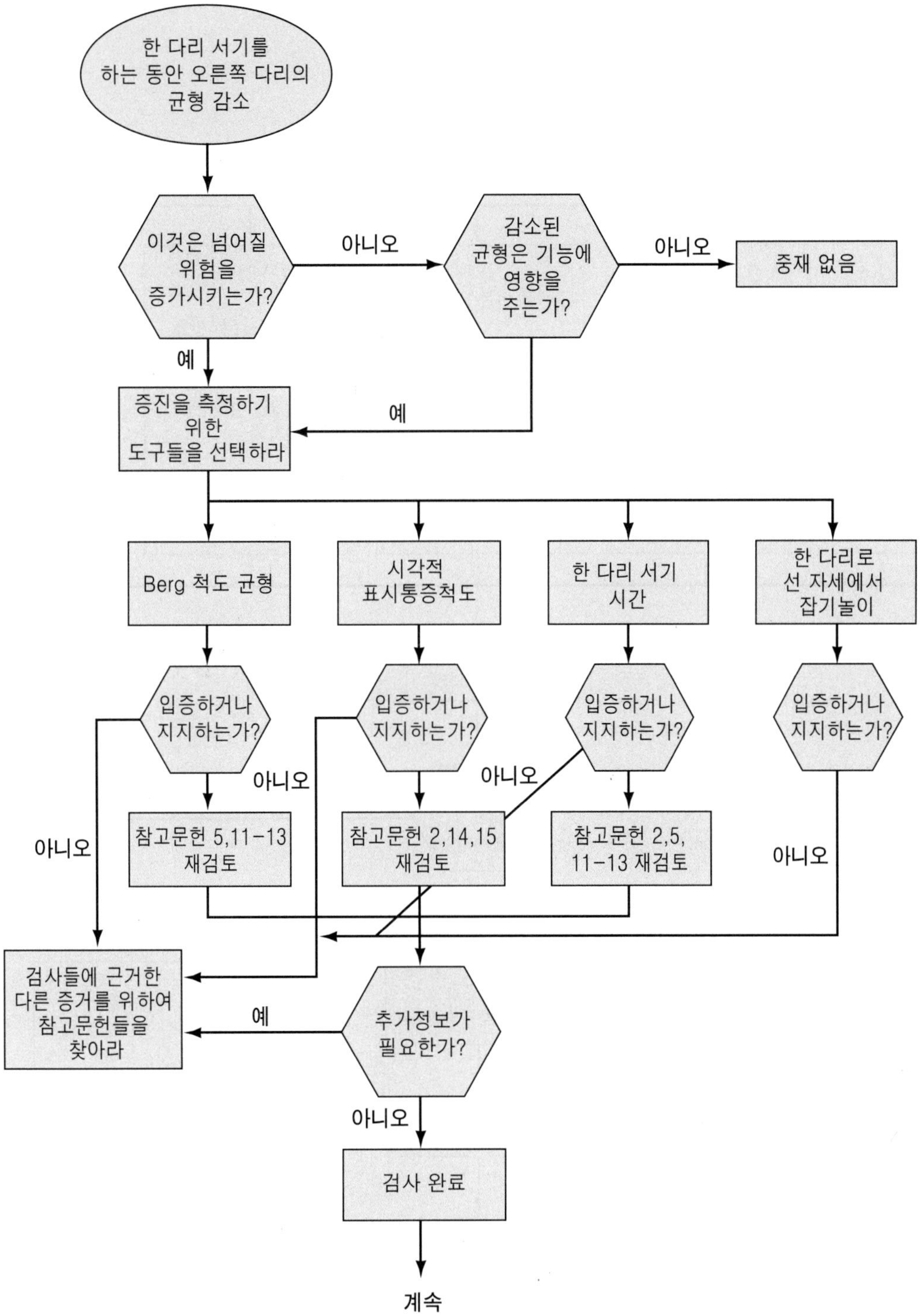

저자의 소견 M(Author 's Comments M) (con't)

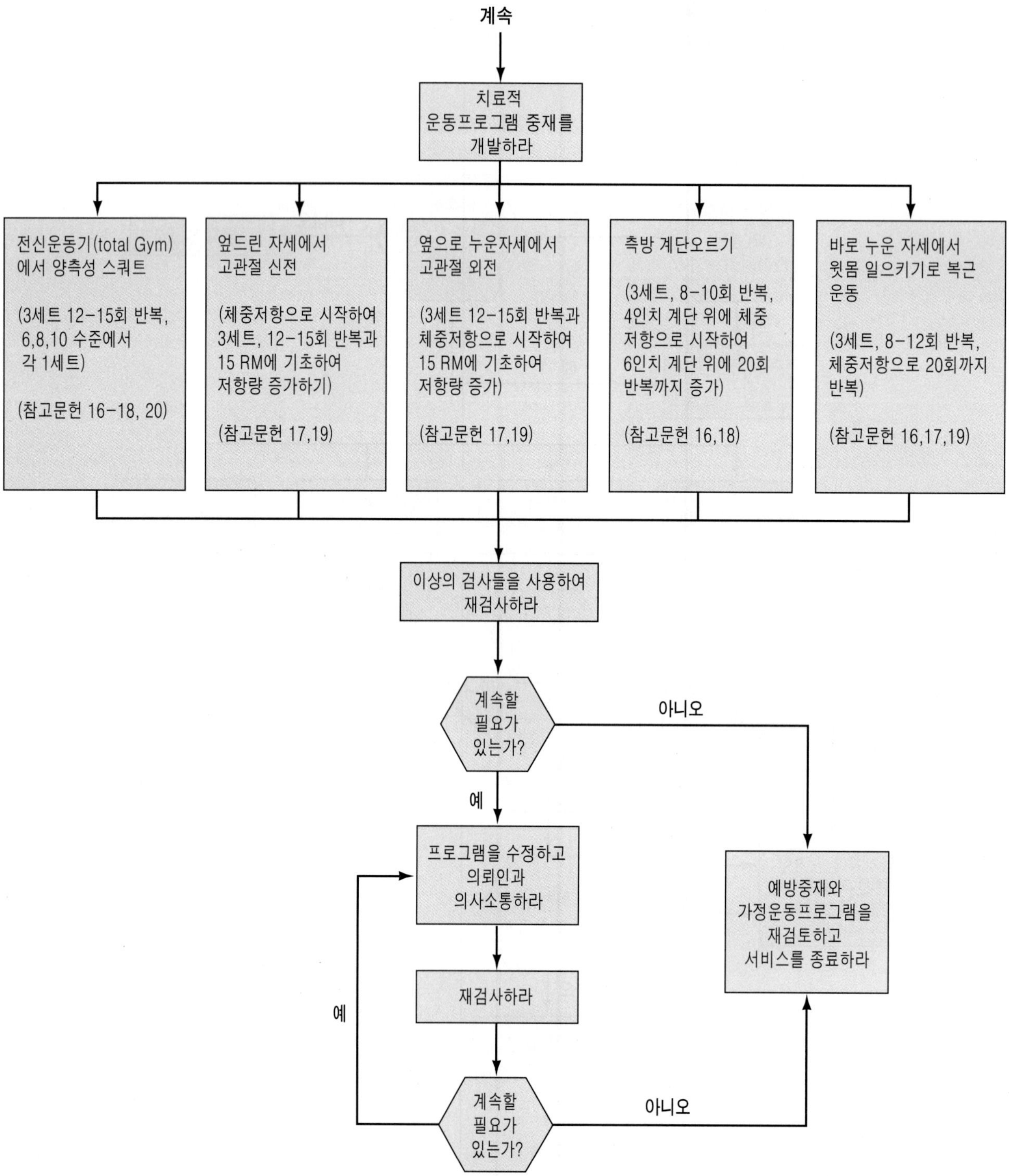

저자의 소견 N(Author's Comments N)

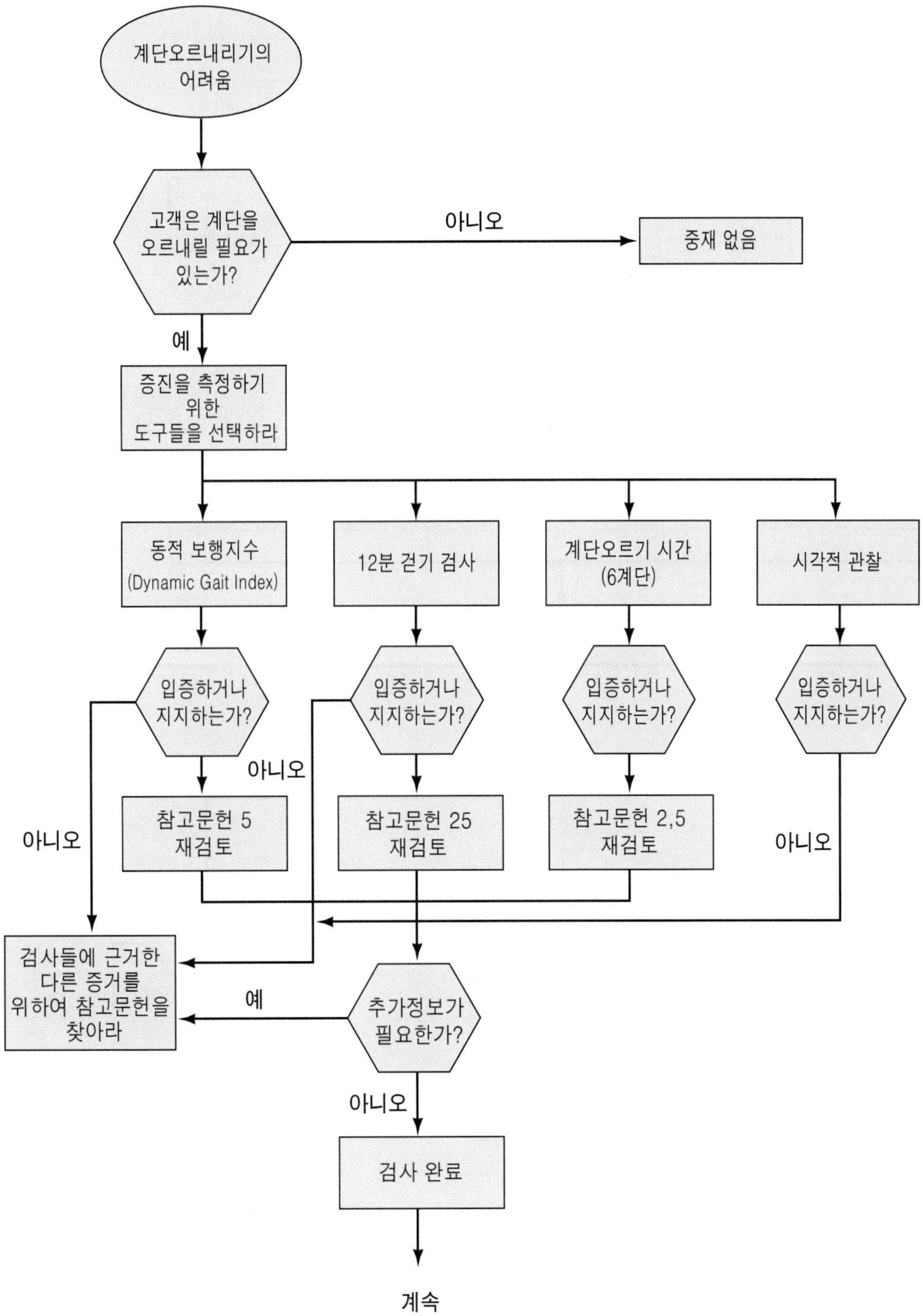

***저자의 소견** N(Author's Comments N) (con't)*

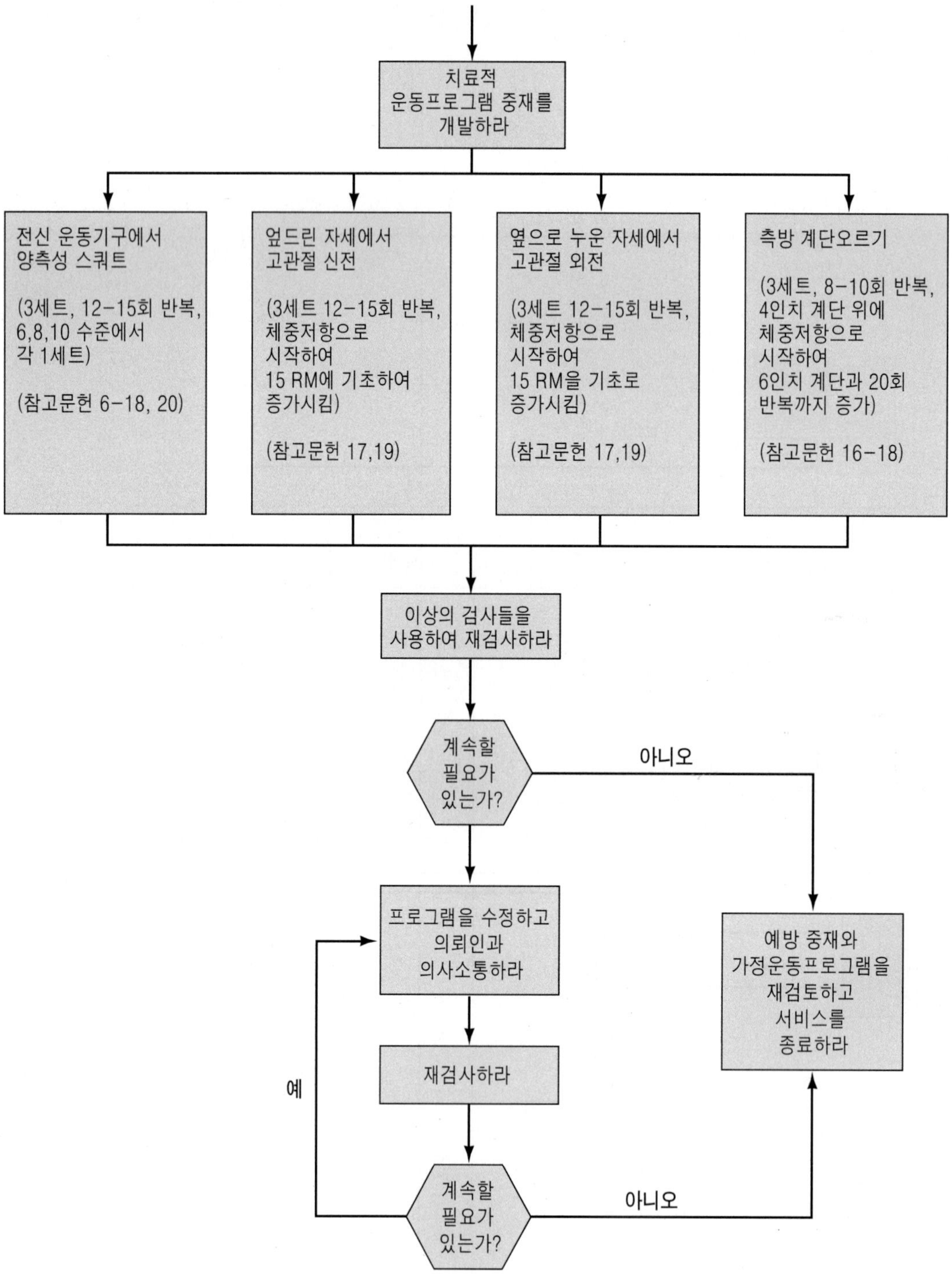

저자의 소견 O(Author's Comments O)

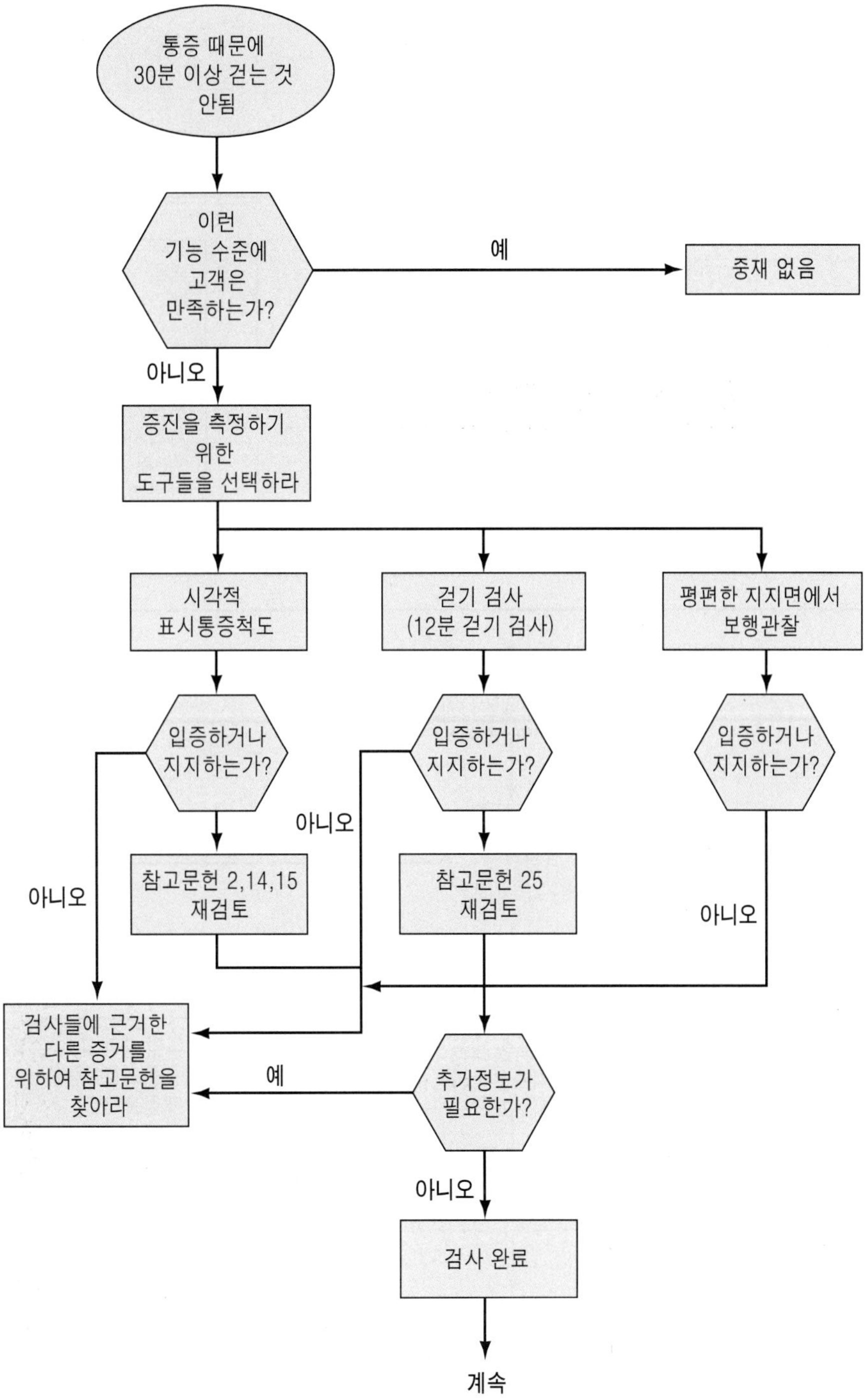

***저자의 소견** O(Author's Comments O) (con't)*

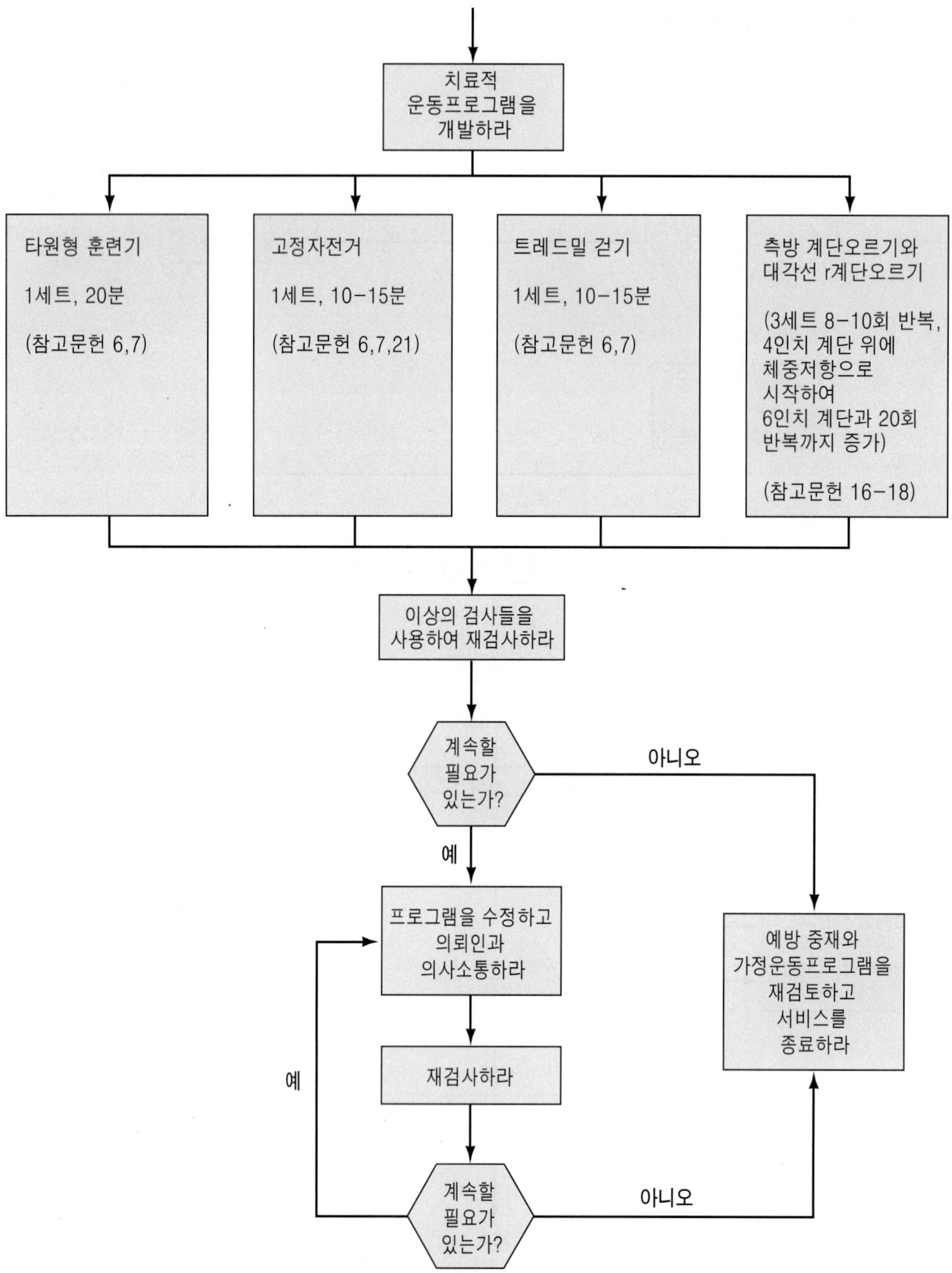

환자사례 #5

Laura Lee (Dolly) Swisher

이 경우는 환자(client)의 적절한 치료적 운동프로그램을 계획하는데 있어서 개인적, 사회적, 지역 사회, 가족과 직업적인 배경의 중요성을 보여주는 것이다. 치료적 운동프로그램에 따라서 환자의 개인적, 사회적, 직업생활에서의 변화가 그들에게 중대한 도전이 될 수도 있다. 앉아만 있는 생활양식과 심장질환 사이 연관성이 입증되었기 때문에, 집이나 직장에서의 변화의 결과로 치료적 운동프로그램을 단념하는 환자는 심각한 건강의 상실을 경험할 지도 모른다. 환자의 삶에서 주요한 변화들은 또한 질병, 손상, 장애를 유발하는 신체적, 정서적 스트레스를 주는 요인이 될 수도 있다. (제 1장과 11장 참조)

치료사는 환자가 치료적 운동프로그램들에 적절하게 적응하게하고, 지역사회 자원에 적절한 의뢰를 제공하여 환자가 충실하게 운동프로그램을 진행하는데 중요한 역할을 할 수 있다. 이렇게 변화하게 하는 능력은 개인적인 변화와 사회적인 변화에 민감하고 유연한 전문적인 역할을 필요로 하고 지역사회의 자원에 대한 지식과 환자의 생활에 대한 전반적인 접근이 필요하다. 치료적 중재에 있어서 환자-중심 모델은 환자 그들의 고려사항의 관점에서 치료적인 토대를 세워는 것이다. 이 사례의 경우, 가족 상황과 건강 상태의 변화들이 이전에 환자가 받은 건강 프로그램의 효과를 떨어뜨린다. 글로리아(**사례 그림 5.1**)는 신체 건강이 향상되고, 관절의 통증이 감소되었으며, 18파운드 체중감소가 있었고, 스트레스 감소와 정서적 건강을 이루는데 성공했다. 그러나 그녀는 지금 나이 드신 어머니와 십대의 아들을 돌보아야 하며, 최근에는 류마티스 관절염을 진단받았다. 일하는데 필요한 시간과 어머니에게 필요한 것들을 돌보는 사이에 글로리아는 그녀 자신의 건강 프로그램을 지속할 시간이 더 이상 없다고 여겼다. 이 경우 또한 적절한 치료적 운동프로그램을 유지하는데 있어서 재활치료사의 상담자 역할의 중요성을 보여준다.

병력(History)

성명 : 글로리아
나이 : 55세

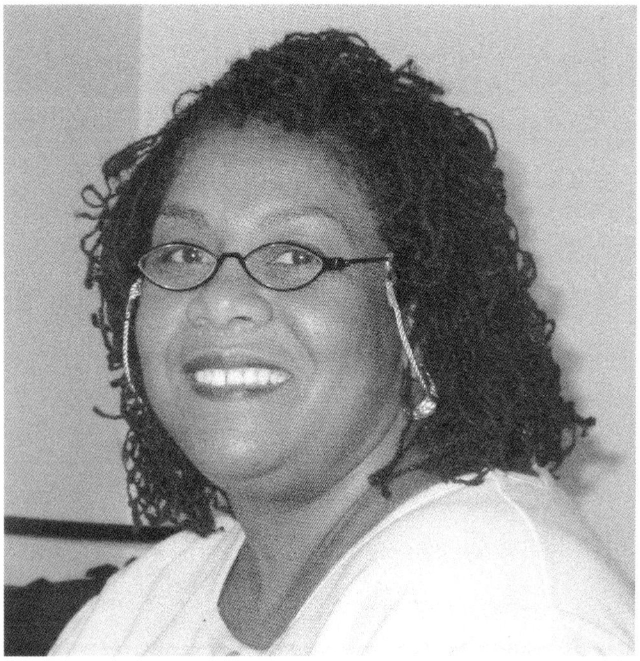

사례 그림 5.1 Gloria.

신장 : 5′ 6″
체중 : 204 파운드
학력 : 경영학
직업 : 지역의 은행 센터의 대출 담당장
병력 : 최근 류마티스 관절염 진단, 고콜레스테롤
수술 : 자궁 절제 수술(4몇 년 전)
정신사회적 문제 : 어머니는 최근 골반이 골절되었으며 글로리아는 어머니를 돌보고 있다. 15 살 아들이 있으며, 일은 긴 시간을 요구하며, 그녀의 스트레스 수준은 높다.
주호소(Chief Complaint): 상하지 통증, 그녀에 대한 치료적 운동프로그램 재설계가 필요

글로리아는 지역의 은행 센터에서 대출담당장으로써 일하고 있는 두 아이의 이혼모이다. 글로리아의 일은 일주일에 대략 60시간을 필요로 한다. 성인초년기 동안, 글로리아는 아주 활동적 이었으며, 헬스클럽에서 규칙적인 운동프로그램에 참가하였고, 매주 1-2회 테니스를 쳤다. 그러나 아

사례 표 5.1

생활양식의 고려사항
- 매일 3~5시간 컴퓨터작업을 해야 하는, 앉은 자세로 오랫동안 일하는 대출 사무원
- 15살 아들의 엄마
- 80세 어머니를 주로 간병해야하는 사람
- 일은 집안일 때문에 위태롭게 되었다는 것을 고려하라
- 엄마와 딸로써의 역할 수행은 직장에서의 일에 의해 위태롭게 되었다는 것을 고려하라.
- 독실한 카톨릭 신자

일상생활
- 계단을 오르내리는데 어려움

건강, 건강관리, 피해야 할 사항
돌보는 사람으로써의 책임감의 증가는 다음과 같은 결과를 초래했다 :
- 운동할 시간부족
- 건강한 식사를 위해 요리하는데 투자할 시간과 에너지 부족
- 스트레스 증가
- 예방건강관리를 받을 에너지와 시간 감소

류마치스 관절염의 진단은 다음과 같은 위험증가
- 골구멍증(osteoporosis)
- 관절 경직
- 운동성 감소

기구를 사용한 일상생활동작
- 어머니를 돌보는데 어려움
- 음식하기위해 무거운 팬이나/통을 들기 어려움
- 정원일에 어려움

이들이 어렸을 때, 직장에서의 요구와 엄마로서의 역할은 규칙적인 운동 프로그램을 유지하기에 어렵게 만들었다. 장남은 결혼했고 Gloria에게는 2 살짜리 손녀가 있다. 막내는 15 살이며, 이제 고등학교에 입학하였다. 장남이 2년 전 단과 대학을 졸업한 후에, Gloria는 건강 운동프로그램을 시작했고, 골프를 시작했다. 3개월 동안의 조깅 후, Gloria의 몸무게는 217에서 199 파운드까지 떨어졌다. 그러나, 그녀는 왼쪽의 무릎에 통증을 경험하기 시작했다. 정형외과의사는 무릎뼈 힘줄염으로 진단하여 치료사에게 의뢰하였다. Gloria는 3년 전 한정된 시간 때문에 참여를 그만두기 전의 했던 규칙적인 운동프로그램에 만족했다.

3개월 전, Gloria의 어머니는 낙상으로 인해 골반이 골절되었고 앞쪽골반관절성형술을 (total hip arthroplasry)를 받아야 했다. 이로 인해, 그녀는 더 이상 자기 자신을 돌볼 수가 없었다. 어머니의 경제적인 문제 때문에 어머니를 위해서 할 수 있는 유일한 가능한 대안은 어머니와 함께 있어 주는 것이라는 것을 느꼈다. Gloria의 80세의 어머니는 옷을 입을 때와 워커로 짧은 거리를 이동하는데 독립적이지만 욕조나 샤워로 이동할 때나 하지의 옷을 입을 때는 도움을 필요로 한다. 어머니를 돌보는데 필요한 새로운 항목들을 정하고, 게다가 어린 아들을 수많은 학업에 관련된 행사나 사회적 행사에 데리고 가는 것은 "운동하는 것은 생각하는 것조차 불가능 했으며 다른 어떤 것조차 할 수 없었다."라고 Gloria는 진술했다. 그녀는 "최근 몇 주 동안 일 외에는 어머니를 의사에게 모시고 가거나 아들을 축구연습과 밴드 연습하는데 데려다 주거나, 어머니에게 주사를 놓거나 어머니가 필요한 것들을 사는데 시간을 보냈으며, 만일 어떠한 여유시간이 생긴다면 아들 Jimmy의 엄마로써 그 자리에 있기 위해 노력해야 했다. 그녀는 정말 좌절했다. 나는 내 운동프로그램에 있어서 많이 향상되었다고 생각했으나 이제 모든 게 다 떠났다. 이제 나에게 류마티스 관절염이 있다고 의사는 내게 말하고 있고, 내 "팔은 항상 아프고 나는 어머니를 일으키고 눕히거나 컴퓨터에서 일할 수가 없다."라고 진술했다. 임상적인 검진은 다음과 같았다:

병력: 55세 여성. 이전에는 활동적이었으나 지난 10년에 걸쳐 점점 더 앉아있게 되었다. 대출담당자로서의 업무. 업무는 많은 시간을 앉아있는 것과 관련이 있으며, 15세 아들 Jimmy와 어머니와 함께 살고 있는 편 어머니이다. 2년 전 운동프로그램을 시작하여서 체중감량을 하였으며 이제 어머니와 아들을 돌보아야 하기 때문에 더 이상 운동프로그램에 참여할 수 없다고 느낀다. 그녀가 이전에 운동했던 시간의 4분의 1정도 가능하다고 보고하였다. 손목관절, 손목, 손과 무릎관절 통증을 호소한다(오른쪽보다 왼쪽무릎에 더 큰 통증). 상지통증은 어머니를 욕조 밖으로 이동하는 것을 보조하고, 집안일 증가, 정원일, 컴퓨터작업들로 인해 더 악화되었

다. 상지 통증은 10/10이였으나, 3주 전 Celebrex®사용으로 6/10으로 감소했다. 무릎관절통증은 계단을 오르내릴 때나 정원에서 일할 때 가장 심하며, 우세팔인 우측 상지에서 통증이 더 악화된다. 약 일주일에 한 번 골프치는 것을 지속해서 하고 싶어 한다(**사례 표 5.1**).

주호소 : 오른팔과 무릎통증 또한 프로그램을에 부족한 그녀의 시간에 맞춰서 운동프로그램을 조절하는데 도움을 주고 싶다. "내 궤도로 돌아올수 있도록 도와주세요!".

개인적 의학병력 : 3주전 류마티스 관절염진단. 약물 투여에 의해 조절되는 고 콜레스테롤

외과력 : 4년 전 전 자궁 절제 수술

가족력 : 아버지는 48세 심장마비. 어머니는 56세 유방암

투약: Pravachol®, Celebrex®(류마티스관절염에 추가의 약물 투여가 필요할지 고려중인 의사)

계통적 관찰: 테스트와 측정 참조

이학 검사(Physical Examination)

근골격 형태 검사와 측정
(Musculoskeletal Pattern Tests and Measures)

관절가동범위(ROM): 왼쪽무릎관절 폄, 굽힘 20°~135°(능동), 단단한(firm) 연부조직 끝 느낌(굽힘 끝 범위에서 통증) ; 무릎관절 폄, 굽힘 0°~140°(능동)

좌 · 우 손목관절 관절가동범위 0°~135°(능동, 통증 없음)

왼쪽 손목 굽힘 0°~70° ; 오른쪽 손목 굽힘 0°~57°(끝부분에서 통증)

좌측 손목폄, 0°~60° ; 우측 손목 폄, 0°~52°(통증에 의해 제한)

넙다리뒤근의 근길이/신장성 감소(넙다리뒤근 90°~90° 유연성 검사에서 폄 15° 부족)

우측 손목폄근의 길이/신장성 감소(신장 시 통증)

근육수행력(Muscle Performance): 넙다리근과 넙다리뒤근의 양측 근력감소(MMT:4/5), 우측손목 폄근 근력감소(MMT=3+/5)(저항 시 통증)〔+Cozen's〕[1], 악력[1] 우측=18파운드(통증), 좌측=25파운드. 합계=43(그녀의 나이에 비해 약함)[1]

관절통합성(Joint Integrity): 관절 변형, 아탈구, 류마토이드 결절이 관찰되지 않는다.

자세: 선 자세에서 좌우 무릎관절이 약간 구부러짐.

촉진: 손목과 무릎관절에서 약간 열이 증가됨을 볼 수 있다; 양측 손목에 최소의 활액염증.

심혈관계/폐: 혈압 125/78 mmHg, 심장박동수 78 bpm

평가: 외측상과염(우측), 짧아진 넙다리뒤근과 넙다리근 근력 감소에 의해 악화된 무릎넙다리뼈 통증(좌측), 골구멍증, 심장병, 류마티스 관절염과 관련하여 관절 통증/ 기능부전의 위험 있음

물리치료사 치료행위 형태에 대한 지침:

심혈관/폐 6A,

일차방지/심혈관/폐 장애 위험감소;

근골격계 4D, 손상된 관절 움직임, 손상된 운동기능, 근육수행력, 결합조직 기능이상과 관련된 손상된 관절가동범위;

근골격계 4A, 광물제거(demineralization)에 대한 일차적인 방지와 위험감소;

근골격계 4E, 손상된 관절 움직임, 손상된 운동기능, 근수행, 관절가동 범위, 국소적인 염증과 관련된 손상.

임상결과를 토대로 한 환자 중심 관점
(A Client Centered Perspective on the Clinical Findings)

환자나 고객을 중심으로 한 건강관리 모델은 *의뢰인*의 특수한 사회적 특성, 지역사회와 가족 상황이 서로 작용하는 포함된 독특한 심리적 존재이기 때문에 개별적 접근이 위한 것이다(11장 참조) (**사례 그림 5.2**). 환자-중심적인 관점을 유지함으로써, 치료사는 "Gloria의 무릎과 손목통증" 또는 "Gloria의 건강상태 결핍"과 같은 문제를 감소시키는데 어려움을 피할 수 있을 것이다. 자신의 처지에 대한 Gloria의 좌절은 이 문제의 더 큰 사회적인 상황임을 보여주는 것이다. 이 부분에서는 Gloria의 환경에 관련된 심리적, 사회적, 역학적인 상황에 관해 더 많은 배경을 제공할

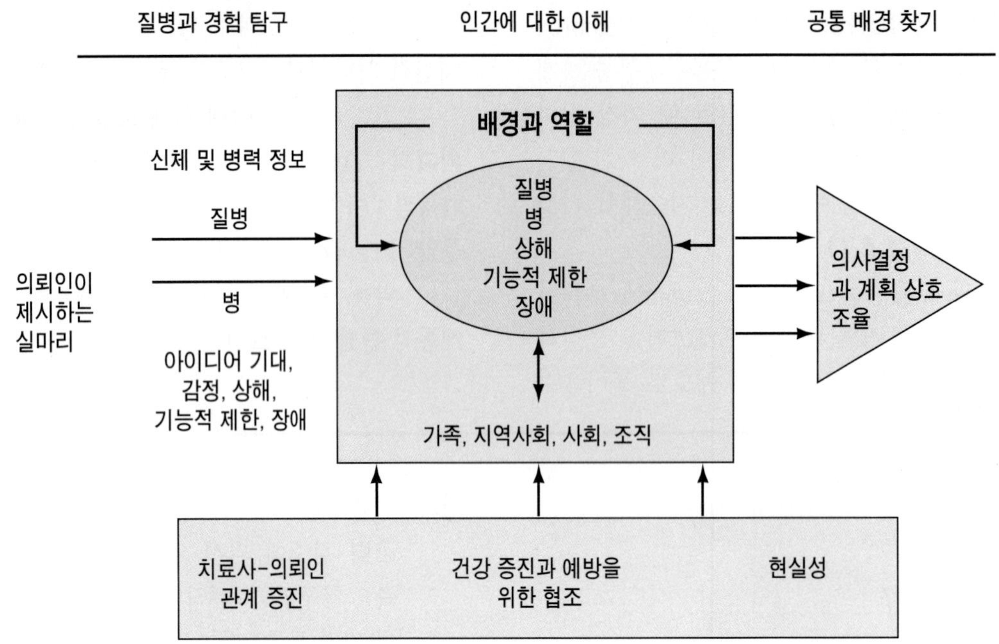

사례 그림 5.2 건강관리에서 환자-중심 모형(출처: M Stewart, JB Brown, WW Westeon, IR McWhinney, CL McWillian, T Freeman. Patient-Centered Medicine: Transforming the Clinical Method. Sage Publications, Thousand Oaks, CA: 1995, p.26.)

것이다. 현재의 사례인 경우, 가족의 변화와 직업환경의 변화 안에서 Gloria의 임상의 문제들을 두는 것은 중요하다. 이것은 집에서 수행할 수 있는 더 단축된 프로그램 개발이 필요하고, 새로운 진단에 따른 생성되는 문제들을 통합하고, 사회적인 지지와 임시간호의 필요성을 보여주는 것이다.

부모님은 더 오래 살수록, 경제적인 자원이나 그들 자신을 보살펴줄 능력을 극복해야하기 때문에 성인이 된 자식들이 부모들을 돌보아야 한다. 많은 문화들에서, 여성들이 남성들보다 보살피는데 더 큰 책임감을 가지고 있다. 어떤 경우에는 여성들이 나이든 부모나, 조부모, 그리고 아이들을 돌보는 책임을 가질 것이다. 동시에 여성들은 직장생활을 지속해야 하는 경우가 있다. 돌보는 사람 (caregiver)으로서 Gloria의 스트레스는 이상한 현상이 아니다. 가족 구성원을 돌보는 것은 육체적으로나 감정적으로 스트레스일 수 있고, 돌보는 사람은 개인적인 요구를 돌보는 것과 다른 사람의 요구를 돌보는 것과는 다르다. 언급한 것처럼 Gloria는 돌보는 사람으로서 규칙적인 치료적 운동프로그램을 유지하는데 문제가 있다. 가족을 위한 돌보는 사람에 관한 연구에서, Acton은[3] 돌보는 사람은 건강증진에서 그렇치 않는 사람보다 더 낮은 점수를 보였다. 유사하게 , Sisk는[4] '돌보는 사람의 부담이 크다' 라고 인식했던 사람들이 건강을 증진시키는 활동에 참여하지 않는다는 것을 알았다. 건강증진활동의 감소뿐만 아니라, 다른 사람을 돌보는 사람들은 우울증을 가지거나 이러한 책임감에 대한 심리적인 부담을 가질지도 모른다.

병인론 , 병리학, 역학 그리고 임상적인 과정 (Etiology, Pathology, Epidemiology, and Clinical Course)

류마티스 관절염(reumatiod arthritis, RA)은 "좌우 대칭의"유형에서 여러 관절에 영향을 미치는 만성 염증질병이며, 이것은 좌우 대칭적으로 관절이 침범된다는 것을 의미한다. RA의 병리적인진행은 연골과 관절 표면의 진행성 파괴를 동반한 관절활막의 염증을 포함한다.

비록 RA의 정확한 원인이 확립되지 않고 있지만, 일부 전문가들은 그 병인은 면역적인 반응이 관련 있는 것으로 여기고 있다. 일부 개인들은 RA에 유전적인 경향을 가지는 것처럼 보이나 환경적인 요인 또한, 이 질병의 발달에 큰 역할을 할지도 모른다.

약 성인인구의 0.8−2%는 RA를 겪고 있으며,[5,6] 남성에

사례 표 5.2 류마티스 관절염의 특징

병인	유전적 경향, 환경적, 면역학적 요소
역학	남성보다 여성에게서 3배 이상 발병
우세	미국인구의 0.8%~2% [5,6]
병리	활막의 염증 관절표면과 연골 파괴
증상/징후	기상 후 1시간 이상 지속되는 아침의 관절경직, 피로, 몸의 불편
임상적 과정	주목할만한 질병과 변형에서 드물게 일어나는 발병기간까지 다양
주요관절	손허리손가락관절, 근위 손가락사이관절, 손목, 무릎관절, 엉덩이관절, 발목관절, 목척추

서보다 여성에게서 3배 더 많이 나타난다. 이 질병의 첫 번째 발병은 종종 35–50세에 나타나 언제든지 발병할 수 있다. 환자들은 전형적으로 초기에 관절 부종과 관절의 경직을 경험하고, 악화되었다가 완화되는 것을 반복하게 된다. 이 질병의 과정은 아주 다양하다. 눈에 띄는 변형과 장애로 진행되는 환자에서 첫 번째 발병이후 장기간에 걸쳐 진행되거나 거의 악화되지 않는 경우도 있다.

RA에서 가장 영향을 받는 관절 부위는 손허리손가락관절(metacarpophalangeal, MCP), 근위 손가락사이관절(proximal interphalangeal, PIP), 손목, 팔꿈치, 어깨, 무릎, 엉덩이, 목척추와 발이다. 류마티스 관절염은 또한 피부계, 심혈관계, 호흡기계, 소화기계에 영향을 미치며, 복합적으로 인체에 영향을 미치는 병이다. RA를 위한 의학적 중재는 항염증제 약물 투여(스테로이드성과 비스테로이드성)와 항 류머티즘의 약들(DMARDS)을 포함하고, 병의 심각성에 따라 다르다. 류마티스 관절염은 또한 골구멍증으로 발전되는 위험이 있으며[7] 특히 염증조절을 위해 corticosteriods의 장기사용을 요하는 환자에게서 위험요인이 될 수도 있다. RA의 결과 관절표면의 손상과 관절 변형은 전 관절성형술(total joint arthroplasty)과 같은 외과적 중재를 필요로 할 수 있다. **사례 표 5.2**는 류마티스 관절염의 특징들을 요약한 것이다.

RA의 치료에서 규칙적인 운동이 일반적으로 이득이 되는 것으로 여겨짐에도 불구하고 RA가 관절 파괴의 과정을 포함하고 있다는 사실은 Gloria의 운동프로그램을 위해 중요한 의미를 가진다. 이런 점에서 Gloria가 악화되는 동안 자기 자신을 압박해서는 안 된다는 것을 본인이 이해 하는 것이 특히 중요하다. RA없는 사람에서 통증(soreness)를 일으킬 수 있는 과도한 신장은 RA을 동반한 사람에게는 RA가 관절손상이나 힘줄손상을 일으킬 수 있다.[8] 유사하게, Gloria는 자신을 다치지 않고 어머니를 도울 수 있는 방법에 대해 더 많은 정보를 필요로 할 것이다. 관절보호와 적절한 신체 기전의 원리는 매우 중요할 것이다. 교육과 다른 적절한 방법 자원(관절염 지지하는 모임들, 대행인들과 상담)은 Gloria의 성공에 아주 중요할 수 있다(**사례 표 5.3**).

류마티스 관절염을 위한 치료적 운동과 근거 (Evidence and Therapeutic Exercise for Rheumatoid Arthritis)

Gloria를 위한 적절한 중재 전략은 RA의 의학적 관리와 병리학적 이해가 반영되어야 한다. Gloria는 최근 RA를 진단받았기 때문에 병의 진행의 심각성을 아직 알지 못하기 때문이다. 한편 그녀는 병의 악화되는 것을 거의 경험할 수 없었지만 반복적으로 심각하게 쇠약과 재발을 경험하고 있다. 병에 대한 교육은 RA치료에 있어서 중요한 사항이다. 589명의 관절염 환자를 대상으로 한 연구에서, 관절염에 대한 자가–관리 코스를 이수한 사람은 통증, 우울증, 그리고 의사방문이 줄어든다는 것을 알 수 있었다.[11] 유사하게 RA환자를 대상으로 한 그룹교육 프로그램은 프로그램 14개월 후에도 자가 효능감, 지식, 그리고 운동의 긍정적인 결과를 보였다.[12] 자가 도움 프로그램과 같은 적절한 교육적인 자료는 Gloria가 악화되는 기간을 인지하고 반응 할 수 있도록 할 수 있을 것이다. 교육은 성공적인 치료운동프로그램을 위한 더 큰 배경과 환경을 제공 할 것이다.(11장 참조).

적절한 프로그램을 개발하는데 있어서 또 다른 고려해야 할 점은 RA를 동반한 환자를 위한 치료적 운동과 관련한 증거이다. RA에 대해 알려진 기전에 근거하여 유산소운동, 근력강화와 근육신장을 위한 강한 프로그램에 참여하는 것이 RA환자에게 적절한지 아닌지를 고려하는 것이다. 비록 Gloria가 이전에는 참가하는데 문제가 없었지만 RA로 진단 받은 시점에서 동일 프로그램에 참여하는 것이 관절 파괴를 더욱 가속화 하지 않은가? Gloria의 관절을 보호하기 위해, 적절하게 수정 하는 것이 이 프로그램의 유산소운동

사례 표 5.3 류마티스 관절염을 위한 교육자료

Web sites	
관절염 재단	http://www.arthritis.org/default.asp 프로그램 목록과 서비스를 제공받기 위해 zip code를 넣어야 하는 우편번호 공간이 있다.
WebMDHealth	http://my.webmd.com/webmd_today/home/default.htm 다양한 질병, 부모들을 위한 정보 , 자료 업데이트에 관한 정보가 제공된다. 알파벳 순서로 검색하는 검색기능을 이용하라.
(관절염과 근골격계와 피부병에 관한 국가 기관)	http://www.niams.nih.gov/hi/topics/arthritis/arthexfs.htm#11 관절염의 유형에 대한 정보. 관절염과 운동에 대한 특별 섹션이 있다.
Programs	
관절염 자조 강좌 (Arthritis self-help course)	관절염 재단을 통한 그룹강좌는 관절염과 이 질병을 다루기 위한 전략들에 대해 교육하기 위한 것이다.
지역강좌(Local course)	지역병원과 기관은 이 강좌를 지원하며 단체를 지지한다.
Publication	
류마티스 관절염 입문서[23]	

의 효과를 감소시키지는 않을 것인가? RA를 동반한 사람들은 역효과 없이 운동으로부터 이득을 얻을 수 있다는 연구들이 있다.[13-20]

안정된 RA를 가진 100명의 환자를 대상으로 한 연구에서, "강한 동적인 운동"(나이에 예상되는 심박률의 70-80%에 고정자전거 포함)은 보전적인 운동(관절가동 범위, 등척성 운동 그리고 가정 운동)보다 유산소 능력, 근력과 관절 가동성을 증가시키는데 더 큰 효과가 있다는 것을 알았다.[13] 또한 등속성 근력강화를 포함한 강력한 운동프로그램은 활동성 질병으로 고통 받고 있는 환자치료에서 보존적 치료보다 더 효과적이라는 것을 알아냈다.[14] 비록 강한 활동을 한 어떤 그룹도 "질병 활동"의 증가를 경험하지는 않았고 연구자들은 이것이 관절 파괴의 방사선적 증거와는 상호 관련성이 없다고 하였다. 그러나 이 연구의 참가자들은 면밀히 관찰된 환자들이며 활동 수준은 이 프로그램에 개개인의 반응에 기초하여 조절되었다는 점을 주목하는 것이 중요하다. 12주간의 진행되는 저항 훈련 프로그램인 유사한 연구는 병이 조절된 사람들의 표본에서 병활동에 증가 없이 근력, 통증, 피로가 향상 되었다는 것을 알아내었다.[15] RA에 2차적인 심각한 제한이 있는 여성들을 대상으로 Harkcome[16] 등은 15-35 분 동안의 운동은 유산소 능력을 향상시키는데 효과적이라고 알아내었으며, 참가자들은 대조군과 비교하여 피로나 관절 통증이 감소하며 기능이 향상되는 것을 경험하였다. Beals[17] 등은 자전거 ergometer(**자전거 운동력 측정계**)를 이용한 격렬한 운동이 관절염이 있는 환자의 관절염에 해가 되거나 더 악화시키지 않는다는 것을 알았다. 30편의 연구에 대한 문헌고찰에 의하면 운동 질병 활동이나 통증에 역효과 없이 유산소 능력이나 근력을 향상하는데 효과적이다. 그러나 기능적인 활동에 있어서 운동의 장기적인 효과와 방사선상 결과는 입증되지 않았다.[18]

운동에 대한 유효한 증거는 Gloria가 운동프로그램을 계속하여 이득을 얻을 수 있다는 것과 만약 질병의 악화가 되지 않는다면 이 프로그램이 관절가동범위운동이나 등척성 운동 같은 보전적 프로그램보다 더 적극적이라는 것을 제시한다. 부종이 있는 관절에 강렬한 운동이 관절손상과 힘줄 손상을 일으킬 수 있다는 기존의 일반적 지식과 유효한 증거가 부족하다는 것으로 비추어보아, 병의 활동기 동안에는 조심스러운 접근이 필요하다. Gloria의 치료운동 프로그램을 개발하는데 중요한 요소는 치료운동프로그램에 참여하는 동안 언제라도 다음에 제시되는 질문들에 대한 답에 따라 다르다 :

- Gloria의 병이 더 빠르게 진행되고 있는가, 더 느리게 진행되고 있는가?

사례 표 5.4 최초의 치료의 운동프로그램

준비운동:	한 주에 5번, 약 10분 동안 저강도 고정 자전거타기
넙다리뒤근 신장:	각 20−30초 씩 4번 반복이 1세트, 양쪽을 번갈아가면서 수행한다(3장 참조)
유산소운동:	헬스장 러닝머신 위에서 조깅, 주 5회, 40분 동안, 나이에 맞는 심박율을 목표로 관찰한다.
신장 마무리 운동:	준비운동에 기술한 것처럼 4번 반복 1세트로, 넙다리뒤근 스트레치를 반복한다.
근력강화운동:	한 주에 3번(각 8−12 반복하는 3세트 점진적 저항) 케이블 저항 기계 사용 • 앉은 자세에서 양측 점진적 저항 무릎관절 폄(50, 40, 30 lbs) • 엎드려 누운 자세에서 양측 점진적 저항 무릎관절 굽힘(40, 30, 20 lbs) • 선 자세에서 편측 무릎관절 마지막 범위 폄(50, 40, 30 lbs) • 바벨 저항으로 작게 쪼그려 앉기(70, 60, 50 lbs)

■ Gloria는 더 많은 급성 염증과 관절 파괴위험 특성이 나타나는 악화(재발 flare-up) 단계인가?

이 질문에 대한 답이 확실하다면, 치료적 운동 프로그램을 계획하는데 공격적이지 않게 하는 것이 바람직하다. 규칙적인 운동 프로그램을 적절하게 수정하고 병의 진행과정에서의 변화 상태를 그녀가 독립적으로 인식하게 하는 최종의 목표를 가진 Gloria를 돌보는 계획 중에 교육은 중요한 부분 중의 하나이다.

Gloria에게 다양한 역할이 요구되기 때문에, 재활치료사는 그녀가 인식하고 있는 문제들에 관해서 언급하고, 그녀의 목표를 향해 일하고, 그리고 합리적인 시간 내에 성취할 수 있는 치료적 운동 프로그램을 계획할 때 그녀와 함께 협조 하는 것이 특히 중요하다. 다음에 나오는 치료적 운동과 RA에 대한 유용한 연구의 논의 후에, 재활치료사인 당신과 Gloria는 문제목록과 장기목표 및 단기목표에 관해 합의에 도달할 필요가 있다.

A. 당신은 Gloria의 주요한 문제가 무엇이라고 생각하는가? 어떤 단기 치료 목표가 Gloria에게 적당한가? 어떤 장기 치료 목표가 Gloria에 적합한가? 왼쪽에 문제목록을 적고, 오른쪽에 장기목표와 단기목표 목록을 적은차트를 만들어라. *저자의 소견 A 참조*

새로 진단받은 류마티스 관절염 때문에 실행되어진 유연성을 유지할 주목할 필요가 증가되면서 Gloria의 단기 프로그램의 요구가 병행되었다. 논의 하는 동안, 만약 새로 짜여진 치료적 운동 프로그램이 한번에 30분 이하로 집에서 수행할 수 있다면 그녀의 요구와 적당할 것 이라고 Gloria는 진술하였다. 당신의 질문에 대한 답으로 Gloria는 집에서 10−20분 스트레치할 수 있고 가정용운동 기구를 살 정도의 여유가 있다고 진술하였다.

B. Gloria의 변한 생활환경 뿐 아니라 새로 진단받은 류마티스 관절염에 적응하기위해 새로운 치료적 운동 프로그램에 포함되어야하는 특징들은 무엇인가? *저자의 소견 B 참조*

궁극적으로, 재활치료사는 주로 전화나 이메일을 통하여 의사소통 하면서 상담자의 역할 이상을 하게 될지도 모른다.

그러나 규칙적인 재점검을 위해 치료적 운동프로그램의 개발 초기에 중요한 것은 증가된 활동에 대한 Gloria의 반응을 결정하고, 관절 염증이나 통증의 증가 징후를 주의 깊게 검사하는 것이다. 치료계획으로, Gloria는 8주 동안 격주마다 1회 방문해야 하고, 8개월 간 추후 관리가 필요하다. 필요하다면 치료사는 적절한 수정 사항들을 수행하는 Gloria의 능력과 이 프로그램에 대한 그녀의 반응을 계속 모니터해야 할 것이다. 첫 4주 동안, 재활치료사와 환자는 신체 역학, 관절 보호, 관절 염증을 체크하고 에너지 보존, 질병에 대처하는 것에 대한 일반적인 사항들과 의뢰받은 환자 들에 대한 교육에 집중할 것이다(**사례 표 5.2 참조**). Gloria의 최초의 치료적 연습프로그램은 **표 5.4**에 제시되어있다.

C. Gloria의 현재 상태에 적응 시키기 위해 추천할만한 수정 사항들을 나열하여라. *저자의 소견 C 참조*

8주차 재검진
(Re-examination at Eight Weeks)

8주말에 Gloria는 목표에 많은 향상을 이루어 졌다. 그녀의 작업상태의 평가에서, 아래팔을 지지하지 않는 위치에서 손목 폄이 증가되었으며 손목 폄근의 활동이 증가하게 하였다는 것을 알게 되었다(**사례 그림 5.3**). Gloria는 작업상태를 수정하였고, 가정 운동 프로그램을 받아들였으며, 어머니를 돌보는데 있어서 그녀가 현재 사용하고 있는 적절한 신체 역학을 수행할 수 있게 되었다. 그녀는 또한 손목과 손가락(더 작고, 더 가벼운 접시를 사용하는 것 같은)을 보호하기 위해 부엌에서 사용하는 관절을 보호할 수 있는 방법을 확인했다. Gloria는 단기목표를 모두 이루었다. 당신이 미래의 계획을 시작할 때 류마티스 관절염에서 오는 Gloria의 건강의 가능한 변화를 평가하기 위한 측정된 기준선을 확립하는 가능성을 소개해야한다 ; 그녀는 다음 세션 전에 관절염 영향 측정 척도(Arthritis impact Measurement Scale Short Formn(AIMS2-SF)[21,22]를 완성하여야 한다. AIMS2-SF는 5개 요소를 사용하고 있는 건강상태를 평가하는 26항목의 자가관리 설문조사이다: 신체 기능, 사회적 상호작용, 감정경험, 증상, 그리고 역할 기능.

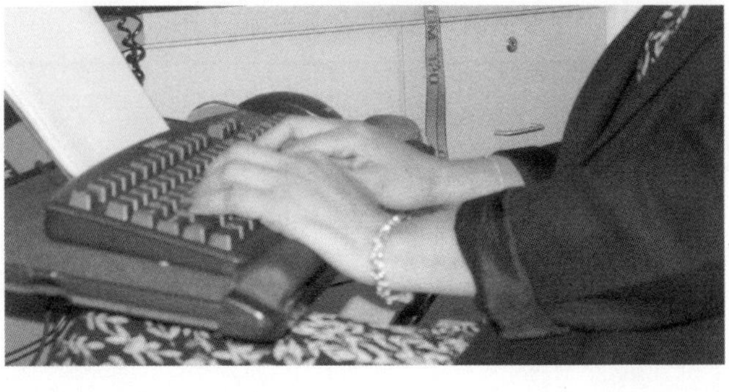

사례 그림 5.3 수정이전 작업상황.

8주 약속 때 , Gloria는 AIMS2-SF를 가지고 오며, 그 결과는 건강과 기능변화를 평가하는 기회를 제공하였다. 재평가할 때, 그녀는 마당일을 하거나, 어머니가 욕조로 이동하는 것을 도울 때 팔꿈치 통증이 종종 4/10인 것을 제외하고는 그녀의 목표를 이루었다 . 악력은 우측에서 22 lbs이며, 합이 47 lbs가된다. 그녀는 그녀가 일하는 환경에서 냉의 사용과 자세교정을 하여 팔꿈치와 손목 통증을 제어 할 수 있다. Gloria는 병이 악화되는 증상이 없고 신체 검진에서 관절 염증이 증가되는 징후가 발견되지 않는다고 진술한다. 그녀의 의견에 따르면 치료적 운동프로그램을 가정환경으로 이동하는 것은 어머니를 돌보고, 치료적 운동프로그램에 요구하는 조건들을 따르고 프로그램이 새로운 진단에 적응할 수 있는 것을 가능하게 했다고 하였다. 그녀는 관절염 재단(Arthritis Foundation)에서 제공하는 관절염 자조 프로그램을 완료하였고, 이것이 약간의 지지와 새로운 친구들을 제공해줄 뿐만 아니라 그녀가 잘 대처해 나갈 수 있다는 자신감을 주었다고 생각하였다. Gloria가 "나는 내가 다시 예전으로 돌아갔다"라고 느낀다고 진술한다. 당신과 Gloria와 의사의 협력 안에서 그녀는 의사와 정기적인 약속을 계획하고 당신과 매년 추후 평가를 통해서 치료적 운동프로그램을 독립적으로 계속 할 수 있을 것이라는데 동의한다. Gloria는 만약 증세가 악화되는 기간에 있다면, 당신과 의사와 연락하기로 하였다.

사례 요약(Case Summary)

가정에서 책임감의 변화와 건강 상태의 변화는 치료적 운동 프로그램의 참여를 고수하는데 장애가 될 수 있다. 여성들은 돌보는 역할을 종종 하게 되기 때문에 이러한 문제에 자주 직면하게 된다. 부모님이나 조부모님을 돌보아야 하는 책임이 있고 직업이 있는 편부모는 규칙적인 치료적 운동을 수행하기 위한 시간을 내기가 어렵다고 생각할지도 모른다. 류마티스 관절염의 진단은 또한 활동 수준이 감소하게 만들고 운동의 안정성에 대해 고려하게 될지도 모른다. 환자들이 복합적인 원인으로 인해 규칙적인 치료적 운동 프로그램을 지키려고 도전을 하는 경우는 흔하다 : 개인적인 이유, 가족에의 역할, 건강 상태, 직업적인 압박 그리고 사회적 또는 건강상태. 앉아서 있는 생활양식과 관련되는 심장병의 위험이 커지면서, 재활 치료사들은 이러한 많은 실제적인 장애들이나 인식된 장애들을 극복하는 방법들을 언급하는 프로그램을 개발하는데 환자들과 함께 협조하는 것은 매우 중요하다. 치료적 운동 프로그램을 개발하는데 환자-중심한 접근은 재활 치료사와 환자가 치료적 운동 프로그램을 지속하는 환자의 능력에 대해서 장애물을 만드는 많은 원인요소들을 확인하게 한다. 환자를 중심으로 한 모델은 그들의 문제를 적극적으로 듣고, 현실적인 치료적 운동 계획을 세우기 위한 의사결정을 하는데 있어서 함께 참여하는 과정이 필요로 한다.

D. 종이에, Gloria의 류마티스 관절염의 상태를 악화시키지 않고 심혈관계/폐의 건강을 유지하기위한 의사결정에 대한 단계적인 방법(알고리즘)을 그림으로 나타내라. *저자의 소견 D 참조*

E. 부가적으로 Gloria의 관절보호를 고려한 사항들에 초점을 맞춘 의사결정에 관한 단계적 방법을 그림으로 나타내어라. *저자의 소견 E 참조*

안내를 위해서 제 10장을 참조하여 이 환자에게 이득이 된다고 믿는 다른 어떤 대안이나 보상적인 치료적 운동에 대해 논의하여라. 당신의 제안에 대한 근거를 제시하라.

참고문헌(Reference)

1. Magee DJ. *Orthopedic Physical Assessment*, 4th ed. Philadelphia, PA: W.B. Saunders, 2002.
2. Stewart M, Brown JB, Weston WW, et al. *Patient-Centered Medicine: Transforming the Clinical Method.* Thousands Oaks, CA: Sage, 1995.
3. Acton GJ. Health-promoting self-care in family caregivers. *West J Nurs Res.* 2002;24(1):73–86.
4. Sisk RJ. Caregiver burden and health promotion. *Int J Nurs Stud.* 2000;37(1):37–43.
5. Goodman CC, Boissonnault WG. *Pathology: Implications for the Physical Therapist.* Philadelphia, PA: W.B. Saunders, 1998.
6. Lipsky PE. Chapter 312: Rheumatoid Arthritis. *Harrison's Online.* St. Louis, MO: McGraw-Hill, 2001–2002. Available at www.harrisonsonline.com. Accessed 10/20/04.
7. Brust DG. Update to Chapter 312: Osteoporosis and Rheumatoid Arthritis. *Harrison's Online.* St Louis: McGraw-Hill, 2001–2002. Accessed at www.harrisonsonline.com on 10/20/04.
8. Kisner C, Colby LA. *Therapeutic Exercise: Foundations and Techniques*, 4th ed. Philadelphia, PA: F.A. Davis, 2002.
9. Gornisiewicz, Moreland LW. Rheumatoid arthritis. In L Robbins, ed. *Clinical Care in the Rheumatic Diseases*, 2nd ed. Atlanta, GA: Association of Rheumatology Professionals, 2001; pp. 89–96.
10. Minor MA. Cardiovascular health and physical fitness for the client with multiple joint involvement. *In* JM Walker, A Helewa. *Physical Therapy in Arthritis.* Philadelphia, PA: W.B. Saunders, 1996, pp. 191–209.
11. Lorig K, Holman HR. Long-term outcomes of an arthritis self-management study: Effects of reinforcement efforts. *Soc Sci Med.* 1989;29(2):221–224.
12. Taal E, Riemsma RP, Brus HL, et al. Group education for patients with rheumatoid arthritis. *Patient Educ Couns.* 1993;20(2–3):177–187.
13. van den Ende CH, Hazes JM, le Cessie S, et al. Comparison of high and low intensity training in well-controlled rheumatoid arthritis. Results of a randomised clinical trial. *Ann Rheum Dis.* 1996; 55(11):798–805.
14. van den Ende CHM, Breedveld FC, le Cessie S, et al. Effect of intensive exercise on patients with active rheumatoid arthritis: A randomised clinical trial. *Ann Rheum Dis.* 2000;58:615–621.
15. Rall LC, Meydani SN, Kehayias JJ, et al. The effect of progressive resistance training in rheumatoid arthritis. Increased strength without changes in energy, balance, or body composition. *Arthritis Rheum.* 1996;39(3):415–426.
16. Harkcom TM, Lampman RM, Banwell BF, Castor CW. Therapeutic value of graded aerobic exercise training in rheumatoid arthritis. *Arthritis Rheum.* 1985;28(1):32–39.
17. Beals CA, Lampman RM, Banwell BF, et al. Measurement of exercise tolerance in patients with rheumatoid arthritis and osteoarthritis. *J Rheumatol.* 1985;12(3):458–461.
18. van den Ende CH, Vilet Vlieland TP, Munneke M, Hazes JM. Dynamic exercise therapy in rheumatoid arthritis: A systematic review. *Br J Rheumatol.* 1998;37(6):677–687.
19. Lyngberg K, Danneskjold-Samsoe B, Halskov O. The effect of physical training on patients with rheumatoid arthritis: Changes in disease activity, muscle strength, and aerobic capacity. A clinically controlled minimized cross-over study. *Clin Exp Rheumatol.* 1988;6(3):253–260.
20. Lyngberg KK, Harreby M, Bentzen H, et al. Elderly rheumatoid arthritis patients on steroid treatment tolerate physical training without an increase in disease activity. *Arch Phys Med Rehabil.* 1994; 75(11):1189–1195.
21. Guillemin F, Coste J, Pouchot J, et al. The AIMS2-SF: A short form of the Arthritis Impact Measurement Scales 2. French quality of life in rheumatology group. *Arthritis Rheum.* 1997;40(7):1267–1274.
22. Haavardsholm EA, Kvien TK, Uhlig T, et al. A comparison of agreement and sensitivity to change between AIMS2 and a short form of AIMS2 (AIMS2-SF) in more than 1,000 rheumatoid arthritis patients. *J Rheumatol.* 2000;27(12): 2727–2730.
23. Klippel JH, ed. *Primer on the Rheumatic Diseases*, 11th ed. Atlanta, GA: Arthritis Foundation, 1997.

저자의 소견 A(Author's Comments A)

문제목록	목표
1. 외측상과염과 과사용으로 인한 양쪽 상지의 통증은 다음의 능력제한을 초래: • 한번에 한 시간 이상의 컴퓨터 작업 • 어머니의 이동, 보행, 일상생활활동의 보조 • 가족을 위한 요리 • 정원일 수행 • 골프	단기목표 : 4주 안에 Gloria의 상지 통증은 시각통증척도(VAS)에서 현재 6-10/10에서 다음에 나오는 활동을 하는 동안 3-6/10로 감소할 수 있다. • 컴퓨터에서 한번에 2시간 동안 작업(짧은 휴식 포함) • 어머니의 이동, 보행, 일상생활활동 보조 • 가족을 위해 요리 • 3주, 15분 동안 골프 스윙 연습 장기목표 : 8주까지 Gloria의 상지 통증은 다음의 활동을 하는 동안 시각통증 척도 현재 6-10/10에서 0-2/10가지 감소할 것이다. • 컴퓨터 작업 한번에 4시간 • 어머니의 이동, 보행, 일상생활동작 보조 • 가족들을 위한 요리 • 일주일에 한번 9−18홀 골프
2. 위험요소의 증가와 함께 헬스장에 갈 수 없고 시간 때문에 운동 프로그램에 참여 불가능(또는 체중증가와 신체활동 감소로 인한 질병)	단기목표 : 4주 이내에, Gloria는 1주에 3~4번 수정된 운동 프로그램을 수행하는데 독립적이 될 것이다. 장기목표 : 8주 이내에, Gloria는 부가적인 체중이 늘지 않을 것이다.
3. 좌측 무릎관절통증은 다음과 같은 활동에 제한을 유발하였다: • 계단 오르기와 내려오기 • 정원일 수행 • 골프	단기목표 : 4주 이내에, Gloria의 무릎관절 통증은 다음과 같은 활동을 하는 동안 시각통증 척도(VAS)상 현재 6−10/10에서 3−6/10까지 감소될 것이다. • 일할 때 12개의 계단 오르내리기 • 1시간 동안 정원일 수행 • 일주일에 2−3번 15분 동안 골프 스윙 연습 장기목표 • 일할 때 12 계단 오르내리기 • 2−3시간 동안 정원일 수행 • 쪼그려 앉기 수행 • 일주일에 18홀 골프 치기
4. 상지와 무릎관절 통증에 기여하는 감소된 근력과 감소된 신장성	단기목표 : 4주 이내에, Gloria는 일주일에 3−4번 근력과 신장성을 증가하기 위한 운동을 하는데 독립적으로 수행할 것이다. 장기목표 : 8주 이내에, Gloria의 근력과 신장성은 다음과 같이 증가할 것이다. • 넙다리근과 넙다리뒤근의 근력은 MMT에서 4/5에서 5/5로 증가되었다. • 넙다리뒤근의 유연성은 90°- 90° 측정에서 10° 보다 더 작은 범위로 증가할 것이다. • 우측 손목 굽힘은 좌측과 동일하게 되고 신장시 통증이 없을 것이다. • 손목 폄근의 근력은 MMT 상 4/5 에서 5/5까지 증가한다. • 손잡이 악력은 우측에서 25 lbs 까지 증가하고 합해서 50 lbs이 된다.

(계속)

문제목록	목표
5. 류마티스 관절염, 신체 역학, 환경공학, 작업환경, 간병의 스트레스 요소에대한 지식 부족은 통증과 이차적인 문제의 발달에 기여 할 수 있다.(예, 관절변형, 관절퇴행, 골구멍증)	단기목표 : 4주 후에 Gloria는 다음의 사항들을 가능할 것이다. • 류마티스 관절염의 주요한 특징들을 기술 • 작업 환경을 위한 적절한 수정사항을 표현 • 손상을 일으킬 수 있는 일반적인 문제들을 수정하고 적절한 이동방법을 표현 • 관절 통증과 손상을 일으킬 수 있는 작업환경, 자세의 위치, 이동기술을 명시 장기목표: 8주이내에 Gloria는 다음의 사항들을 할 수 있을 것이다. • 재발(flare-up)을 겪고 있는 징조를 설명 • 재발하는 동안 낮은 강도의 운동계획을 선택함으로써 RA의 현재상태에 의거한 일상적인(routine 반복적인) 운동 수정 • 관절보호 행동을 표현하고 보여주기 • 어머니를 돌보기 위해 보조하는 가족과 지역사회 자원 이용

저자의 소견 B(Author's Comments B)

1. 시간이 가장 많이 소비되는 운동(유산소운동 부분)은 집에서 실행되어야 한다.
2. 고정 자전거타기와 같은 낮은 강도의 대안은 고강도의 런닝머신 위에서 달리기로 대체되어야 한다.
3. 더 짧은 치료운동 기간이 관절 스트레스를 줄이기 위해서 채택되어야 한다.[6,9,10]
4. 치료적 운동 프로그램 기간의 총 수는 증가되고 활동의 수는 Gloria의 생활습관과 일에 적응하기 위해 감소될 수도 있다.
5. 짧은 기간의 "휴식기간" 치료적 운동 세션이 일할 때 수행될 수 있다.
6. 유연성 운동은 뻣뻣함과 관련된 RA 경향이 있는 관절에 적용되어야 한다.
7. Gloria는 어머니의 운동을 돕고 있었기 때문에, 그들이 몇몇의 치료적 운동을 함께 수행 할 수 있는 곳에서 운동시켜라.

저자의 소견 C(Author's Comments C)

최초의 프로그램	수정된 프로그램
준비운동 저강도의 고정 자전거, 일주일에 5번, 약 10분	**준비운동** 낮은 강도의 고정 자전거 일주일에 약 5~10분 씩 3-4번 (자세변경하거나 아래팔을 지지하거나 보호 장갑을 끼어서 자전거탈 때 손목과 손을 보호)
스트레치 : 넙다리뒤근(사례 그림 5.4) 4번 반복 1세트 기간 : 양쪽 각각 20~30초	**스트레치 : 넙다리근과 넙다리뒤근군** 1 set에 4번 반복 기간 : 양쪽 각각 20~30초 강도 : 통증이 없는 범위 더 많은 관절 염증과 통증이 있을 때 스트레치할 때 약하게 하라

(계속)

최초의 프로그램	수정된 프로그램
유산소 운동 상태 헬스클럽에서 런닝머신에서 조깅 40분 일주일에 5번 나이에 적합한 심박동 유지(제 4 장 참조)	**유산소 운동 상태(Aerobic conditioning)** 가정에서 고정 자전거 ２０－３０분 (점차적으로 증가) 일주일에 3 – 4번 나이에 적합한 심박동 유지 관절에 염증이나 통증이 증가하면, 운동을 여러 개의 세션으로 나누어 수영을 고려하거나, 전체시간을 축소한다
스트레치 마무리운동(Stretch cool-down) 빈도 : 모든 연습 시 1 set에 4번 반복 기간 : 각각 20–30초	**스트레치 마무리운동 : 넙다리근과 넙다리뒤근군** 빈도 : 모든 연습 시 1 set 4번 반복 강도 : 부드럽게, 통증을 느끼지 않는 범위에서 스트레치 기간 : 양쪽 각각 20–30초
근력강화(Strengthen) (일반 헬스장에 케이블에 저항하는 기계) • 앉은 자세에서 무릎관절 폄 (50, 40, 30 lbs) • 엎드려 누운 자세에서 무릎관절 굽힘(40, 30, 20 lbs) • 선 자세에서 편측 마지막범위 무릎관절 폄(50, 40, 30 lbs) • 선 자세에서 약간 쪼그려 앉기 (70, 60, 50 lbs) 빈도 : 일주일에 3번 3 set 반복 : 각각 8–12(제 5장 참조)	**Strengthen (2 days a week, when you Are not bicycling)** 유산소운동을 하지 않는 날에 이 운동을 시도하여라. 저항밴드와 저항튜브를 이용해 하는 저항운동은 집이나 직장에서 점심시간에 수행할 수 있다. • 앉은 자세에서 무릎관절 폄**(사례 그림 5.1)**(가장 강한 끈 cord) • 엎드린 자세에서 무릎관절 굽힘(중간 정도의 끈) • 선 자세에서 편측 마지막범위 무릎관절 폄**(사례 그림 5.6 a-b)** (가장 강한 끈) 선 자세에서 약간 쪼그려 앉기(가장 강한 끈) 빈도 : 일주에 2번 1–2 set 반복 : 5–12번 (1 set에 5번 반복으로 시작하고 점점 증가하라) (손잡이 주위에 밴드를 고리를 달고 코드를 손으로 잡지마라)
직장과 집에서 수행되는 운동	**직장** 손목 폄**(사례 그림 5.7)**과 굽힘**(사례 그림 5.8)**신장(매일 수행) 하루에 1 – 2번 각각 5번 반복 강도 : 부드럽게 신장, 통증이 없는 범위 약한 끈으로 손목 폄강화(손바닥주위를 밴드로 감싸서 끈을 손가락이나 손목으로 잡지마라) **(사례 그림 5.9)** 연습하는 곳을 정하고, 규칙적인 휴식을 취하라. **가정**(잠자리에 들기 전 또는 아침에 일어난 후) 무릎관절, 고관절, 척추 신장 강도 : 부드럽게, 통증이 느껴지지 않는 범위에서 신장
운동이 너무 강하다는 경고 징후들	운동 후 관절이 1시간 이상 아프다.[7] 신장하는 관절이 신장하는 동안 심한 통증이 있다. 피로가 증가한다.

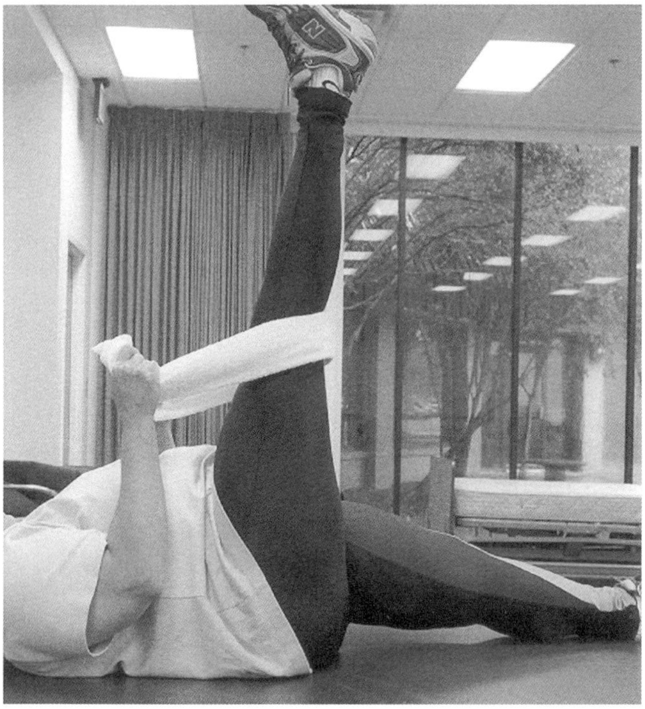

사례 그림 5.4 바로 누운 자세, 타월로 넙다리뒤근 신장(손–손목 증상이 재발하면 문으로 대신할 수 있다).

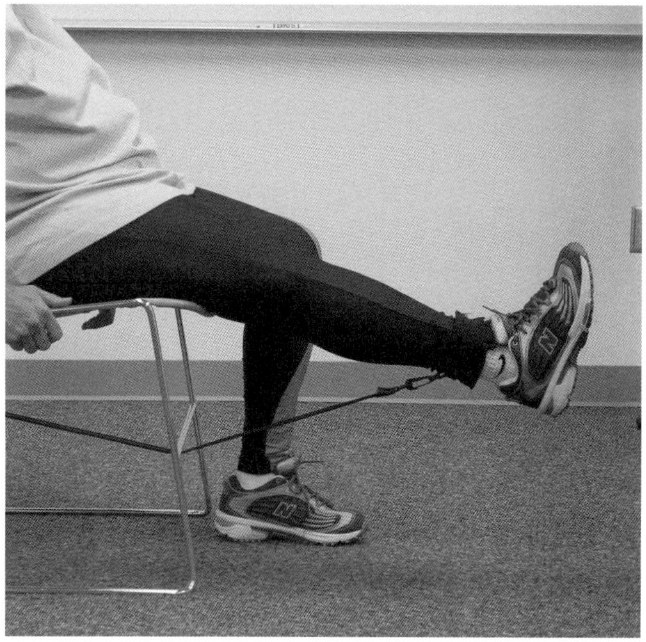

사례 그림 5.5 탄력이 있는 끈 저항으로 앉은 자세에서 무릎관절 폄.

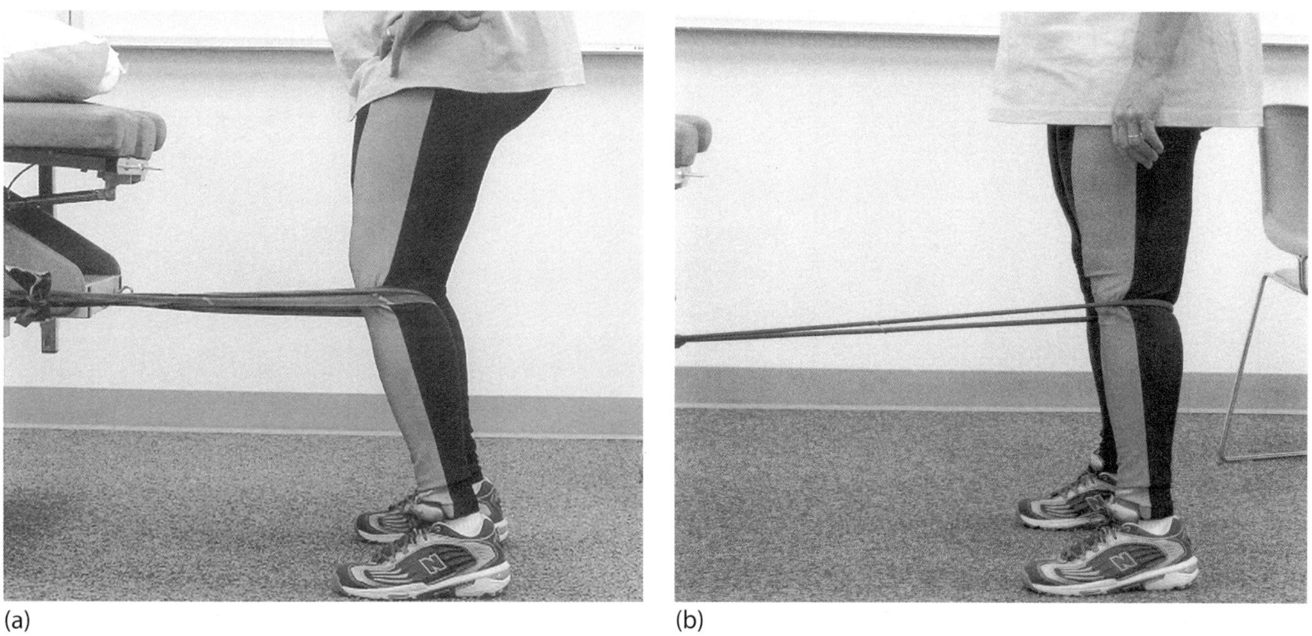

(a) (b)

사례 그림 5.6 서 있는 자세에서 탄력이 있는 밴드 저항으로 무릎관절 폄. (a)시작; (b)마지막.

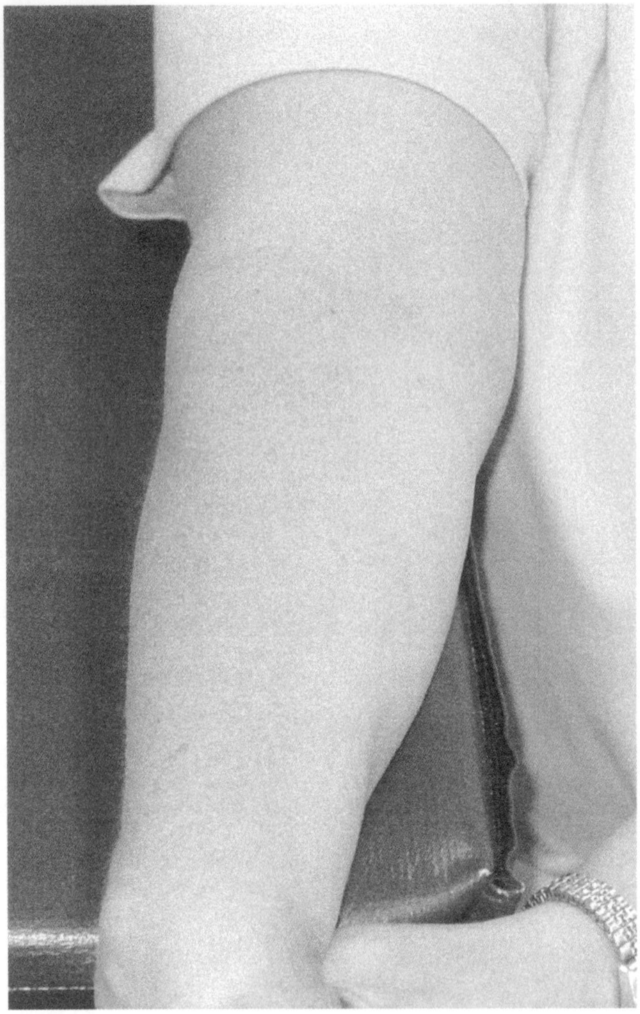

사례 그림 5.7 손목폄근 신장.

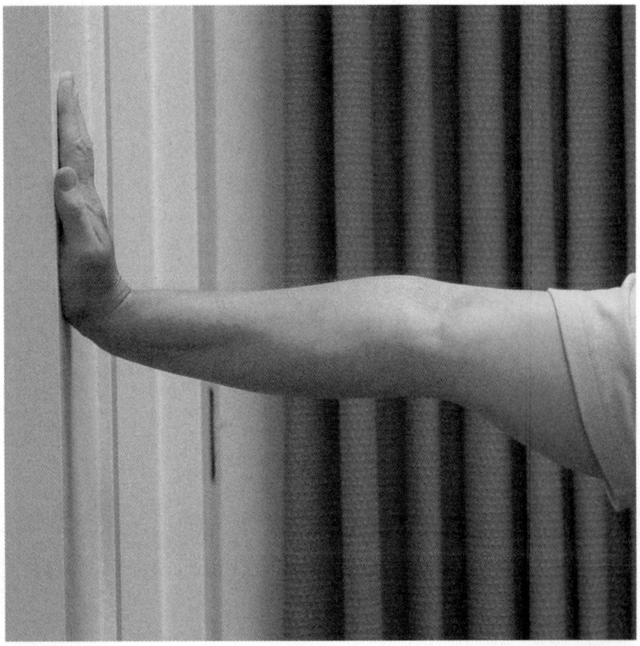

사례 그림 5.8 벽에 대항하여 손목 굽힘근 신장.

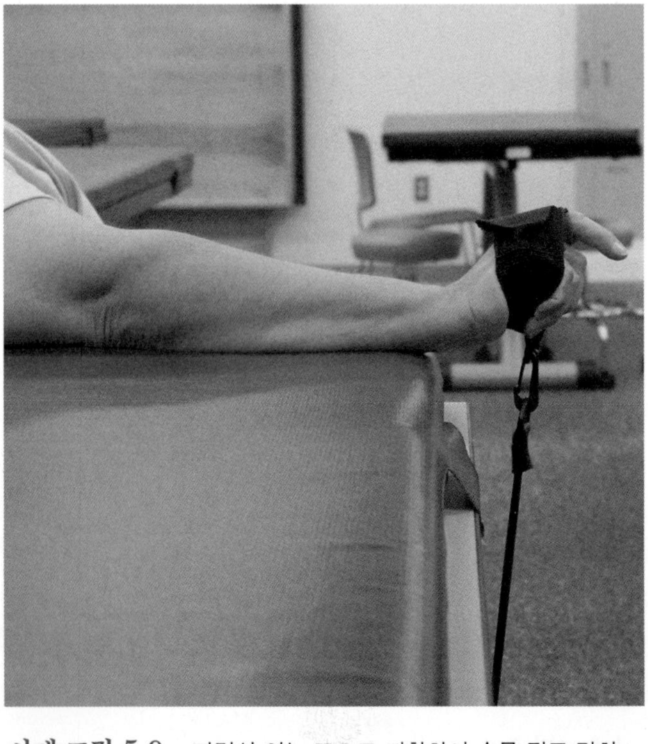

사례 그림 5.9 탄력성 있는 끈으로 저항하여 손목 폄근 강화.

저자의 소견 D(Author's Comments D)

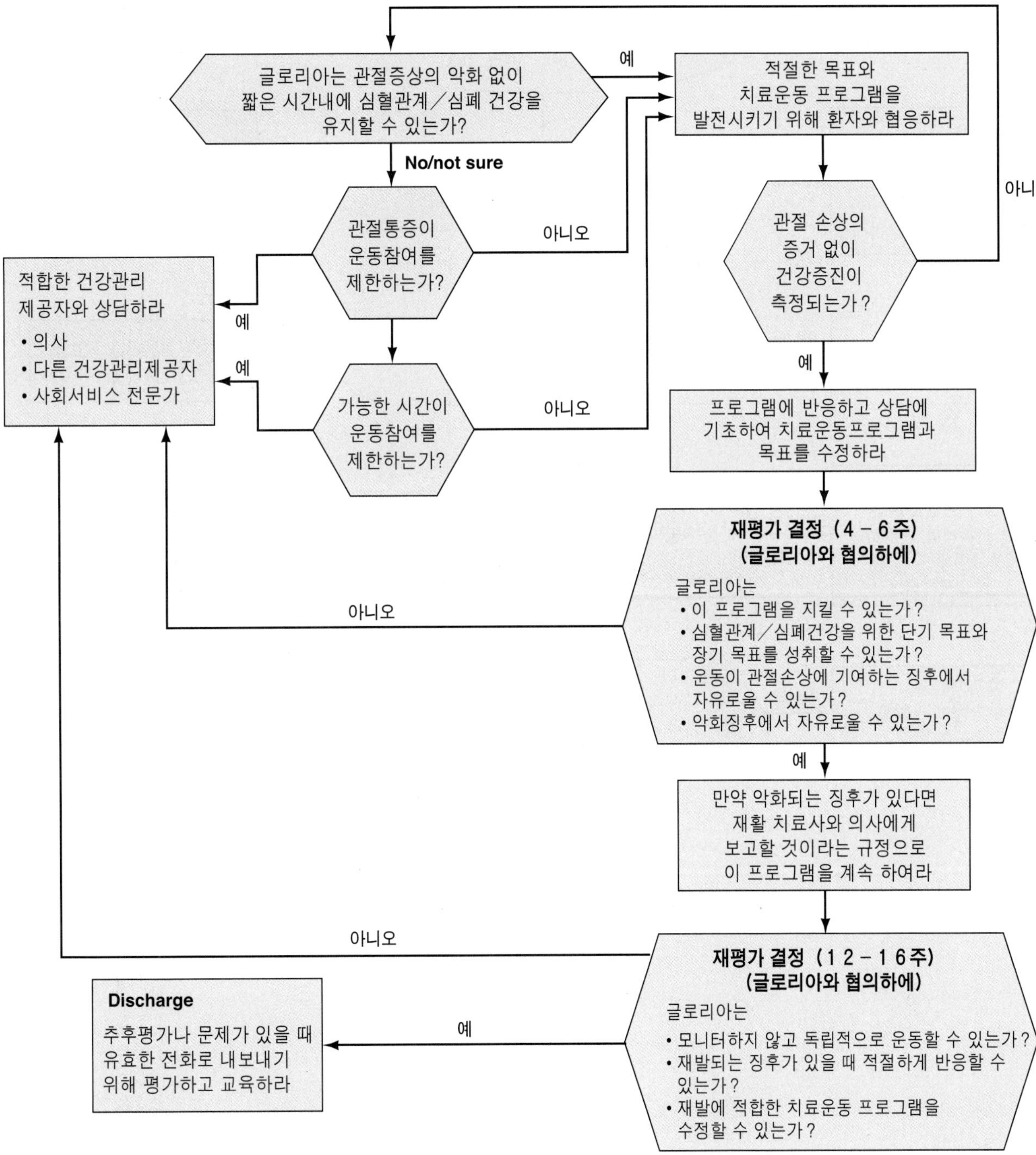

저자의 소견 E(Author 's Comments E)

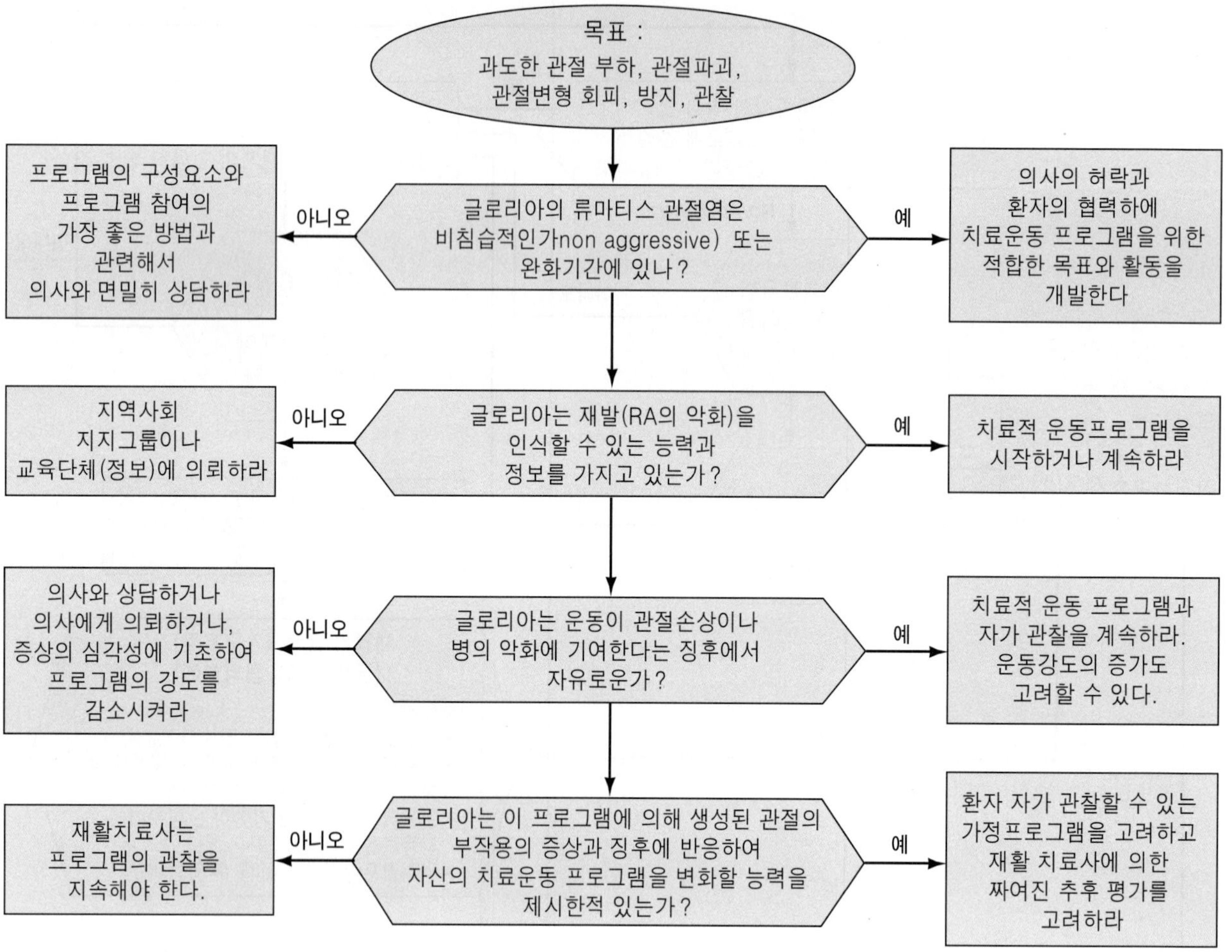

환자사례 #6

Jason Gauvin

병력(History)

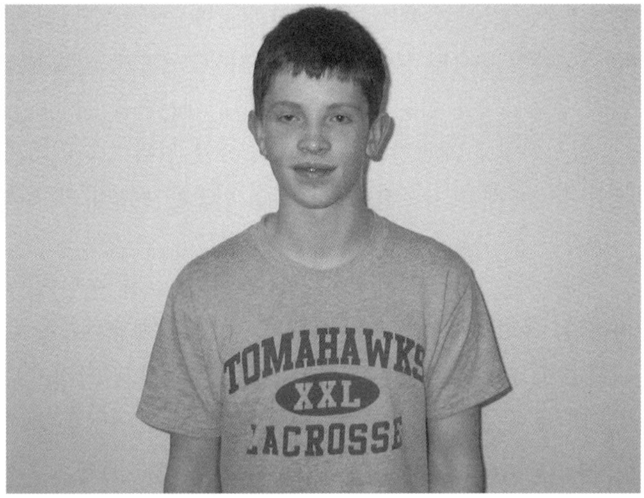

사례 그림 6.1 TJ.

환자: TJ
나이: 12세
키: 5′ 9″
체중: 135 파운드
교육: 7학년
스포츠/취미: 축구, 자전거 타기, 수영
의료/수술경력: 오른쪽 무릎에서, 관절경을 이용하여 동종이식방법으로 앞십자인대 재건술 및 부분적 안쪽 초승달절제술(meniscectomy)을 시행한 지 10일 경과
주요증상: 오른쪽 무릎 통증

TJ의 부모에 대한 정보 (Biographic Information about TJ' s Parents)

아버지: 47세. 고등학교 대학교에서 축구를 함. 대학 4년 동안 장학금 받으며 운동
어머니: 46세. 고등 학교 때 축구와 농구를 함. 대학농구 선수

과거 10년 동안 유소년 스포츠의 참여가 증가하고 있다. 또한 스포츠 참여로 손상이 증가하고 아동기에 손상발생이 증가하고 있다. 미국에서 거의 45백만 아동이 스포츠에 참여하고 있다.[1] 미국에서 아동과 청소년의 스포츠 참여 증가로 병원입원율과 건강의료비 지출이 상당히 증가하고 있다.[2] 스포츠와 관련된 손상은 아동이 응급실을 이용하는 두 번째 원인이 되고 학교에서 손상의 두 번째 원인이 된다.[3] 매년 스포츠와 관련된 손상으로 거의 8백만 아동들이 의료를 이용하고 있다.[1] 이러한 손상 중 반은 예방이 가능하며, 실제 손상은 보고 되는 손상보다 훨씬 많을 것으로 추정되고 있다. 국가적인 유소년 스포츠 프로그램의 성장으로, 만일 예방프로그램이 적절히 시행되지 않으면 손상율은 지속적으로 증가할 것으로 예상된다. 스포츠에 참여하는 아동의 손상에 대한 예방은 국가적인 우선과제이다.[4]

손상예방의 개념은 손상치료의개념보다 더욱 사전 행동적 접근이다. 아동에서 손상에 대한 연구는 지난 몇 년간 더욱 집중을 받았으며 청소년 손상치료보다 더욱 많이 연구되고 있다. 그러나 성장이 완전히 이루어지지 않은 청소년의 치료를 위한 가장 효과적인 치료법과 접근법에 대한 논쟁이 지속되고 있다. 다음의 예는 유소년 축구를 하는 소년의 손상에 대한 내용이다. 수술, 치료절차, 최종 결과에 대한 자세한 내용이 다루어질 것이다.

TJ는(**사례 그림 6.1**) 초등학교 축구팀에서 공격수를 하는 동안 오른쪽 다리를 다쳤다. 5세 때부터 축구를 시작하였다. TJ의 부모도 유소년 축구에 관여하였고 그의 아버지는 대학교 수석 코치이었다. 부모는 유소년 팀의 후원자 대표였다. TJ의 손상은 후반전에 발생하였다. 공을 뺏는 동안 부상이 발생하였다. 오른쪽 발이 닿을 지지하면서 왼쪽으로 회전하는 동안 무릎에 통증이 발생하였다. TJ의 부모는 즉시 경기장으로 들어가 TJ를 작은 병원에 있는 응급실로 이송하였다. TJ는 응급실 의사에 의해 무릎 삠(sprain)으로 진단받았고, 무릎이 펴진 상태에서 고정하는 무릎보조기와 체중지지를 없애기 위해 목발을 처방받았다. TJ는 추적관찰을 위해 일차의료기관 의사를 찾았다. 의사는 오른쪽 앞

십자인대 손상이 의심되므로 MRI 촬영을 처방하였다. MRI 결과 안쪽 초승달부분 파열과 함께 앞십자인대 파열이 나나타났다. TJ는 대학병원에 있는 소아 정형외과 전문의에게 의뢰되었다. TJ와 부모는 앞십자인대 파열과 초승달파열을 진단하고 재건술을 권장하는 수술의를 만났다. 4주 후, 안쪽 초승달 부분 절재술과 나사고정으로 아킬레스 힘줄 동종이식을 이용하여 앞십자인대 재건술을 시행하였다. 앞십자인대 재건방법은 뼈횡단법으로 원위 넙다리뼈와 근위 정강이뼈를 가로지르는 터널을 만드는 관절내 드릴을 이용하는 것이다.

TJ는 수술 10일 후 치료지침을 교육받기 위해 병원에 찾아갔다: 목발 사용하여 비-체중지지 × 2주, 재활시간을 제외하고 0°로 고정하는 무릎보조기. 2주까지 점진적으로 90°까지 무릎굽힘. 매일 6-8시간 동안 0°~45°까지 CPM(continuous passive motion)기구 사용, 매일 5-10° 가동범위 늘이기. 2주 동안 닫힌운동사슬 또는 체중지지 운동 금지, 그리고 동적인 열린운동사슬 또는 무릎 폄 끝 범위(30° 굽힘에서 완전 폄)에서 비-체중지지 넙다리근 운동금지; 단지 등척성 넙다리근 수축만 허용. 상처만 괜찮다면, 굽힘 0°에서 90°굽힘까지만 움직이도록 설정 된 보조기를 착용하고 수치료를 시작한다. 앞십자인대 재건술 후 재활기간은 거의 4-6개월 정도이고, 여러 단계로 구성된다. 이러한 단계는 치료적 운동 동안 재평가시 환자의 임상증상, 이식강도, 고정강도, 치유제한점에 따른 연구 자료에 근거를 두고 개발된 것이다. 이 경우, 각 치료적 운동단계는 제시되겠지만, 프로토콜이 아니라 지침으로 이용되어야 한다.

첫 번째 재활중재는 봉합선 제거 후 10일 경과한 날에 시작한다. 부모 참석 하에, 의학적 병력을 관찰하였고 초기 평가를 완전히 수행하였다. 2년 전 TJ는 운동에 소질이 있어 여러 종목을 하였으나, 축구에 집중하기로 하였고, 특수 지도를 받기위해 축구캠프에 참여하였다. TJ는 이전에 근력운동을 하지 않았다고 진술하였다. TJ 부모는 작년에 굉장히 빠르게 성장하였다고 진술하였다. 그의 부모에 의하면, TJ는 같은 연령대의 아이들처럼 먹었으며 모든 음식을 먹었다. 초기 평가 동안 TJ 아버지는 아들이 축구 장학금을 받으며 대학에 진학하기를 원했기 때문에 축구에만 집중하였다고 진술하였다. TJ 부모는 아들이 다시 축구장으로 복귀할 수 있다면 무엇이든 하겠다고 하였다. 그들은 여러 제안을 제시하였다: 매일 치료적 운동실시, 수영 운동, 운동기구 구입. TJ는 부모로부터 훌륭한 선수가 되어야 한다는 압박을 받는 것처럼 보였다. 부모의 말에 대해 TJ의 얼굴반응은 긍정적이지 않게 보였지만, TJ는 아무 말도 하지 않았다. 재활치료사는 TJ와 부모에게 앞십자인대 손상, 수술, 그리고 회복에 관한 정보를 제공하였다.

이학 검사(Physical Examination)

수술 후 평가는 수술에 따른 이차적인 문제와 통증 때문에 제한을 받았다.

무릎 가동범위: 휴식 시 오른쪽 무릎은 15°굽힘자세에 있었다. 부드러운 뒤꿈치 미끄러지기(heel slide)를 통해 수동적 무릎굽힘 25°까지 가능하였다. 수동적 무릎폄은 15°굽힘까지 이었다. 왼쪽 무릎의 굽힘은 135°까지, 수동적으로는 무릎 과도한 폄 10° 그리고 능동적으로는 7°까지 가능하였다.

근력: 등척성 수축 시도시 오른쪽 넙다리근은 불가(trace) 등급이었다. 의지적 넙다리근 수축을 통한 무릎뼈(patella)의 위쪽 활주가 나타나지 않았다. TJ는 독립적으로 하지거상운동을 할 수 없었다. 능동적 발목펌프는 가능하였다. 무릎통증 때문에 발목근육의 도수근력검사는 실시되지 않았다. 왼쪽 무릎에서는 넙다리근 활성화로 무릎뼈의 활주가 완전히 일어났고 근력은 5/5이었다.

신경근육: 양쪽 하지의 감각은 정상이었다. 양쪽 원위 맥박이 있고 Homan 징후는 없었다. 피부: 관절경을 위한 구멍 상처는 치유가 되었고, 혈액 배출이 약간 발견되었고 드레싱은 온전하였다. 봉합자리에 약간의 출혈이 보였다. 감염의 징후는 없었다. TJ와 부모는 필요에 따라 드레싱 바꾸는 방법에 대해 교육을 받았고; 24시간 동안 샤워를 금지하였다.

일상생활동작: 보조기로 무릎을 고정한 채 신발 끈을 묶을 수 없었다. 따라서 벨크로 신발을 처방하였다. 침상 이동성 증진을 위해 오른쪽 다리를 들기 위해 왼쪽 다리를 사용해야 한다. 오른쪽 비-체중지지와 목발사용.

무릎통증: 평가 동안 시각유추척도(visual analogue

scale, VAS)상 8/10(0=통증 없음, 10=최고로 아픔),
통증약물 복용 시 4/10.
8/10일 경우: TJ는 잠을 잘 수 없음

특수검사: Lachman 검사/앞쪽당김검사(anterior drawer test)는 앞십자인대에 부담을 주기 때문에 연기되었다. 이러한 검사와 관절측정도구는 수술 한 6-10 주까지 연기되었다. 수술의는 참여하에 선별적으로 수행가능 하다.

무릎관절 두께측정은 이 경우 수행되지 않았다.

초기 평가 동안 수집된 자료에 의하면, TJ는 관절가동범위가 제한되고 약간의 넙다리근 활성화를 보였다. 통증은 병원에서 그에게 제시한 수술 후 치료적 운동프로그램을 수행하는데 제한을 초래하였다. 이 프로그램에는 발목펌프, 넙다리근 등척성 수축, 하지거상운동으로 구성되어 있다. 치료적 운동프로그램 처방 이전에, TJ, 그의 부모, 수술의, 재활 팀들이 재활과정에 대한 심도 있게 토의하였으며, 순응의 중요성을 강조하였다(11장 참조). TJ와 그의 부모는 이에 대해 이해했으며 동의서를 작성하였다. 이 동의서는 차후의 비교기준이 되기 위해 보관되었다. 동의를 마친 후, 부모는 방을 떠났다. 그때, TJ가 여러 가지 질문을 하였다. 악몽을 꾸는지, 학교에서 문제를 야기 시킨 적이 있는지, 축구에 때해 어떻게 생각하는지, 재활과정이 끝나면 축구를 다시 할 수 있는지에 대해 물어보았다.

TJ는 그의 부모가 축구를 원하고 자신도 좋아하지만, 다친 이후 다시 축구를 하는 것이 부담스럽다고 하였다. 그는 손상이후 무릎이 아팠고 수술이후에도 더욱 악화되었다고 말하였다. 또한 목발을 사용하고 보조기를 착용하고 있기 때문에 학교에서 친구들이 "토끼"라고 놀린다고 하였다. 학교에서 아이들이 놀리는 것과 여러 질문에 지쳐있었다. 이것이 그를 불편하게 만들었고 혼자 걸을 수 있을 때까지 학교에 돌아가고 싶지 않다고 하였다. TJ는 단지 무릎 아픈 것이 없어지고 목발을 짚지 않으면 된다고 하였다. 그는 부모에 대해 말하고 싶지 않다고 하였다. 왜냐하면 그는 부모가 그를 당황스럽게 할까봐 두렵다고 하였다. TJ는 그의 수술에 대처하는데 어려움을 보이는 것 같았고 통증이 관련이 있는 것 같았다. 스포츠심리상담이 고려되었지만, 상세한 정보나 일관된 행동이 관찰될 때까지 연기시켰다. 손상과 회복기 동안 발생하는 감정적인 문제 때문에 청소년이 다친 경우에는 종종 상담이 필요하다.

이러한 복잡한 문제에 대한 평가를 마친 후 문제목록을 나열하였다. 문제목록, 단기목표와 장기목표는 TJ와 그의 부모와 의논하여 완성하였고 동의를 얻었다.

A. 이 사례와 관련된 문제목록을 나열하여라. 문제목록 작성으로 관심사와 신체적 제한을 확인할 수 있을 것이다. 이러한 문제는 단기 및 장기목표와 관련이 있을 것이다. ***저자의 소견 A 참조***

B. 단기목표를 만들고 시간 틀과 각 목표와 관련된 기능을 포함시켜라. 각 목표는 다음과 같이 시작해야 한다: 6-8주까지 의뢰인은 ...을 할 것이다. ***저자의 소견 B 참조***

C. 장기목표를 설정하고 시간 틀과 각 목표와 관련된 기능을 포함시켜라. 각 목표는 다음과 같이 시작해야 한다: 6달까지 의뢰인은 ...을 할 것이다. ***저자의 소견 C 참조***

과학적 증거/임상적 경험: 치료와 치료적 운동처방
(Scientific Evidence/Clinical Experience: Treatment and Therapeutic Exercise Prescription)

I 단계(Phase I)

I 단계의 중요성과 적절성을 위해 TJ와 그의 부모와 치료적 운동프로그램 진행에 대해 논의하였다. 재활치료사는 모든 목표를 달성하기 위해 치료해야 하지만, 모든 프로그램 과정 동안 기능적인 이정표를 위한 적절성에 따라 논리적으로 가장 중요한 목표에 우선순위를 두는 것이 필요하다. 초기 치료적 운동프로그램은 수동적 무릎 폄(**Section7, Figure1**), 능동적 무릎 펴기에 초점을 둔 넙다리근 등척성 운동(**Section7, Figure2**), 무릎 구부러짐 없이 하지거상운동(**Section7, Figure3**)으로 구성되어야 하고 점진적 무릎 능동 굽힘을 시작해야 한다. 수술 후 첫 2주까지는 무릎굽힘 90° 내에서 운동을 해야 함을 기억하라. 능동적 과도한 무릎 폄(active knee hyperextension)을 포함한 무릎 완전 펴기를 다시 회복하는 것이 앞십자인대 재건술 후 성공적인 결과를 촉진하기 위해 필수적이다. 무릎을 완전히 펴는 방법은 여러 가지가 있다. 그러나

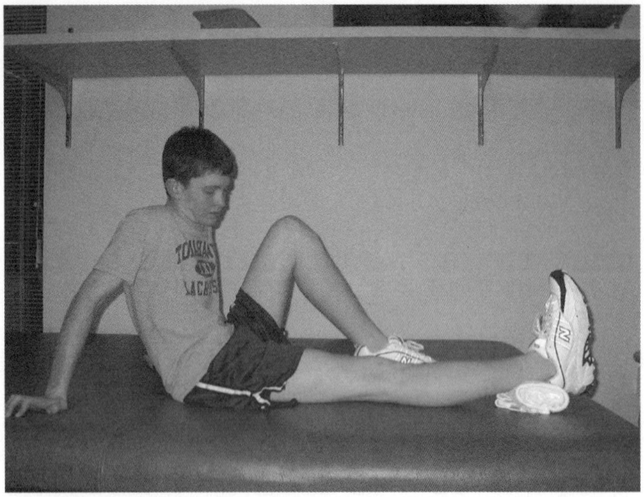

사례 그림 6.2 완전한 무릎 펴기를 위한 받침대 사용.

수동적 신장이 가장 효과적이다(만약 수술의가 허락한다면). 작은 원형 받침대로 발목을 지지하고,(**사례 그림 6.2**) 1일 여러 차례 5분 동안 저강도 신장을 실시하는 것이 가장 효과적으로 무릎을 펴는 방법이다. 다른 방법으로는 엎드린 자세로 다리를 펴거나 바로 누운 자세에서 치료사가 손으로 무릎을 펴는 것이 있다.

고정으로 인해 무릎 폄이 상실되면, 결국 정강이넙다리관절(tibiofemoral joint)의 뻣뻣함뿐만 아니라 무릎뼈 가동성이 떨어진다. 정상적인 가동성을 회복하기 위해 이러한 관절의 움직임이 있어야 한다. 만일 무릎 가동성이 제한이 있으면 수많은 문제점이 발생한다. 관절섬유증, 무릎넙다리뼈(patellofemoral) 통증, 넙다리근 약화와 무릎 뻣뻣함은 앞십자인대 재건술 이후 흔히 발생하는 문제이다. 환자는 가능한 하루 6-8시간 동안 CPM을 사용해야 한다. 처음에는 CPM을 0°~45°까지 적용하고, 이후 2주에 걸쳐 점진적으로 90°까지 무릎을 굽혀야 한다. 능동적 무릎 굽힘과 폄을 회복하기 위해 가장 중요한 것은 위쪽과 아래쪽으로 움직이는 무릎뼈의 가동성이다. 위쪽(펴기)과 아래쪽(굽힘) 무릎뼈 가동술(Ⅱ-Ⅳ단계)은 능동적 관절가동범위운동과 함께 사용되는 것이 효과적이다. 넙다리근이 최대로 수축하였을 때 무릎뼈는 위쪽으로 1-2㎝ 이동한다. 집게손가락을 무릎뼈 위쪽 끝부분에 배치하여 넙다리근이 수축하였을 때 무릎뼈에 의해 손가락이 위로 밀리는지를 확인해야 한다. 무릎굽힘 구축과 무릎뼈 가동성 저하는 넙다리근 약화로 발생할 수 있고, 결국 불량한 능동 움직임을 초래한다.

수술 후 치료적 운도프로그램 목표에서 우선순위를 두어야 하는 것이 무릎뼈 가동성과 무릎 펴기를 회복하기 위한 넙다리근 강화이다. 능동적 무릎 과도한 펴기(만일 반대쪽 다리에서도 과도한 펴기가 있거나 수술 전에 존재하였다면)는 무릎뼈 가동성 제한, 넙다리근 약화, 비정상적인 보행형태, 무릎뼈힘줄염 같은 수술 후 합병증을 예방하기 위해 중요하다. 넙다리근 등척성 수축을 적절히 수행하는 것은 넙다리근 활성화를 달성하는데 중요하다. 의뢰인에게 최대로 넙다리근을 활성화시켜 무릎 뒤쪽부분으로 침상을 누르도록 교육하는 것이 필요하다(**사례 그림 6.3**). 정강이넙다리관절에서 압박력은 넙다리근 수축운동 동안 앞십자인대에 부담을 유발하는 요인이다. 무릎 펴기를 달성하기 위해 넙다리뒤근(hamstring)이나 큰볼기근(gluteal maximus)을 대신 사용하여 능동적 엉덩이 폄을 통해 무릎이 펴지는 대리움직임을 막아야 한다. 또한, 최대 넙다리근 활성화와 능동적 무릎 펴기를 수행하면서 침상에서 발꿈치를 들어올리도록(발목뒤굽힘, dorsiflexion) 해야 한다.

의뢰인이 수의적인 노력으로 넙다리근 수축을 할 수없다면, 생체되먹임 또는 전기적 근육자극이 적절할 수 있다. 때로는, 넙다리근 최대 수축을 통해 무릎을 펴는 것이 너무 통증을 유발할 수 있다. 이 경우, 위에 묘사된 운동을 실시하는 동안 무릎을 약간 굽힌 자세로 배치하는 것이 도움이 된다. 이를 위해 무릎과 장딴지 밑에 받침대를 배치하는 것이 필요하다. 단, 이 자세를 취함으로서 발생할 수 있는 무릎 굽힘 구축을 피하도록 주의를 주어야 한다. 무릎 펴기 동안 넓은 받침대를 무릎 밑에 두어서는 안된다. Ⅰ단계의 치료

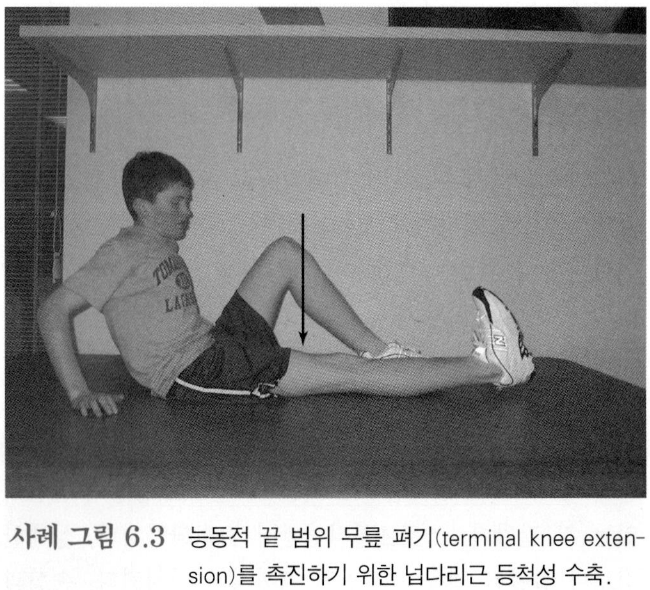

사례 그림 6.3 능동적 끝 범위 무릎 펴기(terminal knee extension)를 촉진하기 위한 넙다리근 등척성 수축.

적 운동은 처음 4주간 지속되어야 한다.

TJ의 감정적 스트레스를 조절하는 것이 필요하다. 아동은 삶과 관련된 스트레스에 대응하는 방법을 잘 모르고 스트레스를 이해하지 못 한다. 악몽, 학교적응 실패, 이갈기 그리고 불면증은 아동에서 스트레스를 나타내는 지표일 수 있다.[5,6] 아동은 스트레스를 받고 있다는 것을 인식하지 못할 수 있지만, 재활치료사는 스트레스에 대한 반응 또는 부정적인 스트레스를 확인하는 정보를 수집할 수 있다. 이 정보를 통해 아동의 스트레스에 대한 사항을 알 수 있다. 아동에게 영향을 주는 스트레스 요인을 확인하는 것은 평가 동안 관찰해야 하는 핵심 요소이다. 이러한 스트레스 요인이 발견되지 않으면 의뢰인의 예후는 나빠질 것이다(11장 참조).

I 단계 , 2회, 2주(Phase I, Session 2, Week 2)

TJ는 두 번째 공식적 치료를 위해 다음 날 방문하였다. 이 기간은 무릎 펴기, 굽힘과 넙다리근 근력에 집중되었다. TJ는 통증이 6/10 정도로 계속 있다고 하였다. 그는 통증 때문에 치료적 운동을 따라 하기 힘들다고 하였다. 그는 ibuprofen을 복용하고 있지만, 운동시작과 함께 통증이 증가하였고 통증이 잘 조절되지 않았다. TJ는 무릎 펴기 15°와 굽힘 40°가 부족한 상태이었다. 하루 6시간 동안 CPM 기계를 사용하였지만, 통증 때문에 관정가동범위가 증가하지 않았다. 무릎 펴기 회복을 최대 목표로 삼았고, 성공적인 결과를 달성하기 위해 TJ와 그의 부모에게도 무릎 펴기의 중요성을 강조하였다. 무릎을 펴는 방법에 대해 다시 지도하였다.

I 단계 , 4회, 2주(Phase I, Session 4, Week 2)

TJ는 오른쪽 무릎이 붓고 약간 염증이 있는 상태로 방문하였다(2 단계). 피부온도 역시 상승되어 있었다. 2일 전에 TJ는 수술이후 보다 훨씬 원기를 가지고 학교로 출석하였다. TJ의 학교는 1주일 동안 방학을 했기 때문에 TJ는 수술을 하였다. 이전에는 재활치료사와 학교출석에 대해 논의한 적이 없었다. 부모는 수술의사와 학교등교 에 대해 논의하여왔고 등교를 결정하였다. TJ는 활동증가로 무릎증상이 악화되는 것 같았다; 따라서 활동이 수정되어야 했다. 더 이상의 퇴행을 막기 위해 부모와 학교에 대한 논의가 필요하였다. 논의 결과 하루 중 반만 학교에 있고 주말에 재평가를 통해 다음 주 학교등교문제를 결정하기로 하였다. 부모는 학교에 이런 상황을 전달하였다.

이번 치료 후 TJ 부모는 재활치료사를 멀리하였고 더 이상 TJ의 운동을 도울 수 없다고 하였다. 그들은 비록 치료적 운동이지만, 이로 인해 아들에게 더 이상 통증을 유발하고 싶지 않다고 하였다. TJ 부모는 TJ는의 통증수준과 운동이 통증에 미치는 영향에 대해 논의하기를 원하였다. 이런 손상을 입은 대부분의 사람이 통증이 있는지 궁금해 했다. 그들은 TJ의 무릎 펴기 회복을 돕는 것이 더 이상 힘들다고 진술하였다. 치료사는 이제 TJ가 느끼는 불안감과 축구에 대한 그들의 관심을 평가하는데 적기라고 생각하였다. TJ 부모는 차후에 재활치료사와 이 문제에 대해 논의하는데 동의하였다.

4회 치료에서는 저강도 능동 및 수동적 무릎 펴기 활동과 얼음 팩 적용에 초점을 두었다(**사례 표 6.1**). 관절가동범위에 대한 측정은 이루어지지 않았다.

수술의사와 논의가 필요하여 평가 후 수술의사 방으로 전화연결을 하였다. 사춘기 이전에 앞십자인대 재건술에 대한 연구 자료와 TJ가 받은 수술법에 대한 정보를 얻을 수 있었다. 수술의사는 중간-물질의 파열이 미성숙 운동선수에서 흔히 발생한다고 하였다. 이는 스포츠에 참여하는 아동 증가와 의료사회에서 이에 대한 인식증가와 관련이 있었다.[6-11] 의사는 TJ가 안쪽 초승달 파열과 함께 앞십자인대 손상이었기 때문에 비-수술적인 방법은 고려되지 않았다고 하였다. 또한 그는 비-수술적인 방법이 나쁜 결과를 유발할 수 있다는 최근 연구를 제시하였다.[11-17] 그는 수술 이전에 TJ와 그의 부모와 깊이 상의하였다고 하였다. 수술의사는 가능한 위험과 결과를 포함한 가장 적절한 치료계획에 대해 TJ와 가족에게 교육하는 것이 "무릎 상담사"의 역할이라고 가정하였다.

의뢰인의 골격계 성숙을 결정할 때 수많은 요인이 고려되어야 한다. 가장 적절한 방법은 환자의 실제 나이, 방사선상 나이(왼쪽 손의 성장 판 닫힘), 이차 성 특징, 가족 키, 성장 중임을 임을 보여주는 증거, 운동 목표, 보호자의 동의에 기초하는 것이다.[19] 위의 조건을 TJ가 만족하였기에 동종이식을 통한 뼈힘줄 접근법을 결정하였다고 하였다.

D. 청소년을 위한 앞십자인대 재건술과 이후 치료적 운동을 결정할 때 수술의사와 재활치료사가 고려해야 하는 요인을 토의하고 문헌을 살펴보아라. *저자의 소견 D 참조*

표 6.1 Ⅰ 단계. 치료적 운동

치료프로그램	운동형태	빈도/시간
수동적 무릎 펴기	엎드린 자세에서 다리 펴기, 뒤꿈치 받치기	5회/1일 × 5분
무릎뼈 가동술	Ⅰ-Ⅲ 단계(위, 아래, 안쪽, 가쪽)	1회/1일 × 5분
넙다리근 등척성운동	능동적 무릎 펴기 촉진	3회/1일 × 25-50회 반복, 10초 유지
하지거상운동	4가지 방법(엉덩이 굽힘, 벌림, 모음, 폄)	3회/1일 × 50회 반복
무릎굽힘운동	뒤꿈치 바닥에 대고 끌어당기기(heel slide), 능동보조	3회/1일 × 10-20회 반복
CPM	수동적 가동범위	가능한 1일 6-8시간
통증과 부종 조절	얼음, 압박, 거상	1일 5-6회 적용

1917년 Hey Groves가[25] 처음 보고한 이후로 동물모델과 임상연구들은 앞십자인대 재건술에 대한 우리의 이해를 높이는데 기여하여 왔다. 이 지식은 수술 후 합병증 최소화와 성공률 증진하는데 기여하고 있다.

이상적인 앞십자인대 이식은 본래의 앞십자인대의 생체역학과 해부학적 구조를 재현할 수 있어야 한다. 즉, 초기 강한 고정, 생물학적 조화, 공여부위 이환율 최소, 재활시간 단축이 이루어 져야 한다. 이상적인 이식에 대한 자료는 아직 없다. 그러나 대부분의 이식이 뼈-무릎뼈힘줄-뼈(bone-patella tendon-bone, BPTB) 자가이식을 시행하고 있다. 왜냐하면 많은 장점이 있기 때문이다. 이식조직은 강한 장력, 단단함, 내구성이 있어야 하고, 고정이 잘되어야 하고, 염증반응의 위험이 낮아야 하고, 회복이 빨라야 한다.[26,27] 그러나 단점 없이 장점만 있는 경우는 없다. BPTB 자가이식은 공여부위 이환율(morbidity)이 높고 통증, 무릎뼈힘줄염, 넙다리근 약화, 무릎뻣뻣함, 관절섬유증, 그리고 무릎넙다리뼈 통증의 위험이 높고 때로는 무릎뼈 골절도 발생한다.

BPTB 자가이식을 시행한 의뢰인을 위한 치료적 운동프로그램을 개발은 재활치료사에게 힘든 과제이다. 공여부위의 통증과 무릎넙다리뼈 통증을 예방하기 위해 치료사는 노력해야 한다. 일부 연구자들은 수술 후 무릎넙다리뼈 통증이 수술에 의한 공여부위의 이환보다 치료적 운동프로그램 때문에 발생할 수 있다고 보고하였다.[28-30] 만일 증상이 없다면 운동프로그램은 빠르게 진행되지만, 공여부위와 관련된 증상이 있으면 이를 조절해야 하기 때문에 진행이 느려진다. 치료를 힘들게 하는 또 다른 문제는 무릎 펴기 기전을 파고하고 무릎 뻣뻣함을 유발할 수 있는 넙다리근 약화에 대한 치료이다. BPTB 자가이식 후 합병증 발생율이 높기 때문에 일부 의사는 이 방법의 사용을 꺼린다. Brown은[3] 2000년 미국정형의학학회 모임에서 BPTB 자가이식을 통한 앞십자인대 재건을 시행한 환자의 17-19%가 공여부위 통증이 있었고, 10%가 넙다리근 약화가 있었고, 13-47%가 무릎넙다리뼈 통증이 발생하였다고 보고하였다. 이식부위의 높은 이환율 때문에 의사들은 대체할 수 있는 다른 방법을 간구하게 되었다.

BPTB를 사용할 것인지 아킬레스힘줄 동종이식을 할 것인지는 고려되어야 하는 선택사항이다. Fu 등은[27] 앞십자인대 재건을 위해 동종이식을 추천하였다. 동종이식은 매력적인 장점이 있다: 수술로 인한 공여부위의 이환이 없음, 재활로 인한 수술 후 통증이 적음, 넙다리근 위축이 적음, 무릎 폄근 기전 손상이 없음, 무릎넙다리뼈 통증 위험이 적음, 수술시간 감소, 만족스러운 임상적 결과.[26,27] 자가이식과 동종이식 모두 수술 후 결과는 좋았다. 3개월에서 3년까지 단기간 실시된 연구[32-35]와 5-7년까지 장기간 실시된 연구들이 보고 되어져 왔다.[36-39] 그러나 동종이식인 경우 비용이 비싸고, 이용성에 제한이 있고, 조직조화에 시간이 걸리고, 이식거부반응이 높고, 만성 염증과 질병전파의 가능성이 높은 단점이 있다.

수술과 재활 후 긍정적 결과를 높이기 위해 치료사와 수술의사는 앞십자인대와 재건된 앞십자인대의 생체역학적 및 조직학적 특성에 관한 과학적 지식을 이해하고 있어야 한다(3장 참조). 모든 생물학적 조직, 동종이식 또는 자가이식은 앞십자인대 이식처럼 비슷한 조직순응과정을 거친다.[39] 순응과정에는 이식괴사, 세포재증식, 혈관재형성과 아교질 재형성이 포함된다. Jackson 등은 염소조직을 이용해 잘 정리된 연구를 발표하였다.[40] 그는 동종이식 조직보다 자가이식 조직인 경우 수술 6개월 후 최대 장력에 덜 파괴되었지만, 6주 후에 실시하면 비슷하다고 하였다.[40] Jackson 등은 동종이식인 경우 순응과정이 느리고 자가이식보다 견고하지 못하다고 결론을 내렸다. 반대로, Nikolaou 등은[41] 개를 이용한 실험에서 수술 8-36주 후 자가이식과 동종이식 간 조직 견고성의 차이가 없다고 하였다. Jackson[39] 등은 두 조직 모두 성숙함에 따라 견고성이 떨어진다고 결론을 내렸다. Shino[42] 등은 이식 18개월 후에 동종이식의 조직 성숙이 발생한다고 하였다. 기본적인 과학적 자료는 아직 논쟁중이다.

이식 고정력은 앞십자인대 재건술을 받은 환자를 재활할 때 관심부분이다. 다양한 고정방법이 있지만 가장 흔히 사용되는 방법은 간섭나사, 철침, 크로스핀(crosspin)과 외부 단추이다. 간섭나사고정은 빠른 재활법에 적절하고 BPTB 앞십자인대 이식을 위한 뼈-뼈를 고정장치로 흔히 사용되는 것이다.[43] 무생물에 의해 무해한 물질로 분해 될 수 있는 간섭나사는 가장 흔히 사용되고, 이식 순응을 방해하지 않으며, 시간경과에 따라 분해 될 수 있는 것으로 보고되고 있다.[44] Brand[43] 등은 "고정부위를 통해 이식에 가해지는 장력은 양끝이 고무줄(bungee codr)에 의해 말뚝에 고정된 체인(chaine)"과 같다는 표현을 하였다. 고무줄에 가해지는 힘은 장력이 가해지는 부위만 이동시킬 것이다.[43] BPTB 이식의 견고한 고정(뼈-뼈)은 미끄러짐이 적기 때문에, 이론적으로는 앞십자인대 재건에 적절하다. 정강이와 넙다리 터널에 발생하는 움직임을 제한하기 위해 의사들은 해부학적 고정(관절표면내 가까이 고정)을 권장한다.[43] 동물연구를 통한 현재 자료에 의하면, 뼈-뼈 치유는 6-10주가 소요되고,[44-46] 뼈-힘줄 치유는 6-12주가 소요된다.[44,47] 소성조직 고정, 이에 따른 영향에 대한 논쟁이 지속되고 있다.

이식된 조직의 장력은 앞십자인대 재건술을 받은 환자에서 초기에 중요한 사항이다. 이상적인 이식은 원래의 앞십자인대와 같은 장력과 견고함이 있는 것이다. 조직 장력은 여러 방법으로 측정될 수 있다. Wren[48] 등은 아킬레스힘줄 동종이식을 한 경우 최종 장력이 4617 N이라고 하였고 Linn[49] 등은 2850 N이라고 하였다. Woo[50] 등이 발표한 고유의 앞십자인대 장력 2160 N과 이러한 자료는 비교되고 있다. Cooper[51]는 BPTB 동종이식인 경우 장력이 2977 N이라고 보고하였다. Hammer[52] 등은 넙다리뒤근 힘줄 이식인 경우 4090 N이라고 보고 하였다. 수술 후 초기 또는 빠른 재활을 진행할 때 이식조직의 장력은 고정 장력보다 덜 중요하지만, 장기적 관점에서 볼 때 역시 중요한 관심사이다(**사례 표 6.2**).

동조이식을 시행한 앞십자인대 재건술을 위한 표준적인 치료적 운동프로그램은 없다. 고정과 조직 장력이 허용되는 범위 내에 조기 움직임이 이루어 져야 하고, 치유가 되기 위해 6-12주간 보호가 필요할 수 있다. 그러나 자가이식과 비슷하게 동종이식에서도 체중지지와 치료적 운동프로그램의 진행의 제한은 거의 없다. 물론 이는 일반적인 치료를 제안하는 것이 아니다.

현재 임상적 경향은 이론적으로 이식 4-8주가 가장 약한 시기이기 때문에, 치유를 유도하기 위해 초기 6주까지 이식된 부분의 고정을 유지하기 위해 보호하는 경향이 있다. 이 기간이 지나면, 열린운동사슬과 닫힌운동사슬(5, 6, 7,장 참조)을 이용하여 점진적으로 치료적 운동 강도를 높여 나간다. 달리기는 수술 12주 후에 시행하거나 임상 결과에 따라 적용해야 한다(9장 참조). 체중지지를 통한 운동도 점진적으로 증가시킨다. 점진적인 기능적 스포츠 활동은 16주에 시작하거나 가능한 빨리 시작한다. 빠르면 16주 또는 좀 더 일반적으로 24주에 스포츠로 복귀할 수 있는데, 이는 국가적인 기준인 6개월과 일치하는 것이다. Irrgang과 Harner[53]는 이식의 치유와 성숙시간을 엄격히 지키면서 재

사례 표 6.2 앞십자인대 최종 장력과 일반적 이식

이식	최종 장력 (N)
정상 앞십자인대[50]	2160±157
아킬레스힘줄 동종이식 (폭 10 ㎜)[49]	2850
신선한 냉동 아킬래스힘줄 동종이식(폭 10 ㎜)[48]	4617±1107
넙다리뒤근 힘줄 동종이식[52]	4090±295
BPTB 자가이식 (폭 10 ㎜)[51]	2977±516

활치료를 시행하는 것은 어렵다고 하였다. 또한 치유기간 동안 스트레스를 견디는 이식조직의 능력에 대해 알려진 것이 거의 없고, 치유와 성숙 동안 가해진 스트레스가 이식조직에 유익한지 해로운지에 대해 밝혀진 것이 없다고 하였다.[53] 따라서 치료적 운동프로그램을 개발하는데 이러한 요인을 신중히 고려하는 것이 필요하다.

앞십자인대 재건술 이후 재활은 의뢰인에 따라 개별화되어야 하고, 환자가 잘 순응하여야 성공률을 높일 수 있다.[54](11장 참조) 결과적으로, 각 사례별로 평가를 해야 한다. 재활치료사는 경험과 임상연구와 실험실 연구에서 얻은 과학적 근거를 통해 최적 운동프로그램을 개발해야 한다.[54] 그러나 아직 분명하지 않은 많은 요인들이 있다. 현재 자료에 의하면, 수술 후 4–6개월에 스포츠 현장으로 복귀하는 것이 바람직한지에 대한 이견이 있다. 정강이뼈의 앞쪽 이동에 대한 안정성과 조절을 위해 이식조직이 성숙할 때까지 기다려야 하는지? 앞십자인대가 완전히 성숙하면 단순히 정강이뼈의 이동을 막는 역할만 하는지?[55] 경험을 통해 Dillingham[55]은 아킬레스힘줄 동종이식처럼 강하고 견고한 이식과 고정이 스포츠현장 복귀에 중요하지 않다고 하였다.

성공적으로 스포츠 현장에 복귀하고 효과적인 운동프로그램 진행을 위해 임상 평가와 기능적 평가가 필수적이다. 만일 수술 이후 빠른 재활진행이 수행된다면, 통증과 부종을 조절해야 하고 관절가동범위, 능동적 무릎 펴기 수행, 하지 신경근육 재교육, 그리고 보행패턴 정상화에 중점을 두어야 하고, 초기 치유과정 동안 과도한 스트레스에 의해 이식조직과 고정부위가 잘 보호되는지 살펴야 한다.[54]

앞십자인대 동종이식 후 관리와 재활 지침 (ACL allograft Post-operative management and Rehabilitation Guidelines)

동종이식의 장점에도 불구하고, 여러 인대 재건 또는 앞십자인대 교정술을 하는 경우 문헌들은 자가이식을 대체하는 방법으로 동종이식이 추천된다고 지속적으로 제시하고 있다(**사례 표 6.3**).[26,27] 질병전파의 위험, 이식조직 장력 감소, 염증반응의 위험, 고정부위의 늘어짐, 조직순응의 지연, 그리고 장기효과에 대한 연구부족 같은 동종이식에 대한 주요 문제들이 존재한다.[26,27] 가장 큰 문제는 HIV의 전염으로 Buck[56] 등은 1,667,600명 중 1명에서 발생한다고 한다. 동종이식의 안정성을 위해 여러 처리방법(신선한 냉동, 감마 방사선, ethylene oxide 등)들이 개발되고 있다. 냉동 보존된 힘줄을 동종이식하는 것이 낫다. 안정하고 성공적인 동종이식을 위해 여러 단계의 처리과정이 필요하다. 바이러스 선별, 이식조직 추출, 살균과 보존기술이 필요하다. 이러한 과정 동안 질병전파와 이식조직 약화의 위험을 줄이기기 위해 주의를 해야 한다. Dillingham[55]은 특별처리하고 보관 은행에 두는 것이 안전하다고 하였다. 살균과정과 냉동 보존하여도 질병전파의 위험은 여전히 존재할 수 있다. 심부정맥혈전, 폐색전, 또는 수술 후 무릎감염이 HIV보다 흔히 발생하는 위험요소이다.[55,57] 2001년에 수술 후 세균성 관절염에 대한 사례보고가 4건 있었다. 이중 처음 보고서는 앞십자인대 동종이식 후 세균성 관절염이 발생 한 것이다(**사례 표 6.4**).[58]

운동선수를 대상으로 앞십자인대 동종이식: 결과보고서(ACL Allograft in Athletes: Outcome Report)

Indelli는 냉동 보존된 아킬레스힘줄 동종이식을 이용하여 앞십자인대 재건술을 받은 54명의 의뢰인을 대상으로 평균 34개월이 경과한 후(범위 27-42개월) 결과를 보고하였다.[57] 5명의 프로선수를 포함한 남성 28명과 여성 22명이 이 연구에 참여하였다. 평균나이는 36세이었다(범위 17-50세). 표준적인 자료를 수집하기 위해 국제무릎문서작성위원회의 기준에 따랐다(11장 참조). 격한 활동은 점프와 축돌기(pivoting)이고, 중간 정도 활동은 스키 또는 테니스 같은 활동으로 정의되었다. 스포츠 활동의 빈도는 주 4-5회 시합을 하는 경우이고, 여가활동은 1-3회/주 하는 경우이다. 이식 고정을 위해 뼈-뼈 방법이 사용되었다. 재활은 기능적 핵심 이정표를 달성하기 위해 미리 설정된 지침에 따라 시행되었다. 수술 후 보조기는 0-30°로 고정되었고, 60°로 진행하다 4주 후에 90°까지 구부러지게 하였다. 2주 동안 체중지지를 피하기 위해 목발을 사용하였다. 닫힌운동사슬이 시작될 때 점진적으로 체중지지를 시작하게 하였다(2주 후). 조깅과 달리기는 재활 12주 후에 시작하였고 기능적인 닫힌운동사슬을 이용한 근력강화는 같은 치료사에 의해 진행되게 하였다. 국제무릎문서작성위원회의 기준 A에 속하는 사람(22명)과 B에 속하는 사람(25명)은 94%가 좋은 결과를 보였다. 56명은 손상이전 수준으로 돌아가서 성공률은 92%이었다.

사례 표 6.3 동종조직을 이용한 앞십자인대 재건 후 재활지침

	Indelli 등,[57] 2003	Harner 등,[38] 1996	Noyes 등,[37] 1996	Peterson 등,[36] 2001 및 Shelton 등,[32] 1997
조기 움직임	CPM 0-90°	제한적으로 조기시행	CPM 0-90°	재활치료사에 의해 시행
체중지지	NWB ×2주 PWB×2주	NWB에서 TDWB ×6주	NWB×1주 PWB×1주 8주에 FWB	WBAT ×3주
목발	2-4주	10-12주	언급 없지만 6-8주로 예상됨	목발 2개= 3주 목발 1개= 3주
운동	OKC/CKC	6주 후 넙다리근 운동	OKC/CKC	조기에 CKC
수술 후 보조기	+	+	+	언급 없음
달리기	12주	언급 없음	10달	12주
스포츠 복귀	4-6개월	언급 없음	12개월	6개월
보조기 착용	환자 선택	언급 없음	언급 없음	보조기 ×1년

FWB=full weight bearing; NWB=non-weight bearing; PWB=partial weight bearing; TDWB=touchdown or toe touch weight bearing; CPM=continuous passive motion

사례 표 6.4 앞십자인대 인식의 장점과 단점

이식	장점	단점
이상적 이식	해부학적 재현, 생체역학적 재현, 강력한 초기 고정, 완벽한 생물학적 순응, 공유부위 이환 최소, 재활시간 단축	현재까지 존재하지 않음
BPTB 자가이식*	강한 초기 고정, 순응 가속, 터널이 넓어지는 위험이 적음	공여부위 이환율 31-79% 무릎넙다리뼈 통증 13-47% 넙다리근 약화 10% 수술 후 뻣뻣함
넙다리뒤근 자가이식*	수술 후 통증이 적음, 강하고 단단한 이식, 공여부위 이환이 적음	공여부위 통증 6% 넙다리뒤근 약화 10% 고정장력 감소 터널이 확대되는 위험 재활지연 신경혈관 손상위험
넙다리근 힘줄 자가이식*	단면적이 큼, BPTB보다 공유부위 통증 적음	공여부위 통증 무릎넙다리뼈 통증, 넙다리근 약화의 위험과 무릎 펴기 기전 손상위험
BPTB/아킬레스힘줄 동종이식**	이식조직의 강한 장력, 공여부위 이환 없음, 미용적, 큰 이식이 가능, 짧은 수술 시간, 어려운 사례에서 이용가능, 재활시간 단축	비용이 높음 이용 가능성 제한 순응 지연 질환전파위험 이식거부 터널이 넓어지는 위험 재-파열 또는 이식조직이 늘어나는 위험

Brown,[31] 2000;
**Indeli 등.[57] 2003*

이러한 결과는 급성 앞십자인대 파열이 있는 사람을 대상으로 95%의 성공률을 보고한 Noses[59] 등의 결과와 만성 결핍이 있는 사람을 대상으로 89%의 성공률을 보고한 Noses 등의[37] 결과와 일치한다. 이러한 자료는 Shino 등이[34] 동종이식을 한 84명의 환자를 대상으로 3년 추적관찰 후 94%가 좋은 결과를 보였다고 보고한 자료와 흔히 비교된다. Shelton[32] 등, Indelicate[35] 등, Harner[38] 등 그리고 Stingham[60] 등은 동종이식과 자가이식 사이 결과에 차이가 없다고 하였다.

운동선수를 대상으로 앞십자인대 재건을 위해 동종이식을 하는 것은 스포츠 의학의 새로운 경향이다. Indelli[57] 등은 프로선수와 대학선수 몇 명을 대상으로 동종이식을 해부학적 관점에서 결과를 보고하였다. 기초 연구 결과 동종이식에서 좋은 결과를 얻었다.[57] 저자는 아킬레스힘줄을 이용한 동종이식이 앞십자인대 재건을 위한 좋은 대체방법이라고 주장하였다. 장점은 최종 장력이 좋고, 공여부위의 이환이 적고, 재활기간이 짧아지고, 수술 후 통증이 적고 미용면에서도 도움이 되는 것이다.[57] Indelli[57] 등은 이식조직의 느슨함, 이식조직의 순응지연, 만성염증 또는 복귀지연 같은 앞십자인대 동종이식 후 발생할 수 있는 잠재적인 문제에 대해 언급하지 않았다. 이식방법에 대한 최종 결정은 의뢰인이 한다. 동종이식의 장점이 단점보다 중요하다는 연구자도 있고, 자가이식이 좋다는 연구자도 있다.

의사들이 이식방법에 영향을 줄 수 있지만 이식방법에 따른 장점과 단점에 대한 정보를 환자에게 제공하여 최종 결정은 환자가 하게 해야 한다. 특히 운동선수인 경우 수술 후 치료적 운동프로그램 진행을 빠르게 해야 한다. 운동프로그램 진행은 이식부위의 성숙과 치유시간에만 의존해서는 안된다. 그렇지만 회복을 재촉하기 위해 기초과학이나 운동프로그램의 원칙을 무시해서는 안된다.[61] 재활치료사들은 앞십자인대 재건 후 이식실패를 유발할 수 있는 구조적인 요인에 대한 문헌고찰을 해야 한다. 또한 이식조직 치유를 위한 생물학적 시간과 수술방법을 고려해야 한다.

재활치료사는 임상경험, 의뢰인의 기대, 임상연구와 실험실 연구를 통해 얻은 정보를 이용하여 개인에게 적절한 최상의 운동프로그램을 개발해야 한다.[54] 초기 치유과정 동안 이식조직과 고정부위에 과도한 스트레스가 가해지지 않음을 확인하면서, 정상적인 보행형태를 돕기 위해, 급성통증 조절, 관절가동범위 확보, 무릎뼈 가동성, 능동적 무릎 펴기과 근육조절이 필요하다.[54] 운동선수를 대상으로 앞십자인대 재건술을 위해 동종이식의 사용을 지지하는 연구들이 좀 더 있어야 할 것이다.

치료적 운동프로그램 제안 (Therapeutic Exercise Program Suggestions)

Ⅰ단계 치료적 운동(1-4주)

- 3-5일 동안 굽힘 10°에 잠겨진 보조기로 움직임 억제
- 보조기 착용하고 무릎굽힘 0-30° 내에서 움직이고, 2주까지 60° 허용
- 넙다리근이 활성화될 때 조심스럽게 체중지지하면서 2-4주까지 보조기 착용하고 0−90° 내에서 움직임
- 체중지지 없이 목발을 이용해 보행×2주, 다음 1-2주는 체중의 50% 범위 내에서 견딜 수 있는 만큼 체중지지
- 0-40°로 CPM 시작하여 매일 견딜 수 있는 범위에서 5-10° 증가, 90°까지 증가시킨 후 CPM 사용 중지
- 관절가동범위 운동(**Section7, Figure4**),(**Section7, Figure5**)(**Section7, Figure6**)(**Section7, Figure7**)(봉합선 제거까지 제한적, 견딜 수 있는 범위 내에서 점진적 증가, 만일 건측에서 과도한 무릎 폄이 있으면 환측도 과도한 무릎 폄 확보)
- 능동적 무릎 펴기 달성(넙다리근 등척성 수축으로 침상에서 발뒤꿈치 들기, 필요에 따라 테라밴드 이용)
- 무릎 굽힘없이 하지거상운동 실시
- OKC와 CKC 혼합한 운동

Ⅱ단계 치료적 운동(4-8주)

- 저항과 난이도 증가시킨 CKC와 제한적 OKC
- 완전 체중지지(정상 보행패턴)
- 고유감각과 균형훈련
- 8주까지 완전한 가동범위 확보

Ⅲ단계 상급의 치료적 운동(8-16주)

- 등장성 저항훈련(5장 참조)
- OKC와 CKC 진행
- 고유감각과 균형훈련(6, 7장 참조)
- 점진적 조깅
- 점진적 기능 활동, 가속과 감속활동(5, 7-9장 참조)

Ⅳ단계 현장복귀 준비(16주 이상)

- 스포츠 관련 활동(5장과 19장 참조)
- 점진적 전력질주
- 감독 하에 훈련활동(11장 참조)

이전에 언급하였듯이, 의뢰인의 성공적인 결과를 촉진하기 위해, 재활치료사는 앞십자인대 재건의 원리에 대한 기초연구와 과학을 이해하고 있어야 한다. 여러 연구자들은[62,63] 관절과 근육의 기계적 수용기 활성화, 기능적 활동 촉진, 그리고 개별 근육약화 치료를 위해 OKC운동의 장점을 보고하여 왔다. OKC의 단점은 무릎에서 견인력과 회전력 발생, 압박력 감소와 재활에서 중요하게 영향을 주는 전단력이 커진다는 것이다. 반대로, CKC 운동은 압박력 증가, 전단력 감소, 관절일치성과 동적 운동성 증가, 그리고 여러-관절 고유감각을 자극하는 장점이 있다. CKC의 단점은 대상작용이 일어날 수 있기 때문에 특정 근육의 약화를 간과할 수 있다는 것이다. CKC와 OKC 모두 복잡한 움직임 형태를 결합시킨 것이다.[62,63] OKC운동으로 잘 알려진 능동적 무릎 펴기는 마지막 무릎 펴기 시점에서 "SCREW HOME"기전을 생성하기 위해 볼록면(넙다리뼈)위에 오목면(정강이뼈)이 움직이는 운동이다. 이때 앞쪽 미끄러짐(glide)이 발생하여 정강이뼈가 앞쪽으로 이동하게 된다. 앞십자인대는 정강이뼈의 앞쪽 이동을 제어하는 역할을 한다. 이는 비정상적인 앞쪽과 뒤쪽 이동을 조절하기 위해 무릎에 있는 앞십자인대, 뒤십자인대, 안쪽인대와 피막, 그리고 바깥쪽 인대와 피막이 조화를 이루는 한 예이다.[64,65] 선 자세에서 쪼그리기는 CKC의 한 예로서, 정강이뼈의 오목면이 상대적으로 고정되어 있고 넙다리뼈의 볼록면이 움직이는 것이다. 결과적으로 뒤쪽으로 구르기(roll)와 앞쪽으로 미끄러짐과 이동이 발생한다. 체중지지에 의해 관절압박은 증가한다. 이 움직임 현상은 한쪽 근육이 구심성 수축을 하고 반대쪽 근육들이 원심성 수축을 하여 움직임을 조절하는 것이다.(5장 참조).[66] 다시 돌아와서, 무릎에 있는 4가지 인대들은 비정상적인 구르기와 미끄러짐을 통제하는 역할을 한다. 앞십자인대 파열이 있는 경우 정강이뼈는 과도하게 앞쪽으로 이동하고 넙다리뼈는 뒤로 구르게 된다. 이 과도한 움직임이 결국 초승달 찢김과 연골퇴행을 유발한다.

OKC와 CKC 운동은 무릎에서 아주 다른 힘을 형성한다. CKC는 OKC에 비해 정강이뼈의 앞쪽 이동을 적게 유발하는 경향이 있다. CKC 운동 동안 체중에 의한 압박력은 관절안정성을 높이고, OKC보다 전단력을 적게 유발하면서 근력강화를 할 수 있다(**사례 표 6.5**).[67]

Sawhney[68] 등과 Grood[69] 등은 발목에 10 파운드 가한 상태에서 무릎굽힘 30° 와 45° 에서 넙다리근 등척성 수축을 실시한 결과 정강이뼈 전방이동이 발생하였다고 하였다. 그러나 60° 와 75° 에서는 전단력이 발생하지 않았다. 또한 Lutz[70] 등은 OKC에 비해 CKC 운동이 무릎굽힘 30°, 60°, 그리고 90° 에서 전단력이 감소한다고 보고하였고, 무릎굽힘 30° 에서 OKC 운동 동안 앞십자인대에 가해지는 최고 부담이 285±120 N이라고 하였다. Daniel[71] 등은 무릎굽힘 60-75° 를 넙다리근 중립 각(neutral angle)이라고 언급하였는데, 이는 이 각에서 등척성 운동을 실시하는 경우 정강이뼈에 앞쪽 전단력을 유발하지 않기 때문이다. 수많은 연구들이 무릎 펴기 마지막 30° 에서 앞십자인대의 부담이 유의하게 커진다고 보고하여 왔다.[68-70,72-75] 과학 자료를 이해하는 것은 필요하지만, 이는 치료사들이 운동프로그램을 개발할 때 임상적 의사결정을 위해 거쳐야 하는 하나의 과정이다. Irrgang[65] 등은 "무릎 손상 또는 수술 후 재활프로그램을 개발하는 것은 불명확한 과학"이라고 보고하였다. 심사숙고가 필요하고 이를 통해 재활치료사는 적합한 치료적 운동프로그램을 개발해야 한다. 생체역학적 움직임을 세부요인으로 구분하고, 활동을 분석하고, 운동을 이해하고 수행할 수 있는 환자의 능력을 고려하여 임상적 결정을 하는 것이 필요하다.

의뢰인의 결과가 좋지 않아 임상적 고려/합리적 추론 및 과학 기반 운동프로그램 개발이 더욱 필요하였다. 잘 순종하지 않는 의뢰인은 의학적 연구를 앞서가고 빠른 프로그램 진행을 하게 된다. 그러나 과학적 자료에 의하면, 과학적 이론은 빠른 재활을 지지한다. 연구자들은 만일 강한 이식수술과 고정방법이 적용된 수술인 경우 빠르게 프로그램을 진행하는 것이 더욱 안전하다고 주장한다. 다른 요인이 존재할 때 의뢰인이 불순종하여 보편적인 프로그램 진행을 넘어서더라도 결과는 좋아질 수 있다. 재활치료사는 현존하는 과학적 자료에 의존해야하고 현존하는 자료를 기반으로 지속적으로 중재방법을 개선해야 한다(11장 참조).[79-83]

기초과학자료에 따르면, 앞십자인대는 수술 직후 가장 강하고, 이론적으로는 4−6주에 가장 약하고,[84] 8−16주에 혈관재형성이 일어난다.[85] 인대화의 개념은[86] 힘줄조직이 인대같이 변해가는 과정이다. 반대로, 이식고정은 이식직후 가장 약하므로, 치료사는 이에 대해 잘 고려해야 한다.

사례 표 6.5 OKC와 CKC 운동 동안 앞십자인대의 스트레스/전단력: 문헌고찰

저자	대상	결과
Sawhney[68] 등	정상인	발목에 10파운드 저항 가한 후 무릎굽힘 30°, 45°, 60°, 75°에서 등척성 수축 결과 30°와 45°에서만 정강이뼈 이동이 발생
Grood[69] 등	사체 앞십자인대 절제	Sawhney의 결과와 동일
Lutz[70] 등	5명의 정상인	OKC와 CKC 운동 비교, 무릎굽힘 30°, 60°, 90°에서 전단력 감소. 무릎굽힘 30°에서 ACL에 가해지는 최고 스트레스는 285±120 N(OKC에서)
Daniel[71] 등		무릎굽힘 60°-75°가 넙다리근의 중립 각
Voight[72] 등	ACL-결핍	무릎굽힘 30°에서 CKC를 이용한 넙다리근 등척성 수축 동안 정강이뼈 앞쪽이동이 최소
Arms[73] 등	사체 19구	무릎굽힘 0°-45°에서 넙다리근 활성화를 위한 자극 동안 ACL에 가해지는 스트레스 증가
Renstrom[74] 등	사체 7구	Arm[73] 등의 결과와 동일. 또한, 무릎굽힘 0°-45° 수동적 움직임 동안 ACL 부담이 최소이고 이후 증가하여 120°에서 최고
Beynnon[75] 등	정상인 10명	등척성 넙다리근 수축 동안 무릎굽힘 15°에서 ACL에 가해지는 최고 스트레스는 4.4%, 30°에서 3.7%, 60°와 90°에서는 스트레스 없음. 수동적 움직임은 ACL에 스트레스 유발하지 않음. 능동적 움직임인 경우는 10-48°에서 스트레스 유발. 30°에서 등척성 수축하는 것보다 0°에서 등척성 수축하는 것이 스트레스가 큼
Beynnon[76] 등	무릎관절경 한 8명	능동적 무릎 굽힘-폄(3.8%)에 비해 쪼그리기(3.6%)는 ACL에 주는 부담과 앞쪽 이동이 증가
Henning[77] 등	ACL 늘어남 비교. 2명의 ACL-결핍	무릎굽힘 22°에서 20 N에 대항하여 넙다리근 등척성 수축 동안 ACL의 부담이 최고가 되기 때문에 수술 후 1년 동안 OKC운동을 피해야 함
Beynnon[78] 등	정상 11명	ACL 부담은 무릎 각과 넙다리근 활성화 수준에 의존. 부담이 적은 운동은 넙다리뒤근을 활용한 운동과 60°이상에서 넙다리근 활성화시키는 운동
Johnson[79] 등	정상인	ACL의 부담정도(수동적 움직임=없음, 0-48° 능동적 움직임=2.3%, 계단=2.69%, 15°굽힘에서 전기자극=2.8%, 90°-35° 능동 움직임=2.8%) Full ROM: Lower ACL shear between 90°-35° knee flexion active ROM with a 45 N boot = 3.8%, weight bearing=3.9%, squatting = 3.6%, isometric
Yack[80] 등	11명의 ACL-결핍	64°와 10° 사이 OKC를 이용한 무릎 펴기 동안 정강이뼈 앞쪽 이동이 발견됨; 이는 ACL에 부담으로 작용. 건측과 차이는 없음
Jurst & Otis[81]	정상 15명	무릎굽힘 90°와 30° 사이에서 등척성 수축 동안 근위에 가해진 저항보다 원위부에 적용된 저항이 정강이뼈의 앞쪽 이동 증가시킴

I 단계 치료적 운동은 무릎뼈 운동성, 무릎가동범위, 넙다리근 신경근육 조절과 넙다리근 등척성 운동, 하지거상운동, 그리고 CKC를 이용한 마지막 무릎 펴기(terminal knee extension)(**사례 그림 6.4**)(**Section7, Animation8**), 능동적 무릎 과도한 펴기를 촉진하는 넙다리근 등척성 수축(**사례 그림 6.5**)(**Section7, Animation9**), 장딴지 들기, 엉덩이 모음을 포함한 엉덩이 운동(**Section7, Animation10**), 큰볼기근과 넙다리뒤근을 위한 엉덩이 펴기(**Section7, Animation11**), 큰볼기근 활성화(**Section7, Animation12**), 엉덩이 굽힘(**Section7, Animation13**), 엉덩이 벌림(**Section7, Animation14**), 하지거상, 90°와 60° 사이에서 넙다리근 등척성 운동, 수중운동, 자전거를 이용한 관절가동범위운동, 넙다리근 전기자극, 발판 내려오기(**사례 그림 6.6**)(**Section7, Animation15**) 그리고 0°~60° 사이에서 약간 쪼그리기(**사례 그림 6.7**)가 초점이 된다.[88,89] 앉은 자세에서 무릎 펴기 같은 OKC는 앞십자인대 이식조직에 전단력을 증가시킨다. 만일 저항을 통한 하지거상운동 동안 전단력을 줄이려면 무릎 근위부에 저항을 주어야 한다.[90]

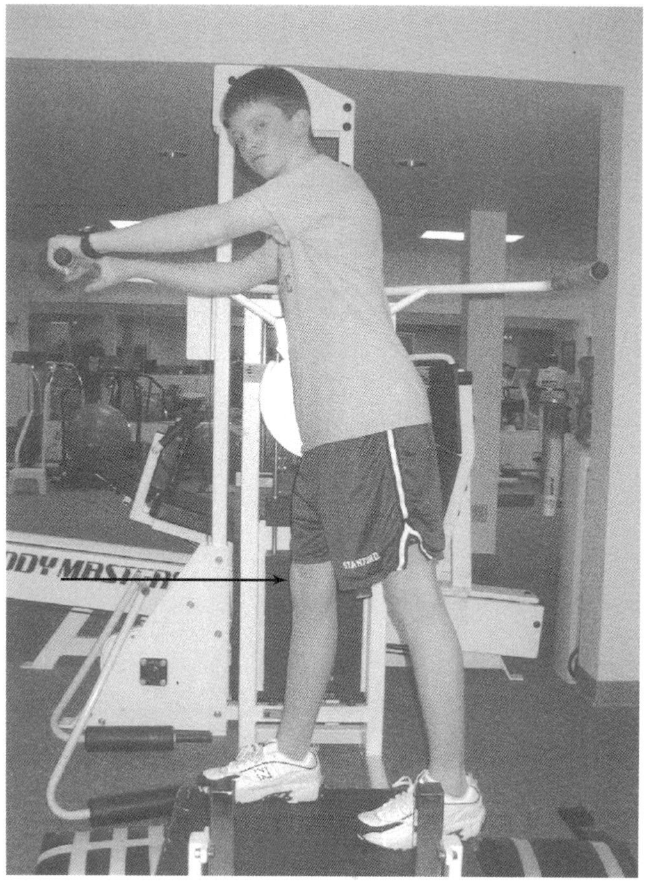

사례 그림 6.4 4방향 엉덩이 운동 기구를 이용하여 체중지지 상태에서 마지막 무릎 펴기.

I 단계, 6회, 3주(Phase I, Session 6, Week 3)

TJ는 3회까지 가정운동프로그램을 독립적으로 수행하였다. 문제는 약간의 부종과 완전히 무릎이 펴지지 않는 다는 것이다. 6회까지, 무릎이 15° 덜 펴졌다. 하지만 굽힘은 90°까지 가능하였다. TJ는 다른 치료적 운동을 시작하기 전에 준비운동으로 고정식 자전거를 이용하여 페달을 앞과 뒤로 움직이는 운동을 하였다. 3회 동안, TJ는 집에서 넙다리근력 강화와 더불어 신경근육 전기자극을 동시에 수행하였다. 자극시간 10초 휴식시간 30초로 설정하여 적용되었으며, 1일 15분씩 2회 적용하였다. 넙다리근 기능은 증진되었고 무릎이 구부러지지 않고 하지거상운동을 실시할 수 있었다.

보행 동안 보조기가 0-30°까지 움직이도록 설정하였다. 만일 다음 2일에 걸쳐 경과가 좋으면, 다음 회에 60°까지 움직일 수 있도록 보조기를 설정하기로 하였다. 만일 TJ가 하지거상운동을 똑바로 수행할 수 있으면, 오른쪽 하지에 부분적 체중지지를 하도록 지도하였다. 목발을 이용한 발가락-닿기(toe-touch) 체중지지법을 교육받았다. TJ는 6회 말기에 이 방법에 대해 이해하고 부모에게 시범을 보였다. TJ는 CKC를 이용한 마지막 무릎 펴기를 교육받았다. 저항 줄을 무릎뒤쪽에 배치하고 넙다리뒤근과 큰볼기근을 이용한 대리운동 없이 넙다리근을 이용한 무릎 펴기를 교육받았다. 또한 체중이동과 상지지지를 통한 대칭적 서기, 그리고 무릎굽힘 60°와 90° 사이 넙다리근과 넙다리뒤근의 동시수

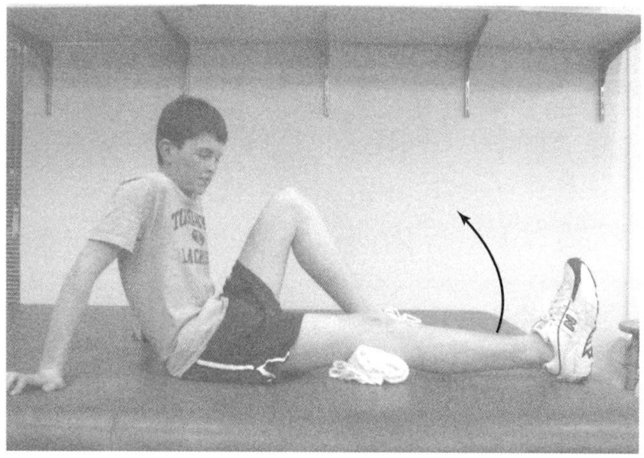

사례 그림 6.5 능동적 마지막 무릎 펴기.

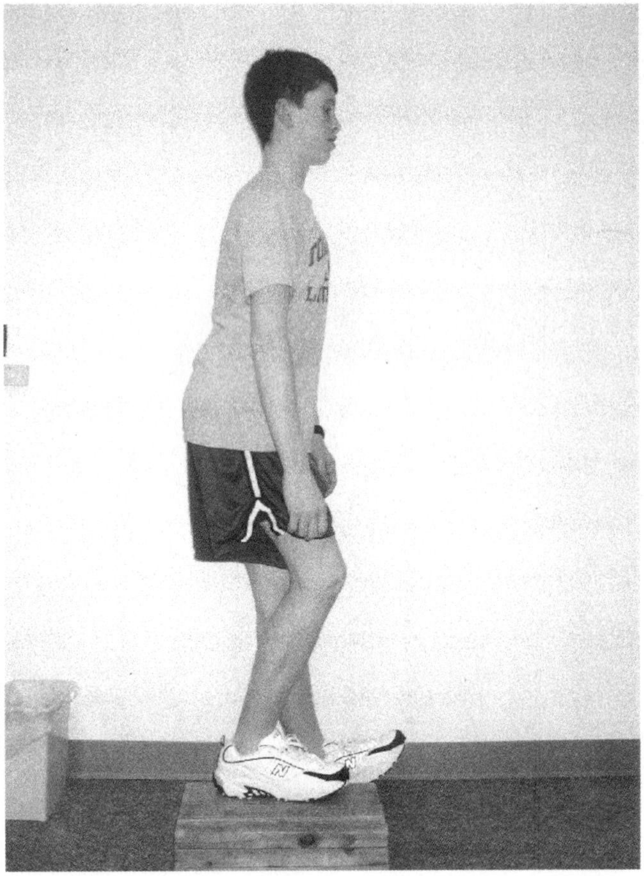

사례 그림 6.6 발판 내려오기.

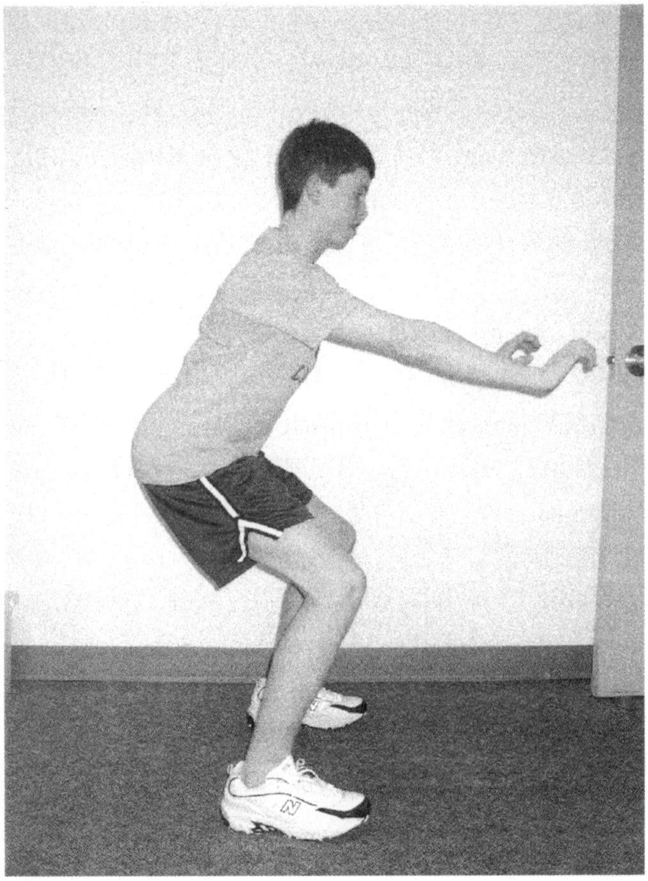

사례 그림 6.7 약간-쪼그리기.

축에 대해 교육받았다. TJ는 오른쪽 다리에 체중지지하는 것에 대해 즐거워했다.

수중치료는 각 회마다 지속되었다. TJ의 수중운동프로그램에는 가슴깊이 물에서 서기, 가슴깊이 물에서 체중이동과 걷기, 하지거상, 그리고 약간 쪼그리기로 구성되어 있다. 모든 운동은 0-90°로 제한된 보조기를 착용한 채로 수행되었다. 수중운동에서 부력은 쉽게 체중지지를 할 수 있게 한다. TJ는 모든 치료적 운동 후 20분 동안 무릎을 편 채 압박붕대를 감고 얼음 팩을 사용하였다. 1일 5회 반복하였다.

I 단계, 10회, 4주(Phase I, Session 10, Week 4)

TJ는 10회차에 보행형태가 현저히 향상되었다. 그는 8회차 이후 목발을 사용하여 통증 없이 견딜 수 있는 만큼 체중지지를 실시하였다. 점차 완전 체중지지로 진행하였고 보조기를 제거하였다. 보행훈련과 치료적 운동은 지속되었다. TJ에게 자전거를 이용한 관절가동범위 개선 방법에 대해 재교육하였다. 10회에 그는 페달을 완전히 돌릴 수 있었다. TJ는 자신이 향상되는 것에 대해 만족하고 있었다. 이때부터 CPM 사용을 중지하였다. **사례 표 6.6**은 가동범위에 대한 요약이다.

II 단계, 12회, 5주(Phase II, Session 12, Week 5)

수술 5주 후, TJ는 약간의 부종이 있었고 완전한 무릎 펴기와 굽힘 125°가 가능하였다. 이 시기 TJ는 능동적 무릎 과도한 펴기가 가능하였다. 12회 동안, 점진적으로 목발을 제거하였고, 보행형태가 약간 불안하였다. TJ는 보행주기 중 발 닿기와 중간-입가기 사이 무릎이 완전히 펴지지 않았다(9장 참조). 트레드밀에서 보행훈련이 실시되었는데, 발 닿기와 중간-입각기 사이 무릎 펴기를 강조하였다. TJ는 벽에 기대어 천천히 쪼그리기(**사례 그림 6.8**)(**Section7, Animation16**), 한쪽다리 밀기(**사례 그림 6.9**), 마지막 무릎 펴기, 선 자세에서 균형훈련(평탄 및 평탄하지

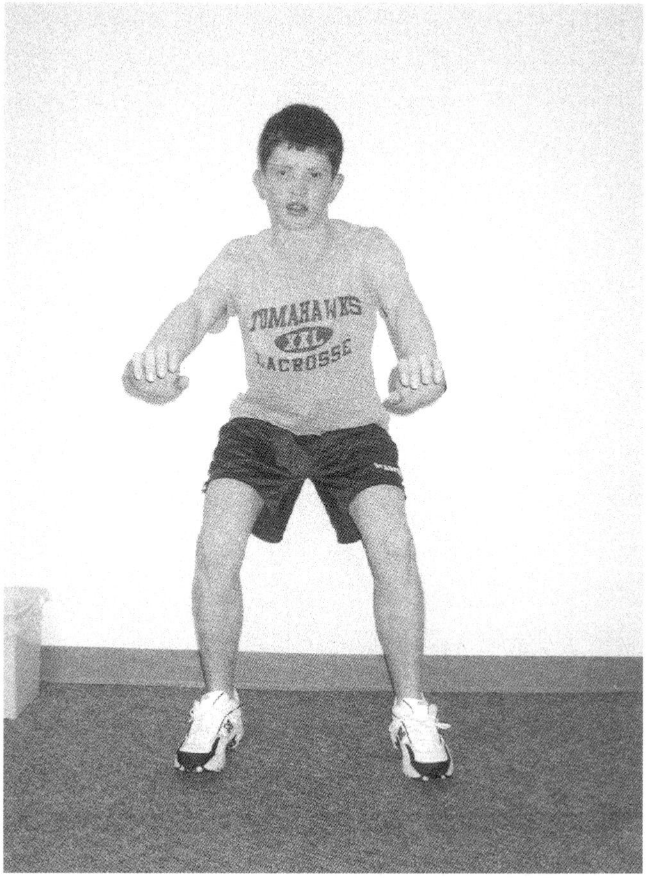

사례 그림 6.8 벽에 기대어 천천히 쪼그리기(wall slide).

않은 지면), 돌진자세, 모래주머니 착용한 채 무릎 구부리기와 고정식 자전거 타기 10분을 수행하였다. 수중치료는 12회부터 중지하였다.

E. TJ의 운동프로그램에 포함되어도 되는 운동들을 나열하여라. 먼저 Ⅰ단계 초기에 포함되어야 할 운동을 나열하고, 이후 말기에 포함되어야 할 운동을 나열하라. ***저자의 소견 E 참조***

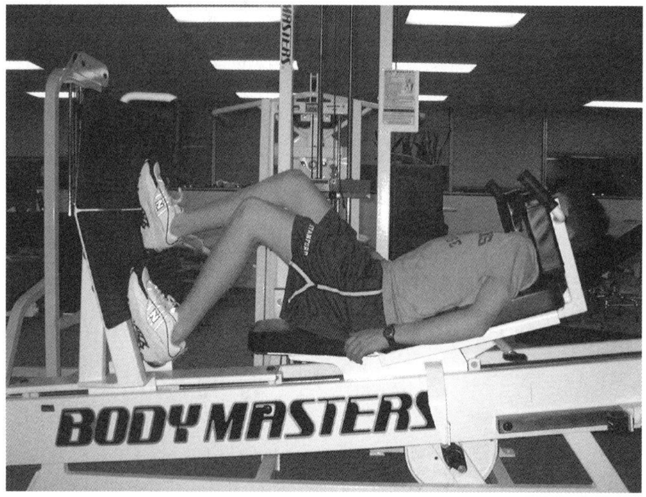

사례 그림 6.9 한쪽 다리밀기(leg press).

Ⅱ단계, 15회, 7주(Phase II, Session 15, Week 7)

TJ는 어떤 보행 비대칭성 없이 독립적 보행을 할 수 있었다. 발을 교대로 하여 계단을 오르내릴 수 있었다. 그는 목발 없이 완전 체중지지를 할 수 있어 기능이 많이 호전되었다. 수동적 관절가동범위 검사에서 굽힘 130°와 과도한 펴기(hyperextension) 5°를 보였다. Ⅱ단계 운동프로그램은 CKC와 OKC운동이 혼용되어 사용되었다. 한쪽 다리밀기 시 저항 증가, 90°에서 등척성 수축을 시작하였다.

재-평가(Re-Evaluation)

무릎 관절가동범위: 안정 시 오른쪽 무릎 위치 0°. 수동적 관절가동범위 검사에서 굽힘 130°와 과도한 펴기(hyperextension) 5°를 보임

근력: 오른쪽 넙다리근 근력은 3+/5. 건측과 비교해 비슷한 무릎뼈 위쪽 끌림을 보임

사례 표 6.6 관절가동범위(수술 후 1-4주)

	1회(1주)	2회(2주)	6회(3주)	10회(4주)
폄	15° 부족	15° 부족	5° 부족	2° 부족
굽힘	25°	40°	90°	110°
이동상태	NWB	NWB	PWB +목발 2	FWB+목발 1

NWB=non-weight bearing; PWB=partial weight bearing; FWB=full weight bearing

균형: 눈뜬 상태에서 60초 동안 교대로 한발서기 수행. 눈 감은 경우 오른쪽은 20초 왼쪽은 45초(9장 참조)

부종: 약간 보임(1 등급)

일상생활동작: 뒤꿈치-발가락 보행패턴으로 독립적 이동 가능. 한발씩 계단 오르내리기 가능

통증: 무릎 가동범위 끝부분에서 VAS 4/10. 휴식시 통증 없으며, 어려움 없이 잠을 잘 수 있거나 약물사용으로 편히 수면을 취할 수 있음

단기목표 수정 (Modification of Short Term Goals)

1. 의뢰인은 눈을 감은 상태에서 오른쪽 한발서기(오른쪽)를 45-60초간 할 수 있다.
2. 오른쪽 넙다리근 근력이 4/5가 되고, 능동적 과도한 무릎 펴기를 할 수 있다.
3. 무릎 굽힘 135°까지 가능하고, 불편함이나 보상작용 없이 완전한 쪼그려 앉기가 가능하다.
4. 4인치 계단을 적절한 엉덩이와 무릎 안정성을 보이면서 원심성 수축을 통해 내려올 수 있다.

Ⅱ단계, 20회, 9주(Phase II, Session 20, Week 9)

이 시기 TJ는 운동프로그램에 흥미를 잃기 시작하였다. 그는 축구를 할 수 없다는 사실에 더욱 좌절을 하였다. 그의 친구들은 TJ에게 언제 돌아오는지 묻기 시작하였다. TJ는 재활진을 멀리하기 시작하였다. 이 행동에 대해 TJ에게 물어보았다. 처음에는 괜찮다고 말했지만, 부모에게 행동변화가 있는지에 대해 문의하였을 때, 부모는 변화가 있다고 하였다. 최근 몇 주가 더욱 힘들어하며, TJ를 운동프로그램에 참여시키기가 어렵다고 부모는 말하였다.

F. TJ의 열정이 식어가는 가능한 이유를 토의하여라. 이 시기 동안 어떤 방법을 통해 TJ의 관심을 다시 얻을 수 있는가? *저자의 소견 F 참조*

아동을 위한 치료적 운동프로그램과 저항운동을 권고하고 시행방법에 대한 자료를 제공하는 곳은 많다. 미국아동학회(AAP)와[91] 국립근력 및 협응협회(NSCA)는[92] 아동을 위한 근력강화가 필요하다고 주장한다.[91,92] Faigenbaum[93]은 저항운동이 아동과 청소년에게 근력과 신체적 외모를 증진하는데 안전하고 효과적인 방법이라고 하였다. 근력강화는 아동의 근력을 증진하기 위한 안전한 방법으로 인식되고 있다. Faigenbaum[93]은 "어린 아동에서 웨이트 훈련이 부적절하거나 위험할 수 있다는 논쟁이 있지만, 지금은 어린 아동을 위한 근력강화가 잘 정리되어 있다"라고 관련된 연구를[91,92,94,95] 제시하면서 보고하였으며, 의학 및 건강 기관들도 보편적으로 수용한다고 하였다.[91,92,96,97] 사춘기 전 아동을 위한 근력훈련에 대한 AAP[91]의 입장은 "사춘기 전 운동선수에서 지식이 있는 사람의 감독 하에 수행되는 단기 프로그램이 손상의 위험 없이 근력을 증진시킨다는 연구들이 많다"이다.[91-99] AAP에 의해 정의된 근력훈련은 "스포츠 또는 피트니스 향상을 위한 근력, 지구력, 또는 파워증진을 위해 자유 무게(free weight) 또는 기계를 이용한 방법으로 시행되는 웨이트 또는 저항훈련"이다.[91] 미국스포츠의학 정형학회와[96] 미국대학스포츠의학회[97] 같은 수많은 다른 기관들도 어린 아동에서' 저항훈련이 안전하다고 하였다. NCSA는[92] AAP와 같은 입장이지만, 더욱 세밀한 입장을 제시하고 있다. NCSA의[92] 입장은 다음과 같다:

1. 적절히 설계되고 감독받는 저항훈련프로그램은 아동을 위해 안전하다.
2. 적절히 설계되고 감독받는 저항훈련프로그램은 아동의 근력을 증진시킬 수 있다.
3. 적절히 설계되고 감독받는 저항훈련프로그램은 아동의 스포츠 수행력과 운동 적합성 기술증진에 도움을 줄 수 있다.
4. 적절히 설계되고 감독받는 저항훈련프로그램은 유소년 스포츠와 여가활동에서 손상방지에 도움이 된다.
5. 적절히 설계되고 감독받는 저항훈련프로그램은 아동의 심리적 안정을 증진할 수 있다.
6. 적절히 설계되고 감독받는 저항훈련프로그램은 아동의 전반적 건강상태를 증진시킬 수 있다.

적절히 설계된 프로그램에는 다음의 요소들이 포함되어야 한다:

1. 준비운동은 주요 근육을 중심으로 가벼운 상지와 하지운동(12-15회 반복) 1-2세트를 실시한다.

2. 적절한 지도와 감독이 있어야 한다.
3. 주 2-3회 비연속적으로 수행되는 프로그램(6-15회 반복하는 1-3세트)이 적절하다.
4. 아동은 운동실 이용에 있어 적절한 매너, 주의사항을 인식하고 있어야 하고, 프로그램 시작 전에 현실적인 기대를 할 수 있어야 한다.
5. 웨이트 훈련은 무게가 아니라 웨이트 방법과 기술에 초점을 두어야 한다.

AAP는[91] 사전 이전 아동들이 최대 근력훈련은 피하는 것이 바람직하지만, "현재, 잘 설계된 저항프로그램인 경우 아동을 제외할 합당한 논리가 없다"라고 제안한다.

G. Ⅱ단계에서 앞십자인대의 치료적 운동프로그램 설계를 논리적으로 기술하시오. 시간 틀을 이용하여, 수행되어야 하는 운동을 나열하고, 각 운동의 근거와 빈도를 기술하시오. *저자의 소견 G 참조*

II 단계 치료적 운동프로그램 (Phase II therapeutic Exercise Program)

Ⅱ단계 운동에는 Ⅰ단계 운동에다가 다양한 CKC 균형운동과 신경근육 조절운동이 추가된다. 이 단계에서의 운동프로그램은 체중을 지지하면서 OKC와 CKC운동을 하고, 안전한 신경근육 운동에 중점을 둔다. 돌진자세(lunge)는 수술한 정강이뼈를 수직으로 유지하는 것을 강조하는 것이다. 돌진자세, 발판 내려오기(step down) 그리고 쪼그리기의 운동 양(반복, 강도, 세트)과 움직임 정도는 점진적으로 늘려나가야 한다. 이 시기 임상치료사는 생체역학과 조직의 치유적 관점에서 좀 더 창의적으로 운동을 선택해야 한다. 다른 치료적 운동에는 점프로프(jump rope), 뒤로 경사진 트레드밀 걷기(**사례 그림 6.10**), 엉덩이 기능을 강조한 다양한 운동(**사례 그림 6.11**)이 있다(5, 6, 7장 참조). Mikkelsen[100] 등은 CKC를 수행하는 의뢰인을 CKC운동 후 수술 5-6주 후에 OKC 상태로 등속성 운동(40-90°)을

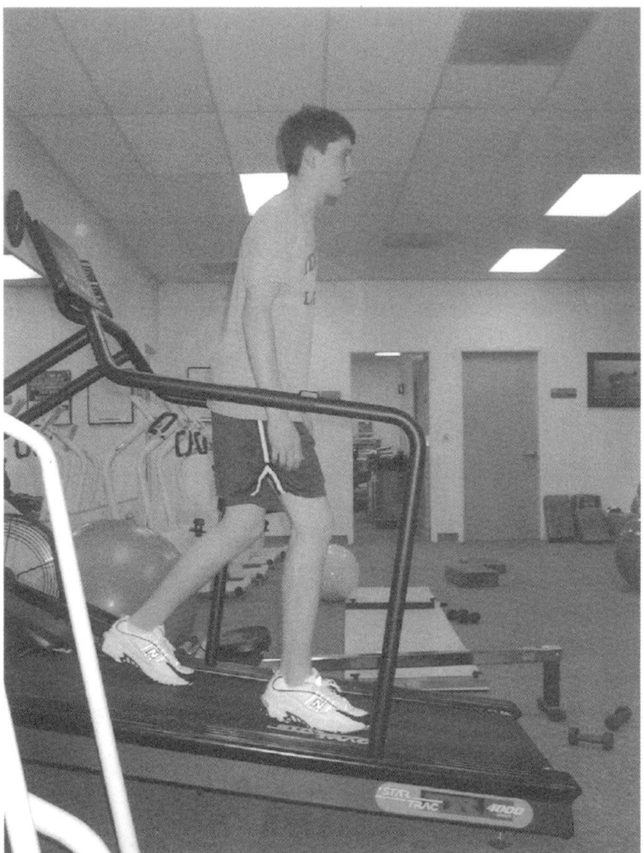

사례 그림 6-10 경사진 트레드밀에서 뒤로 걷기.

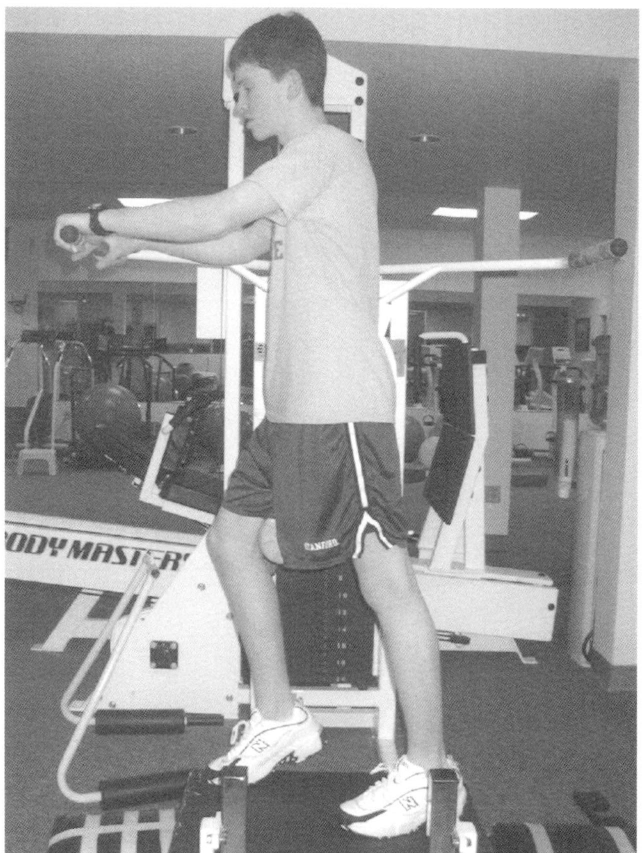

사례 그림 6-11 등장성 엉덩이 근력강화운동.

사례 표 6.7 웨이트 프로그램 요약: II단계

웨이트 훈련프로그램	세트와 반복 (1-2주)	세트와 반복 (3-4주)	세트와 반복 (4주 이상)
팔굽혀펴기	1 × 10	2 × 10	3 × 10-15
넓은등근 당기기	1 × 10	2 × 10	3 × 10-15
노젓기	1 × 10	2 × 10	3 × 10-15
팔굽굽히기	1 × 10	2 × 10	3 × 10-15
팔굽펴기	1 × 10	2 × 10	3 × 10-15
가쪽 올리기	1 × 10	2 × 10	3 × 10-15
윗몸일으키기	3 × 10	3 × 15	3 × 20
몸통돌리기	3 × 10	3 × 15	3 × 20
스피너 장착 심폐운동	15분; 15초 전력/45초 안정적	25분; 30초 전력/30초 안정적	35분; 30초 전력/30초 안정적

수행하는 의뢰인과 비교하였다. 그들은 6달 후 무릎관절 이완성(laxity)에는 차이가 없다고 하였고, 무릎관절 회전력에서 유의한 차이가 없었다. CKC만을 실시한 의뢰인보다 혼합한 경우 2달 먼저 복귀하였다. 좋은 치료적 운동프로그램은 다양한 환경에서 운동을 실시하는 것이다. 문헌들은 이식이 안정되면 CKC운동과 더불어 좀 더 세분화된 OKC 운동을 함께 시행하는 것이 효과적이라고 제시하고 있다. 8-12주 후 조직치유 시간으로 인한 제한문제가 없어지면, OKC 운동시작하고 점차 늘려야 한다.

II 단계, 21회, 9주(Phase II, Session 21, Week 9)

이 시기는 TJ를 위한 웨이트 훈련 개발과 지도를 하는 시기이다. TJ는 각 근육집단별 운동을 교육받았다. 상체를 위한 운동에는 팔굽혀펴기, 노젓기(rowing), 넓은등근 당기기 운동(latissimus pull-down), 팝굽굽히기(bicpes curl), 팔굽펴기, 윗몸들기, 치료용 공을 주고받으면서 몸통 돌리기가 포함되어 있다. 각 운동은 12회 반복하였다. 상체 자전거를 이용한다.[92] TJ는 원심성 수축을 이용한 쪼그리기를 잘 수행하기 때문에, 저항을 추가하여 쪼그리기를(10-15회) 시작했다. 다리밀기(leg press)와 발판 오르내리기, 돌진자세 취하기도 계속하였다. 스피너(spinner)를 장착한 고정식 자전거를 이용하였다(4장 참조). TJ는 강하게 자전거 페달을 움직였다. 이러한 운동은 심폐지구력 훈련과 넙다리근 및 넙다리뒤근을 강화하기 위한 것이다(4장 참조)(**사례 표 6.7-6.8**).

사례 표 6.8 무릎 관절가동범위 전개

가동범위	1회 (1주)	2회 (2주)	6회 (3주)	10회 (4주)	12회 (5주)	15회 (7주)	20회 (9주)	21회 (9주)
폄	15° 부족	15° 부족	5° 부족	2° 부족	완전 폄	과도한 폄 (5°)	완전(10°) 과도한 폄	완전(10°) 과도한 폄
굽힘	25°	40°	90°	110°	125°	130°	완전(135°)	완전(135°)
수술 후	1주	2주	3주	4주	5주	7주	9주	9주
이동상태	NWB	NWB	PWB+ 목발 2	FWB+ 목발 1	FWB-No 목발		근력강화	

NWB=non-weight bearing; PWB=partial weight bearing; FWB=full weight bearing

H. Ⅲ단계에서 TJ의 치료적 운동프로그램을 설계할 때 고려해야 하는 요소들에 대해 논의하시오. ***저자의 소견 H 참조***

Ⅲ 단계, 25회, 12주(Phase III, Session 25, Week 12)

TJ는 발판 내리기 운동과 다리밀기 운동에서 동적 하지 조절이 아주 좋았다. TJ는 셔틀훈련기(shuttle trainer)에 체중의 일부를 지지하면서 가벼운 점프를 하도록 교육받았다(**사례 그림 6.12**)(**Section7, Animation17**). 그는 다리에 50% 미만의 체중이 가하도록 하면서 양 다리를 이용하여 15회 점프를 실시하였다. 셔틀의 저항을 줄이면서, 왼쪽다리와 오른쪽 다리를 교대로 사용하여 뛰기를 시행하도록 교육하였다. 셔틀운동 동안 점진적으로 완전한 체중지지 상태로 유도한 후 점프를 하게 하였다. 이 운동 동안 TJ의 다리에서 바깥굽움(valgus)이 발생하는지와 엉덩이 안쪽돌림-모음이 발생하는지를 파악하면서 실시하였다(5, 11장 참조). 적절한 점프는 치료적 운동 전개와 손상방지를 위해 필수적이다. 트램펄린(trampoline)은 중력을 경감시키는 도구로서 사용되는데, 가벼운 충격훈련에서 강한 충격훈련으로 전개되는 동안 이용된다. 점프로프는 완전 체중지지 상태에서 프라이오메트릭 운동 형태에 대한 하지 재교육 과정에 사용된다. 환자의 수준에 따라 점프로프의 난이도를 수정할 수 있다. 뜀뛰기, 무릎 높이 들기, 차기, 옆으로 이동하기, 지그재그로 걷기, 경사진 트레드밀에서 앞 또는 뒤로 걷기 같은 발동작 기술이 시작되었다(9, 11장 참조). 다리밀기, 무릎굽히기, 쪼그리기, 돌진자세 같은 상급의 체중지지 훈련을 강조하였다. 플라이오메트릭 점프 또는 박스 넘기 같은 운동이 시작되었다(5, 11장 참조). OKC 등속성 저항운동프로그램이 이 시기에 시작되었다. TJ에게 축구공 다루기 같은 움직임이 허용되었으나, 공을 다루면서 달리기, 멈추기, 여러 방향으로 달리기 같은 움직임은 허용되지 않았다. 그의 부모에게 허용되는 활동에 대해 교육을 실시하였다.

Ⅲ 단계, 30회, 16주(Phase III, Session 30, Week 16)

TJ는 발 기술에서 독립성을 보였고 몇 회기가 지나지 않아 건너뛰기와 조깅 활동에서 발전적인 모습을 보였다. TJ는 점프로프를 수행하였고 18인치 높이의 박스 넘기를 수행하였다. 한쪽 다리로 뛰기는 지면위에서 하지의 역동적인 원심성 조절 능력과 거리에서 향상을 보였다. 그는 14주에 완전한 조깅을 할 수 있었고 독립적으로 보행하기 위해 몇 회기를 연습하였다. 16주에 그는 독립적인 조깅에서 좋은 수행력을 보였다. 이 시기에 TJ는 혼자 조깅하는 것을 허락받았다. 그는 조깅에서의 인내력과 지구력을 증가시키기 위해 벽을 따라 조깅하는 것을 지시받았다. 동시에 TJ는 45도 대각선 패턴에서 한쪽 다리로 뛰는 것을 지시받았다. 그는 역시 강도가 낮은 축구공을 잔디 위에서 차는 전환훈련도 받았다. 공차기에는 각 발의 발등으로 차고 패스하는 것이 포함되었다. 재활치료사는 TJ가 공을 찰 때 강도와 거리를 조절해 주었다. 이 운동의 초기는 무릎의 펴기와 발의 발등을 사용하는 공차기 움직임의 특성 때문에 재활치료사와 환자 모두 집중하였다(바깥굽움 힘을 크게 발생시킬 수 있는 가능성). 이런 활동 동안에 주의를 해야만 하였고 재활치료사들은 치료 과정과 관련한 환자의 의사결정을 돕기 위해 피드백을 제공하였다.

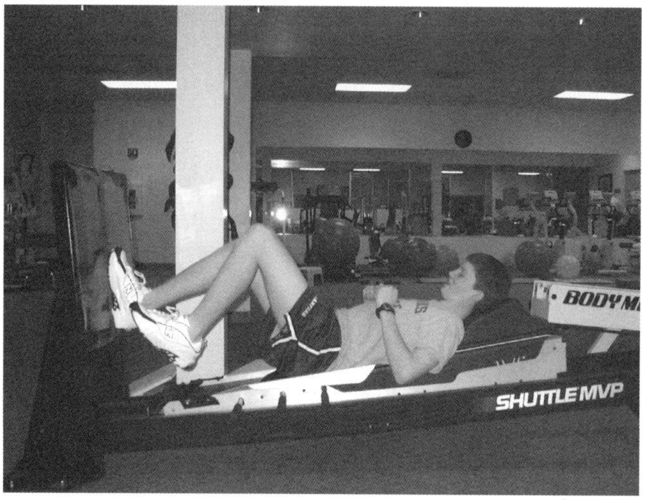

사례 그림 6.12 한쪽 하지를 이용한 셔틀훈련.

I. Ⅲ단계 동안에 설명해야 하거나 환자의 치료적 운동 프로그램에서 Ⅳ단계로의 진행을 위해 재활치료사가 고려해야 할 다른 사항들은 무엇인가? ***저자의 소견 I 참조***

J. Ⅲ단계 앞십자인대 재활 프로그램을 실행하기 위한 임상적 이유(근거)를 쓰시오. 당신에 생각하는 TJ가 수행해야만 하는 운동의 목록, 세트와 반복 회수 이유를 포함한 표 형태를 제시하시오. ***저자의 소견 J 참조***

Ⅳ 단계, 20회, 20주(수술 후 5개월)
(Phase Ⅳ, Session 20, Week 20)(5 months post-operative)

TJ는 좋은 회복 경과를 지속으로 보였다. 그는 현재 축구를 다시 해 보고 싶다는 의사를 강하게 표현하였다. TJ는 쐐기 모양의 고정구가 없는 고무창 운동화를 신고 잔디 위에서 가볍게 달리다 멈추는 운동을 시작하였다. 달리다 멈추기 운동은 매 10~15 야드에서 45°의 방향을 바꾸는 것으로 구성되었는데, 절반 이하의 속도에서 공 없이 패스하는 기술을 익히는 축구 시뮬레이션 기술을 포함하였다. 이들 기술들은 TJ가 좀 더 자신감을 회복함에 따라서 속도를 증가시켰다. TJ는 다음 달에 쐐기 모양의 고정구가 달린 신발을 신고 완전한 속도에서 이 기술을 수행하도록 지시받았다. 그는 다음 달에 45°에서 90° 및 180°로 달리다 멈추기 운동의 각도를 증가시켰다(9장 참조). TJ는 고등학교에서 하지와 상지 저항 운동을 지속하였다. TJ는 스포츠를 다시 시작하기 위한 기능적 검사를 준비하기 위해 한쪽 다리로 뛰기 검사(5장 참조)와 3단 뛰기 검사(11장 참조)를 수행하였다. 그는 수술 5개월 후의 한쪽 다리로 뛰기 검사 수행결과와 3단 뛰기 검사에서 양쪽 다리에서 80% 이상의 수행도를 보였다.

Ⅳ 단계, 25회, 24주(수술 후 6개월)
(Phase Ⅳ, Session 25, Week 24)(6 months post-operative)

TJ는 외과의사에 의해서 재 검사를 받아야만 하였다. 재검사 전에 TJ는 무릎 보호대에 대한 문제와 어떻게 보호대를 해야 하는지에 대한 문제를 가지고 있었다. 그는 모든 스포츠 활동 동안에 보호대를 사용하였다. TJ는 외과 의사가 축구 경기를 다시 시작하기 위해 분명히 해야 할 점에 대하여 언급하였다고 보고하였다. 축구를 다시 하기 위해서는 TJ가 기능적인 수행 검사(5장과 11장 참조)를 통과해야만 하였다. 임상적으로 TJ는 완전한 관절가동범위를 회복하고 근력은 지속적으로 향상되어야만 하였다. 그는 한쪽 다리로 뛰기, 3단 뛰기 검사와 등속성 평가를 포함하는 기능적 평가를 수행하였다. TJ는 한쪽 다리로 뛰기 검사에서는 90% 이상의 수행도를 보였고 60°, 180° 그리고 300°/초에서의 등속성 검사에서는 넙다리근과 넙다리뒤근의 85% 이상의 근력을 회복하였다. TJ는 운동 경기를 다시 시작하기 위한 기능적 검사와 근력 검사를 모두 통과하였다(11장 참조).[103] 그는 갑작스러운 가속과 감속 달리기 동안에 좋은 역동적 하지 조절능력을 보였다. TJ는 수술 후 6개월 시점에서는 무릎에 일상적이지 않은 부종이나 통증이 없었다. 기록은 외과의사에게 보내졌다. TJ는 정규적으로 감독을 받는 치료적 운동 프로그램을 마쳤다. 그는 축구를 다시 시작하기 위해서 재활치료사의 의견을 구하였다. 그는 회복 정도를 사후 관리 위해 2주에 한 번씩 보고하는 것도 중단하였다. 축구 경기로의 전환을 위해 TJ와 그의 부모님은 논의하였다. 축구 경기로의 전환을 위해서는 체계적으로 운동 시간을 늘리고 기술 획득을 포함하는 운동 강도를 늘려야하는 놀이가 아닌 경기로의 회복을 포함하는 것이 필요하였다(11장 참조). TJ의 회복은 코치와 TJ와 함께 이전에 논의되었지만 TJ의 운동 경기 시작에 영향을 미칠 수 있는 요인들에 대해 다시 한 번 논의하였다(11장 참조).

재평가(Re-Evaluation)

무릎 관절가동범위: 오른쪽 무릎 능동 관절가동범위와 수동 가동범위는 정상범위 내에 있었다. 왼쪽과 동일

근력: 오른쪽 넙다리근은 도수근력검사상 4+/5로 측정되었다. 능동적 무릎뼈 위쪽 미끄럼이 완전하게 나타났다.

균형: 한쪽 다리로 서기 검사는 상지의 지지나 도움 없이 눈을 뜨고 검사(60초) 하였을 때와 눈을 감고 검사(45초) 하였을 때 양쪽이 동일하였다.

부종: 부종은 없었다. 환자는 강도가 높은 운동 활동 후에 약간의 부종이 발생하는 경향이 있었다고 보고하였지만 얼음을 대거나 휴식 후에 곧 해결되었다.

일상생활동작: 모든 일상생활활동에서의 독립성

통증: 통증은 없었다.

특수 검사: 인대 이완(ligamentous laxity): Lachman 검사는[65] 음성,

앞쪽 끌림 검사(anterior drawer test)는[65] 음성

국제 무릎 정보 위원회(International Knee Documentation Commitee: IKDC) 무릎 형태 점수는 정상(11장 참조)

기능적인 뛰기 검사: 한쪽 다리 뛰기 검사에서[102] 스포츠 경기를 다시 할 수 있을 정도인 건측 다리의 94%

3단 뛰기 검사는[103] 손상 받지 않은 다리의 89%

옆으로 뛰기 검사(crossover hop test)에서는 손상 받지 않은 다리의 90%

등속성 근력 검사[102]: 오른쪽 다리의 펴짐근 토크는 손상 받지 않은 쪽의 다리와 비교하여 모든 검사 속도(60°, 180°, 300°/초)에서 85% 이상. 오른쪽 다리의 굽힘근 회전력은 손상 받지 않은 다리와 동일

TJ의 치료적 운동 프로그램 목표의 전개 (Evolution of TJ's Therapeutic Exercise Program Goals)

6-8주 후 성취되어야 할 초기 단기목표

(Initial Short Term Goals to be Achieved by 6-8 Weeks)

1. 환자는 체중지지를 제한하고 처방받은 치료적 운동을 수행함으로서 이식조직을 보호할 것이다. 치유가 잘 되도록 하기 위해서 부동의 영향을 최소화하는 반면에 고정과 앞십자인대를 보호하도록 할 것이다. —목표 성취
2. 환자는 완전 능동적인 무릎 과도한 폐기를 수행하기 위해서 도수근력검사상 4/5수준으로 넙다리근의 활동을 향상시키고 회복시킬 것이다. —목표 성취 지연(아래를 참조)
3. 환자는 향상된 치료적 운동 프로그램수행을 위해서 굽힘의 관절가동범위를 120°까지 회복하고 통증이나 보상적인 움직임 없이 한 계단씩 내려가는 기술과 보행능력을 증가시키기 위한 능력을 회복할 것이다. —목표 성취
4. 환자는 정상적인 발뒤꿈치-발가락 보행 형태를 촉진하기 위해서 반대측 다리와 동일한 완전한 수동적 무릎 펴기를 회복할 것이다. —목표 성취.
5. 환자는 무릎 기능의 정상화와 무릎의 통증 없이 치료적 운동 프로그램의 수행을 위해서 손상 받지 않은 무릎뼈 가동성을 회복할 것이다. —목표 성취

단기 목표의 수정(수술 7주 후 재 평가 시점에서)

(Short-Term Goal Modifications(at re-evaluation during post operative week 7))

1. 환자는 눈을 감고 45-60초 동안 오른쪽 다리로 서기 검사로 측정되는 정상적인 균형 능력을 회복한다. —목표 성취
2. 환자는 완전한 능동적 무릎 과도한 펴기를 성취하기 위해서 도수근력검사에서 4/5등급으로 넙다리근의 수축성을 향상시키고 회복할 것이다. —목표 성취
3. 환자는 치료적 운동 프로그램의 향상된 수행도를 보이기 위해서 135°의 굽힘을 회복할 것이고 무릎 통증이나 보상적인 움직임 없이 완전한 쪼그려 앉기를 수행하는 능력을 회복할 것이다. —목표 성취
4. 환자는 충격 훈련과 감속 운동 시작을 위해서 계단 내려가기 검사에서 양호한 엉덩이 관절과 무릎의 안정성을 증명하는 역동적인 하지의 원심성 근육 조절 능력을 회복할 것이다. —목표 성취

6개월까지 성취되어야 하는 초기 장기목표

(Initial Long Term Goals to be Achieved by 6 Months)

1. 축구경기에 안전하게 복귀하기 위해 건측과 동측한 능동 및 수동적 가동범위 회복한다(−5°, −0°, −135°) —목표달성
2. 안정적이고 대칭적으로 달리기에 복귀하기 위해 도수근력검사에서 넙다리근 근력이 4+/5에 도달한다.—목표 성취
3. 통증(1/10 VAS) 부종(<+1), 그리고 어떤 보상 움직임 없이 다양한 속도로, 여러 방향으로 달리다 멈추기를 할 수 있다.—목표 성취
4. 현장복귀를 위한 적절한 기능을 오인이다.—목표 성취(11장 참조)
5. 건측다리(85% 이상의 점수)와 비교하여 한발 뛰기 점수가 백분위수 15% 이내에 들어간다.—목표 성취

K. 앞십자인대를 위한 치료적 운동프로그램을 설계하기 위해 임상적 논리전개를 하라. 표를 만들고 표 안에 TJ가 해야 하는 운동 목록을 적고, 운동 빈도와 세트를 구성하고 이유를 제시하라. ***저자의 소견 K 참조***

사례 요약(Case Summary)

앞십자인대 손상은 환자에게 큰 손상이다. 앞십자인대 손상은 모든 사람에게서 발생할 수 있지만 현재 운동을 하고 있는 환자, 특히 여성에게서 발생 빈도가 높다. 신체적 손상과 기능적 제한(1장 참조)은 앞십자인대가 찢어졌을 경우 가장 뚜렷하게 나타나는 증상이지만 환자는 정서적 고통, 불면, 기능 감퇴에 대한 걱정, 재손상에 대한 걱정 등으로 고통 받을 수 있다. 초기 치료적 운동 중재 기간 동안에 앞십자인대 이식 조직은 특히 인대화 되는 과정 동안 잡아 당겨지거나 늘어나게 되는 것으로부터 보호되어야만 한다. 치료적 운동은 일반적으로 외과의사가 환자의 무릎의 전체적 상태와 이식 조직의 끝 느낌의 상태가 안정적이라고 하였을 때 초기 8주 후에 실시된다. TJ의 진행과정은 무릎에 경직이 있는 초기에는 천천히 시작하지만 수술 후에 급성 염증성 반응이 중단된 후에는 좀더 빠르게 진행하는 것이다. 그는 14-16주 후에 조깅을 시작하고 수술 후 6개월이 지난 후에는 축구를 다시 할 수 있다고 하였다. 그는 수술 후 1년 동안에 스포츠에 참여할 경우 기능적 앞십자인대 무릎 보호대를 착용할 것을 권고하였다.

무릎 손상과 수술 후에, TJ는 축구를 다시 시작하는 것에 관한 의미 있는 조건을 제시하였다. 우리는 재활동안 부모로부터 압박 없이, TJ가 재활치료사로부터의 안내와 격려와 함께 다시 축구를 시작하는 것에 관해 좀더 많은 관심과 흥미를 보이기 시작했다는 것을 알 수 있었다. 12살 소년인 TJ은 본인 스스로 결정을 할 수 있었다.

이 사례는 어린 축구 선수들에서 발생한 앞십자인대 파열에 대한 심도 있는 재활과정 평가를 제공하였다. 이 손상과 유사한 손상은 만약 초기 중재 프로그램이 어린 선수들에게서 실행되었을 때 예방되어질 수 있다는 것을 제시하고 있다(5장과 11장 참조). 좀더 과학적인 연구들이 운동선수들에서 손상의 빈도를 감소시키기 위해 필요하다. 재활치료사들은 어린 사람들은 근골격계 손상과 관련 있는 문제들이 존재할 수 있다는 것을 항상 기억해야만 한다. TJ는 손상 후에 불규칙한 수면 형태, 악몽, 스트레스 증가, 부모님과의 갈등, 따돌림에 대한 걱정, 재손상에 대한 걱정, 동기 감소를 유발하는 통증과 다시 운동을 하는 것에 대한 걱정 등을 하였다(11장 참조). 재활치료사들은 어린 환자들에서 이러한 유사한 문제들을 어떻게 표현해야 하는지에 대한 의사결정을 해야만 할 것이고 다른 치료 전문가들에게 이러한 사항들에 대해 의뢰를 할 것인지에 대한 결정을 해야 할 것이다.

L. 빈 종이에 TJ의 초기 무릎 펴기 관절가동범위의 제한을 치료하기 위한 논리체계도를 그려라. *저자의 소견 L 참조*

M. 빈 종이에 TJ의 초기 넙다리근의 약화된 근력을 치료하기 위한 논리체계도를 그려라. *저자의 소견 M 참조*

N. 빈 종이에 TJ의 초기 무릎 굽힘 관절가동범위를 치료하기 위한 논리체계도를 그려라. *저자의 소견 N 참조*

10장에 제시한 이 환자에게 좋다고 생각되는 대안적 혹은 보완적 치료적 운동에 대한 안내와 논의를 참조하라. 제시한 답에 대한 근거를 제시하라.

참고문헌(References)

1. Stanitski C. Pediatric and adolescent sports injuries. *Clin Sports Med.* 1997;16:613–633.
2. Smith GS, Gallagher SS, Helsing K, et al. *Sports Injury Hospitalizations: Incidence and coding problems* (abstract). Paper presented at the 115th Annual Meeting of the American Public Heath Association, New Orleans, LA, 1987.
3. Posner M. *Preventing School Injuries: A Comprehensive Guide for School Administrators, Teachers, and Staff.* New Brunswick, NJ: Rutgers University Press, 2000.
4. Micheli LJ, Glassman R, Klein M. The prevention of sports injuries in children. Pediatric and adolescent sports injuries. *Clin Sports Med.* 2000;19(4): 821–834.
5. Metzl JD. Expectations of pediatric sport participation among pediatricians, patients, and parents. *Ped Clin N Am.* 2002;49(3):497–504.
6. Micheli LJ, Rask B, Gerberg L. Anterior cruciate ligament reconstruction in patients who are prepubescent. *Clin Orthop.* 1999;364:40–47.
7. Angel KR, Hall DJ. Anterior cruciate ligament injury in children and adolescents. *Arthroscopy.* 1989; 5:197–200.
8. Brief L. Anterior cruciate ligament reconstruction without drill holes. *Arthroscopy.* 1991;7:350–357.
9. Kellenberger R, von Laer L. Non-osseous lesions of the anterior cruciate ligaments in children and adolescents. *Prog Pediatr Surg.* 1990;25:123–131.
10. Lipscomb A, Anderson A. Tears of the anterior cruciate ligament in adolescents. *J Bone Joint Surg Am.* 1986;68:19–28.
11. McCarroll J, Rettig A, Shelbourne KD. Anterior

cruciate ligament injuries in the young athlete with open physes. *Am J Sports Med.* 1988;16:44–47.
12. Aronowitz ER, Ganley TJ, Goode JR, et al. Anterior cruciate ligament reconstruction in adolescents with open physes. *Am J Sports Med.* 2000;28(2): 168–175.
13. Andrews M, Noyes FR, Barber-Westin SD. Anterior cruciate ligament allograft reconstruction in the skeletally immature athlete. *Am J Sports Med.* 1994;22:48–54.
14. Graf BK, Lange RH, Fujisaki CK, et al. Anterior cruciate ligament tears in skeletally immature patients: Meniscal pathology as presentation after attempted conservative treatment. *Arthroscopy.* 1992; 8:229–233.
15. Mizuta H, Kubota K, Shiraishi M, et al. The conservative treatment of complete tears of the anterior cruciate ligament in skeletally immature patients. *J Bone Joint Surg Br.* 1995;77b:890–894.
16. Nottage WM, Matsuura PA. Management of complete traumatic anterior cruciate ligament tears in the skeletally immature patient: Current concepts and review of literature. *Arthroscopy.* 1994; 10: 569–573.
17. Parker AW, Drez D Jr, Cooper JL. Anterior cruciate ligament injuries in patients with open physes. *Am J Sports Med.* 1994;22:44–47.
18. Iobst CA, Stanitski CL. Acute knee injuries. *Clin Sports Med.* 2000;19(4) 621–635.
19. Fehnel DJ, Johnson R. Anterior cruciate injuries in the skeletally immature athlete: A review of treatment outcomes. *Sports Med.* 2000;29(1):51–63.
20. Stadelmaier DM, Arnoczky SP, Dodds J, et al. The effect of drilling and soft tissue grafting across open growth plates: A histological study. *Am J Sport Med.* 1995;23:431–435.
21. Guzzanti V, Falciglia F, Gigante A, Fabbriciani C. The effect of intra-articular ACL reconstruction on the growth plates of rabbits. *J Bone Joint Surg Br.* 1994; 76(6):960–963.
22. Lo IK, Kirkley A, Fowler PJ, Miniaci A. The outcome of operatively treated anterior cruciate ligament disruptions in the skeletally immature. *Arthroscopy.* 1997;13(5): 627–634.
23. Matava MJ, Siegel MG. Arthroscopic reconstruction of the ACL with semitendinosus-gracilis autograft in skeletally immature adolescent patients. *Am J Knee Surg.* 1997;10:60–69.
24. Micheli LJ, Coady CM. Anterior cruciate reconstruction in the pediatric age group. *Sports Med Arthroscopy Rev.* 1997;5:106–111.
25. Hey Groves EW. Operation for the repair of the crucial ligaments. *Lancet.* 1917;674–675.
26. Fu FH, Bennett CH, Lattermann C, Ma CB. Current trends in anterior cruciate ligament reconstruction: Part 1. Biology and biomechanics of reconstruction. *Am J Sports Med.* 1999;27(6): 821–830.
27. Fu FH, Bennett CH, Ma CB, et al. Current trends in anterior cruciate ligament reconstruction. Part 2: Operative procedures and clinical correlations. *Am J Sports Med.* 2000;28(1):124–130.
28. Sachs RA, Daniel D, Stone ML, Garfein RF. Patellofemoral problems after anterior cruciate ligament reconstruction. *Am J Sports Med.* 1989;17: 760–765.
29. Aglietti PA, Buzzi R, Zaccherotti G, De Biase P. Patellar tendon versus doubled semitendinosus and gracilis tendons for anterior cruciate ligament reconstruction. *Am J Sports Med.* 1994;22:211–218.
30. Shelbourne KD, Wilckens JH, Mollabashay A, DeCarlo M. Arthrofibrosis in acute anterior cruciate ligament reconstruction. *Am J Sports Med.* 1991;19: 332–336.
31. Brown CH Jr. Instructional Course. Annual Meeting of the AAOS, Orlando, FL, March 15–19, 2000.
32. Shelton WR, Papendick L, Dukes AD. Autograft versus allograft anterior cruciate ligament reconstruction. *Arthroscopy.* 1997;13(4):446–449.
33. Drez DJ, DeLee J, Holden JP, et al. Anterior cruciate ligament reconstruction using bone-patellar tendon-bone allografts: A biological and biomechanical evaluation in goats. *Am J Sports Med.* 1991;19: 256–263.
34. Shino K, Inoe M, Horibe S, et al. Reconstruction of the anterior cruciate ligament using allogenic tendon: Long term follow up. *Am J Sports Med.* 1990; 18:457–465.
35. Indelicato PA, Linton RC, Huegel M. The results of fresh-frozen patellar tendon allografts for chronic anterior cruciate ligament deficiency of the knee. *Am J Sports Med.* 1992;20:118–121.
36. Peterson RK, Shelton WR, Bomboy AL. Allograft versus autograft patella tendon anterior cruciate ligament reconstruction: A 5-year follow-up. *Arthroscopy.* 2001;17(1):9–13.
37. Noyes FR, Barber-Westin S. Reconstruction of the anterior cruciate ligament with human allograft. *J Bone Joint Surg Am.* 1996;78(4):524–537.
38. Harner CD, Olson E, Irrgang JJ, et al. Allograft versus autograft anterior cruciate ligament reconstruction. *Clin Orthop.* 1996;324;134–144.
39. Jackson DW, Corsetti J, Simon TM. Biologic incorporation of the allograft anterior cruciate ligament replacements. *Clin Orthop.* 1996;324:126–133.
40. Jackson D, Grood E, Goldstein J, et al. A comparison of patella tendon autograft and allograft used for anterior cruciate ligament reconstruction in the goat model. *Am J Sports Med.* 1993;21:176–185.
41. Nikolaou PK, Seaber AV, Glisson RR, et al. Anterior cruciate ligament allograft transplantation: Long-term function, histology, revascularization, and operative technique. *Am J Sports Med.* 1986;14

(5):348--360.
42. Shino K, Inoue M, Horibe S, et al. Maturation of allograft tendons transplanted into the knee. *J Bone Joint Surg Br.* 1988;70:556–560.
43. Brand J, Weiler A, Caborn DNM, et al. Graft fixation in the cruciate ligament reconstruction. *Am J Sports Med.* 2000;38(5):761–774.
44. Weiler A, Hoffman RFG, Bail HJ, et al. Tendon healing in a bone tunnel. Part II. Histological analysis after biodegradable interference fit fixation. *Arthroscopy.* 1999;15:548–549.
45. Clancy WG, Narechania RG, Rosenberg TD, et al. Anterior and posterior cruciate ligament reconstruction in rhesus monkeys: A histological microangiographic and biomechanical analysis. *J Bone Joint Surg Am.* 1981;63:1270–1284.
46. Arnoczky, SP. Biology of ACL reconstructions: What happens to the graft? *Instr Course Lect.* 1996; 45:229–233.
47. Rodeo SA, Arnoczky SP, Torsilli PA, et al. Tendon-healing in a bone tunnel: A biomechanical and histological study in the dog. *J Bone Joint Surg Am.* 1993;75(12):1795–1803.
48. Wren TA, Yerby SA, Beaupre GS, Carter DR. Mechanical properties of the human achilles tendon. *Clin Biomech.* 2001;16(3):245–251.
49. Linn RM, Fischer DA, Smith JP, et al. Achilles tendon allograft reconstruction of the anterior cruciate ligament-deficient knee. *Am J Sports Med.* 1993;21: 825–831.
50. Woo SL-Y, Hollis JM, Adams DJ, et al. Tensile properties of the human femur-anterior cruciate ligament-tibia complex: The effects of specimen age and orientation. *Am J Sports Med.* 1991;19:217–225.
51. Cooper DE. Instructional course. Annual Meeting of the AAOS, San Francisco, CA, February 28–March 4, 2001
52. Hamner DL, Brown CH Jr., Steiner ME, et al. Hamtring tendon grafts for reconstruction of the anterior cruciate ligament: biomechanical evaluation of the use of multiple strands and tensioning techniques. *J Bone Joint Surg Am.* 1999;21(6):880–886.
53. Irrgang JJ, Harner CD. Recent advances in ACL rehabilitation: Clinical factors that influence the program. *J Sports Rehabil.* 1997;6:111–124.
54. Mangine RE, Noyes FR. Rehabilitation of the allograft reconstruction. *J Orthop Sports Phys Ther.* 1992;15(6):294–302.
55. Dillingham M. Personal communication. 2001.
56. Buck BE, Malinin TI, Brown MD. Bone transplantation and human immunodeficiency virus: An estimated risk of acquired immunodeficiency syndrome (AIDS). *Clin Orthop.* 1989;240:129–136.
57. Indelli PF, Dillingham MF, Fanton GS, Schurman DJ. Anterior cruciate ligament reconstruction using cryopreserved allografts. *Clin Orthop.* 2004; 420:268–275.
58. Anonymous. Septic arthritis following anterior cruciate ligament reconstruction using tendon allografts—Florida and Louisiana, 2000. *Morb Mortal Wkly Rep. Surveill Summ.* 2001;50(48): 1081–1083.
59. Noyes FR, Barber-Westin SD, Roberts CS. Use of allografts after failed treatment of rupture of the anterior cruciate ligament. *J Bone Joint Surg Am.* 1994;76(7):1019–1031.
60. Stingham DG, Pelmas CJ, Burks RT, et al. Comparison of anterior cruciate ligament reconstruction using patellar tendon autograft or allograft. *Arthroscopy.* 1996;12(4):414–421.
61. Fu FH, Woo SLY, Irrgang JJ. Current concepts for rehabilitation following anterior cruciate ligament reconstruction. *J Orthop Sports Phys Ther.* 1992;15 (6):270–278.
62. Jenkins W, Bronner S, Mangine R. Functional evaluation and treatment of the lower extremity, Chap. 6 In B Browstein, S Bronner (eds.), *Functional Movement in Orthopaedic and Sports Physical Therapy.* New York: Churchill Livingstone, 1997, pp. 191–229.
63. Wilk KE, Zheng N, Fleisig GS, et al. Kinetic chain exercises: Implications for anterior cruciate ligament patient. *J Sports Rehabil.* 1997;6:125–143.
64. Muller W. *The Knee: Form, Function and Ligament Reconstruction.* Berlin, Germany: Springer-Verlag, 1983.
65. Irrgang JJ, Safran MR, Fu FH. The knee: Ligamentous and meniscal injuries. In JE Zachazewski, DJ Magee, WS Quillen, eds. *Athletic Injuries and Rehabilitation.* Philadelphia, PA: W.B. Saunders Company, 1996, pp. 623–692.
66. Steindler A. *Kinesiology of the Human Body Under Normal and Pathological Conditions.* Springfield, IL: Charles C Thomas, 1977.
67. DeCarlo M. Shelbourne KD, Oneacre K. Rehabilitation program for both knees when the contralateral autogenous patellar tendon graft is used for primary anterior cruciate ligament reconstruction: A case study. *J Orthop Sports Phys Ther.* 1999;29 (3):144–159.
68. Sawhney R, Dearwater S, Irrgang JJ, Fu FH. Quadriceps exercise following anterior cruciate ligament reconstruction without anterior tibial displacement. Presented at the Annual Conference of the APTA. Anaheim, CA, June 1990.
69. Grood ES, Suntay WJ, Noyes FR, Butler DL. Biomechanics of the knee-extension exercise. *J Bone Joint Surg Am.* 1984;66(5):725–734.
70. Lutz GE, Palmitier RA, An KN, Chao EYS. Comparison of tibiofemoral joint forces during open-

kinetic-chain and closed-kinetic-chain exercises. *J Bone Joint Surg Am.* 1993;75(5):732–739.

71. Daniel DM, Stone ML, Dobson BE, et al. Fate of the ACL-injured patient: A prospective outcome study. *Am J Sports Med.* 1994;22(5):632–644.
72. Voight M, Bell S, Rhodes D. Instrumented testing of tibial translation during a positive Lachman's test and selected closed-chain activities in anterior cruciate deficient knees. *J Orthop Sports Phys Ther.* 1992;15:49. [abstract]
73. Arms SW, Pope MH, Johnson RJ, et al. The biomechanics of the anterior cruciate ligament rehabilitation and reconstruction. *Am J Sports Med.* 1984; 12(1):8–18.
74. Renstrom P, Arms SW, Stanwyck TS, et al. Strain within the anterior cruciate ligament during hamstring and quadriceps activity. *Am J Sports Med.* 1986;14(1):83–87.
75. Beynnon B, Howe JG, Pope MH, et al. The measurement of anterior cruciate strain in vivo. *Int Orthop.* 1992;16(1).
76. Beynnon BD, Johnson RJ, Fleming BC, et al. The strain behavior of the anterior cruciate ligament during squatting and active flexion-extension. *Am J Sports Med.* 1997;25(6):823–863.
77. Henning CE, Lynch MA, Glick KR. An in vivo strain gage study of elongation of the anterior cruciate ligament. *Am J Sports Med.* 1985;13(1): 22–26.
78. Beynnon BD, Fleming BC, Johnson RJ, et al. Anterior cruciate ligament strain behavior during rehabilitation exercises in vivo. *Am J Sports Med.* 1995;23(1),24–34.
79. Johnson RJ. Instructional course notes. Panther Sports Medicine Symposium, Pittsburgh, PA, 2000.
80. Yack HJ, Collins CE, Whieldon TJ. Comparison of closed and open kinetic chain exercises in the anterior cruciate ligament-deficient knee. *Am J Sports Med.* 1993;21(1):49–54.
81. Jurist KA, Otis JC. Anteroposterior tibiofemoral displacements during isometric extension efforts: The roles of external load and knee flexion angle. *Am J Sports Med.* 1985;13(4):254–258.
82. Wilk KE, Escamilla RF, Fleisig GS, et al. A comparison of the tibiofemoral joint forces and electromyographic activity during open and closed kinetic chain exercises. *Am J Sports Med.* 1996; 24(4):514–527.
83. DeCarlo M, Klootwyk TE, Shelbourne KD. ACL surgery and accelerated rehabilitation: Revisited. *J Sports Rehabil.* 1997; 6:144–156.
84. Butler DL, Noyes FR, Grood ES. Ligamentous restraints to anterior posterior drawer in the human knee: A biomechanical story. *J Bone Joint Surg Am.* 1980;62:259–270.
85. Arnoczky SP, Tarvin GB, Marshall JL. Anterior cruciate ligament replacement using patellar tendon: An evaluation of graft revascularization in the dog. *J Bone Joint Surg Am.* 1982;64:217–224.
86. Snyder-Mackler L, Delitto A, Bailey SL. Strength of the quadriceps femoris muscle and functional recovery after reconstruction of the anterior cruciate ligament. *J Bone Joint Surg Am.* 1995;77:1166–1173.
87. Cook TM, Zimmermann CL, Lux KM, et al. EMG comparison of lateral step up and stepping machine exercises. *J Orthop Sports Phys Ther.* 1992;16: 108–113.
88. Weiss JR. *Electromyographic Analysis of the Minisquat Exercise.* Master's thesis, University of Pittsburgh, 1990.
89. Wilk KE, Andrews JR. Current concepts in the treatment of anterior cruciate ligament disruption. *J Orthop Sports Phys Ther.* 1992;15(6):279–293.
90. Palmitier RA, An KN, Scott SG, Chao YS. Kinetic chain exercise in knee rehabilitation. *Sports Med.* 1991;11(6):402–413.
91. Anonymous. American Academy of Pediatrics Committee on Sports Medicine. Strength training, weight and power lifting, and bodybuilding by children and adolescents. *Pediatrics.* 1994;86(5): 801–803.
92. Faigenbaum A, Kraemer W, Cahill B, et al. Youth resistance training: Position statement paper and literature review. *Strength Cond.* 1996;18:62–75.
93. Faigenbaum AD. Strength training for children and adolescents. *Clin Sports Med.* 2000;19(4):593–619.
94. Falk B, Tenenbaum G. The effectiveness of resistance training in children: A meta-analysis. *Sports Med.* 1996;22:176–186.
95. Payne V, Morrow J, Johnson L, et al. Resistance training in children and youth: A meta-analysis. *Res Q Exerc Sport.* 1997;68:80–89.
96. American Orthopedic Society for Sports Medicine: *Proceedings of the Conference on Strength Training and the Prepubescent.* Chicago, IL: American Orthopedic Society for Sports Medicine, 1988.
97. Faigenbaum AD, Micheli LJ. Preseason conditioning for the preadolescent athlete. *Pediatr Annals.* 2000;29(3):156–161.
98. Sewal L, Micheli LJ. Strength training for children. *J Pediatric Orthop.* 1986;6:143–146.
99. Rians CB, Weltman A, Cahill BR, et al. Strength training for prepubescent males: Is it safe? *Am J Sport Med.* 1987;15:483–489.
100. Mikkelsen C, Werner S, Eriksson E. Closed kinetic chain alone compared to combined open and closed kinetic chain exercises for quadriceps strengthening after anterior cruciate ligament reconstruction with respect to return to sports: A prospective matched follow-up study. *Knee Surg Sports Traumatol Arthrosc.* 2000; 8(6):337–342.
101. Hefti F, Muller W, Jakob RP, Staubli HU. Evaluation of knee ligament injuries with the IKDC form. *Knee Surg Sports Traumatol Arthosc.* 1993; 1: 226–234.

102. Wilk KE, Romaniello WT, Soscia SM, et al. The relationship between subjective knee scores, isokinetic testing, and functional testing in the ACL-reconstructed knee. *J Orthop Sports Phys Ther.* 1994; 20:60–73.

저자의 소견 A(Author's Comments A)

초기 평가로부터 수집된 자료들은 다음의 문제 목록들을 제시한다.

1. 이식 조직/손상에 대한 고정의 취약성
2. 넙다리근의 활성도와 근력의 약화
3. 무릎 폄과 굽힘 관절가동범위의 제한
4. 무릎뼈 가동성의 감소
5. 통증으로 인한 치료적 운동 프로그램 수행 부족
6. 치료적 운동 프로그램과 원리를 수행하는 것의 중요성에 대한 이해 부족
7. TJ가 다시 운동을 시작하는 것에 대한 부모들의 관심
8. 손상, 학교, 통증이 있는 무릎과 축구에 대한 압박과 TJ의 관심

저자의 소견 B(Author's Comments B)

6-8주가 지남에 따라 환자는...

1. 처방된 치료적 운동과 함께 제한된 체중지지를 통하여 이식조직이 치유될 것이다. [근거: 부동의 영향을 최소화하는 동안 치유가 발생하고 고정을 보호하고 앞십자인대 이식조직을 보호할 것이다]
2. 오른쪽 무릎의 과도한 폄기를 수행하는 것은 자발적인 넙다리근 활성을 증가시키고 회복시킬 것이다.
3. 한 계단씩 오르고 내리는 기술을 사용하여 계단을 내려가고 보행하는 능력을 회복하고 향상된 치료적 운동 프로그램 수행을 통하여 120° 굽힘을 회복할 것이다.
4. 건측의 발뒤꿈치-발가락 보행형태를 촉진하여 반대편 무릎과 동일한 수동적 무릎 폄기를 회복할 것이다.
5. 오른쪽 무릎 통증 없이 치료적 운동 프로그램과 일상생활동작 수행을 위해 손상되지 않은 무릎뼈 가동력을 회복할 것이다.

저자의 소견 C(Author's Comments C)

6개월 후에 환자는...

1. 다시 축구 경기에 안전하게 참여할 수 있을 정도로 건측 하지(-5° - 0° -135°)와 비슷한 완전한 능동적 관절가동범위와 수동적 관절가동범위를 회복할 것이다.
2. 달리는데 제한이 없어지고, 양쪽 다리가 안전하고 대칭적이 될 것이고 도수근력검사상 4+/5의 넙다리근 근력을 회복할 것이다.
3. 통증(0/10 VAS) 혹은 부종(〈 Grade 1)없이 달리고 멈추는 활동들을 회복할 것이다.
4. 만약 경쟁적인 운동에 참여하고자 한다면, 축구 경기 참여가 가능할 것이다.
5. 한쪽 다리로 뛰기 검사를 수행할 때, 건측 다리 점수(85% 이상)와 비교하여 15% 이상 차이나지 않은 점수를 얻을 수 있을 것이다.

저자의 소견 D(Author's Comments D)

문헌들은 대부분 아동에서의 반복적인 앞십자인대 손상을 위한 보존적인 치료를 제안하고 있다. 무릎에서의 반복적인 손상은 초생달과 관절 연골 손상의 원인이 될 수 있다. 그 결과, 수술적 복원이 제안되어지고, 특히 초생달 째짐이 진단되었을 때 추천되어진다. 문헌들 역시 초생달 치료의 성공 비율을 향상과 동시에 초생달 회복과 앞십자인대 복원 수술을 지지하고 있다. TJ의 초생달 째짐의 회복은 방사 형태와 작은 크기 때문에 불가능하였다. 골격계가 아직 미성숙한 운동선수에서 중간-물질 앞십자인대 째짐의 수술적 치료는 외과의사들과 문헌들 내에서 아직 논쟁의 대상이 되고 있다. 근골격계가 아직 미성숙한 운동선수를 위한 가장 효과적이고 안전한 재건 기술이 무엇인지에 대한 의견일치는 없는 것처럼 보인다. 그러나 외과의사들은 최근의 문헌들이 사춘기 이전의 대상자들에서 앞십자인대의 뼈횡단 수술적 재건을 지지하고 있다고 보고하고 있다. 수술의 시기와 방법은 수술이 어린 환자들의 뼈끝 성장 판에서 이루어져야만 하는 영향 때문에 정형외과의사들의 주요 관심사이다. 수술로 인해 유발될 수 있는 성장판 손상은 비정상적 뼈 성장과 다리 길이의 차이를 유발할 수 있다. 최근 연구들은 뼈횡단 재건 기술을 지지하고 있다. 반대로 Andrew 등은

무릎 수술이 뒤이어 나타날 수 있는 비정상적인 성장을 예방하기 위해 넙다리 뼈끝 판을 통한 천공을 피해야만 한다고 제안하였다.

재활치료사들로써 우리는 어린 환자들을 위한 치료적 운동 프로그램을 개발할 때 앞십자인대 재건의 수술적 금기사항과 치료율을 중요시하기 위해서 필요한 사항을 기억해야만 한다. 우리는 수술적 고정의 방법과 조직의 형태를 포함하여 시행된 앞십자인대 재건 수술의 구체적 형태를 고려해야만 한다. 부분적인 초생달 절개는 치료적 운동 프로그램에 거의 영향을 미치지 않을 것이다. 우리는 12세 남아에게 구체적으로 필요한 사항을 잊어서는 안되며 아동이 필요로 하는 수술과 재활에 동반될 수 있는 스트레스를 고려해야만 한다. 우리는 TJ의 수술과 치료적 운동 프로그램과 관련된 모든 요소들을 고려해야만 한다. 자가이식 조직을 사용한 앞십자인대 재건 수술과 관련된 요인들을 살펴보자.

저자의 소견 E(Author's Comments E)

치료적 운동 프로그램 - 초기 1 단계

1. 수동적 무릎 펴기 - 발목 밑에 받침대 놓거나 엎드린 자세에서 중력으로 무릎 펴기
2. 무릎뼈 가동성(아래쪽, 위쪽 미끄럼 운동)
3. 넙다리근 등척성 운동
4. 하지거상운동
5. 무릎 굽힘 - 관절가동범위운동
6. 고정된 자전거에서 부분적인 가동범위운동
7. 마지막 무릎 펴기(terminal knee extensions: TKE)
8. 60° ~ 90° 사이에서 다양한 각도의 넙다리근 등척성 운동
9. 신경근육 자극 - 집에서
10. 체중 이동 - 보행전 훈련
11. 수영장에서의 치료적 활동

치료적 운동 프로그램 - 후기 1단계

1. 벽에 기대기
2. 벽에 기대어 쪼그려 앉기
3. 계단 내려가기
4. 무릎 구부리기
5. 고유수용감각 - 균형 - 서기 균형 활동들, 양측/한쪽, 평평한 그리고 평평하지 지면에서의 활동
6. 다리 밀기 - 양측/한쪽
7. 돌진자세

Ⅰ단계 치료적 운동 프로그램은 12회기 동안 수행한다. Ⅱ단계 치료적 운동은 보호대 혹은 목발 없이 독립적으로 걸을 수 있을 때 그리고 삼출(effusion)이 조절되었을 때 시작된다. 치료적 운동의 단계는 고정적이 아니라는 것과 환자는 두 개의 다른 단계 운동에서의 활동을 수행할 수 있다는 것을 이해해야만 한다. Irrgang와 Harner는 치료적 운동 진행과정이 개별적인 치료 시간의 단계에 따라 기초해야 한다는 것을 제안하였다.[53]

저자의 소견 F(Author's Comments F)

TJ의 사례에서 재활치료사들은 TJ가 집에서의 일상적인 운동 프로그램을 잘 수행하지 못할 것을 알고 있다. 집에서의 운동 프로그램 수행은 수술 후 과정 동안에 일반적인 사항이지만, TJ가 미성숙하고 어리기 때문에 문제가 될 수 있다. 이 시기 동안에 환자의 흥미를 유지하도록 하는 것은 필수적이다. 느리고 제한적인 진행과정은 Ⅱ단계 재활 프로그램의 근력 증강 기간 동안에 일반적으로 나타난다. TJ가 대학 축구 선수가 되는 것을 원한다는 점을 감안하여 그에게 성년 운동선수들이 일상적인 활동을 통해 어떻게 운동하는지를 보여주는 것은 도움이 될 수 있다. TJ는 방문하는 것을 동의하였다. 전화를 하여 대학 훈련실에 방문 일정을 잡았으며 방문이 이루어졌다. 운동선수를 훈련하는 사람은 운동선수들이 유사한 치료적 운동 프로그램을 통해 훈련을 받고 있다는 것을 보여주었다.

TJ의 동기 수준은 Ⅱ단계 동안 매우 크게 감소하였다. 치료는 TJ에게 맞추어 다시 조정되어야만 하였고 이전의 높은 수행 수준을 유지하는 것으로 맞추어 졌다. 여러 목적을 위한 방문이 결정되었다. 하나의 목적은 재활과 축구에서의 성공을 위해서 필요한 사항을 TJ에게 보여주는 것이다. 만약 이러한 방문을 통해 TJ에게 동기부여가 이루어졌다면 대학 축구팀들이 경기하는 모습을 보여주러 가는 것도 좋은 방법이었다. 이러한 과정을 통해 TJ가 다시 축구를 선수를 하고자 하는 것에 대한 동기부여를 줄 수 있었다.

저자의 소견 G(Author's Comments G)

치료적 운동	세트와 반복	이유
1. 벽에 기대어 쪼그려 앉기	3 × 10	넙다리근/넙다리뒤근의 동시수축을 통한 하지의 근력 증가
2. 계단 내려가기	3 × 25	하지의 구심성과 원심성 근력의 향상
3. 한 다리 밀기	3 × 10	하지 근력 증가
4. 무릎 구부리기	3 × 10	하지 근력 증가
5. 자전거타기	다양	준비운동, 심장강화 운동, 관절가동범위
6. 저항을 제공하는 스포츠용 끈을 이용한 동적 안정성 훈련	다양	역동적인 하지 조절 능력의 향상
7. 트레드밀에서 뒤로 걷기	다양	안전한 넙다리근 운동, 아치형으로 등을 구부린 1/2 쪼그린 자세에서 수행
8. 한쪽 다리 균형 운동	다양	균형과 역동적 안정성 향상

저자의 소견 H(Author's Comments H)

Ⅲ 단계 치료적 운동은 가벼운 충격 활동, 점프 로프, 두 발로 뛰기, 감속성 운동 활동들이 있다. 이들 치료적 운동들은 Ⅳ단계에서 조깅과 스포츠 시뮬레이션을 수행하는 것을 돕기 위해서 고안되어진 것이다. 환자는 이들 활동들을 수행하는 것을 기꺼워하는 마음을 보여야만 하지만 재활치료사가 객관적인 기능적인 평가를 통하여 환자의 회복 과정을 확인하는 것이 더 중요하다. 환자는 충격이 있는 운동 혹은 활동의 시작 전에 좋은 원심성 넙다리근의 근력과 역동적인 하지 조절력을 보여야만 한다.

저자의 소견 I(Author's Comments I)

재활치료사들은 Ⅲ 단계 동안에 하지 근력에 초점을 맞추는 것과 더불어 기본적인 근력 증가 운동의 수행과 관련하여 소홀히 할 가능성이 있는 스포츠 시뮬레이션 활동들에 좀더 관심을 가져야 한다. 이것은 손상의 위험을 증가시킬 수도 있다. 환자는 스포츠를 다시 할 수 있다는 가능성에 좀더 흥미를 가지게 되고 흥분하게 되어 치료적 운동 계획에 맞추어 운동을 하지 않아 재손상의 위험에 놓이게 될 수 있다. 따라서 항상 관찰해야만 한다. 재활치료사들은 각각의 사례에 대하여 독립적으로 평가해야만 하고 환자가 무릎에 대한 요구에 따라 완전한 활동을 할 수 있도록 적절한 활동들을 선택해야만 한다. 유사한 이유로 점프로프의 사용은 적절하다. 위에서 언급하였듯이 모든 환자들이 점프로프를 할 만큼 충분한 협응력을 가지고 있는 것은 아니다. 그 결과, 재활치료사들은 점프로프가 협응 능력이 부족한 환자들에서 손상의 위험을 증가시킬 수 있다는 것을 인식해야만 한다.

Ⅳ단계는 운동으로 돌아가는 단계이다. 환자는 Ⅳ단계 동안에 안전하게 스포츠를 다시 시작할 수 있도록 전환 단계에서 필요한 모든 측면을 다시 배워야만 한다(11장 참조). 스포츠를 다시 시작하는 것은 자기 이식 조직을 사용한 앞십자인대 재건 후에 4~6개월 사이가 안전하다; 그러나 이것은 9~12개월 후로 지연될 수도 있고 이식 조직의 성숙 정도에 따라서 더 길어질 수도 있다.

저자의 소견 J(Author's Comments J)

치료적 운동	세트와 반복	이유
1. 자전거 타기	60 RPM에서 10분	일반적인 준비 운동
2. 점프 로프	1분 동안 5회 반복	기술 훈련을 위한 준비 운동
3. 민첩성 프로그램	3, 30 초, 세트	민첩성, 순발력, 반응 시간의 발달
4. 축구 발기술	3, 30 초, 세트	공 다루기, 발 빨리 움직이기; 환자에게 실제 축구에서 필요로 하는 것과 같은 활동을 하도록 요구
5. 작은 트램펄린 혹은 스펀지 매트에서의 두 발로 뛰기 프로그램	3, 30 초, 세트	원심성 하지 근육 기능 발달과 하지가 충격을 받아들일 수 있도록 준비

(계속)

치료적 운동	세트와 반복	이유
6. 왕복 뛰기	3 × 15 반복, 두 개에서 세 개의 저항 밴드 사용	완전 체중지지의 진행
7. 박스 점프/드롭	3 × 15 반복, 높이의 조절(4-18 인치)	원심성 하지 근육 기능 발달과 하지가 충격을 받아들일 수 있도록 준비
8. 한쪽 다리로 뛰기	10-15회 반복의 3세트	하지가 충격을 받아들일 수 있도록 준비하고 원심성-구심성 하지 근육 기능의 발달
9. 트레드밀 위에서 걷기 -가볍게 달리기 - 뛰기의 과정	1.5~2 마일 (참을 수 있을 경우)	조깅/뛰기로의 회복

재활치료사들은 경기로 돌아가는 단계에 관한 논의를 위해 외과의사와 전화 통화를 시작하였다. 의사는 TJ가 꽤 잘 수행한다는 것을 보고하였다. 외과 의사는 수술 6개월이 지나지 않았는데 축구를 다시 시작한다는 사실에 흥미를 보였다. 외과의사는 역시 수술 후 1년 까지는 축구나 다른 운동을 하는 동안에 기능적은 무릎 보호대를 착용할 것을 권고하였다. 의사와 재활치료사는 보호대의 형태와 스타일에 대하여 논의하였다. TJ의 다리의 사이즈를 측정한 후에 보호대를 주문하였다. TJ의 부모님은 몇 주 후에 의사와 면담할 약속을 하였다.

저자의 소견 K(Author's Comments K)

치료적 운동	세트와 반복	이유
1. 자전거 타기	60 RPM에서 10분	준비운동
2. 스트레칭 프로그램	30초 유지 × 3회 반복	유연성 증가
3. 등속성 프로그램	다양한 속도(60°~300°/초). 10회 반복의 5 세트	넙다리근과 넙다리뒤근의 근력 증가
4. 축구 활동과 유사한 한쪽 다리로 균형 잡기	10~30초의 10 세트	고유수용성 감각/운동 감각 인식
5. 축구공 차기 프로그램	2분 간격을 두고 5회	기본적인 축구 기술의 훈련
6. 가속/감속 전력 질주 프로그램	3, 10, 20, 40 야드 전력 질주	기본적인 축구 기술(무산소 운동) 훈련
7. 옆으로 걷기와 옆으로 뛰다가 멈추기(crossover cutting)	10번 멈추기의 3세트	기본적인 축구 기술(민첩성) 훈련
8. 한쪽 다리로 뛰기	20번 뛰기의 3세트	축구에서 필요한 하지 기능을 위한 준비
9. 축구 시뮬레이션	2분 간격의 5회	특별히 부족한 부분에 대한 훈련을 위해 선택한 축구 기술을 사용(무산소, 유산소 운동)
10. 기본적인 근력 운동	과도한 훈련을 예방하기 위해 가능한 한 빈도를 줄여 지속적으로	기본적인 전체적 신체 조건의 향상 혹은 유지

환자가 경기를 다시 시작할 수 있을지를 결정할 때에는 반드시 팀 결정을 해야만 한다. 외과의사는 환자의 근력, 기능적 검사 점수와 스포츠에서 필요한 신체적 요구를 수행할 수 있는지에 대한 역량 등에 관련된 정보를 위해 재활치료사와 상담해야만 한다. 스포츠에서 필요한 능력은 특별한 치료적 운동을 통해서 평가되어야만 하고, 스포츠 경기 참여를 통해 경쟁하기 위한 치료적 운동 환경으로부터 환자의 전환 능력과 준비가 적절한지를 평가해야만 한다. 환자는 치료적 운동 진행 과정의 각각의 단계에서 자신감과 능력을 보여야만 한다. 이들 모든 능력들의 성취는 환자가 스포츠를 안전하게 다시 시작할 수 있도록 준비시켜줄 것이다. 치료의 전개와 스포츠 현장 복귀 결정은 적절한 형태의 활동을 수행할 수 있는 환자의 능력에 달려있다.

저자의 소견 L(Author 's Comments L)

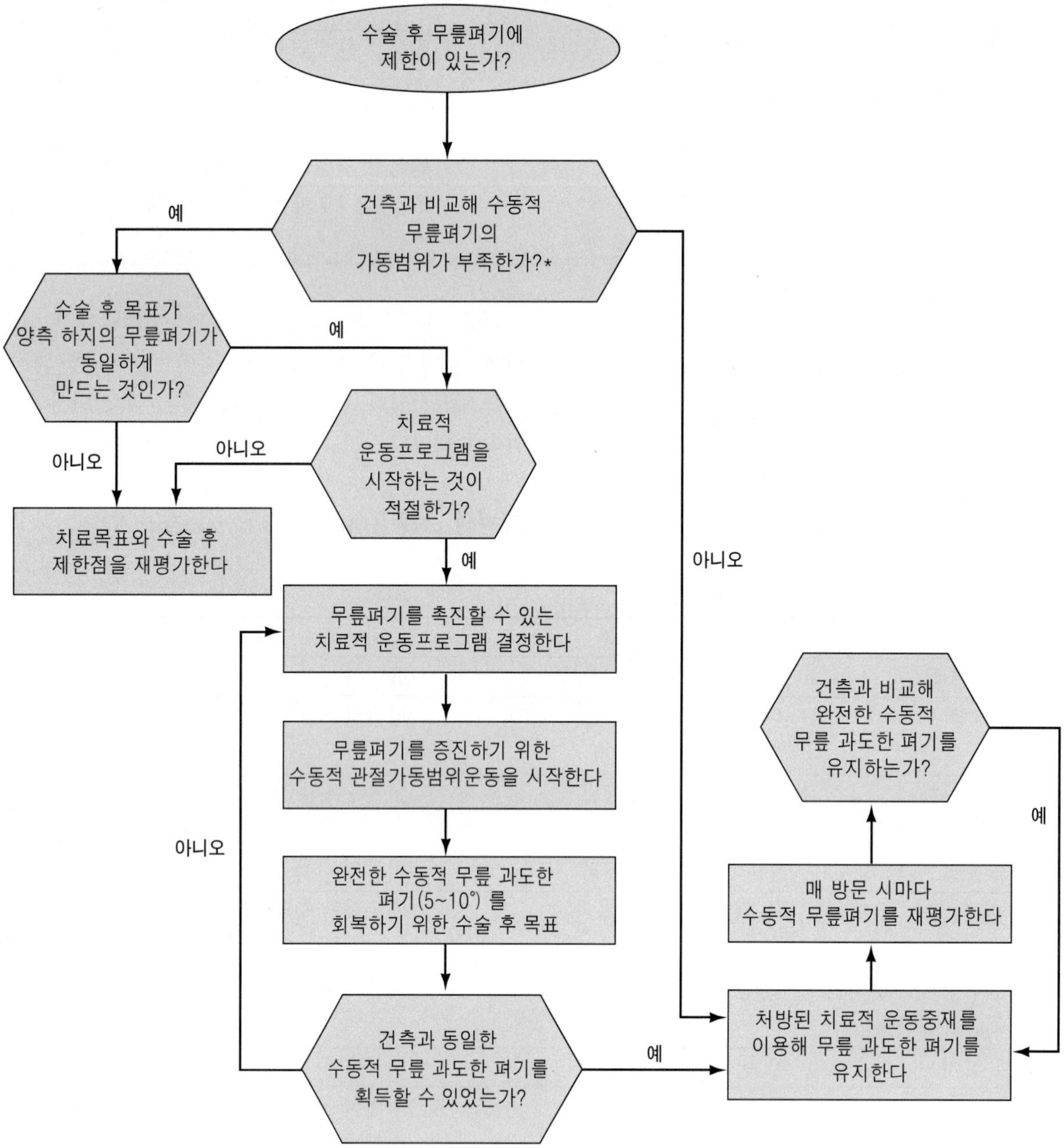

* 수술한 다리의 과도한 무릎펴기가 5~10°를 초과하지 않도록 한다.

저자의 소견 M(Author's Comments M)

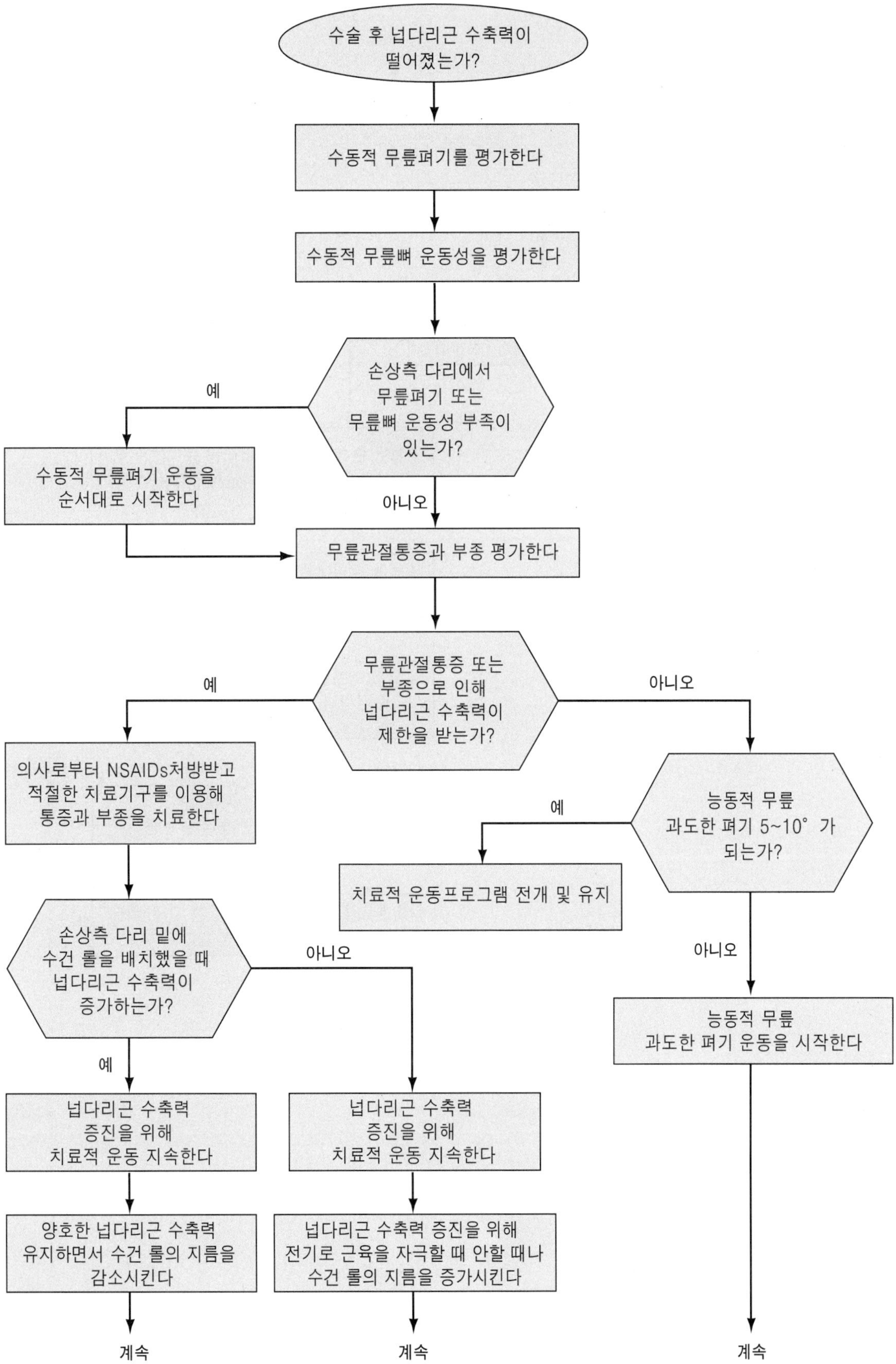

저자의 소견 M(Author's Comments M) (계속)

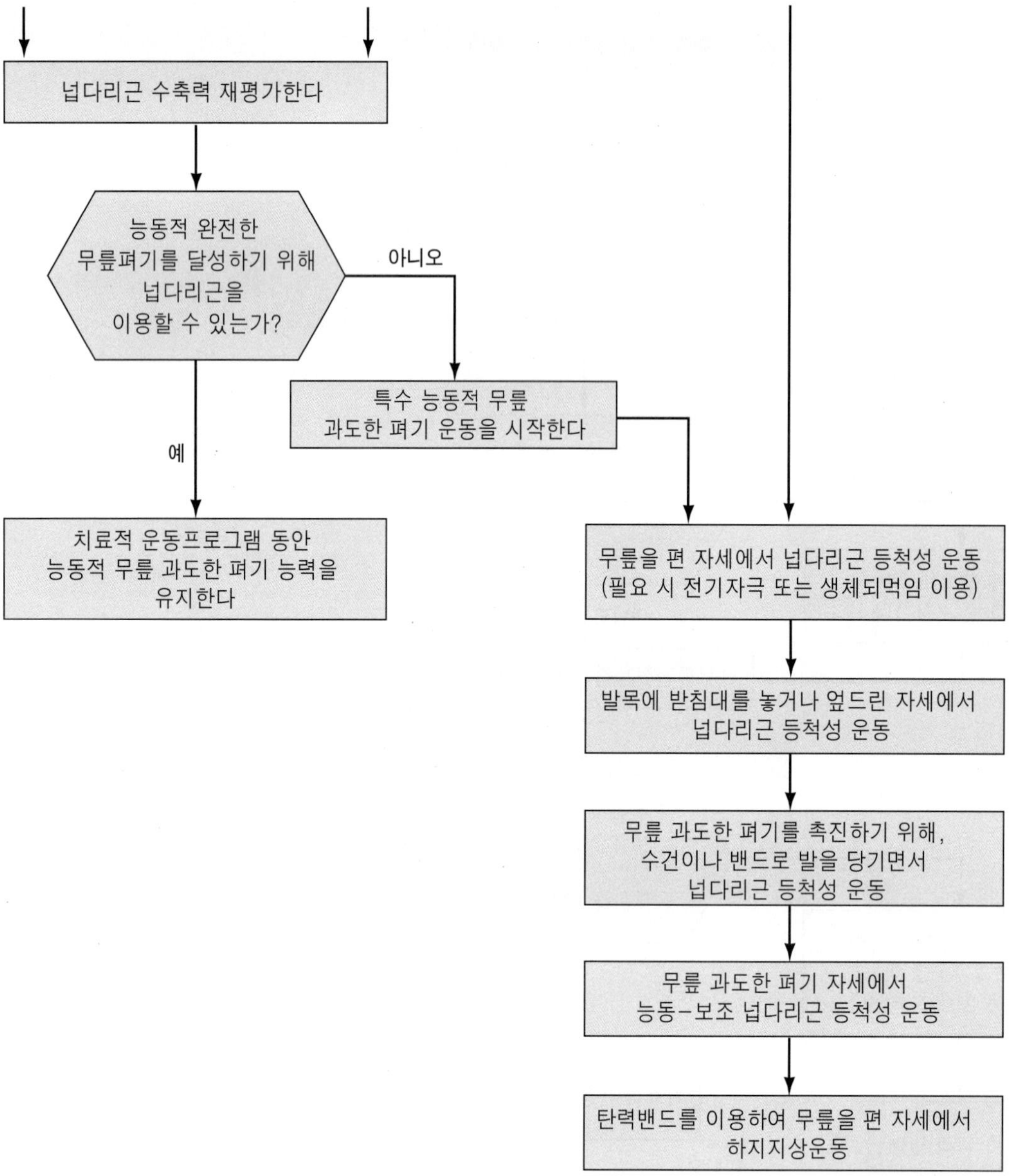

저자의 소견 N(Author's Comments N)

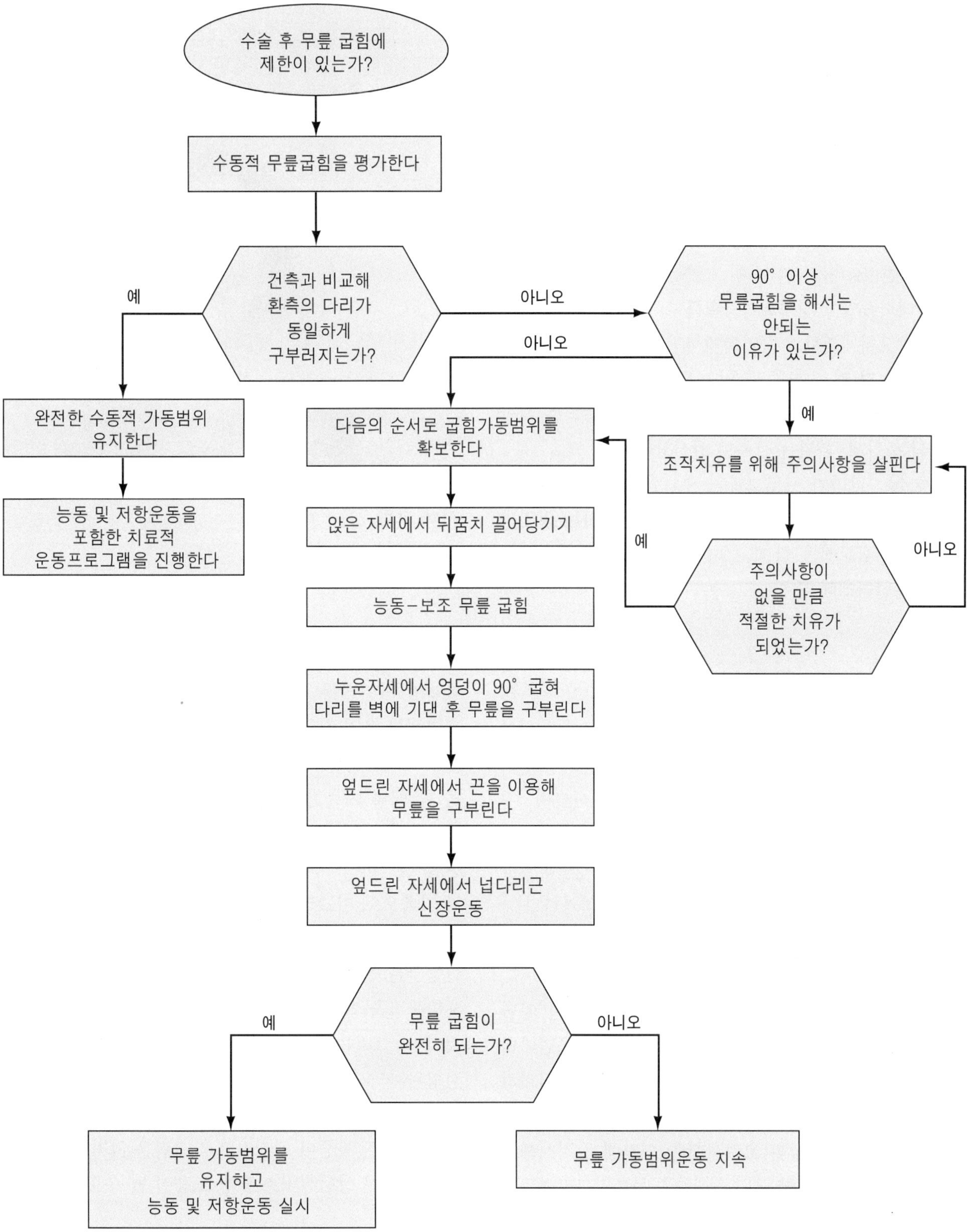

환자사례 #7

Barbara Hoogenboom

병력(History)

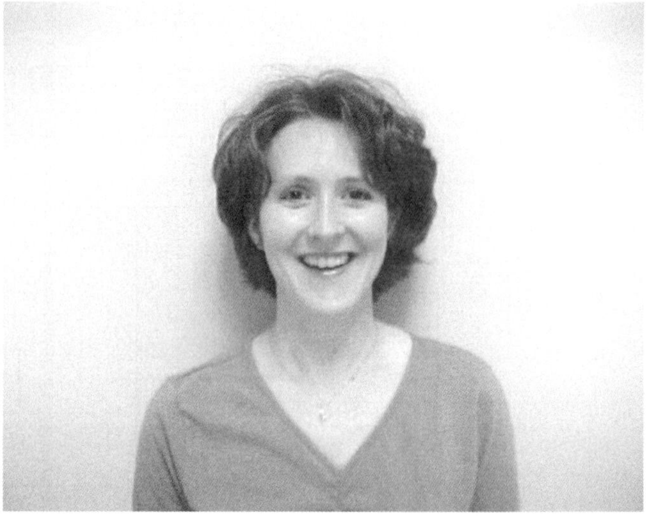

사례 그림 7.1 수잔.

성명: 수잔
나이: 35세
신장: 5′5″
체중: 132 Ibs(임신 전 무게 : 125 Ibs.)
학력: 대학졸업, 경영학석사획득
직업: 주요회계회사의 공인회계사
병력/수술경력: 2주간의 무릎넙다리뼈통증(patellofemoral pain), 3년 전부터 지속되는 재발되는 상태, 환자는 9주째 임신상태
주요 호소: 달리기 프로그램을 수행할 때, 앉은 자세에서 일어설 때, 계단 오르내릴 때를 포함하는 몇몇의 일상생활동작을 할 때 그녀의 능력을 제한하는 우측 무릎넙다리뼈 통증

수잔은 고등학교와 단과대학에서 국토횡단 달리기를 한 후에, 성인시절 동안 달리기를 해온 활동적인 35살의 여성이다.(**사례 그림 7.1**) 달리기는 신체 적합성을 위해 그녀가 가장 선호하는 훈련방법이지만, 자전거타기, 에어로빅, 수영을 포함한 많은 형태의 유산소운동에도 참여한다. 그녀는 일주일에 평균 5일을 달리며 주로 주당 총 20~25 마일을 달린다. 그녀는 매년 4－6번 5K 도로경주에 참가한다.

수잔은 처음으로 임신했다는 것을 알게 되었고, 지금은 9주째이다. 그녀와 그녀의 남편은 임신사실에 흥분하고, 건강한 아이를 가지고 싶어 한다. 산부인과전문의는 지난 2주 동안 그녀에게 문제가 된 우측 무릎관절 (무릎넙다리뼈관절)통증을 위한 운동 치료를 위해서 당신에게 의뢰하였다. 의사는 또한 산모와 태아의 건강과 관련하여 치료적 운동에 있어서 금기사항과 고려사항을 수잔에게 지시해주기를 원한다. 수잔은 대략 3년 전, 우측 무릎넙다리뼈관절 통증을 경험하기 시작하였고, 훈련강도가 증가가 이 통증의 발생의 원인이라 생각되었다. 현재 그녀는 효율과 강도의 측면에서 보면 꾸준한 훈련수준이라고 보고하였다. 지난 2주, 그녀가 일할 때 책상에서 앉은 자세에서 일어서기동작을 할 때와 이층집에서 계단을 오를 때를 포함한 일상생활동작뿐만 아니라 달리기 활동을 할 때 무릎관절 전부에 통증을 경험하기 시작하였다. 그녀는 종종 마치 우측 무릎뼈가 가쪽으로 미끄러지는 듯한 느낌을 종종 받는다고 보고하였다. 그녀의 첫 번째 치료 운동프로그램의 목표는 임신기간동안은 신체건강의 합리적인 수준을 유지하는 반면 일상생활동작을 하는 동안 우측 무릎관절 통증을 감소 시키는 것이다. 그녀는 가능하다면 달리기를 계속 하고 싶어 한다. 정형외과의사에게 잠재적인 의뢰한 것은 무릎넙다리뼈 병리학 범위까지 더 많은 정보를 제공 할 수도 있다. 비록 우측 무릎관절 통증이 직접적으로 관련은 없지만 영양과 체중 조절을 위한 상담서비스 또한 도움이 될 수도 있다.

이학 검사(Physical Examination)

근골격계평가(Musculoskeletal Assessment)

자세/관찰 : 환자는 양쪽 하지에 경(가벼운)한 바깥굽움(valgus)이 있고 , 양쪽 발에 (우측>좌측) 중증도의 편평발(pes planus)을 가지고 있다. 우측 하지의 안쪽빗근(vastus medialis oblique) 에 경한 위축이 발견되었다.

앉은자세에서 무릎관절의 능동 관절가동범위 : 135° 굽힘에서 양측 완전 폄 시 우측 무릎넙다리뼈관절에서 가벼운 통증이 있다.

인대이완: 앞십자인대. 뒤십자인대. 내외측 십자인대 좌우대칭 정상

도수근력검사: 30° 굽힘과 90° 굽힘 저항 검사에서 통증(무릎넙다리뼈 관절)이 있었고, 우측 넙다리근 근력은 4/5이었다. 완전 폄 시 우측 안쪽빗근 등척성 활동 유도하는데 어려움이 있음

근육힘줄 신장성: 바로 누운 자세에서 90° 엉덩이관절 굽힘에서 능동적인 넙다리뒤근 신장성: 우측 25° 폄 부족, 좌측 20° 폄 부족. Ober's 테스트 양측 양성, 중등도의 제한.[1]

무릎뼈 안정성: 우측 무릎넙다리뼈관절에서 가벼운 가쪽활주 증가 및 안쪽활주 감소

통증: 보통의 일상 생활동작 하는 동안 3/10 (visual analog scale 이용측정), 1마일 이상 거리 달리기 한 후 6/10 ; 계단 오를 때나 종종 앉은 자세에서 선 자세로 움직일 때 6/10.

특수검사: 우측 무릎대퇴관절에서 분명하지 않은 불안증상.[1]

심폐관계 평가(Cardiopulmonary Assessment)

휴식 시 혈압 : 120/77 mm Hg
휴식 시 심박수 : 62 bpm

신경근 평가(Neuromuscular Assessment)

감각/반사: 무릎의 심부힘줄반사와 아킬레스힘줄반사는 +2, 양측 하지의 가벼운 촉각감각 정상(intact)
선 자세에서 균형: 한 다리로 서기 테스트(눈감은 상태) 결과, 좌측 하지 18초, 우측 13초

피부계 평가(Integumentary Assessment)

적용하지 않음

A. 주어진 정보에서 수잔의 근골격계 장애와 관련한 첫 번째 고려사항은 무엇인가?[2-11] *저자의 소견 A 참조*

B. 존재하거나 잠재적인 다른 계통 장애들에 관해서 고려해야 할 사항은 무엇인가? *저자의 소견 B 참조*

C. 손상이나 질병의 효과를 최소화하고 지연시키고, 방지하는 것이 모든 환자에게 중요하다. 수잔이 방지해야할 고려사항을 명시하고 당신의 결정에 이론적 근거를 제공하여라.[12] 예방수준, 선호되는 운동 유형, 이론적 근거를 표를 만들어 작성하라. *저자의 소견 C 참조*

모든 요소들을 고려한 후에 당신은 우측 무릎관절기능을 본래상태로 회복하는 뛰어난 예후를 나타낼 것이라고 결정한다. 모든 신체 검진 자료, 생활습관, 일상생활동작(ADLs), 기구를 사용한 일상생활동작, 환자의 관심사항들을 고려하고, 수잔과 관련한 주요한 행동 유형을 확인한 후, 치료사는 병력과 신체 검진 자료에 의해 야기된 문제들을 요약한 문제목록을 만들 준비를 해야 한다.

확인된 증상과 징후들은 치료적 운동프로그램을 계획하는데 근거를 제공한다. 그러나 우리는 수잔에 관해서 더 많이 알게 되면서 임신기간 동안 참여하는 운동프로그램과 관련해서 상담을 할 뿐만 아니라 근골격계의 문제들을 위한 적절한 치료적 운동 프로그램을 수정할 수 있다. 수잔만의 독특한 특성을 평가하여 개인적이고 더 의미 있는 프로그램

을 만들 수 있다. 수잔의 모든 생활을 고려함으로서, 그녀의 개인적인 가치와 일상 생활에 잘 맞는 치료적 운동과 운동의 지시사항들을 계획 할 수 있다. 특별히 고려해야할 사항들은 그녀의 생활습관, 건강의 관심사항들, 그녀의 기구를 사용한 일상생활동작과 일상생활동작들이다.

생활습관: 직장과 교회에서 친구들과 사회적인 활동에 적극적이다. 사회적인 접촉들의 대부분은 여가활동에 크게 동기부여가 되고 그녀가 전념하고 있는 운동과 건강 활동 주위에서 일어난다. 수잔은 결혼했고, 그녀와 그녀의 남편이 매우 기뻐하는 것은 이것이 그녀의 첫 번째 임신이기 때문이다. 비흡연자, 사회적인 음주(임신한 이후로 중지).

건강/운동 관심사: 수잔은 지방의 달리기 클럽의 회원이다. 그녀의 남편 또한 열심히 달리기를 하며, 수잔이 임신기간동안 계속해서 달리고 운동하고 싶어하는데 이를 지지한다. 일반적인 운동, 웨이트트레이닝, 유산소 활동은 수잔에게 아주 중요하다. 수잔은 또한 좋은 영양섭취에 전념하고 있으며, 건강한 임신을 위해서는 건강한 체중 증가가 중요하다는 것을 인정하는 반면 임신기간 동안 날렵한 몸매를 원하고 있다.

일상생활동작: 계단을 오를 때 통증(2층에 침실이 있는 2층 건물), 쪼그려 앉아서 하는 과제수행 시 통증(세탁). 수잔은 전에는 이러한 어려움을 경험한 적이 없었기 때문에 중요하다.

수단적 일상생활동작: 앉은 자세에서 선자세로의 이동시 통증이 있다. 그녀는 사무실에서 근무하고, 흔히 앉은 자세에서 선자세로 이동해야 한다. 그녀는 또한 정원 일을 수행하는데 어려움을 겪는다(쪼그려 앉기 자세). 또한 수잔에게 중요한 걱정은 이러한 일상생활의 제한이 임신기간에도 늘 존재하고 아이를 돌볼 때도 발생할 가능성이 있다는 것이다.

D. 여기까지 제공되는 정보에 의거하여, 수잔의 삶의 질(자신에게 중요한 일들을 수행하는 능력)에 중요하다고 고려되는 6-8가지의 문제목록을 만들어라. *저자의 소견 D 참조*

문제목록을 작성하고 나면, 당신의 치료적 운동프로그램을 수잔이 성취할 수 있도록 돕는 단기목표와 장기목표를 계획할 준비가 되었다. 당신이 수잔을 위해 설정한 목표가 주목할 만하고, 현실적이고, 분명하고 그리고 객관적으로 기술해야 함을 명심해라. 손상과 기능적 제한과 관련된 문제와 장애를 예방할 수 있는 목표를 설정하라. 수잔을 위해, 4주후 수잔이 치료적 운동프로그램을 통해 성취해야 하는 단기목표를 제시해라. 비록 손상이 있더라도 기능적인 측면에서 목표를 설정해야 함을 기억하라.

E. 제공된 정보를 토대로 3-6(4주 이상) 단기 치료적 운동프로그램의 목표를 작성하라. "4주 후에는... , 환자는 ...." *저자의 소견 E 참조*

이 경우에는 임신 2분기와 3분기로 접어들었을 때 수잔이 수행해야 하는 운동과 관련된 여러 개의 장기 교육목표가 있어야 한다.[2,4,9]

F. 수잔이 임신기간 동안 내내 수행할 수 있는 3-6개의 치료적 운동프로그램의 장기목표(5-10주)를 설정하라. "6-8주까지, 환자는........." *저자의 소견 F 참조*

수잔이 회원인 헬스클럽은 매일 아침 6시부터 저녁 9시까지 열고, 치료풀뿐만 아니라, 실내에서 걷고/달리는 트랙, 유산소 운동장비(고정 자전거, 계단오르기, 타원훈련기, 노젓기기계, 상지운동기구)까지 갖추고 있다. 웨이트훈련 장비 또한 이용할 수 있다. 수잔은 1–5 lbs 무게의 커프와 덤벨을 집에 가지고 있다고 보고하였다. 수잔이 집에서 수행할 하지운동 선택을 제한하고, 대안으로 하는 유산소운동의 중재에 관해서는 헬스클럽에 사용하는 장비를 선택할 수도 있다.

G. 치료적 운동처방을 결정하는 요소를 고려하여, 운동 훈련이 되어야 하는 주요 신체부위와 계통 되는 신체 계통, 치료적 운동 목록 작성, 그리고 이 운도을 선택한 근거를 제시하라. *저자의 소견 G 참조*

H. 다음에 나오는 치료적 운동프로그램의 양(set와 반복회수), 강도, 휴식비율, 빈도를 문서화하여라.[13-18] *저자의 소견 H 참조*

I. 치료적 운동프로그램을 시작하면, 수잔이 단기목표를 달성하였다는 것을 증명할 3 - 6가지의 객관적 임상적인 측정방법을 제시하라. [1, 19-21] *저자의 소견 I 참조*

4주가 이제 지나갔고, 수잔은 그녀의 활동과 치료적 운동을 잘 하고 있다. 그녀는 이 프로그램을 아주 잘 따르고 있으며 모든 운동에서와 기능적인 활동에서도 많이 향상되었음을 보여준다. 그녀는 이제 임신 13주째로 들어서고 있다. 그녀의 몸무게 증가는 잘 통제되고 있다(재평가 자료 참조). 4주 후 당신은 재평가하여 다음의 정보들을 작성보관해야 한다.

체중(Body Weight): 139 lbs

근골격계 평가(Musculoskeletal Assessment)

도수근력측정: 검진 시 양쪽 하지의 근력은 정상이고 우측 안쪽빗근은 과비대가 관찰됨

근육힘줄 신장성: 90° 엉덩이관절 굽힘상태로 바로 누운 자세에서 능동적 넙다리뒤근 신장: (우측) 완전 펴짐에서 10° 부족, (좌측) 완전 펴짐. 오버테스트에서는 양측이 중증도로 유지되었다.

통증: 앉은 자세에서 선 자세로 이동시 우측 무릎관절 통증 1/10, 계단을 오르내릴 때 3/10, 단거리를 달리려고 시도할 때 2/10. 테이핑이 적용되었을 때 통증은 하루 종일 0-1/10.

무릎뼈 안정성 : 무릎뼈 안쪽활주가 향상(외측지대의 신장성 증가), 외측활주의 불안검사에서 음성, 지난 2주 동안 "무릎뼈가 미끄러진다는 느낌 없음"

심폐관계 평가(Cardiopulmonary Assessment)

휴식 시 혈압 : 120/75 mm

휴식 시 심박율 : 70 bpm

신경근 평가(Neuromuscular Assessment)

서 있는 자세에서 균형 : 한쪽 다리로 서기 검사(눈감은 상태), 왼쪽하지로 20초, 오른쪽 하지 20초.

피부계 평가(Integumentary Assessment)

적용하지 않음

J. 상기의 재검진자료들과 당신이 환자의 임신진행에 관해 아는 것을 고려하여, 운동 순서, 운동선택과 수정사항을 제공하는 수정된 치료적 운동프로그램을 제시하라. 무릎관절을 위해 수잔이 계속 해야 할 추가적인 운동이나 계속해야할 운동들은 무엇인가? 달리기를 계속하고 싶어하는 수잔과 관련해서 그녀에게 남아있는 교육적인 문제는 무엇인가? 이미 존재하고 있는 상태가 악화되거나 새로운 상태가 생기는 것을 예방하는 것이 중점임을 기억하라. *저자의 소견 J 참조*

사례 요약(Case Summary)

무릎넙다리뼈관절의 통증이나 불안정성은 활동적으로 뛸 수 있는 사람에게는 치료하기가 쉽지 않다. 동시에 존재하는 임신과 기능 회복(달리기)은 추가적인 생리적, 근골격, 그리고 심리적인 요구에 의해 치료가 점점 복잡해지고 더욱 난해진다. 가장 큰 염려는 산모와 자라가는 태아의 건강이다. 기존의 연구들은 임신한 여성을 위해 치료적 운동선택과 건강 활동처방에 대해 지침을 제공한다(ACOG guidelines).

수잔과 같은 환자를 치료하는 재활치료사는 수잔의 무릎넙다리뼈관절통증과 임신기간동안 건강／운동과 관련한 많은 문제들을 언급하여야 한다. 이 사례에서 두 단계의 치료는 무릎넙다리뼈관절 통증과 불안정성을 중재하는 첫 번째 교육단계와 활동적이고 건강지향적인 임산부와 관련된 다른 쟁점을 언급하는 두 번째 단계를 제공한다. 체중증가와 다른 고려사항의 견지에서 어떻게 그녀의 임신상태가 진행되는지에 의존하여 의사는 그녀가 계속 달리기를 할 것인지

를 허용할 것이다.

그러나 이것이 어렵고, 불편하고, 의학적으로 건강에 좋지 않게 된다면, 수잔은 남은 임신기간동안 건강을 유지하기 위해 이용 가능한 많은 다른 방법과 선택권을 가질 것이다. 수잔은 게다가 향후 무릎넙다리뼈관절 과민의 징후와 증상을 관리하기 위한 몇몇 방법에 대해 배울 것이다. 수잔의 생활방식, 일상생활동작(ADLs), 개인적 건강목표를 고려해보면, 치료적 운동 중재는 그녀의 무릎넙다리뼈관절과 관련된 문제가 임신동안 그녀의 삶의 질에 영향을 줄 수 있다는 것을 보여준다.

K. 종이에 수잔이 경험한 무릎넙다리뼈관절통증을 관리하는 방법을 위한 논리체계를 만드는 의사결정을 도표로 만들었다. *저자의 소견 K 참조*

제 10장을 참조하여, 당신이 이 환자에게 유익하다고 믿는 다른 대안 혹은 보충적 치료적 운동을 논의해라. 당신의 제안에 대한 이론적인 근거를 제시해라.

참고문헌(References)

1. Magee DJ. *Orthopedic Physical Assessment*, 4th ed. Philadelphia, PA: W.B. Saunders, 2002.
2. Calhuneri M, Bird HA, Wright V. Changes in joint laxity occurring during pregnancy. *Ann Rheum Dis.* 1982;41:126–128.
3. Dumas G, Reid J. Laxity of knee cruciate ligaments during pregnancy. *J Orthop Sports Phys Ther.* 1997; 26:1–6.
4. Clapp JF. Exercise during pregnancy. In O Bar-Or, D Lamb, P Clarkson (eds.), *Perspectives in Exercise Science and Sports Medicine: Exercise and the Female—A Life Span Approach.* Carmel, IN: Cooper Publishing Group, 1996.
5. Clapp JF, Little KD. Effect of recreational exercise on pregnancy weight gain and subcutaneous fat deposition. *Med Sci Sports Exerc.* 1995; 27:170–177.
6. Sternfeld B, Quesenberry CP, Eskenazi B, et al. Exercise during pregnancy and pregnancy outcome. *Med Sci Sports Exerc.* 1995; 27:634–640.
7. Clapp JF, 3rd. Exercise during pregnancy. A clinical update. *Clin Sports Med.* 2000; 19(2):273–286.
8. Ireland ML, Ott SM. The effects of pregnancy on the musculoskeletal system. *Clin Orthop.* 2000;(372): 169–179.
9. American College of Obstetricians and Gynecologists (ACOG). ACOG technical bulletin #189: Exercise during pregnancy and the postpartum period. Washington, DC: ACOG Press, 1994.
10. American College of Obstetricians and Gynecologists (ACOG) committee opinion. Exercise during pregnancy and the postpartum period. 2002;267: 37–39.
11. Lindblom L. Exercise during pregnancy. *Physician Sportsmed.* 1997;25:28e, 28i–j, 281.
12. Wang TW, Apgar BS. Exercise during pregnancy. *Am Fam Physician.* 1998;57(8): 1846–1854.
13. *Guide to Physical Therapist Practice.* Alexandria, VA. American Physical Therapy Association, 1999.
14. Crossley K, Bennell K, Green S, McConnell J. A systematic review of physical interventions for patellofemoral pain syndrome. *Clin J Sport Med.* 2001;11(2): 103–110.
15. Herrington L. The effect of patellofemoral joint taping. *Critical Rev Phys Rehab Med.* 2000;12(3): 271–276.
16. McConnell J. The physical therapist's approach to patellofemoral disorders. *Clin Sports Med.* 2002; 21(3):363–387.
17. Salisch GB, Brechter JH, Farwell D, Powers CM. The effects of patellar taping on knee kinetics, kinematics and vastus lateralis muscle activity during stair ambulation in individuals with patellofemoral pain. *J Orthop Sports Phys Ther.* 2002;32(1):3–10.
18. Tang SF, Chen CK, Hsu R, et al. Vastus medialis obliquus and vastus lateralis activity in open and closed kinetic chain exercises in patients with patellofemoral pain syndrome: An electromyographic study. *Arch Phys Med Rehabil.* 2001; 82(10): 1441–1445.
19. Witvrouw E, Lysens R, Bellemans J, et al. Open versus closed kinetic chain exercises for patellofemoral pain: A prospective, randomized study. *Am J Sports Med.* 2000; 28(5): 687–694.
20. Rancho Los Amigos National Rehabilitation Center. *Observational Gait Analysis.* Downey, CA: Los Amigos Research and Education Institute, Inc., 2001.
21. Kendall FP, McCreary EK, Provance PG. *Muscles: Testing and Function*, 4th ed. Baltimore, MD: Williams & Wilkins, 1993.
22. Eastlack ME, Arvidson J, Snyder-Mackler L, et al. Interrater reliability of videotaped observational gait-analysis assessments. *Phys Ther.* 1991;71(6): 465–472.

저자의 소견 A(Author's Comments A)

수잔이 경험하는 무릎넙다리뼈문제가 근골격계 문제의 핵심이다. 그녀가 유사한 불편에 대한 병력을 가지고 있는 것처럼 보인다. 신체검진에서는 다음의 장애를 보여줬다: 하지의 생역학적인 정렬 문제, 관절가동 범위가 완전함에도 불구하고 무릎 폄과 관련된 무릎넙다리뼈관절 통증의 자극성, 안쪽빗근 위축, 오른쪽 넙다리근의 단축, 양쪽 넙다리뒤근 신장성 부족(왼쪽보다 오른쪽이 더), 장경인대 신장성부족, 그리고 있음직한 오른쪽 무릎뼈에 불안정성과 과운동성. 그녀의 기능적 장애는 앉은 자세에서 선자세로의 이동, 오르고 내리는 계단, 달리기할 때에 어려움이다.

저자의 소견 B(Author's Comments B)

수잔의 첫 3개월간 임신상태를 고려하면, 아마 그녀의 치료적 운동처방에 관한 고려사항이 있었을 것이다. 여성이 임신하면 다양한 호르몬적 생리학적 변화가 일어난다. 이런 변화들은 새로운 근골격통증을 촉진시키거나 (가장 일반적으로 요통) 예전 건강상태를 악화시킨다. 임산부에게서 증가되는 피막인대(capsuloligamentous) 관절의 이완 가능성은 고려되어야만 한다. 호르몬 릴랙신과 프로게스트론이 임신동안 관절이완의 원인이 된다고 믿어진다. (제 3장과 제 6장 참조). 무릎넙다리뼈관절의 이완과 관련된 연구데이터가 없음에도 불구하고, 몇몇 연구는 임신초창기에 대부분의 관절이완이 일어난다고 제시한다.[2,3] 임신 동안 피막인대 이완이 증가함에도 불구하고,[3] 임신 동안 운동과 관련된 손상에 대해 발표된 보고가 없다.[4] 사실상 임신동안의 규칙적인 운동은 후기 단계동안 임산부의 체중증가와 지방축적을 제어하는데 도움을 주는 동시에 임신에 따른 근골격 불편함을 줄여주고 건강을 개선시킨다는 것을 보여줬다.[4-6] 게다가, 질량중심의 위치 변화와 관절이완은 근육신경 균형장애에 원인이 된다(제 9장 참조).

유산소 운동과 수잔의 근골격 고려사항에 대한 치료적 운동의 제안은 임신 내내 나타나는 변화의 관련하여 언급되어져야 한다. 무릎넙다리뼈관절 통증만큼 일반적으로 근골격 상태의 치료조차 산모와 태아에 대한 잠재적 영향을 고려해야한다. 게다가 치료적운동이 근골격계 유지를 위해 선택되고 심폐계운동 또한 그녀의 선 자세에서의 균형능력을 유지하고 개선시킨다면, 또 다른 중요한 이득을 제공할 것이다. "웨이트트레이닝(weight training)"을 고려하지 않더라도 하지의 치료적 운동선택은 양(강도, 빈도)과 상태의 관점에서 주의 깊게 선택되어야 한다.

비록 수잔은 임신동안 건강 프로그램을 계속하길 원하지만 수정이 필요하다. 대략 임신을 계획한 여성의 1/4이 에어로빅, 달리기, 계단오르기와 같은 활발한 운동의 형태에 참여한다. 건강지향적인 여성의 많은 수가 안전한 임산부와 태아의 협조를 위해 권고된 지침을 따라 임신동안 그들을 건강요법을 계속하길 원한다.[7]

임산부에게 치료적운동에 대해 조언할 때 첫째로 임폄 그녀의 건강상태를 고려하는 것이 중요하다.[8] 많은 의사들은 여성들이 운동 일정을 시작하지 않거나 임신했을 때 현재의 일정수준을 줄이는 것을 권고하곤 한다. 그러나 현대의 보고서는 임신동안 규칙적인 운동프로그램을 시작하거나 지속하는 것이 평균적으로 건강한 여성에게 안전하고 유익하다고 제시한다. ACOG는 〔*Guideline for exercise During Pregnancy*〕가 임신한 여성에게 안전한 치료훈련 제안을 제공하길 원하는 재활치료사에게 유용하다고 한다. 지침은 다음과 같다:

- 의학적 혹은 산과의 합병증이 없으면 임산부는 하루 30분 이상 적당한 운동을 할 수 있다.
- 단순 임산부들은 활동을 유지할 수 있지만 의학적 지시대로 운동일정을 수정해야 한다.
- 운동을 하는 임산부는 적절한 수분을 제공, 적절한 의상착용, 최상의 운동환경(안락한 온도와 습도)선택을 통해 열손실을 증대할 수 있다. 이것은 첫 3개월 동안 특히 중요하다.
- 운동하는 임산부는 적절한 식단을 통해 신진대사의 항상성을 유지할 수 있다.
- 이전의 운동하지 않던 임산부와 의학적, 산과의 합병증을 가진 자는 신체적 활동 권고가 만들어지기 전에 평가받아야 한다. 이전운동에 대한 위험성과 태아 성장의 제한성의 병력을 가진 신체적 운동을 하는 임산부는 두 번째, 세 번째 3달 동안 그들의 운동량을 줄여야 한다.
- 첫 3달 후, 바로 누운 상태와 움직임 없는 선 자세는 정맥 순환을 상대적인 방해한다. 이로 인해 심장출력을 감소하고 서 있는 상태에서 저혈압이 촉진된다.

임산부는 바로 누운 상태에서 운동하는 것과 오랜 시간의 움직임 없는 기립상태를 유지하는 것을 피해야 한다.

- 임산부는 높은 위험에 노출된 오락적인 스포츠에는 참가하지 말아야 한다. 임신동안의 형태학상 변화는 특히 3번째 3달 동안 균형 손실로 산모와 태아가 건강을 유지함에 있어서 해로운 운동을 하는 것을 상대적으로 금기시한다.
- 출산 후 이전 임산부운동프로그램은 신체적, 의학적으로 안전하다고 간주될 때까지 서서히 반복할 것이다. 임산 후 스트레스를 줄이는 신체운동은 산후 우울증 가능성을 줄이는 데 도움을 줄 것이다.

절대적인 금기사항	**상대적 금기증**	**임신기간 동안 운동을 중지해야 할 징후**
• 혈류역학적으로 심각한 심장병	• 심각한 빈혈	• 질출혈
• 폐쇄성 폐질환	• 평가되지 않은 모체심장부정맥	• 운동전 호흡곤란
• 자궁경부 무력증	• 만성 기관지염	• 어지러움, 현기증
• 미성숙 분만(조산)의 위험이 있는 다태임신	• 잘 조절 되지 않는 type 1 당뇨	• 두통
• 4-6, 7-9개월에 지속적인 출혈	• 과도한 병적 비만	• 가슴통증
• 임신 26주 후에 전치태반	• 과도한 체중 저하(BMI < 12)	• 근약화
• 임신상태에 조산	• 과도하게 앉아있는 생활습관	• 종아리 통증 또는 부종(혈전정맥염으로 배제)
• 양막파열	• 현재 임신시 자궁내 성장 지연	• 조기분만, 조기 산통
• 자간전증, 전자간증(preclampsia/pregnancy)/임신고혈압	• 잘 조절 되지 않는 고혈압	• 태아움직임 감소
	• 정형외과적 제한	• 양수 누출 감소
	• 잘 조절되지 않는 간질 장애	
	• 잘 조절되지 않는 갑상선 기능항진증	
	• 심한 흡연자 골초	

(출처: ACOG Committee on Obstetric Practice. Committee Opinion: Exercise during pregnancy and the postpartum period. 2002;267:37-39)

ACOG에서 제시하는 많은 제안들은 무산소 운동과 유산소운동 프로그램의 실행이 영향을 미칠 수 있는 임신기간 동안 발생할 수 있는 형태학적 변화와 제안된 운동자세뿐만 아니라 유산소운동과 관련된 열과 심폐기능과 관련한 문제들을 다루고 있다. 광범위한 심폐기능 시스템변화는 임신기간 내내 일어난다. 임산부의 심박동은 10-15 bpm 증가하고, 평균혈액량은 대략 45% 증가하고, 심박출량 또한 증가하며 임산부의 상태에 따라 영향을 많이 받는다.[8]

강도와 유산소 운동방식은 안정시 산소요구성을 증가시키기 때문에 임신동안에 가장 중요한 고려사항이다. 산모는 임신하지 않은 여성과 비교하여 체중부하운동 동안 더 많은 산소량이 든다.[11] 그러므로 산모는 그에 상응하게 운동강도를 조절해야 한다. 운동형태에 관해서 걷기가 임신동안의 가장 대중적인 운동이다(43%).[6] 달리기와 같이 과도한 수직 지면반발력을 유발하는 체중부하 운동은 임신 내내 여성의 체중증가에 따라 더욱 어려워진다. 대부분의 여성들은 임신 후반부로 갈수록 운동에 따른 불편함이 더욱 증가한다.[12] 잘 훈련된 달리기 선수에 대한 연구들은 연구는 임신기간 동안 모든 면에서 행동의 감소를 보였다.[5]

과도한 열방출을 야기할 수 있는 운동형태는 또한 임신동안 피해야 한다. 이것은 열증가가 산소요구량을 증가시키고 임신초기에 일어나는 신경관 장애와 관련 있을 수 있는 사실 때문이다. 운동하는 임산부는 적절한 열감소를 위한 적당한 수분과 환기를 확실히 해야 한다.

저자의 소견 C(Author's Comments C)

예방			우선적 치료행위 형태	근거
1°	2°	3°		
	X		근골격	오른쪽 무릎넙다리뼈 통증 악화
			신경근육	
X			심폐	임신 동안 부모와 태아에게 과도한 스트레스를 피하기 위해 적절한 운동 제공
			피부	

"일반적 건강증진과 같은 방법을 통한 손상받기 쉬운 집단을 대상으로 목표 질환을 예방하는 것"으로 *물리치료사 치료행위 지침(Guide to Physical Therapist Practice)*에 정의된 일차예방(1°)이 수잔에게 적용될 수 있다. 우리는 임신 내내 적절한 기술과 치료적 운동 형태를 이용하여 수잔의 과도한 체중증가와 과도한 열증가를 막을 수 있을 것이다. 이러한 두 가지의 첫 번째 예방목표는 이미 건강을 많이 의식하고 있는 수잔을 교육함으로써 성취될 수 있다.

이차예방(2°) - 우선적 치료행위 형태 4D, 결합조직 기능이상과 관련된 관절운동성, 운동기능, 근육수행력, 그리고 관절가동범위의 손상.[13] 무릎넙다리뼈관절 기능이상을 치료함으로써 우리는 손상의 기간과 심각성을 줄일 뿐만 아니라 기능활동 장애와 추가 휴유증을 막기 위한 근본적인 생역학적 요소를 다루기를 원한다. 치료운동프로그램 계획자는 신속하고 적절한 중재를 통해 기간, 심각성, 현존하는 무릎의 통증의 후유증, 재발하는 무릎넙다리뼈관절 기능장애를 줄이는 것이다.

저자의 소견 D(Author's Comments D)

문제 목록

1. 하지에서 생역학적인 부정렬 , 평편발: 우측 〉 좌측
2. 오른쪽 무릎 안쪽빗근(vastus medialis oblique)위축과 넙다리근 약화
3. 한쪽다리로 서기 균형능력감소(우측)
4. 양쪽 무릎 굽힘근 신장성 감소
5. 양측 장경인대 신장성 가소
6. 오른쪽 무릎뼈의 과가동성(외측)
7. 앉은 자세에서 선자세로 이동 시, 계단 오르내리기, 정원일 중 특히, 쪼그려 앉을 때 우측 무릎관절 통증
8. 원하는 수준의 달리기를 수행하는 능력 감소

저자의 소견 E(Author's Comments E)

단기목표 : 4주 이내에 환자는 다음을 할 수 있어야 한다 :

1. 무릎뼈 테이프와 하지 보조기를 사용하였을 때 무릎넙다리뼈통증이 3/10보다 적은 상태로 1.5−2.5 mile 달릴 수 있다.
2. 우측 넙다리근력(5/5)를 이용해 통증 없이 앉은 자세에서 선자세로 이동할 수 있고 계단을 오르내릴 수 있다.
3. 모든 상태의 지면을 이동하는 동안 안전이 증가하도록, 20초 동안 한쪽다리로 서기 균형능력이 향상된다.
4. 무릎뼈 테이프와 보조기를 사용하는 동안 통증 없이 앉은 자세에서 선자세로 이동하고 계단을 오르내릴 수 있다는 것을 보여줄 수 있다.
5. 계단을 오르내리고 달리기를 하는 동안 전방의 무릎통증을 감소하기위해 양쪽 무릎 굽힘근 신장성을 15°까지 증가하고 장경인대의 신장성은 최소한의 제한범위까지 증가시킬 수 있다.
6. 무릎뼈 테이프와 보조기를 사용하고 있는 동안 일상생활동작 동안 무릎관절 전방 통증을 0/10까지 감소시킬 수 있다.

저자의 소견 F(Author's Comments F)

장기목표 : 6 − 8주까지 환자는 할 수 있어야 한다 :

1. 임신 후반기 동안 (예, 20주 지나서는 바로 누운 자세에서 운동금지) 대안으로 가능한 안전하고 적절한 치료적 운동을 기술할 수 있어야 한다.
2. 온열을 피하는 환경상황과 원활한 수화작용의 측면에서 안전한 운동의 중요성을 말할 수 있어야 한다.
3. 우측 무릎 통증 없이 무릎뼈 테이프를 사용하지 않고

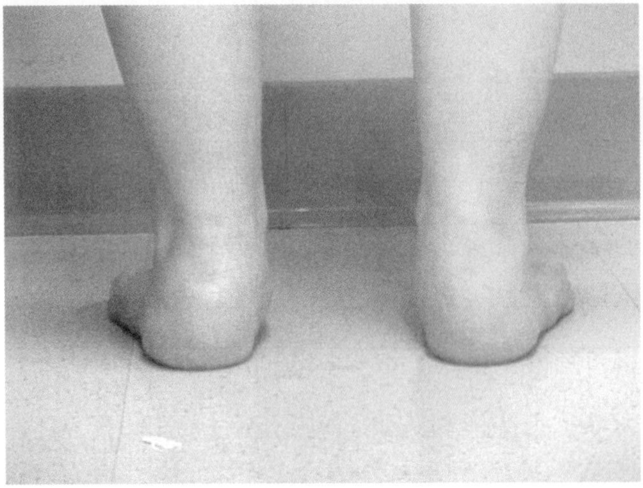

(a)

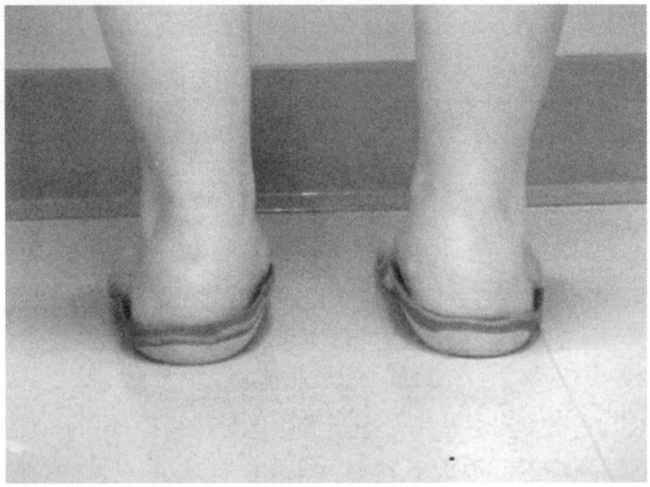

(b)

사례 그림 7.2 보조기 사용전－(a) 사용후－(b).

2-4마일거리를 달려 돌아올 수 있다.

4. 달리기가 힘들어질 때 적절히 대신할 수 있는 낮은 강도의 유산소 운동으로 임심기간 동안 유산소 운동 기본 수준을 유지할 수 있다.

이 섹션에서의 특별한 관심사는 수잔이 사용했던 운동의 긍정적인 이익을 제공하고 임신 내내 산모와 태아의 건강을 적절한 수준으로 유지하는 적절한 치료운동 선택과 대체를 확인하는 것이다. 임신여성에 대한 연구는 균형능력에 영향을 주는 몸무게 증가, 관절이완증가, 중력중심변화가 일어난다고 제시했다. 운동 중에는 영향이 덜 요구될 수도 있다.[2,4,9] 수잔과 같은 레크레이션 운동선수를 위해 임신의 의학적 발전을 기초로 하여 그녀의 의사와 함께 이번 결정이 만들어질 것이다. 걷기나 수영/수중운동으로의 전환이 유익할 것이다.

주의: 운동. 활동 수정 이전에 나는 그녀의 아치를 조절하기위해 주문한 반견고한 보조기를 맞추도록 하고 무릎넙다리뼈관절 징후를 줄이기 위한 적절한 하지정렬을 유지하도록 도울 것이다(**사례 그림 7.2 a-b**). 게다가 나는 그녀가 행한 스포츠, 활동을 위한 정확한 신발을 사용하는 것을 검증할 것이다: 이 시점, 이 사례에서 좋은 크로스훈련(cross training)이나 달리기 운동화의 충격흡수와 그녀의 편평족을 지지하는 것이 이상적일 것이다.

저자의 소견 G(Author 's Comments G)

운동순서	운동선택	신체 영역	근거
1	의지적으로 저강도의 고정식 자전거	전신	스트레칭 준비운동을 위해 심부체온 상승
2	바로 누운 자세에서 정적인 넙다리뒤근 스트레칭	허벅지 뒤쪽/엉덩이	넙다리뒤근 신장성 증진
3	옆으로 누운 자세에서 정적인 장경인대 스트레칭	허벅지 가쪽/엉덩이	장경인대 신장성 증가
4	안쪽 무릎뼈 도수가동술 적용 후 안쪽 무릎뼈에 테이핑 적용. 걷는 시간 동안과 치료운동을 하는 동안 매일 테이핑 유지 (**사례 그림 7.3**)(제 6장 참조)	무릎넙다리뼈관절	무릎뼈 정렬 증진, 외측지대 스트레칭

(계속)

운동순서	운동선택	신체 영역	근거
5	받침대 위에 무릎 15° 굽힘자세 유지하여 앉은 자세에서 넙다리근 등척성 운동	무릎관절	등척성 넙다리근 근력 증진
6	4방향 하지거상운동(엉덩이관절 굽힘, 벌림, 모음, 폄)	엉덩이관절	동적인 고관절 근력향상과 등척성 무릎관절 근력 향상
7	무릎관절 60° 굽힘상태까지 약간 쪼그려 앉기(Section8, Animation1)	엉덩이와 발목관절	체중부하상태에서 동적인 엉덩관절, 무릎관절, 발목관절 근력향상
8	여러 방향 돌진자세(별모양) **(사례 그림 7.4 a-c)**	엉덩, 무릎, 발목	체중부하상태에서 동적인 엉덩관절, 무릎관절, 발목관절 근력향상
9	고정식 자전거	전신	조깅 대신, 유산소 계통 증진*

*주의: 수잔은 통증이 완전하게 사라지면 매주 3번, 1마일씩 달리는 것이 허락될 것이다. 달리기를 하는 동안 그녀는 무릎뼈테이핑을 적용하여야하고 평편발의 생역학을 조절하기위해 운동화 안에 보조기를 넣도록 교육받을 것이다.

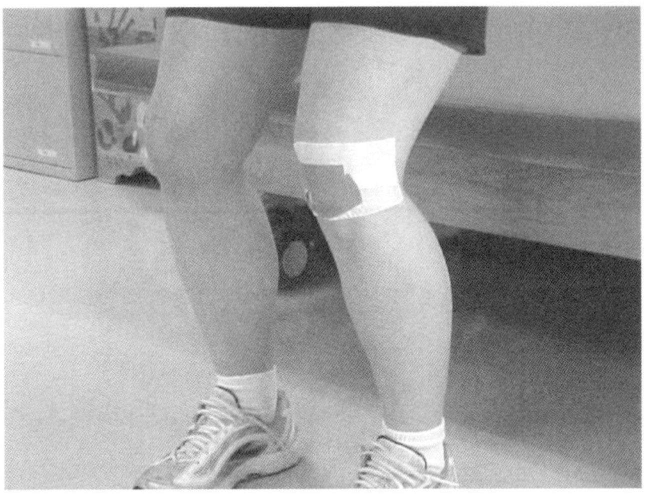

사례 그림 7.3 운동하고 기능적인 활동을 하는 동안 무릎뼈 정렬을 수정하기 위한 무릎넙다리뼈 테이프의 사용.

저자의 소견 H(Author's Comments H)

운동순서	세트/반복	강도	휴식-운동비율	빈도/주
1	1세트, 8–10분	의지적인 저강도	적용 안됨 (준비운동)	매일
2	1세트, 4회 반복, 각각 20초 동안 (perform bilaterally in alternating progression)	저강도, 장기간 정적인 스트레치	적용 안됨 (준비운동)	매일

(계속)

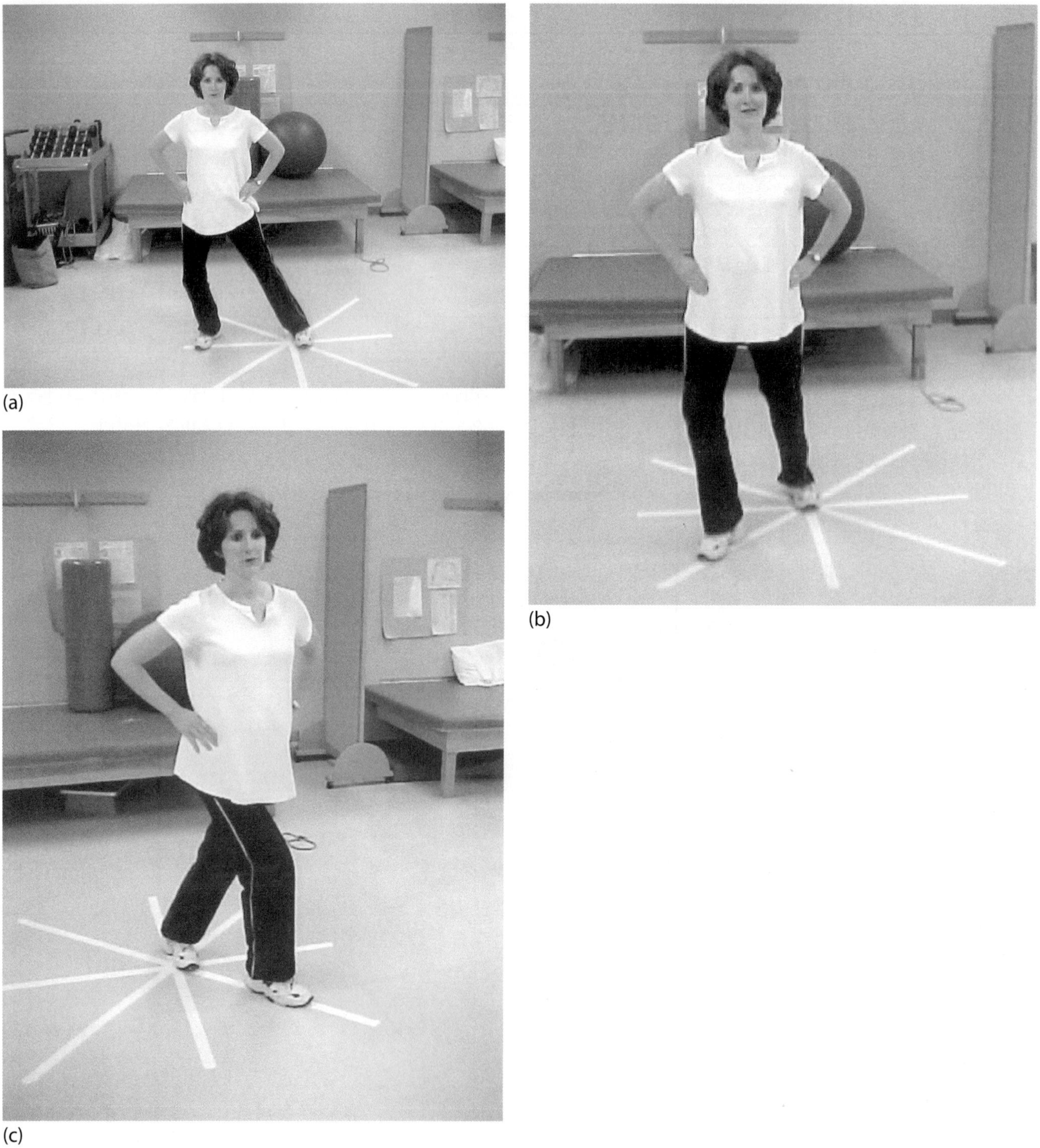

사례 그림 7.4 별 모양. (a) 가쪽 돌진자세; (b) 대각선 돌진자세; (c) 교차 돌진자세.

운동순서	세트/반복	강도	휴식-운동비율	빈도/주
3	1 세트, 4회 반복, 각각 20초 동안 (perform bilaterally in alternating progression)	저강도, 장기간 정적인 스트레치	적용 안됨 (준비운동)	매일
4	1 세트, 4회 반복, 각각 20초 동안 (perform bilaterally in alternating progression)	저강도, 장기간 정적인 스트레치	적용 안됨 (준비운동)	매일
5	3 세트, 각각 10초 동안 10번 반복	안쪽빗근의 활동에 집중하여 의지적으로 최대 노력	2:1	매일
6	2세트, 각각 10번 반복	1세트= 1 최대 반복의 25%; 2세트= 1 최대 반복의 50%	3:1	3회/주
7	8-12 반복되는 3 세트	1세트=부가적인 저항 없이, 매 반복 때마다 10초 유지 ; 2세트=양쪽 발아래 중등도의 탄력성 저항밴드 이용하여 수행 ; 3세트=우측 하지만 실행	3:1	3회/주
8	각 방향마다 10회 반복 1 세트	신체무게 저항; 적절하게 하지를 정렬하여 참을수 있을 만큼으로 보폭 조정	2:1	매일
9	25−30분	권장하는 최대 심박동수의 70%에 맞춰서 1 세트	1:1	3회/주

당신의 프로그램이 이 예시와는 다를 수 있다는 것을 기억해라. 그러나 변화가 않는 것은 주요문제, 기능적으로 관련된 치료목표, 치료운동 처방을 지원하는 과학적 근거들이다. 수잔의 병과 신체 검진결과는 그녀의 무릎넙다리뼈관절 기능이상을 개선시키기 위한 노력으로 하지정렬을 향상시켜 편평족을 줄이기 위한 생역학적 중재가 필요함을 시사한다. 수정된 발지지대의 사용으로 무릎넙다리뼈관절통증 징후가 현저히 감소되었다. 그녀의 오른쪽 하지의 넙다리근을 강화시키기 위한 저항운동 또한 필요하다.[14] 무릎넙다리뼈관절에 어떻게 영향을 주는지에 완벽한 이해가 없다 하더라도 수잔은 운동하는 동안 겪었던 무릎의 통증을 경감시켜주는 오른쪽 무릎넙다리뼈관절의 맥코넬 테이핑(Mcconnell taping)으로부터 이득을 얻을 수 있을 것이다.[15-17] 통증을 감소시키고, 대안적 감각입력제공, 내외측 넙다리근의 활성화 시간을 변경함으로써, 테이핑은 그녀가 오른쪽 넙다리근을 효과적으로 강화하고 층계를 오르내릴 수 있게 하고, 앉았다 일어서기를 좀 더 쉽게 하도록 해준다. 현재의 많은 논문들이 무릎넙다리뼈관절 반발력의 경감이 앉은 상태의 무릎 폄운동과 같은 열린사슬운동과 비교할 때 닫힌사슬운동 혹은 체중부하운동이 넙다리근이 넙다리뼈 조절에 도움을 준다고 한다.[18,19]

양쪽 넙다리뒤근과 장경인대 신장성을 개선시키기 위한 활동이 필요하다. 임산부를 위한 지침 내에서 유산소 에너지 시스템 성능을 유지하는 운동과제가 필요하다. 임신단계 동안, 그녀의 무릎넙다리뼈관절 통증이 달리기를 방해하지 않는다면, 달리기가 계속할 수 있다. 통증이 수잔이 뛰는 것을 방해한다면, 조깅보다 덜 충격을 주는 대체유산소 운동과제(사이클, 타원훈련, 걷기)를 수행하는 것이 낫다. 이런 고려사항을 기초로 하여 다음프로그램이 제안된다.

저자의 소견 I(Author's Comments I)

수잔을 평가하기 위해 이용할 수 있는 객관적인 임상측정도구들 :

1. 보조기 착용한 상태에서 한쪽 하지로 서기와 동적인 보행 평가[20]
2. 도수근력검사(손잡이가 있는 악력계 또는 없는 악력계) 또는 무릎관절 굽힘/폄근력의 등속성 테스트[21]
3. 휴식 시와 특수한 기능적 활동(계단 오르내리기, 앉은 자세에서 선 자세로의 이동, 달리기)을 하는 동안 사용되는 시각통증척도
4. 오버검사(Ober's test)(안쪽 무릎관절과 치료테이블 사이의 거리를 줄자로 측정하는 것), 그리고 넙다리뒤근 폄(각도기로 측정)[1]
5. 달리기 측정을 위한 비디오 촬영(전두면과 시상면)[22]

저자의 소견 J(Author's Comments J)

그녀가 바라는 수준에서 달리기로 회복하는 것을 제외하고, 그녀가 대부분의 단기목표를 달성하였는지 재평가를 시행하였다. 오른쪽의 하지근력의 지속적 개선, 통증 없는 신장성과 기능이 향상되면, 치료적 운동 프로그램은 임신기간 동안 그녀의 달리기라는 장기목표를 다루기 위해 수정되어야 한다. 모든 일상생활 동작 동안 매일 무릎뼈에 테이핑을 계속 하지 않았다. 수잔은 이제는 단지 오직 뛰기 전에만 사용할 것이다. 우리는 운동자세를 검토해야 한다(첫 3개월 후 바로 누운 자세나 오랫 동안 서 있는 자세는 피한다). 수잔은 열정이 있고 그녀의 남은 임신기간 동안 "내가 너무 무겁다고 느끼거나 너무 불편하다고 느낄 때까지" 유산소 운동형태로써의 달리기에 매진할 것이다.

수잔의 치료적 운동프로그램 변경하는데 있어서, 더 많은 체중부하운동을 포함하고, 눕거나 정적인 기립상태의 활동의 제거해야하다. 우리는 임신 내내 체중증가와 중력중심 변화에 따른 선 자세에서의 균형에 안전하고 혁신적인 운동과제를 제공함으로써 그녀가 원하는 달리기 수준으로 돌아가도록 도와야 한다. 프로그램의 첫 4주 동안 행한 과정에 기초하여 그녀는 더욱 진보된 운동을 받을 것이다.

운동순서	운동선택	수정
1	정적인 넙다리뒤 스트레칭	허리척추의 중립위치상태로 선 자세 변경
2	정적인 장경인대 스트레칭	허리척추의 중립위치상태로 선 자세 변경
3	임신부들에게 흔히 생기는 종아리 경련을 방지하고 신장성을 유지하기 위해 장딴지근-가자미근(gastrocnemius-soleus) 근육 스트레치 추가(**사례 그림 7.5**)	

(계속)

운동순서	운동선택	수정
4	중등도의 탄력밴드나 튜브 저항을 이용하여 수평으로 하지를 거상하는 움직임에서 밴드 장력에 반하는 방향으로 움직인다(**사례 그림 7.6 a-b**).	체중부하 상태에서 수행되는 하지거상은 동적인 체간 안정화와 서기 균형뿐만 아니라, 체중부하하고 있는 하지와 움직이고 있는 하지 모두에서 신경근육의 강화를 유발한다. 수잔은 임신 기간 동안은 바로 누운 자세에서 운동하는 것을 계속해서는 안 된다
5	6 inch 발을 앞으로 하여 한쪽 다리로 선 자세에서 대략 60° 무릎관절 굽힌 상태로 쪼그려 앉기	균형 증가; 넙다리근 활동을 최대로 하도록 노력한다.[18]
6	적절한 대안적인 치료적 운동 형태에 관한 지속적으로 지도/상담을 받는다.*	

* 적절한 수분공급과 체온상승 방지뿐만 아니라, 대안적인 가능한 운동(자전거타기, 수중운동, 걷기)에 대한 문서화된 정보를 논의하라. 임신기간 동안 ACOG 가이드 라인과 의학적 진행상황에 의거하여 수잔과 의사는 달리기를 금지해야 할 때를 결정할 것이다. 달리기가 금지될 때 대안적인 가능한 유산소운동이 대체될 것이라는 것을 이해할 것이다.

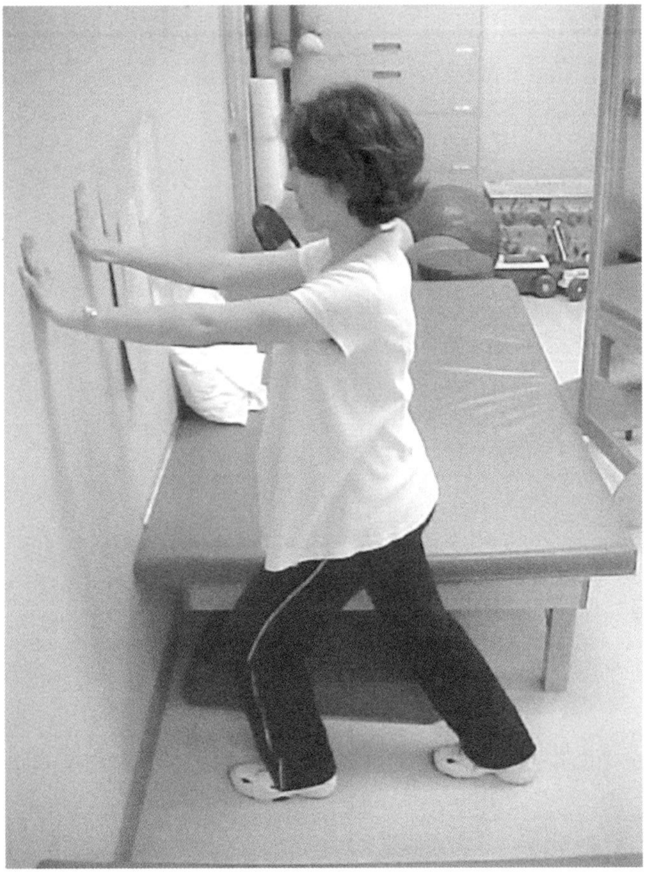

사례 그림 7.5 서 있는 자세에서 정적인 종아리 스트레치(가자미근를 위해서는 무릎을 구부리고 장딴지근을 위해서는 무릎을 똑바로 뻗는다).

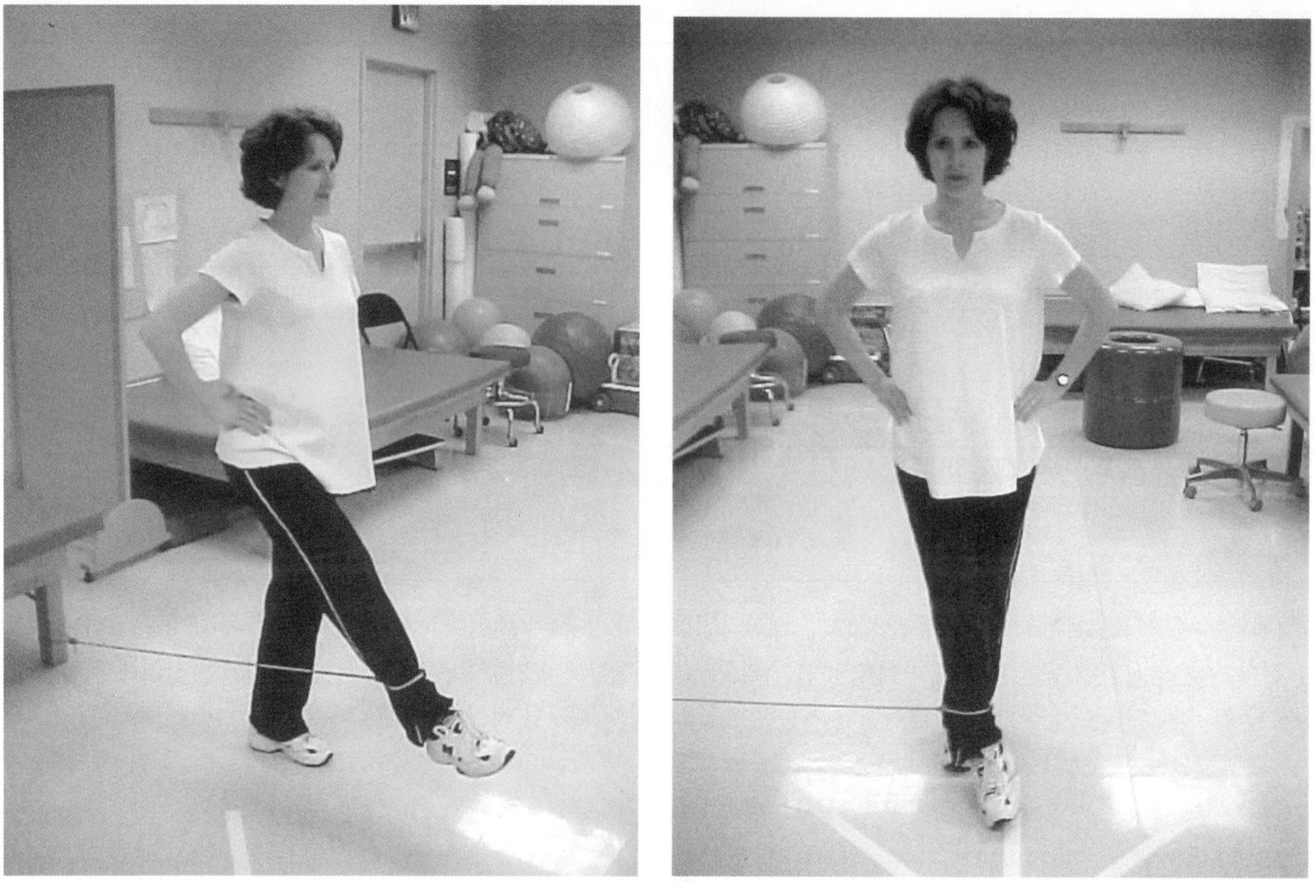

(a) (b)

사례 그림 7.6 엉덩관절 운동. (a) 굽힘방향, (b) 벌림방향.

적절한 신체온도 유지와 관련하여 수잔에게 수분에 대한 논점이 특별한 관심사가 된다. 그녀는 운동 전, 운동하는 동안, 그리고 운동 후에 규칙적으로 물을 섭취해야 한다. 게다가 그녀는 실내와 실외 운동의 차이점과 신체 온도에 각각 관련 있는 영향력을 배워야한다.(운동환경 하에 환경적 온도, 습도와 관련하여)(4장 참조).

저자의 소견 K(Author's Comments K)

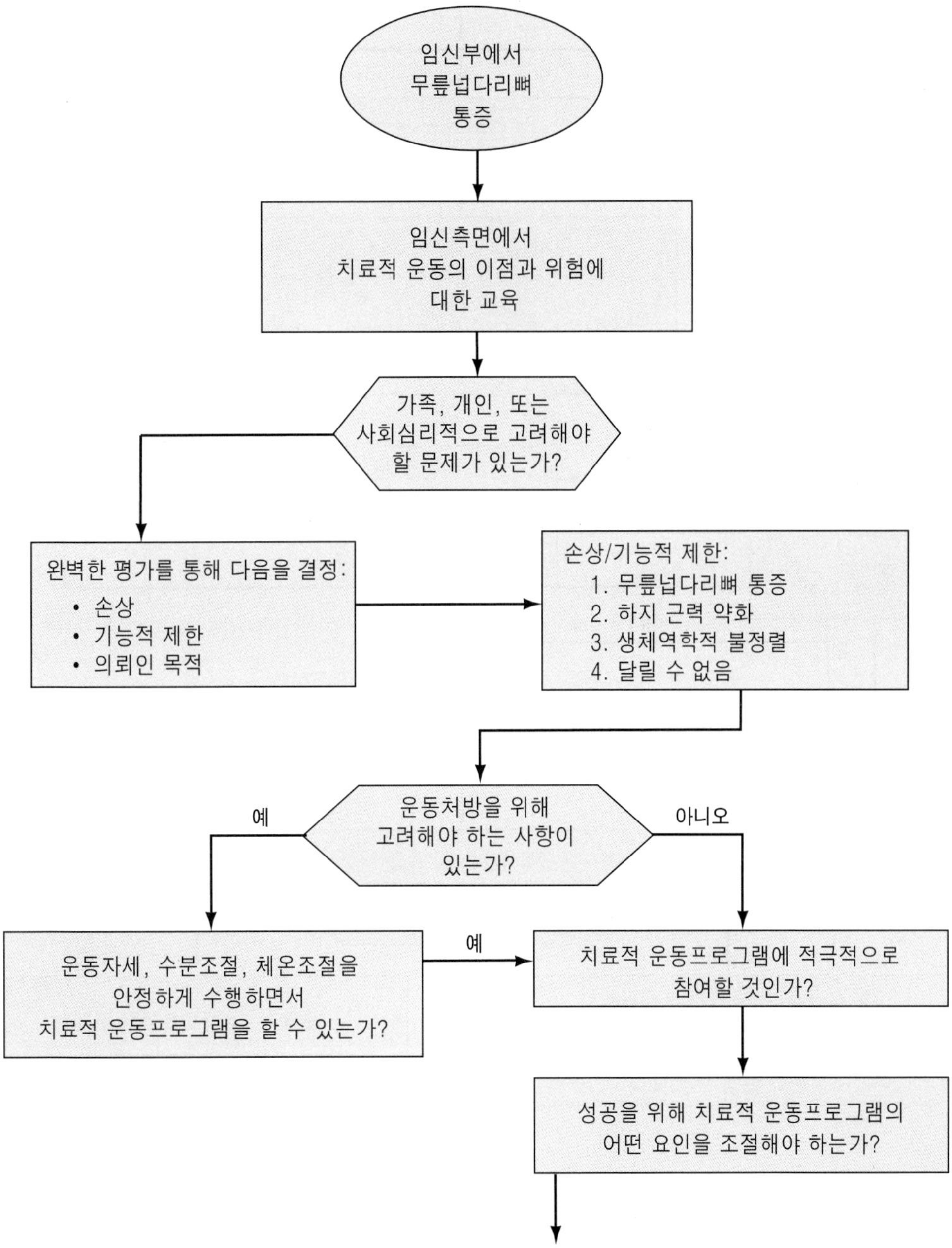

저자의 소견 K(Author's Comments K) (계속)

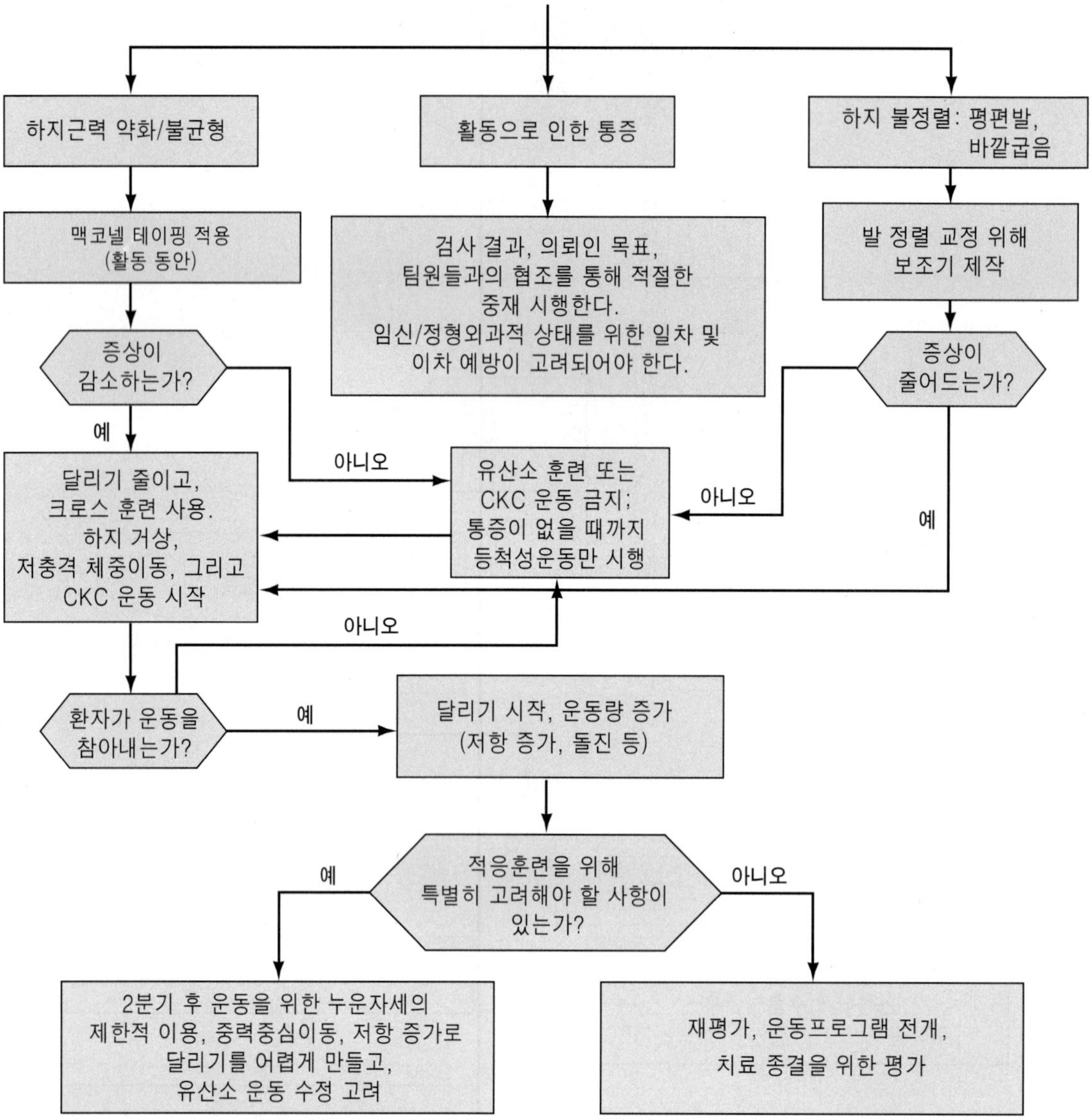

환자사례 #8

Ann M. Swartz

병력(History)

환자: Matt
나이: 18세
신장: 5′ 7 1/2″ (172.7 cm)
체중: 266 lb (120.5 kg)
교육수준: 고졸
직업: 학생(대학 신입생)
의학적/수술적 병력: 비만, 고지혈증(높은 중성지방, 낮은 고밀도 콜레스테롤 수준). *글루코스 내성 이상*(글루코스 이용능력 감소, 혈당 상승, 내당능장애와 연관), *고혈압 1기*(정상 혈압보다 상승) 등을 12개월 전에 진단받음. 의사는 비만과 고지혈증(혈중의 지질 또는 지단백의 비정상적 농도), 글루코스 내성의 이상과 고혈압의 향상을 위해 식이와 치료적 운동을 처방함. 흡연하지 않음.
약물: 통증과 염증을 위한 소염제(Ibuprofen)
운동/활동력: 공식적인 운동력은 없음. 최소한의 직업적, 여가시간, 교통 및 집안일. 주 취미: 컴퓨터로 인터넷 "서핑" 또는 게임.
주 호소(chief complaint): 만성적인 요통으로 어떤 활동의 참가도 제한됨.

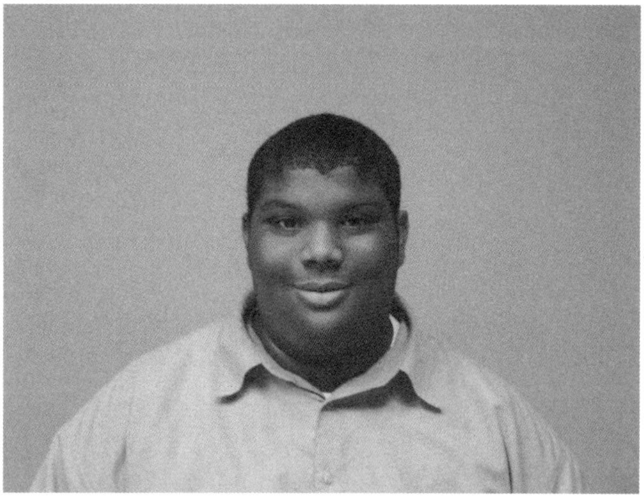

사례 그림 8.1 Matt.

Matt(**사례 그림 8.1**)는 작년에 그의 모친이 그의 건강에 대해 걱정하기 때문에 1년 전에 그의 주치의를 보러 갔었다. Matt의 검진 동안에, Matt는 그의 주치의에게 항상 피곤함을 느끼고, 학교에서도 그의 "지방" 때문에 끊임없이 놀림을 당하기 때문에 스트레스 받는다고 표현하였다. 주치의는 그에게 고지혈증(총콜레스테롤=210 mg/dL; 고밀도 콜레스테롤=28 mg/dL, 중성지방=388 mg/dL), 공복 시 혈당 이상과 글루코스 내성 이상(공복시 혈당=106 mg/dL, 75g 경구당 부하검사 시 2시간 후 글루코스 수준=180 mg/dL), 그리고 1단계 고혈압(142/96)을 진단하였다. 그의 주치의는 그가 매우 젊고, 이미 대사 증후군(metabolic syndrome)이 발병되었기 때문에 걱정하였다. 주치의는 치료를 위해 그에게 약간의 체중을 감소시키고, 식이와 운동을 처방해 주었다. 그는 식이와 운동에 대한 서면 정보를 제공해 주었고, 1년 후에 보자고 하였다.

Matt와 그의 엄마는 함께 다이어트를 결정하였다; 무엇보다도 파트너와 함께하는 것이 쉽다. Matt와 그의 엄마는 건강식과 소식을 시작하였고, 매일밤 함께 45분을 걷기 시작하였다. 그들은 매우 열심히 해서 25pound를 감소해서 상태가 좋아졌고, 더 많은 에너지 소비와 자신감을 갖게 되었다. 그러나 가을이 오고, 날씨가 추워지고, 휴일이 다가옴에 따라 걷기를 중지하였고, 다이어트는 잊었다. 결국 체중이 다시 돌아왔다.

1년 후, Matt는 그의 주치의를 다시 방문하였고, 달라진 게 거의 없었다. 그의 체중은 5파운드 증가하였고, 고지혈증, 글루코스 내성 이상, 그리고 1단계 고혈압이 지속되고 있었다. 추가적으로, 그는 계속 요통과 둔통을 호소하였다. 그는 그의 기숙사 방으로 무거운 박스를 나를 때 "근육이 당긴다"고 생각하였다. 주치의는 x-ray를 찍었고, 정상판정을 받았다. 주치의는 그의 요통치료를 위해 Matt를 당신에게 보냈고, 콜레스테롤, 혈당과 혈압 수준의 향상뿐만 아니라, 체중 감소에 도움을 주기 위해 운동을 권고하였다. 그는 또한 Matt에게 식이상담을 위해 학교에 있는 영양사에게 보냈다. 그는 Matt에게 만약, 더 활동적이지 못하거나 약간의 체중감소를 하지 못할 때 직면할 수 있는 모든 합병증에 대해 경고를 하였다.

Matt가 당신에게 오기 전에 학교의 영양사와 얘기할 것이다. 영양사는 그의 현재 식사에 대해 논의할 것이다. 영양사는 Matt가 닭날개나 피자, 그리고 감자칩같이 고지방식을 너무 많이 먹는다고 지적하였다. Matt가 섭취하는 대부분의 음식은 또한 고혈압에 영향을 줄 수있는 염분의 함유가 높다. 영양사는 또한 Matt가 과일과 야채를 얼마나 적게 먹는지를 지적하였다. 그들은 이들 음식에 대한 영양적 가치에 대해 이야기 하였다(2장 참고). 그리고 비타민과 미네랄이 건강에 얼마나 중요한지를 이야기 하였다. 마지막으로, 영양사는 Matt와 식사 콜레스테롤을 하루 평균 300mg 또는 그 이하로 제한하고, 총 지방섭취도 하루 열량섭취의 30%를 넘지 않도록 하고, 포화 지방도 하루 열량섭취의 10%를 넘지 않도록 하는 미국심장협회(AHA)와 다른 건강 기관의 권고를 나누었다. 추가적으로, 그들은 미국인에 대한 최근의 식사 지침에 대해 논의하였고, Matt의 3가지 부분: 1) 체력 목표, 2) 건강한 기초 만들기, 3) 분별있는 선택 등의 각각에 대해 논의하였다. 그들은 Matt의 현재 습관을 국가의 기준과 비교하였고, 변화를 위해 무엇이 필요한지 논의하였으며, 마지막으로 필요한 변화를 하기 위해서 몇가지 전략에 대해 논의하였다.

같은 주 동안, Matt는 치료적 운동의 상담과 평가를 위해 당신의 클리닉을 방문하였다. 당신이 로비에서 그를 만났을 때, 그가 의자에서 일어날 때, 주춤거리는 것을 알아챘을 것이다. 당신은 또한 그가 의욕이 없고 걸음 속도가 매우 느리다는 것을 깨달았을 것이다.

평가에서, 당신은 요통과 엉덩이 부분에 통증이 있고, 모든 근통이 정상이라고 결론지었다. 통증의 상태는 하루에 3-4번 약간의 경련을 경험하는 수준으로 설명된다. 통증은 활동을 하거나 구부릴 때 증가된다. 이것은 국부적인 동통과 제한된 척추의 움직임을 보인다. Matt는 현재 염증과 통증을 조절하기 위해 그의 주치의에 의해 처방받은 소염제를 복용하고 있다. 그의 주치의는 그에게 침대에만 누워있지 말고 자주 돌아다니라고 하였지만, 그는 통증을 피하기 위해 그의 현재 활동들을 조정하지 않고 있다.

주치의로부터의 의뢰서를 검토하면서, 당신은 평가가 몸통 근육의 근력과 지구력의 향상에 초점을 맞추고, 체중감소에 도움을 주는 활동수준을 증가시키기로 결정하였다(5, 6장 참고). 초기 신체 검진 동안, 다음의 정보를 얻었다.

이학 검사(Physical Examination)

안정시 혈압: 144/92 mmHg
안정시 심박수: 84 bpm
신장: 173 cm (5′7 1/2″)
체중: 120.5 kg (266 lbs)
체질량지수(BMI): 40.3
체지방(생체저항법): 46%
심부 건 반사: +2, 슬개건과 아킬레스건 양쪽 모두에서 같다.
무릎펴고 다리들기(SLR) 검사: 양쪽 모두 정상
최대유산소능력: 요통으로 인해 검사수행 불가

A. **위의 정보에 기초하여, Matt의 현재 건강 문제들의 리스트를 작성하였다.** *저자의 소견 A 참고*

B. **그의 건강문제에 대한 평가를 하였다. Matt의 치료적 운동 처방에 대해 무엇에 가장 우선을 둘 것이가?** *저자의 소견 B 참고*

C. **Matt의 치료적 운동 처방에서 두 번째로 초점을 둔 것이 무엇인가?** *저자의 소견 C 참고*

D. **Matt가 경험하고 있는 요통에 관해 어떠한 것을 고려해야 하는가? 당신의 치료적 운동 처방이 어떻게 영향을 미치는가?** *저자의 소견 D 참고*

E. **현재 상태인 비만과 관련하여 무엇을 고려할 것이며, Matt에게 맞는 치료적 운동 처방은 무엇인가?** *저자의 소견 E 참고*

F. **현존하거나 잠재적인 심혈관계 또는 심폐계 이상과 관련하여 무엇을 고려할 것이며, Matt에게 맞는 치료적 운동 처방은 무엇인가?** *저자의 소견 F 참고*

G. **Matt에게 당신의 치료적 운동 프로그램을 따르게 하고, 운동과 관련하여 짧은 경험을 가진 Matt가 운동을 유지하도록 하기 위해 몇단계로 계획을 하고 있는가?**

저자의 소견 G 참고

H. 제공된 정보에 기초하여, 다음의 진술 "4주후 환자는 ~"을 수행하기 위해 3개-6개의 단기간(≤4주) 치료적 운동 프로그램 목표를 리스트로 만든다. 그리고 다음의 진술 "5-12주 후 환자는~"을 수행하기 위해 3개-6개의 장기간(5-12주) 치료적 운동 프로그램 목표를 리스트로 만든다. *저자의 소견 H 참고*

활동과 운동 프로그램 (Activity and Exercise Program)

세단계 프로그램(요통/기능이상 중재, 일상생활 활동 변화, 독립적인 치료적 운동 프로그램 참가)은 Matt의 상태와 순응도에 따라 규칙적으로 조절할 것이다. 기억할 것은 이 프로그램은 당신이 Matt가 당신의 클리닉이나 학교, 또는 집에서 지속하길 원하는 프로그램이라는 것이다. 그러므로, 당신이 권고한 치료적 운동과 활동들은 당신의 환자가 특별한 장비 또는 시설 없이도 수행하기에 적절할 필요가 있다.

I 단계(Stage 1)

요통을 완화시키고, 복근과 배근의 근력을 증가시킨다(5장과 6장 참고). 이 단계의 기간은 Matt가 경험하는 요통 부위의 급성 통증 징후가 나타나거나 또는 나타나지 않는지에 달려있다. 이 단계는 2주 정도로 짧거나 12주 정도까지 길어질 수 있다.

I. 당신의 결정에 기초하여, I단계 치료적 운동 프로그램을 설명하라. 운동 순서, 운동 선택, 이론적 근거, 그리고 반복횟수/세트수/빈도 등을 세로줄을 넣은 표로 작성하고 수행시킨다.

II 단계(Stage 2)

이 단계 동안 우리는 건강한 일상생활 활동을 증가시킬 수 있다. 반복해서, 이 단계의 기간은 Matt의 상태와 순응도에 따라 변할 수 있다. Matt의 치료적 운동 프로그램의 이 단계를 지속하기 전에 안정성과 운동에 대한 심혈관, 심폐계, 그리고 대사적 반응에 대한 점증운동부하 검사를 실시하는 것이 이득적이다(4장을 보라).

J. 점증 운동부하 검사를 위해 어떠한 운동방법을 선택할 것인가? 어떤 형태의 프로토콜을 선택할 것인가? Matt를 검사하기 전에 어떤 정보를 원하는가? *저자의 소견 J 참고*

최대 점증 운동부하 검사를 통한 결과는 다음과 같다:

최대 심박수: 198 bpm
ECG: 특이한 변화 없음
최대 혈압: 204/94 mmHg
최대 자각인지도(RPE): 20(6-20 scale)
의견: Matt는 다리 경련을 호소하였고, 검사의 마지막에는 숨이 찼다.

주치의는 Matt가 치료적 운동 프로그램과 활동 참여에 문제가 없다는 당신의 의견에 동의하였다.

K. 당신의 지식에 기초해서 2단계 활동계획을 설명하시오. *저자의 소견 K 참고*

III 단계(Stage 3)

형식적이고, 더 독립적인 치료적 운동 프로그램. 역시, 이 단계의 기간은 Matt의 상태와 순응도에 따라 달라진다.

L. 당신의 결정에 기초하여, 3단계 치료적 운동 계획을 설명하시오. 운동 선택(준비운동의 제한, 3가지 운동과 정리운동), 운동강도, 기간과 빈도 등을 세로줄을 넣은 표로 작성하고 수행시킨다. *저자의 소견 L 참고*

M. 독립적인 용지에, 일차적 그리고 이차적인 치료적 운동 고려사항에 기초한 Matt의 경우를 알고리즘으로 결정을 도해로 그린다. *저자의 소견 M 참고*

지침은 10장을 참고하고, 환자에게 이득적이라고 믿고 있는 대안적인 또는 보충적인 치료적 운동을 논의한다. 당신의 제안에 대한 이론적 근거를 제공한다.

사례 요약(Case Summary)

Matt와 함께 운동하는 시간을 통해서, 당신은 그가 그의 활동/운동 프로그램에서 가장 이득을 얻을 수 있도록 그를 재평가해야 한다. 그에게 진전의 이론을 설명하고, 그의 프로그램을 조절하도록 해야 한다. 그러나 재활임상의인 당신에 의한 재평가는 4주, 8주, 12주, 6개월 때, 그리고 1년일 때 하는 것이 이상적이다. 그의 프로그램은 지속적으로 발전되어야 한다. 당신은 어떤 운동을 잘하고, 어떤 운동을 잘 못하는지 알아야 한다. Matt는 지속적인 움직임을 유지하기 위해 학교에서의 활동도 포함시켜야 한다.

유용한 웹사이트(Useful Web Sites)

American Heart Association	www.americanheart.org
Nutrition	www.nutrition.org
American College of Sports Medicine	www.acsm.org
Centers for Disease Control and Prevention	www.cdc.gov/health/physact.htm

참고문헌(References)

1. Executive summary of the third report of the National Cholesterol Education Program (NCEP) expert panel on detection, evaluation, and treatment of high blood cholesterol in adults (adult treatment panel III). *JAMA.* 2001;285(19):2486–2497.
2. Executive summary of the clinical guidelines on the identification, evaluation, and treatment of overweight and obesity in adults. *Arch Int Med.* 1998; 158:1855–1867.
3. *ACSM's Guidelines for Exercise Testing and Prescription*, 6th ed. Philadelphia: Lippincott Williams & Wilkins, 2000.
4. Campaigne BN. Exercise and diabetes mellitus. In J Roitman, ed. *ACSM's Resource Manual for Guidelines for Exercise Testing and Prescription*, 3rd ed. Baltimore, MD: Williams & Wilkins, 1998, pp. 267–274.
5. Chobanian AV, Bakris GL, Black HR, et al. The Seventh Report of the Joint National Committee on Prevention, Detection, Evaluation, and Treatment of High Blood Pressure: the JNC 7 report. *JAMA.* 2003; 289:2560–2572.
6. American Heart Association Web site. http://www.americanheart.org.
7. Kris-Etherton P, Eckel RH, Howard BV, et al. Lyon diet heart study benefits of a Mediterranean-style, National Cholesterol Education Program/American Heart Association step I dietary pattern on cardiovascular disease. *Circulation.* 2001;103:1823–1825.
8. Krauss RM, Eckel RH, Howard B, et al. AHA dietary guidelines revision 2000: A statement for healthcare professionals from the nutrition committee of the American Heart Association. *Circulation.* 2000;102:2284–2299.
9. U.S. Department of Agriculture and U.S. Department of Health and Human Services Dietary Guidelines for Americans. Available at www.nutrition.gov. Accessed January 6, 2003.
10. Grilo C, Brownell K. Interventions for weight management. In J Roitman, ed. *ACSM's Resource Manual for Guidelines for Exercise Testing and Prescription*, 3rd ed. Baltimore, MD: Williams & Wilkins; 1998, pp. 570–577.
11. Han T, Schouten J, Lean M, Seidell J. The prevalence of low back pain and associations with body fatness, fat distribution and height. *Int J Obes Relat Metab Disord.* 1997;21:600–607.
12. Miller W, Koceja D, Hamilton E. A meta-analysis of the past 25 years of weight loss research using diet, exercise or diet plus exercise intervention. *Int J Obes Relat Metab Disord.* 1997;21:941–947.
13. Pate R, Pratt M, Blair S, et al. Physical activity and public health: A recommendation from the Centers for Disease Control and Prevention and the American College of Sports Medicine. *JAMA.* 1995;273: 402–407.
14. U.S. Department of Health and Human Services. *Physical Activity and Health: A Report of the Surgeon General.* Atlanta, GA: U.S. Department of Health and Human Services, Centers for Disease Control and Prevention, National Center for Chronic Disease Prevention and Health Promotion, 1996, p. 5.
15. Brubaker PH, Myers J. Cardiorespiratory assessment of high risk or disease populations. In J Roit-

man, ed. *ACSM's Resource Manual for Guidelines for Exercise Testing and Prescription*, 3rd ed. Baltimore, MD: Williams & Wilkins, 1998; pp.354–362.

16. Noonan V, Dean E. Submaximal exercise testing: Clinical application and interpretation. *Phys Ther.* 2000;80(8):782–807.

저자의 소견 A(Author's Comments A)

■ 비만: BMI=39.4

- 체질량지수(BMI) 또는 퀴틀렛 지수(체중, kg/신장^2, m^2)는 신장에 대해 상대적인 체중을 평가하는데 사용된다. 비만의 분류를 결정하는데 BMI를 이용하지만 이상적이지는 않지만, 이것은 비만 수준을 가르키는데 단순한 도구로 제공된다. 대부분의 사람에서 건강 문제와 관련된 비만은 BMI가 25클 때 증가된다. BMI 분류는 다음과 같다. 저체중<18.5kg/m^2, 정상은 18.5~24.9 kg/m^2; 과체중은 25.0~29.9 kg/m^2; I도 비만은 30.0~34.9 kg/m^2; II도 비만은 35.0~39.9 kg/m^2; III도 비만은 ≥ 40 kg/m^{2}이다.
- 이상고지혈증: 총 콜레스테롤=210mg/dL, 고밀도콜레스테롤(HDL)=28mg/dL, 중성지방=388mg/dL
- National Cholesterol Education Program Expert Panel on Detection, Evaluation, and Treatment of High Blood Cholesterol in Adults 3차 보고서는 총콜레스테롤 < 200 mg/dL, HDL 콜레스테롤 > 40 mg/dL,와 중성지방 < 150 mg/dL로 권고하고 있다. 우리는 LDL 콜레스테롤에 대한 어떠한 정보도 가지고 있지 않다. 하지만, 이상적으로 100 mg/dL 이하를 해야 한다.

■ 공복 시 혈당이상(FPG)과 글루코스 내성이상: FPG =106 mg/dL: 2시간 글루코스=180 mg/dL

- 글루코스 내성이상은 당뇨전단계로 알려져 있다. 공복 시 혈당의 이상과 당뇨전 단계는 Matt가 일상생활에서 많은 부작용을 가지는 심각한 질병인 2형 당뇨의 의미있는 위험단계임을 보여준다.
- 정상적인 공복 시 혈당은 < 100 mg/dl이다; 정상적인 혈당 내성은 < 140 mg/dl 이다.
- 진단의 확정을 위해 이들 두가지 모두가 두 번의 다른 시기의 기록을 필요로 한다.

■ 고혈압 = 142/96 mmHg

- 정상적인 혈압: 수축기혈압 < 120mmHg이고, 이완기혈압 < 80mmHg이다.
- 실제 진단을 위해서 이러한 수치는 두 번의 다른 시기의 기록이 필요하다.

■ 대사이상 증후군

- 우리가 Matt로부터 얻은 정보로부터 그는 조만간 대사이상 증후군을 가질 것이다.
- 대사이상 증후군의 임상적 진단은 다음의 위험요인을 포함한다.
- 복부비만(허리둘레): 남성 > 102 cm, 여성 > 88 cm
- 중성지방≥150 mg/dL
- 고밀도 콜레스테롤: 남성 < 40 mg/dL, 여성 < 50 mg/dL
- 혈압: 수축기혈압≥130 mmHg, 이완기혈압≥85 mmHg
- 공복 시 혈당: ≥ 110 mg/dL

■ 비활동

- 그의 일생에서 Matt는 어떠한 여가적 신체활동 또는 계획된 운동에 참여한 적이 없었다.
- 요통: Matt의 만성적 요통이 어떠한 활동도 참여할 수 없게 만들었다. 그의 요통을 평가하는 방법중의 하나는 무엇이 통증을 악화시키고, 악화시키지 않는지, 통증을 유발하는 자세를 찾기 위해 몇 번의 굴곡과 신전 운동을 시키는 것이다. 굴곡과 신전 운동에 그가 어떻게 반응하는가는 당신이 더 효과적인 치료적 운동 프로그램을 작성하는데 도움을 준다.

저자의 소견 B(Author's Comments B)

요통의 진단과 원인이 확인되었기 때문에, 치료적 운동 프로그램의 일차적인 초점은 요통을 완화시키고, 복부 근력을 강화시키는 것이다. 그러나 Matt의 만성적 요통 상태는 완전한 치료적 운동 프로그램의 진전을 못하게 한다(11장 참고).

저자의 소견 C(Author's Comments C)

운동 프로그램의 이차적 초점은 어떠한 급성 통증 증후군이 사라지고, Matt의 활동 수행을 더 이상 방해하지 않은 후에 시작해야 한다.

치료적 운동 프로그램에서 이 부분은 그의 건강(비만 감소, 고혈압, 글루코스 내성 이상, 이상지혈증의 감소)을 향상시키기 위해서 일상생활의 활동 수준을 증가시키는 것에 초점을 두어야 한다.

저자의 소견 D(Author's Comments D)

차후 손상과 차후 손상 예방. 재활 임상의로서 당신은 등쪽의 차후 손상을 예방하기 원한다. 그러므로 요통은 첫 번째 문제로 고려되어야 한다. 이러한 상황이 아급성(subacute)과 더 이상 진전되지 않는다고 간주된 후에 치료적 운도에 근력의 증가와 몸통 근지구력의 증가를 점증적으로 포함시킬 수 있다. 추가적으로, 스트레칭 프로그램(3장을 보라)은 유연성을 향상시키는데 도움을 줄 것이다. 일반적으로 체중 감소, 몸통 근력을 촉진하는 치료적 운동 프로그램과 근건 구조와 연관된 스트레칭이 요통을 경감시키는데 도움을 줄 것이다.

저자의 소견 E(Author's Comments E)

- 추가적인 체중은 문화적, 사회적, 유전적, 생리적, 행동적 그리고 심리적인 요인들의 복잡한 상호작용 결과이다.

- 과도한 체중은 외관상 좋지 못한 결과를 야기한다. 추가적으로, 비활동은 비만의 원인 또는 결과이다. 그러므로 활동 프로그램은 반드시 천천히 시작하고, 성공의 가능성을 증가시키기 위한 행동수정 전략을 함께 해야 한다(11장 참고). 추가적으로, 실제적인 목표를 반드시 설정하고, 장기 목표에 앞서 단기 목표로 시작해야 한다.

- 과도한 체중으로 움직이는 것은 관절에 긴장을 증가시킨다. 그러므로 대근육을 쓰는 충격이 낮은 활동이 이상적이다. 이러한 종류의 운동은 많은 양의 열량을 소비할 수 있을 뿐만 아니라, 관절에 부담을 적게 줄 수 있다(4장과 5장 참고).

- 과도한 체중은 요통 발생에 직접적인 영향을 줄 뿐만 아니라, 요통의 회복에도 부정적인 영향을 준다.

저자의 소견 F(Author's Comments F)

Matt는 운동에 대한 심혈관계와 심폐계의 위험 인자를 가지고 있다. 그러므로, 그는 의사의 진단과 함께 점증운동부하검사를 수행해야 한다. 최대운동검사는 그의 등 상태가 안정될 때까지 수행하지 않아야 한다.

저자의 소견 G(Author's Comments G)

Matt는 활동 또는 운동의 경험이 거의 없다. 그는 작년에 수행했던 걷기 프로그램을 제외하고는 어떤 운동도 해본적이 없다. 그는 항상 활동을 피했다. 예를 들면, 수업을 듣기 위해 반마일을 걷는 대신에 버스를 타고 갔다. 그는 작년에 짧은 기간동안 걷기에 성공했다. 그러나 이러한 생활습관을 바꾸기 위해, Matt가 생활의 휴식동안에도 고수할 수 있는 일정한 운동 또는 활동을 이행할 필요가 있다. 당신은 활동에 대한 칭찬에 열정적이거 긍정적일 필요가 있다(11장 참고).

Matt는 운동과 활동을 일로서 보고, 운동 후에 피로감을 느낀다. 그는 운동을 즐기지 못하고, 운동에서 많은 이득을 알지 못한다. Matt에게 운동이 체중감소 프로그램의 핵심이고, 이것이 감소한 체중을 유지하는데 성공적이라는 것을 강조하라. 추가적으로, 운동은 그의 심혈관 위험인자와 심폐계 위험인자를 줄일 수 있고, 그것에 의해 가까운 미래에 혈압약과 고지혈증약의 복용도 예방할 수 있다.

저자의 소견 H(Author's Comments H)

당신과 Matt가 그의 치료적 운동 프로그램의 조절감과 흥미를 느끼게 하기 위해서 함께 이들 목표를 작성해야 한다. 작고, 달성가능한 목표가 중요하다.

단기 목표(초기 문제에 기반한) :

4주간, 환자는 ...

1. 정상적인 기능을 시작하고 그의 활동수준을 증가시킬 수 있도록 요통을 감소시키거나 없앨 것이다.
2. 포테토칩과 같이 튀긴 음식과 몸에 좋지 않은 음식의 섭취를 하루에 한기지씩 줄여서 그의 다이어트를 향상시킬 것이다.
3. 하루에 500 cal의 섭취를 줄일 것이다.
4. 그의 식사에서 포화지방, 콜레스테롤과 소금의 섭취를 줄일 것이다; 하루에 30%의 식사량 감소, 10%의 포화지방 감소와 300mg 이하의 콜레스테롤 섭취, 6g 미만의 소금을 섭취할 것이다.
5. 수업을 받으러 학교에 갈 때 버스를 타는 대신에 걷기와 학교를 산책하기 등에 의한 신체활동을 증가시킬 것이다.
6. 요통에 대한 처음 치료적 운동을 독립적이고 적절하게 수행할 것이다.

장기 목표

5-12주간, 환자는 ...

1. 목표체중에 도달할 때까지 주당 1-2 파운드씩 감소할 것이다(환자와 재활임상의, 영양사가 함께 결정한).
2. 항상 버스를 타는 대신 학교까지 걷고, 항상은 아니라도 일주일에 한번은 30분씩 교정을 걸을 것이다.
3. 치료적 운동프로그램에 규칙적이고, 독립적으로 참가할 것이다(최소한 일주일에 3일).
4. 안정 시 혈압을 감소시킬 것이다.
5. 글루코스 내성과 공복 시 혈당 수준을 향상시킬 것이다.
6. 이상지혈증을 지표 수준까지 감소시킬 것이다.

저자의 소견 I(Author's Comments I)

1 단계. 요통을 경감시키고 복근과 배근의 근력을 증가시킨다. 이 단계의 기간은 Matt의 회복에 달려있다; 이는 2주 정도로 짧을 수도 또는 12주 정도로 길 수도 있다. 정적인 스트레칭은 매일 실시하고, 근력 운동은 매 격일로 실시해야 한다. 재활임상의가 차후 상해를 예방하기 위해 수행하는 각각의 치료적 운동의 적절한 기술을 가르키는 것이

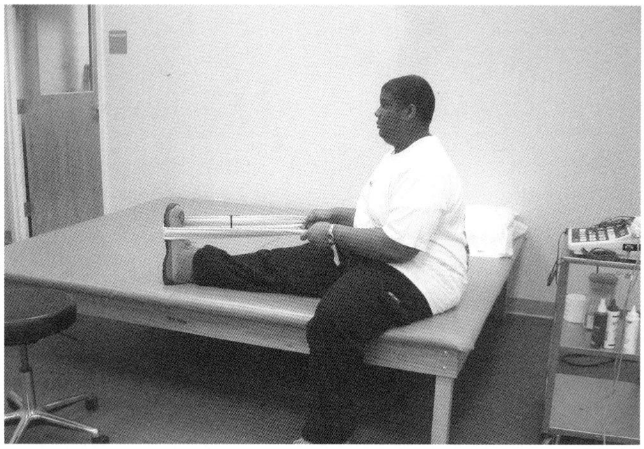

사례 그림 8.2 다리 뻗고 앉아서 가죽끈을 이용한 슬괵근군 정적 스트레칭.

중요하다. 스트레칭을 시작하기 위해 환자는 이완된 자세에서 시작해야 한다. ROM에서 근육이 약간 불편하게 느껴지는 지점까지 움직인다. 20-30초간 유지한다(3장 참고). 모든 하지 스트레칭은 양쪽 모두 실시한다(**사례 그림 8.2–8.3**). 만약 Matt가 그의 하지쪽으로 방사통을 경험하거나 감각 손실을 경험한다면, 그의 기술을 재평가하고, 스트레칭 강도를 감소시킬 필요가 있다. 이들 징후의 반복적인 경험은 선택적인 스트레칭 동작을 중단시킬 필요가 있다. 추가적으로, 네발 자세에서 수행되는 급성 요추 가동성 운동은 이 부위에 대한 손상받지 않고 통증이 없는 가동

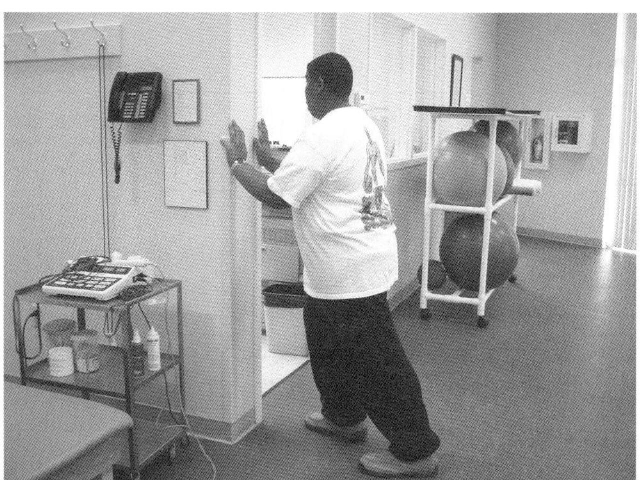

사례 그림 8.3 서서 종아리근 스트레칭.

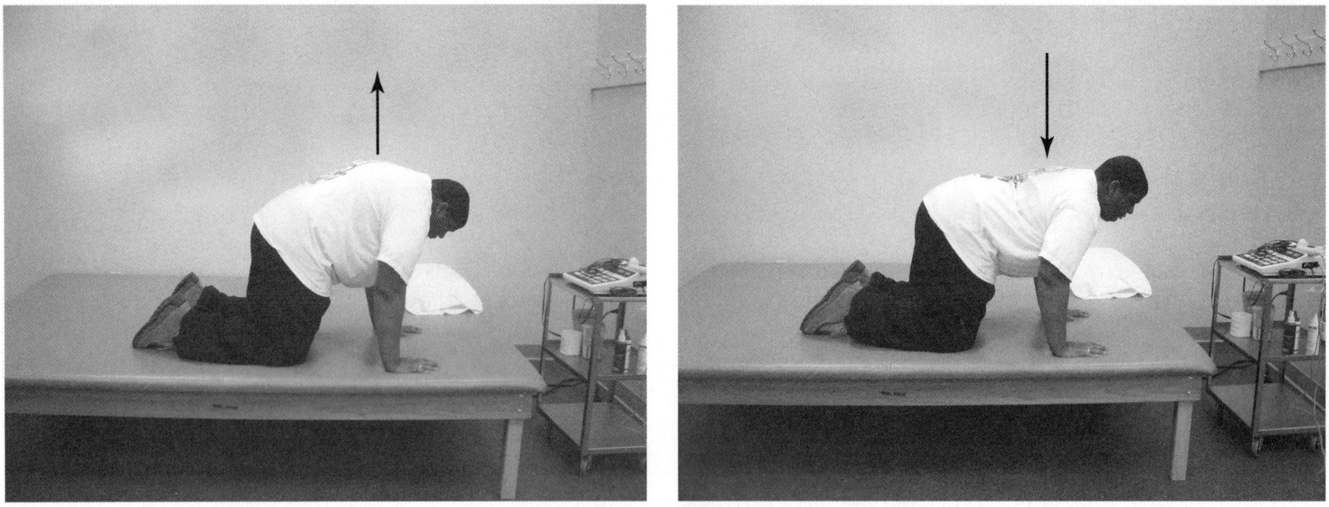

(a) (b)

사례 그림 8.4 능동적인 요추 가동성을 증가시키기 위한 "고양이등-낙타등"운동. (a) 고양이등 단계, (b) 낙타등 단계.

성 회복을 돕는다(**사례 그림 8.4a-b**) (**Section9, Animation 1**)

이들 능동적인 움직임 동안 5-10초 유지하는 것이 좋다. 요추부위의 근력 강화를 위해 고안된 치료적 운동의 대부분이 낮은 매트나 테이블에서 수행되지만, 재활임상의는 Matt가 운동을 시작하기 전에 안전한 신체위치에 있는지 확인해야 한다. 이러한 초기 안정화는 Matt가 움직임을 통한 적절한 위치를 유지하는데 도움을 준다. 복근력을 향상시키고, 요추 가동성 회복(**사례 그림 8.5a-b**)(**Section9, Animation2**), 부분적인 컬업(curl-up)의 진전(**사례 그림 8.6**) (**Section9, Animation3**)을 위한 후방 골반 기울기 운동(tilt)을 수행하는 동안 Matt는 완전한 ROM을 통해 움직여야 하고, 허리 신전근 강화운동은 손과 다리를 네발 짐승처럼 바닥을 짚고 서로 대각선으로 번갈아가며 팔다리를 든다(**사례 그림 8.7**) (**Section9, Animation4**) (5장과 6장 참고). 천천히 반복해야 하고, 각각의 운동을 적절하게 호흡하고 자세를 조절하며 수행해야 한다. 추가적으로, 각 운동 세션이 끝난 후에 근육의 경련과 통증, 또는 피로한 징후가 나타나는지 관찰하라.

운동 순서	운동 선택	이론적 근거	반복횟수/세트/빈도
1	후방골반기울기	요부와 지지근육의 근력강화	5-10초 유지, 매일 3-5실시
2	한쪽다리굽혀가슴닿기	요부와 지지근육의 스트레칭	30초 유지, 매일 3-5회 실시
3	양쪽다리굽혀가슴닿기	요부와 지지근육의 스트레칭	20-30초 유지, 매일 3-5회 실시
4	슬괵근 스트레칭	엉덩이와 대퇴후방 스트레칭	30초 유지, 매일 3-5회 실시
5	누운자세 전신신전	복근스트레칭과 배근근력운동	5-10초 유지, 매일 3-5회 실시
6	복근 크런치:부분 컬업	복근력 강화운동	매일 8번, 3세트
7	사이드 크런치	복근력 강화운동	매일 8번, 3세트
8	손과 무릎짚고 한쪽팔 한쪽다리 대각선들기	배근력 강화운동	5-10회 반복, 각각 5초 유지 매일 실시

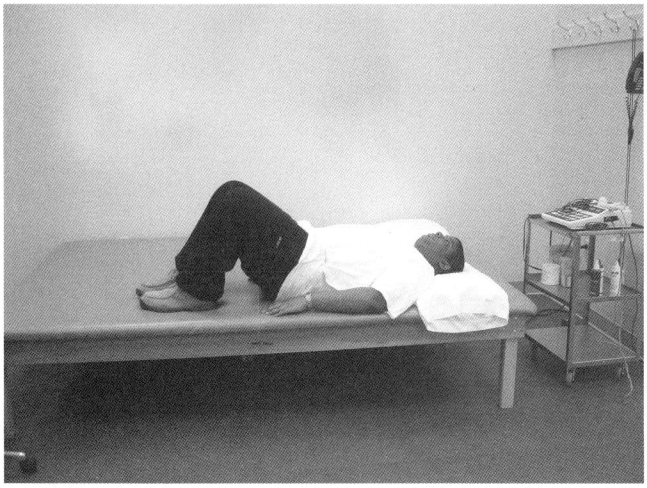

(a)

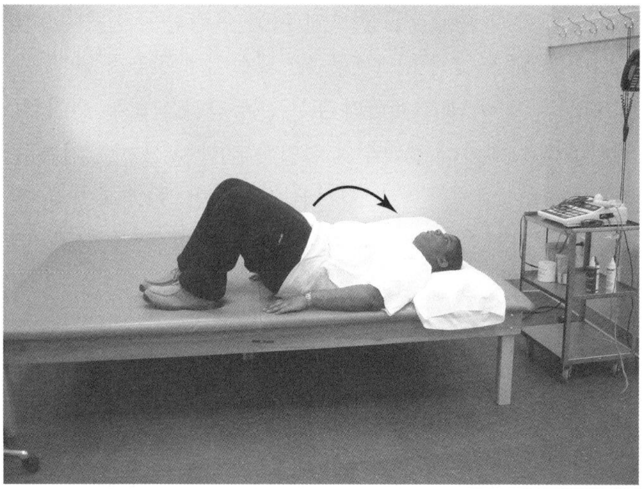

(b)

사례 그림 8.5 후방 골반 기울이기, (a) 시작 자세, (b) 종료 자세.

저자의 소견 J(Author's Comments J)

2 단계. 활동 수준을 높인다. 다시 이 단계의 기간은 Matt의 적응력과 약속에 따라 변한다(11장 참고). Matt의 치료적 운동 프로그램에서 이 단계를 지속하기 전에, 안정성과 운동에 대한 심혈관 반응, 심폐 반응, 그리고 대사적 반응을 알아보기 위해 최대 점증부하 운동검사를 실시하는 것이 이득적이다. 최대 운동검사 방법으로서 가장 좋은 선택은 걷기 테스트이다. 왜냐하면, 이것이 그가 가장 많이 참여하는 활동형태이기 때문이다. Balke-Ware 프로토콜 같은 표준 프로토콜이 가장 좋은 선택이다. 왜냐하면, 이것이 낮은 대사수준에서 시작하는 걷기 프로토콜이기 때문이다. Noonan과 Dean은 리뷰를 통해 최대하 노력에 대한 점증운동부하검사 옵션을 보였다. Matt를 검사하기 전에 당신이 수집하거나 계산하길 원하는 정보는 위험요소를 포함한다. 운동검사와 처방에 대한 ACSM 지침서 6판에 기초하면, Matt는 중간정도의 위험으로 분류된다. 왜냐하면, 그는 두 개 또는 더 많은 관상동맥 질환의 위험인자에 대해 역치수준에 있기 때문이고, 이것은 운동검사동안 의사의 참관이 필요하다. 추가적으로, 당신은 그의 최대심박수(220-나이)

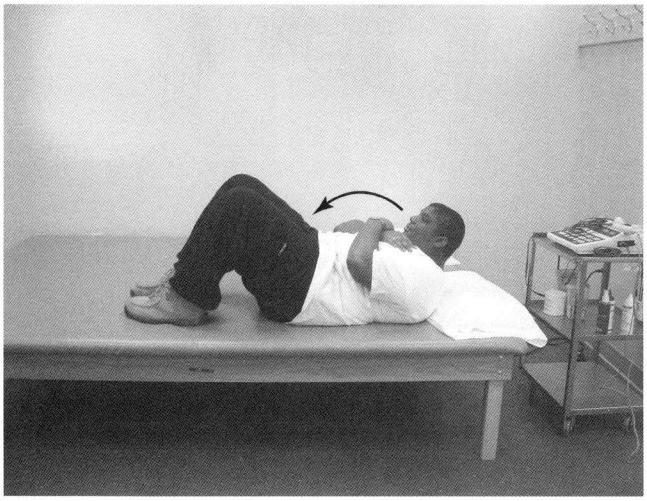

사례 그림 8.6 부분적인 윗몸 일으키기 운동.

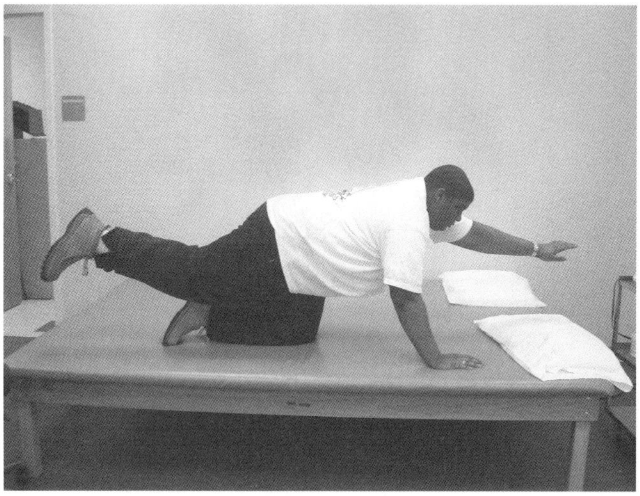

사례 그림 8.7 손과 무릎 짚고 상지와 하지의 교차 들기.

를 계산해야 한다. RPE 정보에 따른 이러한 추정은 Matt가 그의 최대 노력에 도달했을 때, 당신에게 징후를 줄 것이다. 당신은 또한 매 단계마다 또는 운동검사를 하는 동안 최소한 다른 단계마다 심박수와 혈압을 포함한 심전도 기록을 원해야 한다. 마지막으로, 당신은 운동검사 후 회복기간 동안 1-2분 간격으로 12-리드 심전도 기록과 혈압 기록 등 Matt를 밀접하게 모니터 해야 한다.

저자의 소견 K(Author's Comments K)

이 단계에 대한 치료적 운동 프로그램은 질병조절 일상생활 권고에 대한 ACSM에 기초한다. 이것은 "모든 성인은 한번 운동을 하던지 아니면 8-10분을 지속하는 여러번의 운동을 하던지 매일 30분 또는 그 이상의 중강도 신체활동을 수행한다."는 권고이다. 그러므로 Matt는 첫달에 10분간 중강도 활동을 세 번 수행을 시작할 수 있고, 시간을 30분으로 증가시킬 수 있다. 그 다음 강도와 시간의 증가를 지속한다. 활동 전후에 준비운동과 정리운동의 중요성에 대해 논의하는 것은 중요하다(3장 참고). 당신은 Matt의 행동변화 방법에 대해 논의하기를 원하고, 이러한 변화가 그의 생활에서 휴식동안에도 일어나도록 강조하고, 더 활동적인 사람이 되길 원한다(11장을 보라). 그에게 그의 궁극적인 목적을 향한 "작은 발걸음"을 가지도록 그의 일상생활에서의 활동 스케줄 같은 다른 테크닉과 전략에 대한 정보를 행동변화를 돕기위해 사용하라. 그가 최선을 다할 수 있는 다른 전략을 찾도록 격려하라.

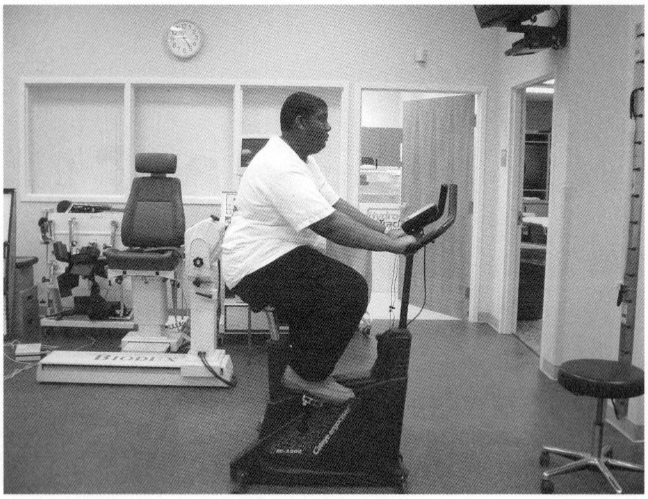

사례 그림 8.9 고정식 자전거.

또한, 그에게 걷기(**사례 그림 8.8**)와 고정식 자전거(**사례 그림 8.9**)가 그의 유일한 운동이 아니라는 것을 말하라. 집수리, 정원일, 농장일, 그리고 야외에서의 여가적 게임활동 또한 옵션이다. Matt에게 학교 주변 걷기를 즐기라고 말하라(**사례 그림 8.10**). 그래서 당신의 처음 제안에는 수업을 위해 버스를 타는 것 대신에 걸어가는 것을 포함해서 그것에 의해 일상생활에서의 활동을 포함시킨다. 점증운동 검사로부터 얻은 자료는 Matt에게 "중강도 활동"의 의미(최대심박수의 50-69% 범위=99-137 bpm)를 설명하는데 사

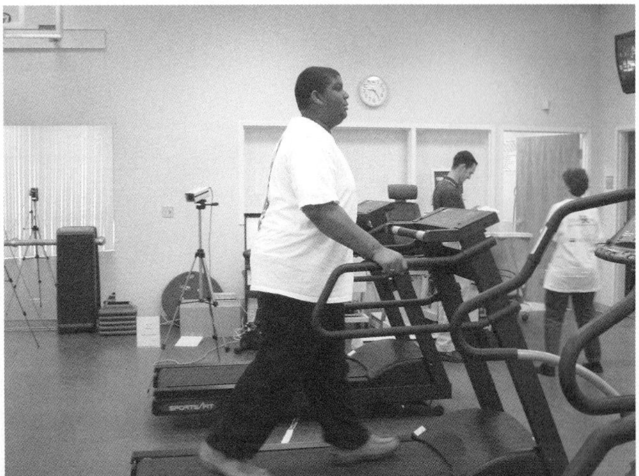

사례 그림 8.8 트레드밀 걷기.

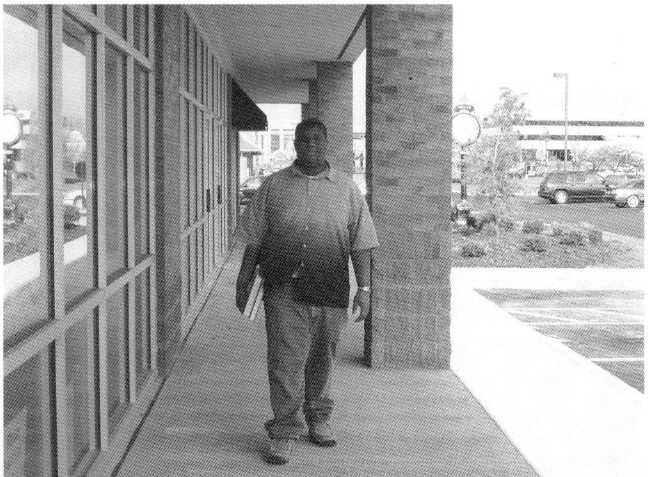

사례 그림 8.10 교정 걷기.

용한다. 당신은 Matt에게 어떻게 그의 심박수를 측정하는지 지도하고, 또한 정확하지는 않지만 구두 테스트와 자각인지도(중간정도 RPE=11-12)와 같은 대안적인 방법을 설명하라. 그의 일상생활 프로그램에서 이 부분을 시작하기 전에, 당신은 그가 걷기 운동에 필요한 적절한 신발을 선택하게 할 필요가 있다. 활동수준의 증가에 덧붙여, Matt는 stage 1에서 근력강화 운동과 스트레칭 운동을 지속해야 한다. 그러나 이들 운동들은 양과 강도(세트, 반복횟수, 저항, 기간 등)를 증가시키기 위해 재평가를 해야 하고(4장과 5장 참고), 좀 더 도전적인 운동을 제공해야 한다. 추가적으로 당신은 작년에 Matt가 걷기를 그만두었기 때문에 겨울에도 활동을 유지하는 것과 관련하여 Matt와 이야기해야 한다. 그가 학교 교정에 있고, 학교 여가 센터에 가기 때문에 그가 여가 센터에서 몇가지 운동/활동 옵션에 대해 논의해야 한다. 추가적으로, 겨울에 적절한 운동복장을 입어야 한다.

저자의 소견 L(Author's Comments L)

당신은 스스로에게 "우리는 다른 최대 트레드밀 검사가 필요하지는 않은가?"라고 물어야 한다. 이 질문에 대한 답은 "필요가 없다"이다. stage 2에서 최대 운동검사 수행 목적은 증가된 치료적 운동 활동이 Matt에게 안전한 가를 결정하기 위함이다. 우리는 검사로부터 최대 심박수를 얻을 수 있고, 그러므로 이 자료에 기초하여 치료적 운동 처방을 할 수 있다.

Matt가 일상생활의 신체 활동을 얼마나 증가하느냐에 따라 당신은 그에게 정형화되고, 더 독립적인 치료 운동을 격려할 수 있다. 그에게 수업을 위해 걷기, 근력 강화 운동하기, 스트레스 운동 등을 지속하도록 격려하라. 또한 규칙적인 운동의 생리적, 심리적인 이점을 설명하라.

옵션 1. (Max. HR=최대심박수)

운동선택	강도	시간	빈도
여가센터까지 걷기	가벼운 강도(30-49% Max. HR)	5-10분	주당 3-5일
고정식 자전거	중간 강도(50-69% Max. HR)	30분	주당 3-5일
스키머신이나 노젓기 머신	중간 강도(50-69% Max. HR)	15분	주당 3-5일
여가센터에서 집에까지 걷기	가벼운 강도(30-49% Max. HR)	5-10분	주당 3-5일

옵션 2.

운동선택	강도	시간	빈도
여가센터까지 걷기	가벼운 강도(30-49%Max. HR)	5-10분	주당 3-5일
트레드밀 걷기	중간 강도(50-69%Max. HR)	30분	주당 3-5일
고정식 자전거	중간 강도(50-69%Max. HR)	15분	주당 3-5일
여가센터에서 집까지 걷기	가벼운 강도(30-49%Max. HR)	5-10분	주당 3-5일

옵션 3.

운동선택	강도	시간	빈도
여가센터까지 걷기	가벼운 강도(30-49% Max. HR)	5-10분	주당 3-5일
고정식 자전거	중간 강도(50-69% Max. HR)	30분	주당 3-5일
트레드밀 걷기	중간 강도(50-69% Max. HR)	15분	주당 3-5일
여가센터에서 집까지 걷기	가벼운 강도(30-49% Max. HR)	5-10분	주당 3-5일

옵션 4.

운동선택	강도	시간	빈도
여가센터까지 걷기	가벼운 강도(30-49% Max. HR)	5-10분	주당 3-5일
계단 오르기	중간 강도(50-69% Max. HR)	30분	주당 3-5일
트레드밀 걷기	중간 강도(50-69% Max. HR)	15분	주당 3-5일
여가센터에서 집까지 걷기	가벼운 강도(30-49% Max. HR)	5-10분	주당 3-5일

당신은 Matt가 시도하기 위한 몇가지 옵션을 만들고, 자신이 가장 좋아하는 것을 선택할 수 있도록 하라. 여기 4가지 옵션이 있다.

저자의 소견 M(Author's Comments M)

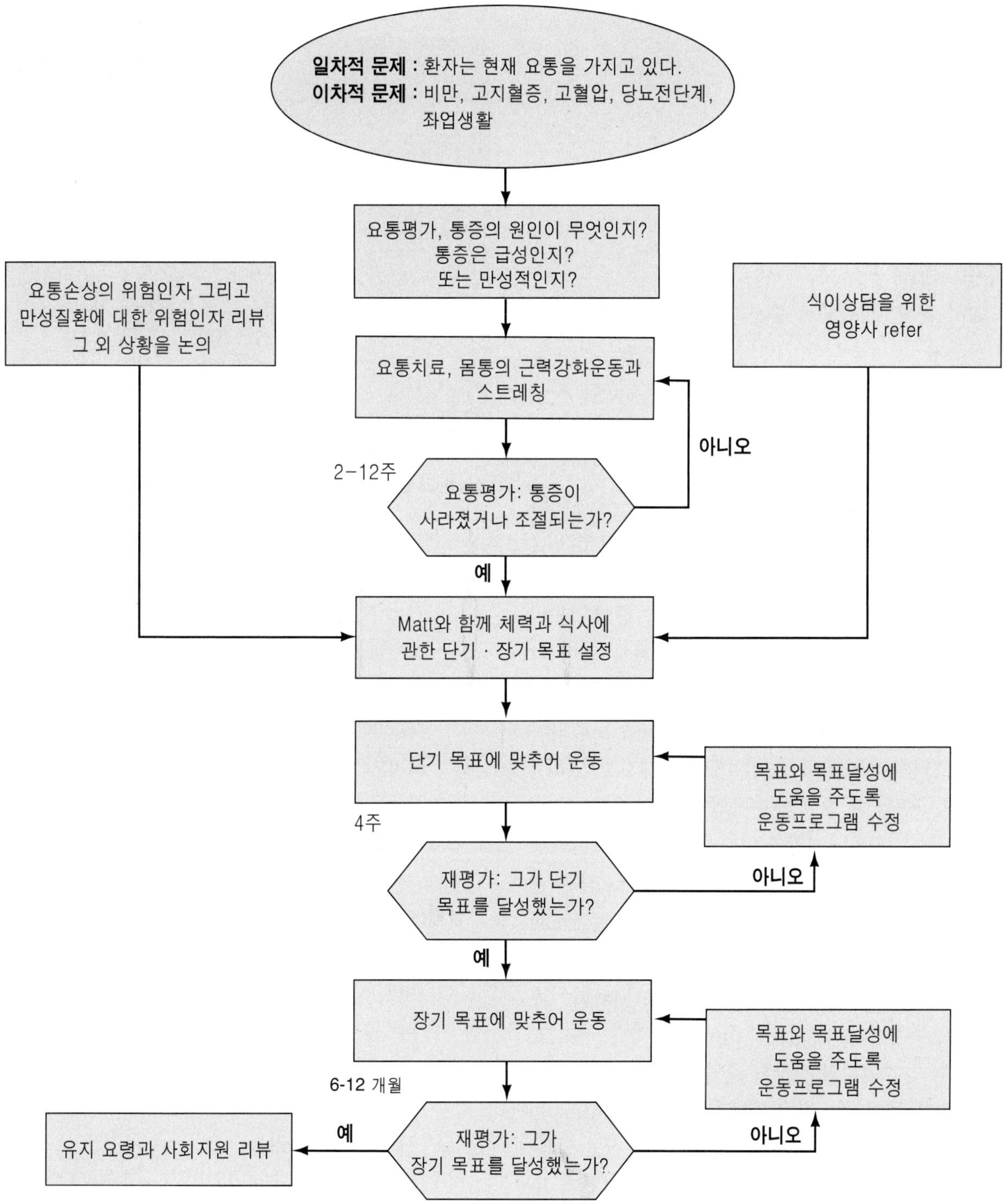

환자사례 #9

Kent J. Adams

병력(History)

환자: Mary

나이: 85세

신장: 5′ 0″

체중: 95 lbs

교육수준: 대졸

직업: 교사 은퇴. 시간제로 증손자들을 돌봄. 교회 자원 봉사자

가족: 3명의 아이들과 5명의 손자, 몇몇의 증손자 과부이며 독립적인 독신임

의학적/수술적 병력: 8개월 전에 심부전증(CHF) 진단을 받았다. Mary의 주치의는 그녀의 심부전증은 안정적이고 통제되고 있다고 생각한다. 심부전증의 급성적인 재발이나 악화는 지난 6개월 동안 발생하지 않았다. 고혈압을 진단받았고, (심박수, 혈압, ECG에 영향을 주는 참고문헌 #1, p.278) 현재 ACE 억제제와 운동으로 조절하고 있다.[1] Mary(**사례 그림 9.1**)는 담배를 피지 않지만, 간접 흡연에 노출되어 있다(그녀의 남편은 30년간 흡연을 해오고 있다). Mary는 63세 때 오른쪽 손목의 콜리스 골절(Colles fracture)의 병력을 가지고 있다. 그녀는 또한 골다공증을 진단받았고, 지난 5년간 Alendronate(약과 골다공증에 관한 정보는 국립 골다공증 재단(National Osteoporosis Foundation; NOF)의 웹사이트를 이용하라[www.nof.org])로 치료받고 있다. Mary는 폐경후 경추후만(dowager′s dump)을 약간 가지고, 폐경 후 약 2인치의 신장이 줄었다. 현재 그녀는 비타민 D가 들어있는 칼슘 제제를 섭취한다. Mary는 몇몇 하지의 관절에서 퇴행성 골관절염을 갖고 있다. 하지만 그녀의 기능은 약간의 감소만 있고, 단지 추운 날씨 동안만 악화된다. 그녀의 노인병전문 의사는 sarcopenia(노화로 인한 제지방량 감소)가 전문이다.[2] Mary는 최근 두 번의 낙상을 경험하고, 그 결과 약간의 타박상을 입었다. 그녀는 낙상에 대한 두려움이 커졌고, 최근 낙상으로 골반의 골절을 입은 친한 친구 때문에 그 후에도 지속적으로 가정간호(1장 참고) 방문을 받았다. Mary는 원근양용 안경을 낄 때 시력은 좋다. 그리고 그녀는 퇴행성 반상(macular degeneration)의 증상도 없다. 의식은 또렷하지만, Mary는 외로움이 증가되고 있음을 느낀다(11장 참고).

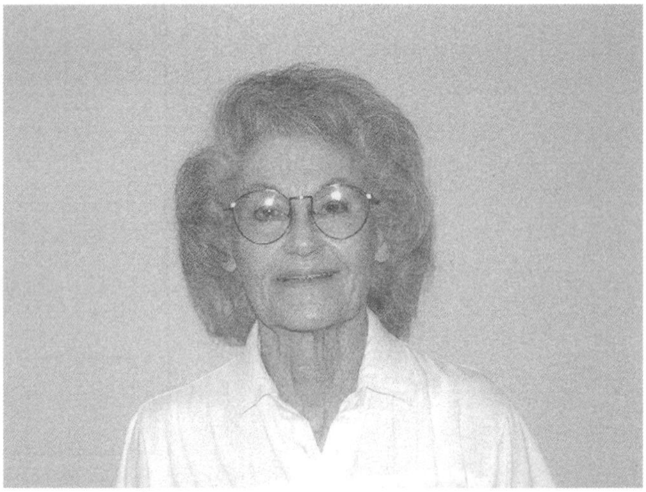

사례 그림 9.1 Mary.

진단: 6개월 전에 DEXA(Dual Energy X-ray Absorptiometry)를 통한 골다공증 골격 평가

골반(대퇴목): T-점수=−2.5(골밀도가 건강한 젊은 여성의 평균보다 2.5 표준편차 낮은 상태). 이것은 그녀의 골절 위험이 정상보다 2배 이상 높다는 것이다. Z-점수=−2.0(그녀의 골밀도가 Mary와 비슷한 나이의 여성 평균보다 2배 정도 편차가 낮다는 것이다). (www.nof.org에서 골밀도 검사의 해석 지침을 참고하라).

척추(L2-4): T-점수=−2.5; Z−점수=−2.0; 약간의 폐경후 경추 후만

손목: 오른쪽 손목은 63세 콜리스 골절로부터 회복되었고, 유지되고 있다.

약물: ACE 억제제, Alendronate, 비타민 D가 함유된 칼슘

운동/활동력: 규칙적인 운동 참여 경력이 없다. Mary는 항상 "그녀의 일이 힘들다"라고 말하고, "운동 수업"에 참여할 시간이 없다라고 말한다. 걷기, 정원일, 그리고 그녀의 손주들을 돌보는 일을 즐긴다. Mary는 작년부터 "정원을 줄인다"고 했지만 아직 실행하지 못하였다. 그녀는 작년에 큰 정원을 가지고 싶어했다. Mary는 "최근에 피곤함을 느낀다"고 하였고, 그녀가 하고 싶어하는 모든 일들을 하기가 어렵다고 느꼈다. Mary는 그녀가 젊었을 때, 춤추는 것을 좋아했지만, 몇 년동안 춤을 추지 못했다. 그녀는 최근에 교회 모임에서 휴가를 갔지만, 매일 저녁 너무 피곤해서 많은 그녀의 사회적 기능들을 수행할 수 없었다.

주 호소(chief complaint): Mary의 염려는 그녀의 기능적 능력의 일반적인 저하와 낙상의 두려움 증가 등이 결합된 것이다. 이들 요소들은 그녀의 삶의 질을 저하시킨다(1장과 11장을 보라). 특별하게, 그녀의 기능적 감소와 낙상의 두려움은 독립적인 삶, 손주 보기, 그리고 교회에서 지속적으로 봉사활동하기 등의 능력에 영향을 준다.

목표: Mary의 목표는 그녀의 기능적 체력과 삶의 질을 향상시키는 것이다(예를 들면, 성공적인 노화 등).[3]

배경(Background)

Mary는 그녀의 일반적인 건강 평가를 위해 2주 전에 주치의를 방문했다. 이 평가에서 Mary는 그녀의 주치의와 일상생활 수행의 어려움이 증가하고 있고, 최근의 낙상으로 독립적인 생활을 못 할까봐 두려움이 증가하고 있다고 얘기하였다.

의학적 검사에서 Mary의 의학적으로 새로운 병은 나타나지 않았다. 또한 심부전 증상의 갑작스러운 증가도 나타나지 않았다. 그녀의 심장 리듬은 규칙적이고, 그녀의 폐에서 수분은 발견되지 않았다. 의사는 간호사에게 Mary가 6분 걷기 테스트(CHF 진단 시, 주치의는 Bruce protocol을 이용한 점증부하 운동검사를 실시해서, VO_{2max}로 14 ml/kg/min 즉, 4 Mets의 결과르 얻었다)를 수행하도록 요구했다. Mary의 6분 걷기 테스트로 300 yds(그녀의 나이대에서 〈 20% 기능적 거동의 손실위험이 있는 상태)의 결과를 얻었다.[4]

주치의는 지난 6개월간 Mary의 체중이 3 lbs(98에서 95lbs로) 이상 감소하였고, 그녀에게 "너무 말라 보인다"고 지적하였다. 그는 Mary의 노화에 따른 체지방량 감소와 근력, 파워, 그리고 지구력 감소가 그녀의 기능적 능력 감소와 연관이 있다고 염려하였다. Mary의 기능적 감소의 영향에 대한 걱정 때문에 주치의는 그녀의 일반적인 건강상태를 평가하기 위해 SF-36 질문지[5]를 하게 하였다.

Mary를 식사 상담을 위해 영양사에게 보내는 것에 덧붙여, 그녀의 주치의는 (이차적인 예방 전략을 유지하도록) Mary를 근골격과 심폐 체력과 연관된 기능적 체력의 평가와 치료적 활동/운동 프로그램 권고를 위해 당신에게 보냈다(4장과 5장 참고).[1,4,6-8] 활동이나 운동에 대한 특별한 금기사항은 없고, Mary에게 다시 심부전증을 경고하는 증후를 주치의가 검사했지만 신체적 활동을 증가하는데 아무런 문제가 없었다. 사실, 그녀의 주치의는 비활동의 위험성을 예방하는 3차적 지지가 적절하게 계획되고 감독되는 치료적 운동 프로그램의 시작으로부터 오는 위험보다 더 크다는 사실을 강조하였다.[7-10] 추가적으로, 골다공증, 조절되는 고혈압, 그리고 관절염 등 Mary의 질환 치료를 위해 당신에게 보내졌다.

다음날 Mary는 평가와 치료적 활동/운동 상담을 위해 당신의 클리닉에 방문하였다. 당신이 그녀를 로비에서 처음 만났을 때, 당신은 그녀가 의자에서 일어나기 위해 (그냥 일어나는 것 대신에) 팔을 사용하여 "미는 것"을 보았다. Mary의 걷기 속도는 좋아보였고, 당신은 그녀를 검사실로 안내했다. Mary의 위탁 기록(referral record)을 읽고, Mary의 일반적인 건강과 안녕의 전적인 공헌자를 고려해서, 당신은 평가를 "기능적 체력"(예를 들면, 피로감을 느끼지 않고 안전하고 독립적으로 정상적인 매일의 활동을 할 수 있는 능력)에 초점을 맞추어야 한다고 느낀다.

Rikli와 Jones[4] 등의 노인체력검사(Senior Fitness Test; SFT)가 치료적 운동 중재를 follow-up 평가로 사용하는 것에 대해 타당도와 신뢰도, 가격 효율성과 편안함 등을 확인하라. 기능적 체력은 근육과 심혈관 체력과 연관된 요소들(예를 들면, 근력, 파워, 그리고 근지구력; 유산소성 지구력; 유연성; 동적인 평형성과 민첩성, 그리고 신체구성)이다.[4] SFT[4]는 이들 변인들을 다음의 검사로 평가한다: 의자에서 일어나기 검사(chair stand), 아령들기 검사

(arm curl test), 6분 걷기 검사, 의자에 앉아서 앞으로 굽히기 검사(chair sit and reach test), 등 뒤에서 손잡기 검사(back scratch test), 8피트 일어나서 걷기 검사(8-foot up and go test), 그리고 신체지수(BMI) 검사.

A. "기능적 체력"의 조작적 정의에서, 당신이 믿고 있는 생리적인 변인들이 당신의 평가 동안 가장 중요하다고 믿고 있는 것이 무엇인가? 그 리스트를 보여라. *저자의 소견 A 참고*

이학 검사 결과 (Physical Examination Results)

안정시 혈압: 124/82 mmHg (Mary는 아침에 고혈압 약을 먹는다는 것에 주의하라)
안정시 심박수: 68 bpm
신장: 5′ 0″ (60 inches)
체중: 95 lbs
BMI(kg/m²): 18.6 (저체중-가동성 손실의 위험)*
피부두겹 체지방율(3부위): 22%

노인 체력 검사(SFT) 결과* (Senior Fitness Test (SFT) Results)*

의자에서 앉았다 일어서기 검사: 30초 동안 8회 (그녀의 나이대에서 25-30%, "기능적 가동성의 손실 위험수준"의 역치에서 오른쪽)
아령 들기 검사: 30초 동안 5 lb 아령을 12회(그녀 나이대에서 50%, "정상 범위"의 중간 기준)
6분 걷기 테스트*: 300 yds (그녀 나이대의 〈 20%, "기능적 가동성의 손실 위험" 수준) 〔의사의 진료실에서 간호사에 의해 예전에 수행됨〕
의자에 앉아서 앞으로 굽히기 검사: -1.5 inches (그녀 나이대의 35%, "기능적 가동성 손실 위험"단계 바로 위의 "정상 단계" 하한 기준)
등 뒤에서 손잡기 검사: -4.5 inches (그녀 나이대의 45%, "기능적 가동성 손실 위험"의 역치 수준)
8피트 일어나서 걷기 검사: 10초 (그녀 나이대의 20%, "기능적 손실 위험" 수준)

* 노인 체력 검사(SFT)에 대한 정상 결과 해석은 참고문헌 4를 참조하라.

테스트 결과에 기초하여 Mary는 다음의 단기 목표와 장기 목표를 설정한다.

단기 목표(Short Term Goals)

Mary는 4주 동안 다음을 할 수 있다:

1. 30초에 12번 의자에서 앉았다 일어서기를 할 수 있다. (그녀 나이대의 65-70% - 정상범위)
2. 5 lbs의 아령을 30초에 16번 들 수 있다. (그녀 나이대의 85% - 평균범위 이상)
3. 의자에 앉아서 앞으로 굽히기 검사에서 발끝보다 1인치 앞으로 뻗을 수 있도록 (그녀 나이대의 약 60%, - 정상범위 내)
4. 등 뒤에서 손잡기 검사에서 그녀의 손가락 끝이 2.5인치 이상 남기 (그녀 나이대의 60% - 정상범위 내)
5. 8초 안에 8피트 일어나서 걷기 테스트 수행하기. (그녀 나이대의 약 50% - 정상범위 내)

장기 목표 (Long Term Goals)

8주 동안 Mary는 다음을 할 수 있다:

1. 노인체력검사(SFT)에서 나이대와 비교해서 "평균이상"의 향상을 보인다.
2. 그녀의 주치의 사무실에서 반복적인 6분 걷기 테스트에서 400 yds 걷기(그녀 나이대의 약 45%—정상범위 내)

B. 이러한 정보에서, Mary의 치료적 운동 프로그램에서 당신의 일차적인 초점은 무엇인가? *저자의 소견 B 참고*

C. 이러한 정보에서, 당신의 치료적 운동 프로그램과 근골격계 시스템과 관련하여 당신의 일차적인 고려사항은 무엇인가? *저자의 소견 C를 참고*

D. 이러한 정보에서, 당신의 치료적 운동 프로그램과 심혈관과 심폐계와 관련하여 당신의 일차적인 고려사항은 무엇인가? *저자의 소견 D 참고*

E. 이러한 정보에서, 치료적 운동 프로그램의 순응도 최고 수준을 달성과 관련해서 일차적인 고려사항은 무엇인가? (전체적인 활동/운동 프로그램이 Mary에게 "팔렸는가"?) *저자의 소견 E 참고*

치료적 활동/운동 프로그램의 배경 (Background for Therapeutic Activity/Exercise Program)

Mary는 이동의 문제와 편안함 때문에 치료적 운동 프로그램은 가정기반이 필요하다고 강조한다. Mary의 아이들은 필요하면, 가정용품으로 조용한 제품을 제공해야 한다. 당신은 조절 가능한 덤벨(0-20 lbs)과 3,5,10 lbs의 발목-손목 모래주머니, 저항성 밴드와 튜빙, 튼튼한 의자, 그리고 조절 가능한 벤치와 벽걸이 거울 등이 준비된 것에 놀랄 것이다.

다음날 당신이 Mary의 집을 "환대를 받으며" 방문하고, 그녀의 치료적 운동 프로그램을 시작한다.

활동/운동 처방 (Activity/Exercise Prescription)

F. 위의 개념에 기초해서, 준비운동과 정리운동을 포함하여 당신의 치료적 운동프로그램의 다양한 구성요소를 설명하라. *저자의 소견 F 참고*

G. Mary의 치료적 운동 프로그램 목적의 고려사항에서, 그녀의 근력을 향상시킬 수 있는 프로그램을 개발하라. 다음의 내용으로 표로 작성하라: 운동 순서, 운동 선택과 트레이닝되는 인체 부위.

프로그램 목적의 고려사항에서, 당신이 선택한 근력 트레이닝 운동/활동에 대한 치료적 운동 양의 변수도 제공하라. 다음의 내용으로 표를 작성하라; 세트/반복 횟수, 강도 결정, 휴식과 운동 비율, 주당 빈도, 그리고 이론적 근거. *저자의 소견 G 참고*

H. Mary의 좋지 않은 유산소 지구력과 관련하여, 당신이 그녀를 위해 선택한 유산소 트레이닝 활동의 방법, 강도, 빈도와 기간에 대해 설명하시오. *저자의 소견 H 참고*

I. 그녀의 목표를 달성하기 위해 선택한 유연성 트레이닝과 중재는 무엇인가? 종류, 빈도, 강도 그리고 반복 횟수를 설명하시오. *저자의 소견 I 참고*

J. Mary의 낙상에 대한 두려움과 관련하여, 평형성과 낙상 예방 치료적 운동 활동으로 당신이 프로그램에 추가할 것은 무엇인가? *저자의 소견 J 참고*

재 검사(Re-testing)

노인체력검사(SFT)[4]를 이용한 재검사는 Mary의 집에서 규칙적인 간격으로 그녀의 진전을 평가하고, 필요에 따라 치료적 운동 프로그램 조절을 위해서 쉽게 수행될 수 있다.

*4주 때의 노인체력검사 결과**

의자에서 일어서기 검사: 30초 동안 13번, 그녀의 목표에서 1회 더 초과 실시

아령 들기: 30초 동안 5 lb 덤벨을 18번 들기, 그녀 목표보다 2회 초과 실시

의자에 앉아서 앞으로 굽히기: "0"(발끝에 닿았다). 1.5 inch 향상되었지만, 그녀 목표보다 1 inch 모자르다.

등 뒤에서 손잡기: -3.5 inches, 1 inch 향상되었지만, 1 inch 모자르다.

8피트 일어나서 걷기: 7.9초, 그녀 목표보다 0.1초 초과 실시.

* SFT 정상에 대한 해석결과는 참고문헌 4에서 이용가능하다.

재 평가 – 새로운 목표 절정 (Re-Evaluate—Set New Gols)

단기 목표 재설정

우리의 치료적 운동 프로그램은 원하는 영향을 주었다. 유연성의 획득은 긍정적이었지만, 우리의 목표에 달성되지 못했다. 이것은 좋다. Mary와 관련된 모든 결과를 논

의하라. 기술을 평가하기 위해 그녀의 모든 운동수행을 보라. 필요하면 적절한 형태로 기술을 조절해라. 유연성 운동에 더 주의를 기울여서, 가능하면 더 좋은 결과를 보일 수 있는 다른 스트레칭 방법으로 당신의 중재를 고치거나 바꾸어라. 그녀의 프로그램에 대해 어떻게 느끼는지 확인해라. 개별화된 진전으로 지속하라. 지속적인 진전을 확인하고, 치료적 운동 프로그램에 열중하기위해 다양성을 추가하라.

장기 목표 재설정

Mary의 체력이 향상되었기 때문에, 지역에서 집단운동(노인 수중 에어로빅, 노인 댄스 수업, 손자들과의 활동 등) 참여 등과 같은 추가적인 활동에 참여할 수 있다. 운동처방의 진전과 다양성, 수정에 대한 추가적인 소견에 대해 저자의 소견 부분을 조회하라.

사례 요약(Case Summary)

Mary는 그녀의 치료적 운동 프로그램에 긍정적으로 반응하였다. 이것은 기분 좋지만, 방심하면 안된다. 열성적이고, 교감을 강화하고, 특별히 고려하는 개인으로서 Mary를 언급하고, 그녀가 계획을 유지하고, 삶의 질을 최적화할 수 있도록 도와주어라.

K. Mary의 치료적 운동 프로그램을 개발하기 위한 알고리즘을 결정하는 도표를 다른장의 종이에 작성하라. *저자의 소견 K 참고*

지침을 위해 10장을 보고, 당신이 이 환자에게 이득이 된다고 믿는 대안적이거나 보완적인 치료적 운동에 대해 논의하라. 당신의 제안에 대한 이론적 근거를 제시하라.

참고문헌(References)

1. American College of Sports Medicine. *ACSM's Guidelines for Exercise Testing and Prescription*, 6th ed. New York, NY: Lippincott Williams & Wilkins, 2000.
2. Fiatarone MA, Evans WJ. The etiology and reversibility of muscle dysfunction in the aged. *J Gerontol.* 1993;44:77–83.
3. Rowe JW, Kahn RL. *Successful Aging.* New York, NY: Pantheon Books, 1998.
4. Rikli RE, Jones CJ. *Senior Fitness Test Manual.* Champaign, IL. Human Kinetics, 2001.
5. Shephard RJ, Franklin B. Changes in quality of life: A major goal of cardiac rehabilitation. *J Cardiopul Rehabil.* 2001;21:189–200.
6. American College of Sports Medicine. *ACSM's Resource Manual for Guidelines for Exercise Testing and Prescription,* 4th ed. New York, NY: Lippincott Williams & Wilkins, 2001.
7. American College of Sports Medicine. ACSM position stand on exercise and physical activity for older adults. *Med Sci Sports Exerc.* 1998;30:992–1008.
8. National Institute on Aging. *Exercise: A Guide from the National Institute on Aging.* Baltimore, MD. Publication No. NIH 98-4528.
9. Pate RR, Pratt M, Blair SN, et al. Physical activity and public health: A recommendation from the Centers for Disease Control and Prevention and the American College of Sports Medicine. *JAMA.* 1995;273:402–407.
10. Adams KJ. Cardiac rehabilitation and exercise. In CW Bales, CS Ritchie, eds. *Handbook of Clinical Nutrition and Aging.* Totowa, NJ: Humana Press, Inc, 2003.
11. Fiatarone Singh MA (ed.). *Exercise, Nutrition, and the Older Woman.* Boca Raton, FL: CRC Press, 2000.
12. Fleck SJ, Kraemer WJ. *Designing Resistance Training Programs,* 2nd ed. Champaign, IL: Human Kinetics, 1997; pp. 81–115.
13. Nelson ME. *Strong Women, Strong Bones.* New York NY: Penguin Putnam Inc, 2000.
14. Nelson ME, Fiatarone MA, Morganti CM, et al. Effects of high-intensity strength training on multiple risk factors for osteoporotic fractures. *JAMA.* 1994;272:1909–1914.
15. American College of Sports Medicine. ACSM position stand on osteoporosis and exercise. *Med Sci Sports Exerc.* 1995;27:i-vii.
16. National Osteoporosis Foundation. *Physicians Guide to Prevention and Treatment of Osteoporosis.* Washington, DC: NOF, 2003.
17. Fiatarone MA, Marks EC, Ryan ND, et al. High intensity strength training in nonagenarians: Effects on skeletal muscle. *JAMA.* 1990;263:3029–3034.
18. American College of Sports Medicine. ACSM position stand on progression models in resistance training for healthy adults. *Med Sci Sports Exerc.* 2002;34:364–380.

저자의 소견 A(Author's Comments A)

기능적인 체력은 피로감없이 안전하고 독립적으로 일상생활을 정상적으로 수행할 수 있는 능력으로 정의한다.[4] 기능적 체력을 유지하고 향상시키는 것은 성공적인 노화의 중요한 구성요소이다. 기능적 체력은 근육과 심혈관 체력과 관련된 요소들로 구성된다.[4] 그러므로 근력, 파워, 그리고 근지구력; 유산소성 지구력; 유연성; 동적인 평형성과 민첩성, 그리고 신체 구성과 연관된 평가가 필요하다.[4] 노인체력검사(SFT)[4] 방법은 다음의 검사들을 변인으로 측정한다: 의자에서 앉았다 일어서기 검사, 아령운동, 6분 걷기 운동, 의자에 앉아서 상체 숙이기, 등 뒤에서 손닿기, 8피트 일어서서 걷기, 그리고 신체질량지수.

저자의 소견 B(Author's Comments B)

1. **낮게 시작하고, 천천히 가라.** 신중한 진전이 핵심이다. 노인 환자에 대한 치료적 운동 프로그램의 가장 큰 실수는 너무 빨리 너무 많은 스트레스를 준다는 것이다.[11,12] 가장 좋은 치료적 운동 프로그램은 필요성과 개인의 내성에 기반하는 것이다.[1,10,12]
2. **Mary의 기능적 체력 유지와 독립성 유지가 가장 중요하다. 노인체력검사(SFT)[4] 결과에 대해,** Mary는 기본적으로 모든 범주에서 "기능적 가동성 손실 위험"단계이다. 이들 범주는 우선적으로 근육의 체력과 연관있다. 그러므로, Mary의 전체적인 치료적 운동 처방은 저항운동을 우선적으로 해야 한다. Mary의 심부전증에 관해서는, 노인체력검사에 기초하여, 예를 들면, 걷기, 고정식 자전거 타기 등등 전형적인 유산소 트레이닝은 저항 트레이닝을 통한 근골격 체력의 기초를 생성한 후에 더 잘 버틸 수 있을 것이다.[11-14] 그녀의 스트레스 내성과 진전에 대해 처음 몇주 동안은 전형적인 유산소 트레이닝에 덧붙여 일상생활의 활동들[9]이 권고된다. 또한, 시작단계에서 모든 치료적 운동 프로그램 변수의 소개는 Mary를 질리게 할 수 있고, 치료적 운동 프로그램 지속력을 저하시킨다(4장과 11장 참고).[1,6]
3. **낙상 예방.** Mary 일생에서 지금 단계에서 골절은 특히, 골반의 골절은 그녀의 건강과 삶의 질을 황폐화시키는 결과를 가져온다.[13,15,16] 근골격 체력요소인 평형성과 낙상의 근거가 되는 Mary의 환경이 모두 중요하다(9장 참고).[13,16]
4. 신체활동의 건강에 대한 이득을 아는것과 더불어, 삶의 질과 치료적 운동 계획의 유지는 정원일, Mary가 즐기는 댄스같은 가벼운 정도에서 중간 정도의 생활양식 활동을 통합시키는 것에 의해 유지될 수 있다. 수중 에어로빅 같은 지역 노인 체력 수업 등을 알아보는 것도 Mary의 일상생활에 긍정적인 사회적 출구가 될 수 있다.

저자의 소견 C(Author's Comments C)

1. **골다공증:** 많은 고려사항 중의 하나는 골절, 특히 골반 골절을 피하는 것이다. 낙상 예방은 두가지 중요한 측면에서 언급되어야 한다: 1) 낙상의 위험을 증가시키는데 공헌하는 항목들(예를 들면, 연결코드, 조각 깔개, 슬리퍼 스텝, 손잡이 없는 레일 등)에 대한 Mary 집 내부와 외부의 평가; 2) 근력, 평형성, 민첩성, 협응성, 그리고 유연성을 향상시키기 위해 치료적 운동을 선택한다.[15] 그것에 의해서, Mary의 낙상과 골절을 입을 가능성을 효과적으로 줄인다. 저항 운동이 다양한 골절 위험에 공헌하는 위험요인을 동시에 줄일 수 있다는 것은 중요하다.[14]

   점증적으로 체중을 지지하는(폐쇄생체사슬) 운동/활동들은 뼈에 스트레스를 주고, 강화시키기도 한다. 동시에, 근력과 평형성을 향상시킨다. 요추 손상을 피하기 위해, Mary는 운동 동안 허리를 굽히거나 비트는 동작은 피한다.[13,16] 그녀는 또한 진공청소기로 청소하기, 갈퀴질하기, 기침과 재채기, 그리고 물건 들기 등과 같은 일상적인 활동동안 앞으로 굽히거나 비트는 동작을 피해야 한다.[13,16] Mary는 바닥에 누울 때도 적절한 방법을 지도받아야 하고, 바닥에서 후방골반 기울이기 같은 운동과 침대에서 일어나기 같은 일상 활동 모두에서 적절하게 지도받아야 한다. Mary가 정원 가꾸기를 즐기기 때문에, 그녀는 잡초 뽑기와 화분 들기 같은 활동에 대한 적절한 인체의 생체역학에 대해 이해해야 한다. Mary에게 안전을 위해 정원에서 무릎을 꿇을 때 무릎 보호대를 하도록 제안하라. 모든 치료적 운동과 일상 생활의 활동동안 자세의 안정성을 강조하라. 평형성 운동이 강조되어야 한다.[11] www.nof.org의 국립골다공증 협회는 치료중재 연구에 훌륭한 자원이다.

2. sarcopenia는 노화에 의한 제지방량과 질을 감소시키는 것이다.[2] sarcopenia는 기능적 체력의 감소와 노화로 인해 대부분 경험하는 독립성 손실과 높은 연관이 있다.[3,7,17] 근육의 질과 양을 향상시키는 운동(그리고 적절한 영양)이 강조되어야 한다(예를 들면, 저항운동)(5장 참고). Mary가 자부심을 갖는 것처럼 보이는 저항운동이 가장 이득적이다.
3. Mary의 관절염 증상의 징후의 악화에 대한 밀접한 모니터링은 필요에 따라 변하는 치료적 운동 프로그램의 변화를 주어야 한다. 적절하게 구성된 유산소 운동과 저항 운동은 관절염을 가진 환자들에게 안전하고 효율적이다.[1,6]

저자의 소견 D(Author's Comments D)

1. **심부전증(CHF; Congestive Heart Failure)**. Mary의 심부전증은 안정적이고 조절된다. 그리고 그녀의 측정된 MET 능력은 >3METs-심부전증 환자의 운동치료[1,10] 선택에 대해 모든 중요한 고려사항이다. 운동성 피로와 호흡곤란은 심부전증을 가진 환자에서 일차적인 징후이다. 근육의 위축과 약화(나이와 연관된 sarcopenia)는 좌업생활을 하는 이 집단 사람들에서 관철되는 전형적인 비사용 패턴에 의해 악화된다. 좋지 않은 영양도 전형적으로 이러한 문제에 공헌한다(의사는 Mary를 영양사에게 의뢰한다). 심부전증을 가진 환자에서, 근육양과 기능의 유지는 독립적인 일상생활에서 필수적이다.[10] 따라서 저항운동이 중요하다.
2. **고혈압(조절되고 있음)**. 유산소 운동이 고혈압을 가진 환자에서 안전하고 효과적으로 사용될 수 있다. 조절되는 고혈압 환자에서 권고는 되는 유산소 운동은 낮은 위험을 가진 고객에서 권고되는 것과 실제로 다르지 않다.[1,6] 저항 운동은 잘 계획된 치료적 운동 프로그램에서 적절하고 안전한 구성요소이다.[1,6,10,11,13]

저자의 소견 E(Author's Comments E)

Mary는 그녀에게 전형적인 운동의 경험이 없다고 진술하였다(그녀는 "열심히 일해서 전형적인 운동 수업을 참석할 시간이 없다"). 이것은 독립성을 유지할 수 있는 전체적인 삶의 질에 손자와 놀기, 다른 사람 도와주기, 정원일, 일상생활에서 도전에 직면하기 등의 활동과 치료적 운동 프로그램의 연관에 의해 프로그램을 Mary에게 "파는 것"이 중요하다. "인생의 목적은 가능한 한 늦게 젊게 죽는 것이다" (A. Montague), "운동을 병안에 집어넣는다면, 그것은 대부분 역사에서 처방된 약과 같을 것이다"(R. Butler). 등과 같은 인용의 사용이 도움이 될 것이다. 치료적 운동 프로그램으로부터 얻는 이득에서 "너무 늦는 것은 없다"라는 것을 Mary에게 강조하는 것은 그 나이에서 기능적 독립성을 유지하는데 필수적이다. 그녀에게 저항운동의 두려움을 없애는데 도움을 주기 위해 Miriam Nelson의 책 *강한 여성, 강한 뼈*[13]의 카피를 주는 것을 고려하라. 당신의 사례를 지원할 수 있는 출판된 자료를 이용하라. 운동은 Mary에게 새로운 것이며, 두려움이 크기 때문에 당신의 메시지를 열정적으로 전달해야 한다. 노인에게 적절하게 수행된 활동과 치료적 운동의 안정성과 효율성을 강조하라. 다시 말하면, 이것은 적절하게 설계되고 감독하는 치료적 운동프로그램에서 "일어나서 움직이는 것"이 보다 아무것도 하지 않고(좌업생활) 있는 것이 더 위험하다는 것이다. 최종 결과는 움직임 활동과 치료적 운동이 성공적인 노화의 핵심요소라는 것이다.[13]

저자의 소견 F(Author's Comments F)

일반적인 의견. 5-10분간의 낮은 강도의 준비운동은 매 세션 시작해야 한다. Mary의 현재 능력이 낮다는 것을 기억하라. 그래서 어림잡아 저강도 준비운동이 선택되어야 한다. 기본적인 움직임 이외에 효과적인 준비 운동은 낮은 강도와 페이스에서 움직임에 포함시켜야 한다. 다른 말로, 운동은 Mary가 어떻게 느끼는지 밀접한 모니터링을 하며 "오르막 경사"처럼 시행한다. 5-10분 동안의 정리운동 단계는 역시 운동후에 중요하다.[1] 이 때의 운동강도는 "내리막 경사"처럼 스트레칭 운동이 사용될 수 있고, 일반적인 이완이 시작된다(3장 참고).

저자의 소견 G(Author's Comments G)

일반적인 의견. ACSM 지침서[1,7]는 노인 또는 약한 환자

운동 순서	운동선택	인체부위
1	의자 스쿼트	하지(Lower extremities)
2	발목에 모래주머니대고 서서 다리뒤로 들기	슬괵근(Hamstring)
3	발뒤꿈치 들기	종아리근(Calves)
4	탄력밴드를 이용한 발목 배측굴곡	정강이 앞쪽
5	벽에 기대서 스쿼트	대퇴사두근(Quadriceps)
6	앞으로 런지	하지
7	계단 오르기	하지
8	앉아서 노젓기	상지, 어깨 후인근(retractor)
9	덤벨을 이용한 reverse fly	상지, 어깨 수평외전근, 어깨후인근
10	벽에 기댄 팔굽혀펴기	상지, 흉부
11	덤벨들고 측면 들기	상지, 어깨 외전근(abductor)
12	덤벨들고 머리위 삼두신전	상지, 팔꿈치 신전근
13	덤벨들고 이두근 당기기	상지, 팔꿈치 굴곡근
14	후방 골반 기울이기(pelvic tilt)	복부

세트/횟수	강도 결정	운동간 휴식비율	빈도/주당	이론적근거
1set/ 10-15회	자각인지도 (RPE) = 11-14	3:1	3회/주	적절한 기술과 기초 근력 형성

들에게 8-10가지 운동을 대근육군을 이용하여, 10-15회 반복으로 최소 1set를 주당 2-3회 실시하라고 권장하고 있다. 전형적으로 이것은 Borg scale의 약 11(보통이다)에서 14(약간 힘들다)의 점수에 해당한다(4장을 보라). 이것은 Mary의 진전(10-15회 1set, 주당 3회-월,수,금 등)을 시작하기에 좋다. 적절한 호흡과 인체의 위치와 안정성, 그리고 평형성이 각 동작에서 강조되어야 한다. 진전과 관련하여, 초기 인지에 따라 첫날에는 단지 4-5가지 운동으로 시작하고, Mary의 반응을 보고, 그녀가 참을 수 있는 수준에서 8-10가지의 치료적 운동 프로그램 권고를 두 번째, 또는 세 번째 치료적 운동 프로그램 세션에 수행한다. 기억할 것은 조심스러운 진전이 필수적이라는 것이다. 근통증과 심혈관 또는 심폐계 스트레스와 피로의 징후를 살펴보라. 또한 적절한 기술을 교육할 시간을 갖는것이 가장 중요하다. 당신은 당신의 치료적 운동선택(예를 들면, 8-10가지 종목)을 설정하고, 선택된 동작에 대한 또다른 set를 설정하고, 내성을 평가하고, 그녀의 운동량을 모든 운동종목에서 10-15회 반복의 2 set 반복, set간의 휴식시간은 약 1분정도로 그녀의 운동량을 점증적으로 증가시켜야 한다. 이것은 아마도 처음 2-4주 동안 달성 가능할 것이다. 결국에는 (4-6주 이내에) 운동당 2-3 set×10-15회 반복이 안전하고 효과적이다. 처음 기간 동안에는 빠른 획득이 가능하다. 트레이닝이 진전됨에 따라, 치료적 운동 프로그램 변인들의 조정(주기화)이 지속적인 진전에서 중요하다(자각인지도 15(힘들다)에서 17(아주 힘들다) 정도에서 8-12번 반복).[18] 진전의 결정은 기능적 체력변인에 기초한다(예를 들면, 당신의 기능이 원하는 수준에 도달되면, 더 나은 체력의 증가는 더 많은 양의 시간과 에너지를 써야 한다).[12]

내가 나의 치료적 운동 프로그램의 선택에 놓여있을 때 다음을 고려한다.

의자 스쿼트(Chair Squart): Mary는 단지 의자에서 일어서기 검사(Chair Stand Test) 동안 30초에 8번 반복할 수 있었다. 의자 스쿼트의 적절한 수정은 전화번호부 책을 의자에 놓아서 의자와 스쿼트 시 깊이를 감소시키는 것이다. 적어도 Mary는 1 set에 10회 이상하도록 해야 한다. Mary가 주어진 높이에서 10-15회 반복을 2-3 set 할 수 있으면 전화번호부 책을 제거해서 관절가동범위를 넓힌다. 곧 Mary는 추가적인 저항으로 덤벨을 들고 의자 스쿼트를 할 것이다(**사례 그림 9.2a-c**).

서서 다리 당기기(Standing Leg Curl): 나는 Mary가 튼튼한 의자의 등받이를 균형 지지자로서 사용하도록 한다. 발목을 감싸는 weight 저항은 점증적으로 증가시켜서, 적절한 형태와 평형성이 유지되도록 해야 한다. Mary는 발판을 밟고 앉아있는 동안, 허리부위에서 과도한 숙임을 피하도록 발목 커프의 무게에 조심해야 한다.

발뒤꿈치 들기(Heel Raise): Mary는 바닥높이에서 두 다리로 발뒤꿈치 들기를 시작해야 한다. 그녀는 평형성 지지를 위해 튼튼한 의자 등받이를 이용한다. 그녀는 두 다리로 발뒤꿈치 들기의 2-3세트를 견딜 수 있을 때, 한발로 진전시키고, 추가적인 저항으로 덤벨을 이용한다(의자나 벽 등을 이용하여 견고하게 평형성 지지를 해야한다는 것을 기억하라).

발목의 배측굴곡(Ankle Dorsiflexion): 이 운동은 평형성에 중요한 발목의 근력과 근지구력을 향상시키는데 도움을 줄 수 있다(9장 참고). Mary는 튼튼한 의자에 앉아서 발판(step stool)을 이용하여 전완 주변에 저항성 고무 밴드를 붙여 사용한다. 왼발을 한 후에 오른발을 원하는 수만큼 반복한다.

벽 스쿼트(Wall Squat): 이러한 등척성 운동 동안 Mary는 무릎을 굽히고 약 5-10초간 버틴다. 그녀의 실적적인 목표는 이 운동을 30초간 하는 것이다. 추가적으로, 그녀는 약 30° 무릎을 굽힌 다음에 시작할 수 있고, 90°까지 굽히면 된다(**사례 그림 9.3**).

전방 런지(Forward Lunge): 런지는 Mary의 기능적 근력, 근지구력, 평형성과 다양성에 대한 치료적 운동 프로그램에 추가된다. Mary는 체중을 저항으로 시작하고, 평형성을 위해 손은 튼튼한 의자 또는 벽을 잡는다. 결국에는 그녀는 지지없이 덤벨을 들고 런지를 하는 것까지 진행될 수 있다(**사례 그림 9.4a-b**).

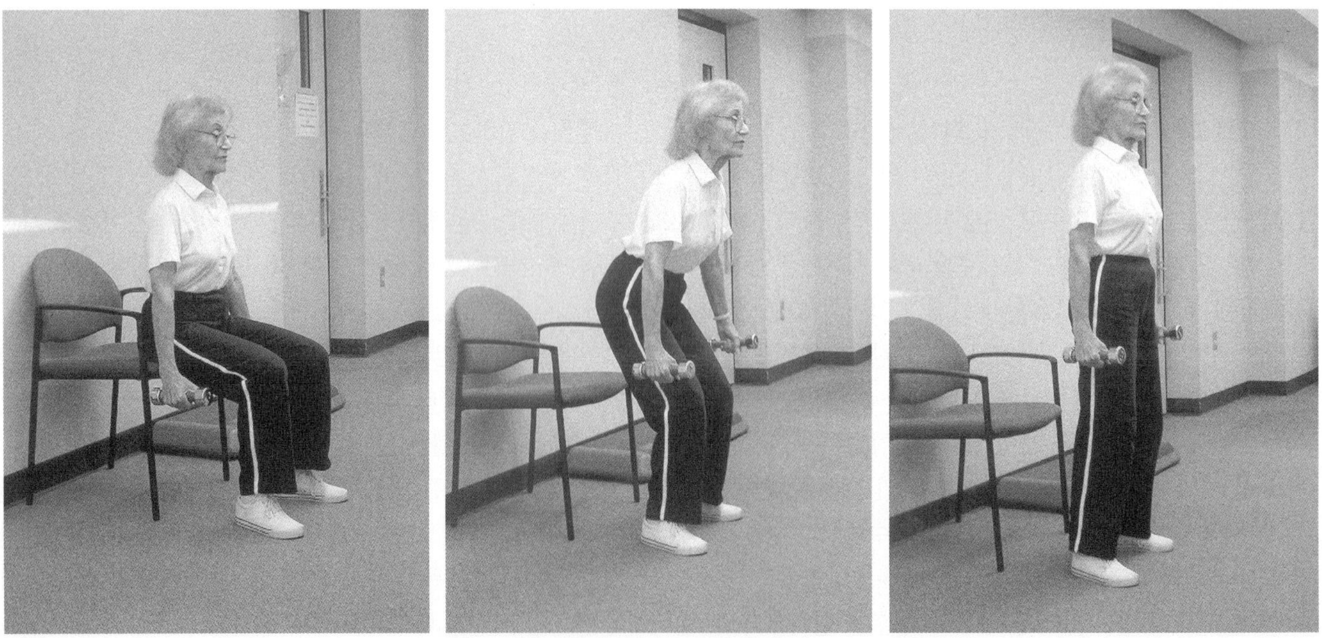

(a) (b) (c)

사례 그림 9.2 덤벨 들고 의자 스쿼트. (a) 시작자세, (b) 중간방법, (c) 종료자세.

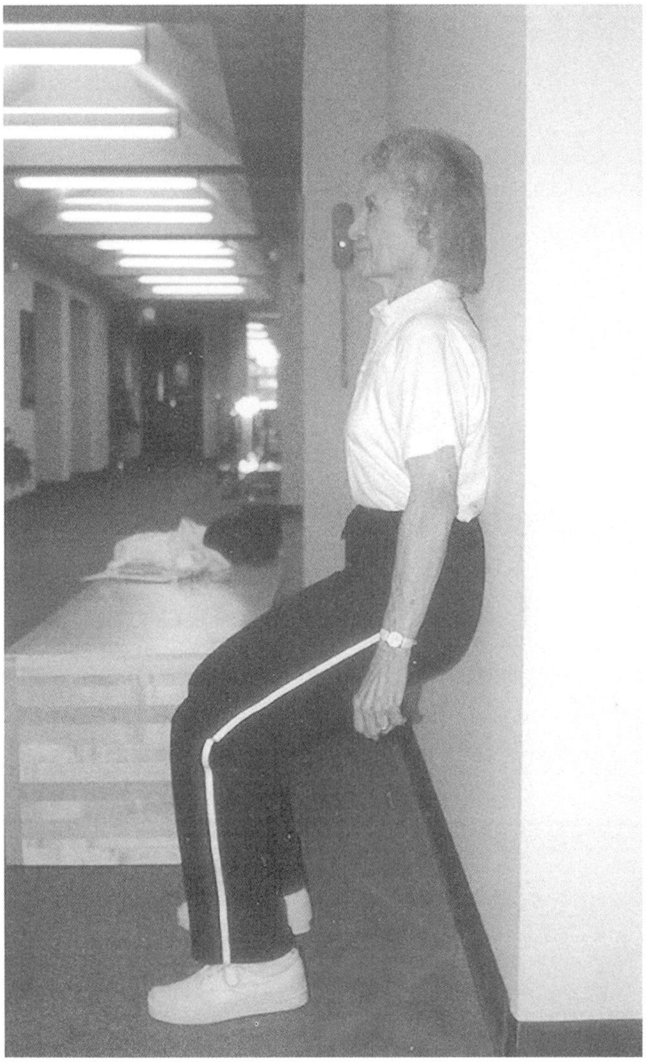

사례 그림 9.3 벽 스쿼트(wall squats).

계단 오르기(Stair Step-Up): 계단 오르기는 Mary의 프로그램에 추가한다. 이것은 근골격계, 심혈관계, 그리고 심폐계를 트레이닝 시키기 위해 1-2단계에서 시작한다. 계단 오르기는 Mary의 심부전증과 관련하여 매우 힘든 인터벌 트레이닝 방법이다. Mary는 이 운동을 지지와 평형성에 대한 필요성으로 인해 계단 손잡이를 잡고 시작해야 한다(**사례 그림 9.5a-b**).

앉아서 노젓기(Seated Row): 저항성 고무 밴드를 문고리에 묶고, Mary는 각 밴드의 끝을 잡고 안정되고, 직립으로 앉은 자세에서 밴드를 그녀의 옆으로 당기고, 그녀의 양쪽 견갑골을 조인다.

덤벨로 리버스 플라이(Reverse Fly with Dumbbells): 튼튼한 의자에 허리를 앞으로 약간 숙이고, 팔꿈치도 약간 굽힌채 앉아있는 동안, Mary는 팔이 지면과 평행해질 때까지 뒤쪽으로 원을 그리며 팔을 들어올린다. 이러한 동작이 완성될 때, 그녀는 견갑골이 조이도록 시도해야 한다(**사례 그림 9.6a-b**).

앉아서 덤벨로 어깨 프레스(Seated Shoulder Press with Dumbbells): 어깨와 삼두근의 근력 강화를 증가시키기 위해 고안된 앉아서 오버헤드로 프레스한다(**사례 그림 9.7a-b**).

벽에 대고 팔굽혀펴기(Wall Push-Up): 그녀의 발을 벽에서 약 6인치 떨어뜨리도록 위치시킨다. Mary는 벽으로부터 밀기 위해 천천히 그녀의 팔꿈치를 신전하고, 2초간 신전된 팔꿈치 위치를 유지하고, 천천히 시작 자세로 돌아온다(**사례 그림 9.8a-b**).

덤벨들고 측면으로 상체들기(Side Lateral Raise with Dumbbells): 튼튼한 의자에 앉아있는 동안 수행될 수 있다. 덤벨을 들고 허리를 펴고 앉아서 유지하는 동안 팔을 벌려서 땅에 적절하게 평형이 될 때까지 들어올린다.

덤벨을 들고 오버해드로 신전하기(Overhead Triceps Extension with a Dumbbell): 허리를 편 상태로 튼튼한 의자에 앉아서 상완을 머리위로 들고, 반대팔은 안정화를 시키는 동안 Mary는 주관절을 천천히 신전시킨다. 각 팔은 이 운동을 독립적으로 수행한다(**사례 그림 9.10a-b**).

덤벨들고 이두근 당기기(Biceps Curls with Dumbbells): 덥벨을 들고 앉아서 번갈아 가면서 이두근 올린다(**사례 그림 9.11**).

골반 기울이기(Pelvic Tilt): 골반과 무릎을 굴곡시키고 누운 자세에서 복근이 골반을 뒤쪽으로 회전시키고, 5초 동안 이 자세를 유지한다. Mary가 이러한 운동 움직임을 배웠기 때문에, 하지와 상지 움직임에 의해 강도가 점증적으로 증가되고, 누운자세에서 앉는 자세 또는 반쯤 무릎굸은 자세로까지 강도를 증가시킬 수 있다. Mary는 누운자세에서 일어나고 앉을 때 테크닉에 주의해야 한다.

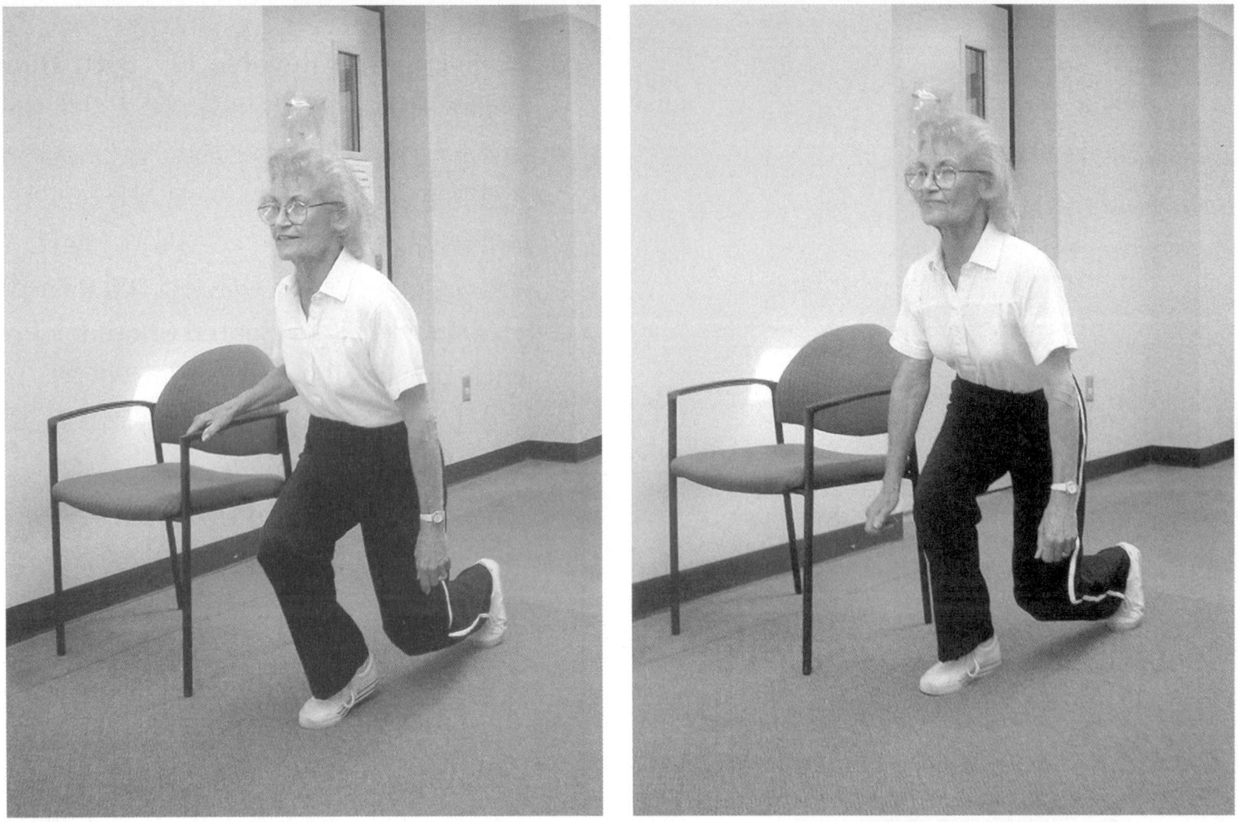

(a) (b)

사례 그림 9.4 전방 런지(Forward lunge). (a) 균형보조로서 의자 팔걸이 이용, (b) 균형보조 없이.

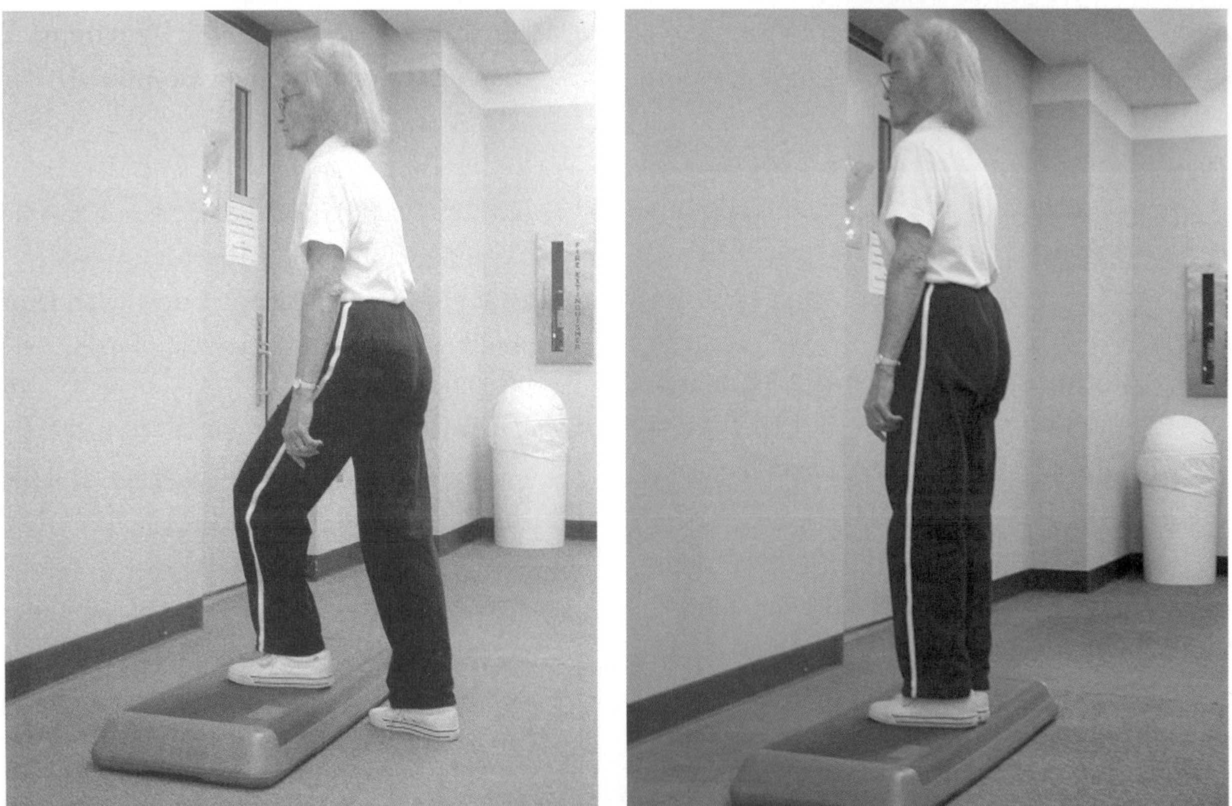

(a) (b)

사례 그림 9.5 계단 오르기(step-up). (a) 시작자세, (b) 종료자세.

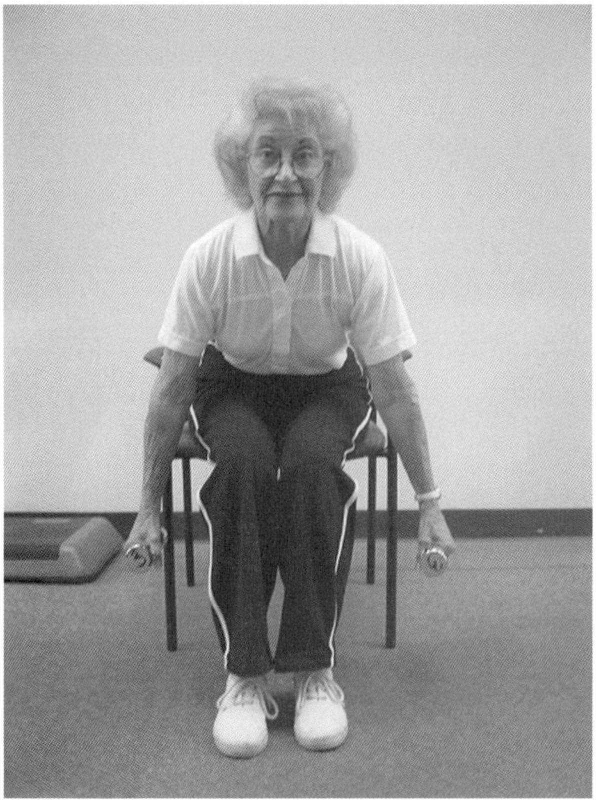
(a)

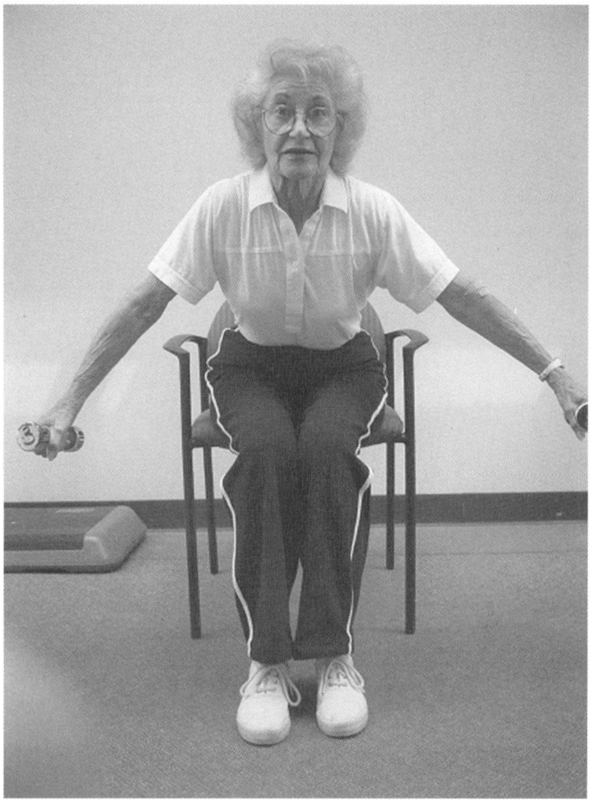
(b)

사례 그림 9.6 덤벨로 리버스 플라이(Reverse fly with dumbbells). (a) 시작자세, (b) 종료자세.

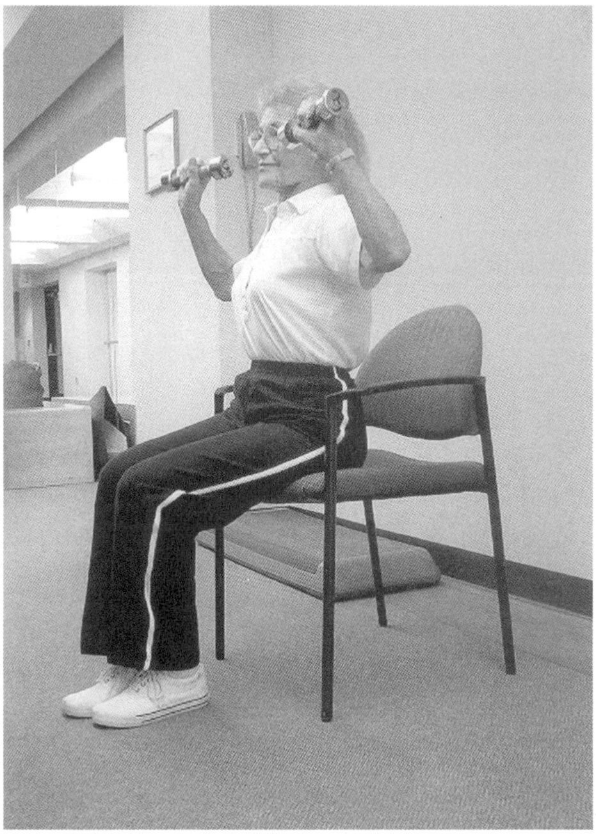
(a)

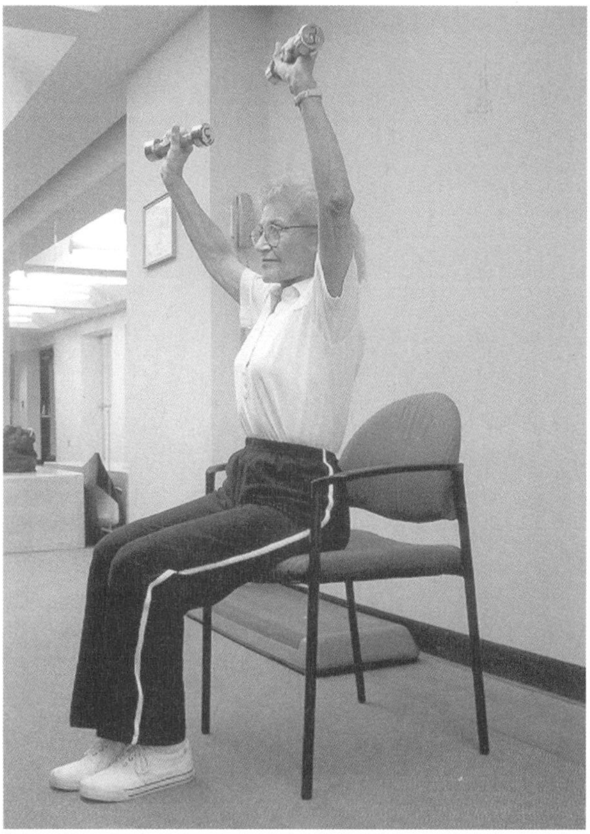
(b)

사례 그림 9.7 앉아서 덤벨 프레스(Seated dumbbell press). (a) 시작자세, (b) 종료자세.

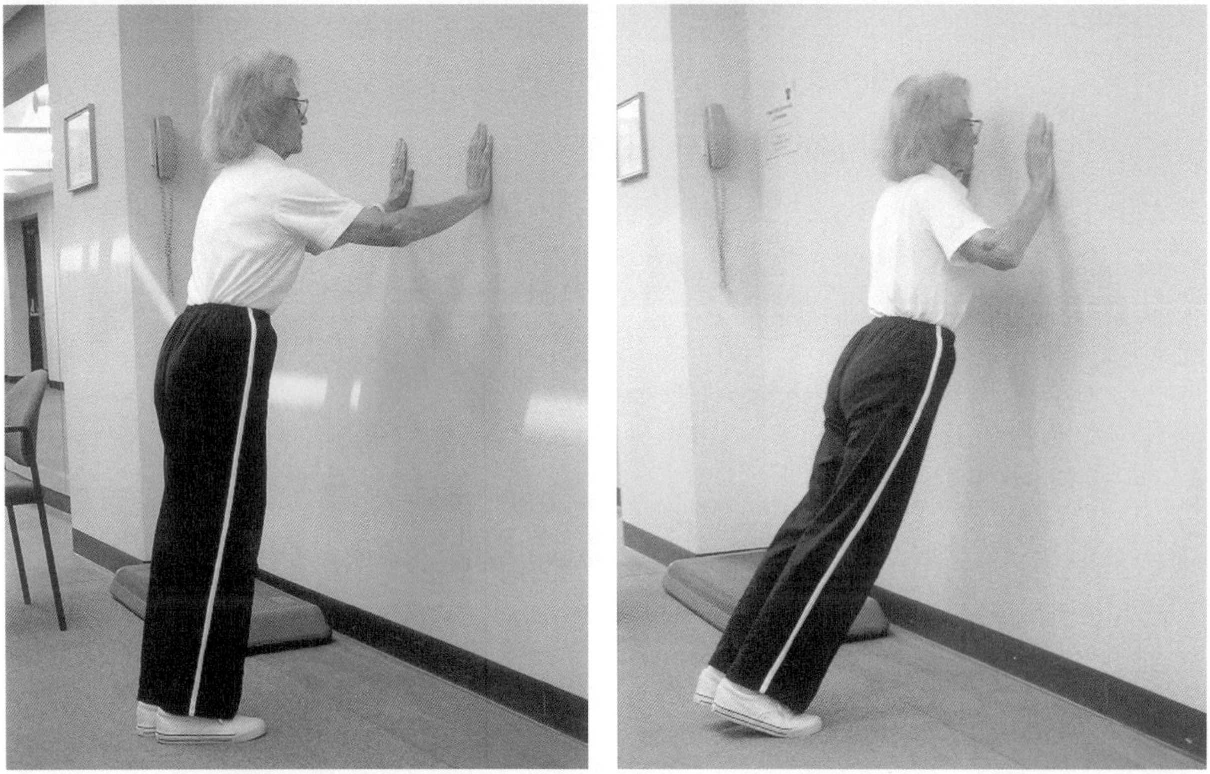
(a) (b)

사례 그림 9.8 벽에 대고 팔굽혀펴기(Wall push-up). (a) 시작자세, (b) 종료자세.

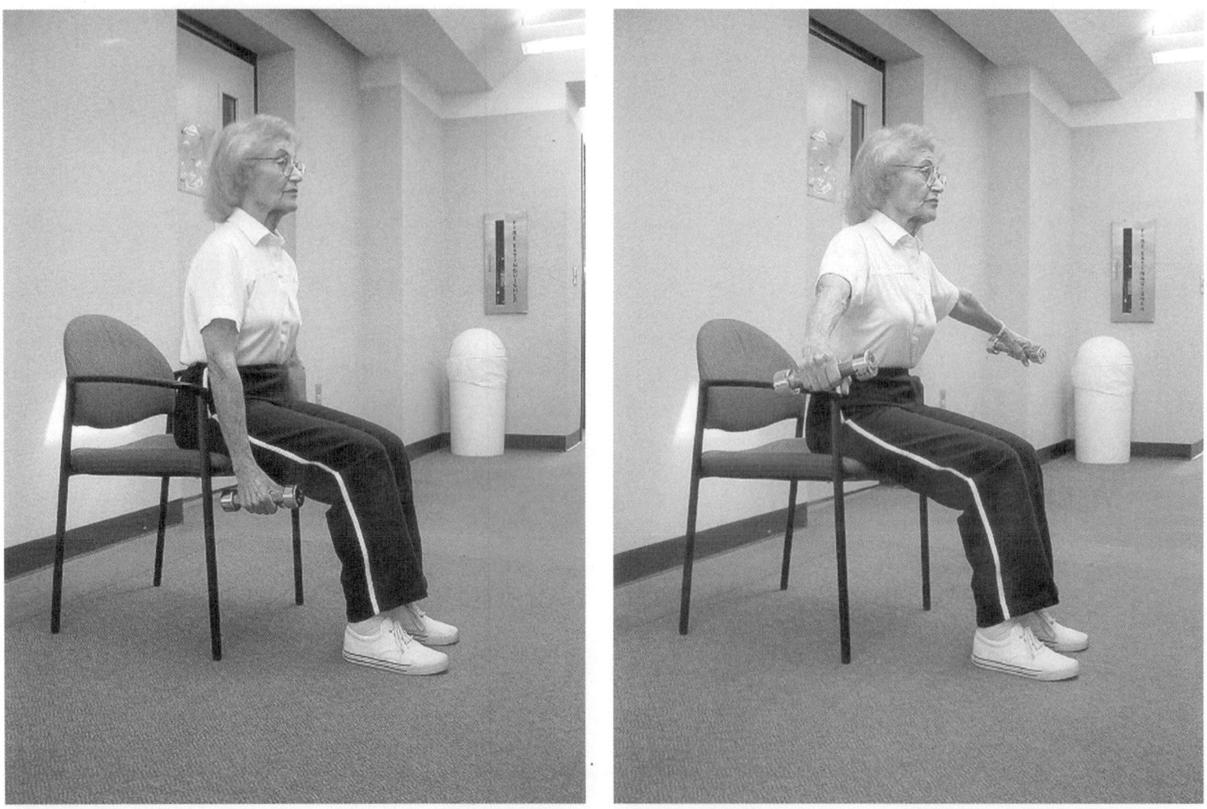
(a) (b)

사례 그림 9.9 덤벨들고 측면 들기(Side lateral raise with dumbbells). (a) 시작자세, (b) 종료자세.

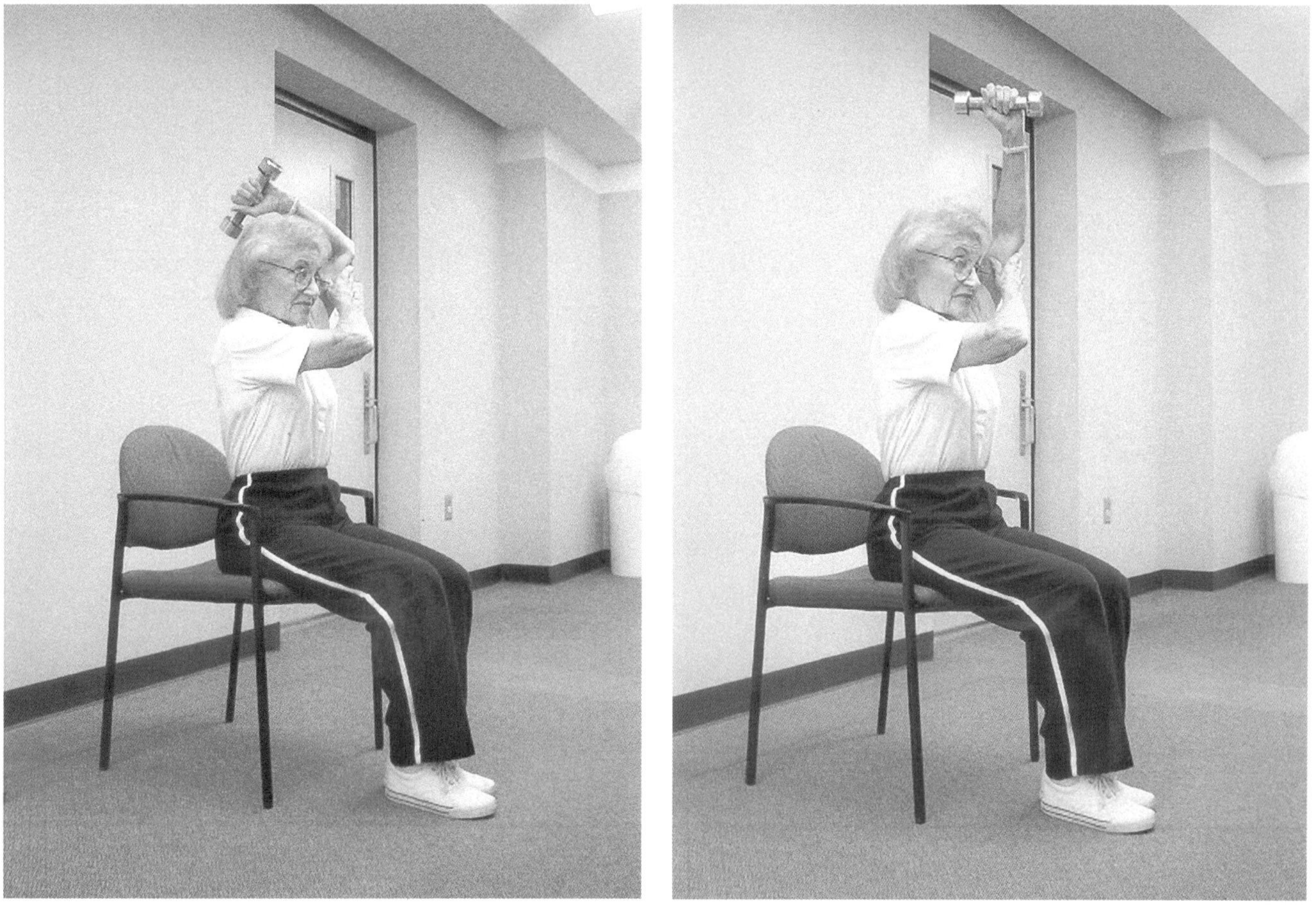

(a) (b)

사례 그림 9.10 덤벨들고 오버헤드 삼두근 신전(Overhead tricep extension with dumbbells). (a) 시작자세, (b) 종료자세.

운동 진전에서 저항 트레이닝의 예 (Sample Resistance Training Workout Progression)

1일차: 준비운동(가벼운 활동). 의자 스쿼트, 서서 다리 당기기, 두발로 발뒤꿈치 들기, 앉아서 노젓기, 어깨 프레스, 골반 기울이기—각각은 12번씩 1세트. 정리운동은 스트레칭.

2일차: Mary는 느낌이 좋다. 국부적인 통증이 없다. 준비운동, 의자 스쿼트, 서서 다리 당기기, 두발로 발뒤꿈치 들기, 앉아서 노젓기, 어깨 프레스, 측면 상체들기, 오버해드 삼두근 신전, 이두근 당기기, 골반 기울이기—모두 12번 반복에 1세트.

3일차: Mary가 어제보다 약간 경직됐다. 느낌은 좋다. 2일차와 같은 운동을 수행하라.

4–6일차: Mary의 느낌은 좋다. Mary에게 반복횟수를 15회로 증가가 가능한지 물어보아라(각 운동은 1세트).

7–9일차: Mary는 잘 적응한다. 모든 운동에 대해 반복 횟수를 줄이고 세트를 증가시킨다. (예를 들면, 12회 반복에 2세트) 저항운동은 같게 유지한다. 세트간은 약 1분간만 허용한다. 심부전증에 대해 비특이적인 피로감을 모니터링한다. 만약, 7-8일차에는 좋지 않은 징후는 없었다. 9일차에는 모든 운동을 15회로 증가시킨다.

이러한 저항운동을 2주 수행한다- 3주 동안 참을 수 있으면, 12회씩 3세트로 양을 증가시킨다(만약, 적응과 관련하여 고려사항(예를 들면, 통증)이 존재하면 2세트를 유지하고 저항운동도 같게한다). 그 다음 저항을 증가시킨다(예를 들면, Mary가 아무런 문제없이 의자에서 일어서기

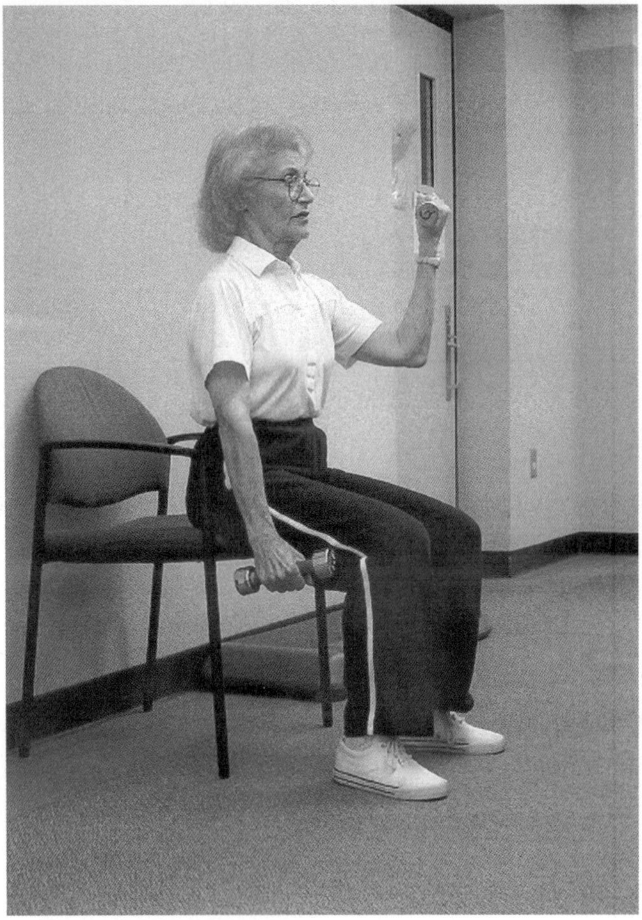

사례 그림 9.11 앉아서 덤벨들고 이두근 교차들기(Seated alternating biceps curls with dumbbells).

(chair stand)를 12회 3세트 수행했다면, 그녀는 2.5 lb의 아령을 들고 10번씩 2세트로 양을 줄이고, 내성을 평가하고, 다음에는 아령 2.5 lb를 들고 12번에 3세트 실시로 적절하게 증가시킨다).

4주가 끝난 다음에, Mary는 그녀의 근력이 극적으로 향상된 것을 볼 수 있을 것이다. 저항은 이제 8-12회 범위에서 유지할 수 있다. 강도와 양은 뼈와 근육량에서 긍정적인 변화에서 핵심이다. 더 복잡한 운동은 참을 수 있으면 추가될 수 있다.(예를 들면, 런지, 한발로 발뒤꿈치 들기). 저항 트레이닝을 통한 평형성에 대한 도전은 또한 증가될 수 있다(런지와 계단 오르기). 급성 프로그램 변인의 조작(주기화)은 장기간 과정에서 중요하다.[12,18] 근력과 파워, 근지구력에 초점을 맞춘 선형적 또는 비선형적 주기화 모델이 권고된다.[12,18]

저자의 소견 H(Author's Comments H)

앞에서 언급한 것처럼, 트레이닝의 처음 단계는 저항운동과 평형성 운동에 집중된다. 그러므로 초기 유산소 트레이닝 동안, 가벼운 활동에서 중간정도 활동이 강조되어야 한다. 일상생활에서의 활동[9]은 Mary가 중간활동(예를 들면, 걷기, 가정일, 정원일 등)에서 적어도 30분은 "축적"하는 것이 권고된다. Mary의 진전에서 더 공식화된 운동처방은 set 강도 지침을 이용하여 통합될 수 있다.[1,7] 주치의는 Mary의 최대심박수의 심혈관 부하 45-65%에서 잘 견딘다고 진술하였다. Mary의 주치의 사무실에서 점증 운동부하 검사(GXT)로부터 예측된 최대심박수는 135 bpm이다. 그로므로 그녀의 목표 심박수(THR) 범위는 약 61-88 bpm이다(ACE 억제제는 안정시와 운동 시 동안 심박수에 영향을 주지 않는다). 의사는 또한 안전하고 조절된 페이스로 받아들일 수 있는 범위에서 걷기 동안의 Mary의 심박수 반응에 대해 평가해야 한다. 자각인지도(RPE) 척도에서 Mary는 13(약간 힘들다)에서 운동이 진전되어야 한다. 전체적으로 내성이 향상되면, 약간 높은 자각인지도(예를 들면, 15-힘들다)가 적절하다. Mary의 이웃은 좋은 날씨에 걷기에 안전하고, 그녀의 집에는 그녀의 딸이 사용했지만,

Mary는 한번도 사용하지 않은 고정식 자전거가 있다. 이 자전거는 손잡이에 심박수도 측정이 된다. 심부전증을 가진 환자의 전형적인 유산소 내성에 기초하여, ACSM1은 유산소 트레이닝 session은 시작시에는 짧게(약, 10-20분)하고, 운동과 휴식 간격(3분 걷기와 1분 휴식)을 통합해야 한다. 당신은 Mary의 신발을 체크하고, 그녀가 좋은 신발을 신는다는 것을 발견하면 기쁠 것이다. 매일 30분의 일반적인 일상활동에 추가하여, 다음의 특별한 변수들은 처음 처방시 유산소 트레이닝 처방으로 언급될 수 있다.

형태: 걷기 또는 고정식 자전거

빈도: 주당 3-5일

강도: 목표 심박수의 45-65%. Mary의 개인적인 자각인지도 반응이 유용하다(일반적으로 약간 힘들다의 12에서 힘들다의 15까지 견딜 수 있으면 진전)

시간: 처음에는 10-20분, 견딜 수 있으면 20-40분. 운동기간은 2-6분, 휴식은 1-2분 정도로 환자의 내성을 향상시킨다.

유산소 트레이닝에서 진전의 예 (Sample Aerobic Training Workout Progression)

1-2 주: 하루에 중간 강도(걷기, 집안일, 정원일 등)로 30분씩 운동하는 것을 강조하라. 아직 공식적인 운동 처방은 하지 않는다. 저항 트레이닝의 진전, 내성, 그리고 적절한 기술에 집중한다. 저항트레이닝으로부터 얻어진 근력과 기능은 유산소 트레이닝을 수행하고 참는 능력을 강화시킬 수 있다.

3 주: 일상생활 활동의 축적을 지속적으로 강조한다. Mary의 운동강도의 낮은 범위에서 걷기 또는 고정식 자전거 타기를 추가한다. 운동은 10분으로 시작하는데 휴식 1분, 운동은 2분 간격으로 진행한다. 준비운동 후에 인터벌을 강도를 "오르막 경사"처럼 증가시키고, 휴식은 1분간격으로 실시하고, 강도를 "내리막 경사"처럼 감소시켜 정리운동을 한다.

4주: 운동에 대한 내성이 증가함에따라 점증적으로 유산소 운동시간을 늘린다. 목표는 세션당 운동 시간을 20-40분을 달성하는 것이다. 인터벌 운동이 권고된다. 강도전에 운동양을 증가시킨다. 다음 몇 주간 천천히 진전시킨다.

저자의 소견 I(Author's Comments I)

유연성 트레이닝은 운동과 정리운동에 포함될 수 있다. 발목관절의 유연성은 특히 중요하다. 왜냐하면 이것이 평형성과 낙상과 관련이 있기 때문이다(9장 참고). 벽에서 구부리기(wall arch), 서서 뒤로 젖히기(standing back bent), 고양이등 스트레칭(cat stretching)과 서서하고 앉아서 하는 스트레칭 운동등이 유용하다. ACSM은 다음의 유연성 프로그램을 권고한다.

형태: 근건구조에 초점을 둔 일반적인 스트레칭: 정적 그리고 고유수용성 신경근 촉진법(PNF)이 권고된다.

빈도: 적어도 2주일에 2~3일

강도: 약간 불편한 정도의 스트레칭

기간: 정적인 스트레칭을 10-30초 유지, PNF 스트레칭의 경우, 6초 유지 후에 10-30초 정도의 보조적 스트레칭

반복횟수: 각 스트레칭에 대해 3-4회(3장 참고)

저자의 소견 J(Author's Comments J)

하체의 근력을 향상시키는 체중지지 운동도 또한 평형성을 향상시킬 수 있다. 이 프로그램에서 동적인 프리 웨이트(free weight) 운동은 특히 이득적이다. 능력의 진전에 따라, 수행동안 단지 한손만으로 튼튼한 의자를 잡는 것, 그리고 양 손을 놓고 행하기 등 근력 운동에서 변형이 가능하다. 평형성을 강화시키기 위한 추가적인 저항 트레이닝(또는 빈도)는 없다. 사용된 지지체의 변형이 현재의 치료적 운동 동작동안 사용된다. 발뒤꿈치 들고 걷기, 한발로 서기(필요하면 적절한 지지를 하고)(**사례 그림 9.12a-b**), 그리고 기울여 서기(**사례 그림 9.13**) 등은 프로그램에 긍정적으로 추가될 수 있고, 만약 필요하면, 더 자주 수행될 수 있다. 엉덩이 굴곡해서 서기, 엉덩이 신전해서 서기, 다리 옆으로 들기(**사례 그림 9.14a-b**)등은 이 과정에 포함될 수 있다. 만약, Mary의 교회가 노인들의 댄스 수업을 제공한다면, 이것은 평형성, 근력, 심혈관 및 심폐계 체력과 연관된 복합적인 움직임으로 통합된 재미있는 수업이 될 것

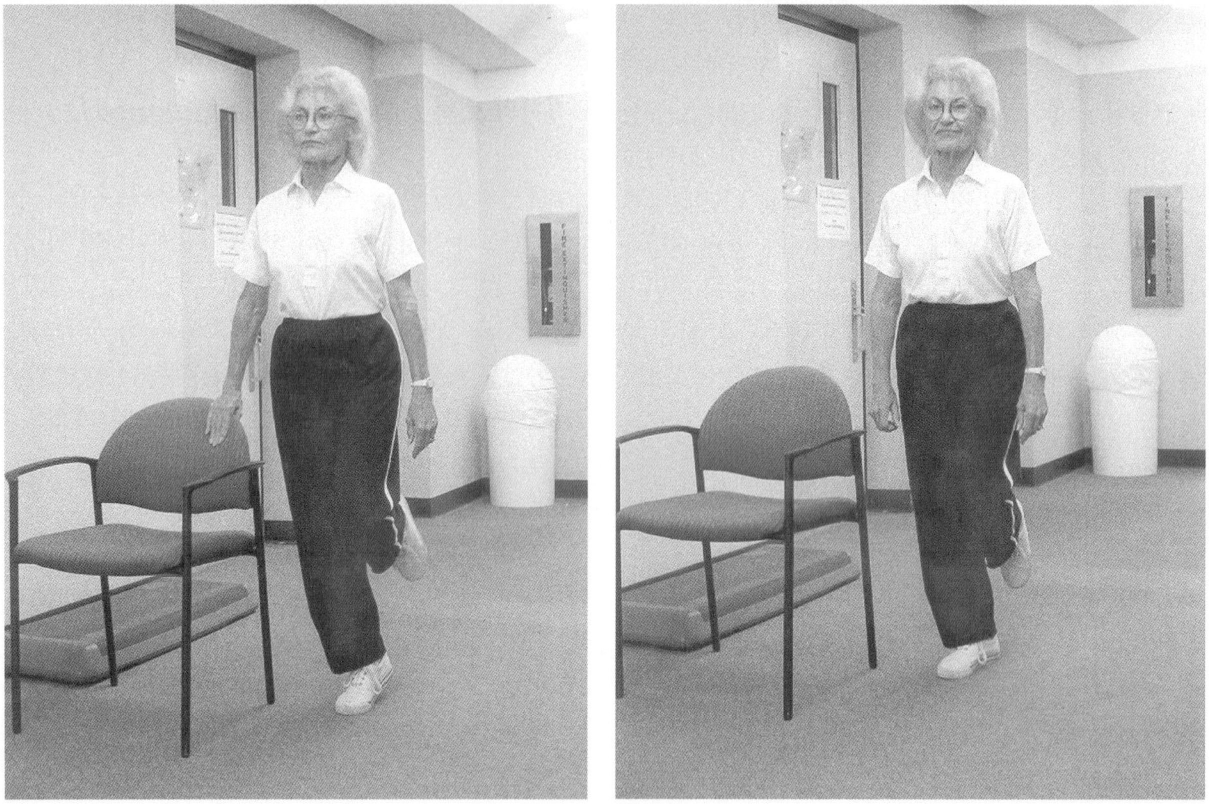

(a) (b)

사례 그림 9.12 한발로 서서하는 균형운동. (a)의자 지지, (b)지지없이.

이다(4장과 10장 참고). 이것이 Mary에게는 운동을 하는 굉장한 목표가 된다.

낙상의 가능성이 있는 Mary의 환경은 매우 중요하다.[11,13,15,16] Mary 집의 안전 확인을 수행하라. 미끄러운 바닥과 불안정한 깔개, 코드 연장선같은 어수선한 환경, 부적절한 조명(야간등, 복도등 등), 계단의 손잡이, 미끄럽지 않은 화장실 바닥과 샤워 매트, 샤워와 욕조에서 손잡이, 그리고 불안정한 걸상 계단같은 다른 요인들에 대해 확인하라. 구부리고 안전하지 않은 스트레칭을 피하기 위한 자주 사용되는 항목의 조직과 관련된 제안을 보장해야 한다. Mary가 양말 또는 슬리퍼를 신고 걷는 것을 피하도록 주의하라. 고무깔창의 지지와 굽이 낮은 신발이 좋은 지지와 견인을 제공한다. 집 밖을 확인하고, 모래섞인 차고입구와 길에는 비바람에 견딜 수 있는 페인트로 길을 칠하는 것이 권고된다. 산책로를 비추기 위한 바깥의 조명이 적절한지 확인하라. 춥고 습하고 차가운 날씨에 주의하도록 강조하라. Mary가 밖의 길 표면에 이용가능한 모래 또는 얼음제거제가 항상 준비되는지 확인하라.

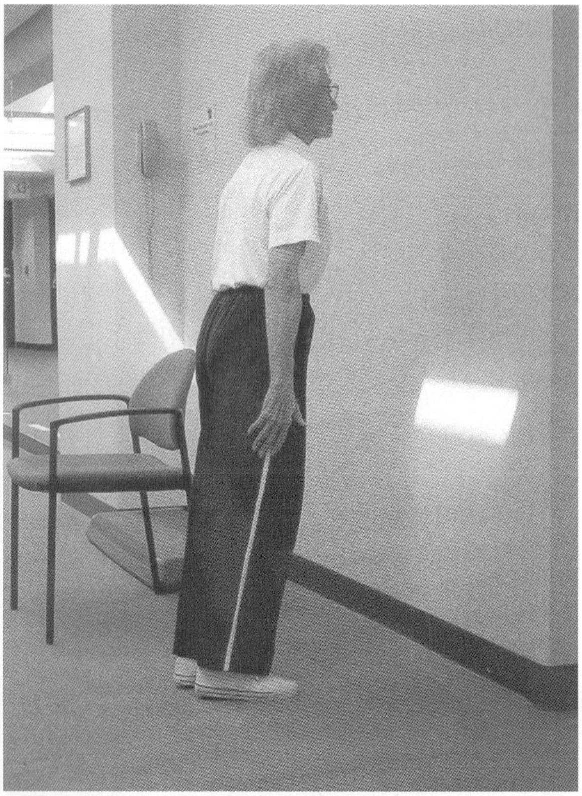

사례 그림 9.13 앞쪽으로 기울여서 서기 (Standing forward sway).

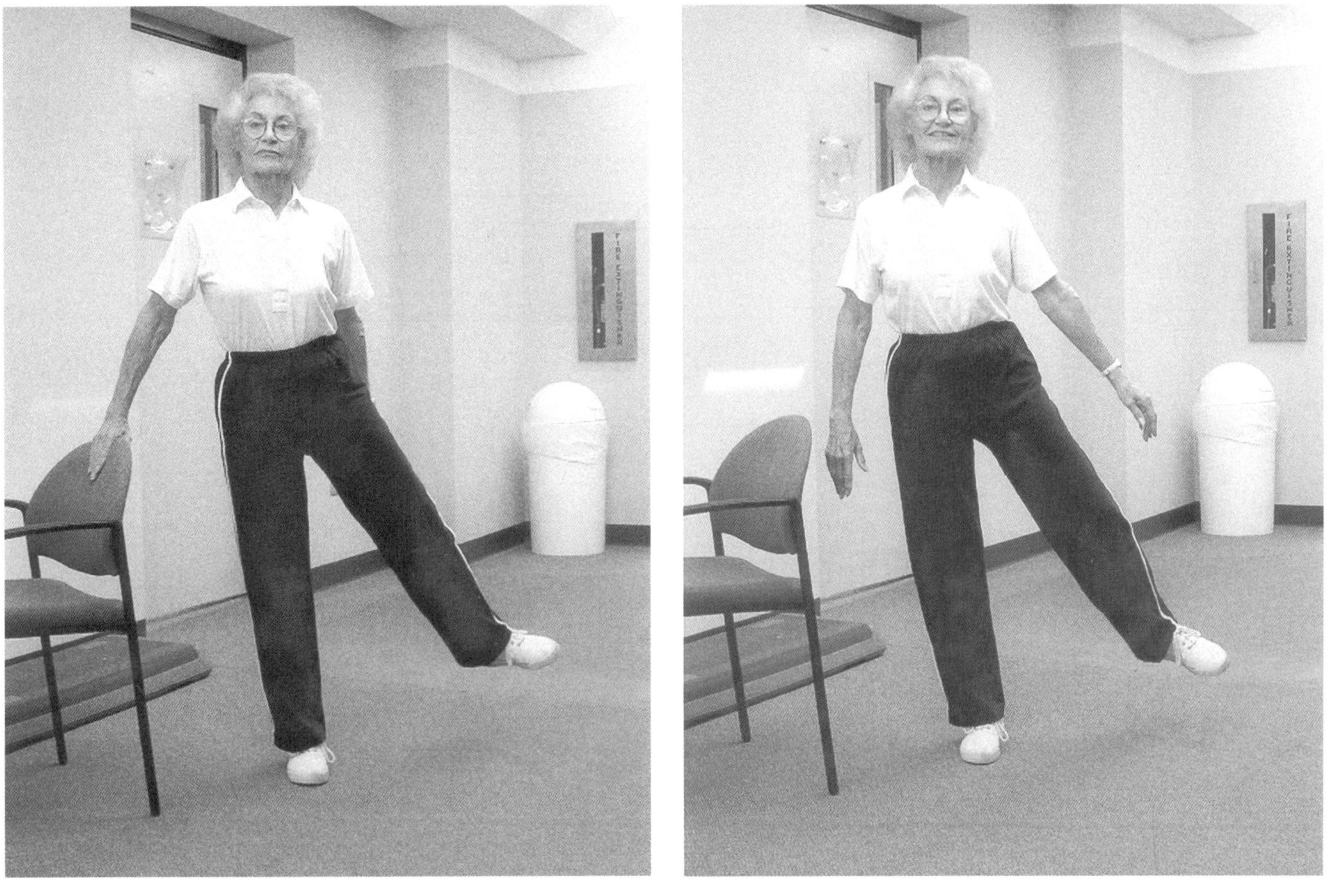

(a) (b)

사례 그림 9.14 다리 옆으로 들고 서기(Standing side leg raises). (a)의자지지, (b)지지없이.

저자의 소견 K(Author's Comments K)

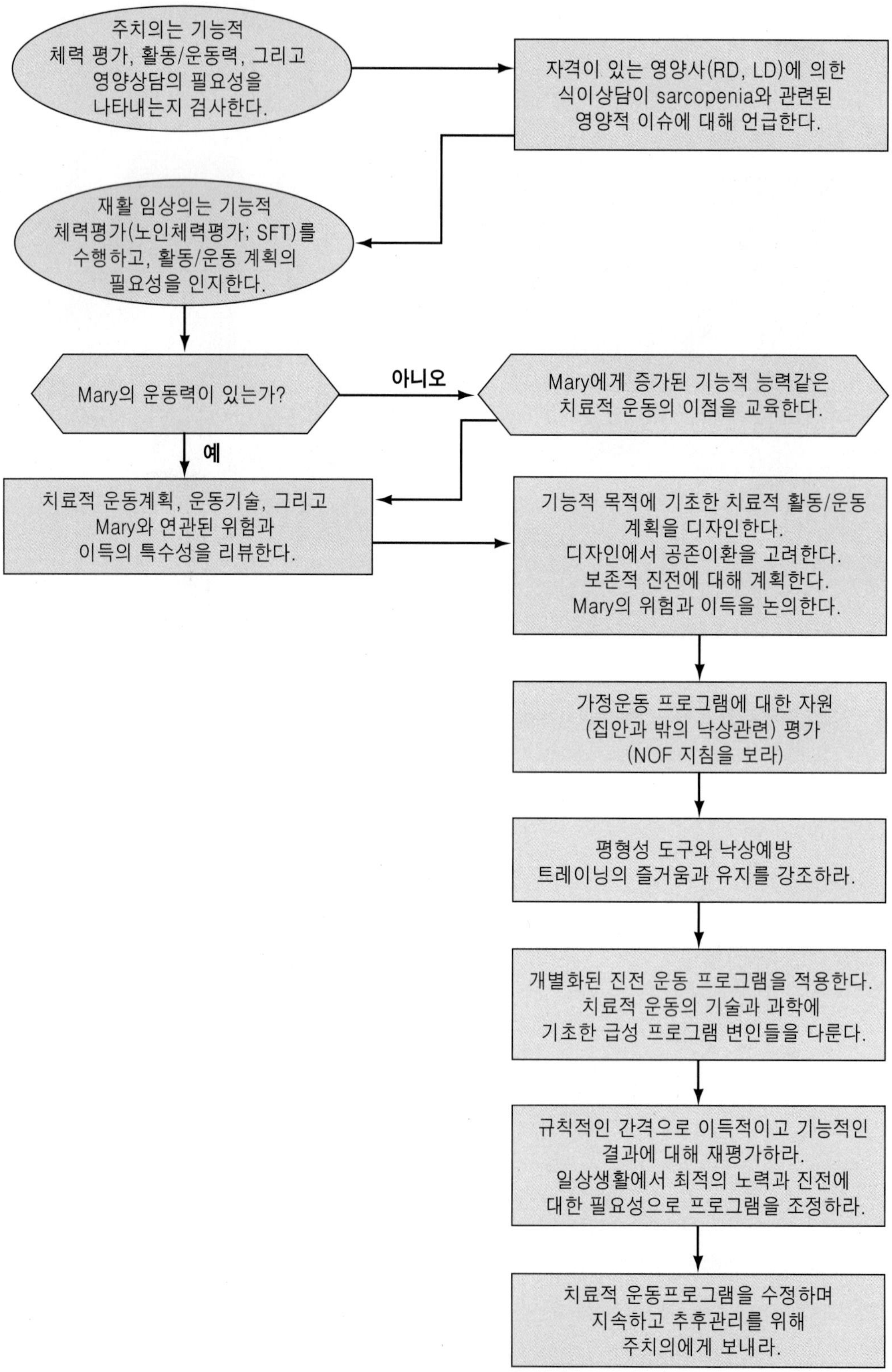

환자사례 #10

Rick W. Wilson

병력(History)

환자: Barrett
나이: 75세
신장: 5′ 10″ (155.4cm)
체중: 130 lb (58.5kg)
교육수준: 고졸
직업: 은퇴한 소매 상인
의학적/수술적 병력: 국소 전립선암을 외부 방사선 치료와 약리학적 남성 호르몬 절제 치료 후 2개월.
주요 증상: 피로, 익숙한 사회활동 참여에서의 무능력을 야기 시킴(브릿지게임, ginrummy, 골프)

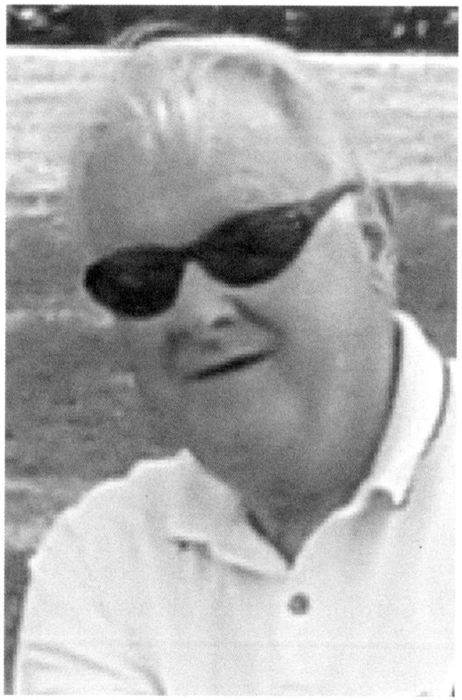

사례 그림 10.1 Barrett.

Barrett(**사례 그림 10.1**)은 5년전에 아내의 죽음과 그의 은퇴에 따라 소매점을 미시건에서 플로리다로 골프와 컨트리클럽으로 옮겼다. 그는 일주일에 2번의 골프와 매일 카드놀이를 하기위해 클럽에서 만나는 은퇴한 사업가들의 모임의 일원으로 빨리 가입하였다. 6개월 전에 그는 진행성 국소전립성 암종으로 진단받았다. 8주의 기간동안 골반 부위로 이동되어, 70 Gy 양으로 방사선 치료를 받고 2달동안 Flutamide와 Goserelin Acetate를 같이 치료받았다. 그의 치료의 마지막 단계동안, Barrett은 의미있는 피로와 체중 감량을 경험했다. 그의 종양학자는 이 증상이 그의 암 치료와 합성 에스트로포에이틴와 관련된 빈혈과 무력증에 의한 것이라고 결정했다. Barrett의 의사는 그에게 방사선 치료의 경과를 결론짓는 4-6주 이내에 평상시 활동을 재개하라고 충고했다. 그러나, Barrett은 치료하는 동안 안정을 위해 집에 머무르는 것으로 그의 사회적 활동을 점차 그만두었다. 게다가 최근에 그는 서 있는 시간의 기간이 길어짐에 따라 엉덩이 통증과 요통을 경험하였다. DEXA와 MRI는 그의 나이에 맞는 정상수치보다 아래로, BMD가 표준편차가 있는 1.2로 가벼운 골수염을 나타났다. 그러나 요천추부, 골반, 원위대퇴부분에서 골절이나 국소 골용해성 병변의 어떠한 징후는 없었다.

암을 제외하고는, Barrett는 커다란 건강문제를 가지지 않는다. 그는 집밖에서 친구와의 사회적 접촉을 재확립하기 위해 골프와 다른 활동을 재개하고 싶어 한다. 그러나, 그는 증가된 신체활동이 더 많이 자신을 피로하게 하고, 예후를 악화시킬지도 모른다고 믿었다.

이학 검사(Physical Examination)

근육골격 평가(Musculoskeletal Assessment)

자세: 전방골반 경사, 앉는 위치에서보다 서 있을 때 증가되는 요천추 척추전만증. 다른 점에서는 주목할 사항 없음.

능동적 관절가동범위: 경추와 양쪽 사지에서의 모든 움직임면에서 나이에 비해 정상 범위이내. 전방굴곡 동안(서서 무릎신전된 상태에서 손가락끝이 마루

바닥 닿기에 10피트가 부족)에 감소된 요추굴곡이 관찰되었다. 요추측변굴곡은 대칭적이고 신전은 정상범위이내이다. 능동관절가동범위는 앉은 자세에서 평가될 때 엉덩이, 무릎과 발목에서 정상 범위이내이다. 인대 이완성: 검사하지 않았다.

도수근력검사: 상지와 하지의 모든 주된 근육군에서 감소된 근력(4/5)

근육힘줄 신전성: 반듯이 누운 자세에서 능동적 대퇴이두근 신전은 90° 엉덩이 굴곡은 양측 무릎신전은 -25° 였다. 토마스검사에서 중립엉덩이 신전이 -10°를 나타냈다**(사례 그림 10.2-10.3)**

통증: 지속적인 서 있는 자세(수정된 시각사상척도 0/10). 앉아 있거나 누워있을 때, 증상이 감소되었다(0/10). 감각기 없거나 욱신거림. 다른 통증호소 없음. 신체질량지수: 18.6 kg/m²(정상범위=20-25kg/m²)

심폐 평가(Cardiopulmonary Assessment)

안정 혈압: 116/74 mmHg

안정 심박수: 88 bpm

중요한 혈액학: 헤모글로빈 11.5 g/dl(정상범위=14-17 g/dl); 헤마토크리트 42%(정상범위=35-54%); 혈소판 150 k/μL(정상범위=200-300 k/μL).

에어로빅 능력/내구성: 수정된 Bruce 프로토콜를 사용하고 있는 순환폐활량측정법으로 수행된 최근의 증상-

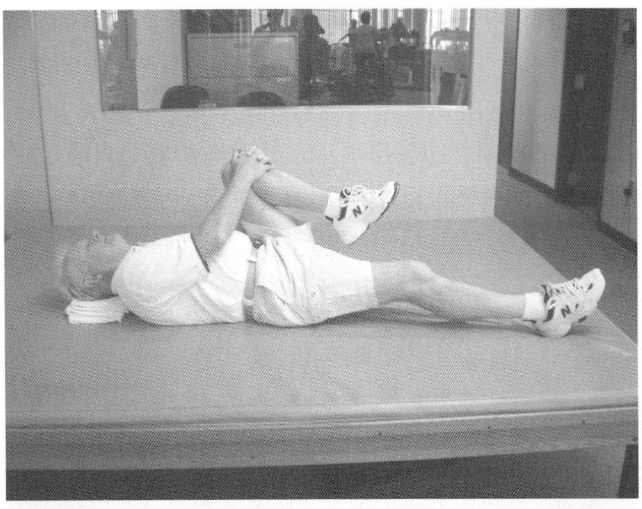

사례 그림 10.2 양성 토마스(Thomas) 검사.

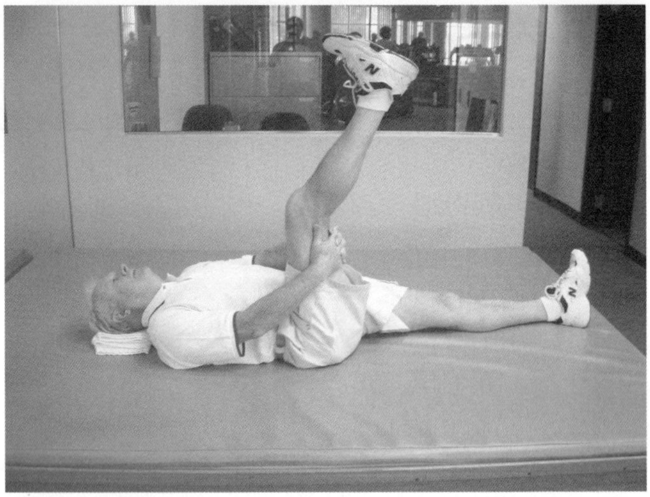

사례 그림 10.3 좋지 않은 슬괵근(hamstring) 신전성.

제한적 운동검사는 안정시 VO_2 180ml/min, 환기역치, 최대 VO_2 값은 900 ml/min로 예측되었다(대략 5 METs).

신경근육 평가(Neuromuscular Assessment)

심부건 하향 반사: +2등급의 양측 이두근, 삼두근, 상완요골근 , 슬개골. 그리고 아킬레스건 반사작용.

감각 검사: 가벼운 터치에 있어서 모든 경흉추와 요천부의 피부분절에서의 손상없음

피부 평가(Integumentary Assessment)

하복부 앞부분의 중정도의 홍반과 피부박탈. 찰과상 또는 삼출액의 어떠한 증거는 없다(1장 참고).

A. **이런 정보가 주는, 근골격계 장애에 관한 당신의 일차적 관심은 무엇인가?** ***저자의 소견 A 참고***

B. **당신은 현존하거나 잠재적 심폐 시스템 장애에 관해서 관심을 가지는가? 그들을 논의해보라.** ***저자의 소견 B 참고***

C. **이 시점까지 제공된 정보에 기초를 두면서, 당신이 Barrett의 삶의 질을 비평적으로 고려할때 6문제들에서 4가지의 리스트이다.** ***저자의 소견 C 참고***

나열된 문제에 대해, 당신은 당신의 치료적 운동 프로그램으로 Barrett의 목적을 달성하는 것을 돕고 싶어하는 단기와 장기 목표를 계획하기 시작할 준비가 되어 있다. 당신이 설정했던 목표가 Barrett를 위해 현실적이고, 관찰할 수 있고, 분명히 이용되어진다고 확신하라. 기능적 한계와 무능력에서 오는 장애와 문제들을 연관짓는 목표를 만들어라. 목표가 과정이 아니라 회복기 진행과정이라는 점을 기억하라. 예를 들어, "운동범위를 개선한다"는 독립적인 계단오르기에서의 운동범위 개선하라와 같은 그것의 특별한 기능적과 관련된 사건일 때 더 좋은 목표가 된다.

Barrett의 사례에서, 당신의 단기목표가 그가 당신의 치료적 운동 프로그램에 4주 후에 달성해야만 한다라고 믿는 것들을 제한하라. 근골격, 신경근육과 심폐 생리적 시스템 진보를 위해 발생하는 데 필요한 최소한의 알려진 기간에 당신의 단기 목표 업적 기대의 기초를 두어라.

D. 제공된 정보에 기초로 해서 치료적 운동프로그램 목표(4-6단기목표)를 만들어라(대략 4주)

"4주까지, 의뢰인은.... " *저자의 소견 D 참고*

이 경우에, Barrett이 당신의 치료적 운동 프로그램에 따라 12주 이후 달성해야만 한다라고 믿는 당신의 장기 목표를 제한하라. 이 목표가 당신의 치료적 운동프로그램 중재의 마지막에 의해 기대되는 성취를 나타낸다는 것을 기억하라.

E. 장기(5-12주) 치료적 운동프로그램 목표를 만들어라.

"5-12 주까지 , 의뢰인은..." *저자의 소견 E 참고*

단, Barrett을 위해, 장기 목표를 확립했더라면, 처방적 치료운동 프로그램을 계획하기에 앞서 대사 에너지 시스템과 치료적운동 원리를 포함하는 기초적인 운동 생리학 기본을 검토하는 것은 좋은 생각이다. (제 4, 5장 참고) 의뢰인이 계속할 수 있는 가능성을 개선하기 위해, 당신의 초기 치료적 운동프로그램 활동과 과제의 수를 제한하라. 안정과 회복을 위해 Barrett의 현재의 예비에너지와 그에게 필요한 고려사항과 함께 당신의 치료운동프로그램을 계획하라.

F. Barrett이 수행하기를 원하는 운동을(이론적 근거) 선택하라. 수행될 수 있고, 신체부분이 훈련되고 프로그램포함을 위한 이론적 근거를 믿고 차례대로 운동들을 작성하라. 다음으로, 운동이 각각의 운동을 위해 수행되고, 원하는 강도를 어떻게 결정하고, 수행되는 양(세트, 횟수)을 작성하는지 표로 만들어라. *저자의 소견 F 참고*

G. 당신이 치료적 운동 프로그램을 시작할 때, 단기 치료 목표 달성에의 진행을 확인하기 위해 사용할 3-6가지 임상 측정을 확인하라. *저자의 소견 G 참고*

H. 이론적 근거를 각 임상 측정에 제공하라. *저자의 소견 H 참고*

당신의 4주 재평가동안 당신은 다음 임상 기능적 평가 측정을 취한다.

운동 일기: Barrett은 그의 치료 운동 처방으로 90%의 순응도를 문서화했다.

근골격 평가(Musculoskeletal Assessment)

도수 근검사: 양측 상하지에서의 정상 근력(5/5)
근건 신전성: 양측 Thomas 검사자세에서 중립정렬(0°)로 엉덩이 신전. -15° 신전에서 대퇴이두근 양측 통증
통증: 오래 서 있는 동안의 통증(수정된 시각적 아날로스 척도 10 중에서의 0), 다른 통증호소는 없음
체중 : 135 lbs
체질량 지수: 19.4 kg/m^2

심폐 평가(Cardiopulmonary Assessment)

안정시 혈압: 131-85 mmHg
안정시 심장박동수: 70 bpm

I. 운동 순서 결정 요소에 대한 고려사항과 더불어, 당신의 수정된 운동 선택, 운동이 포함하는 첫번째 신체 부위와 표 형식에서 운동프로그램의 그 과제를 포함하기 위해 이론적 근거를 리스트하라. *저자의 소견 I 참고*

J. 운동선택에 따라서, 양(세트수와 반복횟수), 강도, 휴식과 운동비율, 빈도(주)가 결정되어 지는 방법은 표에서 보여진다. *저자의 소견 J 참고*

사례 요약(Case Summary)

처음 4주차 마지막에 치료적 운동 프로그램 디자인의 수정에서, 초점은 사회적이고, 여가적인 활동을 다시 시작하는데 필요한 신체적 회복 수준을 달성하는데 도움을 주는 증가된 신체 활동이 포함되도록 Barrett이 생활습관을 바꾸는데 도움을 주도록 변화시키는 것이다(**사례 그림 10.4**). 골프 스윙의 생체 역학이 근골격계 손상을 증가시키기 때문에, 이 활동을 못하게 하는 것은 Barrett의 주요한 동기부여 중의 하나를 소멸시키는 것이다. 적절하게 관리된다면, 이 단계에서 골프에 특수한 트레이닝 활동이 이러한 동기를 강화시키고, 피로를 줄이면서 매일의 신체 활동을 수행하는 그의 능력을 향상시킬 것이다. 이러한 결과로서, 증가된 신체 활동 수준과 익숙한 사회적 역할로의 궁극적인 복귀 모두가 Barrett의 삶이 질에 유익한 효과를 주어야 한다.

K. 종이 도식의 개별적인 페이지에서 Barrett의 암과 관련된 피로(CRF)의 컨디션 관리를 위한 의사결정을 한다. *저자의 소견 K 참고*

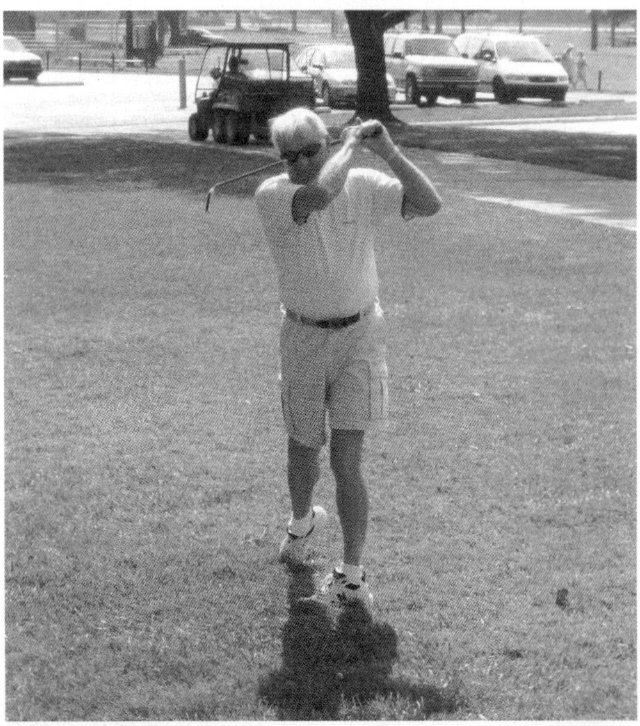

사례 그림 10.4 Barrett의 골프 복귀.

제10장을 참조해서, 당신이 이 의뢰인에게 도움이 될지도 모른다고 생각하는 어떤 대체적이거나 보완적인 치료적 운동을 논의하라. 이론적 근거를 당신의 제안(서)에 제공하라.

참고문헌(References)

1. Devlen J, Maguire P, Phillips P, et al. Psychological problems associated with diagnosis and treatment of lymphomas: 1. Retrospective 2. Prospective. *BMJ.* 1997;295:953–957.
2. Irvine DM, Vincent L, Bubela N, at al. A critical appraisal of the research literature investigating fatigue in the individual with cancer. *Cancer Nurs.* 1991;14:188–199.
3. Nail LM, Jones LS, Greene D, et al. Use and perceived efficacy of self-care activities in patients receiving chemotherapy. *Oncol Nurs Forum* 1991;18: 883–887.
4. Schwartz AL. Patterns of exercise and fatigue in physically active cancer survivors. *Oncol Nurs Forum.* 1998;25:486–491.
5. Smets EM, Garssen, B, Schuster-Uitterhoeve AL, de Haes JC. Fatigue in cancer patients. *Br J Cancer.* 1993;69:220–224.
6. Portenoy RK, Miaskowski C. Assessment and management of cancer-related fatigue. In Berger A, Portenoy RK, Weissman DE, eds. *Principles and Practice of Supportive Oncology.* Philadelphia: Lippincott-Raven Publishers, 1998:109–118.
7. Aistars J. Fatigue in the cancer patient: A conceptual approach to a clinical problem. *Oncol Nurs Forum.* 1987;14:25–30.
8. Kaempfer SH, Lindsey AM. Energy expenditure in cancer: A review. *Cancer Nurs.* 1986;9:194–199.
9. St Pierre BA, Kasper CE, Lindsey AM. Fatigue mechanisms in patients with cancer: effects of tumor necrosis factor and exercise on skeletal muscle. *Oncol Nurs Forum.* 1992;19:419–425.
10. Piper BF, Lindsey AM, Dodd MJ. Fatigue mechanisms in cancer patients: Developing nursing theory. *Oncol Nurs Forum.* 1987;14:17–23.
11. King KB, Nail LM, Kreamer K, et al. Patients' descriptions of the experience of receiving radiation therapy. *Oncol Nurs Forum.* 1985;12:55–61.
12. Greenberg DB, Sawicka J, Eisenthal S, et al. Fatigue syndrome due to localized radiation. *J Pain Symptom Manage.* 1992;7:38–45.
13. Nail LM. Coping with intracavitary radiation treatment for gynecologic cancer. *Cancer Pract.* 1993;1: 218–224.

14. Larson PJ, Lindsey AM, Dodd MJ, et al. Influence of age on problems experienced by patients with lung cancer undergoing radiation therapy. *Oncol Nurs Forum.* 1993;20:473–480.
15. Fobair P, Hoppe RT, Bloom J, et al. Psychosocial problems among survivors of Hodgkin's disease. *J Clin Oncol.* 1986;4:805–814.
16. Piper BF, Rieger PT, Brophy L, et al. Recent advances in the management of biotherapy-related side effects: Fatigue. *Oncol Nurs Forum.* 1989;16(6 Suppl):27–34.
17. Haeuber D. Recent advances in the management of biotherapy-related side effects: Flu-like syndrome. *Oncol Nurs Forum.* 1989;16(6 Suppl):35–41.
18. Mattson K, Niiranen A, Ivananien N. Neurotoxicity of interferon. *Cancer Treat Rep.* 1983;67:958–996.
19. Courneya KS, Friedenreich CM. Physical exercise and quality of life following cancer diagnosis: A literature review. *Ann Behav Med.* 1999;21:171–179.
20. Cella D, Peterman A, Passik S, et al. Progress toward guidelines for the management of fatigue. *Oncology.* 1998;12:369–377.
21. Demark-Wahnefried W, Winer EP, Rimer BK. Why women gain weight with adjuvant chemotherapy for breast cancer. *J Clin Oncol.* 1993;11:1418–1429.
22. Dimeo F, Bertz H, Finke J, et al. An aerobic exercise program for patients with haematological malignancies after bone marrow transplantation. *Bone Marrow Transplant.* 1996;18:1157–1160.
23. Jenney ME, Faragher EB, Mortis-Jones PH, Woodcock A. Lung function and exercise capacity in survivors of childhood leukemia. *Med Pediatric Oncol.* 1995;24:222–230.
24. Morrow GR, Dobkin PL. Anticipatory nausea and vomiting in cancer patients undergoing chemotherapy treatment: Prevalence, etiology, and behavioral interventions. *Clin Psychol Rev.* 1988;8:517–556.
25. Pelletier C, Lapointe L, LeBlanc P. Effects of lung resection on pulmonary function and exercise capacity. *Thorax.* 1990;45:497–502.
26. Pihkala J, Happonen J, Virtanen K, et al. Cardiopulmonary evaluation of exercise tolerance after chest irradiation and anticancer chemotherapy in children and adolescents. *Pediatrics.* 1995;95:722–726.
27. Segal R, Reid R, Johnson D, et al. Pilot study of physical fitness and quality of life in patients with breast cancer. In *Proceedings of the Annual Meeting of the American Society of Clinical Oncology,* 1996, p. 142.
28. Young-McCaughan S, Sexton DL. A retrospective investigation of the relationship between aerobic exercise and quality of life in women with breast cancer. *Oncol Nurs Forum.* 1991;8:751–757.
29. Hann DM, Jacobsen PB, Azzarello LM, et al. Measurement of fatigue in cancer patients: Development and validation of the fatigue symptom inventory. *Qual Life Res.* 1998;7:301–310.
30. Hann DM, Denniston MM, Baker F. Measurement of fatigue in cancer patients: Further validation of the fatigue symptom inventory. *Qual Life Res.* 2000;9:847–854.
31. Mendoza TR, Wang XS, Cleeland CS, et al. The rapid assessment of fatigue severity in cancer patients: Use of the Brief Fatigue Inventory. *Cancer.* 1999;85:1186–1196.
32. Piper BF, Dibble SL, Dodd MJ, et al. The revised Piper Fatigue Scale: Psychometric evaluation in women with breast cancer. *Oncol Nurs Forum.* 1998;25:677–684.
33. Schwartz AL. The Schwartz Cancer Fatigue Scale: Testing reliability and validity. *Oncol Nurs Forum.* 1998;25:711–717.
34. Cella D. *Manual of the Functional Assessment of Chronic Illness Therapy (FACIT) Scales,* Version 4. Evanston, IL: Evanston Northwestern Healthcare, 1997.
35. Cella DF, Tulsky DS, Gray G, et al. The functional assessment of cancer therapy scale: Development and validation of the general measure. *J Clin Oncol.* 1993;11:570–579.
36. McNair D, Lorr M, Droppelman L, et al. *Profile of Mood States.* San Diego, CA: Educational and Industrial Testing Service, 1971.
37. Hays RD, Sherbourne CD, Mazel RM. The RAND 36-item health survey 1.0. *Health Econ.* 1993;2:217–227.
38. Hays RD, Morales LS. The RAND-36 Measure of Health-Related Quality of Life. *Ann Med.* 2001;33:350–357.
39. Reich SG: The tired patient: Psychological versus organic causes. *Hosp Med.* 1986;22:142–154.
40. Cella D, Davis K, Breitbart W, et al. Cancer-related fatigue: Prevalence of proposed diagnostic criteria in a United States sample of cancer survivors. *J Clin Oncol.* 2001;19:3385–3391.
41. Radloff LS. The CES-D scale: A self-report depression scale for research in the general population. *Appl Psychol Meas.* 1977;1:385–401.
42. Spielberger CD. *Manual for the State-Trait Anxiety Inventory (Form Y).* Palo Alto, CA: Consulting Psychologists Press, 1983.
43. Buysse DJ, Reynolds CF, Monk TH, et al. The Pittsburgh Sleep Quality Index: A new instrument for psychiatric practice and research. *Psych Res.* 1988;28:193–213.
44. Hanks GE, Krall JM, Hanlon AL, et al. Patterns of care and prostate cancer by conventional radiation therapy: An analysis of RTOG studies in prostate cancer. Long-term survival, hazard rate long-term outcome. *Int J Radiat Oncol Biol Phys.* 1995;32:287–292.

45. Burnham TR, Wilcox A. Effects of exercise on physiological and psychological variables in cancer survivors. *Med Sci Sports Exerc.* 2002;34:1863–1867.
46. Dimeo FC, Stieglitz RD, Novelli-Fischer U, et al. Effects of physical activity on the fatigue and psychologic status of cancer patients during chemotherapy. *Cancer.* 1999;85:2273–2277.
47. Friendenreich CM, Courneya KS. Exercise as rehabilitation for cancer patients. *Clin J Sport Med.* 1996;6:237–244.
48. Johnson JB, Kelly AW. A multifaceted rehabilitation program for women with cancer. *Oncol Nurs Forum.* 1990;17:691–695.
49. Mock V, Burke MB, Sheehan P, et al. A nursing rehabilitation program for women with breast cancer receiving adjuvant chemotherapy. *Oncol Nurs Forum.* 1994;21:899–907.
50. Mock V, Pickett M, Ropka ME, et al. Fatigue and quality of life outcomes of exercise during cancer treatment. *Cancer Pract.* 2001;9: 119–127.
51. Segal R, Evans W, Johnson D, et al. Structured exercise improves physical functioning in women with stages I and II breast cancer: Results of a randomized controlled trial. *J Clin Oncol.* 2001;9: 657–665.
52. Winningham ML. Walking program for people with cancer: Getting started. *Cancer Nurs.* 1991;14: 270–276.
53. MacVicar MG, Winningham ML. Response of cancer patients on chemotherapy to a supervised exercise program. *Cancer Bull.* 1986;13:265–274.
54. Dimeo F, Tilmann MHM, Bertz H, et al. Aerobic exercise in the rehabilitation of cancer patients after high dose chemotherapy and autologous peripheral stem cell transplantation. *Cancer.* 1997;79: 1717–1722.
55. Winningham ML, Nail LM, Burke MB, et al. Fatigue and the cancer experience: The state of the knowledge. *Oncol Nurs Forum.* 1994;21:23–36.

저자의 소견 A(Author's Comments A)

근골격계 소견: 양측 굴곡구축; 역학적 요통. 병력에 의한 허리 척수 골감소증. 남성 호르몬 절제 치료와 방사선 치료의 주어진 Barrett의 병, 그가 그의 현재의 좌업 생활 양식을 유지한다면, 그의 현재의 근육량과 골 무기질 농도를 유지하거나 개선하는 그의 능력에 대한 관심의 기초가 된다. 게다가, 전이성 골 질환의 가능한 존재는 Barrett의 요통의 차별적 진단동안 고려되어야만 한다.

저자의 소견 B(Author's Comments B)

혈액학 소견: 헤모글로빈, 헤마토크리트와 혈소판수는 방사선치료 후에 그들의 각각의 기준범위들은 낮은 한계 근처에 있으나 빈혈을 진단하기에 충분히 낮지는 않다.

감소된 산소섭취와 호기성 운동 능력은 매우 낮은 수준의 강도와 기간을 제외하고, Barrett의 유산소 운동의 내성을 제한할지도 모른다.

저자의 소견 C(Author's Comments C)

문제 리스트

1. 암에 관련된 피로
2. 감소된 유산소 운동능력(손상된 에너지 시스템)
3. 전립선암과 테스토스테론 조절 치료에 2차적으로 감소된 근육량(sarcopenia)
4. 양측 엉덩이 굴곡구축
5. 요통
6. 국한된 골감소증; 병적인 골절에 대한 위험에서..

Barrett의 주요증상은 피로이다. 피로는 암의 진단과 치료후에 가장 일반적으로 보고된 증상으로 보도되었고, 환자와 생존자중에서 대략 2/3에 영향을 미친다(범위 40-90%).[1-5] 정확한 병인론은 명확하지 않다. 그러나 암과 관련된 피로(CRF)의 증상은 신체적 디컨디셔닝, 심리감정적인 스트레스와 수술, 화학요법, 방사선 치료와 바이오치료적 약물의 2차적인 효과로부터 기인한다.[6-18]

피로는 자주 치료가 예상되어지고 일시적인 부작용이지만, 다른 인자가 계속적으로 나타난다면, 그 문제가 주장되어질지 모른다. 많은 의뢰인을 위해, 암과 관련된 피로는 삶의 질(QOL)을 낮추고 하루 활동에서 제한을 준다. 암과 연관된 피로를 수반하고 있는 감소된 신체적, 기능적 효과, 손상된 심혈관계 기능, 감소된 폐기능, 감소된 근력, 감소된 제지방 체중, 체중 감량, 장애, 메스거움, 구토와 통증을 포함한다고 연구자들은 보고하였다.[19-28]

여러 가지 기구는 피로증상지수(Fatigue Symptom Index),[29-30] 간단한 피로 목록(Brief Fatigue Inventory),[31] Piper 피로 자아 스케일(Piper Fatigue Self-Report Scale),[32] Schwartz 암 피로 척도(Schwartz Cancer Fatgue Index)[33]를 포함하여 피로를 평가하기 위해 개발되었다. 피

로는 또한 암 치료 피로 subscale(FACT-F)[34-35]의 기능적 평가와 다차원의 삶의 질 기구로부터 관련되는 subscale을 사용하면서 평가받을지도 모른다. 감정의 측면(the Profile of Mood)은 암에 관련된 피로의 측정을 위한 전혀 보편적으로 인정되지 않은 기준의 피로/무기력, 피로/생명력 subscale(Fatigue/Vitality subscale of the RAND 36-Item Health Survey)[37,38]을 설명하였다. 그러나 현재 암과 관련된 피로의 측정 기준으로 널리 받아들여지지 않는다.

암 생존자의 대부분이 불평하는 피로는 또한 심리적인, 감정적인 고통, 특히 우울증과 불안을 경험한다.[39] 흥미감소에 의한 우울증, 집중의 어려움, 졸음과 절망상태의 느낌은 피로 때문에 신체적으로 복합적으로 야기 시킬 수 있고, 신체적 원인이 없어졌을 때 시간이 지나서 오랫동안 남아있을 수도 있다.[40] 암의 진단과 관련되는 불안은 피로를 유발할지도 모른다. 따라서, 생리적 피로와 우울증과 불안을 구별하는 것은 중요하다. 정신 보건 전문가는 불안의 상태특성의 단계버전(State Trait Anxiety Inventory; STAI-S)이나 역학적 연구-우울증 척도를 위한 중심(Center for Epidemiological Studies-Depression Scale; CES-D)[41]으로 표준화된 측정을 사용하여 이 상태를 진단할 수 있다.[42] 적은 수면은 야간시간을 감소시키거나 과잉낮잠 또는 비활동이 암과 관련된 피로의 원인이 되거나 더해주는 인자일지도 모른다. 적은 낮 활동과 많은 시간을 야간에 깨어있는 의뢰인은 암과 관련된 피로의 높은 수준이라고 일관되게 보고되었다. Pittsburgh 수면 질 지수(Pittsburgh Sleep Quality Index)[43]는 수면 패턴의 널리 사용되고 있는 자아-보고서 측정과 수면 장애에 있어서의 변화를 확인하고, 증거자료로 기록하기 위해 사용될지도 모른다.

Barrett의 사례에서 치료적 운동 프로그램 계획을 위한 주요한 도전은 의뢰인에게 그 잠재적 이점과 대조하여 운동의 잠재적 위험과 생리적 비용의 균형을 잡는다. 운동에 의해 강요했던 건강 위험성과 에너지 비용의 균형과, 이 의뢰인의 운동에 의해 강조된 잠재적인 기능의 증진은 또한 클 것임에 틀림없다. 기능적 개선의 크기는 평균수명과 삶의 질의 기간에서 나타날 수 있다. 보험 통계의 자료는 75세 남성이 85세까지 살 수있는 기회가 50%라고 하였다. 암 생존자의 장기간 연구는 방사선 치료로 T3단계의 전립선암이 있는 암 생존자는 10년 생존률이 35-45% 기대할 수 있는 것을 표시한다.[44] Barrett의 사례에서는 단지 85세까지 살 기회가 5-15% 줄었다고 나타났다. 암으로 진단받은 사람들에게 운동이 삶의 기대치를 증가시킨다는 증거는 알려져 있지 않지만, 예비연구에서는 암환자의 삶의 질에서 운동이 유익한 효과를 가져온다고 하였다.

유방암 생존자[45-52]가 주로 실시한 저-중도 강도(HRR 40~60%)의 걷기프로그램은 이 의뢰인을 위해 삶의 질을 개선할 잠재성을 가진다. 이 연구에 나타나고, 피로, 불안과 우울증을 포함하는 많은 심리학적 상태에서의 증진은 기능적인 능력을 향상시켰고, 신체적 에너지, 식용자극을 개선시키게 임상적에서 관찰되고 이런 연구에서 이점이 보여졌다.

Barrett의 제대로 반응하지 못하는 심폐/혈관 근골격 시스템은 운동에서 사용가능한 그의 제한된 예비에너지를 우선순위로 정하고, 그 양을 위해 치료적 운동 프로그램 계획을 필요로 한다. 일상생활에 있어서의 어떤 변화는 추가적인 에너지 소비를 필요로 한다. 이 이유 때문에, 치료적인 운동 처방을 나누어서 하고, 근력활동과 유산소 컨디셔닝/유산소 활동을 날을 교대로 하여 수행한다. 암 치료와 그의 좌업 생활양식의 Barrett의 최근의 병력은 그의 나이-예측된 HRR에 도움이 된다. 몇 명의 연구원은 5-10 분씩 여러번, 운동의 1일 용량을 나누는 것은 암치료 받는 환자를 위한 효과적인 전략일 수 있고, 또한 먼저 설정할 것과 합리적인 스케줄을 유지하는 것에 관하여 충고가 될 수 있도록 보여준다. 수면시간 동안에 소음방해(TV, 라디오)를 피하면서, 침대생활에서 1시간 이내로 선잠을 줄이고 자고 싶을 때 이외의 드러누움을 피하는 것을 포함하는 수면 예방의 다른 측정은 수면과 활동주기를 개선할지도 모른다.

저항 운동은 Barrett의 낮은 위험중재가 아닐지도 모른다. 전립선암을 위한 치료의 그의 병력은 병리학적 엉덩이 골절, 척수 압박골절, 근육의 섬유증에 대해 방사선(전방하복부와 골반)에 노출되는 영역으로 위험이 증가된다. 이 상황에서 높은 강도의 기계적인 힘은 요천추 골반부위는 전방 척추체 골기질의 기능상실이나 내재적 이상으로 야기되는 잠재적인것을 가지고 있다고 추정되어진다. 저충격 유산소 운동조차도 높은 에너지이동(경계성 빈혈)이 될 수 있고, 그 사용량(무기력증; 손상된 안정 시 VO_2과 예비 VO_2)은 책임질 수 있는 낮은 부하와 높은 반복이 적합할 것이다. 이 전략은 또한 그의 유산소적 컨디셔닝을 개선하고, 정상적 일상생활 활동동안 그의 피로수준을 감소시키기 위한 Barrett의 필요와 일치한다.

Barrett의 계속적인 남성 호르몬 제거 치료는 또한 근골격계조직에 높은 저항부하를 주는 전략에 반하여 가벼운 강도로 한다. 동화 호르몬과 관련된 테스토스테론이 없는 경우에는, 그는 근육량을 늘리기에 어려울지도 모른다. 낮은 반복, 높은 저항훈련은 근골격 손상의 위험이 보다 높으므로 이것의 이익은 좋지 않을 것이다.

저자의 소견 D(Author 's Comments D)

4주까지, 의뢰인은...

1. 하루에 적어도 3번/주, 20분의 훈련 심박수 zone (HRR 40-60%)의 지속적인 신체활동에 의한 유산소 훈련프로그램을 계속 보여주어야 한다. 만약 Barrett이 20분 동안 지속적인 활동을 유지하는 것이 처음에는 불가능할지도 모른다. 그는 하루에 20분을 짧게 세션으로 나누어서, 예를 들면, 10분 세션을 2번으로, 혹은 5분 세션을 4번으로 나눠서 할 수도 있다. 여기의 목적은 생리적 기준척도에 대한 영향으로 필요한 것은 아니나 증가한 신체적 활동의 패턴을 설립하고 좌업행동을 바꾸기 위함이다.
2. 규칙적인 걷는 프로그램의 지속을 보여줄 것이다
3. 양측 엉덩이 신전 가동범위가 10이상 증가할 것이다.
4. 일상생활능력 동안 요통이 2/10로 감소될 것이다.
5. 집 밖에서 사회적 활동에 일주일에 1-2번 참여할 것이다.

저자의 소견 E(Author 's Comments E)

5−12주까지.. 의뢰인은...

1. 매주 한 번 과도한 피로없이 카트로 골프의 9홀을 할 수 있을 것이다.
2. BMI가 최소 20 kg/㎡로 증가시킬 것이다.
3. 환기역치를 5 MET로 산소섭취를 개선할 것이다
4. 척추압박골절을 예방하기 위해 현재수준에서 뼈무기질 농도를 유지할 것이다.

저자의 소견 F(Author 's Comments F)

특수한 의뢰인을 위해 어떤 하나의 훈련 원리가 무시되고, 계획된 치료적 운동프로그램보다 더 확실한 원리가 적용될지도 모른다. 상체를 위한 규칙적인 걷기 프로그램을 준수하는 것은, 특히 Barrett이 골프 하는 동안 강조되는 근육 그룹에서 그의 유산소능력과 근육량을 개선하기 위한 것이다. 그러나. 점진적으로 증가되는 운동강도는 Barrett의 비정상적인 신체적 낮은 수준, 피로의 증상호소와 척추 압박 골절의 증가된 위험에 의해 악화시키게 하는 현재 신체적 디컨디셔닝 상태를 가르킨다. 유산소 컨디셔닝과 상체운동의 혼합이점으로, 골프는 또한 Barrett의 자아일상생활능력 보호를 수행하는 능력을 향상시키는 것을 도울지도 모른다.

사회적 접촉을 재확립하는 것의 중요성은 이런 경우, 지나치게 강조될 수 없다. 홀아비인 Barrett의 골프와 카드놀이 그룹은 그의 일차적 사회적 지지 시스템일지도 모른다. 이 그룹의 멤버와 함께 걷는 것은 프로그램 고착을 개선할 수도 있고, 사회화를 위한 추가적인 기회를 조장할수도 있고, 성공적인 재활을 달성하는 가능성을 개선할지도 모른다.

근골격 조직 기능상실에 대한 그의 증가된 위험과 그의 낮은 수준의 신체적 활동의 병력은 그의 암 진단을 예견해주었다. Barrett은 매우 낮은 강도와 시간의 수준에서 그의 치료적 운동 프로그램을 시작하고 있을 것이다. 특별히 주의할 점은 운동 수행 동안 요추에 전단력과 과도한 전방 압박을 피해야 되는 자세와 위치를 만들어야 한다.

운동이 골 무기질 농도를 늘리고 중재계획의 중심으로 제공되고, 유산소 에너지 시스템 수용력을 향상시키지만, 바이오 기계적인 스트레스가 골프 스윙에 의해 걸쳐 강요되어진 근골격 조직을 디컨디셔닝해서, 안전하게 Barrett이 활동을 재개하도록 준비시키기 위해 불충분할지도 모른다고 제안한다. Barrett의 병력과 신체적검사 소견은, 또한 그의 몸통과 견겹대 근육을 강화시키기 위해서 저항 훈련운동이 제안된다. 이 좌업생활 의뢰인을 위해 시작하는, 무엇보다 중요한 어떤 치료적 운동 프로그램의 목표와 도전은 프로그램 고착과 증가된 신체활동의 패턴을 성취하는 것이다. 따라서, 원리는 "적은 것이 더 큰 효과를 본다" 로 적용된다.

이 고려사항에 기초를 두어, 아래의 치료적 운동 처방이 제안되었다. 의뢰인 고착의 가능성을 개선하기 위해 안정시와 회복동안의 그의 요구와 Barrett의 현재의 예비에너지를 반영하는 동안, 초기의 치료적 운동 프로그램의 활동과 작업의 수는 하루에 3번 제한되었다.

암을 가진 의뢰인을 대하는 중요한 목표는 자아−보호를 촉진시키는 것이다. 재활임상가부터 의뢰인을 위한 부작용을 조절하는 책임의 이동은 중요하다. 암에 걸린 의뢰인이

운동 order	운동선택	body region	rationale for inclusion
1	저강도 저항(고무튜빙)운동	어깨(모든방향)와 손목 신전/굴곡	골프하는 동안 상해예방을 위한 근골격계 조기 컨디셔닝
2	저강도(척추안정화)운동 vs. 누운 자세에서 중력(**사례 그림 10.5**) (**Section10, Animation1**)	요천추 신전/회전과 굴곡/회전	요추-골반 중심부분 강화
3	부분적인 윗몸일으키기	복직근	요추-골반 중심부분 강화
4	걷기	하지	걷기프로그램과 골프하는 동안 상해 예방
5	장요근 스트레치		걷기프로그램과 골프하는 동안 상해 예방
6	대퇴이두근 스트레치 (**Section10, Animation2**)		걷기프로그램과 골프하는 동안 상해 예방

운동 order	양(세트/반복)	강도결정	휴식-운동 비율	빈도/주
1	1세트/8-10회	수의적 피로(volitional fatigue)	견딜수 있을 정도로	2-3/주
2	1세트/8-10회	수의적 피로(volitional fatigue)	견딜수 있을 정도로	2-3/주
3	1세트/8-10회	수의적 피로(volitional fatigue)	견딜수 있을 정도로	2-3/주
4	20-30분	40-60% HRR	N/A	3-4/주
5	각 3번	20-30초	N/A	2-3/주
6	각 3번	20-30초	N/A	2-3/주

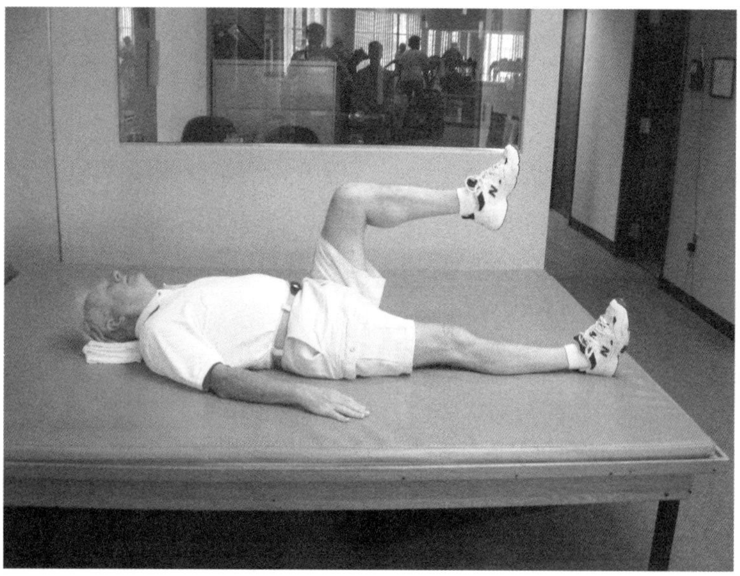

사례 그림 10.5 요추-골반 안정화 운동.

피로에 대처하기 위해 필요한 자아-보호 능력을 개발하도록 교육해야 된다. 피로의 관리를 위한 특별한 기술은 아래를(55)을 포함한다.

- 우울증으로부터 오는 피로의 구별
- 교정 가능한 상관물 존재 또는 피로(예를 들면, 탈수증, 전해질 불균형, 호흡곤란, 빈혈)의 원인을 위한 평가
- 많은 시간 휴식과 활동의 패턴평가
- 개인적 제한 이내로 계획된 치료적운동의 장려
- 병의 정신상태와 치료요법에 의한 현실적인 목표 구성
- 암과 관련된 피로와 그것의 치료에 관한 의뢰인과 가족의 교육
- 피로를 촉진하는 활돌을 확인하기 위해 그들의 가족과 암과 관련된 의뢰인을 도와 주고, 이런 활동들을 수정하기 위해 특별한 전력을 개발하는 것
- 개별화된 환경이나 변화된 활동의 제안은 피로를 없앨지도 모른다
- 적절한 탈수와 영양을 유지하는 것
- 최소 피로동안의 중요한 하루 활동들의 스케줄
- 불가결한 스트레스를 생산하는 활동들
- 심리학적이고 사회적 스트레스요인의 부정적 충격과 그들을 피하거나, 수정하는 방법의 접근
- 규칙적이고 전체적인 기준에서 피로 중재의 효능을 평가하는 것

당신의 치료적 운동 프로그램이 상당히 이 예로부터 다를지도 모르는 것을 기억하라. 그러나 다양해서는 안되는 것은 당신이 중요한 문제, 직무상 관련 치료 목표와 당신의 결정을 지원하기 위해 사용되는 과학적인 정당성 사이에서 확립하는 링크다.

저자의 소견 G(Author's Comments G)

1. 치료운동 활동의 일기/기록
2. 엉덩이 관절가동범위(각도계)
3. 일상생활수행 동안의 시각적 상사통증척도
4. 신장-체중 측정
5. 유산소 운동 동안의 운동능력

저자의 소견 H(Author's Comments H)

1. 가정 운동 프로그램에서 기록고착
2. 기계적 요통과 함께 엉덩이 굴곡구축
3. 선택된 기능적 활동과 함께 요통
4. 낮은 BMI
5. 낮은 심폐 체력과 에너지 사용

저자의 소견 I(Author's Comments I)

치료적 운동의 초기 4주는 유산소 컨디셔닝을 강조하며 프로그램하고, 뒤쪽 요추골반 근육스트레칭과 견갑대 근육 강화는 성공적이라고 판명했다. 그의 동료의 지지와 더불어 Barrett은 그의 치료적 운동 프로그램에 상당히 규칙적이다. 이것은 그의 활동에 있어서의 패턴과 이 행동의 변화에서 주요한 변화이다. 많은 의뢰인에 있어서 가장 어려운 장애물을 극복하기 위해 운동프로그램을 시작하고 있다. 그는 지금 그의 예비심박수의 40-60%에 지속적 활동으로 20-30분을 유지할 수 있고, 정상 활동 동안 적은 피로를 보여진다. 치료적 운동 프로그램은 높은 강도에서 진행과 활동의 긴시간을 하기위해 수정되어야만 한다.

Barrett의 동기 부여를 유지하기 위해, 특히 골프로 돌아가기 위해서 가장 크게 강조하는 것은 장기목표를 세우는 것이다. 많은 골프의 특수한 활동을 포함하는 Barrett의 치료적 운동 계획을 수정하는 것에서, 우리는 그의 상지와 요추골반 신전성과 근력을 대칭적으로 증가시키기 위해 계속적이고 많은 기회를 가진다. 그의 걷기프로그램의 강도와 시간을 늘리는 것은 일상생활 활동과 도움이 되는 일상 생활 활동과 함께 기능적 능력을 향상시키는 것을 돕기 위해 혼합한다.

그가 가지고 있는 경과에서 그가 골프에 대해 표현했던, 진행적인 골프와 관계가 있는 구성요소가 관례적으로 포함되어야만 하는 초기의 치료적 운동 프로그램과 동기 부여로 장기 목표 성공을 촉진시키는 방법의 프로그램으로 기준을 두었다. 당신의 프로그램이 이 예로부터 상당히 다를지도 모르는 것을 기억하라. 다양해서는 안되나, 당신은 중요한 문제, 기능적인 관련 치료목표, 당신의 결정을 지지하기 위해 사용되는 과학적인 정당성 사이에서 설립한 것을 연결시

운동 order	운동선택	Body region	Rationale for inclusion
1	저강도 저항(고무튜빙)운동 **(사례 그림 10.6a-b)**	어깨(모든방향)와 손목신전/굴곡	골프하는 동안 상해예방을 위한 근골격계 조기 컨디셔닝
2	저강도(척추안정화)운동 vs. 누운 자세에서 중력	요천추 신전/회전과 굴곡/회전	요추-골반 중심부분 강화
3	부분적인 윗몸일으키기	복직근	요추-골반 중심부분 강화
4	걷기		걷기프로그램과 골프하는 동안 상해 예방
5	장요근 스트레치		걷기프로그램과 골프하는 동안 상해 예방
6	대퇴이두근 스트레치		걷기프로그램과 골프하는 동안 상해 예방
7	골프클럽 스트레치	엉덩이와 몸통 회전	걷기프로그램과 골프하는 동안 상해 예방
8	피치와 퍼트 (25야드보다 적게 시작해라)		스포츠 혹은 활동적 면 세심한 훈련

저자의 소견 F(Author's Comments F)

운동 order	양(세트/횟수)	강도결정	휴식-운동 비율	빈도/주
1	1세트/10-15회	수의적 피로(volitional fatigue)	견딜수 있을 정도로	2-3×/주(최소)
2	1세트/10-15회	수의적 피로(volitional fatigue)	견딜수 있을 정도로	2-3×/주(최소)
3	1세트/10-15회	수의적 피로(volitional fatigue)	견딜수 있을 정도로	2-3×/주(최소)

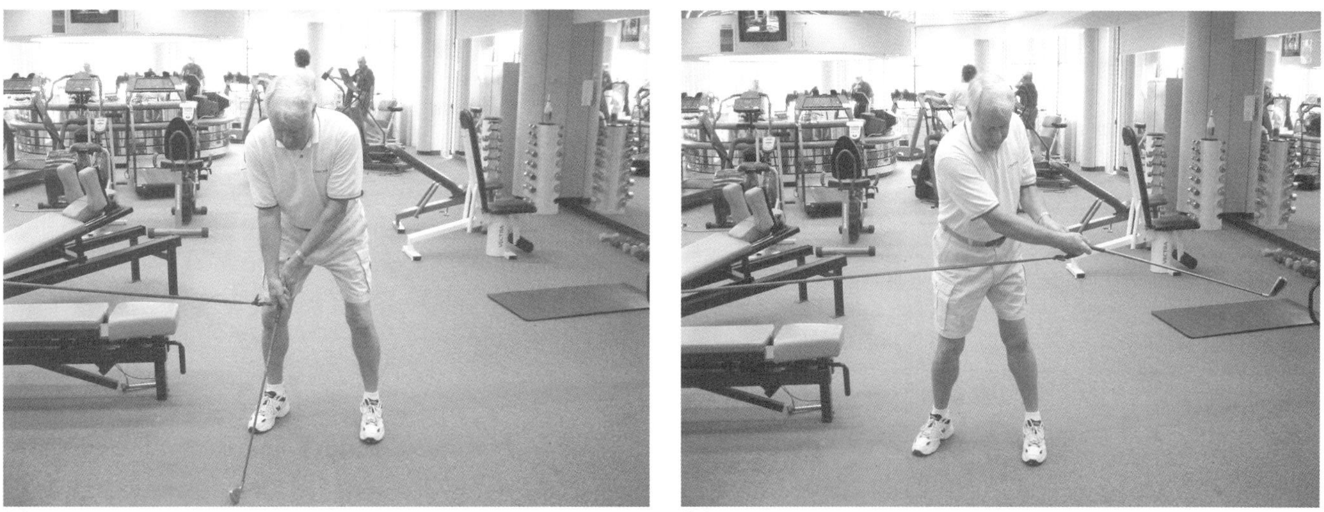

(a) (b)

사례 그림 10.6 탄성 저항 밴드를 사용하는 Golf 스윙 시뮬레이션. (a) 시작위치, (b) 마지막 위치.

운동 order	양(세트/횟수)	강도결정	휴식-운동 비율	빈도/주
4	30-40분(총시간은 여러 번 짧은 세션으로 나눠어서 할 수도 있다)	40-60% HRR	N/A	3-4×/주
5	각 3번	20-30초		2-3×/주
6	각 3번	20-30초		2-3×/주
7	각 3번	20-30초		2-3×/주
8	1세트/10-15회	수의적 피로 (volitional fatigue)	견딜수 있을 정도로	2-3×/주

키는 것이다.

당신의 프로그램이 이 예로부터 변화를 고려할 수 있다는 것을 기억하라. 그러나 변할것이 없다면, 당신이 설정한 핵심문제, 기능과 관련된 치료 목적 그리고 과학적인 이론적 근거 사이의 관계를 당신의 결정을 지지하는데 사용하라.

저자의 소견 K(Author's Comments K)

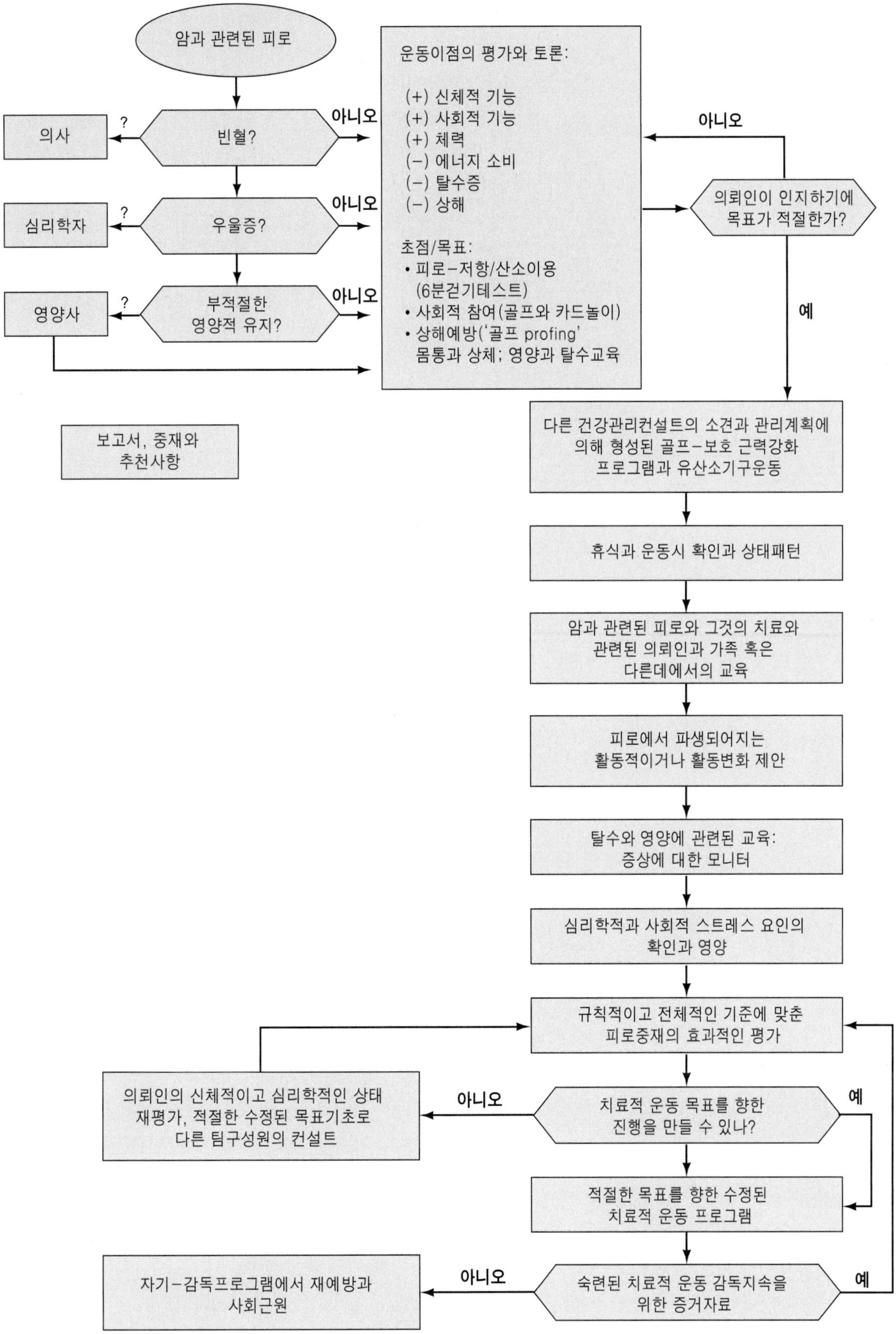

색인(Index)

【 ㄱ 】

【 ㄴ 】

【 ㄷ 】

【 ㄹ 】

【 ㅁ 】

【 ㅂ 】

【 ㅇ 】

【 ㅈ 】

【 ㅊ 】

【 ㅋ 】

【 ㅌ 】

【 ㅍ 】

【 ㅎ 】